Cystische Fibrose

Springer-Verlag Berlin Heidelberg GmbH

D. Reinhardt M. Götz
R. Kraemer M. H. Schöni
(Hrsg.)

Cystische Fibrose

Mit 201 zum Teil farbigen Abbildungen
und 82 Tabellen

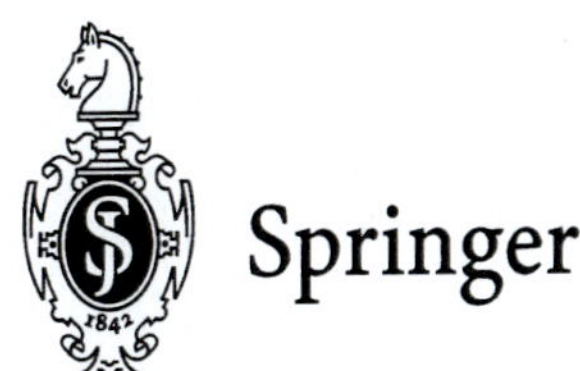

Springer

Professor Dr. DIETRICH REINHARDT
Kinderklinik und Poliklinik
im Dr. von Haunerschen Kinderspital
der Ludwig-Maximilians-Universität
Lindwurmstr. 4
80337 München, Deutschland

Professor Dr. RICHARD KRAEMER
Medizinische Universitäts-Kinderklinik
Inselspital
Freiburgstr. 23
3010 Bern, Schweiz

Professor Dr. MANFRED GÖTZ
Wilhelminenspital der Stadt Wien
Abteilung für Kinder- und Jugendheilkunde
Montlearstr. 37
1171 Wien, Österreich

Professor Dr. MARTIN H. SCHÖNI
Medizinische Universitäts-Kinderklinik
Inselspital
Freiburgstr. 23
3010 Bern, Schweiz

ISBN 978-3-642-63172-6

Die Deutsche Bibliothek – CIP-Einheitsaufnahme
Cystische Fibrose/D. Reinhardt ... (Hrsg.). - Berlin; Heidelberg;
New York; Barcelona; Hongkong; London; Mailand; Paris; Singapur;
Tokio: Springer, 2001
ISBN 978-3-642-63172-6 ISBN 978-3-642-56796-4 (eBook)
DOI 10.1007/978-3-642-56796-4

http://www.springer.de

Ursprünglich erschienen bei Springer-Verlag Berlin Heidelberg New York 2001
Softcover reprint of the hardcover 1st edition 2001

Einbandgestaltung: de'blik, Berlin
Satz: Fotosatz-Service Köhler GmbH, Würzburg

Gedruckt auf säurefreiem Papier SPIN: 10662943 26/3130 SM - 5 4 3 2 1 0

Unseren Patienten

Vorwort

Seit der Entdeckung des Gendefekts und des „Cystic-fibrosis-transmembrane-conductance-regulator-Proteins" (CFTR) als Genprodukt im Jahre 1989 hat die Forschung auf dem Gebiet der cystischen Fibrose (CF) einen explosionsartigen Aufschwung genommen. Über keine genetisch bedingte Erkrankung sind in den letzten 10 Jahren so viele Publikationen erschienen wie über die CF. Alleine in den ersten 10 Monaten des Jahres 2000 waren es über 800.

Neue wissenschaftliche Erkenntnise sind sowohl auf Ergebnisse der Grundlagen- als auch der klinischen Forschung zurückzuführen. Dank molekularbiologischer Untersuchungen, kennen wir zum gegenwärtigen Zeitpunkt nicht nur über 900 unterschiedliche Mutationen, sondern wir haben auch tiefere Einblicke in die Pathogenese der Erkrankung erhalten. Die therapeutischen Interventionen sind nach wie vor nur symptomatisch, und trotz aller wissenschaftlichen Bemühungen ist eine kausale Gentherapie noch in weiter Ferne. Dennoch konnte die Lebenserwartung der CF-Patienten um ein Vielfaches gesteigert werden. Die Zahl der Patienten, die heute das Erwachsenenalter erreichen, steigt ständig. Dieser Prozess wird auch weiter anhalten, so dass die CF schon lange keine ausschließlich auf das Kindesalter beschränkte Erkrankung mehr ist. Die Betreuung der erwachsenen Patienten durch Internisten ist jedoch im deutschsprachigen Raum noch längst nicht überall vollzogen.

Der Kampf gegen die CF wird nur dann erfolgreich sein können, wenn Grundlagenwissenschaftler wie z. B. Molekularbiologen, Physiologen, Biochemiker und Mikrobiologen sowie Kliniker – auch auf internationaler Ebene – eng zusammenarbeiten. Die klinische Versorgung der Patienten ist heute durch die Etablierung von CF-Zentren, in großen pädiatrischen, teilweise auch internistischen Kliniken, in den westlichen Industrieländern gesichert. Da die CF eine Multisystemerkrankung ist, ist für eine optimale klinische Betreuung die Kooperation eines CF-Teams notwendig, zu dem Pneumologen, Gastroenterologen, Kardiologen, Ernährungsberater, Physiotherapeuten, Sozialarbeiter, Psychologen und Pflegekräfte gehören. In vielen Zentren wird die Arbeit der CF-Teams durch Elterninitiativen bzw. Selbsthilfegruppen unterstützt. Wenn in Deutschland die Erkrankung in den letzten 10 Jahren auch in den Blickpunkt einer breiteren Laienöffentlichkeit gerückt ist, so ist dies vor allem Frau Christiane Herzog zu verdanken, die durch ihre Publizität über ihre Stiftung erhebliche finanzielle Mittel akquiriert hat, die direkt den CF-Ambulanzen und der wissenschaftlichen CF-Forschung in Deutschland zugute gekommen sind. Leider ist Frau Herzog viel zu früh, im Juni 2000, verstorben.

Ein CF-Buch für den deutschsprachigen Bereich, der neben Deutschland auch die Schweiz und Österreich mit einschließt, war angesichts der wissenschaftlichen Fortschritte, die die CF-Forschung gemacht hat, überfällig. Durch die Mitarbeit von 44 Wissenschaftlern aus den verschiedensten Bereichen von Grundlagenforschung und Klinik an dem ersten CF-Buch in deutscher Sprache, wird dokumentiert, wie vielfältig die Problematik dieser Erkrankung ist. Unser Dank gilt den Autoren und dem Verlag, allen voran Frau Scheddin und Frau Kröning, für ihre stets vertrauensvolle und konstruktive Zusammenarbeit. Wir hoffen, dass das Buch den Ansprüchen für eine umfassende Information zu allen wissenschaftlichen und klinischen Fragestellungen der CF zum Wohle der CF-Patienten gerecht wird.

München, Wien und Bern, November 2000

Dietrich Reinhardt
Manfred Götz
Richard Kraemer
Martin H. Schöni

Inhaltsverzeichnis

Grundlagen

Besondere Therapieverfahren

Mitarbeiterverzeichnis

Aebi, C., PD Dr., Medizinische Universitäts-Kinderklinik, Inselspital, Freiburgstr. 23, 3010 Bern, Schweiz

App, E. M., Dr., Robert-Koch-Klinik der Universität, Zentrum für Innere Medizin, Abteilung Pneumologie, Hugstetterstr. 55, 79106 Freiburg, Deutschland

Bals, R., Dr. Dipl.-Biol., Universitätsklinikum, Medizinisches Zentrum für Innere Medizin, Baldingerstr., 35043 Marburg, Deutschland

Bargon, J., PD Dr., Klinikum der Johann Wolfgang von Goethe-Universität, Zentrum der Inneren Medizin, Medizinische Klinik II, Schwerpunkt Pneumologie/Allergologie, Theodor-Stern-Kai 7, 60590 Frankfurt/Main, Deutschland

Bauernfeind, A., Prof., Osterwaldstr. 63, 80805 München, Deutschland

Behr, J., PD Dr., Medizinische Klinik und Poliklinik, Schwerpunkt Pneumologie, Klinikum der LMU, Marchioninistr. 15, 81377 München, Deutschland

Belli, D. C., Prof. Dr., Unité de Gastroentérologie Pédiatrique, Département de Pédiatrie, Hôpital Universitaire de Genève, Rue W. Donzé 6, 1211 Genève, Switzerland

Bühlmann, U., Dr., Klinik für Kinder und Jugendliche, Stadtspital Triemli, Birmensdorfer Str. 497, 8063 Zürich, Schweiz

Casaulta Aebischer, C., Dr., Medizinische Universitäts-Kinderklinik, Inselspital, Freiburgstr. 23, 3010 Bern, Schweiz

Diekmann, H., Dr., Mukoviszidose e.V., Bendenweg 101, 53121 Bonn, Deutschland

Döring, G., Prof. Dr., Hygiene-Institut der Universität, Wilhelmstr. 31, 72074 Tübingen, Deutschland

Eichler, I., Prof. Dr., Allgemeines Krankenhaus, Universitätsklinik für Kinder- und Jugendlichenheilkunde, Währinger Gürtel 18–20, 1090 Wien, Österreich

Friedrichs, F., Dr., Mukoviszidose-Ambulanz, Rathausstr. 10, 52072 Aachen, Deutschland

Gallati, S., Prof. Dr., Medizinische Universitäts-Kinderklinik, Inselspital, Freiburgstr. 23, 3010 Bern, Schweiz

Götz, I., Prof. Dr., Allgemeines Krankenhaus, Universitätsklinik für Kinder- und Jugendlichenheilkunde, Währinger Gürtel 18–20, 1090 Wien, Österreich

Götz, M., Prof. Dr., Wilhelminenspital, Abteilung für Kinder- und Jugendheilkunde mit Infektionskrankheiten, Montleartstr. 37, 1171 Wien, Österreich

Griese, M., Prof. Dr., Kinderklinik und Poliklinik im Dr. von Haunerschen Kinderspital der LMU, Pettenkoferstr. 8a, 80336 München, Deutschland

Hauber, H.-P., Dr., Medizinische Kern- und Poliklinik, Universitätskrankenhaus Eppendorf, Martinistr. 52, 20246 Hamburg, Deutschland

Helbich, T.H. Univ.-Prof. Dr., Allgemeines Krankenhaus, Abteilung für Radiodiagnostik, Währinger Gürtel 18–20, 1090 Wien, Österreich

Hetzer, R., Prof. Dr., Deutsches Herzzentrum Berlin, Augustenburger Platz 1, 13353 Berlin, Deutschland

Holl, R.W., Prof. Dr., Universitätskinderklinik und Poliklinik, Prittwitzstr. 43, 89075 Ulm, Deutschland

Kieselmann, R., Krankengymnastin, Kistlerhofstr. 88, 81379 München, Deutschland

Koletzko, B., Prof. Dr., Kinderklinik und Poliklinik im Dr. von Haunerschen Kinderspital der LMU, Lindwurmstr. 4, 80337 München, Deutschland

Koletzko, S., PD Dr., Kinderklinik und Poliklinik im Dr. von Haunerschen Kinderspital der LMU, Pettenkoferstr. 8a, 80336 München, Deutschland

Kraemer, R., Prof. Dr., Medizinische Universitäts-Kinderklinik, Inselspital, Freiburgstr. 23, 3010 Bern, Schweiz

Kriemler, S., Dr., Klinik für Kinder und Jugendliche, Stadtspital Triemli, Birmensdorferstr. 497, 8063 Zürich, Schweiz

Kunzelmann, K., PD Dr., Physiologisches Institut, Albert-Ludwigs-Universität, Hermann-Herder-Str. 7, 79104 Freiburg, Deutschland; *zur Zeit*: Department of Physiology & Pharmacology, University of Queensland, St. Jucia, OLD 4072, Brisbane, Australia

Kusenbach †, G., PD Dr., ehem. Kinderklinik des Universitätsklinikums der RWTH Aachen, Pauwelsstr. 30, 52074 Aachen, Deutschland

Lang, T., Dr., Kinderklinik und Poliklinik im Dr. von Haunerschen Kinderspital der LMU, Lindwurmstr. 4, 80337 München, Deutschland

Liese, J., Dr., Kinderklinik und Poliklinik im Dr. von Haunerschen Kinderspital der LMU, Pettenkoferstr. 8a, 80336 München, Deutschland

Lindemann, H., Prof. Dr., Zentrum für Kinderheilkunde der Justus-Liebig-Universität, Feulgenstr. 12, 35392 Gießen, Deutschland

Mekus, F., Dr., Medizinische Hochschule Hannover, Zentrum Biochemie und Kinderheilkunde, Carl-Neuberg-Str. 1, 30623 Hannover, Deutschland

MÜLLER-SCHENKER, B., Dr., Medizinische Universitäts-Kinderklinik, Inselspital, Freiburgstr. 23, 3010 Bern, Schweiz

PAUL, K., Prof. Dr., Kinderklinik der Humboldt-Universität, Charité, Virchow-Klinikum, Augustenburger Platz 1, 13353 Berlin, Deutschland

PFORTE, A., Prof. Dr., Medizinische Kern- und Poliklinik, Universitätskrankenhaus Eppendorf, Martinistr. 52, 20246 Hamburg, Deutschland

PRZYKLENK, B., Dr., Kinderklinik und Poliklinik im Dr. von Haunerschen Kinderspital, Lindwurmstr. 4, 80337 München, Deutschland

RANDAK, C., Dr., Kinderklinik und Poliklinik im Dr. von Haunerschen Kinderspital der LMU, Lindwurmstr. 4, 80337 München, Deutschland

RATJEN, F., PD Dr., Zentrum für Kinder- und Jugendmedizin, Universitätsklinikum, Hufelandstr. 55, 45122 Essen, Deutschland

REINHARDT, D., Prof. Dr., Kinderklinik und Poliklinik im Dr. von Haunerschen Kinderspital der LMU, Lindwurmstr. 4, 80337 München, Deutschland

RIEDLER, J., PD Dr., Kinderspital, Müllner Hauptstr. 48, 5020 Salzburg, Österreich

ROSCHER, A., Prof. Dr., Kinderklinik und Poliklinik im Dr. von Haunerschen Kinderspital, Lindwurmstr. 4, 80337 München, Deutschland

ROSENECKER, J., Dr., Kinderklinik und Poliklinik im Dr. von Haunerschen Kinderspital, Lindwurmstr. 4, 80337 München, Deutschland

SCHNEIDER, I., Dr., Max-von-Pettenkofer-Institut, Pettenkoferstr. 9, 80336 München

SCHÖNI, M. H., Prof. Dr., Medizinische Universitäts-Kinderklinik, Inselspital, Freiburgstr. 23, 3010 Bern, Schweiz

SCHUSTER, A., Prof. Dr., Heinrich-Heine-Universität, Zentrum für Kinderheilkunde, Kinderklinik und Kinderpoliklinik, Sozialpädagogisches Zentrum, Moorenstr. 5, 40225 Düsseldorf, Deutschland

TÜMMLER, B., Prof. Dr., Medizinische Hochschule Hannover, Zentrum Biochemie und Kinderheilkunde, Carl-Neuberg-Str. 1, 30623 Hannover, Deutschland

VOGELMEIER, C., Prof. Dr., Universitätsklinikum, Medizinisches Zentrum für Innere Medizin, Baldingerstr., 35043 Marburg, Deutschland

Grundlagen

Genetik

1

S. Gallati

INHALT

Das Fachgebiet der Humangenetik hat sich, insbesondere im molekularen Bereich, zu einer Schlüsseldisziplin in der gesamten Medizin entwickelt. Obwohl auch heute noch der klassische Weg der Erforschung von Erbkrankheiten als erstes über die Erfassung und Beschreibung des Phänotyps und ausgedehnte Stammbaumanalysen führt, beinhaltet der nächste Schritt die Suche nach der molekularen Ursache der Krankheit im Gen und deren Auswirkungen auf Transkript und Genprodukt. Die moderne Humangenetik analysiert die genetische Information sowohl auf DNS- wie auch auf Patientenebene, was gerade für eine so komplexe monogene Erkrankung wie die cystische Fibrose einen großen Durchbruch bedeutete und völlig neue Aspekte der Diagnostik und der Therapie eröffnete.

1.1 Das cystische Fibrose verursachende Gen

1.1.1 Häufigkeit und Vererbungsmodus der cystischen Fibrose

Die cystische Fibrose (CF) als zweithäufigste autosomal-rezessive Erbkrankheit der weißen (kaukasischen) Bevölkerung und damit als sogenannt monogene Erkrankung manifestiert sich mit einer enormen Heterogenität und überdurchschnittlichen Komplexität, welche die Wissenschafter und Kliniker schon seit Jahrzehnten beschäftigt. Wie viele andere genetische Krankheiten tritt die CF in Abhängigkeit vom ethnischen Ursprung einer Bevölkerungsgruppe mit unterschiedlicher Häufigkeit auf. Während in der asiatischen Population nur 1 Kind unter 100 000 oder in der afrikanisch-amerikanischen Bevölkerung 1 Kind unter 17 000 erkrankt, liegt in Nord-Amerika und Europa die Inzidenz zwischen 1/2500 und 1/1600. Heterozygote tragen ein gesundes und ein mutiertes CF-Allel, sind klinisch asymptomatisch und werden als gesunde Träger oder *Carrier* bezeichnet. In Nord-Amerika sind etwa 4%, in Nord-Europa 5% der Bevölkerung gesunde Träger einer CF-Mutation, was zur Folge hat, dass bei 1 unter 600 bzw. 1 unter 400 Ehepaaren beide Partner ein gesundes und ein mutiertes CF-Gen besitzen. Diese Paare haben bei jeder Schwangerschaft ein Risiko von 25%, dass ihr Kind an CF erkranken wird. Phänotypisch gesunde Geschwister von CF-Patienten sind mit einer Wahrscheinlichkeit von $^2/_3$ Träger einer CF-Mutation.

1.1.2 Lokalisation und Isolation des CF-Gens

Im Jahre 1985 zeigten Kopplungsanalysen in CF-Familien mit polymorphen DNS-Markern, dass das CF-Gen auf dem langen Arm von Chromosom Nr. 7 in der Region 7q31 liegt [45, 47, 50] (Abb. 1.1, *A*). Nach dieser ungefähren Lokalisierung des Genortes wurde durch eine Kombination von Chromosomenwalking und Chromosomenjumping sowie mittels positioneller Klonierung der Genlokus immer mehr eingegrenzt, bis 1989 den drei großen Forschergruppen um F. Collins, L.-C. Tsui und J. Riordan die Isolation des für die Manifestation von CF verantwortlichen Gens gelang [23, 34, 36]. Die Identifizierung des Gens beruhte einerseits auf der Entdeckung einer Deletion von drei Basenpaaren in etwa 70% der damals unter-

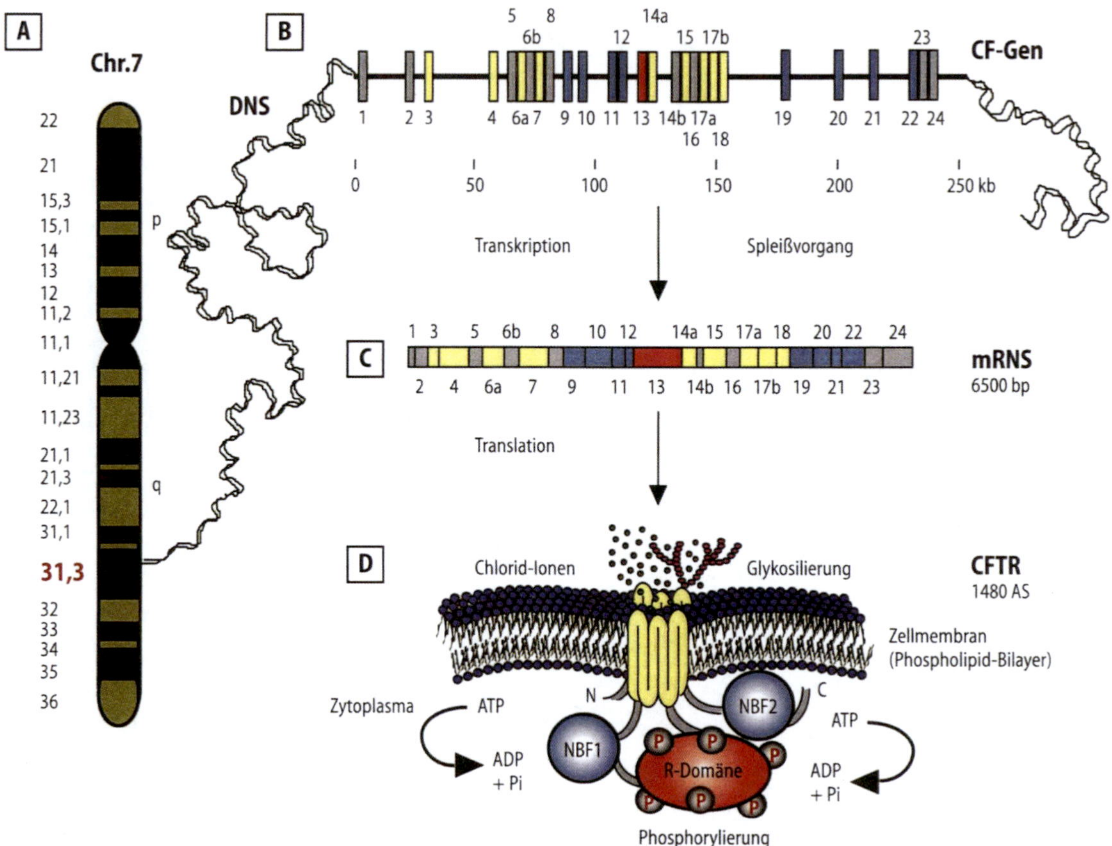

Abb. 1.1. Molekulare Grundlagen der cystischen Fibrose: Vom Chromosom (*A*) über das Gen (*B*) und das Transkript (*C*) bis zum Chlorid-Kanal (*D*)

suchten CF-Patienten und deren Fehlen in gesunden Kontrollpersonen. Andererseits wurde das Gen charakterisiert durch Entschlüsselung der Basensequenz (Sequenzierung) und Festlegen der kodierenden (Exons) und nichtkodierenden (Introns) Strukturen, durch Bestimmung evolutionär konservierter Bereiche, sowie durch den Nachweis einer Expression in verschiedenen Epithelgeweben. Zum Zeitpunkt der Klonierung des CF-Gens bestand zwar Klarheit darüber, dass seine Funktion im Bereich des Chloridionen-Transports zu suchen war, doch lagen noch zu wenig Informationen darüber vor, ob das vom CF-Gen kodierte Protein einen Chlorid-Kanal per se oder aber den Regulator eines Chlorid-Kanals darstellt. Deshalb wurde für das Genprodukt die Bezeichnung „cystic fibrosis transmembrane conductance regulator“ (CFTR) gewählt, da dieser Name für beide Funktionsmöglichkeiten stehen kann. In den letzten Jahren gelang es verschiedenen Forschungsgruppen [2, 13, 19, 42] den Beweis zu erbringen, dass das CF-Gen für einen cAMP-regulierten Chlorid-Kanal kodiert, der in seiner Grundstruktur zu einer Gruppe von Proteinen gehört, welche ATP binden und aktiv am Ionen-Transport durch die Zellmembran beteiligt sind [20]. Diese ABC-Transporter besitzen als gemeinsame Merkmale 1–2 hydrophobe Transmembranhelices (TM) und 1–2 Nukleotidbindungsfalten (NBF), welche ATPase spalten, um damit die für den Transport benötigte Energie zu generieren.

1.1.3 Charakterisierung des CF-Gens

Eukaryotische Gene sind als DNS-Abschnitte mit diskontinuierlichen kodierenden Elementen (Exons), unterbrochen von nichtkodierenden Bereichen (Introns), organisiert. Nach der Transkription eines Gens in heterogene nukleäre RNS (hnRNS) werden die Introns zwischen den Exons durch den sogenannten Spleiß-Prozess entfernt. Dadurch entsteht eine reife Boten-RNS (mRNS), welche nur noch die kodierenden Sequenzen enthält. Das Spleißen erfolgt an spezifischen Stellen, die durch ihre unterschiedliche Sequenz dem Intron eine Richtung, d.h. einen

Anfang und ein Ende verleihen. Das 5′-Ende wird als Donorstelle, definiert durch die Basen GT, das 3′-Ende als Akzeptorstelle, definiert durch die Basen AG, bezeichnet. Diese Spleißstellen sind hoch konserviert und bestimmen die Intron-Exon-Übergänge eines Gens. Das CF-Gen erstreckt sich über 250000 Basenpaare (bp) genomischer DNS, wobei die kodierenden Sequenzen in 27 Exons unterteilt sind (Abb. 1.1, *B*). Die meisten Exons sind kaum länger als 200 bp außer Exon 13, das aus 723 Nukleotiden besteht. Das ausgereifte Transkript (mRNA) enthält nur noch 2,6% (6500 bp) der gesamten Gensequenzen (Abb. 1.1, *C*) und kodiert für das aus 1480 Aminosäuren (AS) zusammengesetzte Genprodukt. Das CFTR-Protein hat zwei Transmembran-Regionen mit je 6 hydrophoben Segmenten (Loops), wobei die Loops I–VI TM1 und die Loops VII-XII TM2 formen, sowie zwei Nukleotidbindungsfalten NBF1 und NBF2, die ATP binden (Abb. 1.1, *D*). TM1 und TM2 werden von Sequenzen der Exons 3 (I), 4 (II), 6a (III, IV), 7 (V,VI) sowie 14a (VII), 15 (VIII), 17a (IX, X), 17b (XI) und 18 (XII) kodiert. NBF1 und NBF2 werden basierend auf der Information von Exon 9–12 bzw. 19–22 gebildet. Als einziges Protein dieser Ionen-Transporter-Familie besitzt der CFTR einen mittleren Bereich, die sogenannte Regulator- oder R-Domäne (kodiert von Exon 13), welche die beiden symmetrischen Teile des Genproduktes (TM1, NBF1–TM2, NBF2) verbindet (Abb. 1.1, D). Die R-Domäne ist durch zahlreiche, geladene Seitenketten charakterisiert und funktioniert als Pforte. In phosphoryliertem Zustand öffnet sich der Kanal und ermöglicht den Chloridionen-Transport, bei fehlender Phosphorylierung wird der Ionenfluss blockiert (für weitere Informationen über Struktur und Funktion des CFTR-Proteins s. Kap. 2).

Klonierung und Charakterisierung des CF-Gens haben neue diagnostische, prognostische und therapeutische Perspektiven eröffnet. Die Detektion der CF verursachenden Mutationen mit Hilfe der molekulargenetischen Analytik bildet die Grundlage für eine zuverlässige Diagnostik bei Patienten, Familienangehörigen (Trägererfassung) und Schwangerschaften (Pränataldiagnose), für das Verständnis der Pathogenese (Genotyp/Phänotyp-Assoziationen), sowie für die Entwicklung neuer kausaler Therapieansätze.

1.2 Mutationen des CF-Gens

1.2.1 Art und Nomenklatur von Mutationen

Mehr als 900 verschiedene, mehr oder weniger über das ganze Gen verteilte Mutationen wurden bisher *dem Cystic Fibrosis Genetic Analysis Consortium* (http://www.genet.sickkids.on.ca/cftr) gemeldet. Die meisten Abweichungen von der normalen Basensequenz sind Punktmutationen oder Mini-Mutationen, die nur ein bzw. einige wenige Nukleotide betreffen. Tabelle 1.1 illustriert, dass es verschiedene Genmutationen (a) zu unterscheiden gibt, deren Auswirkungen auf das Genprodukt (b) am Beispiel eines Drei-Buchstaben-Wörter-Satzes dargestellt sind, wo-

Tabelle 1.1. Mutationstypen und ihre Auswirkungen auf das Genprodukt

Mutation	Genprodukt
Wildtyp	a) derhofsah – gt – I1 - ag – vordertat – gt – I2 - ag – neuaus b) DER HOF SAH VOR DER TAT NEU AUS
Missense	a) derhufsah – gt – I1 - ag – vordertat – gt – I2 - ag – neuaus b) DER HUF SAH VOR DER TAT NEU AUS
Nonsense	a) derhofsah – gt – I1 - ag – vordertag- gt – I2 - ag – neuaus b) DER HOF SAH VOR DER X
Frameshift Deletion	a) derhof-ah – gt – I1 - ag – vordertat- gt – I2 - ag – neuaus b) DER HOF AHV ORD ERT ATN EUA US
Frameshift Insertion	a) derhofstah – gt – I1 - ag – vordertat- gt – I2 - ag – neuaus b) DER HOF STA HVO RDE RTA TNE UAU S
Inframe Deletion	a) derhofsah – gt – I1 - ag – vor--tat- gt – I2 - ag – neuaus b) DER HOF SAH VOR TAT NEU AUS
Inframe Insertion	a) derhofsah – gt – I1 - ag – vordertat- gt – I2 - ag – neu neu aus b) DER HOF SAH VOR DER TAT NEU NEU AUS
Splice-Site Exon-Skipping	a) derhofsah – gt – I1 - ac – vordertat- gt – I2 - ag – neuaus b) DER HOF SAH NEU AUS
Splice-Site Exon + Intron	a) derhofsah – gt – I1 - ag – vordertat- at – I2 - ag – neuaus b) DER HOF SAH VOR DER TATatI2agNEU AUS

bei ein Wort einer Aminosäure im Protein entspricht, I1 und I2 Intron 1 und 2 bezeichnen und gt bzw. ag die konservierten Spleiß-Sequenzen darstellen. Deletionen und Insertionen (inklusive Duplikationen) können von einem Basenpaar bis zu mehreren Megabasen DNS umfassen. Im CF-Gen finden sich jedoch mehrheitlich Mini-Deletionen bzw. -Insertionen, die, wie das vorangehende Beispiel zeigt, den Leseraster erhalten oder verschieben, je nach dem ob die betroffene Anzahl Basen durch drei teilbar ist oder nicht. Punktmutationen sind durch den Austausch *einer* Base (Substitution) definiert, der jedoch unterschiedliche Konsequenzen hat. Missense-Mutationen verursachen im Genprodukt den Austausch einer Aminosäure gegen eine andere, Nonsense-Mutationen dagegen verwandeln durch die Basensubstitution ein Aminosäurekodon in ein Stopkodon, so dass die Translation frühzeitig abgebrochen wird. Splice-Site-Mutationen erzeugen oder zerstören Spleiß-Erkennungssequenzen, was ein fehlerhaftes Spleißen bewirkt, entweder indem mit einem Intron das vorangehende oder nachfolgende Exon herausgeschnitten wird oder aber indem Intronsequenzen im Transkript verbleiben. Für die Beschreibung von Mutationen benötigt man eine Nomenklatur, welche die Veränderung in der Basensequenz anzeigt. Der folgende Kasten fasst die für CF-Mutationen geläufigen Regeln zusammen.

Im CF-Gen kommen sämtliche Formen von Punktmutationen, Mini-Deletionen und -Insertionen sowie einige wenige größere Deletionen, die sich über mehrere Exons erstrecken, vor. Missense-Mutationen werden etwa in 40%, Nonsense-Mutationen in 18%, Splice-Site-Mutationen ebenfalls in 18%, Frameshift-Mutationen in 22% und andere Mutationen wie Promotor-Mutationen, Inframe-Deletionen oder große Deletionen in ca. 2% der CF-Chromosomen nachgewiesen.

■ Nomenklatur für die Bezeichnung von Art und Ort der Mutationen

Aminosäuresubstitutionen
Verwendung des 1-Buchstaben-Kodes: A (Alanin) / C (Cystein) / D (Asparaginsäure) / E (Glutaminsäure) / F (Phenylalanin) / G (Glycin) / H (Histidin) / I (Isoleucin) / K (Lysin) / L (Leucin) / M (Methionin) / N (Asparagin) / P (Prolin) / Q (Glutamin) / R (Arginin)/S (Serin) / T (Threonin) / V (Valin) / W (Tryptophan) / Y (Tyrosin) / X (Stopkodon)

Missense-Mutationen
R347P die 347. AS im Protein, ein Arginin, wird ausgetauscht gegen ein Prolin,
N1303K die 1303. AS im Protein, ein Asparagin, wird ausgetauscht gegen ein Lysin.

Nonsense-Mutationen
G542X Umwandlung des Glycinkodons an Position 542 in ein Stopkodon,
W1282X Umwandlung des Tryptophankodons an Position 1282 in ein Stopkodon.

Nukleotidsubstitutionen
Bei Varianten, die nicht pathogen sind, sogenannten Polymorphismen, wird den Bezeichnungen von Nukleotiden ein nt vorangestellt.
nt 1540A/G das 1540. kodierende Nukleotid im Gen kommt als Adenin oder als Guanin vor.

Splice-Site-Mutationen
621+1G->T Austausch von Guanin zu Thymin an der ersten Position des Introns, das unmittelbar nach Position 621 (letztes Nukleotid des vorhergehenden Exons) liegt.
1717-1G->A Austausch von Guanin zu Adenin an der letzten Position des Introns, das unmittelbar vor Position 1717 (erstes Nukleotid des nächsten Exons) liegt.

Deletionen und Insertionen
ΔF508 Inframe-Deletion der 508. AS im Protein, eines Phenylalanins.
1742delAC Frameshift-Deletion von 2 Nukleotiden (Adenin, Cytosin), von denen das erste an Position 1742 steht.
3905insT Einfügen eines Thymins nach der Nukleotidposition 3905.

1.2.2 Häufigste CF-Mutationen und ihre Verteilung

Die weltweit häufigste CF-Mutation ist die sogenannte ΔF508, eine drei Basenpaare umfassende Inframe-Deletion (Δ) der NBF1 in Exon 10, welche den Verlust der 508. Aminosäure, ein Phenylalanin (F), verursacht. Seit der Entdeckung des CF-Gens sind schon mehr als 900 verschiedene, pathogene Sequenzvarianten beschrieben worden, und die Zahl der neu identifizierten Mutationen nimmt kontinuierlich zu. Neben der ΔF508-Mutation, die mit großem Abstand die höchste Frequenz aufweist, kommen nur noch wenige zusätzliche Mutationen relativ häufig, d.h. in mehr als 1% der CF-Chromosomen, vor. In Tabelle 1.2 sind die 24 weltweit meist nachgewiesenen Mutationen und ihre Verteilung auf die einzelnen Kontinente dargestellt. Zur Erhebung dieser Daten wurden in Nord-Europa 21154, in Süd-Europa 7281, in Nord-Amerika 10438, in Zentral- und Süd-Amerika 758, in Australien 2095, in Asien 608 und in Afrika 515 CF-Chromosomen untersucht. Ein Screening für diese 24 Mutationen erfasst in Nord-Europa 80,2%, in Süd-Europa 66,7% und in Nord-Amerika 79,9% aller mutierten Gene in CF-Patienten. In Australien werden mit der Analyse von 16 dieser 24 Mutationen 83,7%, in Süd-Amerika und Asien mit der Untersuchung von 7 Mutationen 52,8% bzw. 61,7% und in Afrika mit der Untersuchung von 6 Mutationen 72,2% der CF-Chromosomen detektiert. Mit einer Frequenz von 2,4% kommt die Nonsense-Mutation G542X in Exon 11 durchschnittlich am zweithäufigsten vor, gefolgt von der Missense-Mutation G551D, die ebenfalls in Exon 11 liegt und in 1.6% der CF-Chromosomen gefunden wird. Nur noch zwei weitere Mutationen, die N1303K (Missense) und die W1282X (Nonsense) in Exon 21 bzw. 20, treten in mehr als 1% der CF-Chromosomen auf, die übrigen 19 aufgeführten Mutationen zeigen Frequenzen von weniger als 1%. Diese durchschnittlichen Häufigkeiten variieren jedoch sehr stark zwischen einzelnen Populationen oder Ländern, was in den Tabellen 1.3 und 1.4 für Europa dargestellt ist. Die ΔF508 kommt in allen untersuchten Populationen vor, in Nord-Europa jedoch viel häufiger als im Süden. Die G542X als weltweit zweithäufigste Mutation findet sich ebenfalls in fast allen europäischen Ländern mit Ausnahme der zwei Balkanstaaten Albanien und Rumänien. Die dritthäufigste Mutation G551D ist einerseits in vielen Gebieten Europas überhaupt nicht vertreten, und andererseits zeigt sie Fre-

Tabelle 1.2. Die 24 weltweit häufigsten Mutationen verteilt auf die verschiedenen Kontinente mit Angabe der Anzahl detektierter Chromosomen mit der entsprechenden Mutation und der relativen Frequenzen, wobei nicht alle Zentren sämtliche 24 Mutationen untersucht haben. (Nach Cystic Fibrosis Genetic Analysis Consortium 1999)

Mutation	Exon/ Intron	Nord-Europa	Süd-Europa	Nord-Amerika	Süd-Amerika	Australien	Asien	Afrika	Relative Frequenz (%)
G85E	E 03	30	14	16	n.u.	n.u.	7	n.u.	0,2
R117H	E 04	62	3	61	n.u.	7	0	n.u.	0,3
621+1G->T	I 04	97	37	154	n.u.	27	n.u.	n.u.	0,7
711+1G->T	I 05	15	13	21	n.u.	n.u.	n.u.	n.u.	0,1
1078delT	E 07	53	2	1	n.u.	1	n.u.	n.u.	0,1
R334W	E 07	18	21	12	n.u.	2	n.u.	n.u.	0,1
R347P	E 07	55	24	26	n.u.	1	n.u.	n.u.	0,2
A455E	E 09	35	0	27	n.u.	n.u.	n.u.	n.u.	0,1
ΔI507	E 10	57	5	20	2	9	0	n.u.	0,2
ΔF508	E 10	14866	4007	6900	342	2309	173	351	66,0
1717-1G->A	I 10	160	65	44	n.u.	12	3	n.u.	0,6
G542X	E 11	439	259	234	38	56	27	9	2,4
S549N	E 11	18	2	5	1	3	0	1	0,1
G551D	E 11	356	37	206	1	117	0	n.u.	1,6
R553X	E 11	165	44	96	5	11	0	1	0,7
R560T	E 11	40	0	24	n.u.	3	0	n.u.	0,1
1898+1G->A	I 12	41	10	2	n.u.	n.u.	n.u.	n.u.	0,1
2184delA	E 13	14	7	8	n.u.	n.u.	n.u.	n.u.	0,1
2789+5G->A	I14b	27	10	17	n.u.	n.u.	n.u.	n.u.	0,1
R1162X	E 19	36	68	19	n.u.	2	n.u.	n.u.	0,3
3659delC	E 19	39	1	14	n.u.	n.u.	n.u.	n.u.	0,1
3849+10kb C->T	I 19	23	8	57	n.u.	n.u.	16	n.u.	0,2
W1282X	E 20	120	43	245	n.u.	6	120	2	1,2
N1303K	E 21	209	179	130	11	23	29	8	1,3

n.u. nicht untersucht.

Tabelle 1.3. Verteilung der 24 häufigsten Mutationen innerhalb Nord-Europas mit Angabe der Anzahl detektierter Chromosomen mit der entsprechenden Mutation und der relativen Frequenzen in Klammer. Die Anzahl untersuchter Chromosomen ist unter dem Namen jedes Landes angegeben. (Nach Cystic Fibrosis Genetic Analysis Consortium 1999)

Mutation	Schweden 514	Finnland 40	Däne-mark 604	England 6094	Wales 341	Irland 748	Schott-land 836	Belgien 982	Nieder-lande 1043	Frank-reich 4683	Bretagne 475	Deutsch-land 3046	Polen 526	Russland 1222
G85 E	0 (0,0)	n.u.	n.u.	15 (0,25)	0 (0,0)	0 (0,0)	n.u.	0 (0,0)	n.u.	11 (0,2)	0 (0,0)	0 (0,0)	n.u.	0 (0,0)
R117H	1 (0,2)	0 (0,0)	2 (0,3)	16 (0,26)	1 (0,3)	15 (2,0)	14 (1,7)	0 (0,0)	1 (0,1)	6 (0,13)	1 (0,2)	4 (0,13)	n.u.	0 (0,0)
621+1G->T	2 (0,3)	0 (0,0)	4 (0,7)	46 (0,75)	12 (3,5)	12 (1,6)	9 (1,1)	0 (0,0)	0 (0,0)	5 (0,1)	1 (0,2)	1 (0,03)	0 (0,0)	0 (0,0)
711+1G->T	0 (0,0)	n.u.	0 (0,0)	1 (0,02)	0 (0,0)	n.u.	n.u.	0 (0,0)	n.u.	14 (0,3)	0 (0,0)	0 (0,0)	n.u.	0 (0,0)
1078delT	n.u.	n.u.	1 (0,2)	3 (0,05)	4 (1,2)	0 (0,0)	n.u.	0 (0,0)	n.u.	12 (0,3)	27 (5,7)	6 (0,2)	n.u.	0 (0,0)
R334 W	0 (0,0)	n.u.	2 (0,3)	1 (0,02)	0 (0,0)	0 (0,0)	n.u.	0 (0,0)	0 (0,0)	12 (0,3)	0 (0,0)	2 (0,06)	0 (0,0)	0 (0,0)
R347P	1 (0,2)	n.u.	0 (0,0)	9 (0,15)	0 (0,0)	0 (0,0)	0 (0,0)	0 (0,0)	1 (0,1)	7 (0,15)	0 (0,0)	36 (1,2)	0 (0,0)	0 (0,0)
A455 E	0 (0,0)	n.u.	0 (0,0)	0 (0,0)	0 (0,0)	n.u.	n.u.	2 (0,2)	31 (3,0)	1 (0,02)	0 (0,0)	1 (0,03)	n.u.	n.u.
ΔI507	0 (0,0)	0 (0,0)	0 (0,0)	11 (0,2)	2 (0,6)	5 (0,7)	2 (0,2)	2 (0,2)	1 (0,1)	28 (0,6)	1 (0,2)	4 (0,13)	1 (0,2)	0 (0,0)
ΔF508	277 (54)	18 (45)	511 (85)	4560 (75)	131 (38)	457 (61)	571 (68)	734 (75)	804 (77)	3222 (69)	373 (78)	2166 (71)	290 (55)	620 (51)
1717-1G->A	0 (0,0)	n.u.	0 (0,0)	25 (0,4)	2 (0,6)	n.u.	8 (0,96)	15 (1,5)	16 (1,5)	62 (1,3)	3 (0,6)	15 (0,49)	14 (2,7)	0 (0,0)
G542X	2 (0,3)	1 (2,5)	5 (0,8)	103 (1,7)	5 (1,5)	16 (2,1)	31 (3,7)	35 (3,6)	19 (1,8)	152 (3,2)	2 (0,4)	43 (1,4)	15 (2,8)	6 (0,5)
S549 N	0 (0,0)	n.u.	0 (0,0)	7 (0,1)	1 (0,3)	0 (0,0)	1 (0,12)	0 (0,0)	0 (0,0)	9 (0,19)	0 (0,0)	0 (0,0)	0 (0,0)	0 (0,0)
G551D	2 (0,3)	0 (0,0)	1 (0,2)	174 (2,8)	4 (1,2)	30 (4,0)	44 (5,3)	0 (0,0)	1 (0,1)	31 (0,7)	18 (3,8)	38 (1,2)	2 (0,4)	4 (0,3)
R553X	2 (0,3)	0 (0,0)	0 (0,0)	31 (0,5)	2 (0,6)	1 (0,13)	1 (0,12)	8 (0,8)	12 (1,1)	27 (0,58)	1 (0,2)	62 (2,0)	10 (1,9)	6 (0,5)
R560 T	0 (0,0)	n.u.	0 (0,0)	14 (0,23)	0 (0,0)	17 (2,3)	4 (0,48)	0 (0,0)	0 (0,0)	0 (0,0)	0 (0,0)	0 (0,0)	4 (0,8)	0 (0,0)
1898+1G->A	n.u.	n.u.	0 (0,0)	20 (0,33)	10 (2,9)	0 (0,0)	n.u.	0 (0,0)	n.u.	2 (0,04)	0 (0,0)	1 (0,03)	n.u.	1 (0,1)
2184delA	n.u.	n.u.	0 (0,0)	1 (0,02)	0 (0,0)	n.u.	n.u.	1 (0,1)	n.u.	8 (0,17)	0 (0,0)	2 (0,06)	n.u.	1 (0,1)
2789+5G->A	1 (0,2)	n.u.	0 (0,0)	2 (0,03)	0 (0,0)	n.u.	n.u.	0 (0,0)	n.u.	11 (0,2)	4 (0,8)	9 (0,3)	n.u.	0 (0,0)
R1162X	0 (0,0)	0 (0,0)	0 (0,0)	3 (0,05)	0 (0,0)	0 (0,0)	n.u.	1 (0,1)	12 (1,1)	18 (0,38)	0 (0,0)	2 (0,06)	0 (0,0)	0 (0,0)
3659delC	0 (0,0)	n.u.	4 (0,7)	10 (0,2)	1 (0,3)	1 (0,13)	n.u.	1 (0,1)	2 (0,19)	15 (0,32)	0 (0,0)	4 (0,13)	n.u.	0 (0,0)
3849+10 kb C->T	0 (0,0)	n.u.	0 (0,0)	4 (0,06)	1 (0,3)	n.u.	n.u.	0 (0,0)	n.u.	2 (0,04)	0 (0,0)	16 (0,52)	n.u.	0 (0,0)
W1282X	1 (0,2)	n.u.	1 (0,2)	16 (0,26)	0 (0,0)	0 (0,0)	3 (0,36)	10 (1,0)	7 (0,7)	62 (1,3)	2 (0,4)	5 (0,16)	3 (0,6)	5 (0,4)
N1303K	1 (0,2)	0 (0,0)	7 (1,2)	31 (0,5)	1 (0,3)	1 (0,13)	6 (0,7)	27 (2,7)	9 (0,9)	71 (1,5)	0 (0,0)	40 (1,3)	8 (1,5)	4 (0,3)

Tabelle 1.4. Verteilung der 24 häufigsten Mutationen innerhalb Süd-Europas mit Angabe der Anzahl detektierter Chromosomen mit der entsprechenden Mutation und der relativen Frequenzen in Klammer. Die Anzahl untersuchter Chromosomen ist unter dem Namen jedes Landes angegeben. (Nach Cystic Fibrosis Genetic Analysis Consortium 1999)

Mutation	Portugal 285	Spanien 1404	Sardinien 139	Italien 2613	Schweiz 780	Österreich 634	Tschechien 490	Slovakei 138	Ungarn 100	Rumänien 36	Macedonien 139	Slovenien 191	Albanien 124	Griechenland 326	Bulgarien 252
G85 E	n.u.	8 (0,56)	0 (0,0)	3 (0,11)	2 (0,26)	n.u.	1 (0,2)	n.u.	n.u.	0 (0,0)	n.u.	0 (0,0)	n.u.	n.u.	1 (0,4)
R117H	n.u.	0 (0,0)	0 (0,0)	0 (0,0)	1 (0,13)	1 (0,16)	1 (0,2)	0 (0,0)	0 (0,0)	0 (0,0)	0 (0,0)	0 (0,0)	n.u.	n.u.	0 (0,0)
621+1G->T	1 (0,35)	3 (0,21)	1 (1,2)	9 (0,3)	2 (0,26)	2 (0,3)	1 (0,2)	n.u.	0 (0,0)	0 (0,0)	1 (0,7)	0 (0,0)	n.u.	19 (5,8)	0 (0,0)
711+1G->T	n.u.	13 (0,9)	0 (0,0)	n.u.	0 (0,0)	n.u.	n.u.	n.u.	n.u.	0 (0,0)	n.u.	0 (0,0)	n.u.	n.u.	0 (0,0)
1078delT	n.u.	1 (0,07)	0 (0,0)	1 (0,04)	2 (0,26)	n.u.	n.u.	n.u.	n.u.	0 (0,0)	n.u.	0 (0,0)	n.u.	n.u.	0 (0,0)
R334 W	2 (0,7)	14 (1,0)	0 (0,0)	1 (0,04)	3 (0,4)	0 (0,0)	1 (0,2)	0 (0,0)	n.u.	0 (0,0)	n.u.	0 (0,0)	n.u.	2 (0,6)	0 (0,0)
R347P	n.u.	0 (0,0)	0 (0,0)	10 (0,4)	4 (0,5)	2 (0,3)	4 (0,8)	2 (1,4)	n.u.	0 (0,0)	0 (0,0)	1 (0,5)	n.u.	0 (0,0)	5 (2,0)
A455 E	n.u.	0 (0,0)	n.u.	0 (0,0)	0 (0,0)	0 (0,0)	0 (0,0)	0 (0,0)	n.u.	0 (0,0)	n.u.	0 (0,0)	n.u.	n.u.	0 (0,0)
ΔI507	n.u.	5 (0,36)	0 (0,0)	0 (0,0)	0 (0,0)	0 (0,0)	0 (0,0)	0 (0,0)	n.u.	0 (0,0)	0 (0,0)	0 (0,0)	0 (0,0)	0 (0,0)	0 (0,0)
ΔF508	128 (45)	735 (52)	81 (58)	1290 (49)	552 (71)	419 (66)	336 (68)	78 (56)	66 (66)	11 (30)	62 (45)	119 (62)	93 (75)	173 (53)	137 (54)
1717-1G->A	0 (0,0)	1 (0,07)	1 (1,2)	41 (1,6)	25 (3,2)	1 (0,16)	2 (0,4)	0 (0,0)	2 (2,0)	0 (0,0)	0 (0,0)	0 (0,0)	0 (0,0)	0 (0,0)	0 (0,0)
G542X	5 (1,7)	93 (6,6)	8 (5,8)	75 (2,9)	10 (1,3)	10 (1,6)	11 (2,2)	10 (7,2)	1 (1,0)	0 (0,0)	7 (5,0)	5 (2,6)	0 (0,0)	15 (4,6)	12 (4,8)
S549 N	n.u.	0 (0,0)	0 (0,0)	2 (0,08)	0 (0,0)	n.u.	0 (0,0)	0 (0,0)	n.u.	0 (0,0)	n.u.	0 (0,0)	0 (0,0)	0 (0,0)	0 (0,0)
G551D	0 (0,0)	5 (0,36)	0 (0,0)	2 (0,08)	0 (0,0)	9 (1,4)	20 (4,1)	0 (0,0)	0 (0,0)	0 (0,0)	0 (0,0)	0 (0,0)	0 (0,0)	1 (0,3)	0 (0,0)
R553X	0 (0,0)	1 (0,07)	0 (0,0)	11 (0,4)	38 (4,9)	3 (0,5)	1 (0,2)	6 (4,3)	2 (2,0)	0 (0,0)	0 (0,0)	0 (0,0)	0 (0,0)	0 (0,0)	0 (0,0)
R560 T	n.u.	0 (0,0)	0 (0,0)	0 (0,0)	0 (0,0)	n.u.	0 (0,0)	0 (0,0)	n.u.	0 (0,0)	n.u.	0 (0,0)	n.u.	n.u.	0 (0,0)
1898+1G->A	n.u.	n.u.	n.u.	0 (0,0)	1 (0,13)	n.u.	10 (2,0)	n.u.	n.u.	0 (0,0)	n.u.	0 (0,0)	n.u.	n.u.	0 (0,0)
2184delA	n.u.	5 (0,36)	n.u.	n.u.	0 (0,0)	0 (0,0)	n.u.	n.u.	n.u.	0 (0,0)	n.u.	0 (0,0)	n.u.	n.u.	2 (0,8)
2789+5G->A	n.u.	7 (0,5)	n.u.	n.u.	2 (0,26)	n.u.	1 (0,2)	0 (0,0)	n.u.	0 (0,0)	n.u.	0 (0,0)	n.u.	n.u.	2 (0,8)
R1162X	1 (0,35)	24 (1,7)	0 (0,0)	25 (1,0)	6 (0,8)	9 (1,4)	0 (0,0)	0 (0,0)	n.u.	0 (0,0)	n.u.	7 (3,7)	0 (0,0)	0 (0,0)	0 (0,0)
3659delC	n.u.	n.u.	n.u.	0 (0,0)	0 (0,0)	1 (0,16)	n.u.	n.u.	n.u.	0 (0,0)	n.u.	0 (0,0)	0 (0,0)	n.u.	0 (0,0)
3849+10 kb C->T	n.u.	0 (0,0)	n.u.	1 (0,04)	5 (0,6)	0 (0,0)	3 (0,6)	2 (1,4)	n.u.	0 (0,0)	n.u.	0 (0,0)	n.u.	n.u.	2 (0,8)
W1282X	n.u.	8 (0,56)	0 (0,0)	18 (0,7)	14 (1,8)	1 (0,16)	3 (0,6)	2 (1,4)	1 (1,0)	0 (0,0)	0 (0,0)	0 (0,0)	n.u.	4 (1,2)	2 (0,8)
N1303 K	1 (0,35)	28 (2,0)	5 (3,5)	89 (3,4)	18 (2,3)	3 (0,5)	15 (3,1)	5 (3,6)	1 (1,0)	0 (0,0)	3 (2,1)	0 (0,0)	0 (0,0)	10 (3,1)	16 (6,3)

Tabelle 1.5. CF-Mutationen, die in spezifischen Populationen auffallend häufig (>1% der CF-Chromosomen) auftreten. (Nach Cystic Fibrosis Genetic Analysis Consortium 1999)

Mutation	Exon/Intron	Ethnische Herkunft	Anzahl beobachtete Mutationen	Anzahl untersuchte Chromosomen	Frequenz (%)
296+12T->C	Intron 02	Pakistani	02	24	8,3
E60X	Exon 03	Belgier	06	394	1,5
G91R	Exon 03	Franzosen	04	266	1,5
394delTT	Exon 03	Finnländer	12	40	30,0
		Schweden	40	634	6,3
		Dänen	10	624	1,6
		Norweger	10	196	5,1
		Esten	06	48	12,5
457TAT->G	Exon 04	Österreicher	04	334	1,2
Y122X	Exon 04	Isländer	14	29	48,3
I148T	Exon 04	French Kanadier	06	66	9,1
711+5G->A	Intron 05	N-E-Italiener	06	225	2,7
1078delT	Exon 07	Keltische Bretonen	27	475	5,7
1161delC	Exon 07	Pakistani	02	24	8,3
T338I	Exon 07	Sarden	04	86	4,7
Q359K/T360K	Exon 07	Georgische Juden	07	8	87,5
R347H	Exon 07	Türken	04	134	3,0
1609delCA	Exon 10	Spanier	03	96	3,1
1677delTA	Exon 10	Türken/Bulgaren	05	222	2,3
S549I	Exon 11	Araber	02	40	5,0
Q552X	Exon 11	N-E-Italiener	03	225	1,3
A559 T	Exon 11	Afrika-Amerikaner	02	79	2,5
1811+1,2 kb A->G	Intron 11	Spanier	22	1068	2,0
1898+5G->T	Intron 12	Chinesen (Taiwan)	03	10	30,0
1949del84	Exon 13	Spanier	02	136	1,5
2143delT	Exon 13	Russen (Moskau)	04	118	3,4
2183AA->G	Exon 13	N-E-Italiener	21	225	9,3
2184insA	Exon 13	Russen (Moskau)	03	118	2,5
3120+1G->A	Intron 16	Afrika-Amerikaner	14	112	12,5
3272-26A->G	Intron 17a	Portugiesen	03	105	2,8
		Franzosen/Belgier	05	481	1,0
R1066 C	Exon 17b	Portugiesen	05	105	4,8
R1070Q	Exon 17b	Bulgaren	04	166	2,4
Y1092X	Exon 17b	French Kanadier	07	444	1,6
		Franzosen	04	281	1,4
M1101K	Exon 17b	Hutteriten	22	32	69,0
3821delT	Exon 19	Russen (Moskau)	03	118	2,5
S1235R	Exon 19	Süd-Franzosen	04	340	1,2
S1251N	Exon 20	Niederländer	05	398	1,3
		Belgier	06	394	1,5
S1255X	Exon 20	Afrika-Amerikaner	02	79	2,5
3905insT	Exon 20	Schweizer	41	780	5,3
		Amish	05	30	16,7
		Louisiana Arcadian	08	56	14,3
R1283M	Exon 20	Waliser (Wales)	03	183	1,6

quenzen von 3,5–5% in ganz England, in Wales, Irland und Schottland, sowie in der tschechischen und bretonischen Bevölkerung. Einige Populationen wie z. B. die Hutteriten, die Ashkenazi-Juden oder die bretonischen Kelten sind bezüglich ihres Genpools aus geographischen oder religiösen Gründen sehr homogen. Bei den Hutteriten kommen nur zwei verschiedene CF-Mutationen vor und zwar die Nonsense-Mutation M1101K in Exon 17b in 65% und die ΔF508 in 35% der CF-Chromosomen [52]. Bei den Ashkenazi-Juden werden mit dem Nachweis der Mutationen W1282X (48%), ΔF508 (30%), G542X (12%), 3849+10 kb C->T (4%) und N1303K (3%) 97% aller CF-Chromosomen erfasst [1]. Die keltische Bevölkerung der Bretagne weist in 90% aller CF-Chromosomen nur drei verschiedene Mutationen auf, die ΔF508 in 81%, die Frameshift-Mutation 1078delT in 5% und die G551D in 4% der Chromosomen [17]. Tabelle 1.5 zeigt die verschiedenen populationsspezifischen Mutationen und ihre Häufigkeiten. Alle übrigen Mutationen sind sehr selten und treten nur in einigen wenigen oder sogar nur in einzelnen CF-Chromosomen auf.

Die enorm große, stets noch zunehmende Zahl der CF-Mutationen, sowie ihre Verteilung über sämtliche 27 Exons des Gens stellen an die molekulargenetische Diagnostik hohe Anforderungen und erschweren Genotyp-Phänotyp-Assoziationsstudien, indem die Gruppen der CF-Patienten mit identischem Genotyp, außer im Falle der ΔF508-Homozygoten, oft zu klein sind, um statistisch signifikante Aussagen über den klinischen Verlauf machen zu können.

1.2.3 Molekulargenetischer Mutationsnachweis

Untersuchungen auf Gen-Ebene, sogenannte DNS-Analysen, bieten sehr präzise und mehrheitlich eindeutige Resultate, deren Bedeutung und Richtigkeit jedoch damit steht und fällt, ob die zur Verfügung stehenden technischen Möglichkeiten korrekt eingesetzt und die erhaltenen Informationen richtig verstanden und interpretiert werden. Folgende Gründe machen eine Mutationsanalytik für viele genetische Erkrankungen, insbesondere aber für die cystische Fibrose, unerlässlich: Der klinische Verlauf ist häufig sehr heterogen, zum Teil hervorgerufen durch die vielen verschiedenen Krankheit verursachenden Mutationen, zusätzlich aber auch durch den genetischen Background und Umweltfaktoren, was eine eindeutige Diagnosestellung erschwert. Bei rezessiven Erbkrankheiten sind Träger einer Mutation asymptomatisch, da ein intaktes Gen für die volle Funktionsfähigkeit des Genproduktes ausreicht, so dass sie nur auf Gen-Ebene identifiziert werden können. Paare, welche beide Träger einer Mutation sind, haben ein Risiko von 25% ein krankes Kind zu bekommen. Die Frage, ob ein erwartetes Kind erkranken wird oder nicht, lässt sich nur anhand einer vorgeburtlichen molekulargenetischen Untersuchung eindeutig beantworten. Mutationsanalysen sind schon bei Neugeborenen, ja sogar bei Frühgeborenen durchführbar, was einen rechtzeitigen Therapiebeginn und damit verbunden eine verbesserte Lebensqualität ermöglicht.

Die Wahl der Methode für einen molekulargenetischen Mutationsnachweis hängt von den genetischen Mechanismen einer Krankheit sowie von der zur Verfügung stehenden Information über das Gen und dessen Sequenzen ab. Grundsätzlich gibt es zwei Testformen, den direkten und den indirekten Nachweis. Die direkte Mutationsanalyse wird eingesetzt, wenn das gesuchte Gen charakterisiert ist und die Mutationsmechanismen verstanden werden. Wenn das Krankheit verursachende Gen oder die dem Defekt zugrunde liegenden Mutationen noch nicht bekannt sind, muss das Vorhandensein oder Fehlen des mutierten Gens indirekt, d.h. mit einer sogenannten *Linkage Analyse*, ermittelt werden. Wir wissen nun, dass Defekte im CFTR-Protein mehrheitlich durch Punkt- oder Mini-Mutationen hervorgerufen werden. Zu Beginn der DNS-Diagnostik wurden in jedem Land die in der betreffenden Bevölkerung am häufigsten auftretenden Mutationen spezifisch nachgewiesen, womit sich je nach Anzahl der untersuchten Mutationen, mit Ausnahme der vorher erwähnten homogenen Populationen, etwa 53% (Mazedonien, Wales) bis 90% (Bretagne, Dänemark) der CF-Chromosomen identifizieren ließen. Je mehr Mutationen im CF-Gen detektiert wurden, umso mehr drängte sich die Entwicklung von Methoden auf, die routinemässig so rasch und einfach wie möglich ein sensitives und zuverlässiges Mutationsscreening erlauben. Von mehreren Firmen entwickelte Kits (z.B. elucigene CF12/Zeneca Diagnostics, INNO-LiPA CFTR/Innogenetics, Cystic Fibrosis Diagnostic System/Perkin Elmer) erfüllen zwar den Anspruch des raschen und relativ kostengünstigen Nachweises, doch ist die Zahl der detektierbaren Mutationen auf die weltweit häufigsten 12–31 beschränkt, was Ländern mit einer anderen Mutationsverteilung wenig Nutzen bringt und generell den Anteil erfassbarer CF-Chromosomen nicht erhöht. In den letzten Jahren wurden verschiedenste Methoden wie z. B. *„chemical cleavage"* von DNS-DNS Heteroduplices [10], Denaturing gradient-Gel-Elektrophorese (DGGE) [40] und Heteroduplex-(HD) Analyse [49] zum Nachweis von Punktmutationen entwickelt. Eine der bekanntesten Methoden für den Nachweis von Sequenzvarianten in mittels Polymerase-Kettenreaktion (PCR) amplifizierten DNS-Fragmenten ist die Single-strand-

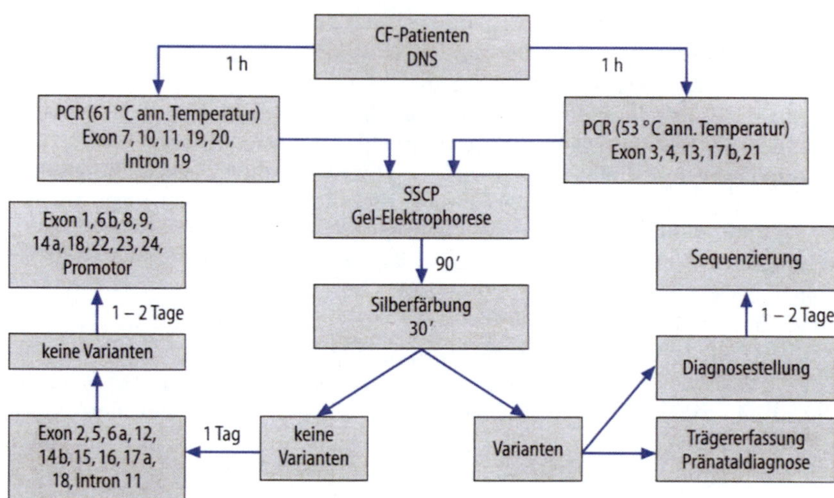

Abb. 1.2. Screening-Strategie für direkten Mutationsnachweis in den 27 Exons des CF-Gens

conformation-polymorphism- (SSCP) Analyse [31]. Sie basiert auf der Tatsache, dass die elektrophoretische Mobilität von einzelsträngiger DNS in nicht denaturierenden Polyacrylamid-Gelen nicht nur durch die Fragmentgröße, sondern vor allem durch die sequenzabhängige Faltung (Konformation) der DNS bestimmt wird. Der Austausch einer einzigen Base kann diese Sekundärstruktur und damit auch die elektrophoretische Mobilität des Einzelstrangs verändern, was als Bandenverschiebung („*band shift*") auf dem Gel sichtbar wird. Obwohl die SSCP-Methode schon einige Jahre bekannt ist, galt sie lange als aufwendig (lange Elektrophorese-Zeiten, radioaktives Arbeiten, für jedes Exon eines Gens andere Gel- und Elektrophorese-Bedingungen) und wenig sensitiv. Eigene Modifikationen haben zur Entwicklung eines Mutations-Screening-Protokolls geführt, welches generell für alle monogenen Erbkrankheiten mit charakterisiertem Gen anwendbar ist [24, 25, 44]. Mit dieser optimierten SSCP-Technik werden >97% aller in den untersuchten Sequenzen eines Gens vorkommenden Punktmutationen, Mini-Deletionen und -Insertionen unabhängig von Ort, Art oder Häufigkeit der Mutationen detektiert. Aufgrund der Verteilung und Frequenzen der CF-Mutationen wurde eine Screening-Strategie entwickelt (Abb. 1.2), die es erlaubt, in 6–10 Tagen alle 27 Exons (inklusive Exon/Intron-Übergänge) des CF-Gens auf Abweichungen von der Normalsequenz zu untersuchen. Jede Variante wird direkt sequenziert, um die betreffende Mutation oder den eventuellen Polymorphismus zu

Abb. 1.3. Silbergefärbtes Polyacrylamidgel mit PCR-Produkten von Exon 7 (410 bp), 10 (492 bp), 11 (Hind II-verdaut, 339/186 bp), 19 (Bgl II-verdaut, 299/155 bp) und 20 (Hae III-verdaut, 301/172 bp) des CF-Gens. Mutationsnachweis mittels SSCP: *BW* Reagenzienblindwert; Exon 7: 1 = R347P/- ; 2 = R334 W/- ; 3 = 1078delT/- ; 4 = gesunde Kontrolle; Exon 10: 1 und 6 = gesunde Kontrollen ; 2 = ΔI507/- ; 3 = ΔF508/Q525X ; 4 = ΔF508/ΔF508 ; 5 = ΔF508/-; Exon 11: 1 und 4 = 1717-1G->A/- ; 2 = R553X/- ; 3 = G542X/- ; 5 = gesunde Kontrolle; Exon 19: 1 = S1235R/- ; 2 = R1162X/- ; 3 = gesunde Kontrolle; Exon 20: 1 = W1282X/- ; 2 = 3905insT/- ; 3 = gesunde Kontrolle

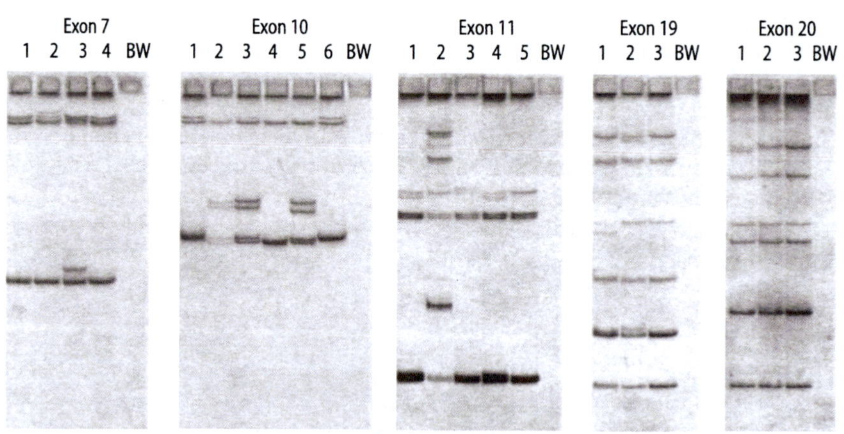

charakterisieren. Abbildung 1.3 zeigt das SSCP-Bandenmuster von 13 CF-Mutationen (3 Missense, 4 Nonsense, 2 Inframe-Deletionen, 3 Frameshift, 1 Splice-Site) in fünf verschiedenen Exons des Gens.

Sind bei einem Patienten bzw. einer Patientin beide Krankheit verursachenden Mutationen identifiziert, ist in der betreffenden Familie bezüglich dieser beiden Mutationen eine 100% sichere Trägererfassung und Pränataldiagnostik (PnD) möglich. Die Durchführung der Analysen erfolgt in diesen Fällen aus Gründen der Qualitätskontrolle immer in zwei unabhängigen PCR-Ansätzen der entsprechenden Exons, um Laborfehler (Probenverwechslung, Kontamination) möglichst auszuschließen. Für die Trägererfassung werden immer amplifizierte DNS einer gesunden Kontrolle und des Indexpatienten mit der zu analysierenden DNA aufs Gel aufgetragen, um anhand des Bandenmuster-Vergleichs festzustellen, ob die betreffende Person eine Mutation trägt oder nicht. Partner oder Partnerinnen gesunder Mutationsträger können mit obengenanntem Totalscreening ebenfalls untersucht werden. Falls keine Mutation gefunden wird, reduziert sich das Risiko des Paares, ein Kind mit CF zu bekommen, von 1,25% auf weniger als 1/1000. Bei Pränataldiagnosen muss in zwei weiteren Analysen mittels Mikrosatelliten geprüft werden, ob das Choriongewebe nicht mit mütterlicher DNS kontaminiert ist. Um eine zuverlässige Auswertung zu ermöglichen und Verwechslungen auszuschließen werden immer amplifizierte DNS einer gesunden Kontrolle, des Indexpatienten, sowie der Eltern des Feten mit der zu analysierenden DNS aufs Gel aufgetragen. Anhand des Bandenmuster-Vergleichs lässt sich feststellen, ob das erwartete Kind krank (2 Mutationen) oder gesund (eine oder keine Mutation) sein wird.

Die modifizierte SSCP-Technik erlaubt ein rasches umfassendes Mutations-Screening der 27 Exons des CF-Gens inklusive Exon/Intron-Übergänge, wobei mehr als 97% aller Sequenzveränderungen, ungeachtet ob sie schon bekannt sind oder nicht, detektiert werden. Dies ermöglicht in den allermeisten Fällen zuverlässige Diagnosestellung, Trägererfassung und vorgeburtliche Untersuchungen bei Patienten und ihren Familienangehörigen trotz der immensen stets noch zunehmenden Anzahl Mutationen.

1.2.4 Mutationsklassierung

Pathogene Mutationen im CF-Gen können die Menge des CFTR-Proteins reduzieren, den Transport des Genprodukts zur Plasmamembran verhindern oder die Funktion des Chlorid-Kanals beeinflussen. Von den mehr als 900 bisher entdeckten CF-Mutationen sind vorläufig nur wenige auf funktioneller Ebene charakterisiert worden. Dies erschwert eine Prognose bezüglich ihrer Auswirkung auf das Protein, da sich aufgrund der DNS-Veränderung allein nicht zuverlässig definieren lässt, wie die Funktion des CFTR beeinträchtigt oder gestört wird. Sechs verschiedene Mechanismen werden heute diskutiert, um zu erklären, wie CF-Mutationen den CFTR-abhängigen Chlorid-Transport durch die Epithelzellen beeinflussen können [26, 48]. Nonsense-, Splice-Site- und Frameshift-Mutationen werden der Klasse I zugeordnet. Sie lassen meistens instabile, in ihrer Länge reduzierte Transkripte entstehen, die zu einer defekten Proteinsynthese führen. Von den Klasse-I-Mutationen wird erwartet, dass sie wenig bis kein vollständiges Protein produzieren und einen vollständigen Funktionsverlust des CFTR zur Folge haben (Abb. 1.4, *A*). Die Klasse II beinhaltet Mutationen, welche den Ausreifungsprozess des Proteins verhindern oder beeinträchtigen, so dass wiederum wenig bis kein funktionsfähiges CFTR die apikale Membran der Epithelzellen erreicht (Abb. 1.4, *B*). Die ΔF508-Deletion sowie viele verschiedene Missense-Mutationen wie z. B. die N1303K, die A455E und die P574H bewirken eine nicht korrekte Faltung des Proteins und verhindern, dass es seine native Konformation einnehmen kann. Zellen erkennen solch falsch gefaltete Proteine und bauen sie rasch ab, bevor sie das Endoplasmatische Retikulum (ER) verlassen können. In mehreren Studien wurde gezeigt, dass die CFTR-Reifung einiger dieser Klasse-II-Mutationen, insbesondere aber der ΔF508-Deletion, Temperatur-abhängig ist, indem bei 23–30 °C das Genprodukt partiell ausreift, an die Plasmamembran transportiert wird und dort als Chloridkanal funktionieren kann [12, 37]. Entstehendes CFTR interagiert mit molekularen Chaperonen wie Calnexin, Hsp70 und Hsp90, die einerseits die korrekte Faltung des Proteins fördern und andererseits falsch gefaltete (oder auch denaturierte) Proteine erkennen und deren Abbau induzieren. Sobald ein CFTR-Molekül seine endgültige Konformation erreicht hat, ist es vor Degradation geschützt und dissoziiert von den Chaperonen, ansonsten bleibt es assoziiert, wenn es nicht korrekt gefaltet ist und kann somit seinen Wirkungsort nicht erreichen. Um die Auswirkungen dieser Klasse-II-Mutationen korrigieren zu können, müsste das falsche Falten verhindert werden, was in vitro und in vivo mittels verschiedenster pharmakologischer Therapieansätze, welche auf Temperaturreduktion, Modulation der Chaperone-Assoziation oder Zugabe chemischer Chaperone basieren, versucht wird [51]. Mutationen der Klasse III und IV produzieren vollständig ausgereifte Proteine, welche zwar an die Plasmamembran gelangen, aber entweder einen nicht bzw. schlecht aktivierbaren Chloridkanal darstellen

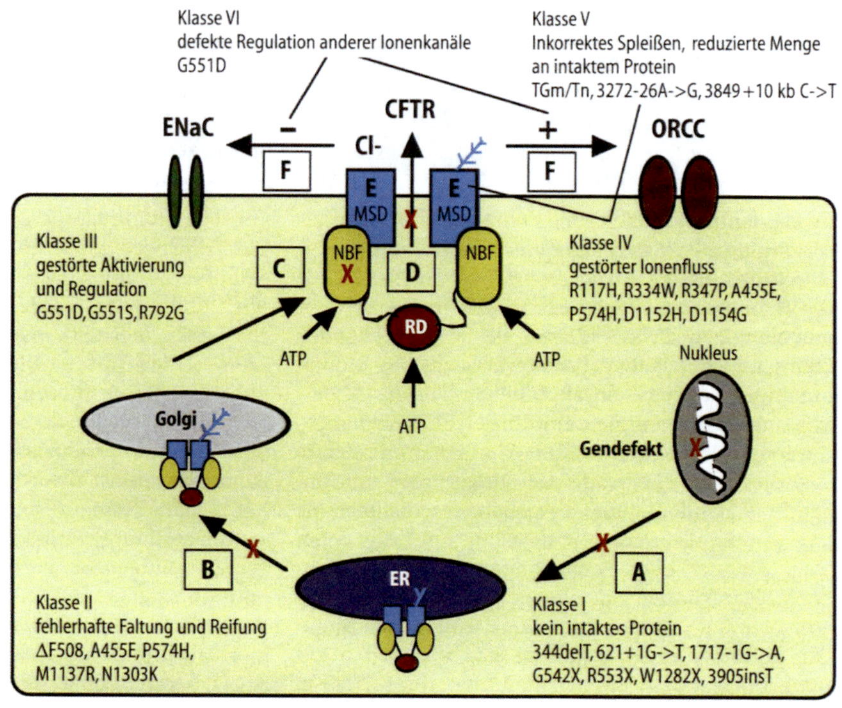

Abb. 1.4. CF-Mutationen und ihre Mechanismen: Einteilung in sechs Klassen und ihre funktionellen Auswirkungen auf das CFTR-Protein

(Abb. 1.4, *C*) oder einen gestörten Ionendurchfluss zeigen (Abb. 1.4, *D*). Zur Klasse III gehören die Aminosäure-Substitutionen G551D, G551S, R792G, S1255P und G1349D, die alle in einer der beiden NBFs bzw. in der R-Domäne (R792G) [46] lokalisiert sind. Durch diese Mutationen werden ATP-Bindungsstellen und in der R-Domäne Phosphorylierungsstellen zerstört, was einen teilweisen (G551S, G1349D) bis kompletten (G551D) Verlust der Kanal-Aktivierung durch ATP zur Folge hat [26]. Mutationen der Klasse IV beeinträchtigen den Chloridionen-Durchfluss oder das Öffnen und Schließen des Kanals. Sie liegen sehr oft in den Transmembran-Regionen, welche den Kanal bilden, und können die Menge des Ionen-Durchflusses dadurch reduzieren, dass sich die Zeit, während welcher der Kanal offen bleibt, ändert (R117H) [5]. Ein anderer Mechanismus spielt sich bei der 347. Aminosäure des CFTR-Proteins ab: Arginin 347 ist verantwortlich für die Architektur des Kanals. Mutationen an dieser Stelle, die häufigste ist R347P, verändern oder zerstören die Kanalstruktur und damit auch die Funktion assoziierter Anionen-Bindungsstellen, was sich auf die Rate des Ionenflusses auswirkt [9]. Klasse V (Abb. 1.4, *E*) beinhaltet Mutationen, welche die Menge an intaktem Transkript und Protein variabel reduzieren. Das heißt, es wird sowohl normales funktionsfähiges wie auch mutiertes Protein produziert, wobei das Verhältnis zwischen intaktem und mutiertem CFTR maßgebend verantwortlich ist für den Phänotyp. Zur Klasse V gehören Mutationen, die einen alternativen Splice-Site in einem Intron kreieren, wie z. B. die 3849 + 10 kb C->T in Intron 19 [7, 21] oder die 3272–26A->G in Intron 17a [4]. Zusätzlich zu erwähnen in dieser Gruppe ist eine polyvariante Mutante in Intron 8, kurz vor dem Übergang zu Exon 9 des CFTR-Gens. Sie liegt in Form eines TG-Repeats gefolgt von einem T-Repeat vor, die beide in der Anzahl ihrer Repeats variieren und in Abhängigkeit von ihrer Länge in einem variablen Anteil der CFTR-mRNA-Transkripte den Verlust von Exon 9 verursachen, was wiederum basierend auf der Ratio CFTR + Exon 9 versus CFTR-Exon 9 den klinischen Verlauf beeinflusst [11]. Klasse VI (Abb. 1.4, *F*) werden Mutationen zugeordnet, welche sich auf die Regulation anderer Kanäle auswirken. Das CFTR-Protein ist ein positiver Regulator der „outwardly rectified chloride channels" (ORCC) [22] und ein negativer Regulator der „epithelial sodium channels" (ENaC) [38]. Bisher wurden keine Mutationen im CF-Gen identifiziert, welche die Regulation der ENaC betreffen. Es fand sich jedoch eine Mutation, die G551D, die jegliche ORCC-Regulation unterbindet [16].

CF-Mutationen können mehr als eine Funktionsbeeinträchtigung des CFTR-Proteins verursachen: Die A455E und die P574H z. B. werden einerseits zu einem großen Teil nicht korrekt gefaltet und damit auch nicht ausgereift und verändern andererseits, wenn einmal bei der Plasmamembran angelangt, den

Ionentransport [32, 41]. Die G551D beeinträchtigt sowohl die Aktivierung des CFTR-Proteins wie auch die ORCC-Regulation.

Unterschiedliche Mechanismen, verursacht durch mehrere hundert verschiedene Mutationen, führen zu einer Dysfunktion des CFTR-Proteins. Aufgrund des DNS-Defekts lässt sich die Auswirkung auf die Funktion des Proteins nicht voraussagen. Als Beispiel dazu seien die beiden Mutationen G542X und R553X in Exon 11 erwähnt, die zwar in einem unvollständigen Genprodukt resultieren, trotzdem aber die Plasmamembran erreichen und einen residualen Ionentransport erlauben [8]. Eine Zuordnung der Mutationen zu einer bestimmten Klasse darf nicht ohne vorhergegangene funktionelle Studien vorgenommen werden. Zusätzlich muss beachtet werden, dass eine Mutation unter Umständen mehr als einer Klasse angehören kann.

1.3 Evolution der CF-Allele

1.3.1 Hypothesen für die hohe Frequenz der CF-Mutationen in der kaukasischen Bevölkerung

Die Geschichte der Völker Europas bietet ein breites und faszinierendes, aber ein ebenso schwieriges und komplexes Spektrum für populationsgenetische Untersuchungen. Bevölkerungsstudien, die sich mit bestimmten Krankheit verursachenden Mutationen befassen, tragen zum besseren Verständnis der menschlichen Evolution sowie der Epidemiologie genetischer Erkrankungen bei. Das häufige Auftreten der cystischen Fibrose in der kaukasischen Bevölkerung beschäftigt die Genetiker schon lange und gab Anlass zur Entwicklung verschiedenster Hypothesen. Genetische Heterogenität, Gendrift, Founder-Effekt (Ausbreitung einer Mutation ausgehend von einer Person) und Heterosis (Heterozygotenvorteil) sind Mechanismen, die diskutiert und zum Teil untersucht wurden, um dieses Phänomen zu erklären. Genetische Heterogenität konnte durch eine Studie mit Verwandtenehen [35] und mittels Linkage-Analysen, die für alle CF-Familien Kopplung mit Chromosom 7 zeigten [3], eindeutig ausgeschlossen werden. Für die Häufigkeiten einzelner CF-Mutationen in kleineren, isolierten Populationen mag die genetische Drift eine nicht unbedeutende Rolle spielen [33]. Generell lässt sich jedoch sagen, dass keine letal verlaufende rezessive Erbkrankheit allein durch genetischen Drift eine so hohe Frequenz erreichen könnte, wie sie die CF in Europa aufweist. Die Mutationen ΔF508, G552X und N1303K kommen gesamteuropäisch am häufigsten vor. Eine solche Frequenz, wie diese Mutationen sie heute aufweisen, kann nur durch Einwirken einer positiven Selektion erhalten werden. Die vorhandenen populationsgenetischen Daten sprechen alle für einen Heterozygotenvorteil als Hauptgrund für die hohe Frequenz der CF-Mutationen in der heutigen europäischen Bevölkerung und für einen Founder-Effekt bezüglich Verteilung der drei häufigsten, aber auch verschiedenen anderen Mutationen [27, 30, 33]. Worin jedoch dieser Heterozygotenvorteil besteht, darüber wurde einiges spekuliert, von einer Assoziation des CF-Gens mit dem Y-Chromosom über erhöhte Fertilität der Heterozygoten bis zu modifizierenden mit CF gekoppelten Genen, welche Entwicklung und Gedeihen beeinflussen. Am wahrscheinlichsten liegt der Vorteil jedoch darin, dass Heterozygote eine verminderte Chlorid-Sekretion als Reaktion auf bestimmte bakterielle Toxine zeigen, was in einer besseren Resistenz und Überlebenschance gegenüber akuten Gastroenteritiden resultiert. Unterstützt wird diese Hypothese durch Studien, die gezeigt haben, dass ein thermostabiles Enterotoxin von Escherichia coli in CF-Zellen keine Chlorid-Sekretion induziert [6] und dass Mäuse mit einer CF-Mutation resistent sind gegen das Cholera-Toxin [18], was für einen Heterozygotenvorteil bezüglich E.-coli-Diarrhö und Cholera, im weitesten Sinn bezüglich intestinaler Infektionen überhaupt, spricht. Trotz allen neuen Erkenntnissen und Forschungsergebnissen kennen wir heute die spezifischen Mechanismen, welche die CF zu einer der häufigsten Erbkrankheiten gemacht haben, immer noch nicht genau.

1.3.2 Ursprung und Alter der ΔF508-Mutation

Die ΔF508 ist weltweit die häufigste CF-Mutation, doch zeigt sie signifikant unterschiedliche Frequenzen in den verschiedenen untersuchten Ländern, Bevölkerungsgruppen und geographischen Regionen. In Europa ist ein deutlicher Südost-Nordwest-Gradient feststellbar (Abb. 1.5), dessen Zustandekommen nicht ganz einfach zu interpretieren ist, was deshalb aufwendiger Haplotyp-Studien zum Bestimmen von Ursprung und Alter der Mutation bedarf.

Mehrere hochpolymorphe Mikrosatelliten (Di-, Tri- oder Tetra-Nukleotid-Repeats, die in ihrer Anzahl variieren) sowie Restriktions-Fragment-Längen-Polymorphismen (RFLP), die in zwei verschiedenen Allelen (einmal mit und einmal ohne Schnittstelle) vorkommen, wurden während der letzten Jahre innerhalb und außerhalb des CF-Gens entdeckt [29]. Diese zwei Arten von DNS-Markern werden für Linkage-Analysen eingesetzt und ermöglichen es, Ursprung und Verbreitung von Mutationen zurück-

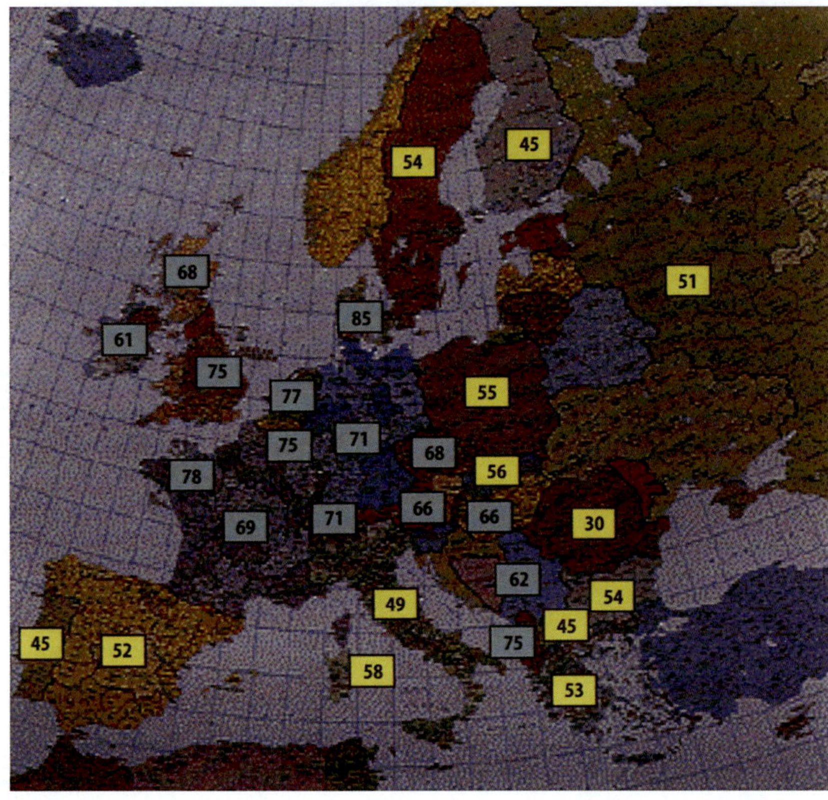

Abb. 1.5. Süd-Ost-/Nord-West-Gradient der ΔF508-Mutation in Europa. Die Zahlen geben die relativen Frequenzen (%) der ΔF508-Mutation bezogen auf alle untersuchten CF-Chromosomen wieder

zuverfolgen. Bestimmt man von mehreren Markern die vom Vater bzw. von der Mutter geerbte Allelkonstellation, so wird damit der väterliche bzw. der mütterliche Haplotyp für die untersuchte chromosomale Region definiert. Während Mikrosatelliten den Vorteil hoher Variabilität aufweisen, was für Evolutionsstudien eine erhebliche Erleichterung bedeutet, zeigen diallelische RFLPs eine relativ große Stabilität. Beide Eigenschaften sind für Haplotyp-Analysen wichtig und haben das Wissen über die Evolution verschiedener CF-Allele und über den CF-Gen-Lokus enorm vermehrt. Eine europäische Studie an 1738 ΔF508-Chromosomen hat mit Hilfe von intra- und extragenischen Markern gezeigt, dass die ΔF508 auf ein einziges Mutationsereignis auf einem Chromosom mit dem Marker-Haplotyp 23-31-13 zurückgeführt werden kann [14, 15, 27]. Das Auftreten weiterer mit ΔF508 assoziierter Haplotypen definiert zwei genetisch unterschiedliche geographische Gruppen: Erstens den Mittelmeerraum und die Britischen Inseln mit dem häufigsten Haplotyp 23-31-13 und zweitens Zentral- und Nord-Europa mit dem häufigsten Haplotyp 17-31-13. Da laut Berechnungen das Alter der ΔF508-Mutation auf mindestens 52 000 Jahre geschätzt wird, ist die wahrscheinlichste Interpretation aller bisher gewonnenen Haplotyp-Daten sowie der ΔF508-Verteilung in Europa diejenige, dass die ΔF508 schon vor dem Neolithikum in Europa vorkam und dass ihre Häufigkeit durch das Einführen anderer Mutationen mit der Einwanderung neolithischer Bauern verdünnt wurde. Diese Hypothese setzt jedoch voraus, dass die anderen, weniger alten Mutationen ebenfalls von einem selektiven Vorteil profitierten und dass sie mehr Zeit hatten, sich im Südosten Europas zu verbreiten als im Nordwesten, den sie später erreichten.

1.3.3 Herkunft und Häufigkeiten anderer CF-Mutationen

Haplotyp-Analysen mit Hilfe der zwei vorher erwähnten Markersysteme wurden ebenfalls eingesetzt, um Ursprung und Verbreitung anderer CF-Mutationen zu untersuchen. Die variierenden Häufigkeiten der CF-Mutationen in verschiedenen Populationen widerspiegeln einerseits die Bevölkerungsmigration, andererseits aber auch die unterschiedlichen Zeitpunkte der Mutationsereignisse während der Evolution und Unterschiede im Selektionsdruck.

Für die beiden weltweit ebenfalls sehr häufigen Mutationen G542X und N1303K wurde gezeigt, dass sie auch auf ein ursprüngliches Mutationsereignis, und zwar auf demselben Haplotyp wie die ΔF508, zurückzuführen sind, was ihr Alter auf mehr als 30000 Jahre schätzen lässt und sie zusammen mit der ΔF508 als älteste CF-Mutationen identifiziert [30]. Für andere Mutationen, wie z.B. die R334W, R347P, R1162X und 3849+10kb C->T, konnte mit Hilfe von Haplotyp-Analysen bewiesen werden, dass sie mehrmals als unabhängige Ereignisse auf Haplotypen mit unterschiedlichem genetischen Background entstanden sind [28, 29]. Dies ist erklärbar damit, dass alle erwähnten Mutationen CpG-Dinukleotide im CF-Gen betreffen, also Regionen, die für erhöhte Mutationsraten bekannt sind.

Weitere Studien geben anhand der Häufigkeit und Verteilung bestimmter CF-Mutationen Aufschluss über die ursprüngliche ethnische Herkunft diverser Bevölkerungsgruppen im heutigen Europa. Italien zum Beispiel zeigt eine ziemlich große genetische Heterogenität, welche den historischen Background reflektiert: Der Nord-Westen (Piemont und Lombardei), wo die 1717-1G->A-Mutation dominiert, war unter keltischem Einfluss, im Nord-Osten (Veneto und Trentino Alto Adige), mit der R1162X als häufigste Mutation, herrschte die venetische Kultur, in Mittel- und Süd-Italien dagegen macht sich mit dem hauptsächlichen Auftreten der G552X- und der N1303K-Mutation der mediterrane Einfluss bemerkbar [33]. Untersuchungen im heutigen Österreich zeigten, dass das CF-Mutationsspektrum im Tirol demjenigen Deutschlands und Italiens sehr ähnlich ist und sich signifikant von demjenigen der Steiermark unterscheidet, was die geographische Lage und die historischen Beziehungen dieser beiden österreichischen Gebiete widerspiegelt [43].

Für populationsspezifische Mutationen gilt, dass sie sehr viel später entstanden sein müssen als die weltweit verbreiteten Mutationen, nämlich zu einem Zeitpunkt, da die betreffende Bevölkerung schon durch geographische, politische oder religiöse Grenzen definiert war. Als Beispiele seien die 394delTT in Exon 3 und die 3905insT in Exon 20 des CF-Gens genannt. Erstere ist eine skandinavische Mutation mit einem gemeinsamen Ursprung und einer höchsten Frequenz in Finnland [39]. Letztere ist die zweithäufigste Mutation in der Schweiz, welche vor mindestens 250 Jahren im Kanton Bern (Emmental) entstanden ist.

Die auffallende Häufigkeit der CF-Allele lässt sich durch den Einfluss verschiedener Faktoren, insbesondere aber durch den Gründer-Effekt einerseits und den Heterozygoten-Vorteil andererseits erklären. Mutationshäufigkeiten und -Verteilungen sowie Haplotyp-Analysen bieten einerseits Erkenntnisse über Bevölkerungsbewegungen, Evolution des Gen-Pools sowie Selektionsvor- und -nachteile, andererseits erlauben sie Aussagen über Alter, Ursprung und Wiederholungsereignisse von Mutationen.

1.4 Zusammenfassung

Die cystische Fibrose (CF) ist die zweithäufigste autosomal-rezessive Erbkrankheit der weißen Bevölkerung und wird durch mehr als 900 verschiedene Mutationen im Cystic-Fibrosis-Transmembrane-Conductance-Regulator-(CFTR-)Gen verursacht. Dieses Gen liegt auf dem langen Arm von Chromosom 7, erstreckt sich über 250 kb genomischer DNS bestehend aus 27 Exons und kodiert für eine cAMP-regulierten Chlorid-Kanal, welcher ATP bindet und aktiv am Ionen-Transport durch die Zellmembran beteiligt ist. Die weltweit häufigste Mutation ist eine Drei-Basenpaar-Mutation, die ΔF508. Sie kommt in Nord- und Mitteleuropa in durchschnittlich 70% der CF-Chromosomen vor und ihr Alter wird auf mindestens 52000 Jahre geschätzt. Die anderen Mutationen kommen sehr viel seltener vor, einige davon treten jedoch populationsspezifisch häufiger auf. Mittels einer speziellen SSCP-Technik ist es möglich ca. 97% aller CF-Mutationen molekulargenetisch nachzuweisen, was eine zuverlässige Diagnosestellung, Trägererfassung und vorgeburtliche Untersuchungen bei Patienten und ihren Familienangehörigen ermöglicht. Die Mechanismen hingegen, die zu einer Dysfunktion des CFTR-Proteins führen, können aufgrund des Defekts in der DNS nicht vorausgesagt werden, sondern müssen für jede einzelne Mutation anhand funktioneller Studien definiert werden. Klonierung und Charakterisierung des CFTR-Gens sowie die Identifikation der Krankheit verursachenden Mutationen bieten die Grundlagen für neue diagnostische und prognostische Perspektiven, für einen vertieften Einblick in die Zusammenhänge der Pathogenese sowie für die Entwicklung neuer kausaler Therapieansätze.

Literatur

1. Abeliovich D, PashutLavon I, Lerer I, Cohen T, Springer C, Avital A, Cutting GR (1992) Screening for five mutations detects 97% of cystic fibrosis (CF) chromosomes and predicts a carrier frequency of 1:29 in the Jewish Ashkenazi population. Am J Hum Genet 51:951-956
2. Bear CE, Li CH, Kartner N, Bridges RJ, Jensen TJ, Ramjeesingh M, Riordan JR (1992) Purification and functional reconstitution of the cystic fibrosis transmembrane conductance regulator (CFTR). Cell 68:809-818
3. Beaudet A, Bowcock A, Buchwald M, Cavalli-Sforza L, Farrall M, King MC, Klinger K, Lalouel JM, Lathrop G, Naylor

S (1986) Linkage of cystic fibrosis to two tightly linked DNA markers: Joint report from a collaborative study. Am J Hum Genet 39:681–692

4. Beck S, Penque D, Garcia S, Gomes A, Farinha C, Mata L, Gulbenkian S, Gil-Ferreira K, Duarte A, Pacheco P, Barreto C, Lopes B, Cavaco J, Lavinha J, Amaral MD (1999) Cystic fibrosis patients with the 3272-26A->G mutation have mild disease, leaky alternative mRNA splicing, and CFTR protein at the cell membrane. Hum Mutat 14:133–144
5. Carroll TP, McIntosh I, Egan ME (1994) Transmembrane mutations alter the channels characteristics of the cystic fibrosis transmembrane conductance regulator expressed in Xenopus oocytes. Cell Physiol Biochem 4:10–18
6. Chao AC, de Sauvage FJ, Dong YJ, Wagner JA, Goeddel DV, Gardner P (1994) Activation of intestinal CFTR Cl-channel by heat-stable enterotoxin and guanylin via cAMP-dependent protein kinase. EMBO J 13:1065–1072
7. Chiba-Falek O, Kerem E, Shoshani T, Aviram M, Augarten A, Bentur L, Tal A, Tullis E, Rahat A, Kerem B (1998) The molecular basis of disease variability among cystic fibrosis patients carrying the 3849+10kb C->T mutation. Genomics 53:276–283
8. Clancy JP, Hong JS, Beboek Z, King SA, Demolombe S, Bedwell DM, Sorsch EJ (1998) Cystic fibrosis transmembrane conductance regulator (CFTR) nucleotide-binding domain 1 (NBD-1) and CFTR truncated within NBD-1 target to the epithelial plasma membrane and increase anion permeability. Biochemistry 37:5222 – 15230
9. Cotten JF, Welsh MJ (1999) Cystic fibrosis-associated mutations at Arginine 347 alter the pore architecture of CFTR. J Biol Chem 274:5429 – 5435
10. Cotton RGH, Rodrigues NR, Campbell DR (1988) Reactivity of cytosine and thymine in single-base-pair mismatches with hydroxylamine and osmium tetroxide and its application to the study of mutations. Proc Natl Acad Sci USA 85:4397–4401
11. Cuppens H, Lin W, Jaspers M, Costes B, Teng H, Vankeerberghen A, Jorissen M, Droogmans G, Reynaert I, Goossens M, Nilius B, Cassiman JJ (1998) Polyvariant mutant cystic fibrosis transmembrane conductance regulator genes. J Clin Invest 101:487–496
12. Denning GM, Anderson MP, Amara JF, Marshall J, Smith AE, Welsh MJ (1992) Processing of mutant cystic fibrosis transmembrane conductance regulator is temperature-sensitive. Nature 358:761–764
13. Drumm ML, Wilkinson DJ, Smit LS, Worrell RT, Strong TV, Frizzell RA, Dawson DC, Collins FS (1991) Chloride conductance expressed by delta F508 and other mutant CFTRs in Xenopus oocytes. Science 254:1797–1799
14. Dörk T, Neumann T, Wulbrand U, Wulf B, Kälin N, Maass G, Krawczak M, Guillermit H, Ferec C, Horn G, Klinger K, Kerem BS, Zielenski J, Tsui LC, Tümmler B (1992) Intra- and extragenic marker haplotypes of CFTR mutations in cystic fibrosis families. Hum Genet 88:417–425
15. European Working Group on CF Genetics (EWGCFG) (1990) Gradient of distribution in Europe of the major CF mutation and of its associated haplotype. Hum Genet 85: 436–441
16. Fulmer SB, Schwiebert EM, Morales MM, Guggino WB, Cutting GR (1995) Two cystic fibrosis transmembrane conductance regulator mutations have different effects on both pulmonary phenotype and regulation of outwardly rectified chloride currents. Proc Natl Acad Sci USA 92: 6832–6836
17. Férec C, Audrezet MP, Mercier B, Guillermit H, Moullier P, Quere I, Verlingue C (1992) Detection of over 98% cystic fibrosis mutations in a Celtic population. Nat Genet 1: 188–192
18. Gabriel SE, Brigman KN, Koller BH, Boucher RC, Stutts MJ (1994) Cystic fibrosis heterozygote resistance to cholera toxin in the cystic fibrosis mouse model. Science 266: 107–109
19. Gregory RJ, Cheng SH, Rich DP, Marshall J, Paul S, Hehir K, Ostedgaard L, Klinger KW, Welsh MJ, Smith AE (1990) Expression and characterization of the cystic fibrosis transmembrane conductance regulator. Nature 347:382–386
20. Higgins CF (1999) ABC transporters: from microorganisms to man. Ann Rev Cell Biol 8:67–113
21. Highsmith WE, Burch LH, Zhou Z, Olsen JC, Boat TE, Spock A, Gorvoy JD, Quittell L, Friedman KJ, Silverman LM, Boucher RC, Knowles MR (1994) A novel mutation in the cystic fibrosis gene in patients with pulmonary disease but normal sweat chloride concentrations. N Engl J Med 331:974–980
22. Jovov B, Ismailov II, Berdiev BK, Fuller CM, Sorscher EJ, Dedman JR, Kaetzel MA, Benos DJ (1995) Interaction between cystic fibrosis transmembrane conductance regulator and outwardly rectified chloride channels. J Biol Chem 270:29194–29200
23. Kerem BS, Rommans JM, Buchanam JA, Markiewicz D, Cox TK, Chakravarti A, Buchwald M, Tsu LC (1989) Identification of the cystic firbosis gene: genetic analysis. Science 245i:1073–1080
24. Kleinle S, Schneider V, Moosmann P, Brandner S, Kraehenbuehl S, Liechti-Gallati S (1998) A novel mitochondrial tRNAPhe mutation inhibiting anticodon stem formation associated with a muscle disease. Biochem Biophys Res Commun 247:112–115
25. Liechti-Gallati S, Schneider V, Neeser D, Kraemer R (1999) Two buffer PAGE system-based SSCP/HD analysis: a general protocol for rapid and sensitive mutation screening in cystic fibrosis and any other human genetic disease. Eur J Hum Genet 7:590–598
26. Mickle JE, Cutting GR (1998) Clinical implications of cystic fibrosis transmembrane conductance regulator mutations. Clin Chest Med 19:443–458
27. Morral N, Bertranpetit J, Estivill X, Nunes V, Casals T, Gimenez J, Reis A, Varon-Mateeva R, Macek M, Kalaydjieva L, Angelicheva D, Dancheva R, Romeo G, Russo MP, Garnerone S, Restagno G, Ferrari M, Magnani C, Claustres M, Desgeorges M, Schwartz M, Schwarz M, Dallapiccola B, Novelli G, Ferec C, De Arce M, Nemeti M, Kere J, Anvret M, Dahl N, Kadasi L (1994) Tracing the origin of the major cystic fibrosis mutation (Delta F508) in European populations. Nat Genet 7:169–175
28. Morral N, Dörk T, Llevadot R, Dziadek V, Mercier B, Ferec C, Costes B, Emmanuelle G, Zielenski J, Tsui LC, Tümmler B, Estivill X (1996) Haplotype analysis of 94 cystic fibrosis mutations with seven polymorphic CFTR DNA markers. Hum Mutat 8:149–159
29. Morral N, Llevadot R, Casals T, Gasparini P, Macek M, Dörk T, Estivill X (1994) Independent origins of cystic fibrosis mutations R334 W, R347P, R1162X, and 3849+10kbC->T provide evidence of mutation recurrence in the CFTR gene. Am J Hum Genet 55:890–898
30. Morral N, Nunes V, Casals T, Chillon M, Gimenez J, Bertranpetit J, Estivill X (1993) Microsatellite haplotypes for cystic fibrosis: mutation frameworks and evolutionary tracers. Hum Molec Gen 2:1015–1022
31. Orita M, Suzuki Y, Sekiya T, Hayashi K (1989) Rapid and sensitive detection of point mutations and DNA polymorphisms using the polymerase chain reaction. Genomics 5: 874–879
32. Ostedgaard L, Zeiher B, Welsh MJ (1999) Processing of CFTR bearing the P574H mutation differs from wild-type and Δ508-CFTR. J Cell Sci 112:2091–2098

33. Rendine S, Calafell F, Cappello N, Gagliardini R, Caramia G, Rigillo N, Silvetti M, Zanda M, Miano A, Battistini F, Marianelli L, Taccetti G, Diana MC, Romano L, Romano C, Giunta A, Padoan R, Pianaroli A, Raia V, de Ritis G, Battistini A, Grzincich G, Japichino L, Pardo F, Antonelli M, Quattrucci S, Lucidi V, Castro M, Santini B, Castello M, Guanti G, Leoni GB, Cao A, Toffoli C, Lucci E, Vullo C, Torricelli F, Sbernini F, Romeo G, Ronchetto P, Seia M, Rossi A, Ferrari M, Cremonesi L, Salvatore F, Castaldo G, D'Alcamo E, Maggio A, Sangiuolo F, Dallapiccola B, Maceratesi P, Bisceglia L, Gasparini P, Carbonara A, Bonizzato A, Cabrini G, Bombieri C, Pignatti PF, Borgo G, Castellani C, Villani A, Arduino C, Salvatore D, Mastella G, Piazza A (1997) Genetic history of cystic fibrosis mutations in Italy. I. Regional distribution. Ann Hum Genet 61: 411-424
34. Riordan JR, Rommens JM, Kerem BS, Alon N, Rozmahel R, Grzelczak Z, Zielenski J, Lok S, Plavsic N, Chou JL, Drumm ML, Iannuzzi MC, Collins FS, Tsui LC (1989) Identification of the cystic fibrosis gene: cloning and characterization of complementary DNA. Science 245: 1066–1072
35. Romeo G, Bianco M, Devoto M, Menozzi P, Mastella G, Giunta AM, Micalizzi C, Antonelli M, Battistini A, Marchi AG, Manca A, Miano A (1985) Incidence in Italy, genetic heterogeneity and segregation analysis of cystic fibrosis. J Hum Genet 37:338-349
36. Rommens JM, Iannuzzi MC, Kerem BS, Drumm ML, Melmer G, Dean M, Rozmahel R, Cole JL, Kennedy D, Hidaka N, Zsiga M, Buchwald M, Riordan JR, Tsui LC, Collins FS (1989) Identification of the cystic fibrosis gene: chromosome walking and jumping. Science 245:1059-1065
37. Sato S, Ward CL, Krouse ME, Wine JJ, Kopito RR (1996) Glycerol reverses the misfolding phenotype of the most common cystic fibrosis mutation. J Biol Chem 271: 635-638
38. Schreiber R, Hopf A, Mall M, Greger R, Kunzelmann K (1999) The first nucleotide binding domain of the cystic fibrosis transmembrane conductance regulator is important for inhibition of the epithelial Na channel. Proc Natl Acad Sci USA 96:5310-5315
39. Schwartz M, Anvret M, Claustres M, Eiken HG, Eiklid K, Schaedel C, Stolpe L, Tranebjaerg L (1994) 394delTT: a Nordic cystic fibrosis mutation. Hum Genet 93:157-161
40. Sheffield V, Cox DR, Lerman LS, Myers RM (1989) Attachment of e 40-base-pair G+C rich sequence (GC-clamp) to genomic DNA fragments by the polymerase chain reaction results in improved detection of single-base changes. Proc Natl Acad Sci USA 86:232-236
41. Sheppard DN, Ostedgaard L, Winter MC, Welsh MJ (1995) Mechanism of dysfunction of two nucleotide binding domain mutations in cystic fibrosis transmembrane conductance regulator that are associated with pancreatic sufficiency. EMBO J 14:876-883
42. Sheppard DN, Welsh MJ (1999) Structure and function of the CFTR chloride channel. Physiol Rev 79: S23-S45
43. Stuhrmann M, Dörk T, Frühwirt M, Golla A, Skawran B, Antonin W, Ebhardt M, Loos A, Ellemunter H, Schmidtke A (1997) Detection of 100% of the CFTR mutations in 63 CF families from Tyrol. Clin Genet 52:240-246
44. Tanner SM, Schneider V, Thomas NST, Clarke A, Lazarou L, Liechti-Gallati S (1999) Characterization of 34 novel and six known MTM1 gene mutations in 47 unrelated X-linked myotubular myopathy patients. Neuromusc Disord 9: 41-49
45. Tsui LC, Buchwald M, Barker D, Braman JC, Knowlton RG, Schumm JW, Eiberg H, Mohr J, Kennedy D, Plavsic N, Zsiga M, Markiewicz D, Akoto G, Brown V, Helms C, Granvins T, Parker C, Rediker K, Donis-Keller H (1985) Cystic fibrosis locus defined by a genetically linked polymorphic DNA marker. Science 230:1054-1057
46. Vankeerberghen A, Wei L, Jaspers M, Cassiman JJ, Nilius B, Cuppens H (1998) Characterization of 19 disease-associated missense mutations in the regulatory domain of the cystic fibrosis transmembrane conductance regulator. Hum Mol Genet 7:1761-1769
47. Wainwright BJ, Scambler PJ, Schmidtke J, Watson EA, Lae HJ, Farrall M, Cooke HJ, Eiberg H, Williamson R (1985) Localization of cystic fibrosis locus to human chromosome 7cen-q22. Nature 318:384-385
48. Welsh MJ, Smith AE (1993) Molecular mechanisms of CFTR chloride channel dysfunktion in cystic fibrosis. Cell 73: 1251-1254
49. White MB, Carvalho M, Derse D, O'Brien SJ, Dean M (1992) Detecting single base substitutions as heteroduplex polymorphisms. Genomics 12:301-306
50. White R, Woodward S, Leppert M, O'Connell P, Nakamura Y, Hoff M, Herbst J, Lalouel JM, Dean M, VandeWoude G (1985) A closely linked genetic marker for cystic fibrosis. Nature 318:382-384
51. Zeitlin PL (1999) Novel pharmacologic therapies for cystic fibrosis. J Clin Invest 103:447-452
52. Zielenski J, Fujiwara TM, Markiewicz D, Paradis AJ, Anacleto AI, Richards B, Schwartz RH, Klinger KW, Tsui LC, Morgan K (1993) Identification of the M1101K mutation in the cystic fibrosis transmembrane conductance regulator (CFTR) gene and complete detection of cystic fibrosis mutations in the Hutterite population. Am J Hum Genet 52: 609-615

Kapitel 2

Zellbiologie

2

S. Gallati, R. Kraemer, K. Kunzelmann, C. Randak, M.H. Schöni, B. Tümmler

INHALT

2.1 Funktion von CFTR als Cl^--Kanal an der Plasmamembran

C. Randak, B. Tümmler

Dem Krankheitsbild der cystischen Fibrose liegt auf zellulärer Ebene eine schwere Störung des Elektrolyttransports des Epithelgewebes zugrunde. Bereits 1953 beschrieben diSant'Agnese und Mitarbeiter einen exzessiven Salzverlust bei Kindern mit Mukoviszidose während sommerlicher Hitzeperioden über den Schweiß [58], eine Beobachtung, die zur Bestimmung der Natrium- und Chloridionenkonzentrationen im Schweiß als diagnostischer Standard bis heute führte [71]. Da die bei der CF betroffenen Organe, wie Schweißdrüsen, Tracheobronchialsystem, Pankreas, Speicheldrüsen, Nebenhoden und Darm, epitheliale Organe darstellen und die Sekrete dieser Organe abnorm eingedickt bzw. dehydriert sind, wurde die Forschung auf den Elektrolyt- und Wassertransport von CF-Epithelgewebe fokussiert. Zu Beginn der 80er-Jahre konnte sowohl für respiratorisches Epithel [110] als auch für das Epithel der Schweißdrüsengänge [171] von CF Patienten ein deutlich negativeres transepitheliales Po-

tential (- 66,3 ± 2,1 mV gegenüber - 29,8 ± 3,2 mV bei Kontrollpersonen [171]) nachgewiesen werden, welches bei CF Patienten nach Hemmung der transmembranen Natriumströme durch Amilorid deutlich stärker positiv wird als bei Kontrollpersonen. Chloridionen-freie extrazelluläre Lösungen verursachen ferner eine geringere Hyperpolarisation bei CF-Epithelgewebe im Vergleich zu nicht-CF-Gewebe. Diese Ergebnisse zeigten erstmals, dass CF-Epithel geprägt ist von Natriumabsorption bei relativer Undurchlässigkeit der Membranen für Chloridionen. Nachfolgende Studien wiesen nach, dass sich durchaus funktionell aktive Chloridkanäle in der Apikalmembran von CF-Epithelzellen befinden, dass jedoch die cAMP-abhängige Aktivierbarkeit transmembraner Chloridströme fehlt [68] und dies den pathophysiologischen „Basisdefekt" der cystischen Fibrose darstellt. Dabei musste es zunächst noch unentschieden bleiben, ob das Genprodukt des für die CF verantwortlichen Gens selbst einen cAMP-aktivierbaren Chloridkanal darstellt oder ein regulatorisches Protein ist, welches den cAMP-Effekt auf die Chloridströme vermittelt. Aus diesem Grund wurde 1989 nach der Entdeckung des verantwortlichen Gens dessen Genprodukt „cystic fibrosis transmembrane conductance regulator", abgekürzt CFTR, genannt, da dieser Name für beide Möglichkeiten offen ist [184].

2.1.1 Struktur von CFTR

Aufgrund von Homologievergleichen der Primärstruktur von CFTR wurde für dieses Protein eine symmetrische Struktur aus fünf Domänen vorhergesagt [184] (Abb. 2.1). Demnach besteht CFTR aus zwei transmembranen Domänen, TMD1 und TMD2, die wiederum aus jeweils sechs die Plasmamembran durchdringenden Segmenten zusammengesetzt sind. Beiden transmembranen Domänen folgt jeweils eine hydrophilere Domäne, die Aminosäuresequenzhomologien aufweisen zur sogenannten „ATP-binding cassette" (ABC), einer danach benannten Superfamilie von Transportproteinen [8, 95]. Die ABC-Transporter stellen wahrscheinlich die größte und mannigfaltigste Familie paraloger Proteine der Stammesgeschichte aller Lebewesen dar. Sie umfasst sowohl prokaryotische, periplasmatische Permeasen wie eukaryotische Transportproteine. ABC-Transporter besitzen eine Kernstruktur aus vier Domänen, die bei den periplasmatischen Permeasen als separate Proteine exprimiert werden und sich zum funktionell aktiven Transportkomplex verbinden. Es handelt sich um zwei sehr hydrophobe, transmembrane Domänen mit nur geringer oder fehlender Sequenzhomologie zwischen prokaryotischen und eukaryotischen Vertretern und um zwei hydrophilere Domä-

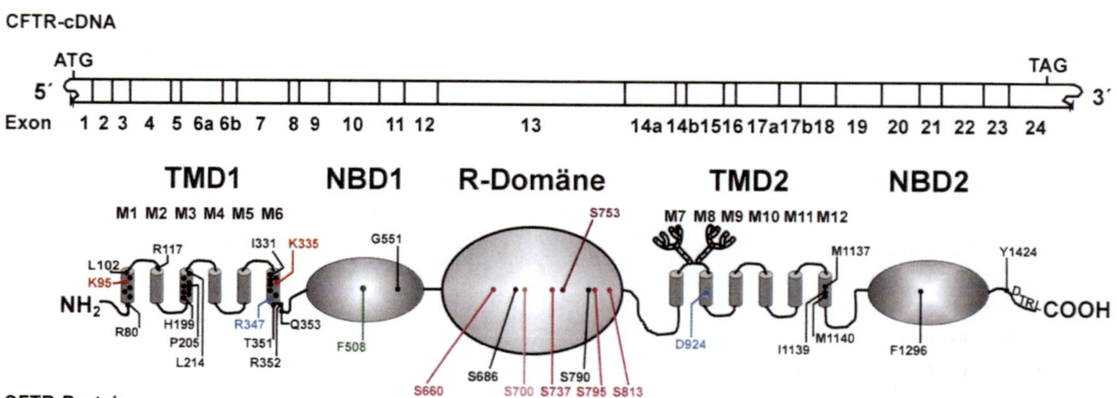

Abb. 2.1. Topologie von CFTR. Für das CFTR-Protein wurde eine symmetrische Struktur aus fünf Untereinheiten vorhergesagt [184]. Demnach enthält CFTR zwei transmembrane Domänen, TMD1 und TMD2, die ihrerseits je sechs die Plasmamembran durchdringende Segmente (TMD1: M1–M6; TMD2: M7–M12) umfassen. Den transmembranen Domänen folgt jeweils eine nukleotidbindende Domäne (NBD1 und NBD2). Zwischen den beiden TMD-NBD-Motiven liegt die R-Domäne. Auf der Basis dieses topologischen Modells befinden sich 80 % der CFTR-Aminosäuren im Zytoplasma, 16 % in den die Plasmamembran durchdringenden Segmenten und 4 % in den extrazellulären Schleifen [3]. Im Bereich der vierten extrazellulären Schleife wurden um die Aminosäuren Asparagin 894 und Asparagin 900 zwei Konsensussequenzen für N-Glykosylierung identifiziert [184]. Die Positionen im Text erwähnter CFTR-Aminosäuren (im Einbuchstabenkode) innerhalb dieses topologischen Modells sind eingezeichnet. Nicht beschriftete Punkte in den Segmenten M1, M3 und M6 symbolisieren im Text aufgeführte Aminosäuren mit Kontakt zum Lumen der Kanalpore. Die rot gekennzeichneten Aminosäuren K95 und K335 sind Bestandteile des Ionenselektivitätsfilters der Pore. Zwischen den blau unterlegten Resten R347 und D924 wird eine ionische Wechselwirkung angenommen. Die häufigste Mukoviszidose auslösende Mutation führt zur Deletion der grün eingezeichneten Aminosäure F508. Y1424 ist von Bedeutung bei der Internalisierung von CFTR. Die Phosphorylierung der in verschiedenen Farbtönen gehaltenen Serinreste der R-Domäne ist im Text erläutert

nen, die über eine Sequenz von etwa 250 Aminosäuren eine stark konservierte Primärstruktur sowie große Ähnlichkeiten in den vorhergesagten Sekundärstrukturelementen aufweisen. Diese konservierte „Kassette“ ist neben der Domänenstruktur das kennzeichnende Element der ABC-Proteinfamilie. Bei eukaryotischen ABC-Transportern sind entweder Halbformen aus einer transmembranen und einer konservierten Domäne oder – wie bei CFTR – alle vier Domänen Teile eines einzigen Proteins. Daher stellt man sich heute vor, dass die eukaryotischen ABC-Transporter in der Evolution aus einem Ur-System entstanden, das aus je einem Gen für eine hydrophobe und eine hydrophile, nukleotidbindende Domäne bestand. Nach einer initialen Fusion dieser Gene erfolgte wahrscheinlich eine Duplikation des fusionierten Gens, gefolgt von einer erneuten Fusion der duplizierten Gene [7].

Innerhalb der konservierten „Kassette“ lassen sich mehrere Motive mit ungewöhnlich hoher Sequenzhomologie abgrenzen. Dies sind ein Glycin-reiches Motiv mit der Konsensussequenz $GX_4GK[T/S]$, auch genannt „phosphate-binding loop“ („P-loop“) oder Walker-A-Motiv [220], und eine konservierte Asparaginsäure (D) innerhalb des Konsensus $RX_{6-8}h_4D$ [26] (Walker-B-Motiv [220]), die Bestandteile der Nukleotidbindungstaschen vieler nukleotidbindender Proteine sind [220] (Anmerkung: In den im Einbuchstabenkode für Aminosäuren angegebenen Konsensussequenzen steht „X“ für eine beliebige Aminosäure und „h“ für eine Aminosäure mit hydrophober Seitenkette). Zwischen den beiden Walker-Motiven befindet sich ein großer Abschnitt mit etwas höherer Sequenzvariabilität, für dessen Sekundärstruktur ein hoher Anteil an α-helikalen Anteilen vorhergesagt wurde. In dieser helikalen Domäne findet sich ein Sequenzabschnitt von 19 Aminosäuren, der eine Akkumulation stark konservierter Reste aufweist [143]. Dieser Abschnitt enthält auch den später Motiv D genannten konservierten Sequenzabschnitt aus mindestens 8 Aminosäuren, der in der Regel mit einer Aminosäure mit aromatischem Rest (im Falle von CFTR mit Phenylalanin 508 bzw. Phenylalanin 1296) endet [26]. Eine hochkonservierte Sequenz aus 12 (Dodekapeptid) bzw. – um drei relativ konservierte Reste C-terminal erweitert – 15 Aminosäuren befindet sich am C-terminalen Ende der helikalen Domäne in der Nähe der konservierten Asparaginsäure des Walker-B-Motivs [143]. Der besonders hoch konservierte Glutamin- und Glycin-reiche N-terminus des Dodekapeptids hat die Konsensussequenz LSGGQQQRV (prokaryotischer Konsensus) bzw. LSGGQKQRI (eukaryotischer Konsensus). Ähnliche Sequenzen ließen sich in Domänen verbindenden Abschnitten verschiedener Proteine nachweisen. Aufgrund der Lokalisation dieser hochkonservierten Sequenz im Bereich des angenommenen Wiedereintritts von einem helikalen Abschnitt in die Nukleotidbindungsabschnitte der „Kassetten“-sequenz wird sie auch „Linker-Peptid“ [9] (synonym auch „signature motif“ oder Motiv C nach [26]) genannt. Innerhalb der CFTR-Aminosäuresequenz findet sie sich ab den Positionen 548 und 1346.

Die beiden konservierten CFTR-Untereinheiten werden nukleotidbindende Domänen, NBD1 (ursprünglich definiert als Aminosäuren 433–586 [184]) und NBD2 (ursprünglich definiert als Aminosäuren 1219–1386 [184]), genannt. Im Primärstrukturvergleich weisen beide CFTR-NBDs eine Sequenzidentität von 33% auf [26]. Die Eigenschaft der Nukleotidbindung konnte inzwischen für beide NBDs mittels synthetischer Peptide und rekombinanter, isolierter NBD-Polypeptide in vitro gezeigt werden [111, 174–176, 208, 230]. Zwischen den beiden TMD-NBD Motiven, die Bestandteil aller Proteine der Superfamilie der ABC-Transporter sind, befindet sich eine große Domäne mit vielen geladenen Aminosäureresten, die durch Exon 13 kodiert wird und regulatorische bzw. R-Domäne genannt wird. Sie ist innerhalb der Familie der ABC-Transporter einzigartig für CFTR. Diese Domäne enthält neun der zehn Konsensussequenzen für Proteinkinase-A-Phosphorylierung und sieben mögliche Proteinkinase-C-Phosphorylierungsstellen, weshalb eine regulatorische Funktion dieser Domäne von Anfang an vermutet wurde. Es wird angenommen, dass sich N- und C-Terminus von CFTR sowie die beiden NBDs und die R-Domäne auf der dem Zytoplasma zugewandten Seite der Plasmamembran befinden, während die beiden transmembranen Domänen die Kanalpore durch die Membran bilden. Kontakt zum Extrazellulärraum haben gemäß unseren heutigen Vorstellungen die Verbindungssegmente zwischen M1 und M2, M3 und M4, M5 und M6, M7 und M8, M9 und M10 sowie zwischen M11 und M12. Auf der zytoplasmatischen Seite der Membran befinden sich die Verbindungssegmente zwischen M2 und M3, M4 und M5, M8 und M9 sowie zwischen M10 und M11 [38, 184]. Zwischen N-Terminus und R-Domäne wird eine intramolekulare Interaktion mit regulatorischer Bedeutung angenommen [154]. Zum derzeitigen Stand der Forschung konnte für die Segmente M1, M3, M5, M6 (jeweils aus TMD1) und wahrscheinlich für M12 (aus TMD2) ein direkter Kontakt zum Lumen der Pore experimentell nachgewiesen werden (als Review s. [57]). Im Einzelnen konnte gezeigt werden, dass die Seitenketten der Aminosäuren Arginin 80, Glycin 85, Leucin 88, Glycin 91, Lysin 95, Glutamin 98 und Leucin 102 des Segmentes M1 (CFTR Aminosäuren 81–102) vom Lumen der Pore her zugänglich sind und dass dies sterisch mit einer α-helikalen Sekundärstruktur des Segmentes M1 vereinbar ist [2,

3]. Die positive Ladung der Seitenkette von Lysin 95 ist für die Leitfähigkeit von besonderer Bedeutung [2]. Der Austausch dieser basischen Aminosäure durch Asparaginsäure verändert die relative Durchlässigkeit der Pore von extrazellulär nach intrazellulär von $Br^->Cl^->I^->F^-$ zu $I^->Br^->Cl^->F^-$ [12]. Am Ende der ersten extrazellulären Schleife, unmittelbar N-terminal des Segmentes M2, befindet sich Arginin 117. Seine Mutation zu Histidin führt sowohl zu einer verringerten Leitfähigkeit wie einer herabgesetzten Öffnungswahrscheinlichkeit [196]. Die Ionenselektivität der Pore wird durch diese Mutation nicht verändert. Segment M3 (CFTR Aminosäuren 195-215) wird durch Prolin 205, welches für die korrekte Faltung von CFTR essentiell ist [198], in zwei Hälften unterteilt. Die Reste der Aminosäuren Histidin 199, Phenylalanin 200, Tryptophan 202 und Isoleucin 203 der zytoplasmatischen Hälfte haben Kontakt zum Lumen der Pore und kommen in einer angenommenen α-helikalen Struktur innerhalb eines Winkels von 160° zu liegen. In der extrazellulären Hälfte von M3 sind die Reste der Aminosäuren Glutamin 207, Leucin 211 und Leucin 214, die in einer angenommenen α-helikalen Struktur innerhalb eines Winkels von 60° liegen, gegenüber dem Lumen exponiert [1]. Im Segment M6 (ursprünglich definiert als CFTR Aminosäuren 330-350) sind die Seitenketten der Aminosäuren Isoleucin 331, Leucin 333, Arginin 334, Lysin 335, Phenylalanin 337, Serin 341, Isoleucin 344, Arginin 347, Threonin 351, Arginin 352 und Glutamin 353 vom Lumen der Pore her zugänglich [43]. Lysin 335 bildet einen Teil des Ionenselektivitätsfilters der Pore. Sein Austausch durch Glutaminsäure bewirkt eine Umkehrung der Selektivität zu $I^- > Cl^-$ [12]. Der Befund, dass am zytoplasmatischen Ende des Segments M6 die Seitenketten dreier aufeinanderfolgende Aminosäuren (Threonin 351, Arginin 352 und Glutamin 353) von der Wasserphase der Pore her zugänglich sind, spricht gegen eine α-helikale Sekundärstruktur dieser Region. Die Berechnung der elektrischen Distanzen dieser Positionen von der extrazellulären Öffnung des Kanals ergaben, dass Arginin 352 dem extrazellulären Ende näher liegt als die beiden benachbarten Aminosäuren, also möglicherweise von der Zytoplasmaseite her über eine Wiedereintrittsschleife in das Kanallumen hinein zurückgeführt wird, wo es gemäß ersten experimentellen Daten Einfluss auf die Anionenselektivität der Pore nimmt [44]. Arginin 347 ist von zentraler Bedeutung für die Architektur der Pore. Vier verschiedene Mutationen dieses Kodons sind CF-assoziiert und führen zu Substitutionen von Arginin 347 zu Cystein, Histidin, Leucin und Prolin [14, 52, 54]. Neuere Daten sprechen dafür, dass Arginin 347 die Architektur der Pore durch eine ionische Wechselwirkung mit Asparaginsäure 924 (aus M8) stabilisiert [50]. Darüber hinaus ist wenig bekannt über den Beitrag der Segmente M7 bis M12 (TMD2) zur Architektur der Kanalpore. Es gibt jedoch Daten, die zeigen, dass die CF-assoziierten Substitutionen der im Segment M12 (CFTR Aminosäuren 1129-1150) gelegenen Aminosäuren Methionin 1137 oder Isoleucin 1139 durch Valin, sowie die Deletion von Methionin 1140 CFTR-Chloridionenströme signifikant verringern, ohne Einfluss auf die Ionenselektivität zu nehmen [219].

Im Bereich der vierten extrazellulären Schleife, die die Segmente M7 und M8 (aus TMD2) verbindet, finden sich zwei Konsensussequenzen für N-Glykosylierung [184]. Experimentell konnte durch Analyse der durch Behandlung von CFTR mit N-Glykanase entstehenden Produkte gezeigt werden, dass das CFTR der Plasmamembran zwei komplexe Kohlenhydratseitenketten trägt [41].

Im Gegensatz zu den meisten Vertretern der ABC-Transporter-Familie, die als aktive Transporter Energie aus ATP-Hydrolyse nutzen, um ein Substrat über die Membran zu pumpen, ist das in die Plasmamembran integrierte CFTR-Molekül in erster Linie ein Ionenkanal, dessen Ströme entlang eines Konzentrationsgradienten erfolgen. Dies konnte eindeutig gezeigt werden zum einen durch den oben erwähnten Nachweis einer veränderten relativen Durchlässigkeit für Ionen nach Mutagenese bestimmter geladener Aminosäurereste in den transmembranen Domänen [12] und zum anderen durch direkte Rekonstruktion hochgereinigten CFTR-Proteins in planaren Lipiddoppelschichten [21] in einem Zell-freien System. Vor der Entdeckung von CFTR war nicht bekannt, dass ABC-Proteine auch Ionenkanäle sein können. Daneben ist CFTR wie auch andere ABC-Proteine bifunktionell [83]: neben den inhärenten Eigenschaften als Cl^--Kanal, die im folgenden dargestellt werden, ist es ein Regulator der Aktivität anderer Kanäle.

> **!** CFTR ist ein aus 1480 Aminosäuren bestehendes glykosyliertes Transmembran-Protein mit einem Molekulargewicht von ca. 170000 Dalton. Das Molekül umfasst zwei Hälften, die ihrerseits aus je einer transmembranen Domäne gefolgt von einer nukleotidbindenden Domäne bestehen. In der Mitte des Moleküls befindet sich die phosphorylierbare R-Domäne. Die nukleotidbindenden Domänen, die R-Domäne sowie der N- und C-Terminus von CFTR befinden sich an der dem Zytoplasma zugewandten Seite der Plasmamembran. Aufgrund seiner Primärstruktur wird CFTR zur Familie der ABC-Transporter gerechnet. CFTR besitzt sowohl inhärente Kanaleigenschaften als auch Regulatorfunktionen für andere Ionenkanäle.

2.1.2 Kanaleigenschaften von CFTR an der Plasmamembran

Schon kurze Zeit nach der Entdeckung des für das Krankheitsbild der CF verantwortlichen Gens konnte gezeigt werden, dass das Genprodukt, CFTR, in die Membran eingebracht, selbst einen Cl^--Kanal darstellt, der durch eine lineare Strom-Spannungs-Charakteristik ausgezeichnet ist (als Review s. [57]). Ein einzelner CFTR-Kanal besitzt eine Leitfähigkeit von 6–11 pS, die durch einen Konzentrationsanstieg des Regulator-Moleküls zyklisches Adenosinmonophosphat (cAMP) in der Zelle reversibel aktiviert wird. Die Kinetiken der Wechsel zwischen Offen- und Geschlossen-Zuständen einzelner CFTR-Kanäle werden mäßiggradig von der angelegten elektrischen Spannung beeinflusst [65]. Die Ionenselektivität des Kanals ist $Br^- > Cl^- > I^- > F^-$ [12, 47, 172]. Der Chloridionenfluss durch die CFTR-Kanalpore ist passiv und es gibt Hinweise darauf, dass mehr als ein Chloridion gleichzeitig durch die Pore fließen kann [205]. Die Größe der CFTR-Kanalpore ist so ausgelegt, dass auch Wasser und kleine Moleküle, wie Harnstoff [81], NO_3^- [13], SCN^- [205] und Glutamat [122], passieren können. Ihre Ausdehnung vom extrazellulären Ende bis zur Aminosäure Glutamin 353, die sich am zytoplasmatischen Ende des Segmentes M6 befindet, beträgt mindestens 6 Å. Der Durchmesser der engsten Stelle der Pore kann mit 5–6 Å abgeschätzt werden [3]. Typisch für den Chloridionenfluss durch CFTR ist seine Hemmbarkeit durch Arylaminobenzoate, wie Diphenylamin-carboxylat (DPC) oder Flufenaminsäure [136], und Sulfonylharnstoffe, wie Glibenclamid und Tolbutamid [195], nicht jedoch durch 4,4′-diisothiocyanotostilben-2,2′-disulfonsäure (DIDS) oder hohe H^+-Ionenkonzentration. Signifikant gesteigert werden kann der CFTR-Chloridionenfluss durch Genistein (4′,5,7-trihydroxyisoflavon) [96] und bestimmte Benzo[c]quinolizinium-Verbindungen [24].

Da der Chloridionenfluss durch CFTR passiv entlang eines elektrochemischen Gradienten erfolgt, kann über CFTR je nach Zell- und Gewebetyp sowohl Chloridsekretion als auch Chloridabsorption erfolgen (Abb. 2.2).

2.1.3 Regulation des CFTR-Cl^--Kanals

Die Öffnung des CFTR Cl^--Kanals erfordert erstens eine Phosphorylierung des Kanals sowie zweitens die zytoplasmatische Verfügbarkeit von hydrolysierbarem Nukleosidtriphosphat, in erster Linie von ATP, in millimolaren Konzentrationen (als Review zur Regulation von CFTR s. [69]). Vollständig dephosphoryliertes CFTR ist inaktiv. CFTR-Kanäle, die durch ATP geöffnet werden können, kommen in verschiedenen Phosphorylierungsgraden vor. Partiell phosphorylierte CFTR-Kanäle besitzen in Gegenwart von ATP eine niedrigere Öffnungswahrscheinlichkeit als vollständig phosphorylierte Kanäle [93].

Regulation durch Phosphorylierung

Die entscheidende Rolle bei der CFTR-Phosphorylierung spielt die cAMP-abhängige Proteinkinase A (PKA). PKA-Phosphorylierung bewirkt eine deutliche Erhöhung der Öffnungswahrscheinlichkeit [134, 204], der Öffnungsrate [134] und der Affinität für ATP [173]. Die Primärstruktur von CFTR weist 10 klassische PKA-Phosphorylierungsstellen auf, von denen neun innerhalb der R-Domäne liegen. Am wichtigsten erscheint die Phosphorylierung der Serinreste 660, 737, 795 und 813, die in vivo in einem heterologen Expressionssystem nachgewiesen werden konnte [42]. In der Kolonkarzinoma-Zellinie T84 wurde auch die Phosphorylierung von Serin 700 in vivo nachgewiesen [160]. Keiner der erstgenannten vier Serinreste erscheint als einzelner einen essentiellen Einfluss auf die cAMP-abhängige Aktivierung von CFTR zu haben, werden jedoch alle vier Serine gleichzeitig durch nicht phosphorylierbare Alaninreste ausgetauscht, so ist die Öffnungswahrscheinlichkeit der resultierenden CFTR-„quad"-Mutante nur noch etwa halb so groß [182]. Selbst wenn in allen 10 PKA-Konsensussequenzen die phosphorylierbaren Reste (9-mal Serin, einmal Threonin) durch Alanin ersetzt werden (10SA CFTR), können die resultierenden Kanäle mit gegenüber dem Wildtyp auf etwa 25% reduzierter Effizienz durch Proteinkinase A aktiviert werden [37]. 10SA CFTR kann in vitro an Serin 753 durch PKA phosphoryliert werden, das nicht innerhalb einer typischen PKA-Konsensussequenz liegt. Die Substitution von Serin 753 durch Alanin vermindert die Aktivierbarkeit des resultierenden 11SA CFTR durch PKA um ca. 40% gegenüber 10SA CFTR, die Abhängigkeit von PKA bleibt jedoch bestehen [192]. Demgegenüber lässt sich ein CFTR-Konstrukt, dem der größte Teil der R-Domäne (Aminosäuren 708–835) fehlt und in dem zusätzlich Serin 660 durch Alanin ersetzt wurde (ΔR/S660A CFTR), PKA unabhängig allein durch ATP öffnen, die Öffnungswahrscheinlichkeit ist jedoch deutlich kleiner als die des Wildtyps [182, 228]. Diese Ergebnisse zeigen, dass die PKA abhängige Aktivierung von CFTR über die R-Domäne vermittelt wird, wobei andere als die klassischen PKA-Phosphorylierungsstellen eine PKA-abhängige Restaktivität vermitteln können.

Darüber hinaus konnte gezeigt werden, dass es mindestens zwei Klassen von Phosphorylierungsstellen gibt, die sich in ihrer Sensitivität für zelluläre

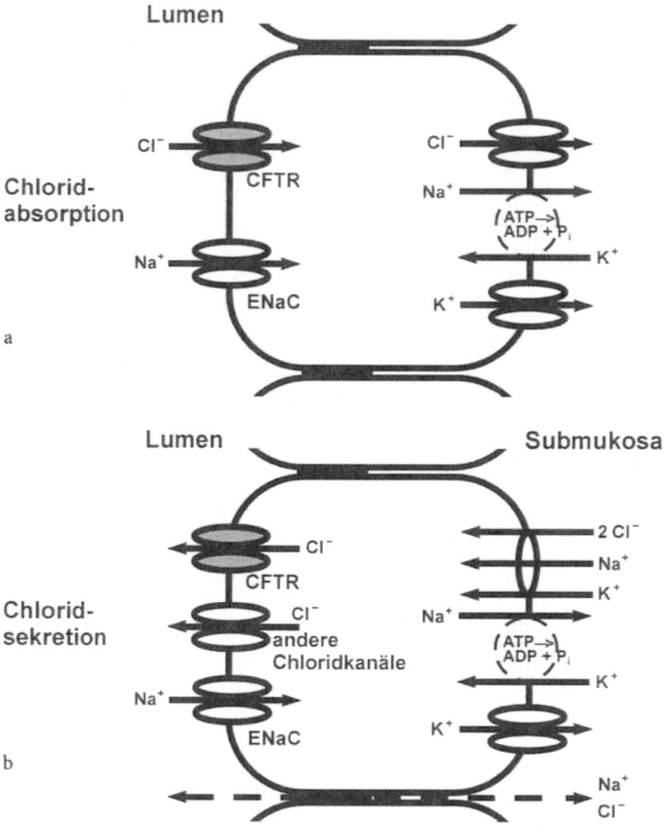

Abb. 2.2 a, b. Schematische Darstellung **a** einer Cl^--absorbierenden und **b** einer auch zur Cl^--Sekretion fähigen Epithelzelle. Ein Na^+ und Cl^- absorbierendes Epithel stellt das Schweißdrüsengangepithel dar. Die treibende Kraft dieses Prozesses ist die basolaterale Na^+/K^+-ATPase, die aktiv Na^+ aus der Zelle pumpt. Dadurch entsteht ein Konzentrationsgradient für Na^+ vom Lumen des Schweißdrüsengangs ins Zellinnere, der den Eintritt von Na^+ in die Zelle über epitheliale Natriumkanäle möglich macht. Den Natriumionen folgen – um die Elektroneutralität zu wahren – Chloridionen über aktivierte CFTR-Kanäle ins Zellinnere und über einen basolateral lokalisierten Chloridkanal, bei dem es sich im Schweißdrüsengangepithel vermutlich ebenfalls um CFTR handelt, ins submuköse Kompartiment. Respiratorisches Epithel kann NaCl absorbieren und auch sezernieren [163, 226]. Wie in der unteren Bildhälfte schematisch dargestellt, gelangen Chloridionen wahrscheinlich über einen Furosemid-hemmbaren Na^+-K^+-2 Cl^--Kotransporter ins Zellinnere. Die intrazelluläre Natriumkonzentration wird durch die basolaterale Na^+/K^+-ATPase niedrig gehalten, sodass Na^+ über epitheliale Natriumkanäle vom luminalen Kompartiment her ins Zellinnere strömen kann. Neben ENaC sind daran auch nicht durch Amilorid hemmbare apikale Natriumkanäle beteiligt. Chloridionen folgen in diesem Modell den absorbierten Natriumionen parazellulär. Die Sekretion von Cl^- über apikale passive Chloridkanäle setzt einen entsprechenden elektrischen Gradienten voraus, d. h. eine ausreichende Hyperpolarisation der Apikalmembran. Zur Hyperpolarisation der Zellmembran kann es durch basolateralen, passiven Kaliumausstrom entlang des großen Konzentrationsgradienten von intrazellulär nach extrazellulär kommen. Im Falle der Chloridsekretion müssen Natriumionen parazellulär ins Lumen folgen

Phosphatasen unterscheiden [92]. Demnach gibt es Phosphorylierungsstellen, die durch die Proteinphosphatase 2A (PP2A) dephosphoryliert werden können. Die Phosphorylierung dieser Aminosäuren scheint wesentlich die Dauer der individuellen Kanalöffnung zu determinieren [132]. Es gibt Hinweise, dass PP2A eine große Rolle bei der Dephosphorylierung von CFTR in Herzmuskelgewebe [92] und in Schweißdrüsengängen [177] spielt. Daneben gibt es mindestens eine Klasse von Stellen, deren Phosphorylierung die Öffnungswahrscheinlichkeit [132] eines Kanals beeinflusst und die nicht durch PP2A, sondern durch die Proteinphosphatase 2C (PP2C) dephosphoryliert werden. PP2C ist die wichtigste CFTR regulierende Phosphatase im Atemwegsepithel [212], im Pankreasgangepithel [23] und in verschiedenen, CFTR exprimierenden Zellinien, wie der Kolonkarzinoma-Zellinie T84 [132, 212]. Phosphorylierungsstellen, die sensitiv gegenüber den Proteinphosphatasen 1 (PP1) und 2B (PP2B) sind, spielen bei der CFTR Aktivierung nach dem heutigen Stand des Wissens keine Rolle [25, 212].

Ein hoher Phosphorylierungsgrad von CFTR ist Voraussetzung für den unten erläuterten Effekt nicht hydrolysierbarer ATP-Analoga, geöffnete CFTR-Kanäle im „Offen"-Zustand zu fixieren [93] (Abb. 2.3).

Außer der Proteinkinase A spielen andere Proteinkinasen ebenfalls eine Rolle bei der Regulation von CFTR. Sowohl die Ca^{2+}-abhängige wie die Ca^{2+}-unabhängige Proteinkinase C (PKC) sind in vitro wie in vivo in der Lage die R-Domäne zu phosphorylieren (v.a. Serine 686 und 790) und – in Anwesenheit von ATP – CFTR partiell zu aktivieren [25, 160]. Entscheidend verstärkt wird durch eine vorausgehende PKC-Phosphorylierung die Aktivierbarkeit durch PKA [204], sodass PKC offensichtlich eine wichtige modulierende Rolle bei der CFTR-Aktivierung spielt und dies mit eine Erklärung darstellt für die zu beobachtende Stimulation der transepithelialen Cl^--Sekretion im respiratorischen und intestinalen Epithel nach Anstieg der zytosolischen freien Ca^{2+}-Konzentration. Darüber hinaus gibt es Daten, die eine konstitutive PKC-Phosphorylierung sogar als Voraussetzung für die Aktivierbarkeit durch PKA nahelegen [103]. Die R-Domäne kann in vitro durch die Ca^{2+}-Calmodulin-abhängige Proteinkinase I phosphoryliert werden [160], jedoch nicht durch die Ca^{2+}-Calmodulin-abhängige Proteinkinase II [25]. Gegenstand aktueller Forschungsarbeiten ist die Rolle der cGMP-abhängigen Proteinkinase (PKG) für die CFTR Aktivierung. Es sind eine lösliche (Typ I) und eine membranständige (Typ II) Isoform der PKG bekannt, die beide in vitro CFTR phosphorylieren. Der membranständigen Isoform scheint eine Rolle bei der Aktivierung von CFTR in Enterozyten zuzukommen [218] und erklärt die Stimulation des CFTR-Chloridflusses nach Einwirkung von hitzestabilem Enterotoxin [77].

Regulation durch Nukleotide

Phosphoryliertes CFTR öffnet sich erst in Gegenwart von zytosolischem ATP und Mg^{2+}. Neben ATP sind auch andere hydrolysierbare Nukleosidtriphosphate in der Lage, eine Öffnung der Kanäle zu bewirken, wobei diese Fähigkeit in der Reihenfolge ATP > GTP > ITP ≈ UTP > CTP abnimmt [11]. Die Kanalöffnung wird bewirkt durch eine Interaktion von ATP mit beiden NBDs. CFTR-Deletionsmutanten, denen eine NBD fehlt, zeigen keine fluoreszenzspektroskopisch nachweisbare Anionenleitfähigkeit [183]. Aminosäureaustausche in den Walker-A-Motiven in NBD1 oder NBD2, von denen angenommen wird, dass sie mit der Bindung von ATP interferieren, führen zu einer gegenüber dem Wildtyp verminderten Öffnungswahrscheinlichkeit. Zusätzlich bleiben CFTR-Varianten mit Austauschen hochkonservierter Aminosäuren in den Walker-Motiven der NBD2 nach Aktivierung deutlich länger in geöffnetem Zustand [36, 79]. Aus Experimenten dieser Art wurde gefolgert, dass den beiden NBDs durchaus unterschiedliche Aufgaben bei der CFTR-Kanalregulation zukommen: Während beide NBDs für die Kanalöffnung bedeutsam sind, wird die Schließung der Kanäle offensichtlich durch NBD2 determiniert.

Da sich CFTR durch nicht hydrolysierbare ATP-Analoga, wie Adenosin 5′-(β,γ-imido)triphosphat (AMP-PNP), alleine nicht öffnen lässt, sondern eine gewisse Menge hydrolysierbares MgATP immer notwendig ist, wird heute von einem Modell ausgegangen, nach dem nicht nur die Bindung von ATP an die NBDs, sondern auch die Hydrolyse von ATP an NBD1 notwendig ist, um CFTR zu öffnen. Da AMP-PNP ähnlich wie die oben erwähnten Mutationen in NBD2 bereits geöffnete, voll phosphorylierte CFTR-Kanälen offen hält [20], nimmt man heute an, dass der geöffnete CFTR-Kanal solange offen bleibt, wie ATP an NBD2 gebunden ist. Die Kanäle schließen, sobald dieses ATP zu ADP und P_i an NBD2 hydrolysiert wird. In diesem Modell stellt die ATP Hydrolyse die Energie für die Zustandsübergänge zwischen „Offen"- und „Geschlossen"-Zuständen des CFTR-Kanals bereit. Der in den „Offen"-Zuständen mögliche Chloridionenfluss durch den CFTR-Kanal erfolgt – wie oben erwähnt – rein passiv entlang des elektrochemischen Gradienten.

Zytosolisches ADP bewirkt ein Schließen der CFTR-Kanäle [10]. Dieser Effekt erscheint spezifisch durch NBD2 vermittelt, da er nur durch Aminosäureaustausche in NBD2, nicht aber durch bislang untersuchte NBD1-Mutationen unterdrückbar ist und nicht in funktionell aktiven CFTR-Halbmolekülen (TMD1-NBD1-R, s. unten) nachweisbar ist [197]. Auf diese Weise wird die CFTR-Aktivität von der Energieladung der Zelle, ausgedrückt durch das Konzentrationsverhältnis [ATP + 1/2 ADP]/[AMP + ADP + ATP], abhängig. Eine hohes zelluläres Energieniveau begünstigt die CFTR-Aktivität, während eine Depletion an Energie inhibitorisch wirkt.

> **!** Ein einzelner CFTR-Kanal besitzt eine lineare Strom-Spannungs-Beziehung mit einer Leitfähigkeit von 6–11 pS, eine Selektivität $Cl^- > I^-$ und eine Öffnungswahrscheinlichkeit von ca. 0,5. Der Chloridionenfluss durch den CFTR-Kanal erfolgt passiv entlang des Konzentrationsgradienten. Unter physiologischen Bedingungen setzt die Aktivierung der CFTR-Kanäle ihre Phosphorylierung durch die cAMP-abhängige Proteinkinase A sowie die zytoplasmatische Verfügbarkeit von hydrolysierbaren Nukleosidtriphosphaten voraus.

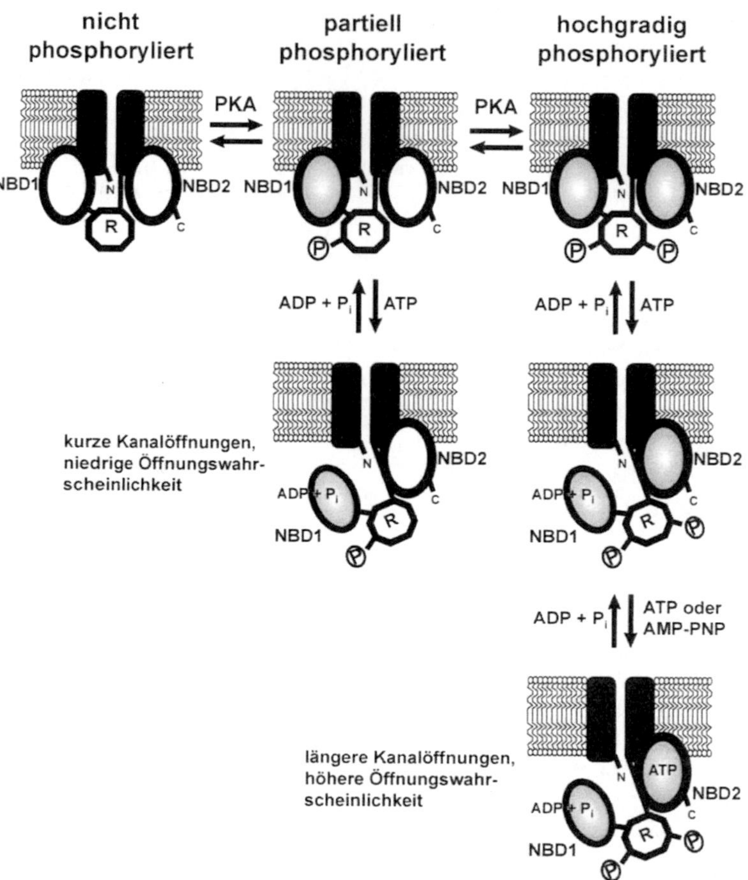

Abb. 2.3. Die Bedeutung der inkrementellen Phosphorylierung für die Regulation des CFTR-Chloridkanals. (Mod. nach Abb. 5 aus [93].) Unter Berücksichtigung neuerer Arbeiten wird NBD A [93] mit NBD1 und NBD B [93] mit NBD2 gleichgesetzt). Aus Gründen der schematischen Darstellung ist partielle Phosphorylierung mit einem „P" und ein hoher Phosphorylierungsgrad mit zwei „P" dargestellt, die Lokalisation im Bereich der R-Domäne ist eine vorgenommene Vereinfachung und soll nicht bedeuten, dass nur im Bereich der R-Domäne phosphoryliert wird (vgl. [37]). In der oberen Reihe der Abbildung sind geschlossene CFTR-Konformationen dargestellt. Geöffnete Zustände sind symbolhaft dadurch im Schema gekennzeichnet, dass die zytoplasmatische Öffnung der Kanalpore nicht mehr durch die zytoplasmatischen CFTR-Domänen bedeckt wird. Partiell phosphoryliertes CFTR (*mittlere Spalte der Abb.*) zeigt nur kurze Kanalöffnungen in Gegenwart von ATP, die Öffnungswahrscheinlickeit ist gering ($P_0 \leq$ 0,2 bei 0,5 mM ATP [93]). Modellhaft wird angenommen, dass in nur partiell phosphoryliertem CFTR nur eine NBD, nämlich NBD1, hydrolysierbare Nukleosidtriphosphate binden und hydrolysieren kann. Ist CFTR stark phosphoryliert (*rechte Spalte der Abb.*), so kann, nach Öffnung des Kanals durch ATP-Hydrolyse an NBD1, ATP an NBD2 binden, wodurch die Öffnungszeit bis zur Dissoziation der Hydrolyseprodukte ADP + P_i von NBD2 verlängert wird. Dies führt zu einer signifikanten Erhöhung der Öffnungswahrscheinlichkeit ($P_0 \geq 0,6$ bei 0,5 mM ATP [93]). Anstelle von ATP können hoch phosphorylierte, geöffnete CFTR-Kanäle auch das nicht hydrolysierbare ATP-Analogon AMP-PNP an ihre NBD2 binden. Dies führt dazu, dass die Kanäle solange in geöffnetem Zustand verharren (P_0 = 1,0 [93]), bis AMP-PNP von NBD2 dissoziiert. Gemäß diesem Modell stabilisiert bei hohem Phosphorylierungsgrad an NBD2 gebundenes ATP oder AMP-PNP den geöffneten Kanalzustand [93]. Unter einem „hohen Phosphorylierungsgrad" wird verstanden, dass mindestens zwei Klassen von Phosphorylierungsstellen, die sich in ihrer Sensitivität gegenüber zellulären Phosphatasen unterscheiden, phosphoryliert wurden

2.1.4 Regulatorfunktionen von CFTR an der Plasmamembran

Zusätzlich zu seiner Funktion eines Chloridkanals reguliert CFTR die Aktivität anderer Kanäle (als Review s. [73]). Sowohl hemmende als auch aktivierende Einflüsse von CFTR auf andere Kanäle sind beschrieben.

Einfluss auf andere Cl^--Kanäle

Die ersten elektrophysiologischen Studien zur Chloridsekretion von Epithelzellen wiesen eine Klasse von Chloridkanälen als Träger dieses transmembranen Chloridstroms nach, die aufgrund ihrer nichtlinearen Strom-Spannungscharakteristik mit ihrer kennzeichnend zunehmenden Leitfähigkeit bei vom Zellinneren nach außen gerichteten Stromfluss „outwardly rectifying chloride channels", abgekürzt ORCCs, genannt wurde (als Review s. [78]). Noch vor Entdeckung von CFTR, dessen elektrophysiologische Eigenschaften nicht den ORCCs entspricht, war festgestellt worden, dass ORCCs in respiratorischem Epithel von Gesunden durch Proteinkinase A oder Proteinkinase C aktivierbar sind, jedoch nicht in CF-Epithelgewebe, obwohl diese Kanäle in der Plasmamembran von CF-Epithelgewebe vorhanden sind [91, 120, 121, 188]. Aus diesem Grund vermutete man bereits vor Entdeckung des CFTR-Gens, dass sich der Basisdefekt der cystischen Fibrose in einer gestörten Regulation der ORCCs manifestiert.

ORCCs werden in vielen menschlichen Geweben einschließlich dem respiratorischen Epithel, Pankreasgangzellen, Schweißdrüsen und Kolonepithel gefunden. Ihre Anionenselektivität ist $I^- > Cl^- > Br^-$ und unterscheidet sich damit zur Selektivität von CFTR. Für aus der Zelle herausgerichteten Stromfluss beträgt die Leitfähigkeit dieser Kanäle ca. 40–50 pS, während die Leitfähigkeit für ins Zellinnere gerichtete Stromflüsse nur ca. 19 pS beträgt. Für negativ geladene Chloridionen bedeutet dies, dass sie leichter von außen ins Zellinnere fließen als umgekehrt. Trotzdem ist sekretorisches Epithel i. d. R. durch eine Nettobewegung der Chloridionen von innen nach außen charakterisiert. ORCCs können aktiviert werden durch Proteinkinase A und Proteinkinase C und eine Reihe unphysiologischer Stimuli, wie starke Membrandepolarisation von –50 mV auf +50 mV, hohe Salzkonzentrationen, Einwirkung von Trypsin und – allerdings inkonstant – Temperaturerhöhung von 22 °C auf 37 °C. Unter physiologischen Bedingungen hängt die Aktivierbarkeit der ORCCs von der Präsenz millimolarer Konzentrationen von Mg^{2+}-ATP im Zytoplasma der Zelle ab. Starke Hyperpolarisation (mehr als –80 mV) kann aktive ORCCs inaktivieren. Bekannte Inhibitoren dieser Kanäle sind 4,4′-diisothiocyanotostilben-2,2′-disulfonsäure (DIDS), 5-nitro-2-[3-phenylpropylamino]-benzoesäure (NPPB) und 5,11,17,23-tetrasulfonato-25,26,27,28-tetramethoxy-calix[4]aren. Inhibitoren von möglicherweise physiologischer Bedeutung sind Arachidonsäure, Leukotriene und *cis*-ungesättigte Fettsäuren, wie Linolensäure.

Wie oben erwähnt lassen sich ORCCs in der Plasmamembran von CF-Epithelgewebe z. B. durch starke Membrandepolarisation nachweisen, jedoch sind sie physiologischerweise inaktiv und nicht durch Proteinkinase A aktivierbar. Exprimiert man mittels gentechnischer Methoden in solchen CF-Epithelzellen Wildtyp-CFTR, so normalisiert sich die Chloridsekretion dieser Zellen und die Aktivierbarkeit der ORCCs durch PKA wird wieder hergestellt [62]. Behandelt man umgekehrt Epithelzellen von Gesunden mit Glibenclamid, einem spezifischen CFTR-Kanalblocker, so lassen sich auch ORCCs nicht mehr durch PKA aktivieren [190].

> ! „Outwardly rectifying chloride channels" unterscheiden sich in ihrem elektrophysiologischen Verhalten von CFTR. Unter physiologischen Bedingungen setzt jedoch ihre funktionelle Aktivität das Vorhandensein von funktionell aktiven CFTR-Kanälen in der Plasmamembran der Epithelzellen voraus. Die molekulare Identität des ORCC ist unbekannt.

Einfluss auf Na^+-Kanäle

Untersucht man menschliches respiratorisches Epithel in sog. „Ussing chambers" mittels Patch-Clamp-Technik unter „Kurzschlussbedingungen", die dadurch hergestellt werden, dass die unter physiologischen Bedingungen zwischen der luminalen und der submukösen Seite des Epithels bestehende elektrische Potentialdifferenz aufgehoben wird, so resultiert der dann messbare „Kurzschluss-Strom" aus der Absorption von Natriumionen und der Sekretion von Chloridionen. Dabei überwiegt normalerweise anteilsmäßig die Komponente aus der Natriumabsorption. Ein Teil dieser transepithelialen Natriumabsorption ist durch Amilorid hemmbar, das die Aktivität eines Amilorid-sensitiven epithelialen Natriumkanals (ENaC) hemmt. Dieser Natriumkanal besteht aus drei homologen Untereinheiten, α, β und χ [34], die miteinander einen sehr stabilen Komplex bilden, der sehr wahrscheinlich jeweils drei dieser Untereinheiten enthält [64, 168, 201].

Respiratorisches CF-Epithelgewebe zeigt im Vergleich zum gesunden menschlichen respiratorischen Epithel einen deutlich höheren „Kurzschlussstrom", die Stromdichte ist etwa doppelt so groß wie die des transepithelialen Stroms bei nicht CF-Epithel. Dieser Zuwachs wird erklärt durch eine entsprechende Zunahme der Amilorid-sensitiven Natriumabsorption [28, 75].

In Koexpressionsstudien von ENaC und CFTR in verschiedenen heterologen Systemen [115, 202] sowie in einer Studie über die Leitfähigkeit einzelner ENaCs in planaren Lipiddoppelschichten in An- und Abwesenheit von CFTR [100] konnte ein hemmender Einfluss von CFTR auf die Aktivität von ENaC gezeigt werden. Der Grad der Hemmung wird zum gegenwärtigen Zeitpunkt in der Literatur unterschiedlich bewertet.

Dagegen ist in den Schweißdrüsengängen bei CF die Absorption von Natriumionen eindeutig vermindert. In frisch isoliertem Schweißdrüsengewebe konnte gezeigt werden, dass die ENaC-Aktivität von der CFTR-Aktivität abhängt und positiv mit dieser korreliert. In Schweißdrüsengewebe von CF-Patienten kann diese Natriumleitfähigkeit nicht aktiviert werden und es resultiert eine sehr niedrige Leitfähigkeit für Natriumionen im Schweißdrüsengangepithel [180].

Einfluss auf die Sekretion von HCO_3^-

Die Beobachtung, dass die von sekretorischen Drüsen, wie Pankreas und Speicheldrüsen, sezernierte Flüssigkeit bei der cystischen Fibrose im Gegensatz zu Gesunden chloridreich und nicht alkalisch ist, legte die Vermutung nahe, dass CFTR im Duktusepithel solcher Drüsen nicht nur für die Chloridionenabsorption verantwortlich ist sondern auch die HCO_3^--Sekretion reguliert. Ausführliche elektrophyiologische Studien an intestinalem und Gallengangsepithelgewebe verschiedener CF-Mausmodelle konnten zeigen, dass die HCO_3^--Sekretion im gesamten Gastrointestinaltrakt von der Expression funktionell aktiven CFTR-Proteins abhängt. Das intestinale Epithel der CF-Mäuse, deren Phänotyp die gastrointestinalen Veränderungen des Krankheitsbildes des Menschen gut wiedergibt, ist praktisch nicht in der Lage HCO_3^- zu sezernieren [74]. Auch externe Stimuli, die eine Erhöhung der intrazellulären cAMP-, cGMP- oder Ca^{2+}-Konzentration bewirken, führen im Gegensatz zu intestinalem Epithel von Wildtyp-Mäusen nicht zu einer nennenswerten HCO_3^--Sekretion [193]. Studien an intestinalem Epithel von CF- und Wildtyp-Mäusen konnten zeigen, dass HCO_3^- mittels zweier unterschiedlicher Transportsysteme aus den Enterozyten in das intestinale Lumen transferiert wird. Die elektroneutrale Komponente dieses Transports erfolgt im Austausch mit der Aufnahme eines Chloridions pro sezerniertem HCO_3^--Ion in das Zellinnere über Cl^-/HCO_3^--Austausch-Transporter in der Apikalmembran der Enterozyten. Es gibt Hinweise darauf, dass zumindest einer der Cl^-/HCO_3^--Austausch-Transporter des Menschen funktionell gekoppelt ist an die Anwesenheit von CFTR in der Plasmamembran und durch CFTR aktiviert wird, wenn CFTR zuvor cAMP-abhängig aktiviert wurde. Die Aktivierung dieses apikalen Cl^-/HCO_3^--Austausch-Transporters durch aktiviertes CFTR ist nicht an die Chloridkanalaktivität von CFTR gekoppelt [118] und wurde auch für das Duktusepithel der Glandula submandibularis und des Pankreas im Mausmodell gefunden [117]. Es sind mehrere menschliche Cl^-/HCO_3^--Austausch-Transporter bekannt, deren Gene mit *AE1*, *AE2* und *AE3* („*a*nion *e*xchanger") bezeichnet werden. Auch für das bei der kongenitalen Chloriddiarrhö betroffene CLD Protein, Genprodukt des dem CFTR-Gen benachbarten Downregulated-in-adenoma-Gens, das in der Apikalmembran des Bürstensaumepithels von Ileum und Kolon exprimiert wird, konnte kürzlich Cl^-/OH^--Antiporter-Aktivität gezeigt werden, sodass vermutet werden kann, dass es sich bei diesem Protein ebenfalls um einen luminalen Cl^-/HCO_3^--Austausch-Transporter handelt [146], zumal bei dieser Erkrankung ein Defekt des Cl^-/HCO_3^--Austausches im distalen Ileum und im Kolon vorliegt [85]. Es ist bislang nicht bekannt, welcher apikal lokalisierte Cl^-/HCO_3^--Austausch-Transporter von CFTR in der oben beschriebenen Weise in seiner Aktivität beeinflusst wird. Es gibt derzeit keine klinischen oder experimentellen Daten, die für eine funktionelle Kopplung des CLD Proteins an CFTR sprechen. Gleiches gilt auch für das *AE2*-Genprodukt, das gemäß bisherigen Daten basolateral exprimiert wird [82].

Die elektrogene Komponente der Bikarbonatsekretion erfolgt über einen Kanal, der nach dem heutigen Stand des Wissens wahrscheinlich identisch ist mit CFTR. Diese HCO_3^--Leitfähigkeit lässt sich in Cl^--freiem Medium, in dem luminale Cl^-/HCO_3^--Austausch-Transporter funktionell inaktiv sind, nur nachweisen, wenn die Zellen Wildtyp-CFTR exprimieren. Die HCO_3^--Sekretion wird stimuliert durch Erhöhung der intrazellulären cAMP-Konzentration und gehemmt durch typische CFTR-Kanalblocker, nicht jedoch durch Substanzen, die zwar verschiedene Kanalproteine hemmen können, jedoch keine Wirkung auf CFTR zeigen [46]. Auch für respiratorisches Epithel konnte gezeigt werden, dass HCO_3^--Sekretion an funktionell aktives CFTR gebunden ist. Sie kann deutlich erhöht werden durch Einwirkung von Genistein, eine Substanz, die die CFTR-Kanalaktivität signifikant erhöht [97].

Für die HCO_3^--Sekretion des Gallengangsepithels gelten nach dem heutigen Wissensstand die gleichen Aussagen wie für das intestinale Epithel: HCO_3^--Ionen werden über CFTR und einen Cl^-/HCO_3^--Austausch-Transporter, der funktionell an CFTR gekoppelt ist, in das Gallengangslumen sezerniert [4].

Einfluss auf den epithelialen K^+-Transport

Gegenstand aktueller Forschungsarbeiten ist der Einfluss von CFTR auf Kaliumkanäle. Es zeichnet sich ab, dass es verschiedene Effekte von CFTR auf Kaliumkanäle gibt, die vom Zelltyp und dem Typ des Kanals abhängen. Die zugrundeliegenden molekularen Wechselwirkungen, welche zwischen Apikalmembran (CFTR) und basolateraler Membran (Kaliumkanäle) abzulaufen scheinen, sind derzeit im Einzelnen noch nicht bekannt.

Ein interessantes Beispiel für eine Beeinflussung durch CFTR bietet der in der Niere vorkommende ATP-empfindliche Kaliumkanal ROMK2. Dieser Kanal begünstigt einen ins Zellinnere gerichteten Kaliumstrom, der im Gegensatz zum CFTR-Chloridionenstrom in Abwesenheit von CFTR nur in geringem Maß durch Glibenclamid inhibiert werden kann. Werden CFTR und ROMK2 in Xenopus-laevis-Oozyten koexprimiert, so lassen sich die dann nachweisbaren ROMK2-Kaliumströme signifikant durch Glibenclamid hemmen. Die Übertragung der Glibenclamidempfindlichkeit auf ROMK2 setzt voraus, dass die NBD1-Domäne des koexprimierten CFTR funktionell aktiv ist [139, 140]. Zu analogen Ergebnissen kamen Koexpressionsstudien von CFTR und einem anderen, ebenfalls ATP-sensitiven Kaliumkanal, Kir6.1, in einer Fibroblastenzell-Linie [99]. Auch die mit Kir6.1 assoziierten Kaliumströme können durch Glibenclamid inhibiert werden, wenn die Fibroblastenzellen gleichzeitig CFTR exprimieren, nicht jedoch in Abwesenheit von CFTR. Kürzlich konnte gezeigt werden, dass sich in Xenopus-laevis-Oozyten nach Koexpression von CFTR und einem weiteren renalen Kaliumkanal, Kir1.1a, der ebenfalls isoliert exprimiert eine Glibenclamid-insensitive transmembrane Kaliumleitfähigkeit hervorbringt, Kaliumströme nachweisen lassen, die von der Verfügbarkeit von zytoplasmatischem ATP abhängen und eine vergleichbare Glibenclamidempfindlichkeit wie CFTR-Chloridströme aufweisen. Eine solche ATP-aktivierbare, Glibenclamid-hemmbare Kaliumleitfähigkeit wird auch in der Niere an Stellen beobachtet, an denen sich die Expression von CFTR und Kir1.1a überschneiden. Aus diesen Beobachtungen leiteten die Autoren ein Modell ab, nach dem CFTR und Kir1.1a in der Niere zusammen einen Kaliumkanal bilden, der die Leitfähigkeit von Kir1.1a und die ATP-Abhängigkeit und Glibenclamidempfindlichkeit von CFTR aufweist [185].

In Kryptenepithel des Kolons konnte eine sehr kleine transmembrane Kaliumleitfähigkeit (<3 pS, sogenannter IsK-Kanal) nachgewiesen werden, die unabhängig von der intrazellulären Ca^{2+}-Konzentration dann auftritt, wenn durch eine Erhöhung der zytoplasmatischen cAMP-Konzentration transmembrane Chloridströme induziert werden [73, 224]. Indem er der durch den Chloridionenfluss bedingten Membrandepolarisation entgegenwirkt, ermöglicht der dann auftretende cAMP-abhängige, ins Zellinnere gerichtete Kaliumstrom die weitere Chloridsekretion. In Pankreasepithelzellen konnte ebenfalls eine cAMP-abhängige, Ca^{2+}-unabhängige transmembrane Kaliumleitfähigkeit nachgewiesen werden, die nur in Gegenwart von funktionell aktivem CFTR auftritt [126]. Wird CFTR in Xenopus-laevis-Oozyten exprimiert, so lässt sich nach Erhöhung der intrazellulären cAMP-Konzentration nicht nur ein CFTR-Chloridionenstrom nachweisen, sondern auch ein endogener, IsK-typischer Kaliumstrom. Kontrolloozyten, die kein CFTR bzw. die CFTR mit der am häufigsten das Krankheitsbild der cystischen Fibrose auslösenden Mutation, ΔF508 CFTR, exprimieren, zeigen demgegenüber nur einen vergleichsweise sehr geringen IsK-typischen Kaliumstrom [133].

Es gibt schließlich auch Hinweise, dass die Wirkung von CFTR auf bestimmte Kaliumkanäle negativ regulierend sein kann. In einer Untersuchung wurden Kir6.2, ein Kaliumkanal aus Gehirnzellen der Ratte, und CFTR in einer Zellinie koexprimiert. Als Folge ließen sich keine Kir6.2-Kaliumströme mehr nachweisen [206].

Einfluss auf die Sekretion von Muzinen und Proteinen

Die die Schleimhäute des Tracheobronchialsystems und des Gastrointestinaltraktes bedeckende dünne Schleimschicht (Mukus) besteht zu 95% aus Wasser, zu 2% aus Glykoproteinen (Muzine) und zu je 1% aus Proteinen, Lipiden und anorganischen Ionen [187]. Die viskoelastischen Eigenschaften des Schleims werden von den Muzinen bestimmt, die aus einem Peptidkern mit vielen Kohlenhydratseitenketten bestehen, die reich an Sulfatgruppen sind und in einer Sialinsäure enden. Der Kohlenhydratanteil dieser Glykoproteine, deren Molekulargewicht zwischen 200000 und 1000000 MG beträgt, liegt bei etwa 80%. Die Muzine werden eingeteilt in Membran-assoziierte und sezernierte Muzine. Die sezernierten Muzine bilden auf der Epitheloberfläche über endständige Disulfidbrücken große oligomere Strukturen aus [70]. Es gibt eine konstitutive und eine stimulierbare Muzinsekretion.

Schon vor der Entdeckung des CFTR-Gens war bekannt, dass die durch Isoproterenol als β-adrenergem Stimulans hervorgerufene Sekretion von Muzinen und sekretorischen Proteinen, wie Amylase, der Acinuszellen der menschlichen Glandula submandibularis bei CF-Drüsengewebe signifikant geringer ist als bei gesundem Kontrollgewebe. Die sekretorische Antwort des CF-Drüsengewebes auf β-adrenerge Stimulation lässt sich durch zusätzliche pharmakologische Hemmung der cyclischen Nukleotidphosphodiesterase, also durch Hemmung des Abbaus von intrazellulärem cAMP, nahezu normalisieren [141]. Eine ähnlich verminderte Muzinsekretion nach β-adrenerger Stimulation zeigten Nicht-CF-Azinuszellen der Ratte, in die Antikörper intrazellulär eingebracht wurden, die gegen die NBD1-Domäne von CFTR gerichtet waren. Auch diese verminderte Antwort ließ sich pharmakologisch durch massive Erhöhung des intrazellulären cAMP-Gehaltes normalisieren [124]. Daher wird angenommen, dass CFTR eine wichtige Rolle spielt bei der durch β-adrenerge Stimulation hervorgerufenen Sekretion von Muzinen und sekretorischen Proteinen der Speicheldrüsen. Zusätzlich konnte gezeigt werden, dass die konstitutive Muzinsekretion von Gallenblasenepithelzellen deutlich zunimmt, wenn in diesen Zellen CFTR gentechnisch überexprimiert wird [116].

Es ist zum gegenwärtigen Zeitpunkt nicht bekannt, wie diese Befunde mit der pathognomonisch abnorm hohen Schleim-Akkumulation bei der cystischen Fibrose zusammenhängen.

Regulationsmechanismen

Es sind mehrere Mechanismen denkbar, durch die CFTR regulativ auf andere Kanalproteine einwirken könnte, wie direkte Protein-Protein-Interaktionen mit dem von CFTR abhängigen Kanal, indirekte Protein-Protein-Interaktionen über ein oder mehrere zwischengeschaltete Proteine, die auch Bestandteile des Zytoskeletts sein könnten, oder transmembraner Transport eines regulativen Moleküls durch CFTR, das anschließend aktivierend oder hemmend auf einen anderen Kanal wirkt. Nach dem derzeitigen Stand des Wissens könnten alle genannten Möglichkeiten in der Zelle verwirklicht sein, um die Vielzahl regulativer Funktionen von CFTR zu ermöglichen.

Direkte Protein-Protein-Wechselwirkungen werden gegenwärtig für CFTR und epitheliale Natriumkanäle (ENaC) diskutiert [100, 115, 189].

Ein anderer Mechanismus könnte für die cAMP-abhängige Aktivierung der „outwardly rectifying chloride channels“ durch CFTR verantwortlich sein. Eine zur Zeit diskutierte Hypothese beruht auf Daten, die eine Aktivierung von ORCCs durch extrazelluläres ATP in nanomolaren Konzentrationen zeigen [190]. Diese Aktivierung geschieht wahrscheinlich über die Bindung von ATP an einen Purin-Rezeptor der Plasmamembran, der anschließend ORCCs durch direkte Interaktion oder über einen Signalweg über G-Proteine öffnet. Die Fähigkeit extrazellulärer Nukleotide, ORCCs zu aktivieren, nimmt in folgender Reihenfolge ab: UTP $\geq$ ATP $\geq$ ATPχS $\gg$ADP $>$AMP $=$ GTP [190]. Diese Reihenfolge entspricht am ehesten dem Affinitätsprofil von P_{2U}- oder P_{2Y2}- Purin-Rezeptoren [19]. Wie könnte nun das für die Aktivierung der ORCCs benötigte ATP in den Extrazellulärraum gelangen? Es gibt hierzu Daten, die eine transmembrane ATP-Leitfähigkeit von etwa 5 pS mit CFTR assoziieren [35, 158, 167, 181, 190, 203], die durch eine Änderung der extrazellulären Chloridionenkonzentration getriggert werden kann [104]. Verschiedene Domänen von CFTR sind gemäß diesen Daten für Chlorid- und ATP-Leitfähigkeit verantwortlich: die erste transmembrane Domäne erscheint für eine – wenn auch abgeschwächte – Chloridionenleitfähigkeit ausreichend, nicht jedoch für die Vermittlung einer ATP-Leitfähigkeit. Demgegenüber zeigt ein CFTR-Fragment, dem N-terminal die ersten 280 Aminosäuren fehlen, d.h. die transmembranen Segmente M1-M4, in Xenopus-Oozyten keine Chloridionen-, jedoch eine assoziierte ATP-Leitfähigkeit [104]. Während die ersten Berichte davon ausgingen, dass CFTR selbst ATP transportieren kann [35, 181] und diese Frage auch noch nicht letztlich entschieden zu sein scheint, haben sich inzwischen namhafte Forschergruppen gegen eine solche Möglichkeit ausgesprochen [76, 119, 178, 203]. Deren Daten zufolge interagiert aktiviertes CFTR mit noch unbekannten Kofaktoren, wodurch dann die beobachtete CFTR-abhängige ATP-Freisetzung initiiert wird. Solche Kofaktoren können in Proteinen bestehen, die zusammen mit CFTR ATP-Kanäle ausbilden oder in präexistierenden ATP-Kanälen, deren Aktivität von CFTR kontrolliert wird. Es muss an dieser Stelle allerdings betont werden, dass jegliche CFTR-abhängige ATP-Leitfähigkeit umstritten ist und von einigen der führenden Elektrophysiologen auf diesem Gebiet nicht reproduziert werden konnte [178].

> ! „Outwardly rectifying chloride channels“ können durch extrazelluläres ATP über Purin-Rezeptoren aktiviert werden. Ein möglicher, allerdings umstrittener Mechanismus der Kontrolle der Aktivität dieser Kanäle könnte in einer ATP-Freisetzung in den Extrazellulärraum bestehen. Durch Aktivierung der ORCCs wird die durch intrazelluläre cAMP-Erhöhung ausgelöste Chloridsekretion wesentlich verstärkt und von funktionsfähigem CFTR in der Plasmamembran abhängig.

2.1.5 Weitere Funktionen von CFTR an der Plasmamembran

Mit der Expression von CFTR in der Plasmamembran sind weitere Eigenschaften verbunden, deren physiologische bzw. pathophysiologische Bedeutungen noch größtenteils unbekannt sind. In heterologen Expressionssystemen kann die Überexpression von CFTR zu einem ähnlichen zellulären Phänotyp führen wie die Überexpression der strukturell verwandten MDR („multidrug resistance") Proteine, nämlich zu einer gegenüber nicht transfizierten Zellen deutlich erhöhten Resistenz gegenüber Zytostatika, wie Doxorubicin, Vincristin und Colchizin, sowie zu einer geringeren zellulären Aufnahme dieser Substanzen. Darüber hinaus wurden wie bei MDR-Proteinen eine Steigerung der CFTR-Expression und eine Erhöhung der Zytostatikaresistenz gefunden, wenn CFTR-überexprimierende Zellen in Gegenwart von Doxorubicin oder Vincristin selektioniert wurden. Der Mechanismus, über den CFTR-Überexpression eine Resistenz gegenüber Chemotherapeutika hervorrufen kann, ist nicht bekannt. Vermutet wird eine Assoziation mit einer gleichzeitig auftretenden Senkung von intrazellulärem pH-Wert und Plasmamembranpotential [225]. Es gibt weiterhin Daten, dass CFTR organische Anionen und Glutathion in oxidierter und reduzierter Form ATP abhängig über die Zellmembran nach extrazellulär transportieren kann [123]. Reduziertes Glutathion ist eine wichtige extrazelluläre, antioxidativ wirkende Substanz in der Lunge und wird bei Gesunden in hohen Konzentrationen in dem Flüssigkeitsfilm gefunden, der die Atemwege bedeckt. Bei CF-Patienten ist die extrazelluläre Glutathionkonzentration deutlich erniedrigt. Möglicherweise trägt ein verminderter transmembraner Glutathiontransport zu der pathophysiologisch bedeutsamen eingeschränkten Fähigkeit des CF-kranken Organismus bei, oxidativen Stress zu kompensieren.

Es gibt auch Hinweise, wonach die Expression von Wildtyp-CFTR in der Plasmamembran eine Rolle bei der Einleitung des programmierten Zelltodes (Apoptose) spielt. Es konnte gezeigt werden, dass die Azidifizierung des Zytoplasmas einen frühen Schritt im Apoptoseprogramm darstellt. In der murinen Brustdrüsenepithel-Zellinie C127, die eine saure Endonuklease besitzt, wurde beobachtet, dass nach Hemmung der Proteinsynthese durch Cycloheximid Azidifizierung und konsekutiv Apoptose nur dann eingeleitet wurden, wenn diese Zellen heterolog Wildtyp-CFTR exprimierten [72]. Die pathophysiologische Bedeutung dieser Befunde ist bislang unbekannt.

Eine wahrscheinlich große Bedeutung für die Verbreitung der cystischen Fibrose hat die Funktion von CFTR in der Plasmamembran, als Rezeptor für enteroinvasive Bakterien dienen zu können, da diese Funktion einen Heterozygotenvorteil begründet. Salmonella typhi benötigt Wildtyp-CFTR in der Plasmamembran, um in Enterozyten einzudringen. An der Bindung dieser Bakterien ist wahrscheinlich die erste extrazelluläre Schleife von CFTR beteiligt [162].

Eine solche Rezeptorfunktion von CFTR konnte auch für eine Auswahl nicht mukoid wachsender Pseudomonas-aeruginosa-Stämme gezeigt werden, die im frühen Stadium einer Pseudomonas-Infektion von CF-Patienten isoliert wurden. Die Bindung ihres Lipopolysaccharids an die erste extrazelluläre Schleife von CFTR löst diesen Beobachtungen zufolge die Internalisierung der Bakterien in das Zellinnere aus [161]. Die Bedeutung dieses Phänomens für die körpereigene Abwehr von Pseudomonas aeruginosa bzw. im Falle der CF für die Pathogenese der chronischen Pseudomonas-Infektionen ist noch spekulativ. Bei der primären Adhärenz der Bakterien an das Atemwegsepithel spielt CFTR als Rezeptor gegenüber anderen zellulären Rezeptoren, wie Asialogangliosid 1, nach dem heutigen Wissensstand keine Rolle.

2.2 Intrazelluläre Rolle von CFTR

C. Randak, B. Tümmler

Im Folgenden werden die vielfältigen intrazellulären Lokalisationen und die – soweit bislang bekannt – mit diesen Lokalisationen verbundenen Funktionen von CFTR besprochen. CFTR ist als integriertes Membranprotein an den intrazellulären Membranfluss unter Einschluss der Plasmamembran gekoppelt, sobald seine Translation am rauhen endoplasmatischen Retikulum (ER) abgeschlossen ist. Die mit dem Membranfluss verbundenen Lokalisationsänderungen von CFTR, die vom rauhen ER über den Golgi-Apparat und über „clathrin-coated vesicles" zur Plasmamembran sowie von der Plasmamembran zurück ins endosomale Kompartiment führen, sind eng verbunden mit der „Reifung" des translatierten CFTR-Polypeptids, worunter man den Ablauf der Proteinfaltung sowie posttranslationale Modifikationen versteht. Diese „Reifung", die zusammen mit dem dynamischen Membranfluss als Prozessierung von CFTR bezeichnet wird, durchläuft verschiedene Stufen, die an jeweils unterschiedliche Zellorganelle gebunden sind. Die Prozessierung ist von grundlegender Bedeutung für die Pathogenese der CF. Die pathogenetisch wichtigste CFTR-Variante, die global für mehr als die Hälfte aller Mukoviszidosefälle verantwortlich ist, ist ΔF508 CFTR, das durch eine Drei-Basenpaar-Deletion im Exon 10 des CFTR-Gens entsteht, wodurch die Aminosäure der Position 508, ein Phenylalanin, deletiert wird [184]. Die Prozessierung von ΔF508 CFTR ist – wie unten näher ausgeführt – in heterologen Expressionssystemen temperaturabhängig gestört, so dass bei 37 °C praktisch kein funktionell aktives ΔF508

CFTR in der Plasmamembran der Zelle erscheint [41, 56]. Bei ΔF508-homozygoten Patienten konnte eine Abhängigkeit der Prozessierung von ΔF508 CFTR vom Zell- und Gewebetyp beobachtet werden. Gemäß diesen Befunden reift das mutante Protein beispielsweise in der Schweißdrüse nicht korrekt und wird vorzeitig abgebaut, während es im Lungengewebe und anderen krankheitsrelevanten Geweben korrekt prozessiert erscheint und im Apex der Epithelzellen anzutreffen ist [106].

Aus diesem Grund wird die Besprechung der Prozessierung an den Anfang dieses Kapitels gestellt. Es folgen eine Diskussion der Rolle von CFTR in verschiedenen intazellulären Organellen sowie eine Darstellung der bislang bekannten Wechselwirkungen von CFTR mit anderen intrazellulären Proteinen.

2.2.1 Prozessierung und posttranslationale Reifung von CFTR

CFTR weist keine spezifische bekannte N-terminale Signalsequenz für ein bestimmtes Zellorganell auf. Die Translation am rauhen ER wird gefolgt von der Einlagerung in die ER-Membran. Für die Integration der Polypeptidkette in die Membran sind wahrscheinlich mehrere Sequenzabschnitte verantwortlich. Die transmembranen Segmente M1 und M2 bzw. ihre jeweiligen flankierenden Bereiche enthalten Sequenzen, die unabhängig voneinander eine korrekt orientierte Einlagerung dieser N-terminalen Segmente in die ER-Membran steuern. Die in M1 enthaltene topologische Determinierung bewirkt, dass das entstehende CFTR-Polypeptid kotranslational mit der ER-Membran assoziiert und die M1 C-terminal flankierenden Sequenzen ins ER-Lumen transloziert werden, sodass M1 schließlich die ER-Membran in C-trans-Orientierung durchdringt. Aufgrund zweier geladener Aminosäurereste, E92 und K95, verläuft diese kotranslationale Translokation durch M1 relativ ineffektiv. M2 enthält Signale zur Translokation seiner N-terminal flankierenden Sequenzen und ist in der Lage, im Falle einer misslungenen kotranslationalen Translokation des C-Terminus von M1 post-translational doch noch eine korrekte Topologie beider transmembraner Segmente herzustellen [127]. Die topologisch korrekte Einlagerung der beiden Segmente M1 und M2 stellt das determinierende Signal für die richtig orientierte Insertion der nachfolgenden transmembranen Segmente M3 und M4 dar [39].

Es scheint darüber hinaus innerhalb von CFTR weitere Sequenzen zu geben, die den Einbau in die Membran steuern. Eine solche Sequenz ist offensichtlich in der N-terminalen Hälfte des Exon 9 kodierten Proteinabschnitts enthalten, wie Expressionsversuche mit isolierten NBD1-Polypeptiden zeigten. Wurden diese Peptide um die N-terminale Hälfte des Exon 9 kodierten CFTR-Abschnitts erweitert, so wurden sie in die Membran des exprimierenden Zellsystems eingelagert [112].

Problematisch erscheint nach neueren Daten die Insertion von M6 in die Membran. Aufgrund von drei geladenen Resten innerhalb dieses Segmentes (R334, K335, R347) verbleibt M6 zunächst nicht in der ER-Membran sondern wird auf die luminale Seite transloziert. Erst nach Synthese der folgenden CFTR-Abschnitte, NBD1 und R-Domäne, erlangt ein Teil der entstehenden CFTR-Polypeptide die korrekte Topologie. Die dem Zytosol zugewandten Untereinheiten NBD1 und R halten dabei M6 posttranslational in dessen korrekter, die Membran durchdringenden Ausrichtung [207].

Von der zytoplasmatischen Seite her tritt das neu entstehende CFTR-Polypeptid in eine Assoziation mit Hsp70, einem Chaperon, das die Faltung zytosolischer Proteine assistiert [229], sowie mit Hsp40-Proteinen (Hdj-1, Hdj-2), die als Ko-Chaperone für Hsp70 agieren. Die Assoziation mit Hdj-2 gipfelt transient mit der Translation von NBD1 und nimmt nach Synthese der R-Domäne deutlich ab [142]. Es gibt ferner Hinweise darauf, dass auch das zytoplasmatisch lokalisierte Chaperon Hsp90 an der Faltung des CFTR-Polypeptids teilhat [125].

CFTR erfährt zu einem frühen, bislang von Translation und Ausbildung der korrekten transmembranen Topologie noch nicht eindeutig abgrenzbaren Zeitpunkt eine basale Glykosylierung, die sich im Gegensatz zur Glykosylierung des reifen CFTR durch Endoglykosidase H entfernen lässt [130, 164]. Diese erste Glykosylierung bildet die Voraussetzung dafür, dass das noch nur teilweise gefaltete CFTR mit einem molekularen Faltungsprotein des ER, dem Chaperon Calnexin, assoziieren kann. Calnexin ist ein Kalzium bindendes Membranprotein des ER mit Kontakt zur luminalen Seite, das als Teil der Qualitätskontroll-Maschinerie der Zelle bewirkt, dass nur richtig gefaltete glykosylierte Proteine das ER verlassen [156]. Ein Teil des Chaperon-gebundenen, mit einer basalen Glykosylierung ausgestatteten CFTR erreicht den endgültig korrekten Faltungszustand, wodurch es aus dem Komplex mit Calnexin und anderen Chaperonen gelöst und unempfindlich gegenüber Proteasen wird [130, 164, 229]. Der Abschluss der Proteinfaltung von CFTR erfolgt vollständig im ER und benötigt ATP [130]. Protease-unempfindlich gewordenes, richtig gefaltetes aber noch nur rudimentär glykosyliertes CFTR wird anschließend – ebenfalls in einem ATP verbrauchenden Prozess – vom ER in den Golgi-Apparat transferiert, um dort seine endgültige Glykosylierung zu erhalten. In Experimenten, in denen neu entstehendes CFTR während der Translation radioaktiv markiert wird („pulse-chase" Experimente), erscheint die im Golgi-Apparat voll glykosylierte Form etwa eine Stunde nach der Translation. Vom Golgi-Apparat aus erreicht reifes, voll glykosyliertes CFTR die Plasmamembran und das endosomale Kompartiment.

Interessanterweise entkommt nur ein kleiner Teil des translatierten CFTR dem Qualitätskontroll-Mechanismus des ER und erreicht den Golgi-Apparat. Der größte Teil (50% bis ≥80% [130]) gelangt nicht in den endgültigen, Protease-unempfindlichen Faltungszustand, sondern wird rasch (Halbwertszeit 30–40 min [130]) nicht-lysosomal degradiert. Die größte Bedeutung in diesem Abbauprozess kommt dem Proteasom nach Ubiquitinylierung von CFTR zu [102, 222]. Am Transport von CFTR aus dem ER zum zytosolischen Proteasom ist Sec61 beteiligt, das einen wesentlichen Bestandteil des Proteintranslokationssystems vom Zytosol in das ER und umgekehrt darstellt [22].

ΔF508 CFTR erreicht in heterologen Expressionssystemen unter physiologischen Bedingungen zu 100% nicht seine endgültige Konformation [130], die es zum Verlassen des ER befähigen würde, sondern wird ubiquitinyliert und vorwiegend im Proteasom abgebaut [102, 222]. Bei Temperaturen unter 30°C kann ein Teil des neu synthetisierten ΔF508 CFTR dem Qualitätskontroll-Mechanismus des ER entkommen. Dieser Teil erlangt dann im Golgi-Apparat analog zu Wildtyp-CFTR eine Endoglykosidase-H-resistente Glykosylierung. ΔF508 CFTR ist in Modellsystemen anschließend in der Lage, in der Plasmamembran einen funktionsfähigen Chloridkanal auszubilden [56]. Die Öffnungswahrscheinlichkeit dieser ΔF508 CFTR-Kanäle ist jedoch signifikant geringer als die des Wildtyps [53, 94]. Gleiches gilt für die Halbwertszeit von weniger als 4 h (in einem heterologen Expressionssystem bestimmt), mit der ΔF508 CFTR in der Plasmamembran verbleibt. Die Halbwertszeit von Wildtyp-CFTR für den Verbleib in der Plasmamembran beträgt unter vergleichbaren Bedingungen dagegen mehr als 24 Stunden [129].

Zusammengefasst verhindert das Fehlen von Phenylalanin 508 in heterologen Expressionssystemen und bestimmten menschlichen Geweben eine korrekte Proteinfaltung unter physiologischen Bedingungen (37°C), was zum vorzeitigen Abbau von ΔF508 CFTR führt. Vergleicht man die Aminosäuresequenz von CFTR-NBD1 mit der Sequenz der nukleotidbindenden Domäne eines anderen ABC-Transporters, der Histidinpermease, deren Kristallstruktur kürzlich aufgeklärt wurde [90], so entspricht die Lage von F508 einem Proteinabschnitt, von dem angenommen wird, dass er für die Interaktion mit den transmembranen Abschnitten wichtig ist. Es ist durchaus möglich, dass eine beeinträchtigte Interaktion zwischen NBD1 und transmembranen ΔF508-CFTR-Abschnitten temperaturabhängig zu einer Störung im Ablauf der korrekten Proteinfaltung führt.

> **!** Die Faltung des CFTR-Polypeptids ist ein ATP-abhängiger Prozess, der im endoplasmatischen Retikulum erfolgt. Korrekt gefaltetes CFTR erfährt im Golgi-Apparat seine endgültige Glykosylierung. Nicht korrekt gefaltetes CFTR wird ubiquitinyliert und im Proteasom rasch abgebaut. Die ΔF508-Mutation erschwert temperaturabhängig die korrekte Faltung des CFTR-Polypeptids, das durch die Qualitätskontroll-Maschinerie des ER der raschen Degradation zugeführt wird, wenn es den korrekten Faltungszustand nicht erreicht.

2.2.2 Die Rolle von CFTR im endoplasmatischen Retikulum und im Golgi-Apparat

Elektrophysiologische Untersuchungen an der vom ER gebildeten äußeren Kernmembran von CFTR-exprimierenden Zellen konnten zeigen, dass CFTR im Bereich der inneren Zellmembransysteme die gleichen Chloridleitfähigkeitseigenschaften besitzt wie an der Plasmamembran. Interessanterweise konnte in den gleichen Studien gezeigt werden, dass auch ΔF508 CFTR ungeachtet der Faltungsproblematik einen aktiven Chloridkanal darstellt [157]. Im ER scheint das simultane Öffnen und Schließen von CFTR-Kanälen in Paaren charakteristisch zu sein, so dass CFTR möglicherweise als Dimer im ER funktioniert [157].

Eine einzelne Untersuchung mit Wildtyp-CFTR konnte ähnlich wie in der Plasmamembran eine von CFTR abhängige ATP-Leitfähigkeit des ER-Membransystems nachweisen [158]. Demnach wäre es vorstellbar, dass CFTR über eine Regulation der ATP-Konzentration im Lumen des ER einen wesentlichen Einfluss auf Transportvorgänge in beiden Richtungen über die ER-Membran und auf Chaperon-assistierte Faltungsvorgänge von sezernierten Proteinen innerhalb des ER ausübt. Bislang sind jedoch noch keine Messdaten bekannt, die eine Abhängigkeit der intraluminalen ATP-Konzentration von der Aktivität von CFTR nachweisen konnten.

Die gleichen Untersucher, die Hinweise für eine von CFTR abhängige ATP-Leitfähigkeit in der ER-Membran fanden, konnten eine ähnliche Leitfähigkeit für ein anderes Adeninnukleotid, nämlich für Adenosin 3′-phosphat 5′-phosphosulfat (PAPS) demonstrieren [158]. PAPS dient im Lumen des Golgi-Apparates als Sulfatdonor. Aus dieser Beobachtung leiteten die Autoren eine Hypothese ab, wonach CFTR eine Rolle bei der Kontrolle der PAPS-Konzentration im Golgi-Apparat zukommen könnte, wenn es einer zu starken Anreicherung in diesem Organell entgegenwirken würde. Fehlt z. B. infolge des Prozessierungsdefekts funktionell aktives CFTR im Golgi-Apparat könnte dies zu einer Akkumulation von PAPS führen. Da die PAPS-Konzentration im Golgi wahrscheinlich die Sulfatierungsrate limitiert, würde dies zu einer Hypersulfatierung von Proteinen führen, wie es bei der cystischen Fibrose beobachtet wird [27, 40, 144, 233]. Da bei manchen Glykoproteinen Sulfatierung und die Verknüpfung mit Sialinsäuren konkurrierende Reaktionen darstellen [107], könnte dieser Mechanismus zu einem verminderten Sialinsäuregehalt solcher Proteine führen. Eine Verminderung des Sialinsäuregehaltes von Glykoproteinen der Zellmembran wird als Ursache für die erhöhte Rezeptorendichte von CF-Zellen für Pseudomonas aeruginosa und Burkholderia cepacia angesehen, da diese Bakterienstämme bevorzugt an Asialogangliosid 1 binden, nicht jedoch an Sialoganglioside [98, 114, 186].

Wenn auch bislang nur Hypothesen die genannten Daten miteinander in Beziehung bringen, so zeichnet sich doch ab, dass CFTR im ER und im Golgi-Apparat eine wichtige Rolle spielt, deren Ausfall bei der cystischen Fibrose eine wahrscheinlich bedeutende, wenn auch noch nicht vollständig verstandene pathogenetische Bedeutung zukommt.

2.2.3 Die Rolle von CFTR im endosomalen Kompartiment

CFTR lässt sich im endosomalen Kompartiment unterhalb der Apikalmembran in polarisierten Epithelzellen immunfluoreszenzmikroskopisch nachweisen [170] und ist in Endosomen als Chloridkanal funktionell aktiv [128]. CFTR konnte als funktionsfähiger Chloridkanal in den sogenannten „clathrin-coated vesicles" nachgewiesen werden, die sowohl aus Abschnürungen des trans-Golgi-Membrannetzwerks als auch aus Einstülpungen der Plasmamembran hervorgehen [30, 131]. Es konnte gezeigt werden, dass die Internalisierung des CFTR der Plasmamembran konstitutiv und Clathrin-abhängig erfolgt [131]. Aktivierung von CFTR durch cAMP-abhängige Phosphorylierung hemmt diese Endozytose [29, 131] und stimuliert die Exozytose [29], wodurch CFTR vom endosomalen Kompartiment in die Plasmamembran rekrutiert wird. Diese Vorgänge werden offensichtlich direkt von CFTR kontrolliert, da sie nur zu beobachten sind, wenn Wildtyp-CFTR in der Zelle exprimiert wird [29]. Internalisierungssignale befinden sich innerhalb des N-Terminus und des C-Terminus von CFTR. Von besonderer Bedeutung für die Internalisierung von CFTR ist Tyrosin 1424. Die CFTR-Sequenz 1424-YDSI-1427 entspricht dem Konsensus YXXϕ (X: beliebige Aminosäure; ϕ: Aminosäure mit großem hydrophoben Rest) eines Internalisierungssignals. Ersetzt man mit gentechnischen Methoden Y1424 durch Alanin, so vermindert sich die Internalisierungsrate um etwa 40% [169]. Die Mechanismen sind im Einzelnen noch unklar, jedoch sind dabei wahrscheinlich Interaktionen von CFTR mit Bestandteilen des Zytoskeletts und dem Plasmamembran-Adaptorprotein α-Adaptin [30] von Bedeutung.

Außer der Rolle als Regulator endo- und exozytotischer Prozesse wird für CFTR eine Rolle bei der Regulation des intravesikulären pH-Wertes durch Transport von Chlorid als Gegenion zu H^+ diskutiert. Untersuchungen von Barasch und Mitarbeitern wiesen einen höheren pH-Wert in Vesikeln des *trans*-Golgi-Membrannetzwerkes und in Endosomen von CF-Epithelzellen im Vergleich zu nicht-CF-Zellen nach [15, 16]. Eine solche Verschiebung des intravakuolären pH-Wertes zum Neutralpunkt könnte Auswirkungen auf die posttranslationalen Modifikationen von Glykoproteinen haben, wie sie bei der CF beobachtet werden. Da die Sialyltransferasen des trans-Golgi-Membrannetzwerkes ihr pH-Optimum im sauren Bereich aufweisen, wäre ihre Aktivität herabgesetzt, während Fukosylierung und Sulfatierung von Glykoproteinen aufgrund ihres pH-Optimums im neutralen Bereich bevorzugt ablaufen könnten. Obwohl dieses Modell die bei der cystischen Fibrose beobachtbaren Veränderungen im Bereich der Glykoproteine erklären kann, ist es heute umstritten, da andere Gruppen einen Einfluss von CFTR auf den endosomalen pH-Wert nicht nachweisen konnten [128, 194].

2.2.4 Interaktionen von CFTR mit intrazellulären Proteinen

Die Rolle von CFTR als Regulator endo- und exozytotischer Vorgänge lassen Interaktionen mit Proteinen vermuten, die zum Zytoskelett oder zu der intrazellulären vakuolären Transport- und Fusionsmaschinerie gehören. Außerdem ist bekannt, dass Aktinfilamente – wenn auch auf noch ungeklärte Weise und in je nach Zellsystem unterschiedlicher Art – die Aktivierbarkeit des CFTR-Chloridionenflusses beeinflussen und somit in irgendeiner Weise mit CFTR in Interaktion stehen müssen [66, 88, 166]. Die vielfältigen regulatorischen Einflüsse von CFTR auf andere Kanäle und die Modulierbarkeit solcher Regulationsvorgänge durch Aktinfilamente in experimentellen Systemen [101] machen weitere Interaktionen mit intrazellulären Proteinen wahrscheinlich und lassen beispielsweise an ein Netzwerk submembraner Proteine denken, die CFTR und andere Transportsysteme der Zellmembran zu Multiproteinkomplexen verbinden.

Bislang sind spezifische Interaktionen von CFTR mit Syntaxin 1A, das zur Membranfusionsmaschinerie gehört, sowie mit dem apikalen PDZ-Protein EBP50 bekannt. Die Interaktion mit EBP50 könnte die Basis eines Netzwerkes bilden, das CFTR mit anderen Membranproteinen und dem Zytoskelett verbindet.

Syntaxin 1A ist Teil eines großen Proteinkomplexes, der die Fusion synaptischer Vesikel mit der präsynaptischen Membran von Nervenzellen kontrolliert und auch in Kolonepithelzellgewebe nachgewiesen werden kann. Syntaxin 1A ist über seinen C-Terminus in der Membran verankert. Syntaxin 1A bindet spezifisch und stöchiometrisch im Bereich des N-Terminus von CFTR und hemmt dadurch die CFTR-Chloridkanalaktivität. Die inhibitorische Wirkung auf CFTR, nicht jedoch die Bindung an CFTR wird über den membranständigen C-Terminus von Syntaxin 1A vermittelt. Die Bindung von Syntaxin 1A an CFTR und die damit verbundene Inhibition der Kanalaktivität kann durch das Protein Munc18a aufgehoben werden, das Syntaxin 1A hochaffin bindet und ebenfalls im Kolonepithel exprimiert wird [152, 153]. Da für die Interaktion mit Syntaxin 1A nur die ersten N-terminalen 79 Aminosäuren des CFTR-Proteins wichtig zu sein scheinen [153], beeinflussen nach unserem heutigen Wissenstand weiter C-terminal gelegene Aminosäureaustausche diese Interaktion nicht. Eine Bindung von Syntaxin 1A konnte auch für die CFTR Varianten ΔF508, G551D und R117H in vitro nachgewiesen werden. Darüber hinaus konnte gezeigt werden, dass sich die Aktivität von rekombinanten ΔF508 CFTR – nach Überwindung des Prozessierungsdefekts durch spezielle experimentelle Maßnahmen – steigern lässt, wenn die Bindung an endogenes Syntaxin 1A blockiert wird [153].

Der C-Terminus von CFTR ist mit der Aminosäuresequenz DTRL hoch konserviert, und es konnte gezeigt werden [221], dass die Sequenz TRL ausreicht, sogenannte PDZ-Domänen (Name abgeleitet von den ursprünglichen Auffindungsorten: „*p*ostsynaptic density-95, *d*iscs large, and ZO-1“) zu binden. PDZ-Domänen wurden ursprünglich in Proteinen gefunden, die Junktionskomplexe und postsynaptische Densitäten ausbilden und vermitteln dort Protein-Protein-Interaktionen. Kürzlich wurde ein humanes 50 000-MG-Protein mit zwei N-terminalen PDZ-Domänen in Plazentagewebe entdeckt, das auch im apikalen Kompartiment epithelialer Zellen einschließlich dem Bronchialepithel anzutreffen ist [199]. Dieses Protein ist ein Phosphoprotein, das Proteine der Ezrin-Radixin-Moesin- (ERM) Proteinfamilie bindet, und wird deshalb ERM-bindendes Phosphoprotein 50 (EBP50) genannt. Von dem zu EBP50 homologen Kaninchenprotein, NHE-RF („*Na*$^+$-*H*$^+$ *e*xchanger *r*egulatory *f*actor“) ist bekannt, dass es für die durch Proteinkinase A vermittelte Hemmung des Natrium-Protonen Austausches im Bürstensaum der Niere einen notwendigen Kofaktor darstellt.

EBP50 bindet an den C-Terminus von CFTR, wobei diese Bindung in erster Linie über die PDZ1-Domäne von EBP50 erfolgt, die den CFTR-C-Terminus deutlich affiner bindet als die PDZ2-Domäne. Über seine C-terminale Domäne kann EBP50 an Ezrin binden, das ebenfalls in verschiedenen epithelialen Geweben exprimiert wird und seinerseits mit Aktin in Verbindung steht [199]. Ezrin besitzt ferner eine Bindungsstelle für Proteinkinase A [59], die über eine EBP50-Ezrin-Brücke in unmittelbare Nachbarschaft zu CFTR gerückt werden würde.

Die Interaktion mit PDZ-Domänen ist wahrscheinlich von fundamentaler Bedeutung für die Physiologie von CFTR. Zum einen gelingt dadurch über die Verbindung mit EBP50 und Ezrin der Kontakt zum Zytoskelett. Zum anderen können PDZ-Proteine wie EBP50 CFTR mit anderen transmembranen Transportsystemen zu Multi-Protein-Komplexen vernetzen, wodurch wechselseitige Beeinflussungen auch über räumliche Distanzen erklärbar werden. Auch die epithelspezifische Lokalisation von CFTR in der Apikalmembran und nicht in der Basolateralmembran hängt vom Vorhandensein dieser C-terminalen PDZ-Domänen erkennenden Sequenz ab [147].

2.3 Gewebespezifische Expression des CFTR-Proteins

C. Randak, B. Tümmler

Das Auftreten des CFTR-Proteins weist in hohem Maß ein gewebe- und zellspezifisches Muster auf. Das Wissen um die organspezifische Expression des CFTR-Gens bildet eine wichtige Grundlage des Verständnisses der Pathophysiologie der cystischen Fibrose. Das gewebespezifische Auftreten von CFTR muss naturgemäß auch eingehen in die Entwicklung neuer Therapieverfahren wie der Gentherapie und der molekularen Pharmakotherapie. Grundlage des gewebe- und zellspezifischen Verteilungsmusters von CFTR ist die Regulation der Genexpression durch den CFTR-Promotor. Aus diesem Grund erfolgt zunächst eine Besprechung unserer bisherigen Kenntnisse zur Regulation der Transkriptionsrate des CFTR-Gens. Im zweiten Teil dieses Abschnitts wird das gewebespezifische Auftreten von CFTR in verschiedenen Organsystemen beschrieben.

2.3.1
Regulation der gewebespezifischen Expression des CFTR-Gens

Das CFTR-Gen wird nicht konstitutiv, sondern gewebespezifisch exprimiert. Die Transkription wird von einer Promotorregion reguliert, die sich unmittelbar 5′ der kodierenden Sequenz befindet und sich über etwa 3,3 kb erstreckt. Es gibt mehrere definierte Transkriptionsstartpunkte, wobei in Geweben mit hoher CFTR-Expression der Hauptstartpunkt 72 Basen 5′ der kodierenden Sequenz liegt [113, 232]. Ein basaler Promotor, der für eine niedrige Expressionsrate ausreicht, umfasst in erster Näherung einen kleinen Bereich zwischen den genomischen Nukleotidpositionen −226 und +98 bezogen auf die cDNA Sequenz [45]. Weitere Transkriptions-regulatorische Bereiche, die an der Kontrolle der gewebespezifischen Genexpression beteiligt sind, wurden im Intron 1 des CFTR Gens [200] und 3′ des kodierenden Bereiches [155] identifiziert.

Die CFTR-Transkriptionsrate kann in Zellkulturen durch Erhöhung des intrazellulären cAMP-Gehalts gesteigert werden [32]. Die Transkription nimmt dagegen ab unter dem Einfluss von Phorbolestern [211, 232], anderen Stimulanzien der Proteinkinase C [18] und von Agenzien, die die intrazelluläre Konzentration divalenter Kationen, wie Ca^{2+} und Mg^{2+}, beeinflussen [17]. Die CFTR-Promotorregion ist C- und G-reich (v. a. zwischen den Nukleotidpositionen +1 und −592 bezogen auf die cDNA Sequenz [45]) und enthält keine TATA-Box in der Nähe der Haupttranskriptionsstartpunkte. Innerhalb von 1,5 kb 5′ der kodierenden Sequenz befinden sich potentielle Bindungsstellen für die Transkriptionsfaktoren Sp1, AP-1, AP-2, CREB, C/EBP und den Glukokortikoidrezeptor [232]. Recht gut charakterisiert sind die sogenannte Y-Box (invertierte CCAAT-Sequenz) 60 Basen 5′ des Haupttranskriptionsstartpunktes und ein in einer Position gegenüber dem Konsensus-Palindrom modifiziertes „cAMP response element" (CRE) 48 Basen 5′ des Haupttranskriptionsstartpunktes. Die CFTR-Y-Box wird unter anderem von dem CCAAT-Bindungsprotein C/EBPδ gebunden [165]. Das CFTR CRE bindet CREB- („cAMP response element-binding protein") und ATF- („activating transcription factor") Proteine [135]. Beide Elemente kontrollieren die Transkriptionsrate ganz wesentlich [135, 165].

Einem kleinen Bereich des Promotors von etwa 200 Basen (−83 bis +111 Basen um den zuerst beschriebenen Transkriptionsstart [184]) wird zumindest zum Teil die Gewebsspezifität zugeschrieben, während weiter 5′ gelegene Abschnitte bis 2,5 kb vom Transkriptionsstart die Transkriptionsrate regulieren. Experimentell konnte gezeigt werden, dass die Aktivität des Promotors schrittweise abnimmt, je kürzer seine Sequenz 5′ der Position −83 gehalten wird. Man nimmt daher an, dass die Kontrolle der Transkription des CFTR Gens von der sequenzspezifischen Bindung einer Vielzahl von Proteinen an den Promotor abhängt, die jeweils für sich genommen relativ schwache Transkriptionsfaktoren darstellen aber additiv wirksam werden können. Die gewebespezifische Komposition dieser Faktoren bewirkt dann die spezifische Transkriptionsrate in diesem Gewebe.

Darüber hinaus wird die Aktivität des CFTR-Promotors über seinen Methylierungsstatus reguliert. Es konnte gezeigt werden, dass der Methylierungsgrad der CFTR-Promotorregion in verschiedenen Geweben unterschiedlich ist und negativ mit der dort vorgefundenen CFTR-Transkriptionsrate korreliert. Durch Methylierung bestimmter DNA-Abschnitte wird wahrscheinlich die Bindung von Proteinfaktoren begünstigt, die die Transkription inhibieren.

Schließlich wird die Transkriptionsrate beeinflusst von der Zugänglichkeit der Promotorregion für Transkriptionsfaktoren. Es konnte gezeigt werden, dass der CFTR-Promotor in bestimmten Zellinien mit hoher CFTR-Expression, wie der Kolonkarzinomzellinie T84, an mehreren Stellen aus dem Chromatin gelöst und für Proteinfaktoren zugänglich ist, während dies in Zellinien mit sehr niedriger oder nicht nachweisbarer CFTR-Transkription nicht der Fall ist [113].

Die angesprochenen, graduellen Regulationsmöglichkeiten auf verschiedenen Ebenen erklären, warum CFTR einerseits spezifisch in differenzierten Zellen, die epitheliale Begrenzungen darstellen, exprimiert wird, andererseits aber auch CFTR-Transkripte – wenn auch in um ein bis zwei Größenordnungen geringerer Menge – in Zellen nichtepithelialen Ursprungs, wie Fibroblasten der Lunge, Lymphozyten, neutrophilen Granulozyten, Monozyten, Histiozyten, Alveolarmakrophagen und Vorläuferzellen der Erythrozyten, nachweisbar sind [231].

2.3.2
Gewebespezifische CFTR-Expression und Lokalisation

Im Folgenden wird nun die Lokalisation von CFTR in verschiedenen Organsystemen besprochen.

Lunge

Auffallenderweise wird CFTR in der Lunge, die in der Regel das bei der CF am schwersten betroffene Organ darstellt, insgesamt gesehen in nur geringer Menge exprimiert [31, 210, 213]. CFTR wird im respiratorischen Epithel nicht generell exprimiert. Oberflächenepithelzellen aus Nase, Trachea und Bronchien enthalten durchschnittlich lediglich ein bis zwei Kopien der CFTR-mRNA pro Zelle [210]. Im Pharynx ist CFTR-mRNA praktisch nicht nachweisbar [210]. CFTR findet sich immunzytochemisch im Apex der zilientragenden Zellen des pseudostratifizierten Epithels der oberen und unteren Atemwege. Dedifferenzierung wie Hyper- und Metaplasie führen zum Verlust von CFTR Protein, wobei die Menge an CFTR-mRNA-Transkript unverändert erhalten bleibt [33, 61]. Die stärkste CFTR-Expression wird in der Lunge in isolierten Einzelzellen der Ausführungsgänge submuköser Drüsen beobachtet. Weiterhin ist CFTR im gesamten Ausführungsgang der Drüse und in den serösen Lysozym-positiven Zellen der Azini in der Apikalmmebran schwach nachweisbar [63].

In der fetalen Lunge ist CFTR-mRNA schon im ersten Trimester nachweisbar, wobei die Expression von den proximalen zu den distalen Atemwegen abnimmt. Funktionell aktives CFTR konnte in fetalem Lungengewebe aus dem zweiten Trimester nachgewiesen werden [137, 138]. Insgesamt ist die CFTR-Expression in der Lunge in utero wesentlich höher als nach der Geburt [216].

Pankreas und Speicheldrüsen

Im Pankreas lässt sich CFTR im luminalen Kompartiment der sekretorischen Pankreasgänge nachweisen. CFTR-Protein findet sich weder in den serösen Azinuszellen noch in den Langerhans Inseln [51]. Im Bereich der Pankreasgänge ist CFTR für die Sekretion von bikarbonatreicher Flüssigkeit essentiell. Bereits im zweiten Trimester der Schwangerschaft lässt sich CFTR-mRNA im fetalen Pankreasgewebe nachweisen [80] und zwar vornehmlich im Epithel der intralobulären und der kleinen interlobulären Gänge [67]. Auch in den Speicheldrüsen lässt sich Expression von CFTR nur in den Epithelzellen der intra- und interlobulären Speicheldrüsengänge nachweisen. Keine Expression findet sich in den serösen und mukösen Acini dieser Drüsen [213].

Schweißdrüsen

Die Schweißdrüsen bestehen aus zwei funktionell unterschiedlichen Abschnitten, der eigentlichen sekretorischen Drüse und dem Schweißdrüsengang. Im Epithel des Schweißdrüsengangs kann CFTR immunzytochemisch sowohl im Bereich der luminalen Membran als auch der basolateralen Membran nachgewiesen werden [48]. Im wasserundurchlässigen Schweißdrüsengang wird NaCl aus dem isotonen Primärschweiß absorbiert, wodurch die hypotone Schweißflüssigkeit entsteht. Dabei erfolgt die Natriumabsorption als aktiver Prozess, wobei Natrium durch die basolateral lokalisierte Na^+/K^+-ATPase aus der Epithelzelle gepumpt wird, in die es aus dem Primärschweiß über apikale epitheliale Natriumkanäle gelangte, während Chlorid passiv als Gegenion über CFTR folgt. Das sekretorische Ende der Schweißdrüsen, die eigentliche Drüse, besteht aus drei verschiedenen Zelltypen, nämlich erstens aus Zellen, die auf β-adrenerge Stimulation mit einer aktiven Chloridsekretion antworten, zweitens aus Zellen, die gegenüber β-adrenerger Stimulation unempfindlich sind, jedoch auf cholinerge Stimulation aktiv Chlorid sezernieren, und drittens aus myoepithelialen Zellen. Elektrophysiologisch konnte mit intrazellulären Mikroelektroden CFTR nur in den für β-adrenerge Stimulation empfindlichen Zellen nachgewiesen werden [179].

Intestinaltrakt

CFTR wird im Epithelgewebe des gesamten Darmtraktes exprimiert. In Jejunum und Ileum werden erheblich größere Mengen CFTR-mRNA gefunden als in der Lunge [31]. Die Expression ist maximal in den Krypten des Duodenums und nimmt in aboraler Richtung langsam bis zum Rektum ab. Im Dünndarm wird CFTR-mRNA vornehmlich in den Lieberkühn-Krypten exprimiert, die Expressionsrate nimmt zur Villusspitze hin mit zunehmender Zelldifferenzierung kontinuierlich ab. Im Kolon wird insgesamt weniger CFTR-mRNA exprimiert als im Dünndarm. Die Expression ist auf die unteren zwei Drittel des Kryptenepithels beschränkt und ist ebenfalls am Grund der Krypten am höchsten [213]. Immunhistochemisch wird CFTR in allen Abschnitten des Dünn- und Dickdarms in den Mukus bildenden Becherzellen gefunden. Das CFTR-Protein dieser Zellen ist in den intrazellulären Membransystemen des endoplasmatischen Retikulums, des Golgi-Apparates und des *trans*-Golgi-Membrannetzwerkes lokalisiert. Immunreaktive CFTR-Signale finden sich vom basalen Pol bis zu den frühen sekretorischen Vesikeln, jedoch nicht im Bereich des Zellkerns und der Mukus-gefüllten Granula [106]. Die stärkste CFTR-Expression (mRNA und Protein) findet sich allerdings in isolierten, villusständigen Einzelzellen des Dünndarms [5, 106, 213]. Diese Zellen ähneln den ihnen angrenzenden Enterozyten. Wie diese besitzen sie reichlich Mitochondrien und in ihrer basolateralen Membran lässt sich die Na^+-K^+-ATPase nachweisen. Sie unterscheiden sich jedoch von den Nährstoff-resorbierenden Enterozyten durch das Fehlen der Bürstensaum-Enzyme Laktase und Saccharase. Das starke immunreaktive CFTR-Signal dieser Zellen findet sich ultrastrukturell im Bürstensaum und in einem breiten subapikalen vesikulären Kompartiment [5], aus dem es unter dem Einfluss von vasoaktivem intestinalen Peptid (VIP) in die Plasmamembran rekrutiert werden kann [6].

Diese Muster von wenigen CFTR sehr stark exprimierenden Einzelzellen (*C*FTR *h*igh *e*xpressor-(CHE) Zellen) wird nicht nur in den Villi von Duodenum, Jejunum und Ileum, sondern auch in den Ausführungsgängen der Drüsen von Pankreas und Lunge beobachtet.

Leber

In der Leber finden sich CFTR-mRNA und Protein im Bereich der intrahepatischen Gallengänge. Die Expressionsrate in der Leber ist ähnlich hoch wie im Jejunum und Ileum [31]. Die CFTR-Immunreaktivität ist im apikalen Pol bzw. der Apikalmembran der kuboiden Gallengangszellen lokalisiert. Quantitative Unterschiede in der CFTR Expression zwischen kleinen und großen Gallengängen bestehen beim Menschen nicht [49, 191]. CFTR-Protein lässt sich auch im Bereich der Apikalmembran des Epithels der Gallenblase immunzytochemisch nachweisen. Das Gallenblasenepithel gehört zu den am stärksten CFTR exprimierenden menschlichen Geweben. Vasoaktives intestinales Peptid (VIP) und Sekretin stimulieren die CFTR-Chloridsekretion des Gallenblasenepithels [60]. Typisch für biliäres Epithel einschließlich des Gallenblasenepithels ist das gemeinsame Auftreten von CFTR und dem *M*ulti*d*rug *r*esistance-P-glycoprotein (MDR1) in der Apikalmembran. In den meisten anderen Epithelien werden CFTR und MDR1 komplementär exprimiert und nicht gleichzeitig [214].

Niere

CFTR wird in der Niere in Epithelzellen der proximalen wie der distalen Nephrone gefunden. Immunzytochemisch lässt sich CFTR-Protein im luminalen (apikalen) Kompartiment nachweisen. Am stärksten ist CFTR im ersten Teil des proximalen Tubulus exprimiert [51, 145]. CFTR-mRNA in gut nachweisbaren Mengen findet sich außer in den Segmenten des proximalen Tubulus im kortikalen Sammelrohr und in den kortikalen und medullären Abschnitten des dicken aufsteigenden Schenkels der Henle-Schleife [145]. Für den Bereich des kortikalen Sammelrohrs konnte im Kaninchenmodell gezeigt werden, dass sich CFTR-mRNA in allen drei Zelltypen dieses Nephronabschnitts (Hauptzellen, α- und β-interkalierende Zellen) nachweisen lässt, wobei die β-interkalierenden Zellen die höchste CFTR-Expression zeigen [209]. Nur sehr gering ist die CFTR-Expression in den Bereichen des äußeren und inneren medullären Sammelrohrs und im dünnen Schenkel der Henle-Schleife [145]. Weder CFTR-Protein noch CFTR-mRNA finden sich in den Glomeruli [51, 145]. Neben CFTR wird in der äußeren und inneren Medulla, nicht jedoch im Kortex, eine trunkierte Halbform von CFTR gefunden, das sogenannte „TNR-CFTR". TNR-CFTR entsteht durch einen gewebespezifischen alternativen „Splicing"-Vorgang, bei dem es zur Deletion eines 145-Basenpaarfragmentes der Exone 13 und 14 kommt. Diese Deletion erzeugt eine Verschiebung im Leseraster, wodurch es zu einem Translationsstop im Exon 14 kommt. TNR-CFTR besteht somit nur aus *T*MD1, *N*BD1 und der *R*-Domäne. Auf Nephronabschnitte bezogen findet sich TNR-CFTR im dünnen Schenkel der Henle-Schleife und dem äußeren und inneren medullären Sammelrohr, also in den Abschnitten mit nur sehr geringer Expression des vollständigen CFTR [145]. Im Rattenmodell, das große Übereinstimmung mit der renalen CFTR-Expression des Menschen zeigt, beginnt die Expression von TNR-CFTR perinatal und erreicht ihr Maximum postnatal [87]. TNR-CFTR ist in der Lage, auf cAMP-abhängige Stimulation transmembrane Chloridströme zu erzeugen, die die elektrophysiologischen Charakteristika von CFTR-Chloridströmen aufweisen. Auch die Leitfähigkeit der TNR-CFTR-Kanäle unterscheidet sich nicht von der von CFTR. Darüber hinaus besitzt TNR-CFTR auch die für CFTR typische Regulatorfunktion für „outwardly rectifying chloride channels". CFTR und TNR-CFTR scheinen sich jedoch bezüglich ihres Einbaus in die Plasmamembran zu unterscheiden: unter vergleichbaren Expressionsbedingungen erreicht im Vergleich zu CFTR wesentlich weniger TNR-CFTR-Protein die Zelloberfläche [145]. Über die physiologische Rolle von CFTR und TNR-CFTR in der Niere ist bislang wenig bekannt. Darüber hinaus ist die Niere bei der Mukoviszidose nicht betroffen. Quantitative Analysen haben gezeigt, dass weder glomeruläre Filtrationsrate und Kreatinin-Clearance noch die tubulären Funktionen einschließlich der Chloridpermeabilität der Nephrone bei CF-Patienten vermindert sind [227]. Es wird vermutet, dass in der Niere entweder andere Chloridkanäle die CFTR-Kanalfunktion übernehmen können, oder dass es in diesem Organ Mechanismen gibt, die die Auswirkungen von CFTR-Mutationen kompensieren.

Geschlechtsorgane

CFTR wird in den Geschlechtsorganen zellspezifisch exprimiert. Bisherige Studien an Nagetieren [213, 217] zeigen, dass CFTR hormonell reguliert, zyklusabhängig im Oberflächen- und Drüsenepithel des nicht graviden Uterus und – allerdings in ganz geringer Menge – im Ovar exprimiert wird. Beim männlichen Geschlecht wird CFTR in den Hodenkanälchen

(Tubulus seminiferus) gefunden. Die Expression ist auf bestimmte postmeiotische Stadien der Spermatogenese beschränkt und ist maximal in runden Spermatiden. In späteren Stadien der Spermatogenese ist CFTR-mRNA nicht mehr nachweisbar. In Leydig-Zellen konnte CFTR-Genprodukt nicht nachgewiesen werden, während in Sertoli-Zellen eine geringe CFTR-Expression stattfindet. In gleicher Verteilung auf die Zellen der Spermatogenese wie Wildtyp-CFTR-mRNA findet sich bei Mäusen eine Hoden-spezifische, alternativ gespleißte CFTR-mRNA, in die ein zusätzliches Exon 11b zwischen die Exone 11 und 12 eingeführt ist. Dies führt zu einer Verschiebung des Leserasters und zum Abbruch der Translation innerhalb der ersten nukleotidbindenden Domäne [55, 215]. CFTR-mRNA wird ferner in den Hauptzellen des initialen Segmentes des Nebenhodens gefunden. Die Expression nimmt im Bereich des Caput epididymidis ab und ist im Corpus und der Cauda epididymidis nicht mehr nachweisbar. CFTR-Expression konnte bislang nicht nachgewiesen werden im Vas deferens, den Samenblasen, der Prostata und im Ductus ejaculatorius.

Expression von CFTR-Isoformen in Herz und Gehirn

CFTR-Isoformen konnten in Herz und Gehirn als Vertreter nicht-epithelialer Organe nachgewiesen werden. Die kardiale Isoform von CFTR ist für die cAMP-abhängigen sarkolemmalen Chloridströme verantwortlich [89, 151]. Die Leitfähigkeit dieser Kanäle beträgt etwa 12 pS. Ursprüngliche Studien an Kaninchenherzen zeigten, dass die kardiale Isoform sich von epithelialem CFTR durch das Fehlen der Exon 5 kodierten Sequenz unterscheidet (30 Aminosäuren in der ersten zytoplasmatischen Schleife zwischen den Segmenten M2 und M3 von TMD1) und ansonsten eine >95% Sequenzidentität zu epithelialem CFTR zeigt [86]. Neuere Studien an Primatenherzen einschließlich humanem Gewebe zeigen, dass im Gegensatz zu Nagetierspezies in menschlichem Herzgewebe CFTR-mRNA sowohl ohne Exon 5 als auch mit Exon 5 nachzuweisen ist [223].

Daten zur Expression von CFTR im Gehirn basieren bislang hauptsächlich auf Untersuchungen an Nagetieren. CFTR lässt sich im Ependym und dem Plexus choroideus immunzytochemisch nachweisen [84], und der CFTR-Promotor ist in neuroektodermalen Zellen der Maus, die zu Ependym- und Plexusgewebe differenzieren können, aktiv [159]. Elektrophysiologische Untersuchungen konnten jedoch bislang keine charakteristischen CFTR-Chloridströme bei Plexusepithelzellen nachweisen [108, 109]. CFTR wurde ferner in Neuronen nachgewiesen und zwar sowohl im Bereich des Somas als auch der Dendriten. CFTR-Expression fand sich in der Medulla oblongata, im Mittelhirn, im Hypothalamus, im Thalamus, in den Mandelkernen, in der medialen Area praeoptica und im Kortex im Bereich der großen Pyramidenzellen [105, 148, 149]. Untersuchungen an menschlichem Hirngewebe konnte CFTR-Expression in der vorderen Hypothalamusregion bestätigen, einer Region, die verantwortlich zu sein scheint für Appetit, Grundumsatz und Geschlechtsdifferenzierung [150].

Die Funktion von CFTR-Isoformen in nichtepithelialen Geweben ist nur zum Teil bekannt. Bislang wird auch lediglich spekuliert, inwieweit ein Funktionsausfall dieser CFTR-Isoformen zum Krankheitsbild der cystischen Fibrose beiträgt.

Zusammenfassung zu Abschn. 2.1 – 2.3

Der zellbiologische „Basisdefekt" der cystischen Fibrose ist die fehlende Aktivierbarkeit transmembraner Chloridströme durch intrazelluläres zyklisches Adenosinmonophosphat (cAMP). Der Basisdefekt wird verursacht durch Mutationen im Gen für den „cystic fibrosis transmembrane conductance regulator" (CFTR). CFTR gehört aufgrund seiner Primärstruktur zur Superfamilie der ABC-Transporter. In der Apikalmembran epithelialer Zellen bildet CFTR einen Chloridkanal mit niedriger Leitfähigkeit (6–11 pS) und linearer Strom-Spannungs-Charakteristik. Der Chloridionenfluss durch CFTR erfolgt passiv entlang des Konzentrationsgradienten. Je nach Zell- und Epitheltyp ist CFTR daher an Chloridsekretion und -absorption beteiligt. Die Aktivierung der CFTR-Chloridleitfähigkeit erfordert erstens die Phosphorylierung von CFTR, wobei der cAMP-abhängige Proteinkinase A die größte Bedeutung zukommt, und zweitens die zytoplasmatische Verfügbarkeit von hydrolysierbaren Nukleosidtriphosphaten. Neben seiner inhärenten Eigenschaft als Chloridkanal beeinflusst CFTR die Aktivität anderer Kanäle. Es aktiviert eine bestimmte Klasse von Chloridkanälen, die „outwardly rectifying chloride channels" (ORCC), die sich elektrophysiologisch von CFTR unterscheiden. Durch Aktivierung der ORCCs wird die durch intrazelluläre cAMP-Erhöhung ausgelöste Chloridsekretion wesentlich verstärkt und von funktionsfähigem CFTR in der Plasmamembran abhängig. Es sind ferner Einflüsse auf die epitheliale Natriumabsorption, die Sekretion von HCO_3^- und den epithelialen Kaliumtransport beschrieben.

Wahrscheinlich große zellbiologische Bedeutung haben Wechselwirkungen von CFTR mit anderen zellulären Proteinen. Syntaxin 1A bindet spezifisch und stöchiometrisch den N-Terminus von CFTR und hemmt die Chloridkanalaktivität über seinen membranständigen C-Terminus. Der C-Terminus von CFTR ist in der Lage, sogenannte PDZ-Domänen zu binden. Über PDZ-Proteine gelingt zum einen der Kontakt zum Zytoskelett. Zum anderen können sie CFTR mit anderen transmembranen Transportsystemen zu Multi-Protein-Komplexen vernetzen, wodurch wechselseitige Beeinflussungen auch über räumliche Distanzen erklärbar werden.

Die Expression des CFTR-Gens erfolgt gewebespezifisch in erster Linie in differenzierten Zellen, die epitheliale Begrenzungen darstellen. Eine hohe CFTR-Expression findet sich im Darmtrakt und im biliären Epithel. Weiterhin wird CFTR in der Lunge, in den Pankreasgängen, in den Speichel- und Schweißdrüsen, in der Niere und in den Geschlechtsorganen exprimiert. CFTR-Isoformen finden sich in Herz und Gehirn.

2.4 Patch-Clamp-Studien zur Charakterisierung der CFTR-Funktion

K. KUNZELMANN

Cystische Fibrose (CF) kommt zustande durch Mutationen des Gens, welches für ein großes transmembranäres Protein kodiert, den sog. „cystic fibrosis transmembrane conductance regulator", kurz CFTR genannt. Lange vor der Klonierung des CFTR vermuteten Schulz u. Frömter aufgrund ihrer Untersuchungen an isolierten Ausführungsgängen der Schweißdrüsen von CF-Patienten, dass der Erkrankung eine Störung der zellulären Leitfähigkeit für Cl^--Ionen zugrunde liegen könnte. Diese frühen Arbeiten wurden dann etwa 20 Jahre später durch weitere Untersuchungen durch Quinton und Mitarbeiter bestätigt. Diese In-vitro-Experimente zeigten eine fehlende Durchlässigkeit für Cl^--Ionen in der apikalen Membran der Schweißdrüsenausführungsgänge von betroffenen Patienten. Beim CF-Patienten kommt es somit zu einer verminderten Rückresorption von NaCl im Ausführungsgang und somit zu einer erhöhten Kochsalzausscheidung mit dem Schweiß. Messungen des Ionentransports an isolierten Epithelien der Luftwege und des Gastrointestinaltrakts von CF-Patienten unter Zuhilfenahme der sog. Ussingkammer-Methode zeigten ganz ähnliche Resultate und ließen vermuten, dass neben der defekten Cl^--Sekretion auch eine erhöhte Na^+-Resorption vorliegt. Der Ionentransport in den Epithelien der Luftwege, des Gastrointestinaltraktes und im Schweißdrüsenausführungsgang sowie seine Störung bei CF sind als Modelle in Abb. 2.4 dargestellt. Somit ließen bereits diese frühen Arbeiten auf eine Störung des Cl^-- und Na^+-Ionentransportes bei CF schließen. Nachfolgende Messungen an einzelnen Epithelzellen zur genaueren Analyse des zellulären Defektes wurden erst durch die Entwicklung der Saugelektroden-Methode möglich, die nachfolgend kurz beschrieben ist.

2.4.1 Patch-Clamp-Methode

Die ursprünglichen Messungen an humanen Schweißdrüsen und Luftwegsepithelien wurden gefolgt von Arbeiten, die mittels der von Sakmann u. Neher entwickelten Saugelektrodenmethode – oder unschärfer formuliert Patch-Clamp-Methode – die Eigenschaften des Cl^--Ionenstroms in isolierten Epithelzellen beschrieben. Bei dieser experimentellen Methode werden sehr feine Glaskapillaren mit einer feuerpolierten Spitze und einem Spitzendurchmesser von 1–2 μm auf die Zellmembran aufgesetzt und diese angesaugt. Durch die molekulare Interaktion zwischen Glaswand und Membranlipid kommt es zu einer sehr guten elektrischen Abdichtung, sodass störende Leckströme sehr klein werden. Auf diese Weise ist es nun möglich, sehr kleine Ionenströme über die gesamte Zellmembran („whole cell") (Abb. 2.5a) oder sogar durch einzelne Ionenkanäle („single channel") (Abb. 2.5b,c) zu registrieren. Diese – später durch den Nobelpreis gewürdigte – Methode erlaubte nun eine differenzierte Analyse der zellulären epithelialen Ionenleitfähigkeiten. Die Ergebnisse, die durch Messungen an CF-Epithelzellen zustande kamen, waren jedoch widersprüchlich und sorgten zunächst für einige Verwirrung.

2.4.2 Cl^--Kanäle mittlerer Leitfähigkeit (ICOR)

Wie bereits erwähnt, ermöglicht die Patch-Clamp-Methode die Registrierung der Ionenleitfähigkeit einer ganzen Zellmembran oder einzelner Ionenkanäle. Abbildung 2.5a zeigt die Aktivierung eines Ganzzellstromes einer Luftwegsepithelzelle durch Erhöhung des intrazellulären Botenstoffes cAMP und die dazu gehörige Strom/Spannungskennlinie. Von diesen cAMP-stimulierten Zellen wurden Einzelkanalströme abgeleitet, die in Abb. 2.5b,c dargestellt sind. Größere Einzelkanalströme (Abb. 2.5b) sind wegen des besseren Rausch/Signalverhältnisses leichter zu erkennen als kleine Ströme durch Ionenkanäle ge-

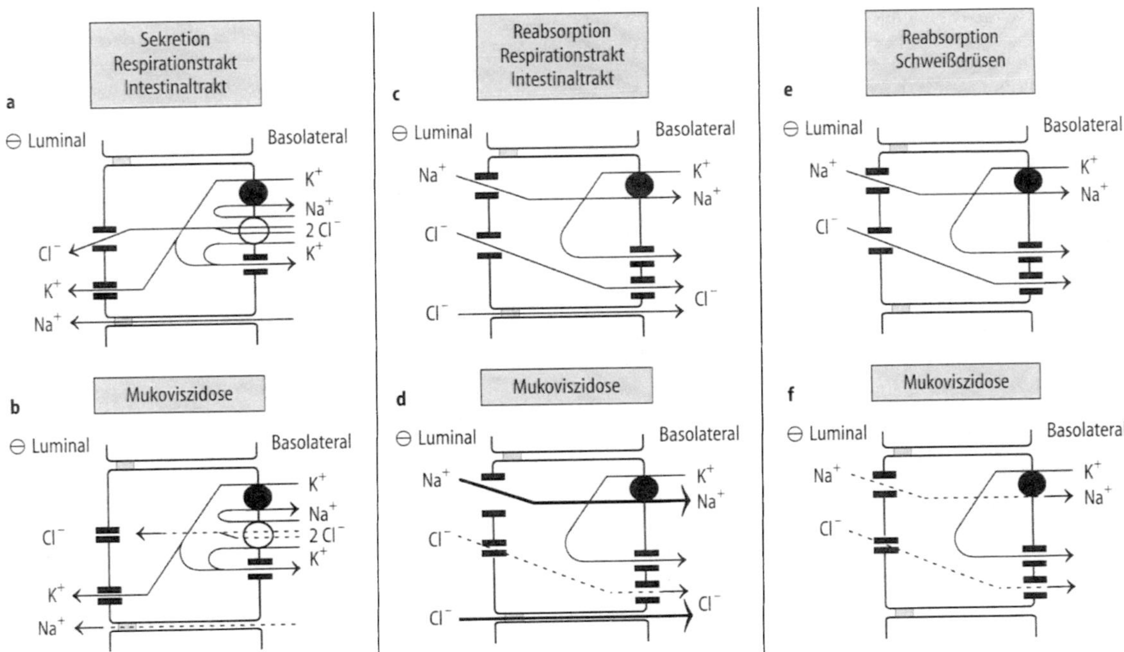

Abb. 2.4a–f. Modelle **a** für die Sekretion und **c** Reabsorption von Kochsalz im Respirations- und Intestinaltrakt und **e** in den Ausführungsgängen der Schweißdrüsen. **b** bei Mukoviszidose ist die Kochsalzsekretion in den Luftwegen und im intestinalen Epithel durch den Defekt des luminalen CFTR-Cl^--Kanals stark eingeschränkt, wohingegen **d** die Resorption durch erhöhte Aktivität luminaler Na^+-Kanäle und gleichzeitig vorhandener parazellulärer Cl^--Permeabilität erhöht ist. Im relativ dichten Ausführungsgang kommt es **f** bei Mukoviszidose zu einer verminderten Resorption von NaCl und somit zu einer erhöhten Ausscheidung von Kochsalz mit dem Schweiß. Die Defekte der luminalen Cl^- und Na^+-Leitfähigkeit führen in allen drei Epithelien zu einem erhöhten lumennegativen transepithelialen Potential, das zu diagnostischen Zwecken genutzt werden kann

ringerer Einzelkanalleitfähigkeit (Abb. 2.5c). Bei Patch-Clamp-Messungen an epithelialen Zellen des Respirations- bzw. des Intestinaltrakts wurden deshalb zunächst Cl^--Ionenkanäle mittlerer Leitfähigkeit gefunden, die eine gewisse Spannungsabhängigkeit zeigen („intermediate conductance outwardly rectifying"; ICOR; ORCC). Diese in Abb. 2.5b gezeigten Cl^--Kanalströme wurden aufgrund ihrer Häufigkeit in isolierten Membranflecken von vielen Arbeitsgruppen als essentiell für die Cl^--Ionensekretion angesehen. Während in manchen Labors ICOR in gleicher Weise in Luftwegsepithelien von CF-Patienten gefunden wurde, fanden andere, dass dieser Ionenkanal bei CF defekt ist. In vielen nachfolgenden Untersuchungen stellte sich schließlich heraus, dass ICOR im intakten Epithel keinen Beitrag zur Cl^--Sekretion leistet. Dies erklärt auch die fehlenden Effekte von ICOR-Inhibitoren am nativen Epithel und die mangelnde Aktivierbarkeit durch Proteinkinase A. Offensichtlich wird ICOR erst durch die Exzision von Membranflecken aktiviert und wird durch einen zellulären Faktor inhibiert. Nach Klonierung des krankmachenden Gens CFTR und dessen Expression wurde schließlich gefunden, dass CFTR einen Cl^--Kanal kleiner Leitfähigkeit und linearer Strom/Spannungsbeziehung bildet (Abb. 2.5c). Nachfolgende Untersuchungen komplizierten jedoch die Situation dadurch, dass CFTR offensichtlich nicht nur für einen Cl^--Ionenkanal kodiert, sondern auch andere Membranleitfähigkeiten beeinflusst und somit als Regulator von ICOR dient.

2.4.3 Messung der CFTR-Expression

Die Klonierung des CFTR im Jahre 1989 machte es möglich, die Funktion des krankmachenden Gens genauer zu studieren. Hierzu wurde zunächst die gesunde, d.h. nicht mutierte Form des Proteins in verschiedenen Zellen zur Expression gebracht und die so transformierten Zellen wurden mit der Patch-Clamp-Methode untersucht. Dabei zeigte sich in Ganzzellableitungen, dass nach Expression von CFTR und unter cAMP-abhängiger Stimulation die Zellen mit einer Zunahme der Cl^--Ionenleitfähigkeit antworten (Abb. 2.5a). Es wurde deshalb vermutet, dass CFTR einen durch Proteinkinase A regulierten Cl^--Ionenkanal bildet. Diese initialen Arbeiten wur-

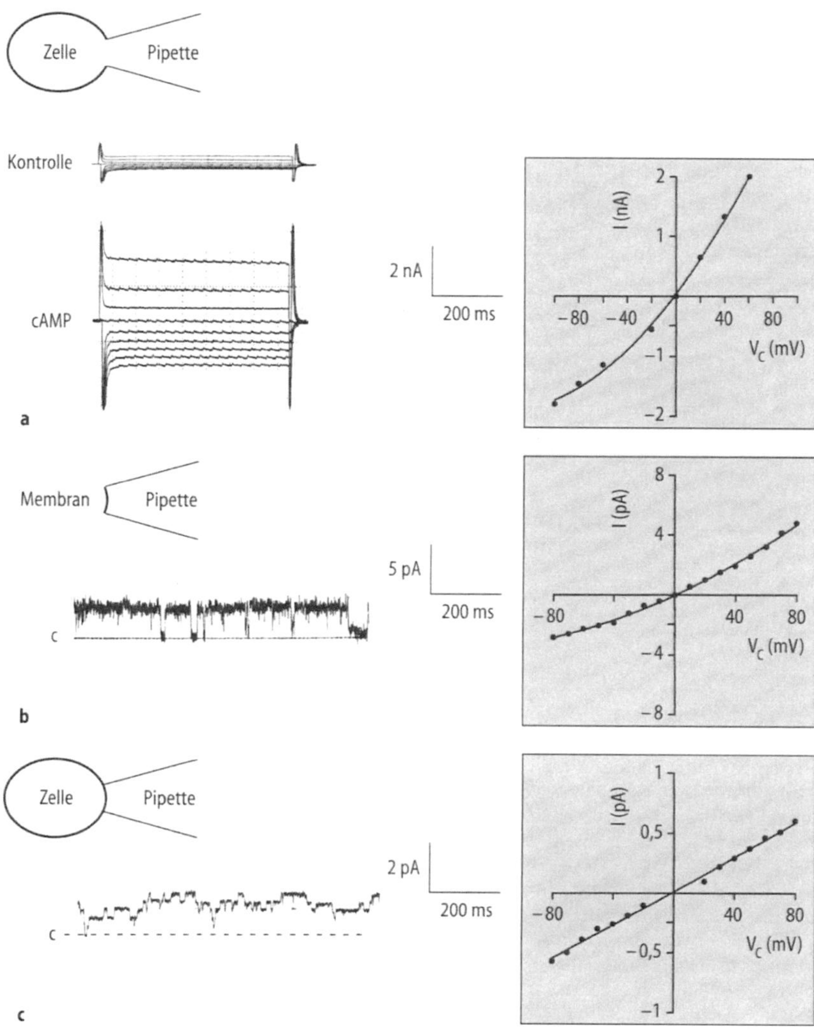

Abb. 2.5 a – c. Patch-Clamp-Messungen an Epithelzellen. **a** Aktivierung eines Ganzzellstromes durch cAMP. Der Membranstrom wurde in der Ganzzellableitung gemessen und eine Strom/Spannungsbeziehung abgeleitet. **b** Aktivität einzelner Cl^--Kanäle mittlerer Leitfähigkeit (ICOR) in einem isolierten Membranfleck einer Luftwegsepithelzelle und zugehörige Strom/Spannungsbeziehung. **c** Aktivität mehrerer, insgesamt fünf individueller CFTR-Cl^--Kanäle in einer Ableitung von der Zelle und zugehörige Strom/Spannungsbeziehung eines individuellen Cl^--Kanales

den in nachfolgenden Experimenten unter Zuhilfenahme der Einzelkanalanalyse bestätigt. Hier zeigte sich eine Aktivierung von Cl^--Ionenkanälen relativ kleiner Leitfähigkeit durch cAMP. Die in Abb. 2.5c gezeigten Einzelkanalströme und die zugehörige Strom/Spannungskurve zeigen, dass CFTR Cl^--Ionenkanäle mit einer Einzelkanalleitfähigkeit von etwa 7 pS bildet. Diese Ergebnisse konnten durch viele nachfolgende Experimente bestätigt werden. Diese kleinen Cl^--Kanäle waren anfänglich übersehen worden und konnten erst nach starkem Filtern des Stromsignals und in der Abwesenheit von ICOR erkannt werden. Die weiteren Patch-Clamp-Untersuchungen konzentrierten sich deshalb auf die Charakterisierung und Regulation der kleinen CFTR-Cl^--Kanäle.

2.4.4 Struktur des CFTR-Cl^--Kanals

Aufgrund vielfältiger Analysen der CFTR-Kanaleigenschaften durch molekularbiologische und biochemische Methoden sowie fluoreszenzoptische und elektrophysiologische Experimente entstand ein kompliziertes Modell des CFTR-Cl^--Kanals, welches in Abb. 2.6 dargestellt ist. Aufgrund des symmetrischen Aufbaus mit zwei großen transmembranären Domänen, die durch je sechs α-Helices gebildet werden, und zwei ATP- oder Nukleotidbindungstaschen (NBF1, NBF2) gehört CFTR zur Familie der sog. ABC-(*A*TP *b*inding *c*assette) Transporter. Die erste Transmembrandomäne ist offensichtlich für sich alleine dazu in der Lage, einen Cl^--Kanal zu bilden. Eine detaillierte Analyse der CFTR-Poreneigenschaften wurde möglich durch den systematischen Ersatz von

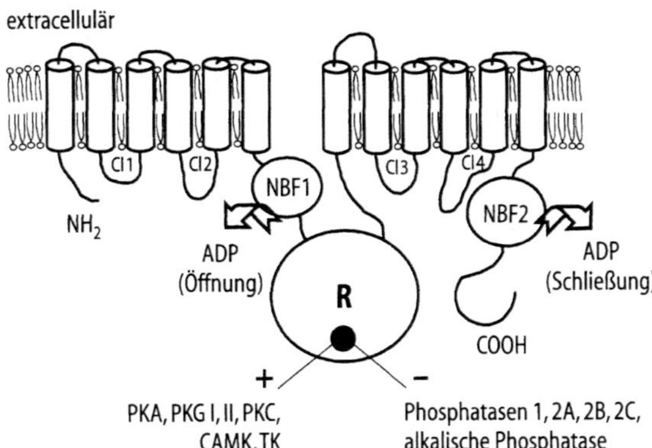

Abb. 2.6. Modell des CFTR und seiner Regulation. ATP-Hydrolyse durch NBF1 führt zur Kanalöffnung, wohingegen ATP-Spaltung durch NBF2 zur Schließung des Kanales führt. CFTR wird aktiviert durch verschiedene Kinasen (PKA, PKC, PKG I, II, CAMK, TK) und inhibiert durch verschiedene Phosphatasen (PP1, PP2A, PP2B, PP2C, AP). Die zytosolischen Verbindungsstücke (Cl1-Cl4) tragen durch molekulare Interaktion ebenfalls zur Regulation von CFTR bei. Für weitere Erklärungen s. Text

α-helikalen Aminosäuren durch Cysteine und die Verwendung von Cysteinreagenzien und Anionenaustausch. Hiernach hat die CFTR-Kanalpore eine Größe von etwa 5.3 A und kann mehrere Anionen gleichzeitig beherbergen. Die Selektivität des Ionenkanales wird, einigen Studien zufolge, durch die sechste α-Helix gebildet, während die zytosolischen Domänen NBF1, NBF2 und die große regulatorische R-Domäne der Kanalregulation dienen. Ungeprüften Vorstellungen zufolge dient die R-Domäne als Verschluss für die Kanalpore („ball and chain model"). Zur Zeit existieren widersprüchliche Resultate zur Frage, ob CFTR als Monomer funktioniert oder ob zwei oder mehrere CFTR-Moleküle einen funktionsfähigen Kanal bilden. Es sollte an dieser Stelle darauf hingewiesen werden, dass die gängigen Vorstellungen hinsichtlich Struktur und Aufbau von CFTR auf indirekten experimentellen Hinweisen und Hydrophobizitätsanalysen beruhen und deshalb nur als Arbeitsmodell gebraucht werden sollten. In diesem Zusammenhang soll nicht unerwähnt bleiben, dass es auch experimentelle Hinweise für eine Membranlokalisation von NBF1 gibt, Unsicherheiten über die Ausdehnung von NBF1 existieren und darüber hinaus NBF1 für sich alleine Cl^--Ionenströme zu induzieren vermag.

2.4.5 Regulation von CFTR

Wie zuvor beschrieben, werden CFTR-Cl^--Kanäle durch Erhöhung von intrazellulärem cAMP und nachfolgender Aktivierung der Proteinkinase A (PKA) aktiviert. Phosphorylierung durch Proteinkinase A ist ein ubiquitäres zelluläres Phänomen. Im Falle von CFTR wurden multiple Phosphorylierungsstellen für PKA identifiziert, die nahezu alle in der R-Domäne des Proteins lokalisiert sind, aber auch in NBF1 vorhanden sind. Diese Arbeiten zeigen, dass CFTR vor allem über Proteinkinase A reguliert wird. Wahrscheinlich kommt es zu einer schrittweisen mehrfachen Phosphorylierung des CFTR-Proteins durch PKA. Neben PKA sind etliche weitere Proteinkinasen dazu in der Lage CFTR zu aktivieren (Abb. 2.6). Hierzu zählen Proteinkinase C, die cGMP-abhängigen Proteinkinasen Typ I und II, die Ca^{2+}/Calmodulin-abhängige Proteinkinase (CAMK) sowie die Tyrosinkinase (TK). Manche Proteinkinasen wie PKC potenzieren den Effekt der PKA-abhängigen Phosphorylierung. Andererseits unterliegt CFTR einer sehr strikten Kontrolle durch verschiedene Phosphatasen, die den Kanal dephosphorylieren und hierdurch deaktivieren. Diese inhibitorische Kontrolle durch Phosphatasen ist gewebespezifisch und liefert einen interessanten pharmakotherapeutischen Ansatzpunkt.

Phosphorylierung durch die oben genannten Kinasen scheint für sich alleine allerdings nicht auszureichen, um den CFTR-Cl^--Ionenkanal zu öffnen. Hierzu ist die Spaltung von energiereichen Substraten wie ATP oder GTP durch die Nukleotidbindungstaschen des CFTR-Proteins notwendig. Wie oben erwähnt, sind die doppelt vorhandenen Nukleotidbindungstaschen NBF1 und NBF2 ein typisches Merkmal von ABC-Proteinen und weisen auf die ATP verbrauchende Aktivität dieser Proteine hin. Typische Vertreter dieser Proteinfamilie, wie z.B. das MDR- („multi drug resistance") Protein, welches Tumorzellen zur Resistenz gegenüber Zytostatika verhilft, pumpen unter ATP-Verbrauch Substrate entgegen einem Konzentrationsgradienten. Im Falle von CFTR ist ein solches Verhalten jedoch zunächst nur schwer zu verstehen, da der Cl^--Ionentransport durch CFTR rein passiv, dem Cl^--Ionengradienten entsprechend, folgt und hierzu keine ATP-Spaltung benötigt wird. Offensichtlich ist im Falle von CFTR die ATP-Spaltung im Dienste der Regulation des Ionenkanales. So führt ATP-Spaltung an NBF1 zu einer Öffnung der Cl^--konduktiven Pore, die Nukleotidspaltung an NBF2 hingegen zu einer Schließung des Kanals (Abb. 2.6). Somit bestimmen die hydrolytischen Prozesse an beiden NBFs im Zusammenspiel mit den oben beschriebenen Proteinkinasen die sog. Öffnungswahrscheinlichkeit des CFTR-Cl^--Kanals. Weiterhin scheinen auch die zytosolischen Verbindungsstücke zwischen den einzelnen α-Helices zur Regulation der Kanalaktivität beizutragen.

2.4.6 CFTR-Defekt bei CF und dessen pharmakologische Beeinflussung

Unterschiedliche Mutationen des CFTR zeigen verschiedene Auswirkungen auf die Kanalfunktion. So führen einige Mutationen zu CFTR-Protein mit gewisser Restfunktion. Andere Mutationen, wie die häufigste Deletion F508, führen dazu, dass nur minimale Mengen von CFTR-Protein in die Membran gelangen. Dort angelangt, bilden diese Mutanten allerdings einen funktionsfähigen Cl^--Kanal. Ob die defekte Reifung von F508-CFTR allerdings auch im nativen Luftwegs- und Darmepithel vorzufinden ist, ist bislang nicht eindeutig geklärt. Andere Mutationen führen zu einer defekten Aktivierbarkeit des CFTR, verändern die Kanalpore oder verhindern die Regulation anderer Transportvorgänge durch CFTR. Ein kausale Therapie der CF bestünde also darin, die Restfunktion des defekten CFTR zu mobilisieren bzw. mutiertem CFTR zu verstärkter Expression zu verhelfen. In Patch-Clamp-Experimenten und mittels weiterer elektrophysiologischer Methoden wurden bislang etliche chemische Verbindungen identifiziert, die dazu in der Lage sind, CFTR-Cl^--Ströme zu verstärken. Unter den Substanzen, die bislang identifiziert wurden, zeigen Isoflavone (Genistein) die deutlichsten Effekte, wohingegen Xanthin-Derivate (CPX) in einigen Patch-Clamp-Untersuchungen aktivierende Effekte auf CFTR zeigten, in anderen Experimenten hingegen wirkungslos waren. Prinzipiell sollten alle Verbindungen, die in Patch-Clamp-Experimenten erfolgreich waren, nachfolgend an intakten Zellen und möglichst im nativen humanen Epithel von CF-Patienten auf ihre Wirksamkeit hin untersucht werden, bevor diese in die klinische Testung gelangen.

2.4.7 Erhöhte epitheliale Na^+-Leitfähigkeit bei CF

CFTR wurde ursprünglich als „conductance regulator", also als Regulator zellulärer Leitfähigkeiten bezeichnet. Wie neuere Arbeiten zeigen, wurde dieser Name durchaus zu Recht gewählt. So wurde in der Zwischenzeit eine Vielzahl von Transportvorgängen in Membranen epithelialer Zellen identifiziert, die durch CFTR beeinflusst werden. Die Regulation der Aktivität des epithelialen Na^+-Kanals (ENaC) steht hierbei aufgrund ihrer pathophysiologischen Bedeutung im Vordergrund. So wurde durch Patch-Clamp-Untersuchungen und weitere Messungen an Xenopus-Oozyten gefunden, dass CFTR dazu in der Lage ist, den epithelialen Na^+-Kanal in seiner Aktivität zu hemmen. Nachfolgende Experimente wiesen diese ENaC-Hemmung auch im intakten respiratorischen Luftwegsepithel und im Darmepithel des Menschen nach. Somit wurde verständlich, weshalb in den Luftwegen von CF-Patienten eine erhöhte Na^+-Leitfähigkeit zu finden ist. Die Aktivierung von CFTR in resorbierenden Epithelzellen führt über Hemmung von ENaC zu einer Hemmung der NaCl-Resorption und zu einem Umschalten des Epithels von Resorption hin zu Sekretion (Abb. 2.7). Da dieser Vorgang bei CF gestört ist, kommt es zur übermäßigen Resorption und zur eingeschränkten Befeuchtung der Atemwege. Somit könnte die Pathophysiologie der CF-Lunge eher auf einer fehlenden Hemmung von ENaC durch CFTR statt auf einem Defekt der CFTR-vermittelten Cl^--Sekretion beruhen.

2.4.8 Regulation anderer zellulärer Eigenschaften durch CFTR

Hemmung epithelialer Na^+-Kanäle durch CFTR ist keinesfalls die einzige Interaktion von CFTR mit anderen Membrantransporten bzw. Ionenkanälen. Wie in Tabelle 2.1 zusammengefasst, wurden Interaktionen mit verschiedenen K^+-Kanälen, anderen Cl^--Kanälen, elektroneutralen Transportprozessen und sogar Wasserkanälen, sog. Aquaporinen beschrieben. Welche pathophysiologische Rolle hierbei diesen verschiedenen CFTR-Interaktionen zukommt, ist außer im Falle der Interaktion mit dem epithelialen Na^+-Kanal bislang nicht bekannt. Einige der Befunde, die durch Patch-Clamp-Experimente gewonnen wurden, lassen sich nicht direkt auf das intakte Epithel übertragen. So kann z. B. das komplizierte Modell der CFTR-vermittelten autokrinen ATP-Sekretion und

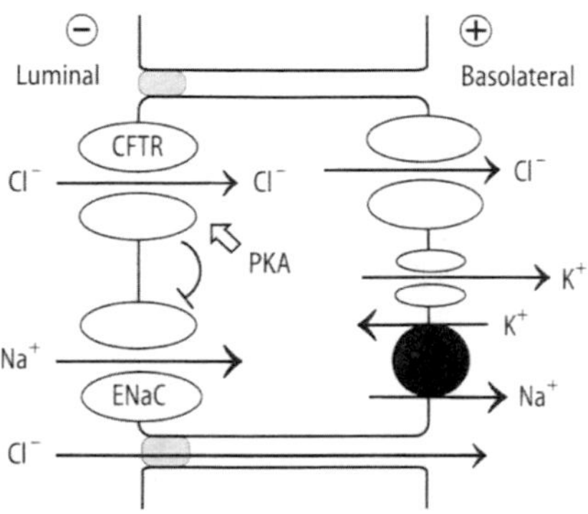

Abb. 2.7. Inhibition des epithelialen Na^+-Kanals durch CFTR. PKA-abhängige Phosphorylierung von CFTR führt zur Aktivierung der Cl^--Leitfähigkeit und Elektrolytsekretion. Gleichzeitige Hemmung von ENaC durch aktiviertes CFTR führt zur Hemmung der Elektrolytresorption und damit insgesamt zu einem Umschalten der Epithelfunktion von Resorption zu Sekretion

Tabelle 2.1. Regulation verschiedener Transportvorgänge durch CFTR und Interaktion mit Kanalproteinen

CFTR-regulierter Transport oder Kanalprotein	Ergebnis der Interaktion	Literatur
ENaC	Hemmung von ENaC	[22, 34, 51, 55]
Elektroneutrale Na^+-Resorption	Hemmung des Na^+/H^+-Austauschers	[7]
HCO_3^-/Cl^--Austauscher	Aktivierung des luminalen HCO_3^-/Cl^--Austauschers	[29]
ICOR-Cl^--Kanäle	Aktivierung von ICOR, Sensibilisierung für Glybenclamid	[18, 51, 52]
Ca^{2+}- und schwellungsaktivierte Cl^--Kanäle	Aktivierung- bzw. Inhibition von Ca^{2+}- und schwellungs-induzierten Cl^--Kanälen	[22]
ROMK2, Kir6.1	Sensibilisierung für Glybenclamid	[16, 38, 51]
K_vLQT1	Aktivierung von K_vLQT1 in Xenopus oocytes	[35]
AQP3	Aktivierung von AQP3	[48]
Gap junctions	Aktivierung von Gap junctions	[5]
Mukussekretion	Aktivierung der Exozytose und Mukussekretion	[28, 39]
ATP-Transport	ATP-Sekretion zur luminalen Epithelseite	[17, 51]
Glutathion-Transport	Aktivierung des Glutathion-Efflux	[11]

nachfolgenden Aktivierung von ICOR in den Luftwegen bzw. in Epithelien des Intestinaltraktes nicht ohne weiteres nachgewiesen werden, da in diesen Epithelien ICOR für den Cl^--Transport keine Rolle spielt. Über die Mechanismen der CFTR-vermittelten Regulation von ENaC und anderen Membranproteinen ist bislang nur wenig bekannt. Offensichtlich spielen hierbei die zytosolischen Domänen NBF1 und R eine wesentliche Rolle. Eventuell kommt auch der C-terminalen Interaktionsdomäne eine Bedeutung zu. Es ist sehr wahrscheinlich, dass noch weitere Vermittlerproteine bei der CFTR-abhängigen Regulation anderer Transportproteine beteiligt sind.

2.4.9 Zusammenfassung

CFTR ist ein kompliziert gebautes Protein, das einer komplexen Regulation unterworfen ist und das vielfältige zelluläre Funktionen besitzt. Neben der Funktion als cAMP-regulierter Cl^--Ionenkanal nimmt CFTR auch an der Regulation anderer Ionenkanäle teil. Mittels Patch-Clamp-Analysen und weiteren elektrophysiologischen Methoden konnte eine Vielzahl dieser CFTR-Eigenschaften ausfindig gemacht werden und wurden wichtige regulatorische Mechanismen aufgedeckt. Durch diese Experimente ist ein bislang recht differenziertes Bild der CFTR-Struktur entwickelt worden. Diese Modellvorstellungen sollten allerdings mit gewisser Zurückhaltung gewertet werden, bis diese durch direktere Methoden, wie die der kristallographischen Analyse, bestätigt werden. Zukünftige Experimente werden die Mechanismen der Interaktion von CFTR mit anderen Membranproteinen zum Inhalt haben und werden die Frage nach der pathophysiologischen Relevanz dieser CFTR-Interaktionen klären müssen. Auf dem Wege zur Entwicklung neuer alternativer Therapeutika zur Behandlung der CF, wie z.B. Aktivatoren des CFTR, werden Patch-Clamp-Untersuchungen auch weiterhin einen wichtigen Beitrag leisten. Ergebnisse, die durch solche Experimente zustande kommen, sollten allerdings immer durch Untersuchungen im intakten Epithel mittels alternativer Methoden ergänzt werden.

2.5 Schweißdrüse

M. H. Schöni

Die Entdeckung des erhöhten Salzgehaltes im Schweiß von CF-Patienten 1953 durch Di Sant Agnese und der durch Gibson u. Cooke 1959 eingeführte Schweißtest haben die verlässliche Diagnostik der cystischen Fibrose eingeleitet [1]. Nach der Einführung dieses diagnostischen Hilfsmittels wurden verschiedene Arbeiten zur Standardisierung der Testanordnung unternommen und die Verlässlichkeit an einer immer größer werdenden Anzahl von Probanden getestet. Parallel dazu erfolgten erste differenzierte Untersuchungen über die Physiologie, Anatomie und Histologie der Schweißdrüsen bei CF-Patienten, obligat heterozygoten Eltern

und gesunden Kontrollen. Initial wurde für die Diagnose immer die erhöhte Natriumkonzentration des Schweißes verwendet. Durch die wegweisenden physiologischen Untersuchungen von Paul Quinton im Jahre 1983 über die Undurchlässigkeit der Schweißdrüsen von CF-Patienten für Chlorid rückte die Chloridrückresorptionstheorie in den Vordergrund des Interesses und bestätigte sich in der Folge durch die Entdeckung des CF-Gens [2,3]. Es besteht heute kein Zweifel mehr daran, dass das CFTR-Protein („cystic fibrosis transmembrane regulator") auch an der Schweißdrüse einen für Chlorid spezifischen Transportkanal darstellt, der somit in vielen Elektrolyt transportierenden Zellen vorkommt.

2.5.1 Anatomie und Physiologie

Die 2–4 Mio. ekkrinen Schweißdrüsen des Menschen sind alle bei Geburt angelegt, verteilen sich über den ganzen Körper und sind vor allem an den Fußsohlen (620/m^2) sehr zahlreich, weniger am Rücken und Vorderarm (64/m^2). Man unterscheidet einen sekretorischen Teil mit serösen und mukösen (bzw. mikroskopisch sog. hellen und dunklen) Zellen und einen resorptiven Teil, der den intradermal und intraepithelial gelegenen Ausführgang bildet. Myoepitheliale Zellen finden sich vor allem im sekretorischen Anteil (s. Abb. 2.8) Die Schweißdrüsen werden durch cholinerge alpha- und betaadrenerge Stimuli zur Schweißproduktion angeregt. Physiologisches thermal ausgelöstes Schwitzen erfolgt funktionell über cholinerge Aktivierung, kann aber auch durch zirkulierende adrenerge Substanzen ausgelöst werden. Bei Patienten mit CF fehlt die beta-adrenerg auslösbare Schweißsekretion, die cholinerge Stimulierbarkeit der Schweißsekretion ist normal.

Schweißbildung ist nichts anderes als Verschiebung von Elektrolyten in Wasser aus dem Blutkompartiment in den Schweißdrüsengang. Dabei sind Schweißsekretion und Schweißreabsorption zu unterscheiden.

Primärsekretion

Normalerweise wird nach beta-adrenerger Stimulation im sezernierenden Teil der Schweißdrüse ein Ultrafiltrat des Blutplasmas produziert, das auf dem $Na^+/K^+/2Cl^-$-Transport an der basolateralen Membran der sezernierenden Zellen beruht und das durch die Na^+/K^+-Pumpe aufrecht erhalten wird (Abb. 2.8). Die Sekretion beginnt mit der Aktivierung der Na^+/K^+-ATPase, welche Natrium aus der Zelle und Kalium in die Zelle pumpt; damit wird das intrazelluläre Natrium auf ca. 15 mmol und das intrazelluläre Kalium auf ca. 135 mmol gehalten. Da die basolaterale Zellmembran für Natrium etwas mehr durchlässig ist als für Kalium, entsteht intrazellulär eine leichte Elektronegativität, die Chlorid aus der Zelle drängt. Chlorid wird entlang dem Konzentrationsgradienten durch den Na^+/K^+-ATP-Kotransport in die Zelle aufgenommen und kann nur an der apikalen Membran durch den Chloridkanal des CFTR-Proteins aus der Zelle entweichen, was aus Gründen der Elektroneutralität erfolgen muss und Energie benötigt. Natrium folgt interzellulär durch die „tight junctions". Den Gradienten für Natrium und Chlorid folgt Wasser passiv, sodass ein salzreicher hypertoner Primärschweiß entsteht.

Resorption

Nach der Primärsekretion wird der neu gebildete Schweiß im Ausführgang zum Endschweiß aufbereitet. Dies geschieht durch aktive Reabsorption (Abb. 2.8).

Die basolaterale Na^+/K^+-ATPase pumpt Natrium aus der Zelle. Damit entsteht ein Natrium-Konzen-

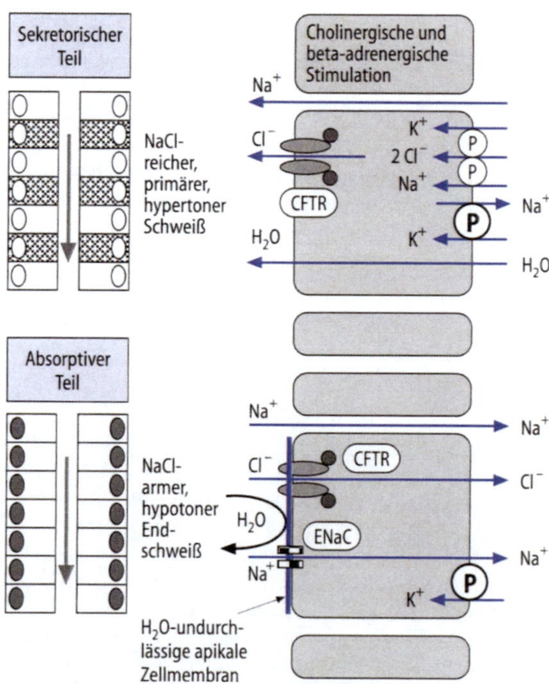

Abb. 2.8. Physiologisch normale Funktion der Epithelzellen des Ausführganges einer Schweißdrüse. Der Chloridtransport an der apikalen Membran der Zellen des sekretorischen und absorptiven Teiles wird über den cystic fibrosis transmembrane regulator (CFTR) garantiert. Bei Ausfall dieses Transportweges für Chlorid resultiert ein hypertoner NaCl-reicher Endschweiß. *ENaC* epithelial sodium channel, *P* Ionenpumpen

trationsgradient vom Schweißlumen in die absorbierende Zelle. Aus dem Primärschweiß wird Natrium intrazellulär verschoben. Dies geschieht durch den epithelialen Na^+-Kanal (eNaC), der durch das CFTR-Protein im Bronchialepithel und bei der CF-Maus im nasalen Epithel, nicht aber an der Schweißdrüse, reguliert wird. Da die apikale Membran der absorbierenden Epithelzellen für Wasser undurchlässig ist und Chlorid dem Natrium folgt, entsteht ein hypotoner, elektrolytarmer Endschweiß.

Defekt bei cystischer Fibrose

In der Schweißdrüsenzellen ist das CFTR als Chloridkanal allein für die Verschiebung von Anionen von intra- nach extrazellulär verantwortlich; ein anderer Weg der Cl-Verschiebung ist nicht möglich.

Der zum abnormen Elektrolytgehalt des Schweißes bei CF-Patienten führende Chloridkanaldefekt ist nun durch das Fehlen oder durch die eingeschränkte Funktion des CFTR-Proteins an der apikalen und basolateralen Membran der Epithelzellen zurückzuführen. Dadurch erreicht beim CF-Patient der Endschweiß eine 2–5mal höhere Salzkonzentration als bei normaler absorptiver Funktion. Der Defekt bei den CF-Patienten basiert daher weder auf einer anatomisch abnormalen Schweißdrüse noch auf einer reduzierten Anzahl der Drüsen pro definierter Körperoberfläche [4]. Mit Hilfe von Antikörpern kann das für den Chloridtransport entscheidende CFTR-Protein hauptsächlich in der apikalen Membran von epithelialen Zellen in verschiedenen Organen nachgewiesen werden; es kommt aber auch an der basolateralen Membran und intrazellulär in Membranen und Endosomen vor [5–7]. Bei homozygoten CF-Patienten mit F508 zeigt sich in der apikalen Membran der absorbierenden Schweißdrüsenzellen des Ausführganges eine deutlich reduzierte immunohistochemisch nachweisbare Anfärbbarkeit und eine intrazelluläre Ansammlung von immunohistochemisch positivem Material, was mit der Theorie der intrazellulären Degradation von abnormem CFTR vereinbar ist [8]. Bei CF-Patienten wird trotz Chloridkanaldefekt ersatzmäßig eine minimale Chloridmenge über einen Cl-/HCO_3-Austausch an der apikalen Membran rückresorbiert [9].

2.5.2 Elektrophysiologie

Die bei den CF-Schweißdrüsen messbare Chloriderhöhung im Endschweiß lässt sich auch elektrophysiologisch an isolierten und perfundierten Schweißdrüsen nachweisen. Im Ausführgang normaler Schweißdrüsen findet sich gegenüber dem basalen interstitiellen Gewebe ein transepithelialer elektrischer Gradient.

Dabei bedeutet ein Gradient von Null eine elektroneutrale Verteilung der Ionen zwischen Interstitium und Ganglumen. Ein positiver Gradient entspricht einem Stromfluss ins Lumen, ein negativer einem Stromfluss aus dem Lumen. Der Gradient beträgt bei normalen Schweißdrüsen ca. 7 mV, bei CF Patienten 76 mV (Ausführganglumen gegen Interstitium, s. Abb. 2.9). Durch experimentelle Senkung der Cl^--Konzentration im Ausführgang kann bei CF-Patienten die Elektronegativität in Richtung normal vermindert werden, womit die Abhängigkeit des transepithelialen elektrischen Gradienten von Chlorid bewiesen werden konnte. Einen ähnlichen Schluss lassen Untersuchungen mit Oubain zu, einem Na^+/K^+-ATPase-Blocker, der die Absorption von Na^+ im Austausch zu K^+ verhindert. Durch Oubain kann der elektrische Gradient fast auf null reduziert werden. Die verminderte Permeabilität für Cl^- bei CF-Patienten zeigt sich auch durch die deutlich verminderte transepitheliale Conductance von ca 20 ms/cm. Bei normalen Schweißdrüsen beträgt diese hingegen ca. 100–130 ms/cm. Hingegen sind unter basalen (unstimulierten) Bedingungen der Chloridkanal wie der Chloridtransporter in der basalen Membran normal funktionierend. Die aktive Sekretion und Absorption und damit die Cl^--Conductance ist cAMP und ATP abhängig. Dabei wird der Kanal durch Phosphorylierung der R-Domäne des CFTRs geöffnet. Bei den CF-Patienten ist nur der cAMP-abhängige, beta-adrenerge Teil der Sekretion gestört.

Einige spezifische Mutationen des CFTRs, G551S, 3849+10 kb C-T, 2789+5G-A, zeigen deutlich tiefere Chloridwerte im Schweiß als Patienten mit F508-homozygoten Mutationen [10, 11]. Diejenigen, die einen cAMP-reagierenden Chloridkanal mit reduzierter Conductance (sog. Klasse-IV-Defekte) wie z.B. R117H, R347H, R347P, D614G, S1251N, produzieren,

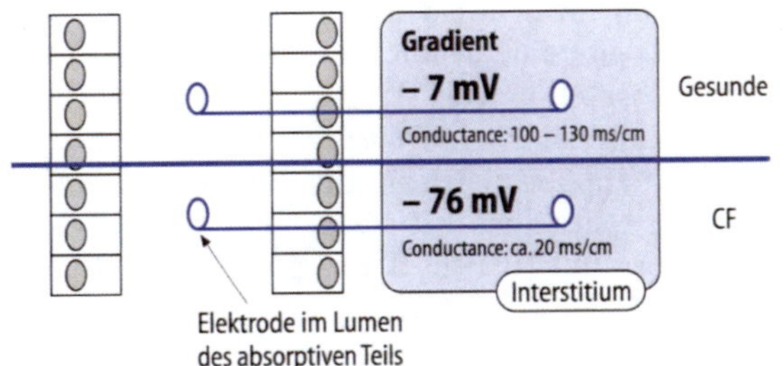

Abb. 2.9. Transepithelialer elektrischer Gradient zwischen Schweißdrüsenganglumen und Interstitium. Dabei bedeutet ein Gradient von Null eine elektroneutrale Verteilung der Ionen zwischen Interstitium und Ganglumen. Ein positiver Gradient entspricht einem Stromfluss ins Lumen, ein negativer einem Stromfluss aus dem Lumen

scheinen mit weniger stark erhöhten NaCl-Konzentrationen im Schweiß einherzugehen [12].

2.5.3 Untersuchungen an der Einzelschweißdrüse

Schon seit 1956 war bekannt, dass die zur Diagnose der cystischen Fibrose verwendete Na-Konzentration im Schweiß sich proportional zur Schweißsekretionsrate verhält, was 1982 auch bestätigt wurde [13, 14].

Schweißraten

Die Schweißrate einer einzelnen Schweißdrüse nach Stimulation mit Pilokarpin oder Acetylcholin erreicht nach rund 10 min einen Maximalwert von rund 6 nl/min. Mittels Mikropunktionsuntersuchungen konnte gezeigt werden, dass die Ruheschweißrate bei Gesunden $0{,}9 \pm 0{,}5$ nl/min/Drüse beträgt, unter Pilokarpinstimulation auf $4{,}6 \pm 1{,}9$ nl/min anstieg und bei CF-Patienten mit $0{,}7 \pm 0{,}6$ nl/min bzw. $4{,}8 \pm 2{,}3$ nl/min nicht unterschiedlich ausfällt.

Natrium und Chlorid

Über einen weiten Bereich der Sekretionsrate beträgt im Schweiß einer einzelnen Schweißdrüse die Natrium-Konzentration bei CF-Patienten (Normwerte von Gesunden) 60–145 mmol (10–40 mmol), die Chlorid-Konzentration 70–120 mmol (0–30 mmol), die Kalium-Konzentration 5–60 mmol (2–25 mM), die Osmolalität im Mittel 299 mosm (163 mosm), das pH 3,5–8,5 (4,0–8,5) und die residuale Anionenkonzentration $13{,}2 \pm 10{,}5$ mmol ($30{,}9 \pm 10{,}0$ mEq). Die bei CF-Patienten erhöhte Elektrolytkonzentration ist übrigens unabhängig vom Ort, wo der Schweiß gesammelt wird (Vorderarm, Stirn, Rücken, Abdomen etc.). Nach Verabreichung von Mineralokortikoiden (Aldosteron oder 9-a-Fluorhydrokortison oder unter Natrium-restriktiver Diät) nimmt die Na^+-Konzentration im Schweiß ab, normalisiert sich aber nicht. Es gibt eine deutliche Altersabhängigkeit der Schweißsekretion [15]. Wegen kleiner Schweißraten und physiologischerweise erhöhter Na^+- und Cl^--Konzentrationen in den ersten 6 Lebenswochen sind Schweißtestresultate bei Neugeborenen und Frühgeborenen mit Vorsicht (falsch positiv) zu interpretieren [16, 17].

Kalium

Die Werte für Kalium im Schweiß von CF-Patienten sind generell höher als bei gesunden Kontrollpersonen, obwohl die Werte zwischen diesen beiden Kollektiven stark überlappen können.

Mg^{++} und Ca^{++}

Es scheint, dass die Konzentrationen von Ca^{++} und Mg^{++} im Schweiß von CF-Patienten leicht erhöht sind, dies aber sehr stark von der Schweißrate abhängt.

Andere Ionenkonzentrationen

Sulfat, Phosphat, $NH4^+$ sind in minimer Konzentration vorhanden und von den Schweißraten abhängig. Dasselbe gilt für Laktat, das in der Konzentration von einigen mmol bis über 40 mmol schweißratenabhängig variieren kann. Generell sind zwischen CF-Patienten und Kontrollen keine Unterschiede für Schweiß Ca^{++}, Phosphat, Mg^{++}, Lactat und Stickstoff nachweisbar [14].

2.5.4 Elektrolytbestimmungen im Schweiß

Zur Elektrolytbestimmung im Schweiß wird der Schweißtest verwendet (klinische Anwendung s. Abschn. 5.5). Darunter versteht man die quantitative und qualitative Analyse des Schweißes zu diagnostischen Zwecken. Von den heute zweckmäßigen und valideren Methoden werden die quantitative Elektrolytbestimmung nach Pilokarpin-Iontophorese, die Osmometrie und die Konduktivitätsmessung generell akzeptiert. 1994 hat das amerikanische Kommittee für Laborstandardisierung die spezifischen Besonderheiten für den Schweißtest definiert [18]. Folgende qualitative Methoden, die meist die Schweißmenge unberücksichtigt lassen, sind auf dem Markt erhältlich:

- Wescor Schweißtest Konduktivitätsanalyzer (Wescor, Logan, Utah, USA),
- Schweiß-Osmolalitätsmessgerät der Firma Wescor (Abb. 2.10),

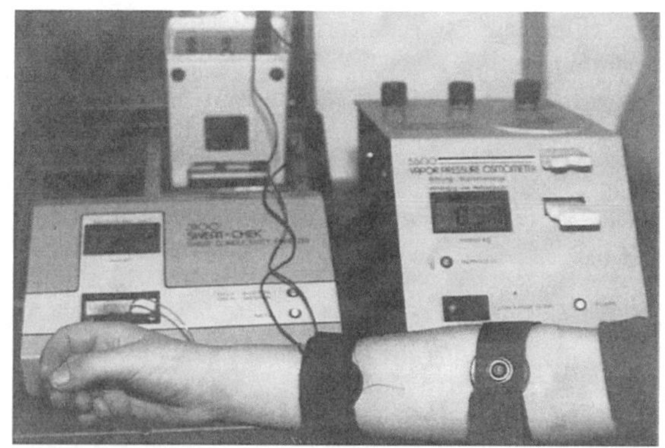

Abb. 2.10. Iontophorese mittels Gleichstrom am Vorderarm zur Pilokarpinapplikation in die Haut

Tabelle 2.2. Werte für Elektrolyte im Schweiß, zusammengestellt aus der Literatur

Elektrolyte	Methode	Normale Kontrollen	Cystische Fibrose	CF maximal - minimal
Na^+ (mEq/l)	thermisch (n = 9) Pilocarpin (n = 6)	34,4 ± 14,3 -	123,8 ± 29,3 104,8 ± 24,0	42-210 75-114
Cl^- (mEq/l)	thermisch (n = 9) Pilocarpin (n = 6)	27,5 ± 7,5 29,6 ± 7,0	118,1 ± 29,3 102,9 ± 23,0	50-220 78-148
K^+ (mEq/l)	thermisch (n = 1) Pilocarpin (n = 2)	12 9,7 ± 0,4	18 22,9 ± 8,0	12-18 12-29
Ca^{++} (mEq/l)	Pilocarpin (n = 1)	0,88 ± 0,07	0,94 ± 0,11	n. v.
Mg^{++} (mEq/l)	Pilocarpin (n = 1)	0,16 ± 0,01	0,17 ± 0,02	n. v.

n Anzahl Artikel, aus denen die Werte gepoolt wurden; n. v. nicht vorhanden.

- Konduktivitätsmesser der Advanced Instruments (Norwood, Mass., USA),
- Orion-Hautelektrode für Chloridmessung (Orion Research, Cambridge, Mass., USA),
- Scandipharm CF Chlorid Patches (Scandipharm, Birmingham, Ala., USA).

Mittels dieser Methoden sind qualitative Aussagen über die Schweißzusammensetzung möglich (Tabelle 2.2). Unverändert wird aber die quantitative Schweißmengenbestimmung nach Pilokarpiniontophorese, und die im gesammelten Schweiß bestimmte Cl^-- und Na^+-Konzentration als goldener Standard des Schweißtestes angesehen. Als Referenzwerte gelten: Cl^- >60 mmol/l ist mit der Diagnose CF vereinbar, Werte für Cl^- zwischen 40-60 mmol/l sind als grenzwertig zu beurteilen, Cl^- <40 mmol/l sind normal. 98% der CF-Patienten haben Cl^--Werte >60 mmol/l. Die Bestimmung des Na^+ wird empfohlen, hat aber nur einen zweitrangigen diagnostischen Wert. Der Cl/Na-Quotient bei gesunden normalen Kontrollpersonen beträgt 0,7 ± 0,4, bei Patienten mit genetischen Mutationen, die eher mit schwererem klinischen Verlauf einhergehen (F508, W1282X, G542X, N1303K, 1717-G-A), beträgt der Cl/Na-Quotient 1,2 ± 0,1, bei Mutationen oder doppelt Heterozygoten mit milderem Verlauf beträgt er 0,94 ± 0,1: daher ist Cl/Na = 1,0 mit CF vereinbar. Ca. 96% der CF-Patienten haben höhere Cl^--Werte als Na^+-Werte. Bei gesunden Kontrollen haben nur 3% höhere Cl^--Werte als Na^+-Werte, bei doppelt Heterozygoten und Mutationen mit mildem Verlauf haben ca. 60% der Patienten höhere Na^+-Werte als Cl^-, bei den restlichen 40% sind die Na^+-Werte tiefer oder gleich hoch wie die Cl^--Werte [19]. Da die Elektrolytkonzentrationen mit dem Alter zunehmen, können gesunde Erwachsene Cl^--Werte >60 mmol/l aufweisen; dies ist auch bei Neugeborenen in den ersten 6 Lebenswochen möglich. Bei Erwachsenen fordern daher einige Autoren Schweiß-Natrium- oder -Chloridwerte >80 mmol/l um eine CF zu diagnostizieren.

Mit der Messung der Osmolalität in der gesammelten Schweißprobe kann die Diagnose CF auch gestellt werden. Da neben Cl^- und Na^+ die anderen Ionen im Schweiß wenig zur Gesamtosmolalität beitragen, sind Werte >200 mmol/kg mit CF vereinbar, Werte zwischen 150-200 mmol/kg als verdächtig zu beurteilen, Werte zwischen 50-150 mmol/kg normal (Tabelle 2.3) [16]. (Über korrekte Durchführung und technische Details der Pilokarpin-Elektrophorese nach Gibson Cooke s. Abschn. 5.5.2.)

Die Sammlung von Schweiß mit dem Wescor Macroduct-System (Abb. 2.11) mittels einer zu einer Spirale aufgewundene Plastikkapillare, die von der stimulierten Hautoberfläche Schweiß durch kapillären Sog aufsaugt, braucht mindestens 15 µl (50 µl ~ 360 mg Schweiß), gesammelt über 15 min [20]. Die Schweißmenge hängt von der Größe des stimulierten Sammelareals ab (mittlere Schweißrate : 1 g/m²), von der Sammelzeit (mehr als 30 min Sammlung verbessert Menge in der Regel nicht und erhöht Gefahr des Verdunstens) und von der Konzentration des Pilokarpins, das zur Stimulation verwendet wird (ge-

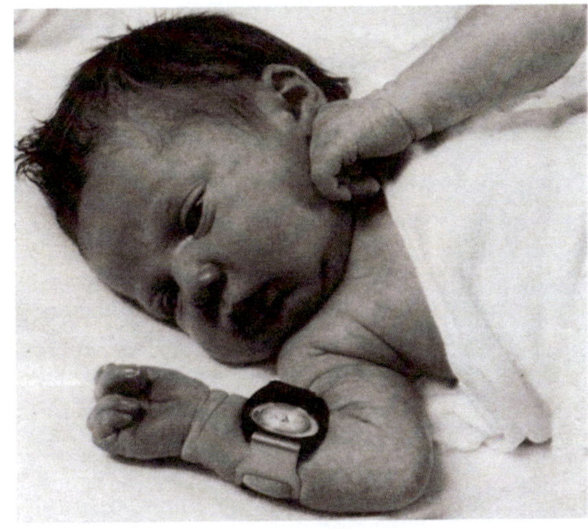

Abb. 2.11. Wescor-Macroduct-Sammelsystem zur kapillären Schweißsammlung nach der Pilokarpiniontophorese am Arm eines Säuglings

Tabelle 2.3. Diagnosekriterien an Hand des Schweißtests mit konventioneller Messung der Elektrolyte oder der Schweißosmolalität

Quantitative Cl^-- und Na^+-Bestimmungen (Gibbson, Cooke; Wescor Macroduct) [1, 18]	Osmolaritätsmessungen (Wascor) [16]			
	Cl	Na^+	Cl/Na^+	Schweißosmolalität (mmol/kg)
Positiver Schweißtest (CF mit großer Wahrscheinlichkeit)	60 mmol/l	> 60 mmol/l	≥ 1,0 (1,2 ± 0,1)	>200 mmol/kg
Verdächtiger Schweißtest	40–60 mmol/l	> 50 mmol/l	–	150–200 mmol/kg (= Grenzwerte)
Negativer Schweißtest	< 40 mmol/l	< 40 mmol/l	0.7 ± 0.4	50–150 mmol/kg

bräuchlich 0,5–1,5% Pilokarpinnitrat). Falsch positive Resultate können bis zu 15% auftreten. Falsch negative finden sich in bis zu 12% der Fälle und können vor allem bei ödematöser Haut, bei kongenitalen Schweißstörungen, (z.B. bei Dyskeratosen) oder bei falscher Technik auftreten [21]. In seltenen Fällen kann es am Ort der Pilokarpinstimulation oder an der Gegenelektrode zu einer Hautreizung, evtl. Urtikaria bis zu einer Verbrennung 1. Grades kommen.

Alle Schweißteste sollten im Duplikat z.B. an beiden Armen erfolgen, die Chloridwerte streuen dabei um ca. 1–5 mmol/l. Zur Sicherung eines positiven Schweißtestresultates wird empfohlen den Test zu wiederholen.

Physiologischerweise kann im Schweiß eine Chloridkonzentration von ca. 160 mmol/l erreicht werden. Höhere Werte sind verdächtig auf Laborfehler, oder das Labor liefert an Stelle von Elektrolytkonzentrationswerten die Osmolalitätswerte, die über 200 hinaus gehen können und dann pathologisch sind. Für weitere spezielle Details sei auf Abschn. 5.5 oder die entsprechende Literatur verwiesen [18, 22].

2.5.5 Zusammenfassung

An der Schweißdrüse manifestiert sich das Fehlen des CFTR-Proteins durch die Produktion eines hypertonen Endschweiß mit erhöhter Natrium- und Chloridkonzentration. Nach betaadrenerger Stimulation sezerniert die gesunde Einzelschweißdrüse einen salzreichen hypertonen Primärschweiß, der sekundär durch Resorptionsmechanismen im Ausführgang zu hypotonem elektrolytarmem Endschweiß umgewandelt wird. Letzterer Mechanismus ist bei der cystischen Fibrose defekt und kann sowohl an der Einzelschweißdrüse elektrophysiologisch wie auch im Schweiß selbst durch Elektrolytbestimmungen nachgewiesen werden.

2.6 Molekularer Phänotyp von mutantem CFTR

B. Tümmler

Die von der CFTR-Mutation ausgelösten Störungen in CFTR-mRNA-Transkript und -Protein werden in sechs Klassen eingeteilt (Tabelle 2.4) [19, 37, 47, 51].

Die Klassifikation der Mutationen (s. Abschn. 1.2) beruht überwiegend auf Beobachtungen an CFTR-Mutanten, die heterolog in Modellsystemen (Bakterien, Xenopus-Oozyten, Insekten- oder Säugerzelllinien, CF Mäuse) exprimiert wurden. Die Gültigkeit der Aussagen muß prinzipiell durch eine patientennahe Analytik abgesichert werden. Mit Ausnahme der Klasse-I-Mutationen können für solche Untersuchungen jedoch nur CF-Patienten herangezogen werden, die homozygot für die betreffende CFTR-Mutation sind. Jeder zweite CF-Patient ist homozygot für ΔF508, sodass die Auswirkungen dieser Mutation auf mRNA und Proteinebene verlässlich an Patientenmaterial charakterisiert werden konnten [13, 15, 26, 27]. Indexpatienten mit Homozygotie für eine non-ΔF508 Mutation sind selten. Daten zu non-ΔF508-CFTR-mutantem Protein von Patienten liegen bisher nur für vier Mutationen vor [22, 26]. Der mutante CFTR-mRNA-Phänotyp wurde hingegen bereits für zahlreiche Mutationen an Patientenproben ex vivo analysiert (Tabelle 2.5).

2.6.1 Deletionen, Leserasterverschiebungen und Stopmutationen

Große Deletionen, Leserasterverschiebungen und Stopmutationen gehören in der Regel zu den Klasse-I-Mutationen. Die Mutationen erzeugen ein vorzeitiges Stopkodon. In der Mehrzahl der bisher unter-

Tabelle 2.4. Klassifikation von CFTR-Mutationen nach molekularem Phänotyp. (Nach [19] und [47])

Klasse	Phänotyp	Beispiele
I	CFTR Proteinsynthese fehlt oder ist gestört	CFTRdele2,3 (21 kb), G542X, 3905insT
II	Intrazelluläre Reifung und Transport des CFTR-Proteins gestört	G480C, R1066C, N1303K
III	Regulation des CFTR-Ionenkanals defekt	G551D, S1255P
IV	Kanaleigenschaften verändert (Öffnungszeit, Leitfähigkeit)	R117H, R334W, R347P
V	Verminderte Produktion an Wildtyp CFTR	3849+10 kb C-T, 3272-26 A-G
VI	Verminderte Stabilität von CFTR (Halbwertszeit erniedrigt)	L1389X, 4279insA

suchten Stopmutationen wird das irreguläre mRNA-Transkript bereits im Zellkern erkannt und größtenteils abgebaut (Tabelle 2.5). Immunzytochemisch ließ sich in Gewebe von CF-Patienten, die homozygot für die Stopmutationen G542X oder R553X bzw. homozygot für die Deletion dele2,3 (21 kb) waren, kein CFTR-Protein nachweisen [26]. Diese im deutschen Sprachraum häufigsten Klasse-I-Mutationen kodieren somit für ein Nullallel.

Die exonständigen Stopmutationen beeinflussen nicht nur die Transkriptstabilität, sondern auch das Spleißen der mRNA. Für mehrere Stopmutationen wurden im Patientengewebe alternativ gespleißte Isoformen von CFTR-mRNA-Transkript nachgewiesen, denen ein oder mehrere Exons fehlen (Tabelle 2.5). Ein spektakulärer Sonderfall ist die CFTR-Mutation E92X, die den Einbau eines intronständigen kryptischen Exons in die CFTR-mRNA induziert [48].

Eine Besonderheit stellen Stopmutationen und Leserasterverschiebungen am C-terminalen Ende dar. Ein um 50–100 Aminosäuren verkürztes Protein wird regulär synthetisiert und prozessiert, aber die komplex glykosylierte membranständige Form wird 5- bis 6-mal schneller als Wildtyp CFTR abgebaut (Klasse-VI-Mutation) [19]. Die Mutante S1455X CFTR, der nur die letzten 26 Aminosäuren fehlen, ist hingegen stabil und unterscheidet sich in ihren elektrophysiologischen Eigenschaften nicht von normalem CFTR [31]. Das einzig betroffene Organ ist die Schweißdrüse. S1455X ist die bisher einzige bekannte Stopmutation im CFTR-Gen, die keinen Krankheitswert hat.

2.6.2 Spleißmutationen

Spleißmutationen gehören entweder zu den Klasse-I- oder den Klasse-V-Mutationen. Wenn ein obligat konserviertes Nukleotid in der Spleißerkennungssequenz ausgetauscht ist, wird das benachbarte Exon vom Spleißapparat nicht erkannt, und es entsteht eine

Tabelle 2.5. Mutanter CFTR-mRNA-Phänotyp in Zellen und Geweben von CF-Patienten

Deletionen	
Reduktion der verkürzten CFTR mRNA	cftrdele2,3 (21 kb) [26], 2991del32 [12]
Stop-Mutationen und Leserasterverschiebungen	
Normale Mengen an cftr-mRNA	R1162X [49], S1455X [31]
Reduktion der CFTR mRNA	1078delT [49], Q39X [49], E60X [49], R75X [49], E92X [48], G542X [21], R553X [20], L719X [49], Y1092X [49], S1196X [49], W1282X [21, 49], W1316X [20]
Skippen von Exon(s)	E60X [49], R75X [49], E92X [48], R553X [25]
Aktivierung kryptischer Spleißstellen	E92X [48]
Spleißmutationen	
Skippen von Exon(s)	297-3 C-T [2], 405+1 G-A [11], 621+1 G-T [24, 52], 711+1 G-T [52], T_5-Allel der Spleißakzeptorstelle in Intron 8 [8], 1717-1 G-A [24], 1898+1 G-T [24], 1898+5 G-T [53], 2789+5 G-A [23]
Aktivierung kryptischer Spleißstellen	621+1 G-T [24, 52], 1811+1,6 kb A-G [6], 3272-26 A-G [1], 3849+10 kb C-T [5, 22]
Geringe Produktion an normal gespleißter CFTR-mRNA	T_5-Allel der Spleißakzeptorstelle in Intron 8 [8], 2789+5 G-A [23], 3272-26 A-G [1], 3849+10 kb C-T [5, 22]

aberrante mRNA-Isoform, der ein oder mehrere Exons fehlen. Manchmal werden stattdessen kryptische Exons ins Transkript eingebaut (Tabelle 2.5).

Wenn nicht eine obligat konservierte Position, sondern ein anderes Nukleotid in der Spleißerkennungssequenz substituiert ist, lässt sich keine generelle Vorhersage über den mutanten Phänotyp treffen. Typischerweise lassen sich korrekt und aberrant gespleißte CFTR-mRNA-Transkripte nebeneinander nachweisen (Klasse-V-Mutation), wobei die gewebsspezifisch vorhandene Menge an CFTR-mRNA voller Länge darüber entscheidet, ob und wenn ja, in welchem Ausmaß sich in dem betreffenden Gewebe CF-spezifische Störungen nachweisen lassen. Derselbe Phänotyp im Grenzbereich zwischen gesund und krank entsteht, wenn ein Einzelbasenaustausch mitten im Intron zur Aktivierung eines kryptischen Exons führt. Der Restgehalt an normal gespleißtem Transkript schwankt von Patient zu Patient und von Gewebe zu Gewebe und korreliert zumindest bei der Mutation 3849+10 kb C-T mit dem klinischen Schweregrad (s. Abschn. 3.2) [5]. Die häufigsten Klasse-V-Spleißmutationen sind das T_5-Allel der Spleißakzeptorstelle in Intron 8 [8] und die Nukleotidsubstitutionen 2789+5 G-A [23], 3272-26 A-G [1], 3849+10 kb C-T [22] (Tabelle 2.5) (s. auch Abschn. 1.2).

2.6.3 Aminosäureaustausche

Unsere Kenntnisse zu den Auswirkungen von Aminosäuresubstitutionen auf die posttranslationale Reifung, Struktur und Funktion von CFTR fußen zur Zeit noch ausschließlich auf Analysen an heterologen Expressionssystemen. Die Daten in Tabelle 2.6 verdeutlichen, dass mit wenigen Ausnahmen die meisten bisher untersuchten Mutanten gleichzeitig Klasse II-, Klasse III- und/oder Klasse-IV-Anomalien aufweisen, d.h. es können gleichzeitig die posttranslationale Reifung, die Regulation des Ionenkanals und die Kanaleigenschaften gestört sein. Zu den eindeutig klassifizierbaren Mutanten zählen G480C (Klasse II) [42] und G551D (Klasse III) [17, 28]. Ein spektakuläres Beispiel für die pleiotropen Auswirkungen eines Aminosäureaustausches ist die Mutation P574H [3, 32]. Der größte Teil des neu synthetisierten CFTR wird von der Qualitätskontrolle des endoplasmatischen Retikulums erkannt und abgebaut. Der geringe Teil an mutantem CFTR, der in die Zellwand eingebaut wird, transportiert jedoch aufgrund seiner stärkeren Ansprechbarkeit auf ATP und höheren Offenwahrscheinlichkeit mehr Chloridionen als der Wildtyp. P574H CFTR ist somit eine Faltungsmutante mit höherer Funktionalität.

Der Übergang zwischen Polymorphismus und Mutante ist fließend. Beispielsweise haben die Sequenzvarianten M470V oder F508C keinen Krankheitswert, doch modulieren sie die Kanaleigenschaften, sodass der Phänotyp eines Aminosäureaustausches vom intragenischem Hintergrund beeinflusst wird [8]. Ein Sonderfall sind die sog. komplexen Allele wie [-102 T + S549R(T-G)] [33] oder ΔF508-R553Q [43], bei denen die Auswirkungen der krankheitsauslösenden Mutation (ΔF508; S549R) auf die CFTR-Funktion durch eine zweite Mutation (-102 T, R553Q) wieder aufgehoben werden.

2.6.4 ΔF508

Die weltweit häufigste Mutante ΔF508 CFTR ist auf Transkript- und Proteinebene in Wildtypmengen in Geweben von CF-Patienten nachweisbar [15, 26]. Nach heterologer Expression rekombinanten ΔF508-CFTR konnten Gregory [18] und Cheng [4] bereits 1990 einen Defekt im Verlauf des Synthesewegs zeigen. ΔF508-CFTR wird nach der Translation und nach N-Glykosylierung mit mannosereichem Oligosaccharid am endoplasmatischen Retikulum (ER) nicht weiter prozessiert [30]. Wildtypprotein wird im ER-Lumen mit Hilfe von Chaperonen gefaltet und anschließend unter ATP-Hydrolyse in eine Konformation überführt, die den Transport in den Golgi-Apparat erlaubt (s. Abschn. 2.2.1) [46]. Die ATP-abhängige Umwandlung in eine prozessierungskompetente Konformation unterbleibt bei ΔF508 CFTR [30, 46]. Das mutante Protein dissoziiert nicht von den Chaperonen ab, sodass es polyubiquitinyliert wird und unter Beteiligung des Proteasomenkomplexes am ER vollständig abgebaut wird [46]. Das Ausmaß der Degradation ist allerdings stark temperaturabhängig. Rekombinantes ΔF508 CFTR wird in Säugerzellen bei 37 °C am ER zu 100% abgebaut, während bei Temperaturen unter 30 °C ΔF508-CFTR regelrecht prozessiert und transportiert wird. Zellwandständiges ΔF508-CFTR wird allerdings 6- bis 8-mal schneller als normales CFTR abgebaut [29]. ΔF508-CFTR besitzt in Abhängigkeit vom heterologen Modellsystem 5-100% der Kanalaktivität von normalem CFTR (normale Kanalleitfähigkeit bei reduzierter Öffnungszeit und veränderter Regulation) [9]. Aus diesen Daten ist der Schluss gezogen worden, dass eine temperatursensitive Störung der Proteinreifung die häufigste Ursache der Mukoviszidose sei (Klasse-II-Mutation). Untersuchungen an Gewebeproben von ΔF508-homozygoten CF-Patienten zeigten hingegen, dass die Proteinreifung gewebsabhängig unterschiedlich betroffen ist [13, 15, 26, 27]. Nur wenig oder kein ΔF508-CFTR erreicht die Zellmembran des

Tabelle 2.6. Phänotyp von mutantem CFTR-Protein in heterologen Expressionssystemen

Störung in posttranslationaler Reifung und intrazellulärem Transport	G85E [50], G91R [50], P99L [40], H139R [36], G149R [36], D192G [36], P205S [40], R258G [36], A455E [3, 17], G480C [41], ΔI507 [18], ΔF508 [4, 10, 18], ΔF508-R553Q [43], S549I [18], S549N [18], R560T [3], P574H [3, 7], I601F [44], L610S [44], A613T [44], D614G [44], I618T [44], L619S [44], H620P [44], G628R [44], L633P [44], S945L [35], H949Y [35], H1054D [7, 34], G1061R [34], L1065P [7, 34], R1066C [7, 16, 34], R1066H [34], R1066L [7, 34], (A1067T) [7, 34], (R1070Q) [7, 34], (R1070W) [7, 34], Q1071P [34], L1077P [7, 34], H1085R [7, 34], W1098R [34], M1101K [34], M1101R [34], M1137R [45], N1303K [4, 18]
Verstärkter Abbau des Proteins (Halbwertszeit vermindert)	ΔF508 [29], L1399X [19], Q1412X [19], 4279insA [19]
Funktionen des CFTR-Proteins	Leitfähigkeit des Anionenkanals Erhöht: G970R [35] Normal: I148T [36], I175V [36], G178R [36], E193K [36], R297Q [36], A455E [3, 17, 32, 39], G480C [41], ΔF508 [3, 9, 14], ΔF508-R553Q [43], G551S [14], G551D [14, 17], P574H [3, 39], H620Q [44], G622D [44], T665S [44], R792G [44], A800G [44], E822K [44], E826K [44], H949Y [35], F1052V [7, 34], K1060T [34], R1066C [7, 34], R1066H [7, 34], R1066L [7, 34], A1067T [7, 34], G1069R [34], R1070Q [34], R1070W [34] Erniedrigt: P99L [40], R117H [38], R334W [38], R347H [38], R347P [38], S945L [35] Öffnungswahrscheinlichkeit des Ionenkanals Erhöht: P574H [3, 39], H620Q [44], A800G [44], H949Y [35] Normal: I148T [36], I175V [36], G178R [36], R297Q [36], R347P [38], A455E [3, 17, 32, 39], G480C [41], T665S [44], E826K [44], R1066H [7, 34], R1066L [7, 34] Erniedrigt: R117H [38], E193K [36], ΔF508 [3, 9], ΔF508-R553Q [43], G622D [44], R792G [44], E822K [44], S945L [35], G970R [35], F1052V [7, 34], R1066C [7, 34], A1067T [7, 34], G1069R [34], R1070Q [34], R1070W [34] Aktivierung des Ionenkanals mit cAMP/Forskolin Erhöht: H620Q [44], A800G [44] Normal: P99L [40], I148T [36], I175V [36], P205S [40], R297Q [36], G480C [41], ΔF508-R553Q [43], P574H [3, 39], G622D [44], D648V [44], F693L [44], R766M [44], I807M [44], H949Y [35], F1052V [7, 34], K1060T [34], A1067T [7, 34], G1069R [34], R1070Q [34], R1070W [34], S1455X [31] erniedrigt: G85E [50], G91R [50], R117H [38], G178R [36], E193K [36], C225R [16], R334W [38], R347P [38], A455E [3, 17, 39], ΔF508 [3, 9, 14], G551D [14, 17], T665S [44], R792G [44], E822K [44], E826K [44], S945L [35], G970R [35], R1066C [7, 34], M1137V [45], I1139V [45], D1152H [45], D1154G [45] Null: ΔM1140 [45] Aktivierung des Ionenkanals mit Pyrophosphat Erhöht: G551S [7, 41], A1067T [7] Erniedrigt: G1349D [41], F1052V [7], R1066L [7] Regulation der Öffnungswahrscheinlichkeit des Ionenkanals durch ATP Erhöht: P574H [3] Normal: A455E [3, 17, 32] Vermindert: G551D [14, 17, 41], G551S [14, 41], A1067T [7], G1244E [41], S1255P [41], G1349D [41] Bindung von Nukleotiden an CFTR Verminderte Affinität: G551D [28], G1349D [28] Regulation des Ionenkanals ORCC Regulation des ORCC durch CFTR aufgehoben: G551D [17] Wechselwirkung mit Strukturproteinen Keine Wechselwirkung des CFTR-Proteins am C-Terminus möglich: S1455X [31]

() Je nach Expressionssystem ist die Prozessierung der Mutante gestört oder nicht.

Schweißdrüsenepithels, während im respiratorischen, hepatobiliären und gastrointestinalen Epithel kein Unterschied in der zellulären Lokalisation zwischen Non-CF- und ΔF508-CFTR-Gewebe festzustellen ist. Die häufigste Mutante ΔF508-CFTR besitzt Klasse II-, III- und IV-Anomalien, wobei je nach Gewebe und Zelle die eine oder andere Störung dominieren kann.

2.6.5 Zusammenfassung

Die von den CFTR-Mutationen ausgelösten Störungen werden in 6 Klassen zusammengefasst. Bei Leserasterverschiebungen und den meisten Stop- und Spleißmutationen wird kein Protein gebildet (Klasse I). Klasse-II-CFTR-Mutanten werden intrazellulär nicht regelrecht prozessiert und transportiert. Bei Funktionsmutanten sind entweder die Regulation (Klasse III) oder die Kanaleigenschaften (Klasse IV) defekt. Bei Klasse-V-Mutanten wird zuwenig normales CFTR synthetisiert; bei Klasse-VI-Mutanten wird das gebildete CFTR schneller abgebaut. Die häufigste Mutante F508 besitzt Anomalien der Klasse II, III oder IV, wobei je nach Gewebe oder Zelle die eine oder andere Störung dominieren kann.

2.7 Assoziationen von Mutationsgenotypen mit klinischem Phänotyp

R. KRAEMER, S. GALLATI

Der historische Rückblick bezüglich *Erfassen des Phänotyps* bei cystischer Fibrose (CF) geht in die 30er-Jahre des 20. Jahrhunderts zurück, als Fanconi die ersten klinischen Symptome beschrieb, welche die später als Mukoviszidose oder eben CF definierte Krankheit vom damals definierten Zöliakie-Syndrom abgrenzte [18]. Ebenfalls zur phänotypischen Charakterisierung gehört die zwei Jahre später erfolgte Beschreibung histopathologischer Veränderungen bei dieser Krankheit durch Andersen [3]. Erstmals auf eine funktionelle Störung wies di Sant'Agnese hin, welcher im Jahre 1953 eine abnorme Zusammensetzung der Schweißelektrolyte bei CF-Patienten beschrieb [17]. Diese Beobachtung wurde von Gibson und Cooke als Grundlage genommen, um den über Jahre einzigen Diagnosetest, den Schweißtest, zu etablieren [20]. Erst viel später wurde es möglich, diesen Diagnosetest auf Säuglinge als Mikroschweißtest zu adaptierten [38]. In den frühen 80er-Jahren führten eine Serie von physiologischen Untersuchungen zur Erkenntnis, dass bei der CF der grundlegende Defekt in einem gestörten Chloridtransport in exokrinen Drüsen zu suchen ist, eine Beobachtung, welche sich mittels Messung der epithelialen Potentialdifferenz in der Basalschleimhaut objektivieren lässt [25]. Erste molekulargenetische Befunde stammen aus dem Jahr 1985, als eine Assoziation („*linkage*") zwischen CF und dem langen Arm von Chromosom 7 gefunden wurde. 1989 gelang die Klonierung des für CF codierenden Gens, des sogenannten „*cystic fibrosis transmembrane conductance regulator*" (CFTR) [23]. Danach folgte eine Fülle von Arbeiten, welche die Funktion des CFTR untersuchten und ihn einerseits als cAMP-abhängigen Chloridionenkanal und andererseits als Regulator anderer unabhängiger Ionenkanäle wie die „*outward rectifying chloride channels*" (ORCCs) und die Natriumkanäle beschrieben.

2.7.1. Historische Entwicklung

In der Zwischenzeit wurden neue Erkenntnisse darüber gewonnen, wie die verschiedenen CF-Mutationen ihren Einfluss auf Transkript und Genprodukt nehmen (für Details s. Abschn. 1.3.7). Die unterschiedlichen Expressionsmechanismen erklären einerseits die Heterogenität des Krankheitsbildes, welche auf den zahlreichen unterschiedlichen Mutationskombinationen (Genotyp-Konstellationen) basiert. Andererseits verdichten sich Hinweise und Beweise, dass neben Umweltfaktoren, die nie auszuschliessen, aber schwer erfassbar und dokumentierbar sind, Polymorphismen und Dritt-Mutationen im CF-Gen selbst, sowie der gesamte genetische Background, insbesondere jedoch „*Modifier*"- und andere Krankheitsgene die große Variabilität der Krankheitsexpression innerhalb gleicher Genotypgruppen (z. B. ΔF508-homozygote Patienten) verursachen können.

Neben dem Verlauf der Lungenfunktion, des Gedeihens und des radiologisch erfassbaren Grades von strukturellen Veränderungen des Thorax-Röntgenbildes, werden als bedeutende *Meilensteine des klinischen Verlaufs* das „Alter bei Diagnosestellung", das Vorhandensein eines „Mekoniumileus", der „Zeitpunkt der chronischen *Ps.-aeruginosa*-Besiedlung" und das „Alter beim Tod" angesehen. Die intrazellulären Defekte und Dysfunktionen des CFTRs der Zellmembran manifestieren sich klinisch in einer gestörten *mukoziliären Clearance*, welche die Sekretanschoppung und damit die bakterielle Besiedlung der Lunge verursacht. Defektes und ungenügend gebildetes CFTR hat aber auch eine Auswirkung auf die bakterielle Adherenz an die Epithelialzelle im Bronchialbaum [1, 11, 29]. Dies kann sich auf den Zeitpunkt, zu welchem sich eine chronische *Ps.-aeruginosa*-Besiedlung etabliert [2], je nach Genotyp sehr unterschiedlich auswirken. In Abb. 2.12 sind die in Abhängigkeit zum Lebensalter kumulativen Prozentanteile von „*Ps.-aeruginosa*-freien Patienten" aufgetragen. Es wird ersichtlich, dass einerseits die Frameshift-3905insT-compound-heterozygote Gruppe einen signifikant früheren Befall von chronischer *Ps.-aeruginosa*-Besiedlung aufweist (4,9 ± 1,1 Jahre), als die ΔF508-homozygote Gruppe (7,3 ± 0,5 Jahre) und dass andererseits die R553X-compound-heterozygote Gruppe (9,4 ± 0,8 Jahre) einen signifikant milderen Verlauf bezüglich dieses Meilensteins zeigt. Auch im Vergleich zu anderen, weniger häufigen compound-heterozygoten Gruppen scheint die Frame-

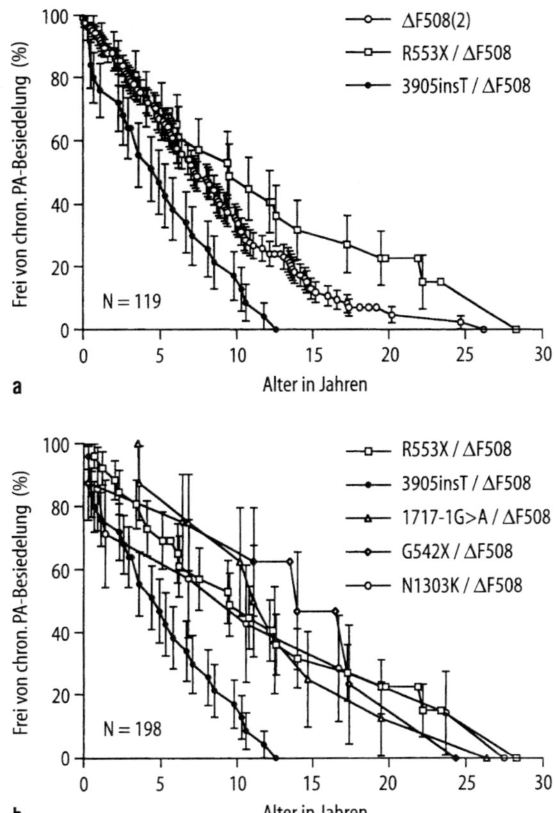

Abb. 2.12. Chronische Ps.-aeruginosa-Besiedlung bei zwei heterozygoten Genotypen im Vergleich zum F508-homozygoten Genotyp (**a**) und innerhalb verschiedener weiterer heterozygoter Genotypen (**b**)

shift-Mutation 3905insT einen deutlich negativeren Einfluss auf die CFTR-Funktion, bzw. auf die damit verbundene Adhäsionscharakteristik des Pseudomonas-Erregers zu haben [30].

Die aus den obengenannten Befunden ersichtliche enorme Variabilität der Krankheitsexpressivität bei dieser sog. monogenen Erkrankung sollte zu zwei grundsätzlichen Überlegungen führen, die bei der Erstellung von Genotyp-Phänotyp-Assoziationen bedacht werden müssen. Haben Individuen mit dem gleichen Genotyp ein sehr weites klinisches Spektrum, dann verursachen die Genmutationen zwar die Krankheit, deren Verlauf, Ausmaß der Morbidität und Mortalität scheinen jedoch noch durch andere Einflüsse wie z. B. genetischen Background und/oder Umwelt bestimmt zu werden. Besteht aber eine gute Korrelation zwischen Genotyp und Krankheitsexpressivität, dann kann davon ausgegangen werden, dass der Gendefekt den Krankheitsverlauf direkt definiert. Bei der CF muss erst gezeigt werden, inwieweit der Genotyp den Phänotyp bestimmt, was je nach Art und Ort der Mutationen unterschiedlich sein wird, und in welchem Umfang Schweregrad und Verlauf der Erkrankung zusätzlichen Faktoren unterworfen sind. Das Studium der Genotyp-Phänotyp-Assoziation muss deshalb bei Säuglingen und Kleinkindern mit cystischer Fibrose begonnen und bis ins Erwachsenenalter verfolgt werden.

2.7.2 Etablierungsebenen der Genotyp-Phänotyp-Assoziation

Die Beziehungen zwischen Genotyp und Phänotyp können auf Ebene Zelle, Gewebe, Organ oder Gesamtorganismus erhoben werden. Auf der *zellulären Ebene* verändern Mutationen die Genexpression und Proteinfunktion auf verschiedenste Weise:

- Transkriptgröße und -stabilität,
- Größe (intakt oder *„truncated"*),
- Stabilität, Menge und Konformation des Genprodukts,
- Ausmaß der Posttranslationsmodifikationen,
- „targeting" des Genproduktes an die subzellulären Kompartimente sowie
- Aktivierung und Regulation des Chloridkanals.

Die Bestimmung von Transkript und Genprodukt in qualitativer und quantitativer Art und Weise kann ein direkter Hinweis sein, wie Mutationen den Phänotyp der einzelnen individuellen Zelle verändert haben. Untersuchungen, welche Funktionsstörungen auf zellulärer Ebene identifiziert haben, können auf Gewebeebene ausgedehnt werden, da Zellen eines höheren Organismus integrativ die Funktion als Teil des Gesamten wahrnehmen müssen. Wenn, wie bei der CF, das Gen für ein Sekretionsprodukt kodiert, so mag sich der Einfluss von Mutationen nicht nur auf das Sekretionsgewebe, sondern vielmehr auch auf Organe (z. B. die Lunge) auswirken. Es ist deshalb wichtig, funktionelle Untersuchungen der Ebenen „Zelle" und „Gewebe" (z. B. Ionentransport in genetisch typisierten Zellverbänden) mit solchen der *Ebene Organe* (z. B. Lungenfunktionsprüfungen) zu kombinieren, um so die Auswirkung von Mutationen auf die organspezifischen Funktionen des Organismus zu erhalten.

Der Effekt, den die verschiedenen CF-Mutationen auf Transkript (mRNS) und Protein ausüben, ist mannigfaltig und sehr wichtig für das Verständnis von Genotyp-Phänotyp-Assoziationen. Nonsense-Mutationen z. B. können entweder die Menge des an sich intakten Transkripts stark reduzieren, was auf Instabilität hindeutet, oder aber die Transkriptmenge ist normal, es entsteht jedoch wegen des vorzeitig auftretenden Stop-Kodons ein unvollständiges (*„truncated"*) Protein, das nur teilweise oder überhaupt nicht funktionsfähig ist. Für die Nonsense-Mutation W1282X, häufigste Mutation unter den Ashkenazi-Juden, konnte gezeigt werden, dass Patienten, die heterozygot oder homozygot für diese Mutation sind, keine Reduktion in ihrer Transkriptmenge erfahren [40]. Die in Exon 20 des CFTR-Gens lokalisierte Mutation erzeugt also keine instabile mRNS. Da Patienten mit einer oder zwei W1282X-Mutationen mit Pankreasinsuffizienz, gehäuftem Auftreten eines Meconiumileus und frühem Auftreten erster Symptome einen schweren klinischen Verlauf zeigen, lässt sich dies damit erklären, dass die an sich intakte und in genügender Menge vorhandene mRNS in um ca. $^1/_3$ verkürzten Genprodukten resultiert, welche entweder schon im endoplasmatischen Retikulum abgebaut werden oder aber, falls sie die Plasmamembran erreichen sollten, dort ihre Funktion als Chloridkanäle nicht richtig ausüben können.

Schließlich kann der Einfluss von Mutationen auf den Gesamtorganismus so evaluiert werden, dass für bestimmte Genotypen Funktionseinbußen verschiedener, von einander abhängiger Organsysteme wie zum Beispiel „Einschränkung der Lungenfunktion" in Beziehung zum schlechten „Gedeihen bei Säuglingen und Kleinkindern" gesetzt werden. Um eine zuverlässige Aussage zu erhalten, sollten solche Studien bei Patienten gleichen ethnischen Ursprungs oder sogar bei Geschwisterpaaren durchgeführt werden. Konfounders können minimalisiert werden, indem Patienten in vergleichbaren Altersklassen, ähnlichen Lebensgewohnheiten und aus geographisch gleichen Regionen (Stadt-Land-Unterschied) für solche Studien rekrutiert werden.

2.7.3 Diagnostische Kriterien für die cystische Fibrose

Auf die klinischen Symptome, welche zum Verdacht des Vorliegens einer CF führen, soll hier mit Verweis auf Kap. 8 nicht näher eingegangen werden. Wichtig ist lediglich zu vermerken, dass bei Kindern mit entsprechender pulmonaler und/oder gastrointestinaler Symptomatik die Diagnose CF möglichst früh mittels Schweißtest und/oder molekulargenetischer Untersuchung gestellt werden muss. Der Median des Alters, in welchem die Diagnose CF gestellt wird, sollte auch in Europa nicht höher als 6 Monate sein [5].

Die Diagnose CF kann, basierend auf den durch ein Konsensus-Komitee erarbeiteten *diagnostischen Kriterien* [36] und mit Hilfe der heute zur Verfügung stehenden *Testverfahren* gestellt werden, wenn ein chronischer sinubronchialer und/oder gastrointestinaler Befall, sowie eventuell ein Salzverlustsyndrom oder eine Azoospermie vorliegen. Eine positive Familienanamnese oder die Ergebnisse eines neonatalen Screenings sind weitere Hinweise, die eine Diagnose erleichtern oder erhärten. Der Verdacht auf eine CF muss zur Durchführung eines *Schweißtests* [20, 38], und/oder zur *Identifizierung des Gendefekts* (molekulargenetisches Totalscreening [32]), sowie zum Nachweis *abnormaler, epithelialer Potentialdifferenzen* im Nasenepithel [25] Anlass geben.

2.7.4 Erfassen des Schweregrades

Die Etablierung einer Genotyp-Phänotyp-Assoziation auf *Ebene Organismus* erfordert eine klare Definition des Krankheitsschweregrades, welcher folgende objektive Kriterien zugrunde liegen:

- Alter bei Diagnosestellung,
- Schweißelektrolyte,
- Mekoniumileus,
- messbare Größen des Gedeihens [27],
- Zeitpunkt der chronischen *Ps.-aeruginosa*-Besiedlung im Sputum [2].

Bezüglich der Auswahl von Lungenfunktionsparametern gibt es – je nach Forschergruppe – unterschiedliche Vorstellungen. Unbestritten ist, dass beim Kind, Adoleszenten und Erwachsenen die Differenzierung verschiedener Schweregrade am besten durch das Erstsekundenvolumen (FEV_1) erfolgt. Eigene Studien haben aber gezeigt, dass neben dem FEV_1 auch andere Parameter, wie der Chrispin-Norman-Thoraxröntgenscore [41], Größen des Gasaustausches (Oxygenationsindex; alveolokapilläre Sauerstoffdifferenz), Ausmaß der *intrapulmonalen Verteilungsstörung* (Moment-ratio-Analyse) und das Ausmaß der Gefangenenluft („trapped gas") den pulmonalen Schweregrad sehr deutlich differenzieren lassen [28]. Kürzlich konnte anhand einer 2-Jahres-Verlaufsbeobachtung bei Säuglingen und Kleinkindern gezeigt werden, dass es das *Ausmaß der pulmonalen Überblähung* ist, welches den pulmonalen Schweregrad im Verlauf diskriminiert [26]. In Analogie zu den früheren Befunden ist demnach zu folgern, dass Funktionsgrößen der *intrapulmonalen Verteilung* und des *Gasaustausches* bereits bei Säugling und Kleinkind in solche Erhebungen einbezogen werden sollten.

2.7.5 Klinische Bedeutung einiger Studien zur Genotyp-Phänotyp-Assoziation

Die klinische Bedeutung von Genotyp-Phänotyp-Assoziationen ermöglicht auf *zellulärer Ebene* festzustellen, wie die einzelnen Mutationen sich auf Transkript und Genprodukt auswirken, zu welcher Mutationsklasse sie gehören, ob Gewebe- oder Organ-spezifische Expression vorliegt und wieviel intaktes CFTR benötigt wird, um gesund zu sein. Auf *Organebene* (wie z.B. Schweißdrüse) kann Einsicht in die bei CF als pathognomonisch bekannten Sekretionsprozesse gewonnen werden, und auf *Ebene Organismus* können Fragen der Progredienz, Morbidität und Prognose beantwortet werden. Die auf allen drei Ebenen erarbeiteten Erkenntnisse erlauben es, neue Therapieansätze zu formulieren [6, 22, 37] und bestehende zu optimieren.

Die ersten Genotyp-Phänotyp-Studien, welche auf *zellulärer Ebene* durchgeführt worden sind, konzentrierten sich auf die Art und Auswirkung der Mutationen hinsichtlich der Produktion des CFTR-Proteins. Es war als erstes wichtig zu wissen, welche Aufgaben die *„transmembrane domains"*, die *„nucleotide binding folds"*, oder die *„regulatory (R) domain"* [9, 13, 14] als Untereinheiten des CFTR erfüllen. Verschiedene Studien konnten zeigen, dass ein völliges Fehlen des CFTR, und damit das Fehlen des Chloridkanals, erhöhte Chloridwerte im Schweiß, ein erhöhtes Risiko für einen Mekoniumileus, eine sehr früh einsetzende Verdauungsinsuffizienz und einen Lungenbefall unterschiedlichen Ausmaßes zur Folge hat [12, 13, 21, 24, 42]. Für verschiedene Mutationen ließ sich auch schon die Auswirkung auf das Genprodukt nachweisen (Details s. Abschn. 1.2.4). Im Weiteren konnten zwar eindeutige Assoziationen zwischen Genotyp und gastrointestinalem Befall aufgezeigt werden, doch bezüglich Lungenerkrankung wurde eine sehr große Variabilität beobachtet. Deshalb bezieht sich bei einer Mutation die Bezeichnung „schwer" oder „leicht", wenn nicht anders erwähnt, primär auf die Suffizienz des Pankreas.

Genotyp-Phänotyp-Assoziationsstudien auf *Ebene Organismus* waren und bleiben kompliziert, da sich die Ausscheidung der das klinische Bild beeinflussenden Konfounders, wie Einfluss von Umgebungsfaktoren, Infektexposition und Infektabwehr sowie unterschiedliche medizinische Versorgung als recht schwierig erweist [16, 35]. Wohl das extensivste Studium wurde mit der genetischen Gruppe der ΔF508-Homozygoten betrieben [21, 24]. Die meisten zeichnen sich durch eine Pankreasinsuffizienz ab Geburt aus, und viele unter ihnen entwickeln einen Mekoniumileus. Was die pulmonale Beteiligung betrifft, so zeigt sich hier eine enorme Streuung. Viele Patienten kommen innerhalb des ersten Lebensjahrzehntes in ein pulmonales Endstadium, während andere noch im Erwachsenenalter eine normale Atemwegsmechanik (FEV_1) zeigen.

In eigenen Arbeiten zum Thema Genotyp-Phänotyp-Assoziation konnte gezeigt werden, dass auf Grund klinischer Befunde (Chrispin-Norman-Thoraxröntgenscore, relativesUntergewicht, Zeitpunkt der chronischen *Ps.-aeruginosa*-Besiedlung) von 73 Patienten mit cystischer Fibrose (Alter 3,4–28,0 Jahre) der Schweregrad und die Progredienz der Erkrankung in Abhängigkeit von spezifischen Mutationen (ΔF508-homozygot, R553X-compound-heterozygot und 3905insT-compound-heterozygot) unterschiedlich ist [31]. Auf Grund dieser klinischen Verlaufsgrößen konnte bereits damals festgestellt werden, dass die Frameshift-Mutation 3905insT als sehr schwer (schwerer als die ΔF508-homozygot-) und die Nonsense-R553X-Mutation als eher mild zu klassieren sind. Diese Unterschiede in der Expressivität von gewissen Mutationen wurden in einer neueren Studie bestätigt. Im Rahmen einer prospektiven Erhebung von 60 Säuglingen zum Zeitpunkt der Diagnosestellung (Alter 0,8 bis 23,8 Monate) konnte gezeigt werden, dass die Gewichtszunahme von Geburt bis Diagnosestellung bei der 3905insT-Gruppe signifikant schlechter war als bei der Vergleichsgruppe R553X, und dass auch das Ausmaß der pulmonalen Überblähung signifikant zwischen diesen beiden Gruppen differenzierte. Die Gruppe der ΔF508-Homozygoten nahm eine Mittelstellung ein. Ähnliche Ergebnisse fanden Mohon et al. bei 18 durch neonatales Screening identifizierten CF-Säuglingen, indem sie einen signifikanten Unterschied ($p < 0.02$) zwischen ΔF508-Homozygoten ($n = 10$) und ΔF508-Heterozygoten ($n = 8$) bezüglich der auf das Lungenvolumen korrigierten spezifischen Systemleitfähigkeit (sGrs) als Maß der Obstruktion darstellen konnten [33]. Die Progredienz der Lungenfunktion bei Säuglingen und Kleinkindern mit cystischer Fibrose wurde in einer eigenen Folgestudie untersucht [26]. Zur Zeit liegen Daten von 45 Kindern vor, welche nach Diagnosestellung im Alter von 12 und 18 Monaten nachkontrolliert worden sind. Wie Abb. 2.13 zeigt, ist es das Ausmaß der *pulmonalen Überblähung* welches global zwischen den drei genetischen Gruppen (ΔF508(2), R553X, 3905insT) differenziert. Weiter ist ersichtlich, dass bereits in diesem frühen Stadium der Erkrankung sich die 3905insT-Mutation durch einen signifikant schwereren lungenphysiologischen Verlauf manifestiert als die beiden anderen Mutationen ΔF508 und R553X [26].

Eine andere Frameshift-Mutation, die 1078delT, wurde ebenfalls als mit einem schweren Verlauf einhergehend beschrieben, da bei 25 untersuchten Patienten die klinischen Daten kaum eine Abweichung gegenüber ΔF508-Homozygoten zeigten mit Ausnahme einer etwas geringeren Prädisposition für eine chronische *Ps.-aeruginosa*-Besiedlung [34].

Weitere Studien charakterisierten die Missense-Mutationen A544E, R334W, R347P und R117H als milde Defekte, da sie alle mit Pankreassuffizienz,

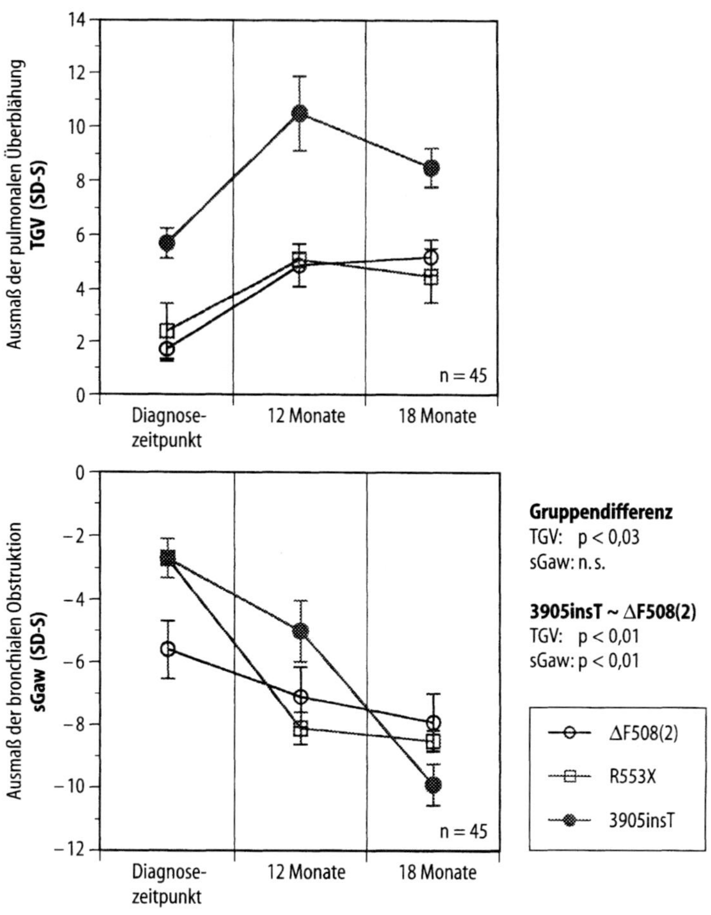

Abb. 2.13. Progredienz in der Lungenfunktion bei Säuglingen und Kleinkindern mit cystischer Fibrose innerhalb dreier genetischer Gruppen

leichterem pulmonalen Verlauf, und/oder späterem *Ps.-aeruginosa*-Befall sowie nachgewiesenem residualem Chlorid-Transport einhergehen [4, 15, 19, 29, 39].

Eine Differenzierung von Mutationen in Gruppen mit unterschiedlicher klinischer Verlaufsform wurde durch Casals et al. bei 640 spanischen CF-Patienten vorgenommen [7]. In 90,2% der Chromosomen dieser Patienten wurden 75 verschiedene Mutationen entdeckt. Drei Missense- (G85 V, T582R, R851L) und zwei Nonsense- (E692X, Q1282X) Mutationen waren assoziiert mit einem schweren Verlauf und zwar sowohl bezüglich gastrointestinalem wie auch pulmonalem Befall. Eine andere Missense-Mutation (F1074L) dagegen zeigte einen milden Phänotyp.

Eine spezielle Gruppe stellen die Mutationen dar, welche ein *alternatives Spleißen* verursachen und damit immer einen gewissen Anteil an normalem wie an mutiertem Genprodukt produzieren, deren Mengenverhältnis zueinander ausschlaggebend für den Phänotyp ist. Die bekannteste derartige Mutation ist die 3849 + 10 kb C->T, welche in Intron 19 des CF-Gens eine zusätzliche Spleiß-Stelle kreiert, die das Einschieben eines neuen 84 bp langen Exons mit einem Stop-Kodon verursacht. Patienten mit dieser Mutation zeigen einen recht guten Ernährungszustand und normale bis nur leicht erhöhte Schweißtest-Werte, sind älter zum Zeitpunkt der Diagnose und meistens pankreassuffizient. Der Schweregrad des Lungenbefalls variiert dagegen beträchtlich. Chiba-Falek et al. [8] konnten nun eindeutig zeigen, dass alternatives Spleißen zu unterschiedlichen Mengen an intakter mRNS und damit zu Unterschieden im Schweregrad des Krankheitsverlaufes führt: Patienten mit normaler Lungenfunktion und minimalem Lungenbefall ($FEV_1 > 88\%$) besaßen weniger als 3% an mutiertem Transkript, wohingegen Patienten mit einem FEV_1 von 68–18% einen Anteil von 9–46% an alternativ gespleißter mRNS aufwiesen, was eine positive Korrelation zwischen FEV_1 (%) und normalem Transkriptanteil beweist.

Die größte Komplexität zeigt der schon in Abschn. 1.2.4 erwähnte Polymorphismus TGm/Tn in Intron 8, welcher je nach Allel-Konstellation mehr oder weniger Transkripte mit oder ohne Exon 9 produziert. In Kombination mit einem T7-Allel erhöht ein TG11-Allel den Anteil an Transkript ohne Exon 9 um das 2,8-fache, ein TG12-Allel sogar um das 6-fache verglichen mit einem TG10-Allel [10]. Die Konstellation TG12/T5 z. B. tritt am häufigsten in Assoziation mit CBAVD (*congenital bilateral absence of the vas deferens*) auf. Es kann auch vorkommen, dass bei einem Patienten keine pathogenen Mutationen im CF-Gen gefunden werden, dass es sich aber bei einer Transkriptanalyse herausstellt, dass zu wenig intakte mRNS vorhanden ist, um einen gesunden Phänotyp entstehen zu lassen.

> **!** Obwohl es Beweise dafür gibt, dass der CF-Phänotyp noch durch andere Gene und/oder Umweltfaktoren moduliert werden kann, sollte die Bedeutung intragenischer Polymorphismen und ihr Einfluss auf Transkript und Genprodukt nicht unterschätzt werden.

2.7.6 Zusammenfassung

Die Etablierung von Genotyp-Phänotyp-Assoziationen setzt voraus, dass diesbezügliche Untersuchungen einerseits an einem genügend großen Kollektiv von Patienten nach klar definierten *Kriterien der Diagnostik* durchgeführt werden, und andererseits die volle molekulargenetische Information über die immer noch wachsende Zahl von zur Zeit über 900 Mutationen vorliegt. Es ist klar festzuhalten, auf welcher Ebene (Zelle, Gewebe, Organe oder Gesamtorganismus) solche Assoziationen gesucht werden. Weiter ist es von Bedeutung, dass nur die kombinierte *molekulargenetische Betrachtungsweise* „DNS ~ Transkript ~ Genprodukt" zu den einzelnen Erkenntnissen bezüglich Funktionsdefiziten für den Gesamtorganismus führen werden. Bei den klinischen Befunden sind primäre, genuine Funktionsstörungen von Sekundärveränderungen und Sekundärphänomenen zu unterscheiden. In diesem Sinne sind *Untersuchungen zum Zeitpunkt der Diagnosestellung* von größter Bedeutung, weil zu diesem Zeitpunkt der Einfluss von therapeutischen Maßnahmen weitgehend ausgeschlossen ist. Zur *Etablierung des Phänotyps* gehören neben klinischen Befunden und funktionellen Daten auch *Kriterien des Schweregrades*, welche eine genügend lange Verlaufsbeobachtung voraussetzen.

Zusammenfassend kann gesagt werden, dass gewisse Mutationen (ΔF508, G5542X, W1282X, N1303K, u. a. m.) üblicherweise eine Pankreasinsuffizienz aufweisen, während andere, wie z. B. die R117H, R334W, R347P, A455E, 3849 + 10 kb C->T mehrheitlich mit Pankreassuffizienz einhergehen. Bezüglich Assoziationen mit dem pulmonalen Befall zeigt sich eine große Variabilität in der Expression, wobei sich dieses Phänomen einerseits bei Spleißmutationen anhand der unterschiedlichen Mengen an normalem bzw. mutiertem Transkript erklären lässt. Andererseits zeigt sich sogar innerhalb der ΔF508-Homozygoten-Gruppe eine so unterschiedliche phänotypische Expressivität, dass sicher die gesamte genetische Umgebung sowie die mannigfaltigen Umwelteinflüsse als modifizierende Faktoren mit berücksichtigt werden müssen. Erst die umfassenden molekulargenetischen Untersuchungen auf den drei Ebenen DNS, RNS und Genprodukt (inklusive genetischer Background), die Verlaufsbeobachtungen über Jahre und gezielte Familienstudien werden weitere Aufschlüsse geben, wie die Funktionsübertragung der intrazellulären Mechanismen den Organbefall definiert und von der Vulnerabilität durch sekundäre Einflüsse abgrenzen lässt.

Literatur

Literatur zu 2.1 – 2.3

1. Akabas MH (1998) Channel-lining residues in the M3 membrane-spanning segment of the cystic fibrosis transmembrane conductance regulator. Biochemistry 37: 12233 – 12240
2. Akabas MH, Kaufmann C, Cook TA, Archdeacon P (1994) Amino acid residues lining the chloride channel of the cystic fibrosis transmembrane conductance regulator. J Biol Chem 269: 14865 – 14868
3. Akabas MH, Cheung M, Guinamard R (1997) Probing the structural and functional domains of the CFTR chloride channel. J Bioenerg Biomembr 29: 453 – 463
4. Alvaro D, Gigliozzi A, Fraioli F, Romeo R, Papa E, Delle Monache M, Capocaccia L (1997) Hormonal regulation of bicarbonate secretion in the biliary epithelium. Yale J Biol Med 70: 417 – 426
5. Ameen NA, Ardito T, Kashgarian M, Marino CR (1995) A unique subset of rat and human intestinal villus cells express the cystic fibrosis transmembrane conductance regulator. Gastroenterology 108: 1016 – 1023
6. Ameen NA, Martensson B, Bourguinon L, Marino C, Isenberg J, McLaughlin GE (1999) CFTR channel insertion to the apical surface in rat duodenal villus epithelial cells is upregulated by VIP in vivo. J Cell Sci 112: 887 – 894
7. Ames GF, Lecar H (1992) ATP-dependent bacterial transporters and cystic fibrosis: analogy between channels and transporters. FASEB J 6: 2660 – 2666
8. Ames GF, Mimura CS, Shyamala V (1990) Bacterial periplasmic permeases belong to a family of transport proteins operating from Escherichia coli to human: Traffic ATPases. FEMS Microbiol Rev 6: 429 – 446

9. Ames GF, Mimura CS, Holbrook SR, Shyamala V (1992) Traffic ATPases: a superfamily of transport proteins operating from Escherichia coli to humans. Adv Enzymol Relat Areas Mol Biol 65:1-47
10. Anderson MP, Welsh MJ (1992) Regulation by ATP and ADP of CFTR chloride channels that contain mutant nucleotide-binding domains. Science 257:1701-1704
11. Anderson MP, Berger HA, Rich DP, Gregory RJ, Smith AE, Welsh MJ (1991) Nucleoside triphosphates are required to open the CFTR chloride channel. Cell 67:775-784
12. Anderson MP, Gregory RJ, Thompson S, Souza DW, Paul S, Mulligan RC, Smith AE, Welsh MJ (1991) Demonstration that CFTR is a chloride channel by alteration of its anion selectivity. Science 253:202-205
13. Anderson MP, Rich DP, Gregory RJ, Smith AE, Welsh MJ (1991) Generation of cAMP-activated chloride currents by expression of CFTR. Science 251:679-682
14. Audrezet MP, Mercier B, Guillermit H, Quere I, Verlingue C, Rault G, Ferec C (1993) Identification of 12 novel mutations in the CFTR gene. Hum Mol Genet 2:51-54
15. Barasch J, al-Awqati Q (1993) Defective acidification of the biosynthetic pathway in cystic fibrosis. J Cell Sci Suppl 17:229-233
16. Barasch J, Kiss B, Prince A, Saiman L, Gruenert D, al-Awqati Q (1991) Defective acidification of intracellular organelles in cystic fibrosis. Nature 352:70-73
17. Bargon J, Trapnell BC, Chu CS, Rosenthal ER, Yoshimura K, Guggino WB, Dalemans W, Pavirani A, Lecocq JP, Crystal RG (1992) Down-regulation of cystic fibrosis transmembrane conductance regulator gene expression by agents that modulate intracellular divalent cations. Mol Cell Biol 12:1872-1878
18. Bargon J, Trapnell BC, Yoshimura K, Dalemans W, Pavirani A, Lecocq JP, Crystal RG (1992) Expression of the cystic fibrosis transmembrane conductance regulator gene can be regulated by protein kinase C. J Biol Chem 267: 16056-16060
19. Barnard EA, Burnstock G, Webb TE (1994) G protein-coupled receptors for ATP and other nucleotides: a new receptor family. Trends Pharmacol Sci 15:67-70
20. Baukrowitz T, Hwang TC, Nairn AC, Gadsby DC (1994) Coupling of CFTR Cl^- channel gating to an ATP hydrolysis cycle. Neuron 12:473-482
21. Bear CE, Li CH, Kartner N, Bridges RJ, Jensen TJ, Ramjeesingh M, Riordan JR (1992) Purification and functional reconstitution of the cystic fibrosis transmembrane conductance regulator (CFTR). Cell 68:809-818
22. Bebok Z, Mazzochi C, King SA, Hong JS, Sorscher EJ (1998) The mechanism underlying cystic fibrosis transmembrane conductance regulator transport from the endoplasmic reticulum to the proteasome includes Sec61beta and a cytosolic, deglycosylated intermediary. J Biol Chem 273:29873-29878
23. Becq F, Fanjul M, Merten M, Figarella C, Hollande E, Gola M (1993) Possible regulation of CFTR-chloride channels by membrane-bound phosphatases in pancreatic duct cells. FEBS Lett 327:337-342
24. Becq F, Mettey Y, Gray MA, Galietta LJ, Dormer RL, Merten M, T Mt, Chappe V, Marvingt-Mounir C, Zegarra-Moran O, Tarran R, Bulteau L, R Dr, Pereira MM, McPherson MA, Rogier C, Joffre M, Argent BE, Sarrouilhe D, Kammouni W, Figarella C, Verrier B, Gola M, Vierfond JM (1999) Development of substituted benzo[c]quinolizinium compounds as novel activators of the cystic fibrosis chloride channel. J Biol Chem 274:27415-27425
25. Berger HA, Travis SM, Welsh MJ (1993) Regulation of the cystic fibrosis transmembrane conductance regulator Cl^- channel by specific protein kinases and protein phosphatases. J Biol Chem 268:2037-2047
26. Bianchet MA, Ko YH, Amzel LM, Pedersen PL (1997) Modeling of nucleotide binding domains of ABC transporter proteins based on a F1-ATPase/recA topology: structural model of the nucleotide binding domains of the cystic fibrosis transmembrane conductance regulator (CFTR). J Bioenerg Biomembr 29:503-524
27. Boat TF, Cheng PW (1989) Epithelial cell dysfunction in cystic fibrosis: implications for airways disease. Acta Paediatr Scand Suppl 363:25-29
28. Boucher RC, Cotton CU, Gatzy JT, Knowles MR, Yankaskas JR (1988) Evidence for reduced Cl^- and increased Na^+ permeability in cystic fibrosis human primary cell cultures. J Physiol (Lond) 405:77-103
29. Bradbury NA, Jilling T, Berta G, Sorscher EJ, Bridges RJ, Kirk KL (1992) Regulation of plasma membrane recycling by CFTR. Science 256:530-532
30. Bradbury NA, Cohn JA, Venglarik CJ, Bridges RJ (1994) Biochemical and biophysical identification of cystic fibrosis transmembrane conductance regulator chloride channels as components of endocytic clathrin-coated vesicles. J Biol Chem 269:8296-8302
31. Bremer S, Hoof T, Wilke M, Busche R, Scholte B, Riordan JR, Maass G, Tümmler B (1992) Quantitative expression patterns of multidrug-resistance P-glycoprotein (MDR1) and differentially spliced cystic-fibrosis transmembrane-conductance regulator mRNA transcripts in human epithelia. Eur J Biochem 206:137-149
32. Breuer W, Kartner N, Riordan JR, Cabantchik ZI (1992) Induction of expression of the cystic fibrosis transmembrane conductance regulator. J Biol Chem 267: 10465-10469
33. Brezillon S, Dupuit F, Hinnrasky J, Marchand V, Kälin N, Tümmler B, Puchelle E (1995) Decreased expression of the CFTR protein in remodeled human nasal epithelium from non-cystic fibrosis patients. Lab Invest 72:191-200
34. Canessa CM, Schild L, Buell G, Thorens B, Gautschi I, Horisberger JD, Rossier BC (1994) Amiloride-sensitive epithelial Na^+ channel is made of three homologous subunits. Nature 367:463-467
35. Cantiello HF, Jackson GR, Jr, Grosman CF, Prat AG, Borkan SC, Wang Y, Reisin IL, O'Riordan CR, Ausiello DA (1998) Electrodiffusional ATP movement through the cystic fibrosis transmembrane conductance regulator. Am J Physiol 274:C799-809
36. Carson MR, Travis SM, Welsh MJ (1995) The two nucleotide-binding domains of cystic fibrosis transmembrane conductance regulator (CFTR) have distinct functions in controlling channel activity. J Biol Chem 270:1711-1717
37. Chang XB, Tabcharani JA, Hou YX, Jensen TJ, Kartner N, Alon N, Hanrahan JW, Riordan JR (1993) Protein kinase A (PKA) still activates CFTR chloride channel after mutagenesis of all 10 PKA consensus phosphorylation sites. J Biol Chem 268:11304-11311
38. Chang XB, Hou YX, Jensen TJ, Riordan JR (1994) Mapping of cystic fibrosis transmembrane conductance regulator membrane topology by glycosylation site insertion. J Biol Chem 269:18572-18575
39. Chen M, Zhang JT (1999) Topogenesis of cystic fibrosis transmembrane conductance regulator (CFTR): regulation by the amino terminal transmembrane sequences. Biochemistry 38:5471-5477
40. Cheng PW, Boat TF, Cranfill K, Yankaskas JR, Boucher RC (1989) Increased sulfation of glycoconjugates by cultured nasal epithelial cells from patients with cystic fibrosis. J Clin Invest 84:68-72
41. Cheng SH, Gregory RJ, Marshall J, Paul S, Souza DW, White GA, O'Riordan CR, Smith AE (1990) Defective

intracellular transport and processing of CFTR is the molecular basis of most cystic fibrosis. Cell 63:827–834

42. Cheng SH, Rich DP, Marshall J, Gregory RJ, Welsh MJ, Smith AE (1991) Phosphorylation of the R domain by cAMP-dependent protein kinase regulates the CFTR chloride channel. Cell 66:1027–1036
43. Cheung M, Akabas MH (1996) Identification of cystic fibrosis transmembrane conductance regulator channel-lining residues in and flanking the M6 membrane-spanning segment. Biophys J 70:2688–2695
44. Cheung M, Akabas MH (1997) Locating the anion-selectivity filter of the cystic fibrosis transmembrane conductance regulator (CFTR) chloride channel. J Gen Physiol 109:289–299
45. Chou JL, Rozmahel R, Tsui LC (1991) Characterization of the promoter region of the cystic fibrosis transmembrane conductance regulator gene. J Biol Chem 266:24471–24476
46. Clarke LL, Harline MC (1998) Dual role of CFTR in cAMP-stimulated HCO_3^- secretion across murine duodenum. Am J Physiol 274:G718–726
47. Cliff WH, Frizzell RA (1990) Separate Cl^- conductances activated by cAMP and Ca^{2+} in Cl^--secreting epithelial cells. Proc Natl Acad Sci USA 87:4956–4960
48. Cohn JA, Melhus O, Page LJ, Dittrich KL, Vigna SR (1991) CFTR: development of high-affinity antibodies and localization in sweat gland. Biochem Biophys Res Commun 181:36–43
49. Cohn JA, Strong TV, Picciotto MR, Nairn AC, Collins FS, Fitz JG (1993) Localization of the cystic fibrosis transmembrane conductance regulator in human bile duct epithelial cells. Gastroenterology 105:1857–1864
50. Cotten JF, Welsh MJ (1999) Cystic fibrosis-associated mutations at arginine 347 alter the pore architecture of CFTR. Evidence for disruption of a salt bridge. J Biol Chem 274:5429–5435
51. Crawford I, Maloney PC, Zeitlin PL, Guggino WB, Hyde SC, Turley H, Gatter KC, Harris A, Higgins CF (1991) Immunocytochemical localization of the cystic fibrosis gene product CFTR. Proc Natl Acad Sci USA 88:9262–9266
52. Cremonesi L, Ferrari M, Belloni E, Magnani C, Seia M, Ronchetto P, Rady M, Russo MP, Romeo G, Devoto M (1992) Four new mutations of the CFTR gene (541delC, R347H, R352Q, E585X) detected by DGGE analysis in Italian CF patients, associated with different clinical phenotypes. Hum Mutat 1:314–319
53. Dalemans W, Barbry P, Champigny G, Jallat S, Dott K, Dreyer D, Crystal RG, Pavirani A, Lecocq JP, Lazdunski M (1991) Altered chloride ion channel kinetics associated with the delta F508 cystic fibrosis mutation. Nature 354:526–528
54. Dean M, White MB, Amos J, Gerrard B, Stewart C, Khaw KT, Leppert M (1990) Multiple mutations in highly conserved residues are found in mildly affected cystic fibrosis patients. Cell 61:863–870
55. Delaney SJ, Koopman P, Lovelock PK, Wainwright BJ (1994) Alternative splicing of the first nucleotide binding fold of CFTR in mouse testes is associated with specific stages of spermatogenesis. Genomics 20:517–518
56. Denning GM, Anderson MP, Amara JF, Marshall J, Smith AE, Welsh MJ (1992) Processing of mutant cystic fibrosis transmembrane conductance regulator is temperature-sensitive. Nature 358:761–764
57. Devidas S, Guggino WB (1997) CFTR: domains, structure, and function. J Bioenerg Biomembr 29:443–451
58. diSant'Agnese PA, Darling RC, Perrera GA, Shea E (1953) Abnormal electrolytic composition of sweat in cystic fibrosis of the pancreas: clinical significance and relationship to the disease. Pediatrics 12:549–563
59. Dransfield DT, Bradford AJ, Smith J, Martin M, Roy C, Mangeat PH, Goldenring JR (1997) Ezrin is a cyclic AMP-dependent protein kinase anchoring protein. EMBO J 16:35–43
60. Dray-Charier N, Paul A, Veissiere D, Mergey M, Scoazec JY, Capeau J, Brahimi-Horn C, Housset C (1995) Expression of cystic fibrosis transmembrane conductance regulator in human gallbladder epithelial cells. Lab Invest 73:828–836
61. Dupuit F, Kälin N, Brezillon S, Hinnrasky J, Tümmler B, Puchelle E (1995) CFTR and differentiation markers expression in non-CF and delta F 508 homozygous CF nasal epithelium. J Clin Invest 96:1601–1611
62. Egan M, Flotte T, Afione S, Solow R, Zeitlin PL, Carter BJ, Guggino WB (1992) Defective regulation of outwardly rectifying Cl^- channels by protein kinase A corrected by insertion of CFTR. Nature 358:581–584
63. Engelhardt JF, Yankaskas JR, Ernst SA, Yang Y, Marino CR, Boucher RC, Cohn JA, Wilson JM (1992) Submucosal glands are the predominant site of CFTR expression in the human bronchus. Nat Genet 2:240–248
64. Eskandari S, Snyder PM, Kreman M, Zampighi GA, Welsh MJ, Wright EM (1999) Number of subunits comprising the epithelial sodium channel. J Biol Chem 274:27281–27286
65. Fischer H, Machen TE (1994) CFTR displays voltage dependence and two gating modes during stimulation. J Gen Physiol 104:541–566
66. Fischer H, Illek B, Machen TE (1995) The actin filament disrupter cytochalasin D activates the recombinant cystic fibrosis transmembrane conductance regulator Cl^- channel in mouse 3T3 fibroblasts. J Physiol (Lond) 489:745–754
67. Foulkes AG, Harris A (1993) Localization of expression of the cystic fibrosis gene in human pancreatic development. Pancreas 8:3–6
68. Frizzell RA, Rechkemmer G, Shoemaker RL (1986) Altered regulation of airway epithelial cell chloride channels in cystic fibrosis. Science 233:558–560
69. Gadsby DC, Nairn AC (1994) Regulation of CFTR channel gating. Trends Biochem Sci 19:513–518
70. Gendler SJ, Spicer AP (1995) Epithelial mucin genes. Annu Rev Physiol 57:607–634
71. Gibson LE, Cooke RE (1959) A test for concentration of electrolytes in sweat in cystic fibrosis of the pancreas utilizing pilocarpine by iontophoresis. Pediatrics 23:545–549
72. Gottlieb RA, Dosanjh A (1996) Mutant cystic fibrosis transmembrane conductance regulator inhibits acidification and apoptosis in C127 cells: possible relevance to cystic fibrosis. Proc Natl Acad Sci USA 93:3587–3591
73. Greger R, Mall M, Bleich M, Ecke D, Warth R, Riedemann N, Kunzelmann K (1996) Regulation of epithelial ion channels by the cystic fibrosis transmembrane conductance regulator. J Mol Med 74:527–534
74. Grubb BR, Gabriel SE (1997) Intestinal physiology and pathology in gene-targeted mouse models of cystic fibrosis. Am J Physiol 273:G258–266
75. Grubb BR, Vick RN, Boucher RC (1994) Hyperabsorption of Na^+ and raised Ca^{2+}-mediated Cl^- secretion in nasal epithelia of CF mice. Am J Physiol 266:C1478–1483
76. Grygorczyk R, Tabcharani JA, Hanrahan JW (1996) CFTR channels expressed in CHO cells do not have detectable ATP conductance. J Membr Biol 151:139–148
77. Guba M, Kuhn M, Forssmann WG, Classen M, Gregor M, Seidler U (1996) Guanylin strongly stimulates rat duode-

nal HCO_3^- secretion: proposed mechanism and comparison with other secretagogues. Gastroenterology 111: 1558–1568

78. Guggino WB (1993) Outwardly rectifying chloride channels and CF: a divorce and remarriage. J Bioenerg Biomembr 25:27–35
79. Gunderson KL, Kopito RR (1995) Conformational states of CFTR associated with channel gating: the role ATP binding and hydrolysis. Cell 82:231–239
80. Harris A, Chalkley G, Goodman S, Coleman L (1991) Expression of the cystic fibrosis gene in human development. Development 113:305–310
81. Hasegawa H, Skach W, Baker O, Calayag MC, Lingappa V, Verkman AS (1992) A multifunctional aqueous channel formed by CFTR. Science 258:1477–1479
82. He X, Tse CM, Donowitz M, Alper SL, Gabriel SE, Baum BJ (1997) Polarized distribution of key membrane transport proteins in the rat submandibular gland. Pflügers Arch 433:260–268
83. Higgins CF (1995) The ABC of channel regulation. Cell 82:693–696
84. Hincke MT, Nairn AC, Staines WA (1995) Cystic fibrosis transmembrane conductance regulator is found within brain ventricular epithelium and choroid plexus. J Neurochem 64:1662–1668
85. Holmberg C, Perheentupa J, Launiala K (1975) Colonic electrolyte transport in health and in congenital chloride diarrhea. J Clin Invest 56:302–310
86. Horowitz B, Tsung SS, Hart P, Levesque PC, Hume JR (1993) Alternative splicing of CFTR Cl^- channels in heart. Am J Physiol 264:H2214–2220
87. Huber S, Braun G, Burger-Kentischer A, Reinhart B, Luckow B, Horster M (1998) CFTR mRNA and its truncated splice variant (TRN-CFTR) are differentially expressed during collecting duct ontogeny. FEBS Lett 423: 362–366
88. Hug T, Koslowsky T, Ecke D, Greger R, Kunzelmann K (1995) Actin-dependent activation of ion conductances in bronchial epithelial cells. Pflügers Arch 429:682–690
89. Hume JR, Horowitz B (1995) A plethora of cardiac chloride conductances: molecular diversity or a related gene family. J Cardiovasc Electrophysiol 6:325–331
90. Hung LW, Wang IX, Nikaido K, Liu PQ, Ames GF, Kim SH (1998) Crystal structure of the ATP-binding subunit of an ABC transporter. Nature 396:703–707
91. Hwang TC, Lu L, Zeitlin PL, Gruenert DC, Huganir R, Guggino WB (1989) Cl^- channels in CF: lack of activation by protein kinase C and cAMP-dependent protein kinase. Science 244:1351–1353
92. Hwang TC, Horie M, Gadsby DC (1993) Functionally distinct phospho-forms underlie incremental activation of protein kinase-regulated Cl conductance in mammalian heart. J Gen Physiol 101:629–650
93. Hwang TC, Nagel G, Nairn AC, Gadsby DC (1994) Regulation of the gating of cystic fibrosis transmembrane conductance regulator Cl channels by phosphorylation and ATP hydrolysis. Proc Natl Acad Sci USA 91: 4698–4702
94. Hwang TC, Wang F, Yang IC, Reenstra WW (1997) Genistein potentiates wild-type and delta F508-CFTR channel activity. Am J Physiol 273:C988–998
95. Hyde SC, Emsley P, Hartshorn MJ, Mimmack MM, Gileadi U, Pearce SR, Gallagher MP, Gill DR, Hubbard RE, Higgins CF (1990) Structural model of ATP-binding proteins associated with cystic fibrosis, multidrug resistance and bacterial transport. Nature 346:362–365
96. Illek B, Fischer H, Santos GF, Widdicombe JH, Machen TE, Reenstra WW (1995) cAMP-independent activation of CFTR Cl channels by the tyrosine kinase inhibitor genistein. Am J Physiol 268:C886–893
97. Illek B, Yankaskas JR, Machen TE (1997) cAMP and genistein stimulate HCO_3^- conductance through CFTR in human airway epithelia. Am J Physiol 272:L752–761
98. Imundo L, Barasch J, Prince A, Al-Awqati Q (1995) Cystic fibrosis epithelial cells have a receptor for pathogenic bacteria on their apical surface. Proc Natl Acad Sci USA 92:3019–3023
99. Ishida-Takahashi A, Otani H, Takahashi C, Washizuka T, Tsuji K, Noda M, Horie M, Sasayama S (1998) Cystic fibrosis transmembrane conductance regulator mediates sulphonylurea block of the inwardly rectifying K^+ channel kir6.1. J Physiol (Lond) 508:23–30
100. Ismailov, II, Awayda MS, Jovov B, Berdiev BK, Fuller CM, Dedman JR, Kaetzel M, Benos DJ (1996) Regulation of epithelial sodium channels by the cystic fibrosis transmembrane conductance regulator. J Biol Chem 271: 4725–4732
101. Ismailov, II, Berdiev BK, Shlyonsky VG, Fuller CM, Prat AG, Jovov B, Cantiello HF, Ausiello DA, Benos DJ (1997) Role of actin in regulation of epithelial sodium channels by CFTR. Am J Physiol 272:C1077–1086
102. Jensen TJ, Loo MA, Pind S, Williams DB, Goldberg AL, Riordan JR (1995) Multiple proteolytic systems, including the proteasome, contribute to CFTR processing. Cell 83: 129–135
103. Jia Y, Mathews CJ, Hanrahan JW (1997) Phosphorylation by protein kinase C is required for acute activation of cystic fibrosis transmembrane conductance regulator by protein kinase A. J Biol Chem 272:4978–4984
104. Jiang Q, Mak D, Devidas S, Schwiebert EM, Bragin A, Zhang Y, Skach WR, Guggino WB, Foskett JK, Engelhardt JF (1998) Cystic fibrosis transmembrane conductance regulator-associated ATP release is controlled by a chloride sensor. J Cell Biol 143:645–657
105. Johannesson M, Bogdanovic N, Nordqvist AC, Hjelte L, Schalling M (1997) Cystic fibrosis mRNA expression in rat brain: cerebral cortex and medial preoptic area. Neuroreport 8:535–539
106. Kälin N, Claaß A, Sommer M, Puchelle E, Tümmler B (1999) DeltaF508 CFTR protein expression in tissues from patients with cystic fibrosis. J Clin Invest 103: 1379–1389
107. Kato Y, Spiro RG (1989) Characterization of a thyroid sulfotransferase responsible for the 3-O-sulfation of terminal beta-D-galactosyl residues in N-linked carbohydrate units. J Biol Chem 264:3364–3371
108. Kibble JD, Trezise AE, Brown PD (1996) Properties of the cAMP-activated Cl^- current in choroid plexus epithelial cells isolated from the rat. J Physiol (Lond) 496:69–80
109. Kibble JD, Garner C, Colledge WH, Brown S, Kajita H, Evans M, Brown PD (1997) Whole cell Cl^- conductances in mouse choroid plexus epithelial cells do not require CFTR expression. Am J Physiol 272:C1899–1907
110. Knowles MR, Stutts MJ, Spock A, Fischer N, Gatzy JT, Boucher RC (1983) Abnormal ion permeation through cystic fibrosis respiratory epithelium. Science 221:1067–1070
111. Ko YH, Thomas PJ, Pedersen PL (1994) The cystic fibrosis transmembrane conductance regulator. Nucleotide binding to a synthetic peptide segment from the second predicted nucleotide binding fold. J Biol Chem 269:14584–14588
112. Ko YH, Delannoy M, Pedersen PL (1997) Cystic fibrosis transmembrane conductance regulator: the first nucleotide binding fold targets the membrane with retention of its ATP binding function. Biochemistry 36:5053–5064
113. Koh J, Sferra TJ, Collins FS (1993) Characterization of the cystic fibrosis transmembrane conductance regulator

promoter region. Chromatin context and tissue-specificity. J Biol Chem 268:15912–15921

114. Krivan HC, Ginsburg V, Roberts DD (1988) Pseudomonas aeruginosa and Pseudomonas cepacia isolated from cystic fibrosis patients bind specifically to gangliotetraosylceramide (asialo GM1) and gangliotriaosylceramide (asialo GM2). Arch Biochem Biophys 260:493–496
115. Kunzelmann K, Kiser GL, Schreiber R, Riordan JR (1997) Inhibition of epithelial Na^+ currents by intracellular domains of the cystic fibrosis transmembrane conductance regulator. FEBS Lett 400:341–344
116. Kuver R, Ramesh N, Lau S, Savard C, Lee SP, Osborne WR (1994) Constitutive mucin secretion linked to CFTR expression. Biochem Biophys Res Commun 203:1457–1462
117. Lee MG, Choi JY, Luo X, Strickland E, Thomas PJ, Muallem S (1999) Cystic fibrosis transmembrane conductance regulator regulates luminal Cl^-/HCO_3^- exchange in mouse submandibular and pancreatic ducts. J Biol Chem 274: 14670–14677
118. Lee MG, Wigley WC, Zeng W, Noel LE, Marino CR, Thomas PJ, Muallem S (1999) Regulation of Cl^-/HCO_3^- exchange by cystic fibrosis transmembrane conductance regulator expressed in NIH 3T3 and HEK 293 cells. J Biol Chem 274:3414–3421
119. Li C, Ramjeesingh M, Bear CE (1996) Purified cystic fibrosis transmembrane conductance regulator (CFTR) does not function as an ATP channel. J Biol Chem 271: 11623–11626
120. Li M, McCann JD, Liedtke CM, Nairn AC, Greengard P, Welsh MJ (1988) Cyclic AMP-dependent protein kinase opens chloride channels in normal but not cystic fibrosis airway epithelium. Nature 331:358–360
121. Li M, McCann JD, Anderson MP, Clancy JP, Liedtke CM, Nairn AC, Greengard P, Welsch MJ (1989) Regulation of chloride channels by protein kinase C in normal and cystic fibrosis airway epithelia. Science 244:1353–1356
122. Linsdell P, Hanrahan JW (1996) Flickery block of single CFTR chloride channels by intracellular anions and osmolytes. Am J Physiol 271:C628–634
123. Linsdell P, Hanrahan JW (1998) Glutathione permeability of CFTR. Am J Physiol 275:C323–326
124. Lloyd Mills C, Pereira MM, Dormer RL, McPherson MA (1992) An antibody against a CFTR-derived synthetic peptide, incorporated into living submandibular cells, inhibits beta-adrenergic stimulation of mucin secretion. Biochem Biophys Res Commun 188:1146–1152
125. Loo MA, Jensen TJ, Cui L, Hou Y, Chang XB, Riordan JR (1998) Perturbation of hsp90 interaction with nascent CFTR prevents its maturation and accelerates its degradation by the proteasome. EMBO J 17:6879–6887
126. Loussouarn G, Demolombe S, Mohammad-Panah R, Escande D, Baro I (1996) Expression of CFTR controls cAMP-dependent activation of epithelial K^+ currents. Am J Physiol 271:C1565–1573
127. Lu Y, Xiong X, Helm A, Kimani K, Bragin A, Skach WR (1998) Co- and posttranslational translocation mechanisms direct cystic fibrosis transmembrane conductance regulator N terminus transmembrane assembly. J Biol Chem 273:568–576
128. Lukacs GL, Chang XB, Kartner N, Rotstein OD, Riordan JR, Grinstein S (1992) The cystic fibrosis transmembrane regulator is present and functional in endosomes. Role as a determinant of endosomal pH. J Biol Chem 267: 14568–14572
129. Lukacs GL, Chang XB, Bear C, Kartner N, Mohamed A, Riordan JR, Grinstein S (1993) The delta F508 mutation decreases the stability of cystic fibrosis transmembrane conductance regulator in the plasma membrane. Determination of functional half-lives on transfected cells. J Biol Chem 268:21592–21598
130. Lukacs GL, Mohamed A, Kartner N, Chang XB, Riordan JR, Grinstein S (1994) Conformational maturation of CFTR but not its mutant counterpart (delta F508) occurs in the endoplasmic reticulum and requires ATP. EMBO J 13:6076–6086
131. Lukacs GL, Segal G, Kartner N, Grinstein S, Zhang F (1997) Constitutive internalization of cystic fibrosis transmembrane conductance regulator occurs via clathrin-dependent endocytosis and is regulated by protein phosphorylation. Biochem J 328:353–361
132. Luo J, Pato MD, Riordan JR, Hanrahan JW (1998) Differential regulation of single CFTR channels by PP2 C, PP2 A, and other phosphatases. Am J Physiol 274: C1397–1410
133. Mall M, Kunzelmann K, Hipper A, Busch AE, Greger R (1996) cAMP stimulation of CFTR-expressing Xenopus oocytes activates a chromanol-inhibitable K^+ conductance. Pflügers Arch 432:516–522
134. Mathews CJ, Tabcharani JA, Chang XB, Jensen TJ, Riordan JR, Hanrahan JW (1998) Dibasic protein kinase A sites regulate bursting rate and nucleotide sensitivity of the cystic fibrosis transmembrane conductance regulator chloride channel. J Physiol (Lond) 508:365–377
135. Matthews RP, McKnight GS (1996) Characterization of the cAMP response element of the cystic fibrosis transmembrane conductance regulator gene promoter. J Biol Chem 271:31869–31877
136. McCarty NA, McDonough S, Cohen BN, Riordan JR, Davidson N, Lester HA (1993) Voltage-dependent block of the cystic fibrosis transmembrane conductance regulator Cl^- channel by two closely related arylaminobenzoates. J Gen Physiol 102:1–23
137. McCray PB, Jr, Reenstra WW, Louie E, Johnson J, Bettencourt JD, Bastacky J (1992) Expression of CFTR and presence of cAMP-mediated fluid secretion in human fetal lung. Am J Physiol 262:L472–481
138. McCray PB, Jr, Wohlford-Lenane CL, Snyder JM (1992) Localization of cystic fibrosis transmembrane conductance regulator mRNA in human fetal lung tissue by in situ hybridization. J Clin Invest 90:619–625
139. McNicholas CM, Guggino WB, Schwiebert EM, Hebert SC, Giebisch G, Egan ME (1996) Sensitivity of a renal K^+ channel (ROMK2) to the inhibitory sulfonylurea compound glibenclamide is enhanced by coexpression with the ATP-binding cassette transporter cystic fibrosis transmembrane regulator. Proc Natl Acad Sci USA 93: 8083–8088
140. McNicholas CM, Nason MW, Jr, Guggino WB, Schwiebert EM, Hebert SC, Giebisch G, Egan ME (1997) A functional CFTR-NBF1 is required for ROMK2-CFTR interaction. Am J Physiol 273:F843–848
141. McPherson MA, Dormer RL, Bradbury NA, Dodge JA, Goodchild MC (1986) Defective beta-adrenergic secretory responses in submandibular acinar cells from cystic fibrosis patients. Lancet 2:1007–1008
142. Meacham GC, Lu Z, King S, Sorscher E, Tousson A, Cyr DM (1999) The Hdj-2/Hsc70 chaperone pair facilitates early steps in CFTR biogenesis. EMBO J 18:1492–1505
143. Mimura CS, Holbrook SR, Ames GF (1991) Structural model of the nucleotide-binding conserved component of periplasmic permeases. Proc Natl Acad Sci USA 88: 84–88
144. Mohapatra NK, Cheng PW, Parker JC, Paradiso AM, Yankaskas JR, Boucher RC, Boat TF (1995) Alteration of sulfation of glycoconjugates, but not sulfate transport and intracellular inorganic sulfate content in cystic fibrosis airway epithelial cells. Pediatr Res 38:42–48

145. Morales MM, Carroll TP, Morita T, Schwiebert EM, Devuyst O, Wilson PD, Lopes AG, Stanton BA, Dietz HC, Cutting GR, Guggino WB (1996) Both the wild type and a functional isoform of CFTR are expressed in kidney. Am J Physiol 270:F1038-1048
146. Moseley RH, Hoglund P, Wu GD, Silberg DG, Haila S, de la Chapelle A, Holmberg C, Kere J (1999) Downregulated in adenoma gene encodes a chloride transporter defective in congenital chloride diarrhea. Am J Physiol 276: G185-192
147. Moyer BD, Denton J, Karlson KH, Reynolds D, Wang S, Mickle JE, Milewski M, Cutting GR, Guggino WB, Li M, Stanton BA (1999) A PDZ-interacting domain in CFTR is an apical membrane polarization signal. J Clin Invest 104: 1353-1361
148. Mulberg AE, Wiedner EB, Bao X, Marshall J, Jefferson DM, Altschuler SM (1994) Cystic fibrosis transmembrane conductance regulator protein expression in brain. Neuroreport 5:1684-1688
149. Mulberg AE, Resta LP, Wiedner EB, Altschuler SM, Jefferson DM, Broussard DL (1995) Expression and localization of the cystic fibrosis transmembrane conductance regulator mRNA and its protein in rat brain. J Clin Invest 96:646-652
150. Mulberg AE, Weyler RT, Altschuler SM, Hyde TM (1998) Cystic fibrosis transmembrane conductance regulator expression in human hypothalamus. Neuroreport 9: 141-144
151. Nagel G, Hwang TC, Nastiuk KL, Nairn AC, Gadsby DC (1992) The protein kinase A-regulated cardiac Cl^- channel resembles the cystic fibrosis transmembrane conductance regulator. Nature 360:81-84
152. Naren AP, Nelson DJ, Xie W, Jovov B, Pevsner J, Bennett MK, Benos DJ, Quick MW, Kirk KL (1997) Regulation of CFTR chloride channels by syntaxin and Munc18 isoforms. Nature 390:302-305
153. Naren AP, Quick MW, Collawn JF, Nelson DJ, Kirk KL (1998) Syntaxin 1 A inhibits CFTR chloride channels by means of domain-specific protein-protein interactions. Proc Natl Acad Sci USA 95:10972-10977
154. Naren AP, Cormet-Boyaka E, Fu J, Villain M, Blalock JE, Quick MW, Kirk KL (1999) CFTR chloride channel regulation by an interdomain interaction. Science 286: 544-548
155. Nuthall HN, Moulin DS, Huxley C, Harris A (1999) Analysis of DNase-I-hypersensitive sites at the 3′ end of the cystic fibrosis transmembrane conductance regulator gene (CFTR). Biochem J 341:601-611
156. Ou WJ, Cameron PH, Thomas DY, Bergeron JJ (1993) Association of folding intermediates of glycoproteins with calnexin during protein maturation. Nature 364: 771-776
157. Pasyk EA, Foskett JK (1995) Mutant (delta F508) cystic fibrosis transmembrane conductance regulator Cl^- channel is functional when retained in endoplasmic reticulum of mammalian cells. J Biol Chem 270:12347-12350
158. Pasyk EA, Foskett JK (1997) Cystic fibrosis transmembrane conductance regulator-associated ATP and adenosine 3′-phosphate 5′-phosphosulfate channels in endoplasmic reticulum and plasma membranes. J Biol Chem 272:7746-7751
159. Perraud F, Yoshimura K, Louis B, Dalemans W, Ali-Hadji D, Schultz H, Claudepierre MC, Chartier C, Danel C, Bellocq JP, Crystal RG, Lecocq JP, Pavirani A (1992) The promoter of the human cystic fibrosis transmembrane conductance regulator gene directing SV40 T antigen expression induces malignant proliferation of ependymal cells in transgenic mice. Oncogene 7:993-997
160. Picciotto MR, Cohn JA, Bertuzzi G, Greengard P, Nairn AC (1992) Phosphorylation of the cystic fibrosis transmembrane conductance regulator. J Biol Chem 267: 12742-12752
161. Pier GB, Grout M, Zaidi TS (1997) Cystic fibrosis transmembrane conductance regulator is an epithelial cell receptor for clearance of Pseudomonas aeruginosa from the lung. Proc Natl Acad Sci USA 94:12088-12093
162. Pier GB, Grout M, Zaidi T, Meluleni G, Müschenborn SS, Banting G, Ratcliff R, Evans MJ, Colledge WH (1998) Salmonella typhi uses CFTR to enter intestinal epithelial cells. Nature 393:79-82
163. Pilewski JM, Frizzell RA (1999) Role of CFTR in airway disease. Physiol Rev 79:S215-255
164. Pind S, Riordan JR, Williams DB (1994) Participation of the endoplasmic reticulum chaperone calnexin (p88, IP90) in the biogenesis of the cystic fibrosis transmembrane conductance regulator. J Biol Chem 269: 12784-12788
165. Pittman N, Shue G, LeLeiko NS, Walsh MJ (1995) Transcription of cystic fibrosis transmembrane conductance regulator requires a CCAAT-like element for both basal and cAMP-mediated regulation. J Biol Chem 270: 28848-28857
166. Prat AG, Xiao YF, Ausiello DA, Cantiello HF (1995) cAMP-independent regulation of CFTR by the actin cytoskeleton. Am J Physiol 268:C1552-1561
167. Prat AG, Reisin IL, Ausiello DA, Cantiello HF (1996) Cellular ATP release by the cystic fibrosis transmembrane conductance regulator. Am J Physiol 270:C538-545
168. Prince LS, Welsh MJ (1998) Cell surface expression and biosynthesis of epithelial Na^+ channels. Biochem J 336: 705-710
169. Prince LS, Peter K, Hatton SR, Zaliauskiene L, Cotlin LF, Clancy JP, Marchase RB, Collawn JF (1999) Efficient endocytosis of the cystic fibrosis transmembrane conductance regulator requires a tyrosine-based signal. J Biol Chem 274:3602-3609
170. Puchelle E, Gaillard D, Ploton D, Hinnrasky J, Fuchey C, Boutterin MC, Jacquot J, Dreyer D, Pavirani A, Dalemans W (1992) Differential localization of the cystic fibrosis transmembrane conductance regulator in normal and cystic fibrosis airway epithelium. Am J Respir Cell Mol Biol 7:485-491
171. Quinton PM, Bijman J (1983) Higher bioelectric potentials due to decreased chloride absorption in the sweat glands of patients with cystic fibrosis. N Engl J Med 308: 1185-1189
172. Quinton PM, Reddy MM (1989) Cl^- conductance and acid secretion in the human sweat duct. Ann NY Acad Sci 574: 438-446
173. Ramjeesingh M, Li C, Garami E, Huan LJ, Hewryk M, Wang Y, Galley K, Bear CE (1997) A novel procedure for the efficient purification of the cystic fibrosis transmembrane conductance regulator (CFTR). Biochem J 327: 17-21
174. Randak C, Roscher AA, Hadorn HB, Assfalg-Machleidt I, Auerswald EA, Machleidt W (1995) Expression and functional properties of the second predicted nucleotide binding fold of the cystic fibrosis transmembrane conductance regulator fused to glutathione-S-transferase. FEBS Lett 363:189-194
175. Randak C, Neth P, Auerswald EA, Assfalg-Machleidt I, Roscher AA, Hadorn HB, Machleidt W (1996) A recombinant polypeptide model of the second predicted nucleotide binding fold of the cystic fibrosis transmembrane conductance regulator is a GTP-binding protein. FEBS Lett 398:97-100
176. Randak C, Neth P, Auerswald EA, Eckerskorn C, Assfalg-Machleidt I, Machleidt W (1997) A recombinant poly-

peptide model of the second nucleotide-binding fold of the cystic fibrosis transmembrane conductance regulator functions as an active ATPase, GTPase and adenylate kinase. FEBS Lett 410:180–186
177. Reddy MM, Quinton PM (1996) Deactivation of CFTR-Cl conductance by endogenous phosphatases in the native sweat duct. Am J Physiol 270:C474–480
178. Reddy MM, Quinton PM, Haws C, Wine JJ, Grygorczyk R, Tabcharani JA, Hanrahan JW, Gunderson KL, Kopito RR (1996) Failure of the cystic fibrosis transmembrane conductance regulator to conduct ATP. Science 271: 1876–1879
179. Reddy MM, Bell CL, Quinton PM (1997) Cystic fibrosis affects specific cell type in sweat gland secretory coil. Am J Physiol 273:C426–433
180. Reddy MM, Light MJ, Quinton PM (1999) Activation of the epithelial Na^+ channel (ENaC) requires CFTR Cl^- channel function. Nature 402:301–304
181. Reisin IL, Prat AG, Abraham EH, Amara JF, Gregory RJ, Ausiello DA, Cantiello HF (1994) The cystic fibrosis transmembrane conductance regulator is a dual ATP and chloride channel. J Biol Chem 269:20584–20591
182. Rich DP, Berger HA, Cheng SH, Travis SM, Saxena M, Smith AE, Welsh MJ (1993) Regulation of the cystic fibrosis transmembrane conductance regulator Cl^- channel by negative charge in the R domain. J Biol Chem 268: 20259–20267
183. Rich DP, Gregory RJ, Cheng SH, Smith AE, Welsh MJ (1993) Effect of deletion mutations on the function of CFTR chloride channels. Receptors Channels 1:221–232
184. Riordan JR, Rommens JM, Kerem B, Alon N, Rozmahel R, Grzelczak Z, Zielenski J, Lok S, Plavsic N, Chou JL, Drumm ML, Iannuzzi MC, Collins FS, Tsui L-C (1989) Identification of the cystic fibrosis gene: cloning and characterization of complementary DNA. Science 245: 1066–1073
185. Ruknudin A, Schulze DH, Sullivan SK, Lederer WJ, Welling PA (1998) Novel subunit composition of a renal epithelial KATP channel. J Biol Chem 273:14165–14171
186. Saiman L, Prince A (1993) Pseudomonas aeruginosa pili bind to asialoGM1 which is increased on the surface of cystic fibrosis epithelial cells. J Clin Invest 92:1875–1880
187. Samet JM, Cheng PW (1994) The role of airway mucus in pulmonary toxicology. Environ Health Perspect 102 (Suppl 2):89–103
188. Schoumacher RA, Shoemaker RL, Halm DR, Tallant EA, Wallace RW, Frizzell RA (1987) Phosphorylation fails to activate chloride channels from cystic fibrosis airway cells. Nature 330:752–754
189. Schreiber R, Hopf A, Mall M, Greger R, Kunzelmann K (1999) The first-nucleotide binding domain of the cystic-fibrosis transmembrane conductance regulator is important for inhibition of the epithelial Na^+ channel. Proc Natl Acad Sci USA 96:5310–5315
190. Schwiebert EM, Egan ME, Hwang TH, Fulmer SB, Allen SS, Cutting GR, Guggino WB (1995) CFTR regulates outwardly rectifying chloride channels through an autocrine mechanism involving ATP. Cell 81:1063–1073
191. Scoazec JY, Bringuier AF, Medina JF, Martinez-Anso E, Veissiere D, Feldmann G, Housset C (1997) The plasma membrane polarity of human biliary epithelial cells: in situ immunohistochemical analysis and functional implications. J Hepatol 26:543–553
192. Seibert FS, Tabcharani JA, Chang XB, Dulhanty AM, Mathews C, Hanrahan JW, Riordan JR (1995) cAMP-dependent protein kinase-mediated phosphorylation of cystic fibrosis transmembrane conductance regulator residue Ser-753 and its role in channel activation. J Biol Chem 270:2158–2162
193. Seidler U, Blumenstein I, Kretz A, Viellard-Baron D, Rossmann H, Colledge WH, Evans M, Ratcliff R, Gregor M (1997) A functional CFTR protein is required for mouse intestinal cAMP-, cGMP- and Ca^{2+}-dependent $HCO3^-$ secretion. J Physiol (Lond) 505:411–423
194. Seksek O, Biwersi J, Verkman AS (1996) Evidence against defective trans-Golgi acidification in cystic fibrosis. J Biol Chem 271:15542–15548
195. Sheppard DN, Welsh MJ (1992) Effect of ATP-sensitive K^+ channel regulators on cystic fibrosis transmembrane conductance regulator chloride currents. J Gen Physiol 100:573–591
196. Sheppard DN, Rich DP, Ostedgaard LS, Gregory RJ, Smith AE, Welsh MJ (1993) Mutations in CFTR associated with mild-disease-form Cl^- channels with altered pore properties. Nature 362:160–164
197. Sheppard DN, Ostedgaard LS, Rich DP, Welsh MJ (1994) The amino-terminal portion of CFTR forms a regulated Cl^- channel. Cell 76:1091–1098
198. Sheppard DN, Travis SM, Ishihara H, Welsh MJ (1996) Contribution of proline residues in the membrane-spanning domains of cystic fibrosis transmembrane conductance regulator to chloride channel function. J Biol Chem 271:14995–15001
199. Short DB, Trotter KW, Reczek D, Kreda SM, Bretscher A, Boucher RC, Stutts MJ, Milgram SL (1998) An apical PDZ protein anchors the cystic fibrosis transmembrane conductance regulator to the cytoskeleton. J Biol Chem 273: 19797–19801
200. Smith AN, Barth ML, McDowell TL, Moulin DS, Nuthall HN, Hollingsworth MA, Harris A (1996) A regulatory element in intron 1 of the cystic fibrosis transmembrane conductance regulator gene. J Biol Chem 271:9947–9954
201. Snyder PM, Cheng C, Prince LS, Rogers JC, Welsh MJ (1998) Electrophysiological and biochemical evidence that DEG/ENaC cation channels are composed of nine subunits. J Biol Chem 273:681–684
202. Stutts MJ, Canessa CM, Olsen JC, Hamrick M, Cohn JA, Rossier BC, Boucher RC (1995) CFTR as a cAMP-dependent regulator of sodium channels. Science 269:847–850
203. Sugita M, Yue Y, Foskett JK (1998) CFTR Cl^- channel and CFTR-associated ATP channel: distinct pores regulated by common gates. EMBO J 17:898–908
204. Tabcharani JA, Chang XB, Riordan JR, Hanrahan JW (1991) Phosphorylation-regulated Cl^- channel in CHO cells stably expressing the cystic fibrosis gene. Nature 352:628–631
205. Tabcharani JA, Rommens JM, Hou YX, Chang XB, Tsui LC, Riordan JR, Hanrahan JW (1993) Multi-ion pore behaviour in the CFTR chloride channel. Nature 366:79–82
206. Takano M, Ishii T, Xie LH (1996) Cloning and functional expression of the rat brain KIR6.2 channel. Jpn J Physiol 46:491–495
207. Tector M, Hartl FU (1999) An unstable transmembrane segment in the cystic fibrosis transmembrane conductance regulator. EMBO J 18:6290–6298
208. Thomas PJ, Shenbagamurthi P, Ysern X, Pedersen PL (1991) Cystic fibrosis transmembrane conductance regulator: nucleotide binding to a synthetic peptide. Science 251:555–557
209. Todd-Turla KM, Rusvai E, Naray-Fejes-Toth A, Fejes-Toth G (1996) CFTR expression in cortical collecting duct cells. Am J Physiol 270:F237–244
210. Trapnell BC, Chu CS, Paakko PK, Banks TC, Yoshimura K, Ferrans VJ, Chernick MS, Crystal RG (1991) Expression of the cystic fibrosis transmembrane conductance regulator

gene in the respiratory tract of normal individuals and individuals with cystic fibrosis. Proc Natl Acad Sci USA 88:6565-6569
211. Trapnell BC, Zeitlin PL, Chu CS, Yoshimura K, Nakamura H, Guggino WB, Bargon J, Banks TC, Dalemans W, Pavirani A, P. LJ, G. CR (1991) Down-regulation of cystic fibrosis gene mRNA transcript levels and induction of the cystic fibrosis chloride secretory phenotype in epithelial cells by phorbol ester. J Biol Chem 266:10319-10323
212. Travis SM, Berger HA, Welsh MJ (1997) Protein phosphatase 2C dephosphorylates and inactivates cystic fibrosis transmembrane conductance regulator. Proc Natl Acad Sci USA 94:11055-11060
213. Trezise AE, Buchwald M (1991) In vivo cell-specific expression of the cystic fibrosis transmembrane conductance regulator. Nature 353:434-437
214. Trezise AE, Romano PR, Gill DR, Hyde SC, Sepulveda FV, Buchwald M, Higgins CF (1992) The multidrug resistance and cystic fibrosis genes have complementary patterns of epithelial expression. EMBO J 11:4291-4303
215. Trezise AE, Buchwald M, Higgins CF (1993) Testis-specific, alternative splicing of rodent CFTR mRNA. Hum Mol Genet 2:801-802
216. Trezise AE, Chambers JA, Wardle CJ, Gould S, Harris A (1993) Expression of the cystic fibrosis gene in human foetal tissues. Hum Mol Genet 2:213-218
217. Trezise AE, Linder CC, Grieger D, Thompson EW, Meunier H, Griswold MD, Buchwald M (1993) CFTR expression is regulated during both the cycle of the seminiferous epithelium and the oestrous cycle of rodents. Nat Genet 3: 157-164
218. Vaandrager AB, Smolenski A, Tilly BC, Houtsmuller AB, Ehlert EM, Bot AG, Edixhoven M, Boomaars WE, Lohmann SM, de Jonge HR (1998) Membrane targeting of cGMP-dependent protein kinase is required for cystic fibrosis transmembrane conductance regulator Cl^- channel activation. Proc Natl Acad Sci USA 95:1466-1471
219. Vankeerberghen A, Wei L, Teng H, Jaspers M, Cassiman JJ, Nilius B, Cuppens H (1998) Characterization of mutations located in exon 18 of the CFTR gene. FEBS Lett 437: 1-4
220. Walker JE, Saraste M, Runswick MJ, Gay NJ (1982) Distantly related sequences in the alpha- and beta-subunits of ATP synthase, myosin, kinases and other ATP-requiring enzymes and a common nucleotide binding fold. EMBO J 1:945-951
221. Wang S, Raab RW, Schatz PJ, Guggino WB, Li M (1998) Peptide binding consensus of the NHE-RF-PDZ1 domain matches the C^-terminal sequence of cystic fibrosis transmembrane conductance regulator (CFTR). FEBS Lett 427:103-108
222. Ward CL, Omura S, Kopito RR (1995) Degradation of CFTR by the ubiquitin-proteasome pathway. Cell 83: 121-127
223. Warth JD, Collier ML, Hart P, Geary Y, Gelband CH, Chapman T, Horowitz B, Hume JR (1996) CFTR chloride channels in human and simian heart. Cardiovasc Res 31: 615-624
224. Warth R, Riedemann N, Bleich M, Van Driessche W, Busch AE, Greger R (1996) The cAMP-regulated and 293B-inhibited K^+ conductance of rat colonic crypt base cells. Pflügers Arch 432:81-88
225. Wei LY, Stutts MJ, Hoffman MM, Roepe PD (1995) Overexpression of the cystic fibrosis transmembrane conductance regulator in NIH 3T3 cells lowers membrane potential and intracellular pH and confers a multidrug resistance phenotype. Biophys J 69:883-895
226. Welsh MJ (1987) Electrolyte transport by airway epithelia. Physiol Rev 67:1143-1184
227. Windstetter D, Schaefer F, Scharer K, Reiter K, Eife R, Harms HK, Bertele-Harms R, Fiedler F, Tsui LC, Reitmeir P, Horster M, Hadorn HB (1997) Renal function and renotropic effects of secretin in cystic fibrosis. Eur J Med Res 2:431-436
228. Winter MC, Welsh MJ (1997) Stimulation of CFTR activity by its phosphorylated R domain. Nature 389: 294-296
229. Yang Y, Janich S, Cohn JA, Wilson JM (1993) The common variant of cystic fibrosis transmembrane conductance regulator is recognized by hsp70 and degraded in a pre-Golgi nonlysosomal compartment. Proc Natl Acad Sci USA 90:9480-9484
230. Yike I, Ye J, Zhang Y, Manavalan P, Gerken TA, Dearborn DG (1996) A recombinant peptide model of the first nucleotide-binding fold of the cystic fibrosis transmembrane conductance regulator: comparison of wild- type and delta F508 mutant forms. Protein Sci 5:89-97
231. Yoshimura K, Nakamura H, Trapnell BC, Chu CS, Dalemans W, Pavirani A, Lecocq JP, Crystal RG (1991) Expression of the cystic fibrosis transmembrane conductance regulator gene in cells of non-epithelial origin. Nucleic Acids Res 19:5417-5423
232. Yoshimura K, Nakamura H, Trapnell BC, Dalemans W, Pavirani A, Lecocq JP, Crystal RG (1991) The cystic fibrosis gene has a "housekeeping"-type promoter and is expressed at low levels in cells of epithelial origin. J Biol Chem 266:9140-9144
233. Zhang Y, Doranz B, Yankaskas JR, Engelhardt JF (1995) Genotypic analysis of respiratory mucous sulfation defects in cystic fibrosis. J Clin Invest 96:2997-3004

Literatur zu 2.4

1. Arispe N, Rojas E, Hartman J, Sorscher EJ, Pollard HB (1992) Intrinsic anion channel activity of the recombinant first nucleotide binding fold domain of the cystic fibrosis transmembrane regulator protein. Proc Natl Acad Sci USA 89: 1539-1543
2. Berschneider HM, Knowles MR, Azizkhan RG, Boucher RC, Tobey NA, Orlando RC, Powell DW (1988) Altered intestinal chloride transport in cystic fibrosis. FASEB J 2: 2625-2629
3. Boucher RC, Chinet TC, Willumsen NJ, Knowles MR (1991) Ion transport in normal and CF airway epithelia. Adv Exp Med Biol 290:105-118
4. Boucher RC, Cotton CU, Gatzy JT, Knowles MR, Yankaskas JR (1988) Evidence for reduced Cl^- and increased Na^+ permeability in cystic fibrosis human primary cell cultures. J Physiol 405:77-103
5. Chanson M, Scerri I, Suter S (1999) Defective regulation of gap junctional coupling in cystic fibrosis pancreatic duct cells. J Clin Invest 103:1677-1684
6. Cheng SH, Gregory RJ, Marshall J, Paul S, Souza DW, White G, O'Riordan CR, Smith AE (1990) Defective intracellular transport and processing of the molecular basis of most cystic fibrosis. Cell 63:827-834
7. Clarke LL, Harline MC (1996) CFTR is required for cAMP inhibition of intestinal Na^+ absorption in a cystic fibrosis mouse model. Am J Physiol 270:G259-67
8. Cohen BE, Lee Jacobson KA, Kim YC, Huang Z, Sorscher EJ, Pollard HB (1997) 8-cyclopentyl-1,3-dipropylxanthine and other xanthines differentially bind to the wild-type and deltaF508 mutant first nucleotide binding fold (NBF-1) domains of the cystic fibrosis transmembrane conductance regulator. Biochemistry 36:6455-6461

9. Dawson DC, Smith SS, Mansoura MK (1999) CFTR: mechanism of anion conduction. Physiol Rev 79:S47–S75
10. Gadsby DC, Nairn AC (1999) Control of CFTR channel gating by phosphorylation and nucleotide hydrolysis. Physiol Rev 79:S77–S107
11. Gao L, Kim KJ, Yankaskas JR, Forman HJ (1999) Abnormal glutathione transport in cystic fibrosis airway epithelia. Am J Physiol 277:L113–L118
12. Hamill OP, Marty A, Neher E, Sakmann B, Sigworth FJ (1981) Improved patch-clamp techniques for high-resolution current recording from cells and cell-free membrane patches. Pflügers Arch 391:85–100
13. Hardcastle J, Hardcastle PT, Taylor CJ, Goldhill J (1991) Failure of cholinergic stimulation to induce a secretory response from the rectal mucosa in cystic fibrosis. Gut 32: 1035–1039
14. Hwang TC, Lu L, Zeitlin PL, Gruenert DC, Huganir R, Guggino WB (1989) Cl^- Channels in CF: Lack of activation by protein kinase C and cAMP - dependent protein kinase. Science 244:1351–1353
15. Illek B, Fischer H (1998) Flavonoids stimulate Cl conductance of human airway epithelium in vitro and in vivo [In Process Citation]. Am J Physiol 275:L902–10
16. Ishida-Takahashi A, Otani H, Takahashi C, Washizuka T, Tsuji K, Noda M, Horie M, Sasayama S (1998) Cystic fibrosis transmembrane conductance regulator mediates sulphonylurea block of the inwardly rectifying K^+ channel Kir6.1. J Physiol (Lond) 508:23–30
17. Jiang Q, Mak D, Devidas S, Schwiebert EM, Bragin A, Zhang Y, Skach WR, Guggino WB, Foskett JK, Engelhardt JF (1998) Cystic fibrosis transmembrane conductance regulator-associated ATP release is controlled by a chloride sensor. J Cell Biol 143:645–657
18. Julien M, Verrier B, Cerutti M, Chappe V, Gola M, Devauchelle G, Becq F (1999) Cystic fibrosis transmembrane conductance regulator (CFTR) confers glibenclamide sensitivity to outwardly rectifying chloride channel (ORCC) in Hi-5 insect cells. J Membr Biol 168:229–239
19. Kalin N, Claass A, Sommer M, Puchelle E, Tummler B (1999) DeltaF508 CFTR protein expression in tissues from patients with cystic fibrosis [see comments]. J Clin Invest 103:1379–1389
20. Kerem BS, Rommens M, Buchanan J, Markiewicz D, Cox T, Aravinda C, Buchwald M, Tsui LC (1989) Identification of the cystic fibrosis gene: genetic analysis. Science 245: 1073–1080
21. Krick W, Disser J, Hazama A, Burckhardt G, Frömter E (1991) Evidence for a cytosolic inhibitor of epithelial chloride channels. Pflügers Arch 418:491–499
22. Kunzelmann K (1999) The Cystic Fibrosis Transmembrane Conductance Regulator and its function in epithelial transport. Rev Physiol Biochem Pharmacol 137:1–70
23. Kunzelmann K, Briel M, Schreiber R, Ricken S, Nitschke R, Greger R (1998) No evidence for direct activation of CFTR by 8-cyclopentyl-1,3-dipropylxanthine (CPX). Cell Physiol Biochem 8:185–193
24. Kunzelmann K, Kathöfer S, Greger R (1995) Na^+ and Cl^- conductances in airway epithelial cells: Increased Na^+ conductance in cystic fibrosis. Pflügers Arch 431:1–9
25. Kunzelmann K, Pavenstädt H, Greger R (1989) Properties and regulation of chloride channels in cystic fibrosis and normal airway epithelial cells. Pflügers Arch 415:172–182
26. Kunzelmann K, Schreiber R (1999) CFTR, a regulator of channels. J Membr Biol 168:1–8
27. Kunzelmann K, Tilmann M, Hansen CP, Greger R (1991) Inhibition of epithelial chloride channels by cytosol. Pflügers Arch 418:479–490
28. Kuver R, Ramesh N, Lau S, Savard C, Lee SP, Osborne WR (1994) Constitutive mucin secretion linked to CFTR expression. Biochem Biophys Res Commun 203:1457–1462
29. Lee MG, Wigley WC, Zeng W, Noel LE, Marino CR, Thomas PJ, Muallem S (1999) Regulation of Cl^-/HCO_3^--exchange by cystic fibrosis transmembrane conductance regulator expressed in NIH 3T3 and HEK 293 cells [In Process Citation]. J Biol Chem 274:3414–3421
30. Li C, Ramjeesingh M, Reyes E, Jensen TJ, Chang XB, Rommens JA, Bear CE (1993) The cystic fibrosis mutation (deltaF508) does not influence the chloride channel activity of CFTR. Nat Genet 3 311–316
31. Li M, McCann JD, Liedtke CM, Nairn AC, Greengard P, Welsh MJ (1988) Cyclic AMP-dependent protein kinase opens chloride channels in normal but not cystic fibrosis airway epithelium. Nature 331:358–360
32. Mall M, Bleich M, Greger R, Schreiber R, Kunzelmann K (1998) The amiloride inhibitable Na^+ conductance is reduced by CFTR in normal but not in CF airways. J Clin Invest 102:15–21
33. Mall M, Bleich M, Kühr J, Brandis M, Greger R, Kunzelmann K (1998) CFTR - mediated inhibition of amiloride sensitive sodium conductance by CFTR in human colon is defective in cystic fibrosis. Am J Physiol 277:G709–G716
34. Mall M, Hipper A, Greger R, Kunzelmann K (1996) Wilde type but not deltaF508 CFTR inhibits Na^+ conductance when coexpressed in Xenopus oocytes. FEBS Lett 381: 47–52
35. Mall M, Kunzelmann K, Hipper A, Busch AE, Greger R (1996) cAMP stimulation of CFTR expressing xenopus oocytes activates a chromanol inhibitable K^+ conductance. Pflügers Arch 432:516–522
36. Mall M, Wissner A, Kühr J, Brandis M, Greger R, Kunzelmann K (1999) Effect of genistein on native epithelial tissues from normal individuals and CF patients and on CFTR expressed in Xenopus oocytes. Am J Respir Cell Mol Biol (submitted)
37. Mall M, Wissner A, Seydewitz HH, Kühr J, Brandis M, Greger R, Kunzelmann K (1999) Detection of defective cholinergic Cl^- secretion in rectal biopsies from cystic fibrosis patients. Am J Physiol (submitted)
38. McNicholas CM, Guggino WB, Schwiebert EM, Hebert SC, Giebisch G, Egan ME (1996) Sensitivity of a renal K^+ channel (ROMK2) to the inhibitory sulfonylurea compound glibenclamide is enhanced by coexpression with the ATP-binding cassette transporter cystic fibrosis transmembrane regulator. Proc Natl Acad Sci USA 93:8083–8088
39. Mergey M, Lemnaouar M, Veissiere D, Perricaudet M, Gruenert DC, Picard J, Capeau J, Brahimi-Horn MC, Paul A (1995) CFTR gene transfer corrects defective glycoconjugate secretion in human CF epithelial tracheal cells. Am J Physiol 269:L855–L864
40. Pilewski JM, Frizzell RA (1999) Role of CFTR in airway disease. Physiol Rev 79:S215–S255
41. Quinton PM (1986) Missing Cl conductance in cystic fibrosis. Am J Physiol 251:C649–C652
42. Reddy MM, Quinton PM, Haws C, Wine JJ, Grygorczyk R, Tabcharani JA, Hanrahan JW, Gunderson KL, Kopito RR (1996) Failure of the cystic fibrosis transmembrane conductance regulator to conduct ATP. Science 271: 1876–1878
43. Riordan JR (1993) The cystic fibrosis transmembrane conductance regulator. Annu Rev Physiol 55:609–630
44. Riordan JR, Rommens JM, Kerem BS, Alon N, Rozmahel R, Grzelczak Z, Zielenski J, Plavsic SLN, Chou JL, Drumm ML, Iannuzzi CM, Collins FS, Tsui LC (1989) Identification of the cystic fibrosis gene: cloning and characterization of complementary DNA. Science 245:1066–1072

45. Rommens JM, Iannuzzi BSK, Drumm ML, Melmer G, Dean M, Rozmahel R, Cole JL, Kennedy D, Hidaka N, Zsiga M, Buchwald M, Riordan JR, Tsui LC, Collins FS (1989) Identification of the cystic fibrosis gene: chromosome walking and jumping. Science 245:1059-1065
46. Schoumacher RA, Shoemaker RL, Halm DR, Tallant EA, Wallace RW, Frizzell RA (1987) Phosphorylation fails to activate chloride channels from cystic fibrosis airway cells. Nature 330:752-754
47. Schreiber R, Hopf A, Mall M, Greger R, Kunzelmann K (1999) The first nucleotide binding fold of the cystic fibrosis transmembrane conductance regulator is important for inhibition of the epithelial Na^+ channel. Proc Natl Acad Sci USA 96:5310-5315
48. Schreiber R, Nitschke R, Greger R, Kunzelmann K (1998) CFTR activates AQP3 in airway epithelial cells. J Biol Chem 274:11811-11816
49. Schultz BD, Singh AK, Devor DC, Bridges RJ (1999) Pharmacology of CFTR chloride channel activity. Physiol Rev 79:S109-S144
50. Schulz IJ, Frömter E (1968) Mikropunktionsuntersuchungen an Schweißdrüsen von Mukoviszidosepatienten und gesunden Versuchspersonen. In: Windorfer H, Stephan U (Hrsg) Mukoviszidose. Georg Thieme Verlag, Stuttgart, S 12-21
51. Schwiebert EM, Benos DJ, Egan ME, Stutts MJ, Guggino WB (1999) CFTR is a conductance regulator as well as a chloride channel. Physiol Rev 79:S145-S166
52. Schwiebert EM, Egan ME, Hwang TH, Fulmer SB, Allen SS, Cutting GR, Guggino WB (1995) CFTR regulates outwardly rectifying chloride channels through an autocrine mechanism involving ATP. Cell 81:1063-1073
53. Sheppard DN, Welsh, MJ (1999) Structure and function of the CFTR chloride channel. Physiol Rev 79:S23-S45
54. Short DB, Trotter KW, Reczek D, Kreda SM, Bretscher A, Boucher RC, Stutts MJ, Milgram SL (1998) An apical PDZ protein anchors the cystic fibrosis transmembrane conductance regulator to the cytoskeleton. J Biol Chem 273: 19797-19801
55. Stutts MJ, Canessa CM, Olsen JC, Hamrick M, Cohn JA, Rossier BC, Boucher RC (1995) CFTR as a cAMP-dependent regulator of sodium channels. Science 269: 847-850
56. Tabcharani JA, Rommens JM, Hou YX, Chang XB, Tsui LC, Riordan JR, Hanrahan JW (1993) Multi-ion pore behaviour in the CFTR chloride channel. Nature 366: 79-82
57. Tsui LC (1997) Genotype and phenotype in cystic fibrosis. Hosp Pract 15:115-142
58. Zerhusen B, Zhao J, Xie J, Davis PB, Ma J (1999) A single conductance pore for chloride ions formed by two cystic fibrosis transmembrane conductance regulator molecules. J Biol Chem 274:7627-7630

Literatur zu 2.5

1. Gibson LE, Cooke RE (1959) A test for concentration of electrolytes in sweat in cystic fibrosis of the pancreas utilizing pilocarpin iontophoresis. Pediatrics 23:545-547
2. Quinton P (1983) Chloride impermeability in cystic fibrosis. Nature 301:421-422
3. Riordan JR, Rommens JM, Kerem BS, Alon N, Rozmahel R,Grzelczak Z, Zelenski J, Lok S, Plavsic N, Chou JL, Drumm ML, Iannuzzi MC, Collins F, Tsui LC (1989) Identification of the cystic fibrosis gene: cloning and characterization of complementary DNA. Science 245:1066-1072
4. Munger BL, Brusilow SW, Cooke RE (1961) An electron microscopic study of eccrine sweat glands in patients with cystic fibrosis. J Pediatr 59:497-511
5. Denning GM, Ostedgaard LS, Cheng SH et al. (1992) Lokalisation of cystic fibrosis transmembrane conductance regulator in chloride secretory epithelia. J Clin Invest 89: 339-349
6. Crawford I, Maloney PC, Zeitlin OL et al. (1991) Immunocytochemical localization of the cystic fibrosis gene product CFTR. Proc Natl Acad Sci USA 88:9262-9266
7. Biwersi J, Verkman AS (1994) Functions of CFTR other than as plasma membrane chloride channel. In: Dodge JA, Brock DJH, Widicombe JA (eds) Cystic fibrosis - current topics, vol 2. Wiley, London, pp 155-171
8. Karner N, Augustinas O, Jensen TJ et al. (1992) Mislocalization of D508 CFTR in cystic fibrosis sweat glands. Nat Genet 1:321-327
9. Quinton PM, Reddy MM (1989) Cl-conductance and acid secertion in the human sweat duct. Ann NY Acad Sci 574: 438-446
10. Strong TV, Smith LS, Turpin SV et al. (1991) Cystic fibrosis gene mutation in two sisters with mild disease and normal sweat electrolyte levels. N Engl J Med 325:1630-1634
11. Highsmith WE, Burch LA, Zhoue Z et al. (1994) Cystic fibrosis gene mutation in patients with normal sweat chloride concentrations. N Engl J Med 329:974-980
12. Wilschansky M, Zielensky J, Markiewicz D et al. (1995) Correlation of sweat chloride concentration with classes of the cystic fibrosis transmembrane conductance regulator gene mutations. J Pediatr 127:705-710
13. Thaysen JH, Schwartz IL (1956) Excretion of sodium and potassium in human sweat. J Clin Invest 35:114-115
14. Quinton PM (1982) Abnormalities in electrolyte secretion in cystic fibrosis. In: Quinton PM, Martinez RM, Hopfer U (eds) Fluid and electrolyte abnormalities in cystic fibrosis. San Francisco Press, pp 53-76
15. Mancini AJ, Lane AT (1995) Sweating in the neonate. In: Scriver CR et al. (eds) The metabolic and molecular bases of inherited diseases, vol 1. McGraw-Hill, pp 767-770
16. Schöni MH, Kraemer R, Bähler P, Rossi E (1984) Early diagnosis of cystic fibrosis by means of sweat microosmometry. J Pediatr 104:691-1984
17. Behrendt H, Green M (1972) Nature of the sweating deficit of prematurely born neonates. N Engl J Med 286: 1376
18. National Committee for Clinical Laboratory Standards. Sweat testing: sample collection and quantitative analysis - approved guideline (document C34-A) Wayne (PA): The Committee 1994 (Address: 940 W. Valley Rd., Suite 1400, Wayne, PA 19087)
19. Augarten A, Hacham S, Kerem E, Kerem BS et al. (1995) The significance of sweat Cl/Na ratio in patients with borderline sweat test. Pediatr Pulmonol 20:369-371
20. Webster HL, Barlow WK (1981) New approach to cystic fibrosis diagnosis by use of an improved sweat induction/collection system and osmometry. Clin Chem 27: 385-387
21. Denning CF Huang NN, Cuasay LR et al. (1980) Cooperative study comparing three methods of performing sweat tests to diagnose cystic fibrosis. Pediatrics 66: 752-757
22. LeGrys VA (1996) Sweat testing for the diagnosis of cystic fibrosis: Practical considerations. J Pediatr 129:892-897

Literatur zu 2.6

1. Beck S, Penque D, Garcia S, Gomes A, Farinha C, Mata L, Gulbenkian S, Gil-Ferreira K, Duarte A, Pacheco P, Barreto C, Lopes B, Cavaco J, Lavinha J, Amaral MD (1999) Cystic fibrosis patients with the 3272-26 A-G mutation have mild disease, leaky alternative mRNA splicing, and CFTR protein at the cell membrane. Hum Mutat 14:133-144

2. Bienvenu T, Hubert D, Fonknechten N, Dusser D, Kaplan JC, Beldjord C (1994) Unexpected inactivation of acceptor consensus splice sequence by a -3C to T transition in intron 2 of the CFTR gene. Hum Genet 94:65-68
3. Champigny G, Imler JL, Puchelle E, Dalemans W, Gribkoff V, Hinnrasky J, Dott K, Barbry P, Pavirani A, Lazdunski M (1995) A change in gating mode leading to increased intrinsic chloride channel activity compensates for defective processing in a cystic fibrosis mutant corresponding to a mild form of disease. EMBO J 14:2417-2423
4. Cheng SH, Gregory RJ, Marshall J, Paul S, Souza DW, White GA, O'Riordan CR, Smith AE (1990) Defective intracellular transport and processing of CFTR is the molecular basis of most cystic fibrosis. Cell 63:827-834
5. Chiba-Falek O, Parad RB, Kerem E, Kerem B (1999) Variable levels of normal RNA in different fetal organs carrying a cystic fibrosis transmembrane conductance regulator splicing mutation. Am J Respir Crit Care Med 159: 1998-2002
6. Chillon M, Dörk T, Casals T, Gimenez J, Fonknechten N, Will K, Ramos D, Nunes V, Estivill X (1995) A novel donor splice site in intron 11 of the CFTR gene, created by mutation 1811+1.6 kb A-G, produces a new exon: high frequency in Spanish cystic fibrosis chromosomes and association with severe phenotype. Am J Hum Genet 56: 623-629
7. Cotten JF, Ostedgaard LS, Carson MR, Welsh MJ (1996) Effect of cystic fibrosis - associated mutations in the fourth intracellular loop of cystic fibrosis transmembrane conductance regulator. J Biol Chem 271:21279-21284
8. Cuppens H, Lin W, Jaspers M, Costes B, Teng H, Vankeerberghen A, Jorissen M, Droogmans G, Reynaert I, Goossens M, Nilius B, Cassiman JJ (1998) Polyvariant mutant cystic fibrosis transmembrane conductance regulator genes. The polymorphic (Tg)m locus explains the partial penetrance of the T5 polymorphism as a disease mutation. J Clin Invest 15:487-496
9. Dalemans W, Barbry P, Champigny G, Jallat S, Dott K, Dreyer D, Crystal RG, Pavirani A, Lecocq JP, Lazdunski M (1991) Altered chloride ion channel kinetics associated with the deltaF508 cystic fibrosis mutation. Nature 354: 526-528
10. Denning GM, Anderson MP, Amara JF, Marshall J, Smith AE, Welsh MJ (1992) Processing of mutant cystic fibrosis transmembrane conductance regulator is temperature-sensitive. Nature 358:761-764
11. Dörk T, Will K, Demmer A, Tümmler B (1993) A donor splice mutation (405+1 G-A) in cystic fibrosis associated with exon skipping in epithelial CFTR mRNA. Hum Mol Genet 2:1965-1966
12. Dörk T, Will K, Grade K, Krawczak M, Tümmler B (1994) A 32-bp deletion (2991del32) in the cystic fibrosis gene associated with CFTR mRNA reduction. Hum Mutat 4:65-70
13. Dray-Charier N, Paul A, Scoazec JY, Veissiere D, Mergey M, Capeau J, Soubrane O, Housset C (1999) Expression of the deltaF508 cystic fibrosis transmembrane conductance regulator protein and related transport properties in the gallbladder epithelium from cystic fibrosis patients. Hepatology 29:1624-1634
14. Drumm ML, Wilkinson DJ, Smit LS, Worrell RT, Strong TV, Frizzell RA, Dawson DC, Collins FS (1991) Chloride conductance expressed by deltaF508 and other mutant CFTRs in Xenopus oocytes. Science 254:1797-1799
15. Dupuit F, Kälin N, Brezillon S, Hinnrasky J, Tümmler B, Puchelle E (1995) CFTR and differentiation markers expression in non-CF and deltaF508 homozygous CF nasal epithelium. J Clin Invest 96:1601-1611
16. Fanen P, Labarthe R, Garnier F, Benharouga M, Goossens M, Edelman A (1997) Cystic fibrosis phenotype associated with pancreatic insufficiency does not always reflect the cAMP-dependent chloride conductive pathway defect. Analysis of C225R-CFTR and R1066C-CFTR. J Biol Chem 272:30563-30566
17. Fulmer SB, Schwiebert EM, Morales MM, Guggino WB, Cutting GR (1995) Two cystic fibrosis transmembrane conductance regulator mutations have different effects on both pulmonary phenotype and regulation of outwardly rectified chloride currents. Proc Natl Acad Sci USA 92: 6832-6836
18. Gregory RJ, Rich DP, Cheng SH, Souza DW, Paul S, Manavalan P, Anderson MP, Welsh MJ, Smith AE (1991) Maturation and function of cystic fibrosis transmembrane conductance regulator variants bearing mutations in putative nucleotide-binding domains 1 and 2. Mol Cell Biol 11: 3886-3893
19. Haardt M, Benharouga M, Lechardeur D, Kartner N, Lukacs GL (1998) C-terminal truncations destabilize the cystic fibrosis transmembrane conductance regulator without imparing its biogenesis. J Biol Chem 274:21873-21877
20. Hamosh A, Trapnell BC, Zeitlin PL, Montrose-Rafizadeh C, Rosenstein BJ, Crystal RG, Cutting GR (1991) Severe deficiency of cystic fibrosis transmembrane conductance regulator messenger RNA carrying nonsense mutations R553X and W1316X in respiratory epithelial cells of patients with cystic fibrosis. J Clin Invest 88:1880-1885
21. Hamosh A, Rosenstein BJ, Cutting GR (1992) CFTR nonsense mutations G542X and W1282X associated with severe reduction of CFTR mRNA in nasal epithelial cells. Hum Mol Genet 1:572-574
22. Highsmith WE, Burch LH, Zhou Z, Olsen JC, Boat TE, Spock A, Gorvoy JD, Quittel L, Friedman KJ, Silverman LM (1994) A novel mutation in the cystic fibrosis gene in patients with pulmonary disease but normal sweat chloride concentrations. N Engl J Med 331:974-980
23. Highsmith WE Jr, Burch LH, Zhou Z, Olsen JC, Strong TV, Smith T, Friedman KJ, Silverman LM, Boucher RC, Collins FS, Knowles MR (1997) Identification of a splice site mutation (2789+5 G-A) associated with small amounts of normal CFTR mRNA and mild cystic fibrosis. Hum Mutat 9:332-338
24. Hull J, Shackleton S, Harris A (1993) Abnormal mRNA splicing resulting from three different mutations in the CFTR gene. Hum Mol Genet 2:689-692
25. Hull J, Shackleton S, Harris A (1994) The stop mutation R553X in the CFTR gene results in exon skipping. Genomics 15:352-354
26. Kälin N, Claaß A, Sommer M, Puchelle E, Tümmler B (1999) DeltaF508 CFTR protein expression in tissues from patients with cystic fibrosis. J Clin Invest 103:1379-1389
27. Kartner N, Augustinas O, Jensen TJ, Naismith AL, Riordan JR (1992) Mislocalization of deltaF508 CFTR in cystic fibrosis sweat gland. Nat Genet 1:321-327
28. Logan J, Hiestand D, Daram P, Huang Z, Muccio DD, Hartman J, Haley B, Cook WJ, Sorscher EJ (1994) Cystic fibrosis transmembrane conductance regulator mutations that disrupt nucleotide binding. J Clin Invest 94:228-236
29. Lukacs GL, Chang XB, Bear C, Kartner N, Mohamed A, Riordan JR, Grinstein S (1993) The delta F508 mutation decreases the stability of cystic fibrosis transmembrane conductance regulator in the plasma membrane. Determination of functional half-lives on transfected cells. J Biol Chem 268:21592-21598
30. Lukacs GL, Mohamed A, Kartner N, Chang XB, Riordan JR, Grinstein S (1994) Conformational maturation of CFTR but not its mutant counterpart (deltaF508) occurs in the endoplasmic reticulum and requires ATP. EMBO J 13: 6076-6086

31. Mickle JE, Macek M Jr, Fulmer-Smentek SB, Egan MM, Schwiebert E, Guggino M, Moss R, Cutting GR (1998) A mutation in the cystic fibrosis transmembrane conductance regulator gene associated with elevated sweat chloride concentrations in the absence of cystic fibrosis. Hum Mol Genet 7:729-735
32. Ostedgaard LS, Zeiher B, Welsh MJ (1999) Processing of CFTR bearing the P574H mutation differs from wild-type and deltaF508-CFTR. J Cell Sci 112:2091-2098
33. Romey MC, Guittard C, Chazalette JP, Frossard P, Dawson KP, Patton MA, Casals T, Bazarbachi T, Girodon E, Rault G, Bozon D, Seguret F, Demaille J, Claustres M (1999) Complex allele [-102 T + S549R(T-G)] is associated with milder forms of cystic fibrosis than allele S549R(T-G) alone. Hum Genet 105:145-150
34. Seibert FS, Linsdell P, Loo TW, Hanrahan JW, Clarke DM, Riordan JR (1996) Disease-associated mutations in the fourth cytoplasmic loop of cystic fibrosis transmembrane conductance regulator compromise biosynthetic processing and chloride channel activity. J Biol Chem 271: 15139-15145
35. Seibert FS, Linsdell P, Loo TW, Hanrahan JW, Riordan JR, Clarke DM (1996) Cytoplasmic loop three of cystic fibrosis transmembrane conductance regulator contributes to regulation of chloride channel activity. J Biol Chem 271: 27493-27499
36. Seibert FS, Jia Y, Mathews CJ, Hanrahan JW, Riordan JR, Loo TW, Clarke TW, Clarke DM (1997) Disease-associated mutations in cytoplasmic loops 1 and 2 of cystic fibrosis transmembrane conductance regulator impede processing or opening of the channel. Biochemistry 36: 11966-11974
37. Sheppard DN, Ostedgaard LS (1996) Understanding how cystic fibrosis mutations cause a loss of chloride channel function. Mol Med Today 2:290-297
38. Sheppard DN, Rich DP, Ostedgaard LO, Gregory RJ, Smith AE, Welsh MJ (1993) Mutations in CFTR associated with mild-disease-form chloride channels with altered pore properties. Nature 362:160-164
39. Sheppard DN, Ostedgaard LS, Winter MC, Welsh MJ (1995) Mechanism of dysfunction of two nucleotide binding domain mutations in cystic fibrosis transmembrane conductance regulator that are associated with pancreatic sufficiency. EMBO J 14:876-883
40. Sheppard DN, Travis SM, Ishihara H, Welsh MJ (1996) Contribution of proline residues in the membrane-spanning domains of cystic fibrosis transmembrane conductance regulator to chloride channel function. J Biol Chem 271: 14995-15001
41. Smit LS, Wilkinson DJ, Mansoura MK, Collins FS, Dawson DC (1993) Functional roles of the nucleotide-binding folds in the activation of the cystic fibrosis transmembrane conductance regulator. Proc Natl Acad Sci USA 90: 9963-9967
42. Smit LS, Strong TV, Wilkinson DJ, Macek M Jr, Mansoura MK, Wood DL, Cole JL, Cutting GR, Cohn JA, Dawson DC (1995) Missense mutation (G480 C) in the CFTR gene associated with protein mislocalization but normal chloride channel activity. Hum Mol Genet 4:269-273
43. Teem JL, Berger HA, Ostedgaard LS, Rich DP, Tsui LC, Welsh MJ (1993) Identication of revertants for the cystic fibrosis deltaF508 mutation using STE6-CFTR chimeras in yeast. Cell 73:335-346
44. Vankeerberghen A, Wei L, Jaspers M, Cassiman JJ, Nilius B, Cuppens H (1998) Characterization of 19 disease-associated missense mutations in the regulatory domain of the cystic fibrosis transmembrane conductance regulator. Hum Mol Genet 7:1761-1769
45. Vankeerberghen A, Wei L, Teng H, Jaspers M, Cassiman JJ, Nilius B, Cuppens H (1998) Characterization of mutations located in exon 18 of the CFTR gene. FEBS Lett 437:1-4
46. Ward CL, Kopito RR (1994) Intracellular turnover of cystic fibrosis transmembrane conductance regulator. Inefficient processing and rapid degradation of wild-type and mutant proteins. J Biol Chem 269:25710-25718
47. Welsh MJ, Smith AE (1993) Molecular mechanisms of CFTR chloride channel dysfunction in cystic fibrosis. Cell 73:1251-1254
48. Will K, Dörk T, Stuhrmann M, Meitinger T, Bertele-Harms R, Tümmler B, Schmidtke J (1994) A novel exon in the cystic fibrosis transmembrane conductance regulator gene activated by the nonsense mutation E92X in airway epithelial cells of patients with cystic fibrosis. J Clin Invest 93: 1852-1859
49. Will K, Dörk T, Stuhrmann, M, von der Hardt H, Ellemunter H, Tümmler B, Schmidtke J (1995) Transcript analysis of CFTR nonsense mutations in lymphocytes and nasal epithelial cells from cystic fibrosis patients. Hum Mutat 5: 210-220
50. Xiong X, Bragin A, Widdicombe JH, Cohn J, Skach WR (1997) Structural cues involved in endoplasmic reticulum degradation of G85E and G91R mutant cystic fibrosis transmembrane conductance regulator. J Clin Invest 100: 1079-1088
51. Zielenski J, Tsui L-C (1995) Cystic fibrosis: genotypic and phenotypic variations. Annu Rev Genet 29:777-807
52. Zielenski J, Bozon D, Markiewicz D, Aubin G, Simard F, Rommens JM, Tsui LC (1993) Analysis of CFTR transcripts in nasal epithelial cells and lymphoblasts of a cystic fibrosis patient with 621+1 G-T and 711+1 G-T mutations. Hum Mol Genet 2:683-687
53. Zielenski J, Markiewicz D, Lin SP, Huang FY, Yang-Feng TL, Tsui LC (1995) Skipping of exon 12 as a consequence of a point mutation (1898+5 G-T) in the cystic fibrosis transmembrane conductance regulator gene found in a consanguineous Chinese family. Clin Genet 47:125-132

Literatur zu 2.7

1. Abeliovich D, Lavon IP, Lerer I, Cohen T, Springer C, Avital A, Cutting GR (1992) Screening for 5 mutations defects 97% of cystic fibrosis (CF) chromosomes and predicts a carrier frequency of 1:29 in the Jewish Ashkanazy population. Am J Hum Genet 51:951-956
2. Aebi C, Bracher R, Liechti Gallati S, Tschappeler H, Rudeberg A, Kraemer R (1995) The age at onset of chronic Pseudomonas aeruginosa colonization in cystic fibrosis - prognostic significance. Eur J Pediatr 154:S69-S73
3. Andersen DH (1938) Cystic fibrosis of the pancreas and its relation to coeliac disease: a clinical and pathological study. Am J Dis Childh 56:344-399
4. Antinolo G, Borrego S, Gili M, Dapena J, Alfageme I, Reina F (1997) Genotype-phenotype relationship in 12 patients carrying cystic fibrosis mutation R334W. J Med Genet 34: 89-91
5. Boat TF, Cantin AM, Cutting GR, Dorking HL, Durie P, Fitz-Simmons S, Knowles M, Rosenstein BJ, Saiman L, Tullis E (1998) The diagnosis of cystic fibrosis. Cystic Fibrosis Foundation, Bethesda
6. Boucher RC (1999) Status of gene therapy for cystic fibrosis lung disease. J Clin Invest 103:441-445
7. Casals T, Ramos MD, Gimenez J, Larriba S, Nunes V, Estivill X (1997) High heterogeneity for cystic fibrosis in Spanish families: 75 mutations account for 90% of chromosomes. Hum Genet 101:365-370

8. Chiba-Falek O, Kerem E, Shoshani T, Aviram M, Augarten A, Bentur L, Tal A, Tullis E, Rahat A, Kerem B (1998) The molecular basis of disease variability among cystic fibrosis patients carrying the 3849+10kb C->T mutation. Genomics 53:276-283
9. Collins FS (1992) Cystic fibrosis: molecular biology and therapeutic implications. Science 256:774-779
10. Cuppens H, Lin W, Jaspers M, Costes B, Teng H, Vankeerberghen A, Jorissen M, Droogmans G, Reynaert I, Goossens M, Nilius B, Cassiman JJ (1998) Polyvariant mutant cystic fibrosis transmembrane conductance regulator genes. J Clin Invest 101:487-496
11. Cutting GR (1994) Genotype effect:its effect on cellular function and phenotypic expression. Semin Respir Crit Care Med 15:356-363
12. Cutting GR, Curristin SM, Nash E, Rosenstein BJ, Lerer J, Abeliovich D, Hill A, Graham C (1992) Analysis of four diverse population groups indicates that a subset of cystic fibrosis mutations occur in common among Caucasians. Am J Hum Genet 50:1185-1194
13. Cystic Fibrosis Genetic Analysis Consortium (1990) Worldwide survey of the delta F508 mutation - report from the cystic fibrosis genetic analysis consortium. Am J Hum Genet 47:354-359
14. Davis PB (1991) Molecular and cell biology of cystic fibrosis. J Appl Physiol 70:2331-2333
15. De Braekeleer M, Allard C, Leblanc JP, Simard F, Aubin G (1997) Genotype-phenotype correlation in cystic fibrosis patients compound heterozygous for the A455 E mutation. Hum Genet 101:208-211
16. Dean M, Santis G (1994) Heterogeneity in the severity of cystic fibrosis and the role of CFTR gene mutations. Hum Genet 93:364-368
17. di Sant'Agnese PA, Darling RC, Perera GA, Shea E (1953) Sweat electrolyte disturbances associated with childhood pancreatic disease. Am J Med 15:777-784
18. Fanconi G, Uehlinger E, Knauer C (1936) Das Coeliakie-Syndrom bei angeborener zystischer Pankreasfibrose und Bronchiektasien. Wien Med Wochenschr 86:753-756
19. Gan KH, Veeze HJ, van den Ouweland AM, Halley DJ, Scheffer H, van der Hout A, Overbeek SE, de Jongste JC, Bakker W, Heijerman HG (1995) A cystic fibrosis mutation associated with mild lung disease. N Engl J Med 333: 95-99
20. Gibson LE, Cooke RE (1959) A test for concentration of electrolytes in sweat in cystic fibrosis of the pancreas utilizing pilocarpine by iontophoresis. Pediatrics 23:545-549
21. Hamosh A, Cory M (1993) Correlation between genotype and phenotype in patients with cystic fibrosis. N Engl J Med 329:1308-1313
22. Jiang Q, Engelhardt JF (1998) Cellular heterogeneity of CFTR expression and function in the lung: implications for gene therapy of cystic fibrosis. Eur J Hum Genet 6: 12-31
23. Kerem BS, Rommans JM, Buchanam JA, Markiewicz D, Cox TK, Chakravarti A, Buchwald M, Tsu LC (1989) Identification of the cystic fibrosis gene: genetic analysis. Science 245:1073-1080
24. Kerem E, Corey M, Kerem BS, Rommens J, Markiewicz D, Levison H, Tsui LC, Durie P (1990) The relation between genotype and phenotype in cystic fibrosis - analysis of the most common mutation (delta F508). N Engl J Med 323: 1517-1522
25. Knowles M, Gatzy J, Boucher R (1981) Increased bioelectric potential difference across respiratory epithelia in cystic fibrosis. N Engl J Med 305:1489-1495
26. Kraemer R, Casaulta Aebischer C, Liechti-Gallati S, Schöni MH (1998) Pulmonary hyperinflation: a beneficial or harm-full factor for lung function in infants with cystic fibrosis (CF)? Cystic Fibrosis Foundation, Bethesda
27. Kraemer R, Rudeberg A, Hadorn B, Rossi E (1978) Relative underweight in cystic fibrosis and its prognostic value. Acta Paediatr Scand 67:33-37
28. Kraemer R, Schoni MH (1990) Ventilatory inequalities, pulmonary function and blood oxygenation in advanced states of cystic fibrosis. Respiration 57:318-324
29. Kristidis P, Bozon D, Corey M, Markiewicz D, Rommens J, Tsui L, Durie P (1992) Genetic determination of exocrine pancreatic funtion in cystic fibrosis. Am J Hum Genet 50: 1178-1184
30. Liechti-Gallati S, Aebi C, Kraemer R (1999) Specific genotypes determine the age of chronic pseudomonas aeruginosa colonization in cystic fibrosis patients. Am J Respir Crit Care Med (abstract)
31. Liechti-Gallati S, Bonsall I, Malik N, Schneider V, Kraemer LG, Ruedeberg A, Moser H, Kraemer R (1992) Genotype/phenotype association in cystic fibrosis: analyses of the delta F508, R553X, and 3905insT mutations. Pediatr Res 32: 175-178
32. Liechti-Gallati S, Schneider V, Neeser D, Kraemer R (1999) Two buffer PAGE system-based SSCP/HD analysis: a general protocol for rapid and sensitive mutation screening in cystic fibrosis and any other human genetic disease. Eur J Hum Genet 7:590-598
33. Mohon RT, Wagener JS, Abman SH, Seltzer WK, Accurso FJ (1993) Relationship of genotype to early pulmonary function in infants with cystic fibrosis identified through neonatal screening. J Pediatr 122:550-555
34. Moullier P, Jéhanne M, Audrézet MP, Mercier B, Verlingue C, Quéré I, Guillermit H, Raguénès O, Storni V, Rault G, Férec C (1994) Association of 1078delT cystic fibrosis mutation with severe disease. J Med Genet 31:159-161
35. Rosenstein BJ (1994) Genotype-phenotype correlations in cystic fibrosis. Lancet 343:746-747
36. Rosenstein BJ, Cutting GR (1998) The diagnosis of cystic fibrosis: A consensus statement. J Pediatr 132:589-595
37. Schultz BD, Singh AK, Devor DC, Bridges RJ (1999) Pharmacology of CFTR chloride channel activity. Physiol Rev 79:S109-S144
38. Schöni MH, Kraemer R, Bähler P, Rossi E (1984) Early diagnosis of cystic fibrosis by means of sweat microosmometry. J Pediatr 104:691-694
39. Sheppard DN, Rich DP, Ostedgaard LS, Gregory RJ, Smith AE, Welsh MJ (1993) Mutations in CFTR associated with mild-disease-form Cl-channels with altered pore properties. Nature 362:160-164
40. Shoshani T, Kerem E, Szeinberg A, Augarten A, Yahav Y, Cohen D, Rivlin J, Tal A, Kerem B (1994) Similar levels of mRNA from the W1282X and the ΔF508 cystic fibrosis alleles, in nasal epithelial cells. J Clin Invest 93:1502-1507
41. Tepper RS, Eigen H, Stevens J, Angelicchio C, Kisling J, Ambrosius W, Heilman D (1997) Lower respiratory illness in infants and young children with cystic fibrosis: evaluation of treatment with intravenous hydrocortisone. Pediatr Pulmonol 24:48-51
42. Welsh MJ, Smith AE (1993) Molecular mechanisms of CFTR chloride channel dysfunction in cystic fibrosis. Cell 73:1251-1254

Kapitel 3

Mikrobiologie

3

C. Aebi, A. Bauernfeind, G. Döring, B. Przyklenk, I. Schneider, M. H. Schöni

INHALT

3.1 Staphylococcus aureus

C. Aebi

Chronische oder intermittierende Besiedelung des unteren Respirationstrakts mit Staphylococcus aureus ist als klassisches Zeichen der cystischen Fibrose im Säuglings- und Kindesalter bekannt. In der vorantibiotischen Ära galten bronchopulmonale Infektionen mit Staphylococcus aureus als die häufigste Todesursache. Dieser historischen Beobachtung steht gegenüber, dass die Langzeitprognose bei alleiniger Staphylococcus-aureus-Kolonisation besser ist als bei Übergehen auf eine (Mit-) Besiedelung mit Pseudomonas aeruginosa [6]. Die Erfahrung, dass Staphylococcus aureus bei anderen chronischen Lungenerkrankungen (z. B. Ziliendyskinesie, humorale Immundefekte, chronisch-obstruktive Pneumopathie) keine dominierende Rolle spielt, legt das Vorhandensein einer CF-spezifischen Erreger-Wirt-Beziehung nahe. Diese klinische Beobachtung wird durch die Resultate der experimentellen respiratorischen Infektion der transgenen CF-Maus mit Staphylococcus aureus gestützt [4]. Gegenüber Wildtypen, heterozygoten Mäusen sowie in steriler Umgebung gehaltenen CF-Mäusen weisen repetitiv mit aerosolgetragenem Staphylococcus aureus inokulierte CF-Mäuse eine ausgeprägte, gemischt neutrophile und lymphozytäre Bronchitis, Bronchiolitis und Peribronchitis auf. Die pathogenetische Grundlage dieser einzigartigen Interaktion sowie die Ursa-

che der charakteristischen Altersabhängigkeit der Besiedelung sind nicht im Detail aufgeklärt, obwohl eine Reihe möglicher Pathomechanismen experimentell erarbeitet wurde und nachfolgend diskutiert wird. Eine Assoziation mit funktionellen Mutationstypen des CFTR-Gens wurde bisher nicht nachgewiesen. Neuere Untersuchungen weisen darauf hin, dass die Besiedelung mit Staphylococcus aureus bei Erwachsenen mit CF häufiger ist als bisher angenommen.

3.1.1 Allgemeine Bakteriologie

Staphylococcus aureus gehört zur Familie der Micrococcaceae und erscheint im Grampräparat meist als grampositive Kokken in Haufen. Staphylococcus aureus wächst unter aeroben und anaeroben atmosphärischen Bedingungen. Auf Blutagarmedien zeigt die Mehrzahl der Stämme Hämolyse. Die diagnostische Abgrenzung gegen andere Staphylokokken (v. a. Staphylococcus epidermidis, Staphylococcus saprophyticus) erfolgt aufgrund der goldfarbenen Pigmentierung der Kolonien unter aerober Bebrütung sowie durch den Nachweis von Koagulase und DNase, von Mannitolfermentierung und der Empfindlichkeit gegen Novobiocin [9].

3.1.2 Erregernachweis

Der Nachweis von Staphylococcus aureus aus respiratorischen Proben erfolgt mittels Kultur. Zuverlässige serologische Testmethoden, wünschenswerte diagnostische Hilfsmittel beim Kind mit fehlender Kooperation oder ungenügender Sputumproduktion, sind zur Zeit nicht für Routineuntersuchungen verfügbar. Grundsätzlich wächst Staphylococcus aureus auf gebräuchlichen Kulturmedien wie z. B. Blutagar auf der Basis von Columbia-Medium oder Brain-Heart-Infusion.

Bei hoher Dichte von Pseudomonas aeruginosa in der Sputumprobe, besonders bei Vorliegen mukoider Koloniemorphologie, kann der kulturelle Nachweis von Staphylococcus aureus allerdings erschwert sein. Hier können Selektivmedien die Ausbeute verbessern. Der Mannitol-Salz-Agar lässt durch die hohe Salzkonzentration von 7,5 % praktisch nur das Wachstum von Staphylokokken zu, die Mannitolfermentierung mit Farbwechsel von Phenolrot nach gelb identifiziert Kolonien von Staphylococcus aureus. Sogenannte „small colony variants" (SCV) wachsen infolge Auxotrophie (d. h. In-vitro-Wachstumsabhängigkeit) für Thymidin und andere Substanzen nur schlecht auf Routinemedien (s. Abschn. 3.1.5).

Der positive Vorhersagewert für den kulturellen Nachweis von Staphylococcus aureus beim Vorliegen von grampositiven Kokken im Grampräparat des Sputums beträgt etwa 80 %. Bei Kindern, die kein Sputum guter Qualität expektorieren können, wird oft stellvertretend eine Kultur des Rachenabstrichs durchgeführt. Gemessen am Gold-Standard der Bronchiallavageflüssigkeit liegt der positive Vorhersagewert für das Vorliegen einer gleichzeitigen Kolonisation der unteren Atemwege bei Staphylococcus-aureus-Nachweis im Rachenabstrich nur im Bereich von 40 % [1]. Der negative Vorhersagewert bei fehlendem Wachstum von Staphylococcus aureus in dem Rachenabstrich liegt bei etwa 80 %.

Zur Abklärung der genetischen Verwandtschaft von Staphylococcus-aureus-Isolaten für epidemiologische Zwecke bieten sich genotypische (z. B. „restriction fragment length polymorphisms", RFLP, oder „randomly amplified polymorphic DNA", RAPD) und phänotypische Methoden (z. B. Esterase, Phagentyp) an. Kapselpolysaccharidtypisierung ist wenig diskriminierend, weil die meisten bekapselten Isolate von Patienten mit cystischer Fibrose vom Typ 5 oder Typ 8 sind.

3.1.3 Antimikrobielle Therapie

Über 90 % der klinischen Isolate exprimieren extrazelluläre Betalaktamasen. Diese sind meist plasmidkodiert. Sie vermitteln Resistenz gegenüber Penicillin und Aminopenicillinen. Semisynthetische Penicilline (z. B. Oxacillin, Nafcillin, Methicillin) und die meisten Cephalosporine werden durch die Betalaktamasen von Staphylococcus aureus nicht hydrolysiert. Nosokomiale, zunehmend aber auch ambulant erworbene Stämme können mit dem chromosomal lokalisierten mecA-Gen ausgestattet sein. Dieses kodiert das Penicillin-binding-Protein (PBP)2a. PBP sind eine Familie von Enzymen, die essentielle Funktionen der Zellwandsynthese wahrnehmen. Sie binden Betalaktamantibiotika mit hoher Affinität und werden durch diese inaktiviert. PBP2a hingegen weist eine sehr niedrige Affinität für Betalaktame auf und vermittelt dadurch Resistenz gegen diese Stoffgruppe. Solche Stämme werden MRSA (methicillinresistente Staphylococcus aureus) genannt und können bei Patienten mit CF ebenso wie methicillinempfindliche Stämme zu Langzeitkolonisation führen. Je nach CF-Zentrum machen MRSA bis zu 20 % der isolierten Staphylococcus-aureus-Stämme aus. Methicillinresistenz ist kein Virulenzfaktor und wurde bisher nicht mit ungünstigerem klinischem Verlauf der Lungenerkrankung bei CF assoziiert. MRSA sind häufig resistent gegen weitere Substanzen, z. B. Makrolide, Lincosamine oder Cotrimoxazol (Trimethoprim-Sulfamethoxazol). Je nach Resistenzmuster sind Chinolone, Rifampicin, Minocyclin, Fusidinsäure, Quinopristin/Dalfopristin, neue Ketolide sowie – für die topische Verwendung – Mupirocin gegen MRSA wirksam. Die Glykopeptide Vancomycin und Teicoplanin sind gegen alle MRSA wirksam. In Japan und in den Vereinigten Staaten sind nun aber bereits Staphylococcus-aureus-Stämme isoliert worden, die gegenüber Glykopeptiden eine verminderte Empfindlichkeit aufweisen (sog. „Vancomycin intermediately resistant Staphylococcus aureus", VISA). VISA sind bisher nicht mit cystischer Fibrose assoziiert worden.

3.1.4 Epidemiologie bei cystischer Fibrose

30–50% der Gesamtbevölkerung sind mit Staphylococcus aureus kolonisiert, 10–20% davon permanent. Typische Lokalisationen sind die Nares, der Nasopharynx, die Axillae, die Vagina und die Perianalregion. Patienten mit cystischer Fibrose weisen an diesen Stellen ähnliche Kolonisationsraten auf. Erreger gelangen vorwiegend über physiologische Mikroaspirationen repetitiv in den unteren Respirationstrakt, werden dort bei Vorliegen einer cystischen Fibrose aber nicht wie gewohnt elimiert. Mittels „pulse field gel elekrophorese" (PFGE) von Restriktionsfragmenten der bakteriellen DNA (sog. „restriction fragment length polymorphisms", RFLP) wurde gezeigt, dass nasale und bronchiale Kolonisation in der Regel durch die gleichen Klone erfolgen. Es ist deshalb anzunehmen, dass die bronchiale Inokulation vorwiegend über die eigene Flora der oberen Atemwege erfolgt.

Staphylococcus aureus besiedelt den Bronchialtrakt von bis zu 50% der CF-Patienten in den ersten 2 Lebensjahren [5] und ist in der ersten Lebensdekade der am häufigsten nachgewiesene bakterielle Sputumerreger. Während bislang davon ausgegangen wurde, dass Staphylococcus aureus in der Folge durch Pseudomonas aeruginosa abgelöst wird, zeigen neuere, auf Selektivmedien durchgeführte bakteriologische Untersuchungen, dass dieses sequenzielle Besiedelungsmodell nicht haltbar ist, und dass auch erwachsene Patienten hohe Kolonisationsraten für Staphylococcus aureus von bis zu 50% aufweisen [3]. Kokolonisation mit Staphylococcus aureus und Pseudomonas aeruginosa ist demnach die Regel, wobei der Letztere quantitativ dominiert.

3.1.5 Erreger-Wirt-Interaktion

Diese kann unterteilt werden in

- Kolonisation,
- Gewebeschädigung,
- Persistenz.

■ **Kolonisation.** Die repetitive Inokulation von Staphylococcus aureus in den Bronchialtrakt ist ein physiologisches Phänomen. Über eine wirksame mukoziliäre Clearance kommt es aber beim Gesunden nicht zur Kolonisation. In der Lunge von kolonisierten Patienten mit CF findet man Staphylococcus aureus hauptsächlich im *Mukus*, in quantitativ geringerem Maß auch auf der *epithelialen Oberfläche* [15], und möglicherweise auch *intrazellulär*. Die im Sputum erreichten Erregerkonzentrationen liegen dabei mit 10^3 bis 10^6 cfu/ml deutlich unter derjenigen von Pseudomonas aeruginosa (bis 10^9/ml). Folgende kolonisationsfördernde Faktoren für Staphylococcus aureus bei CF wurden bisher beschrieben [10]:

- *Störung der mukoziliären Clearance* mit Stagnation der Bronchialsekrete,
- *abnorme Viskosität und Komposition* der Bronchialsekrete (z.B. hohe Salzkonzentrationen, malabsorptionsbedingter Mangel an antibakteriell wirkenden Fettsäuren, z.B. Linolensäure),
- *vorgängige virale Infektion* (v.a. „respiratory syncytial virus", Influenzavirus) mit vermehrter Adhärenz von Staphylococcus aureus an virusinfizierten Epithelzellen (s. Abschn. 3.3),
- *vermehrte Adhäsion an Muzinen* (filamentöse Glykoproteine des Oberflächenschleims): Es wurde gezeigt, dass Staphylococcus aureus mindestens drei Oberflächenproteine mit Bindungsaktivität für humane Muzine des Bronchialtrakts exprimiert [14], dass Staphylococcus aureus präferenziell an Muzinen von Patienten mit CF adhäriert [11], dass Staphylococcus aureus und Pseudomonas aeruginosa unterschiedliche Liganden an Muzinmolekülen erkennen, und dass nichtbekapselte Stämme stärker adhärieren [14]. Letztere Beobachtung passt zur Tatsache, dass Nasen- und Bronchialisolate von Patienten mit cystischer Fibrose häufig unbekapselt sind, während die Nasenkolonisation von Gesunden meist durch bekapselte Staphylococcus aureus erfolgt. Eine molekulare Charakterisierung dieser Adhäsine für Muzin steht allerdings noch aus.
- *Verstärkte Adhäsion an respiratorischen Epithelzellen durch erreger- und wirtbedingte Faktoren:* Sowohl Erreger als auch Wirtszelle exprimieren spezifische Rezeptoren.

Einerseits adhärieren Staphylococcus-aureus-Isolate von Patienten mit cystischer Fibrose stärker an CF- und Nicht-CF-Epithelien als andere Staphylococcus-aureus-Isolate. Diese Adhäsion wird durch bisher nicht näher definierte *bakterielle Oberflächenproteine* vermittelt [12]. Im Besonderen ist nicht bekannt, ob die für Staphylococcus aureus identifizierten Bindungsproteine für Matrixproteine (z.B. „fibronectin-binding protein", „elastin-binding protein", „collagen-binding protein") hier eine Rolle spielen. Dieses Adhäsionsverhalten kann Folge einer In-vivo-Selektion von stabilen Varianten mit hoher Adhäsionskapazität oder Folge einer CF-spezifischen Induktion der Expression von Adhäsinen sein.

Andererseits wurde gezeigt, dass Oberflächenpeptide von CF-Epithelien vermindert glykosyliert sind, dass hohe Konzentrationen von *Asialogangliosid 1* (aGM1) an deren apikaler Zellmembran vorliegen, und dass aGM1 als spezifischer Rezeptor für Staphylococcus aureus und Pseudomonas aeruginosa, nicht aber für andere Bakterien, dient [7].

■ **Gewebeschädigung.** Nach etablierter Kolonisation bzw. Infektion kommen Mechanismen der Staphylococcus-aureus-induzierten Gewebeschädigung zum Tragen, die mehrheitlich nicht spezifisch für die CF sind. Hierbei handelt es sich einerseits um schädigende Effekte durch bakterielle Produkte, andererseits um die durch den Wirtsorganismus induzierte humorale und zelluläre Entzündungsantwort, die auf die Elimination des Erregers abzielt, gleichzeitig aber gewebeschädigend wirkt. Tabelle 3.1 fasst wichtige Mechanismen zusammen. Die relative Bedeutung der erwähnten bakteriellen Produkte von Staphylococcus aureus bei der Entstehung und Unterhaltung der chronischen Entzündung ist ungeklärt. Erschwerend wirkt hier vor allem die Tatsache, dass die Expression von Proteinen durch die Wachstumsphase der Bakterienpopulation reguliert ist. So werden z.B. Adhäsionsproteine vorwiegend in der logarithmischen Wachstumsphase exprimiert, während Exotoxine unter positiver Kontrolle eines Zelldichte-abhängigen Regulationssystems (agr-Gen) in der stationären Phase stehen.

■ **Persistenz.** Dieser kommt für die Chronizität der Besiedelung besondere Bedeutung zu. Neben der beschriebenen repetitiven Inokulation dieses ubiquitären Oberflächenbesiedlers wirken hier mehrere Mechanismen, die zum Teil durch das lokale Milieu begünstigt werden:

Von besonderer Bedeutung für die Persistenz von Staphylococcus aureus im Bronchialtrakt ist die kürzlich beschriebene Beobachtung, dass ein Drittel einer Population von Patienten mit der sogenannten „small colony variant" (SCV) von Staphylococcus aureus kolonisiert war [8]. Dabei handelt es sich um eine phänotypisch stabile Variante, die sich durch folgende Merkmale charakterisiert:

- kleine, nicht pigmentierte, nicht hämolysierende Kolonien (Abb. 3.1),
- Auxotrophie für Thymidin, Hämin und Menadion,
- ausgeprägte Fähigkeit zur intrazellulären Persistenz,
- Selektion durch intraendotheliales Zellmilieu und durch exogene Einflüsse, z.B. antimikrobielle Therapie mit Cotrimoxazol oder Aminoglykosiden,
- Resistenz gegen Cotrimoxazol und Aminoglykoside,
- Vorkommen allein oder gemeinsam mit phänotypisch normalem Mutterstamm,
- erschwerte Kultivierbarkeit auf Routinemedien.

Die genetische Grundlage dieser phänotypischen Variante ist noch nicht im Detail geklärt. Es ist aber unschwer ableitbar, dass diese Eigenschaften zur Unterschätzung der tatsächlichen Häufigkeit von Staphylococcus-aureus-Infektionen und möglicherweise zu therapeutischem Versagen führen können, wenn aus-

Tabelle 3.1. Gewebeschädigende Effekte von Staphylococcus aureus

Effekt	Effektoren
Proinflammatorische Wirkung (über Produktion von TNFα, Interleukin-1, Interleukin-6, Interleukin-8 durch Makrophagen und Endothelzellen, Komplementaktivierung)	Peptidoglykan, Lipoteichoinsäure, α-Toxin
Attraktion und Aktivierung von Neutrophilen Granulozyten → Freisetzung von Neutrophilenproteasen	ICAM-1 (CD54), Antikörper gegen Peptidoglykan, Komplement
Expression zytotoxischer Toxine → direkte Zellschädigung	α-Toxin, β-Toxin, γ-Toxin, δ-Toxin, Leukocidin
Expression von Gewebetoxinen → Schädigung von Zellen und extrazellulärer Matrix	Proteasen (z. B. Fibronolysin, Serinprotease, Cysteinprotease, Metalloproteasen), Lipasen, Hyaluronidase, Koagulase, „clumping factor"
Expression von Superantigenen, massive Ausschüttung von Zytokinen über eine Toxin-vermittelte Interaktion zwischen MHC-Klasse-II-Molekülen und der variablen β-Region des T-Zell-Rezeptors	Toxic Shock Syndrome Toxin 1 (TSST-1), Enterotoxine A-E

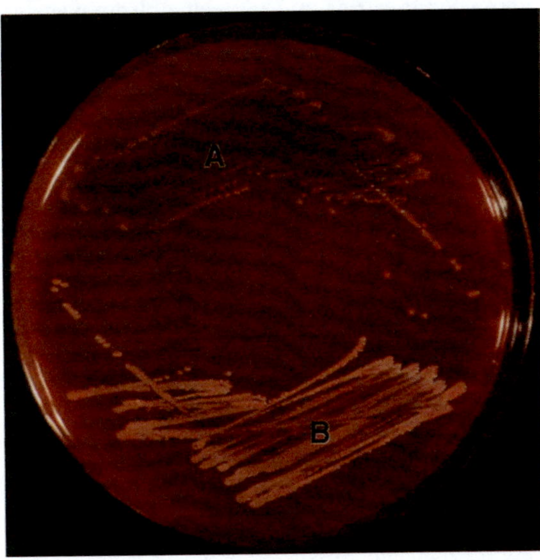

Abb. 3.1. Bakterienkultur auf Schafsblutagar nach Inkubation bei 35°C für 24 Stunden. **A** Staphylococcus aureus small colony variants. **B** Staphylococcus aureus mit normalem Phänotyp. (Nach [16])

schließlich Routinekulturmedien verwendet werden, bzw. wenn die antimikrobielle Therapie nicht gegen Staphylococcus aureus gerichtet und aus unwirksamen (Aminoglykoside) oder nur extrazellulär wirksamen Substanzen (z.B. Betalaktamen) besteht. Zur Langzeitpersistenz von SCV passt auch die Beobachtung, dass Langzeitkolonisation in der Regel durch gleichbleibende Klone erfolgt [2].

Neben der Selektion von SCV werden auch *betalaktamtolerante* Staphylococcus aureus beobachtet. Hierbei handelt es sich um Stämme, gegen die Betalaktamantibiotika lediglich bakteriostatisch, nicht aber bakterizid wirken. Die Ursache dieses Phänomens liegt möglicherweise in der fehlenden Induktion der bakteriellen Autolyse. Die klinische Bedeutung Betalaktam-toleranter Stämme wurde bisher für die Endokarditis und für Fremdkörperinfektion gezeigt, nicht aber für die CF.

Daneben wirken mehrere Oberflächenkomponenten von Staphylococcus aureus der effizienten *Phagozytose* durch Wirtszellen entgegen. Kapselpolysaccharid verhindert die Oberflächenexposition der zellwandgebundenen Komplementkomponente C3b und behindert dadurch die Opsonisierung. Protein A, ein an der Bakterienoberfläche exprimiertes Protein, bindet das Fc-Fragment von humanen Immunglobulin G-Molekulen und behindert dadurch die IgG-vermittelte Opsonisierung.

3.1.6 Zusammenfassung

Staphylococcus aureus spielt neben Pseudomonas aeruginosa eine zentrale Rolle im chronischen endobronchialen Entzündungsprozess bei Patienten mit CF. Neuere Ergebnisse deuten darauf hin, dass Staphylococcus aureus nicht nur die Lunge des Kindes, sondern auch die des Erwachsenen mit hoher Inzidenz besiedelt. Besonders ältere CF-Patienten und solche, die über längere Zeit mit Cotrimoxazol behandelt wurden, sind aber oft durch phänotypische Varianten mit besonderen Wachstumscharakteristika (sog. „small colony variants") besiedelt, wodurch die Isolation von Staphylococcus aureus aus respiratorischen Sekreten erschwert wird. Resistenzen auf multiple Antibiotika, möglicherweise auch intrazelluläre Persistenz, vermindern die Wirksamkeit der antimikrobiellen Therapie. Optimierte Kulturmethoden zur zuverlässigen Isolation von SCV und Einsatz von intrazellulär wirksamen Antibiotika (neue Makrolide, Rifampicin, Fluorochinolone) sollten in Zukunft zur Verbesserung der Therapiestrategien bei Staphylococcus-aureus-Infektion beitragen. Der drohenden Zunahme von MRSA und VISA gilt es mittels epidemiologischer Überwachungsprogramme und restriktivem Gebrauch von Glykopeptidantibiotika entgegenzutreten.

3.2 Haemophilus influenzae

C. Aebi

Haemophilus influenzae wird aus dem Sputum von 2–40% aller Patienten mit CF kultiviert. Hierbei handelt es sich praktisch ausschließlich um unbekapselte, sogenannte nichttypisierbare Haemophilus influenzae. Diese verursachen im Gegensatz zu Haemophilus influenzae Typ b keine invasiven Infektionen, sind aber sehr häufige Schleimhauterreger, auch bei gesunden Menschen (z.B. Otitis media, Sinusitis, Konjunktivitis) und bei Patienten mit chronischen Lungenerkrankungen unterschiedlicher Ätiologie. Hieraus lässt sich ableiten, dass die Interaktion zwischen Haemophilus influenzae und dem Wirtsorganismus mit CF weniger spezifisch erscheint, als dies für Pseudomonas aeruginosa und Staphylococcus aureus der Fall ist. Die pathogenetische Bedeutung von Haemophilus influenzae für die Progredienz der Lungenerkrankung bei CF und für die Auslösung akuter pulmonaler Exazerbationen ist daher auch unklar.

3.2.1
Allgemeine Bakteriologie

Haemophilus influenzae erscheint mikroskopisch als kleines, nichtbewegliches, pleomorphes gramnegatives Stäbchen, das je nach Wachstumsbedingungen auch von kokkoider oder filamentöser Form sein kann. Der Erreger ist fakultativ-anaerob und in seinem Nährstoffbedürfnis abhängig von Nikotinamid-Adenin-Dinukleotid (NAD, sog. Faktor V) und, unter aeroben Bedingungen, von Hämin (sog. Faktor X). Beschleunigtes Wachstum wird in einer CO_2-Atmosphäre von 5–10% beobachtet. Auf Agarmedien sind Kolonien von nichttypisierbaren, d. h. unbekapselten Haemophilus influenzae klein (5–15 nm) und von transparentem, rauhem oder granulärem Aussehen. Bekapselte Stämme erscheinen mukoid. Sie werden entsprechend der antigenetischen Eigenschaften des Kapselpolysaccharids in die Typen a bis f eingeteilt. Haemophilus influenzae verfügt über Fimbrien oder Pili an der Bakterienoberfläche, deren Expression mittels Phasenvariation kontrolliert wird. Es wurde kürzlich gezeigt, dass die durch sogenannte P5-Fimbrien vermittelte Adhäsion in vitro durch gleichzeitige Infektion der respiratorischen Epithelzelle mit dem „respiratory syncytial virus" (RSV) verstärkt wird (Abb. 3.2) [6]. In der äußeren Bakterienmembran sind im Weiteren zahlreiche Oberflächenproteine oder „outer membrane proteins" (OMP) verankert. Diese funktionieren unter anderem als Adhäsine (z. B. Hia, HMW-1 und HMW-2), Porine (z. B. OMP P2), Rezeptorproteine und Transportproteine (z. B. Transferrin bindende Proteine). Im Gegensatz zu anderen Erregern von Infektionen der Atemwege wie z. B. Moraxella catarrhalis zeigen die OMP von Haemophilus influenzae eine ausgeprägte Variabilität bezüglich Molekulargewicht und Antigenizität.

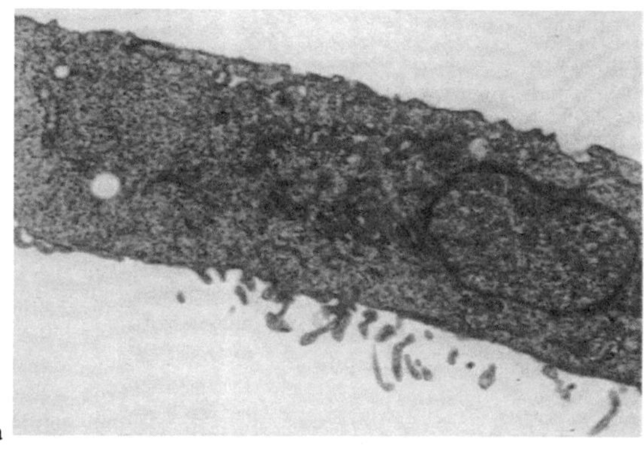
a

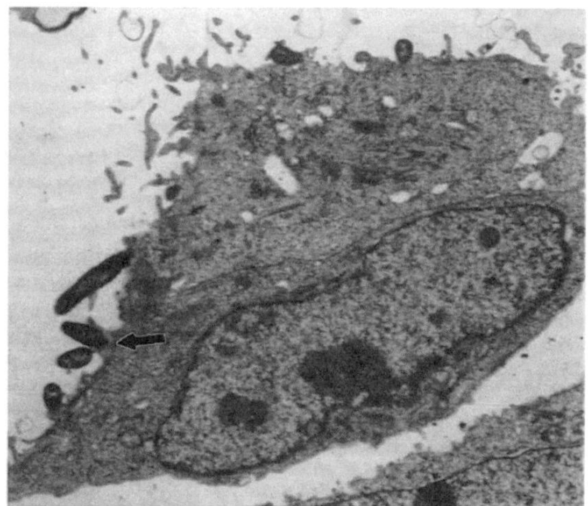
b

Abb. 3.2. Transmissionelektronenmikroskopische Aufnahme von in vitro kultivierten humanen respiratorischen Zellen (sog. A549-Zellen), die mit nichttypisierbaren Haemophilus influenzae inkubiert wurden. **a** Nicht virusinfizierte Kontrollzellen zeigen keine Adhäsion von Bakterien. **b** RSV-infizierte Zellen zeigen Adhäsion von Bakterien mittels Mikrovillusprojektionen (*Pfeil*). (Nach [6])

3.2.2
Erregernachweis bei CF

Bei Verwendung nichtselektiver Nährmedien zur Erregerkultivierung aus dem Sputum wird die Häufigkeit von Haemophilus influenzae unterschätzt, weil dieser Erreger anspruchsvolle Nährbedingungen braucht und weil Pseudomonas aeruginosa und Staphylococcus aureus in vitro schneller proliferieren. Selektivmedien führen deshalb zu einer deutlich höheren Isolationsrate. Gute Ergebnisse liefert z. B. bacitracinsupplementierter Pferdeblutagar mit anaerober Bebrütung, wodurch das Wachstum von Pseudomonas aeruginosa supprimiert wird [3]. Kürzlich wurde auch ein Medium beschrieben, mit dem mittels Zugabe von N-acetyl-D-Glukosamin die Isolationsrate für nichttypisierbare Stämme erhöht werden konnte [11]. Stämme von Haemophilus influenzae, die aus dem Sputum von Patienten mit cystischer Fibrose isoliert werden, sind praktisch immer unbekapselt. Kinder unter 5 Jahren sind gelegentlich Haemophilus-influenzae-Typ-b-besiedelt.

Aufgrund biochemischer Unterscheidungsmerkmale können 8 Biotypen unterschieden werden. Während in früheren Untersuchungen bei Patienten mit CF vorwiegend Biotyp 1 isoliert und im besonderen mit akuten pulmonalen Exazerbationen in Verbindung gebracht wurde, konnte in späteren Studien keine derartige Assoziation mehr gefunden werden.

Neuere Untersuchungstechniken haben die Erkenntnis gebracht, dass Patienten mit cystischer Fibrose oft gleichzeitig mit mehreren verschiedenen Stämmen kolonisiert sind [9].

3.2.3 Antimikrobielle Therapie

Haemophilus-influenzae-Stämme mit Resistenzen gegen verschiedene antimikrobielle Substanzen wurden beschrieben. Von klinischer Bedeutung ist aber hauptsächlich die plasmidkodierte Betalaktamase TEM-1, die Resistenz gegen Pencillin und Aminopenicilline vermittelt. Dieser Resistenztyp wird bei 0–20% der Isolate von CF-Patienten gefunden, und zwar vorwiegend bei solchen, die über längere Zeit im Wirtsorganismus zu persistieren vermögen [10]. Cephalosporine der zweiten (z.B. Cefuroxim) und dritten Generation (z.B. Cefixim, Ceftazidim) bleiben hoch wirksam. Ausnahmen bilden Cefaclor und Cefprozil, für welche die minimalen Hemmkonzentration deutlich höher liegen. Haemophilus influenzae bleibt hochempfindlich gegenüber Kombinationen aus Betalaktamaseinhibitoren wie Clavulansäure oder Sulbactam und Aminopenicillinen, dem neueren Makrolid Azithromycin, Cotrimoxazol, Fosfomycin, Carbapenemen sowie Chinolonen der zweiten (Ciprofloxacin, Ofloxacin) und dritten Generation (z.B. Levofloxacin, Moxifloxacin). Kürzlich wurden allerdings erste Chinolon-resistente Stämme beschrieben, die nach wiederholter Ciprofloxacin- oder Ofloxacintherapie isoliert wurden [2]. Erythromycin und Aminoglykoside sind im allgemeinen unwirksam.

3.2.4 Epidemiologie bei CF

Je nach Altersstruktur der untersuchten Patientengruppe und vor allem je nach angewandter Kulturmethode wird Haemophilus influenzae im Sputum von 2–40% aller Patienten mit cystischer Fibrose nachgewiesen [1, 4]. Die höchsten Kolonisationraten finden sich in der ersten Lebensdekade. Wie in der Normalpopulation, in der die pharyngeale Besiedelungsrate mit nichttypisierbaren Haemophilus influenzae 40–80% beträgt, können auch Patienten mit CF Stämme in rascher Folge eliminieren und neue akquirieren. Andererseits kann mit Methoden der molekularen Epidemiologie gezeigt werden, dass bei cystischer Fibrose individuelle Klone über Monate persistieren können.

Während Pseudomonas aeruginosa und Staphylococcus aureus bei CF deutlich höhere Kolonisationsraten aufweisen als bei anderen chronischen Lungenerkrankungen, scheint dies für Haemophilus influenzae nicht der Fall zu sein [4]. Haemophilus influenzae ist einer der häufigsten Erreger akuter Exazerbationen bei Patienten mit chronisch-obstruktiver Pneumopathie, Bronchiektasen oder ziliärer Dyskinesie. Dieser Vergleich legt nahe, dass die Interaktion zwischen Erreger und Wirt bei cystischer Fibrose weniger spezifisch ist als bei den vorgenannten Bakterien.

3.2.5 Erreger-Wirt-Interaktion

Für nichttypisierbare Haemophilus influenzae wurden bisher nur wenige potentielle Virulenzfaktoren beschrieben. Entsprechend ist auch über pathogenetische Mechanismen bei CF wenig bekannt. Die Erregerdichte im Sputum liegt je nach Kulturtechnik zwischen 10^2 und 10^7/ml und ist damit nach neueren Untersuchungen mit derjenigen von Pseudomonas aeruginosa und Staphylococcus aureus vergleichbar [1]. Haemophilus influenzae ist hauptsächlich im extrazellulären Kompartiment lokalisiert, und zwar intraluminal und im Interstitium der Schleimhaut.

■ **Kolonisation.** Wiederholte Mikroaspirationen von Haemophilus-influenzae-haltigen oberen Atemwegssekreten sind physiologisch. Mehrere kolonisationsfördernde Mechanismen wurden durch In-vitro-Untersuchungen charakterisiert:

- Haemophilus influenzae exprimiert verschiedene *Adhäsine*, die für die Bindung an respiratorische Epithelzellen verantwortlich sind. Hierzu gehören die Fimbrien, die High-Molecular-Weight-Proteine 1 und 2 (HMW1, HMW2), Hia und Hap. Fimbrien oder Pili sind wahrscheinlich für die erste Kontaktnahme zwischen Bakterium und Wirtszelle wichtig, werden bei etablierter Besiedelung aber häufig nicht mehr exprimiert [8]. Entweder HMW1/HMW2 oder Hia werden praktisch immer, auch nach etablierter Kolonisation und Infektion exprimiert und sind für die Adhärenz essentiell. Diese Bindungsmechanismen weisen keine Spezifität für CF-Epithelien auf.
  Hap ist ein erst kürzlich identifiziertes Adhäsin mit Serinproteaseaktivität. Hap wird durch Autoproteolyse gespalten und nach außen sezerniert. Zell-assoziierte, ungespaltene Hap-Moleküle vermitteln Adhäsion an Epithelzellen. Der humane Serum-Leukoprotease-Inhibitor (SLPI), der bei CF in hoher Konzentration im Bronchialsekret vorhanden ist, hemmt diese Autoproteolyse von Hap und verbessert in vitro die Adhäsion von Haemophilus influenzae [5].
- *Virusinfizierte Epithelzellen* binden Haemophilus influenzae stärker als nicht infizierte Zellen. Hierdurch erklärt sich möglichweise die Auslösung purulenter bronchopulmonaler Exazerbationen durch virale Atemwegsinfektionen (Abb. 3.2) [6].
- *Adhärenz an Muzine* kann zumindest durch das Fimbrienprotein P5 vermittelt werden, wobei

keine Unterschiede zwischen Muzinen von Patienten mit CF und solchen mit anderen Lungenerkrankungen bestehen.

- *Lipooligosaccharid* (LOS, Endotoxin) von Haemophilus influenzae kann Serumresistenz vermitteln. Wie die Pilusexpression weist LOS die Fähigkeit zur Phasenvariation auf. Beispielsweise kann durch Rekombination innerhalb sogenannter „Tandem-Repeats" eines Galactosyltransferase-Gens dessen Translation angestellt oder abgeschaltet werden. Im ersteren Fall erfolgt dadurch der Anbau eines terminalen Galaktoserests an das LOS-Molekül, was mit Resistenz gegenüber der bakteriziden Wirkung von Komplement und spezifischen Antikörpern assoziiert ist. Es wurde gezeigt, dass diese sogenannte Serumresistenz vor allem während akuten respiratorischen Entzündungsvorgängen exprimiert wird, wäh-rend bei asymptomatischer Kolonisation die Galaktosyltransferase nicht exprimiert wird, der terminale Galaktoserest nicht angebaut wird, und der Erreger damit serumempfindlich bleibt [12].

Kürzlich wurden auch ein zellulärer Rezeptor für Haemophilus influenzae auf humanen Pharynxzellen identifiziert. Dabei handelt es sich um Gangliosid D2. Im Bezug auf CF ist von Interesse, dass Asialogangliosid M1, das als Rezeptor für Pseudomonas aeruginosa und Staphylococcus aureus dient, diese Zell-Bakterien-Interaktion nicht hemmt [7]. Dies deutet daraufhin, dass sich der Adhäsionsmechanismus von Haemophilus influenzae von dem der genannten Erreger unterscheidet.

■ **Gewebeschädigung.** Ungleich Pseudomonas aeruginosa und Staphylococcus aureus, die eine Vielzahl von Gewebe- und Zytotoxinen exprimieren können, sind solche für Haemophilus influenzae kaum identifiziert worden.

- Eine direkte toxische Wirkung kann möglicherweise der *Lipid-A-Komponente von Lipooligosaccharid* von nichttypisierbaren Haemophilus influenzae zugeschrieben werden, indem gezeigt wurde, dass diese eine Stase des Ziliensaums bewirken kann. Haemophilus-influenzae-induzierte Gewebeschädigung dürfte deshalb am ehesten über die Auslösung einer Entzündungsreaktion beim Wirt führen. Serum- und Schleimhautantikörper können bei der Mehrzahl der Patienten gemessen werden, wobei wiederum kein Unterschied zu Patienten mit anderen Lungenerkrankungen vorliegt.

■ **Persistenz.** Das ubiquitäre Vorkommen von Haemophilus influenzae auf humanen respiratorischen Schleimhäuten beruht auf dessen ausgefeilter Fähigkeit, die Abwehrmechanismen des Wirts zu umgehen. Neben den bereits diskutierten Adhäsionsfaktoren und der Serumresistenz spielen folgende Mechanismen eine Rolle:

- Haemophilus influenzae gehört zu einer Gruppe von Schleimhauterregern, die *IgA-Proteasen* sezernieren. Diese kommen in verschiedenen antigenetischen Varianten vor und hydrolysieren die α-Kette von IgA an unterschiedlichen Stellen. Die IgA-Protease hydrolysiert allerdings vorwiegend Moleküle der IgA1-Subklasse. Ihre Bedeutung für die Persistenz von Haemophilus influenzae auf der Schleimhautoberfläche in vivo ist unklar. Andererseits beruht die bekannte Beobachtung, dass humane Milch die Adhäsion von Haemophilus influenzae an respiratorischen Epithelzellen hemmt, möglicherweise darauf, dass humanes Laktoferrin unter anderem die IgA1-Protease inaktiviert.
- Eine charakteristische Eigenschaft von Haemophilus influenzae ist die Fähigkeit, der humoralen Immunantwort des Wirts auszuweichen. Diese „immune evasion" wurde in detaillierter Weise für das gut konservierte OMP P2 untersucht. Das immunodominante Epitop von P2 induziert die Produktion bakterizider Antikörper, die die Elimination des Erregers bewirken. Dieser Immunantwort weicht der Erreger mit einem „antigenic drift" aus, d.h. mittels intramolekularer Rekombination kommt es zu Basensubstitutionen oder -deletionen, die wiederum zu Aminosäurensequenzmodifikationen im Bereich dieses immunodominanten Epitops führen. Derartige Variabilität erlaubt Persistenz oder Reinfektion mit einem modifizierten Stamm.

3.2.6 Zusammenfassung

Die Bedeutung von Haemophilus influenzae bei CF liegt weniger in der Produktion von Toxinen als vielmehr in der ausgesprochenen Fähigkeit dieses Erregers, sich dem Wirtsmilieu anzupassen und dessen Abwehrmechanismen auszuweichen. Die bronchiale Entzündungsantwort infolge persistierender oder häufig wiederkehrender Exposition mit Antigenen von Haemophilus influenzae dürfte denn auch der wichtigste pathogenetische Mechanismus sein.

3.3 Pseudomonas aeruginosa

A. Bauernfeind, B. Przyklenk

Die Gattung Pseudomonas wurde erstmals 1894 von Migula [32] anhand phänotypischer Merkmale (gramnegative, polar begeißelte, aerobe Stäbchen) definiert. Diese recht allgemein gefasste Definition führte dazu, dass über 100 Spezies gültig als Pseudomonas-Arten beschrieben wurden, die sich bei detaillierter Analyse z. B. durch Sequenzvergleich ihrer 16-S-RNA-Gene als phylogenetisch weit voneinander entfernte Arten erwiesen. Dies hatte die Umklassifizierung von ca. 70 Spezies in andere Gattungen zur Folge, sodass bis 1996 die Zahl der Pseudomonasarten auf etwa 30 reduziert worden war [23]. So wurden folgende unter den in Sputa von CF-Patienten anzutreffenden ehemaligen Pseudomonas-Arten ausgegliedert: Chryseomonas oryzihabitans, Burkholderia cepacia, Burkholderia gladioli, Burkholderia pseudomallei, Burkholderia vietnamiensis, Ralstonia pickettii, Comamonas acidovorans, Stenotrophomonas maltophilia, Brevundimonas diminuta, Sphingomonas paucimobilis. Zur bereinigten Gattung Pseudomonas gehören neben Pseudomonas aeruginosa überwiegend saprophytäre (wie z. B. Pseudomonas fluorescens) oder pflanzenpathogene Arten (wie z. B. Pseudomonas syringae). Humanpathogenetisch relevant sind, neben Pseudomonas aeruginosa auch Pseudomonas putida, Pseudomonas stutzeri, Pseudomonas mendocina und Pseudomonas fluorescens. Sie verursachen Infektionen so gut wie ausschließlich bei Patienten mit lokal oder allgemein geschwächter Abwehr. Unter 202 CF-Patienten verteilte sich die Häufigkeit von Nicht-Aeruginosa-Pseudomonas-Arten folgendermaßen: P. fluorescens 12,9 %, P. putida 3,5 %, P. stutzeri 1 %, P. mendocina 0,5 %, P. alcaligenes 0,5 %, P. chlororaphis 0,5 % (eigene unveröffentlichte Ergebnisse).

3.3.1 Allgemeine Bakteriologie

Pseudomonas aeruginosa gehört zu den wenigen bakteriellen Erregern, die bereits anhand der Eigenschaften ihrer Kolonien bei der überwiegenden Zahl der Isolate hinreichend sicher identifizierbar sind. Die Kolonien von Pseudomonas aeruginosa sind typischerweise flach, unregelmäßig begrenzt, im Rand gezähnt, metallisch glänzend, durch Pigmente wie Pyocyanin oder Pyorubrin gefärbt und haben einen charakteristischen (traubenartigen) Geruch. Pseudomonas-aeruginosa-Stämme sind oxidasepositiv und vermehren sich auch bei 42 °C. Die Identifizierung atypischer, unpigmentierter Stämme und deren Abgrenzung z. B. von Pseudomonas fluorescens, Pseudomonas putida und Pseudomonas stutzeri mit kommerziellen Kits ist jedoch oft unsicher [25].

3.3.2 Vorkommen

Pseudomonas aeruginosa in Boden und Wasser

Die Spezies Pseudomonas aeruginosa besetzt die größte Vielfalt ökologischer Feuchtnischen. Voraussetzungen dafür sind ihre metabole Versatilität sowie die Fähigkeit, in schleimumschlossenen Mikrokolonien, die an die verschiedensten Oberflächen adhärieren, zu leben (im Boden, Wasser, auf Pflanzen, an menschlichen Epithelien). Zumeist tritt nur ein geringer Teil der Zellen frei schwimmend – planktonisch – auf. Pseudomonas aeruginosa wurde in der Mehrzahl der untersuchten Bodenproben identifiziert, häufiger in kultivierten Böden, in besonders hohen Konzentrationen z. B. in Blumenerde. Pseudomonas aeruginosa wird regelmäßig im Abwasser gefunden, in das Fäkalien eingeleitet wurden, da etwa 10 % der Normalbevölkerung intestinal mit Pseudomonas aeruginosa kolonisiert sind. Strömende Gewässer weisen hinter Kliniken oder Schlachthäusern höhere Konzentrationen und einen größeren Anteil antibiotikaresistenter Stämme auf als stromaufwärts. Pseudomonas aeruginosa ist in Oberflächenwässern in der nördlichen Hemisphäre nur nach Verunreinigung mit menschlichen oder tierischen Ausscheidungen zu finden. Trinkwasser enthält nur selten und in niedrigen Konzentrationen Pseudomonas aeruginosa, gechlortes Trinkwasser nie. Pseudomonas aeruginosa tritt regelmäßig in nicht gechlorten Schwimmbädern auf. Vermehrung von Pseudomonas aeruginosa in destilliertem Wasser ist möglicherweise die häufigste Quelle nosokomialer Infektionen. Ursache ist die Fähigkeit von Pseudomonas aeruginosa, verschiedene wasserlösliche Substanzen aus der Luft aufgrund seiner ungewöhnlichen metabolen Vielseitigkeit zu nutzen. Demgegenüber konnte keine Vermehrung von Pseudomonas aeruginosa in Glukoselösungen zwischen 5 und 50 %, in physiologischer Kochsalzlösung oder in Infusionslösungen mit Kasein- oder Aminosäuremischungen beobachtet werden.

Pseudomonas aeruginosa im Krankenhausmilieu [35]

Grundvoraussetzung für das Auftreten von Pseudomonas aeruginosa ist ein feuchtes Milieu. Seine Prävalenz im Stuhl liegt im Durchschnitt der Patienten mit 20–30% deutlich über derjenigen der Normalbevölkerung mit 10%. Pseudomonas aeruginosa ist zur Dauerkolonisierung des Intestinums nur eingeschränkt befähigt. Von Freiwilligen geschluckter Pseudomonas aeruginosa war bereits nach vier Tagen im Stuhl nicht mehr nachweisbar. Seine Persistenz im Intestinum beruht hauptsächlich auf anhaltendem antibiotischen Selektionsdruck sowie Aufnahme Pseudomonas aeruginosa tragender Nahrung wie z. B. Gemüse und Obst. Die Infektionshäufigkeit mit Pseudomonas aeruginosa bei Verbrennungspatienten konnte durch Einführung einer kontrollierten, Pseudomonas-aeruginosa-freien Diät von 32 auf 6% gesenkt werden. Hauptübertragungsweg von Pseudomonas aeruginosa geht über kontaminierte Hände. Nachgewiesen wurde Pseudomonas aeruginosa u. a. in Seifen, Salben, Desinfektionsmittellösungen, Spül-und Dialyseflüssigkeiten, an Geräten und Instrumenten [35]. Luft spielt als Vehikel eine untergeordnete Rolle, auf Aerosolen kann Pseudomonas aeruginosa nur über eine Distanz von etwa einem Meter (drei Ellenlängen) übertragen werden.

3.3.3
Typisierung

Die Stammidentität oder klonale Verwandtschaft von Isolaten ist insbesondere für die Klärung der Frage nach Ausbreitung von Stämmen wie z. B. unter CF-Patienten bedeutsam. Dafür steht eine Reihe phänotypischer und genotypischer Merkmale zur Verfügung. Grundsätzlich lassen sich mit beiderlei Verfahren valide Resultate erzielen, bei lediglich phänotischer Typisierung sollten zwei voneinander unabhängige Merkmale eines Stammes herangezogen werden (z. B. Pyocin- und Resistotyp). Standardverfahren für die Genotypie ist die Bestimmung des Musters der nach Länge geordneten DNA-Schneideprodukte (Restriktions-Fragment-Längen-Polymorphismus (RFLP) nach Verdau mit einer selten schneidenden Restriktionsendonuklease wie z. B. SpeI (Abb. 3.3).

3.3.4
Epidemiologie

Pseudomonas aeruginosa ist der Leitkeim bei cystischer Fibrose. Das war nicht immer so. In früheren Jahren dominierte unter den aus Autopsiematerial isolierten Erregern mit Abstand Staphylococcus aureus, erst in den Fünfzigerjahren wurde er abgelöst von Pseudomonas aeruginosa (Abb. 3.4). Der relative Rückgang der Häufigkeit von Staphylococcus aureus wird zurückgeführt auf die Verfügbarkeit gegen Staphylococcus aureus wirksamer Antibiotika, mit denen eine Eradikation möglich wurde. Demgegenüber führte die spätere Einführung potenter Anti-Pseudomonas-aeruginosa-Substanzen zwar zu einer weiteren Erhöhung der Lebenserwartung, zugleich aber zu einem Anstieg der Prävalenz dieser Spezies bei den jetzt älteren Patienten, da Pseudomonas aeruginosa sehr viel seltener (vgl. un-

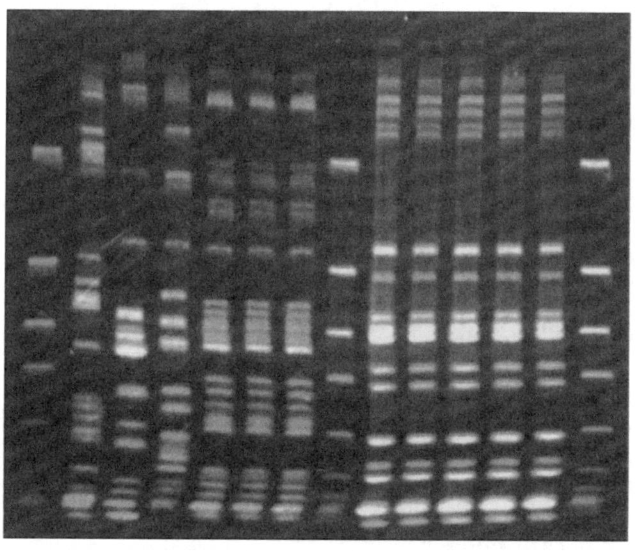

Spur	1	2	3	4	5	6	7	8	9	10	11
Pyocintyp	23u	35w	116e	2f	2f	2f	38g	38g	38g	38g	38g
RFLP-Typ	A	B	C	D	D	D	F	F	F	F	F

Abb. 3.3. RFLP-und Pyocintypen der Isolate aus dem Sputum eines CF-Patienten. Den fünf verschiedenen Phänotypen (Pyocintypen) entsprechen fünf verschiedene Genotypen (eigene unveröffentlichte Ergebnisse)

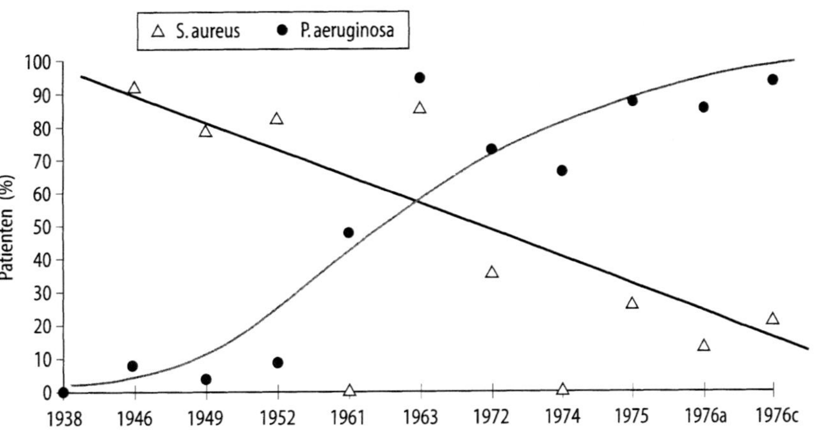

Abb. 3.4. Bakterielle Erreger (*Dreiecke* S.aureus, *Kreise* Pseudomonas aeruginosa) der tieferen Atemwege von CF-Patienten kurz vor dem Tod oder nach Autopsie. 1938–1976, 11 CF-Zentren. (Nach der von Høiby [15] gesichteten Literatur)

ten) unter antibiotischer Therapie eliminierbar ist. Die Prävalenz bakterieller Erreger bei cystischer Fibrose wird determiniert von verschiedenen Faktoren, u. a. vom Patientenalter. Die 10-Jahres-Prävalenz (1985–1995) von sechs bei CF relevanten Spezies für 283 Patienten wurde nach 8 Altersgruppen analysiert (Abb. 3.5). Mit dem Alter kontinuierlich zunehmende Prävalenz fand sich neben Pseudomonas aeruginosa bei Stenotrophomonas maltophilia. Initialer Anstieg gefolgt von Rückgang war neben Staphylococcus aureus zu beobachten bei Burkholderia-Arten. Für Haemophilus influenzae und Streptococcus pneumoniae war keine ausgeprägte Altersabhängigkeit der Prävalenz erkennbar. Besonders bemerkenswert sind der Wechsel in der Führungsposition der Häufigkeit von Staphylococcus aureus und Pseudomonas aeruginosa bei etwa 10 Jahren sowie der Anteil der bereits mit Pseudomonas aeruginosa kolonisierten Patienten im ersten Lebensjahr (25%). Für die Einschätzung der Bedeutung einer Spezies für den Krankheitsverlauf kommt deren Konzentration und Persistenz am Infektionsort wesentliches Gewicht zu. Sputumkonzentrationen von 10^5/g und darüber konnten für Pseudomonas aeruginosa gefunden werden bei 83% aller Patienten mit dieser Spezies, für Burkholderia-Arten bei 79%, für Staphylococcus maltophilia dagegen nur für 54% [6]. Pseudomonas aeruginosa ist nach den Burkholderia-Arten die Spezies mit der zweithöchsten Persistenz in CF-Patienten (vgl. Burkholderia-Arten bei CF, Abschn. 3.4). Diese mikrobiologischen Parameter verdeutlichen die besondere krankheitsspezifische Rolle von Pseudomonas aeruginosa und der Burkholderia-Arten.

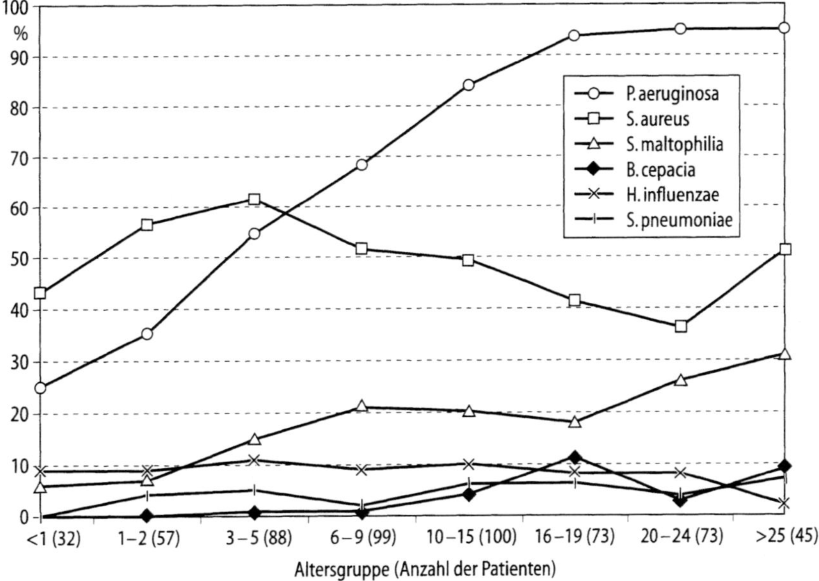

Abb. 3.5. Altersabhängigkeit der Prävalenz CF-relevanter bakterieller Erreger. (Nach [6])

Tabelle 3.2. Potenzielle Virulenzfaktoren von Pseudomonas aeruginosa. (Mod. nach [49])

Virulenzfaktor	Wirkungsmechanismus	Bedeutung bei cystischer Fibrose
Adhäsine		
Pili	Bindebrücke zu Wirtszellen	Initiale Kolonisierungsschritte, antiphagozytär
Nonpili	Adhärenz	Adhärenz an Muzin
Geißel (eine polare), diverse Serotypen	Beweglichkeit, Adhärenz	Chemotaxis, Invasion
Eisenbedarf		
Siderophore (Pyochelin, Pyoverdin)	Hohe Bindungsaffinität an Eisen	Überleben im eisenlimitierten Wirtsmilieu
Eisenbindende Proteine	Spezifische Bindung und Aufnahme von eisenbindenden Komplexen	-
Proteasen		
LasA	Proteolyse der Elastin vernetzenden Peptide	Gewebsinvasion und -zerstörung
LasB	Proteolytischer Abbau durch LasA vorgeschädigten Elastins	Gewebsinvasion, Zerstörung von unspezifischen Abwehrmechanismen (z. B. Opsonin, Komplement)
Alkalische Protease	Proteolytischer Abbau durch LasA vorgeschädigten Elastins	Gewebsinvasion, Zerstörung von unspezifischen Abwehrmechanismen
Andere Proteasen	Proteolyse	Gewebsinvasion
Hitzestabiles Hämolysin		
-	Detergens-ähnliche Eigenschaften	Abtötung von Leukozyten, ziliostatisch, Verstärkung der hämolytischen Phospholipase-C-Aktivität
Phospholipase C		
Hämolytische Phospholipase C (hitzelabiles Hämolysin)	Abbau von Phosphatidylcholin und Sphingomyelin; Bildung von Diacylglycerol oder Ceramid und Phosphorylcholin	Abbau von Lungensurfactant, Stimulation inflammatorischer Mediatoren, Schutz von Erregern vor hohem osmotischem Druck (z. B. Lunge bei CF, Harnwege), C, N, und Pi-Quelle, Stimulation von Schleim
Nicht-hämolytische Phospholipase C	Abbau von Phosphatidylcholin und Phosphatidylserin; Bildung von Diacylglycerol und Phosphorylcholin oder Phosphorylserin	Abbau von Lungensurfactant, Stimulation inflammatorischer Mediatoren, Schutz von Erregern vor hohem osmotischem Druck, C, N, und Pi-Quelle
Zytotoxin		
-	Porenbildung in Zellmembranen	Gewebsentzündung und -zerstörung
Exoenzym S		
-	ADP-ribosylierung von Vimentin und $P21^{c\text{-}H\text{-}ras}$ Proteinen in Eukaryontenzellen	Ausbreitung von Erregern, Gewebszerstörung, Adhäsion
Exotoxin A		
-	ADP-ribosylierung des eukaryotischen Elongationsfaktors 2, Behinderung der Proteinsynthese	Gewebszerstörung, Abtötung von Makrophagen, Superantigen
Alginat, Muko-exopolysaccharid		
-	Physikalische Abgrenzung	Antiphagozytär, trägt bei zur chronischen Infektion bei CF

3.3.5 Virulenzfaktoren

Sie ermöglichen das Durchbrechen der Abwehr und damit das Zustandekommen einer Infektion und oder von Schäden an Wirtszellen. Virulenz ist zumeist multifaktoriell und das Ergebnis der Wechselwirkung von erreger- und wirtsseitigen Faktoren. Für Pseudomonas aeruginosa wurden zahlreiche Produkte und Bestandteile mit Virulenz in Zusammenhang gebracht. Keiner dieser Faktoren wird ausschließlich bei Isolaten aus CF-Patienten gefunden. Sie sind also nicht krankheitsspezifisch (Tabelle 3.2).

Adhäsine

Voraussetzung für die pathogenetische Funktion von Pseudomonas aeruginosa bei cystischer Fibrose ist seine Fähigkeit zu fester und dauerhafter Bindung. Als Adhäsine an die Epithelzellen der Trachea [31], des Oropharynx oder den Schleim der Atemwege gelten Pili [45], Geißeln [9], Exoenzym S [2] sowie das Lipopolysaccharid (LPS) [11] und zwei Lectine (Adhäsion an Zellen und Muzin; Bindung nur an Muzin [47]. Diese Adhäsionsfaktoren binden an korrespondierende Rezeptoren auf den Zellen des CF-Patienten wie Laminin [38], Glykolipide [11], Glykosphingolipide [1] und Glykoproteine [40]. Trypsin oder Elastase aus neutrophilen Granulozyten oder Fehlen von Fibronektin legen neue Rezeptoren für die Pili von Pseudomonas aeruginosa frei. Nach Pier et al. (1996) [36] stellt das Cystic-Fibrosis-Transmembrane-Regulator-(CFTR)Protein selbst den wichtigsten Rezeptor für Pseudomonas aeruginosa dar.

Proteasen, Toxine

Die alkalische Protease und Elastase verdauen Kollagen, Elastin, Laminin und Fibronektin [12, 13], degradieren Gamma-Interferon [18] und zerstören in vitro die respiratorischen Zilien [14].

Das Exotoxin A hemmt in hohen Konzentrationen die Proteinsynthese auf der Translationsebene durch Inaktivierung des Elongationsfaktors, ähnlich wie das Diphterie-Toxin [19]. Seine Expression ist stark abhängig von der Eisenkonzentration im Milieu. Beim Übergang von initialer Besiedelung zur initialen Infektion mit Pseudomonas aeruginosa können alkalische Protease, Elastase, Exotoxin A und Exotoxin S durch Behindern der lokalen unspezifischen Immunantwort eine Rolle spielen [16]. Zudem führt die stark ausgeprägte Bildung spezifischer Antikörper gegen bakterielle Toxine und Enzyme als Folge der Bildung von Immunkomplexen zu bronchopulmonaler Entzündung und konsekutiver Gewebszerstörung.

Die Neutrophilenelastase spielt eine Schlüsselrolle bei der Destruktion der Bronchialwand sowie der elastischen und interstitiellen Strukturen der Lunge [8]. Sie ist zugleich die potenteste segretagoge Substanz zur Schleimproduktion und stimuliert die IL-8 Produktion der respiratorischen Epithelzellen. Das hitzestabile Hämolysin Rhamnolipid hemmt in vitro die Lymphozytenproliferation [24], beeinträchtigt ebenfalls in der im Sputum nachweisbaren Konzentration die mukoziliäre Funktion und initiiert die Bildung von Superoxidradikalen durch die polymorphkernigen Granulozyten.

Das periplasmatisch lokalisierte Zytotoxin hemmt die Funktion der Makrophagen [26].

Siderophore

Pseudomonas aeruginosa bindet das für seine Vermehrung im Wirtsorganismus essentielle Eisen über Siderophore (z.B. Pyochelin und Pyoverdin). Pyochelin ist zudem für die Virulenz von Pseudomonas aeruginosa in vivo durch Bildung zytotoxischer Sauerstoffmetabolite wie HO bedeutsam [7].

Pigmente

Die Synthese von Farbstoffen ist ein Kennzeichen von Pseudomonas aeruginosa. Die blaugrüne Verfärbung von Eiter oder Sputa geht zurück auf das Pyocyanin. Es wird nur von Pseudomonas aeruginosa synthetisiert, jedoch nicht von allen Stämmen. Weitere wasserlösliche Pigmente können von Pseudomonas aeruginosa und anderen Pseudomonasarten produziert werden wie z.B. das Pyoverdin (in alkalischem Milieu gelb, in saurem farblos), Pyomelanin (braun) und Pyorubin (rot), nur bei Pseudomonas aeruginosa gefunden. Einige dieser Pigmente, z.B. Pyocyanin haben antimikrobielle Aktivität sowohl gegen Bakterien, z.B. gegen Vibrio cholerae oder Staphylokokken als auch gegen Protozoen, z.B. Amöben, von denen sie im Gegensatz zu anderen Pseudomonasarten nicht phagozytiert werden.

Die niedrigmolekularen Phenazinpigmente Pyozyanin und 1-Hydroxyphenazin, reduzieren die ziliäre Schlagfrequenz und die Oberflächenspannung durch Reduktion des intrazellulären Gehaltes an cAMP und ATP (22). Hydroxyphenazin verstärkt die Freisetzung von Elastase aus neutrophilen Granulozyten und führt zur Inaktivierung des die Elastase hemmenden $\alpha 1$-Proteinaseinhibitors [42].

Mukoexopolysaccarid (Alginat)

Die initiale Kolonisierung der Atemwege erfolgt zumeist mit Pseudomonas-aeruginosa-Stämmen ohne Schleimbildung (Kolonien nichtmukoid) Im weiteren Verlauf der Erkrankung kommen schleimbildende (mukoide) Stämme hinzu [47]. Mukoide Stämme entstehen aus nichtmukoiden und können in vitro zu nichtmukoiden revertieren. Der Schleim gilt für sich als bedeutsamer Faktor für die Pathogenese der cystischen Fibrose, da die meisten übrigen potentiellen Virulenzfaktoren von mukoiden Stämmen nicht exprimiert werden [10]. Schleim (Alginat) ist ein Polysaccharid aus azetylierter D-Mannuronsäure und L-Galuronsäure [45]. Es umhüllt die Zellen, deren Exopolysaccharidsynthese durch einen schleimigen Kolonietyp auf festen Medien erkennbar wird. Alginatbildende Zellen assoziieren sich zu größeren Verbänden – Mikrokolonien [29] – die zusammen mit Entzündungszellen und Mukus einen Biofilm aufbauen, der an Muzine des Endobronchialraums adhäriert [39], dessen Lumen verengt, die mukoziliäre Clearance vermindert und die antikörpervermittelte Phagozytose [43] sowie die Bakterizidie der Aminoglykoside beeinträchtigt (auf das 10- bis 25fache der MHK erhöht, d. h. auf Konzentrationen, die nur mit hochdosierter Inhalation erreichbar sind).

Alginat hemmt die Chemotaxis neutrophiler Granulozyten, kann das alternative Komplementsystem nicht aktivieren, ist mitogen, stimuliert polyklonal B-Zellen, induziert Interleukin-1 sowie Tumornekrosefaktor α. In Biofilmen von Pseudomonas aeruginosa ist der oxidative „burst response" von Granulozyten gegenüber suspendierten (planktonischen) Bakterien auf ein Viertel vermindert [21]. Mukoide Stämme sind in vitro gegenüber Serum erhöht empfindlich. Trotzdem können CF-Patienten diese Stämme nicht aus ihrem Bronchialsystem entfernen, da sie durch gegen Alginat gerichtete Antikörper ihre Antikörper-Komplement-vermittelte Serumbakterizide blockieren [38].

3.3.6 Antibiotikatherapie bei Infektionen mit Pseudomonas aeruginosa

Gegen Pseudomonas aeruginosa aktive Antibiotika

Außerhalb der Klinik erworbene Stämme, die nicht von anderen Patienten stammen, sind zumeist sensitiv gegen Antibiotika mit Anti-Pseudomonas-aeruginosa-Aktivität, nämlich Penizillinderivaten wie z.B. Piperacillin, Azlocillin, Cephalosporinen wie Ceftazidim, Cefoperazon, Cefsulodin, Cefepim, Cefpirom, dem Monobaktam Aztreonam, den Carbapenemen Imipenem und Meropenem, den Aminoglykosiden Tobramycin oder Amikacin, dem Fluorochinolon Ciprofloxacin. Diese Wildtypstämme sind wie generell alle Pseudomonas aeruginosa Stämme primär resistent gegen alle übrigen Betalaktamantibiotika sowie deren Kombinationen mit Betalaktamaseinhibitoren wie Clavulansäure, Sulbactam oder Tazobactam, gegen Tetrazyklinen, Chloramphenicol, Trimethoprim-Sulfamethoxazol, Rifampicin, Fusidinsäure, Clindamycin u.a. Eine Sonderstellung nehmen die Makrolide ein (vgl. unten).

Resistenz gegen Pseudomonas aeruginosa

Die im Krankenhaus erworbenen Pseudomonas-aeruginosa-Stämme sind in unterschiedlichen Anteilen resistent gegenüber einem oder mehreren der oben genannten Antibiotika. Sie haben diese sekundäre Resistenz erworben, zumeist durch chromosomale Mutation entweder im Patienten, aus dessen Sputum sie isoliert wurden oder in einem anderen Patienten, von dem sie per Kreuzinfektion übernommen wurden. Um das Risiko der Anreicherung resistenter Stämme zu vermindern, wird grundsätzlich mit zwei Antibiotika mit unterschiedlichen Resistenzmechanismen therapiert, wie z.B. einem Betalaktam und einem Aminoglykosid. Bei einer Mutationsfrequenz von 10^{-9} für jedes einzelne der beiden Antibiotika liegt die Wahrscheinlichkeit für das gleichzeitige Entstehen eines gegen beide Antibiotika resistenten Stammes bei 10^{-18}. Ein Bild der Resistenzsituation von Pseudomonas-aeruginosa-Stämmen aus CF-Patienten vermittelt eine Untersuchung aus dem Jahr 1998 [44] (A.B., unveröffentlichte Ergebnisse). Einbezogen wurden 235 Isolate aus 100 Patienten. Der Anteil gegen einzelne Antibiotika noch empfindlicher Stämme betrug 80% für Meropenem, 72% für Ceftazidim, 40% für Tobramycin und 35% für Fosfomycin. Keines der Antibiotika war gegen alle Stämme zugleich wirksam. Durch Kombination von Einzelresistenzen ergaben sich unter den 235 Stämmen 78 verschiedene Resistenzmuster. Sensitiv gegen alle vier Antibiotika waren 18%, während demgegenüber 25% der Stämme gegen keines oder nur eins dieser vier Antibiotika sensitiv waren. Für sie wäre demnach eine Zweierkombination nicht mehr offen. Die Aktivität eines Antibiotikums kann jedoch in Gegenwart eines anderen erhöht sein, d.h. ein gegen das Einzelantibiotikum resistenter Stamm kann in Gegenwart eines zweiten Antibiotikums gegenüber derselben Substanz sensitiv werden. Das lässt sich durch Analyse der Kombinationswirkung bestimmen. Dadurch wurde für 48 der 59 Stämme die Möglichkeit einer Kombinationstherapie eröffnet. Von den verbleibenden 11 Stämmen waren vier sensitiv gegen über Ciprofloxacin, einer gegen Ciprofloxacin und Tobramycin. Die restlichen sechs waren nur noch gegen Colistin empfindlich.

Anti-Pseudomonas-aeruginosa-Wirkung in vivo

Die Beurteilung der Wirkung einer antibiotischen Therapie erfolgt bei cystischer Fibrose im Gegensatz zu anderen bakteriellen Infektionen nicht allein qualitativ (Elimination, d.h. keine vermehrungsfähigen Erreger mehr nachweisbar), sondern auch mit quantitativen Kriterien. Schon eine deutliche Verminderung der Erregerkonzentration gilt als klinisch relevant. Der antibakterielle In-vivo-Effekt korreliert mit der In-vitro-Sensitivität der Stämme. So lag der Anteil der gegen beide Partner einer intravenösen Therapie sensitiven Erreger bei deren Elimination bei 80%, bei Reduktion auf mindestens ein Fünftel des Ausgangswertes bei 56%, bei gleichbleibender Konzentration bei 33% und bei Anstieg um das mindestens Fünffache bei nur noch 15% (eigene unveröffentlichte Ergebnisse). Auch bei CF ist eine zumindest vorübergehende Elimination (zwischen zwei Woche und zwei Jahren nach Therapieende) von Pseudomonas aeruginosa – im Gegensatz zu einer weit verbreiteten Meinung – durchaus erreichbar und zwar am ehesten bei erst seit kurzer Zeit bestehender Monoinfektion mit nur einem oder wenigen Pseudomonas-aeruginosa-Typen ohne zusätzliche Spezies [36].

Orale antibiotische Therapie von Pseudomonas-aeruginosa-Infektionen ist derzeit nur mit Fluorochinolonen möglich. Ciprofloxacin verfügt über die höchste Aktivität. Der Anteil ciprofloxacinsensitiver Pseudomonas-aeruginosa-Stämme ist seit seiner Einführung um etwa ein Drittel zurückgegangen (von

93% im Jahre 1983 auf 64% im Jahre 1997 [5]. Das Risiko der Selektion resistenter Mutanten kann vermindert werden durch gleichzeitige inhalative Gabe von Colistin: Anstieg der Ciprofloxacin MHK auf das mindestens 4fache bei Kombination bei 4,2% der Stämme gegenüber 13,9% bei Ciprofloxacin-Monotherapie [5].

Makrolide und cystische Fibrose

Makrolide nehmen als Therapeutika bei CF eine Sonderstellung ein. Sie sind relativ große Antibiotika (Molekulargewicht meist zwischen 700 und 900) mit ringförmiger Grundstruktur aus 12–17 Kohlenstoff- und einem Sauerstoffatom (Laktonring) und meist zwei Zuckerresten. Das antibakterielle Wirkspektrum der Makrolide ist schmal und auf Kokken sowie zellwand-(peptidoglycan-) defekte oder -freie Erreger (z. B. Mykoplasmen, Chlamydien, Legionellen, Rickettsien) begrenzt. Primär resistent sind gramnegative Stäbchen wie z. B. Pseudomonas aeruginosa [3]. Bisher galten Makrolide als ungeeignet für die Therapie von Infektionen, die durch Pseudomonas aeruginosa verursacht werden. Erstmals wurden 1982 in Japan Therapie-Effekte mit Erythromycin bei der diffusen Panbronchiolitis (DPB) beobachtet und seither auch mit anderen 14-gliedrigen Makroliden (Clarithromycin, Roxithromycin) sowie mit Azithromycin bestätigt.

Die DPB [17, 51] tritt bei erwachsenen Patienten in Japan auf, selten in Nordamerika oder Italien. Charakteristisch ist eine chronische Entzündung der kleinen Atemwege mit Infiltration inflammatorischer Zellen. Der Krankheitsverlauf ist progressiv mit Verminderung der respiratorischen Funktion als Folge rezidivierender Infektionen vorwiegend mit mukoidem Pseudomonas aeruginosa. Der Verlauf der DPB konnte gebessert werden durch Langzeitbehandlung mit Erythromycin.

In-vitro-Untersuchungen zeigten in Gegenwart von Makroliden verminderte Synthese von Exoprodukten (z. B. von Elastase), von Geißeln und Alginat [33, 34, 50] sowie Veränderungen der Struktur der Lipopolysaccharide und der äußeren Membran-Proteine [49]. Unter diesen Effekten kommt der Makrolidwirkung auf die Alginat-Synthese möglicherweise besondere Bedeutung für die Pathogenese und Therapie der cystischen Fibrose zu.

Die Synthese des Alginats (Mukoexopolysaccharids) verläuft über eine Reihe von Zwischenstufen. Ein Enzym dieser Synthesekette, die Guanosin-diphosphomannose-dehydrogenase, wird durch 14- oder 15-gliedrige, nicht aber 16-gliedrige Makrolide gehemmt [27]. Die Hemmung der Entstehung von Mikrokolonien sowie die Auflösung bereits vorhandener verbessert die Erreichbarkeit der Erreger für Antibiotika.

Ähnlichkeiten zwischen der DPB und der cystischen Fibrose (Erreger, Persistenz des mukoiden Pseudomonas aeruginosa, Infektlokalisation, Pathophysiologie, jedoch Manifestation erst im Erwachsenenalter, Basismechanismus und Gendefekt unklar) haben Spekulationen auf eine vergleichbare Wirkung von Makroliden bei CF ausgelöst. Zur Abklärung wurden klinische Studien initiiert.

In einer offenen Studie wurde Azithromycin sieben mit Pseudomonas-aeruginosa-infizierten Patienten täglich über mehr als 3 Monate verabreicht [20]. Die Wirkung wurde bemessen durch Vergleich der durchschnittlichen FCV und FEV_1 6 Monate vor Behandlungsbeginn und nach Abschluss der Behandlung. Dabei ergab sich bei einer mittleren Behandlungsdauer von 0,6 Jahren für FCV ein durchschnittlicher Anstieg von 11,3% ($p < 0{,}03$), für FEV_1 von 11,0% ($p < 0{,}03$). Signifikante Unterschiede bei anderen Verlaufsparametern wurden nicht beobachtet. Diese Ergebnisse können auch nach Meinung der Autoren nicht als hinreichende Bestätigung für die therapeutische Wirksamkeit von Makroliden betrachtet werden, rechtfertigen jedoch die Notwendigkeit einer weiteren Abklärung.

3.3.7 Immunmodulierende Effekte durch Makrolide

Es gibt Hinweise, dass Makrolide die Freisetzung von Oxidantien und pro-inflammatorischen Zytokinen (IL-1, IL-6, IL-8, TNF) reduzieren und die Produktion antiinflammatorischer Zytokine (IL-10 und IL-4) stimulieren. Dabei hat sich erwiesen, dass Kurzzeit-Applikation von Makroliden die Immunreaktion aktiviert (erwünscht bei akuten Infektionen), während Langzeitgabe immun-suppressive Wirkung hat (erwünscht bei chronischen Infekten mit Gewebsdestruktion durch Elastasen von Neutrophilen) (Tabelle 3.3) [28].

3.3.8 Zusammenfassung

Der Spezies Pseudomonas aeruginosa kommt die infektiologisch dominante Rolle in der Pathogenese der cystischen Fibrose zu. Dies ergibt sich aus ihrer Prävalenz, Persistenz und hohen Konzentration in den bei Gesunden bakterienfreien tiefen Atemwegen sowie den vielfältigen Abwehrreaktionen. Vieles spricht dafür, dass dies die Folge der von der Grundkrankheit geschaffenen Disposition ist und nicht der Infektion durch einen Erreger mit spezifischen Virulenzfaktoren, deren Gene zu Pathogenitätsinseln zusammengefasst liegen. Unverstanden bleibt, weshalb dies gerade Pseudomonas aeruginosa ist. Möglicher-

Tabelle 3.3. Antiinflammatorische und immunmodulierende Wirkung von Makroliden. (Mod. nach [28])

Wirksamkeit und Anwendungen	Wirksame Makrolide	Reduktion von
Nachgewiesene klinische Wirksamkeit		
Diffuse Panbronchiolitis, Bronchiektasen	Erythromycin, Roxithromycin, (Clarithromycin, Azithromycin), Langzeitgabe in niedriger Dosierung	Neutrophile (in bronchio-alveolären Lavagen), Elastase, chemotaktische Aktivität, IL-8, IL-1β und LTB_4
Weitere klinische Anwendungen		
Asthma, COPD, akute Exazerbationen bei chronischer Bronchitis	Erythromycin (und andere Makrolide)	-
Potentielle Indikationen		
Cystische Fibrose	Erythromycin (und andere?)	IL-8 (Sputum)

weise steht dies im Zusammenhang mit der erwähnten metabolen Versatilität dieser Spezies, die unter den standortspezifischen Selektionsbedingungen zu genetisch stabilen CF-Pseudomonas-aeruginosa-Stämmen führt. Für diese Vermutung gibt es erste Hinweise aus dem Vergleich der Genome von Pseudomonas-aeruginosa-Stämmen aus CF-Patienten mit denen aus infizierten Patienten ohne CF: alle aus CF isolierten Stämme wiesen denselben genetischen Unterschied zu den übrigen Stämmen auf [30].

Wesentlichster Bestandteil der Therapie zur Erhöhung von Lebenserwartung und Lebensqualität bei CF ist die antibakterielle Therapie. Wird sie an den Ergebnissen der Resistenzbestimmung in vitro ausgerichtet, kann bei einem bestimmten Anteil der Patienten zumindest intermittierend P. aeruginosa unter die kulturelle Nachweisgrenze zurückgedrängt oder quantitativ signifikant vermindert werden. Am häufigsten gelingt dies mit im Test als wirksam befundenen Zweierkombinationen aus einem Betalaktam mit einem Aminoglykosid oder Fosfomycin, Ciprofloxacin mit Colistin oder hochdosiertem Tobramycinaerosol. Antibiotikaresistente Stämme können sowohl exogen z.B. von anderen CF-Patienten erworben als auch unter den bereits im Patienten angesiedelten Populationen selektiert werden. Insgesamt sind bislang vollresistente Stämme von P. aeruginosa äußerst selten. Für eine weiter verbesserte therapeutische Perspektive auch für solche Stämme sind Substanzen mit verbesserter Lungengewebstätigkeit, erhöhter Aktivität, neuen Wirkmechanismen oder der Fähigkeit zur Überwindung verbreiterter Resistenzmechanismen wie Permeationsresistenz (z.B. mit Siderophor-Betalaktam-Konjugaten) erforderlich.

3.4 Burkholderia-Arten bei cystischer Fibrose

A. BAUERNFEIND, I. SCHNEIDER

Die Gattung Burkholderia wurde 1992 von Yabuuchi eingerichtet [33]. Er benannte sie nach W.H. Burkholder, der 1950 aus faulenden Zwiebelknollen Bakterien isoliert und beschrieben hatte [13]. Ballard nannt sie 1970 Pseudomonas cepacia [1]. Pseudomonas cepacia wurde 1974 zusammen mit Pseudomonas mallei, Pseudomonas pseudomallei, Pseudomonas caryophylli und Pseudomonas gladioli zur Homologiegruppe II der Gattung Pseudomonas zusammengefasst und zwar aufgrund der Ergebnisse von rRNA-DNA-Hybridisierung. Die Arbeiten von Yabuuchi ließen derart gravierende Unterschiede dieser Arten zu Pseudomonas aeruginosa erkennen, dass ihre Ausgliederung in eine eigene Gattung, Burkholderia, vollzogen wurde. Diese ist inzwischen – Stand August 1999 – auf 19 Arten angewachsen (s. Übersicht unten). So hat Vandamme 1997 aus bis dato als Burkholderia cepacia geführten Stämmen fünf Spezies abgegrenzt, nämlich die drei Burkholderia-cepacia-Genospezies (Genomovare) I, III und IV sowie die Spezies Burkholderia multivorans [32]. Genomovar V ist identisch mit der bereits 1995 von Gillis beschriebenen Spezies Burkholderia vietnamiensis [15].

■ **Burkholderia-Arten (1999)**

- Burkholderia cepacia Genomovar GV I, GV III,
- Burkholderia stabilis (GV IV),
- Burkholderia multivorans (GV II),
- Burkholderia vietnamiensis (GV V),
- Burkholderia gladioli (einschl. Burkholderia cocovenenans),
- Burkholderia pseudomallei,
- Burkholderia mallei,
- Burkholderia andropogonis,
- Burkholderia carabiensis,

- Burkholderia caryophylli,
- Burkholderia glathei,
- Burkholderia graminis,
- Burkholderia glumae,
- Burkholderia norimbergensis,
- Burkholderia phenazinium,
- Burkholderia pyrrocinia,
- Burkholderia vandii (einschließlich Burkholderia plantarii),
- Burkholderia thailandensis.

3.4.1 Allgemeine Bakteriologie

Burkholderia-Arten sind gramnegative, gerade Stäbchenbakterien. Sie sind begeißelt und beweglich (Ausnahme B. mallei). Substrate (Zucker, Polyyalkohole) werden oxidativ abgebaut (Non-Fermenter). Katalase und Oxidase sind positiv, die Oxidasereaktion ist manchmal verzögert. Die Genome von Burkholderia cepacia und verwandter Spezies sind ungewöhnlich, da sie 2–4 Chromosomen oder Replikons enthalten. Die kumulative Größe dieser zirkulären DNA variiert zwischen 4,6 und 8,1 Mb. Möglicherweise ist dies der Hintergrund für genetische Plastizität und metabole Versatilität (Verwendung zum Abbau von Phenolderivaten in Böden (Bioremediation) und zum Schutz von Saatkörnern vor Pilzen wie Fusarium-Arten). Burkholderia cepacia gilt zu Unrecht als ubiquitär und wurde nur mit einer Häufigkeit von 2–16% im Boden, in Wasser, an Pflanzen und im Klinikmilieu gefunden [16]. Burkholderia-Arten stellen meist keine besonderen Ansprüche an das Nährmedium. Vereinzelt finden sich in klinischem Untersuchungsmaterial auxotrophe Stämme, die auf den üblichen Nährböden schlecht wachsen. Durch Zusatz von Hefeextrakt kann ihre Vermehrung beschleunigt werden. Trotzdem empfiehlt sich eine Bebrütungsdauer von fünf Tagen bei wiederholter Inspektion. Kolonien von Burkholderia-Stämmen präsentieren auf den üblichen Agarmedien keine charakteristischen Merkmale – ganz im Gegensatz zu Pseudomonas aeruginosa. Um unter der Vielzahl ähnlich wachsender Kolonien anderer Arten die Burkholderia-Verdächtigen einzugrenzen, müssen deshalb andere charakteristische Eigenschaften herangezogen werden. Am geeignetsten erwies sich die primäre Resistenz der Burkholderia spp. gegenüber Colistin (Polymyxin E). Auf colistinhaltigen Nährböden können sich Burkholderiazellen zu Kolonien vermehren. Verschiedene Selektivmedien wurden nach Selektivität, Spezifität und Wachstumsgeschwindigkeit evaluiert [18]. Die Selektivität des Colistins ist jedoch begrenzt, da noch andere Spezies mit primärer Colistinresistenz, die ebenfalls bei CF vorkommen, wachsen können (wie z.B. Proteus spp., Providencia spp., M. morganii, Serratia spp., Staphylokokken), dazu Stämme mit sekundärer Resistenz, z.B. Pseudomonas aeruginosa. Die meisten darunter lassen sich anhand ihrer Kolonieerscheinungsform als Nicht-Burkholderia abgrenzen. Häufig falsch als Burkholderia ausgegeben wird jedoch Achromobacter xylosoxidans. Bei Burkholderia-Verdacht kann die anschließende Differenzierung nach Genospezies und Arten (vgl. oben) bisher nur anhand spezifischer DNA-Signaturen zuverlässig durchgeführt werden [4, 5, 10, 32]. Die Prävalenz von Burkholderia-Arten aus Patienten mit cystischer Fibrose zeigt große regionale und zeitliche Unterschiede (Tabelle 3.4).

Tabelle 3.4. Häufigkeit der einzelnen Burkholderia-Arten

Spezies (Burkholderia cepacia Genomovare)											
Land	Beobachtungszeitraum	Patienten (n)	I	III	IV	I+III +IV	I+IV +V	II B. multivorans	V B. vietnamiensi	B. gladioli	B. pseudomallei
Belgien [33]	1974–1994	70	1 (1,4%)	49 (70%)	5 (7,1%)	–	–	12 (17,1%)	2 (2,8%)	–	–
Belgien [29]	1993–1994	12	–	6 (50%)	3 (25%)	–	–	3 (25%)	–	–	–
Deutschland [11]	1987–2000	103 103	3 (2,9%)	14 (13,6%)	15 (14,6%)	32 (31,1%)	–	66 (64,1%)	–	4 (3,9%)	1 (1,1%)
USA [24]	1997–1998	427	–	–	–	249 (58%)	–	156 (37%)	14 (3%)	–	–
Kanada [20]	1981–1998	448	–	(82,6%)	–	–	(4,7%)	(8,2%)	–	–	–

3.4.2
Virulenzfaktoren bei Burkholderia

Es wird angenommen, dass für die zumeist verschlechterte klinische Prognose im Anschluss an das Auftreten von Burkholderia spezifische Faktoren des Erregers verantwortlich sein könnten. Kandidaten dafür sind extrazelluläre Produkte wie Proteasen, Lipasen, Hämolysine - nicht jedoch Exotoxin A - und Siderophor-Eisentransportsysteme [25]. Bei B.-cepacia-Stämmen aus CF-Patienten wurden vier verschiedene Siderophore nachgewiesen, nämlich Ornibactin (82%), Salizylsäure (92%), Pyochelin (60%), Cepabactin (12%) und zwar zwischen einem und vier gleichzeitig [14]. Mutanten mit defekter Ornibactinproduktion und -aufnahme waren im Infektionsmodell für chronische Infektionen der Atemwege weniger virulent als ihre Wildtypen. Die Produktion von Ornibactinen wird bei Burkholderia cepacia von cepR, einem Quorum Sensing System, reguliert [14, 20]. Es koppelt die Gen-Expression an die Zellpopulationsdichte mit Hilfe von Signalmolekülen. CepIR-Mutanten hyperproduzieren Cepabactin. Weiterhin werden Faktoren für die Adhärenz an Epithelzellen sowie das intrazelluläre Überleben als mögliche Virulenzfaktoren diskutiert. Die tatsächliche Bedeutung dieser Faktoren für die fortschreitende Lungenschädigung ist jedoch unklar. Als erwiesen gilt die insgesamt entzündungssteigernde Wirkung von Burkholderia cepacia.

3.4.3
Prävalenz von Burkholderia unter CF-Patienten

Angaben über Prävalenz eines Erregers sind abhängig von der Qualität der jeweils verwendeten Kultur- und Identifizierungsmethoden. Die Nachweishäufigkeit für Burkholderia-Arten liegt bei Verwendung von Selektivmedien 2- bis 3-mal höher als ohne [9]. Zudem werden Prävalenzdaten u.a. beeinflusst von der Häufigkeit der mikrobiologischen Untersuchungen und der Dauer des Beobachtungszeitraums. Die veröffentlichten Angaben geben deshalb nur eingeschränkt die wirklichen Verhältnisse wieder und sind nur bedingt vergleichbar. Für Patienten des Einzugsgebiets der CF-Ambulanzen der Ludwig-Maximilians-Universität München lag die Prävalenz im Beobachtungszeitraum zwischen 1987 und 1997 bei 7,1%. Eine etwas niedrigere Prävalenz (5,2%) konnten wir bei den Patienten der Essener Universitätskliniken innerhalb eines späteren Untersuchungszeitraums (Juli 1993 bis Dezember 1998) ermitteln. Für beide Bereiche wurden die mikrobiologischen Untersuchungen im gleichen Speziallabor für cystische Fibrose ausgeführt. Angaben über Burkholderia-Prävalenz liegen vor für Belgien: 2,6% [27], Frankreich: 2,2% [26], Dänemark: 3,7% [28], Holland: 3,0% [24], Großbritannien: 7,0% [17], die USA: 1987 3,3%, 1992 2,8%, 1997 3,5%.

3.4.4
Häufigkeit einzelner Spezies

Bei den Angaben über Prävalenz wird bisher zumeist Burkholderia cepacia genannt, de facto können jedoch Vertreter aller 5 Genomovara des Komplexes enthalten sein (Tabelle 3.4). Inzwischen liegen einige Berichte über die Häufigkeit der einzelnen Burkholderia spp. aus Deutschland, Belgien, Kanada und den USA vor (Tabelle 3.4). Die Genomovara I, III und IV wurden nur von zwei Autoren differenziert. Häufigste Spezies sind demnach Burkholderia cepacia GV III bzw. B. multivorans. B. vietnamiensis und B. gladioli wurden nur vereinzelt, B. pseudomallei nur bei einem Patienten nachgewiesen. Die übrigen 12 Spezies sind bisher bei CF-Patienten nicht beobachtet worden (Übersicht Arten oben).

Persistenz

Die Relevanz des Auftretens von Burkholderia korreliert mit der Häufigkeit der konsekutiven Nachweise. Setzt man die Zahl der Patienten mit 2 oder mehr kulturell positiven Sputa in Relation zur Gesamtzahl der kulturell positiven Patienten, so lässt sich ein Persistenzindex errechnen. Dabei ergab sich für Burkholderia-Arten mit 0,8 der höchste Wert (Tabelle 3.5). Unter 15 Patienten mit kulturell positivem Nachweis von B. multivorans waren drei mit nur einmaligem und 12 mit 2 oder mehr bis zu insgesamt 27 konsekutiven Nachweisen [12]. Dies entspricht in etwa den für Burkholderia cepacia gefundenen Werten.

Tabelle 3.5. Persistenz gramnegativer Erreger bei cystischer Fibrose

Erreger	Persistenz[a]
Burkholderia spp.	8/10 = 0,80
Pseudomonas aeruginosa	93/134 = 0,69
S. maltophilia	46/82 = 0,56
P. mirabilis	5/10 = 0,50
K. pneumoniae	3/6 = 0,50
A. xylosoxidans	14/33 = 0,42
Serratia spp.	3/18 = 0,17
P. fluorescens	3/26 = 0,12

[a] Anteil der Patienten mit zwei oder mehr konsekutiv kulturell positiven Sputa.

3.4.5
Folgen des Auftretens von Burkholderia

Schon 1984 fiel auf, dass der Nachweis von Burkholderia spp. bei CF-Patienten sich unterschiedlich auf den weiteren klinischen Verlauf der Krankheit auswirken kann [19].

Drei Verlaufstypen wurden abgegrenzt:

1. Lungenfunktion bleibt über Jahre stabil,
2. deutlich beschleunigte Reduktion der Lungenfunktion,
3. akute Pneumonie, oft mit Sepsis, und tödlicher Verlauf innerhalb von Wochen oder Monaten bei etwa 20% der Patienten („cepacia-syndrome").

Bis heute ist unklar, welche Faktoren diese unterschiedlichen Verläufe bestimmen. Nimmt man an, dass der Art des Erregers entscheidende Bedeutung zukommt, so müssten je nach klinischem Verlaufstyp unterschiedliche Erreger mit ungleichem pathogenetischen Potenzial (Virulenz) identifiziert werden können. Reine Kolonisation läßt sich durch fehlende Serokonversion erkennen. Antikörper gegen B.-cepacia-Lipopolysaccharide (LPS) konnten im ELISA frühestens 4 Monate nach der ersten positiven Kultur nachgewiesen werden [2]. Der verwendete Test mit LPS-Antigen zeigte hohe Spezifität beim Nachweis von IgG-Antikörpern (keine Kreuzreaktionen mit Pseudomonas aeruginosa oder Stenotrophomonas maltophilia-Antikörpern). Die insgesamt hohe pathogenetische Relevanz von Burkholderia-Arten konnte auch für Mukoviszidose-Patienten aus dem Münchner Einzugsbereich bestätigt werden. Von 505 Patienten ohne Burkholderia verstarben 41 (8,1%), von 40 Patienten mit Burkholderia dagegen 9 (22,5%). Die Letalität lag damit etwa 3-mal höher bei burkholderiainfizierten Patienten als bei den übrigen.

3.4.6
Antibiotikatherapie bei Infektionen mit Burkholderia

Burkholderia-Arten unterscheiden sich in ihrer Antibiotikasensitivität von Pseudomonas aeruginosa durch primäre Resistenz gegenüber Colistin, Tobramycin und Fosfomycin. Sie sind zudem deutlich weniger sensitiv gegenüber Fluorochinolonen (Abb. 3.6) [7]. In unterschiedlichen Anteilen sind Stämme aus CF-Patienten sensitiv für Ceftazidim oder Meropenem sowie Tazobactam, deren Aktivität in Kombination mit Fosfomycin oft synergistisch gesteigert wird. Gleichzeitig lassen sich dadurch die MHK-Werte des Fosfomycins bis zum sensitiven oder intermediären Bereich absenken. Die Wirkung antibiotischer Kombinationstherapie bei Patienten mit Burkholderia multivorans wurde detailliert analysiert [7, 12]. Bei insgesamt 15 Patienten war im Alter zwischen 9 und 37 Jahren erstmals Burkholderia multivorans nachgewiesen worden und zwar in zwei bis 27 aufeinanderfolgenden Sputumproben innerhalb von zwei Monaten bis 4 $^{3}/_{4}$ Jahren. Alle Patienten mit einer Ausnahme waren gleichzeitig mit Pseudomonas aeruginosa infiziert (Tabelle 3.5). Die Behandlung erfolgte ausnahmslos mit Zweierkombinationen aus Antibiotika, die sich bei der vorangegangenen Resistenztestung als wirksam erwiesen hatten, und zwar mit Meropenem plus Fosfomycin (10-mal), Meropenem plus Tobramycin (4-mal), Ceftazidim plus Tobramycin (1-

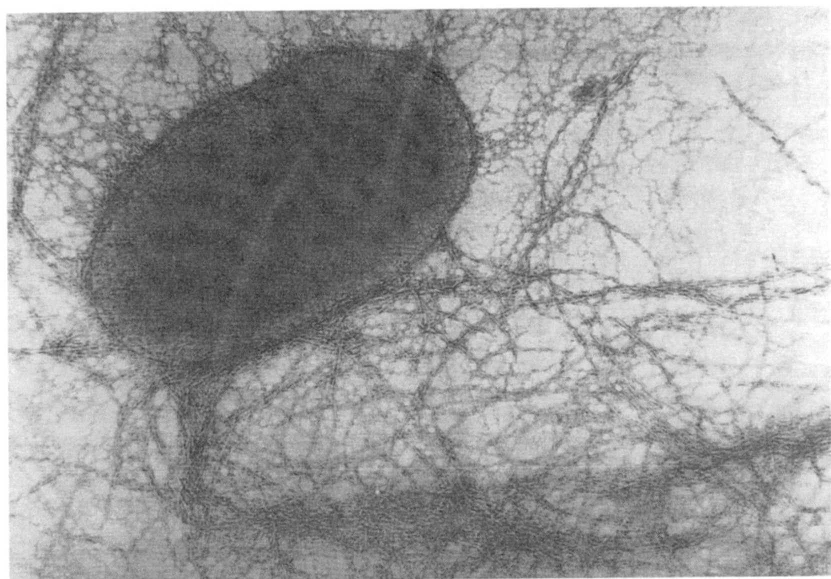

Abb. 3.6. Burkholderia cepacia mit Cable Typ II Pili. (Nach [31])

mal), Grepafloxacin plus Cotrimoxazol (1-mal). Damit ließ sich bei 10 der 15 Patienten Burkholderia multivorans eliminieren. Zugleich stabilisierte sich, bei rückläufigen Werten der Entzündungsparameter, bei diesen Patienten die Lungenfunktion. Von den 5 Patienten mit persistierender B.-multivorans-Infektion verstarben drei. Sie waren zwischen 5 und 33 Monate vorher infiziert und 11, 12 und 22 Jahre alt geworden. Die mikrobiologischen und klinischen Perspektiven von mit B. multivorans infizierten CF-Patienten waren demnach zumeist positiv, andererseits kann auch diese Burkholderia-Art an klinischer Verschlechterung mit tödlichem Ausgang beteiligt sein.

3.4.7 Kreuzinfektionen durch Burkholderia spp.

Die Ausbreitung von Stammkopien unter Patienten mit cystischer Fibrose wurde von verschiedenen Autoren beobachtet [21]. Unter den phänotypischen und genotypischen Merkmalen für Klonalität von Isolaten gilt derzeit die Anzahl und Lokalisierung der Erkennungssequenzen für bestimmte Restriktionsendonukleasen in der DNA eines Stammes als das Geeignetste. Bevorzugt werden selten schneidende Enzyme, z. B. Spe I, da sie die DNA in eine überschaubare Anzahl von Fragmenten verdaut. Stimmen die Muster der per Elektrophorese nach ihrer Länge getrennten Fragmente zweier Stämme bis auf wenige Banden überein, gelten sie als einem Klon zugehörig. So konnten unter den 16 von 420 Münchner CF-Patienten, bei denen zwischen 1987 und 1993 Burkholderia spp. auftraten, ein Typ in zwei und ein anderer Typ in vier verschiedenen Patienten nachgewiesen werden, d.h. bei etwa einem Drittel der Patienten fanden sich Stämme, die mindestens noch bei einem weiteren Patienten vorkamen [2]. Ähnliche Ergebnisse erbrachte eine vergleichbare Analyse aus einem CF-Bereich einer anderen Region für einen späteren Zeitraum: unter den 10 von 180 Essener Patienten, bei denen zwischen 1993 und 1998 Burkholderia multivorans identifiziert wurde, wurden zwei Typen in jeweils noch einem weiteren Patienten gefunden [8]. Es wird diskutiert, ob kreuzinfizierende Burkholderia-Stämme über einen spezifischen Ausbreitungsfaktor verfügen. Bei in Kanada und Schottland epidemisch auftretenden Burkholderia cepacia konnten bestimmte Merkmale festgestellt werden, die mit der Fähigkeit zu ihrer Ausbreitung in Zusammenhang gebracht wurden, nämlich der Burkholderia Cepacia Epidemic Strain Marker, BCESM [23] und das „cable like protein", cblA [30]. Diese Merkmale sind unter Burkholderia-Isolaten aus Deutschland nur selten und in den Niederlanden oder Dänemark gar nicht zu finden [3]. Unter den 5 BCESM-positiven Stämmen wies lediglich einer die mit den kanadischen Stämmen identische DNA-Sequenz auf, bei den übrigen konnten zwischen 8 und 38 Abweichungen in der Nukleotidsequenz festgestellt werden, sie sind also mit großer Wahrscheinlichkeit nicht importiert worden. Bei zwei BCESM-positiven Stämmen ließ sich zugleich das cblA-Gen feststellen; bei einem davon mit identischer Sequenz wie bei kanadischen Isolaten, beim zweiten mit 58 Nukleotidsubstitutionen (unter 498) und 21 Aminosäureaustauschen (unter 188). Bei keinem dieser Stämme konnte eine epidemische Verbreitung gefunden werden, demgegenüber waren kreuzinfizierende Stämme BCESM- und cblA-negativ. Die Ausbreitung von Burkholderia-Stämmen ist demnach nicht an diese Faktoren gebunden.

Die Zunahme unserer Kenntnisse über die Biologie der Burkholderia-Arten und ihre Epidemiologie bei CF haben wesentliche Voraussetzungen geschaffen zur Verbesserung der Infektionskontrolle und der Erfolgschancen der antibiotischen Therapie. Dadurch ließ sich der Trend zur Zunahme von Infektionen mit Burkholderia spp. anhalten bzw. sogar umdrehen (z.B. in einzelnen Regionen Kanadas nach Aussetzen der „summer camps"). Hinweise auf eine positive Perspektive ergeben sich auch für die Behandlungsmöglichkeiten mit Antibiotika z.B. mit Siderophor-Betalaktam-Komplexen [29, 33].

3.4.8 Zusammenfassung

Die Gattung Burkholderia umfasst derzeit etwa 20 Arten. Von ihnen wurden bislang sieben in den Atemwegen von CF-Patienten nachgewiesen. Angaben zur Gesamtprävalenz aus verschiedenen Ländern liegen zwischen 2,2% und 7,0% und sind stark abhängig von der Qualität der jeweils verwendeten Nachweismethodik. Die einzelnen Spezies verteilten sich bei 103 Patienten in Deutschland auf Burkholderia multivorans (64,1%), Burkholderia stabilis (14,6%), Burkholderia cepacia Genomovar III (13,6%), Burkholderia gladioli (3,9), Burkholderia cepacia Genomovar I (2,9%) und Burkholderia pseudomallei (0,9%). Mit dem Auftreten von Burkholderia kann bei einer Minderheit der Patienten eine akute Verschlechterung des Verlaufs einhergehen, insgesamt liegt die Letalität der Patienten mit Burkholderia etwa dreimal höher als bei den übrigen. Burkholderiainfektionen können mit Kombinationen aus zwei aktiven Antibiotika, z.B. aus Meropenem plus Fosfomycin oder Tobramycin kontrolliert werden. Obwohl Burkholderiaarten im Boden, in Wasser, an Pflanzen und im Klinikmilieu nachgewiesen werden können, ist der direkte Übertragungsweg zwischen Patienten der häufigste.

3.5 Virale Infektionen

C. Aebi

Virale Atemwegsinfektionen sind häufige Ereignisse bei Patienten mit cystischer Fibrose. Die Infektionsfrequenz entspricht derjenigen gesunder Menschen. Die klinische Bedeutung viraler Infektionen liegt in der durch sie bedingten Auslösung akuter pulmonaler Exazerbationen [10]. Epidemiologische Studien lassen vermuten, dass Virusinfektionen prädisponierende Faktoren für die Kolonisation mit Pseudomonas aeruginosa darstellen. Auf zellulärer Ebene wurde die Interaktion zwischen respiratorischen Viren und der CF-Epithelzelle bisher wenig untersucht. CF-spezifische Interaktionen sind zur Zeit nicht bekannt.

3.5.1 Allgemeine Virologie

Zu den klinisch wichtigsten respiratorischen Viren bei Patienten mit CF gehören das „respiratory syncytial virus" (RSV) [1], Influenzavirus [8], Adenovirus [16] und Rhinovirus [17].

■ **RSV.** RSV, ein einsträngiges RNA-Virus aus der Familie der Paramyxoviridae, ist wegen seiner Häufigkeit, der Neigung zu Infektion der unteren Atemwege und der möglichen Induktion von obstruktiven Langzeitschäden von besonderer Bedeutung. Zwei oberflächenexponierte Glykoproteine der Virushülle, die Proteine G und F, verdienen Erwähnung. Protein G ist ein Adhäsin und für die Kontaktaufnahme zur respiratorischen Epithelzelle verantwortlich. Protein F vermittelt die Fusion der Virushülle mit der Wirtszelle sowie die intraepitheliale Virusausbreitung durch Induktion der Synzytienbildung. Während Protein G eine ausgeprägte antigenetische Variabilität aufweist, ist Protein F konserviert und identische neutralisierende Epitope kommen bei den beiden RSV Subtypen A und B vor. Diese Beobachtung liegt der Entwicklung eines gegen das Protein F gerichteten humanisierten monoklonalen Antikörpers (Palivizumab) zur Prophylaxe der RSV-Infektion bei Säuglingen zu Grunde [13].

■ **Influenzavirus.** Das Influenzavirus, ein ebenfalls einsträngiges RNA-Virus, das in 3 antigenetischen Haupttypen vorkommt (A, B, und C) ist wegen seiner Neigung zu schweren respiratorischen Infektionen bei Individuen mit pulmonalem Grundleiden und wegen seiner antigenetischen Variabilität (v.a. Influenza A) mit jährlichen Winterepidemien für CF-Patienten von Bedeutung.

■ **Adenoviren.** Adenoviren sind hüllenlose doppelsträngige DNA-Viren der Familie Adenoviridae. Obwohl sie zu den klassischen viralen Erregern von oberen (Pharyngitis, Laryngotracheitis) und unteren Atemwegsinfektionen (Bronchiolitis, Pneumonie) gehören, ist ihre pathogenetische Rolle bei cystischer Fibrose kaum untersucht worden. Seroprävalenzstudien zeigen aber, dass praktisch alle Patienten wiederholt Adenovirusinfektion durchmachen [16]. Die zur Zeit besondere Bedeutung von Adenoviren liegt darin, dass replikationsdefiziente Adenoviren als Vektoren für intaktes CFTR-Gen bei der experimentellen somatischen Gentherapie eingesetzt werden.

■ **Rhinoviren.** Rhinoviren gehören in die Familie der Picornaviridae und sind wegen ihrer Häufigkeit und ihres ubiquitären Vorkommens wichtig, obwohl sie nur selten Infektionen der unteren Atemwege verursachen.

3.5.2 Erregernachweis

Am zuverlässigsten erfolgt der Virusnachweis aus Nasopharyngealsekret, Sputum oder Bronchoalveolavageflüssigkeit mittels *Viruskultur.* Diese Untersuchung ist teuer und Resultate sind erst nach mehreren Tagen verfügbar. Der *direkte Antigennachweis,* z.B. mittels direkter Immunfluoreszenz oder eines „enzyme immunoassay", in respiratorischen Sekreten weist eine gute Sensitivität und Spezifität aus. Solche Tests sind für RSV, Influenza, Adenovirus und Parainfluenza kommerziell verfügbar. Resultate sind innerhalb Stunden erhältlich, was besonders bei hospitalisierten Patienten aus spitalhygienischen Überlegungen vorteilhaft ist. Ebenso erlaubt ein rascher Erregernachweis gegebenenfalls den Einsatz einer spezifischen antiviralen Substanz. Als Beispiel seien die in klinischer Erprobung stehenden Neuraminidase-Inhibitoren zur Therapie der etablierten Influenza A- oder B-Infektion (z.B. Zanamivir, Oseltamivir) oder Pleconaril zur Behandlung von Picornavirus-Infektionen (Rhinoviren, Enteroviren) genannt.

Der *serologische Erregernachweis* erfordert die simultane Untersuchung von Akut- und Konvaleszenzserum, ist deshalb für die Routinediagnostik wenig hilfreich und in der Regel nur bei epidemiologischen Fragestellungen sinnvoll. Methoden des *Genomnachweises* mittels einer DNA- oder RNA-Amplifikationsmethode spielen in der Routinediagnostik zur Zeit eine untergeordnete Rolle.

3.5.3 Epidemiologie viraler Infektionen

Die Infektionsfrequenz für kulturell nachgewiesene virale Atemwegsinfektionen ist bei Patienten mit cystischer Fibrose nicht häufiger als bei deren gesunden Geschwistern [15]. Symptomatische Infektionen werden bei den ersteren allerdings häufiger beobachtet [18], ebenso besteht eine Korrelation zwischen der Häufigkeit viraler Infektionen und der Geschwindigkeit der Lungenfunktionsverschlechterung [18]. Hiatt et al. konnten zeigen, dass Säuglinge mit CF die gleiche Anzahl an viralen respiratorischen Infektionen durchmachten wie Kontrollindividuen, dass sie aber ein vierfach höheres Risiko einer unteren Atemwegsinfektion aufwiesen, und dass die Verschlechterung der Lungenfunktiongrößen mit RSV als Infektionsätiologie, viraler Infektion der unteren Atemwege und männlichem Geschlecht assoziiert waren [9].

Armstrong et al. beobachteten 80 Kinder mit cystischer Fibrose während des ganzen ersten Lebensjahrs. 31 Kinder (39%) wurden wegen respiratorischer Verschlechterung hospitalisiert, davon 16 wegen Virusinfektion, wobei RSV mit 7 Fällen als häufigstes Virus identifiziert wurde. Zudem wurde gezeigt, dass Hospitalisation wegen viraler Atemwegsinfektion im Säuglingsalter mit früher Besiedelung durch Pseudomonas aeruginosa assoziiert war [2].

Smyth et al. suchten nach viraler Ätiologie bei 157 Episoden akuter pulmonaler Exazerbation. Bei 44 Episoden (26%) wurde ein Virus kulturell nachgewiesen, am häufigsten Rhinovirus in 25 Fällen (16%). Im Gegensatz zu anderen Virusinfektionen waren Rhinoviren allerdings nicht mit Verschlechterung der Lungenfunktionsgrössen assoziiert [17]. Von besonderem Interesse ist der Verlauf der natürlichen Infektion mit Adenoviren, weil Adenoviren als Vektoren für das CFTR-Gen bei experimentellen Versuchen der somatischen Gentherapie eingesetzt werden. Derartige Infektionen sind ausgesprochen häufig und möglicherweise mit Verschlechterung der Lungenfunktion assoziiert [16].

3.5.4 Erreger-Wirt-Interaktion

Bakterielle Erreger haben die Fähigkeit zur genotypischen und phänotyischen Adaptation an das CF-spezifische Wirtsmilieu. Solche Vorgänge wurden im Besonderen für Pseudomonas aeruginosa und für Staphylococcus aureus (s. Abschn. 3.3) beschrieben. Derartige mikrobielle Anpassungsvorgänge sind für respiratorische Viren und CF bisher nicht beschrieben worden und sind aufgrund der einfacheren genomischen Struktur und des Fehlens chronischer Infektionen weniger wahrscheinlich. Die klinische Bedeutung viraler Infektionen liegt deshalb in *der Störung der Integrität und Funktion der respiratorischen Schleimhaut und der Induktion von Entzündungsaktivität.*

Störung der Integrität und Funktion der respiratorischen Schleimhaut

- Virusinfektionen der respiratorischen Schleimhaut stören die normale *Zilienfunktion* des respiratorischen Epithels und somit die mukoziliäre Clearance [5].
- Die virale Infektion von respiratorischen Epithelzellen kann die *Adhäsion von Bakterien* erleichtern. Es wurde beispielsweise gezeigt, dass in vitro die epitheliale Infektion mit RSV die durch sog. P5-Fimbrien vermittelte Adhäsion von Haemophilus influenzae ermöglicht [11]. Infektion mit Influenza A fördert die respiratorische Kolonisationsdichte und Infektion mit Staphylococcus aureus. Der besiedelungsfördernde Effekt hängt möglicherweise mit der Wirkung der viralen Neuraminidase auf die epitheliale Oberfläche ab. Es konnte gezeigt werden, dass die Vorbehandlung humaner Larynxzellen (sog. HEp-2 Zellen) mit Neuraminidase in vitro die Adhäsion von Staphylococcus aureus deutlich steigert [7], was wahrscheinlich mit der Asialylierung von Oberflächenpolysaccariden zusammenhängt.
- *Epidemiologische Indizien* für eine kolonisationsfördernde Wirkung respiratorischer Viren ergeben sich aus der Beobachtung, dass die Besiedelung von CF-Patienten mit Pseudomonas aeruginosa häufiger während des Winterhalbjahres erfolgt [12]. Influenzainfektionen wurden zudem als Auslöser schwerer pulmonaler Exazerbationen bei CF identifiziert [6, 8].
- *Serologische Untersuchungen* ergeben, dass RSV-Infektionen mit einem Titeranstieg von Pseudomonas-aeruginosa-Antikörpern im Serum assoziiert sind [14], was Ausdruck einer Neukolonisation, zunehmender Antigenexposition oder einer unspezifischen B-Zellstimulation sein kann.

Induktion von Entzündungsaktivität

In-vitro-Untersuchungen an Nasenepithelzellen von Patienten mit CF und von gesunden Probanden zeigen, dass unstimulierte Zellen und solche, die mittels RSV-Infektion oder Tumor-Nekrose-Faktor α stimuliert werden, in quantitativ gleichem Ausmaß das Neutrophilenchemotaxin Interleukin-8 exprimieren [4]. Ebenso wurde gezeigt, dass Kleinkinder mit cystischer Fibrose, die noch keine mikrobielle Kolonisation der Atemwege aufweisen, gleiche Werte für Leukozytenzahl, Interleukin-8-Konzentration

Tabelle 3.6. Mögliche zukünftige Interventionsmöglichkeiten bei respiratorischen Virusinfektionen bei Patienten mit cystischer Fibrose

Erreger	Prävention	Therapie
RSV	Palivizumab (humanisierter monoklonaler Antikörper gegen F-Protein), aktive Immunisierung mit Subunit-Impfstoff (z. B. gereinigtes Protein F)	–
Influenza	Intranasale Aktivimpfung mit kälteadaptiertem, attenuiertem Virus, Neuraminidasehemmer (Zanamivir, Oseltamivir)	Neuramidasehemmer inhalativ (Zanamivir), Neuraminidasehemmer oral (Oseltamivir)
Rhinoviren	–	Pleconaril oral

und elastolytische Aktivität in der Bronchiallavageflüssigkeit aufweisen wie gesunde Kontrollprobanden, und dass der Anstieg dieser Größen mit bronchialer Infektion durch Viren oder Bakterien korreliert [3].

Diese Beobachtungen sprechen dafür, dass virale Infektionen bei Patienten mit CF eine neutrophile Entzündungsaktivität induzieren können, und dass sie einer bakteriellen Atemwegsbesiedelung Vorschub leisten können, die ihrerseits die neutrophile Entzündung amplifiziert.

Nichtrespiratorische Viren können den Verlauf der Lungenerkrankung bei CF ebenfalls beeinflussen. So wurde beobachtet, dass eine zeitliche Assoziation von akuter EBV-Infektion und pulmonaler Exazerbation besteht. Derartige Episoden waren mit Gewichtsverlust, schlechteren Lungenfunktionsvariablen und nachfolgend größerer Frequenz weiterer Exazerbationen assoziiert [19].

3.5.5 Zusammenfassung

Virale Atemwegsinfektionen kommen bei CF in gleicher Häufigkeit vor wie bei Gesunden und lösen die gleichen immunologischen Phänomene aus. Ihre besondere Bedeutung liegt darin, dass sie purulente bronchopulmonale Entzündung induzieren und einer bakteriellen Kolonisation Vorschub leisten können, die der Patient mit cystischer Fibrose im Gegensatz zum Gesunden oft nicht mehr eliminieren kann. Ebenso wirken virale Infektionen als Trigger für Exazerbationen bei vorgeschädigter Lunge. Es ist deshalb sinnvoll, Patienten mit cystischer Fibrose vor Infektionen mit respiratorischen Viren zu schützen, wobei RSV und Influenza von vorrangiger Bedeutung sind. Neue Präventions- und Therapiemöglichkeiten für Virusinfektionen zeichnen sich für die nahe Zukunft ab, sind aber für Patienten mit CF zur Zeit noch in experimenteller Erprobung (Tabelle 3.6).

3.6 Andere Erreger

M. H. Schöni

Infektionen mit seltenen Erregern, d. h. Erregern, die auch bei gesunden Menschen ohne Grundkrankheit als selten gelten, kommen bei den Patienten mit cystischer Fibrose nicht in vermehrtem Maße vor. Dies ist erstaunlich, wenn man bedenkt, dass man eine spezielle Form des chronischen Pseudomonas-aeruginosa-Befalles bei den CF-Patienten findet, nicht aber für andere Erreger. Das Risiko an einer Tuberkulose zu erkranken oder eine opportunistische Erkrankung zu bekommen scheint bei den Patienten mit CF nicht erhöht zu sein.

3.6.1 Atypische Mykobakterien

Infektionen mit atypischen Mykobakterien kommen vor allem bei Patienten mit Immunsuppression vor. Bei Kindern äußern sich diese Erkrankungen mehrheitlich durch Lymphadenitis. Im Zusammenhang mit einer Grundkrankheit (z. B. Aids, cystische Fibrose, allergische Alveolitis, COPD) kann eine disseminierte Erkrankung durch Mykobakterien mit Gewichtsverlust, Nachtschweiß, Fieber, Abdominalbeschwerden, Pneumonie und Anämie vorkommen. Die Infektion erfolgt über infizierte Gegenstände, Bodenerde, Wasser, Hausstaub, Nahrungsmittel und Tiere. Die Mykobakterien werden hauptsächlich über Aerosole eingeatmet oder oral aufgenommen. Eine Infektion von Mensch zu Mensch ist nicht bekannt.

Ätiologisch kommen bei CF Patienten vor allem folgende Erreger in Frage: Mycobacterium avium complex (MAC) welcher Mycobacterium avium und Mycobacterium intracellulare umfasst, Mycobacterium scrofulaceum, Mycobacterium chelonei, Mycobacterium kansasii, Mycobacterium fortuitum, Mycobacterium abscessus und Mycobacterium marinum.

Die Mykobakterien Mycobacterium fortuitum, chelonei und abscessus werden als „rapidly growing" bezeichnet, weil sie meist innerhalb 7 Tage kulturell nachweisbar werden, während die anderen Mykobakterien über Wochen gezüchtet werden müssen. Zum kulturellen Nachweis werden Löwenstein-Jensen-und Middlebrook-7H10- oder -7H11-Medien verwendet oder es kommen radiometrische Tests (Bactec) zur Anwendung. In der Ziehl-Neelson-Direktfärbung oder in der direkten Fluoreszenzprobe können Tuberkulose-Bakterien und Mykobakterien mikroskopisch nicht unterschieden werden. Durch Verwendung von NAP (p-nitro-acetyl-amino-hydroxipropiophenon) kann ein evtl. störendes Begleitwachstum von Mycobacterium tuberculosis unterdrückt werden. Die Serotypisierung der atypischen Mykobakterien ist klinisch unbedeutend, PCR-Nachweismethoden sind zur Zeit in Anwendungsprüfung; bei epidemiologischer Fragestellung kommen Chromatographieverfahren und DNA-Analysen zur Anwendung.

Patienten mit atypischen Mykobakteriosen können falsch positive Tuberkulinreaktionen aufweisen, spezifische kutane Tests sind nicht erhältlich. Alle Patienten mit disseminierter Mykobakteriose sollten zusätzlich HIV-getestet werden.

Fast alle Patienten mit signifikanter pulmonaler Infektion zeigen klinisch vor allem vermehrt Husten, erhöhte Sputumproduktion, Gewichtsverlust, z.T. Fieber und manchmal Hämoptoe. Nachtschweiß, Anorexia, Hepatosplenomegalie, abdominelle Probleme können dazukommen. Alle Symptome können aber auch bei einer Exazerbation eines Pseudomonas-aeruginosa-Infekts vorkommen, so dass mykobakterielle Infektionen bei CF-Patienten schwer zu diagnostizieren sind.

In der epidemiologschen Studie der nordamerikanischen CF-Gesellschaft, in der von 1993 bis 1995 18.411 Personen in einem Register erfasst wurden, fand man 86 Fälle (< 1%) von atypischer Mykobakteriose [1]. Dies kontrastiert mit den Angaben aus England, wo in 3% der Fälle unter 223 hospitalisierten Patienten positive Sputumkulturen auf atypische Mykobakterien gefunden wurden [2] und zu früheren Angaben aus den USA, wo sich eine Prävalenz für positive Sputumkulturen von 19,5% ergab [3]. In Schweden war diese Prävalenz 11% [4]. Eine prospektive Studie während eines Jahres in Frankreich bei 106 Patienten (Alter 1–18 Jahre) mit 682 Sputumuntersuchungen zeigte eine Prävalenz von 6,6% für positive mykobakterielle pulmonale Kolonisation (positive Sputumbefunde) aber nur 1,9% effektive symptomatische Erkrankung. Isoliert wurden Mycobacterium chelonae, abscessus, xenopi und fortuitum [5]. In einer ähnlichen Studie fanden Aitken et al. eine Prävalenz von 12,5% für positiven Sputumnachweis [6]. Sehr oft werden in der Kultur die Mykobakterien nicht erkannt, weil eine Überwachsung durch andere Keime, vor allem Pseudomonas aeruginosa erfolgt. Positive Befunde im Sputum sind selten, werden aber möglicherweise in der Häufigkeit unterschätzt.

Mycobacterium kansasii wird selten isoliert. Bei dessen Nachweis im Sputum ist aber fast mit Sicherheit eine pulmonale Infektion und nicht nur eine Kolonisation vorhanden [7]. Patienten mit säurefesten Stäbchen im Sputum müssen regelmässig klinisch auf das Auftreten einer symptomatischen Mykobakteriose untersucht werden. Die Definition, wann eine symptomatische atypische Mykobakteriose zu behandeln ist, ist schwierig: Wiederholte Isolation von Mycobakterium intracellulare und avium oder anderen Mykobakterien zusammen mit positivem Nachweis von säurefesten Stäbchen im Sputumausstrich mit neu aufgetretenen intrapulmonalen Infiltraten oder neuen Höhlenbildungen, welche auf intensivierte aggressive Antibiotikatherapie nicht reagieren, sind sehr verdächtig auf aktive Erkrankung. Ohne klinische Begleitsymptome sind positive Sputumbefunde therapeutisch abwartend zu behandeln.

Zur Therapie bieten sich verschiedene Möglichkeiten an: Clarithromycin ist „in vitro" gegen Mycobacterium chelonae wirksam und ist in der Behandlung von Mycobacterium-avium-Lungeninfektionen bei erwachsenen Patienten ohne HIV auch erfolgreich. Dies scheint auch für Kinder der Fall zu sein. In Frage kommen auch Tuberkulostatika und Aminoglykoside, vor allem Amikazin; in vielen Fällen ist kein spezielles Schema anwendbar. Die Resistenzlage ist je nach Keim immer zu testen. Viele der atypischen Mykobakterien sind gegen Tuberkulostatika resistent.

3.6.2 Tuberkulose

Tuberkulose ist bei CF-Patienten sehr selten. Es wurde diskutiert, ob Heterozygotie nicht gegen Tuberkulose schützt. Dies erfolgte in Anbetracht vieler Risikofaktoren für die Entstehung einer pulmonalen aber auch intestinalen Tuberkulose (Dystrophie, vorgeschädigte Lunge mit Bullae, Diabetes mellitus, veränderte intestinale Flora etc.).

Von 1984 bis 1989 wurden in der Bundesrepublik Deutschland bei 2238 untersuchten CF-Patienten nur 17 Tuberkulinkonversionen festgestellt. In keinem Falle konnten Tuberkelbazillen nachgeweisen werden. Im gleichen Zeitraum erkrankten nur 2 Patienten manifest an Tuberkulose. Auf der Grundlage eines Literaturreviews kommen die Autoren zum Schluss, dass eine Inzidenz von 23,8 Fällen von Tbc/100 000-CF Patienten/Jahr anzunehmen ist, was der üblichen Inzidenz in der Gesamtbevölkerung in

Deutschland zum selben Beobachtungszeitraum entspricht [8]. Smith et. al fand bei einer prospektiven Studie über 6 Jahre unter 223 Patienten dreimal eine Tuberkulose [2].

Vereinzelt wurden Fallbeschreibungen von Patienten mit CF und Tuberkulose publiziert, die auf die Komplexizität der Behandlung eingehen. Auf Grund der kleinen Fallzahlen ist eine allgemeine Aussage über Prognose und Verlauf nicht möglich [9, 10].

Mycobacterium tuberculosis kolonisiert den Bronchialbaum nicht. Der Nachweis von Tuberkulosebazillen ist mit aktiver Krankheit gleichzusetzen. Kulturell kann das Überwachsen der Kulturmedien mit Pseudomonas aeruginosa durch die Verwendung von N-acetyl-L-cystein (0,25%), Natriumhydroxid (1%) und Oxalsäure (5%) verhindert werden [11].

Eine Impfung mit BCG ist für CF-Patienten in industrialisierten Ländern mit guter medizinischer Versorgung nicht indiziert. Regelmäßige intrakutane Tuberkulinproben werden in 2- bis 4-jährigen Abständen empfohlen. Bei Tuberkulinkonversion ist eine vollständige Untersuchung auf aktive Tuberkulose durchzuführen (Sputumanalyse, Magensaftanalyse etc.) und eine Behandlung nach den üblichen und geltenden Richtlinien für die Tbc-Behandlung einzuleiten [13].

3.6.3 Alcaligenes

Drei klinisch relevante Alcaligenes species: Alcaligenes xylosoxidans (mit zwei Subspecies xylosoxidans und dentrificans), Alcaligenes faecalis (auch odorans genannt) und Alcaligenes piech-audii, die zu den gramnegativen Keimen gehören und vor allem im Boden und im Wasser vorkommen, werden unterschieden. Sie können Wunden und den Bronchialbaum kolonisieren. Viele produzieren Beta-Laktamase. Bei CF-Patienten wird vermehrt über Besiedelung und Infektion mit Alcaligenes xylosoxidans berichtet. Dabei kann dieser Keim leicht mit Nicht-aeruginosa-Typen von Pseudomonas verwechselt werden. Burns et al. untersuchte anlässlich einer multizentrischen Studie über die Wirksamkeit von inhalierbarem Tobramycin während eines Jahres (1995–1996) Sputumproben von 595 CF-Patienten aus 69 CF-Zentren der USA. Er fand in 8,7% Alcaligenes xylosoxidans [13]. Es scheint, dass Patienten mit Alcaligenes xylosoxidans über längere Zeit kolonisiert sein können. Genaue epidemiologische Untersuchungen über die Übertragung von Patient zu Patient fehlen. Alcaligenes xylosoxidans, Stenotrophomonas maltophilia und Burkholderia cepacia sind sogenannte „Spätbesiedler“ oder gelten auch als Anzeiger einer „präterminalen Flora“ [14].

3.6.4 Weitere Erreger

Epidemiologisch wichtig sind gramnegative Keime wie Serratia marescens, Echerichia coli, Enterobacter cloacae, Klebsiella pneumoniae, Enterokokken und Nocardia, sie werden aber im Gegensatz zu Pseudomonas aeruginosa, Haemophilus influenzae und Staphylococcus aureus selten nachgewiesen [13]. Im Register der nordamerikanischen CF-Gesellschaft findet sich 1995 und 1996 Klebsiella pneumoniae in 1,3% (1995) und 1,4% (1996) der Patienten mit Dauerkolonisation [15].

Høiby berichtet über 5% Pneumokokken und 10% Enterokokken bei pulmonaler Exazerbation [16]. Chlamydieninfektionen sind selten und schwer zu diagnostizieren, dasselbe gilt für den Nachweis von Legionellen [17]. Über Nocardia-Infektionen gibt es nur vereinzelte Fallberichte [18].

3.6.5 Zusammenfassung

Atypische Mykobakterien, Mycobacterium tuberculosis, Alcaligenes species, verschiedenste gramnegative Keime wie Serratia marescens, Enterobacter cloacae, Klebsiella pneumoniae werden bei Patienten mit cystischer Fibrose nur in seltenen Fällen isoliert. Trotzdem ist diesen seltenen Infektionen vor allem in atypischen Fällen von therapieresistenten Pneumonien die entsprechende Wichtigkeit zuzuordnen.

3.7 Pilzinfektionen

C. Aebi

Durch Pilze verursachte *Infektionen* spielen bei CF eine untergeordnete Rolle, obwohl die bronchopulmonale *Kolonisation* mit Aspergillus fumigatus und mit Candida albicans ein ausgesprochen häufiger Zustand ist. Die bei Patienten mit CF normale zelluläre Immunität und die normale Phagozytenfunktion stellen sicher, dass diese wenig virulenten Mikroorganismen nur äußerst selten in die Lage versetzt werden, invasive Infektionen zu verursachen. Kommt es dennoch dazu, so ist in der Vorgeschichte in der Regel eine iatrogene Beeinträchtigung des Immunsystems auszumachen (z. B. Gefäßdauerkatheter, Therapie mit hochdosierten systemi-

schen Kortikosteroiden, Immunsuppression nach Lungentransplantation).

Viel häufiger als Infektionen sind Erkrankungen, die durch *Sensibilisierung* des Wirtsorganismus gegen Pilzantigene, meist von Aspergillus fumigatus, ausgelöst werden. Während bestimmte Antigene dieses Schimmelpilzes eine Allergie vom Soforttyp auslösen können, wie man sie vom allergischen Asthma bronchiale kennt, sind andere Antigene mit der Induktion spezifischer IgE und IgG assoziiert, die das klinische Bild der allergischen bronchopulmonalen Aspergillose (ABPA) auslösen. Es handelt sich dabei nicht um eine Infektion, sondern um ein immunologisches Wirtsphänomen, das durch die dauernde oder intermittierende Präsenz von Pilzantigenen auf der respiratorischen Schleimhaut induziert wird.

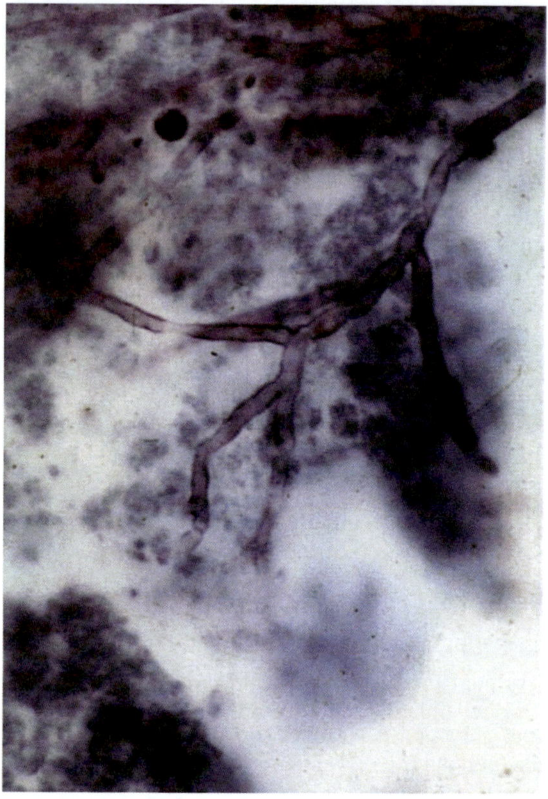

Abb. 3.7. PAS-gefärbtes Präparat von humanem Sputum. Man erkennt die dichotome Aufzweigung der Pilzfäden von Aspergillus sp.

3.7.1 Allgemeine Mykologie

Unter den *Schimmelpilzen* ist der ubiquitär vorkommende Aspergillus fumigatus von herausragender Bedeutung. Andere Aspergillus spp., wie z. B. Aspergillus flavus, Aspergillus niger oder Aspergillus nidulans, werden gelegentlich als Atemwegsbesiedler identifiziert und können bei immunsupprimierten Patienten invasive Infektionen verursachen, sind aber für die ABPA von untergeordneter Bedeutung. Aspergillen zeichnen sich durch myzelisches Wachstum aus, wobei sich Pilzfäden dichotom verzweigen (Abb. 3.7), septiert sind und an ihren Enden Spezies definierende Strukturen bilden, sog. Aspergillusköpfchen, auf denen Konidien (= Sporen) aufsitzen. Aspergillus spp. können verschiedene Toxine produzieren, z. B. Aflatoxine, Gliotoxin oder Ribotoxin. Solche Toxine sind in vitro zytotoxisch, ihre Expression in vivo und ihre Bedeutung als Virulenzfaktoren sind aber unklar.

Exophiala (Wangiella) dermatitidis gehört zu einer Gruppe von Pilzen, die kutane Läsionen verursachen können (sog. Phaeohyphomykose). Kolonien erscheinen vorerst hefeartig, bilden dann aber typische Myzelien. Langzeit-Sputumkulturen von Patienten mit CF führten zur Isolation dieses Pilzes in 9% der Fälle [11]. Die klinische Bedeutung dieser Besiedelung ist bisher nicht untersucht worden.

Unter den *Sprosspilzen* ist hauptsächlich Candida albicans, selten andere Candida spp., von Bedeutung. Candida spp. sind ubiquitär vorkommende Hefen, die vorwiegend als monozelluläre, ovoide Strukturen existieren. Vermehrung erfolgt durch Sprossbildung. Je nach Wachstumsbedingungen wachsen sie auch als sogenannte Pseudohyphen, d. h. als hyphenähnliche Ketten von aneinander gereihten individuellen Pilzzellen, oder selten als echte Hyphen. Trichosporon beigelii, ein kutaner Hefepilz, der zu echter Hyphenbildung fähig ist und als Erreger der weissen Piedra bekannt ist, wurde in einer bisher einmalig gebliebenen Fallbeschreibung und in Analogie zur ABPA als Ursache einer allergischen bronchopulmonalen Mykose bei einem Patienten mit CF identifiziert [10].

3.7.2 Erregernachweis bei cystischer Fibrose

Die Identifizierung von Aspergillus spp. in Sputumproben erfolgt mittels mikroskopischem *Direktnachweis* von Sporen, Filamenten oder Aspergillusköpfchen sowie mittels *Kultur* auf Selektivmedien (z. B. Sabouraud-Agar) und nachfolgender Speziesidentifikation mittels Beurteilung von Koloniemorphologie und Mikroskopie der sporentragenden Strukturen. Aspergillus-Kolonien werden in der Regel 2–4 Tage nach Inokulation des Kulturmediums makroskopisch erkennbar. In histologischen Präparaten können mit verschiedenen Färbemethoden (z. B. PAS, Methenamin-Silbernitrat) Konidien, dichotom verzweigte (Abb. 3.7), septierte Hyphen und Aspergillusköpfchen nachgewiesen werden. Solche Strukturen werden charakteristischerweise in ausgedehnten Nekroseherden gefunden. Die *Histologie* gilt als Gold-Standard der Diagnose einer invasiven Aspergillose.

Serologische Untersuchungen mit Nachweis von Aspergillus-spezifischen IgG und IgE spielen eine zentrale Rolle für die Diagnostik der ABPA, haben sich aber für den Erregernachweis bei Verdacht auf eine invasive Aspergillose wegen ungenügender Sensitivität und Spezifität nicht durchgesetzt.

Nichtkulturelle Methoden des Erregernachweises sind erfolgversprechender. Vorläufige Ergebnisse mit der „Polymerase Chain Reaction" (PCR) und Antigennachweis aus Serum (Latex-Agglutination oder ELISA für den Nachweis von aspergillusspezifischem Galactomannan) dürften einen Fortschritt in der raschen und nichtinvasiven Diagnostik der invasiven Aspergillose darstellen.

Mittels Mikroskopie des Nativpräparates kann das Vorliegen von *Hefen* aufgrund ihrer charakteristischen Sprossbildung und der Bildung von Pseudohyphen vermutet werden. Der kulturelle Nachweis von Candida spp. aus Sputum und sterilen Proben ist aufgrund der bescheidenen Wachstumsanforderungen einfach. Candida spp. wachsen unter aeroben Bedingungen auf allen gebräuchlichen Nährmedien, insbesondere auch in Blutkulturflaschen. Spezifische Pilzmedien sind nicht erforderlich. Kolonien weisen eine glatte, weiß-glänzende Morphologie auf und sind denen von Staphylokokken ähnlich. Mittels Inkubation einiger suspendierter Kolonien in Blutserum während 2–3 h bei 37 °C kann bei Vorliegen von Candida albicans eine röhrenförmige Sprossbildung (sog. „germ tube formation") beobachtet werden. Die differenzielle Bestimmung verschiedener Candida spp. erfolgt mittels biochemischer Methoden. Diese soll besonders bei invasiven Infektionen immer angestrebt werden, weil sich verschiedene Candida spp. in ihrer Empfindlichkeit gegenüber Antimykotika, im besonderen Fluconazol, unterscheiden. Schwierigkeiten kann eine hohe Dichte von Pseudomonas aeruginosa oder von Burkholderia cepacia im zu untersuchenden Material bieten. In In-vitro-Untersuchungen konnte gezeigt werden, dass diese beiden Erreger, nicht aber Staphylococcus aureus oder Haemophilus influenzae, das Wachstum von Candida spp. hemmen, während Aspergillus fumigatus nicht gehemmt wird [14].

3.7.3
Antimikrobielle Therapie

Der Einsatz antimikrobieller Substanzen bei ABPA zusätzlich zur entzündungshemmenden Therapie mit Kortikosteroiden beruht auf dem Konzept der Antigenelimination. Während *Amphotericin B* wegen der Notwendigkeit der intravenösen Applikation und dem ungünstigen Nebenwirkungsprofil für diese Indikation ungeeignet ist, wird das orale Azolderivat *Itraconazol* in zunehmendem Mass verwendet, obwohl kontrollierte Untersuchungen über die Wirksamkeit bei ABPA ausstehen. Isolate von Aspergillus fumigatus von CF-Patienten waren in bisherigen Studien auf Itraconazol ($MHK_{90} < 1$ µg/ml) und Amphotericin B empfindlich [13]. Das Auftreten einer Itraconazol-Resistenz ist aber bei wiederholter oder langfristiger Gabe möglich. Es wurde gezeigt, dass Itraconazol-Resistenz unter Therapie einer invasiven Aspergillose auftreten kann und einen ungünstigen Verlauf ankündigt.

Die Therapie der ABPA mit gleichzeitiger Gabe von Intraconazol und Kortikosteroiden hat möglicherweise eine weitere rationale Berechtigung: Setzt man nämlich Aspergillus fumigatus in vitro gleichzeitig Intraconazol und Hydrocortison aus, so steigt die Empfindlichkeit des Erregers auf Itraconazol, während ein derartiger Effekt für Amphotericin B nicht beobachtet werden kann.

Experimentelle Therapieansätze beinhalten u.a. den Einsatz antimykotisch wirkender Peptide. Bactericidal/Permeability Increasing Protein (BPI), ein bakterizides 55000-MG-Protein der Primärgranula neutrophiler Granulozyten, weist eine fungizide Domäne auf. Diese konnte als rekombinantes Peptid hergestellt werden und ist in vitro gegen Isolate von Aspergillus spp. und Candida spp. wirksam.

3.7.4
Epidemiologie

Die Transmission von *Aspergillus spp.* erfolgt durch Inhalation von Konidien, die aufgrund ihres geringen Durchmessers von 2,5–3,0 µm bis in den Alveolarraum gelangen können. Neben den Lungen können auch die Nase, die Nasennebenhöhlen und der äußere Gehörgang besiedelt werden. Die Patient-zu-Patient-Übertragung von Aspergillen kommt nicht vor. Chronische und intermittierende bronchopulmonale Besiedelung mit Aspergillus spp. ist häufig und kann bei 25% [5] bis 60% [15] aller Patienten mit CF beobachtet werden.

Als kolonisationsbegünstigende Faktoren wurden *antibiotische Therapien* und *Wohnsitz* identifiziert: Bedeutsam ist besonders die kürzliche gemachte Beobachtung, dass die topische antibakterielle Therapie mit inhaliertem Tobramycin über 20 Wochen im Vergleich zu Placebo zu einer statistisch signifikanten Zunahme der Kolonisation mit Aspergillus spp. führte [6]. In einer anderen Studie wurde gezeigt, dass die Häufigkeit der Kolonisation mit Aspergillus fumigatus von der Wohngegend beeinflusst wurde, indem Patienten aus ländlichen Wohngegenden häufiger kolonisiert waren als Patienten mit städtischem Wohnsitz [18].

Molekulare Typisierungsmethoden (sog. „random amplified polymorphic DNA assay", RAPD) ergaben, dass Patienten über Jahre vom gleichen Stamm besiedelt werden können, eine rasche Abfolge mit genetisch unterschiedlichen Stämmen aber auch möglich ist [17, 19]. Eine Sensibilisierung gegen Aspergillus-Antigene unter dem klinischen Bild der allergischen bronchopulmonalen Aspergillose (ABPA) wird vorwiegend bei Adoleszenten und Erwachsenen mit CF beobachtet. Die Prävalenz der ABPA liegt im Bereich von 0,5% bis über 30% je nach Population und verwendeten diagnostischen Kriterien. Autoptische Untersuchungen ergaben, dass Pilzelemente in den Atemwegen von ca. 20% der Patienten mit CF nachweisbar waren, in der Hälfte davon mit histologischen Hinweisen für invasive Pilzinfektion [4].

Candida albicans und andere Candida spp. gehören zur normalen Flora von Haut, Gastrointestinaltrakt und weiblichem Genitaltrakt. Infektionen sind deshalb in der Regel endogenen Ursprungs. Die Transmission von Mensch zu Mensch ist aber möglich. Die Punktprävalenz der respiratorischen Besiedelung mit Candida albicans bei CF beträgt 30–70% [3, 11], wobei kein Zusammenhang zwischen Besiedelung und respiratorischen Symptomen hergestellt werden kann. Auch für Candida spp. wurde gezeigt, dass *antibiotische Therapien* die Kolonisation fördern [6]. Sensibilisierungen gegen Candida albicans mit Auftreten von spezifischen Serum-IgG und IgE erfolgt in ca. 50% aller Kinder mit cystischer Fibrose, während Gesunde und solche mit Asthma bronchiale in 0–20% derartige Antikörper aufweisen [9]. Die pathogenetische Bedeutung dieser Sensibilisierung ist unklar. Erhöhte Antikörpertiter sind, im Gegensatz zu Aspergillus fumigatus, mit gleichzeitiger respiratorischer Kolonisation mit Candida albicans eng assoziiert [16].

3.7.5 Erreger-Wirt-Interaktion

Die Immunpathogenese der ABPA wird im Abschn. 9.3 diskutiert. Hier soll auf die Charakterisierung von Komponenten von Aspergillus fumigatus eingegangen werden, die als Antigene eine Rolle spielen können. Obwohl solche Kenntnisse weiterhin fragmentarisch sind, konnten in letzter Zeit wesentliche Fortschritte erzielt werden. Mittels Screening von „cDNA expression libraries" von Aspergillus fumigatus und der Herstellung von rekombinanten Proteinen konnten mehrere Kandidaten-Antigene identifiziert werden, die als Marker für die ABPA und möglicherweise deren Pathogenese von Bedeutung sind. So konnte gezeigt werden, dass Serum IgE-Antikörper gegen *sezernierte Antigene* (z. B. sezerniertes Ribotoxin Asp f1, peroxisomales Protein Asp f3) sowohl bei ABPA wie bei der „gewöhnlichen" Atopie mit Sensibilisierung gegen Aspergillus fumigatus vorkommen, während Antikörper gegen *Zell-assoziierte Antigene* (z. B. Mangan-abhängige Superoxid-Dismutase Asp f6, Asp f2) hauptsächlich bei Patienten mit ABPA gefunden wurden [7, 12]. Bedeutsam scheint das Protein Asp f2 zu sein. Dieses in großen Mengen exprimierte 37.000-MG-Protein ist ebenfalls ein Antigen für spezifische IgE von ABPA-Patienten, nicht aber von Aspergillus-sensibilisierten Asthmatikern [2]. Asp f2 wirkt möglicherweise als Adhäsin, das via Bindung an das extrazelluläre Matrixprotein Laminin die Bindung von Konidien an die Basalmembran des Wirtsorganismus vermittelt.

Für eine durch Produkte von Aspergillus fumigatus erzeugte *direkte Gewebeschädigung* gibt es nur wenige experimentelle Indizien. Die altersabhängige Zunahme der Kolonisationsrate sowie das opportunistische Verhalten von Aspergillen lassen wahrscheinlich erscheinen, dass erst massiv vorgeschädigte Atemwegsverhältnisse die Ansiedelung von Aspergillen zulassen. Eine mögliche direkte Toxizität wird allerdings durch Ergebnisse von In-vitro-Experimenten unterstützt. Es konnte gezeigt werden, dass Kulturüberstand von Aspergillus fumigatus, nicht aber von anderen Aspergillus spp. oder Candida albicans, zu einer Störung des Zilienschlags und der epithelialen Integrität von humanem respiratorischem Zilienepithel führte [1]. Ein ätiologisches Agens wurde nicht identifiziert.

Die pathogenetische Rolle der respiratorischen Besiedelung von Candida spp. ist nicht untersucht worden. Deren Bedeutung für die Auslösung von akuten Exazerbationen oder der Unterhaltung der chronischen Entzündung ist wahrscheinlich gering. Es ist denkbar, dass die aggressive, vorwiegend gegen Pseudomonas aeruginosa gerichtete antibakterielle Therapie für die hohe Isolationsrate von Candida albicans mit verantwortlich ist, zumal Pseudomonas aeruginosa selbst das Wachstum von Candida spp. zu hemmen vermag.

3.7.6 Zusammenfassung

Pilze gehören zu den häufigsten Besiedlern der Atemwege von Patienten mit CF. Neue Untersuchungen zeigen, dass die Kolonisationsrate für Pilze bei aggressiver antibakterieller Therapie zunimmt. Es ist deshalb denkbar, dass dadurch eine Nische für Aspergillus fumigatus und Candida albicans geschaffen wird. Die zunehmende Inzidenz der ABPA steht möglicherweise damit im Zusammenhang. Die hohe Isolationsrate dieser Mikroorganismen ist nicht mit einer Neigung zu invasiven Infektionen assoziiert. Invasive Aspergillose und Candidiasis sind äußerst seltene Komplikationen und meist Folge einer iatrogenen Intervention.

3.8 Infektionswege und Infektionsprophylaxe

G. DÖRING

Zum charakteristischen Bild der cystischen Fibrose gehören chronisch-bakterielle Infektionen, die in der überwiegenden Mehrzahl der Fälle durch Pseudomonas aeruginosa hervorgerufen werden. Nach Angaben des nordamerikanischen CF-Registers [13], das sich auf ca. 20 000 CF-Patienten stützt, sind im Alter von 2–5 Jahren bereits 29,8% und im Alter von 26–30 Jahren 81,3% der Patienten mit Pseudomonas aeruginosa infiziert. Ähnliche Prävalenzdaten werden vom deutschen CF-Register [70] erhoben (Abb. 3.8) (s. Kap. 19). Die Inzidenz der Pseudomonas-aeruginosa-Infektion bei CF-Patienten wird in Europa auf 8% geschätzt, kann jedoch regional stark schwanken. Burkholderia cepacia (früher: Pseudomonas cepacia) wurde seit 1979 aufgrund von Epidemien in nordamerikanischen CF-Zentren als Erreger mitunter sehr schwer verlaufender Lungeninfektionen bei CF-Patienten erkannt. Prävalenz und Inzidenz von Burkholderia-cepacia-Infektionen schwanken ebenfalls stark zwischen einzelnen CF-Zentren weltweit. In Nordamerika beträgt die Prävalenz etwa 3–3,5% [16]. In Großbritannien stieg sie aufgrund der Ausbreitung eines epidemischen Burkholderia-cepacia-Stammes weit über 7% [16, 29]. In Deutschland betrug sie 1997 für CF-Patienten bis 18 Jahre 1,6% und ab 18 Jahren 3,1% [70], schwankt aber bis über 7% in einzelnen Zentren (s. Abschn. 5.1) Durch die Einführung verbesserter Nachweismethoden ergab sich 1994 in Australien eine Prävalenz von 20% [74].

Man nimmt an, dass chronisch-bakterielle Lungeninfektionen durch die Schädigung der Lungenfunktion die Lebenserwartung der CF-Patienten verkürzen. Trotz intensiver Forschung sind die Wege der Infektion mit diesen beiden Bakterien bisher jedoch nicht eindeutig geklärt. Gelänge es durch epidemiologische Untersuchungen die hauptsächlichen Umweltreservoire der beiden Bakterien ausfindig zu machen und die Übertragungswege aufzuklären, so könnten präventive Maßnahmen helfen, die Zahl dieser Infektionen zu senken. Der folgende Abschitt stellt den heutigen Wissensstand hinsichtlich bakterieller Reservoire in Umwelt und beim Menschen, genetischer Typisierungsmethoden, möglicher Übertragungswege dieser Bakterien auf CF-Patienten und schließlich präventive Ansätze in diesem Zusammenhang dar.

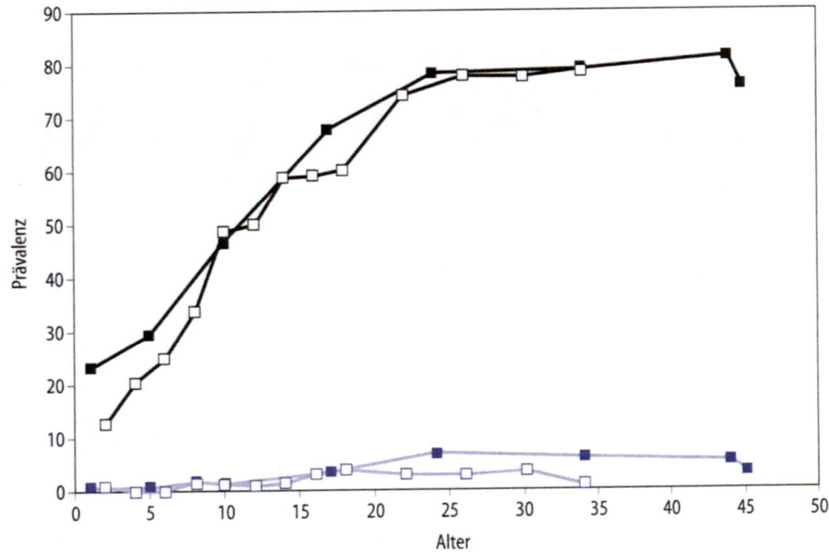

Abb. 3.8. Altersverteilung der Prävalenz von Pseudomonas aeruginosa- (▬) und Burkholderia cepacia- ( ) Infektionen bei CF-Patienten in Deutschland (□) und den USA (■)

3.8.1 Infektionswege von Pseudomonas aeruginosa und Burkholderia cepacia auf CF-Patienten

Sowohl Pseudomonas aeruginosa als auch Burkholderia cepacia lösen in gesunden Individuen praktisch keine Infektionen aus, sondern infizieren als „Opportunisten" nur Personen mit verschiedenen Vorschädigungen. Pseudomonas aeruginosa ist mit ca. 10% aller Infektionen der zweithäufigste gramnegative Erreger verschiedener Krankenhausinfektionen, besonders bei Atemwegsinfektionen [5, 6]. Die besondere Affinität der CF-Patienten zu Pseudomonas aeruginosa, Burkholderia cepacia und anderen Bakterien macht Kontakte der Patienten mit bakteriellen Umweltreservoiren oder mit kontaminierten oder infizierten Personen risikoreich. Aufgrund der Unsicherheit über die genauen Übertragungsmechanismen konnten die Risiken jedoch bisher noch nicht genau eingeschätzt werden.

Infektion durch mikrobiell kontaminierte Flüssigkeiten oder feste Gegenstände

Wird Luft mit Pseudomonas-aeruginosa- oder Burkholderia-cepacia-kontaminiertem Wasser verwirbelt, entstehen Aerosole, die beispielsweise nach Gebrauch des Wasserhahnes oder der Toilette auf den Händen oder im Luftraum um die Quelle nachweisbar sind (Tabelle 3.7) [18, 27]. Dabei ist der Nachweis abhängig von der Keimbelastung der Geruchsverschlüsse, wobei eine Keimbelastung von etwa 10^5 Kolonie bildenden Einheiten (KBE) pro ml Abwasser als untere Grenze eines positiven Nachweises angesehen wird [18]. Verschiedene epidemiologische Untersuchungen von Pseudomonas-aeruginosa-Genotypen in Geruchsverschlüssen einerseits und CF-Patienten [5, 20], querschnittgelähmten Patienten mit Pseudomonas-aeruginosa-Harnwegsinfektionen [51, 84] oder langzeitbeatmeten Patienten auf Intensiv-Stationen andererseits [19], zeigten einen hohen Identitätsgrad von Umgebungs- und Patienten-Genotypen. Jedoch sind auch andere Ergebnisse berichtet worden [59].

Auch bei der Zahnbehandlung können bakterienhaltige Aerosole auftreten, da die Wasserversorgung der Behandlungseinheiten oft mit Pseudomonas aeruginosa kontaminiert ist [33]. Bisher ist jedoch die Hypothese, dass bei zahnärztlichen Behandlungen über Aerosole CF-Patienten infiziert wurden, nicht belegt worden. Eine Studie, bei der prospektiv über 17 Monate bei Pseudomonas-aeruginosa-negativen CF-Patienten im häuslichem Rahmen Umgebungsisolate aus Waschbecken und Toiletten mit in den Atemwegen der Patienten auftretenden Genotypen verglichen wurden, zeigte in keinem Falle eine Übereinstimmung [26]. Aufgrund der relativ kurzen Überlebenszeit von Pseudomonas aeruginosa sind Infektionen über den Luftweg nur bei engem Kontakt mit der Aerosolquelle kurze Zeit nach Erzeugung des Aerosols wahrscheinlich. Schließlich können Aerosole auch durch Husten infizierter Patienten entstehen [39], was jedoch in einer anderen Studie nicht bestätigt wurde [7, 20].

Wenn Vernebler zu Hause nicht sorgfältig gereinigt werden, können sie zu Quellen von Pseudomonas-aeruginosa- oder Burkholderia-cepacia-Infektionen werden [39]. Der gemeinsame Gebrauch von Inhalatoren ist schon seit längerem als Quelle von Kreuzinfektionen identifiziert worden. Bei einem vierwöchigen Kuraufenthalt von 55 CF-Patienten ohne Pseudomonas-aeruginosa-Lungeninfektion wurden intermittie-

Tabelle 3.7. Kolonie bildende Einheiten (KBE) von Pseudomonas aeruginosa in Geruchsverschlüssen einer pädiatrischen Klinik und positive Handkulturen nach Händewaschen in den Waschbecken. (Nach [20])

Geruchsverschluss			Pseudomonas aeruginosa Hand	
Nr.	Genotyp	KBE/ml	positiv/negativ	Genotyp
1	2/5	$1{,}9 \times 10^3$	+	5
2	1	$1{,}8 \times 10^3$	–	–
3	4	$2{,}5 \times 10^4$	–	–
4	2	$1{,}2 \times 10^4$	–	–
5	2	$1{,}8 \times 10^5$	–	–
6	3	$1{,}0 \times 10^5$	+	3
7	1	$6{,}0 \times 10^3$	–	–
8	3	$1{,}4 \times 10^2$	–	–
9	2	$6{,}0 \times 10^3$	–	–
10	5	$1{,}5 \times 10^4$	+	5
11	2	$4{,}8 \times 10^3$	–	–
12	3	$2{,}3 \times 10^3$	–	–
13	3	$1{,}5 \times 10^2$	–	–
14	2	$1{,}8 \times 10^2$	–	–
15	2	$3{,}0 \times 10^3$	+	2
16	4	$1{,}8 \times 10^4$	–	–

rend bei 19 Patienten Pseudomonas-aeruginosa-Genotypen aus dem Mund-Rachenraum isoliert, die ebenfalls in den Geruchsverschlüssen und Inhalatoren des Hauses nachweisbar waren [Döring, unveröff.]. Für die 55 Patienten waren zehn Inhalatoren vorgesehen, die gemeinsam benutzt wurden und nur abends, nicht jedoch nach jedem Patienten desinfiziert wurden.

Welche Gefahren Aerosole in Schwimmbädern darstellen, ist bisher noch nicht untersucht worden. Durch die Chlorierung des Badewassers sollten sie gering sein. Jedoch sind Pseudomonas-aeruginosa-Hautinfektionen nach dem Besuch von Whirlpools aufgetreten [35]; die Otitis externa ist eine typische, durch Pseudomonas aeruginosa verursachte Erkrankung nach langem Baden. Nicht selten sind Filter der Umwälzanlagen in Schwimmanlagen mit Pseudomonas aeruginosa besiedelt. Ferner können auch entzündungssteigernde Bestandteile abgetöteter Bakterien in Aerosolen bei sehr langen Badezeiten zu Lungenentzündungen führen [66] und Kunststoff-Schwimmtiere können mit Pseudomonas aeruginosa besiedelt sein [67].

Bodenmatten und Gegenstände, die die CF-Patienten während der krankengymnastischen Behandlung benutzten, waren Pseudomonas-aeruginosa-positiv, wenn sie nach der Behandlung nicht desinfiziert wurden [Döring, unveröff.]. Übertragungen durch Esswaren sind bisher nicht nachgewiesen worden, obwohl Salat als Quelle von Pseudomonas aeruginosa verdächtigt wird [63].

Infektion durch körperlichen Kontakt mit bakteriell kontaminierten oder infizierten Personen

Pseudomonas aeruginosa

Trotz eingehender Händedesinfektionsvorschriften lässt sich beim Krankenhauspersonal immer wieder Pseudomonas aeruginosa auf den Händen nachweisen [18], was aufgrund allgemein schlechter Compliance nicht verwundert [85]. 42,5% der Personalmitglieder trugen wenigstens einmal im vierwöchigen Untersuchungszeitraum Pseudomonas-aeruginosa-Genotypen auf ihren Händen [18]. Findet man bei völlig in ihrer Bewegung eingeschränkten Patienten identische Genotypen, so muss man annehmen, dass eine Übertragung durch das Krankenhauspersonal stattgefunden hat [19, 28] (Abb. 3.9). Bisher ist es jedoch nur selten gelungen, Abfluss- oder Personalhand-Genotypen bei CF-Patienten der Station nachzuweisen [20], sodass der Stellenwert des Übertragungsweges vom Siphon zum Patienten über das Krankenhauspersonal immer noch unklar ist, ganz im Gegensatz zum Wege der Bakterien vom Patienten zum Siphon.

Der infizierte CF-Patient stellt selbst eine permanente Quelle für die Übertragung seiner Bakterien

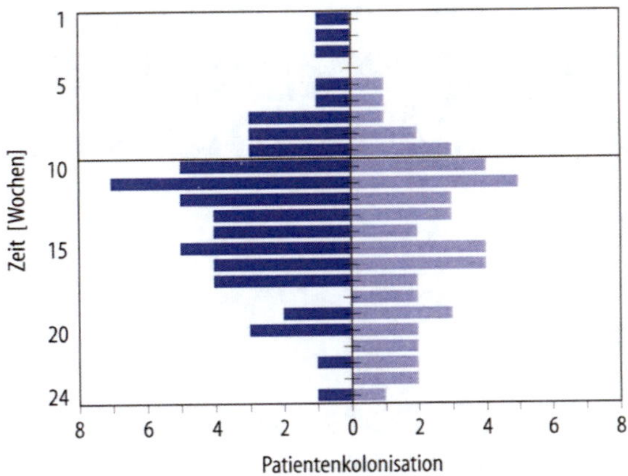

Abb. 3.9. Kolonisation von Patienten einer neonatologischen Intensivpflegestation mit Pseudomonas aeruginosa (■) und Burkholderia cepacia (■) während eines Beobachtungszeitraumes von 24 Wochen

dar. Da die Überlebenszeit von Pseudomonas aeruginosa in CF-Sputum gegenüber der in reiner Salzlösung signifikant erhöht ist [20] (Tabelle 3.8), können Kreuzinfektionen durch Händeschütteln oder indirekt über mit Händen kontaminierte Gegenstände ausgelöst werden. Bei der Analyse der Hände von CF-Patienten und des Personals bei krankengymnastischen Behandlungen waren vor der Behandlung 32% und danach 40% der Handproben der Krankengymnastinnen und der Patienten Pseudomonas-aeruginosa-positiv [Döring, unveröff.].

Kreuzinfektionen mit Pseudomonas aeruginosa sind seit 1975 von vielen Autoren beschrieben worden [9, 15, 20, 30, 37, 40, 59]. Beispielsweise ergab die Analyse eines Sommerfreizeitlagers, dass von 13 anfänglich nicht infizierten Patienten nach sechs Wochen sechs Patienten (46%) mit Pseudomonas aeruginosa kolonisiert waren, von denen wiederum zwei Patienten (15%) nach sechs Wochen infiziert blieben [82]. Zwei der sechs Patienten wurden mit Pseudomonas-aeruginosa-Genotypen bereits infizierter Patienten kolonisiert, sodass möglicherweise ein direkter Patient-Patient-Kontakt die Kolonisation verursacht haben könnte. Die Stämme der anderen vier neukolonisierten Patienten waren nicht mit Pseudomonas-aeruginosa-Genotypen anfänglich infizierter CF-Patienten identisch und daher liegt es nahe anzunehmen, dass sie aus der Umgebung der Klinik stammen. Dennoch gelang es in dieser Studie nicht, identische Pseudomonas-aeruginosa-Genotypen, die mit denen der vier neu infizierten CF-Patienten identisch waren, von Personalhänden, die in 24% des Fälle Pseudomonas-aeruginosa-positiv waren, nachzuweisen [82]. Andere Studien zeigen, dass nicht jeder Aufenthalt in einem Sommerfreizeitlager unweigerlich zu Infektionen bisher Pseudomo-

Tabelle 3.8. Überlebenszeit von Pseudomonas aeruginosa und Burkholderia cepacia auf trockenen Oberflächen. (Nach [20])

Zeit Tage	PKL[a]			Sputum[b]		Albumin[c]		Sucrose[d]	
	PAO1	PAK1	BC1	PAK1	BC2	PAO1	BC1	PAO1	BC1
1	+	+	–	+	+	+	+	+	+
2	–	+	–	+	+	+	+	+	+
3	–	–	–	+	+	+	+	+	+
4	–	–	–	+	+	+	+	+	+
5	–	–	–	+	+	+	+	+	+
6	–	–	–	+	+	+	+	+	+
7	–	–	–	+	+	+	+	+	+
8	–	–	–	+	+	+	+	+	+
9	–	–	–	–	nd[e]	+	+	+	+

[a] Physiologische Kochsalzlösung.
[b] Sputum zweier CF-Patienten, die mit dem Pseudomonas-aeruginosa-Stamm PAK1 oder dem Burkholderia-cepacia-Stamm BC1 kontaminiert waren.
[c] 10% Albumin in PKL.
[d] 10% Sucrose in PKL. Die Bakterienstämme (4×10^4 KBE/ml PAO1, circa 10^4 KBE/ml PAK1 und 2×10^4 KBE/ml BC1) wurden in 500 µl reiner PKL oder supplementiert mit 10% Albumin oder 10% Zucker bei 25 °C bis zu 9 Tagen auf Petrischalen inkubiert und bakterielles Wachstum auf Agarplatten dokumentiert.
[e] nicht bestimmt.

PAO1 nichtmukoider Pseudomonas-aeruginosa-Laborstamm; *PAK1* mukoides Pseudomonas-aeruginosa-Isolat eines CF-Patienten; *BC1* Burkholderia-cepacia-Stamm, isoliert aus einem Geruchsverschluss; *BC2* Burkholderia-cepacia-Stamm, isoliert aus dem Sputum eines CF-Patienten.

nas-aeruginosa-freier CF-Patienten oder zu einem Stammwechsel bei bereits infizierten Patienten führen muss. Aufgrund des Ausschlusses eines körperlichen Kontaktes Pseudomonas-aeruginosa-infizierter CF-Patienten untereinander in einem Krankenhaus bei identischen Pseudomonas-aeruginosa-Genotypen wurde die Hypothese geäußert, dass die Umgebung eine wichtige Quelle für die Infektion darstelle.

Eine im Vergleich zu der oben erwähnten Studie [82] geringere Sputumkonversionsrate für Pseudomonas aeruginosa (7,7%) wurde in drei Sommerfreizeitlagern in den Niederlanden gefunden [36]. Da die chronische Infektionsrate bei einer Nachuntersuchung nur 1,9% betrug und diese sich nicht von der in der Bevölkerung unterschied, schlossen die Autoren, dass das Risiko einer Kreuzinfektion mit Pseudomonas aeruginosa, verglichen mit dem Vergnügen und dem sozialen Nutzen, der mit der Teilnahme an solchen Sommerfreizeitlagern verbunden ist, gering ist [36].

Auch bei der krankengymnastischen Behandlung infizierter und nicht infizierter CF-Patienten kann es zu Kreuzinfektionen kommen, wenn Hygiene-Empfehlungen nicht eingehalten werden. So waren nach 25 Patienten-Behandlungen 24% der Handproben der Krankengymnastinnen mit Pseudomonas-aeruginosa-Genotypen der Patienten kontaminiert. Aufgrund der anschließenden Händedesinfektion konnte jedoch eine Stammübertragung auf die darauffolgenden Patienten vermieden werden [Döring, unveröff.].

Zusammenfassend kann man sagen, dass sich gesunde Personen, die in engem körperlichen Kontakt mit infizierten und nicht infizierten CF-Patienten stehen, der erhöhten Gefahr einer Übertragung von Pseudomonas aeruginosa und Burkholderia cepacia bewusst sein sollten, und falls erforderlich hygienische Präventivmaßnahmen durchführen sollten. Als Beispiel sei die Krankenschwester erwähnt, die einem heftig verschnupften zweijährigen CF-Patienten mehrfach täglich im Krankenhaus die Nase putzte und deren Hände danach mit dem Pseudomonas-aeruginosa-Genotyp des Kindes kontaminiert waren [20].

Burkholderia cepacia

Aufgrund epidemiologischer Studien nimmt man an, dass der direkte körperliche Kontakt mit einem Burkholderia-cepacia-positiven Patienten den dominanten Infektionsweg bei CF-Patienten darstellt [29, 61, 68, 73] (s. Abschn. 5.1). Die Analyse der Sputumkonversionsrate in drei Sommerfreizeitlagern zeigte, dass von 181 Patienten 11 Burkholderia cepacia (6,1%) erwarben, während keiner von 92 Patienten, die während dieser Zeit nicht an den Sommerfreizeitlagern teilnahmen, diesen Keim erwarben [61]. Burkholderia cepacia wurde umso häufiger von Patienten erworben, je mehr Burkholderia-cepacia-positive Patienten an der Freizeit teilnahmen und je länger die Freizeit dauerte. Alle 11 Burkholderia-cepacia-Genotypen waren identisch oder sehr ähnlich [61]. Vor allem körperlicher Kontakt scheint die

Übertragung zu begünstigen, wobei als wahrscheinliches Verhalten Husten [39], soziales Küssen, der gemeinsame Gebrauch von Trinkbehältern oder Inhalatoren angenommen wird [29]. Übertragungen durch Esswaren sind bisher nicht nachgewiesen worden. Das Ergebnis, dass Burkholderia cepacia nach Aushusten durch infizierte CF-Patienten in der Luft bis zu 45 min persistiert, sollte erst durch andere Studien bestätigt werden [39].

In dieser Studie wurde auch gezeigt, dass der im Sputum der Burkholderia-cepacia-positiven Patienten enthaltene Genotyp auch von den Händen der Patienten isoliert werden konnte. Da anzunehmen ist, dass die Überlebenszeit des Bakteriums im Sputum durch die Bindung von Wasser in Proteinen und polymeren Zuckern wie bei Pseudomonas aeruginosa stark verlängert wird, scheint wiederum der direkte Kontakt über die Hände ein nicht zu vernachlässigender Übertragungsweg zu sein (Tabelle 3.9). Zusätzlich ist nicht auszuschließen, dass Burkholderia-cepacia-positive Patienten ihre Umgebung mit Burkholderia cepacia kontaminieren und es somit indirekt zur Kreuzinfektion kommt [55]. Aufgrund von PFGE-Analysen der Burkholderia-cepacia-Isolate eines Krankenhauses [71], die nicht miteinander identisch waren, schlossen die Autoren, dass das Risiko einer Kreuzinfektion jedenfalls in diesem Krankenhaus minimal ist.

Unabhängig von dem Mechanismus der Übertragung von Burkholderia cepacia auf CF-Patienten scheinen verschiedene Stämme in unterschiedlichem Maße übertragen zu werden [71, 72]. So wurde 1989 in Edinburgh ein epidemischer Stamm (CF5610) aus dem Sputum eines CF-Patienten isoliert [29], der zwischen 1990 und 1992 dort für sieben Todesfälle verantwortlich war. Nicht alles, was unter dem Namen Burkholderia cepacia subsumiert wird, ist tatsächlich Burkholderia cepacia (s. Abschn. 5.1). Bei anderen Patientengruppen sind Burkholderia-cepacia-Krankenhausinfektionen selten und nur bei immunsupprimierten Patienten beschrieben worden [38].

Tabelle 3.9. Übertragung von Pseudomonas aeruginosa und Burkholderia cepacia durch Händeschütteln[a]

Stamm	Zeit (min)						
	10	20	30	60	120	180	240
PAO1 in physiologischer Kochsalzlösung	+	+	+	–	–	–	–
	+	+	–	–	–	–	–
	+	+	+	–	–	–	–
	+	–	–	–	–	–	–
	+	+	–	–	–	–	–
	+	–	–	–	–	–	–
	+	+	+	–	–	–	–
	+	+	–	–	–	–	–
BC1 in physiologischer Kochsalzlösung	+	+	–	–	–	–	–
	+	+	–	–	–	–	–
	+	+	–	–	–	–	–
	+	+	–	–	–	–	–
	+	–	–	–	–	–	–
	+	+	–	–	–	–	–
	+	+	–	–	–	–	–
PAK1 in CF-Sputum	+	+	+	+	+	+	nd
	+	+	+	+	–	+	nd
	+	+	+	+	+	+	nd
	+	+	+	+	–	–	nd
	+	+	+	+	+	–	nd
	+	+	+	+	+	+	+
	+	+	+	+	+	+	–
	+	+	+	+	+	–	nd
	+	+	+	+	+	+	nd
BC1 in CF-Sputum	+	+	+	+	+	–	nd
	+	+	+	+	+	–	nd
	+	+	+	+	+	–	nd

[a] Die Hand eines Individuums (A) wurde mit einer Suspension der Bakterienstämme kontaminiert. Nach verschiedenen Zeitpunkten wurde die kontaminierte Hand von einer desinfizierten Hand eines anderen Individuums geschüttelt (B). Handproben wurden durch Eintauchen der Hand in einer sterilen Plastiktüte mit physiologischer Kochsalzlösung gewonnen. Die Kochsalzlösung wurde dann filtriert und die Filtermembran auf Cetrimid-Agarplatten aufgebracht und inkubiert. Die Werte stellen positive oder negative Bakterienkulturen der Hand von B dar.

PAO1 nichtmukoider Pseudomonas-aeruginosa-Laborstamm; *PAK1* mukoides Pseudomonas-aeruginosa-Isolat eines CF-Patienten; *BC1* ein Burkholderia-cepacia-Stamm, isoliert aus einem Geruchsverschluss.

Trotz der Literaturhinweise, dass Burkholderia cepacia auf Lebensmitteln, vor allem auf Gemüsesorten gefunden wird, ist bisher keine epidemiologische Studie durchgeführt worden, die sich dieses möglichen Übertragungsweges angenommen hat.

3.8.2 Infektionsprophylaxe

Räumliche Trennung infizierter und nicht infizierter Patienten und andere hygienische Maßnahmen

Die Feststellung, dass der direkte oder indirekte Kontakt mit einem Burkholderia-cepacia-positiven Patienten einen wesentlichen Infektionsweg bei CF-Patienten darstellt, führte zur Isolierung der Burkholderia-cepacia-positiven Patienten in Krankenhäusern und anderen Einrichtungen [16] und zur völligen Aufgabe von Sommerfreizeitlagern in den USA und England. Im CF-Zentrum in Cleveland, USA, fiel die Burkholderia-cepacia-Prävalenz von 8,2% im Jahre 1983 durch die Trennung Burkholderia-cepacia-positiver von -negativen Patienten auf 1,7% im Jahre 1988 ab [76]. Auch eine räumliche Trennung von CF-Patienten mit multiresistenten Pseudomonas-aeruginosa-Stämmen im Krankenhaus wurde gefordert und in einigen Zentren mit gutem Erfolg auch durchgesetzt [37, 60], jedoch auf einer Consensus-Konferenz [16] nicht generell empfohlen. Zu berücksichtigen ist bei einer getrennten Behandlung von CF-Patienten, die mit unterschiedlichen Bakterien infiziert sind, dass sich auf Dauer in den bekannten Umweltreservoiren der Infektionsstation und in der Folge dann auch auf anderen Stationen Bakterien ausbreiten und persistieren können [4], was die Bemühungen der Patiententrennung unter Umständen unterläuft. Optimale hygienische Maßnahmen sind sowohl für Burkholderia-cepacia-positive als auch -negative Patienten in jedem Falle sinnvoll [16].

! ■ Hygienische Maßnahmen zur Prophylaxe von Pseudomonas-aeruginosa- und Burkholderia-cepacia-Infektionen bei CF-Patienten

- Vermeide den körperlichen Kontakt mit anderen CF-Patienten.
- Benutze beim Husten Einwegtaschentücher.
- Entsorge gebrauchte Taschentücher sicher.
- Desinfiziere die Hände nach dem Abhusten des Sputums.
- Vermeide möglichst öffentliche Toiletten. Wenn es nicht zu umgehen ist, schütze Mund und Nase vor Aerosolen oder schließe den Toilettendeckel vor der Wasserspülung.
- Lasse das Wasser vor Gebrauch von Duschen oder Waschbecken zwei bis drei Minuten laufen, bevor Du Dich wäschst.
- Teile nicht mit anderen Personen Gläser oder andere Essutensilien.

Desinfektion von Geruchsverschlüssen und andere Hygienemaßnahmen

Aufgrund der Tatsache, dass Pseudomonas aeruginosa und Burkholderia cepacia Temperaturen >60 °C nur kurzzeitig überleben, lässt sich durch Apparaturen, die das Wasser im Geruchsverschluss auf diese Temperatur erhitzen, die Desinfektion dieser Umweltreservoire bewerkstelligen (Abb. 3.10a). Mehrere Heizapparaturen sind für diesen Zweck bisher entwickelt worden [18, 42, 75]. Untersuchungen in Krankenhäusern zeigten, dass die bakterielle Kontamination dieser Reservoire mit Pseudomonas aeruginosa oder anderen Bakterien durch diese Maßnahme signifikant gesenkt werden konnte [50, 80] (Abb. 3.10b). Auch eine auf Peressigsäure basierende chemische Desinfektonsapparatur ist aufgrund der Geruchsverschlussproblematik entwickelt worden. Bei einer vierwöchigen Studie, in der der Einfluss dieses Desinfektionsverfahrens auf die bakterielle Kontamina-

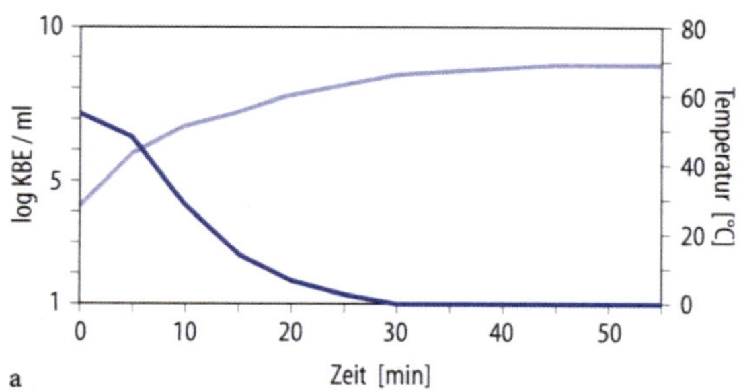

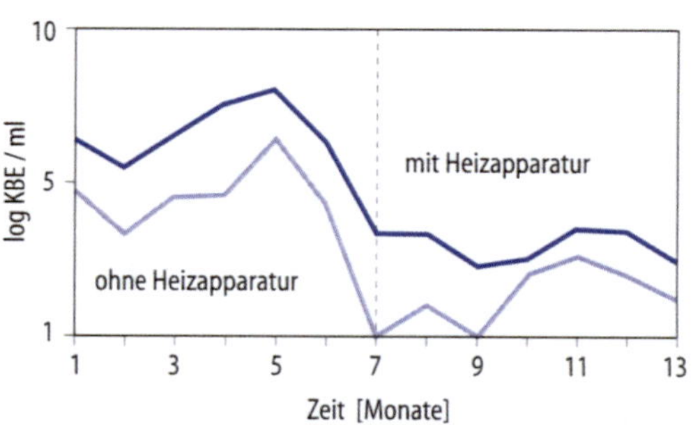

Abb. 3.10. a Temperaturverlauf (▬) und Absterbekurve von Pseudomonas aeruginosa (▬) einer Heizapparatur zur Entkeimung von Geruchsverschlüssen. b Verlauf der mittleren Keimzahlen von Pseudomonas aeruginosa (▬) und Gesamtbakterienkeimzahlen (▬) bei 10 Geruchsverschlüssen mit aus- und eingeschalteter Heizapparatur zur Entkeimung von Geruchsverschlüssen über 13 Monate

tion von Geruchsverschlüssen auf einer Intensivpflegestation untersucht wurde, zeigte es sich, dass die 31 mechanisch gereinigten Geruchsverschlüsse zu Beginn der Untersuchung alle Pseudomonas-aeruginosa-frei waren. In der Folgezeit stieg die Anzahl Pseudomonas-aeruginosa-kontaminierter Geruchsverschlüsse, die nicht mit der Apparatur ausgestattet waren, auf 18–53% (10^1–10^5 KBE/ml), und die der mit der Apparatur ausgestatteten auf 7–21% (10^1–10^6 KBE/ml) [80]. Schließlich ist kürzlich eine Apparatur mit kombinierter Anwendung von Hitze und Ultraschall entwickelt worden.

Während davon ausgegangen werden kann, dass durch die Installation solcher Apparaturen in Krankenhäusern oder anderswo die Übertragung von Abflusskeimen über Bakterien-Aerosole auf Hände während des Händewaschens verhindert wird, ist bisher unklar, ob dadurch auch die Infektionsrate mit Pseudomonas aeruginosa oder anderen Bakterien in den Krankenhäusern gesenkt werden kann. Zudem sind technische Weiterentwicklungen dieser Apparaturen notwendig, um einen möglichen Erfolg auch langanhaltend zu gewährleisten [80]. Sicher ist jedoch, dass verstärkte Hygiene- und Desinfektionsmaßnahmen Infektionen in Krankenhäusern verhindern können. Dabei sollte der hygienischen Händedesinfektion besondere Bedeutung beigemessen werden.

Häusliche Zahnpflege und zahnärztliche Eingriffe

Die zum Teil beträchtliche bakterielle Kontamination wasserführender Schläuche in Dentaleinheiten kann durch den Zusatz von Desinfektionsmittel in niedriger Konzentration (oft 0,094% Wasserstoffperoxid) in neueren Einheiten nicht völlig beseitigt werden [48], so dass zu fordern ist, dass Grunddesinfektionen mit sehr viel höheren Wasserstoffperoxidkonzentrationen oder mit anderen hygienischen Maßnahmen regelmäßig durchgeführt werden [54], um Kommissionsempfehlungen zu entsprechen [32]. Die Untersuchung von Einheiten, die mit dieser Desinfektionseinrichtung ausgestattet waren, ergab, dass 42% der Einheiten mit Pseudomonas aeruginosa kontaminiert waren [33]. Eine Desinfektion mit höherer Wasserstoffperoxid-Konzentration (1,47%) war nur in 50% der Fälle erfolgreich [Döring et al., unveröff.].

Bei einem Teil der Zahnbehandlungen können relativ kostengünstige Zusatzgeräte, die sterile physiologische Kochsalzlösung in einem Einmalschlauch über eine Pumpe in den Mund befördern, angewandt werden. Schließlich ist zu überlegen, ob gewisse Eingriffe bei der zahnärztlichen Behandlung nicht manuell ausgeführt werden könnten, um Aerosole in jedem Falle zu vermeiden. Bei der häuslichen Zahnpflege sollten jeweils zwei verschiedene Zahnbürsten morgens und abends benutzt werden, um bakterielle Kontaminationen auf ein Minimum zu beschränken. Auf den Gebrauch von Mundduschen, die schlecht zu desinfizieren sind, sollte verzichtet werden.

Auch wenn das Infektionsrisiko für den CF-Patienten, an einer Pseudomonas-aeruginosa-Lungeninfektion nach dem Zahnarztbesuch zu erkranken, von einigen Autoren als gering angesehen wird [41], sollte sowohl der Zahnarzt über die Infektonsproblematik des CF-Patienten, als auch der CF-Patient über die Pseudomonas aeruginosa-Kontamination wasserführender Schläuche in den Dentaleinheiten des Zahnarztes informiert sein. Regelmäßige mikrobiologische Kontrollen der Einheiten wären für diesen Risikopatientenkreis sinnvoll. Das Bundesgesundheitsamt fordert seit längerem, Wasserproben von zahnärztlichen Behandlungseinheiten in halbjährlichen Abständen unter anderem auf Pseudomonaden zu prüfen. Derzeit sind solche Untersuchungen jedoch nicht Pflicht.

3.8.3 Pseudomonas-Vakzine und Immuntherapie

Der Versuch durch aktive oder passive Immunisierungen gegen Pseudomonas aeruginosa die CF-Patienten in ihrem Krankheitsverlauf positiv beeinflussen könnten, ist naheliegend. Nach anfänglichen Misserfolgen in den Siebzigerjahren mit Pseudomonas-aeruginosa-Lipopolysaccharid-Vakzinen wurde die aktive Impfung jedoch erst vor wenigen Jahren erneut aufgegriffen, wobei vor allem die Sorge, durch eine Immunisierung den Entzündungsgrad in der CF-Lunge zu erhöhen und damit den Patienten zu schädigen, ausschlaggebend war. Der Ansatz, durch die Gabe Pseudomonas-aeruginosa-spezifischer menschlicher Immunglobuline die Infektion in den Atemwegen der CF-Patienten therapeutisch günstig zu beeinflussen, wurde nach anfänglich positiven Ergebnissen [78, 81] durch die Wirkungslosigkeit einer Alginat-Antikörperpräparation bei CF-Patienten wieder aufgegeben. Auch bei Intensivpflege-Patienten blieb ein Pseudomonas-aeruginosa-Hyperimmunserum wirkungslos [23].

Lipopolysaccharid-Vakzine

Nach der Herstellung einer heptavalenten Pseudomonas-aeruginosa-Lipopolysaccharid-Vakzine im Jahre 1971 wurde deren Effizienz im Jahre 1975 bei Pseudomonas-aeruginosa-infizierten CF-Patienten [62] untersucht. Zwar war die Vakzine immunogen und führte zu einer Steigerung der Serumantikörpertiter gegen die Impfantigene in den Patienten, jedoch konnten weder die Pseudomonas-aeruginosa-Stämme aus den Atemwegen der Patienten eradiziert, noch eine Verbesserung des Krankheitsverlaufes der CF-Patienten erreicht werden [11, 62]. Auch die intranasale Verabreichung dieses Impfstoffes an sieben Pseudomonas-aeruginosa-infizierte CF-Patienten war nicht von Erfolg gekrönt [83]. In einer offenen kontrollierten Studie wurde eine polyvalente Pseudomonas-aeruginosa-Vakzine, die neben vielen Antigenen ebenfalls hauptsächlich Lipopolysaccharide enthielt [11], bei 28 aufgrund von Rachenabstrichen als nicht mit Pseudomonas aeruginosa infiziert eingestuften CF-Patienten im Alter von 2–18 Jahren getestet. 14 Patienten wurden geimpft, während die nicht geimpfte andere Hälfte als Kontrolle diente. Nach drei Jahren konnte kein signifikanter Unterschied zwischen Kontroll- und Impfgruppe festgestellt werden [43]. Da einige der Patienten vor Studienbeginn bereits Serumantikörpertiter gegen Pseudomonas-aeruginosa-Lipopolysaccharide aufwiesen, kann man annehmen, dass die Impfgruppe doch nicht Pseudomonas-aeruginosa-frei war. Nach herrschender Meinung [64] engt eine bereits bestehende Infektion den Erfolg einer Impfung nicht nur bei CF-Patienten erheblich ein, da sich in der Regel die Bakterien nach anfänglicher Kolonisation bereits stark vermehrt und unter Umständen phänotypisch verändert haben. Nach einer Analyse der Wirkungsweise einer Vielzahl sich auf dem Markt befindlicher Vakzinen reicht ein geringer, jedoch spezifischer Serum IgG-Titer vor der bakteriellen Kolonisierung aus, um die anfänglich sehr kleine Zahl der die Atemwege kolonisierenden Bakterien von der Mukosaoberfläche zu eliminieren [64].

Oktavalente Polysaccharid-Exotoxin-A-Konjugat-Vakzine

Die erste Impfstudie, die ausschließlich Pseudomonas-aeruginosa-freie CF-Patienten einschloss, wandte eine oktavalente Pseudomonas-aeruginosa-Polysaccharid-Exotoxin-A-Konjugat-Vakzine bei 26 CF-Patienten im Alter von knapp 2–21 Jahren an [12]. Diese Vakzine hatte sich zuvor als sicher und immunogen erwiesen [12]. Vier Jahre nach intramuskulärer Applikation waren 38,5% (8, 20) der CF-Patienten im Vergleich zu 62% (10, 20) einer nicht immunisierten Kontrollgruppe, die der Vakzinegruppe in Alter und Geschlecht entsprach, mit Pseudomonas aeruginosa infiziert (Tabelle 3.10).

Die Analyse der Antikörpertiter zeigte, dass die infizierten 10 Patienten der Impfgruppe gegen den Polysaccharidanteil des Impfantigens nur niedrig-affine Antikörper entwickelten, beziehungsweise dann infiziert wurden, wenn ihre Antikörpertiter aufgrund fehlender Boosterimmunisierungen absanken [12]. Im fünften und sechsten Jahr nach Impfung wurde der Unterschied zwischen Impf- und Kontrollgruppe statistisch signifikant. Obwohl nur eine kleine Gruppe von CF-Patienten an dieser Studie teilnahm und die Studie nicht placebokontrolliert, doppelblind oder randomisiert durchgeführt worden war, zeigen doch diese Ergebnisse zum ersten Mal, dass CF-Patienten durch Impfung wirksam gegen Pseudomonas aeruginosa geschützt werden können.

Flagella-Vakzine

Flagellen-(FLA-)Antigene von Pseudomonas aeruginosa rufen aufgrund ihrer Proteinnatur, die sie als T-Zell-abhängige Antigene ausweist, in der Regel hohe Antikörpertiter hervor. Pseudomonas aeruginosa besitzt ein polares FLA-Filament, das das Bakterium in die Lage versetzt, beweglich und invasiv zu werden. Es trägt damit zur Virulenz des Infektionserregers bei, denn nichtmotile isogene Mutanten sind in ihrer Virulenz in Tiermodellen stark reduziert [51]. Die Zusammensetzung der FLA-Proteine ist Stamm-spezifisch und weist einen homologen 53000-Db-Typ und einen heterologen 45–52000-Da-Typ mit den möglichen Subtypen a_1, a_2, a_3 and a_4 auf [3]. In Tierversuchen besaßen gereinigte FLA-Proteine protektive Wirkung [10] und In-vitro-Studien zeigten, dass Hyperimmunseren vom Kaninchen die Opsonopha-

Tabelle 3.10. Immunisierung von CF-Patienten mit einer oktavalenten Pseudomonas-aeruginosa-Polysaccharid-Exotoxin-A-Konjugat-Vakzine. (Nach [21])

Patienten	Jahr nach Erstimmunisierung		
	4	5	6
	Pseudomonas-aeruginosa-Infektionsrate/ Gesamtpatientenzahl (%)		
Impfgruppe	16/26 (62)	19/25 (76)	15/20 (75)
Kontrollgruppe	10/26 (38)	7/25 (28)	8/23 (35)
p-Wert	0,053	0,016	0,022
Polysaccharid-Serumantikörper			
Gering-affin	7/11 (64)	5/10 (50)	5/10 (50)
Hoch-affin	3/15 (20)	2/15 (13)	3/13 (23)
p-Wert	<0,05	0,016	>0,05

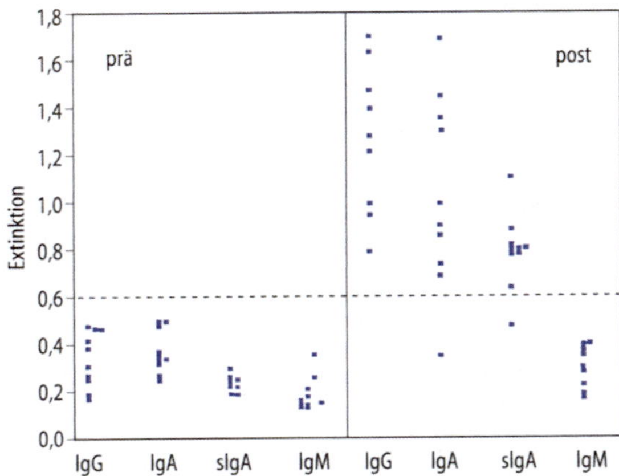

Abb. 3.11. Nachweis flagellaspezifischer Antikörpertiter in der Bronchiallavage 10 gesunder Individuen vor und nach intramuskulärer Immunisierung mit einer Flagellenvakzine

gozytose von Pseudomonas aeruginosa durch Mausmakrophagen verstärkten. Die rationale Grundlage der Entwicklung einer Pseudomonas-aeruginosa-FLA-Vakzine besteht also in der Inhibition der bakteriellen Motilität, wodurch die Invasivität der Bakterien verhindert wird, und die Verstärkung der Phagozytose, die durch Kombination von Typ-a- und Typ-b-Flagellin herbeigeführt wird.

Klinische Prüfungen der Phase I bei gesunden Erwachsenen mit verschiedenen FLA-Vakzinen zeigten, dass die Vakzinen gut verträglich waren, keine schweren unerwünschten Nebenwirkungen auftraten und hohe, langandauernde Serumantikörpertiter entwickelt wurden. Eine intramuskuläre Applikation eines FLA-Antigens bei 10 gesunden Probanden führte zur lokalen Bildung spezifischer Antikörper gegen das Impfantigen in den Atemwegen [21] (Abb. 3.11).

Auch bei der Applikation einer bivalenten Flagella-Vakzine bei 10 CF-Patienten [22] traten bisher keine schweren unerwünschten Nebenwirkungen auf. Auch hier entwickelten alle 10 Probanden nach dreimaliger Immunisierung im Abstand von je einem Monat hohe Serumantikörpertiter. Ergebnisse einer europäischen Impfstudie, die Placebo-kontrolliert, randomisiert und doppelblind zur Zeit bei mehr als 400 Pseudomonas-aeruginosa-freien CF-Patienten im Alter von 2–18 Jahren mit demselben Flagellenimpfstoff durchgeführt wird [22], werden im Jahr 2002 erwartet.

Andere Vakzineentwicklungen

Eine rekombinante Hybridvakzine, die die äußeren Membranproteine I und F von Pseudomonas aeruginosa enthält, ist entwickelt worden und soll in Kürze in Form eines Nasengels bei CF-Patienten getestet werden [79].

3.8.4 Zusammenfassung

Zum charakteristischen Bild der cystischen Fibrose (CF) gehören chronisch-bakterielle Infektionen, die in der überwiegenden Mehrzahl der Fälle durch Pseudomonas aeruginosa hervorgerufen werden. Die Bedeutung der Burkholderia-cepacia-Lungeninfektionen liegt nicht in ihrer Prävalenz, sondern in der Schwere der Erkrankung. Pseudomonas aeruginosa und Burkholderia cepacia sind anspruchslose, hitzelabile Feuchtkeime, die in Aerosolen und auf trockenen Flächen nur kurze Zeit überleben und oft im Zusammenhang mit Erde, Pflanzen, Gemüse, Abwasser und medizinischen Geräten gefunden werden. Zum Nachweis von Infektionsketten stehen verschiedene genetische Typisierungsmethoden für diese Bakterien zur Verfügung. Pseudomonas aeruginosa und Burkholderia cepacia können auf CF-Patienten bei direktem Kontakt mit bereits infizierten CF-Patienten übertragen werden. Zusätzlich werden vor allem bei Pseudomonas aeruginosa Übertragungswege über Aerosole, die beim Gebrauch von Waschbecken, Duschen, Toiletten oder bei der zahnärztlichen Behandlung entstehen können, diskutiert. Präventive Maßnahmen schließen die Trennung infizierter von nicht infizierten Patienten, Händedesinfektion, die Dekontamination bakterieller Umweltreservoire und die Impfung gegen Pseudomonas aeruginosa ein.

Trotz der gestiegenen Lebenserwartung für CF-Patienten [13] hat sich die große Zahl der Lungeninfektionen mit Pseudomonas aeruginosa und Burkholderia cepacia bei diesem Patientenkreis bisher auch durch verbesserte und intensivere Behandlungsregime nicht zurückdrängen lassen. Die Hoffnung bleibt, dass präventive Maßnahmen auf der Grundlage vertiefter Erkenntnisse über die Ökologie und Übertragungswege von Pseudomonas aeruginosa und Burkholderia cepacia in diesem Zusammenhang wirksam werden und zu einer weiteren Steigerung der Lebenserwartung führen. Zu warnen ist jedoch vor einer übermäßigen Einschränkung der Bewegungsfreiheit der Patienten durch hygienische Vorsichtsmaßnahmen. CF-Patienten können und sollen nicht von allen möglichen Pseudomonas-aeruginosa- und Burkholderia-cepacia-Quellen, von denen theoretisch eine Infektionsgefahr ausgehen kann, auf Kosten der Lebensqualität ferngehalten werden.

Literatur

Literatur zu 3.1

1. Armstrong DS, Grimwood K, Carlin JB, Carzino R, Olinsky A, Phelan PD (1996) Bronchoalveolar lavage or oropharyngeal cultures to identify lower respiratory pathogens in infants with cystic fibrosis. Pediatr Pulmonol 21: 267-275
2. Branger C, Gardye C, Lambert-Zechovsky N (1996) Persistence of Staphylococcus aureus strains among cystic fibrosis patients over extended periods of time. J Med Microbiol 45:294-301
3. Burns JL, Emerson J, Stapp JR, Yim DL, Krzewinski J, Louden L, Ramsey BW, Clausen CR (1998) Microbiology of sputum from patients with cystic fibrosis centers in the United States. Clin Infect Dis 27:158-163
4. Davidson DJ, Dorin JR, McLachlan G, Ranaldi V, Lamb D, Doherty C, Govan J, Porteous DJ (1995) Lung disease in the cystic fibrosis mouse exposed to bacterial pathogens. Nat Genet 9:351-357
5. Gilligan PH (1991) Microbiology of airway disease in patients with cystic fibrosis. Clin Microbiol Rev 4:35-51
6. Huang NN, Schidlow DV, Szatrowski TH, Palmer J, Laraya-Cuasey LR, Yeung W (1987) Clinical features, survival rates, and prognostic rates in young adults with cystic fibrosis. Am J Med 82:871-879
7. Imundo L, Barasch J, Prince A, Al-Awqati Q (1995) Cystic fibrosis epithelial cells have a receptor for pathogenic bacteria on their apical surface. Proc Natl Acad Sci USA 92: 3019-3023
8. Kahl B, Herrmann M, Schulze Everding A, Koch HG, Becker K, Harms E, Proctor RA, Peters G (1998) Persistent infection with small colony variant stains of Staphylococcus aureus in patients with cystic fibrosis. J Infect Dis 177: 1023-1029
9. Lowy FD (1998) Staphylococcus aureus infections. N Engl J Med 339:520-532
10. Marks MI (1990) Staphylococcal aspects of cystic fibrosis. Infection 18:53-56
11. Ramphal R (1990) The role of bacterial adhesion in cystic fibrosis including the staphylococcal aspect. Infection 18: 61-64
12. Schwab UE, Wold AE, Carson JL, Leigh MW, Cheng PW, Gilligan PH, Boat TF (1993) Increased adherence of Staphylococcus aureus from cystic fibrosis lungs to airway epithelial cells. Am Rev Respir Dis 148:365-369
13. Suter S (1994) The role of bacterial proteases in the pathogenesis of cystic fibrosis. Am J Respir Crit Care Med 150: S118-S122
14. Trivier D, Houdret N, Courcol RJ, Lamblin G, Roussel P, Davril M (1997) The binding of surface proteins from Staphylococcus aureus to human bronchial mucus. Eur Respir J 10:804-810
15. Ulrich M, Herbert S, Berger J, Bellon G, Louis D, Munker G, Döring G (1998) Localization of Staphylococcus aureus in infected airways of patients with cystic fibrosis and in a cell culture of Staphylococcus aureus adherence. Am J Respir Cell Mol Biol 19:83-91
16. Seifert et al. (1999) Fatal case due to methicillin-resistant Staphylococcus aureus small colony variants in an AIDS patient. Emerg Infect Dis 5:450-453

Literatur zu 3.2

1. Bilton D, Pye A, Johnson MM, Mitchell JL, Dodd M, Webb KA, Stockley RA, Hill SL (1995) The isolation and characterization of non-typeable Haemophilus influenzae from the sputum of adult cystic fibrosis patients. Eur Respir J 8: 948-953
2. Campos J, Roman F, Georgiou M, Garcia C, Gomez-Lus R, Canton R, Escobar H, Baquero F (1996) Long-term persistence of ciprofloxacin-resistant Haemophilus influenzae in patients with cystic fibrosis. J Infect Dis 174:1345-1347
3. Gilligan PH (1991) Microbiology of airway disease in patients with cystic fibrosis. Clin Microbiol Rev 4:35-51
4. Greenberg DP, Stutman HR (1991) Infection and Immunity to Staphylococcus aureus and Haemophilus influenzae. Clin Rev Allergy 9:75-86
5. Hendrixson DR, St Gene JW (1998) The Haemophilus influenzae Hap serine protease promotes adherence and microcolony formation, potentiated by a soluble host protein. Mol Cell 2:841-850
6. Jiang Z, Nagata N, Molina E, Bakaletz LO, Hawkins H, Patel JA (1999) Fimbria-mediated enhanced attachment of nontypeable Haemophilus influenzae to respiratory syncytial virus-infected respiratory epithelial cells. Infect Immun 67:187-192
7. Kawakami K, Ahmed K, Utsunomiya Y, Rikitomi N, Hori A, Oishi K, Nagatake T (1998) Attachment of nontypable Haemophilus influenzae to human pharyngeal epithelial cells mediated by a ganglioside receptor. Microbiol Immunol 42:697-702
8. Krasan GP, Cutter D, Block SL, St Gene JW 3rd (1999) Adhesin expression in matched nasopharyngeal and middle ear isolates of nontypeable Haemophilus influenzae from children with acute otitis media. Infect Immun 67: 449-454
9. Moller LV, Regelink AG, Grasselier H, Dankert-Roelse JE, Dankert J, van Alphen L (1995) Multiple Haemophilus influenzae strains and strain variants coexist in the respiratory tract of patients with cystic fibrosis. J Infect Dis 172: 1388-1392
10. Moller LV, Regelink AG, Grasselier H, van Alphen L, Dankert J (1998) Antimicrobial susceptibility of Haemophilus influenzae in the respiratory tracts of patients with cystic fibrosis. Antimicrob Agents Chemother 42:319-324
11. Moller LV, van Alphen L, Grasselier H, Dankert J (1993) N-acetyl-D-glucosamine medium improves recovery of Haemophilus influenzae from sputa of patients with cystic fibrosis. J Clin Microbiol 31:1952-1954
12. Weiser, JN, Pan N (1998) Adaptation of Haemophilus influenzae to acquired and innate humoral immunity based on phase variation of lipooligosaccharide. Mol Microbiol 30:767-775

Literatur zu 3.3

1. Baker N, Hansson GC, Leffler H, Riise G, Svanborg-Edén C (1990) Glycosphingolipid receptors for Pseudomonas aeruginosa. Infect Immun 58:2361-2366
2. Baker NR, Minor V, Deal C, Shahrabadi MS, Simpson DA, Woods DE (1991) Pseudomonas aeruginosa exoenzyme-S is an ahdesin. Infect Immun 59:2859-2863
3. Bauernfeind A (1993) In-vitro activity of dirithromycin in comparison with other new and established macrolides. J Antimicrob Chemother 31 (Suppl C): 39-49
4. Bauernfeind A (1999) Fluorochinolone bei Pseudomonas aeruginosa. Fortschr Antimikrob Antineoplast Chemother 16:57-61

5. Bauernfeind A, Eberlein E, Reinhardt D, Müller I, Harms K, Przyklenk B, Bertele RM (1996) Comparative microbiological effects of combination therapy with ciprofloxacin plus colistin vs. Monotherapy with ciprofloxacin or colistin against Pseudomonas aeruginosa. International cystic fibrosis Symposium, München. Monatsschr Kinderheilkd 144:1042
6. Bauernfeind A, Przyklenk B (1997) Microbiological background for anti-Pseudomonas aeruginosa vaccination in cystic fibrosis. Behring Institut Mitteilungen 98:256-261
7. Britigan BE, Rasmussen GT, Cox CD (1997) Augmentation of oxidant injury to human pulmonary epithelial cells by the Pseudomonas aeruginosa siderophore pyochelin. Infect Immun 65:1071-1076
8. Döring G, Frank F, Boudier C, Herbert S, Fleischer B, Bellon G (1995) Cleavage of lymphozyte surface antigens CD2, CD4 and CD8 by polymorphonuclear leukocyte elastase and cathepsin G in patients with cystic fibrosis. J Immunol 154:4842-4850
9. Feldman M, Bryan R, Rajan S, Scheffler D, Brunnert S, Tang H, Prince A (1998) Role of flagella in pathogenesis of Pseudomonas aeruginosa pulmonary infection. Infect Immun 66:43-51
10. Govan JRW, Deretic V (1996) Microbiological pathogenesis in cystic fibrosis: mucoid Pseudomonas aeruginosa and Burkholderia cepacia. Microbiol Rev 60/3: 539-574
11. Gupta SK, Berk RS, Masinick S, Hazlett LD (1994) Pili and lipopolysaccharide of Pseudomonas aeruginosa bind to the glycolipid asialo GM1. Infect Immun 62:4572-4579
12. Heck LW, Morihara K, Abrahamson DR (1986) Degradation of soluble laminin and depletion of tissue-associated basement membrane laminin by Pseudomonas aeruginosa elastase and alkaline protease. Infect Immun 54: 149-153
13. Heck LW, Morihara K, McRae WB, Miller EJ (1986) Specific cleavage of human type III and IV collagens by Pseudomonas aeruginosa elastase. Infect Immun 51:115-118
14. Hinglay ST, Hastie AT, Kueppers F, Higgins LM (1982) Disruption of respiratory cilia by proteases including those of Pseudomonas aeruginosa. Infect Immun 54:379-385
15. Høiby N (1982) Microbiology of lung infections in cystic fibrosis patients. Acta Paedriatr Scand Suppl 301:33-54
16. Høiby N, Koch C (1990) Cystic fibrosis. 1. Pseudomonas aeruginosa infection in cystic fibrosis and its management. Thorax 45:881-884
17. Homma H, Yamanaka A, Tanimoto S et al. (1983) Diffuse panbronchiolitis. A disease of the transitional zone of the lung. Chest 83:63-69
18. Horvat RT, Parmely MJ (1988) Pseudomonas aeruginosa alkaline protease degrades human gamma interferon and inhibits its bioactivity. Infect Immun 56:2923-2925
19. Iglewski BH, Sadoff JC (1979) Toxin inhibitors of protein synthesis: Production, purification and assay of Pseudomonas aeruginosa toxin A. Methods Enzymol 60:780-793
20. Jaffé A, Francis J, Rosenthal M et al. (1998) Long-term azithromycin may improve lung function in children with cystic fibrosis. Lancet 351:420
21. Jensen ET, Kharazmi A, Lam K, Costerton JW, Høiby N (1990) Human polymorphonuclear leukocyte response to Pseudomonas aeruginosa grown in biofilms. Infect Immun 58:2383-2385
22. Kanthakumar K, Taylor GW, Cundell DR, Dowling RB, Johnson M, Cole PJ, Wilson R (1996) The effect of bacterial toxins on levels of intracellular adenosine nucleotides and human ciliary beat frequency. Pulm Pharmacol 9: 223-230
23. Kersters K, Ludwig W, Vancanneyt M, De Vos P, Gillis M, Schleifer KH (1996) Recent changes in the classification of the Pseudomonads: an overview. System. Appl Microbiol 1505:1-13
24. Kharazmi A, Bibi Z, Nielsen H, Høiby N, Döring G (1989) Effect of Pseudomonas aeruginosa rhamnolipid on human neutrophil and monocyte function. APMIS 97:1068-1072
25. Kiska DL, Gilligan PH (1999) Pseudomonas. In: Murray PR, Baron EJ, Pfaller MA, Tenover FC, Yolken RH (eds) Manual of clinical microbiology. ASM Press Washington D.C., pp 517-525
26. Kluftinger JL, Lutz F, Hancock REW (1989) Pseudomonas aeruginosa cytotoxin: periplasmatic localization and inhibition of macrophages. Infect Immun 57:882-886
27. Kobayashi H (1995) Biofilm disease: its clinical manifestation and therapeutic possibilities of macrolides. Am J Med 99 (Suppl A): 26S-30S
28. Labro MT (1998) Anti-inflammatory activity of macrolides: a new therapeutic potential? J Antimicrob Chemother 41(Suppl): 37-46
29. Lam J, Chen R, Lam K, Costerton JW (1980) Production of mucoid microcolonies by Pseudomonas aeruginosa within infected lungs in cystic fibrosis. Infect Immun 28: 546-556
30. Lory S (1999) Genome-based approaches for the study of Pseudomonas aeruginosa infections in cystic fibrosis. IDSA, Philadelphia
31. Marcus H, Austria AL, Baker NR (1989) Adherence of Pseudomonas aeruginosa to tracheal epithelium. Infect Immun 57:1050-1053
32. Migula W (1894) Über ein neues System der Bakterien. Arb Bakteriol Inst Karlsruhe 1:235-238
33. Mizukane R, Hirakata Y, Kaku M et al. (1994) Comparative in vitro exoenzyme-suppressing activities of azithromycin and other macrolide antibiotics. Antimicrob Agents Chemother 38:528-533
34. Molinari G. Guzmán CA, Pesce A et al. (1993) Inhibition of Pseudomonas aeruginosa virulence factors by subinhibitory concentrations of azithromycin and other macrolide antibiotics. J Antimicrob Chemother 31:681-688
35. Morrison AJ Jr, Wenzel RP (1984) Epidemiology of infections due to Pseudomonas aeruginosa. Rev Infec Dis 6 (Suppl): 627-642
36. Palm A, Ratjen F, Nikolaizik W, Bauernfeind A (2000) Optimal antibiotic therapy against Pseudomonas aeruginosa. XIIIth Int Cystic Fibrosis Congress Stockholm, Sweden, 166, A 337
37. Pier GB, Grout M, Zaiidi TS, Goldberg JB (1996) How mutant CFTR may contribute to Pseudomonas aeruginosa infection in cystic fibrosis. Am J Respir Crit Care Med 154: 175-182
38. Pier GB, Saunders JM, Ames P, Edwards MS, Auerback H, Goldfarb J, Spert DP, Hurwitch S (1987) Opsonophagocytic killing antibody to Pseudomonas aeruginosa, mucoid exopolysaccharide in older noncolonized patients with cystic fibrosis. N Engl J Med 317 (13):793-798
39. Plotkowski MC, Tournier JM, Puchelle E (1996) Pseudomonas aeruginosa strains possess specific adhesins for laminin. Infect Immun 64:600-605
40. Ramphal R, Guay C, Pier GB (1987) Pseudomonas aeruginosa adhesins for tracheobronchial mucin. Infect Immun 55:600-603
41. Ramphal R, Pyle M (1985) Further characterization of the tracheal receptor for Pseudomonas aeruginosa. Eur J Clin Microbiol 4:160-162
42. Ras GJ, Theron AJ, Anderson R, Taylor GW, Wilson R, Cole PJ, van der Merwe CA (1992) Enhanced release of elastase

and oxidative inactivation of α-1-protease inhibitor by stimulated human neutrophils exposed to Pseudomonas aeruginosa pigment 1-hydroxyphenazine. J Infect Dis 166: 568-573
43. Reynolds HY, Kazmierowski JA, Newball HH (1975) Specific of opsonic antibodies to enhance phagocytosis of Pseudomonas aeruginosa by human alveolar macrophages. J Clin Invest 56:376-385
44. Rhame FS (1980) The ecology and epidemiology of Pseudomonas aeruginosa. In: Sabath LD (ed) Pseudomonas aeruginosa the organism, diseases it causes, and their treatment. Hans Huber Publishers, Bern Stuttgart Vienna, pp 31-51
45. Russell NJ, Gacesa P (1989) Physiochemical properties of alginate from mucoid strains of Pseudomonas aeruginosa isolates from cystic fibrosis patients. Antibiot Chemother 42:62-66
46. Saiman L, Ishimoto K, Lory S, Prince A (1990) The effect of piliation and exoproduct expression on the adherence of Pseudomonas aeruginosa to respiratory epithelial monolayers. J Infect Dis 161:541-548
47. Shwachman H, Fekete E, Kulczycki LL, Foley GE (1958-1959) The effect of lon-term antibiotic therapy in patients with cystic fibrosis of the pancreas. Antibiotic Annual 692-699
48. Simpson DA, Ramphal R, Lory S (1992) Genetic analysis of Pseudomonas aeruginosa adherence: distinct genetic loci control attachment to epithelial cells and mucins. Infect Immun 60:3771-3779
49. Tateda K, Ishii Y, Hirakata Y et al. (1994) Profiles of outer membrane proteins and lipopolysaccharide of Pseudomonas aeruginosa grown in the presence of sub-MICs of macrolide antibiotics and their relation to enhanced serum sensitivity. J Antimicrob Chemother 34:931-942
50. Tateda K, Ishii Y, Matsumoto T et al. (1996) Direct evidence for antipseudomonal activity of macrolides: exposure-dependent bactericidal activity and inhibition of protein synthesis by erythromycin, clarithromycin, and azithromycin. Antimicrob Agents Chemother 40:2271-2275
51. Woods DE, Vasil ML (1994) Pathogenesis of Psudomonas aeruginosa infections. In: Baltch AL, Smith RP (eds) Pseudomonas aeruginosa - Infections and treatment. Marcel Dekker, New York, pp 21-50
52. Yamanaka A, Saeki S, Tamura S et al. (1969) The problems of chronic obstructive pulmonary desease: especially concerning about diffuse panbronchiolitis. Intern Med 23: 442-451

Literatur zu 3.4

1. Ballard RW, Palleroni NJ, Stanier RY, Mandel M (1970) Taxonomy of the aerobic pseudomonads Pseudomonas cepacia, P. marginata, P. alliicola and P. caryophylli. J Gen Microbiol 60:199-214
2. Bauernfeind A, Kiskalt F, Harms K, Bertele RM (1994) The impact of Burkholderia cepacia in a six years investigational period in a Munich hospital. Pediatr Pulmonol Suppl 10, A 269
3. Bauernfeind A, Schwörer S, Jungwirth R, Roller C, Bärmeier H, Rosenecker J (1997) Burkholderia cepacia epidemic strain markers among German cystic fibrosis isolates. 11th Annual North American Cystic Fibrosis Conference, Nashville, Tennessee, A 303. Pediatr Pulmonol Suppl
4. Bauernfeind A, Roller C, Meyer D, Jungwirth R, Schneider I (1998) Molecular procedure for rapid detection of Burkholderia mallei and Burkholderia pseudomallei. J Clin Microbiol 36:2737-2741
5. Bauernfeind A, Schneider I, Jungwirth R, Roller C (1998) Discrimination of Burkholderia gladioli from other Burkholderia species detectable in cystic fibrosis patients by PCR. J Clin Microbiol 36:2748-2751
6. Bauernfeind A, Schneider I, Jungwirth R, Roller C (1998) Prevalence of Burkholderia gladioli and Burkholderia vietnamiensis in cystic fibrosis. 12th Annual North American Cystic Fibrosis Conference, Montreal, Canada, A 421. Pediatr Pulmonol Suppl
7. Bauernfeind A, Jungwirth R, Schneider I, Ratjen F (1998) Activity of new fluoroquinolones against Burkholderia cepacia and Burkholderia multivorans from cystic fibrosis patients. Pediatr Pulmonol Suppl 17, p 322
8. Bauernfeind A, Schneider I, Palm A, Ratjen F, Hübner K (1998) Prevalence and transmission of Burkholderia multivorans among CF patients. Pediatr Pulmonol Suppl 17, p 322
9. Bauernfeind A (1998) Umfrage bei CF-Zentren in Deutschland, unveröffentlichte Ergebnisse
10. Bauernfeind A, Schneider I, Jungwirth R, Roller C (1999) Discrimination of Burkholderia multivorans and Burkholderia vietnamiensis from the Burkholderia cepacia genomovars I, III and IV by PCR. J Clin Microbiol 37: 1335-1339
11. Bauernfeind A, Eberlein E, Schneider I (1999) Trends in cystic fibrosis: New and potenzial pathogens. 6th Scientific Meeting of the European Society of Chemotherapy and Infectious Diseases, Istanbul, Turkey, p 21
12. Beer K, Palm A, Ratjen F, Reinhardt D, Schneider I, Bauernfeind A (1999) Course of cystic fibrosis patients infected by Burkholderia multivorans. 6th Scientific Meeting of the European Society of Chemotherapy and Infectious Diseases, Istanbul, Turkey, G4
13. Burkholder WH (1950) Sour skin, a bacterial rot of onion bulbs. Phytopathology 40:115-117
14. Darling P, Chan M, Cox AD, Sokol PA (1998) Siderophore production by Cystic Fibrosis isolates of Burkholderia cepacia. Infect Immun 66 (2): 874-877
15. Gillis M, Van Van T, Bardin R, Goor M, Hebbar P, Willems A, Segers P, Kersters K, Heulin T, Fernandez MP (1995) Polyphasic taxonomy in the genus Burkholderia leading to an emended description of the genus and proposition of Burkholderia vietnamiensis sp. nov. for N_2-fixing isolates from rice in Vietnam. Int J Syst Bacteriol 45:274-289
16. Govan JRW, Hughes JE, Vandamme P (1996) Burkholderia cepacia: medical, taxonomic and ecological issues. J Med Microbiol 45:395-407
17. Govan JRW, Deretic V (1996) Microbial pathogenesis in cystic fibrosis: mucoid Pseudomonas aeruginosa and Burkholderia cepacia. Microbiol Rev 60:539-574
18. Henry D, Campbell M, McGimpsey C, Clarke A, Louden L, Burns JL, Roe MH, Vandamme P, Speert DP (1999) Comparison of isolation media for recovery of Burkholderia cepacia complex from respiratory secretions of patients with cystic fibrosis. J Clin Microbiol 37:1004-1007
19. Isles A, Maclusky I, Corey M, Gold R, Prober C, Fleming P, Levison h (1984) Pseudomonas cepacia in cystic fibrosis: an emerging problem. J Pediatr 104:206-210
20. Lewenza S, Sokol PA (1999) The role of quorum sensing in the production of virulence factors in Burkholderia cepacia. 6th Meeting of the International Burkholderia cepacia Working Group, Banff, Alberta, Canada
21. LiPuma JJ (1998) Burkholderia cepacia Management Issues and New Insights. Clin Chest Med 19:3
22. LiPuma JJ (1999) Burkholderia cepacia Research Laboratory and Repository. 6th Meeting of the International

Burkholderia cepacia Working Group, Banff, Alberta, Canada
23. Mahenthiralingam E, Simpson DA, Speert DP (1997) Identification and characterization of a novel DNA marker associated with epidemic Burkholderia cepacia strains recovered from patients with cystic fibrosis. J Clin Microbiol 35:808–816
24. Moller AVM, Van Alphen L, Dankert-Roelsen, Dankert J (1995) Pathogenese en diagnostiek van bacteriele luchtweginfecties bij patienten met cystische fibrose. Ned Tijdsch Geneeskd 139:2346–49
25. Nelson WJ, Butler SL, Krieg D, Govan JRW (1994) Virulence factors of Burkholderia cepacia. FEMS Immunol Med Microbiol 8:89–98
26. Observatoire du P. cepacia AFLM-Paris, France (1994) Prevalence of Pseudomonas cepacia colonization/infection in patients with Cystic Fibrosis (CF): results of a recent collaborative study in France, 19th European Cystic Fibrosis Conference, Paris, France, 29 May-3 June
27. Revets H, Vandamme P, Van Zeebroeck A, De Boeck K, Struelens MJ, Verhaegen J, Ursi JP, Verschraegen G, Franckx H, Malfroot A, Dab I, Lauwers S (1996) Burkholderia (Pseudomonas) cepacia and Cystic Fibrosis: The Epidemiology in Belgium. Acta Clin Belg 51–54
28. Ryley HC, Magee JT, Ojeniyi B, Hoiby N (1994) Typing of P. cepacia isolates from the Danish CF population. 19th European Cystic Fibrosis Conference, Paris, France, 29 May-3 June
29. Schneider I, Jungwirth R, Ankel-Fuchs D, Bauernfeind A (1999) In vitro susceptibility of Burkholderia spp. to catechol-siderophore conjugates with cefaclor. 13th Annual North American Cystic Fibrosis Conference, Seattle, Washington, Abstr
30. Sun L, Jiang RZ, Steinbach S, Holmes A, Campanelli C, Forstner J, Tann Y, Riley M, Goldstein R (1995) The emergence of a highly transmissible lineage of Cbl+ Pseudomonas (Burkholderia) cepacia causing CF center epidemics in North America and Britain. Nat Med 1:661–666
31. Sajjan US, Sun L, Goldstein R, Forstner JF (1995) Cable (Cbl) Type II pili of cystic fibrosis-associated Burkholderia (Pseudomonas) cepacia: Nucleotide sequence of the cblA major subunit pilin gene and novel morphology of the assembled appendage fibers. J Bacteriol 177:1030–1038
32. Vandamme P, Holmes B, Vancannyet M, Coenye T, Hoste B, Coopman R, Revets R, Lauwers S, Gillis M, Kersters M, Govan JRW (1997) Occurrence of multiple genomovars of Burkholderia cepacia in cystic fibrosis patients and proposal of Burkholderia multivorans sp. nov. Int J Syst Bacteriol 47:1188–1200
33. Wittman S, Heinisch L, Scherlitz-Hofmann I, Möllmann U, Ankel-Fuchs D (2000) 8-Acyloxy-1,3-benzoxazine-2,4-diones as siderophore components for antibiotics. Arzneimittelforschung/Drug Res 50(11):752–757
34. Yabuuchi E, Kosako Y, Oyaizu H, Yano I, Hotta H, Hashimoto Y, Ezaki T, Arakawa M (1992) Proposal of Burkholderia gen. nov. and transfer of seven species of the genus Pseudomonas homology group II to the new genus, with the type species Burkholderia cepacia (Palleroni and Holmes 1981) comb nov. Microbiol Immunol 36: 1251–1275

Literatur zu 3.5

1. Abman SH, Ogle JW, Butler-Simon N, Rumack CM, Accurso FJ (1988) Role of respiratory syncytial virus in early hospitalization for respiratory distress of young infants with cystic fibrosis. J Pediatr 113:826–830
2. Armstrong D, Grimwood K, Carlin JB, Carzino R, Hull J, Olinsky A, Phelan PD (1998) Severe viral respiratory infections in infants with cystic fibrosis. Pediatr Pulmonol 26: 371–379
3. Armstrong DS, Grimwood K, Carlin JB, Gutierrez JP, Hull J, Olinsky A, Phelan EM, Robertson CF, Phelan PD (1997) Lower airway inflammation in infants and young children with cystic fibrosis. Am J Respir Crit Care Med 156: 1197–1204
4. Black HR, Yankaskas JR, Johnson LG, Noah TL (1998) Interleukin-8 production by cystic fibrosis nasal epithelial cells afer tumor necrosis factor-alpha and respiratory syncytial virus stimulation. Am J Respir Cell Mol Biol 19:210–215
5. Carson JL, Collier AM, Hu SS (1985) Acquired ciliary defects in nasal epithelium of children with acute upper respiratory tract infections. N Engl J Med 312:463–468
6. Conway SP, Simmonds EJ, Littlewood JM (1992) Acute severe deterioration on cystic fibrosis associated with influenza A virus infection. Thorax 47:112–114
7. El Ahmer OR, Raza MW, Ogilvie MM, Weir DM, Blackwell CC (1999) Binding of bacteria to HEp-2 cells infected with influenza A virus. FEMS Immunol Med Microbiol 23: 331–341
8. Ferson MJ, Morton JR, Robertson PW (1991) Impact of influenza on morbidity in children with cystic fibrosis. J Paediatr Child Health 27:308–311
9. Hiatt PW, Grace SC, Kozinetz CA, Raboudi SH, Treece DG, Taber LH, Piedra PA (1999) Effects of viral lower respiratory tract infection on lung function in infants with cystic fibrosis. Pediatrics 103:619–626
10. Hordvik NL, Konig P, Hamory B, Cooperstock M, Kreutz C, Gayer D, Barbero G (1989) Effects of acute viral respiratory tract infections in patients with cystic fibrosis. Pediatr Pulmonol 7:217–222
11. Jiang Z, Nagata N, Molina E, Bakaletz LO, Hawkins H, Patel JA (1999) Fimbria-mediated enhanced attachment of nontypeable Haemophilus influenzae to respiratory syncytial virus-infected respiratory epithelial cells. Infect Immun 67:187–192
12. Johansen HK, Hoiby N (1992) Seasonal onset of initial colonization and chronic infection with Pseudomonas aerginosa in patients with cystic fibrosis. Thorax 47:109–111
13. Johnson S, Oliver C, Prince GA, Hemming VG, Pfarr DS, Wang S, Dormitzer M, O'Grady J, Koenig S, Tamura JK, Woods R, Bansal G, Couchenour D, Tsao E, Hall WC, Young JF (1997) Development of a humanized monoclonal antibody (MEDI-493) with potent in vitro and in vivo activity against respiratory syncytial virus. J Infect Dis 176: 1215–1224
14. Petersen NT, Hoiby N, Mordhorst CH, Lind K, Flensborg EW, Bruun B (1981) Respiratory infections in cystic fibrosis patients caused by virus, chlamydia, and mycoplasma – possible synergism with Pseudomonas aeruginosa. Acta Paediatr Scand 70:623–628
15. Ramsey BW, Gore EJ, Smith AL, Cooney MK, Redding GJ, Foy H (1989) The effect of respiratory viral infections on patients with cystic fibrosis. Am J Dis Child 143:662– 668
16. Rosenecker J, Harms KH, Bertele RM, Pohl-Koppe A, von Mutius E, Adam D, Nicolai T (1996) Adenovirus infection in cystic fibrosis patients: implications for the use of adenoviral vectors for gene transfer. Infection 24:5–8
17. Smyth AR, Smyth RL, Tong CY, Hart CA, Heaf DP (1995) Effect of respiratory virus infections including rhinovirus on clinical status in cystic fibrosis. Arch Dis Child 73:117–120
18. Wang EE, Prober CG, Manson B, Corey M, Levison H (1984) Association of respiratory viral infections with pulmonary deterioration in patients with cystic fibrosis. N Engl J Med 311:1653–1658

19. Winnie GB, Cowan RG (1992) Association of Epstein-Barr virus infection and pulmonary exacerbations in patients with cystic fibrosis. Pediatr Infect Dis J 11:722-726

Literatur zu 3.6

1. Morgan WJ, Butler SM, Johnson ChA, Collin AA, FitzSimmons SC, Geller DE et al. (1999) Epidemiologic study of cystic fibrosis: Design and implementation of a prospective, multicenter, observational study of patients with cystic fibrosis in the USA and Canada. Pediatr. Pulmonol 28: 231-241
2. Smith MJ, Efthimiou J, Hodson ME, Batten JC (1984) Mycobacterial isolations in young adults with cystic fibrosis. Thorax 39:369-375
3. Kilby JM, Gilligan PH, Yankaskas JR, Highsmith WE et al. (1992) Nontuberculous mycobacteria in adult patients with cystic fibrosis. Chest 102:70-75
4. Hjelte L, Petrini B, Kallenius G, Strandvik B (1990) Prospective study of mycobacterial infections in patients with cystic fibrosis. Thorax 45:397-400
5. Fauroux B, Delaisi B, Celent A, Saizou C et al. (1997) Mycobacterial lung disease in cystic fibrosis: a prospective study. Pediatr Infect Dis J 16:354-358
6. Aitken ML, Burke W, McDonald G, Wallis C, Ramsey B, Nolan C (1993) Nontuberculous mycobacterial disease in adult cystic fibrosis patients. Chest 103:1096-1099
7. Oeremann CM, Starke JR, Seilheimer DK (1997) Pulmonary disease caused by mycobacterium kansasii in a patient with cystic fiibrosis. Pediatr Infect Dis J 16:257-259
8. Friedrichs F, Kusenbach G, Skopnik H (1991) Tuberkulose in Cystischer Fibrose. Klin Pädiatr 203:359-398
9. Feigelson J, Delaisi B, Pecau Y, Kerzoncuf A et al. (1997) Tuberculous pneumopathy in the course of cystic fibrosis. Arch Pediatr 4:1209-1212
10. Chusid MJ, Splaingard ML, Tweddell JS, Rice TR et al. (1996) Pulmonary tuberculosis after lung-liver transplantation from cystic fibrosis. Pediatr Infect Dis J 15:462-464
11. Whittier S, Hopfer R, Knowles M, Gilligan P (1993) Improved recovery of mycobacteria from respiratory recretions of patients with cystic fibrosis. J Clin Microbiol 31: 861-864
12. Burns JL, Emerson J, Stapp JR, Yim DL et al. (1998) Microbiology of sputum from patients at cystic fibrosis centers in the United States. Clin Infect Dis 27:158-163
13. Gillijam M, Berning SE, Peloquin CA, Strandvik B, Larsson LO. (1999) Therapeutic drug monitoring in patients with cystic fibrosis and mycobacterial disease. Eur Respir J 14: 347-351
14. Klinger JD, Thomassen MJ.(1985) Occurrence and antimicrobial susceptibility of gramnegative nonfermentative bacilli in cystic fibrosis patients. Diagn Microbiol Infect Dis 3:149-158
15. Cystic Fibrosis Foundation (1997) Patient registry 1996 annual data report. Cystic Fibrosis Foundation, Bethesda, MD, pp 31-33
16. Petersen NT, Høiby N, Mordhorst CH et al. (1981) Respiratory infections in cystic fibrosis caused by virus, chlamydia and mycoplasma - possible synergism with Pseudomonas aeruginosa. Acta Paediatr Scand 70:623-628
17. Efthimiou J, HodsonME, Taylor P, Batten JC (1984) Importance of viruses and Legionella pneumophilia in respiratory exacerbations of young adults in cystic fibrosis. Thorax 39:150-154
18. Pablo Y, Asher T (1994) Pathological case of the month: Nocardia asteroides infection in cystic fibrosis. Arch Pediatr Adolesc Med 148:209-210

Literatur zu 3.7

1. Amitani R, Murayama T, Nawada R, Lee WJ, Niimi A, Suzuki K, Tanaka E, Kuze F (1995) Aspergillus culture filtrates and sputum sols from patients with pulmonary aspergillosis cause damage to human respiratory ciliated epithelium in vitro. Eur Respir J 8:1681-1687
2. Banerjee B, Greenberger PA, Fink JN, Kurup VP (1998) Immunological characterization of Asp f 2, a major allergen from Aspergillus fumigatus associated with allergic bronchopulmonary aspergillosis. Infect Immun 66:5175-5182
3. Bauernfeind A, Bertele RM, Harms K, Horl G, Jungwirth R, Petermüller C, Przyklenk B, Weisslein-Pfister C (1987) Qualitative and quantitative microbiological analysis of sputa of 102 patients with cystic fibrosis. Infection 15: 270-277
4. Bhargava V, Tomashefski JF, Stern RC, Abramowski CR (1989) The pathology of fungal infection and colonization in patients with cystic fibrosis. Hum Pathol 20:977-986
5. Burns JL, Emerson J, Stapp JR, Yim DL, Krzewinski J, Louden L, Ramsey BW, Clausen CR (1998) Microbiology of sputum from patients with cystic fibrosis centers in the United States. Clin Infect Dis 27:158-163
6. Burns JL, Van Dalfsen JM, Shawar RM, Otto KL, Garber RL, Quan JM, Montgomery AB, Albers GM, Ramsey BW, Smith AL (1999) Effect of chronic intermittent administration of inhaled tobramycin on respiratory microbial flora in patients with cystic fibrosis. J Infect Dis 179:1190-1196
7. Crameri R (1998) Recombinant Aspergillus fumigatus allergens: from the nucleotide sequences to clinical applications. Int Arch Allergy Immunol 115:99-114
8. Fahy JV, Keoghan MT, Crummy EJ, FitzGerald MX (1991) Bacteraemia and fungaemia in adults with cystic fibrosis. J Infect 22:241-245
9. Galant SP, Rucker RW, Groncy CE, Wells ID, Novey HS (1976) Incidence of serum antibodies to several Aspergillus species and to Candida albicans in cystic fibrosis. Am Rev Respir Dis 114:325-331
10. Gondor M, Michaels MG, Finder JD (1998) Non-aspergillus allergic bronchopulmonary mycosis in a pediatric patient with cystic fibrosis. Pediatrics 102:1480-1482
11. Haase G, Skopnik H, Groten T, Kusenbach G, Posselt HG (1991) Long-term fungal cultures from sputum of patients with cystic fibrosis. Mycoses 34:373-376
12. Hemmann S, Nikolaizik WH, Schöni MH, Blaser K, Crameri R (1998) Differential IgE recognition of recombinant Aspergillus fumigatus allergens by cystic fibrosis patients with allergic bronchopulmonary aspergillosis and aspergillus allergy. Eur J Immunol 28:1155-1160
13. Hennequin C, Benailly N, Silly C, Sorin M, Scheinmann P, Lenoir G, Gaillard JL, Berche P (1997) In vitro susceptibilities to amphotericin B, intraconazole, and miconazole of filamentous fungi isolated from patients with cystic fibrosis. Antimicrob Agents Chemother 41:2064-2066
14. Kerr J (1994) Inhibition of fungal growth by Pseudomonas aeruginosa and Pseudomonas cepacia isolated from patients with cystic fibrosis. J Infect 28:305-310
15. Nelson LA, Callerance ML, Schwartz RM (1979) Aspergillus and atopy in cystic fibrosis. Am Rev Respir Dis 120: 863-873
16. Przyklenk B, Bauernfeind A, Horl G, Emminger G (1987) Serologic response to Candida albicans and Aspergillus fumigatus in cystic fibrosis. Infection 15:308-310
17. Rath PM, Ratjen F, Ansorg R (1997) Genetic diversity among isolates of Aspergillus fumigatus in patients with cystic fibrosis. Zentralbl Bakteriol 285:450-455
18. Simmonds EJ, Littlewood JM, Hopwood V, Evans EG (1994) Aspergillus fumigatus colonisation and population dens-

ity of place of residence in cystic fibrosis. Arch Dis Child 70:139-140

19. Verweij PE, Meis JF, Sarfati J, Hoogkamp-Korstanje JA, Latge JP, Melchers WJ (1996) Genotypic characterization of sequential Aspergillus fumigatus isolates from patients with cystic fibrosis. J Clin Microbiol 34:2595-2597

Literatur zu 3.8

1. Anderson DJ, Kuhns JS, Vasil ML, Gerding DN, Janoff EN (1991) DNA fingerprinting by pulsed field gel electrophoresis and ribotyping to distinguish Pseudomonas cepacia isolates from a nosocomial outbreak. J Clin Microbiol 29: 648-649
2. Ansorg R (1978) Flagella specific H antigen schema of Pseudomonas aeruginosa. Zentralbl Bakteriol Parasitenkd Infektionskr Hyg Abt I 242:228-238
3. Allison JS, Dawson M, Drake D, Montie TC (1985) Electrophoretic separation and molecular weight characterization of Pseudomonas aeruginosa H-antigen flagellins. Infect Immun 49:770-774
4. Bosshammer J, Fiedler B, Gudowius P, von der Hardt H, Romling U, Tummler B (1995) Comparative hygienic surveillance of contamination with pseudomonads in a cystic fibrosis ward over a 4-year period. J Hosp Infect 31: 261-274
5. Botzenhart K, Rüden H (1987) Hospital infections caused by Pseudomonas aeruginosa. Antibiot Chemother 39: 1-15
6. Botzenhart K, Döring G (1993) Epidemiology and ecology of Pseudomonas aeruginosa. In: Campa M, Bendinelli M, Friedman H (eds) Pseudomonas aeruginosa as an opportunistic pathogen. Plenum Publishing Cooperation, New York, pp 1-18
7. Burdge DR, Nakielna EM, Noble MA (1993) Case-control and vector studies of nosocomial acquisition of Pseudomonas cepacia in adult patients with cystic fibrosis. Infect Control Hosp Epidemiol 14:127-130
8. Burkholder WH (1950) Sour skin, a bacterial rot of onion bulbs. Phytopathology 40:115-117
9. Cheng K, Smyth RL, Govan JR, Doherty C, Winstanley C, Denning N, Heaf DP, van Saene H, Hart CA (1996) Spread of beta-lactam-resistant Pseudomonas aeruginosa in a cystic fibrosis clinic. Lancet 348:639-642
10. Crowe BA, Enzensberger O, Schober-Bendixen S, Mitterer A, Mundt W, Livey I, Pabst H, Kaeser R, Eibl M, Eibl J, Dorner F (1991) The first clinical trial of Immuno's experimental Pseudomonas aeruginosa flagellar vaccines. Antibiot Chemother 44:143-156
11. Cryz Jr SJ (1991) Pseudomonas aeruginosa vaccines. In: Cryz SR Jr (ed) Vaccines and immunotherapy. Pergamon Press, New York, pp 156-165
12. Cryz SJ Jr, Lang A, Rudeberg A, Wedgwood J, Que JU, Furer E, Schaad U (1997) Immunization of cystic fibrosis patients with a Pseudomonas aeruginosa O-polysaccha-ride-toxin A conjugate vaccine. Behring Inst Mitt, pp 345-349
13. Cystic Fibrosis Foundation (1995) Patient Registry Annual Data Report, Bethesda, Maryland, August 1996
14. de Vicente A, Aviles M, Borrego JJ, Romero P (1988) Die-off and survival of Pseudomonas aeruginosa in seawater. Zentralbl Bakteriol Mikrobiol Hyg B 186:261-72
15. Döring G, Bareth H, Gairing A, Wolz C, Botzenhart K (1989) Genotyping of Pseudomonas aeruginosa sputum and stool isolates from cystic fibrosis patients: evidence for intestinal colonization and spreading into toilets. Epidemiol Infect 103:555-564
16. Döring G, Schaffar L (eds) (1993) Epidemiology of pulmonary infections by Pseudomonas in patients with cystic fibrosis: a Consensus Report. Association Francaises de Lutte contre la Mucoviscidose (AFLM), Paris, pp 1-25
17. Döring G (1993) Chronic Pseudomonas aeruginosa lung infections in cystic fibrosis patients. In: Campa M, Bendinelli M, Friedman H (eds) Pseudomonas aeruginosa as an opportunistic pathogen. Plenum Publishing Cooperation, New York, pp 245-274
18. Döring G, Ulrich M, Müller W, Bitzer J, Schmidt-Koenig L, Münst L, Grupp H, Wolz C, Stern M, Botzenhart K (1991) Generation of Pseudomonas aeruginosa aerosols during handwashing from contaminated sink drains, transmission to hands of hospital personnel, and its prevention by use of a new heating device. Zentralbl Hyg 191:494-505
19. Döring G, Hörz M, Ortelt J, Grupp H, Wolz C (1993) Molecular epidemiology of Pseudomonas aeruginosa in an intensive care unit. Epidemiol Infect 110:427-436
20. Döring G, Jansen S, Noll J, Grupp H, Frank F, Botzenhart K, Magdorf K, Wahn U (1996) Distribution and transmission of Pseudomonas aeruginosa and Burkholderia cepacia in a hospital ward. Pediatr Pulmonol 21:90-100
21. Döring G, Pfeiffer C, Weber U, Mohr-Pennert A, Dorner F (1995) Parenteral application of a Pseudomonas aeruginosa flagella vaccine elicits specific anti-flagella antibodies in the airways of healthy individuals. Am J Respir Crit Care Med 151:983-985
22. Döring G, Dorner F (1997) A multicenter vaccine trial using the Pseudomonas aeruginosa flagella vaccine immuno in patients with cystic fibrosis. Behring Inst Mitt, pp 338-344
23. Donta ST, Peduzzi P, Cross AS, Sadoff J, Haakenson C, Cryz SJ Jr, Kauffman C, Bradley S, Gafford G, Elliston D, Beam TR Jr, John JF Jr, Ribner B, Cantey R, Welsh CH, Ellison RT 3rd, Young EJ, Hamill RJ, Leaf H, Schein RM, Mulligan M, Johnson C, Abrutyn E, Griffiss JM, Slagle D et al. (1996) Immunoprophylaxis against Klebsiella and Pseudomonas aeruginosa infections. The Federal Hyperimmune Immunoglobulin Trial Study Group. J Infect Dis 174:537-543
24. Ensor E, Humphreys H, Peckham D, Webster C, Knox AJ (1996) Is Burkholderia (Pseudomonas) cepacia disseminated from cystic fibrosis patients during physiotherapy? J Hosp Infect 32:9-15
25. Evans AS, Brachman PS (eds) (1998) Bacterial infections of humans. Epidemiology and control, 3rd edn. Plenum Publishing Corporation, New York
26. Gairing A (1997) Vergleichende Untersuchung von Pseudomonas aeruginosa in Sputum, Rachenabstrich und der Umgebung bei Patienten mit cystischer Fibrose (Mukoviszidose). Dissertation, Universität Tübingen
27. Gerba CP, Wallis C, Melnick JL (1975) Microbial hazards of household toilets: droplet production and the fate of residual organisms. Appl Microbiol 30:229-237
28. Gerhardt B (1997) Genomtypisierung von Pseudomonas aeruginosa- und Burkholderia cepacia-Isolaten von Patienten und Siphons einer Neugeborenen-Intensivstation. Dissertation, Universität Tübingen
29. Govan JRW, Brown PH, Maddison J, Doherty C, Nelson JW, Dodd M, Greening AP, Webb AK (1993) Evidence for transmission of Pseudomonas cepacia by social contact in cystic fibrosis. Lancet 342:15-17
30. Grothues D, Koopmann U, von der Hardt H, Tümmler B (1988) Genome fingerprinting of Pseudomonas aeruginosa indicates colonization of cystic fibrosis siblings with closely related strains. J Clin Microbiol 26:1973-1977
31. Gudowius P, Boßhammer J, Römling U, Tümmler B, von der Hardt H (1995) Erprobung eines chemischen Waschbeckendesinfektionssystems an der Medizinischen Hochschule Hannover. Hyg Med 20:482-491

32. Guggenheim B, Wiehl P (1993) The hygiene-promoting concept of practice. The legal bases and organization of the practice. The comission for hygiene in practice of the Société Suisse d'Odonto-Stomatologie. Schweiz Monatsschr Zahnmed 103:1570-1585
33. Handel G (1994) Zur Problematik der Kontamination zahnärztlicher Behandlungseinheiten mit Pseudomonas aeruginosa insbesondere für Mukoviszidose-Patienten. Dissertation, Universität Tübingen
34. Hardy KA, McGowan KL, Fisher MC, Schidlow DV (1986) Pseudomonas cepacia in the hospital setting: lack of transmission between cystic fibrosis patients. J Pediatr 109: 51-54
35. Hollyoak V, Boyd P, Freeman R (1995) Whirlpool baths in nursing homes: use, maintenance, and contamination with Pseudomonas aeruginosa. Commun Dis Rep CDR Rev 5:R102-104
36. Hoogkamp-Korstanje JA, Meis JF, Kissing J, van der Laag J, Melchers WJ (1995) Risk of cross-colonization and infection by Pseudomonas aeruginosa in a holiday camp for cystic fibrosis patients. J Clin Microbiol 33:572-575
37. Høiby N, Pedersen SS (1989) Estimated risk of cross-infection with Pseudomonas aeruginosa in Danish cystic fibrosis patients. Acta Peadiatr Scand 78:395-404
38. Holmes B (1986) The identification of Pseudomonas cepacia and ist occurrence in clinical material. J Appl Bacteriol 61:299-314
39. Humphreys H, Peckham D, Patel P, Knox A (1994) Airborne dissemination of Burkholderia (Pseudomonas) cepacia from adult patients with cystic fibrosis. Thorax 49:1157-1159
40. Hutchinson GR, Parker S, Pryor JA, Duncan-Skingle F, Hoffman PN, Hodson ME, Kaufmann ME, Pitt TL (1996) Home-use nebulizers: a potenzial primary source of Burkholderia cepacia and other colistin-resistant, gramnegative bacteria in patients with cystic fibrosis. J Clin Microbiol 34:584-587
41. Jensen ET, Giwercman B, Ojeniyi B, Bangsborg JM, Hansen A, Koch C, Fiehn NE, Hoiby N (1997) Epidemiology of Pseudomonas aeruginosa in cystic fibrosis and the possible role of contamination by dental equipment. J Hosp Infect 36:117-122
42. Kohn J (1970) A waste-trap-sterilising method. Lancet 2: 550-551
43. Langford DT, Hiller J (1984) Prospective, controlled study of a polyvalent Pseudomonas vaccine in cystic fibrosis - three year results. Arch Dis Child 59:1131-1134
44. Levin MH, Olson B, Nathan C, Kabins SA, Weinstein RA (1984) Pseudomonas in the sinks in an intensive care unit: relation to patients. J Clin Pathol 37:424-427
45. Levison ME (1977) Factors influencing intestinal colonization of the gastrointestinal tract with Pseudomonas aeruginosa. In: Young VM (ed) Pseudomonas aeruginosa: Ecological aspects and patient colonization. Raven Press, New York, pp 97-109
46. Lipuma JJ, Dasen SE, Nielson DW, Stern RC, Stull TL (1990) Person-to-person transmission of Pseudomonas cepacia between patients with cystic fibrosis. Lancet 336:1094-1096
47. Lipuma JJ, Marks-Austin KA, Holsclaw DS Jr, Winnie GB, Gilligan PH, Stull TL (1994) Inapparent transmission of Pseudomonas (Burkholderia) cepacia among patients with cystic fibrosis. Pediatr Infect Dis J 13:716-719
48. Lewis DL, Arens M (1995) Resistance of microorganisms to disinfection in dental and medical devices. Nat Med 1: 956-958
49. Mates A (1992) The significance of testing for Pseudomonas aeruginosa in recreational seawater beaches. Microbios 71:89-93
50. Mangelsdorf K (1999) Epidemiologie von Staphylokokkus aureus und Pseudomonas aeruginosa auf einer Frühgeborenenintensivstation. Dissertation, Universität Tübingen
51. Montie TC, Doyle-Huntzinger D, Craven R, Holder IA (1982) Loss of virulence associated with the absence of flagellum in an isogenic mutant of Pseudomonas aeruginosa in the burned mouse model. Infect Immun 38: 1296-1298
52. Müller H (1997) Epidemiologie von Pseudomonas aeruginosa-Harnwegsinfektionen auf einer Querschnittgelähmtenstation. Genetischer Vergleich von Umweltisolaten und Urinisolaten. Dissertation, Universität Tübingen
53. Muhdi K, Edenborough FP, Gumery L, O'Hickey S, Smith EG, Smith DL, Stableforth DE (1996) Outcome for patients colonised with Burkholderia cepacia in a Birmingham adult cystic fibrosis clinic and the end of an epidemic. Thorax 51:374-377
54. Murdoch-Kinch CA, Andrews NL, Atwan S, Jude R, Gleason MJ, Molinari JA (1997) Comparison of dental water quality management procedures. JADA 128:1235-1243
55. Nelson JW, Doherty CJ, Brown PH, Greening APÜ, Kaufmann ME, Govan JRW (1991) Pseudomonas cepacia in inpatients with cystic fibrosis. Lancet 338:1525
56. Nir M, Johansen HK, Hoiby N (1992) Low incidence of pulmonary Pseudomonas cepacia infection in Danish cystic fibrosis patients. Acta Paediatr 81:1042-1043
57. Noone MR, Pitt TL, Bedder M, Hewlett AM, Rogers KB (1983) Pseudomonas aeruginosa colonisation in an intensive therapy unit: role of cross infection and host factors. Br Med J 286:341-344
58. Olson B, Weinstein RA, Nathan C, Chamberlin W, Kabins SA (1984) Epidemiology of endemic Pseudomonas aeruginosa: why infection control efforts have failed. J Infect Dis 150:808-816
59. Orsi GB, Mansi A, Tomao P, Chiarini F, Visca P (1994) Lack of association between clinical and environmental isolates of Pseudomonas aeruginosa in hospital wards. J Hosp Infect 27:49-60
60. Pedersen SS, Jensen T, Pressler T, Hoiby N, Rosendal K (1986) Does centralized treatment of cystic fibrosis increase the risk of Pseudomonas aeruginosa infection? Acta Paediatr Scand 75:840-845
61. Pegues DA, Carson LA, Tablan OC, FitzSimmons SC, Roman SB, Miller JM, Jarvis WR (1994) Acquisition of Pseudomonas cepacia at summer camps for patients with cystic fibrosis. Summer Camp Study Group. J Pediatr 124: 694-702
62. Pennington JE, Reynolds HY, Wood RE, Robinson RA, Levine AS (1975) Use of a Pseudomonas aeruginosa vaccine in patients with acute leukemia and cystic fibrosis. Am J Med 58:629-636
63. Remington JS, Schimpff SC (1981) Occasional notes. Please don't eat the salads. N Engl J Med 304:433-435
64. Robbins JB, Schneerson R, Szu SC (1995) Perspective: hypothesis: serum IgG antibody is sufficient to confer protection against infectious diseases by inactivating the inoculum. J Infect Dis 171:1387-1398
65. Romling U, Fiedler B, Bosshammer J, Grothues D, Greipel J, von der Hardt H, Tummler B (19994) Epidemiology of chronic Pseudomonas aeruginosa infections in cystic fibrosis. J Infect Dis 170:1616-1621
66. Rose CS, Martyny JW, Newman LS, Milton DK, King TE Jr, Beebe JL, McCammon JB, Hoffman RE, Kreiss K (1998) „Lifeguard lung": endemic granulomatous pneumonitis in an indoor swimming pool. Am J Public Health 88: 1795-1800
67. Ruschke R (1976) Kunststoff-Schwimmtiere als Biotope für Mikroorganismen und mögliche Infektionsquellen für Kleinkinder. Zentralbl Bakteriol Orig B 163:556-564

68. Smith DL, Gumery LB, Smith EG, Stableforth DE, Kaufmann ME, Pitt TL (1993) Epidemic of Pseudomonas cepacia in an adult cystic fibrosis unit: evidence of person-to-person transmission. J Clin Microbiol 31:3017–3022
69. Speert DP, Campbell ME, Davidson AG, Wong LT (1993) Pseudomonas aeruginosa colonization of the gastrointestinal tract in patients with cystic fibrosis. J Infect Dis 167:226–229
70. Stern M, Döring G, Eißing G, Friedrichs F, Hartje M, Posselt H-G, Schuster A, Sens B, von der Hardt H, Wagner TOF, Wiedemann B. Qualitätssicherung Mukoviszidose. Zentrum für Qualitätsmanagement im Gesundheitswesen. Ärztekammer Niedersachsen, Postfach 4749, 30047 Hannover
71. Sun L, Jiang RZ, Steinbach S, Holmes A, Campanelli C, Forstner J, Sajjan U, Tan Y, Riley M, Goldstein R (1995) The emergence of a highly transmissible lineage of cbl+ Pseudomonas (Burkholderia) cepacia causing CF centre epidemics in North America and Britain. Nat Med 1:661–666
72. Steinbach S, Sun L, Jiang RZ, Flume P, Gilligan P, Egan TM, Goldstein R (1994) Transmissibility of Pseudomonas cepacia infection in clinic patients and lung-transplant recipients with cystic fibrosis. N Engl J Med 331:981–987
73. Tablan OC, Chorba TL, Schidlow DV, White JW, Hardy KA, Gilligan PH, Morgan WM, Carson LA, Martone WJ, Jason JM, et al. (1985) Pseudomonas cepacia colonization in patients with cystic fibrosis: risk factors and clinical outcome. J Pediatr 107:382–387
74. Taylor PC, Kalamatianos CC (1994) Pseudomonas cepacia in the sputum of cystic fibrosis patients. Pathology 26: 315–317
75. Teres D (1973) Pseudomonas in sinks, not taps. Lancet 1: 1001
76. Thomassen MJ, Demko CA, Doershuk CF, Stern RC, Klinger JD (1986) Pseudomonas cepacia: decrease in colonization in patients with cystic fibrosis. Am Rev Respir Dis 143:669–671
77. Tümmler B, Koopmann U, Grothues D, Weissbrodt H, Steinkamp G, von der Hardt H (1991) Nosocomial acquisition of Pseudomonas aeruginosa by cystic fibrosis patients. J Clin Microbiol 29:1265–1267
78. Van Wye JE, Collins MS, Baylor M, Pennington JE, Hsu YP, Sampanvejsopa V, Moss RB (1990) Pseudomonas hyperimmune globulin passive immunotherapy for pulmonary exacerbations in cystic fibrosis. Pediatr Pulmonol 9: 7–18
79. von Specht BU, Lucking HC, Blum B, Schmitt A, Hungerer KD, Domdey H (1997) The Pseudomonas aeruginosa outer membrane protein I vaccine: immunogenicity and safe administration in man. Behring Inst Mitt, pp 326–337
80. Weise O, Grupp H, Negwer R, Haar C, Deusch H, Schulze M, Botzenhart K, Heeg P, Döring G (1997) Einfluß einer Desinfektionsapparatur auf die bakterielle Kontamination von Geruchsverschlüssen einer Intensivpflegestation. Abstract, Ulmer Krankenhauskongress
81. Winnie GB, Cowan RG, Wade NA (1989) Intravenous immune globulin treatment of pulmonary exacerbations in cystic fibrosis. J Pediatr 114:309–314
82. Wolz C, Kiosz G, Ogle JW, Vasil ML, Botzenhart K, Döring G (1989) Pseudomonas aeruginosa cross-colonization and persistence in patients with cystic fibrosis. Use of a DNA probe. Epidemiol Infect 102:205–214
83. Wood RE et al. (1983) Intranasal administration of a Pseudomonas lipopolysaccharide vaccine in cystic fibrosis patients. Pediatr Infect Dis 2:367–369
84. Worlitzsch D, Wolz C, Botzenhart K, Hansis M, Burgdörfer H, Ogle JW, Döring G (1989) Molecular epidemiology of Pseudomonas aeruginosa urinary tract infections in paraplegic patients. Zentralbl Hyg 189:175–184
85. Zimakoff J, Kjelsberg AB, Larsen SO, Holstein B (1992) A multicenter questionnaire investigation of attitudes toward hand hygiene, assessed by the staff in fifteen hospitals in Denmark and Norway. Am J Infect Control 20: 58–64

Kapitel 4

Abwehrsysteme 4

E. M. App, R. Bals, J. Behr, G. Döring, M. Griese, H. Lindemann, A. Schuster, C. Vogelmeier

INHALT

4.1 Husten- und mukoziliäre Clearance

E. M. App, M. Griese, H. Lindemann

Als *Mukus* wird das tracheobronchiale Sekret bezeichnet, das von sekretorischen Zellen (Becherzellen, Clarazellen) und Drüsen (submuköse Drüsen) gebildet wird und seröse (serumvergleichbare) und muköse (schleimige) Anteile besitzt.

***Sputum* ist eine Mischung aus Mukus und Entzündungszellen, Zellbestandteilen, Bakterien sowie einer Beimischung von Speichel.**

4.1.1 Physiologie

Anatomisch und funktionell gliedert sich die Lunge in obere und untere Atemwege sowie den Alveolarraum, in dem der Gasaustausch stattfindet. Blut wird diesem System über die Pulmonalarterien (Vasa privata) zur Oxygenierung und die Bronchialarterien (Vasa nutritia) zur Ernährung zugeführt.

Die Grenze zwischen oberen und unteren Atemwegen bildet der Kehlkopf. Die Bronchiolen (Bronchioli terminales) bilden das distale Ende der luftleitenden Atemwege. Die Bronchioli respiratorii bilden die Übergangszone zwischen luftleitendem und gasaustauschendem System. Der Querschnitt der Atemwege beträgt in der Trachea beim Erwachsenen ca. 2 cm^2 und in den Bronchioli terminales, als Summe der Einzelquerschnitte, 80 cm^2 („Trompeten-Modell" nach Weibel [1]). Entsprechend dem Atemwegsquerschnitt verlangsamt sich der Atemstrom von der Trachea zur Peripherie. Trachea und Bronchien werden von einem mehrreihigen Flimmerepithel ausgekleidet, dessen Höhe mit zunehmender Verzweigung in den Atemwegen abnimmt. Die vier wichtigsten Zelltypen des Epithels sind Basalzellen, Flimmerzellen, Becherzellen und die sog. hellen Zellen.

Basalzellen haben eine Pyramidenform, deren Basis der Basalmembran aufsitzt und mit der Spitze zur Epitheloberfläche zeigt, diese in der Regel jedoch nicht erreicht. Sie sind die Stammzellen des Epithels und können zu Zilien- und Becherzellen differenzieren.

Die *Flimmerzellen* dominieren zahlenmäßig, ihr Verhältnis zu Becherzellen beträgt im oberen und mittleren Bronchialsystem 4:1. Die Oberfläche einer Flimmerzelle trägt zwischen 200 und 300 Zilien mit einem mittleren Durchmesser von 0,2–0,3 µm und einer Länge von 5 µm. Jede Zilie kennzeichnet die typische Innenstruktur von zwei zentralen Mikrotubuli und neun ringförmig angeordneten peripheren Mikrotubuli (9+2-Struktur). Die zentralen und peripheren Mikrotubuli sind durch radiär angeordnete Filamente (Radspeichenstruktur) miteinander verbunden. Die peripheren Mikrotubuli besitzen je 2 Dynein-Arme (äußere und innere), die gewissermaßen den Motor der Zilienbewegung darstellen. Durch Gleiten der Mikrotubuli innerhalb einer Zilie gegeneinander, je nach Bewegung und aktiver Verankerung, wird die Bewegung der Zilie durch ihre Dynein-Arme (kontraktile Proteine) gesteuert. Ein Basalkörperchen verankert jede Zilie, das in einem wurzelähnlichen Fortsatz ausläuft und eine Verbindung zur Basalmembran herstellt. Einzelne, komplett isolierte Flimmerzellen zeigen daher insgesamt die Form einer Karotte. Zwischen den Zilien auf der Oberfläche der Epithelzellen befinden sich in regelmäßiger Anordnung Zytoplasmaausstülpungen, Mikrovilli, welche für die Produktion der periziliären Flüssigkeit des Epithels von Bedeutung sind.

Becherzellen produzieren neben den submukösen Drüsen den Mukus, die schleimige Gelschicht des Epithels. In dem Becher dieser Zellen werden Mukoglykoproteine in gefalteter Konfiguration in Sekretgranula sezerniert. An der Epitheloberfläche der Becherzellen werden diese Sekretgranula ins Lumen der Atemwege freigesetzt, die gefalteten Mukoglykoproteine werden dort freigegeben und entfaltet. Bei dieser Entfaltung werden diese Proteine zum einen hydriert und andererseits mit den in der periziliären Flüssigkeit vorhandenen Elektrolyten beladen. Die physikalisch-rheologischen Eigenschaften des bronchialen Mukus werden an dieser Stelle primär festgelegt.

Die *„hellen Zellen"*, von Kulschitzki erstmalig beschrieben, entstammen dem APUD-System („amine precursor uptake decarboxylase") und besitzen endokrine Funktionen. In diesen Zellen werden Katecholamine etc. gespeichert und abgebaut. Vergleichbare Zellen kommen im Pankreas, Urogenitaltrakt und Endokrinium vor. Die definitive biologische Bedeutung ist jedoch noch nicht im Einzelnen aufgeklärt.

Der weit überwiegende Anteil des bronchialen Mukus des Menschen wird in den submukösen Drüsen als gemischt-seromuköses Sekret gebildet und über einen gemeinsamen Drüsenausführungsgang auf die Schleimhaut freigesetzt.

Die Mukosa der distalen *Bronchioli terminales* ist flacher ausgebildet als in den größeren Atemwegen, der Flimmerepithelzellbesatz ist geringer und die Zilienlänge dieser Flimmerzellen kürzer. Im Vordergrund dieser Region steht die metabolisch hoch aktive, sekretorische Clarazelle, die Proteine, Polysaccharide, Cholesterin und Surfactant produziert.

Die *Innervation der Bronchien* erfolgt über Äste des Vagus und den thorakalen Sympathikusgrenzstrang. Stimulation des Vagus führt zu Bronchokonstriktion, einer erhöhten Aktivität der Drüsen und Becherzellen sowie zu einer geringen Dilatation der Pulmonalgefäße. Sympathikusinnervation aktiviert die Flimmerzellen, modifiziert die Zusammensetzung der Sekrete und relaxiert die Bronchialmuskulatur.

Die *Hydrierung des respiratorischen Epithels* erfolgt mittels aktivem und passivem Wassertransport. Die Homöostase des Wasserhaushaltes am Epithel ist sowohl für die relative Hydrierung der Gelphase (Mukus), und somit für seine viskoelastischen Eigenschaften, von Bedeutung als auch für die absolute Höhe der Solphase, und damit direkt für das Zusammenspiel von Zilien und Mukus [2]. Sowohl ein erhöhter wie auch ein verminderter Wassergehalt (Höhe des periziliären Layers) reduziert beträchtlich die Effektivität der mukoziliären Clearance [3]. Während durch die interzellulären Verbindungen („tight junctions") Wasser, einem osmotischen Gradienten folgend, passiv fließen kann, wird es transepithelial primär durch Elektrolyttransport aktiv transportiert. Durch ein kompensatorisches Wechselspiel auf das Epithel zwischen aktiver Chloridsekretion und Natriumrückresorption an der apikalen Seite der Epithelzelle wird dieser Vorgang gesteuert (vgl. Abschn. 9.2).

4.1.2
Husten- und mukoziliäre Clearance

Die Schleimhaut des Respirationstraktes steht unmittelbar mit der Umwelt in Kontakt. Zur Abwehr exogener Noxen stehen physikalische, zelluläre und biochemische Mechanismen zur Verfügung. Die hier beschriebenen physikalische Abwehrmechanismen der Mukusclearance, Husten- und mukoziliäre Clearance, werden primär über Mukussekretion und den Mukustransport gesteuert.

Für den klinischen Alltag sollte jedoch keinesfalls vergessen werden, dass bereits die *oberen Atemwege*,

Nase und Glottis, entscheidende Schutzfunktionen für die Lunge durch ihre physiologischen Funktionen besitzen [4, 5]:

- Filterung von Partikeln aus der Atemluft, bereits ab einem Durchmesser von 100 nm,
- Befeuchtung der Einatemluft von 35% auf nahezu 100% relativer Luftfeuchte,
- Anwärmung der Einatemluft auf Körpertemperatur,
- Abpufferung (pH-Neutralisierung) von eingeatmeten Gasen und Aerosolen,
- reflektorischer Glottisschluss beim Schlucken.

In die unteren Atemwege gelangt auf diese Weise eine bereits grob gefilterte, erwärmte, neutralisierte und befeuchtete Luft. Passieren dennoch Schadstoffe die Glottis, so werden diese normalerweise durch die mukoziliäre Clearance, den Hustenmechanismus sowie die Barriere-, Puffer- und Immunfunktion der Mukosa neutralisiert, unterstützt durch den darüberliegenden Mukus [6].

Mukoziliäre Clearance

Die wesentlichste Aufgabe der mukoziliären Clearance ist die gemeinsame Entfernung von inhalierten und deponierten Fremdkörpern sowie Schadstoffen zusammen mit dem in den Atemwegen gebildeten Mukus [7]. Der Zilienschlag erfolgt physiologisch in Richtung des Mukustransportes 2- bis 3-mal schneller („effective stroke“) als entgegengesetzt („recovery stroke“), mit einer Frequenz von 10–20 Hz [8]. Die Koordination der 200–300 Zilien pro Flimmerzelle sowie der Zilien der verschiedenen Zellen untereinander erfolgt durch mechanische Koppelung über adhäsive Kräfte in der Periziliarflüssigkeit. Hierbei setzt sich jeweils die Bewegung der Einzelzilie auf die Nachbarzilie fort und durch den seitlich ausgeführten Erholungsschlag werden Nachbarzilien angeregt. Die Gesamtrichtung ist dabei nach zentral bzw. nach oral gerichtet und wird in metachronen Feldern koordiniert, vergleichbar einem Kornfeld, über welches der Wind weht. Das intakte mukoziliäre System der Lunge funktioniert wie eine Rolltreppe, die aus zwei Teilen besteht [9], einer Solphase (periziliäre Flüssigkeit mit meist serumidentischen Proteinen) und einer dickflüssigen Gelphase, dem Mukus, mit hochmolekularen Glykoproteinen (wie neutrale Fukomuzine, saure Sialomuzine und saure Sulfomuzine), die primär für die viskoelastischen Eigenschaften des Bronchialsekrets verantwortlich sind. Ein geringer Elastizitätsmodul und eine niedrige Viskosität stellen die besten rheologischen Voraussetzungen für eine Elimination des Sekrets dar (vgl. Abschn. 4.2). Neben den rheologischen Mukuseigenschaften sind für die Effektivität des Gesamtsystems eine delikate Abstimmung aller Komponenten, Mukusbeschaffenheit, Zilienschlagfrequenz und Richtung sowie die Höhe der periziliären Schichtdicke von Bedeutung. Der Zilienschlag erfolgt hierbei in zwei Phasen, einem effektiven Schlag („effective stroke“), in dem sich die Zilie in ihrer gesamten Länge aufrichtet und schnell und kräftig oralwärts zuschlägt sowie einem Erholungsschlag („recovery stroke“), bei dem die Zilie sich aktiv beugt und langsam in die Ausgangsposition zurückkehrt. Während des effektiven Schlages taucht die Zilie ihre Spitze in die Gelphase (Mukusschicht) und beschleunigt diese. Während des Erholungsschlages zieht sie sich in die dünnflüssigere, niedervisköse Periziliarflüssigkeit (Solphase) zurück. Ob noch eine dritte Schicht diesem System zugerechnet werden muss, ein surfactantähnlicher Phospholipidbilayer, wird kontrovers diskutiert [10, 11]. Dass surfactantähnliche Phospholipide im Bronchialmukus vorhanden sind, steht jedoch außer Frage. Ob jedoch eine kontinuierliche Schicht zwischen Gel- und Solphase besteht oder aber nur einzelne, nicht zusammenhängende Vesikel vorkommen, ist, ebenso wie deren prinzipielle Bedeutung, weiterhin unklar.

Die Transportgeschwindigkeit des Mukus nimmt von peripher nach zentral zu, da einerseits die Zilienbewegungen nach zentral schneller werden und andererseits der Zilienbesatz in gleicher Richtung zunimmt. Die mittleren Transportgeschwindigkeiten nach Messungen in Hundelungen bei 22°–26°C betragen in der Trachea 12,6, im Lappenbronchus 8,2, im Segmentbronchus 4,0 und im Subsegmentbronchus 1,6 mm/min [12].

Hustenclearance

Als weiteres, sekundäres Klärsystem stellt die Hustenclearance einen Ersatz- oder Kompensationsmechanismus dar, wenn die mukoziliäre Clearance ineffektiv ist oder gar ausfällt. Dies kann primär z.B. bei der angeborenen primären ziliären Dyskinesie, Sonderform Kartagener-Syndrom, oder aber sekundär oder erworben z.B. beim Raucher oder bei bronchialer Infektion vorkommen.

Husten wird definiert als eine reflektorisch ausgelöste, explosionsartige Atmung. Seine Aufgabe ist es, Fremdkörper und Sekrete aus dem Pharynx, Larynx und dem Tracheobronchialsystem zu eliminieren. Der Husten beginnt mit einer raschen, kurzen Inspiration, gefolgt von einem Schluss der Stimmritzen innerhalb von weniger als 0,2 s. Durch aktive Muskelkontraktion erhöht sich nun der intrathorakale und intraabdominelle Druck gegen die dicht verschlossene Glottis bis zu Werten von 100 mmHg. Durch eine weitere Erhöhung des abdominellen Druckes steigt der intrathorakale Druck nochmals ruckartig an, worauf sich die Glottis abrupt öffnet und die Luft explosionsartig mit Spitzengeschwindigkeiten bis zu 300 km/h aus der Lunge ausströmt [13]. Dieser explosionsartige Luftstrom wird begleitet von dem typischen Hustengeräusch, das durch die Oszillation der intrabronchialen Luftsäule entsteht. Das Ausströmen der Luft während der Exspiration wird durch erneuten Verschluss der Glottis und konsekutiven Druckausgleich zwischen Alveolen und Atemwegen beendet. Entscheidend für die Effektivität des Hustenstoßes ist die Höhe des intrathorakalen Druckes, welcher kurz vor Öffnung der Glottis erreicht wird, und die Komprimierbarkeit der Atemwege. Diese dynamische Kompression der Atemwege führt zur Einengung des Bronchialquerschnitts und gleichzeitig zu einer enormen Erhöhung der lokalen Flussgeschwindigkeit, welche für das Abscheren von Sekret von der Bronchialwand sowie dessen Transport entscheidend ist. Wird der Querschnitt der Atemwege durch exspiratorische Kompression z.B. nur um 20% verringert, so steigt dadurch die lineare Flussgeschwindigkeit um über 500%.

Der Luftfluss in einer Röhre ist um so größer, je größer die Druckdifferenz zwischen zwei Messpunkten, je geringer die Länge der Röhre und je weiter das Lumen der Röhre ist. Umgekehrt wird nach dem Hagen-Poiseuille-Gesetz, bei laminarer Strömung, unter sonst gleich bleibenden Bedingungen, der Fluss in einer Röhre entscheidend durch den Durchmesser in der 4. Potenz zum Radius beeinflusst. Bei ruhiger Atmung liegt der größte Druckabfall an den größten Engstellen wie Nase und Glottis. Unterhalb der Stimmritzen nimmt der Gesamtquerschnitt der Atemwege exponenziell zu (Trompeten-Modell der Atemwege, s. o.) und der Gesamtatemwegswiderstand kontinuierlich ab, obwohl das Kaliber der einzelnen Bronchien stromabwärts kleiner wird. Ab einem Atemwegsdurchmesser von 2 mm ist der Gesamtquerschnitt des Atemtraktes so groß, dass der Anteil des Atemwegswiderstandes dieser Region am Gesamtatemwegswiderstand unter 10% absinkt [1]. Die Atemwege sind jedoch keine starren Röhren, sondern dehn- und komprimierbar. Sie folgen den atemsynchronen Druckschwankungen im Brustkorb, weiten sich bei der Einatmung und werden bei der Ausatmung enger. Das Zusammenspiel zwischen der Stabilität der intrathorakalen Atemwege und den elastischen Eigenschaften der Lunge wird am Konzept des „equal pressure point“ deutlich. Die intrathorakalen Atemwege gehen danach bei Einatmung infolge des transmuralen Druckgradienten auf und verengen sich bei Exspiration. Bei forcierter Ausatmung verstärkt sich dieser Effekt. Der Druckgradient von der Alveole bis zum Mund fällt während der Exspiration entlang der Atemwege so lange ab, bis der intrabronchiale Druck gleich groß ist im Vergleich zum Druck, der durch die Atemmuskulatur erzeugt wird und dem auf die Pleura übertragenen Umgebungsdruck entspricht. Distal von diesem Druckausgleich gelegene Atemwege (Down-Stream-Segmente) werden komprimiert, sofern sie über kein stabiles Eigengerüst wie Knorpelspangen etc. verfügen. Kommt es dann zu einem Verschluss, steigt der alveolarseitige Druck sprunghaft an und öffnet die Stenose wieder. Dieser Prozess kann sich in kurzen Abständen wiederholen, der Bronchus oszilliert gewissermaßen zwischen „offen“ und „verschlossen“.

Pathophysiologie der Mukusclearance

Bei der cystischen Fibrose wird auf Grund des Gendefektes das Genprodukt, der sogenannte CFTR („cystic fibrosis transmembrane conductance regulator“), verändert. Bereits im Mutterleib verursacht der veränderte CFTR an allen exokrinen Drüsen und Schleimhäuten eine Sekretveränderung, die im Atemtrakt zu einer Chloridverminderung, Natriumverminderung und sekundär auch zu einer Kaliumvermehrung (vermutlich durch Zelluntergang) führt. Über die Elektrolyte Natrium und Chlorid wird die Homöostase des Wasserhaushalts der Schleimhäute reguliert, so dass diese Veränderungen eine Reduktion des Mukus-Wassergehaltes bewirken und dadurch eine Viskositätserhöhung der Sekrete verursachen. Die Viskositätserhöhung bedingt wiederum eine reduzierte Clearance der Sekrete aus den Atemwegen und begünstigt somit das Angehen von Infektionen und schließlich eine Kolonisierung von opportunistischen Keimen in den Atemwegen. Diesen Untersuchungsergebnissen der vergangenen Jahre [2, 14] wurde teilweise durch Untersuchungen der Arbeitsgruppe von Welsh widersprochen [15], die mit einer Filterpapier-Proben-Technik sogar einen erhöhten Kochsalzgehalt im Bronchialsekret von CF-Patienten fand. Im Gegensatz dazu zeigen die Untersuchungen der Arbeitsgruppe um Boucher einen normalen Kochsalzgehalt [16]. Aufgrund dieser unterschiedlichen Ergebnisse ist eine abschließende Beurteilung des Elektrolytgehalts von Bronchialsekreten bei CF derzeit nicht möglich. Allerdings unterstützt die moderne elektrophysiologische Diagnostik die Hypothese der Arbeitsgruppe von Boucher (vgl. Abschn. 9.2).

Unbestritten ist, dass durch mikrobielle Infektionen und ganz besonders durch eine bakterielle Besiedelung der Atemwege der Patienten eine massive Einwanderung von Leukozyten, vor allem von neutrophilen Granulozyten, die über chemotaktische Mechanismen zur Infektabwehr in die Atemwege „gelockt“ werden, verursacht wird. Dabei sind es in erster Linie nicht die Mikroorganismen wie Bakterien, welche die Lunge schädigen, wie früher angenommen wurde, vielmehr schädigt die patienteneigene Infektabwehr (Immunsystem) zunächst das Epithel und nachfolgend, vor allem durch eine massive Freisetzung von Proteasen, das Lungengewebe [17]. Außer Proteasen werden auch eine Vielzahl von Zellbestandteilen freigesetzt, die mit dem Bronchialsekret interagieren [18]. Für die Clearance des Bronchialsekrets sind hierbei besonders die langkettigen DNA-Moleküle aus dem Zellkern, aber auch Teile des Zytoskeletts (F-Aktinmoleküle) der zugrundegehenden Zellen selbst von großer Bedeutung [19]. Beide sind in der Lage, mit der primären Vernetzungsstruktur (Glykoproteine) des Mukus zusätzliche Verbindungen aufzubauen, und steigern auf diese Weise die durch die relative Dehydratation der Schleimhaut schon ohnehin erhöhte Viskosität des Mukus. Andererseits bilden die langkettigen DNA-Moleküle zusammen mit den F-Aktinmolekülen des Zytoskeletts ein eigenes, Muzin-unabhängiges, sekundäres Netzwerk und machen so das Bronchialsekret noch rigider (vgl. Abschn. 4.2). Das sehr große Molekulargewicht und die relativ inflexible Struktur der DNA-Moleküle sowie die große Menge der im CF-Sputum vorkommenden DNA (bis 43 mg/g Sputum) [20] begünstigen dieses sekundäre Netzwerk, das in seinen physikalischen Eigenschaften bezüglich der Rigidität das primäre Netzwerk der Muzine noch übertrifft. Eine effektive Mukusclearance findet nun nicht mehr statt, so dass es schließlich zum Verschluss von kleineren und mittelgroßen Atemwegen kommt. Dieser Circulus vitiosus muss durchbrochen oder zumindest abgeschwächt werden, damit die Patienten nicht an ihren eigenen Sekreten „ersticken".

Rheologie und Hustenclearance

Die Hustenclearance übernimmt die Reinigung der Atemwege bei einer Überladung mit Mukus oder bei inadäquater mukoziliärer Clearance.

Eine Untersuchung des viskösen Verhaltens von Mukus kann wesentlich zum Verständnis der Bedeutung des Hustens für die Clearance von Sekreten beitragen (vgl. Abschn. 4.2). Die explosionsartige Ausstoßung von Luft aus den Lungen vermittelt sehr hohe Scherkräfte auf den Mukus, der die Atemwege auskleidet. Wird Mukus einer hohen Scherkraft ausgesetzt, dann fließt er mühelos vorwärts, da seine effektive Viskosität bzw. mechanische Impedanz unter diesen Bedingungen niedrig ist. Im Anschluss an den Hustenstoß fließt das Sekret nicht mehr zurück, da es nur noch der moderaten Scherkraft der Gravitation ausgesetzt ist. Seine effektive Viskosität ist nach einer Scherkraftverdünnung zwar nicht mehr so hoch wie vor dem Hustenmanöver, jedoch noch hoch genug, um nicht in die Peripherie der Lunge abzufließen. In dieser Hinsicht ist tracheobronchialer Mukus mit gut konstruierter Farbe vergleichbar, die, wenn sie zügig gestrichen wird, gut fließt, wohingegen sie nach beendigtem Streichen an den Wänden kleben bleibt.

Viskosität

- Primärvariabel
- Newton-Gesetz

Spinnbarkeit

- Große Verformungselastizität, inhibiert Verformung

Adhäsivität

- Oberflächenspannung, inhibiert Wellenbildung, vermindert Luft-Mukus-Interaktion

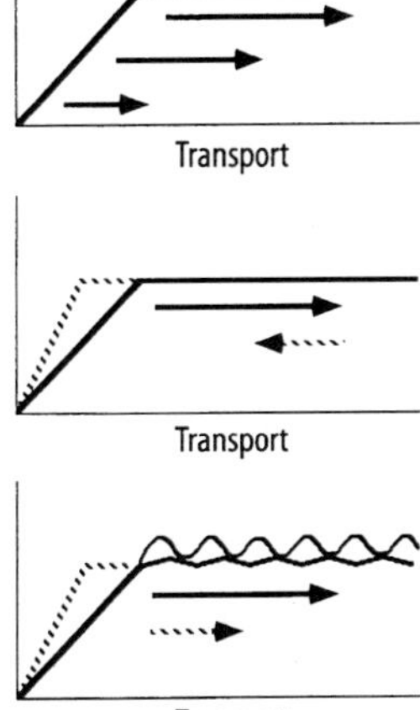

Abb. 4.1. Determinanten der Hustenclearance (Erläuterungen s. Text)

Die Phänomenologie der Beziehung zwischen Hustenclearance und Mukusrheologie lässt sich mittels eines Hustensimulators näher untersuchen [21, 22]. Die Abhängigkeit der Hustenclearance von der Mukusviskosität, Elastizität und Adhäsivität ist in Abb. 4.1 dargestellt (s. Newton-Gesetz, Abschn. 4.2.). Die Mukusviskosität (Fließwiderstand) ist dabei die wichtigste Variable, welche die Hustenclearance beeinflusst. Die Elastizität kommt hierbei als sogenannter Recoil-Effekt ins Spiel, mit einem möglichen Zurückspringen des Mukus zum Ausgangspunkt vor dem Hustenstoß. Eine hohe Spinnbarkeit oder ein niedriges Viskosität/Elastizität-Verhältnis inhibieren die Hustenclearance ebenso wie eine hohe Adhäsivität oder Oberflächenspannung [23]. Letztere unterdrückt die Mukus-Luftstrom-Interaktion, welche sich während eines Hustenmanövers als Wellenformation zeigt. Zahm et al. konnten zeigen, dass die Mukus-Thixotropie oder Scherkraftverdünnung bedeutsam für die Beschreibung der Bewegung von Mukus bei wiederholten, raschen Hustenmanövern sowie bei hoch frequenter Oszillation ist [24].

4.1.3 Interaktion zwischen Husten- und mukoziliärer Clearance

Patienten mit CF haben primär keine reduzierte mukoziliäre Clearance, wie dies in älteren Arbeiten mit Beschreibung eines zilienhemmenden Faktors vermutet wurde [25, 26]. Jedoch vermindern fortschreitende Entzündungsreaktionen in den Atemwegen der Patienten die Effektivität der ziliären Mukusclearance durch epitheliale Defekte an der respiratorischen Schleimhaut und exzessive Überlastung des Systems mit zähem Bronchialsekret [27].

Warum nun die mukoziliäre Clearance bei CF, trotz der Wasser- und Elektrolytstörung mit zähem Mukus, anfangs noch normal ist, könnte durch tierexperimentelle Arbeiten von Iravani et al. [8] erklärt werden. Sie beobachteten bei Kaliumzugabe eine Beschleunigung der mukoziliären Elimination. So könnte der Kaliumreichtum des Mukus der CF-Patienten der erhöhten Viskosität des Mukus und damit Einschränkung der Clearance initial entgegenwirken.

Dass eine Störung der mukoziliären Clearance allein keine entscheidende pathogenetische Relevanz bei der CF bedeuten müsste, zeigen eindrucksvoll die Krankheitsverläufe der Patienten mit primärer ziliärer Dyskinesie. Durch mikroanatomische Strukturstörungen der Zilien (2+9-Struktur) verfügen diese Patienten über keine mukoziliäre Clearance. Aufgrund dieser Tatsache entwickeln alle diese Patienten eine chronische Bronchitis, meist mit Bronchiektasen und entsprechenden Folgeschäden wie Cor pulmonale und Lungenemphysem. Dennoch sind die Krankheitsverläufe dieser Patienten viel milder als bei der CF, denn sie erreichen heute eine fast normale Lebenserwartung [28].

Bei Störung oder Ausfall der mukoziliären Clearance – angeboren oder erworben – kommt es normalerweise zu einer kompensatorischen Zunahme der Hustenclearance. Für ein effektives Hustenmanöver ist hierbei eine bestimmte Mukusmenge und ein bestimmter Exspirationsfluss, abhängig vom Bronchialdurchmesser, erforderlich. In diesem Sinne stellt die Entwicklung einer „Bronchitis", durch Sekretionssteigerung bzw. Drüsenvermehrung, einen sinnvollen Anpassungsmechanismus dar, der bei CF zwar auch gefunden wird, jedoch aufgrund des rheologisch veränderten Bronchialsekretes, das die Expektoration hemmt, sowie oft vorhandener bronchialer Instabilität nicht effektiv genug ist.

Die primäre Reinigung der Atemwege von inhalierten Schadstoffen wird durch eine effiziente ziliäre Clearance, d.h. optimale Interaktion zwischen Zilien und Mukus, bewerkstelligt. Ist diese gestört, übernimmt die Hustenclearance, Luftstrom-Mukus-Interaktion, als sekundäre Reinigungsfunktion diese Aufgabe. Bei Patienten mit *chronischer Bronchitis* funktioniert dieser sekundäre Mechanismus entsprechend, wie in Abb. 4.2a zu sehen ist. Bei Patienten mit guter mukoziliärer Clearance ist die Hustenclearance nur gering. Im Gegensatz hierzu ist bei schlechter ziliärer Mukusclearance dieser Patienten die Hustenclearance weit effektiver. Eine ineffiziente mukoziliäre Clearance wird bei diesen Patienten durch eine effiziente Hustenclearance sehr wirkungsvoll kompensiert.

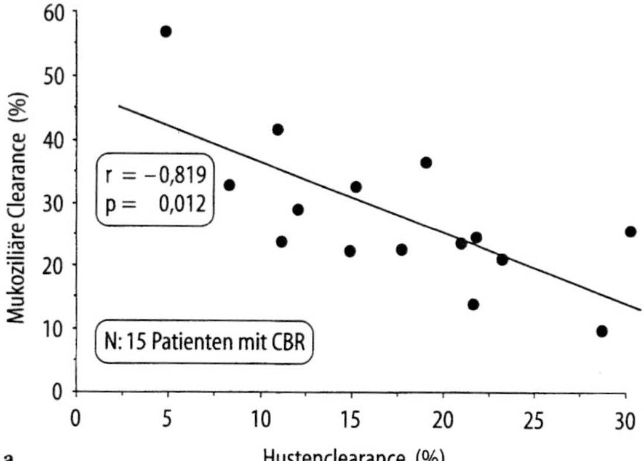

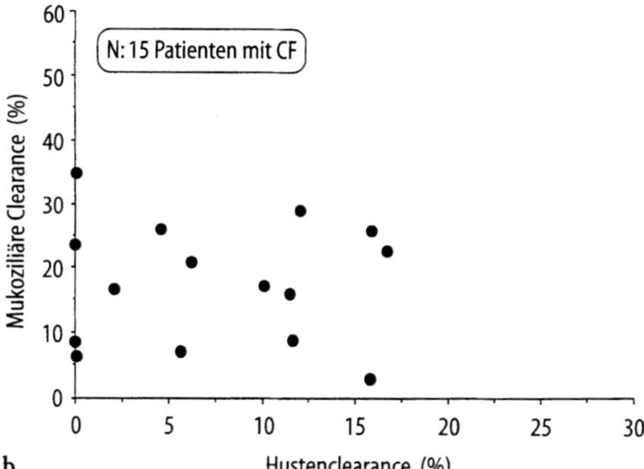

Abb. 4.2. Beziehungen zwischen mukoziliärer Clearance und Hustenclearance bei Patienten mit chronischer Bronchitis (CBR) und cystischer Fibrose (CF)

Bei Patienten mit *CF* ist dieser Zusammenhang beider Clearanceformen, trotz einer weiten Streuung der ziliären Effektivität (Patienten mit guter und schlechter Clearance) nicht nachweisbar. Selbst Patienten mit reduzierter mukoziliärer Clearance haben keine adäquate Hustenclearance, wie in Abb. 4.2b zu sehen ist. Pathophysiologisch bedeutet dies, wie durch den klinischen Alltag bestätigt wird, dass sich die Lungen der Patienten mit CF ohne weitere Unterstützung ihrer Mukus-Clearance bei mittelschweren bis schwereren Verlaufsformen langsam, aber sukzessive zunehmend mit Mukus füllen.

Bei insgesamt insuffizienter Mukus-Clearance, mukoziliärer Clearance oder Hustenclearance, muss eine wirksame Physiotherapie die Atemwege von den enormen Sekretmassen befreien (vgl. Abschn. 9.2). Wird dies nicht in ausreichendem Maße erreicht, erhöht sich dadurch die mittlere Verweildauer der Sekrete in den Atemwegen, die Bakterienlast der Sekrete steigt und die Entzündungskaskade erreicht einen höheren Level. Das Bronchialsekret (Mukus) ist ein idealer Nährboden für Bakterien und Pilze durch seinen relativ hohen Wassergehalt, Nährstoffreichtum (Zucker- und Proteinverbindungen) sowie eine Umgebungstemperatur von ca. 37 °C. Nicht selten werden bei schwer kranken Patienten Bakterienzahlen von bis zu 10^9 Keimen pro Gramm Sputum nachgewiesen [29, 30].

Die Beziehung zwischen Infektion und deren Produkten wie z. B. dem DNA-Gehalt im Sputum von CF-Patienten und der Mukusclearance wird, in analoger Weise zum Verhältnis zwischen mukoziliärer Clearance und Hustenclearance deutlich (Abb. 4.3 a, b): Mit zunehmendem DNA-Gehalt im Sputum von CF-Patienten wird die mukoziliäre Clearance signifikant negativ beeinflusst (quasi halbiert) und die Effektivität der Hustenclearance letztlich sogar ausgelöscht. Diese neueren Untersuchungsergebnisse unterstreichen in eindrucksvoller Weise den pathophysiologisch bedeutsamen Zusammenhang zwischen mukoziliärer Clearance und gestörter Hustenclearance bei CF als eine entscheidende Einflussgröße für die Prognose der Erkrankung [2, 8].

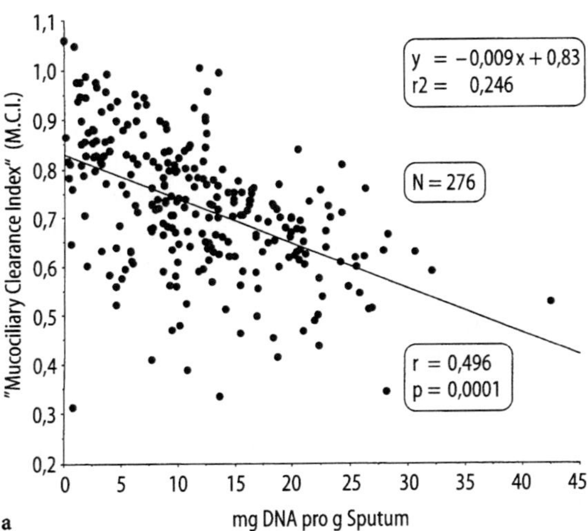

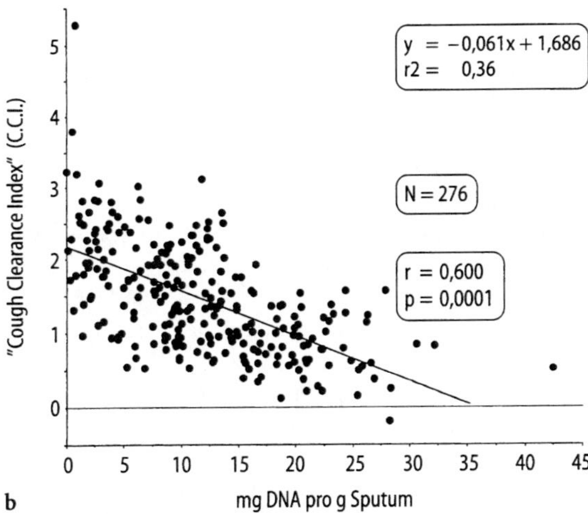

Abb. 4.3. a Beziehungen zwischen mukoziliärer Clearance (M.C.I.) und dem DNA-Gehalt im Sputum von CF-Patienten, **b** Beziehungen zwischen Hustenclearance (C.C.I.) und dem DNA-Gehalt im Sputum von CF-Patienten

4.1.4 Diagnostische Methoden der Clearancebestimmung

Methoden zur Bestimmung des Mukoziliartransportes reichen von direkter In-vitro-Beobachtung (z. B. am Froschgaumen, [3]) bis zu In-vivo-Indikatormethoden (z. B. Inhalation radioaktiver Partikel [2]). Husten- oder Luftstromclearance kann sowohl mit mechanischen Modellen in vitro [21] als auch mit geeigneten Indikatoren in vivo wie Saccharin-Test [31] untersucht werden. Nachfolgend werden exemplarisch der Saccharin-Test und die radioaktive Erythrozyten-Methodik vorgestellt.

Nichtinvasive In-vivo-Diagnostik mittels Saccharin-Test

Zur nichtinvasiven Bestimmung der mukoziliären Clearance der Nase und somit exemplarischen, generellen Funktionstestung wird ca. 100 µg Saccharin-Pulver mittels Applikator auf die Schleimhaut des inferioren Nasengangs, ca. 2–3 cm von der Nasenöffnung entfernt, aufgebracht. Der Patient wird anschließend aufgefordert, regelmäßig, etwa alle 30 s, zu schlucken und den ersten Geschmack von Süßigkeit durch das Saccharin-Pulver anzuzeigen. Die Saccharin-Pulverpartikel werden mit der mukoziliären Clearance der Nasenschleimhaut von der Nasenöffnung in Richtung Pharynx transportiert, dort verschluckt und bewirken auf diesem Wege eine Anregung der süß empfindenden Geschmacksknospen der Zunge. Normalerweise wird nach einer Latenzzeit von 19 ± 5 min süß geschmeckt. Werte über 30 min sind pathologisch und können, nach Ausschluss einer Naseninfektion innerhalb der letzten 14 Tage, einen wertvollen Hinweis auf eine gestörte mukoziliäre Clearance liefern.

In-vivo-Husten- und mukoziliäre Clearance mit radioaktiv Tc^{99m}-markierten Erythrozyten

Patienteneigene Erythrozyten werden nach wiederholten Waschungen mit 0,9 %-NaCl-Lösung mit Technetium (Tc^{99m}) radioaktiv markiert und anschließend mit Glutaraldehyd fixiert. Abschließende Waschungen mit 0,9 %-NaCl-Lösung erzeugen eine inhalationsfertige Suspension mit radioaktiv markierten Erythrozyten. Diese Suspension wird mittels Düsenvernebler (Pari-Standard) in ein Reservoir (1-l-Gummibeutel) aerosolisiert. Dieses gebrauchsfertige Aerosol wird dann vom Patienten aus dem Reservoir über eine Helix (Spindel) inhaliert. Die Helix garantiert hierbei die Inhalation eines ausschließlich monodispersen Aerosols, da in der Helix alle Doublets und Multiplets (Verklebung von zwei und mehr Erythrozyten aneinander) durch Zentrifugalkraft eliminiert werden. Das jetzt mit langsamen, inspiratorischen Vitalkapazitätsmanövern inhalierte, ausschließlich monodisperse Aerosol garantiert dadurch eine relativ homogene und reproduzierbare Deposition in der Lunge.

Nach erfolgter initialer Depositionsaufnahme mittels Großfeld-Szintillationskamera wird über eine Stunde die ziliäre Elimination der markierten Erythrozyten aus der Lunge gemessen und als prozentuale Clearance im Bezug zum Ausgangswert dargestellt. Anschließend wird über 10 min mit 5 standardisierten Hustenmanövern (FET oder Huffing) die Effektivität des Hustens wieder in Bezug auf die initial radioaktiv deponierte Menge in prozentualer Hustenclearance analysiert. Diese Messungen können unter Baseline-Bedingungen und/oder unter Therapie zur Evaluierung ihrer Effektivität erfolgen.

International wird diese Art der Clearance-Bestimmung als Gold-Standard angesehen, da nur hier ohne sonst notwendige Annahmen und Korrekturen die entsprechende Clearance direkt bestimmt werden kann.

4.1.5 Klinik des Hustens

Husten als klinisches Leitsymptom vieler Patienten muss bei produktivem Husten - wie erwähnt - als Kompensationsmechanismus bei überlasteter oder inadäquater mukoziliärer Clearance verstanden werden, während unproduktiver, nicht Schleim fördernder Husten einen infektiösen oder allergiebedingten Reizzustand der Atemwege oder zumindest des Kehlkopfs anzeigt.

4.1.6 Therapeutische Konzepte zur Verbesserung der Clearance

Optimierung des Wasserhaushalts

Das Bronchialsekret von CF-Patienten hat, wie in Abschn. 4.1.2 beschrieben, im Vergleich zu gesunden Normalpersonen einen reduzierten Basis-Wasser-Gehalt, der die Mukusrheologie und Clearance beeinflusst. Diesem Umstand muss durch eine adäquate orale Flüssigkeitszufuhr Rechnung getragen werden. Allein durch die normale Perspiratio insensibilis durch Diffusion und Verdunstung an der Haut und Schleimhaut kommt es im Tagesdurchschnitt bereits zu einem Wasserverlust von 1-2 l/Tag. Dieser Wasserverlust muss zumindest ausgeglichen werden, damit vermieden wird, dass durch eine ungenügende Flüssigkeitszufuhr der Körper zur Aufrechterhaltung einer effektiven Zirkulation Wasser in der Peripherie, also auch an den Schleimhäuten, einspart. Die besondere kardiale und renale Situation eines jeden Patienten muss hierbei berücksichtigt werden. Bei Niereninsuffizienz und/oder Herzinsuffizienz muss bei akuter Überwässerung zwar eine Bilanzierung der Flüssigkeitszufuhr vorgenommen werden, eine ausschließliche Nasenatmung sowie mehrmals tägliche Kochsalzinhalationen können in diesem Fall die Schleimhaut zusätzlich rehydrieren, pflegen und schützen. Der Wasserverlust des Körpers ist bei Nasenatmung bedeutend geringer im Vergleich zur Mundatmung [5]. Bei CF ist die Nasenatmung jedoch aufgrund von rezidivierenden Sinusitiden und Nasenpolypen in vielen Fällen behindert, sodass die physiologischen Nasenfunktionen beeinträchtigt sind. Unter Umständen sind wiederholt HNO-Eingriffe erforderlich zur Erhaltung der Nasenatmung.

Pharmakologische Therapie

Im Gegensatz zu Nordamerika ist die herkömmliche Mukolytikatherapie in Europa weit verbreitet. Entsprechend den Wirkungsmechanismen sollen sechs der gebräuchlichsten Therapien im folgenden kurz beschrieben werden: N-Acetyl-Cystein, hypertone Kochsalzlösung, rhDNase, Gelsolin, Surfactant und mechanische Oszillationen [20] Eine entsprechende Übersicht gibt Abb. 4.4a, b (S. 132).

■ **N-Acetyl-Cystein (NAC).** NAC ist eine Modifikation von Cystein und kann Thiolgruppen (Disulfidbrücken, S-S) spalten. Dieses Therapieprinzip findet zur mukolytischen Behandlung eine breite Anwendung. Die chemische Struktur von disulfidbrückentragenden Proteinen und Peptiden wird durch diese Thiolpräparate verändert. Die veränderte Molekularstruktur und die Verkleinerung der Molekulargröße induzieren physikalische Veränderungen an den bronchialen Glykoproteinen wie Sedimentationsverhalten, Elastizität und Viskosität. Bei dieser Reaktion werden Disulfidbrücken (S-S) zu Sulfhydrylgruppen (-SH) reduziert, die nicht mehr an der Vernetzung der Moleküle teilnehmen. Die Viskosität und Elastizität des Mukus wird reduziert. Die dadurch erreichte Änderung der Mukusrheologie konnte bei In-vitro-Untersuchungen mit dem magnetischen Mikrorheometer analysiert und nachgewiesen werden. Liebermann fand bei seinen In-vitro-Untersuchungen darüber hinaus auch eine eindeutige Dosis-Wirkung-Beziehung: Je höher die verabreichte NAC-Konzentration, um so größer war die Abnahme der Viskosität [32]. Die für erwachsene Patienten optimale orale Dosierung für NAC beträgt nach unserer Erfahrung, basierend auf den Erfahrungen von Patienten mit Lungenfibrose [33], 2- bis 3-mal 600 mg/Tag.

■ Hypertone Kochsalzlösung. Hypertone Kochsalzlösung kann ionische Verbindungen im Mukusgel unterbrechen und somit den Vernetzungsgrad des Mukus vermindern sowie seine Viskosität und Elastizität auf diese Weise reduzieren. Zusätzlich kann hypertone Kochsalzlösung Wasser aus dem Interstitium anziehen und somit den intraluminalen Wassergehalt vermehren und die Hydrierung des Mukus steigern, wodurch die Mukusclearance wiederum verbessert werden kann. Nach einer Aerosolapplikation von hypertoner Kochsalzlösung wechselt Wasser aus dem Interstitium über das respiratorische Epithel. Dadurch wird das in den Atemwegen deponierte Kochsalz passager verdünnt. Das auf diese Weise besser hydrierte Bronchialsekret kann nun effektiver mit der mukoziliären Clearance oder Hustenclearance eliminiert werden. In purulentem Mukus kann hypertone Kochsalzlösung die darin enthaltenen DNA-Moleküle von den Glykoproteinen trennen und dadurch zu einem verbesserten enzymatischen Abbau beitragen. In zahlreichen Studien konnte gezeigt werden, dass die Inhalation von hypertonen Kochsalzlösungen die mukoziliäre Clearance bei Patienten mit chronischer Bronchitis und CF verbessert [34, 35], selbst bei Normalpersonen war eine gesteigerte Clearance nachweisbar [36].

Ein vergleichbarer Wirkungsmechanismus ist auch bei inhalierten Medikamenten nachweisbar, welche die Elektrolytzusammensetzung des Bronchialsekretes durch aktive Einwirkung auf die Schleimhaut verändern, wie z. B. Amilorid (vgl. Abschn. 9.2).

Die Wirkungsdauer von hypertoner Kochsalzlösung beträgt jedoch nur 10–20 min nach Inhalation und unerwünschte Nebenwirkungen durch einen höheren Kochsalzgehalt sind nicht zu erwarten. Sämtliche Inhalationen mit hypertoner wässriger Lösung, Trockenpulver oder Treibgasdosieraerosolen können über unterschiedliche Mechanismen zu einer Irritation der Atemwege führen und dadurch eine vorübergehende Atemwegsobstruktion verursachen. Eine Vorbehandlung mit inhalativen Bronchospasmolytika ist daher in vielen Fällen empfehlenswert.

■ Rekombinante humane DNase (rhDNase). Hohe DNA-Konzentrationen im Sputum (bis zu 43 mg/g [20]) bei CF verursachen einen signifikanten Anstieg der Sputumviskosität. Eine inhalative Therapie mit rhDNase vermag innerhalb von wenigen Minuten durch die enzymatische Spaltung der langkettigen DNA-Moleküle die Sputumviskosität zu reduzieren und den Mukus der Atemwege von einem nichttransportfähigen Mukusgel in eine transportierbare Flüssigkeit umzuwandeln. Diese Änderung der physikalischen Mukuseigenschaften ermöglicht es den Patienten, Sputum leichter abzuhusten und ihre Lungenfunktion zu verbessern. Die reduzierte Sputumviskosität korreliert hierbei mit der Abnahme der DNA-Molekülgröße von primär hochmolekularen zu niedermolekularen DNA-Fragmenten. Die endogene oder körpereigene DNase genügt jedoch nicht, um die bei chronischen Entzündungen in großem Umfang anfallende DNA ausreichend zu spalten und zu eliminieren. Mehrere Multicenterstudien haben gezeigt, dass sowohl eine Kurzzeit- als auch Langzeitinhalation mit rhDNase sowohl die Lungenfunktion als auch die Mukusclearance von CF-Patienten zu bessern vermag [37, 38].

■ Gelsolin. In fast allen eukaryontischen Zellen bilden F-Aktinfilamente eine klare Grenzschicht zwischen dem Zytoplasma der Zelle und ihrer Zellmembran. Diese gelartige Grenzschicht (Zytoskelett) bedingt auf diese Weise die jeweilige Form einer Zelle. Intrazelluläre Proteine wie Gelsolin können F-Aktinfilamente fragmentieren und somit diese Grenzschicht bei Bedarf modulieren. Bei Zelluntergang werden diese F-Aktinfilamente in großer Anzahl freigesetzt und sind z. B. für 10% des gesamten Leukozytenproteingehalts im Sputum verantwortlich. F-Aktin bildet lange, proteinaseresistente, viskoelastische Filamente. Plasma-Gelsolin, ein natürlicher intra- und extrazellulärer Bestandteil, reduziert die Länge der F-Aktinmoleküle. Aufgrund einer fortdauernden und übermäßigen Entzündung in den Atemwegen von CF-Patienten reicht der dort natürlicherweise vorkommende Gehalt an Gelsolin nicht aus, die anfallenden Entzündungsprodukte wie die langkettigen F-Aktinmoleküle zu eliminieren (vgl. DNase). Die Akkumulation von langkettigen F-Aktinmolekülen kann zusammen mit der exzessiven DNA-Konzentration im Sputum ein weiteres, sekundäres Netzwerk, zusätzlich zur Glykoproteinvernetzung (primäres Netzwerk) des Mukus ausbilden und somit ein hochvisköses und zähes Gel formen (vgl. Abschn. 4.2). Vasconcellos et al. demonstrierten, dass im In-vitro-Versuch die initiale Viskosität der CF-Sputen nach einer Behandlung mit nur 100 nM Gelsolin um 62% vermindert werden konnte, unabhängig von der Höhe der Ausgangsviskosität der unbehandelten Sputen [19]. Dasgupta et al. konnten darüber hinaus einen synergistischen Effekt zwischen Gelsolin und rhDNase in einer In-vitro-Untersuchung nachweisen, der weit effektiver war als der mukolytische Effekt jeder dieser Substanzen für sich allein [39]. Als wahrscheinliche Erklärung für diesen Synergismus dient die Hypothese, dass Gelsolin eine erneute Aggregation der bereits enzymatisch gespaltenen Filamentmonomere blockieren soll. Die Spaltung der F-Aktinfilamente reduziert auf diese Weise nicht nur die Viskoelastizität des Mukus mit konsekutiv verbesserter Hustenclearance, vielmehr wird hierdurch auch die Neubildung dieser Filamente unterdrückt. Zur Gelsolin-Therapie gibt es zwar zahlreiche In-vitro-Untersuchungen, als Medikament ist es jedoch bisher noch nicht verfügbar und zugelassen.

■ **Surfactant.** Physiologischerweise bewirkt der Surfactant der Lunge ein Offenbleiben der Alveolen während der Atmung. In den Atemwegen bewirkt er eine „Schmierung" für die Hustenclearance. Er kann darüber hinaus auch die Interaktion der Zilien verbessern und somit die mukoziliäre Clearance begünstigen. Surfactant kann daher beides, mukoziliäre Clearance und Hustenclearance, verbessern sowie die Oberflächenspannung und die physikalischen Verwicklungen im Mukus herabsetzen. Eine therapeutische Modifikation des Zweiphasenmodells (Gel- und Solphase nach Lucas u. Douglas [9]) der respiratorischen Schleimhaut der Lunge könnte daher durch exogen zugeführten Surfactant die Mukusclearance über pathophysiologisch günstigere Funktionsparameter der Gel- und Solphase verbessern. Schürch et al. berichteten in diesem Zusammenhang, dass exogen zugeführter Surfactant die Bildung eines Bilayers zwischen Mukus (Gelphase) und periziliärer Flüssigkeit (Solphase) begünstigte [40] und die mukoziliäre Clearance verbesserte. Es wird vermutet, dass durch eine vermehrte Bilayerformation des Surfactant zwischen Gel- und Solphase die Übertragung der kinetischen Energie der Zilien auf den Mukus verbessert und dadurch der Mukustransport gesteigert werden kann.

■ **Oszillationen und ihre physikalisch-physiotherapeutische Wirkung.** Externe Oszillationen der Atemwege bewirken eine physikalische Entflechtung der im Mukus enthaltenen Makromoleküle und verursachen dadurch eine Reduktion möglicher Verbindungen im Mukusgel [27]. Diese Zerreißung und Entflechtung der Mukoglykoproteine führt im nicht infizierten Mukus über eine Lockerung der primären Netzwerkstruktur zu einer verbesserten Mukusclearance [41]. Zusätzlich sind höher frequente Oszillationen auch in der Lage, in purulentem Mukus die darin enthaltenen DNA-Moleküle mechanisch zu zerkleinern, da diese langkettigen, inflexiblen Moleküle durch physikalische Einwirkung zerbrochen werden können [20]. Grundlegende Arbeiten auf diesem Gebiet konnten zeigen, dass die Mukusclearance von dem Ausmaß der Netzwerkdichte des Mukus abhängt. Höherfrequente Oszillationen bewirken einen erhöhten Luftfluss in den Atemwegen, vibrieren die Bronchialwände und können die Mukomakromoleküle dadurch zerbrechen und entflechten. Höherfrequente Oszillationen sind auch in der Lage die Schlagfrequenz der Zilien zu erhöhen [42]. Anwendungen von höher frequenten Oszillationen an der Brustwand und in den Atemwegen stellen durch eine hierdurch bedingte Reduktion der Mukusviskoelastizität und Stimulation der ziliären Schlagfrequenz daher eine weitere gute Alternative zur herkömmlichen, konventionellen Physiotherapie dar [43]. Dieses um so mehr, je geschwächter ein Patient ist, um noch selbst eine effektive Physiotherapie durchführen zu können.

In einem mehr oder weniger geringen Umfang ist dieses Wirkprinzip jedoch bei nahezu allen Physiotherapien, Husten oder sogar sportlichen Aktivitäten für eine verbesserte Mukusclearance aus den Atemwegen der Patienten verantwortlich.

4.1.7 Zusammenfassung

Der aus Becherzellen und submukösen Drüsen sezernierte respiratorische Mukus bedeckt das Epithel der Atemwege und wird mittels ziliärer Aktivität (Zilienschlag) oder Atemfluss (Hustenstoß) in Richtung Larynx transportiert. Unter physiologischen Bedingungen eliminiert das Ziliensystem der Atemwege den respiratorischen Mukus. Die Hustenclearance stellt hierbei zusätzlich zur mukoziliären Clearance einen weiteren oder auch kompensatorischen, sekundären Clearancemechanismus dar, wenn das ziliäre System überlastet oder ineffektiv ist.

Bei Patienten mit chronischer Bronchitis funktioniert dieser sekundäre Mechanismus (Hustenclearance) entsprechend bei einer verminderten mukoziliären Clearance. Eine ineffektive mukoziliäre Clearance wird bei diesen Patienten durch eine effiziente Hustenclearance sehr wirkungsvoll kompensiert. Bei Patienten mit cystischer Fibrose ist dieser Zusammenhang beider Clearanceformen trotz einer weiten Streuung der ziliären Effektivität (Patienten mit guter und schlechter Clearance) nicht nachweisbar. Selbst Patienten mit stark reduzierter mukoziliärer Clearance haben keine adäquate Hustenclearance. Pathophysiologisch bedeutet dies, wie durch den klinischen Alltag bestätigt, dass die Lungen der Patienten mit CF ohne weitere Unterstützung ihrer Mukusclearance vor allem bei mittelschweren bis schweren Verlaufsformen sich langsam, aber sukzessive zunehmend, mit Mukus füllen und einen effektiven Gasaustausch erschweren.

Unter diesen Bedingungen sollten alle verfügbaren Therapiemöglichkeiten, ausreichende Hydrierung der Patienten, Mukolytika und Physiotherapie (vgl. Abschn. 9.2), eingesetzt werden mit dem Ziel, die Verweildauer der Bronchialsekrete der Patienten zu reduzieren. Auf diese Weise wird darüber hinaus auch das erhöhte bakterielle Kolonisations- und Infektionsrisiko vermindert. Einen entscheidenden Einfluss auf diese Clearancemechanismen hat zweifelsfrei das Ausmaß der Entzündungsvorgänge in den Atemwegen der Patienten. Infektionen sollten daher primär mit einer möglichst suffizienten antibiotischen Therapie behandelt werden. Je wirkungsvoller eine antibiotische, mukolytische und physiotherapeutische Kombinationstherapie ist, desto geringer dürfte das Risiko der Patienten für eine fortschreitende Lungenschädigung sein. Damit wird die Prognose der Erkrankung sehr wahrscheinlich langfristig gebessert.

4.2 Rheologie des Sputums

E. M. App

Die Definitionen von *Mukus* und *Sputum* sind Abschn. 4.1 zu entnehmen.

***Weitere Definitionen:* Viskosität (lat.: viscos = zähflüssig, leimartig) die Zähigkeit; Rheologie (gr.: rheo = fließen, logos = das Wort, die Lehre) die Lehre von den Fließeigenschaften; Rheometrie (gr.: rheo = fließen, metrie = messen) die Messung von Fließeigenschaften; Viskometrie (lat.: viscos = zähflüssig, leimartig, metrie = messen) Viskositätsmessung. Mukoviszidose (mukus = Schleim, lat.: viscos = zähflüssig, klebrig).**

4.2.1 Allgemeine Grundlagen

Sputumgewinnung

Ein erstes Problem bei biophysikalischen, rheologischen Untersuchungen von Bronchialsekret stellt die Gewinnung dar. Welches Verfahren hierzu gewählt wird, hängt davon ab, welches Personenkollektiv untersucht werden soll. Bei gesunden Probanden zum Beispiel ist die zu erwartende Ausbeute gering und der Zugriff schwierig. Zusätzlich entscheidet die gewünschte diagnostische Information darüber, welches Gewinnungsverfahren eingesetzt werden kann. Sollen rheologische Parameter analysiert werden, dann muss Mukus oder Sputum auf eine besonders schonende Weise gewonnen werden [5].

Nichtinvasive Verfahren zur Sekretgewinnung

Bei Lungenerkrankungen, die durch eine chronische Sekrethypersekretion charakterisiert sind, wie bei CF, stellen weder die verfügbare Menge noch deren Gewinnung ein besonderes Problem dar. Der Auswurf (Sputum) ist in diesem Falle das Untersuchungsmaterial der Wahl. Es sollte jedoch Sorge getragen werden, eine Kontaminierung mit Speichel- und Nasensekret zu minimieren. Dies kann dadurch erreicht werden, dass der Patient angehalten wird, vor der Expektoration die Nase zu reinigen und den Mund zu spülen. Die Verwendung von Baumwollröllchen aus dem Dentalbereich, wie es von Puchelle et al. beschrieben wurde [32], ist darüber hinaus sehr nützlich, um Beimischungen von Speichel zu reduzieren. Auch bei CF-Patienten sollte bedacht werden, dass die Produktion von Sputum besonders vom Grad der Exazerbation abhängt und dass Patienten unter einer suffizienten Therapie oft nicht mehr in der Lage sind, die notwendigen Probenmengen zu produzieren.

Die gewonnenen Sputumproben sollten sofort nach dem Abhusten mit leichtem Paraffinöl versiegelt werden, um eine drohende Austrocknung zu vermeiden. Falls eine sofortige Analyse nicht möglich ist, können die Proben auch tiefgefroren werden (80 °C Tiefkühltruhe oder Trockeneis). Diese Methode hat sich in den vergangenen Jahren bewährt, als Proben von entfernten Zentren gesammelt und zur Analyse in Speziallabors gesandt wurden [5, 25]. Nach unserer Erfahrung führt auch Kältekonservierung von Sputum zu einer geringen Änderung von seinen viskoelastischen Eigenschaften. Diese Veränderungen liegen jedoch im Bereich der normalen Variation der Messung.

Invasive Verfahren der Sputumgewinnung

Für Patienten, die normalerweise kein Sputum produzieren, gibt es zahlreiche Methoden, um die Sputumproduktion entweder anzuregen oder Mukus invasiv zu gewinnen. Die Sputumproduktion kann hier durch Inhalation eines Irritants wie Zitronensäure oder hypertone Kochsalzlösung angeregt werden. Vor einigen Jahren haben Lopez-Vidriero et al. [27] Histamin, Acetylcholin und Prostaglandin F_{2a} benutzt, um bei Normalpersonen eine Sputumproduktion zu induzieren. Allerdings war dies den Probanden äußerst unangenehm. Da die dort verwendeten Substanzen die rheologischen Eigenschaften von trachealem Mukus zumindest bei Versuchstieren [5] verändern, sollte bedacht werden, dass mit diesem Verfahren möglicherweise ein „abnormaler“ Mukus gewonnen wird. Induktion der Sputum-Produktion ist nützlich für die Gewinnung von Entzündungszellen oder mikrobiologischer Flora der großen Atemwege und erlaubt sicherlich eine chemische Analyse

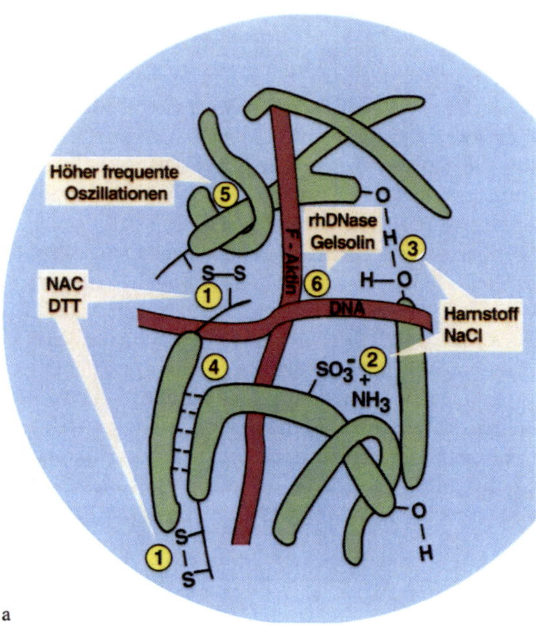

a

Mukolytika \ Bindungen	DNA	F-Aktin	Disulfid Brücken	Ionische Brücken	Hydrogen Brücken	Ober-Flächen Spannung	Physikal. Wicklungen
rhDNase	X	?					X
Gelsolin	?	X					X
N-Acetyl-Cystein			X				X
Hypertone NaCl - Lsg.				X			X
Harnstoff	X				X		X
Exosurf/ bLES						X	?
Oszillation	X	?	?				X

b **X** = erwartete Interaktion **?** = mögliche Interaktion

Abb. 4.4. a Interaktionen im Mukusgel und **b** therapeutische Ansatzmöglichkeiten. (Nach [37])

des Sputum. Dass ein derartig gewonnener Mukus in Hinblick auf seine physikalischen Eigenschaften repräsentativ für die gesunde Lunge ist, muss allerdings noch untersucht werden [6].

Bestandteile und Strukturen des Sputums

Der respiratorische Mukus ist ein komplexes viskoelastisches Gel, das zu 90–95% aus Wasser besteht und zu 1–2% Muzine (Glykoproteine) enthält. Muzine kommen im Mukus in unterschiedlicher Größe (MG 30000–70000) vor und haben eine außergewöhnliche Molekularstruktur, die sich von anderen Mukusbestandteilen und anderen Glykoproteinen unterscheidet. Unter normalen Bedingungen sind im Mukus auch ca. 1% Proteine, Lipide und niedermolekulare Ionen enthalten. Im CF-Mukus ist dieser Anteil um das 3- bis 4-fache erhöht [7]. Die physikalischen Eigenschaften des Mukus (Viskosität und Elastizität) werden vornehmlich durch seinen Muzingehalt und seine Zusammensetzung bestimmt [8]. Muzine bestehen aus Glykoproteinen. Mit einer zentralen Proteinkette sind ca. 200 Kohlenhydratketten mit bis zu 50 verschiedenen Strukturen ausschließlich O-glykosidisch über N-Acetylgalaktosamin mit den Aminosäuren Serin, Threonin und Prolin verknüpft [9]. Diese intramolekularen Verbindungen bilden zusammen mit einer Reihe von weiteren intermolekularen Bindungen (Abb. 4.4), vergleichbar mit einem Gel, eine netzartige Struktur, welche die Viskosität und Elastizität des nicht infizierten Mukus bedingt. In diesem Sinne ist ein Gel eine Lösung, in der die darin enthaltenen Makromoleküle durch zumindest eine Verbindung je Molekül miteinander zu sehr großen Aggregaten vernetzt sind. Diese makromolekulare primäre Vernetzung *(primäres Netzwerk)* des respiratorischen Mukus wird durch folgende Verbindungen hergestellt:

1. kovalente Bindungen (Disulfidbrücken; S-S),
2. ionische Verbindungen (zwischen sulfierten Zuckergruppen und Aminogruppen),
3. hydrogene Verbindungen (Hydroxylgruppen – kommen in den Oligo-Saccharid-Seitenketten vor),
4. Van-der-Waal-Kräfte (Anziehung zwischen benachbarten Molekülen),
5. physikalische Verwicklungen (mechanisches Umschlingen von benachbarten Polypedtidketten).
   Alle diese Verbindungen tragen unter normalen Mukusbedingungen zur primären Vernetzungsstruktur des Mukus bei und können daher für eine Mukolytikatherapie (Abb. 4.4b) gespalten werden (vgl. Abschn. 4.1).
6. Zusätzlich zu den in Abbildung 4.4a in grün dargestellten intermolekularen Verbindungen 1–5, die das *primäre Netzwerk* des Sputums bilden, werden bei Infektion weitere Proteine freigesetzt. Extrazelluläre DNA aus dem Zellkern und F-Aktin vom Zytoskelett der Zelle bauen bei vermehrtem Zelluntergang z.B. bei Infektion (rote Strukturen), ein *sekundäres Netzwerk* (muzinunabhängiges) auf.

Dieses pathophysiologische, *sekundäre Netzwerk* aus DNA-Molekülen sowie F-Aktin-Molekülen verbindet sich mit den normalerweise im Mukus vorkommenden Glykoproteinen des primären Netzwerkes und bildet dadurch ein hochvisköses Bronchialsekret aus. Je höher der DNA-Gehalt des Mukus, desto höher seine Zähigkeit (Viskoelastizität) und, daraus resultierend, desto niedriger seine Clearance aus den Atemwegen (vgl. Abb. 4.3 a, b).

4.2.2 Biophysikalische Analyse (Rheologie)

Historisch gesehen wurde bis zur Mitte der Sechzigerjahre der tracheobronchiale Mukus bezüglich seiner mechanischen Eigenschaften wie eine einfache Flüssigkeit behandelt, die allein durch ihre Viskosität charakterisiert werden kann. Folgerichtig wurden Methoden angewandt, die auf der konventionellen Viskometrie beruhten. Aufgrund seiner Eigenschaft Fäden zu bilden (Spinnbarkeit), wurde der Zervikalmukus kurioserweise zur selben Zeit physikalisch nicht als eine einfache Flüssigkeit, sondern als ein elastischer Festkörper beschrieben. Gegen Ende der Sechzigerjahre setzte die Entwicklung von komplexen Theorien sowie Methoden zur Charakterisierung der viskoelastischen Natur von Mukus ein. 1969 beschrieben Davis u. Dippy in England [10] sowie Hwang et al. in den Vereinigten Staaten [11] unabhängig voneinander Methoden, die darauf ausgerichtet waren, das viskoelastische Verhalten von Mukus vollständig zu beschreiben.

Mukus, eine visköse Flüssigkeit?

Wie erstmalig von Newton beschrieben, ist bei einer ausschließlich viskosen Flüssigkeit das Verhältnis zwischen Scherkraft, also der Kraft, die notwendig ist, um Flüssigkeitsschichten gegeneinander zu verschieben und Scherrate (relative Geschwindigkeiten der Schichten zueinander) konstant:

> **!** Scherkraft = Viskosität × Scherrate

Materialien, die bezüglich Scherkraft und Scherrate eine lineare Beziehung bilden, werden daher als newtonsch bezeichnet. Wasser und Honig sind z.B. in diesem Sinne newtonsche Flüssigkeiten (ausschließlich viskös). Für Mukus ist das Verhältnis zwischen Scherkraft und Scherrate jedoch nicht linear. Am ehesten kann Mukus als eine Flüssigkeit beschrieben werden, bei der außer einer scherratenabhängigen Viskosität auch eine elastische Komponente beobachtet wird (viskoelastisch). Deshalb muss die Viskosität des Mukus als eine Funktion der Scherkraft untersucht werden. Dieses Verhalten kann damit erklärt werden, dass das Netzwerk, das den Mukus stabilisiert, nicht statisch ist, sondern auf physikalischen Verbindungen beruht (Abb. 4.4 a), die sich neu formieren können. Eine zusätzliche Komplizierung entsteht dadurch, dass es bei höheren Scherraten zu einem Zusammenbruch des Netzwerks kommen kann. Dadurch können bei nachfolgenden Analysen niedrigere Viskositätswerte als zuvor gemessen werden.

Dieses Phänomen kann mit Instrumenten untersucht werden, die es erlauben, die Scherraten so zu steuern, dass periodisch zwischen hohen und niedrigen Raten hin und her geschaltet werden kann [12, 13, 14]. Treten bei hohen Scherraten Brüche in der makromolekularen Kettenstruktur des Mukus-Gelnetzwerkes auf, so kommt es zu einer dauerhaften Viskositätsabnahme. Bei mittleren Scherraten (Gradient der Schergeschwindigkeit $<10\ s^{1}$) führt die Induktion einer angespannten molekularen Konfiguration zu einer temporären Viskositätsabnahme (reversible Scherkraftverdünnung – Thixotropie, s. [15]).

Mukus, ein elastischer Festkörper?

Wird Mukus von einer konstanten Scherkraft verformt, dann führt ein plötzlicher Abbruch der Scherkraft zu einem Rückprall oder einer partiellen Erholung der Verformung. Darin kommt die elastische Eigenschaft von Mukus zum Ausdruck [16, 17]. Wie die Viskosität ist auch die Elastizität wesentlich von der aufgewandten Scherkraft, aber auch von der Beanspruchung bei der Probenaufarbeitung abhängig. Für eine umfassende Beschreibung der Viskoelastizität müssen die Messungen daher unter gleichbleibenden Flussbedingungen (visköse) sowie unter Rückprallbedingungen (elastische) bei unterschiedlicher Höhe der aufgewandten Scherkraft durchgeführt werden.

Die reine Elastizität wird durch das Hook-Gesetz bestimmt, wonach die Scherkraft, die eine Verformung bewirkt, mit dem Grad der Verformung in Beziehung steht:

> **!** Scherkraft = Elastizität × Verformung

Das einfachste elastische Material ist ein Gummiband, das sich unter einer Scherkraft verlängert, sobald jedoch die Kraft nachlässt, wieder in den Ausgangszustand zurückspringt (Recoil-Effekt). Mukus hingegen reagiert wie ein unvollständig vernetztes Gummiband. Dies bedeutet, dass er bei Dehnung sich verlängert und nach einer Dehnung sich weitgehend wieder zurückbildet (jedoch nur bei niedriger Amplitude). Bei langsamer Dehnung, oder wenn diese fortbesteht, bildet er sich nur unvollständig zurück. Diese Abweichung von einem idealen elastischen Verhalten wird als eine partielle Erholung verstanden.

Mukus als viskoelastisches Material

Obwohl quasistatische Untersuchungen Informationen über Viskosität und Elastizität des Mukus liefern

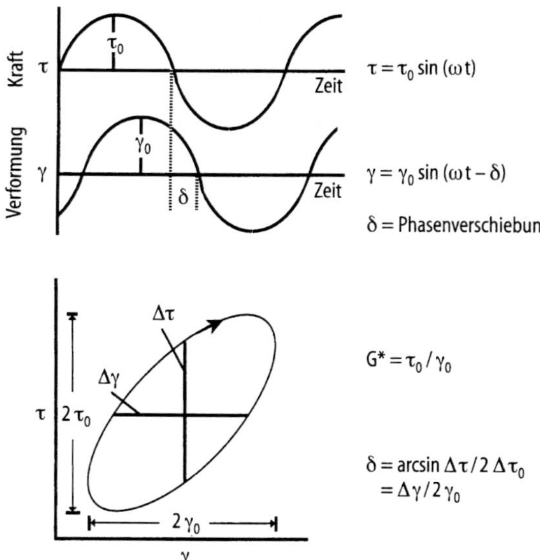

Abb. 4.5. Mathematische Grundlagen einer dynamischen Analyse von Viskosität und Elastizität. δ Phasenverschiebung, ω Messfrequenz in Einheitswinkel (Radius) pro Sekunde, G^* mechanische Impedanz

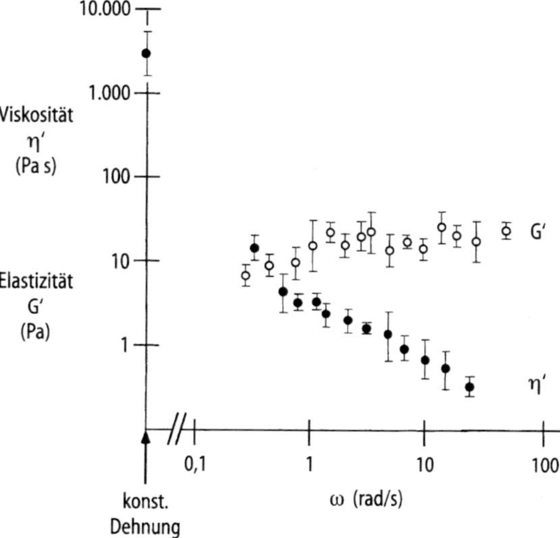

Abb. 4.6. Frequenzabhängigkeit von Elastizität und Viskosität in einer Mukusprobe

können, ist diese Information direkter und informativer über eine dynamische Untersuchung zu gewinnen. Eine dynamische Viskoelastizitätsuntersuchung besteht grundsätzlich aus einer auf eine Probe periodisch applizierten Kraft (gewöhnlich sinusförmig) und der Aufzeichnung der resultierenden Verformbarkeit. Im Gleichgewicht zeigt die Verformbarkeit dieselbe Periodizität wie die Kraft, jedoch aufgrund der Viskosität des Mukus folgt die Verformbarkeit mit einer Verzögerung (Phasenverschiebung). Wird nun eine sinusförmige Kraft gegen eine sinusförmige Verformung graphisch dargestellt, so ergibt sich hieraus eine Ellipse (Abb. 4.5). Die Größe der Phasenverschiebung (Ellipse) zeigt hierbei das relative Verhältnis zwischen einem viskosen und elastischen Verhalten. Ein rein elastisches Material würde keine Phasenverschiebung aufzeigen (Analysenfigur ist eine Gerade), wohingegen für ein rein visköses Material die Phasenverschiebung 90° betragen würde (Analysenfigur ist ein Kreis). Die viskoelastischen Eigenschaften werden berechnet aus der relativen Amplitude von Kraft (τ) und Verformung (γ) und der Phasenverschiebung (δ) zwischen diesen beiden (Abb. 4.5). Betrachtet man Mukus als ein viskoelastisches Material, also eine Mischung aus einer elastischen und einer viskosen Komponente, so sind für die Charakterisierung nicht nur die Absolutwerte für Elastizität und Viskosität entscheidend, sondern auch deren relative Anteile an der Gesamtprobe. Eine oszillatorische, sinusförmige Analyse ist daher besonders gut geeignet, diese komplexen viskoelastischen Eigenschaften von Mukus zu untersuchen. Bei einer dynamischen Untersuchung stellt tan δ das Verhältnis zwischen Viskosität und Elastizität dar; dies ist auch unter dem Begriff einer tangentialen Abnahme bekannt und kann auch als ein Rückprallfaktor (recoil effect) aufgefasst werden. G* ist die Vektorsumme aus Viskosität und Elastizität und wird oft auch als mechanische Impedanz (Rigiditätsfaktor) bezeichnet. Wenn z.B. bei konstanter Kraft (τ) die Verformung (γ) klein ist, so ist der Quotient aus diesen beiden (G*) hoch, der Mukus somit rigide.

Ein typisches Beispiel für die dynamischen Viskoelastizitätseigenschaften von Mukus zeigt Abb. 4.6. Diese Messungen wurden mit Trachealmukus unter Verwendung des magnetischen Mikrorheometers (s. unten) durchgeführt. Die rasche Abnahme der Viskosität η' mit einem gleichzeitigen, moderaten Anstieg der Elastizität G′ über den untersuchten mittleren Frequenzbereich zeigt hierbei ein typisches Ergebnis. Die Form dieser Kurven reflektiert die gelartige Natur von Mukus. Die Höhe der elastischen Komponente in dem flachen, mittleren Frequenzbereich dient als Index der Vernetzungsdichte des makromolekularen Netzwerkes, das ein Gel formt. Die dynamische Viskosität ist sehr stark scherratenabhängig. Bei hoher Analysenfrequenz ist die Viskosität niedrig, da bei dieser nur lokale Veränderungen zwischen benachbarten makromolekularen Einheiten genug Zeit haben, sich zu etablieren. Bei niedriger Frequenz ist die Viskosität hoch, da die Reaktion auf eine applizierte Kraft Veränderungen im gesamten Gelnetzwerk verursachen. Bei einer langsamen, konstanten Dehnung ist die Viskosität am höchsten (5000 Pa/s).

Es sollte jedoch nicht vergessen werden, dass alle experimentellen Untersuchungsmethoden für einen

Tabelle 4.1. Normalwerte für die Viskosität und Elastizität des Mukus bei unterschiedlicher Messfrequenz ω (1 und 100 rad/s) als Mittelwerte mit geometrischen Standardabweichung (GSD) im Vergleich mit anderen Substanzen

Rheologische Vergleichsdaten (bei Raumtemperatur und Normaldruck)		
–	Viskosität (Pa/s)	Elastizität (G′) (Pa)
Wasser	1×10^3	0
Getriebeöl	0,15–0,8	0
Sirup	1–10	0
Mukus (bei 1 rad/s)	4,27 ± 2,09 (GSD)	15,3 ± 2,09 (GSD)
Mukus (bei 100 rad/s)	0,27 ± 2,14 (GSD)	28,2 ± 2,14 (GSD)
Gelatine (80% H_2O)	–	20
Naturgummi	–	86

gewissen Grad eine Zerstörung oder „Vorscherung" der Mukusprobe durch Beladung eines Rheometers verursachen können. Abhusten von Sputum stellt für sich selbst bereits eine Form der „Vorscherung" dar und obgleich dies bisher nicht ausreichend untersucht wurde, dürfte dieser Vorgang bereits zu einer permanenten Veränderung des Gelnetzwerkes führen. Dennoch sind Vergleiche zwischen Proben bei gleicher Handhabung geeignet, wertvolle Information über Veränderungen der Viskoelastizität des Sputums, z. B. unter Therapie oder Infektzustand, zu liefern.

Normwerte für die Mukusviskosität und Mukuselastizität sind in Tabelle 4.1 im Vergleich mit anderen Substanzen dargestellt. Bezüglich seiner Viskosität ist Mukus mit Sirup vergleichbar, wohingegen seine Elastizität in der Größenordnung von Gelatine liegt, die zu 80 % aus Wasser besteht. Bei einer niedrigen Analysenfrequenz (1 rad/s) ist die Viskosität des Mukus höher und seine Elastizität niedriger als bei einer höheren Frequenz (100 rad/s).

4.2.3 Rheologische Methodik

Um die basale Viskoelastizität des Sputums zu bestimmen oder die Effektivität einer Mukolytikatherapie evaluieren zu können, müssen geeignete und standardisierte Messverfahren für die biophysikalische (rheologische) Untersuchung des Mukus eingesetzt werden. Hierzu gehören die sog. Gießbarkeit [17], die ein historisches Verfahren darstellt, sowie die aktuellen Messverfahren mithilfe der kontrollierten Scherratenrheometrie [10, 14] und die Ermittlung der rheometrischen Sputumeigenschaften mittels der magnetischen Mikrorheometertechnik [3, 22, 28, 29] oder des Filancemeters [32, 38, 24].

Die magnetische Mikrorheometer-Technik

Der magnetische Mikrorheometer ist ein rheologisches Instrument, um viskoelastische Eigenschaften von sehr kleinen Sputumproben zu untersuchen (Abb. 4.7). Ein 10–100 µm großes Stahlkügelchen

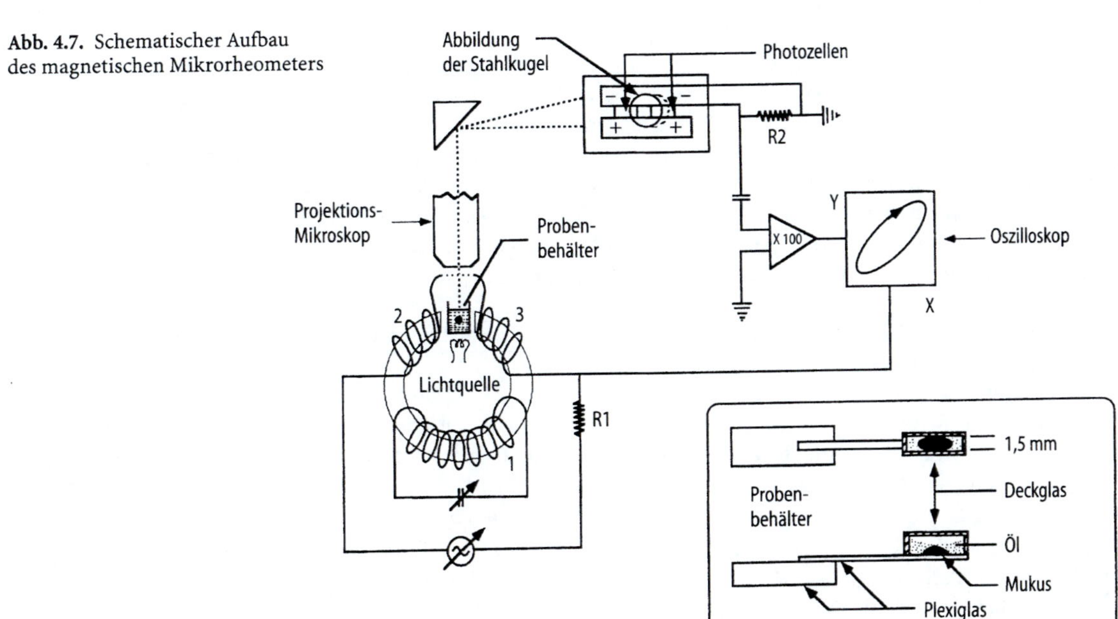

Abb. 4.7. Schematischer Aufbau des magnetischen Mikrorheometers

wird in eine 1–5 µl große Sputumprobe eingebracht und mittels eines externen Elektromagneten bei standardisierten Frequenzen oszilliert. Die Amplitude des Ausschlags des Stahlkügelchens und seine Phasenverschiebung, relativ zur treibenden Kraft (oszillierendes Magnetfeld), werden verwendet (elliptische Analysenfigur in Abb. 4.5 und 4.8), um die Viskoelastizität des Sputums zu bestimmen [21–23]. Der magnetische Mikrorheometer arbeitet sehr gut mit Mikrolitermengen von Mukus, tatsächlich sogar besser als mit größeren Mengen, da er von einem optischen Detektorsystem abhängt und Sputum nur halbdurchlässig für Licht ist. Es ist jedoch sehr schwierig, mit wässrigen Proben zu arbeiten, da das Stahlkügelchen von der Probe nicht gehalten wird und auf den Boden des Behältnisses sinkt. Dieses Problem konnte gelöst werden, indem der Rheometer auf die Seite geneigt und eine Vorspannung an den Magneten angelegt wurde, um der Schwerkraft, die auf der Kugel lastet, entgegenzuwirken [24].

Der magnetische Mikrorheometer ist sehr wahrscheinlich unempfindlich gegenüber der Anwesenheit von Surfactant in einer Probe, da die rheologische Sonde (Stahlkügelchen) vollständig in der Mukusprobe liegt und nur den Eigenschaften der Hauptbestandteile ausgesetzt ist. Die gemessenen Parameter sind tan δ (Quotient aus Viskosität und Elastizität) und log G* (mechanische Impedanz = Vektorsummenprodukt aller viskösen und elastischen Kräfte in einer Probe).

Wie bei allen mikrorheologischen Analyseverfahren sollte man sich jedoch der von Natur aus heterogenen rheologischen Eigenschaften des Mukus bewusst sein, so dass wiederholte Messungen von Aliquots einer Probe generell notwendig sind.

Von jedem erhaltenen rheologischen Meßwert können zwei Parameter, M.C.I. („mucociliary clearability index") und C.C.I. („cough clearability index"), aufgrund von umfangreichen In-vitro-Beziehungen aus Modellstudien [2, 3, 19] errechnet werden. Der M.C.I. gibt die Clearancefähigkeit dieser Sekrete unter normaler Ziliarfunktion wieder und wird aus log G* und tan δ bei einer Analysenfrequenz 1 rad/s aufgrund zahlreicher Froschgaumenexperimente errechnet, wohingegen der C.C.I. die Clearancefähigkeit dieser Sekrete in der Hustensimulationsmaschine (standardisiertes Hustenmanöver) wiedergibt, errechnet aus log G* und tan δ bei einer Analysenfrequenz 100 rad/s. Beide Parameter korrelieren negativ mit log G*. M.C.I. korreliert auch negativ mit tan δ, wohingegen C.C.I. positiv mit diesem korreliert.

> **!** Die diesbezüglichen Formeln sind folgende:
> MCI = 1,62 – 0,22 · log G* 1 – 0.77 · tan δ1
> CCI = 3,44 – 1,07 · log G* 100 + 0,89 · tan δ100

4.2.4 Methoden der Clearancebestimmung

Um die Messergebnisse der Sputumrheologie in Perspektive zur klinisch relevanten Mukusclearance bewerten zu können, müssen geeignete Clearanceuntersuchungen zusätzlich durchgeführt werden. Die Bestimmung der mukoziliären Clearance und Hustenclearance kann mithilfe der sog. Froschgaumen-Methode [18, 36] oder der Hustensimulationsmaschine [1, 5, 6] erfolgen.

4.2.5 Rheologie und Clearance

Zilien schlagen mit einer Frequenz von 10–20 Hz und einer Amplitude von 5 µm, woraus sich eine Mukus-Transportgeschwindigkeit in der Trachea von 0,5–2 cm/min ergibt. Die Geschwindigkeit (Frequenz mal Amplitude) beim Husten ist jedoch etwa 100-mal größer. Daher sind Messergebnisse der Viskoelastizität von Mukus bei niedriger Frequenz (1 rad/s) geeignet zum Vergleich mit Messungen der mukoziliären Clearance, wohingegen Messungen bei hoher Frequenz (100 rad/s) sich besser für die Vorhersage der Effektivität einer Hustenclearance eignen [28]. Ein hohes tan δ (Verhältnis von Viskosität und Elastizität) bei hohen Frequenzen charakterisiert einen viskösen Mukus, der die Hustenclearance begünstigt (Abb. 4.8b). Ein niedriges tan δ bei niedriger Frequenz repräsentiert einen elastischen Mukus, der die ziliäre Clearance begünstigt (Abb. 4.8a). Ein hohes G* (mechanische Impedanz) inhibiert beide Arten der Clearance.

Aufgrund dieser Untersuchungen scheint eine Reduktion von entweder der Elastizität oder des Viskosität-Elastizität-Verhältnisses von Mukus die ziliäre Clearance zu verbessern. Dies trifft jedoch nur bis zu einem gewissen Maße zu. Die ziliäre Transportrate verbessert sich bei kontinuierlicher Reduktion der Mukuselastizität bis zu einem Maximum, um bei einer weiteren Reduktion wieder abzunehmen [34]. Obgleich dieser Effekt bei Gesunden und intaktem Mukus bislang nicht nachweisbar war, zeigte sich dies sehr eindrucksvoll in pathologischem Humanmaterial [17] und im Tierversuch [35].

Da es einen optimalen Bereich für die viskoelastischen Eigenschaften von bronchialem Mukus gibt und zudem aus klinischer Sicht oft genug die Notwendigkeit für eine Verbesserung der mukoziliären Clearance und/oder Hustenclearance besteht, sollte bei einem therapeutischen Ansatz, der die Mukusrheologie beeinflusst, der initiale viskoelastische Status des Mukus berücksichtigt werden und das Moni-

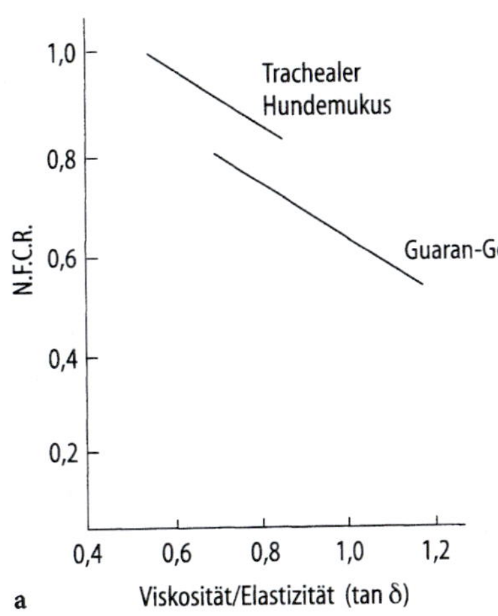

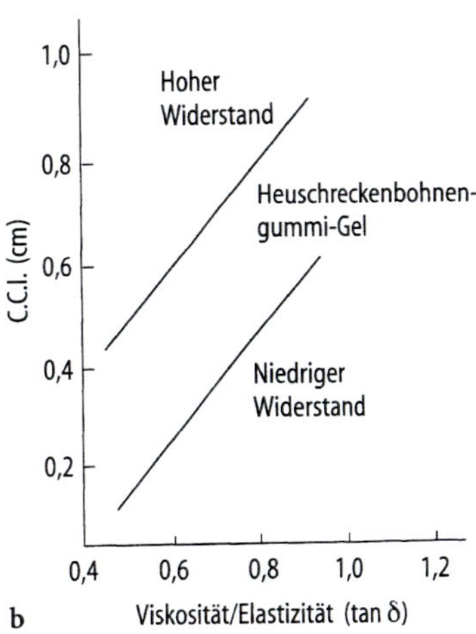

Abb. 4.8. Der Einfluss des Viskosität-Elastizitätsverhältnisses (tan δ) einer Probe auf die mukoziliäre Clearance und Hustenclearance

toring der viskoelastischen Eigenschaften des Mukus einen essentiellen Teil einer Mukus modifizierenden Therapie darstellen.

4.2.6 Mukolytische Einzel- und Kombinationstherapie

Eine Vielzahl von verschiedenen Medikamenten und Physiotherapien (Abb. 4.4b) reduzieren die viskoelastischen Eigenschaften des Bronchialsekrets und verbessern dadurch direkt oder indirekt die Mukusclearance aus den Atemwegen von CF-Patienten. Vergleicht man die Viskoelastizität von CF-Sputum mit Mukus von nicht rauchenden Normalpersonen, so fällt auf, dass sowohl log G* (Viskoelastizität = Rigidität) als auch tan δ (Verhältnis zwischen Viskosität und Elastizität) erhöht sind (Tabelle 4.2). Allein hieraus resultiert eine um ca. 30% reduzierte mukoziliäre Clearance (MCI) und sogar über 50% verminderte Hustenclearance (CCI). Inhalieren CF-Patienten nur 2 ml 10^{-3} mol Amiloridlösung, so konnten diese Unterschiede zwar nicht vollständig aufgehoben, doch immerhin hochsignifikant in Richtung Normalisierung verbessert werden [3]. Eine Substanzklasse allein kann bei Patienten mit hochviskösem Mukus, wie bei CF, in vielen Fällen das Bronchialsekret nicht ausreichend verflüssigen, so dass eine sinnvolle mukolytische Kombinationstherapie erforderlich ist. So kann z. B. eine Oszillationstherapie (hochfrequente Thoraxwandoszillation oder Flutter) physikalisch und die rhDNase-Therapie (Pulmozyme) enzymatisch die rigide Helixstruktur von DNA-Molekülen in kleinere Fragmente zerlegen. Beide Therapieformen zeigen jedoch bei einer Kombination darüber hinaus aufgrund ihres unterschiedlichen Wirkmechanismus bei In-vitro-Untersuchungen einen klaren synergistischen Effekt (Abb. 4.9) [36].

Ein weiteres Beispiel für eine synergistische mukolytische Kombinationstherapie stellt die Applikation von rhDNase und Gelsolin dar. Beide Einzelsubstanzen können das *sekundäre Netzwerk* des Mukus, entstanden durch inflammatorische Mukusbeimischungen (DNA, F-Aktin), zerkleinern und in Kombination die gewünschte rheologische Wirkung noch vermehren. Das Protein Gelsolin fragmentiert die langen Aktin-Filamente (F-Aktin) in monomeres Aktin (G-Aktin) in vergleichbarer Weise wie rhDNase langkettige DNA-Moleküle.

Durch eine sinnvolle mukolytische Kombinationstherapie könnte auch eine mögliche Toxizität der Einzelsubstanzen vermindert werden. Weitere diesbezügliche unabhängige Untersuchungen sind jedoch dringend erforderlich.

Tabelle 4.2. Rheologie und Clearanceparameter in CF-Sputum im Vergleich mit normalem Mukus von gesunden Kontrollpersonen

–	1 rad/s (Analysenfrequenz)		100 rad/s (Analysenfrequenz)		Clearance	
Kollektiv	log G*	tan δ	log G*	tan δ	M.C.I.	C.C.I.
Normal	2,17 ± 0,08	0,29 ± 0,16	2,56 ± 0,08	0,93 ± 0,06	0,91 ± 0,02	1,52 ± 0,03
CF	2,92 ± 0,10	0,41 ± 0,02	3,32 ± 0,09	0,95 ± 0,06	0,66 ± 0,03	0,73 ± 0,09
CF (Am)	2,41 ± 0,14	0,32 ± 0,04	2,67 ± 0,13	1,04 ± 0,06	0,84 ± 0,06	1,51 ± 0,18

Gemessene und errechnete Parameter: *log G** (mechanische Impedanz = Vektorsummenprodukt aller viskosen und elastischen Kräfte, *tan δ* (Quotient aus Viskosität und Elastizität), *M. C. I.* („mucociliary clearability index") und *C. C. I.* („cough clearability index") sowie der therapeutische Effekt einer Amiloridinhalationstherapie von 2 ml 10^{-3} mol Amiloridlösung bei CF-Patienten.

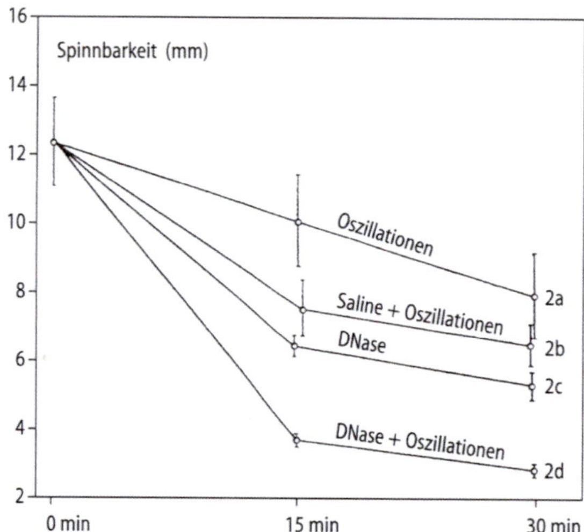

Abb. 4.9. Effektivität (Spinnbarkeitsänderungen in mm) einer Einzel- und Kombinationstherapie mit Kochsalz (Saline) oder DNase mit und ohne Oszillationen bei In-vitro-Untersuchungen in CF-Sputum [12]

4.2.7 Zusammenfassung

Sputum ist ein viskoelastisches Gel, das aus Wasser und hochmolekularen, vernetzten Glykoproteinen besteht und außerdem Proteine, Lipide, Nukleinsäuren und Zellbestandteile enthält. Die makromolekulare primäre Vernetzung *(primäres Netzwerk)* des respiratorischen Mukus wird durch verschiedene intermolekulare Verbindungen zwischen Mukoglykoproteinen hergestellt. Extrazelluläre DNA aus dem Zellkern und F-Aktin vom Zytoskelett der Zelle bauen bei vermehrtem Zelluntergang z. B. bei Infektion ein weiteres, *sekundäres Netzwerk* auf. Dieses pathophysiologische, *sekundäre Netzwerk* verbindet sich mit den normalerweise im Mukus vorkommenden Glykoproteinen des *primären Netzwerkes* und bildet dadurch ein hochvisköses Bronchialsekret aus. Für eine biophysikalische (rheologische) Untersuchung sollte Mukus idealerweise möglichst ohne Verunreinigungen (Speichel etc.) gesammelt und alsbald analysiert werden. Eine solche Gewinnung ist jedoch ohne ein invasives Verfahren nicht immer möglich, sodass aus praktischen Gründen häufig diese Analyse an Sputum (Auswurf) durchgeführt wird. Die viskoelastischen Mukuseigenschaften sind als solche wenig aussagekräftig, wenn sie nicht auf ihre Beziehung zur Mukusclearance untersucht werden. Die Mukusclearance in den Atemwegen wird durch die Eigenschaften der serösen, paraziliären Flüssigkeit zwischen Mukus und respiratorischem Epithel, der Funktion der die Atemwege auskleidenden Zilien sowie durch Interaktionen zwischen Mukus und Luftströmung oder Mukus und Zilien, hauptsächlich aber durch die physikalischen (rheologischen) Eigenschaften des Mukusgels selbst beeinflusst. Rheologische Analysen des Mukus dienen der Charakterisierung seiner Fließfähigkeit sowie Verformbarkeit. Es werden Methoden zur Mukusgewinnung sowie zur Lagerung und Analyse von Mukus aus dem Respirationstrakt vorgestellt und ihre physikalischen Grundlagen diskutiert. Darüber hinaus werden einfache Assays zur Bestimmung von mukoziliärer Clearance und Hustenclearance vorgestellt und Zusammenhänge zwischen Mukusrheologie und Mukusclearance aufgezeigt. Exemplarisch werden Mikrotechniken vorgestellt, wie der magnetische Mikrorheometer und Filancemeter, die es ermöglichen, rheologische Eigenschaften von kleinsten Probenmengen zu analysieren. Vergleicht man die Viskoelastizität von CF-Sputum mit Mukus von nicht rauchenden Normalpersonen, so fällt auf, dass sowohl die Rigidität als auch das Verhältnis zwischen Viskosität und Elastizität erhöht sind. Allein hieraus resultiert eine um ca. 30% reduzierte mukoziliäre Clearance und sogar über 50% verminderte Hustenclearance. Eine Inhalation von Amiloridlösung kann bei CF-Patienten diese Unterschiede zwar nicht vollständig aufheben, jedoch immerhin hochsignifikant verbessern. Eine Substanzklasse allein kann jedoch bei Patienten mit hochviskösem Mukus, wie bei CF, in vielen Fällen das Bronchialsekret nicht ausreichend verflüssigen, sodass eine sinnvolle mukolytische Kombinationstherapie wie zum Beispiel Oszillationstherapie und rhDNase oder rhDNase und Gelsolin erforderlich ist. Wenn aus klinischer Sicht die Notwendigkeit für eine Verbesserung der mukoziliären Clearance und/oder Hustenclearance besteht, sollte bei einem therapeutischen Ansatz, der die Mukusrheologie beeinflusst, der initiale viskoelastische Status des Mukus berücksichtigt werden und das Monitoring der viskoelastischen Eigenschaften des Mukus einen essentiellen Teil einer mukusmodifizierenden Therapie darstellen.

4.3 Körpereigene antimikrobielle Abwehrsysteme

Die Atemwegsflüssigkeit in der Lunge stellt die Grenzfläche zwischen Umwelt und Organismus dar. Täglich inhalieren erwachsene Menschen ca. 17 kg Luft mit darin suspendierten Mikroorganismen, Antigenen und partikulären Substanzen. Daher wird sofort klar, dass wir über ein gut funktionierendes Abwehrsystem in der Lunge verfügen müssen, welches jederzeit bereit steht und effizient arbeitet und so eine aufwendigere Mobilisierung zellulärer und immunologisch komplexerer Abwehrmechanismen unnötig macht. Diese Aufgabe wird dem System der sog. nichtadaptiven Immunabwehr zugeschrieben. Hier stehen sofort und ohne aktuelle Anpassung oder Regulation des Organismus Abwehrmoleküle bereit, die fremde Substanzen oder Mikroorganismen erkennen und eliminieren können.

Die Effektorsubstanzen, die sich in der Atemwegsflüssigkeit finden, sind vorwiegend aufgrund ihrer direkten antimikrobiellen Wirkung identifiziert worden. Sicherlich sollten sie nicht für sich allein betrachtet werden, sondern als ein komplexes Netzwerk, welches untereinander und mit den zellulären Elementen verknüpft ist. Naturgemäß ist die Hauptfunktion der meisten der aufgeführten Komponenten nicht eindeutig, da einerseits weitere Funktionen bekannt sind wie z.B. für den Protease-Inhibitor SLPI und andererseits viele potentielle Funktionen noch nicht aufgedeckt sind. Die vorgenommene Einteilung der Faktoren nach dem Molekulargewicht ist rein pragmatisch und beschreibt die enorme Bandbreite der involvierten Moleküle und die Heterogenität der assoziierten Mechanismen und Funktionen. Ziel der beiden folgenden Abschnitte ist es, einerseits einen Überblick über die Komponenten des pulmonalen nichtadaptiven Immunabwehrsystems zu geben und andererseits deren potentielle Bedeutung für die cystische Fibrose herauszuarbeiten.

4.3.1 Großmolekulare (MG > 10 000) antimikrobielle Substanzen der Atemwegsflüssigkeit

M. Griese, R. Bals

Einleitung

Die genauen pathogenetischen Zusammenhänge, die zu einer gesteigerten Anfälligkeit des Atemtraktes bei CF gegenüber bestimmten bakteriellen Erregern führen, sind nach wie vor unbekannt. Eine Rolle könnten in diesem Zusammenhang die schon normalerweise in großer Zahl in der Atemwegsflüssigkeit vorkommenden spezifischen, antimikrobiellen Substanzen spielen. In diesem Abschnitt werden die großmolekularen Bestandteile des pulmonalen, nichtadaptiven, d.h. vorgebildeten, Abwehrsystems der Lunge („innate host defense system“) beschrieben und ihre Organisation bei CF besprochen. Einflüsse, die im direkten Zusammenhang mit den Mutationen des CFTR (z.B. veränderte Glykolysierungsmuster) stehen oder durch indirekte Faktoren, z.B. in der Folge von ablaufenden Entzündungsprozessen, können dazu führen, dass die funktionelle Integrität des nichtadaptiven Abwehrsystems dauerhaft oder episodisch bei CF gestört ist. Daher ist es von großer Bedeutung, die Funktionszustände aller antimikrobiellen Bestandteile der Atemwegsflüssigkeit bei CF genau zu kennen um Abweichungen korrigieren zu können. Eine abschließende Beurteilung der Relevanz einzelner oder mehrerer Faktoren ist nur durch klinische Substitutionsstudien (exogene Gabe, Modulation der Genexpression u.ä.) möglich.

Surfactantprotein A (SP-A)

SP-A ist ein kalziumabhängiges Lektin, d.h. ein Protein, welches in Anwesenheit von ausreichenden Mengen an Kalzium Kohlenhydratsequenzen auf mikrobiellen oder zellulären Oberflächen erkennen und binden kann. Die Bindungsfähigkeit von SP-A-Monomeren wird dadurch erhöht, dass sich immer 18 dieser Monomereinheiten wie ein Strauß Blumen zusammenlagern, wobei die Blüten die Kohlenhydrat-Erkennungsdomänen („carbohydrate recognition domain“, CRD) darstellen (Abb. 4.10). Damit ist SP-A strukturell ähnlich der Komplementkomponente C1q aufgebaut. Die CRD-Komponente ist hauptsächlich, jedoch nicht ausschließlich, für die Immunabwehrfunktion von SP-A verantwortlich. SP-A wird ab der 15. Schwangerschaftswoche vor allem in den Epithelzellen der größeren Bronchien gebildet [40]. Es ist insbesondere das SP-A2-Gen, welches in fetaler Trachea und Bronchien, nicht jedoch in der peripheren Lunge, exprimiert wird [9]. Beim erwachsenen Menschen wird das SP-A2-Gen in den submukösen Atemwegsdrüsenzellen exprimiert [31]. SP-A wird darüber hinaus beim Menschen im geringen Ausmaß auch in den Clarazellen der kleinen Atemwege gebildet, die stärkste Expression (SP-A1-Gen) findet sich jedoch in den alveolären Typ-II-Pneumozyten. Alveolarmakrophagen enthalten SP-A, produzieren jedoch selbst keines. SP-A kann LPS und Kapselpolysaccharide von gramnegativen Bakterien, grampositiven Bakterien sowie Influenza-Virus A und Herpes-simplex-Virus binden (s. Abschn. 4.4.2). Darüber hinaus beeinflusst SP-A die Produktion reaktiver Sauerstoffspezies, die Chemotaxis von Ma-

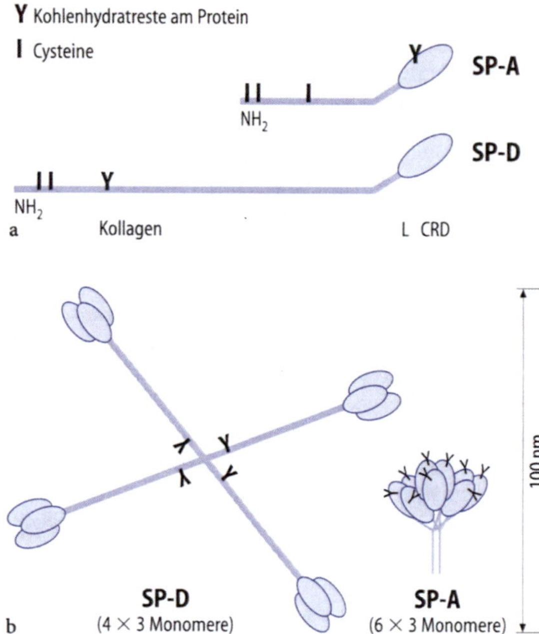

Abb. 4.10. **a** SP-A und SP-D werden zunächst als monomere Proteine synthetisiert. Sie bestehen als Kollektine typischerweise aus einem Lektinanteil (CRD = carbohydrate recognition domaine) und einem langgestreckten Kollagenanteil, die über eine Verbindungsbrücke (*L linking*) zusammenhängen. **b** Je drei dieser Monomere lagern sich eng zusammen zu Trimeren zusammen, von denen dann wiederum sechs (SP-A) bzw. vier (SP-D) die molekulare Struktur schaffen, in der diese Moleküle extrazellulär in der Lunge vorliegen

krophagen, die Sekretion von Zytokinen und Immunglobulinen aus Lymphozyten sowie die Proliferation dieser Zellen. Diese vielfältigen Funktionen machen SP-A zu einem zentralen Bestandteil der nichtadaptiven Immunabwehr der Lunge [6, 24, 39].

Bei CF findet sich in der bronchialen Lavage eine erhöhte Konzentration von SP-A bei denjenigen Säuglingen und Kleinkindern, die an einer akuten Exazerbation litten (mehr als 50% neutrophile Granulozyten, erhöhter IL8-Spiegel) [18]. Im symptomfreien Intervall hatten Kleinkinder und Säuglinge mit CF dieselbe SP-A-Konzentration wie normale Kontrollen. In einer Untersuchung von Sputum und Sputumsolphasen fanden wir bei erwachsenen Patienten mit CF ebenfalls erhöhte Konzentrationen von SP-A im Vergleich zu Kontrollpatienten [13]. Im Gegensatz dazu fanden sich im alveolären Kompartiment der BAL bei älteren Patienten mit schwerer chronischer Atemwegserkrankung reduzierte Konzentrationen an SP-A [12, 27]. Diese Daten zeigen, dass SP-A bei CF nicht primär reduziert ist, sondern in Abhängigkeit vom jeweiligen Erkrankungsgrad in seiner Konzentration und wahrscheinlich auch seiner protektiven Funktion verändert wird [11].

Surfactantprotein D (SP-D)

Auch SP-D ist ein Lektin, welches mit seiner Kohlenhydrat-Erkennungsdomäne (CRD) kalziumabhängig Kohlenhydratstrukturen auf Mikroorganismen oder Zellen erkennen und binden kann. Die Zuckerspezifität von SP-D (Maltose >Fukose, Mannose >Glucose >Galactose, Laktose >N-Acetylglucosamin) unterscheidet sich von derjenigen des SP-A (N-Acetylmannosamin >Fucose >Maltose >Glucose >Mannose). Ähnlich wie beim SP-A wird durch die Zusammenlagerung der Proteinmonomere ein polymeres Molekül erzeugt, welches aus 4-mal 3 SP-D-Untereinheiten (12-mer) besteht und die Form eines Kreuzes hat (Abb. 4.10). Diese Moleküle haben eine Spanne von bis zu 100 nm und können sich zur weiteren Steigerung ihrer Affinität gegenüber Kohlenhydratstrukturen zu noch höheren Polymeren zusammenlagern. SP-D ist in der Lage, die Oligosaccharide des LPS von gramnegativen Bakterien zu binden. Grampositive Bakterien werden nicht gebunden, jedoch Bestandteile von Influenzavirus A, Pilzen (Aspergillus) und Pneumocystis carinii. Darüber hinaus bindet SP-D an die Oberflächen von Leukozyten und ähnlich wie SP-A auch an verschiedene Rezeptoren von Lungenepithelzellen. Auch SP-D kann durch Interaktion mit zellulären Elementen die Chemotaxis von Neutrophilen und Monozyten steigern und die Produktion von freien Radikalen durch Alveolarmakrophagen stimulieren. Diese Eigenschaften machen SP-D ebenfalls zu einem zentralen Molekül der nichtadaptiven Immunabwehr der Lunge [6].

Bei jungen Patienten mit CF ist die Konzentration von SP-D in der Atemwegsflüssigkeit bisher nicht bekannt. Während Postle et al. bei CF-Patienten mit relativ milder Lungenerkrankung extrem erniedrigte Spiegel an SP-D fanden [27], konnten wir keinen Unterschied im SP-D-Gehalt zwischen Kindern mit CF, die eine deutliche inflammatorische Reaktion in der bronchoalveolären Lavage hatten und gesunden Kontrollkindern (unpublizierte Ergebnisse) nachweisen [11].

Mukus-Proteinase-Inhibitor (MPI, SLPI, ALP, BSI)

Der Mukus-Proteinase-Inhibitor (MPI) ist ein in Schleimhautsekreten (Bronchialsekret, Speichel, Seminalplasma, zervikaler Mukus etc.) des menschlichen Körpers enthaltener und von den exokrinen Drüsen lokal produzierter Serin-Proteinasen-Inhibitor. Synonyme Bezeichnungen für MPI sind sekretorischer Leukozyten-Proteinase-Inhibitor (SLPI), Antileukoproteinase (ALP), Bronchialsekret-Inhibitor (BSI). Darüber hinaus wird dieses Molekül beim Menschen zumindest auch von neutrophilen Granulozyten und Makrophagen gebunden, wenn auch nicht exprimiert [10, 14]. Neben der bekannten und in Abschn. 4.5 besprochenen antiproteolytischen Aktivität weist dieses Molekül auch eine kürzlich entdeckte antibakterielle Aktivität auf und ist somit in die Reihe der pulmonalen Abwehrmoleküle einzuordnen.

MPI ist säurestabil [14] und besteht aus einer Polypeptidkette mit einem Molekulargewicht von 11700. Das cysteinreiche Protein ist in Form von 2 konsekutiven strukturell homologen Domänen angeordnet, welche jeweils 4 intramolekulare Disulfidbrücken enthalten. Dies führt zu einer starren, unflexiblen Proteinstruktur (Abb. 4.11). Während die COOH-terminale Domäne für die Proteinase-Inhibitor-Aktivität verantwortlich ist, weist nur die N-terminale Domäne antibakterielle Aktivitäten auf. Der pI-Wert ist größer als 9. Das Molekül ist nicht glykolisiert und stark basisch.

Die antibakterielle Aktivität von MPI ist sowohl gegen Escherichia coli als auch Staphylococcus aureus gerichtet [16]. Auf molarer Basis ist sie etwas schwächer ausgeprägt als die Aktivität von Lysozym oder den α-Defensinen. Darüber hinaus findet sich

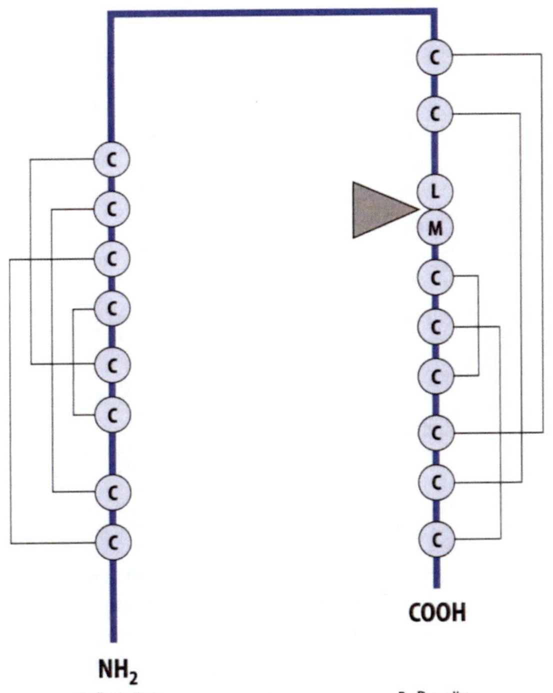

Abb. 4.11. Molekulare Struktur des Mukus-Proteinase-Inhibitors (MPI, SLPI, ALP, BSI). Das Protein besteht aus 2 Domänen, die jeweils sehr viele Cystein-Aminosäuren (*C*) enthalten, zwischen denen jeweils Disulfidbrücken ausgebildet sind. Die antimikrobielle Aktivität ist in der NH_2-terminalen, ersten Domäne lokalisiert, während das enzymatisch aktive Zentrum für die Inhibition der proteolytische Aktivität in der COOH-Domäne, zwischen den Aminosäuren Methionin (*M*) und Leuzin (*L*) lokalisiert ist

eine antivirale Aktivität gegenüber HIV-1-, Influenza-A- und Sendai-Viren [3, 26, 38]. In Experimenten mit Maus-MPI wurde gezeigt, dass die Substanz auch von Makrophagen als Antwort auf bakterielle Polysaccharide (LPS) synthetisiert und sezerniert wird. MPI hemmt in diesem System die Produktion proinflammatorischer Zytokine durch Makrophagen, die z.B. durch Pseudomonas aeruginosa stimuliert wurden [20, 21]. Humaner MPI tötet darüber hinaus Aspergillus-fumigatus-Conidien, die in wässrigem Milieu inkubiert wurden (50% fungizide Aktivität bei 5,8 µmol) und Candida albicans (50% fungizide Aktivität bei 10,0 µmol) [36]. Ferner wird eine Aspergillus-Protease durch MPI gehemmt [36].

Immunzytochemische Untersuchungen haben gezeigt, dass MPI vor allem in serösen trachealen und bronchialen submukösen Drüsen sowie in den nicht mit Flimmerepithelien versehenen Epithelzellen der Bronchien und in den Clara-Zellen und Schleimzellen der Bronchiolen exprimiert wird. Darüber hinaus findet sich MPI in der Bindegewebsmatrix der menschlichen Lunge in Assoziation mit elastischen Fasern und zum Teil gebunden an Makrophagen und Granulozyten [14]. Auch die Schleimhaut der Sinus maxillaris färbt sich positiv für MPI an.

Während die Konzentration an MPI bei cystischer Fibrose im Normalbereich liegen soll [34], ist die funktionelle antiproteolytische Aktivität bei CF sicher eingeschränkt. Die inhalative Gabe von rekombinantem MPI an Patienten mit CF führt zu einer Reduktion der IL8-Spiegel in der Atemwegsflüssigkeit der Lunge [25]. Diese und ähnliche Untersuchungen bei CF sind bisher immer mit der Intention durchgeführt worden, die antiproteolytische Aktivität zu steigern. Inwieweit die Zufuhr von MPI auch die antimikrobielle Aktivität in der Lunge ändert oder antiinflammatorisch wirkt, ist bisher leider nicht untersucht worden. Die genannten In-vitro-Befunde machen dies jedoch wahrscheinlich.

Im Zusammenspiel mit den anderen antimikrobiellen Substanzen könnte MPI zu einer verbesserten Elimination CF-relevanter Erreger wie Staphylococcus aureus und Pseudomonas aeruginosa beitragen. Dies muss jedoch in prospektiven Studien noch untersucht werden.

Lysozym (Muramidase)

Lysozym ist ein lysosomales Enzym mit einer seit langem bekannten bakteriolytischen Aktivität. Substrat sind die Mukopolysaccharide der bakteriellen Zellwände, deren β-1,4-glykosidische Bindungen zwischen N-Acetylglukosamin und N-Acetylmuraminsäure gespalten werden. Lysozym ist also eine Muraminidase. In vitro ist Lysozym gegenüber mukoiden und nicht-mukoiden Stämmen von Pseudomonas aeruginosa oder Staph. aureus nicht bakterizid [17]. Lysozym kann jedoch die Bakterien schädigen und synergistisch mit antimikrobiellen Peptiden Pseudomonas aeruginosa abtöten [1, 2]. Lysozym wird sowohl von den Atemwegsepithelien als auch den neutrophilen Granulozyten und Makrophagen gebildet.

Im Serum finden sich bei CF-Patienten etwa doppelt so hohe Werte an Lysozym wie bei gesunden Kindern [17]. Dagegen ist die Konzentration im Speichel im Vergleich zu gesunden Kontrollkindern nicht erhöht. Im Sputum von Patienten mit cystischer Fibrose finden sich im Vergleich zu Asthma oder Bronchitis dieselben Konzentrationen [5]. Die Konzentration von Lysozym bleibt im Sputum bei Patienten mit CF im Rahmen einer schweren Infektion unverändert [19], während im Rahmen einer akuten Pneumonie bei ansonsten gesunden Kindern erhöhte Werte gefunden wurden [15]. Die Konzentration von Lysozym im Bronchialtrakt ist etwa 5-mal so hoch wie im alveolären Bereich [35]. Bei CF fanden sich ähnlich wie bei chronischer Bronchitis, obstruktiver Bronchitis und Bronchiektasen etwa doppelt so hohe Lysozymkonzentrationen wie bei Kontrollkindern [8, 15, 33]. Viele der aufgeführten Untersuchungen sind allerdings schwierig zu interpretieren, da adäquate Kontrollen meist nicht vorhanden sind.

Aufgrund der bisher vorliegenden Daten zu synergistischen Effekten zwischen anderen lokalen Abwehrmolekülen und Lysozym erscheint es jedoch sinnvoll, bei deren Bestimmung auch die Lysozym-Konzentration zu erfassen und bei therapeutischen Interventionen die Wechselwirkungen von Lysozym mit anderen lokalen Abwehrfaktoren zu berücksichtigen. Für einen banalen Defekt von Lysozym bei CF gibt es keine Anhaltspunkte.

Laktoferrin

Humanes Laktoferrin ist ein 80000-MG-Glykoprotein, welches in den meisten Körperflüssigkeiten und Sekretionen von Nase, Genitaltrakt, Tränen und Atemtrakt vorkommt. Es wird aus den neutrophilen Granulozyten freigesetzt und wurde auch als Index für die neutrophile Aktivität verwendet. Im unteren Atemtrakt stammt es wohl vorzugsweise aus den großen Atemwegen [35], da hier mehr als 10-fach höhere Konzentrationen gefunden werden als im alveolären Bereich. Die antimikrobielle Aktivität von Laktoferrin soll einerseits auf seiner Fähigkeit Eisen zu fixieren beruhen. Die Mikroorganismen werden so von diesem essentiellen Nährstoff depletiert. Ferner gibt es Hinweise auf Mechanismen, die unabhängig von dieser Eigenschaft sind und zu einer raschen Freisetzung von Lipopolysacchariden aus der Oberfläche gramnegativer Bakterien und zu konsekutiv veränderter Permeabilität der Bakterienmembran führten [37].

Während die Konzentrationen von Laktoferrin sowohl in der bronchialen als auch in der alveolären Lavage von Patienten mit chronischer Bronchitis im Vergleich zu gesunden erwachsenen Probanden erhöht waren [35], fanden sich bei Kindern mit chronischer Atemtraktinflammation sowohl erhöhte [41] als auch erniedrigte [8] Werte. Im Sputum von Patienten mit CF war Laktoferrin während einer akuten Exazerbation nicht erhöht [19]. Auch Pryjma fand, dass bei Kindern mit chronischer Bronchitis erniedrigte Laktoferrin-Konzentrationen in der Bronchiallavage vorlagen, während Kinder, die mit Haemophilus infiziert waren, erhöhte Konzentrationen dieses Proteins aufwiesen [28]. Bei einer Untergruppe von CF-Patienten war Laktoferrin in der Solphase von Sputum erhöht, während sich bei einer anderen Untergruppe von CF-Patienten kein Unterschied zu Patienten mit Asthma oder Bronchitis fand [5].

In-vitro-Experimente zeigten einen Synergismus von Laktoferrin und antimikrobiellen Peptiden beim Abtöten von Pseudomonas aeruginosa und Staphylococcus aureus [1, 2]. Laktoferrin ist durch Pseudomonas-Elastase und/oder Neutrophilen-Elastase zum großen Teil hydrolisiert und mag daher nur begrenzte Aktivität in den Atemwegen von chronisch infizierten Patienten mit CF haben [4].

Die vorliegenden, meist älteren Studien weisen auf normale oder erhöhte Spiegel von Laktoferrin in den Atemwegssekreten hin. Allerdings wurde bisher nur die immunologisch nachweisbare Masse und nicht die funktionelle Laktoferrin-Aktivität allein oder in Kombination mit anderen Defensinen bei CF bestimmt. Erst derartige Untersuchungen ermöglichen eine Abschätzung, ob eine Verstärkung der lokalen Immunität hinsichtlich dieser Faktoren durch therapeutische Gabe sinnvoll ist oder nicht.

Fibronektin

Fibronektin ist ein großes (MG 220000 ± 20000), multifunktionales Adhäsionsglykoprotein mit einer weiten Verteilung im Organismus. Funktionell ist es in die Organisation der extrazellulären Matrix, die Zellverankerung, die Blutstillung, die Chemotaxis und die Opsonierung von Bakterien involviert. Viele seiner biologischen Effekte sind auch in proteolytischen Fragmenten präsent, die darüber hinaus eigene Eigenschaften haben. Fibronektin findet sich vor allem in sich entwickelnden oder reparierenden Geweben. Es wird von Fibroblasten, Makrophagen, Hepatozyten und Epithelzellen produziert. Fibronektin kann Staphylococcus aureus und die Oberfläche von Makrophagen binden. Daher ist es möglich, dass

Fibronektin eine Rolle bei der makrophagenabhängigen Immunabwehr gegen Bakterien spielt.

Phospholipase A2

Die humane sekretorische Phospholipase A2 ist ein 13900-MG-Molekül, welches in vielen Geweben einschließlich der Lunge und neutrophilen Granulozyten vorkommt [29]. Mehr als 60 verschiedene sekretorische Phospholipasen A2 sind in den verschiedensten Geweben nachgewiesen worden, die jedoch beim Menschen alle Genprodukt eines einziges Gens sind. Sekretorische Phospholipase A2 hat einen hohen Anteil an intramolekularen Disulfid-Bindungen und eine konservierte 3-dimensionale Struktur. Alle Phospholipasen A2 hydrolisieren Phospholipide, in dem sie die sn-2-Fettsäure-Acylreste abspalten und so equimolare Mengen an freier Fettsäure und Lysophospholipiden bilden. Die Aktivität dieser Phospholipasen ist abhängig von einer ausreichend hohen Kalziumkonzentration. In der Lunge sind darüber hinaus kalziumunabhängige Phospholipasen gefunden worden, die von Surfactantprotein A gehemmt werden und wahrscheinlich eine Rolle im Metabolismus von Surfactant-Phospholipiden durch Typ-II-Pneumozyten spielen [7]. Phospholipase A2 führt zur Bildung verschiedener Lipidmediatoren einschließlich plättchenaktivierendem Faktor und den Eicosanoiden.

Phospholipase A2 kommt in der normalen humanen Lavageflüssigkeit vor [32] und ist im Rahmen eines ARDS erhöht [22]. Lavagedaten zu Patienten mit cystischer Fibrose liegen zur Zeit noch nicht vor, indirekte Daten aus Sputum weisen jedoch auf eine erhöhte Aktivität an Phospholipase A2 hin. So ist der Prozentanteil an Lyso-Phosphatidylcholin erhöht, während Phosphatidylcholin erniedrigt ist [13].

Für die unterschiedlichen Phospholipide besteht eine hohe Substatspezifität insofern, als z.B. Phosphatidylglycerol mehrere 100-mal schneller hydrolisiert wird als Phosphatidylcholin. Während Phosphatidylcholin ein Hauptbestandteil der menschlichen Zellmembranen ist, findet sich Phosphatidylglycerol vor allem in mikrobiellen Membranen und Lungensurfactant.

Als wichtigste Komponente der antibakteriellen Aktivität gegen Staphylococcus aureus ist in der Tränenflüssigkeit eine Phospholipase A2 nachgewiesen worden. Sie ist breit bakterizid gegen Staphylokokken und andere grampositive Bakterien, nicht jedoch gegen gramnegative Organismen wie Pseudomonas aeruginosa [29]. Erhöhte Konzentrationen an Phospholipase A2 in infizierten Geweben, entzündlichen Flüssigkeiten und im Plasma wurden bisher fast ausschließlich als schädlich angesehen, die potenten bakteriziden Eigenschaften dieser sekretorischen Phospholipase sollten jedoch berücksichtigt werden [29], wenn an den therapeutischen Einsatz von synthetischen Inhibitoren gedacht wird.

Histonproteine

Histon-H1-Proteine werden normalerweise im Zellkern eukaryontischer Zellen exprimiert. Histone sind antibakteriell wirksam [30]. Sie finden sich auch im Zytoplasma und können vor allem aus untergehenden Epithelzellen freigesetzt werden und so ihre antibakterielle Aktivität entfalten. Daten zu Patienten mit CF liegen bisher nicht vor.

Komplement

Das Komplementsystem spielt ebenfalls eine wichtige Rolle als primäres, humorales Immunabwehrsystem in der Atemwegsflüssigkeit. Die Aktivierung erfolgt einerseits über den klassischen Pfad, nämlich durch die Bildung von komplementbindenden Immunkomplexen aus IgG oder IgM und den passenden Antigenen, andererseits auch über den alternativen Pfad, nämlich durch Bakterien- oder Pilzbestandteile, verschiedene Endotoxine oder IgA. Das Komplementsystem findet sich am Übergang zwischen nichtadaptiver und adaptiver Immunabwehr. Die Komplementfaktoren der Lungen stammen sowohl aus dem Serum als auch aus lokaler Synthese durch Alveolarmakrophagen.

Hinweise für eine Komplementaktivierung über beide Pfade in der Lunge von CF-Patienten liegen vor. Im Sputum von CF-Patienten können Immunkomplexe und die Aktivierung des Komplementsystems nachgewiesen werden [23]. Aus der Lavageflüssigkeit von Patienten mit CF in unterschiedlicher Krankheitsausprägung liegen bisher kaum Daten vor.

Pseudomonas aeruginosa im Sputum von CF-Patienten ist mit Immunglobulinen und Komplement C3 bedeckt und führt (s. Abschn. 3.3) zur Bildung potenter neutrophiler chemotaktischer Moleküle wie C5a, ein Anaphylotoxin, welches auch Mastzellen aktivieren kann.

Im hochgradig proteolytisch aktiven Milieu der CF-Lunge kann jedoch ein relativer opsonophagozytärer Defektzustand entstehen, da IgG, C3, C4, Fibronektin, der C3b-Rezeptor auf Neutrophilen und Komplement, das an Pseudomonas gebunden hat, durch verschiedene Proteasen inaktiviert wird (s. auch Abschn. 3.3). Daher ist es nicht nur wichtig die Menge an antimikrobiellen Substanzen in der Atemwegsflüssigkeit zu bestimmen, sondern auch deren funktionelle Aktivität, die durch verschiedene Mechanismen wie oxidativen Stress, Proteolyse oder lipolytische Aktivität verändert sein kann.

Atemwegsmukus

Die biophysikalischen Kläreigenschaften des ziliaren Mukussystems und des Hustens sind in Abschn. 4.1 ausführlich beschrieben. Darüber hinaus ist zu berücksichtigen, dass sich alle bisher genannten antimikrobiellen Substanzen im komplexen Netzwerk der Atemwegssekrete befinden. Die meisten Komponenten haben aufgrund ihrer extremen kationischen Ladungseigenschaften (Defensine, MPI, Phospholipase A2) oder aufgrund anderer Wechselwirkungen (z.B. Kohlenhydratbindungsaktivität von SP-D und SP-A) eine enge biochemische Beziehung zum Mukus. Wahrscheinlich von pathogenetisch großer Bedeutung, jedoch in seinen Auswirkungen hinsichtlich der pulmonalen Erregerabwehr noch unzureichend erforscht, ist in diesem Zusammenhang die veränderte biochemische Zusammensetzung des Mukus bei CF.

4.3.2 Kleinmolekulare (MG < 10 000) antimikrobielle Substanzen der Atemwegsflüssigkeit

R. BALS, M. GRIESE

Einleitung

Wie der Defekt des „cystic fibrosis transmembrane conductance regulators" (CFTR), eines Ionenkanals, zu rezidivierenden Lungeninfektionen führt, ist im Wesentlichen ungeklärt. Es existieren verschiedene Modellvorstellungen, um die gesteigerte Anfälligkeit des Respirationstraktes gegenüber bakteriellen Pathogenen zu erklären:

1. Durch den molekularen Defekt des CFTR resultieren Verschiebungen der Wasser- und Elektrolytzusammensetzung der Atemwegssekrete, die zu einer Veränderung physikalischer Eigenschaften der Atemwegsflüssigkeit („airway surface fluid", ASF) führen [26, 30]. Die resultierende Steigerung der Viskosität führt zu einer Beeinträchtigung der Clearancefunktion und zu vermehrter Kolonisation und Infektion der Atemwege [8].
2. Oberflächenmoleküle respiratorischer Epithelzellen sind bei cystischer Fibrose (CF) verändert, (insbesondere Glykoproteine, wie asialo-GM_1) was zu einer vermehrten Bindung von Bakterien führt [21].
3. CFTR auf der Oberfläche von Epithelzellen kann Bakterien binden und so zu ihrer Elimination beitragen. Diese Funktionen sind bei CF gestört [28].

Eine andere Hypothese wurde durch wegweisende Untersuchungen im Wesentlichen zweier Labors er-

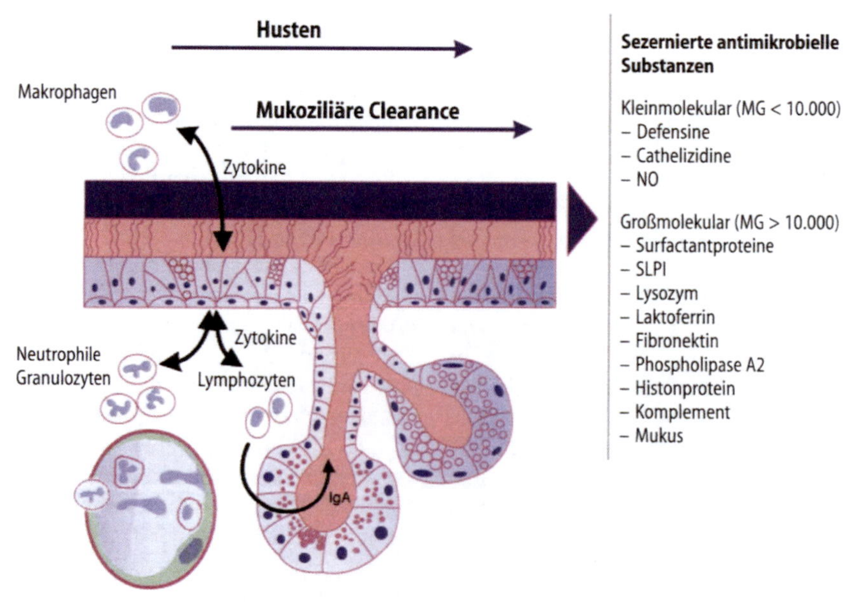

Abb. 4.12. Schematische Darstellung des Abwehrsystems des Respirationstraktes. Das Abwehrsystem der Atemwege, das effizient gegen Kolonisation und Infektion schützt, ist bei CF defekt. Im Normalfall tragen viele einzelne Komponenten zu diesem System bei. Zelluläre Bestandteile, wie das respiratorische Epithel und verschiedene Entzündungszellen (Alveolarmakrophagen, neutrophile Granulozyten), bilden die Grundlage des „innate host defense system". Sekretorische Proteine oder Peptide werden von den genannten Zelltypen gebildet und haben pro-/antiinflammatorische, oxidierende/antioxidierende und proteolytische/antiproteolytische Funktionen. Das Textfeld weist Substanzen mit antimikrobieller Funktion aus. Die mukoziliäre Clearance und die Hustenclearance sind ebenfalls wichtige Komponenten in der Eliminierung von Pathogenen. Dieses Abwehrsystem hält die Lunge ab dem Niveau der Segmentbronchien im Allgemeinen keimfrei. (Nach [4])

arbeitet. Kultivierte Zellen in verschiedenen Modellsystemen zeigten, dass Sekrete von CF-Zellen einen Defekt ihrer antimikrobiellen Aktivität aufweisen [14, 35]. Sekrete von CF-Atemwegszellen sind nicht in der Lage, verschiedene Bakterien effektiv abtöten zu können. Dies waren die ersten Hinweise, dass der CFTR-Defekt einen Ausfall basaler Abwehrmechanismen verursacht, der dann in gesteigerter Kolonisation mündet. Ausgehend von diesen Befunden erfolgte in den letzten Jahren eine intensive Suche nach antimikrobiellen Substanzen in der ASF, deren Dysfunktion mit der Pathogenese der CF-Lungenerkrankung verbunden sein könnte [4].

Im Rahmen dieses Abschnitts sollen kleinmolekulare antimikrobielle Substanzen, die in die Atemwege sezerniert werden, und ihre Beziehungen zur Entwicklung der pulmonalen Erkrankung bei CF beschrieben werden. Diese sekretorischen Abwehrsubstanzen sind Bestandteil eines basalen Abwehrsystems („innate host defense system"), welches mit seinen zellulä-ren Bestandteilen (Abwehrfunktion von Epithelzellen oder Phagozyten) im Gegensatz zum adaptiven Immunsystem (B-, T-Lymphozyten mit akzessorischen Zellen) steht (Abb. 4.12). Das „innate immune system" stellt nicht nur zeitlich und räumlich eine erste Barriere gegen Pathogene dar, sondern ist auch für die Initiierung der adaptiven Immunantwort wichtig [10]. Das Abwehrsystem des Respirationstraktes besitzt darüber hinaus mit der Barrierefunktion des Epithels und der mukoziliären Clearance weitere wichtige Schutzeinrichtungen (Abb. 4.12). Dieser Apparat hält im Normalfall den Respirationstrakt keimarm und verhindert Infektionen. Bei CF führt ein Ausfall der CFTR-Funktion zu einem Defekt des „innate host defense systems" [4]. Antimikrobielle Peptide stellen einen Effektormechanismus dieses Abwehrsystems dar. Ihr Vorkommen in den Atemorganen wurde in den letzten Jahren entdeckt. Auf den nächsten Seiten werden kleinmolekulare Substanzen beschrieben, die antimikrobielle Funktionen besitzen. In Abschn. 4.3.1 werden großmolekulare antimikrobielle Substanzen abgehandelt. Viele dieser Abwehrstoffe wirken synergistisch mit anderen sezernierten Bestandteilen der ASF und sind als Bestandteil des „innate immune systems" zusammen mit zellulären Bestandteilen wichtig für die Funktion des Respirationstraktes.

Antimikrobielle Peptide

Peptidantibiotika sind integraler Bestandteil des Abwehrsystems von Tieren und Pflanzen [7, 39]. Organismen, die lediglich über ein „primitives" Immunsystem verfügen, welches ohne B- und T-Zellen auskommt, sind in der Lage, ihren Körper gegen eindringende Mikroorganismen zu schützen. Bestandteile dieses altertümlichen Abwehrsystems sind auch beim Menschen vorhanden und haben neben ihrer ursprünglichen direkten Abwehrfunktion auch Aufgaben, das adaptive Immunsystem zu regulieren. Antimikrobielle Peptide als Teil dieses basalen Immunsystems werden von individuellen Genen kodiert und in der Regel als Präpro-Peptide produziert (Abb. 4.13). Nach Prozessierung und teilweiser Speicherung in sekretorischen Granula erfolgt die Freisetzung, die entweder konstitutiv oder als Folge einer Stimulation durch Entzündungsmediatoren abläuft.

Allen antimikrobiellen Peptiden sind zwei Eigenschaften gemeinsam: Zum einen besitzen sie bei neutralem pH stets eine positive Nettoladung, zum anderen resultiert ihre dreidimensionale Struktur in einer hydrophoben und in einer hydrophilen Seite des Moleküls (Abb. 4.15) [17]. Diese Struktureigenschaften sind für den Wirkungsmechanismus wichtig (Abb. 4.14). Durch die positive Ladung des Moleküls kommt es zu Interaktionen mit negativen Ladungen auf der Oberfläche von Mikroorganismen, insbesondere mit Lipopolysacchariden. Diese ladungsabhängigen Interaktionen verleihen antimikrobiellen Peptiden eine relative Spezifität gegenüber Zellmembranen von Mikroorganismen, da diese im Allgemeinen mehr negative Ladungen aufweisen als eukaryotische Zellen. Diese elektrostatischen Wechselwirkungen können durch erhöhte Salzkonzentrationen gemindert werden. Dadurch erklärt sich die Inaktivierung der Aktivität kationischer antimikrobieller Substan-

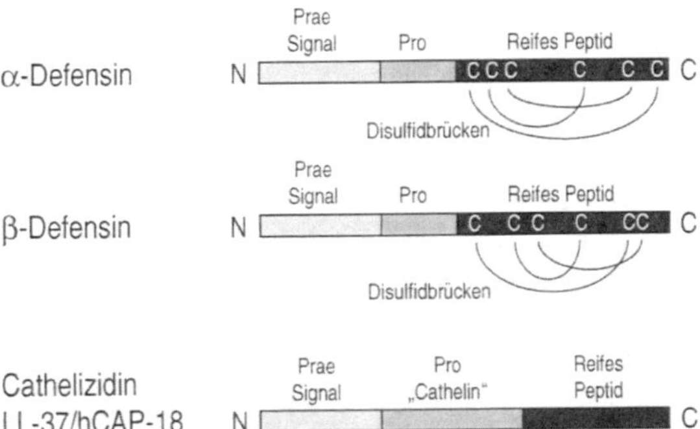

Abb. 4.13. Schematische Darstellung der Molekülstruktur antimikrobieller Peptide des Menschen. Antimikrobielle Peptide werden von individuellen Genen kodiert und in der Regel als Präpro-Peptide produziert. Nach Prozessierung und teilweise Speicherung in sekretorischen Granula erfolgt die Freisetzung. Defensine sind antimikrobielle Peptide, die drei intramolekulare Disulfidbrücken besitzen und hauptsächliche β-Faltblatt-Struktur aufweisen. α- und β-Defensine unterscheiden sich unter anderem in der Position der Cysteine und der Ausbildung der Disulfidbrücken. Cathelizidine, die keine Disulfidbrücken ausweisen, sind antimikrobielle Peptide, die sich durch eine konservierte Proregion („cathelin") und eine variable C-terminale antimikrobielle Peptiddomäne auszeichnen. Das einzige humane Cathelizidin ist LL-37 oder hCAP-18

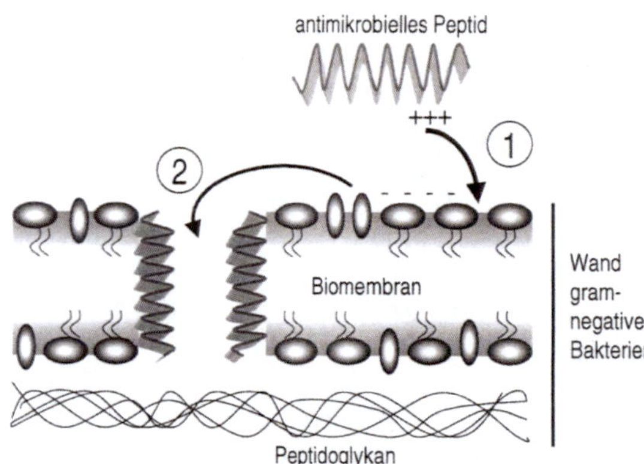

Abb. 4.14. Schematische Darstellung der Wirkungsweise kationischer antimikrobieller Peptide. In einem ersten Schritt (*1*) kommt es zu Wechselwirkungen zwischen dem positiv geladenen Peptid und negativ geladenen Substanzen der Oberfläche von Mikroorganismen, wie z. B. Lipopolysaccharid. Die amphipathische Eigenschaft der Peptide erlaubt beim Vorliegen ausreichender Konzentrationen, Kanäle in Biomembranen zu formen (*2*), in denen die hydrophoben Seiten der Peptidmoleküle nach außen hin zu denen Membranlipiden gerichtet sind, die hydrophilen Seiten die Innenwand des Kanals bilden. Die Ausbildung dieser Poren führt schließlich zur Abtötung des Mikroorganismus. Die Fähigkeit antimikrobieller Peptide, Mikroorganismen in kurzer Zeit (Minuten) abtöten zu können, lässt sich durch diesen Wirkungsmechanismus erklären

zen durch Salze. Durch ihren amphipathischen Charakter (eine Seite des Moleküls hydrophil, die andere hydrophob) können sich antimikrobielle Peptide in Membranen einlagern und in Komplexen mit mehreren Peptiden Kanäle durch die Membran bilden, die schließlich zum Untergang der betroffenen Zelle führen (Abb. 4.13). Weiter werden auch Auswirkungen auf intrazelluläre Bestandteile beschrieben.

Das Wirkungsspektrum antimikrobieller Peptide ist breit und umfasst nicht nur grampositive und -negative Bakterien, sondern auch Pilze und Viren mit Lipidhüllen. Obwohl ihre antimikrobielle Aktivität in vitro nicht so hoch ist wie die einiger konventioneller Antibiotika, liegen minimale Hemmkonzentrationen (MHC) gegen multiresistente Organismen mit 1–8 µg/ml im Bereich potenter Antibiotika. Es sind einige Mechanismen der Resistenzentwicklung gegenüber antimikrobiellen Peptiden beschrieben, im Allgemeinen besteht jedoch eine ausgesprochen geringe Tendenz zur Ausbildung von Resistenzen [17]. Einige Bakterienarten besitzen eine endogene Resistenz gegenüber antimikrobiellen Peptiden, darunter Burkholderia cepacia.

Verschiedene Familien antimikrobieller Peptide wurden isoliert (Tabelle 4.3), die außer ihrer bakteriziden Funktion und den oben beschriebenen Eigenschaften keine gemeinsamen Strukturmerkmale besitzen. Beim Menschen sind Defensine und ein Cathelizidin beschrieben worden. Die mögliche Funktion dieser Stoffe als Abwehrsubstanz gegenüber Mikroorganismen wurde im Wesentlichen aus In-vitro-Versuchen abgeleitet, in denen gereinigte Substanzen antimikrobielle Aktivität zeigten. Ob dies bedeutet, dass Defensine oder Cathelizidine im Organismus (nur) diese Funktion besitzen, ist nicht geklärt. Da die Zusammensetzung der Atemwegsflüssigkeit sehr komplex ist, stellt sich die detaillierte Untersuchung der Funktion einer individuellen Substanz als sehr schwierig dar. Genetische Modifikationen in Modellsystemen oder Tiermodellen stellen die Voraussetzungen für weitergehende Untersuchungen dar. So können durch die Überexpression oder die Ausschaltung einer bestimmten Abwehrsubstanz Aussagen über ihre Funktion getroffen werden. Die Klonierung mehrerer β-Defensine der Maus macht Experimente in Knockout-Tieren möglich (s. unten).

Defensine

Defensine sind antimikrobielle Peptide, die drei intramolekulare Disulfidbrücken besitzen und hauptsächlich β-Faltblattstruktur aufweisen. α- und β-Defensine sind zwei Untergruppen, die sich unter anderem in der Ausbildung der Disulfidbrücken unterscheiden (Abb. 4.13) [13]. Derzeit sind beim Menschen sechs α-Defensine und zwei β-Defensine bekannt.

■ **Humane α-Defensine.** Vier der α-Defensine des Menschen, „human neutrophil peptides 1–4" (HNP

Tabelle 4.3. Übersicht über verschiedene Klassen antimikrobieller Peptide, zusammen mit Strukturmerkmalen, typischen Vertretern und Vorkommen. Die Einteilung hier erfolgt aufgrund von Strukturmerkmalen, wie Zusammensetzung und 3D-Struktur [5]. Es ist auch möglich, antimikrobielle Peptide nach anderen Gesichtspunkten einzuteilen, z. B. nach Homologie ihrer Nukleotid- oder Aminosäuresequenz

Klasse	Strukturmerkmale	Typische Vertreter und Vorkommen
Gruppe I	Lineare, α-helikale Peptide ohne Cysteine	Magainine (Frosch), LL-37/hCAP-18 (Cathelicidin, Mensch)
Gruppe II	Peptide mit Cysteinen und Disulfidbindungen	Protegrin (Cethelicidin, Schwein), β-Defensine (Defensin, Vertebraten), α-Defensine (Defensin, Vertebraten)
Gruppe III	Peptide mit ungewöhnlich hohem Anteil von ein oder zwei spezifischen Aminosäuren	PR-39 (Schwein) Indolicidin (Rind)

1–4) finden sich v.a. in den primären (azurophilen) Granula neutrophiler Granulozyten, wo sie einen Hauptteil des Granulainhalts ausmachen und einen wichtigen nichtoxidativen Mechanismus zur Abtötung von Mikroorganismen darstellen [25]. Im Verlauf der Akkumulation von Neutrophilen bei der Atemwegsentzündung bei CF kommt es zu hohen Konzentrationen an α-Defensinen in den Atemwegen, welche zytotoxische Effekte zur Folge haben können [19, 36]. „Human defensin 5 und 6“ (HD-5, HD-6) sind in Paneth-Zellen des Dünndarms exprimiert. Neben der antimikrobiellen Aktivität dieser Substanzen wurden auch Funktionen als Entzündungsmediatoren und Ionenkanäle beschrieben.

■ **Humane β-Defensine.** Die ersten β-Defensine, die in Schleimhäuten gefunden wurden, waren „tracheal antimicrobial peptide“ (TAP) und „lingual antimicrobial peptide“ (LAP) des Rindes [9, 37]. Homologe Substanzen des Menschen wurden im folgenden isoliert und „human β-defensin 1“ (hBD-1) und „human β-defensin 2“ (hBD-2) genannt [2, 6, 18]. Beide β-Defensine werden zusammen mit anderen antimikrobiellen Substanzen in serösen Drüsenzellen der Atemwege und in Oberflächenepithelzellen gebildet. hBD-1 ist konstitutiv exprimiert, die Transkription und Sekretion von hBD-2 dagegen wird durch inflammatorische Mediatoren stark stimuliert [2, 34]. Beide Peptide werden in die Atemwegsflüssigkeit sezerniert. Über die Konzentrationen, die in entsprechenden Kompartimenten auf der Oberfläche des respiratorischen Epithels zu finden sind, ist nichts näheres bekannt. Rückschlüsse aus Konzentrationen, die in bronchoalveolärer Lavageflüssigkeit oder in Zellkultursystemen bestimmt wurden, lassen Mengen antimikrobieller Peptide in der Atemwegsflüssigkeit erwarten, die im Bereich wirksamer MHC gegenüber Mikroorganismen liegen. Es ist wahrscheinlich, dass antimikrobielle Peptide wegen ihrer positiven Ladung mit negativen Substanzen der Atemwegsflüssigkeit, wie z. B. Muzinen, interagieren. Die biologische Bedeutung diese Interaktion ist jedoch nicht klar.

Cathelizidine: LL-37/hCAP-18

Cathelizidine sind antimikrobielle Peptide, die sich durch eine konservierte Proregion („cathelin“) und eine variable C-terminale antimikrobielle Peptid-Domäne auszeichnen (Abb. 4.13) [38]. Beim Menschen wurde nur ein Vertreter dieser Familie gefunden und LL-37 (nach den beiden N-terminalen Aminosäuren des aktiven Peptids) oder hCAP-18 („human cationic antimicrobial peptide“) genannt [16, 24]. Initial wurde LL-37/hCAP-18 in neutrophilen Granulozyten beschrieben, später wurde das Peptid auch auf Körperoberflächen, wie der Haut, gefunden [11]. In den Atemwegen wird LL-37/hCAP-18 in den gleichen Zelltypen produziert, in denen auch β-Defensine und andere Abwehrsubstanzen gebildet werden [3]. Damit werden in Schleimhäuten des Menschen antimikrobielle Peptide zweier Klassen, der Defensine und der Cathelizidine, gebildet. Auch die Aktivität von LL-37/hCAP-18 wird durch erhöhte Salzkonzentrationen gehemmt.

Beziehung antimikrobieller Peptide zur Pathogenese der cystischen Fibrose

Die Fähigkeit von CF-Atemwegsepithelien bzw. der von ihnen sezernierten Flüssigkeit, Bakterien effektiv eliminieren zu können, ist gestört. Die Ursache dafür ist derzeit nicht geklärt, zwei sich gegenüberstehende Hypothesen werden zum jetzigen Zeitpunkt diskutiert:

1. Die Hypotonic(low salt)-airway-surface-fluid/defensin-Hypothese war die initiale Erklärung für den Ausfall des Abwehrsystems und besagt im Wesentlichen, dass der Defekt des CFTR in einer erhöhten Salzkonzentration der Atemwegsflüssigkeit resultiert. Die Aktivität der meisten antimikrobiellen Substanzen ist mit zunehmender Salzkonzentration gehemmt, wodurch CF-Atemwegsflüssigkeit eine geringere antimikrobielle Aktivität aufweisen würde [35]. Durch technische Probleme, die Salzkonzentrationen in der ASF zu messen, konnte diese Hypothese nicht belegt oder widerlegt werden.
2. Die „isotonic volume transport/mucus clearance hypothesis“ sagt aus, dass bei CF die Rate isotonischer Flüssigkeitsresorption höher ist als im Normalfall. Dies führe zu einer Verminderung der Atemwegsflüssigkeit mit Zunahme ihrer Viskosität und als Folge davon zu verschlechterter Clearancefunktion [8, 22].

Ob eine und welche dieser beiden Hypothesen zutreffen oder ob beide Hypothesen zum Teil anwendbar ist, ist derzeit nicht bekannt. CFTR ist in den Atemwegen im wesentlichen in den selben Zelltypen exprimiert, in denen auch antimikrobielle Substanzen gebildet werden. Dies legt eine weitere Hypothese nahe, um einen Defekt des CFTR mit dem Ausfall des Abwehrsystems zu verbinden. Für CFTR ist auch die Beeinflussung sekretorischer Prozesse beschrieben, so dass Defekte dieses Proteins zu inadequater Sekretion von Abwehrsubstanzen führen könnte. Die hier und in Abschn. 4.1 beschriebenen Abwehrsubstanzen sind insbesondere in den proximalen Atemwegen exprimiert. Dies legt nahe, dass ein Defekt des Abwehrsystems der proximalen Atemwege eine initiale Kolonisation erlaubt, was schließlich zu einer chronischen Infektion führt. Diese Überlegungen über den Ort, wo der Ausfall des „host defense systems“ zur

Entwicklung von Kolonisation und Infektion führt, sind insbesondere für die Entwicklung neuer Behandlungsverfahren wichtig, die mittels pharmakologischer oder gentherapeutischer Eingriffe danach trachten, den Defekt des CFTR zu korrigieren.

Inwieweit der Defekt des pulmonalen Abwehrsystems mit antimikrobiellen Peptiden zusammenhängt, ist unbekannt. Die Klonierung antimikrobieller Peptide der Maus macht eine Untersuchung der Funktionen antimikrobieller Peptide im Rahmen des innate host defense systems möglich. „Mouse β-defensin 1 und 3" (mBD-1, mBD-3) bzw. „murine cathelin-like protein" (MCLP, auch „cathelin-related antimicrobial peptide", CRAMP) sind die homologen Peptide zu hBD-1, hBD-2 und LL-37/hCAP-18 [1, 12, 20, 27, 29].

Clarazellprotein, NO und andere anorganische Bestandteile der Atemwegsflüssigkeit

Neben antimikrobiellen Peptiden finden sich in der Atemwegsflüssigkeit eine Reihe weiterer Substanzen, die Funktionen im „host defense system" besitzen (s. Abb. 4.15). Clarazellen der distalen Atemwege sezernieren *Clarazell-10000-MG-Protein* („Clara cell secretory protein", CC10, CCSP, CC16), dem Abwehrfunktionen zugeschrieben werden. Durch seine Funktionen, Phospholipase A_2 und Proteasen zu hemmen, kann dieses Protein den Host-defense-Apparat kontrollieren [32, 33].

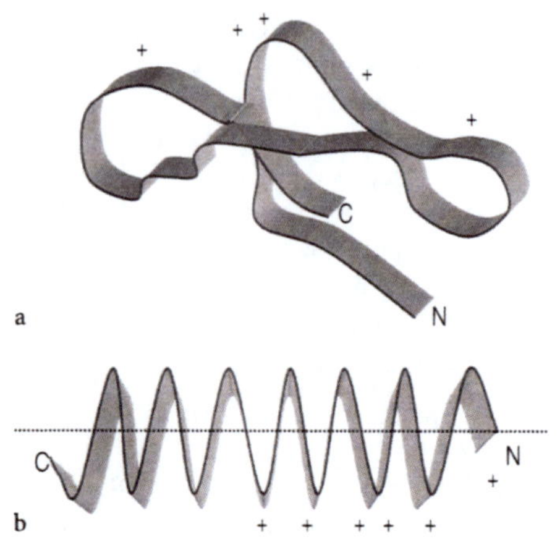

Abb. 4.15 a, b. Schematische Darstellung der Struktur verschiedener antimikrobieller Substanzen. Antimikrobielle Peptide, die in den Atemwegen des Menschen produziert werden, haben unterschiedliche Strukturen. Gemeinsam ist ihnen zum einen das Vorkommen basischer Aminosäuren, die dem Molekül eine positive Ladung verleihen. Zum anderen ist eine Seite des Peptids hydrophob, die andere hydrophil. **a** zeigt die Struktur eines β-Defensins, die insbesondere durch das Vorliegen antiparalleler β-Faltblattstrukturen gekennzeichnet ist. LL-37/hCAP-18 zeichnet sich dagegen durch das Vorliegen einer α-helikalen Struktur aus, deren Bestehen von der Salzkonzentration und dem pH der Lösung abhängt. **b** zeigt eine solche α-Helix, exemplarisch für LL-37/hCAP-18 oder Magainins. Letztere sind eine der ersten antimikrobiellen Peptidklassen, die von Michael Zasloff aus der Haut von Fröschen isoliert wurden

Die Bedeutung von *Stickoxiden*, insbesondere von NO, für die Regulation verschiedenster Körperfunktionen ist in den letzten Jahren erarbeitet worden. NO hat viele Funktionen, von der Regulation der Vasomotorik, über Mitwirkung bei der Signalübertragung durch Neurone bis hin zu proinflammatorischen und antimikrobiellen Funktionen [31]. In den Atemwegen betrifft dies insbesondere die Regulation des Tonus glatter Muskelzellen, Immunreaktionen und sekretorische Vorgänge. NO wirkt in physiologischen Konzentrationen antibakteriell. Eine genaue Beurteilung, ob NO an der Pathogenese der CF-Lungenerkrankung als schädigender Einflussfaktor oder als protektiver Mechanismus des Abwehrsystems mitwirkt, ist wegen der komplexen Interaktionen und der vielfältigen Wirkungen dieses Stoffes schwierig zu beurteilen. CF-Patienten weisen in der Ausatemluft geringere Konzentrationen an NO auf als Kontrollpersonen [15]. Dies ist insofern interessant, als bei inflammatorischen Erkrankungen eher erhöhte NO-Konzentrationen erwartet würden. Die Ursache für die verminderten Konzentrationen in der Ausatemluft ist möglicherweise ein vermehrter Abbau von NO im Rahmen der Entzündung. Die Anhäufung von Entzündungsmediatoren führt auch zu einer Hemmung der Expression der induzierbaren NO-Synthase (iNOS), dem Enzym, welches vor allem für die Produktion von NO in Atemwegsepithelien oder Entzündungszellen verantwortlich ist [23].

Weiter finden sich in der Atemwegsflüssigkeit *anorganische Bestandteile*, die v. a. als Stoffwechselprodukte von Epithelzellen oder Phagozyten anfallen. Wasserstoffperoxid (H_2O_2), Hypochlorsäure und Thiocyanat besitzen zum Teil antibakterielle Eigenschaften, ihre Funktionen sind jedoch nur wenig untersucht.

4.3.3 Zusammenfassung

In der Atemwegsflüssigkeit findet sich ein basales, erst in den letzten Jahren hinsichtlich weiterer Komponenten detaillierter erforschtes, nichtadaptives Abwehrsystem („innate immune system"). Es stellt die zeitlich und topisch erste Barriere gegen Pathogene dar und ist auch von Bedeutung bei der Initiierung des adaptiven Abwehrsystems (B- und T-Lymphozyten). Seine Komponenten umfassen antimikrobiell wirksame anorganische Substanzen wie NO, H_2O_2, Hypochlorsäure, Thiocyanat, antimikrobielle Peptide wie die Defensine und die

Cathelizidine und größer molekulare, antimikrobiell aktive Proteine wie Clara-Zellprotein, Surfactantprotein A, Surfactantprotein D, Mukus-Proteinase-Inhibitor (MPI, SLPI, ALP, BSI), Lysozym (Muramidase), Laktoferrin, Fibronektin, Phospholipase A2, Histonproteine, Komplementkomponenten sowie Atemwegsmukus. Primäre, vor allem aber sekundäre Beeinträchtigungen der Funktionszustände einzelner oder mehrerer dieser Faktoren können bei cystischer Fibrose zur Unfähigkeit der kompletten Elimination der Pathogene aus dem Atemtrakt entscheidend beitragen. Nach Definition spezifischer Defektzustände in Abhängigkeit vom Krankheitsstadium bietet deren Korrektur durch exogene Gabe, Modulation der Genexpression u.ä., vielversprechende therapeutische Optionen.

Das Abwehrsystem der Atemwege ist bei CF als Folge des defekten CFTR gestört. Dies stellt eine attraktive Hypothese dar, den genetischen Defekt mit der Entwicklung der Infektion der Atemwege kausal zu verbinden. Die Gründe für die vermehrte Anfälligkeit gegenüber Kolonisation und Infektion als Folge des Ausfall eines Ionenkanals werden kontrovers diskutiert, sind aber letztendlich unbekannt. Antimikrobielle Peptide stellen einen wichtigen Bestandteil des „innate immune system" dar und tragen zur antimikrobiellen Funktion der Atemwegsflüssigkeit bei. Viele biologische Funktionen dieser Substanzen sind derzeit noch ungeklärt. Insbesondere ist die Beziehung zwischen antimikrobiellen Peptiden und der Entwicklung der Lungenerkrankung bei CF unklar. Ob einerseits eine erhöhte Salzkonzentration in der Atemwegsflüssigkeit für eine Inaktivierung antimikrobieller Substanzen verantwortlich ist oder ob die Fehlfunktion des CFTR zu einem Mangel an Abwehrsubstanzen führt, ist derzeit unklar. Weitere Erforschung basaler antimikrobieller Funktionen des Atemwegsepithels wird hier in der Zukunft zu neuen Erkenntnissen über die Pathogenese der CF führen. Weitere Entwicklungen auf diesem Gebiet werden mehr Informationen über die Ursache der erhöhten Infektanfälligkeit des Respirationstraktes bei CF bringen und damit die Türen für die Entwicklung neuer Therapieansätze öffnen. Natürlich vorkommende antimikrobielle Proteine und Peptide stellen Ausgangsmaterialien zur Entwicklung neuer Antibiotika-Klassen dar. Dies ist umso wichtiger, als relevante Mikroorganismen zunehmend gegen klassische Antibiotika resistent werden. So befinden sich in den USA mehrere Substanzen für Humanapplikation in Entwicklung oder stehen kurz vor dem Eintritt in den Markt, darunter auch inhalative antimikrobielle Peptide zur Behandlung von Atemwegsinfektionen bei CF. Das Hauptproblem zur Entwicklung dieser Substanzen als Pharmazeutika ist ihre Produktion, da z.B. die chemische Synthese teuer und zum Teil wegen ungewöhnlicher Molekülstruktur unmöglich ist. Auch die Überexpression endogener antibiotischer Substanzen, z.B. durch Stimulatoren ihrer Expression oder durch Gentransfer, kann neue Möglichkeiten zur Behandlung von Atemwegsinfektionen eröffnen.

4.4 Surfactant-System

M. Griese

Surfactant ist ein oberflächenaktives, komplexes Gemisch aus verschiedenen Lipiden und Proteinen, welches die innere Oberfläche der Lunge auskleidet. Es gewährleistet das Offenhalten der kleinen bronchiolären Atemwege und des alveolären Gasaustauschraums, unabhängig vom Lungenvolumen während normaler Ruheatmung und forcierter Atmung. Diese Organisation der Luft-Gewebe-Grenzfläche wird als biophysikalische Funktion von Surfactant bezeichnet. Dagegen tragen die immunologischen Surfactantfunktionen entscheidend zur Aufrechterhaltung der nichtadaptiven Abwehr von Erregern und fremden Substanzen bei, die mit dem Atemstrom in die Lunge gelangen.

4.4.1 Biophysikalische Funktion von Surfactant: Stabilisierung und Offenhalten der kleinen, nicht knorpelarmierten Atemwege

Surfactant ist für die Stabilität der peripheren Atemwege verantwortlich [22]. Die hohe Oberflächenspannung wässriger Flüssigkeiten in den engen Atemwegen führt dazu, dass diese das Lumen blockieren können (Abb. 4.16). In Modellversuchen konnte gezeigt werden, dass sich Flüssigkeit aufgrund ihrer Oberflächenspannung gerade an engen Stellen von Kapillaren sammelt und diese dadurch verschließt. Wenn der Druck, z.B. durch die Ausatmung, von einer Seite erhöht wird, wird der Flüssigkeitstropfen von den engen Stellen weggedrückt und die Luft kann frei durch die Kapillare strömen. Wenn es sich bei den Flüssigkeiten um wässrige Salzlösungen handelt, bewegen sie sich bei nachlassendem Druck sofort wieder an die enge Stelle zurück und verschließen die Kapillare erneut. Ist jedoch Lungen-

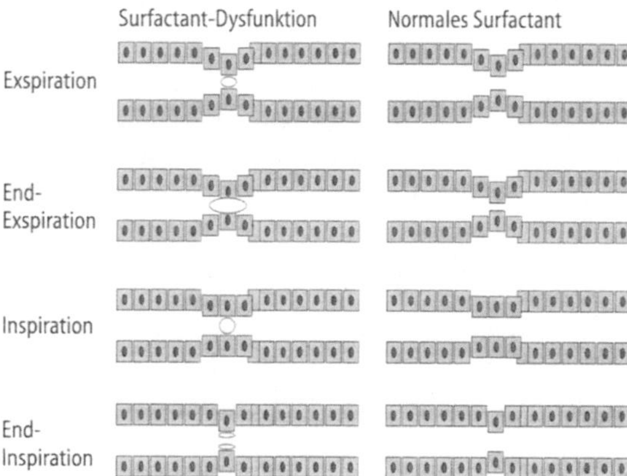

Abb. 4.16. Funktion von Surfactant in den kleinen, nicht knorpelarmierten Atemwegen. Die Anwesenheit eines funktionierenden Surfactants verhindert einen Verschluss der kleinen Atemwege durch Flüssigkeitsansammlungen an engen Stellen während der normalen Atmung

surfactant anwesend, wird die hohe Oberflächenspannung der Flüssigkeitstropfen gesenkt, die Tropfen sammeln sich daher nicht an den engsten Stellen und die Kapillaren werden so offen gehalten. Auch die Flüssigkeit, die einmal durch den Atemstrom aus der engen Stelle entfernt wurde, kam nicht an diese zurück und die Kapillaren bleiben frei für den Luftfluss [5, 20]. Eine Inaktivation von Surfactant, zum Beispiel durch freigesetzte Phospholipasen C oder A2, führt ebenso wie in die Atemwege transsudiertes Fibrinogen oder Albumin zu einem dosisabhängigen Verlust der oberflächenaktiven Eigenschaften von Surfactant und daher zu sekundären, funktionellen Atemwegsengen [4, 18, 21].

Die biochemischen Faktoren, die für diese Funktion von Surfactant verantwortlich sind, sind vor allem die Phospholipide und die hydrophoben Surfactantproteine SP-B und SP-C (Abb. 4.17). Sie sind auch die Hauptkomponenten der derzeit verfügbaren therapeutischen Surfactants wie Survanta, Curosurf und Alveofact. Das hydrophile SP-A erhöht darüber hinaus die Resistenz des Surfactants gegenüber einer Hemmung durch Proteine und andere Bestandteile der Atemwegsflüssigkeit. Die Phospholipide Phosphatidylcholin und Phosphatidylglycerol sind amphiphile Moleküle, die sich mit ihrem hydrophoben Fettsäureschwanz und der hydrophilen Kopfgruppe zwischen wässeriger Phase und Gasphase ausrichten können und so die Oberflächenspannung der wässerigen Phase erheblich senken können. Dies verhindert, dass sich die wässerigen Tropfen abrunden und an engen Stellen konzentrieren. Surfactantprotein B ist ein sehr hydrophobes, positiv geladenes Molekül, mit einem Molekulargewicht von 8000 (Abb. 4.17). Es wird nicht nur in den Typ-II-Pneumozyten der

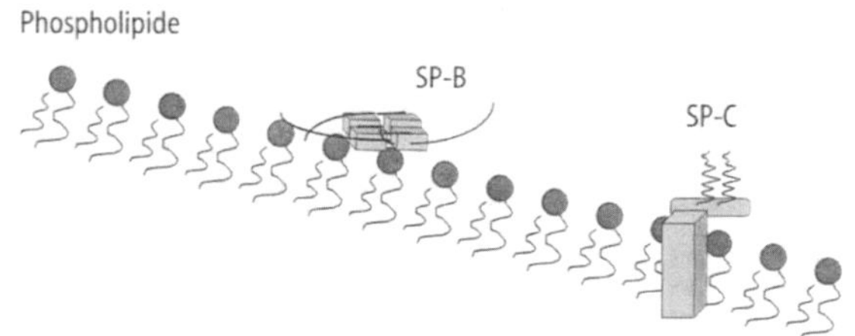

Abb. 4.17. Die hydrophoben Surfactantkomponenten umfassen die Phospholipide und die Surfactantproteine B und C (SP-B, SP-C). Sie sind vor allem für die biophysikalischen oberflächenaktiven Funktionen von Surfactant verantwortlich

Lunge, sondern auch in den Clarazellen der Bronchiolen expremiert. Es beschleunigt die Bildung des oberflächenaktiven Films aus Phospholipiden, indem es die Adsorptionsrate von Lipiden an die Wasser-Luft-Grenze um mehr als das 150fache steigert. Surfactantprotein C wird in der reifen Lunge ausschließlich von Typ-II-Zellen exprimiert und ist ein extrem hydrophobes Polypeptid mit einem Molekulargewicht von 4000, welches zusätzlich zwei Fettsäuregruppen kovalent gebunden hat (Abb. 4.17). Auch SP-C erhöht die Beschleunigung der Adsorptionsrate von Lipiden an die Luft-Wasser-Grenzschicht und erhöht die Resistenz von Surfactant gegenüber einer Hemmung durch Ödemflüssigkeit und Serumproteine.

■ Biophysikalische Funktionen von Surfactant

- Stabilisierung und Offenhalten der kleinen, nicht knorpelarmierten Atemwege,
- Verbesserung des mukoziliären Transports,
- kleine (<6 µm) eingeatmete Partikel werden in die wässrige Hypophase transloziert,
- Beschleunigung des Abtransports partikulärer Substanzen und von Zelldetritus aus den Alveolen in die größeren Atemwege durch Erniedrigung der endexspiratorischen Oberflächenspannung,
- Verhinderung des Alveolär- und Lungenkollapses während der Exspiration und Unterstützung der inspiratorischen Ausdehnung der Lunge.

Verbesserung des mukoziliären Transports

Eine Reihe von Untersuchungen hat gezeigt, dass oberflächenaktive Surfactants sowohl in den oberen Atemwegen [24] als auch in den unteren Atemwegen [16, 26, 29] die mukoziliäre Transportrate um bis zu 50% steigern können. Verschiedene Mechnismen spielen hier eine Rolle. Surfactant verbessert sowohl die rheologischen Eigenschaften als auch die Oberflächeneigenschaften von Schleim, was zu einer effektiveren Interaktion zwischen Mukus und Zilien führen kann [29]. Auch wird gleichzeitig die Zilienschlagfrequenz verdoppelt [29]. Die in diesen Untersuchungen verwendeten Surfactantpräparationen waren Phospholipidgemische, die wechselnde, meist geringe Anteile an Surfactantprotein B und C enthielten. In-vitro-Experimente mit Schleim von Patienten mit CF zeigen, dass auch reine Phosphatidylglycerol-Liposomen die Oberflächen- und Transporteigenschaften des Mukus deutlich verbessern [1].

Translokation von partikulären Substanzen in die wässrige Hypophase

Inhalierte Partikel, die in den Atemwegen deponiert wurden, werden von einem osmiophilen Surfactantfilm aus Phospholipiden umgeben [8]. Die Oberflächeneigenschaften dieses Films sind verantwortlich für die Verlagerung der Partikel in die tiefere wässrige Gel- und Solphase. Die Oberflächenkräfte sind so gerichtet, dass die Partikel immer weiter aus dem Bronchiallumen in Richtung Epithel verlagert werden [6].

Beschleunigung des Abtransports partikulärer Substanzen aus der Lunge

Experimentelle und theoretische Untersuchungen weisen darauf hin, dass Lungensurfactant eine spezifische Rolle für die Elimination von partikulären Substanzen durch hydrodynamische Transportprozesse, die von den Alveolen in die zentralen Atemwege gerichtet sind, spielt [7, 11].

Verhinderung des exspiratorischen Kollapses und Unterstützung der inspiratorischen Ausdehnung der Lunge

Die riesige Oberfläche der Lunge und die damit verbundene große Oberflächenspannung des Flüssigkeitsfilms, der die Alveolen benetzt, bewirkt, dass jedes Lungenbläschen die Tendenz hat zu seinem Zentrum hin und weg von anderen zu kollabieren. Diese Oberflächenspannung wird durch die Anwesenheit von Surfactant an der Grenzfläche zwischen Gasraum und Flüssigkeitsfilm drastisch reduziert. So wird verhindert, dass die Alveolen endexspiratorisch zusammenfallen und intrapulmonale Shunts entstehen, die zu einer ungenügenden Oxygenierung des Blutes führen. Der Film aus Phospholipiden bewirkt also eine homogenere Verteilung der Luft während der Inspiration und die hohe Geschwindigkeit der Lipidadsorption durch SP-B und SP-C an die Luft-Flüssigkeit-Grenzfläche ermöglicht es, dass mit jedem Atemzug die Oberflächenkomponente der Lungenretraktionskraft so niedrig wie möglich gehalten wird und so die Atemarbeit minimiert wird.

Änderung des Einstroms von interstitieller Ödemflüssigkeit

Eine hohe Oberflächenspannung bewirkt auch, dass die hydrostatischen Filtrationskräfte des Interstitiums nicht balanciert werden und ein Nettoeinstrom von Flüssigkeit in den alveolären und den bronchiolären Raum stattfindet. Durch die Erniedrigung der Oberflächenspannung an der Luft-Flüssigkeit-Grenzfläche verhindert Surfactant die Ansammlung von Flüssigkeit in den Atemwegen.

Sekundäre Schädigungen von Surfactant im Rahmen der Entzündungsprozesse können also mannigfaltige biophysikalische Auswirkungen haben und stellen Mechanismen dar, die bei Patienten mit cystischer Fibrose in den kleinen Atemwegen aber auch im Rahmen von Exazerbationen im alveolären Bereich zu einem Funktionsverlust und zu Störungen der Gasaustauschfunktion der Lunge führen.

Spezifische Störungen des alveolären und bronchialen Surfactants bei CF

Bronchiallavage-Untersuchungen bei CF-Patienten haben einen extrem reduzierten Gehalt an Phosphatidylcholin [9] und eine erhöhte Molfraktion an Arachidonsäure in den Phospholipiden gezeigt [10]. Diese Ergebnisse ähneln denjenigen, die für tracheobronchiales oberflächenaktives Material, welches aus Sputum gewonnen wurde, gefunden wurden [15]. Der Gehalt an Phosphatidylcholin war erheblich reduziert und die Konzentration an SP-A erhöht. Die biophysikalische Aktivität von Surfactant, gemessen an der Oberflächenaktivität, war vergleichbar derjenigen von erwachsenen Patienten mit Tracheostoma. Im Vergleich zu normalen Kontrollkindern hatten Kinder mit cystischer Fibrose eine erheblich schlechtere Oberflächenaktivität des bronchialen Surfactants [27]. In einer kürzlich publizierten Studie an sehr jungen Säuglingen und Kleinkindern mit cystischer Fibrose fand sich bei Verwendung einer Lavagetechnik, die hauptsächlich bronchiales Material aus den Atemwegen gewinnt, kein Unterschied zwischen stabilen CF-Patienten und gesunden Vergleichskindern, die wegen eines Stridors bronchoskopiert wurden. Jedoch waren bei einer Gruppe von CF-Patienten, die bei der Untersuchung eine deutliche Infektion und bronchiale Entzündungsreaktion aufwiesen, die durch den Nachweis von Bakterien, erhöhten IL6-Spiegeln und einem Anteil von mehr als 50% Neutrophilen an den Lavagezellen belegt wurde, erhöhte Anteile an SP-A nachzuweisen[17]. Bei diesen Kindern war auch der Gehalt an Phosphatidylcholin signifikant reduziert. Die Oberflächenaktivität unterschied sich jedoch nicht zwischen den 3 untersuchten Gruppen. Diese Untersuchungen zeigen, dass bei Patienten mit cystischer Fibrose keine primäre Abnormalität des bronchialen Surfactantsystems vorliegt, dass jedoch laufende endobronchiale Entzündungsreaktionen zu sekundären Surfactantabnormalitäten und Defizienzen führen.

Bei jugendlichen Patienten mit CF, die eine deutliche chronische Atemwegsentzündung aufwiesen, finden sich erhebliche Alterationen auch im alveolären Kompartiment [13, 28]. Diese Patienten hatten in der Lavage etwa 48% neutrophile Granulozyten, während die Kontrollpersonen nur 2% aufwiesen. Die Zusammensetzung der Phospholipide war erheblich verändert, Phosphatidylglycerol und Phosphatidylcholin waren deutlich reduziert. SP-A wurde in niedriger Konzentration gefunden, während SP-B in normaler Konzentration vorlag [13]. Die Oberflächenaktivität des Surfactants war erheblich beeinträchtigt. Dies war jedoch nicht auf eine Hemmung durch Serum oder andere in die Atemwege gelangte Substanzen bedingt, sondern wahrscheinlich auf den reduzierten Gehalt an SP-A und oberflächenaktiven Phospholipiden zurückzuführen. Es bestand eine enge Korrelation zwischen FEV_1 bzw. FVC und der Oberflächenaktivität des in der Lavage gewonnenen Surfactants. An einer heterogenen Gruppe von 13 CF-Patienten im Alter von 7,5 Jahren (Spanne 1–15) fanden Postle et al. überraschenderweise keine Änderung der Zusammensetzung der Phospholipide, jedoch Erniedrigungen von SP-A und SP-D [25].

Die Veränderungen des pulmonalen Surfactant bei cystischer Fibrose sind nicht krankheitsspezifisch. Bei bakteriellen Pneumonien finden sich ähnliche Verhältnisse [12].

Zusammengefasst zeigen diese Daten, dass sich bei cystischer Fibrose mit fortschreitender Krankheitsaktivität sowohl funktionelle als auch biochemische Surfactantabnormalitäten entwickeln und dass diesen möglicherweise eine pathogenetische Bedeutung zukommt, wie die Korrelation zwischen Oberflächenaktivität des gewonnenen Surfactants und Lungenfunktionsdaten nahelegt [13].

Surfactantbehandlung bei cystischer Fibrose

In einer doppelblinden, placebokontrollierten Pilotuntersuchung haben wir die inhalative Applikation eines bovinen Surfactants (Alveofact 120 mg) bei erwachsenen Patienten mit mäßig bis stark ausgeprägter CF untersucht [14]. In dieser Untersuchung fanden wir keine Verbesserung der Lungenfunktionsparameter oder der Oxygenation. Dies hing wahrscheinlich damit zusammen, dass eine relativ niedrige Menge an Surfactant appliziert wurde. Darüber hinaus ist zu erwarten, dass bei Verwendung eines Surfactants, der mit den hydrophoben Surfactantproteinen bzw. auch SP-A angereichert ist, ein besserer therapeutischer Erfolg erzielt werden kann. Entscheidend ist jedoch die Applikation ausreichend großer Mengen, was durch die Grenzen der heutigen Verneblertechnologie limitiert wird.

Ausblick

Die Verbesserung der biophysikalischen Eigenschaften eines sekundär veränderten Surfactantsystems bei Patienten mit CF könnte zu einer erheblich besseren Lungenmechanik, Gasaustauschfunktion der Lunge und zu einer besseren pulmonalen Klärung von Bakterien und Schleim beitragen. Ähnlich wie bei schweren Pneumonien ist in klinischen Grenzsituationen eine Surfactant-Applikation in Erwägung zu ziehen [3, 31]. Liposomen oder andere Surfactantbestandteile können als Vehikel für den intrapulmonalen Transport von Medikamenten wie Antibiotika [23, 30], DNase oder DNA zum Gentransfer, verwendet werden. In jedem Fall sind Wechselwirkungen zwischen dem endogenen Surfactantsystem und den applizierten Substanzen zu beachten [2, 30].

4.4.2 Immunmodulatorische Funktionen von Surfactant

Zusätzlich zu den bekannteren und namengebenden Funktionen von Lungensurfactant hat Surfactant eine zentrale Rolle in der pulmonalen Erregerabwehr. Dieses Konzept ist mehr als 25 Jahre alt, hat jedoch erheblichen Auftrieb durch die Entdeckung gefunden, dass die beiden Surfactant-Proteine A und D Mitglieder der Familie der Kollektine sind. Kollektine sind Proteine, die sowohl Lectin-Eigenschaften als auch kollagenartige Eigenschaften haben und zentral an der nichtadaptiven, antikörperunabhängigen Erregerabwehr sowohl im Serum als auch in der Lunge beteiligt sind. Die Struktur und grundlegenden Eigenschaften von SP-A und SP-D sind bereits in Abschn. 4.3 besprochen worden. Die Surfactantlipide haben ebenfalls wichtige immunmodulatorische Funktionen. Ziel dieses Abschnittes ist es, die vor allem auf In-vitro-Untersuchungen beruhenden Immunfunktionen von Surfactant zusammenzufassen und so eine Grundlage für die Beurteilung der Bedeutung dieser Faktoren bei cystischer Fibrose zu geben.

■ **Wechselwirkung zwischen Surfactantkomponenten und alveolären Zellen oder deren Produkten**

- Phospholipide supprimieren die Proliferation, Immunglobulinproduktion und Zytotoxizität von Lymphozyten,
- Phospholipide hemmen die Zytokinfreisetzung aus Makrophagen,
- SP-D und SP-A modulieren die Phagozytose, Chemotaxis und den oxidativen Burst von Makrophagen,
- Neutralisation exogener Mediatoren.

■ **Interaktion von Surfactant und Erregern**

- SP-A und SP-D opsonieren verschiedene Bakterien, Viren und Pilze zur besseren Phagozytose,
- Bindung und Abfangen von bakteriellen Toxinen.

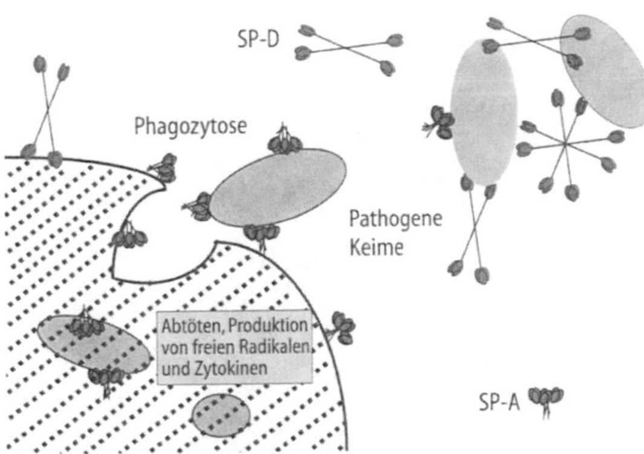

Abb. 4.18. Die hydrophilen Surfactantproteine SP-A und SP-D haben entscheidende Funktionen in der nichtadaptiven Erregerabwehr. Als Kollektine vermögen sie Kohlenhydratstrukturen auf Oberflächen von Mikroorganismen und Zellen zu erkennen, an zellständige Rezeptoren zu binden und die Phagozytose und Elimination der Pathogene zu fördern

Surfactant-Protein A

SP-A-defiziente Knock-out-Mäuse sind vermehrt empfänglich gegenüber pulmonalen Infektionen. Wurden diese rekombinanten Mäuse intratracheal mit mukoiden Pseudomonas aeruginosa infiziert, waren bereits 6 und 12 h nach der Infektion wesentlich mehr Bakterien in der Lunge nachweisbar als bei Kontrolltieren. Während die Gesamtzahl an Leukozyten in der Lunge in beiden Versuchsgruppen gleich groß war, fand der Leukozytenzustrom bei den SP-A-defizienten Mäuse viel früher statt. Die Superoxid-Radikalbildung der Granulozyten war in beiden Gruppen ähnlich, die SP-A-defizienten Mäuse wiesen jedoch erhöhte Nitritwerte auf. Ebenso waren die Konzentrationen an TNFα, IL6 und makrophageninflammatorischem Protein 2 (alles proinflammatorische Zytokine) größer in den SP-A-defizienten Mäusen. Diese Untersuchungen zeigen, dass SP-A eine wichtige Rolle in der Pathogenese der Infektion der Lunge mit mukoiden Pseudomonas aeruginosa spielt [19] (Abb. 4.18).

Wechselwirkung von SP-A mit mikrobiellen Liganden

SP-A interagiert mit einer Vielzahl von mikrobiellen Organismen. Diese umfassen grampositive Bakterien (Haemophilus influenzae, Staphylococcus aureus, Streptococcus pneumoniae, A-Streptokokken, Mycobacterium tuberculosis), gramnegative Organismen (Escherichia coli, Salmonella), Pilze (Cryptococcus neoformans), Pneumocystis carinii und verschiedene Viren (Herpes-simplex-Virus I, Influenzavirus). SP-A fördert die Aufnahme von Staphylococcus aureus durch Alveolarmakrophagen sowohl durch Opsonisation der Bakterien als auch durch direkte Aktivierung der Makrophagen [32]. Pseudomonas aeruginosa wird unabhängig von der Wachstumsphase durch SP-A ebenfalls vermehrt phagozytiert. Allerdings fanden andere Untersuchungen keinen Effekt von SP-A auf die Aufnahme von Pseudomonas aeruginosa [32].

Einfluss von SP-A auf die Produktion reaktiver Verbindungen durch Makrophagen

SP-A stimuliert die Bildung von Superoxid durch Alveolarmakrophagen, nicht jedoch durch periphere Monozyten. Allerdings gibt es gegensätzliche Untersuchungen, die zeigen, dass eine stimulierte Superoxidproduktion durch Alveolarmakrophagen auch durch SP-A gehemmt werden kann [32].

Einfluss von SP-A auf die Chemotaxis

Reines SP-A steigert die Migrationsrate von Alveolar- und Peritonealmakrophagen [32].

Einfluss von SP-A auf die Sekretion von Zytokinen und Immunglobulinen

SP-A stimuliert die Produktion von TNFα, IL1-α, IL1-β und IL6 durch periphere mononukleäre Zellen, während die TNFα-Freisetzung aus Peritonealmakrophagen, die mit Lipopolysaccharid S (LPS) stimuliert werden, gehemmt wird. Die PGE_2-Produktion aus humanen, mitogenstimulierten Lymphozyten wird durch SP-A gehemmt. Die Bildung der Immunglobuline IgA, IgG und IgM durch B-Zellen, die aus der Milz isoliert wurden, wird durch SP-A stimuliert.

SP-A und Lymphozyten-Proliferation

Die mitogen induzierte Lymphozytenproliferation wird von SP-A stimuliert, ein Effekt, der durch Dipal-

a
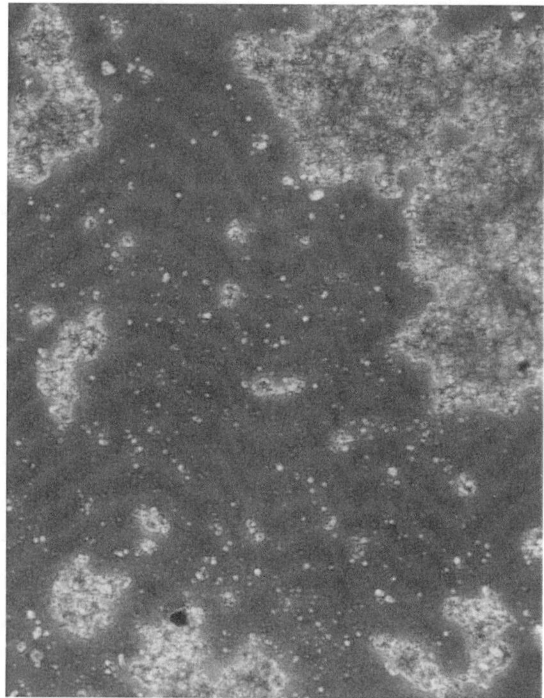

b

Abb. 4.19. **a** Aggregation von Pseudomonas aeruginosa durch SP-D (5 µg/ml), **b** reversibel durch Zugabe von EDTA zur Chelatierung des Kalziums oder durch Maltose

mitoyl-Phosphatitylcholin und andere Surfactantlipide umgekehrt werden kann. Ebenso unterdrückt SP-A die CD3-stimulierte T-Zellproliferation.

SP-A bei CF

Wie bereits oben beschrieben finden sich in der Bronchiallavage bei Säuglingen und Kleinkindern mit klinisch stabiler CF normale Werte an SP-A, während sie bei akuter inflammatorischer Reaktion ansteigen [17]. Junge Erwachsene mit ausgeprägter endobronchialer Inflammation wiesen hingegen durchweg erniedrigte Werte auf [13, 25]. Diese Daten sprechen für sekundäre Veränderungen von SP-A bei CF.

Surfactantprotein D

Surfactantprotein D scheint für die Oberflächenaktivität von Surfactant keine Rolle zu spielen und ist ebenfalls ein Mitglied der Familie der Kollektine. Die Struktur dieses Proteins wurde in Abschn. 4.3 beschrieben und ist in Abb. 4.18 dargestellt.

Interaktion von SP-D mit mikrobiellen Liganden

Ähnlich wie SP-A bindet auch SP-D an Mikroorganismen, indem es mit deren Kohlenhydrat-Oberflächenbestandteilen interagiert. Allerdings bestehen aufgrund der unterschiedlichen Spezifität beider Lektine auch unterschiedliche Bindungsprofile für verschiedene Mikroorganismen. SP-D bindet gramnegative Bakterien (Pseudomonas aeruginosa, Klebsiella pneumoniae, Escherichia coli), Pilz (Cryptococcus neoformans, Aspergillus fumigatus), Pneumocystis carinii sowie Viren (Influenza-Virus A) [32]. SP-D bindet jedoch nicht grampositive Bakterien wie Staph. aureus. Wie hier exemplarisch für Pseudomonas aeruginosa dargestellt, bindet und aggregiert SP-D Bakterien extrem stark (Abb. 4.19). Diese Reaktion ist reversibel nach Zugabe von EDTA oder eines Überschusses an kompetitiven Kohlenhydraten, wie Maltose. Die vermehrte Aggregation der Bakterien könnte ihre Elimination mittels mukoziliärer oder Hustenclearance fördern.

Einfluss von SP-D auf die Produktion von freien Radikalen

Während SP-D die Produktion von freien Radikalen in Alveolarmakrophagen fördern kann, findet sich kein Effekt bei neutrophilen Granulozyten.

Einfluss von SP-D auf die Chemotaxis

SP-D ist ein extrem potenter Chemoattraktor für Blutneutrophile und Blutmonozyten. Die Konzentration für maximale Effekte beträgt nur 10^{-11} mol/l.

Surfactant-Protein-D in der Lavage von Patienten mit cystischer Fibrose

Bisher liegen noch kaum publizierte Daten zur SP-D-Konzentration bei CF vor. Während wir in vorläufigen Untersuchungen keine Unterschiede zwischen normalen Kontrollen und Kindern mit milder bis mäßiggradiger Lungenerkrankung fanden, berichten Postle et al. erheblich erniedrigte Spiegel an SP-D bei Patienten mit CF [25].

Surfactant-Lipide

Viele In-vitro-Studien haben den Einfluss komplexer Surfactant-Präparationen und ihrer Lipidkomponenten auf die Immunzellfunktion untersucht. Die meisten dieser Studien sind bereits durchgeführt worden, bevor Informationen zu ihrem Gehalt an spezifischen Surfactantproteinen bekannt waren. Einige z. T. widersprüchliche Befunde lassen sich so auf unterschiedliche methodische Ansätze bei der Surfactant-Isolation zurückführen.

Phagozytose und Abtöten von Mikroorganismen

Die aus früheren Untersuchungen bekannte Steigerung der Phagozytose und des Abtötens von Mikroorganismen kann teilweise auf den Gehalt an SP-A zurückgeführt werden, da diese Effekte durch polyklonale Anti-SP-A-Antikörper reduziert wurden. Die Lipidbestandteile, die hauptsächlich für die Steigerung der Phagozytose und das Abtöten verantwortlich sind, sind Lysophospholipide und freie Fettsäuren, die ebenfalls in Surfactant vorkommen [32].

Produktion von freien Sauerstoffradikalen

Stimulierte Alveolarmakrophagen und Monozyten lassen sich in ihrer Produktion an reaktiven Sauerstoffradialen durch Surfactant und Surfactantlipide suppremieren. Hier kommt es auf den Gehalt der einzelnen Lipidspezies an. Während Dipalmitoyl-Phosphatidylglycerol hemmend wirkt, stimulieren Dipalmitoyl-Phosphatidylcholin und Dioleoyl-Phosphatidylcholin die Radikalbildung [32].

Proliferation von Lymphozyten

Surfactantphospholipide unterdrücken die Reaktivität von Lymphozyten gegenüber Mitogenen. Darüber hinaus werden verschiedene Funktionen zytotoxischer T-Zellen und von antikörperbildenden B-Zellen und natürlichen Killerzellen gehemmt. Die Wirkung von Phosphatidylcholin ist am größten, gefolgt von Phosphatidylglycerol und Phosphatidylinositol. Diese Phospholipide machen etwa 80–90% der Surfactant-Phospholipide aus. Hingegen sind solche Phospholipide, die vor allem in Zellmembranen und weniger im Surfactant vorkommen (Phosphatidylethanolamin, Sphingomyelin, Cholesterin), eher proliferationsfördernd. Daraus wurde die Hypothese abgeleitet, dass eine Änderung der Zusammensetzung der Lipide im Surfactant mit einer veränderten Unterdrückung der Lymphozytenproliferation einhergeht [32]. Während also die Surfactantphospholipide die Immunzellfunktionen in der Lunge supprimieren, werden dieselben Funktionen durch die Surfactantproteine gesteigert.

Surfactantlipide bei cystischer Fibrose

Die Gesamtmenge an Phospholipid in der Lavage von Patienten mit CF und Kontrollen ist nicht unterschiedlich [13, 17]. Surfactant bei Patienten mit CF und mäßiger bis schwerer Krankheitsaktivität ist jedoch dadurch gekennzeichnet, dass der relative Gehalt an Phosphatidylcholin und Phosphatidylglycerol erheblich reduziert ist [9, 13]. Diese Befunde stehen im Einklang mit der Hypothese, dass eine derartig veränderte Lipidzusammensetzung von Surfactant eher zu einer reduzierten Hemmung der Lymphozytenproliferation bzw. der Aktivität von B-Zellen, zytotoxischen T-Zellen und natürlichen Killerzellen führt. Diese Überlegungen beruhen jedoch auf den oben genannten In-vitro-Ergebnissen und müssen in Ex-vivo-Untersuchungen belegt werden. In einer methodisch sehr aufwendigen, allerdings recht kleinen und inhomogenen Gruppe von CF-Patienten wurden kürzlich, überraschenderweise und trotz der Anwesenheit von vielen Leukozyten, keine Unterschiede in der Phospholipidzusammensetzung des Surfactants im Vergleich zu Kontrollen gefunden [25].

4.4.3 Zusammenfassung

Sekundäre Veränderungen von Komponenten des pulmonalen Surfactantsystems sind auf mannigfaltige Weise in die Pathogenese der Lungenerkrankung bei cystischer Fibrose involviert. So kann die mit einer veränderten Oberflächenaktivität einhergehende, eingeschränkte biophysikalische Kapazität von Surfactant zum Entstehen und zur Aufrechterhaltung von Atelektasen, Dystelektasen, Ventilation-Perfusion-Inhomogenität und konsekutiver Hypoxämie beitragen. Die involvierten Mechanismen betreffen insbesondere die Stabilität und das Offenhalten der kleinen Atemwege während der Respiration. Änderungen der immunmodulatorischen Funktionen von Surfactant können auch bei der Krankheitsentstehung bei CF involviert sein. Die Surfactantproteine SP-A und SP-D sind zentrale Bestandteile der nichtadaptiven Immunabwehr der Lunge. Sie regulieren die Phagozytose, die Chemotaxis, die Produktion reaktiver Sauerstoffradikale und die Zytokinfreisetzung aus Immunzellen. Der Gehalt an SP-A ist insbesondere im späteren Krankheitsstadium bei cystischer Fibrose deutlich erniedrigt. Die ebenfalls sekundär veränderten Muster der Surfactantlipide können zu einer veränderten Lymphozytenproliferation beitragen und so den Immunstatus der Lunge beeinflussen. Alle Komponenten des Surfactantsystems sind nicht nur bei therapeutischen Interventionen zur Substitution oder Verstärkung zu berücksichtigen, sondern auch bei gentherapeutischen oder antimikrobiellen Therapieansätzen, die Surfactantbestandteile (z. B. Liposomen) als Träger benutzen.

4.5 Proteasen – Antiproteasen

A. Schuster, M. Griese, C. Vogelmeier

Wie an anderer Stelle ausgeführt, ist die Lungenerkrankung bei CF pathophysiologisch charakterisiert durch eine von neutrophilen Granulozyten dominierte endobronchiale chronische Entzündungsreaktion. Bei der Zellaktivierung, bei der Phagozytose, ob erfolgreich oder frustran, und auch beim Zelltod werden aus den azurophilen Granula der neutrophilen Granulozyten proteolytische Enzyme, sog. Proteasen, freigesetzt. Hierbei handelt es sich um die folgenden drei Proteasen: die *Neutrophilen-Elastase, Cathepsin G und Proteinase-3.* Biochemisch sind dies Serin-Proteasen, alle mit einem Molekulargewicht um 24000–30000. Elastase und Proteinase-3 weisen eine weitgehende Aminosäuren-Homologie im Aufbau ihrer aktiven Zentren auf, und die beiden Proteasen liegen in etwa gleich großen Mengen in den azurophilen Granula der Neutrophilen vor.

4.5.1 Proteasen in den CF-Atemwegen

Alle drei Neutrophilen-Proteasen sind in Sputum und Bronchiallavageflüssigkeit von CF-Patienten in exzessiven Konzentrationen mit hoher freier katalytischer Aktivität nachgewiesen worden (Tabelle 4.4): In einer Studie fanden sich im Sputum Konzentrationen an katalytisch aktiver Elastase von über 90 µg/ml und Cathepsin G von ca. 5 µg/ml [7]. Inzwischen wurde auch Proteinase-3 in ähnlich hohen Konzentrationen wie Elastase im Sputum von CF-Patienten nachgewiesen [31]. Vor allem die Elastase ist in einer ganzen Reihe von Studien Gegenstand der Untersuchung gewesen, und ihr wird eine wichtige Rolle im Rahmen der Pathophysiologie der fortschreitenden Lungenerkrankung zugesprochen. Hohe Elastase-Aktivitäten in den CF-Atemwegen sind nicht nur in fortgeschrittenem Krankheitsstadium zu finden: Bei Untersuchungen der Bronchiallavageflüssigkeit von relativ symptomfreien Patienten ab 12 Jahren, die kein Sputum produzierten, wurde – im Gegensatz zu den gesunden Kontrollprobanden – aktive Elastase in hohen Konzentrationen nachgewiesen [12]. Dies war auch bei sehr jungen Kindern mit minimaler pulmonaler Symptomatik der Fall [2, 4]. Neugeborenen-Screeningprogramme eröffneten zudem die Möglichkeit, die bronchopulmonale Entzündungsreaktion bereits bei sehr jungen, noch klinisch inapparenten Säuglingen mittels Bronchiallavage zu untersuchen. Bei zahlreichen dieser teilweise nur mehrere Wochen alten Säuglinge fanden sich von Granulozyten dominierte Entzündungsreaktionen mit erhöhten Konzentrationen an aktiver Elastase in der Lavageflüssigkeit. Überraschenderweise war dies auch bei Säuglingen der Fall, bei denen kein Anhalt für jedwede bronchopulmonale Infektion bestand, hier allerdings quantitativ geringer als bei den Säuglingen, bei denen auch bakterielle Mikroorganismen nachgewiesen werden konnten [1, 11]. Diese Befunde gaben Anlass zu der Hypothese, dass die durch aktive Proteasen gekennzeichnete entzündliche Reaktion vielleicht sogar der Infektion vorausgeht und nicht erst durch diese induziert wird, dass vielleicht sogar die defekte CFTR-Funktion selbst zur Entwicklung der chronischen bronchopulmonalen Entzündung beiträgt [13]. Die vorliegenden Befunde zusammenfassend muss jedenfalls auch bei klinisch nicht weiter beeinträchtigender Symptomatik bei den CF-Patienten von einer sich äußerst frühzeitig manifestierenden, von neutrophilen Granulozyten dominierten, mit Freisetzung von Proteasen einhergehenden, chronisch-entzündlichen Reaktion in den Atemwegen ausgegangen werden.

Tabelle 4.4. Konzentrationen an Neutrophilen-Proteasen im Sputum von CF-Patienten

Neutrophilen-Protease	Konzentration (µg/ml)
Elastase*	96,1 ± 91,7
Cathepsin G*	5,9 ± 6,0
Proteinase-3**	146,7 ± 20,5

(Mittelwerte ± Standardabweichung, * nach [7] und ** [31]). Der größte Teil dieser Proteasen ist katalytisch aktiv. Beim Gesunden dagegen gibt es keine proteolytische Aktivität in den Atemwegen.

Auch Pseudomonas aeruginosa kann eine Elastase freisetzen, die biochemisch als Metalloprotease ganz andere Eigenschaften hat als die Neutrophilen-Elastase. Wahrscheinlich aufgrund einer Hemmung der Pseudomonas-Elastase durch spezifische Antikörper kommt dieser Protease in vivo keine pathophysiologische Relevanz zu [26]. Im Folgenden soll auf die Pseudomonas-Elastase daher nicht mehr eingegangen werden, und der Begriff Elastase benennt in diesem Kapitel die Neutrophilen-Elastase. Auch andere Zellsysteme in den Atemwegen, z.B. die Makrophagen, können lokal Proteasen freisetzen, deren Wirkungen jedoch noch nicht sehr weit erforscht sind. Dagegen hat man inzwischen eine recht klare Vorstellung über die pathophysiologischen Auswirkungen der hohen Aktivitäten an Neutrophilen-Proteasen in den CF-Atemwegen – insbesondere der Elastase, der die größte pathophysiologische Relevanz zugesprochen wird.

4.5.2 Wirkungen der Neutrophilen-Proteasen

Die Freisetzung von Proteasen aus Granulozyten dient eigentlich zum Wohle des Organismus der Infektionsabwehr. Eine exzessive Freisetzung allerdings, wie es in den CF-Atemwegen der Fall ist, wird mehr Schaden als Nutzen mit sich bringen [3]. Die Bedeutung, die die exzessive Freisetzung von Proteasen im Rahmen der bronchopulmonalen Erkrankung haben kann, ist bislang für die Elastase am besten untersucht worden, und nach den Befunden ist von einer entscheidenden Rolle der Elastase im Rahmen des fortschreitenden pathophysiologischen Geschehens bei der CF auszugehen. Cathepsin G spielt im Vergleich dazu wahrscheinlich nicht so eine große Rolle. Über Proteinase-3 liegen bislang noch nicht sehr viele Daten vor; die wenigen vorhandenen sprechen jedoch dafür, dass auch Proteinase-3 eine wesentliche pathophysiologische Bedeutung hat.

Die Neutrophilen-Proteasen, insbesondere Elastase und Proteinase-3, sind in der Lage, extrazelluläre Strukturproteine des Lungengewebes wie Elastin, Kollagen, Fibronektin oder Laminin abzubauen. Im Tierversuch ist beispielsweise bei Hamstern gezeigt worden, dass die Instillation von Neutrophilen-Proteasen in die Lungen zur Emphysementstehung führt. Auch die Entstehung von Bronchiektasen wird auf die hohe lokale proteolytische Aktivität zurückgeführt. Cathepsin G vermag die elastolytische Wirkung von Elastase noch zu steigern. Biochemische Daten (Nachweis von Desmosin als Elastase-Abbauprodukt im Urin) und histologische Autopsie-Befunde belegen, dass der pathophysiologische Prozess in den Lungen der CF-Patienten durch eine chronische *proteolytische Zerstörung des Lungengerüsts* gekennzeichnet ist. In einer Studie wurde sogar eine signifikante Korrelation zwischen Desmosin-Ausscheidung und Schweregrad der Lungenerkrankung (gemäß Score für Thoraxröntgenaufnahme) festgestellt [5]. Andere klinische Untersuchungen ergaben signifikante Korrelationen zwischen den Konzentrationen an katalytisch aktiver Elastase in Sputum bzw. Bronchiallavageflüssigkeit und der Schwere der Lungenerkrankung der CF-Patienten: Je höher die Elastase-Aktivität, desto niedriger die Einsekundenkapazität, desto niedriger der Röntgen-Brasfield-Score und desto niedriger der Shwachman-Score [16].

Jedoch auch in anderer Hinsicht können die Neutrophilen-Proteasen zur charakteristischen Pathophysiologie in den CF-Atemwegen beitragen: Es ist in vitro sowohl im Zellkultursystem (seröse Trachealdrüsenzellen) als auch in verschiedenen Gewebeexplantaten gezeigt worden, dass die Proteasen eine ausgesprochen starke sekretionsfördernde Wirkung für die Sekret produzierenden und freisetzenden Zellen, insbesondere auch für die wichtigen submukösen Drüsenzellen, des Atemwegstrakts haben, weitaus stärker als alle bislang bekannten Sekretagoga [21, 23]. Die stärkste *sekretionsstimulierende Wirkung* hat die Elastase, gefolgt von Proteinase-3 und Cathepsin G. In einer In-vitro-Untersuchung konnte durch Zugabe von CF-Sputum zu kultivierten Trachealdrüsenzellen bereits bei einer Sputumverdünnung von 1:30000 eine signifikante Sekretionssteigerung gemessen werden. Bei einer Sputumverdünnung von 1:15 fand sich eine Sekretionssteigerung um ca. 2500% über Basalsekretion; zum Vergleich: „klassische" Sekretagoga wie Isoproterenol bewirken im gleichen In-vitro-System Sekretionssteigerungen um ca. 100%. Die durch das CF-Sputum in der genannten Studie in vitro induzierbare Sekretion ließ sich durch Zusatz von Inhibitoren der Neutrophilen-Proteasen vollständig hemmen, so dass darauf geschlossen werden konnte, dass die Proteasen die hauptverantwortlichen Sekretagoga in den CF-Atemwegen sind, wobei Cathepsin G quantitativ allerdings nur eine untergeordnete Rolle zukommt [22] (Abb. 4.20). Kürzlich wurden Rezeptoren charakterisiert, die wahrscheinlich diese Effekte vermitteln. Es handelt sich um sog. proteasenaktivierte Rezeptoren (PAR) [28]. Zusätzlich zur direkten Stimulation der Sekretion ist für die Elastase gezeigt worden, dass sie die mRNA-Expression für Muzin induziert [30]. Da die Hypersekretion ein pathophysiologisch eminent wichtiges Charakteristikum der bronchopulmonalen Erkrankung bei CF und die die Atemwege verlegende Akkumulation von Atemwegssekreten als eine der wichtigsten Todesursachen anzusehen ist [24], kommt der Präsenz der Proteasen, vornehmlich der Elastase, aber wohl auch der Proteinase-3 und zu einem geringeren Grad auch dem Cathepsin G, in den Atemwegen also auch unabhängig von der proteoly-

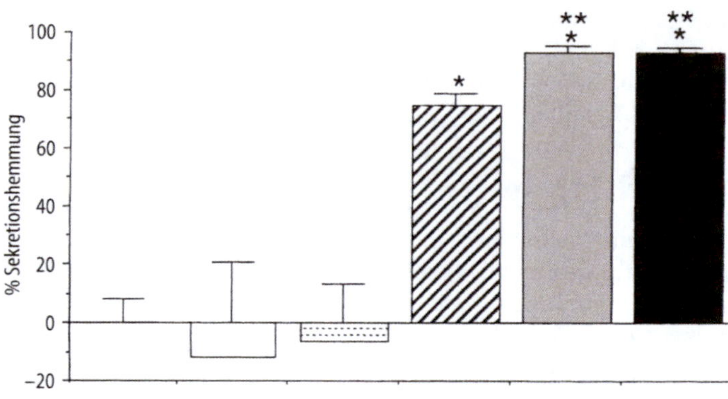

Abb. 4.20. Wirkung dreier verschiedener Antiproteasen auf die durch CF-Sputum in vitro induzierte Sekretion. Die Substanzen ICI 200,355 (Inhibitor von Neutrophilen-Elastase und Proteinase-3) plus Chymostatin (Inhibitor von Cathepsin G) führen zur nahezu vollständigen Hemmung der Sputum-induzierten Sekretion. Phosphoramidon (Inhibitor der Pseudomonas-Elastase) dagegen hat keinen Effekt. Die Befunde zeigen, dass Neutrophilen-Elastase und Proteinase-3 die wichtigsten Sekretagoga im Sputum von CF-Patienten sind und dass auch Cathepsin G eine gewisse sekretionsfördernde Wirkung hat. (Nach [22])

tischen Zerstörung des Lungengerüsts eine Bedeutung im fortschreitenden Krankheitsverlauf zu (Abb. 4.21). Zudem können die Proteasen toxische Wirkungen auf das Atemwegsepithel ausüben und die Schlagfrequenz der Zilien beeinträchtigen.

Auch muss von einer *Beeinträchtigung der lokalen immunologischen Abwehrmechanismen* durch das Vorliegen aktiver Proteasen in den CF-Atemwegen ausgegangen werden. Eine unbeeinträchtigte Phagozytose von Pseudomonas aeruginosa durch neutrophile Granulozyten erfolgt normalerweise nach komplementvermittelter Opsonisierung der Bakterien. Der Komplementrezeptor CR1 auf der Neutrophilen-Oberfläche interagiert dabei mit dem Komplementfragment C3b, der Komplementrezeptor CR3 mit dem Komplementfragment C3bi. Es konnte in vitro gezeigt werden, dass die Elastase einerseits den C3b-Rezeptor (CR1) von der Oberfläche neutrophiler Granulozyten und andererseits das an opsonisierte Pseudomonaden gebundene C3bi proteolytisch abzuspalten vermag. Somit entsteht in zweifacher Hinsicht ein Opsonin-Rezeptor-Mismatch, das in den CF-Atemwegen die Komplement-vermittelten lokalen Pseudomonasabwehrmechanismen durch Neutrophile beeinträchtigen kann. Andere In-vitro-Befunde zeigen darüber hinaus, dass die Neutrophilen-Proteasen Immunglobuline proteolytisch angreifen können, indem z. B. die Elastase den IgG-Fc-Rezeptor III abspaltet und das Cathepsin G menschliches IgM zerstören kann. Des Weiteren können sowohl Elastase als auch Cathepsin G lymphozytäre Oberflächenantigene (CD2, CD4, CD8) angreifen, und die Elastase kann die zytotoxische Wirkung von CD4-positiven Lymphozyten beeinträchtigen. Darüber hinaus werden die lokalen Abwehrmoleküle der pulmonalen, nichtadaptativen Immunabwehr SP-A und SP-D (s. auch Abschn. 4.4) ebenfalls abgebaut [9]. Somit können also die Proteasen durch proteolytische Degradation verschiedenster Komponenten der lokalen Immunabwehr eine funktionelle Beeinträchtigung von essentiellen Abwehrmechanismen in den Atemwegen von CF-Patienten bewirken, was natürlich insbesondere in Bezug auf die Abwehr von Pathogenen wie Pseudomonas aeruginosa und Staphylococcus aureus pathophysiologische Relevanz haben kann [6, 25]. Unterstützt wird diese Hypothese durch In-vitro-Untersuchungen, bei denen zu CF-Lavageflüs-

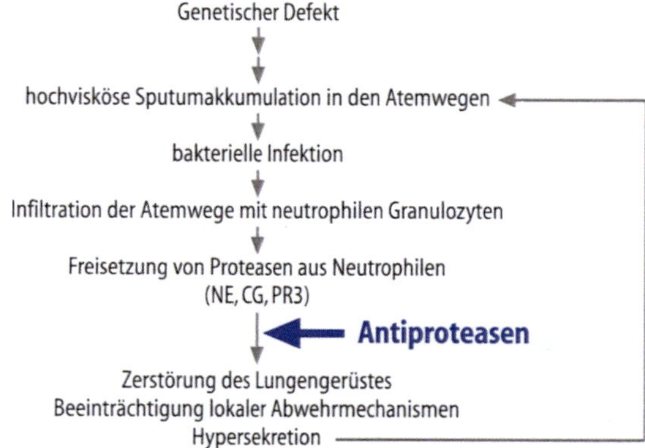

Abb. 4.21. Denkmodell zur zentralen Rolle der Proteasen in der Pathophysiologie der bronchopulmonalen Erkrankung bei CF

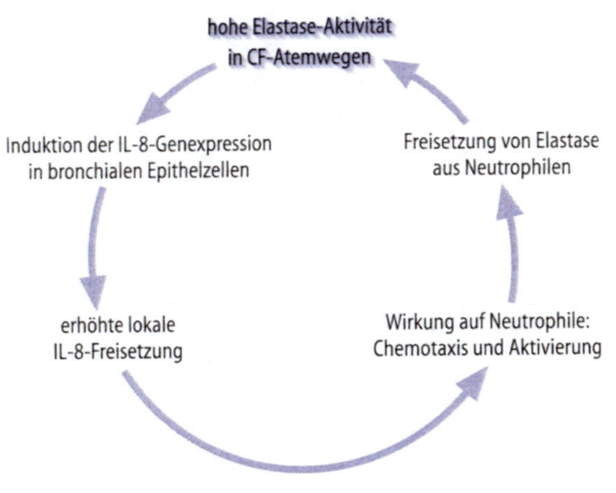

Abb. 4.22. Circulus vitiosus

sigkeit mit hoher Elastase-Aktivität ein antagonisierender Überschuss an alpha$_1$-Antitrypsin hinzugefügt wurde, der dann zu einer signifikant verbesserten Abtötung von Pseudomonas aeruginosa durch neutrophile Granulozyten führte [14].

In-vitro-Befunde zeigen, dass die Elastase in einer humanen bronchialen Epithelzellinie die Genexpression für Interleukin-8 (IL-8) induziert. IL-8 ist der wichtigste chemotaktische Mediator für Neutrophile in den CF-Atemwegen [19], und wie erwartet fand sich nach Inkubation der Bronchialepithelzellen mit Elastase nicht nur eine Akkumulation von IL-8-mRNA-Transkripten, sondern auch eine gesteigerte Neutrophilen-chemotaktische Aktivität als Ausdruck einer IL-8-Wirkung im Medium [15]. Experimente mit verschiedenen Inhibitoren lassen darauf schließen, dass die Elastase sogar der hauptverantwortliche Mediator für die Induktion der IL-8-Produktion in den CF-Atemwegen ist. Somit unterhält die lokale Präsenz von Elastase einen *Circulus vitiosus* (Abb. 4.22), der die *chronisch-entzündliche* Reaktion in den Atemwegen der CF-Patienten aufrechterhält.

Neben den drei aus den Neutrophilen stammenden Serinproteasen könnten auch Metalloproteinasen (z.B. Neutrophilen-Kollagenasen), die im CF-Sputum nachweisbar sind, in den Abbau extrazellulärer Lungenmatrix involviert sein [17]. Ihre pathophysiologische Bedeutung erscheint jedoch nicht so weitreichend wie die der Serinproteasen.

4.5.3 Antiproteasen in den Atemwegen

Die Antiproteasen sind die funktionellen Gegenspieler der Proteasen. Beim Gesunden finden sich – außer im Verlauf von Atemwegsinfektionen – in den Atemwegen keine Aktivitäten freier Proteasen, da diese durch Antiproteasen inhibiert werden. In den Atemwegen Gesunder sind vor allem die Antiproteasen *SLPI* („secretory leukoprotease inhibitor"; in der Literatur mancherorts auch bezeichnet als Antileukoprotease, ALP, oder Mukus-Proteinase-Inhibitor, MPI, oder „bronchial mucus inhibitor", BMI), sowie *α1AT* (alpha1-Antitrypsin = alpha1-Proteinase-Inhibitor, α1PI) und *Elafin* von Bedeutung. Das alpha2-Makroglobulin spielt dagegen möglicherweise keine große Rolle, da es aufgrund seines hohen Molekulargewichts normalerweise die Blutbahn nicht verlässt [27]; allerdings gibt es auch eine geringe lokale Produktion im Atemwegstrakt durch Alveolarmakrophagen.

SLPI, ein Molekül mit einem Molekulargewicht von 12000, wird vor allem von Zellen der Bronchialschleimhaut, von den serösen Zellen der submukösen Tracheal- und Bronchialdrüsen und von den nicht zilientragenden Zellen des Bronchien- und Bronchiolen-Epithels, produziert und sezerniert [29]. Darüber hinaus können die phagozytierenden Zellen wie Makrophagen und auch polymorphkernige Granulozyten selbst ebenfalls SLPI synthetisieren und binden [8]. SLPI wird als die wichtigste Antiprotease im Tracheobronchialbaum angesehen und ist in den unteren Atemwegen wohl von geringerer Bedeutung. SLPI inhibiert im molekularen Verhältnis 1:1 die Elastase und das Cathepsin G, nicht aber die Proteinase-3. Es kann freie und elastingebundene Elastase hemmen; die Bindung ist reversibel. Enzymkinetische Untersuchungen ergeben zwar, dass SLPI ein etwas weniger potenter Elastase-Inhibitor ist als α1AT, die Möglichkeit der Inhibition bereits an Elastinfasern gebundener Elastase ist jedoch ein Vorteil gegenüber α1AT. Zusätzlich zur Fähigkeit der Proteasen-Hemmung hat SLPI eine gute antibiotische Aktivität gegen eine ganze Reihe humanpathogener Erreger (u.a. Pseudomonas aeruginosa). Durch die Methionin-Residuen im aktiven Zentrum der SLPI-Moleküle werden diese oxidativ angreif- und inaktivierbar. In-vitro-Untersuchungen zeigten, dass eine Inkubation von SLPI mit Oxidanzien plus Elastase zu einer proteolytischen Spaltung des Enzyms führt [29]. Die rekombinante Herstellung von SLPI, auch von oxidationsresistenten Varianten, ist heutzutage möglich [10].

α1AT, der am längsten bekannte menschliche Elastase-Inhibitor, ist ein größeres, glykosyliertes, komplex gefaltetes Eiweißmolekül (MG 52000–54000). α1AT wird hauptsächlich in der Leber produziert und gelangt über den Blutstrom in die Lungen; es kann jedoch auch dort in geringem Ausmaß lokal synthetisiert werden. α1AT entfaltet seine Schutzwirkung gegen die Proteasen wohl vor allem in den unteren Atemwegen. Es bindet nur freie, nicht an Elastin gebundene Elastase, im Gegensatz zu SLPI aber irreversibel. Neben Elastase hemmt α1AT auch Cathepsin G und Proteinase-3, jeweils im molekularen Verhältnis 1:1. Auch α1AT ist wegen eines Methioninrests im aktiven Zentrum oxidativ angreifbar. α1AT kann heutzutage rekombinant produziert werden, allerdings nur nicht glykosyliert und daher mit deutlich kürzerer biologischer Halbwertzeit als das native Molekül. Praktisch interessanter ist daher wohl die Gewinnung von α1AT aus der Milch transgener Schafe.

Elafin, ein kleineres, sehr stabiles Molekül von MG 6000–7000, kann von epithelialen Zellen – der Atemwege und der Haut – und von mononukleären Zellen im Blut und in der Lavage produziert werden [8, 20]. Elafin ist ein potenter elastasespezifischer Inhibitor, der natürlicherweise im Bronchialsekret vorkommt und vor allem in akute-Phase-Reaktionen von Bedeutung zu sein scheint. Neben Elastase hemmt Elafin auch Proteinase-3. Daneben hat Elafin eine gewisse antibiotische Aktivität gegen humanpathogene Mikroorganismen. Ein Verfahren zur rekombinanten Herstellung von Elafin ist entwickelt worden, jedoch mit ausgesprochen geringer, in größerem Umfang nicht nutzbarer Ausbeute.

Über einen vierten Inhibitor der Neutrophilen-Proteasen, den sog. „Monocyte/neutrophil elastase inhibitor", weiß man noch nicht so viel wie über die vorab beschriebenen. Es handelt sich um ein komplexes 42000-MG-Molekül, das in Zellen gefunden wird, die an Orten einer Entzündung akkumulieren (Neutrophile, Monozyten, Makrophagen); man nimmt an, dass der Inhibitor an solchen Entzündungsherden eine regulierende Funktion auf die Proteasen Elastase, Cathepsin G und Proteinase-3 ausübt. In-vitro-Untersuchungen mit CF-Atemwegssekret und rekombinantem „monocyte/neutrophil elastase inhibitor" waren dahingehend aufschlussreich [18].

4.5.4 Das Proteasen-Antiproteasen-Ungleichgewicht bei CF

Bei CF-Patienten besteht keineswegs eine unzureichende Produktion von Antiproteasen, im Gegenteil, es sind hohe Konzentrationen an Antiproteasen in CF-Atemwegen vorhanden. Diese sind jedoch funktionell nicht mehr aktiv. Es herrscht in den CF-Atemwegen nämlich ein Ungleichgewicht zugunsten der im Rahmen der lokalen, von Neutrophilen dominierten chronisch-entzündlichen Reaktion im Übermaß freigesetzten Proteasen, so dass der lokale „Antiproteasen-Schutzschild" überwältigt wird: Bei Analyse der Antiproteasen SLPI und α1AT in CF-Atemwegssekreten finden sich diese nicht in funktionell aktiver Form, sondern entweder komplexgebunden mit einer Protease oder aber inaktiviert. Die lokale Inaktivierung der Antiproteasen erfolgt vor allem proteolytisch, da die Proteasen neben ihren oben beschriebenen Wirkungen auch SLPI und α1AT anzugreifen und zu zerstören vermögen; es ist aber auch eine oxidative Inaktivierung (s. Abschn. 4.6) denkbar, da sowohl SLPI als auch α1AT durch das Vorhandensein von Methionin im aktiven Zentrum oxidativ angreifbar sind. So kann es zu den hohen lokalen Protease-Aktivitäten in den CF-Atemwegen kommen, die pathophysiologisch die beschriebenen Auswirkungen zur Folge haben können [3, 13].

Mögliche pathophysiologische Auswirkungen von katalytisch aktiven freien Neutrophilen-Proteasen in CF-Atemwegen

- Proteolytische Zerstörung des Lungengerüsts,
- Hypersekretion in den Atemwegen,
- Beeinträchtigung lokaler immunologischer Abwehrmechanismen,
- toxische Wirkung auf Atemwegsepithel und Zilien,
- proteolytische Degradation von Antiproteasen,
- Induktion von IL-8,
- Unterhaltung des chronisch-entzündlichen Circulus vitiosus, der die fortschreitende strukturelle und funktionelle Lungenschädigung bewirkt.

4.5.5 Zusammenfassung

In den CF-Atemwegen finden sich hohe Konzentrationen an katalytisch aktiven Neutrophilen-Proteasen, nämlich Elastase, Cathepsin G und Proteinase-3. Dies ist nicht nur in fortgeschrittenen Krankheitsstadien der Fall, sondern es sind auch hohe Elastase-Aktivitäten bei Patienten mit guter Lungenfunktion und mildem Krankheitsverlauf sowie sogar bereits bei klinisch symptomfreien jungen Säuglingen nachgewiesen worden. Die lokalen Schutzschilde gegen die Proteasen, die Antiproteasen, sind im Rahmen der chronischen lokalen Entzündungsreaktion funktionell nicht aktiv. Den freien Proteasen, vor allem der Neutrophilen-Elastase wird eine pathophysiologische Relevanz bei der chronisch-progredienten Atemwegserkrankung bei CF zugesprochen. Vor diesem Hintergrund ergibt sich die Frage einer therapeutischen Beeinflussbarkeit durch Verabreichung von Antiproteasen (s. Abschn. 7.3.7).

4.6 Sauerstoffradikale

J. Behr

Die cystische Fibrose führt zu einer chronischen Entzündungsreaktion und bakteriellen Besiedelung der Atemwege mit massivem Einstrom von neutrophilen Granulozyten in die Lunge, welche als Effektorzellen der unspezifischen Immunabwehr ihre Funktion durch Freisetzung von reaktiven Sauerstoffspezies (ROS) und Proteasen (Elastase, Cathepsin G etc.) wahrnehmen. Da sie die Erreger (meist Pseudomonaden und/oder Staphylokokken) jedoch nicht eradizieren können, resultiert neben den Schadwirkungen durch mikrobielle Toxine auch eine andauernde Belastung des bronchopulmonalen Gewebes durch die granulozytären Abwehrstoffe, die nach heutiger Auffassung wesentlich am Krankheitsgeschehen der CF beteiligt sind und schließlich zum Endstadium der CF-Lunge mit generalisierter Bronchiektasie und Destruktion des Lungenparenchyms führen. Im Folgenden soll speziell die Rolle der Oxidanzien innerhalb dieses komplexen Krankheitsprozesses dargestellt werden.

4.6.1 Oxidanzien

> ! Die Begriffe „Oxidanzien" und „reaktive Sauerstoffspezies" (ROS) bezeichnen eine Gruppe hoch reaktiver chemischer Verbindungen, welche Elektronen von anderen Molekülen übernehmen; liegt dieser Elektrophilie die Präsenz eines ungepaarten Elektrons in der Elektronenhülle zugrunde, so spricht man von einem Radikal.

ROS spielen eine zentrale Rolle in der Infektabwehr sowie als Entzündungsmediatoren. Ihre unterschiedlichen Funktionen sind in Abb. 4.23 aufgeführt. Neben direkten Reaktionen mit Proteinen, Lipiden und DNS beeinflussen ROS den Arachidonsäurestoffwechsel und wirken als Mediatoren an intrazellulären Steuerungsprozessen auf genetischer Ebene mit („Redox-Signalling").

Größtenteils werden die ROS von der membranständigen NADPH- (Nikotinamidadenindinukleotidphosphat) Oxidase gebildet, welche aus molekularem Sauerstoff das Superoxidanionradikal generiert [11]. Dieses ist die Ausgangsverbindung für zahlreiche weitere, teils wesentlich toxischere Metaboliten, wie zum Beispiel das Hydroxylradikal oder das Hypochloridanion (Abb. 4.24) [11, 20]. Andere, quantitativ weniger bedeutsame Quellen für ROS sind „Lecks" des Cytochrom-Systems der Mitochondrien („Atmungskette"), im Zytosol gelegene Oxidasen (z. B. Xanthinoxidase) und autoxidative Effekte kleiner Moleküle im Zytosol. Eine zusätzliche Quelle für Radikale ist die induzierbare Stickstoffmonoxid-(NO) Synthetase, welche im Rahmen von Entzündungsreaktionen aktiviert wird und große Mengen des NO-Radikals freisetzen kann (Abb. 4.23).

ROS spielen eine Schlüsselrolle in der Infektabwehr, indem sie an der Abtötung phagozytierter Erreger mitwirken [11, 20]. Deshalb wird die ROS-Produktion durch die NADPH-Oxidase im Rahmen von Infekten, aber auch bei Phagozytose allgemein stark gesteigert. Ein genetischer Defekt der NADPH-Oxidase führt zum Krankheitsbild der septischen Granulomatose, welches durch letztlich letal verlaufende bakterielle und Pilz-Infekte gekennzeichnet ist. Andererseits können ROS aber auch körpereigene Strukturen schädigen. Unter physiologischen Bedingungen wird dies durch Antioxidanzien verhindert (s. Abschn. 4.6.3) [8].

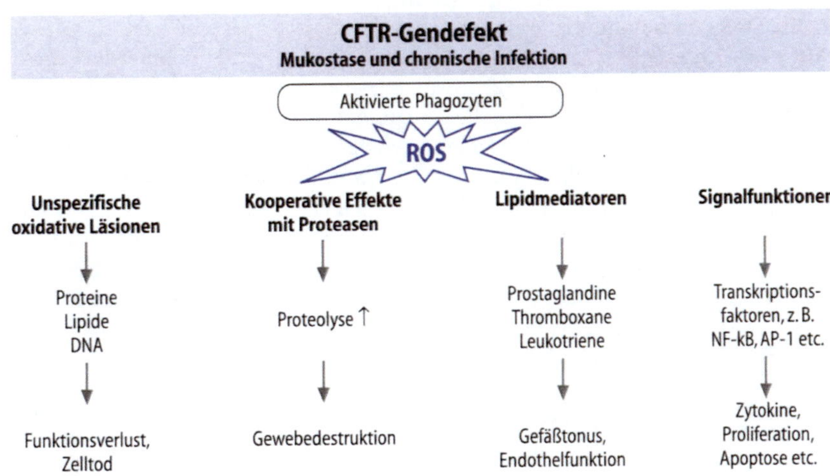

Abb. 4.23. Pathophysiologische Funktionen von ROS, die bei CF-Patienten infolge von Mukostase und bakterieller Kolonisation der Atemwege in verstärktem Maß im unteren Respirationstrakt freigesetzt werden. Näheres s. Text

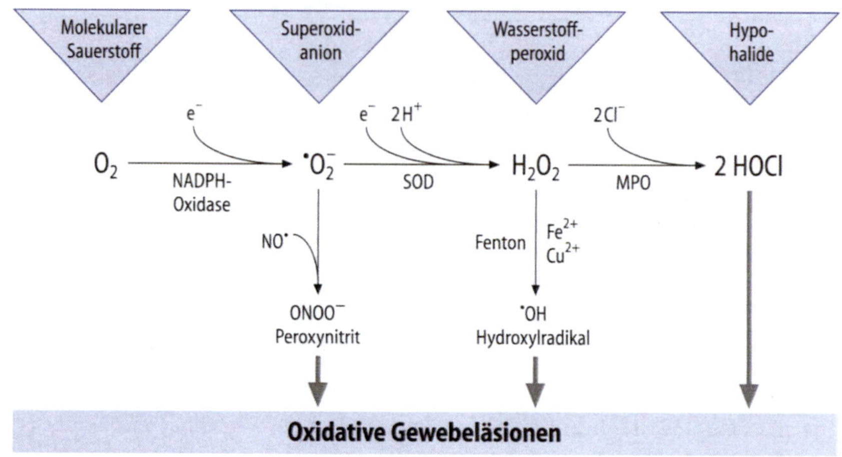

Abb. 4.24. Metabolismus der verschiedenen ROS ausgehend vom Superoxidanion, welches primär von der membranständigen NADPH-Oxidase gebildet wird. Dabei entstehen zunehmend toxischere Metaboliten wie das Hypochloridanion, das Hydroxylradikal und Peroxynitrit

> **!** Eine isolierte Betrachtung von ROS ist daher unzulässig, denn erst wenn eine überschießende ROS-Freisetzung die antioxidativen Abwehrsysteme überwindet, können Gewebeläsionen durch ROS auftreten [9]. Aus diesem Grunde ist es notwendig, Oxidanzien und Antioxidanzien als System zu erfassen, welches sich in einer kritischen Balance befindet. Unter bestimmten Voraussetzungen kann sich ein Ungleichgewicht einstellen, welches die Entstehung oxidativer Gewebeläsionen erlaubt.

Grundsätzlich sind alle Gewebe durch oxidative Läsionen bedroht. Aufgrund ihrer Anatomie und Funktion, welche ein feinverzweigtes Bronchialsystem ($>2^{22}$ Bronchialgenerationen) für den konvektiven Atemgastransport und eine sehr große Alveolar- und Kapillaroberfläche (ca. 300 Mio. Alveolen) für den Gasaustausch erfordert, sowie durch den ständigen Kontakt mit der Außenluft mit hohen Sauerstoffpartialdrucken sowie infektiösen und toxischen Noxen, ist die Lunge in besonderer Weise für Schädigungen durch ROS anfällig [4].

In zahlreichen Untersuchungen wurde gezeigt, dass bei der cystischen Fibrose die Akkumulation oxidativ kompetenter Zellen und deren anhaltende Aktivierung einen wesentlichen Beitrag zur intrapulmonalen Redox-Imbalance leisten. Durch hypervisköse Sekrete und sekundäre Infektion vor allem mit Pseudomonasspezies kommt es zur Rekrutierung von neutrophilen Granulozyten in die Lunge, deren Zahl in der bronchoalveolären Lavageflüssigkeit (BALF) 100- bis 1000fach höher ist als bei gesunden Personen [4]. Durch die Freisetzung von Superoxidanionen und Myeloperoxidase resultiert ein enormes oxidatives Potential, welches die Atemwege, speziell das Atemwegsepithel schädigen kann [4, 6, 9].

CF-Patienten mit klinisch signifikanter pulmonaler Manifestation weisen zu 80–90% eine chronische Kolonisation der Atemwege mit Bakterien, meist Pseudomonasspezies oder seltener Staphylokokken und Haemophilus influenzae, sowie mit Pilzen auf. Aspergillen im Sputum sind in bis zu 30% der Fälle positiv, nicht selten liegt eine allergische bronchopulmonale Aspergillose (ABPA) vor. Im Rahmen der unspezifischen, zellvermittelten Infektabwehr kommt es zum massiven Einstrom von neutrophilen Granulozyten in die Bronchialwand, das Bronchiallumen und das umgebende Lungengewebe. Die Leukozyten können die Infektionserreger aber nicht eliminieren, da diese sich u. a. durch Kapselbildung der Abtötung entziehen [14]. Aus der frustranen Phagozytose resultiert eine anhaltende Aktivierung der Granulozyten, so dass vor allem das Epithel der unteren Atemwege einer verstärkten oxidativen Belastung ausgesetzt ist. Zusätzlich sezernieren die kolonisierenden Bakterien prooxidative Substanzen, z. B. Pyozyanin und Ferripyochelin, welche via Hydroxylradikalbildung zum oxidativen Stress beitragen. Infolge der gesteigerten Stoffwechselaktivität werden auch aus Mitochondrien (Atmungskette) und zytosolischen Oxidasen – z. B. Xanthinoxidase – verstärkt ROS freigesetzt.

Diese CF-spezifischen Pathomechanismen führen zu einem prooxidativen Milieu, welches messbare oxidative Effekte in der Lunge hervorruft (s. folgende Liste).

■ Indikatoren der Oxidanzienbelastung bei CF. (Mod. nach [19])

- Indikatoren in Blut und Blutplasma:
  - Organische Hydroperoxide ⇑
  - 9,11-di-en-Fettsäuren ⇑
  - Oxidierbarkeit von Lipoproteinen ⇑
  - Peroxid-induzierbare Hämolyse ⇑
- Indikatoren in der Ausatemluft:
  - Pentane ⇑
- Indikatoren in BALF und Sputum:
  - Neutrophile Granulozyten und Makrophagen: Zahl und Oxidase-Aktivität ⇑
  - Chloramine ⇑
  - Myeloperoxidase ⇑
  - „freie", katalytisch aktive Eisenionen⇑
  - Proteinoxidation ⇑

So wurden im CF-Sputum große Mengen an aktiver Myeloperoxidase und an Chloraminen gemessen [14, 21]. Mittels Hydrokarbonatemtest konnte eine gesteigerte Lipidperoxidation in der Lunge gezeigt werden, die auch zu erhöhten Malondialdehydspiegeln im Plasma führte. Der Nachweis einer vermehrten Ausscheidung von 8-Hydroxydesoxyguanosin im Urin legt das Auftreten von DNS-Schäden nahe [21]. Darüber hinaus fanden sich auch prooxidative Zytokine wie TNFα, IL1 und IL8 vermehrt in BALF und Plasma von CF-Patienten.

Die histomorphologischen Veränderungen der Lunge bei cystischer Fibrose sind ebenfalls gut vereinbar mit pathopysiologisch relevanten oxidativen Schädigungsmechanismen. So werden fibrotische Veränderungen durch Oxidanzien gefördert, indem diese die Fibroblastenproliferation und die Expression von Kollagen und Kollagenasen induzieren. Die direkte oxidative Schädigung des Bronchialepithels fördert die Mukussekretion und leistet dem entzündlichen Umbau des Bronchialsystems Vorschub, welcher letztlich zur chronischen Atemwegsobstruktion und zur Ausbildung von Bronchiektasen beiträgt. Auch die lokale Freisetzung von Arachidonsäuremetaboliten - Prostaglandine, Thromboxan und Leukotriene - wird durch ROS stimuliert, wodurch eine zusätzliche Verstärkung lokaler Entzündungsprozesse resultiert.

! Insgesamt sprechen zahlreiche Befunde für eine überschießende Aktivierung neutrophiler Granulozyten als Hauptursache für die exzessive Oxidanzienbelastung bronchopulmonaler Strukturen bei der cystischen Fibrose, die schließlich zur Entstehung der CF-Lunge einen wesentlichen Beitrag leisten. Auch das Auftreten oxidativer Läsionen kann - wie zum Beispiel bei der Lipidperoxidation - als gesichert gelten. Die Frage, welchen Stellenwert oxidative Pathomechanismen innerhalb des komplexen Krankheitsgeschehens bei cystischer Fibrose tatsächlich haben, ist aber nicht abschließend geklärt, sondern Gegenstand der aktuellen wissenschaftlichen Diskussion [1, 7, 19, 25].

Neben der Lunge werden entzündliche und oxidative Pathomechansimen auch für die häufig mit der CF assoziierten Lebererkrankungen bis hin zur Leberzirrhose (ca. 10%) in einen ursächlichen Zusammenhang gebracht. Auch hierbei wird den ROS-vermittelten proinflammatorischen und profibrotischen Wirkungen eine entscheidende Rolle zugeschrieben, wenngleich die Datenlage im Falle der Leberbeteiligung bei cystischer Fibrose weniger umfangreich ist als für die pulmonale Manifestation [17].

4.6.2 Oxidanzien-Protease-Kooperation

In Abhängigkeit von Redoxpotential, Ladung und Hydro- bzw. Lipophilie können Oxidanzien mit nahezu allen Verbindungen, die im Intra- oder Extrazellulärraum eines Organismus vorkommen, reagieren, wobei für einzelne Oxidanzien aufgrund ihrer physikochemischen Eigenschaften Präferenzen bezüglich ihrer Reaktionspartner bestehen. Das Ergebnis sind folgenschwere Veränderungen der betroffenen Moleküle, die schließlich zur Beeinträchtigung von Zell- und schließlich auch von Organfunktionen führen können. Eine besondere Interaktion existiert zwischen ROS und dem Protease-Antiprotease-System.

! So können ROS einerseits Proteasen (z. B. Kollagenase) aktivieren und andereseits Antiproteasen (z. B. α1-Antitrypsin und „secretory leukoprotease inhibitor") inaktivieren, wobei häufig die Oxidation von Methioninresten für die Änderung des Funktionszustandes des jeweiligen Moleküls entscheidend ist [18]. ROS fördern auf diese Weise ein proproteolytisches Milieu („kooperativer Effekt"), welches seinerseits an der entzündlichen Gewebsdesintegration maßgeblich beteiligt ist [9, 14, 20].

Zusätzlich können oxidierte Proteine leichter proteolytisch abgebaut werden.

Im Fall der cystischen Fibrose ist die Neutrophilen-Elastase (NE) eine der wichtigsten Proteasen. Neben ihrer direkten proteolytischen Wirkung induziert sie auch die Freisetzung von Zytokinen (z. B. Interleukin-8) und unterhält so die Entzündungsreaktion. Im Bronchialsekret von CF-Patienten wurde freie NE-Aktivität gefunden, so dass offensichtlich keine ausreichende Inhibition durch Antiproteasen stattfindet. Da die Konzentration der Antiproteasen, insbesondere α1-Antitrypsin (α1PI) und „secretory leukoprotease inhibitor" (SLPI) eigentlich eine vollständige Hemmung der NE gewährleisten würde, muss die Funktion der Antiproteasen beeinträchtigt sein. Hierfür sind in erster Linie oxidative Mechanismen verantwortlich, denn sowohl α1PI als auch SLPI wird durch Oxidation von Methioninresten im aktiven Zentrum vollständig inaktiviert [9,18]. Für die oxidative Inaktivierung der Antiproteasen spricht nicht nur die Präsenz der entsprechenden ROS in den unteren Atemwegen, sondern auch die Beobachtung, dass die Substitution des antioxidativ wirksamen β-Karotin die NE/α1PI-Balance günstig beeinflusst [22].

4.6.3 Antioxidanzien

> **!** Die pathophysiologische Relevanz der Oxidanzienbelastung kann nur im Kontext mit der vorhandenen antioxidativen Kapazität bewertet werden. Unter physiologischen Bedingungen werden die ROS durch Antioxidanzien weitgehend neutralisiert [4, 8].

Man kann dabei primäre, sekundäre und tertiäre antioxidative Abwehrmechanismen unterscheiden (s. folgende Liste).

■ Antioxidative Abwehrmechanismen

- Antioxidanzien erster Ordnung:
  - Chelatbildner: Coeruloplasmin, Transferrin, Laktoferrin etc.
- Antioxidanzien zweiter Ordnung:
  - Enzymsysteme: Superoxiddismutase (SOD), Catalase (CAT), Glutathionredoxzyklus, γ-Glutamylzyklus, u. a.
  - Scavenger: Harnsäure, Albumin, Taurin, Vitamin C, Vitamin E, Glutathion u. a.
- Antioxidanzien dritter Ordnung:
  - Reparaturenzyme der DNA etc.

Primäre Abwehrmechanismen sind dadurch gekennzeichnet, dass sie die Bildung von Oxidantien verhindern. Hierzu zählen u. a. Metallionen bindende Moleküle wie Transferrin, Laktoferrin und Coeruloplasmin, welche durch Bindung von freien Eisen- und Kupferionen die Entstehung von Hydroxylradikalen via Fentonreaktion verhindern. Sekundäre Abwehrmechanismen sind dagegen auf die Entgiftung bereits gebildeter ROS gerichtet. Tertiäre antioxidative Schutzmechanismen haben schließlich die Reparatur oder Beseitigung oxidativ geschädigter Moleküle zum Ziel.

Zu den sekundären antioxidativen Schutzmechanismen zählen Enzyme wie die Superoxiddismutase (SOD) und die Catalase (CAT), welche hoch effizient spezifische ROS abbauen und dabei entsprechend ihrer Enzymnatur als Katalysator fungieren und somit nicht verbraucht werden. Im Gegensatz dazu stehen die sog. Scavenger, die durch die Reaktion mit ROS verbraucht werden, wodurch ihre antioxidative Kapazität begrenzt ist. Hierzu zählt der Großteil der Antioxidantien wie die Vitamine C und E, Provitamin A (β-Karotin) sowie Taurin, Harnsäure, Albumin und andere Serumproteine.

Aufgrund der für die cystische Fibrose typischen, exokrinen Pankreasinsuffizienz besteht bei diesen Patienten eine Resorptionsstörung vor allem für die fettlöslichen Vitamine A und E, die demzufolge nur in verminderter Konzentration zur Verfügung stehen [21]. Die Datenlage für Vitamin C ist weniger eindeutig, aber auch hier wurden verminderte Spiegel berichtet [21], die zudem mit einer verstärkten pulmonalen Inflammation assoziiert waren [23]. Durch Einwirkung von ROS und aktivierten Proteasen werden außerdem Metallionen bindende Plasmaproteine alteriert, so dass sie ihre primär antioxidative Wirkung verlieren. Bei den daraus resultierenden erhöhten Konzentrationen freier Eisen- und Kupferionen ist neben der Fentonreaktion auch eine prooxidative Wirkung von Vitamin C möglich, welches seine antioxidativen Effekte nur in Abwesenheit von freien Metallionen entfaltet. Es besteht somit eine intensive Verflechtung zwischen den unterschiedlichen Antioxidanzien. Diese wird noch verstärkt durch die Fähigkeit verschiedener Antioxidanzien, sich gegenseitig zu regenerieren. So kann die oxidierte Form der Vitamine C (Dehydroascorbat) und E (Tocochinon) durch reduziertes Glutathion (GSH) wieder zu Askorbat und Tokopherol reduziert werden, wobei die oxidierte Form von Glutathion – Glutathiondisulfid (GSSG) – entsteht. Diese kann ihrerseits durch die Glutathionreduktase in die reduzierte Form (GSH) zurücküberführt werden. Für das Provitamin A (β-Karotin) sind in vitro antioxidative Effekte beschrieben, deren Wirksamkeit in vivo noch nicht eindeutig belegt ist.

Im Fall der cystischen Fibrose ist nicht nur die Konzentration der fettlöslichen Vitamine vermindert, sondern es besteht auch ein Mangel an Glutathion im epithelialen Flüssigkeitsfilm des Alveolarepithels (ELF) sowie im Serum der Patienten [16]. Glutathion, ein Tripeptid aus γ-Glutamyl-Cysteinyl-Glycin, spielt eine zentrale Rolle im Antioxidantienhaushalt der Lunge. Insbesondere in der ELF, der „first line of defense", liegt die Glutathionkonzentration 100- bis 150fach höher als im Serum, so dass GSH hier das quantitativ dominierende Antioxidans darstellt [2, 3].

Glutathion nimmt in der Gruppe der sekundären Antioxidantien eine Sonderstellung ein, da es einerseits in seiner reduzierten Form GSH ein klassischer Scavenger ist und durch Reaktion mit ROS zu Glutathiondisulfid (GSSG) oxidiert wird, welches selbst keine antioxidative Wirksamkeit mehr besitzt. Andererseits verfügt Glutathion über ein sehr effektives intrazelluläres Recyclingsystem. Dieses kann entweder mittels Glutathionredoxzyklus GSSG reduzieren, wodurch zwei Moleküle GSH entstehen, oder es spaltet extrazelluläres GSH und GSSG durch die membranständige γ-Glutamyltranspeptidase (γ-GT), transportiert die Bruchstücke in die Zelle, wo daraus mittels des γ-Glutamylzyklus GSH resynthetisiert wird [5, 10]. Letzteres steht teilweise dem Extrazellulärraum von neuem zur Verfügung [5, 10]. Auf diese Weise gelingt es unter physiologischen Bedingungen, sowohl intra- als auch extrazellulär die GSH-Konzentration hoch und die GSSG-Konzentration niedrig zu halten – der relative Anteil des GSSG am Gesamtglutathion beträgt normalerweise weniger als 5%.

> **!** Unter Berücksichtigung auch der Schlüsselrolle, die GSH bei der Regenerierung der antioxidativen Vitamine einnimmt, lässt der bei CF-Patienten nachgewiesene, systemische GSH-Mangel auf eine schwerwiegende Beeinträchtigung der pulmonalen antioxidativen Kapazität schließen [16].

Die Ursache für den generalisierten Glutathionmangel bei cystischer Fibrose ist bisher nicht vollständig aufgeklärt. Neben der verminderten enteralen Resorption werden Leberfunktionsstörungen als mögliche Ursache vermutet [16]. Neuere Untersuchungen haben außerdem gezeigt, dass der CFTR auch für den Transport von GSH aus den Zellen eine Rolle spielt und dass dieser Transportweg bei CF-Patienten gestört ist [13]. Dies könnte zur verminderten Glutathionkonzentration in der „epithelial lining fluid" (ELF) der Lunge von CF-Patienten beitragen und stellt eine direkte Verbindung her zwischen dem Antioxidanzienhaushalt und dem der Erkrankung zugrunde liegenden Gendefekt.

Ein weiteres und bedeutendes antioxidatives Enzymsystem stellen die Superoxiddismutase (SOD) und die Catalase (CAT) dar. Während SOD-Superoxidanionen zu Wasserstoffperoxid (H_2O_2) dismutiert, setzt die Catalase H_2O_2 zu Wasser und Sauerstoff um. Catalase wird aus nekrotischen oder apoptotischen Granulozyten im Sputum von CF-Patienten freigesetzt und findet sich daher dort in sehr hoher Konzentration und Aktivität. Dementsprechend wird H_2O_2 (nahezu) vollständig entgiftet, noch bevor es durch Reaktion mit Myeloperoxidase toxischere Verbindungen eingehen kann [7, 25]. Hierfür sprechen neuere Untersuchungen, die zeigen, dass im Exhalat von CF-Patienten keine erhöhten H_2O_2-Konzentrationen nachweisbar sind [25]. Auch die schädigende Wirkung von H_2O_2 auf Epithelzellkulturen ist in Anwesenheit von CF-Sputum aufgehoben, wofür neben der Catalase auch noch andere Faktoren, wie die hohe Protein- und DNS-Konzentration, verantwortlich sind [25]. Für das Kompartiment des CF-Mukus ist daher die Wirksamkeit oxidativer Pathomechanismen in Frage gestellt. Inwiefern diese Ergebnisse auch für die direkte Grenzschicht des Bronchialepithels in vivo zutreffen, ist fraglich. Bedenkt man die Summe der im vorausgegangenen dargelegten Befunde und pathophysiologischen Zusammenhänge, so ist mit großer Wahrscheinlichkeit davon auszugehen, dass ROS eine wesentliche Rolle für die Entstehung der CF-Lunge spielen [1, 4, 6, 14, 21].

4.6.4 Redox-Imbalance

Wie aus den vorausgegangenen Abschnitten hervorgeht, besteht in der Lunge von Patienten mit cystischer Fibrose einerseits eine exzessive Belastung durch ROS, der auf der anderen Seite ein Mangel an Antioxidantien gegenübersteht. Auch wenn in Teilbereichen eine Kompensation möglich ist, wie am Beispiel der Catalase im CF-Sputum deutlich wurde [25], so resultieren aus dieser gestörten Redoxbalance Schädigungen, welche sich auf biochemischer Ebene direkt nachweisen lassen. Auf die gesteigerte Lipidperoxidation, oxidative Inaktivierung von Antiproteasen und DNS-Oxidation wurde bereits ausführlich hingewiesen (s. oben „Antioxidative Abwehrmechanismen").

In zahlreichen Untersuchungen wurde außerdem versucht, einen Zusammenhang herzustellen zwischen den biochemischen Markern der prooxidativen Imbalance und klinischen Parametern der CF, quasi als indirekte Hinweise auf die klinische Relevanz oxidativer Pathomechanismen. In der Tat lassen sich entsprechende Korrelationen zwischen repräsentativen Parametern der oxidativen Belastung und dem Grad der Lungenfunktionseinschränkung herstellen, welche die zugrundeliegende Hypothese unterstützen [1, 14, 21–23], diese jedoch nicht beweisen können.

Eine günstige Beinflussung von Lipidperoxidation, NE/α1PI-Komplexbildung und LDL-Oxidation durch die Substitution mit antioxidativen Vitaminen oder β-Karotin wurde in verschiedenen Studien belegt [21, 22]. Auch diese Befunde untermauern das Konzept, wonach aus dem bei CF-Patienten bestehenden Oxidanzien-Antioxidanzien-Ungleichgewicht oxidative Pathomechanismen resultieren, die das Krankheitsgeschehen maßgeblich mitbestimmen.

Ein direkter Beweis für die klinisch relevante Wirksamkeit dieser oxidativen Schädigungsmechanismen steht jedoch bis heute aus.

4.6.5 Antioxidative Therapie

Etwa 90% der CF-Patienten entwickeln eine Pankreasdegeneration mit exokriner Insuffizienz. In der Folge kommt es zu einer ausgeprägten Resorptionsstörung, insbesondere für fettlösliche Vitamine, die auch durch die Substitution von Pankreasenzymen nicht vollständig ausgeglichen werden kann. Schon früh erkannte man daher, dass die Plasmaspiegel der Vitamine E, D, K, A und C bei vielen Patienten unterhalb des Normbereichs liegen. Die meisten CF-Patienten erhalten bereits aus diesem Grund eine umfangreiche Vitaminsubstitution, welche insbesondere auch die antioxidativ wirksamen Vitamine E und A (als Provitamin β-Karotin) sowie Vitamin C beinhaltet. Hierdurch werden die Plasmaspiegel in den Normbereich angehoben und auch antioxidative Effekte dieser Vitaminsubstitution konnten auf biochemischer Ebene gezeigt werden [21–23]. Inwiefern diese Effekte auch in klinisch messbare Wirkungen umgesetzt werden, bleibt bisher jedoch offen. Der routinemäßige und breite Einsatz dieser Vitaminsubstitution wird voraussichtlich auch in Zukunft die Durchführung von Studien, die eine solche klinische Wirksamkeit zeigen könnten, erschweren oder sogar unmöglich machen, da es kaum Patienten ohne Vitaminsubstitution gibt und es ethisch bedenklich erscheint, bei bekanntem Vitaminmangel eine Substitution vorzuenthalten.

> **!** In Abwesenheit eines direkten Beweises für die klinische Relevanz der oxidativen Pathomechanismen im Rahmen der cystischen Fibrose ist Zurückhaltung geboten, was die Empfehlung antioxidativer Therapieansätze anbetrifft – zumal wenn große Mengen der jeweiligen Substanz langfristig verabreicht werden müssten und potenzielle Nebenwirkungen nicht auszuschließen sind.

Dabei ist insbesondere ungeklärt, inwiefern eine antioxidative Behandlung die bakterielle Besiedelung der CF-Lunge beeinflussen könnte. So sezernieren bestimmte Pseudomonas-Stämme Alginat, welches selbst antioxidative Eigenschaften hat und die Bakterien vor der körpereigenen Immunabwehr schützt. Es gibt daher Befürchtungen, dass das Risiko für Infektionen durch eine antioxidative Therapie sogar erhöht werden könnte [19].

Andererseits stützen zahlreiche Befunde die Annahme einer Beteiligung oxidativer Läsionen an der Entstehung speziell der pulmonalen Manifestation der cystischen Fibrose und es konnte gezeigt werden, dass die antibiotische Therapie pulmonaler Exazerbationen der cystischen Fibrose den Antioxidanzienstatus der Patienten insgesamt verbessert [15]. Dementsprechend werden antioxidative Therapieansätze zur Prophylaxe und Behandlung der CF-Lunge diskutiert. Neben den antioxidativen Vitaminen bietet insbesondere das Glutathionsystem einen Erfolg versprechenden Ansatzpunkt. Der GSH-Mangel in der ELF von CF-Patienten ist eine wesentliche Komponente des Oxidanzien-Antioxidanzien-Ungleichgewichts in der Lunge bei dieser Erkrankung, der sich auch in den Glutathionspiegeln peripherer Lymphozyten widerspiegelt [12]. Aufgrund synergistischer Interaktionen mit anderen Antioxidanzien (u. a. Vitamin C und E) vermindert ein GSH-Mangel auch deren Effizienz. Durch Erhöhung des Cysteinangebots an die Zellen (z. B. Pneumozyten Typ II) könnte die endogene GSH-Synthese gesteigert werden [5, 10]. N-Acetylcystein ist ein bekannter Glutathion-Prekursor, der auf diesem Weg zu einem Anstieg der pulmonalen Glutathionspiegel führt, wie Untersuchungen an Patienten mit Lungenfibrose gezeigt haben. Leider liegen entsprechende Daten für CF-Patienten bisher nicht vor. Allerdings vermindert die direkte inhalative Gabe von Glutathion (2-mal 600 mg/Tag) die Oxidanzienfreisetzung aus bronchoalveolären Zelen und erhöht das GSH-Angebot in der ELF von CF-Patienten und stellt so einen möglichen Behandlungsansatz dar [17]. Andere Überlegungen zielen auf eine Steigerung der Glutathionsynthese durch direkte oder indirekte Beeinflussung der Expression von Enzymen des γ-Glutamylzyklus, zum Beispiel durch Inhibition von Zytokinen, die ihrerseits die Expression von Enzymen des γ-Glutamylzyklus unterdrücken oder durch die Substitution von Selen, welches die Aktivität der Glutathionperoxidase determiniert [24]. Die Verbesserung des Antioxidanzienstatus bietet somit vielfältige, Erfolg versprechende Ansatzpunkte für eine antioxidative Therapie der CF-Lunge, die klinische Effektivität muss jedoch in entsprechenden Studien überprüft werden.

Auch der umgekehrte Weg, nämlich die Hemmung der Oxidanzienproduktion, bietet prinzipiell Ansatzpunkte für eine antioxidative Therapie.

> **!** In Anbetracht der zentralen Rolle, welche die ROS in der Infektabwehr spielen und der bekannten Tatsache, dass die Atemwege bei den meisten CF-Patienten durch pathogene Mikroorganismen kolonisiert sind, wäre eine Unterdrückung der ROS-Produktion von neutrophilen Granulozyten jedoch mit einem nicht kalkulierbaren Infektionsrisiko verbunden.

4.6.6 Zusammenfassung

In der Lunge von CF-Patienten herrscht ein Oxidanzien-Antioxidanzien-Ungleichgewicht, wobei einerseits die exzessive Freisetzung von ROS aus aktivierten Phagozyten (in erster Linie neutrophile Granulozyten und Makrophagen) und andererseits der Mangel an Antioxidanzien (GSH und Vitamine A, E, C) zu einem prooxidativen Milieu beitragen. Darüber hinaus besteht ein Synergismus mit bakteriellen Toxinen und proteolytischen Enzymen. Die Folgen oxidativer Läsionen lassen sich dementsprechend auf biochemischer Ebene in Gestalt einer gesteigerten Lipidperoxidation, DNS- und Protein-Oxidation nachweisen. Hieraus ergeben sich weitreichende Konsequenzen auf zellulärer und struktureller Ebene, die zumindest partiell die bronchopulmonalen Krankheitserscheinungen erklären können. In Übereinstimmung mit diesem Konzept lassen sich antioxidative Effekte durch die Substitution von Vitamin E und Provitamin A (β-Karotin) erzielen. Die klinische Bedeutung und das tatsächliche Ausmaß der Beteiligung oxidativer Pathomechanismen am Krankheitsgeschehen ist jedoch bis heute Gegenstand der Forschung. Einen Beitrag zur Klärung dieser offenen Fragen könnten spezifische antioxidative Therapieansätze leisten, indem sie die Auswirkungen einer solchen Intervention auf den Krankheitsverlauf dokumentieren. Einen erfolgversprechenden Ansatz für eine antioxidative Behandlung bietet u.a. das Glutathionsystem, weil GSH einerseits eine Schlüsselrolle im Antioxidanziensystem der Lunge spielt und weil andererseits ein GSH-Mangel bei CF-Patienten bereits nachgewiesen wurde. Die weitere Entwicklung erfordert daher in den nächsten Jahren entsprechend konzipierte Studien zur Beantwortung der Frage nach dem Stellenwert von Oxidanzien in der Pathogenese und von Antioxidanzien in der Therapie der cystischen Fibrose.

4.7 Immunologie der bakteriellen Lungeninfektion

G. Döring, A. Schuster und M. Griese

Bakterielle Lungeninfektionen bestimmen weitgehend die Prognose der Patienten mit CF und besitzen daher eine zentrale Bedeutung. Ihr chronischer Verlauf ist durch die Bildung von Bronchiektasen, Atelektasen und Fibrosen geprägt und zunehmender Elastizitätsverlust und Einschränkungen der alveolären Oberflächen führen zur fortschreitenden Atemnot und letztlich zum Cor pulmonale [81]. Die Ursachen bakterieller Lungeninfektionen, die hauptsächlich durch die opportunistisch pathogenen Mikroorganismen Staphylococcus aureus, Haemophilus influenzae und Pseudomonas aeruginosa ausgelöst werden, sind bisher noch nicht eindeutig geklärt. Das Unvermögen, den Respirationstrakt steril zu erhalten, hat vor der Entdeckung des verantwortlichen Gens, des „cystic fibrosis transmembrane conductance regulator" (CFTR), im Jahr 1989 (s. Kap. 1.1) zu der Annahme geführt, dass die genetische Abnormalität einen Immundefekt hervorrufe und dass die CF eine Krankheit des Immunsystems wäre (Übersicht in [127]). Die Erkenntnis, dass CFTR den Ionentransport durch Zellmembranen bewerkstelligt und reguliert (s. Kap. 2.1), und eine Vielzahl von Daten, die ein praktisch normales Immunsystem bei CF-Patienten zeigen, führte zu der Annahme, dass sich die CF immunologisch nicht von anderen chronisch-bakteriellen Lungeninfektionen unterscheidet. In letzter Zeit sind jedoch wiederum Hypothesen aufgestellt worden, die eine immunologische Abnormalität mit dem Auftreten bakterieller Lungeninfektionen bei CF-Patienten in Zusammenhang bringen.

4.7.1 Ursachen bakterieller Lungeninfektionen bei CF-Patienten

Aufgrund der Untersuchung früh diagnostizierter CF-Patienten (< 12 Monate alt), die bei 7 der 16 Patienten in der bronchoalveolären Lavageflüssigkeit erhöhte neutrophile Granulozytenzahlen und erhöhte Interleukin(IL)-8-Werte zeigten, ohne dass bakterielle Erreger isoliert werden konnten, wurde angenommen, dass die CF-Lunge bereits vor der Infektion entzündet sei [69]. Auch Mäuse, die in steriler Umgebung aufgezogen wurden, zeigten Symptome von Lungenentzündung [151]. Eine Erklärung für diesen überraschenden Befund bietet die Entdeckung, dass CF-Lungenepithelzellen weniger IL-10 als entsprechende Zellen gesunder Probanden bilden und CF-bronchoalveolare Lavageflüssigkeit geringere Konzentrationen des antiinflammatorisch wirksamen Zytokin IL-10 aufweist [17]. Auch T-Zellklone von CF-Patienten bilden weniger IL-10 als entsprechende Zellen von gesunden Individuen [98]. Dadurch könnte ein Ungleichgewicht zwischen entzündungshemmenden und entzündungsfördernden Zytokinen und schließlich eine permanente Entzündung in den Atemwegen der CF-Patienten entstehen. Diese wiederum könnte Infektionen erleichtern, da durch den IL-8-vermittelten Einstrom von neutrophilen Granulozyten Proteinasen und reaktive Sauerstoffverbindungen freigesetzt werden, die das Epithel schädigen können. In der Regel binden bakterielle Erreger an entzündlich geschädigten Epithelzellen besser. Diese Vorstellung ist in vitro [31, 112], in Tierversuchen [42] und bei anderen Patientengruppen [48] belegt worden. In anderen Studien wurde jedoch kein IL-10-Mangel bei CF-Patienten gefunden [102] und aufgrund großer regionaler Unterschiede in der Lunge ist es auch möglich, dass bei der Bronchiallavage in einem Lungenlappen zwar Entzündungsmarker aber keine Bakterien und im anderen Lappen beide zugleich nachgewiesen werden [91]. Schließlich konnten in einer Studie von 46 früh diagnostizierten CF-Patienten im Alter von <6 Monaten Entzündungsmarker nur bei Anwesenheit von Bakterien im Respirationstrakt der Patienten nachgewiesen werden [4].

Andere Vorstellungen versuchen, den Basisdefekt mit dem Auftreten bakterieller Lungeninfektionen zu verknüpfen. So wurde vermutet, dass CFTR den pH in den Zellendosomen regelt und damit eine erhöhte Sulfatierung und eine erniedrigte Sialisierung von membranständigen Glykoproteinen bewirkt [8]. Da asialo-GM1 einen Rezeptor für viele bakterielle Pathogene des Respirationstraktes darstellt [74], würde eine Erhöhung von aGM1 auch eine erhöhte Anzahl von Bakterien an die Lungenepithelzellen binden können. Ebenso wurde vermutet, dass eine erhöhte Sulfatierung eine erhöhte Adhärenz von Staphylococcus aureus zur Folge hätte [124]. Studien an Zellkulturen belegen tatsächlich diese Vorstellung für die CF-typischen Bakterien Staphylococcus aureus und Pseudomonas aeruginosa [30, 66, 124]. In anderen Studien konnte jedoch weder die pH-Hypothese [125] bestätigt, noch eine unterschiedliche Bindung von Staphylococcus aureus [145] oder Pseudomonas aeruginosa [111] an Epithelzellen von CF-Patienten oder normalen Individuen gefunden werden.

Eine Hypothese zur direkten Verbindung zwischen mutiertem CFTR und dem Auftreten bakterieller Lungeninfektionen geht davon aus, dass normales CFTR Pseudomonas aeruginosa als Rezeptor dient [109]. Normales CFTR nimmt gebundene Pseudomonas-aeruginosa-Zellen intrazellulär auf, wodurch diese abgetötet werden können. Mutiertes CFTR bindet nicht mehr Pseudomonas aeruginosa, wodurch eine Vermehrung der Bakterien auf dem Lungenepithel möglich ist, die zur Infektion führt [110].

Da durch mutiertes CFTR in Sekret bildenden Drüsen einerseits Chloridionen zurückgehalten werden, andererseits auch die Aufnahme von Chloridionen in die Epithelzellen beeinträchtigt ist, ergeben sich möglicherweise luminal erhöhte Natriumchloridkonzentrationen, die einen negativen Einfluss auf die Wirksamkeit antimikrobieller Verbindungen (Defensine) ausüben und damit als weiterer begünstigender Faktor für das Auftreten bakterieller Lungeninfektionen genannt werden [56, 130]. Die eindeutig nachgewiesene Erhöhung der luminalen Natriumchloridkonzentration steht bisher aus [131] und andere Untersuchungen deuten eher auf einen hypotonischen [19] oder isotonen [87] epithelialen Flüssigkeitsfilm hin, der allerdings in seinem Volumen erheblich reduziert ist [87]. Unter hypotonen Bedingungen könnten neutrophile Granulozyten schlechter agieren [94].

Damit gewinnt die Vorstellung, dass die Beeinträchtigung der mukozillären Clearance wesentlich für das Auftreten bakterieller Lungeninfektionen verantwortlich ist, immer mehr an Bedeutung. Untersuchungen an primären respiratorischen Epithelzellen, die aktive Zilien besitzen und Mukus sezernieren können, zeigen, dass sowohl Staphylococcus aureus [145] als auch Pseudomonas aeruginosa [Worlitzsch et al., unveröff.] an die Mukusschicht über den Zilien bindet, praktisch gar nicht jedoch direkt an die Zellmembran. Die Bindung an respiratorisches Muzin wurde auch für Pseudomonas aeruginosa [120], Burkholderia cepacia [118] oder Haemophilus influenzae [77] nachgewiesen.

Da bakterielle Lungeninfektionen bei CF-Patienten schon in einem sehr frühen Lebensalter (<2 Jahre) auftreten, in dem die Reifung der PMN noch nicht abgeschlossen ist und die Chemotaxis der PMN nur eingeschränkt funktioniert [2], könnten dadurch ebenfalls bakterielle Infektionen erleichtert werden [133].

Unabhängig davon, ob die Entzündung vor der Infektion oder erst danach auftritt, ist sie ein Zeichen für die mehr oder weniger schnell eintretende Lungenzerstörung, die schon sehr früh nach der Geburt einsetzen kann und den CF-Patienten sein Leben lang begleitet [73].

Haben die Erreger einmal die tieferen Atemwege der CF-Patienten kolonisiert, führen phänotypische Veränderungen und Adaptationen der Mikroorganismen meist zu längerer Persistenz, so dass chronische Infektionsabläufe resultieren, die chronische Entzündungsmechanismen nach sich ziehen [44].

4.7.2
Mechanismen bakterieller Persistenz

Im Unterschied zur Gaszusammensetzung der normalen Luft (79% Stickstoff, 21% Sauerstoff und 0,03% Kohlendioxid) enthält die Luft im menschlichen Respirationstrakt eine mittlere Kohlendioxidkonzentration von 4%. Dieser Unterschied scheint eine der Ursachen zu sein, dass Staphylococcus aureus seinen Phänotyp in vivo verändert. Während das Bakterium in vitro überwiegend eine Polysaccharidkapsel des Typs 5 oder 8 bildet, wird diese im Respirationstrakt der CF-Patienten durch die Expression der Struktur des Poly-N-succinyl-β1-4-glucosamins (PNSG) ersetzt [89]. Dadurch können sich wie bei Staphylococcus epidermidis, das ein strukturell identisches Polysaccharid bildet, größere Verbände von Bakterien bilden, die möglicherweise die Phagozytose durch Makrophagen oder neutrophile Granulozyten beeinträchtigen können.

Auch bei Pseudomonas aeruginosa beruht die Persistenz in der CF-Lunge im Wesentlichen auf der Fähigkeit, seinen Phänotyp nach Infektionsbeginn zu verändern. In der CF-Lunge bildet Pseudomonas aeruginosa große Mengen eines alginatähnlichen Exopolysaccharids. Das polymere Netzwerk umgibt viele einzelne Organismen, so dass riesige Bakterienverbände entstehen, die einzelne Bakterienzellen vor der Phagozytose schützen. Die Signale, die für diese phänotypische Umwandlung verantwortlich sind, sind bisher noch nicht zweifelsfrei identifiziert worden, könnten jedoch mit der Entzündung selbst zusammenhängen [86].

Die pathogenetische Bedeutung des phänotypischen Umschaltens von Pseudomonas aeruginosa auf mukoides Wachstum beruht darauf, dass das Pathogen damit seine Oberfläche erheblich vergrößert und so die Phagozytose erheblich behindert [23]. Zusätzlich kann Alginat durch seine negativ geladenen Säuregruppen die Abstoßungskräfte zwischen Bakterium and Phagozyte verstärken [23]. Schließlich werden reaktive Sauerstoffverbindungen (s. Abschn. 4.7.7 und 4.6) durch das Pseudomonas-aeruginosa-Exopolysaccharid inaktiviert [80, 128]. Weiterhin ist es sehr wahrscheinlich, dass die negativ geladene Alginatmatrix die Effizienz kationischer antimikrobieller Peptide reduziert. Aus diesen Gründen ist es nicht verwunderlich, dass in experimentellen Tiermodellen mukoide Stämme mehr als nichtmukoide Stämme persistieren [20]. Auch für Staphylococcus aureus könnten aufgrund der Bildung von PNSG ähnliche Überlegungen gelten.

4.7.3
Expression von Zytokinen

Die Auseinandersetzung von Bakterien mit dem menschlichen Wirt führt indirekt über unterschiedliche bakterielle Produkte [33, 93, 104], als auch direkt durch Faktoren verschiedener Wirtszellen [100] schnell zur Freisetzung proinflammatorischer Zytokine. Nicht überraschend wurden daher in der bronchoalveolären Lavage von CF-Patienten unter anderem Tumor-Nekrosis-Faktor(TNF)-α sowie IL-8 und IL-10 in stark erhöhter Konzentrationen im Vergleich zu gesunden, nicht infizierten Individuen nachgewiesen [18, 119]. In Nasenspülungen von CF-Patienten sind jedoch keine erhöhten Zytokinwerte gemessen worden [102].

Da davon ausgegangen werden kann, dass die erhöhten Zytokinkonzentrationen nicht lokal auf die Lunge begrenzt bleiben, können sich daraus auf Dauer erhebliche Schädigungen für den Körper ergeben. So kann beispielsweise TNF-α Osteoporose [139] und im Zusammenspiel mit anderen Zytokinen Kachexie [95] auslösen. Die Zytokinausschüttungen bewirken unter anderem auch einen erhöhten Ruheenergiebedarf, dem der CF-Patient nicht zuletzt durch die Malabsorption nicht annähernd entsprechen kann [135].

Die Bildung von Autoantikörpern gegen TNF-α [55] und die Spaltung von Zytokinrezeptoren [40] könnten möglicherweise zytokinvermittelte Folgereaktionen verhindern. In Feedback-Mechanismen bewirken hohe IL-8-Konzentrationen eine Absenkung der IL-8-Rezeptordichte auf neutrophilen Granulozyten [28], und die erhöhte Bildung löslicher IL-1- oder TNF-Rezeptor-Antagonisten. Dennoch führen die erhöhten IL-8-Konzentrationen zu einem massiven Einstrom neutrophiler Granulozyten in die CF-Lunge [44], deren Folgen v. a. in der Lungengewebszerstörung zu sehen sind.

4.7.4
Stickoxid und Lymphozyten

Stickoxid (NO) wird durch die Biotransformation von L-Arginin zu L-Citrullin durch das Enzym NO Synthase (NOS) gebildet [96]. Im Gegensatz zu Patienten mit bronchialem Asthma, die erhöhte NO-Werte in der Ausatemluft aufweisen [9], wird in den chronisch infizierten Lungen der CF-Patienten NO nicht vermehrt gebildet [49, 58, 83]. Die Ursache dafür ist bisher unklar. Offensichtlich bilden jedoch CF-Lungenepithelzellen nur in geringem Maße NO [90]. NO beeinflusst das Immunsystem in vielfältiger Weise. Es inhibiert die Proliferation von Th1-Lymphozyten, sowie deren Produktion von IL-2 und

Interferon(INF)-γ [1] und sollte damit zu einer Th2-Antwort führen. Zusätzlich aktiviert NO CFTR in normalen, jedoch nicht in CF-Lymphozyten [35] und beeinflusst die Aktivität anderer Chloridkanäle [70].

Trotz geringerer NO-Konzentrationen bei CF-Patienten im Vergleich zu Patienten mit anderen Erkrankungen und gesunden Individuen ist für die Pathogenese der chronischen Lungeininfektion bei CF-Patienten aufgrund verschiedener Beobachtungen eine TH2-Antwort postuliert worden. So werden bei einer TH2-Antwort hohe Antikörpertiter gebildet, die dominierenden Phagozyten sind neutrophile Granulozyten und nicht Makrophagen, und Th2-Lymphozyten bilden ein bestimmtes Zytokinmuster, in dem IL-3, IL-4 und IL-5, aber nicht INF-γ dominieren. Interessanterweise kann man in einem Rattentiermodell eine Th2-Antwort durch INF-γ-Gabe in eine Th1-Antwort umformen, deren Krankheitsverlauf leichter verläuft [97]. Das Vorliegen einer Th2-getriggerten Entzündung liegt beispielsweise bei CF-Patienten mit allergischer bronchopulmonaler Aspergillose (ABPA) vor [129].

Unabhängig von der T-Zell-Population scheinen Lymphozyten in Verlauf der chronischen Pseudomonas-aeruginosa-Lungeninfektion supprimiert zu werden, wofür Phenazinpigmente der Bakterien verantwortlich gemacht wurden [134]. T-Zellen, die in das Zentrum der bakteriellen Infektion aus dem Gewebe ins Bronchiallumen ausgewandert waren, waren ebenfalls stark in ihrer Funktion eingeschränkt: durch hohe Konzentrationen der Elastase aus neutrophilen Granulozyten wurden eine Reihe von Oberflächenproteinen wie CD2, CD4 und CD8 gespalten, wodurch Antigene von diesen Lymphozyten nicht mehr erkannt werden konnten [45]. Die Annahme, dass bei der CF ein primärer T-Zelldefekt vorläge, hat sich bisher nicht allgemein durchsetzen können.

4.7.5 Antikörperantwort und Immunkomplexbildung

Wie bereits erwähnt, gibt es bisher keine ernst zu nehmenden Hinweise, dass bakterielle Infektionen das Ergebnis einer Immunschwäche der CF-Patienten sind. Im Gegenteil werden als Reaktion auf die bakterielle Kolonisation vor allem bei Pseudomonas aeruginosa rasch spezifische Antikörper gebildet, die gegen eine große Zahl bakterieller Antigene gerichtet sind und die mit Hilfe empfindlicher immunologischer Verfähren nachgewiesen werden können [3, 36, 37, 51, 62, 67, 75, 105, 106, 140]. Diese Immunreaktion trägt wesentlich zur Hypergammaglobulinämie der CF-Patienten und damit zur Schwere der Erkrankung bei [88]. In der Regel steigen die Antikörpertiter einige Wochen nach Kolonisation an, bleiben dann über Jahre auf einem patiententypischem Niveau, das von Patient zu Patient sehr unterschiedlich hoch sein kann und steigen zum Lebensende noch einmal steil an. Spezifische Antikörper reagieren mit entsprechenden Antigenen zu Immunkomplexen. Diese wiederum aktivieren die Komplementkaskade und führen damit zum Einstrom neutrophiler Granulozyten aus dem Blut zum Ort des bakteriellen Geschehens. Dort werden diese nach Bindung der Immunkomplexe aktiviert und setzen Sauerstoffradikale und lysomale Enzyme mit toxischer Wirkung frei. Dieser Verlauf erfüllt alle Kriterien einer Hypersensibilitätsreaktion des Typs III. Nicht überraschend korrelieren daher hohe Antikörpertiter und Immunkomplex-Werte mit einem schlechten klinischen Verlauf der Patienten [29, 76, 99, 147]. Die Immunkomplexbildung verdeutlicht auch, dass bakterielle Toxine wie das Exotoxin A, die Proteasen oder das LPS von Pseudomonas aeruginosa ihre Wirkung nicht direkt in der Patientenlunge oder systemisch entfalten können [38, 39].

Weit unklarer ist das Bild der Antikörperreaktionen bei Infektionen mit Staphylococcus aureus, sodass bisher keine Korrelationen zwischen der Schwere der Erkrankung und spezifischen Antikörpertitern oder Immunkomplexen aufgestellt werden konnten. Antikörpertiter gegen Haemophilus influenzae [59], Aspergillus fumigatus [71, 101] und Burkholderia cepacia [5, 78] sind beschrieben worden.

Antikörper gegen die Pseudomonas-aeruginosa-Antigene LPS und Alginat isoliert aus Seren von CF-Patienten zeigen in vitro die merkwürdige Eigenschaft, die Phagozytose der Bakterien durch autologe alveoläre Makrophagen zu hemmen [15, 64, 108, 141]. Dieser Effekt nimmt im Laufe der chronischen Infektion zu [142] und scheint daher nicht auf einem primären Immundefekt der CF-Patienten zu beruhen, sondern wahrscheinlich auf einer Immunmodulation aufgrund eines Subklassenshifts. Tatsächlich sind in zahlreichen Untersuchungen verschiedene IgG-Subklassen-Verhältnisse in den Seren Pseudomonas-aeruginosa-infizierter CF-Patienten gefunden worden [25, 50, 65, 115]. Hohe IgG2- und IgG3-Antikörpertiter korrelierten mit der Schwere der Erkrankung [25, 115]. Die Empfindlichkeit von Makrophagen gegenüber einem blockierenden Effekt spezifischer Antikörper könnte auf der Beobachtung beruhen, dass nur Makrophagen, nicht aber neutrophile Granulozyten über Fc-Rezeptoren, die hauptsächlich IgG3 binden, phagozytieren [13, 61].

4.7.6
Neutrophile Granulozyten: Reaktionen lysosomaler Proteinasen

Als Folge der Bildung von Immunkomplexen werden über die Aktivierung des Complement-Systems [53] und die Bildung von Leukotrienen (LT) [26] zusätzlich zur Bildung von IL-8 weitere chemotaktische Faktoren für neutrophile Granulozyten gebildet [7], die jedoch im Vergleich zu IL-8 geringere Bedeutung besitzen. Diese Aktivitäten haben einen gewaltigen Einstrom neutrophiler Granulozyten zur Folge. Daraus entwickeln sich große Sputummengen, da die einmal ins Lumen der Lunge eingewanderten Zellen dieses nicht mehr verlassen. Die Granulozyten besitzen eine Überlebenszeit von wenigen Stunden und zerfallen danach in ihre Bestandteile. Offensichtlich tritt der programmierte Zelltod (Apoptosis) unter den Umständen in der CF-Lunge nicht ein. Wesentlich verantwortlich dafür könnte ein Sauerstoffmangel im Sputum sein [Worlitzsch et al., unveröff., 63]. Das Sputummaterial besteht aus einem Netzwerk aus DNA und Actinpolymeren zugrundegegangener Granulozyten, intakten Granulozyten und persistierenden Bakterien. Es kann beträchtliche Bereiche der Atemwege verstopfen.

Als Folge des nichtapoptotischen Zerfalls der Granulozyten sowie im Verlauf der erfolgreichen und frustranen Phagozytose gelangen auch lysosomale Proteinasen in hohen Konzentrationen in das Lumen der Atemwege [16, 57, 92, 123, 137, 149] (s. Abschn. 4.5). Die endogenen Serinproteinase-Inhibitoren α1-Antitrypsin und Antileukoprotease sind nicht mehr in der Lage, die proteolytischen Aktivitäten (Übersicht in [44]) zu hemmen und intrazellulär zu verstoffwechseln [107] und werden selbst proteolytisch inaktiviert [10, 32, 57, 150]. Bisher ungeklärt sind die Beobachtungen, dass CF-Patienten mit Risikoallelen des (α1-Antitrypsins signifikant früher an einer Pseudomonas-aeruginosa-Lungeninfektion erkranken [43], aber diese eine bessere Lungenfunktion besitzen als CF-Patienten mit dem normalen α1-Antitrypsin-Phänotyp [85].

Die Folgen des Proteinasen-Antiproteinasen-Ungleichgewichts zeichnen sich in einem Abbau des Lungenelastins [22, 136] und der Hypersekretion von Becherzellen ab [21, 24, 132]. Ob durch die Hypersekretion die Muzin bindenden bakteriellen Pathogene von der Lungenepithel-Zellmembran entfernt werden, dies also einen Schutzmechanismus darstellt [27], um die Generalisierung der Infektion zu verhindern, ist bisher nicht eindeutig geklärt.

Von besonderer Bedeutung für die Pathogenese ist die Hemmung der Phagozytose verschiedener bakterieller Pathogene wie Pseudomonas aeruginosa und Staphylococcus aureus durch die freigesetzte Elastase. Sowohl Immunglobuline [44, 47, 52], Immunkomplexe [47], Bestandteile des Komplement-Systems [143] und Zellrezeptoren der Granulozyten [14, 143] werden gespalten. Unterstützt wird diese Hypothese durch in vitro Untersuchungen, bei denen zu CF-Sputum mit hoher Elastaseaktivität ein Überschuss von α1-Antitrypsin hinzugefügt wurde, der dann zu einer signifikant verbesserten Phagozytose von Pseudomonas aeruginosa durch gereinigte neutrophile Granulozyten führte (s. Abschn. 4.5). Auf der anderen Seite wird durch den Feedback-Mechanismus der PMN-Elastase eine Freisetzung weiterer PMN-Elastase und damit die wirtseigene Lungenzerstörung zeitweise begrenzt [47, 143]. Damit könnte die Elastase als immunregulatorisches Enzym betrachtet werden [46].

Granulozytenelastase spaltet auch das „letale" Toxin von Pseudomonas aeruginosa, Exotoxin A [41]. Das erklärt unter anderem, warum CF-Patienten nicht ähnliche Symptome zeigen wie Patienten, die an Diphtherie erkranken, obwohl das Exotoxin von Pseudomonas aeruginosa den identischen molekularen Wirkmechanismus besitzt wie das Diphtheritoxin von Corynebakterium diphtheriae [41]. Letzteres ist gegenüber der Inaktivierung durch Granulozytenelastase sehr viel resistenter [41].

Neben Serinproteinasen aus neutrophilen Granulozyten scheinen auch Metalloproteinasen, sog. Matrix-Metalloproteinasen (MMP), die spezifisch im Abbau der extrazellulären Matrix involviert sind, eine kausale Rolle in der Pathogenese der Lungenzerstörung bei CF-Patienten zu spielen [103]. Die spezifischen Granula der Neutrophilen lagern MMP-8 in der latenten Proenzym-Form (MG 91 000) an [84]. Das aktive Enzym (MG 64 000), das die hauptsächlichen interstitiellen Kollagentypen I, II und III spalten kann [146], ist im CF-Sputum entdeckt worden [114]. CF-Sputum-Konzentrationen von MMP-8 korrespondiert mit einer Freisetzung aus $8{,}5 \times 10^9$ neutrophilen Granulozyten [114]. Ähnlich hohe Zellzahlen sind in CF-Sputumproben oft zu finden [22]. Zwischen der Kollagenase-Aktivität und der Schwere der Erkrankung besteht ebenfalls eine Korrelation [114], so dass man annehmen kann, dass auch MMP-8 eine Rolle in der Pathogenese der Lungenzerstörung bei CF-Patienten spielt.

4.7.7
Neutrophile Granulozyten: Reaktionen reaktiver Sauerstoffverbindungen und Arachidonsäuremetabolite

Die Aktivierung neutrophiler Granulozyten durch körpereigene oder fremde Stimulatoren führt nach 30–40 s zu einer um den Faktor 10 gesteigerten Sauerstoffaufnahme.

Der oft benutzte Begriff des „respiratory burst" ist insofern irreführend, als die erhöhte Sauerstoffaufnahme in erster Linie zellspezifischen und situationsbedingten Syntheseleistungen dient und kaum, wenn überhaupt, der Zellatmung. Über den membranständigen Enzymkomplex der NADPH-Oxidase wird aus O_2-Superoxidanionradikal O_2^- gebildet [60], das spontan oder über das Enzym Superoxiddismutase (SOD) zu dem stabileren Wasserstoffperoxid, H_2O_2, und Sauerstoff disproportioniert. Im aktivierten Granulozyten ensteht in einer Myeloperoxidase (MPO)-katalysierten Reaktion aus H_2O_2 in Gegenwart von Halogenionen hypochlorige Säure, HOCI.

Im Entzündungsgeschehen sind reaktive Sauerstoffverbindungen pathogenetisch wichtig, da sie von Phagozyten nicht nur innerhalb des Phagolysosoms zur Abtötung von Mikroorganismen zur Wirkung kommen, sondern auch in beträchtlichem Maße in den extrazellulären Raum gelangen. Das kann u. U. zu Gewebsschädigungen führen. Zu betonen ist jedoch, dass der Begriff der „Schädigung", speziell in klinischer und biochemischer Hinsicht, schwer eindeutig zu definieren ist. Auch Folgeprodukte der Reaktionen reaktiver Sauerstoffverbindungen können zu weiteren Radikalen oder Verbindungen mit toxischen Eigenschaften führen. Bei der Reaktion von Hypochlorid mit Aminen entstehen N-Chloramine, die in vielen biologischen Reaktionen von Bedeutung sind. Beispielsweise wird N-Chlortaurin aus der schwefelhaltigen Aminosäure Taurin, die bei der Aktivierung PMN aus diesen sekretiert wird, gebildet [6]. Tatsächlich enthalten CF-Sputumproben Chloramine und Taurin in hohen Konzentrationen [148].

Eine Reihe von Wissenschaftlern hat indirekte Hinweise für einen Pathogenitätsmechanismus bei CF-Patienten über reaktive Sauerstoffradikale gefunden [57, 72, 79, 92, 113, 116, 117]. So wurde das Schlüsselenzym MPO in CF-Sputen nachgewiesen [57, 72, 116, 148] und die Lungenfunktion war invers korreliert mit MPO-Konzentrationen [72, 92, 116]. Zusätzlich wurden erhöhte Lipidperoxidationen [111], eine reduzierte Sauerstoffradikalfänger-Eigenschaft [79] und ein veränderter Antioxidantien-Status in CF-Plasmen [79, 113, 117] gefunden. Alle diese Ergebnisse setzen voraus, dass die langlebige Schlüsselverbindung H_2O_2 in erhöhtem Maß in den Atemwegen der CF-Patienten gebildet wird. Dies scheint jedoch nicht der Fall zu sein: In der kondensierten Ausatemluft wiesen CF-Patienten im Gegensatz zu Patienten mit Asthma bronchiale keine erhöhten H_2O_2-Konzentrationen auf [150]. Dieser Befund kann durch die Anwesenheit hoher Mengen des detoxifizierenden Enzyms Katalase erklärt werden, das Wasserstoffperoxid in Wasser und Sauerstoff umwandelt. Die Quelle der Katalase stellen die neutrophilen Granulozyten selbst dar. Andererseits besteht in den Sputen der CF-Patienten ein erheblicher Sauerstoffmangel, der die Entstehung von reaktiven Sauerstoffradikalen gar nicht erst zulässt [Worlitzsch, unveröffentlicht]. Die Diskrepanz zwischen diesen Untersuchungen und den oben zitierten ist bisher noch nicht gelöst worden.

Setzt man die Bildung von H_2O_2 dennoch voraus, so könnte dieses Molekül in vielfältiger Weise in Entzündungmechanismen eingreifen. Beispielsweise werden Zytokine wie TNF durch „oxidativen Stress" auf Genebene reguliert, wobei möglicherweise die Beeinflussung des nuklären Faktors κB (NF-κB) durch den Redox-Status der Zelle eine zentrale Rolle spielt. H_2O_2 kann NFκB aktivieren, wobei dieser an die DNA bindet [121] und umgekehrt können Antioxidanzien wie N-Acetylcystein diese Aktivierung inhibieren [122]. Durch H_2O_2 freigesetztes TNF-α kann seinerseits unter anderem in erheblichem Maße neutrophile Granulozyten zur Produktion von O_2^- stimulieren [144]. Als Folge dieses Feedback-Mechanismus kann es unter anderem zu einer erheblichen Lipidperoxidation in vivo kommen. H_2O_2 führt auch zur Aktivierung des interzellulären Adhäsionsmoleküls 1 (ICAM-1) auf Endothelzellen und bewirkt damit eine stärkere Bindung der Granulozyten über deren CD-18-Komplex an ICAM-1 [82]. Neben H_2O_2 kann auch Pseudomonas aeruginosa NFκB aktivieren [34].

Auch die bei der Aktivierung der PMN gebildeten Arachidonsäuremetabolite können den Entzündungsverlauf wesentlich beeinflussen. Diese werden dadurch gebildet, dass O_2 mit der aus Phospholipiden durch Phospholipase A_2 freigesetzten Arachidonsäure über die Prostaglandinzyklase zu Prostaglandinen (PG) und über die 5-Lipoxigenase zu LT reagiert. Mengenmäßig übertrifft die LT-Synthese die PG-Synthese erheblich. Fieber und Schmerz können durch Prostaglandine ausgelöst werden. Die Gefäßerweiterung des Kapillarbettes wird unter anderem durch die Wirkung von Prostacyclin, 6-Keto-PGE_1, PGE_1, NO, LTC_4, LTD_4 und LTE_4 erklärt [54]. LTC_4, LTD_4 und LTE_4 entsprechen der sog. „slow reacting substance of anaphylaxis". Die Chemotaxis der PMN wird unter anderem von LTB_4 stimuliert. Bis auf LTB_4 und LTD_4 [26] sind diese Entzündungsmediatoren bisher nicht bei CF-Patienten untersucht worden.

Da Entzündungsvorgänge mit erheblicher Zellschädigung einhergehen können, sind regulatorische Prozesse, die schadensbegrenzend sind und schnell auf die Situation reagieren können, von äußerster Wichtigkeit. Es überrascht daher nicht, dass der neutrophile Granulozyt seine unterschiedlichen Aktivitäten in Form von Feedback-Mechanismen selbst regulieren kann. So produziert er das für ihn selbst chemotaktisch wirkende LTB_4, welches über die Bindung an spezifische Rezeptoren auf der Granulozytenoberfläche die chemotaktischen und sekretorischen Wirkungen auslöst. Diese Wirkung wird jedoch durch die schnelle und fast vollständige Umwandlung von LTB4 mittels ω-Oxidation in die inaktiven Metabolite 20-OH-LTB_4 und 20-COOH-LTB_4 von den neutrophilen Granulozyten zeitlich kontrolliert [126].

Zwischen Proteinasen und reaktiven Sauerstoffverbindungen bestehen vielfältige komplexe Beziehungen, die sowohl bei zellzerstörenden, als auch bei entzündungsregulierenden Vorgängen zu konzertierten Interaktionen führen. Vor allem schwefelhaltige Proteine oder Aminosäuren sind gute Radikalakzeptoren und können von reaktiven Sauerstoffverbindungen entweder zu Sulfoxiden oder zu S–S-Brücken oxidiert werden. Methionin-Oxidation scheint ein weit verbreiteter Vorgang zu sein, der bei vielen regulatorischen Vorgängen eine Rolle zu spielen scheint [138]. Als proinflammatorisch wird in diesem Zusammenhang die MPO-katalysierte Oxidation des Methioninrestes (Met^{358}) im aktiven Zentrum des Serinproteinase-Inhibitors α1PI angesehen, dessen inhibitorische Wirkung auf die PMN-Elastase damit 2000-fach abnimmt [68]. Sulfoxidiertes α1-Antitrypsin ist bei Patienten mit verschiedenen chronischen Lungenerkrankungen in der Bronchiallavageflüssigkeit nachgewiesen worden [11], jedoch noch nicht bei CF.

Abschließend ist die Frage, ob im Zusammenspiel von Sauerstoffradikalen, die bei der Stimulation von Granulozyten oder Alveolarmakrophagen entstehen, mit dem ebenfalls aus Granulozyten freigesetzten Enzym MPO zell- und proteinschädigende Mechanismen auf die entzündete CF-Lunge einwirken, noch nicht mit letzter Sicherheit geklärt.

4.7.8 Zusammenfassung

Bakterielle Lungeninfektionen, hauptsächlich durch die opportunistisch pathogenen Mikroorganismen Staphylococcus aureus, Haemophilus influenzae und Pseudomonas aeruginosa ausgelöst, bestimmen weitgehend die Prognose der CF-Patienten. Verschiedene Hypothesen versuchen die Ursachen der bakteriellen Kolonisation der CF-Atemwege zu erklären. Phänotypische Veränderungen der Bakterien in vivo tragen zu ihrer Persistenz bei, die chronische Entzündungsreaktionen nach sich zieht. Neutrophile Granulozyten dominieren in einem als Typ-III-Hypersensibilitätsreaktion charakterisierten Infektionsverlauf. Hauptsächlich lysosomale Proteinasen der Granulozyten werden für die Lungenzerstörung verantwortlich gemacht.

Literatur

Literatur zu 4.1

1. Weibel E (1963) Morphometry of the human lung. Springer, Berlin Heidelberg New York
2. App EM, King M, Helfesrieder R, Köhler D, Matthys H (1990) Acute and long term amiloride inhalation in cystic fibrosis lung disease. Am Rev Respir Dis 141:605–612
3. King M, Gilboa A, Meyer FA, Silberberg A (1974) On the transport of mucus and its rheological simulants in ciliated systems. Am Rev Respir Dis 110:740–745
4. Man SFP, Adams GK III, Proctor DF (1979) Effects of temperature, relative humidity, and mode of breathing on canine airway secretions. J Appl Physiol 46:205–210
5. Williams R, Rankin N, Smith T, Galler D, Seakins P (1996) Relationship between the humidity and temperature of inspired gas and the function of the airway mucosa. Crit Care Med 24:1920–1929
6. Wanner A (1977) Clinical aspects of mucociliary transport. Am Rev Respir Dis 116:73–125
7. Giordano AM, Holsclaw D, Litt M (1978) Mucus rheology and mucociliary clearance: Normal physiological state. Am Rev Respir Dis 118:245–254
8. Iravani J, Melville GN (1975) Wirkung von Pharmaka und Milieuänderungen auf die Flimmertätigkeit der Atemwege. Respiration 32:157–164
9. Lucas AM, Douglas LC (1934) Principles underlying ciliary activity in the respiratory tract. II. A comparison of nasal clearance in man, monkey and other mammals. Arch Otolaryngol 20:518–541
10. Schürch S, Gehr P, Im Hof V, Geiser M, Green F (1990) Surfactant displaces particles towards the epithelium in airways and alveoli. Respir Physiol 80:17–32
11. Godleski JJ, Hastings CL, Katler M, Sweeney TD (1991) Preservation of the relationship of airway mucus and epithelium by slam freezing. Proceedings of the 49th Annual Meeting of the Electron Microscopy Society of America (EMSA), San Francisco Press, pp 72–73
12. Asmundsson T, Kilburn KH (1970) Mucociliary clearance rates of various levels in dog lungs. Am Rev Respir Dis 102: 388–397
13. Leith DE (1977) Cough. In: Brain J, Proctor DF, Reid LM. Respiratory defence mechanism, part 2, New York, p 545
14. Matthews LW, Spector S, Lemm J, Potter J (1963) Studies of pulmonary secretions. I. The overall composition of pulmonary secretions from patients with cystic fibrosis, bronchiectasis and laryngectomy. Am Rev Respir Dis 88: 199–204
15. Welsh MJ, Ostedgaard LS (1998) Cystic fibrosis problem probed by proteolysis. Nat Struct Biol 5:167–169
16. Knowles MR, Robinson JM, Wood RE, Pue CA, Mentz WM, Wager GC, Gatzy JT, Boucher, RC (1997) Ion composition of airway surface liquid of patients with cystic fibrosis as compared with normal and disease-control subjects. J Clin Invest 100:2588–2595
17. Boat TF, Cheng PW, Iyer RN, Carlson DM, Polony I (1976) Human respiratory tract secretions: mucous glycoproteins of nonpurulent tracheobronchial secretions, and sputum of patients with bronchitis and cystic fibrosis. Arch Biochem Biophys 177: 95–104
18. Puchelle E, de Bentzmann S, Zahm JM (1995) Physical and functional properties of airway secretions in cystic fibrosis – therapeutic approaches. Respiration 62:2–12
19. Vasconcellos CA, Allen PG, Wohl ME, Drazen JM, Janmey PA, Stossel TP (1994) Reduction in viscosity of cystic fibrosis sputum in vitro by gelsolin. Science 263:969–971

20. App EM, Wunderlich MO, Lohse P, King M, Matthys H (1999) Oszillierende Physiotherapie bei Bronchialerkrankungen – rheologischer und antientzündlicher Effekt. Pneumologie 53:348–359
21. King M, Brock G, Lundell C (1985) Clearance of mucus by simulated cough. J Appl Physiol 58: 1776–1782
22. King M (1987) Role of mucus viscoelasticity in cough clearance. Biorheology 24:589–597
23. App EM (1994) Sekretanalyse und Clearance. Atemw Lungenkrankh 20:363–371
24. Zahm JM, King M, Duvivier C, Pierrot D, Girod S, Puchelle E (1991) Role of simulated repetitive coughing in mucus clearance. Eur Respir J 4:311–315
25. Newhouse MT, Rossman CM, Dolovich J, Dolovich MB, Wilson WM (1976) Impairment of mucociliary transport in cystic fibrosis. Mod Probl Paediat 19:190–198
26. Rutland J, Penketh A, Griffin WM, Hodson ME, Batten JC, Cole PJ (1983) Cystic fibrosis serum does not inhibit human ciliary beat frequency. Am Rev Respir Dis 128: 1030–1034
27. App EM (1996) Vergleichende Mukolytikatherapie. Pneumologie 50:845–853
28. Köhler D, App EM, Egelseder A, Matthys H (1986) Unterschiede in der mukoziliären und Hustenclearance bei chronischer Bronchitis mit und ohne Mukoviszidose. Atemw Lungenkrankh 12:358–361
29. Bauernfeind A, Bertele RM, Harms K, Hörl G, Jungwirth R, Petermüller C, Przyklenk B, Weisslein-Pfister C (1987) Qualitative and quantitative microbiological analysis of sputa of 102 patients with cystic fibrosis. Infection 15: 270–307
30. Bauernfeind A, Przyklenk B (1997) Microbiological background for anti-Pseudomonas aeruginosa vaccination in cystic fibrosis. Behring Inst, Mitt 98:256–261
31. Canciani M, Barlocco EG, Mastella G, de Santi MM, Gardi C, Lungarella G (1988) The saccharin method for testing mucociliary function in patients suspected of having primary ciliary dyskinesia. Pediatr Pulmonol 5:210–214
32. Lieberman J (1968) Measurement of sputum viscosity in a cone-plate viscometer. I. Characteristics of sputum viscosity. Am Rev Respir Dis 97:654–661
33. Behr J, Maier K, Degenkolb B, Krombach F, Vogelmeier C (1997) Antioxidative and clinical effects of high-dose N-acetylcysteine in fibrosing alveolitis. Am J Respir Crit Care Med 156:1897–1901
34. Pavia D, Thomson ML, Clarke SW (1976) Enhanced clearance of secretions from the human lung after the administration of hypertonic saline aerosol. Am Rev Respir Dis 117:199–203
35. Riedler J, Reade T, Button B, Robertson CF (1996) Inhaled hypertonic saline increases sputum expectoration in cystic fibrosis. J Paediatr Child Health 32:48–50
36. Wills PJ, Hall RL, Chan WM, Cole PJ (1997) Sodium chloride increases the ciliary transportability of cystic fibrosis and bronchiectasis sputum on the mucus-depleted bovine trachea. J Clin Invest 99:9–13
37. Shak S, Capon DJ, Hellmiss R, Marsters SA, Baker CL (1990) Recombinant human DNase I reduces the viscosity of cystic fibrosis sputum. Proc Natl Acad Sci USA 87: 9188–9192
38. Shah PL, Scott SF, Knight RA, Marriott C, Ranasinha C, Hodson ME (1996) In vivo effects of recombinant human DNase I on sputum in patients with cystic fibrosis. Thorax 51:119–125
39. Dasgupgta B, Tomkiewicz RP, De Sanctis GT, Boyd WA, King M (1995) Mucolytic synergism in cystic fibrosis (CF) sputum with combined rhDNase and gelsolin treatment. Am J Respir Crit Care Med 151:A19
40. DeSanctis GT, Tomkiewicz RP, Rubin BK, Schürch S, King M (1994) Exogenous surfactant enhances mucociliary clearance in the anaesthetized dog. Eur Respir J 7: 1616–1621
41. App EM, Kieselmann R, Reinhardt D, Lindemann H, Dasgupta B, King M, Brand P (1998) Sputum rheology changes in cystic fibrosis lung disease following two different types of physiotherapy – Flutter vs Autogenic Drainage. Chest 114:171–177
42. Ordemann J (1993) Randomisierte cross-over Untersuchung zur Wirksamkeit des VRP1 Desitin mittels Messung der mukoziliären und tussiven Clearance. Promotionsarbeit. Zentrum Innere Medizin Abteilung Pneumologie der Albert-Ludwigs-Universität Freiburg im Breisgau
43. Lindemann H (1992) Zum Stellenwert der Physiotherapie mit dem VRP 1-Desitin („Flutter"). Pneumologie 46: 626–630

Literatur zu 4.2

1. Agarwal M, King M, Rubin BK und Shukla JB (1989) Mucus transport in a miniaturized simulated cough machine: Effect of constriction and serous layer simulant. Biorheology 26:977–988
2. App EM und King M (1990) Tracheal mucus rheology and potential difference in two day old puppies. Biorheology 27:515–526
3. App EM, Helfesrieder R, Köhler D, Matthys H (1990) Acute and longterm amiloride inhalation in cystic fibrosis lung disease. Am Rev Respir Dis 141:605–612
4. App EM, Zayas JG, King M (1993) Rheology of mucus and transepithelial potential difference: small airways vs. trachea. Eur Respir J 6:67–75
5. App EM (1994) Sekretanalyse und Clearance. Atemw Lungenkrankh 20:363–371
6. App EM (1996) Vergleichende Mukolytikatherapie. Pneumologie 50:845–853
7. App EM, Tomkiewicz RP, Hahn HL, Engler H, Vergin H, King M (1998) The effect of Tasuldine, a bronchosecretolytic agent, on mucus rheology and clearability and the interaction with acetylcholine in ferrets. Pulm Pharmacol 10:271–276
8. Barnett B, Dulfano MJ (1970) Sputum viscoelasticity I: New methodology. Am Rev Respir Dis 101:773–776
9. Boat TF, Cheng PW, Iyer RN, Carlson DM, Polony I (1976) Human respiratory tract secretions: mucous glycoproteins of nonpurulent tracheobronchial secretions, and sputum of patients with bronchitis and cystic fibrosis. Arch Biochem Biophys 177:95–104
10. Braga PC (1988) Sinusoidal oscillation method. In: Braga PC, Allegra L (eds) Methods in bronchial mucology. Raven Press, New York, pp 63–71
11. Charman J, Reid L (1972) Sputum viscosity in chronic bronchitis, bronchiectasis, asthma and cystic fibrosis. Biorheology 9:185–199
12. Dasgupta B, Tomkiewicz RP, Boyd WA, Brown NE, King M (1995) Effects of combined treatment with rhDNase and airflow oscillations on spinnability of cystic fibrosis sputum in vitro. Pediatr Pulmonol 20:78–82
13. Davis SS, Dippy JE (1969) The rheological properties of sputum. Biorheology 6:11–21
14. Davis SS (1973) Rheological examination of sputum and saliva and the effect of drugs. In: Gabelnick HL, Litt M (eds) Rheology of biological systems. Charles C Thomas, Springfield, Ill, pp 158–194
15. Hwang SH, Litt M und Forsman WC (1969) Rheological properties of mucus. Rheol Acta 8:438–448

16. Jeanneret-Grosjean A, King M, Michoud MC, Lioté H, Amyot R (1988) Sampling technique and rheology of human bronchial mucus. Am Rev Respir Dis 137:707-710
17. Keal E, Reid L (1970) Méthodes d'étude des modifications de la sécretion bronchique et de sa viscosité. Poumon Coeur 26:52-58
18. King M, Gilboa A, Meyer FA und Silberberg A (1974) On the transport of mucus and its rheological simulants in ciliated systems. Am Rev Respir Dis 110:740-745
19. King M (1979) Interrelation between mechanical properties of mucus and mucociliary transport: Effect of pharmacologic interventions. Biorheology 16:57-68
20. King M, El-Azab J, Phillips DM, Angus GE (1985) Antigen challenge and canine tracheal mucus. Int Arch Allergy Appl Immunol 77:337-342
21. King M, Brock G, Lundell C (1985) Clearance of mucus by simulated cough. J Appl Physiol 58:1776-1782
22. King M, Brock G, Lundell C (1985) Clearance of mucus by simulated cough. J Appl Physiol 58:1776-1782
23. King M (1987) Role of mucus viscoelasticity in cough clearance. Biorheology 24:589-597
24. King M, Zahm JM, Pierrot D, Vaquez-Girod S, Puchelle E (1989) The role of mucus gel viscosity, spinability, and adhesive properties in clearance by simulated cough. Biorheology 26:737-745
25. Knowles MR, Church NL, Waltner WE, Yankaskas JR, Gilligan P, King M, Edwards LJ, Helms RW, Boucher R (1990) A pilot study of aerosolized amiloride for the treatment of cystic fibrosis lung disease. N Engl J Med 332:1189-1194
26. Litt M, Khan MA, Chakrin LW, Wardell JR, Christian P (1974) The viscoelasticity of fractionated canine tracheal mucus. Biorheology 11:111-117
27. Lopez-Vidriero MT, Das I, Smith AP, Picot R, Reid L (1977) Bronchial secretion from normal human airways after inhalation of prostaglandin P_{2a}; acetylcholine, histamine, and citric acid. Thorax 32:734-739
28. Lutz RJ, Litt M, Chakrin LW (1973) Physical-chemical factors in mucus rheology. In: Gabelnick HL, Litt M (eds) Rheology of biological systems. Charles C Thomas, Springfield, Ill, pp 158-194
29. Majima Y, Hirata K, Takeuchi K, Hattori M, Sakakura Y (1990) Effects of orally administered drugs on dynamic viscoelasticity of human nasal mucus. Am Rev Respir Dis 141:79-83
30. Mariott C, Richards JH (1974) Studies on the variation in the viscosity of bronchial mucus and a technique for reducing such variation. Biorheology 11:129-135
31. Puchelle E, Zahm JM, Havez R (1973) Données biochimiques et rhéologiques dans l'expectoration. III Rélation des protéines et mucines bronchiques avec les propriétés. Bull Physiopathol Respir 9:237-256
32. Puchelle E, Tournier JM, Zahm JM, Sadoul P (1984) Rheology of sputum collected by a simple technique limiting salivary contamination. J Lab Clin Med 103:347-353
33. Puchelle E, Zahm JM, Duvivier C (1987) Spinability of bronchial mucus: Relationship with viscoelasticity and mucus transport properties. Biorheology 20:239-249
34. Roussel P, Degand P, Lamblin G, Laine A, Lafitte JJ (1978) Biochemical definition of human tracheobronchial mucus. Lung 154:241-260
35. Shih CK, Litt M, Khan MA, Wolf DP (1977) Effect of nondialyzable solids concentration and viscoelasticity on ciliary transport of tracheal mucus. Am Rev Respir Dis 115:989-995
36. Spungin B, Silberberg A (1984) Stimulation of mucus secretion, ciliary activity, and transport in frog palate epithelium. Am J Physiol 247 (Cell Physiol 16):C299-C308
37. Sturgess J, Palfrey AJ, Reid L (1970) The viscosity of bronchial secretions. Clin Sci 38:145-156
38. Zahm JM, Puchelle E, Duvivier C, Didelon J (1986) Spinability of respiratory mucus. Validation of a new apparatus: The Filancemeter. Bull Eur Physiopathol Respir 22: 609-613

Literatur zu 4.3.1

1. Bals R, Wang X, Wu Z, Freeman T, Bafna V, Zasloff M, Wilson J (1998a) Human beta-defensin 2 is a salt sensitive peptide antibiotic expressed in human lung. J Clin Invest 102:874-880
2. Bals R, Wang X, Zasloff M, Wilson J (1998b) The peptide antibiotic LL-37/hCAP-18 is expressed in epithelia of the human lung where it has a broad antimicrobial activity at the airway surface. Proc Natl Acad Sci USA 95:9541-9546
3. Beppu Y, Imamura Y, Tashiro M, Towatari T, Ariga H, Kido H (1997) Human mucus protease inhibitor in airway fluids is a potential defensive compound against infection with Influenza A and sendai viruses. J Biochem Tokyo 121: 309-316
4. Britigan B, Hayek M, Doebbeling B, Flick R (1993) Transferrin and lactoferrin undergo proteolytic cleavage in the Pseudomonas infected lungs of patients with cystic fibrosis. Infect Immun 61:5049-5055
5. Brogan T, Ryley H, Neale L, Yassa J (1975) Soluble proteins of bronchopulmonary secretions from patients with cystic fibrosis, asthma, and bronchitis. Thorax 30:72-79
6. Crouch E (1998) Collectins and pulmonary host defense. Am J Resp Cell Mol Biol 19:177-210
7. Fisher A, Dodia C, Chander A (1994) Inhibition of lung calcium-independent phospholipase A2 by surfactant protein A. Am J Physiol 267:L335-L341
8. Gawels J, Runik J, Pryjma J, Zebrak J, Haluszka J, Rudnik I, Majewska-Zalewska H (1979) Proteins in bronchial secretion of children with chronic pulmonary diseases. Scand J Resp Dis 60:63-68
9. Goss K, Kumar A, Snyder J (1998) SP-A2 gene expression in human fetal lung airways. Am J Respir Cell Mol Biol 19: 613-621
10. Griese M, Pudenz P, Gebhard W (1998) Inhibitors of Elastase in Airway Lavage Samples from Ventilated Preterm Human Neonates. Am J Respir Crit Care Med 158:256-262
11. Griese M (1999) Pulmonary surfactant in health and lung diseases: state of the art. Eur Respir J 13:1455-1476
12. Griese M, Birrer P, Demirsoy A (1997a) Pulmonary surfactant in cystic fibrosis. Eur Respir J 10:1983-1988
13. Griese M, Duroux A, Schams A, Lenz AG, Kleinasser N (1997b) Tracheobronchial surface active material in cystic fibrosis. Eur J Med Res 2:114-120
14. Griese M, Schredl M, Hochstrasser K, Gebhard W (1997c) Cellular association of antiproteases in lavages from ventilated preterm human neonates. Am J Respir Crit Care Med 155:2064-2071
15. Heczko P, Gutkowski P, Pulverer G (1977) Immunoglobulins A and G and lysozyme in the bronchial secretions of children with acute respiratory tract infections. Z Erkrank Atemw Org 147:168-170
16. Hiemstra PS, Maasen RJ, Stolk J, Heinzel-Wieland R, Steffens GJ, Dijkman JH (1996) Antibacterial activity of antileukoprotease. Infect Immun 64:4520-4524
17. Hughes W, Koblin B, Rosenstein B (1982) Lysozyme activity in cystic fibrosis. Pediatr Res 16:874-876
18. Hull J, South M, Phelan P, Grimwood K (1997) Surfactant composition in infants and young children with cystic fibrosis. Am J Respir Crit Care Med 156:161-165

19. Jacquot J, Tournier J, Carmona T, Puchelle E, Chazalette J, Sadoul P (1983) Proteines des secretions bronchiques dans la mucoviscdose, Role de línfection. Bull Eur Physiopathol Respir 19:453-458
20. Jin F, Nathan C, Radzioch D, Ding A (1998) Lipopolysaccharide-related stimuli induce expression of the secretory leukocyte protease inhibitor, a macrophage-derived lipopolysaccharide inhibitor. Infect Immun 66:2447-2452
21. Jin F, Nathan C, Radzioch D, Ding A (1997) Secretory leukocyte protease inhibitor: a macrophage product induced by and antagonistic to bacterial lipopolisaccharide. Cell 88: 417-426
22. Kim D, Fukuda T, Thompson B, Cockrill B, Hales C, von Bonventre J (1995) Bronchoalveolar lavage fluid phospholipase A2 activities are increased in human adult resiratory distress. Am J Physiol 269:L109-L118
23. Kronborg G, Shand G, Fomsgaard A, Høiby N (1992) Lipopolysaccharide is present in immune complexes isolated from sputum in patients with cystic fibrosis and chronic Pseudomonas aeruginosa lung infection. APMIS 100: 175-180
24. Mason R, Greene K, Voelker DR (1998) Surfactant protein A and surfactant protein D in health and disease. Am J Physiol 275:L1-L13
25. McElvaney N, Nakamura H, Birrer P, Hebert C, Wong W, Alphonso M, Baker J, Catalano M, Crystal RG (1992) Modulation of airway inflammation in cystic fibrosis. J Clin Invest 90:1296-1301
26. McNeely T, Shugars D, Rosendahl M, Tucker C, Eisenberg S, Wahl S (1997) Inhibition of human immunodeficiency virus type 1 infectivity by secretory leukocyte protease in hibitor occurs prior to viral reverse transcription. Blood 90: 1141-1149
27. Postle AD, Mander A, Reid KM, Wang JY, Wright S, Moustaki M, Warner J (1999) Deficient hydrophilic lung surfactant proteins A und D with normal surfactant phospholipid molecular spiecies in cystic fibrosis. Am J Respir Cell Mol Biol 20:90-98
28. PryjmaJ, Herman T, Zebrak J, Gawels J, Herman S, Scislicki A (1985) Studies on bronchial secretion. The influence of inflammatory response and bacterial infection. Ann Allergy 54:60-64
29. Qu X-D, Lehrer R (1998) Secretory phospholipase A2 is the principal bactericide for staphylococci and other grampositive bacteria in human tears. Infect Immun 66: 2791-2797
30. Rose F, Bailey K, Keyte J, Chan W, Greenwood D, Mahida Y (1998) Potential role of epithelial cell-derived histone H1 proteins in innate antimicrobial defense in the human gastrointestinal tract. Infect Immun 66:3255-3263
31. Saitoh H, Okayama H, Shimura S, Fushimi T, Masuda T, Shirato K (1998) Surfactant protein A2 gene expression by human airway submucosal gland cells. Am J Respir Cell Mol Biol 19:202-209
32. Samet J, Madden M, Fonteh A (1996) Characterization of a secretory phospholipase A2 in human bronchoalveolar lavage fluid. Exp Lung Res 22:299-315
33. Stelzner A, Groh A, Lehnert U (1988) Vergleichende Bronchialsekretuntersuchungen bei Kindern mit chronischen, nichttuberkulösen Lungenerkrankungen. Allerg Immunol 34:99-108
34. Stromatt S (1993) Secretory leukocyte protease inhibitor in cystic fibrosis. Agents Act 42:103-110
35. Thompson A, Bohling T, Payvandi F, Rennard S (1990) Lower respiratory tract lactoferrin and lysozyme arise primarily in the airways and are elevated in association with chronic bronchitis. J Lab Clin Med 115:148-158
36. Tomee J, Koeter G, Hiemstra P, Kaufman H (1998) Secretory leukocyte protease inhibitor: a native antimicrobial protein presenting a new therapeutic option? Thorax 53: 114-116
37. Tomita M, Takase M, Wakabayashi H, Bellamy W (1994) Antimicrobial peptides of lactoferrin. Lactoferrin: Structure and function. Adv Exp Med Br 357:209-218
38. Wahl S, Worley P, Jin W, McNeely T, Eisenberg S, Fasching C, Orenstein J, Janoff E (1997) Anatomic dissociation between HIV-1 and its endogenous inhibitor in mucosal tissues. Am J Pathol 150:1275-1284
39. Wright JR (1997) Immunomodulatory functions of surfactant. Physiol Rev 77:931-961
40. Xu P, Hashimoto S, Miyazaki H, Asabe K, Shiraishi S, Sueishi K (1998) Morphometric analysis of the immunohistochemical expression of clara cell 10-k-Da protein and surfactant apoproteins A and B in the developing bronchi and bronchioles of human fetuses and neonates. Virchows Arch B 432:17-25
41. Zebrak J, Herman T, Werys R, Pryjma J, Gawels J (1979) Proteins in bronchial secretion of children with chronic pulmonary diseases. II. Relation to bronchoscopic and bronchographic examination. Scand J Respir Dis 60:69-75

Literatur zu 4.3.2

1. Bals R, Goldman MJ, Wilson JM (1998) Mouse beta-defensin 1 is a salt-sensitive antimicrobial peptide present in epithelia of the lung and urogenital tract. Infect Immun 66: 1225-1232
2. Bals R, Wang X, Wu Z, Freeman T, Banfa V, Zasloff M, Wilson JM (1998) Human beta-defensin 2 is a salt-sensitive peptide antibiotic expressed in human lung. J Clin Invest 102:874-880
3. Bals R, Wang X, Zasloff M, Wilson JM (1998) The peptide antibiotic LL-37/hCAP-18 is expressed in epithelia of the human lung where it has broad antimicrobial activity at the airway surface. Proc Natl Acad Sci USA 95:9541-9546
4. Bals R, Weiner D, Wilson J (1999) The innate immune system in cystic fibrosis lung disease. J Clin Invest 103: 303-307
5. Barra D, Simmaco M, Boman H (1998) Gen-encoded peptide antibiotics and innate immunity. FEBS Lett 430:130-134
6. Bensch KW, Raida M, Magert H-J, Schulz-Knappe P, Forssmann W-G (1995) hBD-1: a novel b-defensin from human plasma. FEBS Lett 368:331-335
7. Boman H (1991) Antibacterial peptides: key components needed in immunity. Cell 65:205-207
8. Boucher RC (1994) Human airway ion transport (part one). Am J Respir Crit Care Med 150:271-281
9. Diamond G, Zasloff M, Eck H, Brasseur M, Maloy WL, Bevins CL (1991) Tracheal antimicrobial peptide, a cysteinerich peptide from mammalian tracheal mucosa: peptide isolation and cloning of a cDNA. Proc Natl Acad Sci USA 88:3952-3956
10. Fearon D, Locksley R (1996) The instructive role of innate immunity in the aquired immune response. Science 272: 50-54
11. Frohm M, Agerberth B, Ahangari G, Stahle-Backdahl M, Liden S, Wigzell H, Gudmundsson GH (1997) The expression of the gene coding for the antibacterial peptide LL-37 is induced in human keratinocytes during inflammatory disorders. J Biol Chem 272:15258-15263
12. Gallo R, Kim K, Bernfield M, Kozak C, Zanetti M, Merluzzi L, Gennaro R (1997) Identification of CRAMP, a cathelinrelated antimicrobial peptide expressed in the embryonic and adult mouse. J Biol Chem 272

13. Ganz T, Lehrer RI (1995) Defensins. Pharmacol Ther 66: 191–205
14. Goldman MJ, Anderson GM, Stolzenberg ED, Kari UP, Zasloff M, Wilson JM (1997) Human beta-defensin-1 is a salt-sensitive antibiotic in lung that is inactivated in cystic fibrosis. Cell 88:553–560
15. Grasemann H, Michler E, Wallot M, Ratjen F (1997) Decreased concentration of exhaled nitric oxide (NO) in patients with cystic fibrosis. Pediatr Pulmonol 24:173–177
16. Gudmundsson GH, Agerberth B, Odeberg J, Bergman T, Olsson B, Salcedo R (1996) The human gene FALL39 and processing of the cathelin precursor to the antibacterial peptide LL-37 in granulocytes. Eur J Biochem 238:325–332
17. Hancock REW (1997) Peptide antibiotics. Lancet 349: 412–422
18. Harder J, Bartels J, Christophers E, Schroeder J-M (1997) A peptide antibiotic from human skin. Nature 387:861
19. Hiemstra P, van Wetering S, Stolk J (1998) Neutrophil serine proteinases and defensins in chronic obstructive pulmonary disease: effects on pulmonary epithelium. Eur Respir J 12:1200–1208
20. Huttner KM, Kozak CA, Bevins CL (1997) The mouse genome encodes a single homolog of the antimicrobial peptide human beta-defensin 1. FEBS Lett 413:45–49
21. Imundo L, Barasch J, Prince A, Al-Awqati Q (1995) Cystic fibrosis epithelial cells have a receptor for pathogenic bacteria on their apical surface. PNAS USA 92:3019–3023
22. Jiang C, Finkbeiner W, Widdicombe J, McCray Pj, Miller S (1993) Altered fluid transport across airway epithelium in cystic fibrosis. Science 262:424–427
23. Kelley T, Drumm M (1998) Inducible nitric oxide synthase expression is reduced in cystic fibrosis murine and human airway epithelial cells. J Clin Invest 102:1200–1207
24. Larrick J, Hirata M, Balint R, Lee J, Zhong J, Wright S (1995) Human CAP18: a novel antimicrobial lipopolysaccharide-binding protein. Infect Immun 63:1291–1297
25. Lehrer R, Ganz T, Selsted M (1991) Defensins: endogenous antibiotic peptides of animal cells. Cell:229–230
26. Matsui H, Grubb B, Tarran R, Randell S, Gatzy J, Davis C, Boucher R (1999) Evidence for periciliar liquid layer depletion not abnormal ion composition, in the pathogenesis of cystic fibrosis airway disease. Cell 95:1005–1015
27. Morrison GM, Davidson DJ, Kilanowski FM, Borthwick DW, Crook K, Maxwell AI, Govan JR, Dorin JR (1998) Mouse beta defensin-1 is a functional homolog of human beta defensin-1. Mamm Genome 9:453–457
28. Pier GB, Grout M, Saidi TS, Olsen JC, Johnson LG, Yankaskas JR, Goldberg JB (1996) Role of mutant CFTR in hypersusceptibility of cystic fibrosis patients to lung infections. Science 271:64–67
29. Popsueva A, Zinovjeva M, Visser J, Zijlmans J, Fibbe W, Belyavsky A (1996) A novel murine cathelin-like protein expressed in bone marrow. FEBS Lett 391:5–8
30. Quinton P (1990) Cystic fibrosis: a disease in electrolyte transport. FASEB J 4:2709–2717
31. Schimdt H, Walter U (1994) NO at work. Cell 78:919–925
32. Singh G, Katyal S (1997) Clara cells and Clara cell 10 kD protein (CC10). Am J Respir Cell Mol Biol 17:141–143
33. Singh G, Katyal S, Brown W, Kennedy A, Singh U, Wong-Chong M (1990) Clara cell 10 kDa protein (CC10): comparison of structure and function to uteroglobin. Biochem Biophys Acta 1039:348–355
34. Singh P, Jia H, Wiles K, Hesselberth J, Liu L, Conway B, Greenberg E, Valore E, Welsh M, Ganz T, Tack B, McCray PJ (1998) Production of beta-defensins by human airway epithelia. Proc Natl Acad Sci USA 95:14961–14966
35. Smith J, Travis S, Greenberg E, Welsh M (1996) Cystic fibrosis airway epithelia fail to kill bacteria because of abnormal airway surface fluid. Cell 85:229–236
36. Soong L, Ganz T, Ellison A, Caughey G (1997) Purification and characterization of defensins from cystic fibrosis sputum. Inflamm Res 46:98–102
37. Stolzenberg ED, Anderson GM, Ackermann MR, Whitlock RH, Zasloff M (1997) Epithelial antibiotic induced in states of disease. Proc Natl Acad Sci USA 94:8686–8690
38. Zanetti M, Gennaro R, Romeo D (1995) Cathelicidins: a novel protein family with a common proregion and a variable C-terminal antimicrobial domain. FEBS Lett 374:1–5
39. Zasloff M (1991) Antibiotic peptides as mediators of innate immunity. Curr Opin Immunol 4:3–7

Literatur zu 4.4

1. Bentzmann D, Pierrot D, Fuchey C, Zahm JM, Morancais JL, Puchelle E (1993) Distearoyl phosphatidylglycerol liposomes improve surface and transport properties of CF mucus. Eur Respir J 6:1156–1161
2. Boncuk P, Kaser M, Yu Y, Taeusch HW (1997) Effects of cationic liposome-DNA complexes on pulmonary surfactant function in vitro and in vivo. Lipids 32:247–253
3. Creery W, Hashmi A, Hutchinson J, Singh R (1997) Surfactant therapy improves pulmonary function in infants with pneumocystis carinii pneumonia and acquired immunodeficiency syndrome. Pediatr Pulmonol 24:370–373
4. Enhorning C, Duffy LC, Welliver R (1995) Pulmonary surfactant maintains patency of conducting airways in the rat. Am J Respir Crit Care Med 151:554–556
5. Enhorning G, Holm BA (1993) Disruption of pulmonary surfactant's ability to maintain openness of a narrow tube. J Appl Physiol 74:2922–2927
6. Gehr P, Geiser M, Im Hof V, Schürch S, Waber U, Baumann M (1993) Surfactant and inhaled particles in the conducting airways: structural, stereological and biophysical aspects. Microsc Res Tech 26:423–436
7. Gehr P, Green F, Geiser M, Im H, Lee M, Schürch S (1996) Airway sufactant, a primary defense barrier: mechanical and immunological aspects. J Aerosol Med 9:163–181
8. Gehr P, Schürch S, Berthiaume Y, Im Hof V, Geiser M (1990) Particle retention in airways by surfactant. J Aerosol Med 3:27–43
9. Gilljam H, Andersson O, Ellin A, Robertson B, Strandvik B (1988) Composition and surface properties of the bronchial lipids in adult patients with cystic fibrosis. Clin Chim Acta 176:29–38
10. Gilljam H, Strandvik B, Ellin A, Wiman LG (1986) Increased mole fraction of arachidonic acid in bronchial phospholipids in patients with cystic fibrosis. Scand J Clin Lab Invest 46:511–518
11. Gradon L, Podgorski A, Sosnowski T (1996) Experimental and theoretical inverstigations of transport properties of DPPC monolayer. J Aerosol Med 9:357–367
12. Griese M (1999) Pulmonary surfactant in health and lung diseases: state of the art. Eur Respir J 13:1455–1476
13. Griese M, Birrer P, Demirsoy A (1997a) Pulmonary surfactant in cystic fibrosis. Eur Respir J 10:1983–1988
14. Griese M, Bufler P, Teller J, Reinhardt D (1997b) Nebulization of a bovine surfactant in cystic fibrosis: a pilot study. Eur Respir J 10:1989–1997
15. Griese M, Duroux A, Schams A, Lenz AG, Kleinasser N (1997c) Tracheobronchial surface active material in cystic fibrosis. Eur J Med Res 2:114–120
16. Heilmann P, Ferron G, Fuerst G, Moellenstadt S, Schumann G, Kreyling WG (1992) Effect of surfactant on airway mu-

cociliary clearance function. Eur Respir J 5 (Suppl 15): 387s
17. Hull J, South M, Phelan P, Grimwood K (1997) Surfactant composition in infants and young children with cystic fibrosis. Am J Respir Crit Care Med 156:161-165
18. Kurashima K, Fujimura M, Tsujiura M, Matsuda T (1997) Effect of surfactant inhalation on allergic bronchoconstriction in guinea pigs. Clin Exp Allergy 27:337-342
19. LeVine AM, Kurak K, Bruno MD, Stark J, Whitsett JA, Korfhagen TR (1998) Surfactant protein-A-deficient mice are susceptible to pseudomonas aeruginosa infection. Am J Respir Cell Mol Biol 19:700-708
20. Liu M, Wang L, Li E, Enhorning G (1991) Pulmonary surfactant will secure free airflow through a narrow tube. J Appl Physiol 71:742-748
21. Liu M, Wang L, Li E, Enhorning G (1996) Pulmonary surfactant given prophylactically alleviates an asthma attack in guinea-pigs. Clin Exp Allergy 26:270-275
22. Macklem PT, Proctor DF, Hogg JC (1970) The stability of peripheral airways. Respir Physiol 8:191-203
23. Nicholov R, Khoury A, Bruce A, DiCosmo F (1993) Interaction of ciprofloxacin loaded liposomes with pseudomonas aeruginosa cells. Cells Materials 3:321-326
24. Outzen KE, Svane-Knudsen V (1993) Effect of surface-active substance on nasal mucociliary clearance time: A comparison of saccharin clearance time before and after the use of surface-active substance. Rhinology 31: 155-157
25. Postle AD, Mander A, Reid KM, Wang JY, Wright S, Moustaki M, Warner J (1999) Deficient hydrophilic lung surfactant proteins A und D with normal surfactant phospholipid molecular spiecies in cystic fibrosis. Am J Respir Cell Mol Biol 20:90-98
26. Rubin BK, Ramirez O, King M (1992) Mucus rheology and transport in neonatal respiratory distress syndrome and the effect of surfactant therapy. Chest 101:1080-1085
27. Rudnik J, Hanicka M, Pawelek J, Zebrak J, Majewska-Zalewska H, Sowinska E (1983) Pulmonary surfactant contents in bronchial secretion in children with chronic respiratory diseases estimated by physico-chemical methods. Z Erkrank Atemw 160:44-47
28. Sahu S, Lynn WS (1977) Lipid composition of airways secretion from patients with asthma and patients with cystic fibrosis. Am Rev Respir Dis 115:233-239
29. De Sanctis GT, Tomkiewicz RP, Rubin BK, Schürch S, King M (1994) Exogenous surfactant enhances mucociliary clearance in the anaesthetized dog. Eur Respir J 7: 1616-1621
30. Van 't Veen A, Mouton J, Gommers D, Kluytmans J, Dekkers P, Lachmann B (1995) Influence of pulmonary surfactant on in vitro bactericidal activities if amoxicillin, ceftazidime, and tobramycin. Antimicrob Agents Chemother 1995:329-333
31. Vos GD, Rijtema MN, Blanco CE (1996) Treatment of respiratory failure due to respiratory syncytial virus pneumonia with natural surfactant. Pediatr Pulmonol 22:412-415
32. Wright JR (1997) Immunomodulatory functions of surfactant. Physiol Rev 77:931-961

Literatur zu 4.5

1. Armstrong DS, Grimwood K, Carzino R, Carlin JB, Olinsky A, Phelan PD (1995) Lower respiratory infection and inflammation in infants with newly diagnosed cystic fibrosis. BMJ 310:1571-1572
2. Balough K, McCubbin M, Weinberger M, Smits W, Ahrens R, Fick R (1995) The relationship between infection and inflammation in the early stages of lung disease from cystic fibrosis. Pediatr Pulmonol 20:63-70
3. Berger M (1991) Inflammation in the lung in cystic fibrosis. A vicious cycle that does more harm than good? Clin Rev Allergy 9:119-142
4. Birrer P, McElvaney NG, Rüdeberg A, Wirz Sommer C, Liechti-Gallati S, Kraemer R, Hubbard R, Crystal RG (1994) Protease-antiprotease imbalance in the lungs of children with cystic fibrosis. Am J Respir Crit Care Med 150:207-213
5. Bruce MC, Poncz L, Klinger JD, Stern RC, Tomashefski JF, Dearborn DG (1985) Biochemical and pathologic evidence for proteolytic destruction of lung connective tissue in cystic fibrosis. Am Rev Respir Dis 132:529-535
6. Döring G, Frank F, Boudier C, Herbert S, Fleischer B, Bellon G (1995) Cleavage of lymphocyte surface antigens CD2, CD4 and CD8 by polymorphonuclear leukocyte elastase and cathepsin G in patients with cystic fibrosis. J Immunol 154:4842-4850
7. Goldstein W, Doering G (1986) Lysosomal enzymes from polymorphonuclear leukocytes and proteinase inhibitors in patients with cystic fibrosis. Am Rev Respir Dis 134: 49-56
8. Griese M, Schredl M, Hochstrasser K, Gebhard W (1997) Cellular association of antiproteases in lavages from ventilated preterm human neonates. Am J Respir Crit Care Med 155:2064-2071
9. Griese M, V Bredow C, Birrer P, Obermaier G (1999) Degradation of surfactant protein A and other BAL proteins in patients with cystic fibrosis. Netherl J Med 54:187, S71
10. Heinzel-Wieland R, Steffens GJ, Flohé L (1990) Inhibitory characteristics and oxidation resistance of site-specific variants of recombinant human antileukoproteinase. Biomed Biochim Acta 50:677-681
11. Khan TZ, Wagener JS, Bost T, Martinez J, Accurso FJ, Riches DWH (1995) Early pulmonary inflammation in infants with cystic fibrosis. Am J Respir Crit Care Med 151: 1075-1082
12. Konstan MW, Hilliard KA, Norvell TM, Berger M (1994) Bronchoalveolar lavage findings in cystic fibrosis patients with stable, clinically mild lung disease suggest ongoing infection and inflammation. Am J Respir Crit Care Med 150:448-454
13. Konstan MW, Berger M (1997) Current understandig of the inflammatory process in cystic fibrosis: Onset and etiology. Pediatr Pulmonol 24:137-142
14. McElvaney N, Hubbard RC, Birrer P, Chernick MS, Caplan DB, Frank MM, Crystal RG (1991) Aerosol α_1-antitrypsin treatment for cystic fibrosis. Lancet 337:392-394
15. Nakamura H, Yoshimura K, McElvaney NG, Crystal RG (1992) Neutrophil elastase in respiratory epithelial lining fluid of individuals with cystic fibrosis induces interleukin-8 gene expression in a human bronchial epithelial cell line. J Clin Invest 89:1478-1484
16. O'Connor CM, Gaffney K, Keane J, Southey A, Byrne N, O'Mahoney S, Fitzgerald MX (1993) α_1-Proteinase inhibitor, elastase activity, and lung disease severity in cystic fibrosis. Am Rev Respir Dis 148:1665-1670
17. O'Connor CM, Fitzgerald MX (1994) Matrix metalloproteases and lung disease. Thorax 49:602-609
18. Rees DD, Roger RA, Cooley J, Mandle RJ, Kenney DM, Remold-O'Donnell E (1999) Recombinant human monocyte/neutrophil elastase inhibitor protects rat lungs against injury from cystic fibrosis airway secretions. Am J Respir Cell Mol Biol 20:69-78
19. Richman-Eisenstat JB, Jorens PG, Hebert CA, Ueki I, Nadel JA (1993) Interleukin-8: an important chemoattractant in sputum of patients with chronic inflammatory airway diseases. Am J Physiol 264 (4 Pt 1):L413-L418

20. Schalkwijk J, Wiedow O, Hirose S (1999) The trappin gene family: Proteins defined by an N-terminal transglutaminase substrate domain and a C-terminal four-disulfide-core. Biochem J 340:569-577
21. Schuster A, Ueki I, Nadel JA (1992) Neutrophil elastase stimulates tracheal submucosal gland secretion that is inhibited by ICI 200, 355. Am J Physiol 262:L86-L91
22. Schuster A, Fahy JV, Ueki I, Nadel JA (1995) Cystic fibrosis sputum induces a secretory response from airway gland serous cells that can be prevented by neutrophil protease inhibitors. Eur Respir J 8:10-14
23. Sommerhoff CP, Nadel JA, Basbaum CB, Caughey GH (1990) Neutrophil elastase and cathepsin G stimulate secretion from cultured bovine airway gland serous cells. J Clin Invest 85:682-689
24. Tizzano EF, Buchwald M (1992) Cystic fibrosis: Beyond the gene to therapy. J Pediatr 120:337-349
25. Tosi MF, Zakem H, Berger M (1990) Neutrophil elastase cleaves C3bi on opsonized Pseudomonas as well as CR1 on neutrophils to create a functionally important opsonin receptor mismatch. J Clin Invest 86:300-308
26. Tournier JM, Jacquot J, Puchelle E, Bieth JG (1985) Evidence that Pseudomonas elastase does not inactivate the bronchial inhibitor in the presence of leukocyte elastase. Am Rev Respir Dis 132:524-528
27. Travis J, Fritz H (1991) Potential problems in designing elastase inhibitors for therapy. Am Rev Respir Dis 143: 1412-1415
28. Vergnolle N, Hollenberg MD, Wallace JL (1999) Pro- and antiinflammatory actions of thrombin: a distinct role for proteinase activated receptor-1 (PAR1). Br J Pharmacol 126:1262-1269
29. Vogelmeier C, Hubbard RC, Fells GA, Schnebli HP, Thompson RC, Fritz H, Crystal RG (1991) Anti-neutrophil elastase defense of the normal human respiratory epithelial surface provided by the secretory leukoprotease inhibitor. J Clin Invest 87:482-488
30. Voynow JA, Young LR, Wang Y, Horger T, Rose MC, Fischer BM (1999) Neutrophil elastase increases MUC5AC mRNA and protein expression in respiratory epithelial cells. Am J Physiol 276:L835-L843
31. Witko-Sarsat V, Halbwachs-Mecarelli L, Schuster A, Nusbaum P, Ueki I, Canteloup S, Lenoir G, Descamps-Latscha B, Nadel JA (1999) Proteinase 3, a potent secretagogue in airways, is present in cystic fibrosis sputum. Am J Respir Cell Mol Biol 20:729-736

Literatur zu 4.6

1. Brown RK, Wyatt H, Price JF, Kelly FJ (1996) Pulmonary dysfunction in cystic fibrosis is associated with oxidative stress. Eur Respir J 9 (2):334-339
2. Cantin AM, Begin R (1991) Glutathione and inflammatory disorders of the lung. Lung 169:123-138
3. Cantin AM, North SL, Hubbard RC, Crystal RG (1987) Normal alveolar epithelial lining fluid contains high levels of glutathione. J Appl Physiol 63:152-157
4. Crystal RG (1991) Oxidants and respiratory tract epithelial injury: pathogenesis and strategies for therapeutic intervention. Am J Med 91 (3c):39s-44s
5. Deneke SM, Fanburg BL (1989) Regulation of cellular glutathione. Am J Physiol 257:L163-L173
6. Doelman CJA, Bast A (1990) Oxygen radicals in lung pathology. Free Radic Biol Med 9:381-400
7. Döring G (1996) Mechanisms of airway inflammation in cystic fibrosis. Pediatr Allergy Immunol 7 (Suppl 9):63-66
8. Heffner JE, Repine JE (1989) Pulmonary strategies of antioxidant defense. Am Rev Respir Dis 140:531-554
9. Henson PM, Johnston RP (1987) Tissue injury in inflammation: oxidants, proteinases, and cationic proteins. J Clin Invest 79:669-674
10. Van Klaveren RJ, Demedts M, Nemery B (1997) Cellular glutathione turnover in vitro, with emphasis on type II pneumocytes. Eur Respir J 10:1392-1400
11. Klebanoff SJ (1992) Oxygen metabolites from phagocytes. In: Gallin JI, Goldstein IM, Snyderman R (eds) Inflammation: Basic principles and clinical correlates. Raven Press, New York, pp 541-588
12. Lands LC, Grey V, Smountas AA, Kramer VG, McKenna D (1999) Lymphocyte glutathione levels in children with cystic fibrosis. Chest 116 (1):201-205
13. Linsdell P, Hanrahan JW (1998) Glutathione permeability of CFTR. Am J Physiol 275 (Cell Physiol 44):C323-C326
14. Meyer KC, Zimmerman J (1993) Neutrophil mediators, Pseudomonas, and pulmonary dysfunction in cystic fibrosis. J Lab Clin Med 121: 654-661
15. Range SP, Dunster C, Knox AJ, Kelly FJ (1999) Treatment of pulmonary exacerbations of cystic fibrosis leads to improved antioxidant status. Eur Respir J 13 (3):560-564
16. Roum JH, Buhl R, McElvaney NG, Borok Z, Crystal RG (1993) Systemic deficiency of glutathione in cystic fibrosis. J Appl Physiol 75 (6):2419-2424
17. Roum JH, Borok Z, McElvany NG, Grimes GJ, Bokser AD, Buhl R, Crystal RG (1999) Glutathione aerosol suppresses lung epithelial surface inflammatory cell-derived oxidants in cystic fibrosis. J Appl Physiol 87 (1):438-443
18. Swaim MW, Pizzo SV (1988) Methionine sulfoxide and the oxidative regulation of plasma proteinase inhibitors. J Leukoc Biol 43:365-379
19. Van der Vliet A, Eiserich JP, Marelich GP, Halliwell B, Cross CE (1997) Oxidative stress in cystic fibrosis: does it occur and does it matter? Adv Pharmacol 38:491-513
20. Weiss SJ (1989) Tissue destruction by neutrophils. N Engl J Med 320:365-376
21. Winklhofer-Roob BM (1994) Oxygen free radicals and antioxidants in cystic fibrosis: the concept of an oxidant-antioxidant imbalance. Acta Paediatri 395 (Suppl):49- 57
22. Winklhofer-Roob BM, Schlegel-Haueter SE, Khoschsorur G, van't-Hof MA, Suter S, Shmerling DH (1996) Neutrophil elastase/alpha 1-proteinase inhibitor complex levels decrease in plasma of cystic fibrosis patients during long-term oral beta-carotene supplementation. Pediatr Res (1): 130-134
23. Winklhofer-Roob BM, Ellemunter H, Fruhwirth M, Schlegel-Haueter SE, Khoschsorur G, van't Hof MA, Shmerling DH (1997) Plasma vitamin C concentrations in patients with cystic fibrosis: evidence of associations with lung inflammation. Am J Clin Nutr 65 (6): 1858-1866
24. Winklhofer-Roob BM, Tiran B, Tuchschmid PE, van't Hof MA, Shmerling DH (1998) Effects of pancreatic enzyme preparations on erythrocyte glutathione peroxidase activities and plasma selenium concentrations in cystic fibrosis. Free Radic Biol Med 25 (2): 242-249
25. Worlitzsch D, Herberth G, Ulrich M, Döring G (1998) Catalase, myeloperoxidase and hydrogen peroxide in cystic fibrosis. Eur Respir J 11:377-383

Literatur zu 4.7

1. Abrahamson IS, Coffman RL (1995) Cytokine and nitric oxide regulation of the immunosuppression in Trypanosoma cruzi infection. J Immunol 155:3955-3963

2. Abughali N, Berger M, Tosi MF (1994) Deficient total cell content of CR3 (CD 11b) in neonatal neutrophils. Blood 83:1086-1092
3. Anderson TR, Montie TC, Murphy MD, McCarthy VP (1989) Pseudomonas aeruginosa flagellar antibodies in patients with cystic fibrosis. J Clin Microbiol 27: 2789-2793
4. Armstrong DS, Grimwood K, Carlin JB, Carzino R, Gutierrez JR, Hull J, Olinsky A, Phelan EM, Robertson CF, Phelan PD (1997) Lower airway inflammation in infants and young children with cystic fibrosis. Am J Respir Crit Care Med 156:1197-1204
5. Aronoff SC, Quinn Jr FJ, Stern RC (1991) Longitudinal serum IgG response to Pseudomonas cepacia surface antigens in cystic fibrosis. Pediatr Pulmonol 11:289-293
6. Aruoma OI, Halliwell B, Hoey BM, Butler J (1988) The antioxidant action of taurine, hypotaurine and their metabolic precursors. Biochem J 256:251-255
7. Banda MJ, Rice AG, Griffin GL, Senior RM (1988) Alpha I-proteinase inhibitor is a neutrophil chemoattractant after proteolytic inactivation by macrophage elastase. J Biol Chem 263:4481-4484
8. Barasch J, Kiss B, Prince A, Saiman L, Gruenert D, Al-Awqati Q (1991) Defective acidification of intracellular organelles in cystic fibrosis. Nature 352:70-73
9. Barnes PJ, Liew FY (1995) Nitric oxide and asthmatic inflammation. Immunol Today 16:128-130
10. Baumstark JS, Lee CT, Luby RJ (1977) Rapid inactivation of $alpha_1$-protease inhibitor ($alpha_1$-antitrypsin) by elastase. Biochim Biophys Acta 482:400-411
11. Behr J, Maier K, Krombach F, Adelmann-Grill BC (1991) Pathogenetic significance of reactive oxygen species in diffuse fibrosing alveolitis. Am Rev Respir Dis 144: 146-150
12. Berger M (1990) Complement deficiency and neutrophil dysfunction as risk factors for bacterial infection in newborns and the role of granulocyte transfusion in therapy. Rev Infect Dis 12:S401-S409
13. Berger M, Norvell TM, Tosi MF, Emancipator SN, Konstan MW, Schreiber JR (1994) Tissue-specific Fc gamma and complement receptor expression by alveolar macrophages determines relative importance of IgG and complement in promoting phagocytosis of Pseudomonas aeruginosa. Pediatr Res 35:68-77
14. Berger M, Sorensen RU, Tosi MF, Dearborn DG, Döring G (1989) Complement receptor expression on neutrophils at an inflammatory site, the Pseudomonas-infected lung in cystic fibrosis. J Clin Invest 84:1302-1313
15. Biggar WD, Holmes B, Good RA (1971) Opsonic defect in patients with cystic fibrosis of the pancreas. Proc Natl Acad Sci USA 68:1716-1719
16. Birrer P, McElvaney NG, Rudeberg A, Sommer CW, Liechti-Gallati S, Kraemer R, Hubbard R, Crystal RG (1994) Protease-antiprotease imbalance in the lungs of children with cystic fibrosis. Am J Respir Crit Care Med 150:207-213
17. Bonfield TL, Konstan MW, Burfeind P, Panuska JR, Hilliard JB, Berger M (1995) Normal bronchial epithelial cells constitutively produce the anti-inflammatory cytokine interleukin-10, which is downregulated in cystic fibrosis. Am J Respir Cell Mol Biol 13: 257-261
18. Bonfield TL, Panuska JR, Konstan MW, Hilliard KA, Hilliard JB, Ghnaim H, Berger M (1995) Inflammatory cytokines in cystic fibrosis lungs. Am J Respir Crit Care Med 152:2111-2118
19. Boucher RC, Stutts MJ, Knowles MR, Cantley L, Gatzy JT (1986) Na+ transport in cystic fibrosis respiratory epithelia. Abnormal basal rate and response to adenylate cyclase activation. J Clin Invest 78:1245-1252
20. Boucher JC, Yu H, Mudd MH, Deretic V (1997) Mucoid Pseudomonas aeruginosa in cystic fibrosis: characterization of muc mutations in clinical isolates and analysis of clearance in a mouse model of respiratory infection. Infect Immun 65:3838-3846
21. Breuer R, Christensen TG, Niles RM, Stone PJ, Snider GL (1989) Human neutrophil elastase causes glycoconjugate release from the epithelial cell surface of hamster trachea in organ culture. Am Rev Respir Dis 139:779-782
22. Bruce MC, Poncz L, Klinger JD, Stern RC, Tomashefski Jr JF, Dearborn DG (1985) Biochemical and pathological evidence for proteolytic destruction of lung connective tissue in cystic fibrosis. Am Rev Respir Dis 132: 529-535
23. Cabral DA, Loh BA, Speert DP (1987) Mucoid *Pseudomonas aeruginosa* resists nonopsonic phagocytosis by human neutrophils and macrophages. Pediatr Res 22: 429-431
24. Christensen TG, Breuer R, Hornstra LJ, Lucey EC, Stone PJ, Snider GL (1987) An ultrastructural study of the response of hamster bronchial epithelium to human neutrophil elastase. Exp Lung Res 13:279-297
25. Cowan RG, Winnie GB (1993) Anti-Pseudomonas aeruginosa IgG subclass titers in patients with cystic fibrosis: correlations with pulmonary function, neutrophil chemotaxis, and phagocytosis. J Clin Immunol 13:359-370
26. Cromwell O, Walport MJ, Morris HR, Taylor GW, Hodson HR, Batten J, Kay AB (1981) Identification of leukotrienes D and B in sputum from cystic fibrosis patients. Lancet 1: 164-165
27. Cross CE, Halliwell B, Allen A (1984) Antioxidant protection: a function of tracheobronchial and gastrointestinal mucus. Lancet 1:1328
28. Dai Y, Dean TP, Church MK, Warner JO, Shute JK (1994) Desensitisation of neutrophil responses by systemic interleukin 8 in cystic fibrosis. Thorax 49:867-871
29. Dasgupta M, Lam J, Dbring G, Harley F, Zuberbuhler P, Lam K, Reichert A, Costerton WJ, Dossetor JB (1987) Prognostic implications of circulating immune complexes and Pseudomonas aeruginosa-specific antibodies in cystic fibrosis. J Clin Lab Immunol 23:25-30
30. de Bentzmann S, Roger P, Dupuit F, Bajolet-Laudinat O, Fuchey C, Plotkowski MC, Puchelle E (1996) Asialo GM1 is a receptor for Pseudomonas aeruginosa adherence to regenerating respiratory epithelial cells. Infect Immun 64:1582-1588
31. de Bentzmann S, Roger P, Puchelle E (1996) Pseudomonas aeruginosa adherence to remodelling respiratory epithelium. Eur Respir J 9:2145-2150
32. Desrochers PE, Jeffry JJ, Weiß SJ (1991) Interstitial collagenase (matrix metalloproteinase-1) expresses serpinase activity. J Clin Invest 87:2258-2265
33. DiMango E, Zar HJ, Bryan R, Prince A (1995) Diverse Pseudomonas aeruginosa gene products stimulate respiratory epithelial cells to produce interleukin-8. J Clin Invest 96:2204-2210
34. DiMango E, Ratner AJ, Bryan R, Tabibi S, Prince A (1998) Activation of NF-kappaB by adherent Pseudomonas aeruginosa in normal and cystic fibrosis respiratory epithelial cells. J Clin Invest 101:2598-2605
35. Dong YJ, Chao AC, Kouyama K, Hsu YP, Bocian RC, Moss RB, Gardner P (1995) Activation of CFTR chloride current by nitric oxide in human T lymphocytes. EMBO J 14: 2700-2707
36. Döring G, Høiby N (1983) Longitudinal study of immune response to Pseudomonas aeruginosa antigens in cystic fibrosis. Infect Immun 42:197-201

37. Döring G, Goldstein W, Röll W, Schiøtz PO, Høiby N, Botzenhart K (1985) Role of Pseudomonas aeruginosa exoenzymes in lung infections of patients with cystic fibrosis. Infect Immun 49:557-462
38. Döring G, Buhl V, Høiby N, Schiøtz PO, Botzenhart K (1984) Detection of proteases of Pseudomonas aeruginosa in immune complexes isolated from the sputum of cystic fibrosis patients. Acta Pathol Microbiol [C] 92: 307-311
39. Döring G, Obernesser HJ, Botzenhart K, Flehmig B, Høiby N, Hofmann A (1983) Proteases of Pseudomonas aeruginosa in cystic fibrosis. J Infect Dis 147:744-750
40. Döring G (1989) Polymorphonuclear leukocyte elastase: its effects on the pathogenesis of Pseudomonas aeruginosa infection in cystic fibrosis. Antibiot Chemother 42: 169-176
41. Döring G, Müller E (1989) Different sensitivity of Pseudomonas aeruginosa exotoxin A and diphtheria toxin to enzymes from polymorphonuclear leukocytes. Microb Pathog 6:287-295
42. Döring G, Dauner HM (1988) Clearance of Pseudomonas aeruginosa in different rat lung infection models. Am Rev Respir Dis 138:1249-1253
43. Döring G, Krogh-Johansen H, Weidinger S, Høiby N (1994) Allotypes of alpha$_1$-antitrypsin in cystic fibrosis patients homozygous and heterozygous for delta 508. Pediatr Pulmonol 18:3-7
44. Döring G, Knight R, Bellon G (1994) Immunology of cystic fibrosis. In: Hodson ME, Geddes D (eds) Cystic fibrosis. Arnold, London, pp 109-140
45. Döring G, Frank F, Boudier C, Herbert S, Fleischer B, Bellon G (1995) Cleavage of lymphocyte surface antigens CD2, CD4 and CD8 by polymorphonuclear leukocyte elastase and cathepsin G in patients with cystic fibrosis. J Immunol 154:4842-4850
46. Döring G (1994) The role of neutrophil elastase in chronic inflammation. Am J Respir Crit Care Med 150: S114-S117
47. Döring G, Goldstein W, Botzenhart K, Kharazmi A, Schiøtz PO, Høiby N, Dasgupta M (1986) Elastase from polymorphonuclear leukocytes - a regulatory enzyme in immune complex disease. Clin Exp Immunol 64:597-605
48. Dal Nogare AR, Toews GB, Pierce AK (1987) Increased salivary elastase precedes gram-negative bacillary colonization in postoperative patients. Am Rev Respir Dis 135: 671-675
49. Dotsch J, Demirakca S, Terbrack HG, Huls G, Rascher W, Kuhl PG (1996) Airway nitric oxide in asthmatic children and patients with cystic fibrosis. Eur Respir J 12: 2537-2540
50. Eichler 1, Joris L, Hsu YP, Van Wye J, Bram R, Moss R (1989) Nonopsonic antibodies in cystic fibrosis. J Clin Invest 84:1294-1304
51. Ericsson-Hollsing A, Granström M, Vasil ML, Wretlind B, Strandvik B (1987) Prospective study of serum antibodies to Pseudomonas aeruginosa exoproteins in cystic fibrosis. J Clin Microbiol 25:1868-1874
52. Fick RB, Naegel GP, Squier SU, Wood RE, Gee BL, Reynolds HY (1984) Proteins of the cystic fibrosis respiratory tract. J Clin Invest 74:236-248
53. Fick Jr RB, Robbins RA, Squier SU, Schoderbek WE, Ruß WD (1986) Complement activation in cystic fibrosis respiratory fluids: in vivo and in vitro generation of C5a and chemotactic activity. Pediatr Res 20:1258- 1268
54. Vane JR, Botting RM (1992) The role of chemical mediators released by the endothelium in the control of the cardiovascular system. Int J Tissue React 14:55-64
55. Fomsgaard A, Svenson M, Bendtzen K (1989) Auto-antibodies to tumor necrosis factor a in healthy humans and patients with inflammatory diseases and gram-negative bacterial infections. Scand J Immunol 30:219-223
56. Goldman MJ, Anderson GM, Stolzenberg ED, Kari UP, Zasloff M, Wilson JM (1997) Human beta-defensin-1 is a salt-sensitive antibiotic in lung that is inactivated in cystic fibrosis. Cell 88:553-560
57. Goldstein W, Döring G (1986) Lysosomal enzymes and proteinase inhibitors in the sputum of patients with cystic fibrosis. Am Rev Respir Dis 134:49-56
58. Grasemann H, Michler E, Wallot M, Ratjen F (1997) Decreased concentration of exhaled nitric oxide (NO) in patients with cystic fibrosis. Pediatr Pulmonol 24: 173-177
59. Greenberg DP, Stutman HR (1990) Infection and immunity to Staphylococcus aureus and Haemophilus influenzae. In: Moss RB (ed) Cystic fibrosis. Infection, immunophathology and host response. Humana Press, Clifton, New Jersey, pp 75-86
60. Halliwell B, Gutteridge JM (1986) Oxygen free radicals and *iron* in relation to biology and medicine: some problems and concepts. Arch Biochem Biophys 246:501-514
61. Hamilton RG (1987) Human IgG subclass measurements in the clinical laboratory. Clin Chem 33:1707-1725
62. Hancock REW, Movat ECA, Speert DP (1984) Quantitation and identification of antibodies to outer membrane proteins of Pseudomonas aeruginosa in sera of patients with cystic fibrosis. J Infect Dis 149:220-226
63. Hannah S, Mecklenburgh K, Rahman I, Bellingan GJ, Greening A, Haslett C, Chilvers ER (1995). Hypoxia prolongs neutrophil survival in vitro. FEBS Lett 372:233-237
64. Høiby N, Olling S (1977) Pseudomonas aeruginosa infection in cystic fibrosis. Acta Pathol Microbiol Scand [C] 85: 107-114
65. Hornick DB, Fick Jr RB (1990) The immunoglobulin G subclass composition of immune complexes in cystic fibrosis. J Clin Invest 86:1285-1292
66. Imundo L, Barasch J, Prince A, Al-Awqati Q (1995) Cystic fibrosis epithelial cells have a receptor for pathogenic bacteria on their apical surface. Proc Natl Acad Sci USA 92:3019-30233
67. Johansen HK, Norgaard A, Andersen LP, Jensen P, Nielsen H, Høiby N (1995) Cross-reactive antigens shared by Pseudomonas aeruginosa, Helicobacter pylori, Campylobacter jejuni, and Haemophilus influenzae may cause false-positive titers of antibody to H. pylori. Clin Diagn Lab Immunol 2:149-155
68. Johnson D, Travis J (1979) The oxidative inactivation of human alpha-1-proteinase inhibitor. Further evidence for methionine at the reactive center. J Biol Chem 254: 4022
69. Khan TZ, Wagener JS, Bost T, Martinez J, Accurso FJ, Riches DW (1995) Early pulmonary inflammation in infants with cystic fibrosis. Am J Respir Crit Care Med 151: 1075-1082
70. Karnosinska B, Radomski MW, Duszyk M, Radomski A, Man SIT (1997) Nitric oxide activates chloride currents in human lung epithelial cells. Am J Physiol 272: L1098-L1104
71. Knutsen AP, Slavin RG (1990) Allergic bronchopulmonary aspergillosis in patients with cystic fibrosis. In: Moss RB (ed) Cystic fibrosis. Infection, immunopathology and host response. Humana Press, Clifton, New Jersey, pp 103-118
72. Koller DY, Urbanek R, Gotz M (1995) Increased degranulation of eosinophil and neutrophil granulocytes in cystic fibrosis. Am J Respir Crit Care Med 152:629-633

73. Konstan MW, Hilliard KA, Norvell TM, Berger M (1994) Bronchoalveolar lavage findings in cystic fibrosis patients with stable, clinically mild lung disease suggest ongoing infection and inflammation. Am J Respir Crit Care Med 150:448-454
74. Krivan HC, Roberts DD, Ginsburg V (1988) Many pulmonary pathogenic bacteria bind specifically to the carbohydrate sequence Gal NAcI-4Gal found in some glycolipids. Proc Natl Acad Sci USA 85:6157-6161
75. Kronberg G, Fomsgaard A, Galanos C, Freudenberg MA, Høiby N (1992) Antibody responses to lipid A, core and O sugars of the Pseudomonas aeruginosa lipopolysaccharide in chronically infected cystic fibrosis patients. J Clin Microbiol 330:1848-1855
76. Kronborg G (1995) Lipopolysaccharide (LPS), LPS-immune complexes and cytokines as inducers of pulmonary inflammation in patients with cystic fibrosis and chronic Pseudomonas aeruginosa lung infection. APMIS Suppl 50:1-30
77. Kubiet M, Ramphal R (1995) Adhesion of nontypeable Haemophilus influenzae from blood and sputum to human tracheobronchial mucins and lactoferrin. Infect Immun 63:899-902
78. Lacy DE, Smith AW, Lambert PA, Peckham D, Stableforth DE, Smith EG, Desai M, Weller PH, Brown MR (1997) Serum IgG response to an outer membrane porin protein of Burkholderia cepacia in patients with cystic fibrosis. FEMS Immunol Med Microbiol 17:87-94
79. Langley SC, Brown RK, Kelly FJ (1993) Reduced free-radical-trapping capacity and altered plasma antioxidant status in cystic fibrosis. Pediatr Res 33:247-250
80. Learn DB, Brestel EP, Seethararna S (1987) Hypochlorite scavenging by Pseudomonas aeruginosa alginate. Infect Immun 55:1813-1818
81. Lloyd-Still JD (1983) Pulmonary manifestations. In: Lloyd-Still JD (ed) Textbook of cystic fibrosis. John Wright, Boston, pp 165-198
82. Lo SK, Janakidevi K, Lai L, Malik ABI (1993) Hydrogen peroxide-induced increase in endothelial adhesiveness is dependent on ICAM-1 activation. Am J Physiol 264: L406-L412
83. Lundberg JO, Nordvall SL, Weitzberg E, Kollberg H, Alving K (1996) Exhaled nitric oxide in paediatric asthma and cystic fibrosis. Arch Dis Child 75:323-326
84. MacCartney HW, Tschesche H (1980). Latent collagenase from human polymorphonuclear leucocytes and activation to collagenase by removal of a inhibitor. FEBS Lett 119:327-332
85. Mahadeva R, Stewart S, Bilton D, Lomas DA (1998) Alpha-1-antitrypsin deficiency alleles and severe cystic fibrosis lung disease. Thorax 53:1022-1024
86. Mathee K, Coifu O, Sternberg C, Lindum PW, Campbell JIA, Jensen P, Johnsen AH, Givskov M, Ohman DE, Molin S, Høiby N, Kharazmi A (1999) Muocid conversion of Pseudomonas aeruginosa by hydrogen peroxide: a mechanism for virulence activation in the cystic fibrosis lung. Microbiology 145:1349-1357
87. Matsui H, Grubb BR, Tarran R, Randell SH, Gatzy JT, Davis CW, Boucher RC (1998) Evidence for periciliary liquid layer depletion, not abnormal ion composition, in the pathogenesis of cystic fibrosis airways disease. Cell 5: 1005-1015
88. Matthews WJ Jr, Williams M, Oliphant B, Geha R, Colton HR (1980) Hypogammaglobulinemia in patients with cystic fibrosis. N Engl J Med 302:245-249
89. McKenney D, Tibbetts KL, Wang Y, Murthy V, Ulrich M, Döring G, Lee JC, Goldmann DA, Pier GB (1999) Broadly-protective vaccine for Staphylococcus aureus based on an in vivo expressed antigen. Science 284:1523-1527
90. Meng Q-H, Springall DR, Bishop AE, Morgan K, Evans TJ, Habib S, Gruenert DC, Hodson ME, Yacoub MH, Polak JM (1998) Lack of inducible nitric oxide synthase in bronchial epithelium: a possible mechanism of susceptibility to infection in cystic fibrosis. J Pathol 184:323- 331
91. Meyer KC, Sharma A, Rosenthal NS, Peterson K, Brennan L (1997) Regional variability of lung inflammation in cystic fibrosis. Am J Respir Crit Care Med 156:1536-1540
92. Meyer KC, Zimmerman J (1993) Neutrophil mediators, Pseudomonas, and pulmonary dysfunction in cystic fibrosis. J Lab Clin Med 121:654-661
93. Miller EJ, Nagao S, Carr FK, Noble JM, Cohen AB (1996) Interleukin-8 (IL-8) is a major neutrophil chemotaxin from human alveolar macrophages stimulated with staphylococcal enterotoxin A. Inflamm Res 45:386-392
94. Mizgerd JP, Kobzik L, Warner AE, Brain JD (1995) Effects of sodium concentration on human neutrophil bactericidal functions. Am J Physiol 269:L388-L393
95. Moldawer LL, Lowry SF (1988) Cachectin: its impact on metabolism and nutritional status. Annu Rev Nutr 8: 585-609
96. Moncada S, Higgs EA (1991) Endogenous nitric oxide: physiology, pathology and clinical relevance. Eur J Clin Invest 21:361-374
97. Moser C, Johansen HK, Song Z, Hougen HP, Rygaard J, Høiby N (1997) Chronic Pseudomonas aeruginosa lung infection is more severe in Th2 responding BALB/c mice compared to Thl responding C3H/HeN mice. APMIS 105: 838-842
98. Moss RB, Bocian RC, Hsu YP, Dong YJ, Kemna M, Wei T, Gardner P (1996) Reduced IL-10 secretion by CD4+ T lymphocytes expressing mutant cystic fibrosis transmembrane conductance regulator (CFTR). Clin Exp Immunol 106:374-388
99. Moss RB, Hsu YP, Lewiston NJ, Curd JG, Milgrom H, Hart S, Dyer B, Larrick JW (1986) Association of specific immune complexes, complement activation and antibodies to Pseudomonas aeruginosa lipopolysaccharide and exotoxin A with mortality in cystic fibrosis. Am Rev Respir Dis 133:648-652
100. Nakamura H, Yoshimura K, McElvaney, Crystal RG (1992) Neutrophil elastase in respiratory epithelial lining fluid of individuals with cystic fibrosis induces interleukin-8 gene expression in a human bronchial epithelial cell line. J Clin Invest 89:1478-1484
101. Nicolai T, Arleth S, Spaeth A, Bertele-Harms RM, Harms HK (1990) Correlation of IgE antibody titer to Aspergillus fumigatus with decreased lung function in cystic fibrosis. Pediatr Pulmonol 8:12-15
102. Noah TL, Black HR, Cheng PW, Wood RE, Leigh MW (1997) Nasal and bronchoalveolar lavage fluid cytokines in early cystic fibrosis. J Infect Dis 175:638-647
103. O'Connor CM, FitzGerald MX (1994) Matrix metalloproteases and lung disease. Thorax 49:602-609
104. Palfreyman RW, Watson ML, Eden C, Smith AW (1997) Induction of biologically active interleukin-8 from lung epithelial cells by Burkholderia (Pseudomonas) cepacia products. Infect Immun 65:617-622
105. Pedersen SS, Espersen F, Hoiby N, Jensen T (1990) Immunoglobulin A and immunoglobulin G antibody responses to alginates from Pseudomonas aeruginosa in patients with cystic fibrosis. J Clin Microbiol 28:747-755
106. Pedersen SS, Espersen F, Høiby N (1987) Diagnosis of chronic Pseudomonas aeruginosa infection in cystic fibrosis by enzyme-linked immunosorbent assay. J Clin Microbiol 25:1830-1836

107. Perlmutter DH, Joslin G, Nelson P, Schasteen C, Adams SP, Fallon RJ (1990) Endocytosis and degradation of alpha$_1$-antitrypsin-protease complexes is mediated by the serpin-enzyme complex (SEC) receptor. J Biol Chem 265: 16713-16716
108. Pier GB, Saunders JM, Ames P, Edwards MS, Auerbach HS, Goldfarb J, Speert DP, Hurwitch S (1987) Opsonophagocytic killing antibody to Pseudomonas aeruginosa mucoid exopolysaccharide in older noncolonized patients with cystic fibrosis. N Engl J Med 317:793-798
109. Pier GB, Grout M, Zaidi TS, Olsen JC, Johnson LG, Yankaskas JR, Goldberg JB (1996) Role of mutant CFTR in hypersusceptibility of cystic fibrosis patients to lung infections. Science 271:64-67
110. Pier GB, Grout M, Zaidi TS (1997) Cystic fibrosis transmembrane conductance regulator is an epithelial cell receptor for clearance of Pseudomonas aeruginosa from the lung. Proc Natl Acad Sci USA 94:12088-1209-33
111. Plotkowski MC, Chevillard M, Pierrot D, Altemayer D, Puchelle E (1992) Epithelial respiratory cells from cystic fibrosis patients do not possess specific Pseudomonas aeruginosa-adhesive properties. J Med Microbiol 36: 104-111
112. Plotkowski MC, Beck G, Tournier JM, Bernardo-Filho M, Marques EA, Puchelle E (1989) Adherence of Pseudomonas aeruginosa to respiratory epithelium and the effect of leucocyte elastase. J Med Microbiol 30:285-293
113. Portal BC, Richard MJ, Faure HS, Hadjian AJ, Favier AE (1995). Altered antioxidant status and increased lipid peroxidation in children with cystic fibrosis. Am J Clin Nutr 61:843-847
114. Power C, O'Connor CM, Macfarlane D, O'Mahoney S, Gaffney K, Hayes J, Fitzgerald MX (1994) Neutrophil collagenase in sputum from patients with cystic fibrosis. Am J Respir Crit Care Med 150:818-822
115. Pressler T, Jensen ET, Espersen F, Pedersen SS, Hoiby N (1995) High levels of complement-activation capacity in sera from patients with cystic fibrosis correlate with high levels of IgG3 antibodies to Pseudomonas aeruginosa antigens and poor lung function. Pediatr Pulmonol 20: 71-77
116. Regelmann WE, Siefferman CM, Herron JM, Elliott GR, Clawson CC, Gray BH (1995) Sputum peroxidase activity correlates with the severity of lung, disease in cystic fibrosis. Pediatr Pulmonol 19:1-9
117. Rourn JH, Buhl R, McElvaney NG, Borok Z, Crystal RG (1993) Systemic deficiency of glutathione in cystic fibrosis. J Appl Physiol 75:2419-2424
118. Sajjan SU, Corey M, Karmali MA, Forstner JF (1992) Binding of Pseudomonas cepacia to normal human intestinal mucin and respiratory mucin from patients with cystic fibrosis. J Clin Invest 89:648-656
119. Salva PS, Doyle NA, Graham L, Eigen H, Doerschuk CM (1996) TNF-alpha, IL-8, soluble ICAM-1, and neutrophils in sputum of cystic fibrosis patients. Pediatr Pulmonol 21:11-19
120. Scharfman A, Kroczynski H, Carnoy C, Van Brussel E, Lamblin G, Ramphal R, Roussel P (1996) Adhesion of Pseudomonas aeruginosa to respiratory mucins and expression of mucin-binding proteins are increased by limiting iron during growth. Infect Immun 64:5417-5420
121. Schreck R, Rieber P, Baeuerle PA (1991) Reactive oxygen intermediates as apparently widely used messengers in the activation of the NF-kappa B transcription factor and HIV-1. EMBO J 10:2247-2258
122. Schreck R, Meier B, Mannel DN, Droge W, Baeuerle PA (1992) Dithiocarbarnates as potent inhibitors of nuclear factor kappa B activation in intact cells. J Exp Med 175: 1181-1194
123. Schuster A, Csemok E, Johnston TW, Groß W (1997) Proteinase-3 in cystic fibrosis airways. Am J Respir Crit Care Med 155:A49
124. Schwab UE, Wold AE, Carson JL, Leigh MW, Cheng PW, Gilligan PH, Boat TF (1993) Increased adherence of Staphylococcus aureus from cystic fibrosis lungs to airway epithelial cells. Am Rev Respir Dis 148:365-369
125. Seksek 0, Biwersi J, Verkman AS (1996) Evidence against defective trans-Golgi acidification in cystic fibrosis. J Biol Chem 271:15542-15548
126. Shak S, Goldstein IM (1984) Omega-oxidation is the major pathway for the catabolism of leukotriene B4 in human polymorphonuclear leukocytes. J Biol Chem 259: 10181-10187
127. Shapira E, Wilson GB (1984) Immunological aspects of cystic fibrosis. CRC Press, Boca Raton, Florida
128. Simpson JA, Smith SE, Dean RT (1989) Scavening by alginate of free radicals released by macrophages. Free Radic Biol Med 6:347-353
129. Skov M, Poulsen LK, Koch C (1999) Increased antigen-specific Th-2 response in allergic bronchopulmonary aspergillosis (ABPA) in patients with cystic fibrosis. Pediatr Pulmonol 27:74-79
130. Smith JJ, Travis SM, Greenberg EP, Welsh MJ (1996) Cystic fibrosis airway epithelia fail to kill bacteria because of abnormal airway surface fluid. Cell 85:229-233
131. Smith JJ, Travis SM, Greenberg EP, Welsh MJ (1996) Erratum. Cell 87:335
132. Sommerhof CP, Nadel JA, Basbaum CB, Caughey GH (1990) Neutrophil elastase and cathepsin G stimulate secretion from cultured bovine airway gland serous cells. J Clin Invest 85:682-689
133. Sordelli DO, Djafari M, Garcia VE, Fontan PA, Döring G (1992) Age-dependent pulmonary clearance of Pseudomonas aeruginosa in a mouse model: diminished migration of polymorphonuclear leukocytes to N-formyl-methionyl-leucylphenylalanine. Infect Immun 60: 1724-1727
134. Sorensen RU, Sern RC, Chase PA, Polmar SH (1981) Changes in lymphocyte reactivity to Pseudomonas aeruginosa in hospitalized cystic fibrosis patients. Am Rev Respir Dis 123:37-41
135. Steinkamp G, Drommer A, von der Hardt H (1993) Resting energy expenditure before and after treatment for Pseudomonas aeruginosa infection in patients with cystic fibrosis. Am J Clin Nutr 57:685
136. Stone PJ, Konstan MW, Berger M, Dorkin HL, Franzblau C, Snider GL (1995) Elastin and collagen degradation products in urine of patients with cystic fibrosis. Am J Respir Crit Care Med 152:157-162
137. Suter S, Schaad UB, Roux L, Nydegger UE, Waldvogel FA (1984) Granulocyte neutral proteases and Pseudomonas elastase as possible causes of airway damage in patients with cystic fibrosis. J Infect Dis 149:523-531
138. Swaim MW, Pizzo SV (198 8) Methionine sulfoxide and the oxidative regulation of plasma proteinase inhibitors. J Leukoc Biol 43:365-379
139. Teramoto S, Matsuse T, Ouchi Y (1997) Increased production of TNF-alpha may play a role in osteoporosis in cystic fibrosis patients. Chest 112:574
140. Thansekaraan V, Wiseman MS, Rayner RJ, Hiller EJ, Shale DJ (1989) Pseudomonas aeruginosa antibodies in blood spots from patients with cystic fibrosis. Arch Dis Child 64:1599-1603
141. Thomassen MJ, Boxerbaum B, Demko CA, Kuchenbrod PJ, Dearborn DG, Wood RE (1979) Inhibitory effect of

cystic fibrosis serum on Pseudomonas phagocytosis by rabbit and human alveolar macrophages. Pediatr Res 13: 1085-1088

142. Tosi MF, Zakem-Cloud H, Demko CA, Schreiber JR, Stern RC, Konstan MW, Berger M (1995) Cross-sectional and longitudinal studies of naturally occurring antibodies to Pseudomonas aeruginosa in cystic fibrosis indicate absence of antibody-mediated protection and decline in opsonic quality after infection. J Infect Dis 172: 453-461
143. Tosi MF, Zakem H, Berger M (1990) Neutrophil elastase cleaves C3bi on opsonized Pseudomonas as well as CRI on neutrophils to create a functionally important opsonin receptor mismatch. J Clin Invest 86:300-308
144. Tsujimoto M, Yokota S, Vilcek J, Weissmann G (1986) Tumor necrosis factor provokes superoxide anion generation from neutrophils. Biochem Biophys Res Commun 137:1094-1100
145. Ulrich M, Herbert S, Berger J, Bellon G, Louis D, Munker G, Döring G (1998) Localization of Staphylococcus aureus in infected airways of patients with cystic fibrosis and in a cell culture model of S. aureus adherence. Am J Respir Crit Care Med 18:1-9
146. Weiß SJ, Peppin GJ (1986) Collagenolytic metalloenzymes of the human neutrophil. Characteristics, regulation and potential function in vivo. Biochem Pharmacol 35:3189-3197
147. Winnie GB, Cowan RG (199 1) Respiratory tract colonization with Pseudomonas aeruginosa in cystic fibrosis: correlation between anti-Pseudomonas aeruginosa antibody levels and pulmonary function. Pediatr Pulmonol 10: 92-100
148. Witko-Sarsat V, Delacourt C, Rabier D, Bardet J, Nguyen AT, Descamps-Latscha B (1995) Neutrophil-derived long-lived oxidants in cystic fibrosis sputum. Am J Respir Crit Care Med 152:1910-1916
149. Witko-Sarsat V, Halbwachs-Mecarelli L, Schuster A, Nusbaum P, Ueki I, Canteloup S, Lenoir G, Descamps-Latscha B, Nadel JA (1999) Proteinase 3, a potent secretagogue in airways, is present in cystic fibrosis sputum. Am J Respir Cell Mol Biol 20:729-736
150. Worlitzsch D, Herberth G, Ulrich M, Döring G (1998) Catalase, myeloperoxidase and hydrogen peroxide in cystic fibrosis. Eur Respir J 11:377-383
151. Zahm JM, Gaillard D, Dupuit F, Hinnrasky J, Porteous D, Dorin JR, Puchelle E (1997) Early alterations in airway mucociliary clearance and inflammation of the lamina propria in CF mice. Am J Physiol 272:C853-C859

Kapitel 5

Diagnostik der cystischen Fibrose 5

I. Eichler, S. Gallati, M. Griese, T. H. Helbich, R. Kraemer, F. Mekus, F. Ratjen, D. Reinhardt, A. Roscher, B. Tümmler

Inhalt

5.1 Klinisches Bild

M. Griese, F. Ratjen, D. Reinhardt

Klinische Symptome sind unverändert Hauptgründe, an eine CF zu denken. Auch wenn sich die Möglichkeiten der Diagnostik in den letzten Jahrzehnten verbessert haben, wird die CF bei vielen Kindern immer noch nicht rechtzeitig erkannt. Dies liegt vor allem daran, dass Symptome nicht als hinweisend auf die Erkrankung angesehen und die entsprechenden diagnostischen Testverfahren, wie die Bestimmung der Natrium- und Chloridkonzentration im Schweiß, nicht eingesetzt werden. In Abwesenheit eines sicheren und flächendeckenden Neugeborenenscreenings sind es die klinischen Zeichen, die den betreuenden Arzt an die Erkrankung denken lassen müssen und zur Einleitung der weiteren Diagnostik führen sollten. Für die verschiedenen Organsysteme sei vor allem auch auf die detaillierten Darstellungen im Teil Organspezifische Aspekte verwiesen.

Je nach Alter des Patienten können die Symptome sehr unterschiedlich sein. Während bei der klassischen Konstellation mit fetthaltigen Diarrhön, Gedeihstörung in Kombination mit therapieresistentem produktiven Husten zumeist eine weitere Abklärung erfolgt, ist dies bei Patienten, die nur einen Teil dieser Symptome aufweisen, nicht immer rechtzeitig der Fall. Dies betrifft zum Beispiel Patienten ohne klinisch manifeste exokrine Pankreasinsuffizienz ebenso wie Patienten, die Leberveränderungen und keine klinischen Symptome einer Lungenbeteiligung aufweisen. Zu dieser Gruppe zu rechnen sind auch erwachsene Patienten, die mit relativ milder Symptomatik im Kindesalter nicht diagnostiziert wurden. Diese Patienten gehören meist zu den 10-15% der CF-Patienten mit ausreichender Pankreasfunktion.

Derzeit werden in den USA 71% der Patienten im ersten Lebensjahr diagnostiziert; Zahlen aus Deutschland legen nahe, dass etwa 60% im ersten Lebensjahr und über 80% in den ersten 3 Lebensjahren erkannt werden [9, 11]. Es ist immer noch von einer erheblichen Dunkelziffer an erkrankten und nicht diagnostizierten Patienten auszugehen, da die anhand der Genhäufigkeit geschätzte Patientenzahl stark von derjenigen differiert, die sich in fachärztlicher Betreuung befinden. Dies legt nahe, dass immer noch viele Patienten nicht einer adäquaten Diagnostik zugeführt werden und unterstreicht die Notwendigkeit, auch bei uncharakteristischen oder monosymptomatischen Verläufen an die CF als ursächliche Erkrankung zu denken.

Eine frühzeitige Diagnose ist für die prompte Einleitung einer adäquaten Therapie erforderlich, um pulmonale Funktionseinschränkungen sowie eine sich entwickelnde Mangelernährung, die wiederum die Lungenerkrankung negativ beeinflusst, zu verhindern. Neben der Prognose für das betroffene Kind ermöglicht eine frühzeitige Diagnose auch, dass vor weiteren Schwangerschaften eine genetische Beratung sowie in der Frühschwangerschaft eine Pränataldiagnostik durchgeführt werden kann.

Im Folgenden sind die wesentlichen charakteristischen Symptome der CF in ihrer unterschiedlichen Ausprägung und der differentialdiagnostischen Abgrenzung gegenüber anderen Erkrankungen dargestellt, wobei eine altersspezifische Gewichtung unter Einbeziehung seltener, aber differentialdiagnostisch wichtiger, Symptome, angestrebt wurde. Tabelle 5.1 zeigt die zur Diagnose führenden Symptome aus dem US-Patientenregister 1998 [5] und der deutschen Qualitätssicherung Mukoviszidose 1997 [29].

5.1.1 Neugeborene

Die Diagnose CF wurde in den USA 1996 (1998) in 17% (15,5%) der Fälle aufgrund der Familienanamnese, in 4,5% (5,3%) aufgrund eines modernen Neugeborenen-Screenings und in etwa 1,8% (4%) aufgrund einer pränatalen Diagnostik im Rahmen einer Chorionzottenbiopsie oder Amniozentese gestellt [5, 31]. Häufige Symptome sind Mekoniumileus und Atemwegserkrankungen, etwas seltener sind Icterus prolongatus, Rektumprolaps und Elektrolytstörungen. Neugeborene können selten durch skrotale Kalzifikationen auffallen [7]. Diese sind oft gelbgrünlich gefärbt und lassen sich als paratestikuläre Massen tasten.

Tabelle 5.1. Zur Diagnose führende Hauptsymptome Nordamerika 1998 und Deutschland 1997

Symptome	US CFF 1998 (%)	Deutsche Qualitätssicherung 1997 (%)
Screening	5,3	10,6
Mekoniumileus	19,4	18,4
Rektumprolaps	2,3	3,5
Respiratorische Symptome	44,6	47,8
Gastrointestinale Probleme	25,4[1]	25,5[2] ([3])

[1] Steatorrhö und/oder abnorme Stühle.
[2] Reine gastrointestinale Probleme.
[3] Unter Einbeziehung von Kindern mit gastrointestinalen und pulmonalen Problemen 52,7%; da die US-amerikanische und die deutsche Datenerhebung von unterschiedlichen Symptomenerfassungen ausgehen könnte, sind die entsprechenden Zahlen nicht unbedingt vergleichbar.

Mekoniumileus

Die typische Manifestation der CF, die direkt postpartal oder in den ersten Lebenstagen zu klinischen Symptomen führt, ist der Mekoniumileus. Seine Häufigkeit bei an CF Erkrankten beträgt zwischen 10 und 20%. Ein Mekoniumileus ist in der Regel mit einem pankreasinsuffizienten Phänotyp assoziiert; Einzelfälle von CF-Patienten mit normaler exokriner Pankreasfunktion und Mekoniumileus sind jedoch beschrieben worden [25, 34]. Im Übrigen können bereits im Ultraschall pränatal entdeckte peritoneale Verkalkungen und Weitstellungen des Dünndarms auf die Diagnose Mekoniumileus bei CF hinweisen. Erfreulicherweise ist die Prognose von Patienten mit Mekoniumileus bei rechtzeitiger und erfolgreicher Therapie nicht anders als bei CF-Patienten, die diese Komplikation in der Neugeborenenperiode nicht aufweisen [12]. Zur ausführlichen Darstellung des Mekoniumileus s. Abschn. 9.4.1.

Icterus prolongatus

Ein Icterus prolongatus im Neugeborenalter ist definiert als Erhöhung der Bilirubinwerte für mehr als 14 Tage. Dieser Laborveränderung können multiple Ursachen zugrunde liegen, von denen die cystische Fibrose eine der selteneren Erkrankungen ist. In einer größeren Serie waren 6 von 1000 Fällen eines Icterus prolongatus durch eine cystische Fibrose verursacht, von denen 1 Fall zusätzlich einen Alpha-1-Antitrypsinmangel aufwies [27]. Charakterisiert ist der Ikterus durch eine Erhöhung des direkten, konjugierten Bilirubins. Zugrunde liegt dieser Veränderung eine Ausscheidungsstörung von Gallensäuren mit sekundärer Cholestase [27, 37]. In diesem Zusammenhang ist darauf hinzuweisen, dass in der Leber nur die Gallengangsepithelien CFTR exprimieren und daher eine Leberbeteiligung primär durch eine Gallensekretionsstörung verursacht ist. Angesichts der frühen Manifestation in den ersten Lebenswochen sowie der Assoziation mit einem pankreasinsuffizienten Phänotyp bieten sich die Bestimmung von Pankreasenzymen in Kombination mit einem Schweißtest als diagnostische Verfahren zum Ausschluss oder Nachweis einer CF bei Vorliegen eines Icterus prolongatus an. Auch ohne spezifische Behandlung bildet sich die Bilirubinerhöhung spontan zurück. Einige Kinder profitieren jedoch von den therapeutischen Maßnahmen, die in Kap. 10 näher beschrieben sind.

Respirationstrakt

Die CF-Lunge ist in utero und nach der Geburt bis auf dilatierte submuköse Drüsenausführungsgänge in den Atemwegen normal und wird erst durch den Beginn von Infektion und Entzündung morphologisch verändert [6, 36]. Dies ist überraschend, da schon weit vor der Geburt das CF-Gen (CFTR) in der fetalen Lunge deutlich exprimiert ist. Im Gegensatz hierzu zeigen jedoch eigene Erfahrungen und klinische Fallberichte, dass auch schon bei Neugeborenen mit CF ausgeprägte pulmonale Symptome auftreten können, die sich klinisch oft nicht vom akuten neonatalen Atemnotsyndrom unterscheiden [23]. Das Atemnotsyndrom kann auch beim reifen Neugeborenen so ausgeprägt sein, dass mit extrakorporaler Membranoxigenation (ECMO) behandelt werden muss [19]. Obwohl selten, sollte insbesondere bei reifen Kindern eine cystische Fibrose prinzipiell mit in die Differentialdiagnose des neonatalen Atemnotsyndroms einbezogen werden.

5.1.2 Säuglinge

Die „klassische" Präsentation der ersten Lebensjahre ist die Kombination von Gedeihstörung, Steatorrhö und respiratorischer Erkrankung. Dazu sollten die entsprechenden Organabschnitte konsultiert werden.

Gedeihstörung

Eine Gedeihstörung ist definiert als ein mangelndes Wachstum sowie eine hinter der Altersentwicklung zurückbleibende Gewichtsentwicklung. Bei der Vielzahl von Erkrankungen, die diesem Symptom zugrunde liegen können, ist es vor allem die Anamnese, die Aufschluss über die Genese der Gedeihstörung geben kann. Wenn kein Mekoniumileus vorliegt, ist eine Gedeihstörung das häufigste Frühsymptom einer cystischen Fibrose [10, 15]. In der Regel ist eine Gedeihstörung mit einer Pankreasinsuffizienz assoziiert, und typischerweise finden sich bei diesen Kindern voluminöse schlecht riechende Stühle, die eine Fettmalabsorption nahe legen. In der Anamneseerhebung ist zu beachten, dass diese voluminösen Stühle von den Eltern und den Kindern nicht unbedingt als Durchfall angesehen werden.

Bei Kindern mit schwerer pulmonaler Manifestation können auch die rezidivierenden pulmonalen Infektionen mit begleitender Appetitlosigkeit zu einer Gedeihstörung führen. Erhöhtes Stuhlvolumen in Kombination mit pulmonalen Symptomen sollte immer an eine cystische Fibrose denken lassen. Im Säuglingsalter selten, aber bei älteren Kindern durchaus auch bei Diagnosestellung zu beobachten sind Uhrglasnägel, die in Kombination mit einem der zuvor genannten Faktoren ebenfalls eine CF als zugrundeliegende Erkrankung in Betracht ziehen lassen sollten.

In der Diagnostik der Gedeihstörung ist zu berücksichtigen, dass eine CF zwar eine der häufigeren Ursachen einer Gedeihstörung im Kindesalter ist, dass aber eine Testung nur dann indiziert ist, wenn eine gründliche Anamnese und Untersuchung diese als mögliche Ursache weiter wahrscheinlich machen. Hier sei auch angemerkt, dass eine Mangelernährung zu einer Erhöhung der Schweißelektrolyte führen kann und daher eine Untersuchung immer unter suffizienter Ernährung durchgeführt werden sollte.

Chronische Diarrhö

Durchfall ist im Kindesalter ein häufiges Symptom, dem viele Erkrankungen zugrunde liegen können. Für die Unterteilung eines bestehenden Durchfalls in akut oder chronisch gibt es keine eindeutigen Richtlinien, aber allgemein wird für die Zuordnung zu einer chronischen Diarrhö eine Mindestdauer von 3 Wochen gefordert. Aufgrund der großen Variation in Stuhlvolumen und Häufigkeit ist die Definition eher unpräzise. Normale Säuglinge setzen etwa 5–10 g Stuhl pro kg Körpergewicht (KG) und Tag ab. Stuhlvolumina, die 10 g/kg KG überschreiten, werden als Durchfall angesehen. Im Alter von etwa 3 Jahren entspricht das normale Stuhlvolumen dem von Erwachsenen mit etwa 100 g pro Tag. Ab diesem Alter ist ein tägliches Stuhlvolumen von mehr als 200 g als auffällig anzusehen.

Da die Mehrzahl der CF-Patienten eine manifeste Pankreasinsuffizienz mit Durchfall bereits im jungen Säuglingsalter aufweist, sind es die in dieser Altersgruppe gehäuft auftretenden Erkrankungen, die von der CF abzugrenzen sind. Differentialdiagnose zu und gemeinsames Vorkommen mit Zöliakie sind in Abschn. 9.4.5 dargestellt.

Prinzipiell gilt, dass bei jedem persistierenden Durchfall im Kindesalter differentialdiagnostisch auch an die CF gedacht werden sollte. Dabei gibt die Anamnese bereits wichtige Hinweise. Typisch sind voluminöse fettig glänzende, übelriechende Stühle, die in der Toilette schwimmen (floating stools). Da diese Symptome Ausdruck einer Pankreasinsuffizienz sind, ist diagnostisch neben dem Schweißtest der Nachweis der Pankreasinsuffizienz sinnvoll. Dies kann zunächst über die vermehrte Fettausscheidung im Stuhl erfolgen. Auch wenn der exakte Nachweis der Maldigestion durch Fettbestimmung in über 72 h gesammeltem, homogenisierten Stuhl unter Berücksichtigung der zugeführten Fettmenge erfolgt, legt der einfache mikroskopische Direktnachweis von Fett im Stuhl durch direkte Anfärbung (z.B. mit Sudanrot) eine Pankreasinsuffizienz nahe. Diese kann dann durch Bestimmung des pathologisch erniedrigten Chymotrypsins im Stuhl bzw. der pankreasspezifischen Elastase unterstützt werden. Dabei ist zu berücksichtigen, dass falsch positive Ergebnisse bei Durchfallerkrankungen anderer Genese vorkommen. Differentialdiagnostisch ist bei nachgewiesener Pankreasinsuffizienz an seltenere Erkrankungen wie das Shwachman-Syndrom (Pankreasinsuffizienz mit zyklischer Neutropenie und Kleinwuchs) zu denken.

Respiratorische Hinweise

Symptome seitens des Atemtrakts manifestieren sich meist als initial trockener Husten, der häufig schärfer wird und persistiert. Die Hustenattacken können mit Erbrechen einhergehen. Der Auskultationsbefund ist meist unauffällig, z. T. ist Giemen zu hören. Bei genauer Beobachtung der Säuglinge findet sich häufig eine geringe Erhöhung der Atemfrequenz, kaum ausgeprägte Bewegungen im oberen Thorax, der relativ groß ist und steif erscheint. Persistierende, oft nur gering ausgeprägte subkostale Einziehungen lassen sich ebenfalls beobachten. Symptomatische Säuglinge weisen radiologisch immer eine Überblähung auf. Segmentale oder lobäre Atelektasen, insbesondere im rechten Oberlappen [31], sind deutliche Hinweiszeichen für eine CF. Dieses Manifestationsmuster ist für viele Säuglinge typisch [33]. Auch die schwere Bronchiolitis kann Erstmanifestation einer CF sein [21]. Diese früher mit hoher Mortalität einhergehende Erkrankung [26] zeigt heute eine bessere Prognose und einen Langzeitverlauf, der dem von Säuglingen mit CF ohne Bronchiolitis entspricht. Klinisch stehen Tachypnoe von 80–90/min und Tachykardie im Vordergrund. Aus diesen Befunden wird klar, dass eine Abgrenzung zum Säuglingsasthma oder zur viralen Bronchiolitis klinisch oft unmöglich ist.

Husten von mehr als drei Wochen Dauer, insbesondere mit schleimigem Erbrechen oder mit darin enthaltenen purulenten Sputumteilen, oder rezidivierende Bronchitiden, die zunächst intermittierend für 2–3 Wochen auftreten, persistieren, oder wenn sich wiederholt leicht erniedrigte Sauerstoffsättigungen von 91–95% finden, müssen an eine CF denken lassen.

Rektumprolaps

Der Rektumprolaps wird ausführlich in Abschn. 9.3.7 dargestellt. Die folgende Liste stellt die für einen Rektumprolaps möglichen Ursachen dar.

■ **Ursachen eines Rektumprolapses im Kindesalter**

- Chronische Obstipation,
- cystische Fibrose,
- akute Diarrhoe,
- M. Hirschsprung,

- Colitis ulcerosa,
- Meningomyelozele,
- Ehlers-Danlos-Syndrom,
- Pertussis,
- kolorektale Voroperationen,
- idiopathisch.

Elektrolytstörungen im Serum und Dehydration

Sehr rasches Entstehen von Waschfrauenfingern bei Säuglingen, salziger Geschmack der Haut, Salzkristallbildung auf der Haut (Abb. 5.1), hyponaträmische, hypochlorämische Dehydratation aufgrund von Salzmangel oder eine hypokaliämische metabolische Alkalose als Folge eines chronischen Salzverlustes (Pseudo-Bartter-Sydrom) sind wichtige Präsentationsformen von Säuglingen mit CF. Diese Charakteristika entstehen aufgrund von Salzverlusten über die Haut durch den vermehrten Salzgehalt im Schweiß (Abschn. 2.4, 5.4). Das Pseudo-Bartter-Syndrom wurde initial in heißen Gegenden beschrieben [3], kommt aber auch bei CF-Patienten während der wärmeren Monate Mai bis Oktober im europäischen Raum vor [22]. Durch den chronischen Schweißelektrolyt-Verlust, manchmal auch durch eine akute zusätzliche Erkrankung, die mit wenig Erbrechen oder Durchfall einhergeht, kann es zu erniedrigten Plasma-Elektrolytkonzentrationen (Hypokaliämie, Hyponatriämie) und zu einer metabolischen Alkalose kommen. Letztere entsteht durch eine kompensatorische Ausscheidung von Protonen zum Einsparen von Kaliumionen. Die Kinder sind meist leicht dehydriert und haben subfebrile Temperaturen. Im Plasma ist Renin und oft auch Aldosteron deutlich erhöht. Klinisch ist zu berücksichtigen, dass diese Säuglinge, trotz adäquater Pankreasenzymsubstitution und Kalorienzufuhr, oft eine Gedeihstörung aufweisen. Eine zusätzliche Elektrolytsubstitution ist in diesen Fällen indiziert.

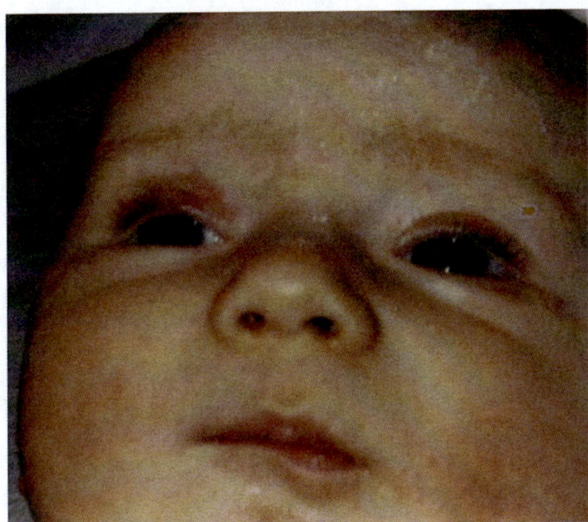

Abb. 5.1. Salzkristalle auf der Haut eines Säuglings

Ödeme, Hypoproteinämie und Akrodermatitis enteropathica

Säuglinge, die ausschließlich mit Muttermilch oder Sojaprotein-Nahrungen [17, 24] ernährt werden, können primär durch Eiweißmangelödeme auffallen. Zusätzlich zu einem erhöhten Hämoglobin und erhöhten Leberwerten können die Zinkwerte im Serum deutlich erniedrigt sein und zinkabhängige Enzyme wie z.B. die alkalische Phosphatase erhöht sein und zum klinischen Bild einer Akrodermatitis enteropathica führen [14]. Oft ist bei diesen Patienten der Schweißtest initial auch negativ [31].

Mangelzustände fettlöslicher Vitamine

Mangel an Vitamin A führt zu erhöhtem Hirndruck, einer vorgewölbten Fontanelle und in manchen Fällen auch zu Gesichtslähmungen. Diese Symptome können das präsentierende und einzige Zeichen einer Malabsorption bei Säuglingen mit CF sein [1]. Mangel an Vitamin E kann zu einer hämolytischen Anämie führen [8, 40]. Kutane petechiale sowie schwere zerebrale Blutungen bei Säuglingen zwischen 4 und 6 Monaten können Ausdruck eines Vitamin K-Mangels aufgrund intestinaler Resorptionsstörungen sein [38]. Diese Ereignisse können insbesondere bei gestillten Kindern, die keine adäquate orale Vitamin-K-Prophylaxe haben und darüber hinaus die CF-bedingte Malabsorption aufweisen, auftreten.

Selen-Mangel

Kürzlich konnten wir bei einem 8 Monate alten, gestillten Säugling, der primär kardiologisch wegen einer dilatativen Kardiomyopathie und Linksherzinsuffizienz behandelt wurde, die Diagnose einer CF stellen. Ursache der Kardiomyopathie war ein extrem ausgeprägter Selenmangel, der durch die Malabsorption bedingt war.

5.1.3 Klein- und Schulkinder

Respiratorische und gastrointestinale Symptome können wie oben beschrieben Leitsymptome für dieses Alter sein.

Unklare Lebererkrankung

Ältere CF-Patienten können bei fehlenden pulmonalen Symptomen eine Leberzirrhose aufweisen [35].

Daher ist bei jeder unklaren Vergrößerung der Leber, bei portaler Hypertension mit Splenomegalie, Aszites oder Ösophagus-Varizen, eine CF auszuschließen. Nachtblindheit (z.B. Verbrennungen an einem glühenden Grillblech) [28], eine intestinale Obstruktion durch Invagination [20], DIOS oder eine Pankreatitis gehören zu den ungewöhnlichen klinischen Präsentationsformen einer CF bei älteren Patienten [31].

Respiratorische Symptome

Bei etwa 45% aller CF-Patienten führen chronische Symptome vonseiten des Atemwegstrakts zur Diagnose. Es steht besonders der chronische Husten, oft im Anschluss an einen Infekt der oberen Luftwege, im Vordergrund. Initial ist der Husten intermittierend, schließlich persistiert er für viele Wochen und gibt sich nicht mehr von selbst. Prolongierte oder rekurrierende Lungenentzündungen, Bronchiektasen, Atelektasen, ein therapierefraktäres Asthma oder Abszedierungen sollten an eine CF denken lassen. Charakteristisch ist die Entwicklung eines Fassthoraxes durch eine permanente und zunehmende Überblähung der Lungen. Dies äußert sich radiologisch in einem vergrößerten anterior/posterioren Durchmesser, tief stehenden Zwerchfellen und einer chronischen peribronchialen Entzündungsreaktion. Eine Atelektase des rechten Oberlappens ist höchstverdächtig für CF. Selten kommt es zu einem Pneumothorax, der auch rezidivieren kann oder zu Blutbeimengungen zum Sputum. Im Sputum, welches aufgrund seiner Zähigkeit oft jedoch kaum abzuhusten ist, findet sich häufig Staphylococcus aureus, neben Pseudomonas aeruginosa, der Leitkeim dieser Altersgruppe. Bei wiederholtem Nachweis CF-typischer Erreger im Rachenabstrich oder Sputum sollte eine CF ausgeschlossen werden.

Bei einigen Patienten beginnen pulmonale Symptome erst im Alter von 13 Jahren und später [35]. Es sind dann die gleichen Symptome wie bei den kleineren Kindern zu verzeichnen. Beim größeren Teil der etwa 5–10% aller Patienten mit cystischer Fibrose, die erst in diesem Lebensabschnitt diagnostiziert werden, bestehen jedoch die Atemwegstraktsymptome schon längere Zeit. Sie sind meist etwas milder ausgeprägt, haben allerdings dennoch bereits zu deutlichen radiologischen Veränderungen geführt. Im Extremfall wird die Diagnose erst im hohen Alter gestellt [30]. Diese 70-jährige Patientin hatte die Mutation ΔF508/R117H. Obgleich meist weitere Manifestationen der Erkrankung nachweisbar sind, haben Patienten mit Pankreassuffizienz in der Regel einen klinisch milderen Verlauf als solche mit einer Pankreasinsuffizienz [13]. Diese Patienten haben häufig auch einen normalen oder grenzwertigen Schweißtest (atypische cystische Fibrose). Bestimmte Mutationen wie z.B. 3849+10kbC/T, R117H oder G551S sind dann gezielt zu suchen (s. Abschn. 2.6).

Etwa 3% aller neu diagnostizierten Patienten werden aufgrund von nasalen Polypen oder Sinusitiden neu diagnostiziert [32]. Der Nachweis eines Nasenpolypen im Kindesalter ist immer eine Indikation für einen Schweißtest. Finden sich rezidivierende oder hartnäckige und nur schwer antibiotisch zu behandelnde Sinusitiden, ist ebenfalls eine CF auszuschließen. Selten sind Mukozelen, die sich im Rahmen der Sinusitiden ausbilden und für einseitige Vorwölbungen des Nasengangs verantwortlich sein können [39].

Endokrinologische Auffälligkeiten

Die klinische Manifestation einer CF im Schulkindalter durch das akute Auftreten eines Diabetes mellitus mit Polydipsie, Polyurie und Gewichtsverlust ist denkbar, in der Literatur jedoch nur sporadisch berichtet worden [35].

Eine verzögerte Pubertätsentwicklung, inbesondere bei Mädchen auffällig durch eine verzögerte oder fehlende Menarche (nach 16 Jahren) kommt vor und sollte u.a. an CF denken lassen [35]. Während Dystrophie und Minderwuchs vor allem bei Kleinkindern und Schulkindern an CF denken lassen, schließen ein normales Gewicht oder Länge eine CF nicht aus. Werte auf oder weit oberhalb der 50. Perzentile wurden in etwa der Hälfte der Patienten beobachtet, deren CF nach dem 13. Lebensjahr erstmals diagnostiziert wurde [35].

Kryptorchismus

Bei einem $2^1/_2$-jährigen Jungen wurde im Rahmen einer Operation wegen nicht deszendierter Hoden das Fehlen des Vas deferens festgestellt [16]. Dies hätte als erstes Hinweiszeichen auf eine CF gewertet werden können, die erst 1 Jahr später aufgrund anderer klinischer Zeichen diagnostiziert wurde.

Laparotomie wegen akuter Appendizitis

In einer Kasuistik wird über zwei 9- bzw. 11-jährige Kinder berichtet, die bei bisher unauffälliger Familienanamnese, normalem Gedeihen und fehlenden pulmonalen Erkrankungen in der Anamnese wegen Verdacht auf Appendizitis operiert wurden. Die entfernte Appendix war auffällig und wurde vom Pathologen als hinweisend für CF beschrieben. Es fanden sich vermehrt Mukus sezernierende Zellen und die Krypten waren mit viel Schleim gefüllt [2].

5.1.4 Jugendliche und Erwachsene

Gesunde Männer, bei denen im Rahmen einer andrologischen Untersuchung wegen Infertilität ein kongenitales bilaterales Fehlen des Vas deferens (CBAVD) nachgewiesen wurde, haben in ca. 70% wenigstens eine typische Mutation des CFTR. Etwa 18% dieser Männer haben zwei krankheitsassoziierte Mutationen, von denen eine eher mit einem milden Krankheitsverlauf einhergeht. Bei etwa 50% der Patienten mit CBAVD findet sich nur eine Mutation des CFTR. Bei den übrigen Patienten mit CBAVD wird eine CF-unabhängige Ätiologie angenommen [4]. Jugendliche und Männer, die den Genotyp ΔF508/R117H aufweisen, zeigen meist eine pulmonale Beteiligung [18]. Zur CBAVD s. Abschn. 12.4.

Es soll auch nicht übersehen werden, dass die Komplikationen einzelner Organmanifestationen manchmal der erste Hinweis auf das Vorliegen der Erkrankung sein können.

5.1.5 Zusammenfassung

Dieses Kapitel gibt einen Überblick über die alterstypische klinische Symptomatologie. Im Vordergrund stehen unverändert gastrointestinale und pulmonale Symptome und viele der dargestellten Manifestationen können praktisch in jedem Alter auftreten. Bewusstsein für die Fülle der möglichen Hinweise und Durchführung entsprechender diagnostischer Untersuchungen sollten imstande sein, bisher spät erkannte Erkrankte früh zu erfassen.

5.2 Pränataldiagnostik

S. Gallati

In der Vergangenheit hatten ratsuchende Eltern mit einem hohen Risiko für eine schwere Erbkrankheit die Entscheidung zu treffen, entweder das Risiko ein krankes Kind zu bekommen auf sich zu nehmen oder auf eigene Kinder zu verzichten. Heute ist es möglich, eine große Anzahl von genetisch verursachten Erkrankungen pränatal zu erkennen. Gerade die eindrücklichen Entwicklungen in der Molekulargenetik haben die Inhalte der genetischen Beratungsgespräche sowie die Entscheidungsfindungen der Ratsuchenden stark verändert. Wesentliche Themata der Beratung sind heute die Erläuterung von Techniken und die Sicherheit der Methoden sowie die daraus folgenden Konsequenzen. Die pränatale Diagnostik impliziert zwar im Falle eines pathologischen Befundes nicht zwangsläufig einen Schwangerschaftsabbruch, doch steht diese Frage sicher im Mittelpunkt der Diskussion und es können Konfliktsituationen entstehen. Deshalb soll eine pränatale Analyse immer erst nach ausführlichen Aufklärungs- und Beratungsgesprächen erfolgen.

Seit der Entdeckung des CF-Gens und der Entwicklung verschiedenster Mutationsnachweis-Methoden ist es möglich, unter der Voraussetzung, dass beide CF verursachenden Mutationen bekannt sind, absolut zuverlässige pränatale Analysen anzubieten.

5.2.1 Indikationen für eine vorgeburtliche Untersuchung

Eine pränatale Diagnostik ist in erster Linie indiziert bei Paaren, die im Vergleich zum allgemeinen europäischen Bevölkerungsrisiko (0,04–0,06%) ein erhöhtes Risiko besitzen, ein Kind mit CF zu bekommen. Dies ist mit Sicherheit der Fall in Familien, wo schon ein CF-Patient vorhanden ist. Die Eltern sind durch die Tatsache, dass ihr Kind an CF leidet, obligate Träger einer CF-Mutation und haben ein Risiko von 25%, dass ein weiteres Kind ebenfalls von CF betroffen ist.

Bei Geschwistern von CF-Patienten, welche als Träger identifiziert worden sind und eine zufällige Partnerwahl getroffen haben, beträgt das Risiko für ein CF-Kind ca. 1%, bei CF-Patienten selbst mit zufälliger Partnerwahl erhöht sich das Risiko auf 2–2,5%. In diesen Fällen empfiehlt es sich, bei den Partnern einen Heterozygoten-Test durchzuführen. Findet sich eine Mutation, ist die Voraussetzung für eine pränatale Diagnose erfüllt. Bei negativem Befund ist das Risiko des Paares kaum mehr höher als dasjenige der allgemeinen Bevölkerung, und da nur eine Mutation bekannt und somit nachweisbar ist, wird eine pränatale Diagnose nicht empfohlen.

Verwandtenehen (Cousin/Cousine 1. Grades) erhöhen generell das Risiko für die Manifestation autosomal-rezessiver Krankheiten, und für CF beträgt bei negativer Familienanamnese das A-priori-Risiko für ein betroffenes Kind 1/640 oder 0,15%. Ob hier ein Heterozygoten-Screening bei beiden Partnern empfohlen werden soll oder nicht, kann nicht generell, sondern muss individuell unter Berücksichtigung der gesamten Komplexität der Situation entschieden werden. Bei positiver Familienanamnese dagegen ist die Abklärung beider Partner indiziert.

In Schwangerschaften mit keinem bekannten Risiko für CF kann es aufgrund eines Ultraschallbefundes mit hyperechogenen Darmregionen [2], die auf eine intestinale Obstruktion schliessen lassen, zur Verdachtsdiagnose und der Indikation für eine pränatale CF-Diagnostik kommen.

5.2.2 Methoden

Für eine pränatale Gen-Diagnose wird genetisches Material benötigt, das nur durch invasive Eingriffe gewonnen werden kann. Folgende Methoden kommen dafür in Frage:

■ **Amniozentese.** Frühestens in der 15. bis 16. Schwangerschaftswoche kann durch eine transabdominale Punktion Fruchtwasser gewonnen werden, in welchem foetale Zellen vorhanden sind. Der Anteil dieser Zellen ist jedoch gering, was eine direkte Präparation und Analyse unmöglich macht und ein 2- bis 3-wöchiges Kultivieren der Zellen erfordert. Sind einmal genügend Zellen vorhanden, so kann daraus DNS isoliert und eine gezielte Analyse des CF-Gens vorgenommen werden.

■ **Chorionbiopsie.** Der ideale Zeitpunkt für die Chorionzotten-Entnahme ist die 10. bis 11. Schwangerschaftswoche. Der Eingriff erfolgt transabdominal oder transzervikal und liefert soviele Zellen mit kindlichem Erbmaterial, dass eine direkte DNS-Extraktion und Gen-Analyse durchgeführt werden kann und keine Zellkultivierung nötig ist.

Ein Vergleich der beiden Methoden zeigt, dass die Chorionbiopsie schon im ersten Trimester der Schwangerschaft durchgeführt werden kann und dass für molekulargenetische Untersuchungen kein Anzüchten der Zellen erforderlich ist, was bedeutet, dass Resultate einer pränatalen Diagnose innerhalb von 2–5 Tagen nach dem Eingriff vorliegen, wohingegen bei der Amniozentese erst um die 20. Schwangerschaftswoche herum mit einem Ergebnis gerechnet werden kann. Das Abortrisiko ist für beide Methoden mehr oder weniger gleich hoch und beträgt, vorausgesetzt die Eingriffe erfolgen durch ein erfahrenes Team, ungefähr 1 %.

> **!** Für eine pränatale CF-Diagnostik wird, basierend auf den vorgängigen Ausführungen, dringend empfohlen, die Analyse wenn immer möglich in Chorionzotten durchzuführen.

■ **Präimplantationsdiagnostik.** Eine Methode, die sich in der Reproduktionsmedizin immer mehr etabliert, ist die Präimplantationsdiagnose. Dabei wird nach einer *In-vitro-Fertilisation* die befruchtete Eizelle bis zum 8. Zellstadium im Labor kultiviert, dann werden 1–2 Zellen entnommen und unter Anwendung der PCR-Methode erfolgt die Durchführung der in Frage stehenden Diagnostik. In England [1] und Belgien z. B. wird diese Diagnostik gerade für CF schon als Routine angeboten. In Deutschland und in der Schweiz ist jedoch die Präimplantationsdiagnostik gesetzlich verboten.

5.2.3 Praktisches Vorgehen und Analyse-Ablauf

Das Wichtigste im Vorgehen ist, dass *vor dem Eintreten* einer Schwangerschaft die genetische Beratung stattfindet und die Möglichkeit einer pränatalen Diagnostik diskutiert und geplant wird. Beginnt dieser Prozess erst während einer Schwangerschaft, stehen alle Beteiligten unter einem enormen Stress, alles muss überstürzt geschehen und die Gefahr, dass es zu Fehlern in der Analytik oder in den Entscheidungen kommt, ist groß. Zu einer guten Planung gehört nach den Beratungsgesprächen das Festlegen des Termins für die Chorionbiopsie, die Mitteilung des Termins an das entsprechende Labor und die molekulargenetische Vorabklärung der Eltern des erwarteten Kindes, damit zum Zeitpunkt der Pränataldiagnostik gezielt nur noch nach zwei definierten Mutationen gesucht werden muss. Am Tag der Chorionzotten-Entnahme sollte nach Möglichkeit den Eltern des Kindes nochmals Blut abgenommen werden, damit im Labor etwaige Verwechslungen ausgeschlossen werden können. Sobald Chorionbiopsie und Blut im molekulargenetischen Labor eingetroffen sind, wird die DNS isoliert, und in zwei von einander unabhängigen Analyse-Ansätzen wird nach den beiden zuvor identifizierten Mutationen gesucht. Nach 2–3 Tagen liegen die Ergebnisse vor.

Bei Paaren ohne erhöhtes Risiko, wo jedoch während der Schwangerschaft aufgrund des Ultraschallbefundes der Verdacht auf eine CF erhoben wird, sollte, wenn die Eltern eine pränatale Diagnose wünschen und genügend DNS aus dem Chorionmaterial isoliert werden kann (was erfahrungsgemäß meistens der Fall ist), ein umfassendes Mutationsscreening beim Kind durchgeführt werden, das ca. 2 Wochen in Anspruch nimmt. Es wird in dieser Situation oft auch empfohlen, zuerst die Eltern des Kindes auf Heterozygotie zu testen und nur wenn beide Eltern Träger einer CF-Mutation sind, eine pränatale Diagnose durchzuführen [4]. Kritisch ist jedoch, wenn die Mutter als Trägerin und der Vater als Nicht-Träger identifiziert werden, denn in diesen Fällen gilt es die Eventualität einer „non-paternity" mit einzubeziehen, und damit ist eine Analyse beim Kind doch indiziert. Falls also eine Chorionbiopsie oder Amniozentese so oder so durchgeführt wird, bedeutet ein

Mutationsscreening bei diesen Kindern eine Zeitersparnis und eine erhöhte Aussagerichtigkeit.

5.2.4 Zuverlässigkeit der Analytik

Da das CF-Gen bekannt ist und schon mehr als 900 verschiedene Mutationen identifiziert worden sind, kann für CF eine direkte Mutationsanalytik angeboten werden. In allen Fällen, wo bei beiden Eltern die Mutation identifiziert ist, wird die Aussage der pränatalen Diagnose, Laborfehler ausgenommen, zu 100% richtig sein. Um falsche, durch menschliches Versagen verursachte Resultate und Interpretationen nach Möglichkeit zu vermeiden, werden folgende Maßnahmen getroffen: Jede Mutationsanalyse wird zweimal und unabhängig voeinander durchgeführt. Die Eltern des Kindes werden einerseits vorabgeklärt und andererseits zum Zeitpunkt der pränatalen Diagnose ein zweites Mal mit neuen Blutproben analysiert, um sicher zu stellen, dass beim Kind nach den richtigen Mutationen gesucht wird. Zusammen mit der DNS der Eltern und des Kindes (und manchmal noch weiterer Familienangehöriger) wird bei jeder Analyse eine Normal-Kontrolle, eine Mutationskontrolle und ein Reagenzienblindwert mitgeführt, um etwaige Kontaminationen zu erfassen und die Reproduzierbarkeit der Methode zu überprüfen. Und letztlich wird immer der Nachweis erbracht, dass die erzielten Befunde wirklich dem Kind zugeordnet werden können und nicht etwa einer Kontamination mit mütterlichem Gewebe entspringen.

In Fällen, wo beim Föten ein Mutationsscreening durchgeführt werden muss ohne Vorkenntnis der in der Familie vorkommenden Mutationen oder ohne familiäre CF-Belastung, ist die Sicherheit der Aussage je nach Befund unterschiedlich: Werden zwei pathogene Mutationen nachgewiesen, so ist die Diagnose einer CF gesichert. Findet sich nur eine oder keine CF-Mutation, dann sinkt das Risiko des Kindes an CF zu erkranken auf 10% bzw. 0,25%, wenn die angewandte Screening-Methode 95% aller Mutationen detektiert [3].

5.2.5 Bedeutung der Pränataldiagnostik für die Betroffenen

Das Angebot einer zuverlässigen pränatalen Diagnose basierend auf einem direkten Mutationsnachweis bedeutet einerseits sicher einen Fortschritt für die Betroffenen, indem ihnen mehr Möglichkeiten für eine gezielte Familienplanung offenstehen. Entscheiden sich Paare für eine pränatale Diagnose, so wird in 75% der Fälle die Voraussage lauten, dass das Kind bezüglich CF gesund sein wird. Diese Auskunft verschafft große Erleichterung, hilft Ängste abbauen und sorgt für Beruhigung in der Familie und während der Schwangerschaft. Was heißt es jedoch für die Eltern, wenn der molekulargenetische Befund lautet, dass das Kind an CF erkranken wird? Diese Aussage schafft eine No-win-Situation, indem die Betroffenen nur zwischen der Geburt eines kranken Kindes und einem Schwangerschaftsabbruch wählen können. Welche Entscheidung auch getroffen wird, sie ist in jedem Fall schwer zu ertragen, sie wird Schuldgefühle und Aengste hervorrufen und erfordert eine intensive Betreuung und kompetente Beratung. Solange also eine pränatale Diagnose ein gesundes Kind verheißt, kann sie durchaus als fortschrittliches Angebot betrachtet werden. Bei der schlechten Nachricht, dass ein Kind von einer schweren Krankheit betroffen ist, wird es klar, dass die pränatale Diagnose für unheilbare Krankheiten keine echte Lösung, sondern höchstens, und auch dies wird individuell unterschiedlich empfunden, das kleinere von zwei Übeln ist. Die pränatale Diagnose stellt demnach gegenwärtig nur eine unbefriedigende Übergangssituation dar bis für lethal verlaufende Krankheiten wie die cystische Fibrose Therapiemöglichkeiten bestehen, die dann eine vorgeburtliche Untersuchung sinnvoll erscheinen lassen, wenn ein frühzeitiger Behandlungsbeginn Verlauf und Prognose positiv beeinflusst.

5.2.6 Zusammenfassung

Aufgrund der zurzeit zur Verfügung stehenden molekularbiologischen Methoden ist heute, wenn beide CF verursachenden Mutationen bekannt sind, eine absolut zuverlässige pränatale Analyse möglich.

Die Indikation zur Pränataldiagnostik betrifft die Konstellationen, bei denen das Risiko für ein CF-Kind erhöht ist. Dies sind Familien, bei denen schon ein CF-Kind vorhanden ist oder Geschwister von CF-Patienten bzw. CF-Patienten selbst, bei denen ein Kind erwartet wird. Als Methoden kommen die Amniozentese, die Chorionbiopsie oder auch die Präimplantationsdiagnostik in Frage, für die allerdings unterschiedliche Anwendungskriterien gelten. Für die pränatale CF-Diagnostik gilt, dass die Analyse in Chorionzotten bevorzugt durchzuführen ist.

Wenn immer möglich, sollte vor Eintreten einer Schwangerschaft eine genetische Beratung stattfinden, bei der dann die Möglichkeit einer pränatalen Diagnostik diskutiert und geplant wird. In jedem Fall bedeutet die pränatale Diagnostik eine Belastung für die betroffenen Familien, sodass eine sorgfältige Aufklärung durch einen erfahrenen Arzt erforderlich ist.

5.3 Heterozygotenscreening

A. Roscher

Kontinuierliche Fortschritte im Krankheitsverständnis und der Therapie sowie bessere medizinische Versorgung haben eine zunehmend höhere Lebenserwartung und Lebensqualität der an cystischer Fibrose Erkrankten bewirkt. Gleichwohl wird die durch CF verursachte chronische Krankheitsbelastung von den Patienten selbst, deren Familien und von der Gesellschaft als hoch empfunden. Nicht wenige Familien mit einem CF-Kind fühlen sich außerstande ein weiteres Kind mit CF großzuziehen; nicht wenige Patienten mit CF würden sich ein „Leben ohne CF" wünschen. Vor diesem Hintergrund werden auch die auf Vermeidung einer CF-Schwangerschaft ausgerichteten Verfahren der CF-Pränataldiagnostik in individuellen Familien angewendet. Dieser Beitrag beschreibt zusammenfassend die gegenwärtigen Entwicklungen auf dem Gebiet des präventiven CF-Heterozygotenscreenings.

Die potentielle Planung und Anwendung solcher Verfahren erfordert jedoch die Berücksichtigung gesellschaftlicher Wertvorstellungen und in besonderer Weise die Einbeziehung betroffener Patienten und Familien. Die ärztlich-fachlichen Leitlinien für die Anwendung solcher Verfahren sind z.B. in den Positionen der Deutschen Gesellschaft für Humangenetik e.V. dokumentiert [29]. Insbesondere, dass dabei das Ziel nur die Hilfe für die einzelne Familie oder die einzelne Schwangere sein kann.

5.3.1 Zielsetzung

Das primäre Ziel jedes genetischen Screenings ist es zunächst Information bereitzustellen. Damit sollen hilfesuchende Personen in die Lage versetzt werden, bewusst unter reproduktiven Wahlmöglichkeiten frei zu wählen. Obschon dadurch, in der Gesamtheit einer umschriebenen Population betrachtet, auch eine Verminderung in der Prävalenz der gescreenten Erkrankungen eintreten kann, ist dies ausdrücklich nicht das Hauptziel. Die bisherigen Pilotstudien eines CF-Heterozygotenscreenings sollten in diesem Zusammenhang betrachtet werden. Durch Heterozygotenscreening können CF-Überträgerpaare identifiziert werden, die eine pränatale Diagnose und den Abbruch einer CF-Schwangerschaft überlegen. Andere grundsätzliche Möglichkeiten eine CF-Geburt primär zu vermeiden wären nur die Vermeidung einer Schwangerschaft, Partnerwechsel oder artifizielle Insemination mit Spendersperma.

5.3.2 Prävalenz und Risiko

Für die Betrachtung von möglichen Auswirkungen eines Heterozygotenscreenings muss die Prävalenz von CF und das Mutationsspektrum in der jeweiligen Region berücksichtigt werden. Bei einer CF-Prävalenz von 1 in 2400 errechnet sich eine Überträgerfrequenz von 1 in 24, und in 1 von 600 Elternpaaren sind beide Partner Anlageträger für eine CF-Mutation.

Risikoabschätzung und Einflussgrößen

Wenn beide Elternteile CF-Überträger sind, ergibt sich in diesen Familien ein 1-in-4-Risiko für das Auftreten einer CF-Geburt. 1 in 96 dann, wenn ein Elternteil als Überträger identifiziert ist, und der Genotyp des anderen Partners unbekannt bleibt. Infolge der hohen Zahl der möglichen krankheitsauslösenden CF-Mutationen kann durch praktisch keinen Test die Möglichkeit für das Vorliegen einer CF-Heterozygotie ausgeschlossen werden. Die aus Überträgerscreening resultierende Risikominderung ist auch abhängig vom Typ der durch den Test erfassten Mutationen und deren Vorkommen bei Heterozygoten. Nach heutigem Stand der Technik können 75–82% der CF-Überträger mit der Analyse weniger Mutationen und mit vernünftigem Aufwand erfaßt werden. Die aus den Befunden eines Screenings hypothetisch ableitbaren Risikoabschätzungen sind in Tabelle 5.2 exemplarisch dargestellt.

Wenn auch das Vorliegen eines „negativen" Testresultates eine CF-Heterozygotie nicht völlig ausschließt, so kann doch das „Risiko" für eine CF-Schwangerschaft durch Screening substanziell reduziert werden. Bei einer Detektionsrate von 85% und „negativem" Ergebnis beider Partner verbleibt ein Restrisiko von 1 in 95000, verglichen mit 1 in 2400 ohne Testung. Die Komplexität solcher Risikoabschätzungen zeigt auch, dass die daraus resultierende Entscheidungsfindung von Paaren von einer umfassenden Beratung begleitet sein muss.

Phänotyp von CF-Überträgern

Die Feststellung eines CF-Überträgerstatus kann im Einzelfall – neben den Implikationen für reproduk-

Tabelle 5.2. Hypothetisches Risiko für CF-Schwangerschaft in Abhängigkeit von elterlichen Screeningresultaten und vom Anteil der durch den Test erfassbaren CF-Mutationen. (Mod. nach [26]; Berechnungsgrundlagen in [33])

Mutationen nachweisbar (%)	Screeningresultate der Eltern			
	+/-	-/NT	+/- oder -/NT (Paar-Screening*)	-/-
50	1 in 190	1 in 4500	1 in 3100	1 in 8800
55	1 in 210	1 in 5000	1 in 3300	1 in 11000
60	1 in 230	1 in 5600	1 in 3600	1 in 14000
65	1 in 270	1 in 6400	1 in 4000	1 in 18000
70	1 in 310	1 in 7500	1 in 4500	1 in 24000
75	1 in 370	1 in 8900	1 in 5300	1 in 35000
80	1 in 460	1 in 11000	1 in 6400	1 in 54000
85	1 in 620	1 in 15000	1 in 8300	1 in 95000
90	1 in 920	1 in 22000	1 in 12000	1 in 210000

Resultat für jeden Elternteil; + Mutation nachgewiesen, - keine Mutation nachgewiesen; NT nicht getestet; * +/- Restrisiko arbiträr gleichbewertet wie -/NT als „niedriges" CF-Risiko des Paares; [20] CF-Prävalenz 1: 2400.

tive Entscheidungen - für den Merkmalsträger auch persönlich wichtig sein. Die zusammengefassten Daten [26] aus insgesamt 12 Studien belegen, dass bei meist infertilen Männern mit kongenitalem bilateralem Fehlen des Vas deferens (CBAVD) in 47% (von 207) eine CF-Heterozygotie vorliegen kann. In 17% (von 76) der Fälle wurden in dieser Gruppe CF-Mutationen auf beiden Allelen nachgewiesen.

In anderen Studien wurde eine Häufung von CF-Heterozygotie in Patientengruppen mit disseminierten Bronchiektasen [28] oder bei solchen mit chronischer Bronchitis und Sinusitis [15, 34] beobachtet.

5.3.3 Screening-Strategien

Es könnten grundsätzlich 3 unterschiedliche Screeningstrategien eingesetzt werden. Allen gemeinsam ist, dass sie vor der Durchführung sehr ausführliche Informationen, Beratung und Instruktion zu allen Aspekten der Erkrankung, des Screenings und den sich daraus eventuell ergebenden Konsequenzen erfordern [6, 17].

Identifikation von Überträger-Paaren während der Schwangerschaft

In bisherigen Pilotstudien wurde ein pränatales CF-Screening organisatorisch meist an die Informationsangebote und Arztbesuche der Schwangerenvorsorge angegliedert. Dabei muss aus prinzipiellen Gründen auf die Gewährleistung von „Entscheidungsautonomie" geachtet werden, was in der Durchführungspraxis problematisch sein kann [3].

■ **Sequenzielles Screening [9, 16, 19].** Dabei wird zunächst nur der Schwangeren der CF-Test offeriert (Abb. 5.2); bei negativem Ergebnis wird der Partner nicht untersucht. Nur bei Feststellung einer mütterlichen CF-Mutation erfolgt die anschließende Genotypisierung des Vaters. Mit diesem Testablauf werden in ca. 0,2% Paare mit hohem Risiko (1 in 4) identifiziert; in weiteren 4% nur ein Partner als CF-positiv getestet (mittleres Risiko, s. Tabelle 5.2, Spalte 1). Die übrige große Mehrheit von Paaren hätte nur ein relativ kleines Restrisiko für das Auftreten einer CF-Geburt.

■ **Paar-Screening [2, 20, 36].** Bei diesem Verfahren wird beiden Partnern von vornherein eine Analysenprobe entnommen (Abb. 5.2). Der Ablauf im Labor bleibt jedoch exakt gleich wie im sequenziellen Vorgehen; d. h. nur ein kleiner Anteil der väterlichen Proben (bei „positivem" Ergebnis bei der Mutter) wird auf das Vorliegen von CF-Mutationen untersucht. Um unnötige Ängste zu vermeiden wird dabei auch einer als CF-Überträgerin identifizierten Mutter das Ergebnis nicht mitgeteilt; nur, wenn in der Folge der väterliche Genotyp ebenfalls „CF-positiv" ist, wird das Überträgerpaar über ihr hohes Risiko einer CF-Schwangerschaft informiert und beraten. Alle übrigen Befundkonstellationen werden als „niedriges CF-Risiko für das Paar" bewertet, jedoch nicht weiter mitgeteilt (Non-disclosure-Verfahren). Über das in diesem Fall verbleibende Restrisiko und das Verfahren (Nichtmitteilung - „niedriges Risiko") werden die Paare nur vor dem Screening informiert; dies im Rahmen der notwendigen ausführlichen Beratungs- und Informationsangebote. Nur auf ausdrücklichen Wunsch erfolgt die Mitteilung individueller Ergebnisse und daraus resultierender Beratung (in 1,5% der Untersuchungen bei den Studien in Schottland; [2, 20]). Bei diesem Verfahren ist im Informationsgehalt das verbleibende Risiko bei „CF-negativem" Ergebnis für das Paar höher als für „CF-negativ" getestete Mütter in sequenziellen Verfahren (s. Tabelle 5.2).

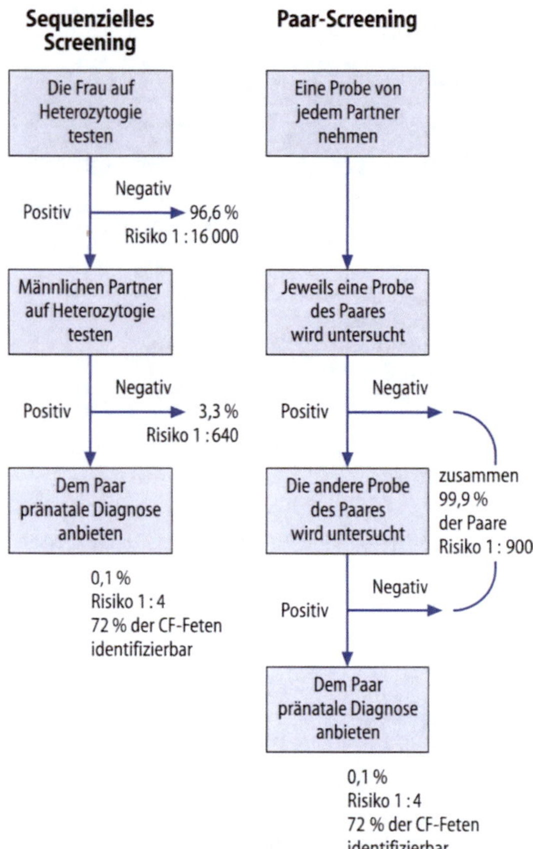

Abb. 5.2. Sequenzielles und Paar-Screening. Die Prozent- und Risikoangaben basieren auf der Angabe von 6 Mutationen (85%) und einer CF-Inzidenz von 1:2500

Diese Strategie ist in der Zielsetzung auf die Beratung des Paares ausgerichtet; nicht auf den einzelnen Elternteil [1]. Als Vorteile werden angeführt, dass dabei potentielle Ängste oder Stigmatisierungen bei Auftreten von intermediären (+/–) Risikokonstellationen vermieden werden. Weiter die geringeren Kosten, weil der Beratungsaufwand nach der Untersuchung im Vergleich zum sequenziellen Verfahren gering ist (ca. in 0,1 % vs. 3,3 % der Untersuchungen). Als Nachteil ist die schwierige Informationsvermittlung, insbesondere über die Relevanz „negativer Ergebnisse“ zu werten [22, 24].

Grundsätzlich können diese Verfahren auch für präkonzeptionelles CF-Screening bei geplanten Schwangerschaften eingesetzt werden. Der Vorteil wäre eine größere Wahlmöglichkeit für reproduktive Entscheidungen bei „positivem“ Testresultat. Dem gegenüber stehen organisatorische Nachteile, da derzeit nur wenige Paare präkonzeptionellen ärztlichen Rat suchen und separate Konsultationen/Beratungen für ein CF-Screening nötig wären.

Populationsscreening

Ein CF-Heterozygotenscreening auf Populationsbasis wird derzeit von allen Fachgremien abgelehnt, da dafür die zwingend zu fordernden Rahmenbedingungen wie Kenntnisstand der Bevölkerung, Informations- und Beratungsangebote etc. völlig fehlen (s. Abschn. 5.3.6). Auch ist der durch diese theoretische Screeningmöglichkeit zu erzielende Informationsgehalt für Einzelpersonen im reproduktiven Alter (z. B. Schulabgänger) von fraglichem praktischem Wert. Ohne „Kenntnis des reproduktiven Partners“ würde ein individuell identifizierter CF-Überträger theoretisch ein 1:96-„Risiko“ für die Zeugung/Konzeption einer CF-Schwangerschaft tragen. Bei Personen mit „negativem“ Testresultat verbliebe nur ein kleines „Restrisiko“ (s. Tabelle 5.2). Der CF-Genotyp des zukünftigen Partners kann dieses „Grundrisiko“ jedoch substanziell ändern. Das endgültige „reproduktive Risiko“ ist daher vorher nicht zu ermitteln, und für identifizierte CF-Merkmalsträger könnte dieses Wissen eine z. T. lange Periode von Unsicherheit, mit der Gefahr von Ängsten und Fehleinschätzungen, bedeuten.

Kaskadenscreening in CF-Familien

Im Gefolge der klinischen Diagnose eines CF-Kindes wird Familien normalerweise genetische Beratung und oft auch Mutationsanalytik zur Überträgerdiagnostik offeriert. Nahe Verwandte werden zuerst untersucht und je nach Ergebnis auch entferntere Familienmitglieder kontaktiert. In ähnlicher Weise geschieht dies auch im Gefolge von CF-Neugeborenenscreening, wenn bei den Strategien des kombinierten Screenings (IRT und DNA) dabei als Nebeneffekt in geringem Umfang (ca. 1:1600) CF-Überträger identifiziert werden (s. Abschn. 5.4)

Solche indizierten genetischen Familienuntersuchungen sind im engeren Sinn nicht als ein „systematisches Heterozygotenscreening“ zu werten; dennoch tragen diese Bemühungen in der Praxis wesentlich zur Vermeidung von CF-Folgeschwangerschaften bei. In einzelnen Ländern (z. B. Australien) konnte dadurch im Verlauf der Jahre eine deutliche Abnahme in der Prävalenz von CF beobachtet werden. In einigen Studien wurde diese auf die „Population von CF-Familien“ bezogene Strategie im Sinne eines aktiven Kaskadenscreenings ausgeweitet, um damit möglichst viele CF-Überträger zu erfassen.

5.3.4 Ergebnisse von Pilotstudien

CF-Heterozygotenscreening auf Populationsbasis wird derzeit als nicht sinnvoll erachtet. Auch zeigten bisher ganz limitierte „Versuche" in umschriebenen Bevölkerungsgruppen (z. B. Schulen, Gemeinden, Allgemeinpraxen) nur sehr geringe Akzeptanz (8%) und geben keinerlei Anlass für neue Überlegungen [27, 32, 38].

Aktives Kaskadenscreening [30, 31, 34] verfolgt das Ziel möglichst viele CF-Überträger durch systematisches Screening auch der weiteren Verwandten (>18 Jahre) von CF-Indexfamilien zu erfassen. Bei „positiven Testergebnissen" wird das Screening danach den jeweiligen Partnern offeriert. Da dieser Screeningansatz von einer „CF-Risikopopulation" ausgeht, war in den bisherigen Studien, wie erwartet, die Identifizierungsquote pro Test und auch die Teilnahmerate höher als mit anderen Screeningverfahren. Aus theoretischer Sicht ist beim Kaskadenscreening die Screeningeffizienz dann am höchsten, wenn möglichst viele ältere Verwandte (Großeltern) untersucht werden können [18]. In Abhängigkeit von „CF-negativen" Ergebnissen dieser Generation kann dann auf die Testung ganzer Zweige von jüngeren Familienmitgliedern verzichtet werden.

Nur zum *CF-Heterozygotenscreening bei Schwangeren* (pränatales Screening) liegen bisher längere Erfahrungen vor. Die Ergebnisse von insgesamt 11 Pilotstudien in unterschiedlichen Regionen (UK, USA, Dänemark, Berlin) wurden kürzlich zusammengefasst und analysiert (Murray 1999). In allen Studien zeigte sich – unabhängig von der gewählten Strategie (sequenzielles oder Paar-Screening) – eine relativ hohe Akzeptanz von 70–75% (39000 von 52000 Schwangeren). Als Hauptbeweggründe dafür wurden der Wunsch nach Information über den eigenen CF-Überträgerstatus sowie nach Vermeidung einer CF-Schwangerschaft erhoben. Ursache für den Verzicht das Angebot wahrzunehmen war fast immer eine ablehnende Grundhaltung bezüglich Schwangerschaftsabbruch [40]. Die zeitliche Verknüpfung von CF-Screening mit anderen Arztvisiten im Rahmen der Schwangerenvorsorge erwies sich in allen Studien als praktikabel.

In der Gesamtschau aller Studien wurde nach Identifizierung von Überträgerpaaren in 89% (51/57) eine pränatale Diagnostik durchgeführt und, bei Vorliegen einer CF-Schwangerschaft, in 94% (17/18) die Schwangerschaft abgebrochen. Die Auswirkungen von CF-Heterozygotenscreening auf die CF-Geburtenprävalenz konnte bisher nur in der Edinburgh-Region [2, 10] ermittelt werden. Unter den 25 CF-Schwangerschaften dieser Region wurden 19 gescreent (Paar-Screening), davon 15 (80%) erfasst und in 13 Fällen (68%) für Abbruch der Schwangerschaft optiert. 6 weitere CF-Schwangerschaften traten bei nicht gescreenten Müttern auf. 2 davon wurden infolge positiver Familienanamnese durch pränatale Diagnostik identifiziert und abgebrochen. Zumindest für diese Region lässt sich daher durch die Kombination von traditionellen humangenetischen Angeboten und pränatalem CF-Heterozygotenscreening (1991–95) eine Verminderung der CF-Prävalenz von 60% gegenüber vorher (1984–90) belegen.

Gute Beratung sowie *Informations- und Wissensvermittlung* vor Testung muss als wesentliche Grundvoraussetzung für die Einführung von CF-Screeningangeboten gefordert werden. Die Effektivität dieser Maßnahmen kann z. B. durch „Wissensvergleich" vor und nach Testung untersucht werden [11, 22, 40]. Die meisten Studien haben nach der Testung erklärende Informationen bezüglich der Restrisiken bei „negativem Testergebnis" bereitgestellt. Trotzdem mussten, nach nur wenigen Wochen, bei Befragungen der Mütter „Fehldeutungen" des Testresultates im Bereich von 19–58% (Bereich aus 7 Studien) festgestellt werden [26]. Viele Frauen mit „negativen" Testresultaten glaubten, dass sie definitiv keine CF-Überträger sind und/oder kein Risiko für die Geburt eines CF-Kindes bestünde. Bei der Strategie des Paar-Screenings hatten zunächst 21% (53/253) der Mütter nicht verstanden, dass bei Partnerwechsel – auch bei „CF-negativem" Testergebnis – ein erneutes Screening erforderlich wird. Bei der sequenziellen Screeningstrategie war dieses Informationsdefizit nur bei 6% der Mütter zu erheben [24]. Es kann deshalb vermutet werden, dass diese Unterschiede mit dem beim Paar-Screening geringeren Aufwand für Beratung – bedingt durch Verzicht der Mitteilung individueller Resultate – zu tun haben [22].

Das mögliche Auftreten von *Ängsten, Stigmatisierungen* oder psychosozialer Nebeneffekte muss ebenso berücksichtigt werden. Diese Effekte konnten in den Studien mit Paar-Screening minimiert werden [2, 20, 36]. In Studien mit rein sequenziellen Testverfahren empfanden „CF-positiv" gescreente Mütter die Wartezeit bis zum Vorliegen des väterlichen Testresultates als sehr belastend [22, 24]. Belastungssituationen im Sinne von Stigmatisierung und Beeinflussung persönlicher Beziehungen (Partner, Familie, Freunde) wurden in den Pilotstudien bisher nicht beobachtet [1, 5, 24].

5.3.5 Akzeptanz von Heterozygotenscreening und pränataler Diagnostik in CF-Familien

Die psychosozialen Lasten von CF sind für Betroffene und deren Familien nach wie vor groß. Die „Last" der damit verbundenen genetischen Information sollte mit den Angehörigen geteilt werden. Eine offene Diskussion darüber wird jedoch in vielen Familien als schwierig empfunden [13]. Schuldgefühle, Selbststigmatisierung, Angst und Ärger sind vielfach psychologische Barrieren, die Verbreitung der „genetischen Information" auf Verwandte 2. Grades oder darüber hinaus verhindern [14]. Gute genetische Beratung und Information sowie psychosoziale Angebote können diesen Prozess erleichtern [4]. Die Überwindung innerfamiliärer Informationsbarrieren wäre eine wesentliche Voraussetzung für die Familien-basierten Ansätze der systematischen Identifikation von CF-Merkmalsträgern über Kaskadenscreening. Darüber hinaus muss vorrangig beachtet werden, dass die bloße Existenz der Möglichkeit von pränataler Diagnostik und von Heterozygotenscreening das Selbstwertgefühl von CF-Patienten und ihre gesellschaftliche Stellung nachhaltig beeinflussen kann [8]. Die unter Patienten und Selbshilfeorganisationen zum Teil sehr kontrovers geführte Diskussion darüber widerspiegelt das breite Spektrum von Sichtweisen in unterschiedlichen Gesellschaftsformen und Ländern; z. B. exemplarisch illustriert in: http://ourworld.compuserve.com/homepages/Fantognini/NL97AF2.HTM.

Aus Befragungen von CF-Patienten und nahen Familienangehörigen in Großbritannien und USA lässt sich ableiten, dass dort nur maximal 50% dieser Gruppe den Abbruch einer CF-Schwangerschaft akzeptieren kann (Tabelle 5.3). Vergleichbar auswertbare Daten aus Deutschland liegen bisher nicht vor.

Vor der Verfügbarkeit von pränataler Diagnostik für CF haben ca. 63% der Paare mit einem CF-Kind auf weitere Kinder verzichtet [13]. Neuere Daten aus USA zeigen, dass dort heute nunmehr 30% auf eine weitere Schwangerschaft verzichten [25]. Verfügbarkeit von CF-Neugeborenenscreening, wie auch die Perspektive auf bessere Lebenserwartung und Therapie bei CF, könnten eine „optimistischere Sicht" bewirkt haben.

Auch die „Wahlmöglichkeit" durch pränatale Diagnostik (bei 26% der CF-Familien [25]) hat dazu beigetragen.

Die Akzeptanz von genetischem Heterozygotenscreening ist infolge der präventiven Zielsetzung eng mit der jeweiligen Haltung von Familien zu pränataler Diagnostik verknüpft. In den bisherigen Pilotstudien zu pränatalem CF-Schwangerschaftsscreening deuten die relativ hohen Teilnahmeraten (ca. 70%) darauf hin, dass in diesen umschriebenen Regionen (USA und UK) die Option einer Pränataldiagnostik bei CF auch in der generellen Population von Schwangeren (ohne familiäres CF-Risiko) mehrheitlich zumindest erwogen wird. In einer älteren Befragung von Familienmitgliedern von CF-Patienten hinsichtlich ihrer Preferenz für „Screeningmethoden" haben sich 43% für präventives präkonzeptionelles CF-Heterozygotenscreening und weitere 49% für ein CF-Neugeborenenscreening ausgesprochen [38]. Pränatales CF-Schwangerenscreening war in dieser Studie keine Wahloption.

5.3.6 Stellungnahmen von Fachgremien (in Teilzitaten oder zusammengefasst)

Deutsche Gesellschaft für Humangenetik e. V. (GfH)

Zu Heterozygotendiagnostik und Heterozygotenscreening [29]

Die GfH ist der Auffassung, dass Heterozygotentests ausreichend informierten Personen zugänglich sein sollten, wenn die Durchführung gewünscht wird, insbesondere Mitgliedern einer Familie, in der schon einmal eine autosomal oder geschlechtsgebunden rezessiv erbliche Erkrankung aufgetreten ist, oder Personen, die aus einer Bevölkerungsgruppe mit bekannt hoher Genfrequenz für eine rezessiv erbliche Erkrankung stammen, oder Partnern, die miteinander verwandt sind. ...

Voraussetzung für eine Untersuchung ist in jedem Fall unabhängig vom Anlaß eine umfassende Aufklärung über Häufigkeit, Ursache, Symptomatik, Verlauf und Therapie derjenigen Krankheit, auf deren Anlageträgerschaft hin untersucht werden soll. Nur auf der Basis dieses Wissens kann eine qualifizierte Entscheidung über die Inanspruchnahme erfolgen. Eine derartige Aufklärung schafft die Voraussetzungen für ein Verständnis der Bedeutung eines Testergebnisses.

Stellungnahme zum Heterozygoten-Bevölkerungsscreening [29]

Es ist zu erwarten, dass derartige Testverfahren in Zukunft für eine größere Anzahl von Erkrankungen zur Verfügung stehen werden. Damit wird es möglich, den Heterozygotenstatus von Gesunden in großen Bevölkerungsgruppen durch ein sogenanntes Bevölkerungsscreening festzustellen. Die Untersuchungs-

Tabelle 5.3. Abbruch einer CF-Schwangerschaft: Akzeptierbarkeit in betroffenen Familien. (Mod. nach [26])

Studie	Beziehung zum CF-Patient	Akzeptanz (%); (Anzahl)
Colorado, USA 1991	Eltern	39 (16)
Cardiff, UK 1990	Eltern	52 (15)
NW-Thames, UK 1991	Verwandte 1., 2. und 3. Grades	58 (138)
London, UK 1992	Eltern	44 (70)
Leeds, UK 1994	CF-Patienten	23 (10)
Leeds, UK 1994	Eltern	84 (66)
San Francisco, USA 1995	Geschwister oder Partner	21 (18)
Neuengland, USA 1992	Eltern	20 (45)
Summe	-	53 (373)

ergebnisse können für Betroffene eine wichtige, neue Handlungsoption hinsichtlich der Lebens- und Familienplanung eröffnen. Die Entwicklung und Anwendung der entsprechenden Testverfahren ist deshalb aus ethischen Gründen geboten. ...

Die GfH lehnt ein solches Bevölkerungsscreening zum jetzigen Zeitpunkt deshalb ab, weil die Rahmenbedingungen hierfür nicht gegeben sind. Dies betrifft sowohl die Aufklärung der Öffentlichkeit, als auch die Sicherstellung der erforderlichen qualifizierten Beratung und die Durchführung wissenschaftlicher Projekte, auf deren Grundlage weitere Entscheidungen gefällt werden könnten.

Neben anderen technischen Vorbedingungen für die Einführung von Testverfahren für größere Bevölkerungsgruppen erwähnt die GfH, dass dabei auch der Gefahr von „sozialem Druck" vorgebeugt werden muss. Dies durch Sicherstellung der absoluten Freiwilligkeit der Inanspruchnahme und dadurch, dass jede Anbindung z. B. an die Schwangerenvorsorgeuntersuchung oder Untersuchung auf Veranlassung Dritter (z. B. Arbeitgeber, Versicherungen) ausgeschlossen sein muss.

USA, National Institutes of Health; Consensus Development [7, 23]

- CF-Heterozygotentestung und genetische Beratung soll als freiwillige Option Familienmitgliedern und Partnern von CF-Patienten angeboten werden. Weiter allen schwangeren Müttern und jenen Paaren, die eine Schwangerschaft planen.
- Die Kosten der Testung dieser Gruppen sollte durch Versicherungen gedeckt werden.
- Ausdrücklich nicht empfohlen wird ein Heterozygotenscreening der gesamten Population.

Das Expertengremium betont gleichzeitig die Wichtigkeit umfassender, ausgewogener und nichtdirektiver Informationsangebote, genetischer Beratung und informierter Zustimmung.

Die labortechnischen Qualitätsstandards müssen nachgewiesen sein. Die ausreichende Verfügbarkeit solcher Ressourcen ist zwingende Voraussetzung zur Umsetzung solcher Empfehlungen.

Das American College of Medical Genetics weist in einer ergänzenden Stellungnahme darauf hin, dass für die Einführung einer breit angelegten Testung (bei allen Schwangeren oder bei Schwangerschaftsplanung) diese Voraussetzung noch nicht gegeben ist.

Großbritannien: Health Technology Assessment [26]

Schlussfolgerungen (wissenschaftlich gesicherte „Evidenz")

- CF-Heterozygotenscreening ist eine prinzipiell geeignete Methode um insgesamt die durch CF bedingte „Krankheitslast" zu mindern.
- Der Kenntnisstand zu Mutationsfrequenzen und Verteilungen erlaubt die Vorhersagekraft eines solchen Screenings zu berechnen („technische Machbarkeit").
- Die bisherigen Studien zu vorgeburtlichem CF-Screening demonstrieren eine ausreichende Akzeptanz bei Schwangeren und deren Partnern mit nur minimalen psychologischen Lasten.
- Die Kosten bewegen sich im Bereich wie für andere diagnostische Maßnahmen der Schwangerschaftsvorsorge. Bei rein ökonomischer Bewertung wäre der Nutzen (Einsparung von Behandlungskosten) deutlich höher als die Kosten für Screening.

Empfehlungen

- Vorgeburtliches Heterozygotenscreening auf CF soll allen Frauen und ihren Partnern in geeigneten Einrichtungen zur Schwangerschaftsvorsorge routinemäßig als Option angeboten werden.
- Aus Gründen der Qualitätssicherung (Expertise) und der Kosten sollen solche Angebote auf zentrale Einrichtungen beschränkt werden (jährlich mehr als 5000 CF-Tests).
- Präkonzeptionelles Screening wäre theoretisch dem Schwangerenscreening vorzuziehen, weil es mehr Optionen für reproduktive Entscheidungen bietet. CF-Screening sollte im Rahmen ärztlicher Beratung bei Familienplanung und/oder in dafür spezialisierten Einrichtungen verfügbar gemacht werden.
- In speziellen Situationen von „assistierter Fortpflanzung" (Spermienspenden, heterologe Insemination) wird ein CF-Screening zum Ausschluss einer CF-Schwangerschaft angeraten.

Auch die englischen Expertengruppen betonen die Wichtigkeit der Maßnahmen (Information, Beratung) die bei solchen potentiellen Angeboten die informierte und freie Wahl- und Entscheidungsmöglichkeit sicherstellen müssen.

5.3.7 Zusammenfassung

Breite internationale Übereinstimmung besteht darüber, dass ein CF-Heterozygotenscreening auf Populationsbasis nicht sinnvoll ist. Die anderen hier beschriebenen Ansätze und Studien sind dagegen im individuellen Anliegen von autonomer Familienplanung begründet. Die Zusammenschau der bisher dokumentierten Daten macht deutlich, dass in einzelnen Regionen (überwiegend in USA und Großbritannien) viele informierte Eltern die „bewusste Vermeidung einer CF-Geburt" zumindest überlegen. Dies dann, wenn diese „Wahlmöglichkeit" als Bestandteil von umfassend organisierten pränatalen CF-Screeningangeboten eröffnet wird. Wenn ein höherer Anteil von Paaren in ihrer individuellen Familienplanung solche Angebote akzeptiert, wird durch deren Bereitstellung in den Gesundheitssystemen indirekt auch die durch CF bedingte gesellschaftliche „Krankheitslast" gesenkt. Angelsächsische Expertengruppen empfehlen daher neuerdings die weitere Entwicklung von CF-Heterozygotenscreening nicht nur für „CF-Familien" sondern auch als Angebot der allgemeinen Schwangerenvorsorge oder Familienplanung. Diese Empfehlungen sind weitreichender als die bisher auch in deutschsprachigen Ländern geübte Praxis Angehörigen von CF-Familien auf individuellen Wunsch Überträgerdiagnostik anzubieten. „Technische Machbarkeit" und Erfahrungen in anderen Ländern erlauben keinesfalls unreflektierte Analogieschlüsse auf hiesige Verhältnisse. Ein genetisches Screening erfordert die Verfügbarkeit umfänglicher Informations- und Beratungsangebote, was zumindest in Deutschland derzeit nicht gegeben erscheint. Darüber hinaus schon im Vorfeld eine „wertorientierte" Diskussion mit vielen Gruppierungen und insbesondere mit CF-Patienten/Familien selbst, ob Zielsetzungen der primären/sekundären Prävention von CF in unserer Gesellschaft konsensfähig sind.

5.4 Neugeborenen-Screening

I. EICHLER, A. ROSCHER

Cystische Fibrose (CF) erfüllt wesentliche Kriterien, die die Einführung eines allgemeinen Neugeborenen-Screenings zur Frühdiagnose rechtfertigen würden.

■ Argumente für ein Screening

1. **Mit einer geschätzten Inzidenz im Mitteleuropäischen Raum von etwa 1:3000 ist sie die häufigste autosomal rezessiv vererbbare angeborene Stoffwechselerkrankung der kaukasischen Rasse.**
2. **Die Erkrankung stellt eine schwere Belastung dar und ist mit eingreifenden Folgen für Patient und Familie verbunden.**
3. **Die Erkrankung hat eine sehr variable klinische Präsentation. Zwischen Symptomenbeginn und endgültiger Diagnosestellung liegen häufig mehrere Monate bis Jahre.**
4. **Ohne entsprechende Therapie würden die meisten Patienten im Kleinkindalter versterben.**
5. **Es stehen umfassende Behandlungsmöglichkeiten zur Verfügung, die zweifelsfrei den Krankheitsverlauf positiv beeinflussen. Während der letzten 2 Dekaden konnte die Prognose der CF-Patienten durch intensive Therapiemaßnahmen ständig verbessert werden.**
6. **Screening-Methoden stehen zur Verfügung und eine endgültige Diagnose kann mittels Schweißtest, eventuell in Kombination mit molekulargenetischen Untersuchungen gesichert werden.**

Dennoch wird derzeit in nur einigen Ländern ein generelles Neugeborenen-Screening auf CF durchgeführt.

■ Argumente gegen ein generelles Screening

1. **Es fehlen umfassende Daten, ob die Früherkennung der Erkrankung und damit frühzeitige Therapie tatsächlich mit einer verbesserten Prognose hinsichtich Morbidität und Mortalität einhergehen. Diese Daten können nur prospektive, kontrollierte Studien erbringen, von denen nur wenige abgeschlossen sind [15] und die zum Teil kontrovers bewertet werden [12, 42].**
2. **Die zur Zeit verfügbaren Testmethoden erfüllen nicht alle Anforderungen an einen guten Screening-Test: Sie sollen möglichst billig, leicht durchzuführen, sicher und ohne nachteiligen Auswirkungen für die Untersuchten sein. Eine diagnostische Spezifität und Sensitivität von ca. 95% sollte erreicht werden. Die derzeit üblichen Testmethoden werden in 5.4.2 erläutert.**
3. **Es wird angeführt, dass derzeit keine kausale Therapie zur Heilung der Erkrankung verfügbar ist. Es muss aber berücksichtigt werden, dass neue, und ständig sich verbessernde Behandlungskonzepte zur (Teil-)Korrektur des elementaren Defektes zunehmend auf frühe Krankheitsstadien zielen, wenn noch keine oder nur geringe Sekundärschäden vorliegen [33].**
4. **Zum gegenwärtigen Zeitpunkt ist auch nicht völlig geklärt, ob und welche negativen Auswirkungen durch die Implementierung eines generellen Neugeborenen-Screenings für die Betroffenen und deren Angehörigen auftreten können (s. Abschn. 5.4.4).**

5.4.1 Screening-Methoden

Historisch gesehen haben Methoden zum Screening von CF über erhöhte Albuminkonzentrationen im Mekonium einen wichtigen Beitrag zur besseren Frühdiagnostik geleistet [39]. Sie sind jedoch heute wegen zu geringer Sensitivität obsolet [28]. Heute kommen sensitive Verfahren zum Nachweis erhöhter Trypsinogenwerte im Serum alleine oder in Kombination mit molekulargenetischen Untersuchungen des CF-Gens zur Anwendung.

IRT- (Immunreaktives Trypsinogen-)Test

Der 1979 von Croosley beschriebene IRT-Test beruht auf dem Nachweis erhöhter Trypsinogen-Werte im Serum von Neugeborenen mit CF [6], die auch unabhängig vom Pankreasfunktionszustand auftreten. Aufgrund obstruierter Pankreasausführungsgänge gelangt Trypsinogen - bei noch teilweise funktionstüchtigem Pankreasgewebe - von der Bauchspeicheldrüse in die Blutbahn. Mit zunehmenden Alter der CF-Patienten nimmt jedoch der initial erhöhte Trypsinogen-Wert in Abhängigkeit vom Grad der progredienten Pankreasdestruktion kontinuierlich ab. Jedes Screening-Programm muss daher eigene methoden- und altersabhängige Cut-off-Werte als initiale Entscheidungsgrenze etablieren; meist werden alle Werte über der 99. Perzentile gewählt. Bei Kombination des IRT-Tests mit DNA-analytischen Methoden werden gelegentlich - zur Erhöhung der Sensitivität - die Cut-off-Werte auch niedriger angesetzt.

> **!** Eine IRT-Bestimmung ist nur innerhalb der ersten Lebensmonate aussagekräftig und sinnvoll. Bei einem Säugling mit einem erhöhten ersten IRT-Wert muss ein normaler Kontrollbefund jenseits der 8. Lebenswoche als nicht mehr informativ angesehen werden.

Ein wesentliches Problem des IRT-Tests liegt aber darin, dass eine neonatale Hypertrypsinogenämie nicht spezifisch für CF ist. Während es jedoch bei der sogenannten „benignen transitorischen Hypertrypsinogenämie des Neugeborenen" zu einer Normalisierung der IRT-Werte innerhalb der ersten Lebenswochen kommt, bleiben die Trypsinogenwerte bei Säuglingen mit CF für zumindest zwei Monate deutlich über die jeweiligen altersabhängigen Normwertgrenzen hinaus erhöht. Auch (gesunde) CF-Überträger finden sich häufiger (ca. 1:18) in der Population von Neugeborenen mit initialer Hypertrypsinogenämie [23, 35]. In unserer Population beträgt im Vergleich dazu die CF-Heterozygotenrate ca. 1:32. Um die hohe Zahl der falsch positiven Initialbefunde zu reduzieren wird der *IRT-Test als Zweistufen-Strategie* (Abb. 5.3) durchgeführt: im Fall eines erhöhten IRT-Wertes in der ersten Lebenswoche wird das betroffene Kind zu einer zweiten IRT-Bestimmung im Alter von 4-6 Wochen einberufen. Erst bei einem neuerlich erhöhten IRT-Befund wird ein diagnostischer Schweißtest angeschlossen, der auch trotz der Ver-

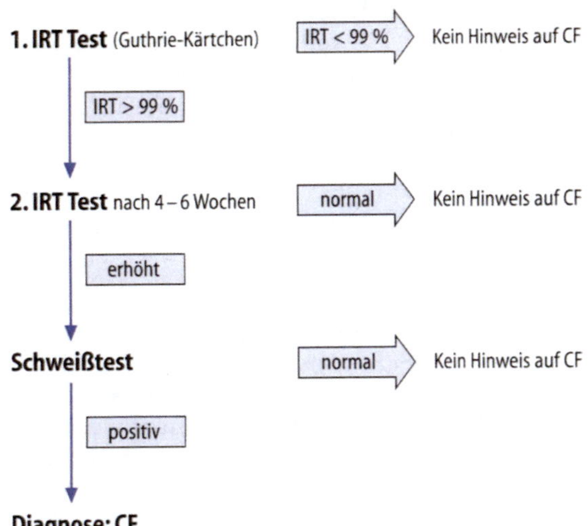

Abb. 5.3. Zwei-Stufen-IRT-Strategie

fügbarkeit DNA-analytischer Verfahren immer noch zur endgültigen Bestätigung einer CF-Diagnose unerlässlich ist. Wegen des altersabhängigen und sehr variablen Abfalls der Trypsinogen-Werte im Serum besteht bei dieser Strategie jedoch das Risiko, dass einige CF-Patienten nicht erfasst werden.

Die diagnostische Sensitivität des zweistufigen IRT-Tests liegt in Abhängigkeit von der gescreenten Population und den gewählten Cut-off-Werten zwischen 89%-95% [18, 37]. Da Neugeborene mit Mekoniumileus zum Zeitpunkt der Untersuchung häufig niedrige Trypsinogenwerte im Serum haben (bei fehlender oraler Nahrungszufuhr und daher fehlender Pankreasstimulation), kann der IRT-Test bei diesen Patienten falsch negativ ausfallen. In vielen Untersuchungen werden daher die Ergebnisse dieser Patienten nicht in die Sensitivitätsberechnungen miteinbezogen.

Neben dem ursprünglichen Radioimmunoassay stehen inzwischen auch andere standardisierte Bestimmungsmethoden (ELISA und Fluoreszenzimmunoassay) zur Durchführung des IRT-Tests zur Verfügung.

Die Anwendung des zweistufigen IRT-Tests hat zusammenfassend den Nachteil, dass

1. eine ausreichend hohe Sensitivität nur zum Preis einer geringen Spezifität (hohe Zahl falsch positiver Befunde) erreicht wird,
2. bei der Zwei-Stufen-IRT-Strategie eine zweite Blutabnahme notwendig ist, diese Methode daher sowohl aufwendiger zu administrieren als auch unangenehmer für den Patienten selbst ist,
3. die endgültigen Ergebnisse erst zu einem sehr späten Zeitpunkt (4-6 Wochen) vorliegen. Da sich, wie bei allen Screeningtesten, die überwiegende

Mehrheit kontrollbedürftiger Befunde als initial „falsch positiv“ herausstellt, kann dies bis zur Klärung der Situation zu hohen psychischen Belastungen in davon betroffenen Familien führen (in ca. 0,7% aller Neugeborenen).

Kombination des IRT-Tests mit direkter CFTR-Gen-Analyse

Durch die Kombination des IRT-Tests mit nachfolgendem Nachweis von häufigen CF-assoziierten Mutationen im CFTR-Gen kann im Vergleich zum alleinigen IRT-Protokoll die Spezifität und damit der prädiktive Wert der CF-Screeningstrategie deutlich verbessert werden. Die Zahl von falsch-positiven Befunden („recall-rate“) und die Anzahl von notwendigen Schweißtesten zur Konfirmationsdiagnostik wird dadurch ebenfalls gesenkt [17, 34]. Ein weiterer wesentlicher Vorteil ist, dass bei einem erhöhten ersten IRT-Wert das betreffende Kind nicht wieder einbestellt werden muss, sondern unmittelbar – aus demselben Guthrie-Kärtchen – eine direkte DNA-Analyse aus getrockneten Blutstropfen angeschlossen werden kann. Damit kann bei positiven Ergebnissen die sehr belastende Wartezeit für Familien bis zu endgültiger „Entwarnung“ oder Konfirmation im Vergleich mit dem zweistufigen IRT-Protokoll deutlich verkürzt werden. In den meisten derzeit laufenden Programmen wird daher das *Neugeborenen-Screening auf CF als IRT/DNA-Protokoll* durchgeführt (Abb. 5.4).

Für die Effektivität dieser Screening-Methode ist es jedoch unabdingbar, die in der jeweiligen Population häufigsten CFTR-Mutationen zu kennen. In den bisher durch dieses Protokoll gescreenten Populationen, sowie auch in Nord-, West- und Süddeutschland, findet sich die Hauptmutation ΔF508 in ca. 70–75% aller CF-Chromosomen [13, 41]. Daraus ergibt sich, dass 90–95% der Neugeborenen mit CF zumindest eine Kopie dieser Mutation tragen. In den meisten bisher erprobten IRT/DNA-Screeningprogrammen werden deshalb IRT-positive Proben nur auf das Vorliegen dieser Hauptmutation, ggf. in Kombination mit 3–5 weiteren Mutationen untersucht [17, 35]. Die dabei in der Praxis erreichte diagnostische Sensitivität (98–100%) ist in diesen Programmen höher als theoretisch erwartet (in 4–6% nicht gescreente CF-Mutationen), da überraschenderweise bisher $^2/_3$ dieser Kinder mit selteneren CF-Mutationen durch Mekoniumileus auffielen. Sie ist vergleichbar mit der des zweistufigen IRT-Tests. Durch die Aufnahme weiterer seltenerer Mutationen in den DNA-Screeningschritt würde die Sensitivität des Verfahrens trotz hoher Aufwendungen nur minimal verbessert werden. Darüber hinaus müsste als (unerwünschter) Nebeneffekt eine höhere Rate in der Erkennung von CF-Heterozygoten in Kauf genommen werden. Durch seine hohe Spezifität ist insgesamt der positive prädiktive Wert bei den IRT/DNA Screeningprotokollen wesentlich günstiger (ca. 17–37%, je nach gewählten „cut-offs“) als beim IRT-Test (ca. 5–10%).

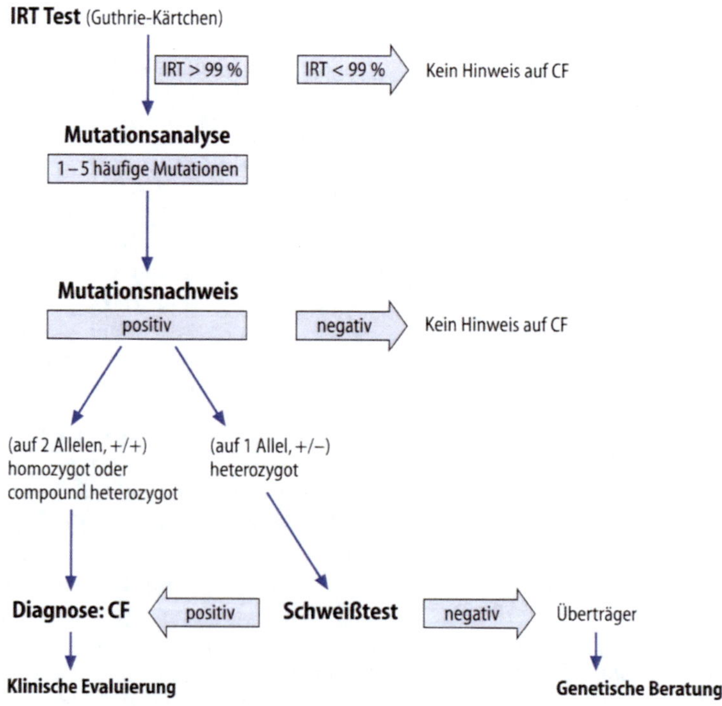

Abb. 5.4. IRT/DNA-Strategie

Schwierigkeiten und Nachteile dieses Verfahrens ergeben sich:

1. aus den unbedingt erforderlichen hohen methodischen Ansprüchen hinsichtlich Probenverarbeitung, Automatisierbarkeit und insbesonders Qualitätssicherung der verwendeten Verfahren zur CFTR-Mutationsanalytik zur Vermeidung falsch negativer Ergebnisse.
2. In der Nachsorge und für rasche Konfirmation müssen gut standardisierte Schweißteste [38], (s. auch Abschn. 5.5) verfügbar sein, die ausreichende Schweißgewinnung ab der zweiten Lebenswoche gewährleisten und die strikt altersbezogene Normwerte verwenden [35].
3. Als (unerwünschter) Nebeneffekt werden durch das IRT/DNA-Protokoll - bei Vorliegen von nur einer Mutation (+/-) in Kombination mit negativem Schweißtest - Neugeborene als heterozygote CFTR-Mutationsträger identifiziert. Damit wird indirekt auch Heterozygotie eines Elternteiles abgeleitet. Diese so durch das Screening erfassten Familien (ca. 1:1600) müssen bezüglich der CF-Risiken in ggf. nachfolgenden Schwangerschaften genetisch beraten werden. Die bisherigen Erfahrungen zeigen, dass sich der Einfluss dieses „Nebeneffektes" auf das Reproduktionsverhalten der Familien und hinsichtlich Wunsch nach Pränataldiagnostik je nach gesellschaftlichem Umfeld sehr unterschiedlich auswirken kann. Nach bisher 10-jähriger Anwendung des CF-Screenings nahm in Südaustralien durch die begleitende Beratung identifizierter heterozygoter CF-Träger und deren Familien die Inzidenz von CF-Geburten von ursprünglich 1:2500 auf derzeit 1:4200 ab (E. Ranieri, persönliche Mitteilung). Dagegen wurde in Wisconsin, USA keine nennenswerte Veränderung der Reproduktionraten festgestellt [25].
4. Neuere Daten zeigen auch, dass sich bei detaillierter Nachuntersuchung unter der Gruppe von Neugeborenen mit Hypertrypsinogenämie, normalem oder grenzwertigem Schweißtest und CF-Heterozygotenstatus gehäuft seltene oder atypische CFTR-Mutationen oder CFTR-Polymorphismen finden [5]. Da deren funktionelle Signifikanz (atypische CF, andere CFTR-Erkrankung etc.) derzeit nicht abgeschätzt werden kann, müsste die Beratung solcher Familien unvollständig bleiben.
5. Während sich die reinen Laborkosten des kombinierten IRT/DNA Protokolls kaum von denen des zweistufigen IRT-Verfahrens unterscheiden, sind in den Gesamtkosten dieses Screenings die höheren Aufwendungen für adäquate (schriftliche) Vorinformation aller Eltern und für eine nicht unerhebliche Zahl von genetischen Beratungen zusätzlich zu berücksichtigen.

Bei Verwendung des IRT/DNA-Verfahrens im CF-Screening ist deshalb eine gut abgestimmte Zusammenarbeit mit den humangenetischen Disziplinen zwingend erforderlich. Auch müssen die Zielsetzungen des Screenings hinsichtlich der potentiell präventiven Nebenkomponente bei Heterozygotenerkennung klar definiert sein. Dieser Effekt des Screenings kann durch die Programmgestaltung entweder begünstigt (mehr Mutationen, niedrigere initiale „cut-offs") oder minimiert werden. Zum Beispiel wenn im IRT/DNA-Protokoll bei fraglich positiven Konstellationen (+/--Mutationsnachweis auf nur einem Allel) vor dem konfirmatorischen Schweißtest ein zweiter IRT-Test zur weitgehenden Ausselektion Heterozygoter eingesetzt wird. Damit kann nach Erfahrungen in England [29] auch die Zahl der letztlich notwendigen Schweißteste stark herabgesetzt werden.

5.4.2 Auswirkungen des Screenings auf die Prognose

Zum Zeitpunkt der Geburt sind die Lungen von CF-Neugeborenen noch gesund. Bei vielen Säuglingen, deren CF-Diagnose mittels Screening erhoben wurde, konnten jedoch bereits in den ersten Lebensmonaten mittels Bronchoskopien und bronchioalveolärer Lavagen Zeichen der Atemwegsinfektion und Inflammation nachgewiesen werden - auch ohne klinische Symptome [2, 21]. Erste Lungenveränderungen treten somit bei vielen Säuglingen bereits sehr rasch nach Geburt auf, werden aber bei einigen Patienten erst zu einem späteren Zeitpunkt klinisch manifest. Dabei ist von Relevanz, dass Lungenveränderungen bei CF innerhalb der ersten 3 Lebensmonate möglicherweise reversibel sind. [36]. In Deutschland lag jedoch 1996 das mittlere Alter bei Diagnosestellung bei 3,8 Jahren (Median 1,2 Jahre) [32] und in den USA bei 4,8 Jahren (Median 13 Monate bei Ausschluss der Patienten mit Mekoniumileus) [9]. Da sich dies auch bei intensiver Schulung der Ärzteschaft kaum verbessern lässt (CFF registry 1979 [7]) ergibt sich bei Wunsch nach früher Diagnosestellung somit die Notwendigkeit eines Screening-Tests.

Ob das Alter bei Diagnosestellung auch tatsächlich einen Einfluss auf die Geschwindigkeit der Progredienz der Lungenveränderungen und auf das Überleben hat, ist bisher nicht geklärt.

Neuere Daten berichten über geringere Lungenfunktionsverschlechterung, bessere klinische Scores und eine höhere Überlebensrate nach bis zu 12 Jahren für gescreente und damit früh diagnostizierte CF-Patienten im Vergleich zu nicht gescreenten, später diagnostizierten Patienten [11]. Auch in Australien, wo seit vielen Jahren fast lückenlos auf CF gescreent wird, konnte gezeigt werden, dass gescreente Patienten im Alter von 10 Jahren bessere Lungenfunktionswerte hatten als nicht gescreente historische Kontrollen [43]. Nach nordamerikanischen Daten sind bereits 23% aller CF-Säuglinge unter einem Jahr mit Pseudomonas aeruginosa besiedelt (CFF registry 1995 [8]). Erste Erfahrungen aus Dänemark zeigen, dass eine frühzeitige Kohortentrennung und aggressive frühzeitige antibiotische Therapie die chronische Pseudomonasinfektion verhindern oder zumindest verzögern kann [20]. Solche Maßnahmen lassen nur bei früher Diagnosestellung über ein CF-Screening eine verminderte Morbidität und Mortalität erwarten.

Neben dem pulmonalen Krankheitsbild spielen die gastrointestinalen Veränderungen und der Ernährungszustand bei Patienten mit CF für die Prognose eine wichtige Rolle. Bereits im Alter von 2 Monaten sind bei Säuglingen mit CF häufig Ernährungs- und Wachstumsdefizite nachweisbar, die jedoch mit entsprechender Supplementation gebessert werden können [4, 24, 26]. Neue Ergebnisse aus Wisconsin zeigen, dass die durch CF-Screening früh diagnostizierten Patienten ein besseres Wachstum in den ersten Lebensjahren im Vergleich zu nicht gescreenten Patienten haben, und dass dieser positive Effekt einer frühen Intervention auch noch nach 10 Jahren nachweisbar ist [15].

5.4.3 Andere positive Effekte des Screenings

Neben der primär erhofften positiven Auswirkung im Sinn einer verbesserten Prognose belegen die Erfahrungen an bisher mehreren Millionen gescreenten Neugeborenen folgende Effekte:

1. Eine verzögerte Diagnosestellung wird verhindert, damit dem Kind und seinen Eltern die Mühsal und Ängste wiederholter Arzt- bzw. Krankenhausaufenthalte bis zur endgültigen Diagnose erspart.
2. Frühe Diagnose und Klarheit über die Erkrankung wirken sich günstig auf die Arzt-Familien-Interaktion aus, insbesonders wenn die Diagnose noch vor Auftreten der Symptome gestellt wird. Spätere Diagnosestellung führt häufig zu Ärger, Frustration und Schuldzuweisung hinsichtlich „verpasster“ Chancen (s. auch Abschn. 5.4.4).
3. Die Eltern erhalten früher die Möglichkeit zu genetischer Beratung hinsichtlich ihrer weiteren reproduktiven Entscheidungen. Einige Studien zeigen, dass Eltern von gescreenten CF-Patienten weniger nachfolgende Kinder haben als Eltern nicht gescreenter Patienten [10, 14]. Andere Untersuchungen hingegen berichten, dass das Reproduktionsverhalten der Eltern durch die Möglichkeit einer Pränataldiagnose nicht wesentlich beeinflusst wird [19, 25].
4. Es ist nachgewiesen, dass eine Betreuung in einem spezialisiertem CF-Zentrum mit einer besseren Prognose assoziiert ist. Es erscheint daher erstrebenswert, jedem CF-Patienten so früh wie möglich die bestmögliche Betreuung zukommen zu lassen.
5. Die Therapiechancen durch Einsatz neu entwickelter Medikamente werden durch Frühdiagnose verbessert. In Entwicklung befindliche Therapiestrategien zielen auf die Verhinderung oder Verzögerung der Entstehung irreversibler Lungenveränderungen. Nur in Patienten mit noch nicht vorgeschädigtem Lungengewebe wird der Einsatz solcher Therapien sinnvoll sein.

5.4.4 Potenzielle Risiken des Screenings

Methodische Risiken

- Das IRT-Screening erfordert insbesondere in Kombination mit DNA-analytischen Verfahren relativ aufwendige Qualitätssicherungsverfahren zur Vermeidung falsch negativer Befunde.
- Bei Verwendung des zweistufigen IRT-Tests kommt es wegen seiner geringen Spezifität zu einer relativ hohen und unerwünschten Belastung der gescreenten Bevölkerung (in 0,5–1,0%) durch initial falsch positive Befunde, die erst nach 4–6 Wochen geklärt werden können [40]. Diese Auswirkungen können nur durch umfassende und die Testlimitationen erklärende Vorinformationen der Eltern abgeschwächt werden.
- Schwierig ist vielfach, dass für die sachgerechte Konfirmation positiver Befunde eine Standardisierung und Teilzentralisierung von Schweißtesten erforderlich ist.

Psychosoziale Auswirkungen

- Neben den erwähnten Belastungen im Zusammenhang mit falsch positiven Befunden wurde auch vielfach die Sorge geäußert, dass sich die belastende Information der Eltern knapp nach der Geburt, ihr Baby sei an CF erkrankt, negativ auf die Eltern/Kind-Beziehung auswirken könnte [1]. Bisher durchgeführte Untersuchungen sind allerdings beruhigend; in der Regel sind Eltern der Meinung, dass eine frühe Diagnose ihrem Kind die beste Möglichkeit einer frühzeitigen Intervention bietet, während Eltern von Kindern, die spät diagnostiziert wurden, eher enttäuscht sind, dass die angeborene Erkrankung ihres Kindes nicht bereits früher von den behandelten Ärzten erkannt wurde [3].

- Mit der IRT/DNA-Methode werden zwangsläufig auch in variierbarem Umfang gesunde heterozygote Säuglinge und damit indirekt heterozygote Familienmitglieder identifiziert. Eine unsachgemäße Einführung eines CF-Screenings könnte dann zu einer Stigmatisierung heterozygoter Überträger führen, wenn sie nicht mit ausreichenden genetischen Beratungsmöglichkeiten und Informationsangeboten verknüpft werden. Die grundsätzlichen Fragen der CF-Heterozygoten-Erkennung werden in Abschn. 5.3 abgehandelt.

Medizinische Auswirkungen

- Neuere Arbeiten zeigen, dass eine frühe CF-Diagnose über das Screening mit einem erhöhten Risiko für eine frühzeitige Besiedelung mit Pseudomonas aeruginosa assoziiert sein kann [16]. Als besondere Risikofaktoren werden der frühzeitige Kontakt gescreenter Säuglinge mit älteren, bereits mit Pseudomonas besiedelten Patienten, wiederholte Antibiotika-Behandlungen und frühzeitiger Beginn einer Inhalationstherapie angeführt; Letzteres vor allem dann, wenn die Eltern aus verschiedenen Gründen nicht in der Lage sind, die notwendigen hygienischen Maßnahmen bezüglich Inhalatorumgang richtig umzusetzen [22]. Diese potenziellen Probleme der Nachsorge müssen vor Etablierung eines CF-Screenings vorsorglich berücksichtigt werden.
- Wie bei allen generellen Screeningprogrammen ist zu erwarten, dass die Wachsamkeit der Ärzteschaft, bei verdächtiger klinischer Symptomatik an eine CF-Diagnose zu denken, herabgesetzt wird. Auch die bisher berichtete hohe Sensitivität des CF-Screenings ändert nichts an der Tatsache, dass CF letztlich immer eine klinische Diagnose bleiben muss.

5.4.5 Zusammenfassung

Bei der Bewertung der bisherigen weltweiten Erfahrungen von zahlreichen Pilotprogrammen zum CF-Screening und in der Abwägung von Vor-und Nachteilen hat sich derzeit noch kein einheitlicher Konsensus herauskristallisiert [27, 31, 42, 43]. Hinsichtlich der Auswirkungen auf den Verlauf und die Prognose der Erkrankung wird zum Beispiel vom Center for Disease Control and Prevention in USA (CDC 1997) festgestellt:

Obwohl ein kleines aber signifikantes Risiko besteht, dass im Fall eines falsch positiven Screeningbefundes Eltern und betroffenen Kindern Schaden zugefügt wird, und auch im Fall eines falsch negativen Tests Patienten aufgrund verzögerter Diagnosestellung Schaden erleiden können, gibt es aus den früheren Beobachtungsstudien und den jüngsten Ergebnissen vom kontrollierten Screening-Programm aus Wisconsin nun ausreichend Hinweise, die einen klaren Vorteil eines CF-Neugeborenen-Screenings zumindest hinsichtlich des Ernährungszustandes aufzeigen.

Unabhängig davon werden jedoch auch die anderen beschriebenen positiven Auswirkungen einer Frühdiagnostik sowohl von vielen Experten als auch von beteiligten Selbsthilfeorganisationen als wichtiges Argument für ein generelles CF-Screening angeführt [12, 31]. Zum gegenwärtigen Zeitpunkt einheitlich empfohlen wird jedoch, dass bestehende Pilotprogramme fortgeführt [27, 30] und weitere wissenschaftlich begleitete CF-Screeningprojekte zur Fortentwicklung eingeführt werden sollen. Dabei müssen jedoch zur Vermeidung der geschilderten potentiellen Risken stringente Richtlinien und Vorgaben eingehalten werden. Eine interdisziplinäre Zusammenarbeit vieler beteiligter Gruppierungen (Labor, Behandlungszentrum und Nachsorgenetzwerk, genetische Beratung, psychosoziale Dienste etc.) muss gewährleistet sein. Nicht zuletzt sollte ein CF-Screening nur bei hoher gesellschaftlicher Akkzeptanz, genauer Zielsetzung und unter Beteiligung direkt betroffener Patienten und Familien eingeführt werden.

5.5 Schweißtest und elektrophysiologische Methoden

B. Tümmler, F. Mekus

Die cystische Fibrose ist eine generalisierte Störung des sekretorischen Epithels aller exokrinen Drüsen. Die Mutationen im CFTR-Gen lösen den Basisdefekt des gestörten Salz- und Wassertransports aus [23]. Fehlendes oder defektes CFTR-Protein vermindert die Chloridpermeabilität der Apikalmembran der exokrinen Epithelzelle. Die verminderte Chloridpermeabilität ist die Zielgröße aller heutigen physiologischen Methoden, um eine CF zu diagnostizieren.

5.5.1 Physiologie der Schweißsekretion

Das wichtigste Organ zur Diagnose der cystischen Fibrose ist die Schweißdrüse, da von allen bei der CF betroffenen Organen die an der Schweißdrüse ablaufenden krankheitsspezifischen Pathomechanismen am umfassendsten aufgeklärt und verstanden sind [2, 22–25, 28, 29]. Die Schweißdrüsen sind serös und unterliegen keinen Sekundärveränderungen, so dass unabhängig vom klinischen Schweregrad und Alter des Probanden der Basisdefekt der verminderten Chloridpermeabilität geprüft werden kann. Zudem liegt mit dem Pilocarpin-Iontophorese-Schweißtest nach Gibson u. Cooke [9] ein robustes, spezifisches und sensitives Verfahren zur Diagnose einer CF vor [15, 20, 26].

Das sekretorische Knäuel der Schweißdrüse setzt sich aus 2 Typen von sekretorischen Zellen zusammen. Der eine Zelltyp sezerniert plasmaisotonen Primärschweiß nach cholinerger Stimulation, der andere Zelltyp nach β-adrenerger Stimulation [25]. Die Schweißproduktion nach cholinerger Aktivierung ist normal bei Mukoviszidose; hingegen wird nach β-adrenerger Stimulation in CF-Drüsen zwar cAMP als intrazellulärer Botenstoff gebildet, aber es wird kein Schweiß sezerniert [28]. Heterozygote CF-Genträger produzieren nach Applikation eines β-Sympathikomimetikums halb so viel Schweiß wie Kontrollpersonen [2, 29]. Die verminderte Schweißproduktion nach β-adrenerger Stimulation ist die bisher einzige bekannte Funktionsstörung heterozygoter Träger einer CFTR-Mutation.

Im Ausführungsgang wird NaCl längs des elektrochemischen Gradienten rückresorbiert. Der überwiegend transzelluläre Chloridtransport trägt zu 90% zur transepithelialen Leitfähigkeit von 100–125 mS/cm^2 bei [22]. Die Chloridionen werden über cAMP-stimulierte CFTR-Kanäle transportiert. CF-Ausführungsgänge sind mangels funktionsfähigem CFTR für Chloridionen wenig oder nicht permeabel und haben deshalb nur eine Leitfähigkeit von 10–20 mS/cm^2 [22]. Da das Gangepithel nicht für Chloridionen durchlässig ist, werden auch Natriumionen nicht resorbiert. Dementsprechend ist die NaCl-Konzentration im Endschweiß erhöht, was im Gibson-Cooke-Schweißtest [9] zur Diagnose der CF herangezogen wird.

Die cAMP-stimulierbare Chloridsekretion ist im Atemwegsepithel von CF-Patienten ebenfalls defekt [14]. Art, Zahl und Gewebsverteilung der am Elektrolyttransport beteiligten Zellen und Transportsysteme sind aber viel komplexer als an der Schweißdrüse, so dass selbst grundlegende Fragen zu Sekretion und Absorption von Wasser und Elektrolyten noch nicht widerspruchsfrei beantwortet sind. Im Zilien tragenden respiratorischen Epithel der Nasenschleimhaut wird (im Gegensatz zu den unteren Atemwegen) die Chloridpermeabilität vorwiegend von CFTR vermittelt. Die Ionenleitfähigkeit setzt sich aus einer mit Amilorid hemmbaren Natriumleitfähigkeit und einer gluconatsensitiven Chloridleitfähigkeit zusammen [14]. Die Chloridimpermeabilität des respiratorischen Epithels äußert sich in einer stärker negativen transepithelialen Potenzialdifferenz [12, 13], die zur Diagnosestellung der CF herangezogen werden kann [14, 19]. Das sensitivste Kriterium, um zwischen CF- und Non-CF-Probanden zu unterscheiden, ist die Differenz zwischen den Potenzialen, die in Anwesenheit von Amilorid und in Anwesenheit von Amilorid und Gluconat gemessen werden [3].

Im Gastrointestinaltrakt ist die cAMP- oder cGMP-stimulierbare Chloridsekretion ins Darmlumen bei CF vermindert oder fehlt, was sich ebenfalls diagnostisch zur patientennahen Analytik des Basisdefekts nutzen lässt [31]. Eine frisch entnommene Schleimhautbiopsie aus dem Rektum des Probanden wird in eine Ussingkammer eingespannt, um die Ionenströme im intestinalen Epithel zu messen [16, 31]. Stimulation mit Carbachol induziert bei Nicht-CF-Probanden einen sekretorischen Auswärtsstrom von Chloridionen, während bei Patienten mit CF ein reverser Strom von Kaliumionen beobachtet wird [30, 31]. CFTR-Mutanten mit Restfunktion werden anhand residueller Chloridauswärtsströme erkannt [30]. Mit der Messung des intestinalen Ionenstroms (ICM) werden auch CFTR-Mutationsgenotypen sensitiv erkannt, die mit grenzwertigen oder normalen Chloridkonzentrationen im Schweißtest einhergehen.

Neben dem 1959 von Gibson u. Cooke eingeführten Schweißtest stehen nunmehr mit der CFTR-Genotypisierung, der Messung der transepithelialen Nasalpotenzialdifferenz (NPD) und der Messung intestinaler Ionenströme zwei weitere Verfahren zur Verfügung, um eine CF zu diagnostizieren. Diese neueren Methoden sind geeignet, um atypische oder aberrante Formen der CF einzuordnen.

5.5.2 Der Pilocarpin-Iontophorese-Schweißtest nach Gibson und Cooke

Der Gibson-Cooke-Schweißtest [9] gilt als Gold-Standard zur Bestätigung oder zum Ausschluß der klinischen Verdachtsdiagnose cystische Fibrose [15, 20, 27]. Der folgende Kasten informiert über die Durchführung des Schweißtests und die wichtigsten Fehlerquellen. Über Iontophorese des Parasympathikomimetikums Pilocarpin wird an einem kleinen Hautareal auf Arm oder Bein die Schweißproduktion stimuliert. Endschweiß wird über 30 min gesammelt und anschließend die Elektrolytkonzentration bestimmt. Die Messung der Chloridkonzentration ist sensitiver und spezifischer als die Messung der Natriumionenkonzentration [15]. Chloridkonzentrationen von jeweils mehr als 60 mmol/l in mindestens zwei unabhängigen Untersuchungen bestätigen bei klinischem Verdacht und entsprechenden Symptomen die Diagnose einer CF [27]. Chloridkonzentrationen von 40–60 mmol/l liegen im nicht aussagekräftigen Grenzbereich, bei einer Chloridkonzentration unter 40 mmol/l wird eine typische CF ausgeschlossen.

■ **Schweißtest: Durchführung und Hauptfehlerquellen. (Nach [20] und [26]; s. auch Abschn. 2.5)**

Der Schweißtest umfaßt drei Schritte:

- Stimulation der Schweißproduktion mit einem Parasympathikomimetikum,
- Sammelperiode,
- Bestimmung der Natrium- und/oder Chloridionenkonzentration im Endschweiß.

Reagenzien und Geräte

- Stromversorger, der bei normalem Hautwiderstand einen Gleichstrom von mind. 5 mA gewährleistet.
- 0,2 %ige Pilocarpinnitrat Lösung (0,2 g Pilocarpinnitrat in 100 ml destilliertem Wasser). Die wässrige Lösung muss alle zwei Wochen frisch hergestellt und bei 4 °C im Kühlschrank aufbewahrt werden.
- 2 Paar Zinnelektroden unterschiedlicher Größe,
- Sammeldeckel oder Kapillarkollektor zum Sammeln des Schweißes,
- elektrolytfreie Gaze,
- physiologische Kochsalzlösung,
- destilliertes Wasser,
- 0,1 mol NaCl Stammlösung,
- Mullplatten,
- Präzisionspipetten,
- Chloridtitrator (und Flammenemissionsspektrometer).

Durchführung

■ **Stimulation der Schweißbildung.** Die Haut an der Volarseite des linken Ober- und Unterarms mehrmals mit destilliertem Wasser abwaschen, anschließend sorgfältig abtrocknen mit elektrolytfreier Gaze (bei Säuglingen eignet sich am besten einer der beiden Oberschenkel für die Applikation der beiden Elektroden). Am Unterarm ein reichlich mit Pilocarpinlösung getränktes, ca. 3–4 cm^2 großes Mullplättchen auflegen und die Anode (Plus-Pol) darüber befestigen. Am Oberarm mit physiologischer Kochsalzlösung getränkte Mullplatte auflegen und die Kathode befestigen (Minus-Pol). Die Mullstücke müssen so groß sein, dass die Elektroden nicht die Haut berühren; andernfalls kommt es zu Verbrennungen.

■ **Iontophorese.** Für 5 Minuten einen Strom von 2 mA fließen lassen. Die Stromstärke muß während der Iontophorese überwacht und nachgestellt werden, da mit zunehmender Dauer der Hautwiderstand abnimmt. Treten beim Probanden Beschwerden auf, kann der Strom bis auf 1 mA reduziert werden; die Zeit für die Iontophorese ist entsprechend zu verlängern. [Als unerwünschte Komplikationen können eine lokale Urtikaria gegen das Pilocarpin (selten; ggf. Schweißtest nach Gabe eines Antihistaminikums wiederholen) oder eine lokale Verbrennung der Haut auftreten. Ursachen für eine Hautverbrennung (Kunstfehler!) können Ströme von 4 mA und mehr, der direkte Kontakt der Elektrode mit der Haut, eine defekte oder oxidierte Elektrode oder eine nicht hinreichend feuchte Mullplatte sein.]

2. Sammelperiode: Elektroden und Mullplättchen werden entfernt. Unterarm rasch fünfmal mit destilliertem Wasser abwaschen. Anschließend die Haut rasch und gründlich mit elektrolytfreier Gaze abtrocknen. Sammeldeckel oder Kapillarkollektor auf das pilocarpinstimulierte Hautareal aufsetzen und fixieren. Nach 30 min Bandage lösen und umgehend die Chlorid- (und Natriumionen-)Konzentration(en) messen.

■ **Messung der Schweißelektrolytkonzentrationen.** Die coulombometrische Titration ist das Verfahren der Wahl zur Bestimmung der Chloridkonzentration, da der absolute Fehler für alle Konzentrationen zwischen 0 und 160 mmol gleich ist. Der Gebrauch einer ionenselektiven Elektrode ist akzeptabel, während die Leitfähigkeitsmessung im Endschweiß nur als qualitativer Screening-Test anerkannt wird [20]. Die Natriumionenkonzentration sollte flammenphotometrisch bestimmt werden.

Hauptsächliche Fehlerquellen

■ **1. Die Sammelperiode von 30 min wird nicht exakt eingehalten.** Der Schweißtest wurde für eine Sammelperiode von 30 min validiert. Die Sekretionsrate und der Elektrolytgehalt des Schweißes ändern sich signifikant während der ersten 15 min der Sammelperiode. Verluste durch Evaporation nehmen proportional mit der Zeit zu.

■ **2. Die gesammelte Schweißmenge ist zu gering.** Die Elektrolytkonzentration im Endschweiß hängt von der Schweißproduktion ab, die während der Sammelperiode mindestens 1 g/m^2 pro Minute betragen sollte; d.h. während der 30 min müssen mindestens 3 mg Schweiß/cm^2 Haut gesammelt werden. Nur wenn die Ausbeute (Volumen oder Masse) an gesammeltem Schweiß quantifiziert wird, lässt sich überprüfen, ob hinreichend viel Endschweiß sezerniert wurde und somit falsch-negative Ergebnisse ausgeschlossen werden können.

■ **3. Das Labor hat zu wenig Erfahrung in der Durchführung des Schweißtests.** Studien zur Qualitätskontrolle ergaben einen Anteil von bis zu 15% an falsch positiven und 12% an falsch negativen Diagnosen [15]. In den USA wird der Gibson-Cooke-Schweißtest nur an akkreditierten CF-Zentren durchgeführt. Häufige technische Fehler sind auf Kontaminationen, Evaporation oder mangelhafte Kalibrierung und Wartung der Geräte zurückzuführen.

In den ersten 24 Lebensstunden können die Schweißelektrolyte vorübergehend ansteigen, so dass ein diagnostischer Schweißtest erst ab einem Lebensalter von 48 h durchgeführt werden sollte [8, 15]. Ansonsten lassen sich bei entsprechender Erfahrung des CF-Zentrums Schweißteste bei Säuglingen unter sechs Wochen mit derselben Erfolgsrate durchführen wie bei älteren Säuglingen und Kleinkindern, so dass die im Neugeborenenscreening identifizierten Kinder mit einem CF-pathognomonischen Testergebnis ohne zeitlichen Verzug im Schweißtest auf das Vorliegen einer CF untersucht werden können [8]. Die Elektrolytkonzentrationen im Schweiß nehmen mit steigendem Alter zu. Bei gesunden Erwachsenen lassen sich Chloridkonzentrationen im Schweiß von 70 mval/l messen [15].

Neben der cystischen Fibrose gibt es zahlreiche weitere Erkrankungen, die mit erhöhten Elektrolytkonzentrationen im Endschweiß einhergehen [20] Siehe auch Abschn. 5.6. In den meisten Fällen ist die Differentialdiagnose anhand der klinischen Symptome einfach zu stellen. Zu bedenken ist allerdings, dass der Allgemeinzustand den Ausgang des Schweißtests beeinflusst. Unterernährung, Dehydratation, Ekzem oder Exanthem können die Konzentrationen der Schweißelektrolyte erhöhen, Ödeme oder die Gabe von Mineralokortikoiden können sie erniedrigen [15].

Bei über 98% aller CF Patienten ist der Schweißtest positiv mit Werten von über 60 mval Cl^-/l. Einige CFTR-Mutationen bei pankreassuffizienten Patienten gehen allerdings typischerweise mit Chloridkonzentrationen im Normal- oder Grenzbereich einher. Zu nennen sind die Aminosäureaustausche R117H, A455E, G551S und die Spleißmutationen 2789+5 G-A, 3849+10 kbC-T und die T_5-Spleißvariante an der Spleißakzeptorstelle im Intron 8 des CFTR-Gens (s. Kap. 1) [5, 6, 27]. Alle diese CFTR-Mutationen werden in erster Linie bei Patienten mit mildem oder atypischem Verlauf der CF beobachtet. Darüber hinaus sind Mutationen im CFTR-Gen beschrieben worden, die mit pathologischen Schweißtestwerten assoziiert sind, ohne dass CF-typische Symptome an Pankreas oder Respirationstrakt beobachtet wurden [18]. Die Stopmutation S1455X kodiert für ein um 26 Aminosäuren verkürztes CFTR-Protein, das nur an der Schweißdrüse zur Dysfunktion des Organs führt [18].

5.5.3 Messung der Nasalpotenzialdifferenz

Die Bestimmung der nasalen transepithelialen Potenzialdifferenz (NPD) am respiratorischen Epithel der Nase unterhalb der Concha inferior [14, 19] besitzt eine Sensitivität von 90% und eine Spezifität von über 95%, um eine cystische Fibrose zu diagnostizieren [11]. Die CF-typischen Veränderungen des Natrium- und Chloridionentransports spiegeln sich in drei diagnostischen PD-Kriterien wider (s. auch Tabelle 5.4):

- Die luminale basale PD ist stärker negativ aufgrund des vermehrten Natriumionentransports an einer für Chloridionen impermeablen Barriere.
- Der Natriumkanalblocker Amilorid inhibiert ein größeres Natriumdiffusionspotenzial.
- Perfusion mit chloridfreier Lösung führt zu keiner oder nur geringer Änderung der PD, während sich bei Non-CF-Probanden ein Chloriddiffusionspotenzial aufbaut.

Die Potenzialdifferenz ΔPD, die in Anwesenheit von Amilorid und in Anwesenheit von Amilorid und Gluconat gemessen wird, ist das sensitivste Kriterium,

Tabelle 5.4. Referenzwerte für die transepitheliale Potenzialdifferenz am respiratorischen Epithel der Nase

–	Nasalpotenzialdifferenz NPD (mV)	ΔPD (mV)[1]	
–	Basaler PD	0,1 mmol Amilorid	Chloridfreie Lösung
–	Pufferlösung A	Pufferlösung A	Pufferlösung B
Non-CF	−16 ± 4	−7 ± 3	−23 ± 8
CF-	−48 ± 9	−19 ± 10	−1 ± 5

Pufferlösung A 120 mmol NaCl; 25 mmol NaGluconat; 0,4 mmol NaH_2PO_4; 2,4 mmol Na_2HPO_4, pH 7,5, *Pufferlösung B* 145 mmol NaGluconat; 0,4 mmol NaH_2PO_4; 2,4 mmol Na_2HPO_4; 0,1 mmol Amilorid, pH 7,5; *1 ΔPD* Differenz des Potenzials zwischen Pufferlösung A in Anwesenheit von Amilorid und Pufferlösung B.

um zwischen CF- und Non-CF-Probanden zu unterscheiden (Tabelle 5.4). Wenn man abschließend noch mit 0,1 mmol Isoprotenerol in Puffer B perfundiert, gilt eine Antwort von mehr als 1 mV als Hinweis für eine Restfunktion des CFTR Proteins. Stimulation mit dem Sympathikomimetikum Isoprotenerol induziert die Sekretion von Chloridionen.

■ **Praktische Durchführung [14, 17, 19].** Als Referenzelektrode wird eine mit physiologischer Kochsalzlösung gefüllte Nadel subkutan am Unterarm plaziert. Unter Kontrolle mit einem Otoskop wird die Concha inferior über einen Polyethylenschlauch (PE-50) mit den verschiedenen Lösungen superfundiert. Es hat sich bewährt, die Lösungen in Perfusoren zu plazieren und über Mehrwegehähne mit dem PE-50-Schlauch zu verbinden. PE-50-Schlauch und Referenzelektrode sind über Ag/AgCl-Elektroden und Agarbrücken mit einem hochohmigen Voltmeter verbunden.

NPD-Messungen an beiden Nasenlöchern dauern mindestens 20 Minuten. Das Protokoll lässt sich an Neugeborenen [10], Säuglingen [10] und kooperationswilligen Kindern und Erwachsenen problemlos durchführen. Bei mangelnder Bereitschaft, den Kopf nicht zu bewegen, sind allerdings keine verlässlichen Messungen möglich, so dass bei Kindern eine leichte Sedierung angezeigt sein kann [27].

Während einer akuten Rhinitis oder nach einer Polypektomie liegen die basalen PD-Werte im Graubereich zwischen typischen Non-CF- und CF-Werten [11]. Die CF-Diagnostik mit der NPD sollte daher im infektfreien Intervall durchgeführt werden. Pathologische basale NPD-Werte werden auch bei angeborenen Störungen des Natriumkanals wie Liddle-Syndrom oder Pseudohypoaldosteronismus gemessen [1]. Zur Differentialdiagnose ist (neben den klinischen Symptomen) das Chloriddiffusionspotenzial heranzuziehen.

Die NPD-Diagnostik wird zur Zeit nur von wenigen CF-Zentren angeboten. Das respiratorische Epithel der Nase mit der NPD als nichtinvasiver Messparameter ist allerdings das Zielorgan der meisten Pilotstudien zur somatischen Gentherapie der CF [14, 19], so dass die NPD zunehmend weitere Verbreitung findet. PD-Messungen an den unteren Atemwegen [7] sind zur Zeit noch klinischen Studien vorbehalten.

5.5.4 Ussing-Kammer-Messungen an der Rektumschleimhautbiopsie

Die Messung der Ionenströme am Kolonepithel ist die jüngste Methode zur Diagnose der CF (ICM = „intestinal current measurements"; Protokoll s. Kasten) [31]. Eine frisch gewonnene Schleimhautbiopsie aus dem Rektum des Probanden wird in eine Ussingkammer eingespannt. Zielgröße sind die Ionenströme nach Stimulation der Chloridsekretion mit Carbachol, cAMP und Histamin. Beim Non-CF Probanden ist CFTR haupsächlich für die apikalen Chloridströme verantwortlich [16] (Abb. 5.5a). Beim typischen CF-Patienten wird nach Gabe von Carbachol

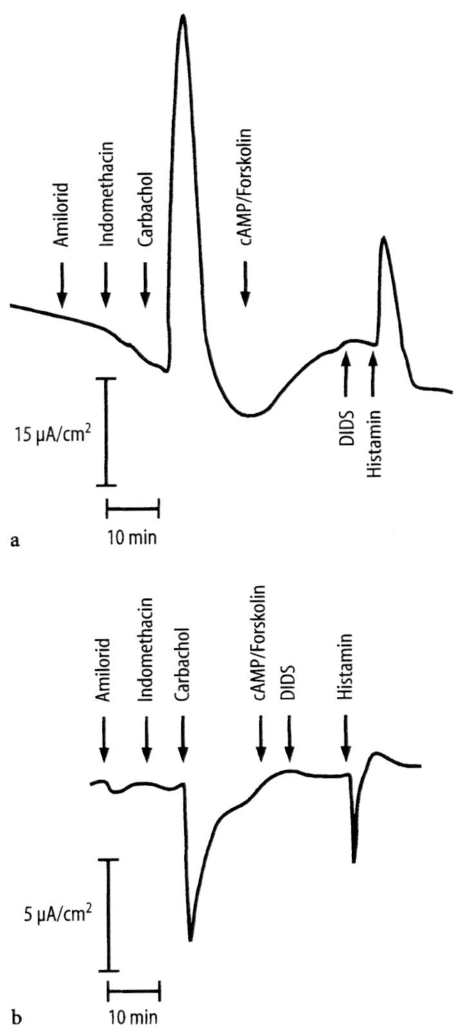

Abb. 5.5. Messung des Kurzschluss-Stroms in der Mini-Ussingkammer an Rektumschleimhautbiopsien **a** einer gesunden Non-CF-Kontrolle und **b** eines typischen CF-Patienten mit fehlender Chloridsekretion. Die Gabe von Amilorid und Indomethacin erniedrigen den Kurzschluss-Strom. Carbachol induziert am Non-CF-Gewebe transient einen Auswärtsstrom (an Chloridionen), während bei der cystischen Fibrose ein Strom (an Kaliumionen) mit entgegengesetzter Amplitude gemessen wird. Forskolin/cAMP stimulieren beim Non-CF-Probanden den Kurzschluss-Strom, während bei der CF ohne Chloridrestfunktion keine Antwort auf cAMP erfolgt. Die erneute Stimulation der Chloridsekretion mit Histamin wird am Non-CF-Gewebe nicht signifikant von DIDS gehemmt

oder Histamin ein kleineres Signal in entgegengesetzter Richtung beobachtet, das auf einen Strom von Kaliumionen zurückgeführt wird (Abb. 5.5b). Diese Kaliumströme werden bei Non-CF-Kontrollen durch die größeren CFTR-vermittelten Chloridströme maskiert. Anhand des reversen Signals wird eine CF zweifelsfrei diagnostiziert [30, 31].

■ ICM-Protokoll [17, 30, 31]

1. Entnahme einer wenige Millimeter großen Saugbiopsie aus der Rektumschleimhaut, sofort auf Eis in PBS-Salzlösung deponieren.
2. Innerhalb von 5 min wird die Biopsie zwischen die Trennscheiben einer Mikro-Ussingkammer eingespannt. Das Gewebe wird während des gesamten Versuchs in Meyler-Pufferlösung (126,2 mmol Na^+; 114,3 mmol Cl^-; 20,2 mmol HCO_3^-; 0,3 mmol HPO_4^{2-}; 0,4 mmol $H_2PO_4^-$; 10 mmol Hepes, pH 7,4) bei 37 °C mit Carbogen (95% Sauerstoff - 5% Kohlendioxid) begast.
   Die Potenzialdifferenz längs des Gewebes wird über KCl-Agarbrücken gemessen, die die Badlösungen auf der mukosalen (M) und serosalen (S) Seite des Gewebes jeweils mit Kalomelreferenzelektroden verbinden. Die Referenzelektroden sind an den Signalverstärker angeschlossen. Strom fließt über zwei Platinelektroden, die in die M- und S-Badlösungen eintauchen.
   In Anwesenheit von 10 mmol Glucose wird 10–20 min gewartet, bis sich die Basislinie stabilisiert hat. Anschließend werden in nachstehender Reihenfolge Sekretagoga zugegeben:
3. 0,1 mmol Amilorid zum Bad auf der Mukosaseite (M), um apikale Natriumkanäle zu blockieren;
4. 5 min später 10 μmol Indomethacin (S+M) zur Inhibition der Synthese von Prostaglandinen wie PGE_2 (stimuliert über CFTR die Chloridsekretion);
5. nach 5 min 0,1 mmol Carbachol (S). Carbachol induziert transient die Sekretion von Chlorid- und in geringerem Ausmaß von Kaliumionen längs der Apikalmembran. Intrazelluläre Signalabschaltbotenstoffe schwächen die Suszeptibilität des Colonepithels auf Carbachol bei erneuter Gabe ab, so dass die zweite Stimulation der Chloridsekretion mit Histamin erfolgt (s. [8]).
6. 10–30 min später: Erhöhung der intrazellulären cAMP-Konzentration mit 10 μmol Forskolin/1 mmol 8-Bromo-cAMP (S+M); aktiviert cAMP-abhängige Chloridleitfähigkeiten wie z. B. CFTR-Kanäle.
7. Nach 5–30 min: Inkubation mit 0,2 mmol 4,4′-Diisothiocyanatostilben-2,2′-Sulfonsäure (DIDS), das neben zwei Anionenaustauschern den Ca^{2+}-aktivierbaren Chloridkanal hCLCA1 und den rektifizierbaren Chloridkanal ORCC, aber nicht CFTR hemmt.
8. 5 min später: transiente Stimulation der DIDS-insensitiven Chloridsekretion mit 0,5 mmol Histamin.

Der Inhibitor DIDS hemmt alternative Chloridkanäle, aber nicht CFTR, so dass anhand der sekretorischen Antwort in Ab- und Anwesenheit von DIDS zwischen DIDS-sensitiven und DIDS-insensitiven Chloridleitfähigkeiten unterschieden werden kann [17]. Nach eigenen Untersuchungen mit dem oben beschriebenen ICM-Protokoll exprimieren ca. ein Drittel aller CF-Patienten im Kolon eine Restfunktion der Chloridsekretion. In den meisten Fällen handelt es sich dabei um DIDS-sensitive Chloridkanäle, die in ihrem pharmakologischen Profil dem rektifizierbaren ORCC oder dem Ca^{2+}-aktivierbaren Chloridkanal hCLCA1 entsprechen (s. Abb. 5.6b und Abb. 5.7a). DIDS-insensitive und cAMP-aktivierbare Chloridleitfähigkeiten (s. Abb. 5.6a und Abb. 5.7b) werden als Restfunktion des CFTR-Proteins interpretiert. CFTR-Restfunktion wird typischerweise bei Patienten mit milden PS-Mutationen beobachtet (Abb. 5.6a). Aber selbst bei einer Minderheit der ΔF508-Homozygoten lässt sich eine CFTR-Restfunktion mit der ICM nachweisen (Abb. 5.7b). Der cAMP-aktivierbare bzw. DIDS-insensitive Kurzschlußstrom beträgt bei CF-Patienten maximal 15% des Werts von Non-CF Probanden.

Die in Abb. 5.7 dargestellten Messkurven wurden bei einem ΔF508-homozygoten Geschwisterpaar aufgenommen. Die diskordante Expression von DIDS-sensitiven bzw. DIDS-insensitiven Chloridleitfähigkeiten ist ein Hinweis für die große Bedeutung von genetischen Modulatoren außerhalb des CFTR-Gens auf die Manifestation des Basisdefekts.

Die Abbildungen belegen, dass mit der ICM nicht nur die cystische Fibrose diagnostiziert werden kann, sondern dass darüber hinaus auch residuelle Chloridleitfähigkeiten einschließlich einer CFTR-Restfunktion nachgewiesen werden können.

5.5.5 Wertigkeit der CFTR-Mutationsanalyse und der physiologischen Methoden zur Diagnose typischer und aberranter Formen der CF

Der Gibson-Cooke-Schweißtest [9] ist die am besten validierte und standardisierte Methode zu Diagnose und Ausschluss einer CF [15, 20, 27]. Bei Vorliegen

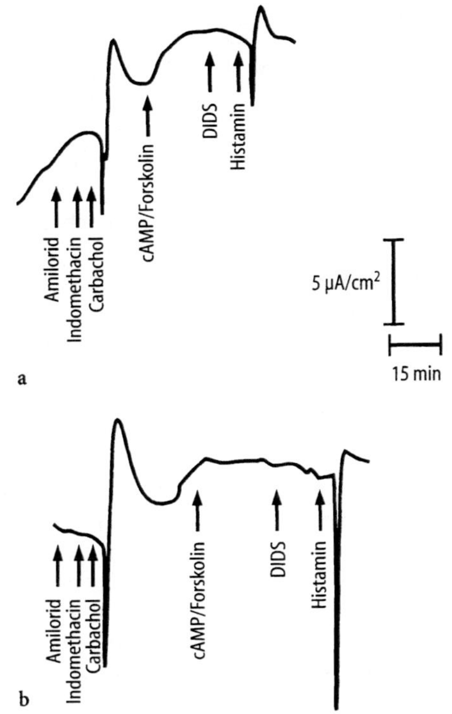

Abb. 5.6 a, b. Residuelle Chloridsekretion bei CF-Patienten mit seltenen homozygoten CFTR-Mutationsgenotypen. Eine Restfunktion der Chloridsekretion ist durch eine zweigipflige Antwort auf Carbachol bzw. Histamin gekennzeichnet. Auf die schnelle reverse Antwort folgt ein zweites Signal in Richtung eines Nettoauswärtsstroms von negativen Ladungen. **a** ICM Messkurve eines pankreassuffizienten CF Patienten, der homozygot für den Aminosäureaustausch E92K ist. Sowohl cAMP, Carbachol und Histamin stimulieren die Sekretion von Chlorid, die durch DIDS nicht gehemmt wird. Diese Konstellation spricht für eine Restfunktion des CFTR Proteins. **b** ICM-Messkurve eines pankreasinsuffizienten CF-Patienten, der homozygot für die Stopmutation R1162X ist. Die durch Carbachol stimulierte Chloridsekretion lässt sich nach Gabe von DIDS mit Histamin nicht mehr auslösen. Das Gewebe reagiert nicht auf cAMP. Dieses pharmakologische Profil belegt die Anwesenheit eines alternativen Chloridkanals (wahrscheinlich hCLCA1)

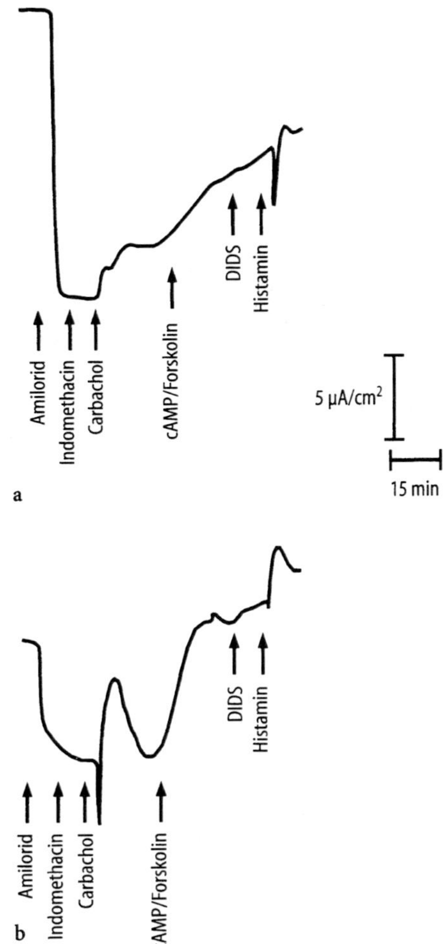

Abb. 5.7 a, b. Diskordante Expression residueller Chloridleitfähigkeiten in Schleimhautbiopsien eines ΔF508-homozygoten CF-Geschwisterpaars. **a** Bei dem einen Geschwister ist eine cAMP-stimulierbare DIDS-sensitive Chloridleitfähigkeit (wahrscheinlich ORCC), **b** beim anderen Geschwister eine cAMP-stimulierbare DIDS-insensitive Chloridleitfähigkeit (Restfunktion an CFTR) in der ICM zu beobachten

CF-typischer klinischer Symptome wird mit einer Chloridkonzentration im Schweißtest von mehr als 60 mval/l die Diagnose CF gestellt. Im Bereich von 30–80 mval/l Cl^- ist eine weiterführende Diagnostik angezeigt, wenn die klinische Symptomatik nicht eindeutig interpretiert werden kann.

Der nächste Schritt ist die Mutationsanalyse im CFTR-Gen. Angesichts der Vielfalt an krankheitsauslösenden Störungen im CFTR-Gen lässt sich im deutschen Sprachraum nur auf 85% aller CF-Chromosomen die CFTR-Mutation schnell und kostengünstig identifizieren (s. Kap. 1). Eine höhere Aufklärungsrate ist nach heutigem Kenntnisstand für das humangenetische Routinelabor mit einem unvertretbar hohen finanziellen und zeitlichen Aufwand verbunden. Somit kann prinzipiell nur bei $^2/_3$ aller cystischen Fibrosen im Rahmen von Routineuntersuchungen die Diagnose anhand von zwei CFTR-Mutationen gestellt werden.

Zudem finden sich bei atypischen oder aberranten Formen der CF gehäuft seltene Sequenzvariationen im CFTR-Gen mit unklarem Krankheitswert [4–6, 21, 30]. Insbesondere Aminosäureaustausche und Spleißmutationen an nicht konservierten Positionen lassen bei kleiner Fallzahl keine eindeutigen Aussagen zu, ob es sich um eine benigne Sequenzvariation oder um eine krankheitsauslösende Mutation handelt. Sowohl die NPD als auch die ICM sind dagegen aussagekräftige und schnelle diagnostische Verfahren, um bei grenzwertigem Schweißtest und/oder atypischer klinischer Manifestation eine CF von z.B. einer kongenitalen beidseitigen Abwesenheit des Vas deferens (CBAVD), Pankreatitis oder Bronchiektasie anderer Genese abzugrenzen [4–6, 17, 21, 30]. Der Übergangsbereich zwischen Non-CF, CBAVD und CF ist fließend und wird bei milden CFTR Mutationsgenotypen vom genetischen Hintergrund moduliert [6]. Manchmal erlaubt erst die Synopse von Genetik und Elektrophysiologie das individuelle Krankheitsbild einzuordnen. Dank der kombinierten Untersuchung mit Schweißtest, NPD und ICM sind Fälle bekannt geworden, dass eine CF-ähnliche Symptomatik auch bei heterozygoten Genträgern [3] oder bei Abwesenheit einer CFTR-Mutation [17] auftreten kann. Heterogenität ist nicht die Ausnahme, sondern die Regel bei vererbten Erkrankungen. Wahrscheinlich ist auch die CF genetisch heterogen, allerdings dürften maximal 1% aller Fälle von genetischen Läsionen außerhalb des CFTR Gens verursacht werden [17].

5.5.6 Zusammenfassung

Das wichtigste Organ zur Diagnose der CF ist die Schweißdrüse. Der Schweißtest gilt nach wie vor als Gold-Standard zur Bestätigung oder zum Ausschluss der Verdachtsdiagnose CF! Die Messung der transepithelialen Potenzialdifferenz (NPD) am respiratorischen Epithel der Nase bzw. die Messung der Ionenströme mithilfe der Ussingkammer am Rektumschleimhautbiopsat (ICM) sind neuere elektrophysiologische Methoden mit hoher Sensitivität und Spezifität, die in der Diagnostik der CF allerdings bisher nur in wenigen CF-Zentren zur Anwendung kommen. Mit der ICM kann eine CF nicht nur diagnostiziert, sondern darüber hinaus auch eine Restfunktion von CFTR nachgewiesen werden. Die Wertigkeit und die Reihenfolge der elektrophysiologischen Methoden und einer CFTR-Mutationsanalyse werden in einer Synopsis dargestellt.

5.6 Differentialdiagnose pathologischer Schweißtestresultate

M. Griese, D. Reinhardt

Schon seit vielen Jahrhunderten ist der salzige Geschmack von Säuglingen als ein unheilvolles Zeichen für die Gesundheit der Kinder und eine verkürzte Lebenserwartung bekannt („Wehe dem Kind, das beim Kuss auf die Stirn salzig schmeckt, es ist verhext und muß bald sterben") [9]. Bei Säuglingen und Kleinkindern kann dieser salzige Geschmack beim Küssen der Haut bemerkt werden, darüber hinaus können sogar weiße Salzkristalle auf der Haut der Kinder beobachtet werden (s. Abb. 5.1). Ein weiteres Zeichen ist das schnelle Auftreten von Waschfrauenhänden, welches vor allem in früherer Zeit häufig erwähnt wird [11]. Vermehrter Salzgehalt im Schweiß führt insbesondere bei heißem Wetter nicht nur bei Kleinkindern sondern auch bei Erwachsenen rasch zu einer Dehydratation mit Adynamie und Erschöpfung. Wird in diesen Situationen sowie insbesondere bei Reisen in wärmere Klimate nicht an eine ausreichende Salzsubstitution gedacht, kommt es zum Auftreten einer hyponatriämischen, hypochlorämischen Dehydratation (vgl. auch Abschn. 13.1.6).

Die Kombination einer metabolischen Alkalose mit einer Hypokaliämie wird bei Patienten mit milder Verlaufsform der CF (z.B. heterozygoter Genotyp, ΔF508 und R117H) beschrieben [3]. Die bei warmem Wetter auftretende Hypokaliämie ist durch Schweiß- und auch renale Kaliumverluste bedingt. Die gleichzeitig ausgeprägten Verluste an NaCl unterhalten eine entstehende metabolische Alkalose durch Substitution von Chlorid durch Bikarbonat im Plasma.

5.6.1 Differentialdiagnose erhöhter Salzkonzentrationen im Schweiß

Es ist zu beachten, dass eine ganze Reihe anderer Erkrankungen als die cystische Fibrose mit erhöhten Schweiß-Elektrolytkonzentrationen einhergehen kann. Tabelle 5.5 gibt darüber im Detail Auskunft.

Zu unterscheiden ist zwischen Erkrankungen,

1. bei denen sich der Schweißtest mit Beseitigung des zugrundeliegenden Zustandes normalisiert und
2. solchen Erkrankungen, bei denen der Schweißtest auch nach Behandlung pathologisch bleibt.

Quantitativ die größte Rolle für falsch positive Schweißteste dürfte hier die Mangelernährung spielen, wobei deren Pathogenese sehr wahrscheinlich keine Rolle spielt. So finden sich sowohl bei psychosozialen Gedeihstörungen, Anorexia nervosa, Zöliakie oder rein nutritiver Mangel-(Fehl-)Ernährung reversibel erhöhte Schweiß-Elektrolytkonzentrationen.

Der *Pseudohypoaldosteronismus Typ I* (Mineralokortikoid-Resistenz) ist eine sehr seltene Erberkrankung, der durch hohe Spiegel an Plasmaaldosteron und Renin gekennnzeichnet ist und nicht auf eine konventionelle Behandlung mit Kortikosteroiden anspricht. Es wird eine renale von einer systemischen Form unterschieden. Letztere betrifft sowohl die Nieren als auch die Schweißdrüsen, die Speicheldrüsen,

Tabelle 5.5. Differentialdiagnose von erhöhten Schweißelektrolytkonzentrationen. (Mod. nach [19])

Erkrankung	Klinische Besonderheiten	Laboruntersuchungen	Referenz
Schweißtest normalisiert sich mit Beseitigung des zugrunde liegenden Zustandes			–
Anorexia nervosa	Meist Mädchen, sekundäre Amenorrhö, Obstipation; familiäre psychologische Auffälligkeiten	Cortisol im Plasma erhöht	[16]
Atopische Dermatitis	Typische ekzematöse Hautveränderungen, Juckreiz, atopische Familienanamnese	IgE ⇑	[7]
Hypoparathyroidismus, familiärer Erkrankung	Myalgien, Tetanie, trockene Haut, fleckige Alopezie, gelegentlich erhöhter Hirndruck, Krampfanfälle, später Zahndurchbruch, rezidivierende Candidainfektionen	Ca ⇓	[10]
Hypothyreose	Makroglossie, trockene Haut, Ikterus prolongatus, Verstopfung, grobe Gesichtszüge	T3, T4 ⇓, TSH ⇑	[4]
Mangelernährung, psychosoziale Gedeihstörung	Dünne Extremitäten kontrastieren zum aufgetriebenen Abdomen	–	[17, 20–22]
Mauriac-Syndrom	Folge einer schlechten Stoffwechseleinstellung, sollte heute nicht mehr auftreten (Hepatomegalie, Diabetes mellitus, Kleinwuchs, Fettsucht)	Elektrolytveränderungen transient und sekundär im Rahmen der Malnutrition (s. o.)	[20]
Nephrogener Diabetes insipidus	Meist Knaben, trotz hypertoner Dehydration Ausscheidung von Urin mit niedrigem spezifischem Gewicht, Polyurie, Anorexie, Gedeihstörung, Fieber mit Dehydrationszuständen	Elektrolyte im Serum, Osmolarität, spezifisches Gewicht im Urin	[8]
Nephrotisches Syndrom	Ödeme, Proteinurie, Hypalbuminämie, Hypercholesterinämie	Protein i. U. ⇑, Albumin i. S. ⇓, Cholesterin i. S. ⇑	[4]
Prostaglandin E_1-Langzeitinfusion	–	–	[25]
Pseudohypoaldosteronismus	Säuglinge, Kleinkinder, Salzverlustkrisen mit Dehydration, rezidivierende Pseudomonasinfektionen der Lunge, seborrhoische Dermatitis, Follikulitis, Miliaria rubra	Na ⇓, K ⇑ i. S., Aldosteron ⇑, Na/K ⇑ i. U., Renin ⇑	[1, 5, 18], [2, 12]
Starke körperliche Aktivität, insbesondere bei Hitze	–	–	–
Schweißtest unabhängig von Behandlung der Erkrankung			
Familiäre Autonome Dysfunktion (Riley-Day-Syndrom)	Autosomal rezessiv, vor allem Personen jüdischer Abstammung, Temperaturdysregulation, verminderte oder fehlende Tränensekretion, relative Schmerzunempfindlichkeit, orthostatische Dysregulation, Koordinationsstörungen	–	[4]
Ektodermale Dysplasie (Hidrotische)	Hypoplasie der Haare, schmerzhaft verdickte Nägel, dünne Haut, abnormal geformte Zähne, Juckreiz	–	[4]
Familiäre Cholestase (Byler)	Fettstühle in den ersten Lebensmonaten, später Ikterus, Hepatosplenomegalie, Zirrhose	–	[6, 15]
Fucosidose	Zunehmende Verlangsamung der Entwicklung und Muskelhypotonie beginnen bald nach der Geburt, mäßige Hepatosplenomegalie, Demenz, Spastik, Kardiomyopathie, Hypohidrosis	Vakuolisierte Lymphozyten, fehlende lysosomale alpha-L-Fucosidase	[23]
Glucose-6-phosphat-Dehydrogenase-Mangel	Hämolyse, erhöhtes Bilirubin	Hb, Retis, Bili, Hepatoglobin, LDH	[4]
Glycogenose Typ 1	Hepatomegalie	Laktazidose	[4]
Hypogammaglobulinämie	Rezidivierende Infektionen, Diarrhö, Arthritis	IgG, IgA, IgM	[4]
KID-Sydrom (Keratitis, Ichthyosis, Deafness)	Ichtyosis (atypisch, erythodermal) seit Geburt, Taubheit (schwer, sensoneuronal) mit Geburt, bzw. innerhalb der ersten 2 Lebensjahre, Keratitis mit Photophobie und eingeschränktem Visus (Beginn in der späten Kindheit)	Hautbiopsie mit typischer Histologie, Hörtest, Spaltlampenuntersuchung und Sehtest	[14]

Tabelle 5.5 (Fortsetzung)

Erkrankung	Klinische Besonderheiten	Laboruntersuchungen	Referenz
Klinefelter-Syndrom	Hochwuchs, Hypogonadismus, Gynäkomastie in der Adoleszenz (Diagnose vor Pubertät kaum möglich)	xxy-Karyotyp	[4]
Mukopolysaccharidose Typ 1	Grobe Gesichtszüge (bis Gargoylismus), Dysostosis multiplex, Hepatosplenomegalie, Hornhauttrübung, Kleinwuchs	Röntgen, Mukopolysaccharidose-Ausscheidung im Urin	[4]
Zöliakie	Steatorrhoe, aufgetriebener Bauch, Untergewicht, Blähungen, Tabakbeutelgesäß, Blässe	Gliadin-, Endomysium-Antikörper	[10], [24]

die Drüsen des Dickdarms und des Respirationstraktes. Das Gen für diese Form des systemischen Pseudohypoaldosteronismus Typ I wurde kürzlich kloniert. Es kodiert für einen amiloridempfindlichen epithelialen Natriumkanal (ENaC) und rückt damit in das pathogenetische Verständnis der Kanalanomalie, wie sie auch bei der cystischen Fibrose vorhanden ist. Klinisch findet sich bei diesen Patienten eine normale Schwangerschaft, Geburt und eine normale unmittelbare postnatale Periode. Während der ersten Lebenwoche entwickeln sich dann eine Hyponatriämie, Hyperkaliämie, Azidose und eine Dehydratation. Symptome vonseiten des Respirationstraktes beginnen etwa 2–4 Wochen nach der Geburt und äußern sich vor allem als Episoden wiederholten Giemens und Dyspnoe, meist im Zusammenhang mit Fieber und Infekten der oberen Luftwege. Derartige Episoden treten etwa alle 2–4 Monate auf, und zeichnen sich aus als sehr schlechtes Ansprechen auf β-Agonisten, orale oder inhalative Glukokortikoide und ein nur langsames Reagieren auf eine antibiotische Behandlung. Im symptomfreien Intervall findet sich bei den Patienten kontinuierlich eine klare nasale Flüssigkeitssekretion. Radiologisch sind die Lungen meist normal oder überbläht mit peribronchialer Zeichnungsvermehrung, Bronchiektasen finden sich nicht [13]. Diese erst an einer beschränkten Anzahl von 8 Kindern im Alter zwischen 1 und 18 Jahren erhobenen Daten zeigen, dass die systemische Form des Pseudohypoaldosteronismus Typ I unbedingt von der cystischen Fibrose abgegrenzt werden muss. Dies kann nicht mit Hilfe des Schweißtests geschehen, da beide Patientengruppen hohe Natrium- und hohe Chloridwerte im Schweiß aufweisen. Genetische Untersuchungen, die jedoch für den Pseudohypoaldosteronismus noch nicht routinemäßig verfügbar sind, können ebenso wie die klinische Symptomatik helfen. Im Gegensatz zur cystischen Fibrose fehlt eitriges Sputum und Bronchiektasenbildungen kommen praktisch nicht vor. Diese Patienten weisen oft auch eine CF-typische Besiedelung mit Pseudomonas aeruginosa auf [18].

5.6.2 Zusammenfassung

Bei der Abgrenzung der anderen in Tabelle 5.5 genannten Erkrankungen von CF ist die Bestimmung des Natrium- und des Chloridgehalts im Schweiß wichtig um das Verhältnis beider Elektrolyte zu bestimmen. Während bei CF die Chlorid-Konzentration normalerweise höher ist als die Natrium-Konzentration, weisen viele der genannten Erkrankungen Natrium-Konzentrationen im Schweiß auf, die höher als die korrespondierenden Chloridwerte sind.

Auch bei Patienten, die mehrfach einen pathologischen Schweißtest aufweisen, muss abgeklärt werden, ob eine andere Erkrankung als die cystische Fibrose vorliegen könnte. Ein positiver Schweißtest macht zwar die Diagnose CF wahrscheinlich, doch müssen auch entsprechende klinische und molekulargenetische Diagnosekriterien erfüllt sein (vgl. Abschn. 5.4).

5.7 Molekularbiologische Methoden für den Mutationsnachweis

S. GALLATI

Ausgangsmaterial für eine Mutationsanalytik ist meistens DNS, in speziellen Fällen auch RNS, die aus verschiedensten Geweben gewonnen werden können. Prinzipiell gibt es zwei Möglichkeiten einer molekularen Diagnose:

1. **Indirekter Nachweis oder Linkage-Analyse, welche die Segregation eines DNS-Markers (variable oder polymorphe DNS-Sequenz), der mit dem defekten bzw. mit dem gesunden Allel gekoppelt ist, verfolgt. Da diese Methode auf dem Prinzip der Kopplungsanalyse beruht und auch bei enger**

Kopplung zwischen Marker und Mutation eine Rekombination stattfinden kann, handelt es sich hier immer um eine Wahrscheinlichkeitsdiagnose.

2. **Direkter Nachweis der Krankheit verursachenden Mutation. Bei Identifikation einer Mutation ist die Aussage 100% sicher.**

Bei der CF wird heute fast ausschließlich die direkte Nachweismethode angewandt. Nur in wenigen speziellen Fällen werden hoch polymorphe Marker, sogenannte Mikrosatelliten, für eine Linkage-Analytik eingesetzt [10, 11]. Es gibt verschiedenste Methoden um Mutationen nachzuweisen und jede Methode hat ihre Vorteile und ihre Grenzen. Die Wahl der Methode wird unter dem Gesichtspunkt der Machbarkeit, der Sensitivität, der Zuverlässigkeit, der Laborausstattung und der Kosten getroffen. Es gilt zu unterscheiden zwischen Methoden, die bestimmte Mutationen detektieren und Screening-Methoden, die möglichst viele verschiedene und auch neue Mutationen erfassen.

Die am häufigsten eingesetzten Methoden zur Detektion von bestimmten Mutationen sind die Restriktions-Enzym-Analyse (REA) und die Heteroduplex-Analyse (HA), welche genau genommen auch eine Screening-Methode ist. Die HA wird vorallem für den Nachweis von ΔF508 und ΔI507 in Exon 10 [15] sowie einige häufige Mikroinsertionen/-deletionen verwendet. Die REA und die HA sind beide einfach und rasch, aber nicht spezifisch. Dot-blot- und Reverse-dot-blot-Verfahren [2, 16, 17] sowie das „amplification refractory mutation system" (ARMS) [5] werden in mehr als 40% der Laboratorien in Europa für die Multiplex-Detektion bekannter Mutationen verwendet [3]. Kommerziell erhältlich sind die Kits INNO LiPA, ein Reverse-dot-blot-System von Innogenetics, das 8, 12 oder 18 Mutationen detektiert, Elucigene, ein ARMS-System von Astra Zeneca Diagnostics, das 4, 12 oder 20 Mutationen nachweist und CF-OLA, der „oligonucleotide ligation assay" von Perkin Elmer Biosystems, der 31 Mutationen erfasst. Kommerzielle Kits haben eine gewisse Attraktivität, weil sie Laborzeit und Kosten einsparen. Sie sind jedoch in ihrer Anwendung beschränkt, da weder die Primer-Sequenzen noch die Reagenzien-Zusammensetzung bekannt sind, was die Interpretation von unerwarteten Ergebnissen verunmöglicht.

Zu den bekanntesten Screening-Methoden gehören die schon erwähnte HA [6], die „denaturing gradient gel electrophoresis" (DGGE) [4, 9], die Single-strand-conformation-polymorphism- (SSCP) Analyse [8, 12, 13] und die direkte Sequenzanalyse [3]. Alle erwähnten Screening-Methoden zeigen eine sehr hohe Sensitivität (95–98%), doch eine 100%ige Detektionsrate ist mit keiner Methode möglich, schon allein deswegen nicht, weil sich das Screening auf die kodierenden Sequenzen des Gens beschränkt. Bei der HA, der DGGE und der SSCP-Analyse muss in den vom normalen Bandenmuster abweichenden PCR-Produkten mittels Sequenzierung die Mutation (oder der Polymorphismus) charakterisiert werden.

Als ergänzende Methoden können in Fällen, wo auf DNS-Ebene nur eine oder keine Mutation gefunden wurde, die Transkript-Analyse und/oder der „protein truncation test" (PTT) eingesetzt werden. Bei der Transkript-Analyse wird mittels RT-PCR („reverse transcriptase PCR") mRNS in cDNS, die nur die kodierenden Sequenzen enthält, zurückübersetzt, womit vor allem Spleiß-Defekte, die einen Exon-Verlust, den Einschub eines zusätzlichen Exons oder das Verbleiben eines Introns bewirken, nachgewiesen werden können [1, 7]. Die PTT-Methode ermöglicht eine In-vitro-Transkription und Translation, womit alle Mutationen, die ein verkürztes Protein produzieren, d. h. alle Nonsense-, Frameshift- und Splice-site- aber keine Missense-Mutationen, erfasst werden [14]. Die beiden erwähnten Methoden sind jedoch sehr aufwendig und finden ihre Anwendung nur für spezifische Fragestellungen.

Zusammenfassung

Eine große Anzahl verschiedenster Techniken stehen für die molekulare Analyse des CF-Gens zur Verfügung, und alle haben ihre Vor- und Nachteile, deren sich die molekulargenetischen Labors bewusst sein müssen. Zusätzlich zur Beherrschung der angewandten Methode sind ausgedehnte Kenntnisse der Krankheit und ihrer molekularen Pathologie nötig, um die richtigen Analyse-Hilfsmittel und -Strategien zu wählen und vor allem um die Resultate richtig interpretieren zu können.

5.8 Diagnostik der pulmonalen Entzündungsreaktion

M. Griese, D. Reinhardt

Ein Großteil der Morbidität und nahezu die gesamte Mortalität bei der cystischen Fibrose resultiert aus bronchopulmonalen Entzündungsvorgängen, die initial zyklisch und dann chronisch persistierend zu bleibenden Destruktionen der Lunge und schließlich zu Herzversagen und Tod führen. Untersuchungen der bronchoalveolären Lavage von sehr jungen Säuglingen (Alter 2,6 ± 1,6 Monate) mit cystischer Fibrose, die im Rahmen von neonatalen Screening-Programmen identifiziert wurden, haben

eindeutig gezeigt, dass sehr frühe respiratorische Infektionen oder andere Einflüsse (z. B. Reflux) zu einer neutrophilen inflammatorischen Reaktion des Atemtrakts führen [1, 3, 20]. Inwieweit hier immer pathogene Keime nachweisbar sind oder nicht, ist kontrovers. Während die australischen Untersucher eine signifikante Inflammation ohne Erreger ausschließen [1, 2], fanden dies die amerikanischen Gruppen bei einigen ihrer CF-Patienten [5, 20]. Bei klinisch völlig asymptomatischen Kindern, deren Bronchialsystem bakteriell infiziert ist, lässt sich die Entzündung bei gezielter Suche mit Hilfe der bronchoalveolären Lavage im Intervall immer nachweisen [6, 23, 24]. Jahre später, wenn die Entzündungsreaktion bereits massiv ausgeprägt ist und Sputum nicht mehr verschluckt, sondern ausgehustet wird, ist der Nachweis der chronischen Inflammation einfach und unübersehbar. Der permanente Verlust an Lungenfunktion erfolgt somit fortlaufend und nicht allein während akuter pulmonaler Exazerbationen. Die frühzeitige Diagnostik der Inflammation des Atemtrakts bei CF-Patienten ist daher von entscheidender Bedeutung für eine früh einsetzende Therapie, die die über viele Jahre ablaufenden pulmonalen Destruktionsprozesse rechtzeitig unterdrückt.

Die inflammatorische Reaktion der Lunge spielt sich vorzugsweise im Bereich der mukosalen Epithelschicht der bronchiolären und bronchialen Atemwege ab, greift zeitweise auf das angrenzende Lungengewebe über und ist erst dann in ihren Auswirkungen auch im systemischen Kompartiment laborchemisch zu fassen (Abb. 5.8). Das in der Bronchiallavage, also im Lumen der Atemwege beobachtete inflammatorische Zellbild entspricht nicht notwendigerweise dem epithelialen Infiltrat [18]. Es gilt der Grundsatz, dass Surrogatmarker aus anderen Kompartimenten immer nur indirekt sind, nicht unbedingt proportionale Informationen liefern und in ihrer Wertigkeit jeweils genau evaluiert sein müssen, bevor sie generell klinisch einsetzbar sind. So wird verständlich, dass es einerseits eine große Anzahl an Markern gibt (Tabelle 5.6), die jedoch andererseits praktisch noch nicht evaluiert sind.

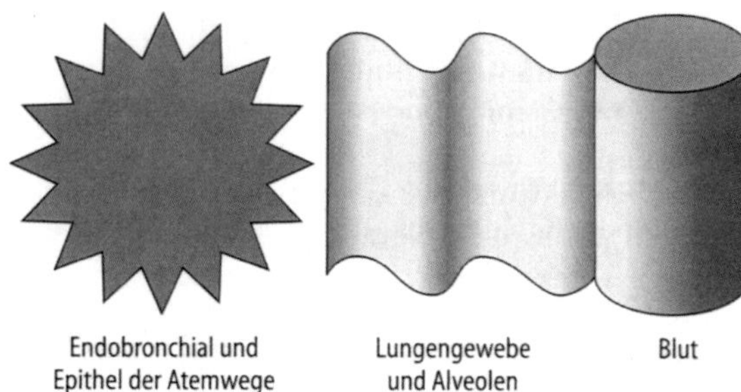

Abb. 5.8. Schematische Darstellung der Kompartimentierung in der Lunge. Chronische Inflammationsprozesse finden bei CF vor allem endobronchial und im Bereich unmittelbar angrenzend an das Atemwegsepithel statt. Bei akuten und chronisch protrahierten Exazerbationen ist auch das umgebende Lungenparenchym betroffen. Ein Nachweis der Inflammation in der systemischen Zirkulation ist erst recht spät möglich

5.8.1 Klinischer Befund, Lungenfunktion und Bildgebung

Mit Hilfe der Anamnese oder dem Untersuchungsbefund sind die frühen Entzündungsvorgänge bei Säuglingen und Kleinkindern oder die persistierende Inflammation, die ohne klinische Exazerbationszeichen bei den älteren Kindern und Jugendlichen einhergeht, in der Regel nicht so gut zu erfassen (Tabelle 5.6). Realistisch betrachtet stellt gerade bei den jungen Kindern Husten das zentrale, jedoch leider oft ignorierte Symptom einer endobronchialen Infektion dar. Lethargie, reduzierter Appetit oder Gewichtsverlust müssen nicht hinzutreten. Ein über mehr als 2–3 Wochen nach dem Infekt persistierender Husten muss ernst genommen und aggressiv behandelt werden.

Dagegen zeigen sich Lungenfunktionsveränderungen schon sehr früh. So konnte Kraemer (s. Abschn. 7.1) nur bei 18% der Säuglinge zum Zeitpunkt der Diagnose eine normale Lungenfunktion nachweisen, bei 82% bestanden bereits Hinweise für eine vorliegende Atemwegsobstruktion. Im Vergleich zur konventionellen Röntgenthoraxaufnahme ist die hoch auflösende CT sensitiver und spezifischer in der Erfassung früher Lungenveränderungen und korreliert auch gut mit Lungenfunktionsveränderungen (s. Abschn. 7.1), hat aber den Nachteil der hohen Strahlenbelastung (Tabelle 5.6). Lungenfunktions- und CT-Untersuchungen sind jedoch nicht zur Routineuntersuchung geeignet und müssen speziellen Fragestellungen vorenthalten bleiben. Es ergibt sich somit die Frage, ob biochemische Parameter im Blut, Urin und Sputum geeignet sind zur Abschätzung der bronchopulmonalen Entzündungsreaktion und damit auch zur Verlaufskontrolle.

5.8.2 Entzündungsparameter im Blut

Außerhalb von schweren Exazerbationen haben Patienten, auch wenn bereits eine große Zahl von Bakterien im Bronchialtrakt vorhanden ist, kein Fieber, normale Leukozytenzahlen und eine normale BSG. Daher ist zu erwarten, dass gerade im Frühstadium der Erkrankung bei kleinen Kindern diese Parameter keine sensitiven Marker für drohende pulmonale Exazerbationen oder chronisch ablaufende Entzün-

Tabelle 5.6. Diagnostik von Infektion oder Inflammation des unteren Atemtrakts bei Kindern mit CF unter 5 Jahren. Übersicht über potenzielle Variablen, deren Wertigkeit auf der Basis von Untersuchungen an älteren Patienten grob geschätzt wurde

	Invasivität	Sensitivität (geschätzt)	Spezifität (geschätzt)	Bemerkungen
Klinischer Befund				
Anamnese	0	++	++	Kontinuierliche, strukturierte Beobachtung durch Eltern
Befund	0	+	+	-
Gewicht	0	++	0	-
Größe	0	+	0	-
Bildgebung				
Röntgenthorax	+	+	++	-
CT	+++	+++	+++	Relativ hohe Strahlenbelastung
MRI	+++	+	+	Sedierung/Narkose
Krypton-Ventilationsscan	++	+++	++	-
Lungenfunktion				
O_2-Sättigung, arteriell	+++	+++	+	-
O_2-Sättigung, Pulsoximetrie	0	++	+	-
Ruheatmung	0	0	0	-
Impedanz-Oszillometrie	0	+	++	-
Bodyplethysmographie	+++	+	+	Sedierung
$FRC_{Helium, N2}$	++	+	+	Sedierung
Squeeze/raised volume	+++	++	++	Sedierung
Serum				
BSG	++	+	+	-
Leuko/Differentialausstrich	++	++	++	-
CRP	++	++ (49%)	+ (83%)	Werte für Kinder < 10 Jahre
Elastase/α1PI	++	++	++	-
Lactoferrin	++	+	+	-
ECP	++	+	+	-
ECX	++	+	+	-
EPO	++	+	+	-
MPO	++	++	++	-
Neutrophilen-Lipocalin	++	++	+++	-
IL6	++	++	+	-
IL8	++	0	0	-
TNF-α	++	0	0	-
sICAM-1	++	++	+	-
sE-Selectin	++	++	+	-
sVCAM-1	++	0	0	-
Antikörperanstieg	+++	++	++++	-
Nase/Rachen				
Abstrich für Erreger	+	++	+	-
IL6	++	0	0	Lavage
IL8	++	0	0	Lavage
IL10	++	0	0	Lavage
Sputum/induziert				
Erregernachweis	0–+	+++	+++	-
Neutrophile	0–+	++	++	-
Humane Leukozyten-Elastase	0–+	++	++	-
IL1, IL1-β	0–+	0–+?	0–+?	-
IL1-Rezeptor-Antagonist	0–+	0?	0?	-
IL3	0–+	0?	0?	-
IL5	0–+	0?	0?	-
IL6	0–+	0–+?	0–+?	-
IL8	0–+	0/+?	0–+?	-
IL10	0–+	0?	0?	-
TNFα	0–+	0–++?	0–+?	-
TNF-Rezeptor II	0–+	0?	0?	-
sICAM-1	0–+	0?	0?	-
LTB4, LTC4	0–+	+?	0?	-
ECP	0–+	0?	0?	-
EPX	0–+	0?	0?	-
GM-CSF	0–+	0?	0?	-

Tabelle 5.6 (Fortsetzung)

	Invasivität	Sensitivität (geschätzt)	Spezifität (geschätzt)	Bemerkungen
RANTES	0–+	0?	0?	-
Pseudomonas-Elastase	0–+	++	+++	-
Pseudomonas-Alkalische Protease	0–+	++	+++	-
Pseudomonas-Exotoxin A	0–+	++	+++	-
Bronchiallavage/BAL				
Erregernachweis	+++	++++	++++	-
Zellzahl	+++	+++	++	-
Neutrophile	+++	++++	++++	-
Neutrophilen-Elastase	+++	++	++	-
Myeloperoxidase	+++	++	++	-
Elastase/α1PI	+++	++	++	-
IL6	+++	+++	+++	-
IL8	+++	+++	+++	-
TNFα	+++	+++	++	-
IL1-α	+++	++	++	-
IL1-ra	+++	0	0	-
IL10	+++	+	0	-
TNF-sR	+++	0	0	-
sICAM-1	+++	+++	+++	-
Schleimhautbiopsie	+++	++	++	Daten zu Vergleichszwecken
Bronchialbürstenabstrich	+++	++	++	Von älteren Patienten
Atemkondensat				
H_2O_2	0	0	0	Daten zu Vergleichszwecken
8-Isoprostan	0	0	0	Von älteren Patienten
Exhalierte Luft				
NO	0	0	0	Daten zu Vergleichszwecken
CO	0	0	0	Von älteren Patienten

Die Angaben zur Invasivität, Sensitivität und Spezifizität sind nur geschätzt und dienen der groben Orientierung. Kategorie 0 keine, + gering, ++ mäßig, +++ viel, ++++ maximal.

dungsvorgänge sind. Dies trifft auch für das CRP zu, welches mit einer Sensitivität von 49% und einer Spezifität von 83% eine symptomatische Exazerbation bei Patienten unter 10 Jahren mit CF anzeigt [36]. CRP ist üblicherweise im Normalbereich, außer bei denjenigen CF-Patienten, die eine chronisch persistierende schwere Infektion aufweisen [14, 34]. Ähnlich finden sich im Rahmen akuter Exazerbationen erhöhte Werte des Komplexes aus Neutrophilen-Elastase und α_1-Protease-Inhibitor sowie für Lactoferrin, die sich nach antibiotischer Behandlung wieder normalisieren [28, 32, 34]. Der α_1-Protease-Inhibitor/Neutrophile-Elastase-Komplex gilt als besonders empfindlicher Parameter für eine persistierende Infektion der Lunge [28, 32]. Leider liegen Untersuchungen bei Säuglingen und Kleinkindern bisher nicht vor. Ähnlich wie der α_1-Protease-Inhibitor/Neutrophile-Elastase-Komplex verhält sich die Gesamtleukozytenzahl. Hohe Konzentrationen an zirkulierenden Immunkomplexen, Bakteriämien oder metastatische Infektionen sind sehr späte Ereignisse und deuten auf eine schlechte Prognose. Serum-Komplementspiegel und Funktion sind normal bei CF. Im Anschluss an eine antibiotische Behandlung sind die Serum-Werte für IL-6 und CRP niedriger als bei vergleichbaren CF-Patienten im stabilen Zustand [30]. Andere Zytokine wie IL1-α, IL1-β und TNFα wurden im Plasma bei chronischer Pseudomonasinfektion niedrig gefunden oder waren nicht detektierbar. Die Serumkonzentration an IL1-Rezeptorantagonist war dagegen erhöht und mit einer abnehmenden Lungenfunktion korreliert [25]. Diese Befunde wurden ebenfalls an älteren Patienten (im Mittel 27 Jahre, Spanne 10–46) bestätigt [8]. Konsistent mit dem meist fehlenden Fieber bei pulmonalen Exazerbationen ist der fehlende Nachweis von TNFα und IL11 im Blut. Dies unterstreicht nochmals die starke Kompartimentierung der pulmonalen Entzündungsreaktion und macht unwahrscheinlich, dass Gedeihstörungen oder Kachexie nicht über pulmonale TNFα-vermittelte Mechanismen laufen. Demgegenüber hatten in einer Studie an 14- bis 22-jährigen CF-Patienten 10 von 12 Patienten im klinisch stabilen Intervall erhöhte TNFα-Werte [32]. Leider liegen bisher keine ähnlichen Untersuchungen bei Säuglingen und Kleinkindern vor. Dies gilt auch für in den letzten Jahren erhobenen Befunde der Wiener Gruppe um Eichler u. Götz, die eine Reihe von Entzündungsmarkern auf ihre Validität für die Abschätzung des bronchopulmonalen Inflammationsprozesses hin untersucht haben. Hierbei ergaben sich signifikante Korrelationen zwischen den Serumspiegeln von Eosinophilem Cationischem Protein (ECP), Eosinophilem Protein X (EPX), Eosinophiler Peroxidase (EPO) untereinander und zur Lungenfunktion [22]. Die neutrophile Myeloperoxidase (MPO) und ein vor wenigen Jahren neu entdecktes Granuloprotein aus Neutrophilen, das Neutrophilen-Lipocalin, korrelieren mit der pulmonalen Exazerbation [21]. Lipocalin war insofern interessant, als sich keine Überlappungen zwischen CF-Patienten mit akuter pulmonaler Exazerbation und stabilem klinischen Zustand fanden [13]. Bei erwachsenen CF-Patienten in klinisch stabilem Zustand fanden sich im Vergleich zu Kontrollen erhöhte Werte an sICAM-1 und s-Selektin. Diese fielen im Anschluss an eine antibiotische Behandlung einer pulmonalen Exazerbation wieder ab [11]. Spezifische Antikörpertiter-Anstiege gegenüber verschiedenen Viren oder anderen Erregern ermöglichen den Nachweis einer frischen Infektion. Aufgrund der Notwendigkeit einer zweimaligen Blutentnahme sind derartige Untersuchungen vergleichsweise invasiv. Zusammengefasst wird deutlich, dass besonders in der Altersgruppe unter 5 Jahren heute noch ein erheblicher Mangel an Untersuchungen zum Verlauf von Inflammationsmarkern im Serum besteht.

5.8.3 Entzündungsparameter im Urin

Die Ausscheidung von Desmosin, einem Degradationsprodukt von Elastin war im Urin von CF-Patienten (Alter 14–32 Jahre) im klinisch stabilen Zustand im Vergleich zu Kontrollen erhöht [10].

5.8.4 Kompartiment Nase/Rachen

Säuglinge und Kleinkinder husten kein Sputum ab. Nasopharyngeale Aspirate oder Rachenabstriche sind indirekte Methoden um auf die Erreger der unteren Atemwege zu schließen. Während positive Abstriche, insbesondere mit Pseudomonas aeruginosa, darauf hindeuten, dass auch im unteren Atemtrakt mit einiger Wahrscheinlichkeit positive Kulturen zu erwarten sind, werden Infektionen mit Staphylococcus aureus und/oder Haemophilus influenzae überschätzt [2, 24]. Die Zytokin-Konzentrationen in der nasalen Lavage-Flüssigkeit [IL-6, IL-8, IL-10] stimmen nicht mit denjenigen in den bronchoalveolären Lavagen überein [31]. Diese Befunde zeigen ganz wie bei anderen Atemtrakt-Erkrankungen, dass das Nasenkompartiment nicht als Surrogat für das Bronchialkompartiment verwendet werden kann.

5.8.5 Sputum (spontan oder induziert)

Kinder unter 5 Jahren produzieren in der Regel kein Sputum. Die Induktion von Sputum ist möglich, aber technisch aufwendig und gelingt schon bei Kleinkindern in vielen Fällen nicht. Untersuchungen an älteren CF-Patienten mit fortgeschrittenem Krankheitsstadium und Sputum-Produktion haben gezeigt, dass die Erregerdiagnostik aus dem Sputum nicht so sensitiv ist wie die in der bronchoalveolären Lavage. Ähnliches gilt selbstverständlich für den oben erwähnten Rachenabstrich bei Säuglingen und Kleinkindern (Alter 1–52 Monate) [2]. Einige Sputumkomponenten wie humane Leukozytenelastase, Komplexe aus Leukozytenelastase und α_1-Proteaseinhibitor, Gesamtprotein sowie Bestandteile von Pseudomonas eignen sich möglicherweise für die Abschätzung des jeweiligen Inflammationsgrads [9, 19, 23, 38]. Erhöhte Werte an IL-1-α, IL-1-β, IL-6, IL-8 und TNFα finden sich im CF Sputum bei nichtnachweisbaren Serumwerten [25, 38]. Allerdings finden sich keine Korrelationen zwischen klinischem Status und Zytokinkonzentrationen (TNFα, IL-6, IL-8, IL-10, IL-1 Rezeptorantagonist, löslicher TNF-Rezeptor II, sICAM-1) [33, 35, 38]. IL1 war während einer Exazerbation bei Kindern mit CF (6–19 Jahre) statistisch etwa um einen Faktor von 5 erhöht. Trotz der prinzipiellen Eignung von Sputum zur Untersuchung der Atemtraktinflammation ist die Anwendung durch die fehlende Sputum-Produktion bei kleinen Kindern sehr limitiert, bzw. meist unmöglich.

5.8.6 Bronchiallavage und bronchoalveoläre Lavage

Untersuchungen der Bronchiallavage haben zuerst Aufschluss über die frühzeitig ablaufenden inflammatorischen Vorgänge gegeben [1, 3, 6, 20, 24]. Sie sind daher Gold-Standard für die Beurteilung der Inflammation im unteren Atemwegstrakt bei Neugeborenen, Säuglingen und Kleinkindern (Tabelle 5.6). Einige Zentren wenden diese relativ wenig invasive und gut verträgliche Methode deswegen in dieser Altersgruppe regelmäßig an. Grundsätzlich ist zu beachten, dass ausgeprägte regionale Variabilitäten der Inflammation bestehen können [29]. Unter den zellulären Elementen ist einerseits die Gesamtzellzahl und andererseits der Anteil an Neutrophilen ausschlaggebender Parameter für das Ausmaß der Entzündungsreaktion. Bei der Beurteilung dieser Befunde muss klar sein, dass auch bei gesunden Säuglingen und Kleinkindern der Anteil der neutrophilen Granulozyten noch bis zu 20% betragen kann [3]. Über die Bedeutung anderer zellulärer Elemente wie Lymphozyten oder Epithelzellen liegen bisher keine Daten vor. In ähnlicher Weise wie die Neutrophilen zeigten auch ihre Produkte (Neutrophilen-Elastase, Myeloperoxidase, Elastase-α1PI-Komplex) sowie die Konzentration an IL6 und insbesondere IL8 (chemotaktisch für neutrophile Granulozyten), TNFα, IL-1 und der Gesamtgehalt an DNA eine Korrelation zum Ausmaß der Inflammationsreaktion [7, 28, 37]. Andere Interleukine (IL-1-RA, TNF-sR) haben keine Korrelation zum Prozentgehalt an neutrophilen Granulozyten [7]. IL-10 ist bei CF oft erniedrigt oder nicht nachweisbar [7].

Leider sind diese Untersuchungen ähnlich wie Schleimhautbiopsien oder Bronchialbürstenabstriche zwar relativ wenig invasiv, bedürfen aber zur Durchführung einer starken Sedation oder Generalanästhesie. Repetitive, routinemäßige Untersuchungen sind daher in den meisten CF-Zentren nicht praktikabel, wenn sie auch prinzipiell, vor allem im Rahmen systematischer klinischer Studien, sehr wünschenswert sind.

5.8.7 Atemkondensat

Atemkondensat kann bei Patienten mit CF in allen Altersgruppen gesammelt und darin H_2O_2, ein Stoffwechselprodukt inflammatorischer Zellen, bestimmt werden. Während bei Erwachsenen mit Asthma bronchiale, Bronchiektasen und akutem Infekte der oberen Luftwege erhöhte Werte von H_2O_2 gemessen werden konnten, zeigen Untersuchungen an größeren Kindern und Erwachsenen mit CF normale Werte [16, 39]. Dieser zunächst unerwartete Befund wird dadurch erklärt, dass erhebliche Mengen an DNA und Glykokonjugaten wie Heparansulfat und Chondroitinsulfat im Sputum eine Detoxifikation von H_2O_2 bewirken. Leider liegen bisher keine Untersuchungen an Säuglingen und Kleinkindern vor. 8-Isoprostan wurde bei Asthmatikern und Patienten mit interstitiellen Lungenerkrankungen als Marker des oxidativen Stresses erhöht gefunden, Arbeiten zu CF liegen bisher leider noch nicht vor.

5.8.8 Ausatemluft

Bei größeren Kindern und Erwachsenen ist die Bestimmung von Atemgasen, die im Rahmen entzündlicher Vorgänge in der Lunge entstehen, technisch einfach möglich. NO ist ein wichtiger Mediator für inflammatorische Vorgänge in der Lunge. In Alveolarmakrophagen, alveolären und bronchialen Epithelzellen wird durch eine induzierbare NO-Synthase (iNOS) nach Stimulation mit unterschiedlichen Zytokinen und Endotoxin (LPS) NO gebildet. NO ist in der Ausatemluft im Rahmen verschiedener entzündlicher Atemwegserkrankungen wie Infekte der oberen Luftwege, Asthma und Bronchiektasen erhöht.

Glukokortikoid-Behandlung von Asthmatikern resultiert in einer Verminderung der NO-Konzentration der Ausatemluft.

Obgleich eine erhöhte NOS-Aktivität kürzlich in den Lungen von CF-Patienten nachgewiesen wurde, fanden sich bei CF-Patienten normale [4, 12, 17] bzw. erniedrigte NO-Werte [15, 27] in der Ausatemluft (Tabelle 5.6). Diese Befunde sind überraschend und nicht vollständig geklärt. Sie können damit zusammenhängen, dass die vermehrten Atemwegssekrete zu einer erhöhten Retention des hochreaktiven Radikals NO in der Lunge beitragen. Hierfür sprechen erhöht nachweisbare Konzentrationen an NO_2^-/NO_3^- sowie der Nachweis von anderen NO-Metaboliten [26]. Da eine schwache Korrelation zwischen erniedrigten NO-Werten und der FVC bestand [15], könnten vielleicht reduzierte NO-Werte als Marker für fortgeschrittene Inflammationsprozesse gewertet werden. Dies muss in Untersuchungen an einem größeren Kollektiv geklärt werden. Die Beimischung von nasaler Luft, die normalerweise sehr hohe Konzentrationen an NO enthält, ist mit Grund dafür, dass noch keine Daten bei Kindern mit CF unter 5 Jahren vorliegen.

Ähnlich wie NO wird auch Kohlenmonoxid (CO) durch eine durch Zytokine und LPS-induzierbare Häm-Oxidase gebildet und könnte einen anderen nicht invasiven Inflammationsmarker darstellen. Untersuchungen bei Kleinkindern und Säuglingen liegen bisher nicht vor.

5.8.9 Zusammenfassung

Infektionen mit unterschiedlichen Erregern und nachfolgende zyklische oder persistierende neutrophile Inflammationsreaktionen sind bei CF stark kompartimentiert. Die Hauptmasse der Mikroorganismen und der Entzündungszellen liegt endobronchial im Schleim vor. Die Inflammationsreaktion ist auf die epitheliale Schleimhaut und das submuköse Gewebe beschränkt. Persistierend und im Rahmen von Exazerbationen kommt es zur Ausdehnung der inflammatorischen Reaktion auf das angrenzende Lungengewebe, was klinisch zu peribronchialen Infiltraten mit möglicher pneumonischer Komponente führt. Bei entsprechender Ausdehnung sind die inflammatorischen Produkte auch in der systemischen Zirkulation nachweisbar. Hieraus ergibt sich, dass Untersuchungsmaterialien, die aus dem Bronchialtrakt stammen (Lavage-Flüssigkeit, Sputum, exhalierte Luft, Atemkondensat) in der Regel die inflammatorischen Vorgänge in der CF-Lunge besser repräsentieren als Serum-Marker. Im Gegensatz zu älteren CF-Patienten, bei denen eine Reihe von Zytokinen und Enzymen aus Neutrophilen und Eosinophilen eine gewisse Korrelation mit der Lungenfunktion und dem Schweregrad der Erkrankung zu haben scheinen, ist zur Zeit die Sensitivität und Spezifizität praktisch aller Surrogatmarker bei Säuglingen und Kleinkindern unbekannt und eine Validierung anhand des Gold-Standards (bronchoalveoläre Lavage) unbedingt anzustreben. Bei diesen Untersuchungen wird es sowohl darauf ankommen, die intraindividuelle Variabilität im Verlauf als auch die interindividuelle Schwankungsbreite innerhalb homogener Gruppen von CF-Patienten im Vergleich zu Kontrollkollektiven zu evaluieren. Ziel muss es sein, schon frühzeitig, bei Kindern unter 5 Jahren, geeignete Marker für akute Exazerbationen und für die Beurteilung der Entzündungsreaktionen im symptomfreien Intervall zu finden.

5.9 Diagnosestellung und Vorgehen bei uneindeutiger Diagnostik

M. Griese, F. Ratjen, D. Reinhardt

Die Diagnose der cystischen Fibrose ist nicht immer einfach. Daran haben auch die Fortschritte der modernen Molekularmedizin nichts geändert, da sich gleichzeitig durch die neuen Erkenntnisse auch das Spektrum an CF-typischen klinischen Manifestationen erweitert hat. Von zentraler Bedeutung ist eine akkurate und möglichst frühzeitige Diagnosestellung. Fehlt es hier an der nötigen Eindeutigkeit, wird häufig eine Vielzahl verschiedener Untersuchungen und Ärzte involviert, viel Angst und Ärgernis in der Familie aufgebaut, Schuldgefühle nicht verarbeitet und es kommt bei später Diagnose auch zu einer Verzögerung der konsequenten und frühen Behandlung, was sich auch auf die Langzeitprognose auswirken kann [7]. In gleicher Weise ungünstig wirkt sich auch die geringe, jedoch steigende Anzahl von Kindern aus, bei denen eine cystische Fibrose diagnostiziert wurde und die sich bei erneuter Evaluation, manchmal erst nach Jahren, als nicht betroffen von der Krankheit herausstellen [7]. Die psychologischen Folgen, die sich aus einer falschen Diagnose heraus ergeben, sind beträchtlich [1,2]. Sie rückgängig zu machen erfordert viel Zeit und Aufmerksamkeit durch den betreuenden Arzt.

5.9.1 Kriterien für die Diagnose einer cystischen Fibrose

Die Kriterien für die Diagnose CF umfassen eines oder mehrere charakteristische phänotypische Merkmale oder ein Geschwisterkind mit CF in der Familienanamnese oder ein Neugeborenes mit einem positiven modernen Screening-Test-Ergebnis und eine erhöhte Schweißchloridkonzentration in der Iontophorese (2-mal oder mehrmals) oder die Identifikation von zwei CF-Mutationen oder den Nachweis eines abnormen nasalen epithelialen Ionentransports (Abb. 5.9) [6]. Hinsichtlich der Klinik und der Diagnosestellung lassen sich 4 Patientengruppen unterscheiden.

- Klassische CF (etwa 95%) der Patienten,
- atypische CF (etwa 4%),
- monosymptomatische CF (wenige Patienten),
- (noch) fehlende klinische Symptome (Geschwister, Neugeborene, die im Screening erkannt werden, sowie pränatal diagnostizierte Patienten).

Die Einteilung in diese Gruppen ergibt sich direkt aus der Anwendung der in der folgenden Auflistung genannten Diagnose-Kriterien.

Abb. 5.9. Kriterien für die Diagnose einer CF. (Nach [6])

Ein oder mehrere charakteristische phänotypische Merkmale	**oder**	Geschwisterkind mit CF in der Familienanamnese	**oder**	Neugeborenes mit positivem modernen Screening-Test
		und		
Schweißtest (≥ 2) mit erhöhtem Chlorid **und** erhöhtem Natrium	**oder**	2 CF-Mutationen	**oder**	abnormaler nasaler epithelialer Ionentransport

■ Phänotypische Charakteristika vereinbar mit der Diagnose einer CF

- Chronische sinopulmonale Erkrankung:
  - Persistierende Besiedelung oder Infektion mit typischen CF-pathogenen Keimen einschließlich Staphylococcus aureus, nicht typisierbarem Hämophilus influenzae, mukoiden und nicht mukoiden Pseudomonas aeruginosa und Burgholderia cepacia.
  - Chronischer Husten und chronische Sputumproduktion.
  - Persistierende Röntgen-Thorax-Veränderungen (Bronchiektasen, Atelektasen, Infiltrate oder Überblähung).
  - Atemwegsobstruktion nachweisbar durch Giemen, Überblähung, obstruktive Lungenfunktionsveränderungen.
  - Nasale Polypen und chronische Entzündung der Schleimhäute der Nasennebenhöhlen (NNH Röntgen, CT).
  - Trommelschlegelfinger
- Gastrointestinale Symptome und Ernährungsstörungen:
  - Magen-Darm-Trakt: Mekonium-Ileus, distales intestinales Obstruktionssyndrom, Analprolaps.
  - Bauchspeicheldrüse: Pankreasinsuffizienz, rezidivierende Pankreatitis.
  - Leber: chronische Lebererkrankung mit fokaler biliärer Zirrhose oder multilobulärer Zirrhose (laborchemisch, Ultraschall, ggfs. Histologie).
  - Ernährungsphysiologisch: Gedeihstörung (Eiweiß- und Kalorienmalnutrition), Hypoproteinämie und Ödeme, Manifestationen von Mangelzuständen der Vitamine A, D, K, E.
- Sonstiges:
  - Salzverlustsyndrome: akute Salzmangelzustände, chronische metabolische Alkalose.
  - Bei Männern Fehlbildungen im Urogenitaltrakt mit obstruktiver Azoospermie (kongenitales, bilaterales Fehlen des Vas deferens).

Während die Patienten mit klassischer CF durch den Nachweis einer oder mehrerer typischer klinischer Zeichen und durch einen pathologischen Schweißtest charakterisiert sind, weisen die Patienten mit atypischer CF häufig eine chronische pulmonale Erkrankung auf, sind jedoch pankreassuffizient und haben entweder einen grenzwertigen Schweißtest (Chlorid 40–60 mmol/l) oder aber nur einen normalen Schweißtest (Chlorid <40 mmol/l). Der diagnostische Algorithmus ist in Abb. 5.10 dargestellt.

Klinische Untersuchungen bei atypischer oder monosymptomatischer CF [6, 7]

> ! Goldene Regel: Wiederhole den Schweißtest immer in einem Zentrum, welches ihn regelmäßig durchführt und sowohl den Natrium- als auch den Chloridwert misst.

- Mikrobiologische Untersuchungen von Sputum oder bronchoalveolärer Lavage bezüglich CF-spezifischer Keime in einem Speziallabor,
- Lungenfunktionstest in allen Altersgruppen,
- Suche nach Bronchiektasen (CT-Thorax),
- Untersuchung der Nebenhöhlen mit konventionellem Röntgen und CT,
- Ausschluss alternativer Ursachen für chronische Lungenerkrankungen (IgE, Immundefizienz-Syndrom mit α1-Antitrypsin-Mangel, Immotile-Cilia-Syndrom, rezidivierende Aspirationen, Allergie, intrapulmonale Shunts und Fehlbildungen),
- quantitative Bestimmung der Pankreasfunktion,
- Untersuchung des männlichen Genitaltrakts (Samenanalyse, urologische Untersuchung, rektaler Ultraschall, unter Umständen chirurgische Skrotalexploration).

Darüber hinaus gibt es einzelne Patienten, die eine monosymptomatische cystische Fibrose aufweisen, bei der nur ein Organsystem betroffen ist und z. B. nur eine Pankreatitis, eine Lebererkrankung, eine Sinusitis, eine obstruktive Azoospermie oder aber Elektrolytabnormalitäten vorliegen. Eine besondere und zunehmend größer werdende Gruppe stellen diejenigen Patienten dar, die noch keine klinischen Symptome aufweisen, jedoch durch betroffene Geschwisterkinder, im Rahmen eines Neugeborenen-Screeningprogramms oder aber pränatal aufgrund von Ultraschalluntersuchungen mit Nachweis eines echogenen Darms oder im Rahmen von genetischen Untersuchungen erkannt werden. Für alle diese Patienten gilt, dass obligat ein Kriterium der oberen und unteren Reihe der Abb. 5.10 erfüllt sein muss. Da ausführlich in den vorhergehenden Abschnitten besprochen, werden im Folgenden nur einige wichtige Besonderheiten hervorgehoben.

5.9.2 Phänotypische Charakteristika

Für alle Patienten mit klassischer CF finden sich eine oder mehrere typische klinische Charakteristika in der obigen Auflistung. Bei denjenigen Patienten, bei denen die atypische Symptomatik oder eine monosymptomatische Manifestation mit der CF diagnos-

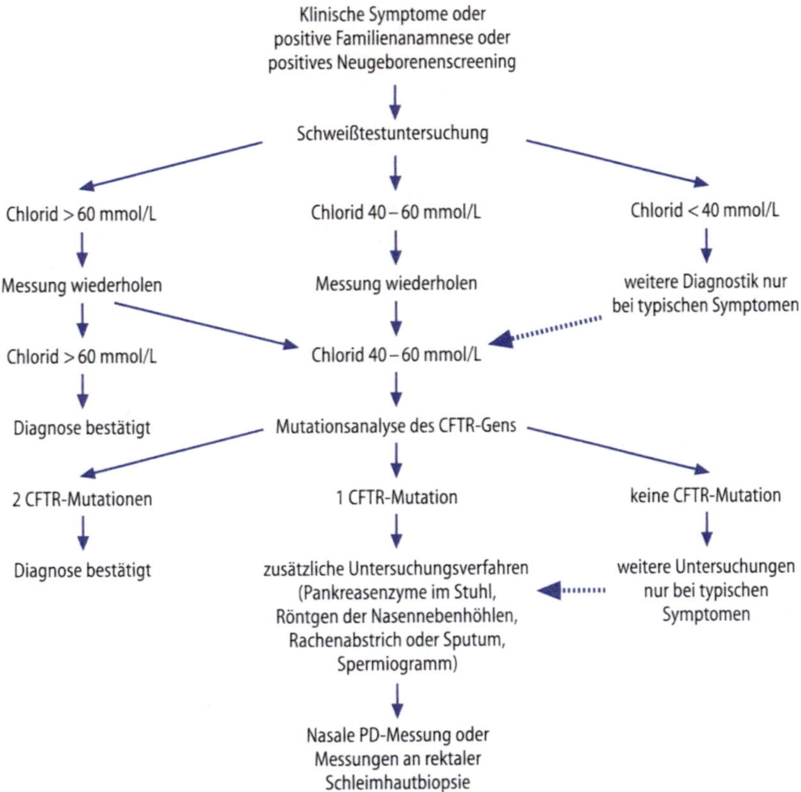

Abb. 5.10. Diagnostischer Algorithmus

tisch Schwierigkeiten bereitet, sind umfassend klinische, radiologische und laborchemische Untersuchungen notwendig und orientiert am Einzelfall vorzunehmen, um eine differentialdiagnostische Abklärung zu ermöglichen. Selbstverständlich sollten immer Daten, die in anderen Zentren bereits erhoben wurden, eingeholt werden um unnötige Wiederholungen zu vermeiden. Zusammenfassend gilt es die phänotypischen Charakteristika, die konsistent mit der cystischen Fibrose sind, rasch und präzise zu erheben und so einen der notwendigen Bausteine der Diagnose, der jedoch für sich allein genommen nicht hinreichend ist, zu erarbeiten.

5.9.3 Geschwisterkind mit cystischer Fibrose in der Familienanamnese

Kinder, die ein Geschwisterkind mit CF haben, weisen eine 25%ige Wahrscheinlichkeit auf, die Krankheit ebenfalls zu tragen. Halbgeschwister haben je nach Rassenzugehörigkeit ein Risiko von etwa 0,3 – 1% ebenfalls CF zu haben. Insgesamt werden etwa 17% aller neu diagnostizierten Patienten mit CF aufgrund der Familienanamnese erkannt. Die Wahrscheinlichkeit an CF erkrankt zu sein, rechtfertigt unter angemessenen Bedingungen (Informationen durch CF-Ambulanz, psychologische Unterstützung falls erforderlich) die Schweißtestdiagnostik bei Geschwistern und Halbgeschwistern.

5.9.4 Positives Neugeborenen-Screening

Die Berücksichtigung eines positiven Neugeborenen-Screenings als ein unabhängiges Kriterium für die Diagnose einer cystischen Fibrose – auch bei noch fehlender Familienanamnese und fehlenden phänotypischen Charakteristika – stellt ein neues klinisches Kriterium dar. Diese Empfehlung beruht auf Ergebnissen von Pilotstudien, die gezeigt haben, dass bis jetzt alle Kinder, die auf diese Art und Weise im Screening-Programm identifiziert werden und dann entweder einen positiven Schweißtest aufweisen oder aber zwei CF verursachende Mutationen, im folgenden klinischen Verlauf die klassischen Symptome der CF entwickeln.

5.9.5
Problematik des Schweißtests

Die Voraussetzungen zur technischen Durchführung (erfahrenes Personal, genügend große Anzahl an routinemäßig durchgeführten Tests, Bestimmung von Chlorid und Natrium) sowie die Interpretation der Ergebnisse im klinischen Zusammenhang wurde oben ausführlich besprochen (Abschn. 5.5). Bei der Interpretation der Ergebnisse ist die Altersabhängigkeit der Normalwerte zu beachten. Einige Daten deuten darauf hin, dass bei Säuglingen, die jünger als 3 Monate sind, Natrium- oder Chlorid-Konzentrationen von mehr als 40 mmol/l hochverdächtig für die Diagnose einer CF sind. Bei Adoleszenten und jungen Erwachsenen, die zu etwa 10% Schweiß-Natrium-Konzentrationen von über 60 mmol/l aufweisen, kann der Fludrocortison-Suppressionstest hilfreich sein. Die Gabe von oralem 9-Alpha-Fludrocortison (3 mg/m^2/Tag für 2 Tage) erhöht die Natriumrückresorption des normalen Schweißgangs und führt so zu einer Senkung der Schweiß-Natrium-Konzentration bei normalen Probanden, nicht jedoch bei CF [4].

5.9.6
Identifikation von compound-heterozygoten Mutationen

Die Genotypisierung von CFTR-Mutationen ist hoch spezifisch, jedoch nicht sehr sensitiv. Allerdings kann auch eine genetische Untersuchung falsch positive Resultate liefern [5]. Die niedrige Sensitivität hängt mit der großen Anzahl der Mutationen (weit über 800) zusammen, die nicht alle gesucht werden können. Aufgrund der oben beschriebenen Genotyp-Phänotyp-Korrelation (Kap. 2) kann versucht werden solche Mutationen zu suchen, die gehäuft mit bestimmten klinischen Phänotypen einhergehen. So sind die Mutationen R117H (7D), 3849+10 kbC→T, G551S, D1152H, A455E, gehäuft mit einer Lungenerkrankung, jedoch ohne Pankreasinsuffizienz und mit normalen oder grenzwertigen Schweiß-Chlorid-Werten assoziiert. Das angeborene bilaterale Fehlen des Vas deferens (CBAVD) ohne gleichzeitige Lungensymptomatik geht mit R117H (7D), D1152H, D1270N, P67L→5T einher. Die Sensitivität der Untersuchung kann dadurch weiter erhöht werden, dass der jeweilige ethnische Hintergrund des Patienten bei der Auswahl der zu suchenden Mutationen berücksichtigt wird. Eine zur Zeit noch recht kostspielige, in manchen Einzelfällen aber sinnvolle Alternative besteht darin das ganze CF-Gen sequenzieren zu lassen.

5.9.7
Nachweis abnormer nasaler Ionentransportprozesse

Durch Messung der in Abschn. 5.5 im Detail beschriebenen nasalen Potenzialdifferenz kann in Zentren, die über ausreichend Erfahrung verfügen und spezielle Geräte sowie standardisierte Protokolle verwenden, Aufschluss über abnorme Ionentransportprozesse am Atemtrakt gewonnen werden. Selbstverständlich sollte bei einem positiven Test dieser auch reproduziert werden. Im Einzelfall vielversprechend [8], eignet sich dieses Testverfahren jedoch nicht für die Routinediagnostik, sondern ist vor allem atypischen Fällen vorbehalten. Zur Sensivität und Spezifität der Potenzialdifferenzmessung liegen kaum Daten vor.

Inwieweit Ex-vivo-Material aus Rektumbiopsien, die in einer Ussing-Kammer bezüglich der Chloridsekretion in vitro untersucht werden, bei der Diagnosestellung hilfreich sein können, bleibt abzuwarten, da es sich noch um eine rein experimentelle Untersuchungsmethode handelt.

5.9.8
Vorgehen bei Patienten mit negativem oder grenzwertigem Schweißtest, aber klinischen Zeichen einer CF

Wahrscheinlich etwa 4% der Patienten, die eine CFTR-Dysfunktion und klinische Auffälligkeit aufweisen, haben einen negativen oder grenzwertigen Schweißtest. Sie können also nur dann als an CF erkrankt diagnostiziert werden, wenn entweder eine pathologische nasale Potenzialdifferenz gemessen werden kann oder 2 CF-verursachende Mutationen nachgewiesen werden können. Allerdings sind Potenzialdifferenz-Messungen nicht überall verfügbar und auch technisch sehr anspruchsvoll. Aufgrund der großen Vielfalt der bisher über 800 möglichen Mutationen lässt sich aus Kostengründen so nicht bei jedem Patienten molekularbiologisch die Diagnose einer CF stellen. Da auch laufend neue Mutationen entdeckt werden, kann in Einzelfällen nur die komplette Sequenzierung des Gens erfolgversprechend sein. Andererseits bedeutet dies auch wiederum, dass bei einzelnen Patienten zum gegenwärtigen Zeitpunkt die definitive Diagnose einer CF nicht möglich ist. In dieser Situation sind folgende wesentliche Punkte zu beachten:

- Eine präzise weiterführende pneumologische, andrologische und gastroenterologische Spezialdiagnostik ist obligat, um die konsequente symptomatische Behandlung zu ermöglichen. Bei einzelnen klinischen Zeichen, die auch bei einer CF vorkommen, wie z. B. Bronchiektasien, Pansinusitis, Leberzirrhose, Infertilität, gilt es diese dem Patienten mitzuteilen und eine adäquate Langzeitbetreuung (wie bei CF) zu sichern. Gegebenenfalls muss in Abständen eine erneute Evaluation bezüglich einer CFTR-Dysfunktion erfolgen.

- Bei konstant klinisch eindeutiger und richtungweisender Symptomatik ist eine erneute Evaluation bezüglich einer CFTR-Dysfunktion nach Durchführung der bereits bekannten verfügbaren Verfahren dann sinnvoll, wenn neue Erkenntnisse z.B. bezüglich einer erweiterten genetischen Analyse oder neue elektrophysiologische Verfahren verfügbar sind.
- Die Diagnose einer CF ist in der Regel mit vielfältigen Emotionen verbunden. Es kann zu einer Erleichterung kommen, wenn plötzlich die Erklärung für unterschiedliche Probleme geliefert werden kann, es können jedoch auch Ärger und Unmutsgefühle gegenüber Vorbehandlern, die die Diagnose verzögert haben oder nicht gestellt haben, auftreten. Auch können Schuldgefühle auftreten, die in einem direkten Zusammenhang mit der zu spät gestellten Diagnose stehen, wodurch dem Kind u.U. die bestmögliche Behandlung vorenthalten wurde. Schließlich können Trauerreaktionen ausgelöst werden, da einem der plötzliche „Verlust von Gesundheit" bewusst wird. Bei einem Teil der Eltern, auch bei Patienten, insbesondere Jugendlichen, können diese Faktoren schließlich zu einer Verleugnung der Diagnose führen [3]. Diese und weitere Aspekte müssen bei der Diagnosestellung berücksichtigt werden. Gelegentlich kommt es auch vor, dass eine bereits gestellte Diagnose rückgängig gemacht werden muss [1]. Dieser Prozess kann zuweilen länger dauern und erfordert dann ebenfalls eine intensive Arbeit mit dem Patienten und der Familie. Selten kommt es vor, dass Familien versuchen einen deutlichen Gewinn aus einer Diagnose bzw. den damit verbundenen medizinischen Interventionen zu ziehen. Dies kann auf schlechten sozioökonomischen oder psychosozialen Umständen beruhen oder aber durch ernste psychopathologische familiäre Verhältnisse verursacht sein. Hier ist an das Münchhausen-Syndrom „by proxy" zu denken. Bei der in dieser Ausprägung zwar eher seltenen Form der Kindesmisshandlung wird die klinische Symptomatik einer CF hinsichtlich Symptomen und Befunden durch die Eltern imitiert um die Diagnose CF und die sich daraus ergebenden Behandlungskonsequenzen herbeizuführen [5]. Bei erwachsenen Patienten ist das Herbeiführen von CF-typischen Symptomen und Befunden (Sputum anderer Patienten etc.) als Münchhausen-Syndrom beschrieben worden; hier ist der häufige Wechsel der Ambulanz, verbunden mit Umzügen über weite Entfernungen charakteristisch. Details zu den psychosozialen Gesichtspunkten der CF sind im Teil Psychosoziale Aspekte beschrieben.

5.9.9 Zusammenfassung

Für die Diagnose der CF sind Kriterien aus zwei Bereichen obligat. Einerseits sind charakteristische klinische, phänotypische Zeichen (oder ein Geschwisterkind mit CF in der Familienanamnese oder ein Neugeborenes mit positivem modernen Screening-Test) und andererseits pathologische Laborbefunde, nämlich eine erhöhte Natriumchlorid-Konzentration im Schweiß oder zwei CF-typische Mutationen oder eine abnormale nasale Potenzialdifferenz, notwendig. Bei wahrscheinlich etwa 4% der Patienten findet sich ein negativer oder grenzwertiger Schweißtest und es müssen aufwendigere molekulargenetische Methoden, in Einzelfällen auch die komplette Sequenzierung des Gens, oder nasale Potenzialdifferenz-Messungen vorgenommen werden. Die mit der Diagnosestellung oftmals verbundenen vielfältigen Emotionen sind zu berücksichtigen.

5.10 Score-Systeme

R. Kraemer

Die umfassende, alle Aspekte der cystischen Fibrose (CF) beinhaltende Charakterisierung des klinischen Befalls und des Schweregrades ist bei dieser Multiorganerkrankung sehr schwierig. Es ist deshalb nicht verwunderlich, dass die *allgemein klinischen Score-Systeme* nur unvollständig mit funktionellen Daten korrelieren und bezüglich Prognose wenig auszusagen vermögen. Demgegenüber haben die *Thoraxröntgen-Score-Systeme* eine doch wesentlich bessere Assoziation mit der Lungenfunktion gezeigt und können als Verlaufsgrößen zur phänotypischen Charakterisierung von Gruppen gleichen Genotyps recht gut herangezogen werden. Das Erfassen der Progredienz der CF-Erkrankung beschränkt sich zur Zeit vorwiegend auf den Lungenbefall, welcher bereits ab Diagnosestellung radiologisch, lungenphysiologisch, mikrobiologisch und immunzytologisch charakterisiert werden kann. Wünschenswert wäre auch die Erarbeitung von klinischen oder leicht zugänglichen, aber verlässlichen Kriterien, welchen den gastrointestinalen Verlauf und dessen Interaktion mit der Lunge erfassen würde. Bevor die Assoziationen zwischen diesen bei CF so verschiedenen klinischen Aspekten und den labormäßig objektivierten Befunden nicht besser erarbeitet worden sind, scheint es nicht sinnvoll, quantifizierbare Kriterien in einen *allgemein klinischen Score* zu integrieren.

5.10.1 Einleitung

Seit dem 1958 durch Shwachman u. Kulczycki [18] entwickelten, ersten, *allgemein klinischen Score* sind mit unterschiedlicher Zielsetzung verschiedenste weitere Score-Systeme entwickelt worden. Allen gemeinsam ist eine semi-quantitative Erfassung von klinischen (*), radiologischen (**) und computertomographischen (***) Befunden. Die wichtigsten, welche hier vorgestellt werden sollen, sind der „NIH prognostic score" (*) [21], der Berner Score (*) [12], der Chrispin-Norman-Score (**) [4], der Brasfield-Chest-Radiography-Score (**) [2,3] und der UFCT-Score (***) [16]. Während die einen sich nur entweder auf klinische, radiologische oder computer tomographische Befunde konzentrieren, versuchen andere auch eine assoziierte Befunderhebung (klinisch, lungenphysiologisch etc.) zu erfassen. Alle haben eine standardisierte Befunderhebung dieses für cystische Fibrose äußerst variablen, phänotypisch-klinischen Bildes zum Ziel. Sicher hat die Anwendung dieser Score-Systeme seinerzeit zu einem besseren Verständnis der klinischen Komplexität dieser Multiorganerkrankung beigetragen und dazu geführt, dass in den weltweiten CF-Zentren der klinische Status nach einheitlichen Kriterien erfasst wird. Es mag sein, dass dadurch auch eine Vereinheitlichung der Behandlung erfolgt ist. Sehr schwierig hingegen ist die Frage zu beantworten, inwieweit die Anwendung von Score-Systemen dazu geführt hat, mehr bezüglich Lebensqualität, Morbidität oder Mortalität zu erfahren. Bevor auf die Vorstellung der einzelnen Scores eingegangen wird, sollen deshalb einige Gedanken zum Nutzen solcher Score-Systeme besprochen werden.

5.10.2 Anforderungen und Nutzen

Angesichts der bekannten Problematik, dass sich das klinische Bild einerseits und der klinische Verlauf andererseits intraindividuell bei cystischer Fibrose außerordentlich unterschiedlich verhält, konnte im Rahmen der Validierung keines dieser Score-Systeme alle propagierten Ziele erfüllen. Zum Teil fehlt die kritische Validierung, welche die Etablierung der Inter- und Intra-Beobachter-Reproduzierbarkeit, sowie die Sensitivität für geringfügige Verlaufsänderungen beinhaltet. Der Gebrauch solcher Systeme bedarf deshalb bei cystischer Fibrose einer angemessenen kritischen Beurteilung und die Grenzen der Methoden sollten besser definiert sein. In keiner Weise können Scorepunkte als Marker für den Schweregrad der Krankheit herangezogen werden. Dazu ist in mehreren Studien gezeigt worden, dass nur in begrenztem Maß eine Diskriminierung im Schweregrad zwischen funktionell definierten Gruppen erzielt werden konnte. Es gibt denn auch nur wenige Studien, die Aufschluss über den klinischen Verlauf bestimmter Gruppen von Patienten und dessen Beeinflussung durch therapeutische Maßnahmen belegen konnten [20].

Die heute verfügbaren Score-Systeme sind für Altersgruppen des *mittleren Kindesalters* etabliert worden. Es fehlen solche für das *Säuglings- und Kleinkindesalter* einerseits, und das *Adoleszenten- bzw. Erwachsenenalter* andererseits. Diese Limitierung muss in der Anwendung von Score-Systemen unbedingt respektiert werden.

Die Anforderung an Score-Systeme liegt also darin, dasss es mit deren Hilfe gelingen sollte, den individuellen Krankheitsverlauf zu monitorisieren, Therapieerfolge zu quantifizieren und Inter-Zentrumsvergleiche erbringen zu können. Weiter sollten Scores als Verlaufsgrößen in Morbiditätsstatistiken aufgenommen, oder sogar als prognostische Faktoren verwendet werden können. Im Lichte der heutigen, durch molekulargenetisches Total-Screening möglichen Charakterisierung aller an Anzahl monatlich steigenden Mutationen [15], wäre zudem zu fordern, dass aufgrund klinischer Score-Systeme eine klare Diskriminierung innerhalb molekulargenetischer Gruppen ermöglicht werden sollte. Dies ist aber in Studien, welche nach Genotyp-Phänotyp-Assoziationen suchten, nur teilweise gelungen [8, 14]. Am ehesten war dies für den Chrispin-Norman-Score gegeben, indem dieser bezüglich des radiologisch erfassten Verlaufs des Lungenbefalls zwischen der Gruppe homozygoter ΔF508 und der Gruppe compound-heterozygoter 3905insT einerseits und derjenigen mit R553X andererseits signifikant differenzierte [14].

5.10.3 Score-Systeme zur Beurteilung des klinischen Allgemeinstatus

Der *Shwachman-Kulczycki-Score* [18] beinhaltet die Beurteilung nach 4 Kategorien (Tabelle 5.7): allgemeine Aktivität, klinischer Lungenstatus, Befunde der Ernährung und des Gedeihens und die radiologische Beurteilung des Röntgenbildes. Die Inter- und Intra-Beobachter-Reproduzierbarkeit wurde nie untersucht. Die Vergebung der Punkte innerhalb einer Skala von 0–25 ist vollständig subjektiv und die Beurteilung des Thoraxröntgenbildes pragmatisch zu einfach, so dass keine eigentliche Diskriminierung stattfinden kann. Es ist deshalb nicht erstaunlich, dass nur eine einzige „peer-reviewed" 5-Jahres-Verlaufsstudie publiziert worden ist [7]. Unter Einbezug des *Birmingham-Score* [13], welcher eine bessere Beurteilung des Thoraxröntgenbildes erlaubt, entstand der

Tabelle 5.7. Der Shwachman-Kulczycki-Score im Originaltext

Grading	Points	General activity	Physical examination	Nutrition	X-ray findings
Excellent (86–100)	25	Full normal activity, plays ball, goes to school regularly	Normal, no cough, pulse and respiration normal, clear lungs, good posture	Maintains weight and height at above 25th percentile, well formed stools almost normal, good muscle mass and tone	Clear lung fields
Good (71–85)	20 20	Lacks endurance and tires at the end of the day, good school attendance	Resting pulse and respiration normal, rare coughing or clearing of throat, no clubbing, clear lungs, minimal emphysema	Weight and height approximately 15th to 20th percentile, stools slightly abnormal, fair muscle tone and mass	Minimal accentuation of bronchovascular marking, early emphysema
Mild (56–70)	15	May rest voluntarily during the day, tires easily after exertion, fair school attendance	Occasional cough, perhaps in morning upon rising, respiration slightly elevated, mild emphysema, coarse breath sounds, rarely localized râles, early clubbing	Weight and height above 3rd percentile, stools usually abnormal, large and poorly formed, very little if any abdominal distension, poor muscle tone with reduced muscle mass	Mild emphysema with patchy atelectasis and increased bronchovascular markings
Moderate (41–55)	10	Home teacher, dyspnoeic after short walk, rests a great deal	Frequent cough, usually productive, chest retraction, moderate emphysema, may have chest deformity, râles usually present, clubbing 2 to 3+	Weight and height below 3rd percentile, poorly formed bulky offensive stools, flabby muscles and reduced mass, abdominal distension mild to moderate	Moderate emphysema, widespread areas of atelectasis with superimposed areas of infection, minimal bronchial ectasia
Severe (40 or below)	5	Orthopnoeic, confined to bed or chair	Severe coughing spells, tachypnoea with tachycardia and extensive pulmonary changes, may show signs of right-sided cardiac failure, clubbing 3 to 4+	Malnutrition marked, large protuberant abdomen, rectal prolapse, large, foul, frequent, fatty movements	Extensive changes with pulmonary obstructive phenomena and infective lobular atelectasis and bronchiectasis

Shwachman-Birmingham-Score. Eine gute Übereinstimmung mit dem später entwickelten NIH-Score und eine Korrelation mit der forcierten Vitalkapazität (FVC) und dem Erstsekundenvolumen (FEV_1) belegten die bessere Diskriminierungskraft dieses Scores.

Der zum US-nationalen Standard erklärte *„NIH prognostic Score"* (Tabelle 5.8) wurde durch Taussig et al. 1973 als klinisches Evaluationssystem mit prognostischer Bedeutung vorgestellt [21]. An sich handelt es sich um eine weitere Modifikation des Shwachman-Kulczycki-Scores, in dem die subjektive Beurteilung des Lungenbefalls durch Lungenfunktionsresultate ergänzt wurde, und weiter auch nach für die Prognose wichtigen Komplikationen wie Hämoptoe, Cor pulmonale und Pneumothorax gefragt wird. Nach wie vor fehlten die damals viel diskutierten Kriterien bezüglich psychosozialem Umfeld, Therapiecompliance und Infektstatus. Zudem wird diesem Score angelastet, dass er den durch die Pankreasinsuffizienz bedingten abdominellen Befall zu wenig berücksichtigt [6]. Immerhin konnte die Inter-Beobachter-Variabilität als sehr gering etabliert werden. Die Erhebung dieses Scores bedeutet für den Untersucher allerdings einen nicht unerheblichen „Pro-Patient-Aufwand". Warwick et al. [24] konnten den sogenannten „end-stage disease" prognostisch definieren. Bei einem Schwellenwert von 66 von 100 Punkten bei Männern und 69 von 100 bei Frauen wird eine jährliche, über 5 Jahre beobachtete Verschlechterung von 3,5 bzw. 3,9 Punkten als prognostisch gesicherte Aussage gewertet.

Um die Unzulänglichkeit früherer Score-Systeme, den gastrointestinalen Befall bei cystischer Fibrose nicht genügend in einem Score-System inkorporiert zu haben, wettzumachen, wurde durch den Autor dieses Kapitels 1979 der *Berner CF-Score* (Tabelle 5.9)

Tabelle 5.8. Der „NIH prognostic score" im Originaltext

	Points	Max
Pulmonary		
A X-ray	–	17
1. Minimal accentuation of pulmonary markings	1–3	–
2. Increased pulmonary markings, mild over-aeration, atelectasis, and/or mucus plugging	4–6	–
3. Moderate over-aeration, fibrosis, atelectasis, and/or mucus plugging, early cyst-formation	7–10	–
4. Severe over-aeration; extensive fibrosis and cyst formation, pulmonary obstruction, bronchiectasis	11–13	–
B Pulmonary function tests	–	17
1. Vital capacity (VC)	–	–
less than 90% predicted	1	–
less than 80% predicted	3	–
less than 70% predicted	5	–
less than 60% predicted	7	–
less than 50% predicted	9	–
2. FEV_1	–	–
70% of total VC	1	–
66% of total VC	2	–
58% of total VC	4	–
50% of total VC	6	–
42% of total VC	8	–
C Pulmonary exacerbation requiring intensive therapy	–	5
1. Past 3 months	5	–
2. Past year	3	–
D Pneumothorax	–	5
1. Past 6 months or recurrent	5	–
2. Ever	3	–
E Haemoptysis (omit if none since pulmonary surgery)		7
1. Massive: past 6 months	7	–
Massive: more than 6 months ago	4	–
2. Small amount in past year	1–3	–
F Pulmonary surgery (any resection)	2–7	7
G Cor pulmonale	3–5	5
H Physical examination of lungs	1–9	9
I Sputum production and/or cough	1–3	3
Total pulmonary		75

Tabelle 5.9. Der Berner CF-Score im Originaltext

Punkte	Aktivität	Status/Therapie	Lungenbefall	Verdauung	Chrispin-Norman-Score	Grad
5	Normal	Guter Allgemeinzustand, Bakterien negativ, keine Antibiotika	Normaler Auskultationsbefund	Stühle gut, Enzymsustituierung, Menge minimal	1–8	21–25, I
4	Reduziert	Guter Allgemeinzustand, Antibiotika gelegentlich	Auswurf vorhanden, weiß	Leicht untergewichtig	9–15	16–20, II
3	Schulabsenzen, leichte Anstrengungsdyspnoe	Bakterien positiv, intermittierend Antibiotika, Trommelschlägel +, Uhrglasnägel +	Respiration erhöht, Rasselgeräusche, Sputum verfärbt	Stühle auffällig, Untergewicht	16–23	11–15, III
2	Anstrengungsdyspnoe, Hospitalisationen notwendig	Dauererreger, Dauerantibiotika, Trommelschlägel ++, Uhrglasnägel ++	Sekretanschoppung, Emphysemzeichen	Pathologische Stühle, Untergewicht mehr als 20%	24–30	6–10, IV
1	Orthopnoe, hospitalisiert	i.v. Antibiotika, digitalisiert	Tachypnoe, Stridor, Cor pulmonale	Schlechte Stühle trotz Enzymen und Diät	31–38	0–5, V

vorgestellt [12]. Die Besonderheit dieses Scores lag darin, dass der radiologisch erfassbare Lungenbefall mittels Chrispin-Norman-Score [4] erfasst, und das Gedeihen des Patienten mittels relativem Untergewicht [10] objektiviert wurden. Im gleichen Zeitraum konnte die gleiche Autorengruppe aufzeigen, dass der Aufzeichnung des relativen Untergewichts (zumindest während des Kindesalter) prognostische Bedeutung zukommt [9]. Dies rechtfertigte denn auch die Einbindung dieser Größe in ein Score-System und ermöglicht auch das Ausmaß des gastrointestinalen Befalls mittels objektiver Größe inkorporieren zu können.

In Expertenkreisen ist man sich einig, dass es das universelle, alle klinischen Aspekte der cystischen Fibrose umfassende Scoring-System nicht gibt und es deshalb gefährlich ist, therapeutische Aussagen ausschließlich aufgrund klinischer Score-Systeme zu machen [20]. Um ein besseres Verständnis der Variabilität bezüglich Morbidität und Mortalität bei der cystischen Fibrose zu erhalten, gilt es das klinische Spektrum einer detaillierten Beobachtung wichtiger Segmente zu unterziehen. Diese Segmente beinhalten den durch Lungenfunktion objektivierten Lungenstatus (FEV_1, MEF_{50}, paO_2, Ausmaß der Verteilungsstörung), das in Relation zur Ernährung (Gastrostomie) erzielte Gedeihen, die kardiovaskulären und die psychosozialen Aspekte, sowie die durch bakterielle Infekte ausgelösten pulmonale Exazerbationen. Dabei scheint der Zeitpunkt, zu welchem sich eine chronische Pseudomonas-Infektion etabliert, als Meilenstein der Progredienz dieser Krankheit von gewisser Bedeutung zu sein, da dieser Zeitpunkt je nach genetischem Status sehr unterschiedlich sein kann (Abb. 5.11).

5.10.4 Score-Systeme zur Beurteilung des Thoraxröntgenbildes

Bis zum Zeitpunkt des durch Chrispin u. Norman 1974 vorgestellten Score zur systematischen Beurteilung des Thoraxröntgenbildes bei Patienten mit cystischer Fibrose [4] waren einige weitere, allerdings nicht evalutierte Röntgenscores vorgestellt worden, die es aber nicht verdienen näher beschrieben zu werden. Im Chrispin-Norman-Score wurde erstmals versucht die Punktegebung so auszurichten, dass klar definierte radiologische Befunde (streifige Zeichnung oder Linienschatten, Fleckschatten, Ringschatten und Thoraxdeformität) beurteilt für 4 Zonen

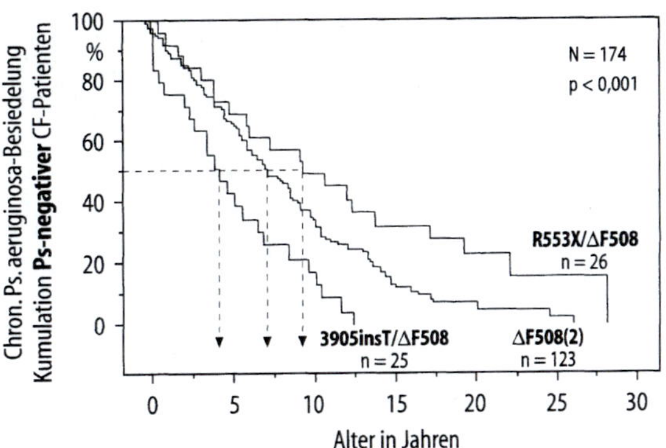

Abb. 5.11. Zeitpunkt der chronischen Pseudomonas-aeruginosa-Besiedelung als Meilenstein der unterschiedlichen Progredienz der Krankheit zwischen verschiedenen genetischen Gruppen – ein Kriterium, das Eingang in den allgemeinen klinischen Score haben sollte

(Ober- und Unterfeld, links und rechts) histopathologischen Veränderungen zugeordnet werden konnten (Tabelle 5.10). Erstmals in der Beurteilung von Lungenveränderungen taucht der Begriff der *pulmonalen Überblähung* auf, eine besonders bei Kleinkindern wichtige pulmonale Veränderung, welche radiologisch auf dem Seitenbild anhand der *Sternumvorwölbung*, der *Brustkyphose* und der *Zwerchfellabflachung* beurteilt werden kann. Je nach Art der strukturell-radiologischen Veränderungen auf dem pa-Thoraxröntgenbild war es nun möglich, das Ausmaß des peribronchialen Entzündungsprozesses (Abb. 7.2, streifige Zeichnung oder Linienschatten), cystische und/oder bronchiektatische Veränderungen (Abb. 7.4, Ringschatten), Mukusansammlung (Abb. 7.3, Fleckschatten), konfluierende Lungensubsegment- oder Segmentatelektasen bzw. Infiltrate (Abb. 7.3, großflächige Verschattungen) zu taxieren. Mit der Möglichkeit die Veränderungen als „nicht vorhanden", „leicht vorhanden" oder „stark vorhanden" zu beurteilen, war neben qualitativen, regional gewichteten Kriterien auch eine Quantifizierung gegeben. Leider wurden in diesen Score keine Lungenkomplikationen miteinbezogen und demzufolge eignet er sich weniger zur Beurteilung von Thoraxröntgenbildern von adulten CF-Patienten. Im Säuglingsalter erreicht der Chrispin-Norman Score einen zu wenig hohen Differenzierungsgrad, sodass eine Korrelation mit lungenphysiologischen Daten nicht gelingt. Im Gegensatz zu Korrelationsstudien, welche keine Assoziation mit dem einen oder anderen allgemeinen klinischen Score-System finden ließen, konnte eine Assoziation zwischen dem Chrispin-Norman Score und lungenphysiologischen Daten einerseits [11], und/oder zwischen genetischen Gruppen bezüglich Chrispin-Norman-Score unterschiedlichen Verläufen andererseits [14] gefunden werden.

Der von Brasfield et al. etablierte *Brasfield-Thoraxröntgen-Score* [3] wurde aus dem Chrispin-Norman Score heraus entwickelt (Tabelle 5.11). Durch eine bessere Graduierung der einzelnen radiologischen Veränderungen und den Einbezug der Taxierung des Schweregradverlaufs im Sinne einer globalen Beurteilung, sowie aufgetretener Komplikationen wie *Pneumothorax* und/oder *Kardiomegalie*, scheinen Assoziationen mit dem klinischen Status, der Lungenfunktion, der Morbidität und der Mortalität besser zu sein. Die Inter- und Intra-Beobachter-Reproduzierbarkeit wird als gut angegeben [2]. In der Absicht ein einfaches und schnell durchzuführendes Score-System entwickeln zu können, stellten 1994 Conway et al. den sogenannten *Northern Score* vor [5], welcher auf der Grundlage des pa-Thoraxröntgenbildes noch vereinfachter als beim Chrispin-Norman Score (allerdings ergänzt durch die Taxierung von Komplikationen) nach radiologischen Veränderungen suchen lässt. Obschon über bessere Korrelationen mit Lungenfunktionsparametern berichtet wird, kann eine solche Beurteilung schon aus grundsätzlichen Überlegungen nicht überzeugen. Dreidimensionale Gebilde (wie dies die Lungen sind) müssen radiologisch immer in zwei Strahlenachsen beurteilt werden. Dies ist besonders wichtig, wenn das Ausmaß der *pulmonalen Überblähung* als frühestes pathognomonisches Zeichen erfasst werden soll.

Um feinstrukturelle, radiologisch fassbare Veränderungen in der Altersgruppe akkurat erheben zu können, wo lungenphysiologische Untersuchungen

Tabelle 5.10. Der „Chrispin-Norman radiographic score" im Originaltext

Feature	Not present	Present but not marked	Marked
Chest configuration			
Sternal bowing	0	1	2
Diaphragmatic depression	0	1	2
Spinal kyphosis	0	1	2
Bronchial line shadows			
Right upper zone	0	1	2
Right lower zone	0	1	2
Left upper zone	0	1	2
Left lower zone	0	1	2
Mottled shadows			
Right upper zone	0	1	2
Right lower zone	0	1	2
Left upper zone	0	1	2
Left lower zone	0	1	2
Large shadows			
Right upper zone	0	1	2
Right lower zone	0	1	2
Left upper zone	0	1	2
Left lower zone	0	1	2

Tabelle 5.11. Das „Brasfield chest radiography scoring system" im Originaltext

Category	Definition	Scoring
Air trapping	Generalized pulmonary overdistension presented as sternal bowing depression of diaphragms and/or thoracic kyphosis	0 = absent, 1–4 = increasing severity
Linear markings	Line densities due to prominence of bronchi may be seen as parallel line densities, sometimes braching or as „end-on" circular densities with thickening of bronchial walls	0 = absent, 1–4 = increasing severity
Nodular-cystic lesions	Multiple discreet small rounded densities 0,5 cm in diameter or larger with either radiopaque or radiolucent centres does not refer to irregular line markings, confluent nodules not classified as large lesions	0 = absent, 1–4 = increasing severity
Large lesions	Segmental or lobar atelectasis or consolidation includes acute pneumonia	0 = absent, 3 = segmental or lobar atelectasis, 5 = multiple atelectasis
General severity	Impression of overall severity of changes on roentgenogram	0 = absent, 1–4 = increasing severity, 5 = complications (e.g. cardiac enlargement, pneumothorax)

immer noch schwierig sind (2.–5. Altersjahr), hat die Gruppe um Weatherly [23] das *Wisconsin-Score-System* entwickelt. Sechs primäre Kriterien wie *pulmonale Überblähung, peribronchiale Verdickung, Bronchiektasen, „nodular/branching opacities"* und *„large round/illdefined opacities or atelectasis"* werden durch einen komplexen Algorithmus zu einem Score umgerechnet, mit welchem sich der Lungenbefall bezüglich Schweregrad gut erfassen lässt und durchaus mit modernen Lungenfunktionsgrößen korrelieren könnte.

Ganz offensichtlich lassen sich mit Thoraxröntgen-Score-Systemen wesentlich bessere Assoziationen mit funktionellen Daten (auch innerhalb genetischer Gruppen) erarbeiten, als dies mit allgemein klinischen Score-Systemen möglich ist. Nicht außer Acht gelassen werden darf allerdings die durch Sawyer in Bezug auf 3 Thoraxröntgen-Score-Systeme durchgeführte Varianzanalyse. Drei Beurteiler erzielten bezüglich *Brasfield Score* einen Pearson-Korrelationskoeffizienten von 0,84 und 0,87, was eine Intra-Beobachter-Differenz von 20% auf den maximalen Score ergibt [17].

5.10.5 Computertomographische Score-Systeme

Es besteht heutzutage allgemeiner Konsens, dass strukturelle Veränderungen der Lunge (spezifisch hier für zystische Fibrose: peribronchiale Strukturvermehrung, Sekretanschoppung, Konsolidierung, und Bronchiektasen) mittels „High resolution computed tomography" (HRCT) besser erfasst werden können als mit konventional radiologischen Untersuchungen. Das mag besonders bei speziellen Fragestellungen bei adulten CF-Patienten zutreffen. Bis zum jetzigen Zeitpunkt liegen keine HRCT-Studien vor, welche überzeugend eine Korrelation zwischen HRCT-Scores und Lungenfunktion haben zeigen können [1, 19]. Trotzdem glaubt diese Arbeitsgruppe, dass zu zeitlich klar definierten Zeitpunkten die HRCT in die Verlaufsbeobachtung von Säuglingen und Kindern aufgenommen werden sollte. Für radiologische Untersuchungen bei Säuglingen, Kleinkindern und Kindern wird es bezüglich HRCT hoffentlich weiterhin besonderer Indikationsstellung bedürfen. Die HRCT kann das konventionelle Thoraxröntgenbild als Instrument der Verlaufsbeobachtung nicht ersetzen. Für spezielle Fragestellungen (Bronchiektasen, Mukusanschoppung) wurde die weniger strahlenbelastende Methode des „ultrafast computerized tomography" (UFCT) entwickelt. Es konnte gezeigt werden, dass Bronchiektasen und Mukusanschoppung mittels UFCT auch dann erfasst werden können, wenn diese dem Brasfield-Score-System entgehen [16].

5.10.6 Zusammenfassung

Um den klinischen Verlauf ab Diagnosestellung ganzheitlich erfassen zu können, besteht seit Jahren das Bestreben, alle verfügbaren klinischen Daten integriert in einem *allgemein klinischen Score* vereint zu haben. Da es dabei aber an objektivierbaren Kriterien fehlt, zeichnen sich alle allgemein klinischen Scoresysteme durch eine hohe Inter-Beobachter-Variabilität aus. Klinische Befunde korrelieren zudem sehr schlecht mit labormäßig erfassten Daten, weil die Gewichtung der einzelnen zum Teil organspezifischen Teilaspekte stark überlappend ist. Die Assoziation zwischen klinischen Verlaufskriterien und funktionellen Daten ist noch zu wenig erforscht, und es sollte deshalb davon abgesehen werden, klinische Verlaufskriterien mit funktionellen Daten (Lungenfunktion, Röntgenscores etc.) vermischt in einem Scoresystem unterzubringen. Die Diskriminierung in prognostische Gruppen und die Definition des Phänotyps innerhalb von Gruppen gleichen Genotyps (s. auch Abschn. 2.7) ist bis jetzt nur aufgrund messbarer und damit objektivierbarer Größen gelungen.

Trotzdem ist es aber sinnvoll, zur *Beurteilung des individuellen Verlaufs*, einzelne Größen wie Gewichtsverlauf (relatives Untergewicht und/oder „body mass index"), Lungenfunktion, nächtliche Pulsoximetrie, Arbeitsbelastung, Leberfunktion, sowie die Registrierung gewisser Komplikationen und die Berücksichtigung des psychosozialen Umfelds in die Verlaufsbeobachtung vollumfänglich miteinzubeziehen.

Die *Thoraxröntgenscores* zeigen dagegen, abgesehen vielleicht vom Säuglingsalter, eine recht gute Assoziation mit der Lungenfunktion, und sind demzufolge wichtige Verlaufsgrößen zur phänotypischen Charakterisierung von Gruppen gleichen Genotyps. Als best sensitive Methode hat sich hier der *Wisconsin-Thoraxröntgen-Score* [22] herausgestellt.

Was die *computertomographischen Score-Systeme* betrifft, sollten besonders für Untersuchungen mit hoher Strahlenbelastung oder für solche, welche eine invasive Untersuchungtechnik voraussetzen, genaue Kriterien zur Indikationsstellung erarbeitet werden. Bezüglich spezifischer, international etablierter Indikation zu solchen Untersuchungen sei auf Abschn. 5.11 verwiesen.

Für die *Langzeitbeobachtung* und für *Medikamentenstudien* sollten – ähnlich der Wisconsin-Scoreberechnung – organspezifische, einer diskriminierenden Schweregradskala zuzuordnende Kriterien validiert und einer vernetzten Beurteilung zugänglich gemacht werden. Zur Realisierung dieses Ziels ist es unumgänglich den gegenwärtigen Stand des Wissens um die Score-Systeme zu kennen und zu verbessern.

5.11 Bildgebende Verfahren bei cystischer Fibrose [1]

T. H. Helbich

Die cystische Fibrose (CF) ist die häufigste autosomal rezessiv vererbte Stoffwechselerkrankung mit einem Auftreten von 1:2000 in Europa. 3%–5% der Bevölkerung sind heterozygote Merkmalsträger [1–8]. Im Jahre 1985 gelang erstmals, das krankhaft veränderte Gen auf dem langen Arm des Chromosoms Nr. 7 zu lokalisieren [7]. 1989 folgte die exakte Bestimmung des CF-Genorts. Die CF ist eine Erkrankung aller exokrinen Drüsen und führt durch Bildung eines abnorm viskösen Sekrets zu chronisch fortschreitenden Gewebszerstörungen vor allem im Bereich der Lungen und des Gastrointestinaltrakt. Die Lungenbeteiligung steht klinisch im Vordergrund und beeinflusst die Morbidität und Mortalität von CF-Patienten am stärksten [1–5]. Veränderungen im Gastrointestinaltrakt spielen ebenfalls eine wichtige Rolle im Verlauf einer CF. Sie führen bei Säuglingen und Kleinkindern sehr oft zur Diagnose einer CF und beeinflussen durch ihren oftmaligen chronischen Verlauf die Lebenserwartung. Skelettmanifestationen und Beteiligung der Nasennebenhöhlen sind seltener [1–8].

Im Management von CF-Patienten kommt den verschiedenen bildgebenden Verfahren eine bedeutende Rolle zu [8–45]. Die zu erwartenden radiologischen Veränderungen beeinflussen demnach die Diagnose, Therapie und Prognose [8–45].

Dieser Beitrag setzt sich zum Ziel die Wertigkeit bildgebender Verfahren zum Nachweis von morphologischen Veränderungen bei CF aufzuzeigen.

5.11.1 Pulmonale Manifestationen

Pathogenetische Grundlagen

Die Produktion eines abnorm viskösen, wasserarmen Bronchialsekretes bildet die pathogenetische Grundlage der Lungenveränderungen bei Patienten mit CF. Bei Geburt sind die Lungen unauffällig [1–5, 8, 46]. Mangelhafter Abtransport des Bronchialsekrets und Minderbelüftungen begünstigen rezidivierende bakterielle und virale Infekte [1–5, 8, 46]. In weiterer Folge kommt es zu einer chronischen Bronchitis mit Verdickung der Bronchialwände, die auch radiologisch nachweisbar ist. Im Rahmen der Entzündung der Bronchialwände kommt es zu einer ver-

[1] Mit Unterstützung des Ludwig-Boltzmann-Instituts für Radiologische Tumordiagnostik.

mehrten Sekretproduktion der teils hypertrophen teils hyperplastischen mukösen Drüsen. Das wiederum fördert die Verlegung von kleinen Bronchien. Das radiologische Bild ist geprägt durch ein Gemisch aus atelektatischen und überblähten Lungenarealen. Verlegung der Bronchiallumina und entzündliche Bronchuswanddestruktionen begünstigen die Entstehung von Bronchiektasien. Sie sind vor allen in den Oberlappen nachzuweisen. Bei älteren CF Patienten sind diese Veränderungen meist generalisiert. Die daraus entstehenden Komplikationen sind Bronchopneumonien in Kombination mit Einschmelzungsherden im Sinne von Mikroabszessen. Als Ursache von sehr oft nachzuweisenden zystischen Lungenveränderungen kommen intestitielle Luftansammlungen, Emphysemblasen, abgeheilte Abszesshöhlen und bronchektatische Zysten infrage. Als Langzeitfolge der chonisch-obstruktiven Ventilationsstörung entwickelt sich bei den meisten CF-Patienten ein Lungenemphysem. Dabei sind die Lungen deutlich überbläht und das Zwerchfell steht tief und ist abgeflacht. Eine Lungenfibrose ist möglich wird jedoch seltener gesehen. Als Folge der generalisierten pulmonalen Veränderungen kommt es zu einer pulmonalen Hypertonie mit Ausbildung eines Cor pulmonale. Weitere Spätkomplikationen sind der Pneumothorax und die entzündliche Arrosionsblutung von Bronchialarterien [9–16].

Konventionelle Thoraxübersichtsaufnahme

Eines der wichtigsten radiologischen Untersuchungsverfahren zur Beurteilung der Lungenveränderungen bei CF ist die konventionelle Thoraxübersichtsaufnahme (Abb. 5.12) [9–16]. Bei der Diagnose als auch bei späteren Verlaufskontrollen ist dieses Verfahren von großer Bedeutung. Das Nebeneinander überblähter und minderbelüfteter Lungenareale, das rezidivierende Auftreten von bronchopulmonalen Infiltraten und der Nachweis verdickter Bronchialwände sind häufige Frühzeichen. Sehr oft weist das Thoraxübersichtsbild, trotz fortgeschrittener pulmonaler Beteiligung, nur diskrete und unspezifische Veränderungen auf. Eine Unterschätzung des wahren Ausmaßes der Erkrankung ist vor allem bei der Beurteilung von Bronchiektasien, Schleimpropfen und fibro-

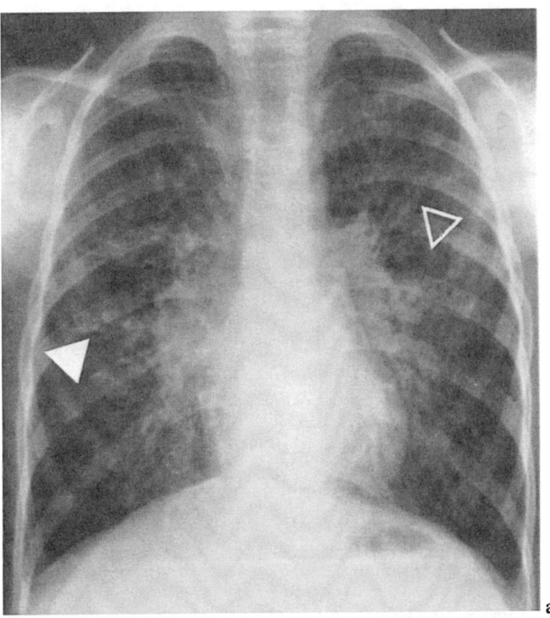

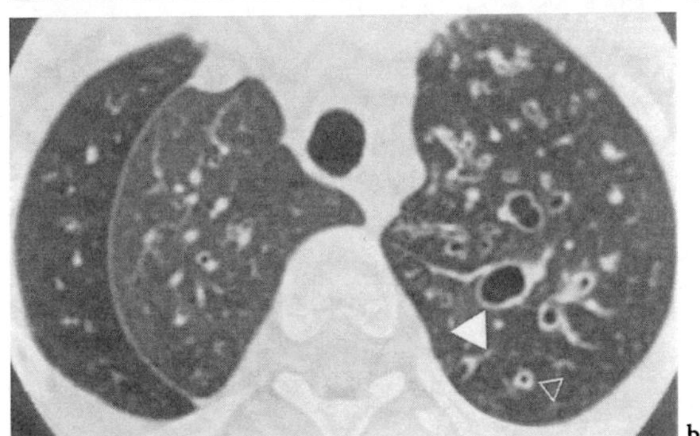

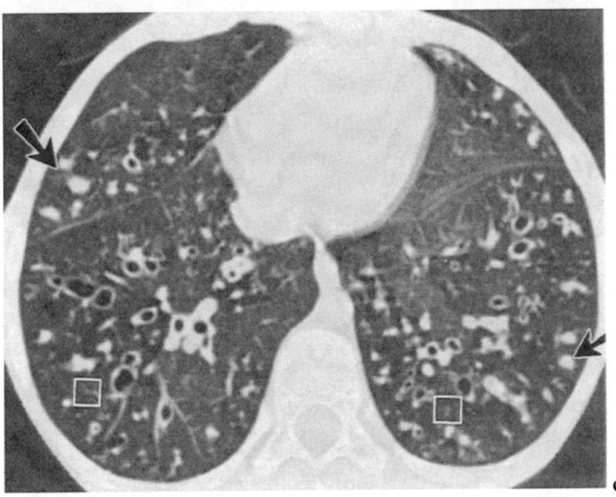

Abb. 5.12a–c. Thoraxübersichtsaufnahme und Computertomographie (CT) bei einem 9-jährigen CF-Patienten. **a** Die Thoraxübersichtsaufnahme zeigt eine Abflachung des Zwerchfells und unregelmäßig begrenzte und verdickte Bronchuswände wie bei Bronchiektasien (Pfeilspitze). Zusätzlich erkennt man vor allem in beiden Mittelfeldern multiple kleinfleckige Verschattungen (voller Pfeil) im Sinne von impaktiertem Schleim. **b, c** Korrespondierend die CT in Höhe der Ober- und Unterlappen. Die CT zeigt eine milde bis schwere Ausbildung von Bronchiektasien (*volle Pfeilspitze*), eine milde bis mittelgradige Ausbildung von Bronchuswandverdickungen (*Pfeilspitze*). Weiter erkennt man die Zeichen von Schleimpropfen „mucus plugging" (*Pfeile*) und das Bild einer Mosaik-Perfusion (*Vierecke*). Im Vergleich zur Thoraxübersichtsaufnahme können die morphologischen Veränderungen in ihrer Schwere und Ausprägung in der CT besser und genauer beurteilt werden

tischen wie auch zystischen Lungenveränderungen häufig. Demnach korrelieren die morphologischen Veränderungen am Thoraxröntgenbild nur sehr schwach mit Lungenfunktionsparametern und klinischen Scores [13–16]. In der Spätphase einer CF liegt die Aufgabe des Thoraxröntgenbilds in der Aufdeckung von Komplikationen. Pneumonische Infiltrate, Atelektasen und Abszesse werden bereits auf der Übersichtsaufnahme zuverlässig erkannt. Bei Verdacht auf einen Pneumothorax ist eine zusätzliche Aufnahme in Exspiration zu empfehlen. Bei Schwierigkeiten in der Differenzierung von erweiterten pulmonalen Gefäßen und vergrößerten hiliären Lymphknoten empfiehlt sich die Durchführung einer CT [17–23]. Dabei lässt sich auch das volle Ausmaß der bronchialen und pulmonalen Umbauprozesse erfassen. Bei der hohen Wertigkeit der CT ist die konventionelle Tomographie des Thorax als auch die Bronchographie heutzutage nicht mehr indiziert.

Das klinische Erscheinugsbild der CF ist sehr variabel und subjektiv. Demnach wurden schon in den Sechzigerjahren objektive quantitative Scoringsysteme eingeführt [9–11]. Sie sind prognostisch hilfreich, erfassen morphologische Lungenveränderungen besser und erleichtern den Vergleich von verschiedenen CF- Kollektiven. Drei Scoringsysteme (Shwachman-Kulczycki-System, Chrispin-Norman-System, Brasfield-System) haben sich in der CF-Literatur etabliert, wobei das Brasfield-System in den USA und das Chrispin und Norman System in Europa (Tabelle 5.12) am häufigsten angewendet wird [9–16]. Allen drei ist eigen, dass sie eine hohe Inter- als auch Intra-Untersucher-Übereinstimmung sowohl bei Radiologen als auch bei Pulmologen und Pädiatern aufweisen. Ebenso korrelieren die Ergebnisse der Scores gut mit Lungenfunktionswerten, hier vor allem mit dem Residualvolumen, der totalen Lungenkapazität und dem forciertem expiratorischen Volumen in der ersten Sekunde (FEV1) [9–16].

Computertomographie (CT)

Die hochauflösende CT (High-resolution-CT oder Dünnschicht-CT) ist der konventionellen Thoraxübersichtsaufnahme in der Beurteilung der Lungenmorphologie deutlich überlegen (Abb. 5.12–15). Mit dieser Methode werden alle Lungenabschnitte mit einer Schichtdicke von 2 mm und einem Schichtabstand von 10 mm untersucht. Die CT der Lunge empfiehlt sich für die Diagnose und Verlaufsbeobachtung von chronischen Lungenerkrankungen [17–23]. Trotz der technischen Überlegenheit der CT bleibt die Thoraxübersichtsaufnahme das primäre bildgebende Verfahren bei CF [13–23]. War die CT in

Tabelle 5.12. Scoringsystem nach Chrispin und Norman für das Thoraxübersichtsröntgen bei CF. (Nach [10])

Morphologische Veränderungen	Score (Scorebereich 0–38)		
	Nicht vorhanden	Vorhanden	Ausgeprägt[a]
Thoraxkonfiguration			
Vorwölbung des Sternums	0	1	2
Kyphose der Brustwirbelsäule	0	1	2
Eindellung des Zwerchfells	0	1	2
Linienförmige Verschattung der Bronchien			
Rechtes Lungenoberfeld	0	1	2
Rechtes Lungenunterfeld	0	1	2
Linkes Lungenoberfeld	0	1	2
Linkes Lungenunterfeld	0	1	2
Multiple runde unregelmäßig begrenzte Verschattungen (max. 0,5 cm)			
Rechtes Lungenoberfeld	0	1	2
Rechtes Lungenunterfeld	0	1	2
Linkes Lungenoberfeld	0	1	2
Linkes Lungenunterfeld	0	1	2
Ringförmige Verschattungen mit zentraler Luftaufhellung (max. 0,5 cm)			
Rechtes Lungenoberfeld	0	1	2
Rechtes Lungenunterfeld	0	1	2
Linkes Lungenoberfeld	0	1	2
Linkes Lungenunterfeld	0	1	2
Große Verschattungen (segmentaler oder lobarer Lungenkollaps/Konsolidierung)			
Rechtes Lungenoberfeld	0	1	2
Rechtes Lungenunterfeld	0	1	2
Linkes Lungenoberfeld	0	1	2

[a] ausgeprägt inkludiert: mittelgradig, schwer, sehr schwer.

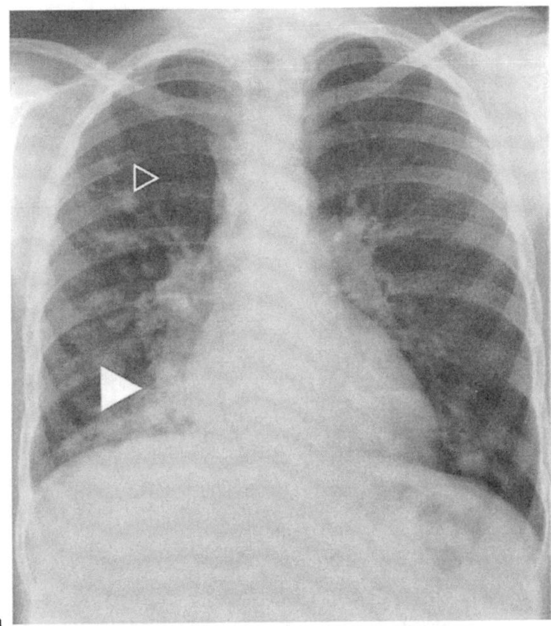
a

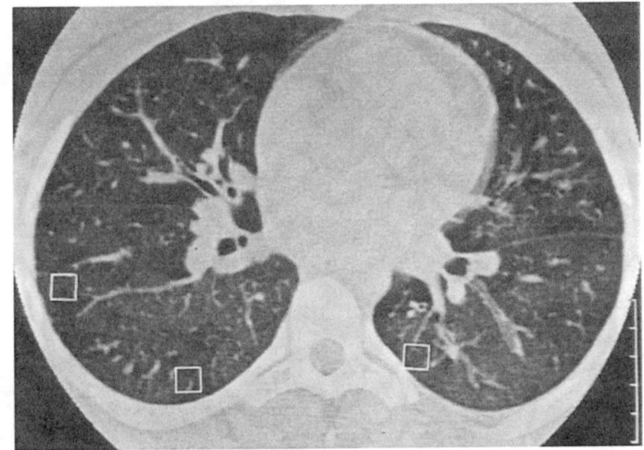

Abb. 5.14. Computertomographie (CT) bei einem 14-jährigen CF-Patienten. Entgegen der Altersnorm zeigt die CT zeigt eine milde Form von Bronchiektasien und das Bild einer Mosaik-Perfusion

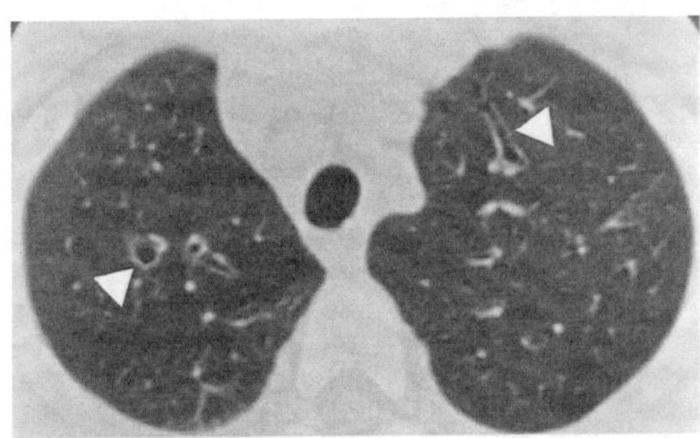
b

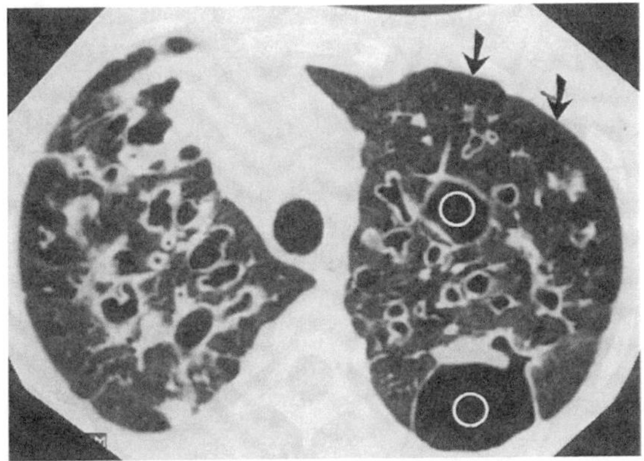

Abb. 5.15. Computertomographie (CT) bei einem 29-jährigen CF-Patienten. Der Altersnorm entsprechend zeigt die CT eine schwere Form von Bronchiektasien und Bronchuswandverdickung. Weiter Darstellung von Sakkulationen (*Kreise*), „mucus plugging", und kleinen Emphysemarealen (*Pfeile*)

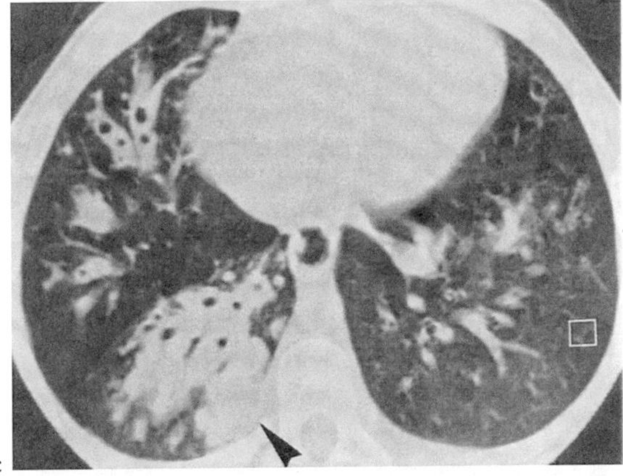
c

Abb. 5.13a–c. Thoraxübersichtsaufnahme und Computertomographie (CT) bei einem 8-jährigen CF-Patienten. **a** Die Thoraxübersichtsaufnahme zeigt eine Abflachung des Zwerchfells und unregelmäßig begrenzte und verdickte Bronchuswände wie bei Bronchiektasien. Zusätzlich erkennt man im rechten Oberfeld und beiden Unterfeldern multiple kleinfleckige Verschattungen im Sinne von impaktierten Schleim (*Pfeilspitze*). Im rechten Unterfeld findet sich weiter ein großes Konsolidierungsareal (*volle Pfeilspitze*). **a, b, c** Korrespondierend die CT in Höhe der Ober- und Unterlappen. Die CT zeigt eine milde bis schwere Ausbildung von Bronchiektasien (*Pfeile*), eine milde bis mittelgradige Ausbildung von Bronchuswandverdickungen und die Zeichen von Schleimpfropfen „mucus plugging". Im Vergleich zur Thoraxübersichtsaufnahme kann das Konsolidierungsareal (*Pfeil*) besser zugeordnet werden. Es entspricht dem Bild eines „mucus plugging" am Boden von ausgeprägten Bronchiektasien. Weiter erkennt man das Bild einer Mosaik-Perfusion (*Viereck*)

Tabelle 5.13. Kriterien des CT-Scoringsystems bei CF. (Nach [17, 23])

Kategorie	Score			
	0	1	2	3
Schwere der Bronchiektasien	nn	Mild (Lumendurchmesser gering größer als Durchmesser von benachbartem Gefäß)	Moderat (Lumendurchmesser 2–3-mal größer als Durchmesser von benachbartem Gefäß)	Schwer (Lumendurchmesser mehr als 3-mal größer als Durchmesser von benachbartem Gefäß)
Schwere der peribronchialen Verdickung	nn	Mild (Wanddicke entspricht Durchmesser von benachbartem Gefäß)	Moderat (Wanddicke nicht mehr als 2-mal größer als Durchmesser von benachbartem Gefäß)	Schwer (Wanddicke mehr als 2-mal größer als Durchmesser von benachbartem Gefäß)
Ausdehnung von Bronchiektasien (Nr. der BPS)	nn	1–5	6–9	>9
Ausdehnung v. Schleimpfropfen („mucus plugging") (Nr. der BPS)	nn	1–5	6–9	>9
Ausdehnung von Sakkulationen oder Abszessen (Nr. der BPS)	nn	1–5	6–9	>9
Generation von bronchialer Beteiligung (Bronchiektasien oder Schleimpfropfen)	nn	bis zur 4-ten Generation	bis zur 5-ten Generation	bis zur 6-ten Generation und distaler
Schwere von Bullae	nn	Unilateral (<4)	Bilateral (<4)	>4
Schwere von Emphysem (Nr. der BPS)	nn	1–5	>5	
Schwere von Mosaik Perfusion (Nr. der BPS)	nn	1–5	>5	
Schwere von Kollaps/Konsolidierung	nn	Subsegmental	Segmental/ lobar	

BPS bronchopulmonale Segmente, *nn* nicht nachweisbar.

früherer Zeit bei CF nur dann indiziert, wenn die erreichbare Zusatzinformation auch wirklich therapeutische Konsequenzen hatte, hat sich ihr Stellenwert in den letzten Jahren deutlich geändert [17, 19–23]. Wegweisend dafür war die Entwicklung einzelner CT-Scoringsysteme, wobei sich davon der Score nach Bhalla et al. mit wenigen Modifikationen etabliert hat (Tabelle 5.13) [17, 23]. Dabei werden die zu erwartenden morphologischen Veränderungen nach Schwere und Ausdehnung beurteilt und von 0–3 bewertet. Der maximale Score beträgt 25. Somit lässt sich der Bhalla-Score mit dem Brasfield-Score, welcher für die Thoraxübersichtsaufnahme angewendet wird, austauschen und in die klinische Shwachman-Kulczycki-Methode integrieren. In einer rezent erschienenen Arbeit von Helbich et al. [23] an 117 CF-Patienten konnte gezeigt werden, dass das CT-Scoring eine brauchbare und sensitive Methode in der Erfassung des Lungenstatus und der fortschreitenden Lungenveränderungen ist. Ebenso konnte aufgezeigt werden, dass der CT-Score und somit die Schwere und Ausdehnung der meisten morphologischen Veränderungen signifikant mit der Dauer der Erkrankung und dem Alter der Patienten zunimmt (Abb. 5.12, 13, 15). Ebenso korrelieren diese Veränderungen signifikant mit nichtmorphologischen Parametern, wie Lungenfunktion, klinischem Shwachman-Kulczycki-Score und Immunglobulin-Werten. Im Vergleich mit den verschiedensten nicht morphologischen Parametern scheint die CT somit sensitiver zu sein [23]. Die in dieser Studie erfassten morphologischen Veränderungen der Lunge sind in den Tabellen 5.14 und 15 zusammengefasst [23]. In einer weiteren Studie dieser Arbeitsgruppe bewies die CT-Stärke in der Erfassung und in der Entwicklung der pulmonalen Veränderungen bei CF (Abb. 5.16) [22]. So waren die morphologischen Veränderungen und der gesamte CT-Score in den ersten 18 Monaten der Verlaufskontrolle weniger ausgeprägt bzw. ansteigend als danach. Wie auch schon in der oben genannten Studie weist somit die CT Vorteile im Vergleich zu nichtmorphologischen Parametern in der Erfassung des Krankheitsverlaufs auf. Das bei dieser Studie errechnete Zeitintervall für Verlaufskontrollen liegt zwischen 6 und 18 Monaten [22]. Weiter sollte erwähnt werden, dass die CT einen wesentlichen Beitrag in der Verlaufsbeurteilung der pulmonalen Veränderungen bei akuter Exazerbation liefert und die Therapie beeinflusst [21]. Ebenso hat sich diese Methode in der präoperativen Abklärung vor einer geplanten Lungentransplantation etabliert [18, 19]. Zusammenfassend sollte gesagt werden, dass die CT und der CT-Score nach Bhalla die morphologischen Veränderungen exakter und sensitiver erfasst als die Thoraxübersichtsaufnahme und einzelne nicht morphologische klinische Parameter [17, 19–23]. Eine fixe Integration der CT in der Erfassung der Lungenveränderungen bei CF ist anzustreben. Bevor die CT als integraler Bestandteil im Verlauf einer CF, ähnlich der Thoraxübersichtsaufnahme, empfohlen werden kann, sind weitere Studien, die den Effekt der Methode am klinischen Management und am Ansprechen neuer Therapieformen überprüfen, notwendig. CT-Techniken, die eine Reduktion der Strahlendosis von 40%–50% ermöglichen, sollten bei diesen Patienten angewendet werden. Qualitätsverluste sind dabei nicht zu erwarten [47].

Tabelle 5.14. Verteilung der spezifischen CT-Veränderungen bei 117 CF-Patienten. (Nach [23])

CT-Veränderungen	Verteilung
Bronchiektasien	94 (80,3%)
Peribronchiale Verdickung	89 (76,1%)
Mosaik Perfusion	71 (63,9%)
Schleimpfropfen („mucus plugging“)	56 (51,3%)
Kollaps	34 (29,4%)
Emphysem	29 (24,8%)
Sakkulationen	23 (19,7%)
Bullae	15 (14,3%)

Magnetische Resonanztomographie (MRT)

Der Einsatz der MRT im klinischen Management bei CF ist derzeit limitiert. Einige Arbeitsgruppen weisen aber darauf hin, dass die MRT mit den zur Verfügung stehenden Sequenzen sehr wohl hilfreich sein kann (14, 15, 24, 25). So berichtet Kinsella et al., dass die MRT das Ausmaß der Schleimpfropfen im Bronchus („mucus plugging“) und die peribronchiale Bronchuswandverdickungen besser erfassen kann als die konventionelle Thoraxübersichtsaufnahme. Ebenso konnten in der MRT diese morphologischen Veränderungen durch das geänderte Signalverhalten besser unterschieden und exakter von pulmonalen Gefäßen abgegrenzt werden. Im Allgemeinen erfasst die Thoraxübersichtsaufnahme überblähte Lungenareale besser, während die MRT im Nachweis von entzündlichen Veränderungen und Schleimpfropfen genauer ist [14, 15, 25]. Weitere Vorteile der MRT liegen in der exzellenten Darstellung von hilären Veränderungen. Durch flussbedingte Signalauslöschungen können die hilären Pulmonalgefäße gut von vergrößerten Lymphknoten abgegrenzt werden [14, 15, 25]. Die MRT ermöglicht auch eine nichtinvasive Flussmessung in den Pulmonalgefäßen, eine Methode, die in der frühzeitigen Erfassung einer pulmonalen Hypertonie eine wesentliche Rolle spielen kann [24].

Zusammenfassend kann gesagt werden, dass an eine routinemäßige Verwendung der MRT bei CF-Patienten derzeit nicht zu denken ist, da feine Lungenstrukturveränderungen nicht ausreichend dargestellt

Tabelle 5.15. CT-Veränderung in Abhängigkeit des Patientenalters. (Nach [23])

Patienten, Geschlecht, Alter	Alle Patienten 117; 57 weiblich, 60 männlich; 12,2 Jahre ± 3,1				Gruppe 1 (0–5 Jahre) 20; 7 weiblich, 13 männlich; 2,4 Jahre ± 1,5				Gruppe 2 (6–16 Jahre) 61; 31 weiblich, 30 männlich; 9,4 Jahre ± 3,1				Gruppe 3 (17 Jahre und älter 36; 19 weiblich, 17 männlich; 22,1 Jahre ± 4,1			
CT-Veränderungen	Score				Score				Score				Score			
Schwere	0	1	2	3	0	1	2	3	0	1	2	3	0	1	2	3
Bronchiektasien*	23 (19,7%)	35 (29,9%)	24 (20,5%)	35 (29,9%)	11 (55%)	9 (45%)	-	-	12 (19,7%)	23 (37,7%)	13 (21,3%)	13 (21,3%)	-	3 (8,3%)	11 (30,6%)	22 (61,1%)
Peribronchiale Wandverdickung*	28 (23,9%)	74 (63,2%)	14 (12,0%)	-	12 (60%)	8 (40%)	-	-	14 (23%)	41 (67,2%)	6 (9,8%)	-	2 (5,6%)	25 (69,4%)	8 (22,2%)	-
Bullae*	102 (85,2%)	9 (7,7%)	3 (2,6%)	3 (2,6%)	20 (100%)	-	-	-	58 (95,1%)	3 (4,9%)	-	-	24 (66,7%)	6 (16,7%)	3 (8,3%)	3 (8,3%)
Emphysem*	88 (75,2%)	18 (15,4%)	11 (9,4%)	-	20 (100%)	-	-	-	54 (88,5%)	7 (11,5%)	1 (1,7%)	-	14 (38,9%)	11 (30,6%)	11 (30,6%)	-
Mosaik Perfusion*	46 (41,4%)	42 (37,8%)	29 (26,1%)	-	10 (50%)	10 (50%)	-	-	25 (41%)	24 (39,3%)	12 (19,7%)	-	11 (30,6%)	8 (22,4%)	17 (47,6%)	-
Kollaps*	83 (70,9%)	25 (21,4%)	9 (7,7%)	-	18 (90%)	-	2 (10%)	-	43 (70,5%)	15 (24,6%)	3 (4,9%)	-	22 (61,1%)	10 (27,8%)	4 (11,1%)	-
Ausdehnung																
Bronchiektasien*	23 (19,7%)	16 (13,7%)	27 (23,1%)	51 (43,6%)	11 (55%)	7 (35%)	1 (5%)	1 (5%)	12 (19,7%)	7 (11,5%)	21 (34,4%)	21 (34,4%)	-	2 (5,6%)	5 (13,9%)	29 (80,6%)
Schleimpfropfen*	57 (48,7%)	40 (34,2%)	14 (12%)	6 (5,1%)	18 (90%)	2 (10%)	-	-	29 (47,5%)	23 (37,7%)	7 (11,5%)	2 (3,3%)	10 (27,8%)	15 (41,7%)	7 (19,4%)	4 (11,1%)
Sakkulationen/Abszess*	94 (80,3%)	16 (13,7%)	6 (5,1%)	1 (0,9%)	20 (100%)	-	-	-	53 (86,9%)	6 (9,8%)	2 (3,3%)	-	21 (58,3%)	10 (27,8%)	4 (11,1%)	1 (2,8%)
Generation der Bronchien*	22 (18,8%)	15 (12,8%)	46 (39,3%)	34 (29,1%)	11 (55%)	6 (30%)	1 (5%)	2 (10%)	11 (18%)	7 (11,5%)	33 (54,1%)	10 (16,4%)	-	2 (5,6%)	12 (33,3%)	22 (61,1%)
Gesamt-CT-Score	9,0 ± 5,9				3,0 ± 2,9				7,9 ± 4,9***				14,1 ± 4,8**			

* Statistisch signifikanter Unterschied der spezifischen CT Veränderungen zwischen den drei Altersgruppen ($p < 0,05$).
** Statistisch höher als Score in den Gruppen 1 und 2 ($p < 0,05$).
*** Statistisch höher als Score in Gruppe 1 ($p < 0,05$).

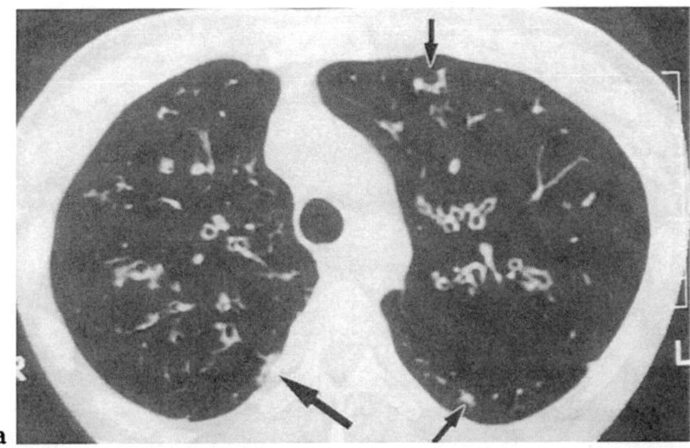

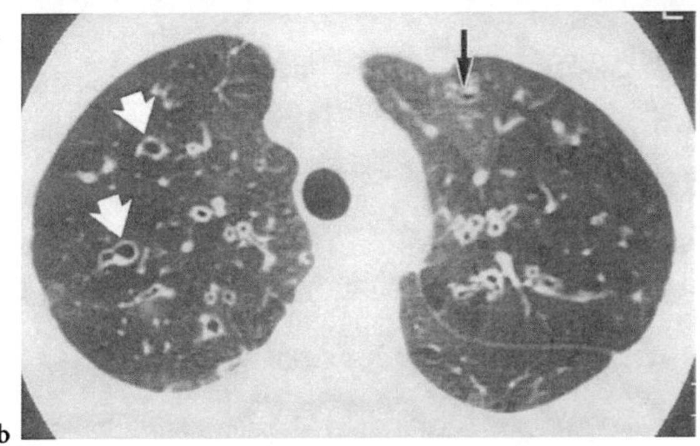

Abb. 5.16 a, b. Computertomographie (CT) bei einem 24-jährigen CF-Patienten. **a** Ausgangs-CT beider Oberlappen zeigt eine milde Form einer Bronchuswandverdickung. Einzelne Bronchiallumina sind mit Schleim ausgefüllt (*kleine Pfeile*). Kleines Konsolidierungsareal thoraxwandnahe (*großer Pfeil*). **b** CT 40 Monate nach **a** zeigt eine deutliche Progression der Bronchuswandverdickung und Ausbildung von mittelgradigen Bronchiektasien (*Pfeile*). Rückbildung der Schleimansammlung (*schwarzer Pfeil*) und des Konsolidierungsareals

werden können. Endgültige Entwicklungen wie die MRT mit hyperpolarisiertem Helium zur genaueren Lungenparenchymdiagnostik sind abzuwarten (Abb. 5.17). Erste Resultate sind vielversprechend [26].

5.11.2 Gastrointestinale Manifestationen

Intestinale Obstruktion und ihre Komplikationen

Mekoniumileus

Der Mekoniumileus ist die früheste klinische Manifestation der CF und tritt bei 10–15% der Patienten auf [27–30]. Man kann davon ausgehen, dass ein Mekoniumileus bei Säuglingen ausschließlich mit einer CF verbunden ist. Die Ursache für das abnorme Mekonium liegt in der Dysfunktion des intestinalen sekretorischen Epithels. Bei pränataler Obstruktion durch Mekonium entwickelt sich oft ein Mikrokolon, wobei die dadurch bedingte Dilatation der Darm-

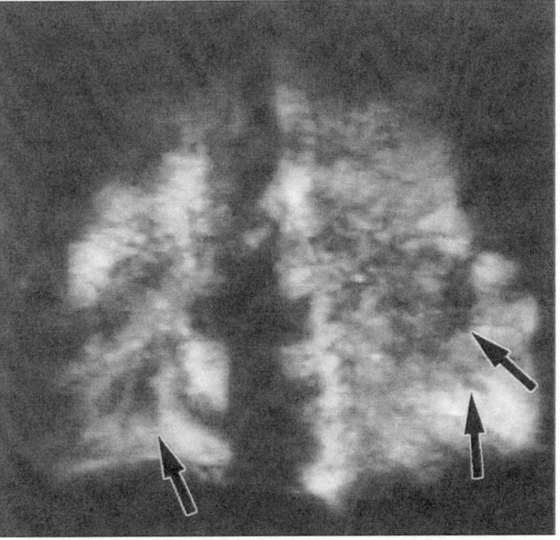

Abb. 5.17. Helium-3-Magnetresonanztomographie (MRT) einer 64-jährigen Patientin. Anamnestisch kein Hinweis auf CF. Die multiplanare Rekonstruktion der MRT zeigt keilförmige Füllungsdefekte von Helium-3 im Sinne von Bronchiektasien (*Pfeile*). Ähnliche Veränderungen sind bei CF-Patienten zu erwarten. (Abb. von PD Dr. Hans-Ulrich Kauczor zur Verfügung gestellt)

schlingen im pränatalem Ultraschall (US) oder am postnatalem Abdomenröntgen ein wichtiger Hinweis sein kann [27–29]. In 50–66% von CF-Kindern mit Mekoniumileus erkennt man am Abdomenröntgen im terminalen Ileum das sogenannte „Seifenblasen-Zeichen" (Abb. 5.18) [27, 29, 30]. Dieses Zeichen findet man jedoch auch bei der Dünndarmatresie, beim nicht perforierten Anus, dem M. Hirschsprung und der Obstruktion durch eine Duplikationszyste. Abdominale und skrotale Verkalkungen am Abdomenröntgen sind ein wichtiges Indiz für eine vorhergegangene Perforation bzw. eine Mekoniumperitonitis. Verdünnte Einläufe mit nichtionischem Kontrastmittel (Gastrografin; Bracco Diagnostics Milan, Italien) haben sich als sehr sensitiv in der Diagnose und Therapie eines Mekoniumileus erwiesen (Abb. 5.18) [27, 29]. Eine häufige Komplikation des Mekoniumileus ist das sogenannte Mekonium-Verschluss-Syndrom mit einer distalen intestinalen Obstruktion. 25% aller Säuglinge mit diesem Syndrom leiden an CF. Der Kontrastmitteleinlauf zeigt oft ein normales Kolon mit einem obstruierenden Füllungsdefekt. Oft gelingt dabei die Mobilisation des Mekoniumpropfs [27, 29, 31].

Distales intestinales Obstruktionssyndrom

In älteren Kindern und jungen Erwachsenen mit CF besteht die Möglichkeit eines distalen Dünndarmverschlusses durch eingedickten Stuhl [27, 29]. Die Gründe dafür liegen in einer verringerten intestinalen Sekretion, Pankreasinsuffizienz, Dehydration, ge-

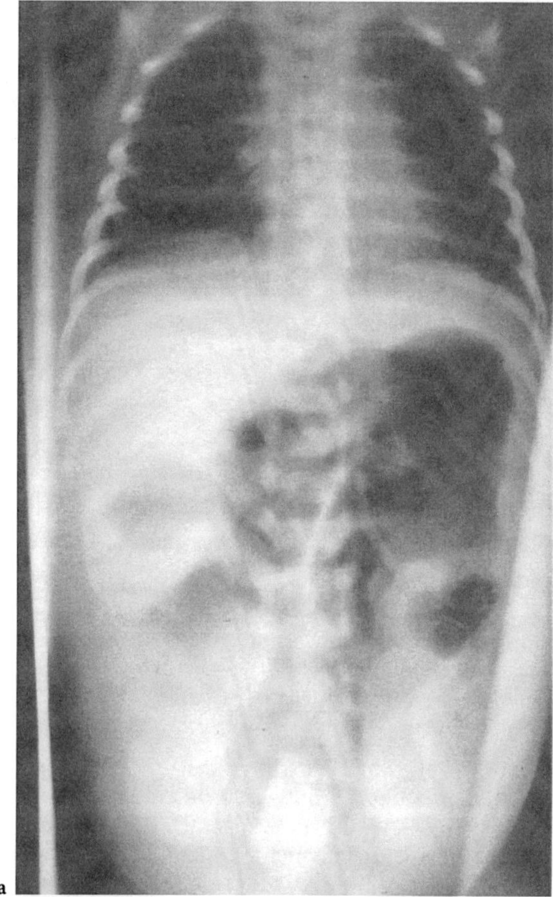

a

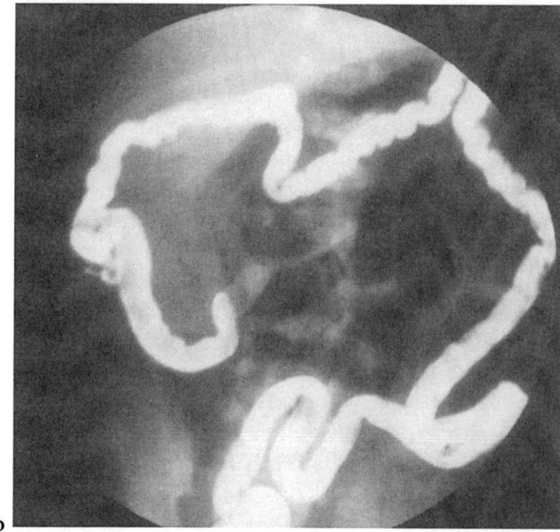

b

Abb. 5.18 a, b. Mekoneum-Ileus eines Säuglings. **a** Abdomenleeraufnahme mit deutlich weit gestellten Darmschlingen und seifenblasenähnlichen Luftansammlungen im Mittelbauch. Bemerke die unauffällige Darstellung der Thoraxorgane. **b** Ein wasserlöslicher Kontrastmitteleinlauf zeigt ein Mikrokolon mit mehreren Füllungsaussparungen – Mekoneumreste – im Kolon und Ileum

störten intestinalen Motilität, fekaler Stase und unverdauten Speiseresten. Klinisch präsentiert sich dieses Syndrom oft mit abdominalem Schmerz und einer palpablen Raumforderung (eingedickter Stuhl). Differentialdiagnostisch sollte an eine Appendizitis bzw. an einen Bridenileus bei vorangegangenen abdominalen chirurgischen Eingriffen gedacht werden. Radiologisch finden sich oft dilatierte Dünndarmschlingen mit ileozäkalen weichteildichten Stuhlmassen. Einläufe mit nichtionischem Kontrastmittel haben sich als sehr zweckmäßig in der Diagnose und Therapie erwiesen [27, 29].

Invagination

Die Invagination wird bei ca. 1 % der CF Patienten beobachtet [27, 29, 48]. Während die ideopathische Invagination in ca. 75 % der Fälle vor dem 2. Lebensjahr auftritt, präsentiert sich dieses Ereignis bei CF-Patienten um das zehnte Lebensjahr. Die häufigsten Ursachen der häufigen ileozäkalen Invagination sind Stuhlreste, vergrößerte Lymphknoten bzw. ein distendierter Appendix. Klinisch präsentiert sich die Invagination mit starken krampfartigen abdominalen Schmerzen häufig kombiniert mit blutigen Stuhl [27, 29, 48]. Die radiologischen Zeichen einer Invagination bei CF-Patienten unterscheiden sich nicht von denen der ideopathischen Form. Im Abdomenröntgen findet sich in ca. 55 % eine abnormale Gasverteilung oftmals kombiniert mit weichteildichten Stuhlmassen. In 25 % sind die Veränderungen identisch mit denen einer Dünndarmobstruktion. Die ergänzende Sonographie und CT mit den typischen Pseudonieren- bzw. Schießscheiben-Zeichen haben sich als sehr hilfreiche radiologische Zeichen in der Diagnose einer Invagination erwiesen (Abb. 5.19). Einläufe mit nichtionischem Kontrastmittel haben sich als sehr zweckmäßig in der Therapie erwiesen [27, 29, 32].

Fibrosierende Colonopathie

Die Kolonstriktur ist ein erst rezent bewiesene Ursache einer distalen intestinalen Obstruktion bei CF [27, 29, 33, 49, 50]. Die hoch dosierte Gabe von Pankreasenzymen in Kombination mit erhöhter Proteaseeinnahme wird dafür verantwortlich gemacht [27, 29, 49, 50]. In den bei 35 Patienten auftretenden Veränderungen war bis auf einen Patienten das rechte Kolon beteiligt. Irreguläre Wandverdickungen mit Lumeneinengungen sowie eine Fibrose der Submukosa stehen pathohistologisch im Vordergrund. Die radiologischen Zeichen inkludierten knotige Verdickungen der Kolonwand mit unregelmäßiger Begrenzung der Mukosa, Verlust der Haustrierung, Verkürzung und hochgradige Einengungen der befallenen Darmabschnitte [27, 29, 33].

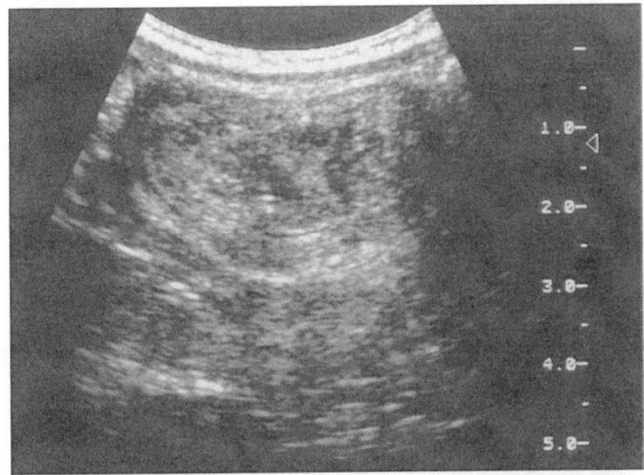

a

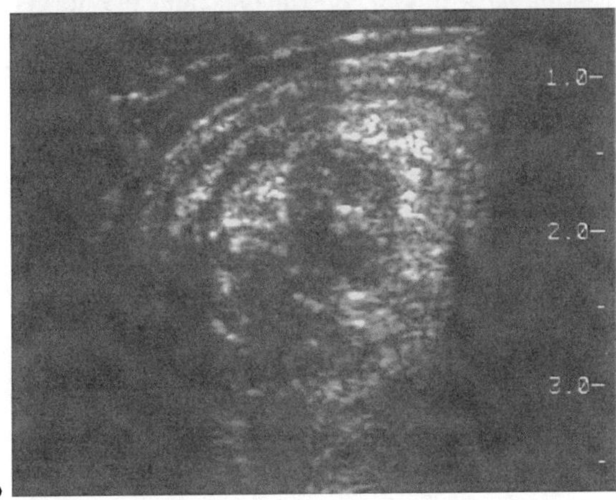

b

Abb. 5.19. a Transversale und **b** sagittale Sonographie im rechten Oberbauch bei einer 4-jährigen CF-Patientin. Die Sonographie zeigt eine ileozäkale Invagination mit dem typischen Pseudonierenzeichen (**a**) und Schießscheibenzeichen (**b**)

Nichtobstruktive Darmerkrankungen

Das Duodenum und der Dünndarm sind oftmals abnormal in älteren CF-Patienten. Noduläre Verdickungen der Mukosa werden somit häufig beim Magen-Darmröntgen nachgewiesen [27, 29]. Generalisierte Dünndarm-Dilatationen mit diffuser Verdickung der Mukosa und Beteiligung des gesamten Kolons und Rektums (man spricht dann von einer Jejunalisation) wurden ebenfalls beschrieben. Duodenale Ulzer sind häufig und werden in 10% von Autopsien nachgewiesen. Bei entsprechender klinischer Syptomatik empfiehlt sich die Durchführung einer Magen-Darm-Passage mit Barium zum Nachweis dieser Veränderungen [27, 29]. In letzter Zeit hat sich auch die Entroklysma-CT als sehr spezifisch im Nachweis von Wandveränderung des Dünndarms erwiesen [34].

Die Pneumatosis intestinalis tritt bei CF häufiger auf, als eigentlich angenommen wurde [27, 29, 35]. So konnte sie in einer Studie von Hernanz-Schulman et al. bei 21 (4,8%) von 441 Patienten mit CF nachgewiesen werden [35]. Häufig ist das Kolon betroffen, wobei Luftbläschen und Zysten vor allem in der Submukosa zu finden sind. Das Auftreten einer Pneumatosis intestinalis korreliert eng mit der Entwicklung einer obstruktiven Lungenerkrankung und Austritt von Luft in das Lungeninterstitium. Diese Daten unterstützen die Theorie der infradiaphragmalen Dissektion von Luft entlang von Bindegewebssträngen. Der Nachweis dieser Veränderungen gelingt mittels CT bzw. weniger sensitiv mittels Abdomenröntgen [27, 29, 35].

Ein gastroösophagealer Reflux ist eine weitere erst kürzlich erwiesene Manifestation einer CF [51, 52]. So wurde dieser in 26,5% von unter 5-Jährigen nachgewiesen. Die Ursache des gastroösophagealen Reflux liegt in einer Ermüdung des Zwerchfells durch Lungenüberblähung, erhöhten intraabdominalen Druck mit Husten, und vermehrtes Schlucken von Bronchialsekret. Auch werden verschiedene Medikamente (Phylline, α-adrenerge Substanzen), die zu einer Verminderung des ösophagealen Drucks führen, dafür verantwortlich gemacht. Letztendlich führt aber der gastroösophageale Reflux und die daraus resultierenden Komplikationen (Anämie, Ösophagitis, Strikturen und der Barrett-Ösophagus) zu einer wesentlichen Erhöhung der Morbidität bei CF. Während zum Nachweis des gastroösophagealen Reflux die pH-Manometrie dient, leistet das Barium-Schluckröntgen eine wesentliche Aufgabe im Ausschluss der zu erwartenden Komplikationen [27, 29, 51, 52].

Der Prolaps des Rektums tritt bei ca. 20% von CF-Patienten unter dem drittem Lebensjahr auf und ist oftmals das erste Zeichen einer CF. Die Diagnose wird klinisch gestellt. Die Therapie beruht auf der manuellen Reduktion und der Substitution mit Pankreasenzymen [27, 29].

Veränderungen des Pankreas

Die CF ist die häufigste Ursache einer exokrinen Pankreasinsuffizienz in Patienten jünger als 30 Jahre [2, 8, 27, 29]. Die Dysfunktion des Pankreas beruht auf einem Defekt in der epithelialen Chloridionen-Permeabilität. Änderungen in der Zusammensetzung des Pankreassekrets führen zu einem proximalen Gangverschluss. Daraus resultiert eine Atrophie der Azini mit milder entzündlicher Reaktion gefolgt von einer Fibrose, Duktektasien, Verkalkungen, Zysten und Ersatz mit Fettgewebe. Bei einem Verlust von mehr als 90% der exokrinen Pankreasfunktion kommt es zum Auftreten von klinischen Symptomen (Wachstumsstörung, Steatorrhö, Fettintoleranz), welche in 85–90% der CF-Patienten nachgewiesen werden können. Eine vor allem durch die Fibrose verursachte endokrine Dysfunktion des Pankreas führt

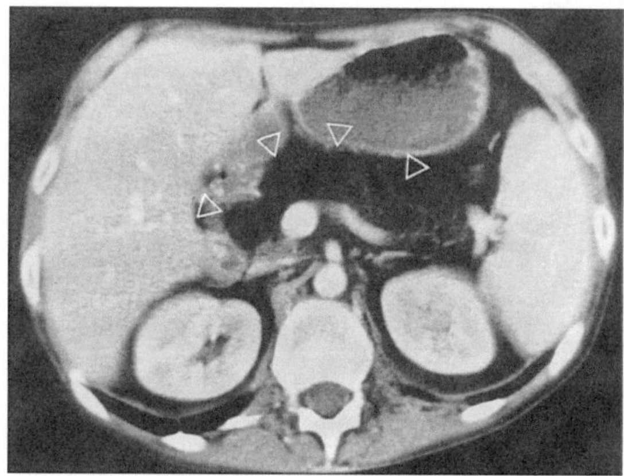

Abb. 5.20. Kontrastmittel-Computertomographie (CT) des Abdomen bei einem 20-jährigen CF-Patienten zeigt den Ersatz des Pankreasparenchyms mit Fettgewebe (*Pfeilspitzen*)

bei 30–50% der Patienten zu einer Glukoseintoleranz mit einer Insulintherapie in bis zu 2% [2, 8, 27, 29]. Am Abdomenröntgen lassen sich oft Verkalkungen in Projektion auf das Pankreas nachweisen [27, 29]. Im US werden Veränderungen des Pankreas in 70–100% von CF-Patienten beschrieben. Dabei imponiert das Pankreas verkleinert und echoreich. Die US-Veränderungen korrelieren aber nur sehr schwach mit den klinischen Parametern [27, 29, 36]. Das Spektrum der in der CT erhobenen Befunde spiegelt den physiologischen Prozess wider, wie Ersatz des Pankreasdrüsengewebes mit Fettgewebe (Abb. 5.20), Fibrose, Verkalkungen und Zysten [27, 29, 37]. Die Veränderungen des Pankreas werden in der Magnetischen Resonanz-Tomographie (MRT) vom Anteil der Fibrose und des Fettgewebes beeinflusst. So erhöht sich die Signalintensität auf T1 mit der Zunahme des Fettgewebes [38]. Fibroseareale weisen eine verminderte Signalintensität auf T1 und T2 auf. Demnach korrelieren die CT- und MRT-Befunde stark mit der verminderten exokrinen Pankreasfunktion [27, 29, 37, 38].

Zysten im Pankreas bei CF sind sehr häufig. Die pankreatische Zystose stellt eine Extremform dar, bei der durch eine Gangobstruktion das Pankreasgewebe durch multiple Zysten ersetzt wird [39]. Die Zysten können dabei eine Größe von 0,5–12 cm erreichen und werden mit den drei bildgebenden Methoden (US, CT und MRT) problemlos dargestellt [27, 29, 36–39].

Hepatobiliäre Veränderungen

Die Steatosis hepatis tritt bei ca. 30% der CF Patienten auf [2, 8, 27, 29]. Obwohl die Pathogenese nicht vollständig geklärt ist, werden die Malabsorption, die Leberdysfunktion, Medikamente als auch Probleme in der Nahrungsverwertung dafür verantwortlich gemacht. Patienten mit Steatosis hepatis sind oft asymptomatisch. In schweren Fällen ist die Leber vergrößert und wird dadurch palpabel. Als sehr hilfreich in der Diagnose der Steatosis hepatis hat sich der US erwiesen [27, 29, 40, 41]. Dabei erscheint die Leber von erhöhter Echogenität. Oftmals bleiben Leberabschnitte steatosefrei. Sie imponieren dann als echoarme Areale, welche von einem sonst echoreichen Leberparenchym umgeben werden. Wegen der fehlenden raumfordernden Wirkung lassen sich diese Areale von Tumoren gut abgrenzen. Bei Problemen in der Unterscheidung ist die MRT mit leberspezifischem Kontrastmittel und Untersuchungen mit speziellen Sequenzen („in"- und „opposed-phase") hilfreich.

Bei ca. 40% der CF-Patienten entwickelt sich das Bild einer biliären Zirrhose [27, 29, 40–42]. Auch hier ist die Pathogenese nicht sicher geklärt, eine extrahepatische Gallengangstenose, Galletoxine bzw. Fettsäuremangel werden dafür verantwortlich gemacht. Bei 1% der Patienten bildet sich das Bild einer End-stage-Lebererkrankung mit portaler Hypertension aus. Am Beginn der biliären Zirrhose ist das sonographische Erscheinungsbild ähnlich der Fettleber (Abb. 5.21). Erst mit Fortschreiten der Lebererkrankung ist die Struktur der Leber aufgehoben bzw. grob, die Leber verkleinert, die Oberfläche höckrig und die Abgrenzbarkeit der intrahepatischen Gefäße vermindert. In weiterer Folge bildet sich eine portale Hypertension aus. Die sonographischen Zeichen dafür sind: Verbreiterung der V. Portae, Ausbildung von Kollateralgefäßen, hepatofugaler Fluss in der V. Portae, Splenomegalie und Aszites. Ein ähnliches Bild

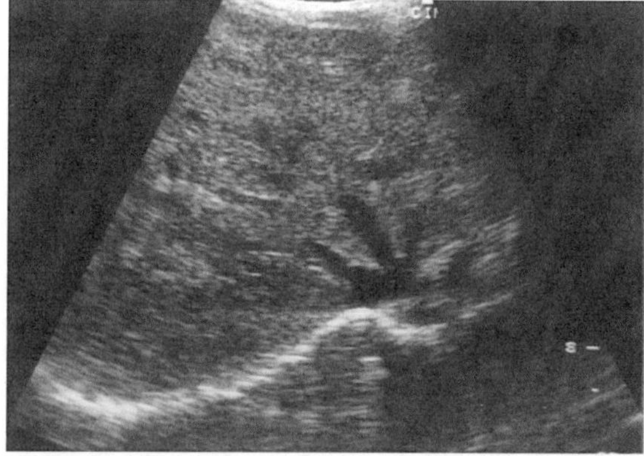

Abb. 5.21. Transversale Sonographie der Leber bei einer 11-jährigen CF-Patientin. Die Sonographie zeigt eine schlechte Abgrenzbarkeit der intrahepatischen Gefäße und einen inhomogen knotigen Parenchymaufbau mit teils echoreichen (Fetteinlagerungen) und teils echoarmen Arealen wie bei beginnender Leberzirrhose

von pathologischen Veränderungen weist die MRT und CT auf [27, 29, 40–42]. Zur Verbesserung des Therapiemanagement von CF-Patienten wird die Erfassung der Leberveränderung mittels eines US-Scores von Williams et al. vorgestellt [53]. Dabei konnte aufgezeigt werden, dass dieser Score eng mit den klinischen und funktionellen Parametern korreliert und sich dadurch als brauchbares Instrument erwiesen hat [53].

Eine Beteiligung der Gallenblase und Gallengänge lässt sich bei 5–33% der CF-Patienten nachweisen. So findet man bei diesen Patienten oft eine Cholelethiasis, Atonie der Gallenblase, Mikrogallenblase, Verdickung (Abb. 5.22) bzw. subepitheliale Zysten der Gallenblasenwand, Atrophie und Obstruktion des Ductus cysticus. Gallensteine (häufig Cholestrolsteine) sind in 12–24% der Patienten zu finden. Die Gallenstein-Entwicklung bei CF-Patienten ist nicht vollständig geklärt. Die Pankreasinsuffizenz mit der Produktion von erhöhter Gallesäure und der damit verbundenen Galleeindickung dürfte einen wesentlichen Einfluss haben. Die Atrophie des Ductus cysticus und die daraus folgende Gallenblasenatrophie (in ca. 25%) ist das Resultat von Mukusahyperplasie und impaktiertem Schleim. Klinisch präsentieren sich diese Veränderungen als Schmerzen im rechten Quadranten, Übelkeit, Fieber, und Nahrungsintoleranz. In der Sonographie sind die Gallenblasenveränderungen in 40–60% in Abhängigkeit des Alters nachzuweisen. Die häufigsten US-Veränderungen sind Sludge, Gallensteine und die Mikrogallenblase. Gallensteine in Kombination mit einem positiven „Murphy-Zeichen" und einer Gallenblasenwandverdickung sind in bis zu 92% typisch für eine akute Cholezystitis. Bei fehlendem Steinnachweis sollte bei einer Gallenblasenwandverdickung (Abb. 5.22) auch an eine Hypoalbuminamie, Hepatitis, portale Hypertension, Aszites und Varizen gedacht werden [27, 29, 40, 41, 43, 53].

Neben Veränderungen der Gallenblase sind bei CF-Patienten im fortgeschrittenen Stadium einer Leberbeteiligung häufig Gallenwegveränderungen ähnlich einer primär sklerosierenden Cholangitis bzw. einer Atrophie des Ductus cysticus zu finden [27, 29, 44]. Neben der Verwendung des US bietet sich dafür die sehr spezifische MR-Cholangiopankreatikographie (Abb. 5.23) an. Dabei können im Gegensatz zur endoskopisch durchgeführten Cholangiopankreatikographie nicht invasiv und ohne Applikation von Kontrastmittel die Gallenwege, Gallenblase und der Ductus pankreaticus exzellent dargestellt werden [44].

CF und gastrointestinale Tumore

An Hand einer retrospektiv durchgeführten Studie an 38000 Patienten wurde ein erhöhtes Karzinomrisiko im gesamten Gastrointestinaltrakt (Leber,

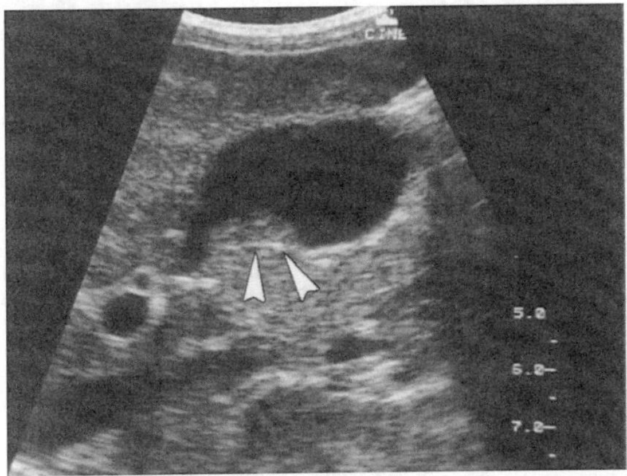

Abb. 5.22. Sagitale Sonographie der Gallenblase bei einer 11-jährigen CF-Patientin. Die Sonographie zeigt eine regulär geformte und normal große Gallenblase mit umschriebener Verdickung der Gallenblasenwand (*Pfeilspitzen*)

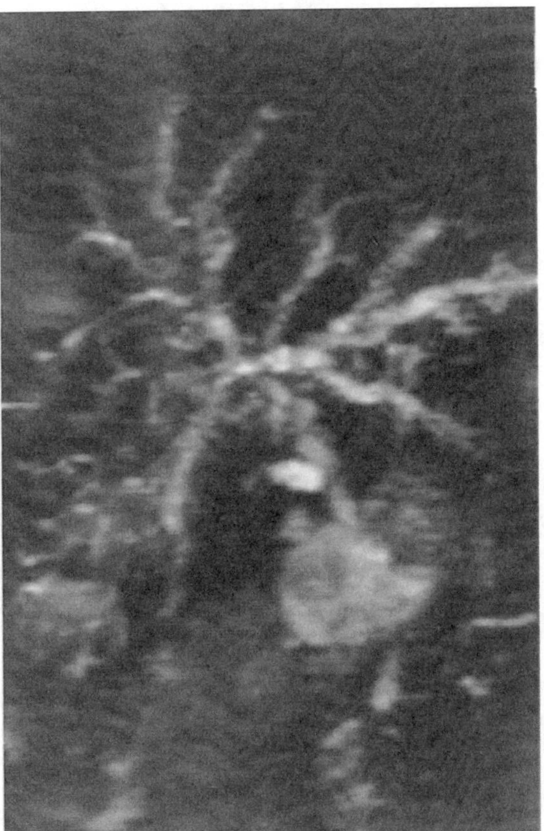

Abb. 5.23. Magnetresonanztomographie der Gallenwege bei einer 23-jährigen CF-Patientin mit diffusen segmentalen Strikturen und Dilatationen der Gallenwege ähnlich dem Bild einer primär skelosierenden Cholangitis

Pankreas, Ösophagus, Magen, Darm) bei CF nachgewiesen [54]. Neben einer genetisch bedingten Prädisposition dürften dafür kausale Faktoren - wie oben beschrieben - verantwortlich sein. Somit wird bei CF-Patienten die Wertigkeit einer routinemäßigen Kontrolle des Gastrointestinaltrakts hervorgehoben. Den bildgebenden Verfahren wie US, CT und MRT kommt dabei eine wesentliche Rolle in der Früherkennung zu [27, 29].

5.11.3 Skelettmanifestationen und Beteiligung der Nasennebenhöhlen

Beteiligung der Nasennebenhöhlen

Die Beteiligung der Nasennebenhöhlen (NNH) bei Patienten mit CF wurde erstmals 1952 von Bodian berichtet, wobei die komplette Verschattung der NNH im Vordergrund steht [16, 45]. Bei regulär angelegten (vor allem Sinus sphenoidalis) und belüfteten NNH ohne Nachweis von Schleimhautauflagerungen ist das Vorliegen einer CF sehr unwahrscheinlich. Das Schleimsekret ist oft von den verschiedensten Erregern (Pseudomonas aeruginosa und Staphylococcus aureus), ähnlich dem Bronchialsekret, kontaminiert. Bei Infektionen mit diesen Erregern besteht die Gefahr einer Osteitis. Polypen in den NNH sind ein dominantes Erscheinungsbild bei CF. Sie sind häufig multipel, bilateral, und rezidivieren oft nach Entfernung. Die Entstehung von Polypen ist nicht sicher geklärt, eine chronische Infektion der Mukosa wird jedoch als Ursache angenommen. Durch Verlegung der Ostia mit Schleim bzw. Polypen ist die Entstehung von Mukozelen bzw. Pyozelen nach Infektion häufig.

Die CT als auch die MRT haben sich als Methode der Wahl im Nachweis von den oben beschriebenen Veränderungen etabliert (Abb. 5.24, 25) [45]. Beide Methoden sind wesentlich sensitiver als die konventionellen radiologischen Verfahren. Bei einem geplanten operativen Eingriff soll die CT wegen der besseren Beurteilbarkeit der knöchernen Strukturen primär eingesetzt werden (Abb. 5.24). Bei Verlaufskontrollen empfiehlt sich die MRT (Abb. 5.25) wobei diese Methode auch eine bessere Differenzierung der möglichen Ursachen einer Schleimhautverdickung (zystisch vs. solid) ermöglicht [45].

Skelettmanifestationen

Die hypertrophe pulmonale Osteoarthropathie (HPO) ist die häufigste Skelettmanifestation bei über 10-jährigen CF Patienten [16]. Die HPO präsentiert sich als eine Trias aus periostaler Neuformation,

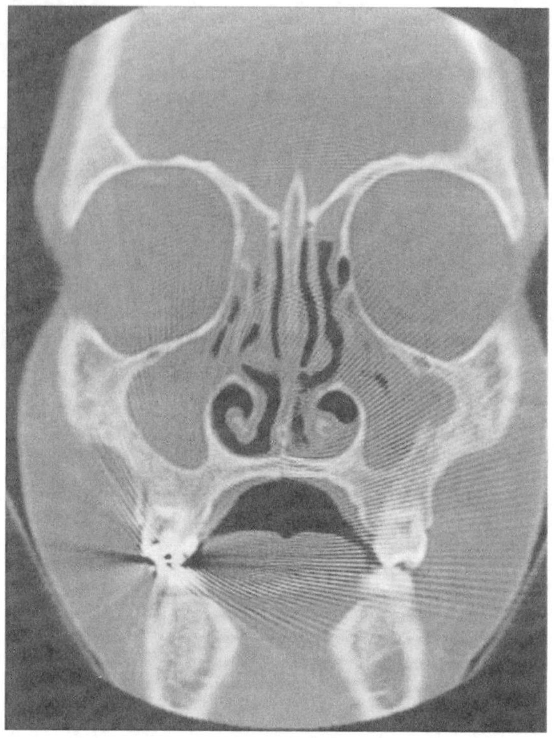

Abb. 5.24. Koronale Computertomographie (CT) der Nasennebenhöhlen bei einem 17-jährigen CF Patienten. Die CT zeigt eine fast vollständige Ausfüllung des Sinus maxillaris und Sinus ethmoidales mit vermehrten weichteildichten Strukturen

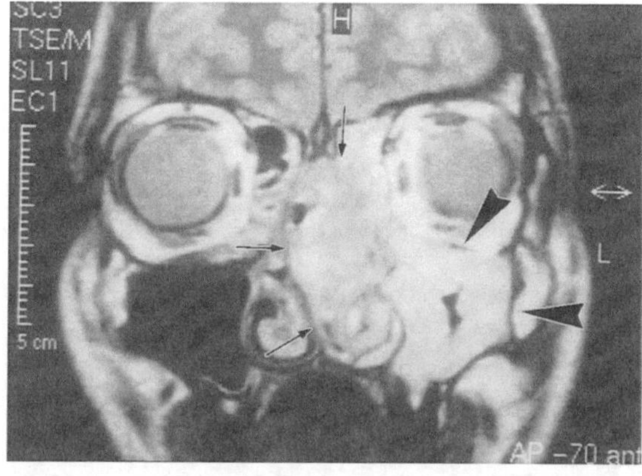

Abb. 5.25. Koronale Magnetresonanztomographie (MRT) im Bereich der Nasennebenhöhlen bei einer 23-jährigen CF-Patientin. Die MRT zeigt eine zirkuläre wandständige Verdickung der Schleimhaut mit Ausfüllung des Sinus maxillaris links (*Pfeilspitzen*). Polyploide weichteilisoindense Schleimhautmassen im Bereich der Nasenmuscheln links (*Pfeile*) mit konvexbogiger Verlagerung des Nasenseptums nach rechts

Synovitis und Verklumpung der Finger und Zehen. Klinisch ist sie schwer von der juvenilen rheumatoiden Arthritis zu differenzieren, wobei knöcherne Erosionen bzw. Knorpeldefekte fehlen. Radiologisch sind bei der HPO Weichteilschwellungen bzw. Fehlstellungen der Gelenke als auch periostale Reaktionen der Finger und Zehen je nach Schweregrad nachzuweisen. Wegen der hohen Sensitivität der MRT beim Nachweis von Knorpel- und Knochenläsionen sollte der Einsatz dieser Methode auch bei der HPO überlegt werden.

5.11.4 Zusammenfassung

Im Management von CF-Patienten kommt den verschiedenen bildgebenden Verfahren eine bedeutende Rolle zu. Die damit erfassten morphologischen Veränderungen beeinflussen die Diagnose, Therapie und Prognose. Dieser Beitrag zeigt den Einsatz von konventionellen Röntgenaufnahmen, Computertomographien (CT) und Magnetischer Resonanztomographie (MRT) bei pulmonalen, gastrointestinalen und Skelettmanifestationen auf. Die Wertigkeit der bildgebenden Methoden wird mit den zur Verfügung stehenden klinischen Verfahren kritisch diskutiert.

Literatur

Literatur zu 5.1

1. Abernathy R (1976) Bulging fontanelle as presenting sign in cystic fibrosis. Am J Dis Child 130:1360-1362
2. Avolio L, Parigi G, Grasso M, Fasani R, Verga G (1997) Fortuitous diagnosis of cystic fibrosis at laparotomy for acute appendicitis. Pediatr Surg Int 12:441-442
3. Beckerman R, Taussig LM (1979) Hypoelectrolytemia and metabolic alkalosis in infants with cystic fibrosis. Pediatrics 63:580-583
4. Chillon M, Casals T, Mercier (1995) Mutations in the cystic fibrosis gene in patients with congenital absence of the vas deference. N Engl J Med 332:1475-1480
5. Cystic Fibrosis Foundation Patient Registry 1998, Annual Data Report (1999) Bethesda, MD, Sept 1999
6. Davis PB, Drumm M, Konstan M (1996) Cystic fibrosis. Am J Respir Crit Care Med 154:1229-1256
7. Dehner L, Scott D, Stocker J (1986) Meconium peritonitis: a clinicopathologic study of four cases with a review of the literature. Hum Pathol 17:807-812
8. Dolan TJ (1976) Hemolytic anemia and edema as the initial sign in infants with cystic fibrosis. Clin Pediatr 15: 597-600
9. European Registry for Cystic Fibrosis: Report 1997
10. Farrell PM, Kosorok MR, Lakova A, Shen MS et al. (1997) Nutritional benefits of neonatal screening for cystic fibrosis. N Engl J Med 337:963-969
11. FitzSimmons SC (1993) The changing epidemiology of cystic fibrosis. J Pediatr 122:1-9
12. Fuchs JR, Langer JC (1998) Long-term outcome after neonatal meconium obstruction. Pediatrics 101:7-12
13. Gaskin K, Gurwitz D, Durie P, Corey M, Levison H, Forstner G (1982) Improved respiratory prognosis in patients with cystic fibrosis with normal fat absorption. J Pediatr 100:857-862
14. Ghali F, Steinberg J, Tunnessen W (1996) Picture of the month. Arch Pėdiatr Adolesc Med 150:99-100
15. Giglio L, Canduso M, Orazio CD, Mastella G, Faraguna D (1997) Failure to thrive: The earliest feature of cystic fibrosis in infants diagnosed by neonatal screening. Acta Paediatr 86:1162-1165
16. Goshen R, Kerem E, Shoshani T, Feigin E, Yahav Y (1992) Cystic fibrosis manifested as undescended testis and absence of vas deferens. Pediatrics 90:982-983
17. Gunn T, Belmonte M, Colle E, Dupont C (1978) Edema as the presenting symptom of cystic fibrosis. Am J Dis Child 132:317-338
18. Hamosh A, Corey M, for the cystic fibrosis genotype-phenotype consortium (1993) Correlation between genotype and phenotype in patients with cystic fibrosis. N Engl J Med 329:1308-1313
19. Hirthler M, Goldthorn J (1991) Neonatal presentation of cystic fibrosis requiring ECMO. J Pediatr Surg 26:94-95
20. Holsclaw D, Rocmans C, Shwachman H (1971) Intussusception in patients with cystic fibrosis. Pediatrics 48: 51-58
21. Katznelson D, Szeinberg A, Augarten A, Yahav Y (1997) The critical first six months in cystic fibrosis: a syndrome of severe bronchiolitis. Ped Pulmonol 24:134-136
22. Kennedy J, Dinwiddie R, Daman-Willems C, Dillon M, Matthew D (1990) Pseudo-Bartter's syndrome in cystic fibrosis. Arch Dis Child 65:786-787
23. Lamy S, da-Silva L, Lopes B, Pacheco P, Lavinha J, Amaral J, Marques J (1997) Mucoviscidosis with respiratory symptomatology in the neonatal period. Acta Med Port 10: 209-212
24. Lee P, Roloff D, Howatt W (1974) Hypoproteinemia and anemia in infants with cystic fibrosis. JAMA 228:585-588
25. Littlewood J (1992) Gastrointestinal complications. Br Med Bull 48:847-859
26. Lloyd-Still J, Khaw K, Shwachman H (1974) Severe respiratory disease in infants with cystic fibrosis. Pediatrics 53: 678-682
27. Lykavieris P, Bernard O, Hadchouel M (1994) Neonatal cholestasis as the presenting feature in cystic fibrosis. Arch Dis Child 75:67-70
28. Petersen R, Petersen V, Robb R (1968) Vitamin A deficiency with xerophthalmia and night blindness in cystic fibrosis. Am J Dis Child 116:662-665
29. Qualitätssicherung Mukoviszidose 1997, Zentrum für Qualitätsmanagement im Gesundheitswesen, Hannover
30. Rosenbluth D, Goodenberger D (1997) Cystic fibrosis in an elderly woman. Chest 112:1124-1126
31. Rosenstein BJ (1998) Making and confirming the diagnosis. In: Orenstein D, Stern R (eds) Treatment of the hospitalized cystic fibrosis patient. Marcel Dekker, New York, pp 1-42
32. Rosenstein BJ, Cutting G (1998b) The diagnosis of cystic fibrosis: a consensus statement. J Pediatr 132:589-595
33. Sardet A, Couvreur J, Costil J, Just J, Boule M, Tournier G (1990) Mucoviscidose du mourrisson révélée par une détresse respiratoire grave. Arch Fr Pediatr 47:653-656
34. Shalon LB, Adelson JW (1996) Cystic fibrosis. Gastrointestinal complications and gene therapy. Pediatr Clin North Am 43:157-194
35. Stern R, Boat TF, Doershuk C, Tucker A, Miller R, Matthews L (1977) Cystic fibrosis diagnosed after age 13. Ann Intern Med 87:188-191

36. Sturgess J, Imrie J (1982) Quantitative evaluation of the development of tracheal submucosal glands in infants with cystic fibrosis. Am J Pathol 106:303–311
37. Taylor WF, Qaqundah BY (1972) Neonatal jaundice associated with cysic fibrosis. Am J Dis Child 123:161–162
38. Torstenson O, Humphrey G, Edson J, Warwick W (1970) Cystic fibrosis presenting with severe hemorrhage due to vitamin K malabsorption: a report of three cases. Pediatrics 45:857–860
39. Tunkel D, Naclario R, Baroody F, Rosenstein B (1994) Bilateral maxillary sinus mucoceles in an infant with cystic fibrosis. Otolaryngol Head Neck Surg 111:116–120
40. Wilfond B, Farrel P, Laxova A, Mischler E (1994) Severe hemolytic anemia associated with vitamin E deficiency in infants with cystic fibrosis. Clin Pediatr 33:2–7

Literatur zu 5.2

1. Ao A, Ray P, Harper J et al. (1996) Clinical experience with preimplantation genetic diagnosis of cystic fibrosis (F508). Prenat Diagn 16:137
2. Corteville JE, Gray DL, Langer JC (1996) Bowel abnormalities in the fetus – correlation of prenatal ultrasonographic findings with outcome. Am J Obstet Gynecol 175: 724
3. Friderici KH (1997) Molecular diagnostics for cystic fibrosis. Clin Lab Med 17:59–72
4. Rosenstein BJ (1998) What is a cystic fibrosis diagnosis? Clin Chest Med 19:423–441

Literatur zu 5.3

1. Brock DJ (1995) Heterozygote screening for cystic fibrosis. Eur J Hum Genet 3:2–13 (Review)
2. Brock DJH (1996) Prenatal screening for cystic fibrosis – 5 years' experience reviewed. Lancet 347:148–150
3. Burn J, Magnay D (1994) Screening for cystic fibrosis. Screening in primary care is preferable. BMJ 309:878
4. Callahan NP, Bloom D, Sorensen JR, de Villis BM, Cheuvront B (1995) CF carrier testing: experience of relatives. J Genet Counsel 4:83–95
5. Clausen GH, Brandt NJ, Schartz M, Skovby F (1996) Psychological and social impact of carrier screening for cystic fibrosis among pregnant women – a pilot study. Clin Genet 49:200–205
6. Clayton EW, Hannig VL, Pfotenhauer JP, Parker RA, Campbell PW, Phillips JA (1995) Teaching about cystic fibrosis carrier screening by using written and video information. Am J Hum Genet 57:171–181
7. Conference Statement on genetic testing for cystic fibrosis (1999) Genetic testing for cystic fibrosis. National Institutes of Health Consensus Development. Arch Intern Med 159:1529–1539
8. Conway SP, Allenby K, Pond MN (1994) Patient and parental attides toward genetic screening and its implications at an adult cystic fibrosis centre. Clin Genet 45:308–312
9. Cuckle HS, Quirke P, Sehmi I, Lewis F, Murray J, Cross D et al. (1996) Antenatal screening for cystic fibrosis. Br J Obstet Gynaecol 103:795–799
10. Cunningham S, Marshall P (1998) Influence of five years of antenatal screening on the pediatric cystic fibrosis population in one region. Arch Dis Child 78:345–348
11. Denayer L, Welkenhuysen M, Evers-Kiebooms G, Cassiman JJ, Van den Berghe H (1997) Risk perception after CF carrier testing and impact of the test result on reproductive decision making. Am J Med Genet 14:422–428
12. Evers-Kiebooms G, Denayer L, Cassiman JJ, van den Berghe H (1988) Family planning decisions after the birth of a cystic fibrosis child. The impact of prenatal diagnosis. Scand J Gastroenterol Suppl 143:38–46
13. Evers-Kiebooms G (1995) Risk communication in genetic counselling and genetic risk perception. Eur Rev Appl Psychol 45:23–27
14. Fanos JH, Johnson JP (1995) Barriers to carrier testing for adult cystic fibrosis sibs: the importance of not knowing. Am J Med Genet 59:85–91
15. Gervais RM, Lafitte JJ, Dumur V, Kesteloot M, Lalau G, Houdret N et al. (1993) Sweat chloride and F508 mutation in chronic bronchitis of bronchiectasis. Lancet 342:997
16. Grody WW, Dunkel-Schetter C, Tatsugawa ZH, Fox MA, Fung CY, Cantor RM et al. (1997) PCR-based screening for cystic fibrosis carrier mutations in an ethnically diverse pregnant population. Am J Hum Genet 60:935–947
17. Haddow JE, Bradley LA, Palomaki GE, Doherty RA (1999) Issues in implementing prenatal screening for cystic fibrosis: results of a working conference. J Med Screen 6:60–66
18. Holloway, S, Brock DJH (1994) Cascade testing for the identification of carriers of cystic fibrosis. J Med Screen 1: 159–164
19. Jung U, Urner U, Grade K, Coutelle C (1994) Acceptability of carrier screening for cystic fibrosis during pregnancy in a German population. Hum Genet 94:19–24
20. Livingstone J, Axton RA, Gifillan A, Mennia M, Compton M, Liston WA et al. (1994) Antenatal screening for cystic fibrosis: a trial of the couple model. BMJ 308: 1459–1462
21. Mennie ME, Gilfillan A, Compton M, Curtis L, Liston WA, Pullen I et al. (1992) Prenatal screening for cystic fibrosis. Lancet 340:214–216
22. Mennie ME, Axworthy D, Liston WA, Brock DJ (1997) Prenatal screening for cystic fibrosis carriers: does the method of testing affect the longer-term understanding and reproductive behaviour of women? Prenat Diagn 17: 853–860
23. Mennuti MT, Thomson E, Press N (1999) Screening for cystic fibrosis carrier state. Obstet Gynecol 93:456–461
24. Miedzybrodzka ZH, Hall MH, Mollison J, Tempeton A, Russel IT, Dean JGS et al. (1995) Antenatal screening for carriers of cystic fibrosis: randomised trial of stepwise vs couple screening. BMJ 310:353–357
25. Mischler EH, Wilfond BS, Fost N, laxova A, Reiser C, Sauer CM et al. (1998) Cystic fibrosis newborn screening: impact on reproductive behaviour and implications for genetic counselling. Pediatrics 102:44–52
26. Murray J, Cuckle H, Taylor G, Littlewood J, Hewison J (1999) Screening for cystic fibrosis. Health Technol Assess 3:(8) 1–101
27. Payne Y, Williams M, Cheadle J, Stott NCH, Rowlands M, Schickle D et al. (1997) Carrier screening for cystic fibrosis in primary care: evaluation of a project in South Wales. Clin Genet 51:153–163
28. Pignatti PF, Bombieri C, Marigo C, Benetazzo M, Luisetti M (1995) Increased incidence of cystic fibrosis gene mutations in adults with disseminated bronchietasis. Hum Mol Genet 4:635–639
29. Positionspapier (1996) Kommission für Offentlichkeitsarbeit und ethische Fragen der Gesellschaft für Humangenetik e.V. Med Genetik 8:125–131
30. Sorensen JR, Cheuvront B, DeVellis B, Callandan N, Silverman L, Koch G (1997) Acceptance of home and clinic based cystic fibrosis carrier education and testing by first second and third degree relatives of cystic fibrosis patients. Am J Med Genet 70:121–129

31. Super M, Schwarz MJ, Malone G, Roberts T, Haworth A, Dermody G. (1994) Active cascade screening for carriers of cystic fibrosis gene. BMJ 308:1462–1468
32. Tambor ES, Bernhardt BA, Chase G, Faden RR, Geller G, Hofmann KJ et al. (1994) Offering cystic fibrosis carrier screening to an HMO population: factors associated with utilization. Am J Hum Genet 55:626–637
33. Ten Kate LP (1990) Carrier screening for cystic fibrosis and other autosomal recessive diseases. Am J Hum Genet 47: 359–361
34. Turner G, Meagher W, Willis C, Colley P (1993) Cascade screening for carrier status in cystic fibrosis in a large family. Med J Aust 159:163–165
35. Waitrik BJ, Myer CM, Cotton RT (1993) Cystic fibrosis presenting with sinus disease in children. Am J Dis Child 147: 258
36. Wald NJ, Brock DJ, Haddow JE, Doherty RA (1995) Antenatal screening for cystic fibrosis. BMJ 310:1199
37. Watson EK, Mayall E, Chapple J, Dalziel M, Harrington K, Williams C et al. (1991a) Screening for carriers of cystic fibrosis through primary health care services. BMJ 303: 504–507
38. Watson EK, Williamson R, Chapple J (1991b) Attidues to carrier screening for cystic fibrosis: a survey of health care professionals, relatives of sufferers and other members of the public. Br J Gen Pract 41:237–240
39. Wertz DG, Janes SR, Rosenfield JM, Erbe RW (1992) Attitudes toward the prenatal diagnosis of cystic fibrosis: factors in decision making among affected families. Am J Hum Genet 50:1077–1085
40. Witt DR et al. (1996) Cystic fibrosis heterozygote screening in 5161 pregnant women. Am J Hum Genet 58:823–835

Literatur zu 5.4

1. Al Jader LN, Goodchild MC, Ryley HC et al. (1990) Attitudes of parents of cystic fibrosis children towards neonatal screening and antenatal diagnosis. Clin Genet 38:460–465
2. Armstrong DS, Grimwood K, Carlin JB et al. (1997) Lower Airway Inflammation in Infants and young Children with Cystic Fibrosis. Am J Respir Crit Care Med 156:1197–1204
3. Baroni MA, Anderson YE, Mischler E (1997) Cystic fibrosis newborn screening: impact of early screening results on parenting stress. Pediatr Nursing 23:143–151
4. Bronstein MN, Sokol RJ, Abman SH et al. (1992) Pancreatic insufficiency, growth, and nutrition in infants identified by newborn screening as having cystic fibrosis. J Pediatr 120: 533–540
5. Castellani C, Bonizzato A, Mastella G (1997) CFTR mutations and IVS8-5T variant in newborns with hypertrypsinaemia and normal sweat test. J Med Genet 34:297–301
6. Crossley JP, Eliott RP, Smith PA (1979) Dried blood spot screening for cystic fibrosis in the newborn. Lancet i: 472–474
7. Cystic Fibrosis Foundation. Report of the patient registry 1979
8. Cystic Fibrosis Foundation, Patient Registry 1995, Annual Data Report, Bethesda, Maryland, August 1996
9. Cystic Fibrosis Foundation, Patient Registry 1996, Annual Data Report, Bethesda, Maryland, August 1997
10. Dankert-Roelse JE, TeMeerman GJ, Knol K et al. (1987) Effect of screening for cystic fibrosis on the influence of genetic counselling. Clin Genet 32:271–275
11. Dankert-Roelse JE, TeMeerman GJ (1995) Long-term prognosis of patients with cystic fibrosis in relation to early detection by neonatal screening and treatment in a cystic fibrosis centre. Thorax 50:712–718
12. Dankert-Roelse JE, te Meerman GJ (1997) Screening for cystic fibrosis. Time to change our position? N Engl J Med 337:997–998
13. Deufel T, Rabe H, Wieser T, Meitinger T, Rosenecker J, Bertele-Harms R, Harms K, Hadorn HB, Roscher AA (1993) Mutation analysis in the diagnosis of cystic fibrosis. Eur J Pediatr 152:909–911
14. Evers-Kiebooms G, Denayer L, van den Berghe H (1990) A child with cystic fibrosis II. Subsequent family planning decisions, reproduction and use of prenatal diagnosis. Clin Genet 37:207–215
15. Farell PM, Kosorok MR, Laxova A et al. (1997a) Nutritional benefits of neonatal screening for cystic fibrosis. N Engl J Med 337:963–969
16. Farell P, Shen G, Splaingard M et al. (1997b) Acquisition of Pseudomonas aeruginosa in children with cystic fibrosis. Pediatrics 100(s):E21–E29
17. Gregg RG, Simantel A, Farell PM et al. (1997) Newborn screening for cystic fibrosis in Wisconsin: Comparison of biochemical and molecular methods. Pediatrics 99: 819–824
18. Hammond KB, Abman SH, Sokol RJ, Accurso FJ (1991) Efficacy of statewide screening for cystic fibrosis by assay of trypsinogen concentrations. N Engl J Med 325:769–774
19. Jedlidka-Köhler I, Götz M, Eichler I (1994) Utilization of prenatal diagnosis for cystic fibrosis over the past seven years. Pediatrics 94:13–16
20. Johansen HK, Kovesi TA, Koch C et al. (1998) Pseudomonas aeruginosa and Burkholderia cepacia Infection in Cystic Fibrosis Patients treated in Toronto and Copenhagen. Pediatr Pulmonol 26:89–96
21. Khan TZ, Wagner JS, Bost T et al. (1995) Early pulmonary inflammation in infants with cystic fibrosis. Am J Respir Crit Care Med 151:1075–1082
22. Kosorok MR, Jalaluddin M, Farell PM et al. (1998) Comprehensive Analysis of Risk Factors for Acquisition of Pseudomonas aeruginosa in young children with cystic fibrosis. Pediatr Pulmonol 26:81–88
23. Lucotte G, Perignon JL, Lenoir G (1991) Transient neonatal hypertrypsinaemia as test for ΔF508 heterozygosity. Lancet 337:988
24. Marcus MS, Sondel SA, Farell PM et al. (1991) Nutritional status of infants with cystic fibrosis associated with early diagnosis and intervention. Am J Clin Nutr 54:578–580
25. Mischler EH, Wilfond BS, Fost N et al. (1998) Cystic fibrosis newborn screening: impact on reproductive behavior and implications for genetic counseling. Pediatrics 102: 44–52
26. Morison S, Dodge JA, Cole TJ et al. (1997) Height and weight in cystic fibrosis: a cross sectional study. Arch Dis Child 77:497–500
27. National Institutes of Health (1997) Genetic testing for cystic fibrosis. NIH consensus development statement. Bethesda, MD
28. Pederzini F, Faraguna D, Giglio L et al. (1990) Development of a screening system for cystic fibrosis: meconium or blood spot trypsin assay or both? Acta Paediatr Scand 79: 935–942
29. Pollitt RJ, Dalton A, Evans S et al. (1997) Neonatal screening for cystic fibrosis in the Trent region (UK): two-stage immunoreactive trypsin screening compared with a three-stage protocol with DNA analysis as an intermediate step. J Med Screen 4:23–28
30. Pollitt RJ, Green A, McCabe CJ et al. (1997b) Neonatal screening for inborn errors of metabolism: cost, yield and outcome. Health Technol Assess 1(7)
31. Pollitt R (1998) Neonatal screening for cystic fibrosis. Early diagnosis is important to parents even if it makes little difference to outcome. BMJ 317(7155):411–412

32. Qualitätssicherung Mukoviszidose. Überblick über den Gesundheitszustand der Patienten in Deutschland 1996, S 22
33. Ramsey BW (1997) New clinical development: from the test tube to the bedside. Pediatr Pulmonol Suppl 14:72
34. Ranieri E, Ryall RG, Morris CP et al. (1991) Neonatal screening strategy for cystic fibrosis using immunoreactive trypsinogen and direct gene analysis. BMJ 302 (6787): 1237-1240
35. Ranieri E, Lewis BD, Morris CP, Wilcken B (1996) Neonatal screening using combined biochemical and DNA-based techniques. In: Dodge J (ed) Cystic fibrosis - Current topics, vol 3. John Wiley & Sons, New York, pp 181-206
36. Reid L (1980) Cardiopulmonary pathology. In: Sturgess J (ed) Perspectives of cystic fibrosis. Imperial Press, Toronto, pp 198-215
37. Rock MJ, Mischler EH, Farell PM et al. (1990) Newborn screening for cystic fibrosis is complicated by age-related decline in immunoreactive trypsinogen levels. Pediatrics 85:1001-1007
38. Rosenstein BJ, Cutting GR (1998) The diagnosis of cystic fibrosis: a consensus statement. Cystic Fibrosis Foundation Consensus Panel. J Pediatr 132:589-595
39. Stephan V, Busch EW, Kollberg H, Hellsing K (1975) Cystic fibrosis detection by means of a test strip. Pediatrics 55: 35-38
40. Tluczek A, Mischler EH, Farrell PM et al. (1992) Parents' knowledge of neonatal screening and response to false-positive cystic fibrosis testing. J Dev Behav Pediatr 13: 181-186
41. Tümmler B, Storrs T, Dziadek V et al. (1996) Geographic distribution and origin of CFTR mutations in Germany. Hum Genet 97:727-731
42. Wald NJ, Morris JK (1998) Neonatal screening for cystic fibrosis. BMJ 316:404-405
43. Wilcken B (1998) Neonatal Screening for Cystic Fibrosis: It is Time. Pediatr Pulmonol 26:219-221

Literatur zu 5.5

1. Baker E, Jeunemaitre X, Portal AJ, Grimbert P, Markandu N, Persu A, Corvol P, MacGregor G (1998) Abnormalities of nasal potential difference measurement in Liddle's syndrome. J Clin Invest 102:10-14
2. Behm JK, Hagiwara G, Lewiston NJ, Quinton PM, Wine JJ (1987) Hyposecretion of beta-adrenergically induced sweating in cystic fibrosis heterozygotes. Pediatr Res 22: 271-276
3. Bronsveld I, Bijman J, Mekus F, Ballmann M, Veeze HJ, Tümmler B (1999) Clinical presentation of exclusive cystic fibrosis lung disease. Thorax 54:278-281
4. Cohn JA, Friedman KJ, Noone PG, Knowles MR, Silverman LM, Jowell PS (1998) Relation between mutations of the cystic fibrosis gene and idiopathic pancreatitis. N Engl J Med 339:653-658
5. Delmarco A, Pradal U, Cabrini G, Bonizzato A, Mastella G (1997) Nasal potential difference in cystic fibrosis patients presenting borderline sweat test. Eur Respir J 10: 1145-1149
6. Dohle GR, Veeze HJ, Overbeek SE, van den Ouweland AM, Halley DJ, Weber RF, Niermeijer MF (1999) The complex relationships between cystic fibrosis and congenital bilateral absence of the vas deferens: clinical, electrophysiological and genetic data. Hum Reprod 14:371-374
7. Fajac I, Lacronique J, Lockhart A, Dall'Ava-Santucci J, Dusser DJ (1998) Silver/silver electrodes for measurement of potential difference in human bronchi. Thorax 53: 879-881
8. Farrell PM, Koscik RE (1996) Sweat chloride concentrations in infants homozygous or heterozygous for ΔF508 cystic fibrosis. Pediatrics 97:524-528
9. Gibson LE, Cooke RE (1959) Test for the concentration of electrolytes in cystic fibrosis of the pancreas utilizing pilocarpine by iontophoresis. Pediatrics 24:545-549
10. Gowen CW, Lawson EE, Gingras-Leatherman J, Gatzy JT, Boucher RC, Knowles MR (1986) Increased nasal potential difference and amiloride sensitivity in neonates with cystic fibrosis. J Pediatr 108:517-521
11. Hofmann T, Bohmer O, Hüls G, Terbrack HG, Bittner P, Klingmüller V, Heerd E, Lindemann H (1997) Conventional and modified nasal potential-difference measurement in cystic fibrosis. Am J Respir Crit Care Med 155: 1908-1913
12. Knowles M, Gatzy J, Boucher R (1981) Increased bioelectric potential difference across respiratory epithelia in cystic fibrosis. N Engl J Med 305:1489-1495
13. Knowles M, Gatzy J, Boucher R (1983) Relative ion permeability of normal and cystic fibrosis nasal epithelium. J Clin Invest 71:1410-1417
14. Knowles MR, Paradiso AM, Boucher RC (1995) In vivo nasal potential difference: techniques and protocols for assessing efficacy of gene transfer in cystic fibrosis. Hum Gene Ther 6:445-455
15. LeGrys VA (1996) Sweat testing for the diagnosis of cystic fibrosis: practical considerations. J Pediatr 129:892-897
16. Mall M, Bleich M, Schürlein M, Kühr J, Seydewitz HH, Brandis M, Greger R, Kunzelmann K (1998) Cholinergic ion secretion in human colon requires coactivation by cAMP. Am J Physiol 275:G1274-G1281
17. Mekus F, Ballmann M, Bronsveld I, Dörk T, Bijman J, Tümmler B, Veeze HJ (1998) Cystic-fibrosis-like disease unrelated to the cystic fibrosis transmembrane conductance regulator. Hum Genet 102:582-586
18. Mickle JE, Macek M Jr, Fulmer-Smentek SB, Egan MM, Schwiebert E, Guggino W, Moss R, Cutting GR (1998) A mutation in the cystic fibrosis transmembrane conductance regulator gene associated with elevated sweat chloride concentrations in the absence of cystic fibrosis. Hum Mol Genet 7:729-735
19. Middleton PG, Geddes DM, Alton EW (1994) Protocols for in vivo measurement of the ion transport defects in cystic fibrosis nasal epithelium. Eur Respir J 7:2050-2056
20. National Committee for Clinical Laboratory Standards (1994) Sweat Testing: sample collection and quantitative analysis - approved guideline (Document C34-A). Wayne, Pennsylvania
21. Pradal U, Castellani C, Delmarco A, Mastella G (1998) Nasal potential difference in congenital absence of the vas deferens. Am J Respir Crit Care Med 158:896-901
22. Quinton PM (1986) Missing Cl conductance in cystic fibrosis. Am J Physiol 251:C649-C652
23. Quinton PM (1990) Cystic fibrosis: a disease in electrolyte transport. FASEB J 4:2709-2717
24. Quinton PM, Bijman J (1983) Higher bioelectric potentials due to decreased chloride absorption in the sweat glands of patients with cystic fibrosis. N Engl J Med 308: 1185-1189
25. Reddy MM, Bell CL, Quinton PM (1997) Cystic fibrosis affects specific cell type in sweat gland secretory coil. Am J Physiol 273:C426-C433
26. Report of the committee for a study for evaluation of testing for cystic fibrosis (1976) J Pediatr 88:711-750
27. Rosenstein BJ, Cutting GR (1998) The diagnosis of cystic fibrosis: a consensus statement. Cystic Fibrosis Foundation Consensus Panel. J Pediatr 132:589-595

28. Sato K, Sato F (1984) Defective beta-adrenergic response of cystic fibrosis sweat glands in vivo and in vitro. J Clin Invest 73:1763–1771
29. Sato K, Sato F (1988) Variable reduction in beta-adrenergic sweat secretion in cystic fibrosis heterozygotes. J Lab Clin Med 111:511–518
30. Veeze HJ, Halley DJ, Bijman J, de Jongste JC, de Jonge HR, Sinaasappel M (1994) Determinants of mild clinical symptoms in cystic fibrosis patients. Residual chloride secretion measured in rectal biopsies in relation to the genotype. J Clin Invest 93:461–466
31. Veeze HJ, Sinaasappel M, Bijman J, Bouquet J, de Jonge HR (1991) Ion transport abnormalities in rectal suction biopsies from children with cystic fibrosis. Gastroenterology 101:398–403

Literatur zu 5.6

1. Aberer E, Gebhart W, Mainitz M, Pollak A, Reichel G, Scheibenreiter S (1987) Sweat glands in pseudohypoaldosteronism. Hautarzt 38:484–487
2. Ballauff A, Wendel U, Kupke I, Kuhnle U (1994) A partial form of pseudohypoaldosteronism type I without renal sodium wasting. J Pediatr Endocrinol 7:57–60
3. Bates C, Baum M, Quigley R (1997) Cystic fibrosis presenting with hypokalemia and metabolic alkalosis in a previously healthy adolescent. J Am Soc Nephrol 8:352–356
4. Birkrant D, Stern R (1991) Sweat testing in the 90s. Am J Asthma Allergy Pediatrician 4:194–198
5. Bistritzer T, Lahat E, Eshel G, Barr J, Hanukoglu A, Aladjem M (1996) Severe pseudohypoaldosteronism in a pair of twins not associated with hydramnions. Pediatr Nephrol 10:438–441
6. Bourke B, Goggin N, Walsh D, Kennedy S, Setchell K, Drumm B (1996) Byler-like familial cholestasis in an extended kindred. Arch Dis Child 75:223–227
7. Brand P, Gerritsen J, van-Aalderen W (1996) A baby with eczema and an abnormal sweat test. Lancet 348:932–932
8. Doherty-Fuller E, Copeland K (1988) Sweat tests in patients with diabetes insipidus. Clin Pediatr 27:330–332
9. Falkman C (1972) Cystic fibrosis – a psychological study of 52 children and their families. Acta Paediatr Scand Suppl 269:7–99
10. Foulston C, Gall G, Mitchell I, Cooper D, Scott R (1985) Transient neutral fat steatorrhea, elevated sweat chloride concentration, and hypoparathyroidism in a child with celiac disease. J Pediatr Gastroenterol Nutr 4:143–145
11. Goodchild M, Dodge J (1985) Cystic fibrosis. Biddles Ltd, Guildford
12. Hanukoglu A, Bistritzer T, Rakover Y, Mandelberg A (1994) Pseudohypoaldosteronism with increased sweat and saliva electrolyte values and frequent lower respiratory tract infections mimicking cystic fibrosis. J Pediatr 125:752–755
13. Kerem E, Bistritzer T, Hanukoglu A, Hofmann T, Zhou Z, Bennett W, MacLaughlin E, Barker P, Nash, M, Quittell L, Boucher R, Knowles MR (1999) Pulmonary epithelial sodium-channel dysfunction and excess airway liquid in pseudohypoaldosteronism. N Engl J Med 341:156–162.
14. Kumar S, Lester M, Bratton D (1996) KID syndrome associated with elevated sweat chloride. Pediatr Pulmonol 21: 192–194
15. Lloyd-Still J (1981) Familial cholestasis with elevated sweat electrolytes. J Pediatr 99:580–581
16. Lüthi M, Zurbrügg R (1983) A puzzling triad: anorexia nervosa, high sweat electrolytes and indication to partial exocrine pancreatic insufficiency. Helv Paediatr Acta 38: 149–158
17. Mace J, Schanberger J (1971) Elevated sweat chlorides in a child with malnutrition. Clin Pediatr 10:285–286
18. Marthinsen L, Kornfalt R, Aili M, Andersson D, Westgren U, Schaedel C (1998) Recurrent pseudomonas bronchopneumonia and other symptoms as in cystic fibrosis in a child with type I pseudohypoaldosteronism. Acta Paediatr 87:472–474
19. National Committee for Clinical Laboratory Standards (1994): Sweat testing: sample collection and quantitative analysis – approved guideline (Document C34-A). Wayne, Pennsylvania
20. Polack F, Transue D, Belknap W, Freij B, Aughton D (1995) Transient elevation of sweat chloride concentration in a malnourished girl with the mauriac syndrome. J Pediatr 126:261–263
21. Rodrigues M, Melo M, Reis F, Penna F (1994) Concentration of electrolytes in the sweat of malnourished children. Arch Dis Child 71:141–143
22. Rosenfeld R, Spigelblatt L, Chicoine R (1979) False positive sweat test, malnutrition. and the mauriac syndrome. J Pediatr 94:240–242
23. Rubin BK, MacLeod P, Sturgess J, King M (1991) Recurrent respiratory infections in a child with fucosidosis: is the mucus too thin for effective transport. Pediatr Pulmonol 10: 304–309
24. Ruddy R, Scanlin T (1987) Abnormal sweat electrolytes in a case of celiac disease and a case of psychosocial failure to thrive. Clin Pediatr 26:83–88
25. Silverman B, Lloyd-Still J, Hazinski TA, Hunt C (1985) Increased sweat chloride levels associated with prostaglandin E1 infusion. J Pediatr 106:953–954

Literatur zu 5.7

1. Chillon M, Dörk T, Casals T, Gimenez J, Fonknechten N, Will K, Ramos D, Nunes V, Estivill X (1995) A novel donor splice site in intron 11 of the CFTR gene created by mutation 1811 + 1.6 kb A-> G produces a new exon: high frequency in Spanish cystic fibrosis chromosomes and association with severe phenotype. Am J Hum Genet 56: 623–629
2. Cuppens H, Buyse I, Baens M, Marynen P, Cassiman J-J (1992) Simultaneous screening for 11 mutations in the cystic fibrosis transmembrane conductance regulator gene by multiplex amplification and reverse dot-blot. Mol Cell Probes 6:33–39
3. Dequeker E, Cassiman J-J (1998) Evaluation of CFTR gene mutation testing methods in 136 diagnostic laboratories: report of a large European external quality assessment. Eur J Hum Genet 6:165–175
4. Fanen P, Ghanem N, Vidaud M, Besmond C, Martin J, Costes B, Plassa F, Goossens M (1992) Molecular characterization of cystic fibrosis: 16 novel mutations identified by analysis of the whole cystic fibrosis transmembrane conductance regulator (CFTR) coding regions and splice site junctions. Genomics 13:770–776
5. Ferrie RM, Schwarz MJ, Robertson NH, Vaudin S, Super M, Malone G, Little S (1992) Development, multiplexing, and application of ARMS tests for common mutations in the CFTR gene. Am J Hum Genet 51:251–262
6. Grompe M (1993) The rapid detection of unknown mutations in nucleic acids. Nat Genet 5:111–117
7. Highsmith WE, Burch LH, Boat TE, Spock A, Gorvoy J, Quittel L, Friedman KJ (1994) A novel cystic fibrosis gene mutation is common in patients with normal sweat chloride concentrations. N Engl J Med 331:974–980
8. Liechti-Gallati S, Schneider V, Neeser D, Kraemer R (1999) Two-buffer PAGE system based SSCP/HD analysis: a gene-

ral protocol for rapid and sensitive mutation screening in cystic fibrosis and any other human genetic disease. Eur J Hum Genet 7:590-598
9. Mercier B, Lissens W, Audrézet M-P, Bonduelle M, Liebaers I, Férec C (1993) Detection of more than 94% cystic fibrosis mutations in a sample of Belgian population and identification of four novel mutations. Hum Mutat 2:16-20
10. Morral N, Nunez V, Casals T, Estivill X (1991) CA/GT microsatellite alleles within the cystic fibrosis transmembrane conductance regulator (CFTR) gene are not generated by unequal crossingover. Genomics 10:692-698
11. Morral N, Estivill X (1992) Multiplex PCR amplification of three microsatellites within the CFTR gene. Genomics 13: 1362-1364
12. Ravnik-Glavac M, Glavac D, Chemik M, Di Sant'Agnese P, Dean M (1994a) Screening for CF mutations in adult cystic fibrosis patients with a directed and optimized SSCP strategy. Hum Mutat 3:231-238
13. Ravnik-Glavac M, Glavac D, Dean M (1994b) Sensitivity of single strand conformation polymorphism and heteroduplex method for mutation detection in the cystic fibrosis gene. Hum Mol Genet 3:801-807
14. Romey MC, Tuffery S, Desgeorges M, Bienvenu T, Demaille J, Claustres M (1996) Transcript analysis of CFTR frameshift mutations in lymphocytes using the reverse transcription polymerase chain reaction technique and the protein truncation test. Hum Genet 3:328-332
15. Rommens J, Kerem B, Greer W, Chang P, Tsui LC, Ray P (1990) Rapid nonradioactive detection of the major cystic fibrosis mutation. Am J Hum Genet 46:395-396
16. Shuber AP, Skoletsky J, Stern R, Handelin B (1993) Efficient 12-mutation testing in the CFTR gene: a general model for complex mutation analysis. Hum Mol Genet 2:153-158
17. Wall J, Cai S, Chehab FF (1995) A 31-mutation assay for cystic fibrosis testing in the clinical molecular diagnostics laboratory. Hum Mutat 5:333-338

Literatur zu 5.8

1. Armstrong D, Grimwood K, Carlin J, Carzino R, Gutièrrez J, Hull J, Olinsky A, Phelan E, Robertson C, Phelan P (1997) Lower airway inflammation in infants and young children with cystic fibrosis. Am J Respir Crit Care Med 156: 1197-1204
2. Armstrong D, Grimwood K, Carlin J, Carzino R, Olinsky A, Phelan P (1996) Bronchoalveolar lavage or oropharyngeal cultures to identify lower respiratory pathogens in infants with cystic fibrosis. Pediatr Pulmonol 21:267-275
3. Armstrong D, Grimwood K, Carzin, R, Carlin B, Olinsky A (1995) Lower airway inflammation in infants and young children with cystic fibrosis. Br Med J 310:1571-1572
4. Balfour-Lynn I, Laverty A, Dinwiddie R (1996) Reduced upper airway nitric oxide in cystic fibrosis. Arch Dis Child 75:319-322
5. Balough K, McCubbin M, Weinberger M, Smits W, Ahrens R, Fick R (1995) The relationship between infection and inflammation in the early stages of lung disease from cystic fibrosis. Pediatr Pulmonol 20:63-70
6. Birrer P, McElvaney N, Rüderberg A, Wirz Sommer C, Liechti-Gallati S, Kraemer R, Hubbard R, Crystal R (1994) Protease-Antiprotease imbalance in the lungs of children with cystic fibrosis. Am J Respir Crit Care Med 150: 207-213
7. Bonfield T, Panuska J, Konstan M, Hilliard K, Hilliard J, Ghnaim H, Berger M (1995) Inflammatory cytokines in cystic fibrosis lungs. Am J Respir Crit Care Med 152: 2111-2118
8. Brown M, Morgan W, Finley P, Scuderi P (1991) Circulating levels of tumor necrosis factor and interleukin-1 in cystic fibrosis. Pediatr Pulmonol 10:86-91
9. Bruce MC, Poncz L, Klinger J, Stern RC, Tomashefski JJ, Dearborn D (1985a) Biochemical and pathological evidence for proteolytic destruction of lung connective tissue in cystic fibrosis. Am Rev Respir Dis 132:529-535
10. Bruce MC, Wedig E, Jentoft N, Martin RC, Cheng PW, Boat TF, Fanaroff AA (1985b) Altered urinary excretion of elastin cross-links in premature infants who develop bronchopulmonary dysplasia. Am Rev Respir Dis 131:568-572
11. de Rose V, Oliva A, Messore B, Grosso B, Mollar C, Pozzi E (1998) Circulating adhesion molecules in cystic fibrosis. Am J Respir Crit Care Med 157:1234-1239
12. Dötsch J, Demirakca S, Terbrack HG, Hüls G, Rascher W, Kühl PG (1996) Airway nitric oxide in asthmatic children and patients with cystic fibrosis. Eur Respir J 9:2537-2540
13. Eichler I, Nilsson M, Rath R, Enander I, Venge P, Koller DY (1999) Human neutrophil lipocalin, a highly specific marker for acute exacerbation in cystic fibrosis. Eur Respir J 14:1145-1149
14. Glass S, Hayward C, Govan J (1988) Serum C-reactive protein in assessment of pulmonary exacerbations and antimicrobial therapy in cystic fibrosis. J Pediatr 113:76-79
15. Grasemann H, Michler E, Wallot M, Ratjen F (1997) Decreased concentration of exhaled nitric oxide (NO) in patients with cystic fibrosis. Pediatr Pulmonol 24:173-177
16. Ho L, Faccenda J, Innes J, Greening A (1999) Expired hygrogen peroxide in breath condensate of cystic fibrosis patients. Eur Respir J 13:103-106
17. Ho L, Innes J, Greening A (1998) Exhaled nitric oxide is not elevated in the inflammatory airways diseases of cystic fibrosis and bronchiectasis. Eur Respir J 12:1290-1294
18. Hubeau C, Lorenzato M, Dusser D, Hubert D, Couetil JP, Puchelle E, Gaillard D (1999) Quantitative analysis of inflammatory cells in lung tissue from csystic fibrosis patients. Eur Respir J 14:18s-19s
19. Jaffar-Bandjee M, Lazdunski A, Bally M, Carrère J, Chazalette J, Galabert C (1995) Production of elastase, exotoxin A, and alkaline protease in sputa during pulmonary exacerbation of cystic fibrosis in patients chronically infected by Pseudomonas aeruginosa. J Clin Microbiol 33: 924-929
20. Khan T, Wagener J, Bost T, Martinez J, Accurso F, Riches D (1995) Early pulmonary inflammation in infants with cystic fibrosis. Am J Respir Crit Care Med 151:1075-1082
21. Koller DY, Gotz M, Wojnarowski C, Eichler I (1996) Relationship between disease severity and inflammatory markers in cystic fibrosis. Arch Dis Child 75:498-501
22. Koller DY, Nilsson M, Enander I, Venge P, Eichler I (1998) Serum eosinophil cationic protein, eosinophil protein X and eosinophil peroxidase in relation to pulmonary function in cystic fibrosis. Clin Exp Allergy 28:241-248
23. Koller D, Nething I, Otto J, Urbanek R, Eichler I (1997) Cytokine concentrations in sputum from patients with cystic fibrosis and their relation to eosinophil activity. Am J Respir Crit Care Med 155:1050-1054
24. Konstan M, Hilliard K, Norvell T, Berger M (1994) Bronchoalveolar lavage findings in cystic fibrosis patients with stable, clinically mild lung disease suggest ongoing infection and inflammation. Am J Respir Crit Care Med 150: 448-454
25. Kronborg G, Hansen M, Svenson M, Foomsgaard A, Hoiby N, Bendtzen K (1993) Cytokines in sputum and serum from patients with cystic fibrosis and chronic pseudomonas infection as markers of destructiveinflammation in the lungs. Pediatr Pulmonol 15:292-297

26. Linnane S, Keatings V, Costello C, Moynihan J, O'Connor C, Fitzgerald M, McLoughlin P (1998) Total sputum nitrate plus nitrite is raised during acute pulmonary infection in cystic fibrosis. Am J Respir Crit Care Med 158:207–212
27. Lundberg JON, Nordvall SL, Weitzberg E, Kollberg H, Alving K (1996) Exhaled nitric oxide in paediatric asthma and cystic fibrosis. Arch Dis Child 75:323–326
28. Meyer K, Lewandowski J, Zimmerman J, Nunley D, Calhoun WJ, Dopico G (1991) Human neutrophil elastase and elastase/alpha1-antiprotease complex in cystic fibrosis. Am Rev Respir Dis 144:580–585
29. Meyer K, Sharma A, Rosenthal N, Peterson K, Brennan L (1997) Regional variability of lung inflammation in cystic fibrosis. Am J Respir Crit Care Med 156:1536–1540
30. Nixon L, Yung B, Bell S, Elborn J, Shale D (1998) Circulation immunoreactive interleukin-6 in cystic fibrosis. Am J Respir Crit Care Med 157:1764–1769
31. Noah T, Black H, Cheng P-W, Wood R, Leigh M (1997) Nasal and bronchoalveolar lavage fluid cytokines in early cystic fibrosis. J Infect Dis 175:638–647
32. Norman D, Elborn J, Cordon S, Rayner R, Wiseman M, Hiller E, Shale D (1991) Plasma tumour necrosis factor alpha in cystic fibrosis. Thorax 46:91–95
33. Osika E, Cavaillon J-M, Chadelat K, Boule M, Fitting C, Tournier G, Clement A (1999) Distinc sputum cytokine profile in cystic fibrosis and other chronic inflammatory airway disease. Eur Respir J 14:339–346
34. Rayner R, Wiseman M, Cordon S, Norman D, Hiller E, Shale D (1991) Inflammatory markers in cystic fibrosis. Respir Med 85:139–145
35. Salva P, Doyle N, Graham L, Eigen H, Doerschuk C (1996) TNF-α, Il-8, soluble ICAM-1, and neutrophils in sputum of cystic fibrosis patients. Pediatr Pulmonol 21:11–19
36. Watkin S, Elborn J, Cordon S, Hiller E, Shale D (1994) C-reactive protein is not a useful indicator of intermittent bacterial colonization in early lung disease of patients with cystic fibrosis. Pediatr Pulmonol 17:6–10
37. Wilmott R, Kassab J, Kilian P, Benjamin W, Douglas S, Wood R (1990) Increased levels of interleukin-1 in bronchoalveolar washings from children with bacterial pulmonary infections. Am Rev Respir Dis 142:365–368
38. Wolter JM, Rodwell RL, Bowler SD, McCormack JG (1999) Cytokines and inflammatory mediators do not indicate acute infection in cystic fibrosis. Clin Diagn Lab Immunol 6:260–265
39. Worlitzsch D, Herberth G, Ulrich M, Döring G (1998) Catalase, myeloperoxidase and hydrogen peroxide in cystic fibrosis. Eur Respir J 11:377–383

Literatur zu 5.9

1. Barbero G (1995) The undoing of a diagnosis: the effect of a misdiagnosis of a disease. Arch Pediatr Adolesc Med 149: 1341–1344
2. Feldman K, Barbero G (1996) False diagnosis of cystic fibrosis. Arch Pediatr Adolesc Med 150:1106–1107
3. Hill CM (1998) Practical guidelines for cystic fibrosis care. Churchill Livingstone, Edinburgh
4. Hodson M, Beldon I, Power R, Duncan F, Bamber, Batten J (1983) Sweat tests to diagnose cystic fibrosis in adults. Br Med J 286:1381–1383
5. Orenstein D, Wasserman A (1986) Munchhausen syndrome by proxy simulating cystic fibrosis. Pediatrics 78:621–624
6. Rosenstein BJ, Cutting G (1998) The diagnosis of cystic fibrosis: a consensus statement. J Pediatr 132:589–595
7. Wallis C (1997) Diagnosing cystic fibrosis: blood, sweat, and tears. Arch Dis Child 76:85–91
8. Wilson DC, Ellis L, Zielenski J, Corey M, Wan F, Tsui L-C, Tullis E, Knowles M, Durie P (1998) Uncertainty in the diagnosis of cystic fibrosis: possible role of in vivo nasal potential difference measurements. J Pediatr 132:596–599

Literatur zu 5.10

1. Bhalla M, Turcios N, Aponte V, Jenkins M, Leitman BS, McCauley DI, Naidich DP (1991) Cystic fibrosis: scoring system with thin-section CT. Radiology 179:783–788
2. Brasfield D, Hicks G, Soong S, Peters J, Tiller R (1980) Evaluation of scoring system of the chest radiograph in cystic fibrosis: a collaborative study. Am J Roentgenol 134: 1195–1198
3. Brasfield D, Hicks G, Soong S, Tiller RE (1979) The chest roentgenogram in cystic fibrosis: a new scoring system. Pediatrics 63:24–29
4. Chrispin AR, Norman AP (1974) The systematic evaluation of the chest radiograph in cystic fibrosis. Pediatr Radiol 2: 101–105
5. Conway SP, Pond MN, Bowler I (1994) The chest radiograph in cystic fibrosis: a new scoring system compared with the Chrispin-Norman and Brasfield scores. Thorax 49:860–862
6. Corey M, McLaughlin FJ, Williams M, Levison H (1988) A comparison of survival, growth and pulmonary function in patients with cystic fibrosis in Boston and Toronto. J Clin Epidemiol 41:583–591
7. Doershuk CF, Matthews LW, Tucker AS, et al., Crystal RG (1964) A five year clinical evaluation of a therapeutic program for patients with cystic fibrosis. J Pediatr 65:677–693
8. Kraemer R, Birrer P, Liechti-Gallati S (1998) Genotype-phenotype association in infants with cystic fibrosis at the time of diagnosis. Pediatr Res 44:920–926
9. Kraemer R, Rüdeberg A, Hadorn B, Rossi E (1978) Relative underweight in cystic fibrosis and its prognostic value. Acta Paediatr Scand 67:33–37
10. Kraemer R, Rüdeberg A, Klay M, Rossi E (1979) Relationship between clinical conditions, radiographic findings and pulmonary functions in patients with cystic fibrosis. Helv Paediatr Acta 34:417–428
11. Kraemer R, Schöni MH (1990) Ventilatory inequalities, pulmonary function and blood oxygenation in advanced states of cystic fibrosis. Respiration 57:318–324
12. Kraemer R, Tschäppeler H, Rüdeberg A, Stoll E, Rossi E (1979) Verlauf und quantitative Erfassung des pulmonalen Befalls bei zystischer Fibrose. Schweiz Med Wochenschr 109:39–45
13. Lewiston N, Moss R, Hindi R, Rubinstein S, Sullivan M (1987) Interobserver variance in clinical scoring for cystic fibrosis. Chest 91:878–882
14. Liechti-Gallati S, Bonsall I, Malik N, Schneider V, Kraemer LG, Rüdeberg A, Moser H, Kraemer R (1992) Genotype/phenotype association in cystic fibrosis: analyses of the delta F508, R553X, and 3905insT mutations. Pediatr Res 32: 175–178
15. Liechti-Gallati S, Schneider V, Neeser D, Kraemer R (1999) Two buffer PAGE system-based SSCP/HD analysis: a general protocol for rapid and sensitive mutation screening in cystic fibrosis and any other human genetic disease. Eur J Hum Genet 7:590–598
16. Nathanson I, Conboy K, Murphy S, Afshani E, Kuhn JP (1991) Ultrafast computerized tomography of the chest in cystic fibrosis: a new scoring system. Pediatr Pulmonol 11: 81–86

17. Sawyer SM, Carlin JB, DeCampo M, Bowes G (1994) Critical evaluation of three chest radiograph scores in cystic fibrosis (see comments). Thorax 49:863–866
18. Shwachman H, Kulczycki LL (1958) Long-term study of one hundred and five patients with cystic fibrosis: studies made over a five to fourtenn year period. Am J Dis Child 96:6–15
19. Stiglbauer R, Schurawitzki H, Eichler I, Götz M (1992) High-resolution CT in children with cystic fibrosis. Acta Radiologica 33:548–553
20. Taussig LM (1994) The score is... (editorial). Pediatr Pulmonol 17:279–280
21. Taussig LM, Kattwinkel J, Friedewald WT, di Sant Agnese PA (1973) A new prognostic score and clinical evaluation system for cystic fibrosis. J Pediatr 82:380–390
22. Weatherly MR, Palmer CG, Peters ME, Green CG, Fryback D, Langhough R, Farrell PM (1993) Wisconsin cystic fibrosis chest radiograph scoring system. Pediatrics 91: 488–495
23. Weatherly MR, Palmer CGS, Peter E et al. (1993) Wisconsin cystic fibrosis chest radiograph scoring system. Pediatrics 91:488–495
24. Wielinski CL, Warwick WJ, Budd JR (1990) Mortality and progression of the NIH clinical and prognostic score (abstract). Pediatr Pulmonol Suppl 5:259–260

Literatur zu 5.11

1. Davis PB, Drumm M, Konstan MW (1996) Cystic fibrosis. State of the art. Am J Respir Crit Care Med 145:1229–1256
2. Ruzal-Shapiro C (1998) Cystic fibrosis: an overview. Radiol Clin North Am 36:143–161
3. MacLusky IB, Levison H (1992) Recent advances in cystic fibrosis. Curr Opin Pediatr 4:392–400
4. Katz JN, Horwitz RI, Dolan TF, Shapiro ED (1986) Clinical features as predictors of functional status in children with cystic fibrosis. J Pediatr 108:352–358
5. Dankert-Roelse JE, te Meerman GL (1995) Long term prognosis of patients with cystic fibrosis in relation to early detection by neonatal screening and treatment in a cystic fibrosis center. Thorax 50:712–718
6. Gibson LE, Cooke RE (1959) A test for concentration of electrolytes in sweat in cystic fibrosis of the pancreas utilizing pilocarpine by iontophoresis. Pediatrics 23:545–549
7. Ballabio A, Gibbs RA, Caskey CT (1990) Polymerase chain reaction test for cystic fibrosis detection. Nature 243: 220–225
8. Wood BP (1997) Cystic fibrosis: Radiology 1997 204:1–10
9. Shwachman H, Kulczycki LL (1958) Long term study of 105 patients with cystic fibrosis. Am J Dis Child 96:6–10
10. Chrispin AR, Norman AP (1974) The systematic evaluation of the chest radiograph in cystic fibrosis. Pediatr Radiol 2: 101–106
11. Brasfield D, Hicks G, Soong SJ, Peters J, Tiller R (1980) Evaluation of scoring system of the chest radiography in cystic fibrosis: a collaborative study. AJR 134:1195–1198
12. Cleveland RH, Neish AS, Zurakowski D, Nichols DP, Wohl MEB, Colin AA (1998) Cystic fibrosis: a system for assessing and predicting progress. AJR 170:1067–1072
13. Rosenberg SM, Howatt MF, Grum CM (1992) Spirometry and chest roentgenographic appearance in adults with cystic fibrosis. Chest 101:961–964
14. Grum CM, Lynch JP (1993) Chest radiograph findings in cystic fibrosis. Semin Respir Infect 7:193–209
15. Friedman PJ (1987) Chest radiograph findings in the adults with cystic fibrosis. Semin Roentgenol 22: 114–124
16. Amodio JB, Berdon WE, Abramson S, Baker D (1987) Cystic fibrosis in childhood: pulmonary, paranasal sinus, and skeletal manifestations. Semin Roentgenol 22:125–135
17. Bhalla M, Turcios N, Aponte V et al. (1991) Cystic fibrosis: scoring system with thin-section CT. Radiology 179: 783–788
18. Hansell DM, Strickland B (1989) High-resolution computed tomography in pulmonary cystic fibrosis. Br J Radiol 62:1–5
19. Helbich T, Stigelbauer R, Breitenseher M, Eichler I, Götz M, Schurawitzki H (1993) High-resolution computed tomography of the lung in young patients with cystic fibrosis. Radiologe 33:142–146
20. Maffessanti M, Candussi M, Brizzi F, Piovesana F (1996) Cystic fibrosis in children: HRCT findings and distribution of disease. J Thorac Imaging 11:27–38
21. Shah RM, Sexauer W, Ostrum BJ, Fiel S, Friedman A (1997) High-resolution CT in the acute exacerbation of cystic fibrosis: evaluation of acute findings, reversibility of those findings, and clinical correlation. AJR 169:375–380
22. Helbich TH, Heinz-Peer G, Fleischmann D et al. (1999) Evolution of CT findings in patients with cystic fibrosis. AJR 173:81–88
23. Helbich TH, Heinz-Peer G, Eichler I et al. (1999) Cystic fibrosis: assessment of lung involvement in children and adults. Radiology 213:537–544
24. Mostbeck GH, Caputo GR, Higgins CB (1992) MR measurement of blood flow in the cardiovascular system. AJR 159:453–61
25. Kinsella D, Hamilton A, Goddard P, Duncan A, Carswell F (1991) The role of magnetic resonance imaging in cystic fibrosis. Clin Radiol 44:23–26
26. Kauczor HU, Ebert M, Kreitner KF et al. (1997) Imaging of the lungs using 3He MRI: preliminary clinical experience in 18 patients with and without lung disease. JMRI 7: 538–543
27. Agrons GA, Corse WR, Markowitz RI, Stuarez ES, Perry DR (1996) Gastrointestinal manifestations of cystic fibrosis: radiologic-pathologic correlation. Radiographics 16: 871–893
28. Estroff JA, Parad RB, Benacerraf BR (1992) Prevalence of cystic fibrosis in fetuses with dilated bowel. Radiology 183: 677–680
29. Abramson S, Baker D, Amodio JB, Berdon WE (1987) Gastrointestinal manifestations of cystic fibrosis. Semin Roentgenol 22:97–113
30. Leonidas JC, Berdon WE, Baker DH, Santulli TV (1970) Meconium ileus and its complications. A reappraisal of plain film roentgen diagnostic criteria. AJR 108:598–609
31. Hen J, Dolan TF, Touloukian RJ (1980) Meconium plug syndrome associated with cystic fibrosis and Hirschsprung's disease. Pediatrics 66:466–468
32. Bisset GS, Kirks DR (1988) Intussusception in infants and children: diagnosis and therapy. Radiology 168:141–145
33. Zerin JM, Kuhn-Fulton J, White SJ et al. (1995) Colonic strictures in children with cystic fibrosis. Radiology 194: 223–226
34. Schober E, Turetschek K, Schima W, et al. (1997) Methylcellulose enteroclysis spiral-CT: technique, examination quality and complications-experiences in 110 patients. Eur Radiol Suppl 7: 118
35. Hernanz-Schulman M, Kirkpatrick J, Shwachman H, Herman T, Schulman G, Vawter GF (1986) Pneumatosis intestinalis in cystic fibrosis. Radiology 160:497–499
36. Wilschanski M, Fisher D, Hadas-Halperin I et al. (1999) Findings on routine abdominal ultrasonography in cystic fibrosis patients. J Pediatr Gastroenterol Nutr 28:182–185

37. Soyer P, Spelle L, Pelage JP et al. (1999) Cystic fibrosis in adolescentes and adults: fatty replacement of the pancreas - CT evaluation and functional correlation. Radiology 210: 611-615
38. Tham RT, Heyerman HG, Falke TH, et al. (1991) Cystic fibrosis: MR imaging of the pancreas. Radiology 179: 183-186
39. Hernanz-Schulman M, Teele RL, Perez-Atayde A et al. (1986) Pancreatic cystosis in cystic fibrosis. Radiology 158: 629-631
40. Patriquin H, Lenaerts C, Smith L, et al. (1999) Liver disease in children with in cystic fibrosis: US-biochemical comparison in 195 patients. Radiology 211:229-232
41. Quillin SP, Siegel MJ, Rothbaum R (1993) Hepatobiliary sonography in cystic fibrosis. Pediatr Radiol 23:533-535
42. Vergesslich KA, Götz M, Mostbeck G, Sommer G, Ponhold W (1989) Portal venous blood flow in cystic fibrosis: assessment by Duplex Doppler sonography. Pediatr Radiol 19: 371-374
43. Helbich T, Breitenseher M, Heinz-Peer G et al. (1994) Color Doppler ultrasound of gallbladder varicose veins in children. A rare sign in portal hypertension. Ultraschall Med 15:126-130
44. Durieu I, Pellet O, Simonot L et al. (1999) Sclerosing cholangitis in adults with cystic fibrosis: a magnetic resonance cholangiographic prospective study. J Hepatol 30: 1052-1056
45. Eggesbo HB, Ringertz S, Haanäs OC et al. (1999) CT and MR imaging of the paranasal sinuses in cystic fibrosis: correlation with microbiological and histopathological results. Acta Radiol 40:154-162
46. Bedrossian CW, Greenberg SD, Singer DB, Hansen JJ, Rosenberg HS (1976) The lung in cystic fibrosis: a quantitative study including prevalence of pathologic findings among different age groups. Hum Pathol 7:195-204
47. Mayo JR, Hartman TE, Lee KS, Primack SL, Vedal S, Müller NL (1995) CT of the chest: minimal tube current for good image quality with the least radiation dose. AJR 164: 603-607
48. Holsclaw DS, Rocmans C, Shwachman H (1971) Intussusception in patients with cystic fibrosis. Pediatrics 48: 51-58
49. Borowitz DS, Grand RJ, Durie PR (1995) Use of pancreatic enzyme supplements for patients with cystic fibrosis in the context of fibrosing colonopathy. J Pediatr 127:681-684
50. Smyth RL, van-Velzen D, Smyth AR, Lloyd DA, Heaf DP (1994) Strictures of ascending colon in cystic fibrosis and high-strenght pancreatic enzymes. Lancet 343: 85-86
51. Thomas D, Rothberg RM, Lester LA (1985) Cystic fibrosis and gastroesophageal reflux in infancy. Am J Dis Child 139:66-67
52. Bending DW, Seilheimer DK, Wagner ML, Ferry GD, Barrison GM (1982) Complications of gastroesophageal reflux in patients with cystic fibrosis. J Pediatr 100:536-540
53. Williams SGJ, Evanson JE, Barrett N, Hodson ME, Boultbee JE, Westaby B (1995) An ultrasound scoring system for the diagnosis of liver disease in cystic fibrosis. J Hepatol 22: 513-521
54. Neglia JP, FitzSimmons SC, Maisonneuve P et al. (1995) The risk of cancer among patients with cystic fibrosis. N Engl J Med 1995 332:494-499

Epidemiologie der CF-Erkrankung 6

H.-P. Hauber, D. Reinhardt, A. Pforte

INHALT

Die cystische Fibrose (CF) ist die häufigste schwere erbliche Stoffwechselkrankheit in Europa und in der weißen (kaukasischen) Bevölkerung in Nordamerika. Da es sich um eine autosomal rezessiv vererbte Erkrankung handelt, gibt es eine große Zahl von Anlageträgern in der Bevölkerung. Sie liegt bei Angehörigen der weißen Bevölkerung in etwa bei 1:10 bis 1:25, bei Schwarzafrikanern um 1:200. Im asiatischen Raum ist die Zahl der Anlage- bzw. Merkmalsträger weit geringer als in der westlichen Welt. In Deutschland, der Schweiz und Österreich ist mit der Geburt eines an CF erkrankten Kindes pro 2000–2500 Geburten zu rechnen. Aus Mutationsfrequenzanalysen lässt sich schließen, dass es sich um eine relativ „alte" Krankheit handelt. Die mit der Völkerwanderung verbundene Verbreitung und Kombination einzelner Muationen des Genpools in verschiedenen Regionen in Europa und Asien bietet einen Schlüssel zum Verständnis unterschiedlicher Häufigkeiten von Mutationen in einzelnen Regionen.

Bisher sind mehr als 800 verschiedene Mutationen des CFTR-Gens auf dem langen Arm des Chromosoms 7 identifiziert worden. Sie kommen in unterschiedlichen Häufigkeiten vor, die je nach ethnischer Zugehörigkeit bzw. Verteilung der Bevölkerung und Region variieren (s. auch Abschn. 1.3).

Die angeführten epidemiologischen Daten stützen sich im Wesentlichen auf drei Patientenregister, auf das deutsche CF-Register „Qualitätssicherung Mukoviszidose", das in Kooperation mit der Selbsthilfegruppe Mukoviszidose e. V. geführt wird [9], auf das europäische Register „European Registry of Cystic Fibrosis" (ERCF) [3] und die in den USA durchgeführte „Epidemiologic Study of Cystic Fibrosis" (ESCF) [6].

Im Folgenden soll zunächst auf die Häufigkeit und regionale Verteilung der verschiedenen Mutationen eingegangen werden sowie auf Inzidenz, Prävalenz und Altersverteilung. Weiterhin werden die Möglichkeiten der Diagnostik, die klinische Ausprägung und Prognosefaktoren der Erkrankung berücksichtigt.

6.1 Epidemiologie

6.1.1 Genetik

Von den bisher bekannten über 800 verschiedenen Mutationen des CFTR-Gens kommen manche sehr viel häufiger als andere vor. Die häufigste Mutation in der weißen Bevölkerung ist ΔF508. Gemäß dem ERCF Annual report 1997 beträgt die ΔF508-Mutation in Europa 89%, 54% sind homozygot, 35% compoundheterozygot für ΔF508. Dies entspricht auch den in Deutschland erhobenen Zahlen, wie sie aus Tabelle 6.1 hervorgehen. Als weitere häufige Mutationen folgen mit allerdings großem Abstand G542X (2,6%),

Tabelle 6.1. Häufigkeit der Kombinationen von Mutationen in Deutschland. (Nach [9])

Mutation	n	%
ΔF508-Homozygot	1682	49,6
ΔF508/andere Mutation	512	15,1
ΔF508/nicht identifiziert	707	20,8
Nicht ΔF508/nicht identifiziert	111	3,3
Beide Allele nicht ΔF508, aber identifiziert	122	3,6
Beide Allele nicht identifiziert	260	7,7
Gesamt	3394	100

N1303K (1,6%), G551D (1,5%) und W1282X (1,0%). In Deutschland und Österreich kommen nach ΔF508 (71,5%), R553X (1,8%), N1303K (1,3%), G542X (1,1%), G551D (0,8%) und R347P (0,8%) (4,13) häufiger vor. In Deutschland haben 68,2% der CF-Patienten die Mutation ΔF508, in der homozygoten Form 49,6% und in der heterozygoten 37,3% [9]. Die drei häufigsten Mutationen (ΔF508, G542X, N1303K) kommen in den meisten Ländern und Regionen Europas vor. In der Schweiz sind v.a. die Mutationen ΔF508, R553X und 390insT verbreitet. G542X ist weitverbreitet in den Mittelmeerländern und Tunesien (17,2%). Während G551D häufig in Nordwest- und Mitteleuropa vorkommt, ist es in den anderen Teilen Europas kaum anzutreffen. W1882X kommt häufig in Israel (36,2%) sowie in den meisten Mittelmeerländern und Nordafrika vor.

Einige Mutationen haben relativ hohe Frequenzen in größeren Teilen Europas wie z.B. 394delT in Nordeuropa (1,1 bis 28,8%), R117H in Nordwesteuropa (1,3 bis 3,0%), R553X in Mitteleuropa (1,1 bis 24,4%).

Andere Mutationen sind nur in kleinen Regionen häufig, wie z.B. T338I in Sardinien, R1162X in Algerien und Norditalien, 1609delCA im Osten Spaniens, R1066C in Portugal, S549R in Algerien, R334W auf Kreta, 1677delTA in Südbulgarien und der Türkei, R347H in der Türkei, 1078delT in der Bretagne, 1898+1G→A in Wales, A455E in den Niederlanden, 3659delC in Schweden und R560 T in Nordirland [4].

In Europa sind 99% der Betroffenen Angehörige der weißen Bevölkerung [3]. Im Gegensatz dazu kommen in den USA die Mutationen in den verschiedenen ethnischen Gruppen in unterschiedlichen Verteilungen vor. Bei der weißen Bevölkerung überwiegt ΔF508 mit 70% aller Mutationen. In der lateinamerikanischen Bevölkerung ist es in 46%, in der schwarzen Bevölkerung in 48% und bei den Asiaten und Ashkenazi-Juden in 30% aller CF-Patienten nachzuweisen. Interessanterweise wird diese Mutation praktisch überhaupt nicht bei Indianern gefunden. Hier überwiegen gruppenspezifische Mutationen [6, 7].

6.1.2 Inzidenz, Prävalenz und Altersverteilung

In Europa gibt es mehr als 12000 CF-Patienten, wobei eine große Dunkelziffer von nicht diagnostizierten Patienten berücksichtigt werden muss. Von ihnen leben 25% in Deutschland, 36% in Großbritannien, 23% in Frankreich, 5% in Irland, 3% in Schweden, 3% in Dänemark und 5% in den anderen Staaten [3].

In Deutschland werden jährlich etwa 800000 Kinder geboren, von denen zwischen 300 und 400 an cystischer Fibrose leiden. Insgesamt gibt es derzeit über 6000 Patienten, wobei ca. 3500 in einem oder mehreren CF-Registern dokumentiert sind. Das Geschlechterverhältnis ist mit 52% männlichen und 48% weiblichen Patienten in etwa ausgewogen [3, 9]. Dies entspricht auch der Geschlechterverteilung im übrigen Europa.

Das Durchschnittsalter liegt bei 16 Jahren. Die prozentual stärkste Altersgruppe sind die 6- bis 12-Jährigen. Erfreulicherweise zeigen die höheren Altersgruppen deutliche Zuwachsraten (Abb. 6.1). Die mittlere Lebenserwartung ist in den vergangenen Jahren kontinuierlich gestiegen. Das mediane Überlebensalter in Europa lag 1997 bei 32 Jahren, in Deutschland mit 29,6 Jahren etwas niedriger, ist jedoch nach den neueren vorliegenden Daten im Jahr

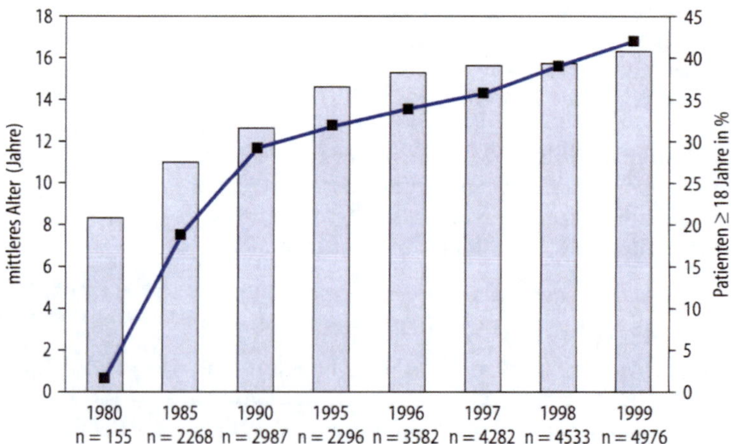

	1980	1985	1990	1995	1996	1997	1998	1999
mittleres Alter (Jahre)	8,3	11,0	12,7	14,6	15,3	15,7	15,8	16,3
≥ 18 Jahre in %	1,3	18,7	28,8	31,7	34,1	35,7	39,0	42,0

Abb. 6.1. Altersentwicklung der CF-Patienten seit 1980 in Deutschland. (Nach [9])

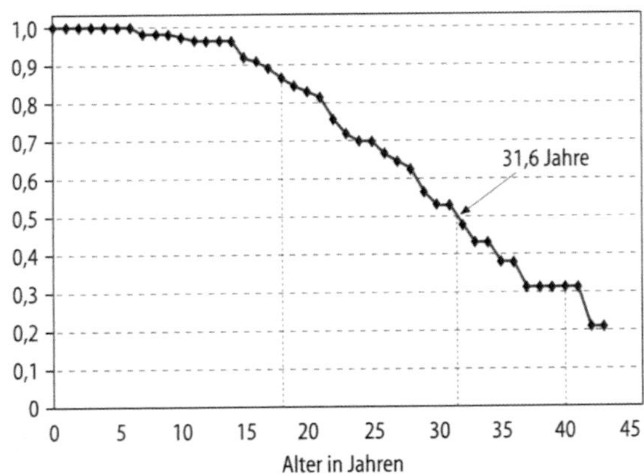

Abb. 6.2. Kumulative Überlebenswahrscheinlichkeit von CF-Patienten in Deutschland im Jahr 1999. (Nach [9])

1999 weiter auf 31,6 Jahre angestiegen (Abb. 6.2). Dem muss gegenübergestellt werden, dass 1940 die mittlere Überlebenszeit bei 1 Jahr lag, 1960 bei 10 Jahren und 1995 bei 30 Jahren. Anhand von Life-table-Analysen und prospektiven Berechnungen ist die Lebenserwartung eines CF-Kranken für die nahe Zukunft bereits mit 45–50 Jahren anzunehmen. Damit hat sich auch das Spektrum der zu behandelnden Patienten von der Pädiatrie bis zur Erwachsenenmedizin ausgedehnt. Zur Zeit gibt es in Deutschland ca. 2000 Erwachsene, die an CF leiden, ihr Anteil wird sich in den nächsten Jahren deutlich erhöhen, was ebenso auf die anderen europäischen Länder und Nordamerika zutrifft.

Zum Vergleich sollen auch die vorliegenden Daten aus den USA vorgestellt werden. Hier gibt es ca. 30 000 CF-Kranke. Die dortigen Inzidenzen liegen bei 1 zu 3300 für Weiße, 1 zu 8000 bis 9500 für Latinos, 1 zu 3970 für Pueblo Indianer, 1 zu 1580 für Zuni-Indianer, 1 zu 15 300 für Schwarze und 1 zu 32 100 für Asiaten. Somit ergeben sich Häufigkeiten für Anlageträger von 1 zu 29, 1 zu 46, 1 zu 29, 1 zu 60 bis zu 1 zu 90 für die genannten Gruppen. In den USA hat die Altersgruppe der 6- bis 12-Jährigen ebenso wie in Europa den prozentual stärksten Anteil an der Gesamtpopulation der Erkrankten (29%). Es folgen die Gruppen der 2- bis 5- und der 13- bis 17- und der 18- bis 24-Jährigen. Das mittlere Alter lag bei 14 Jahren [6], der Überlebensmedian bei 30,6 Jahren (s. Kap. 19, Tabelle 19.1).

6.1.3 Sozialdemographische Daten

In Deutschland leben 99% aller an CF Erkrankten unter 18 Jahren bei ihren Eltern. Mit dem Älterwerden verringert sich der Anteil auf 49%. 22% der Erwachsenen leben allein in einer eigenen Wohnung und 26% in einer Partnerschaft. 85% der Erwachsenen sind ledig, etwa 14% sind verheiratet. In der Gruppe der Patienten unter 18 Jahren sind 26% im Vorschulalter, 67% besuchen die Schule.

Bei den Patienten über 18 Jahren sind noch etwa 10% Schüler. Die meisten (40%) sind berufstätig. 23,5% befinden sich in der Berufsausbildung. 12% der Erwachsenen mit CF sind berentet. Die Zahl der Arbeitslosen liegt mit 7% deutlich niedriger als in der Gesamtbevölkerung. Diese Daten zeigen, dass die meisten CF-Patienten eine normale Schul- und Berufsausbildung durchlaufen und trotz der Belastungen durch die aufwendige Therapie und gesundheitliche Komplikationen in den Arbeitsprozess integriert werden können [9].

6.1.4 Diagnosestellung

Die initialen Symptome bei CF, die zu einer Vorstellung bei einem Arzt führten, verteilten sich wie folgt: Bei 50% der Patienten standen respiratorische Symptome, bei 43% die Malnutrition, bei 35% Steatorrhön, bei 19% ein Mekoniumileus im Vordergrund der Symptomatik. Es folgten eine positive Familienanamnese in 17%, auffällige Elektrolytverschiebungen und Rektumprolaps. Nasenpolypen fanden sich als Grund für die Diagnose nur in 2% der Fälle, obwohl im späteren Verlauf nahezu bei allen Patienten Polypen nachzuweisen sind [10]. Die Diagnose wird in der Regel innerhalb der ersten Lebensjahre gestellt. Bei 56% wird die cystische Fibrose in einem Alter <1 Jahr, bei 25% im Alter von 1–3 Jahren, bei 16% im Alter von 4–16 Jahren und nur bei 3% der Patienten, die das 16. Lebensjahr überschritten haben, diagnostiziert. Von 1970 bis 1990 waren die Patienten bei Diagnosestellung im Mittel 2 Jahre alt. Ab 1990 stieg das mittlere Alter bei Diagnosestellung deutlich an, weil auch zunehmend bei erwachsenen Patienten an das Vorliegen einer CF gedacht und die Diagnose gestellt wurde [9].

Die Verteilung der Diagnosestellung in den einzelnen Altersgruppen stimmt gut mit den Daten für die anderen europäischen Länder un die USA überein. Das mittlere Alter bei Diagnose lag in Deutschland für 1998 bei 4,0, in den USA für 1997 bei 3,0 und in Frankreich für das Jahr 1997 bei 2,8 Jahren (s. Kap. 19, Tabelle 19.2).

6.1.5 Klinische Ausprägung der Erkrankung

Obwohl die CF von ihrem Grunddefekt her alle Epithelien und exokrine Drüsen betrifft, stehen im

Vordergrund der manifesten Erkrankung pulmonale und gastrointestinale Komplikationen, wobei verschiedene Verlaufsformen beobchtet werden. Hier muss betont werden, dass eine genaue Zuordnung vom Genotyp zu einem Phänotyp bisher nur bei einzelnen Sonderformen möglich erscheint.

Etwa 90% aller CF-Patienten in Deutschland weisen eine pulmonal betonte Verlaufsform auf. Pulmonale Komplikationen sind auch die Haupttodesursache. Bei 42% aller Patienten besteht eine Kolonisation/Infektion der Atemwege mit Pseudomonas species, wobei eine Alterabhängigkeit zu erkennen ist. So weisen 64,2% der 14- bis 16-Jährigen und 80% der 30- bis 34-Jährigen eine Besiedelung mit Pseudomonas aeruginosa auf (Abb. 6.3). Diese Zahlen entsprechen in etwa den epidemiologischen Daten aus den USA (6). Bei den unter 18-Jährigen werden 19% aller Patienten intermittierend und 44% dauerhaft mit Antibiotika behandelt. Bei den erwachsenen Patienten ist im Gegensatz dazu in über 50% eine dauerhafte antibiotische Therapie erforderlich. Bei 33% aller Patienten ist darüber hinaus ein Asthma bronchiale bekannt [3]. Die allergische bronchopulmonale Aspergillose (ABPA) ist eine wichtige pulmonale Komplikation im Verlauf der CF. In Deutschland liegt die Prävalenz bei 12%. Sie ist damit etwas höher als in Gesamteuropa (9%) und in den USA (2%), wobei die Definition der Kriterien nicht einheitlich ist [3, 5, 9].

Bei über 60% der Patienten liegt eine exokrine Pankreasinsuffizienz vor, ca. 15% weisen hepatobiliäre Komplikationen wie z.B. Gallensteine auf [3, 9]. 15–20% der CF-Patienten verfügen über eine normale Pankreasfunktion. Diese Gruppe, die in der Regel nicht homozygot für ΔF508 ist, zeigt eine bessere körperliche Entwicklung und Lungenfunktionswerte als altersgleiche pankreasinsuffiziente Patienten.

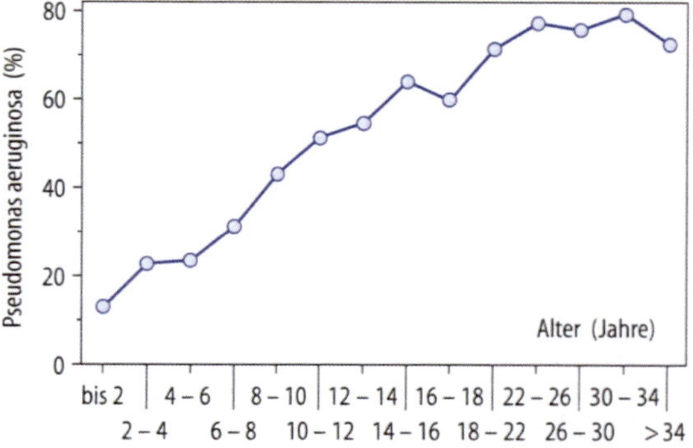

Abb. 6.3. Altersabhängigkeit der Besiedelung mit Pseudomonas aeruginosa bei CF-Patienten in Deutschland. (Nach [9])

6.1.6
Diabetes mellitus

17% der CF-Kranken über 18 Jahren haben einen Diabetes mellitus, der sog. „cystic fibrosis related diabetes" (CFRD) [14]. In Deutschland liegt die Prävalenz bei 10%, vergleichbar der Situation in Europa (8%) [3, 9]. Das mittlere Alter bei Auftreten dieser Komplikation liegt bei 20 Jahren. In den bisherigen Studien zum CF-assoziierten Diabetes mellitus wurde ein hoher Anteil von Patienten gefunden, die einen homozygoten Genotyp für die Mutation ΔF508 aufwiesen. Da dieser Genotyp mit einer exokrinen Pankreasinsuffizienz und diese wiederum mit einer endokrinen Dysfunktion assoziiert ist, ist ein Zusammenhang zwischen einem homozygoten ΔF508-Genotyp und einer endokrinen Pankreasinsuffizienz zu erwarten. Gegenüber dem Insulinmangeldiabetes weisen CF-Patienten mit Diabetes eine gestörte Kinetik der Insulinsekretion bei verminderter β-Zell-Masse auf, ohne dass hier jedoch ein autoimmunologischer Prozess eine Rolle spielt. Darüber hinaus besteht auch eine erhöhte periphere Insulinresistenz, so dass der CFRD eine besondere Diabetesentität darstellt (s. Kap. 11). Diabetische Komplikationen wurden bisher nur selten sichtbar, was durch die Lebenserwartung der CF-Patienten zu erklären ist. Da sich die Prognose in den letzten Jahren jedoch so erheblich verbessert hat, finden sich auch bei diesen Patienten wie bei anderen Diabetikern mikrovaskuläre Komplikationen. Im Rahmen einer Studie mit einem prospektiven Screeningprogramm an 74 Patienten am Royal Brompton Hospital in London fanden sich Prävalenzen von 16% bzw. 23% für diabetische Retinopathie nach 5 bzw. 10 Jahren Diabetesdauer [15].

6.1.7
Krebsrisiko

Nach der bisherigen Datenlage scheint das Krebsrisiko für CF-Patienten dem der Normalbevölkerung zu entsprechen. Eine Ausnahme bilden die gastrointestinalen Tumoren, für die das Risiko 6fach erhöht zu sein scheint. Ein möglicher Grund dürfte in der Pankreasinsuffizienz und einer gestörten intestinalen Motilität zu finden sein. Persistierende pathologische Ulzerationen und ein gesteigerter Turnover der Zellen könnten zu einer malignen Entartung führen. Ein Screeningprogramm zum Nachweis kolorektaler Tumore ist angesichts der zu erwartenden sehr geringen Anzahl (2–3 pro Jahr) allerdings nicht vielversprechend, da es bei den bisherigen Testverfahren (Hämocculttest) hohe Raten von falsch positiven Ergebnissen gibt. Interessanterweise sind bösartige

Neubildungen der Lunge nicht häufiger als in der gesunden Bevölkerung [11].

6.1.8 Lungentransplantation

Die cystische Fibrose führt durch die chronische Infektion und Inflammation zu einer progredienten Zerstörung von Lungenparenchym und damit zu einer kontinuierlichen Verschlechterung des Gasaustausches. Diese Veränderungen machen sich in der Abnahme der Lungenfunktionsparameter Vitalkapazität (VK) und forciertes exspiratorisches Volumen (FEV1) und der Ausbildung einer respiratorischen Insuffizienz bemerkbar. Bei vielen CF-Patienten stellt sich daher bei fortschreitender Erkrankung die Frage einer Lungentransplantation, in manchen Fällen auch einer Herz-Lungen-Transplantation (s. Kap. 14). Die internationalen 1-Jahres-Überlebensraten betragen für die doppelseitige Lungentransplantation (alle Indikationen) etwa 70% und für 5 Jahre etwa 50% [16]. Diese Daten stimmen gut mit denen für transplantierte CF-Patienten überein: Die 1-Jahresüberlebensrate liegt bei 72%, die 3-Jahresüberlebensrate bei 55%, die 5-Jahresüberlebensrate bei 47% (St. Louis International Lung Transplant Registry 1997). In Deutschland wurde bis 1996 bei 62 CF-Patienten eine Lungentransplantation durchgeführt [9].

6.1.9 Prognosefaktoren

Anhand der epidemiologischer Daten konnten Prognosefaktoren für ein längeres Überleben identifiziert werden. Über die stärkste Aussagekraft verfügt die Lungenfunktion. Bei einer FEV1 unter 30% liegt die 2-Jahres-Mortalität bei 50%. Eine Infektion mit Pseudomonas aeruginosa und Burkholderia cepacia verkürzt ebenfalls die Lebenerwartung. Der Übergang der nichtmukoiden in die mukoide Pseudomonasform und damit der Übergang von der Besiedelung zur Infektion hat jedoch erst eine unmittelbare Verschlechterung der Lungenfunktion zur Folge, die Besiedelung selbst scheint im Vergleich zu Patienten, die nicht besiedelt sind, ohne Auswirkungen auf die Lungenfunktion zu sein (Abb. 6.4). Auch ein Diabetes mellitus und eine portale Hypertension verschlechtern die Prognose. Dagegen scheint das Fehlen einer Pankreasinsuffizienz, die wiederum mit dem Vorkommen von compound-heterozygoter ΔF508 heterozygoter Mutationen bzw. bestimmter seltener non-ΔDF508-Genotypen korreliert, auf eine günstigere Prognose hinzudeuten. Auch die Dauer der alleinigen Besiedlung mit Staphylokokkus aureus ist

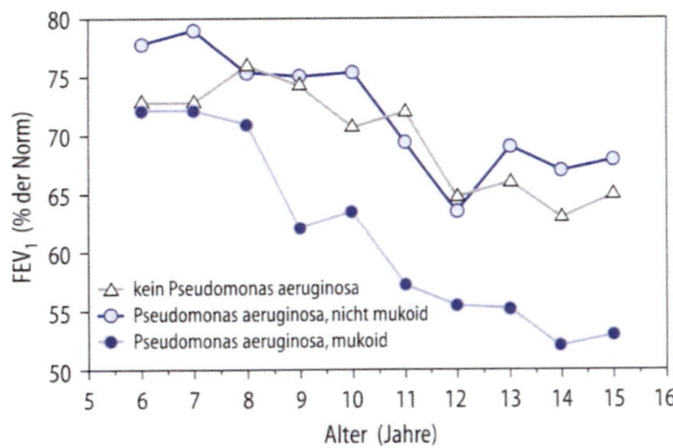

Abb. 6.4. Einfluss einer Besiedelung mit der mukoiden (•) und nichtmukoiden (○) Form von Pseudomonas aeruginosa (*Pae*) auf die Lungenfunktion (*FEV₁*) von CF-Patienten. (Nach [17])

wahrscheinlich eher mit einer besseren Prognose verbunden. Die Ursache liegt wahrscheinlich darin begründet, dass bei einer Besiedlung mit S. aureus andere und weniger stark ausgeprägte Entzündungsmechanismen ablaufen als bei einer Infektion mit P. aeruginosa und B. cepacia. Zwischen Ernährungsstatus und Lungenfunktion besteht ein circulus vitiosus, in den verschiedene Faktoren einmünden (s. Kap. 13). Bei Untersuchung der möglichen Einflussgrößen auf die Mittelwertunterschiede beim Längen-Soll-Gewicht (LSG) und der FEV_1 ergab sich eine Abhängigkeit vom Zeitfaktor des jeweiligen Alters und der Pseudomonas-Besiedelung sowie für das LSG vom FEV_1-Wert und umgekehrt für das FEV_1 vom LSG [9].

6.2 Spezielle Aspekte beim CF-Erwachsenen

6.2.1 Diagnosestellung im Erwachsenenalter

Weltweit wird bei 3% der Patienten die Diagnose cystische Fibrose erst nach Vollendung des 18. Lebensjahr gestellt [9]. Ein wesentlicher Grund hierfür ist, dass sich die Möglichkeiten zur Diagnosesicherung durch Mutationsanalysen und die Messung transepithelialer Potentialdifferenzen verbessert und erweitert haben. Im Erwachsenenalter muss bei chronischen Atemwegserkrankungen wie z. B. einem Asthma bronchiale, einer chronischen Bronchitis, dem Vorliegen von Nasenpolypen oder eines sinubronchialen Syndroms an eine CF gedacht werden (s. Abschn. 12.1).

Eine weitere Möglichkeit der Diagnosestellung ist die Abklärung der männlichen Infertilität (s. Abschn. 12.4). Die kongenitale Vas deferens Aplasie

(„congenital bilateral absence of the vas deferens", CBAVD) ist in etwa 2–5% der Fälle verantwortlich für dieses Problem. In einer Untersuchung an CBAVD-Patienten wiesen über 90% Mutationen des CFTR-Gens auf [1]. Die Kombination eines 5T-Allels mit einer CF-Mutation im anderen Allel war die häufigste Ursache für eine CBAVD. Die Ausprägung weiterer CF-typischer Symptome war bei der kleinen Zahl der untersuchten Patienten sehr unterschiedlich.

In jüngster Zeit konnte bei Patienten mit „idiopathischer" Pankreatitis eine signifikante Korrelation mit Mutationen im CFTR-Gen nachgewiesen werden [2]. Dabei zeigten die Patienten auch bei einem Befall beider Allele keinerlei Auffälligkeiten vonseiten der Lunge oder des Schweißtests (milde Mutationen). In einer anderen Studie konnte eine Assoziation des 5T-Genotyps und CFTR-Mutationen mit einer chronischen Pankreatitis nachgewiesen werden [12].

(Milde) Mutationen im CFTR-Gen können also Ursache für isolierte Erkrankungen (Atemwegserkrankungen, Pankreatitis, CBAVD) sein, ohne dass das klinische Vollbild einer CF besteht. Höchstwahrscheinlich gibt es infolge der unterschiedlichen Schweregrade der Mutationen ein ganzes Spektrum von Erkrankungsschweregraden mit der klassischen Form der CF auf der einen und isoliertem Organbefall wie z.B. im Falle der CBAVD auf der anderen Seite. Dies erklärt auch gut die 2% atypischer Verlaufsformen einer cystischen Fibrose, die mit einem chronischen sinubronchialen Syndrom, Pankreassuffizienz und grenzwertigen/hochnormalen Chloridkonzentrationen im Schweißtest einhergehen [10].

6.2.2 Fertilität und Schwangerschaft

Da die meisten Patienten das Erwachsenenalter erreichen, gelangt das Thema der Fertilität bei männlichen Patienten und die Möglichkeiten einer Schwangerschaft bei weiblichen Patientinnen mehr und mehr in den Vordergrund des Interesses.

Über 95% der Männer mit CF haben eine Azoospermie, die auf dieser Obliteration der Vasa deferentia beruht. Diese resultiert aus der zu geringen CFTR-Aktivität. Hodenfunktion und Hormonstatus sind in der Regel normal. Eine In-vitro-Fertilisation ist daher möglich.

Im Gegensatz zu Männern mit CF finden sich bei Frauen keine anatomischen Abnormalitäten im Reproduktionssystem. Allerdings wird eine Einschränkung der Fertilität erwachsener Patientinnen beobachtet. Frauen mit einer Malnutrition und chronischen Infektionen der Lunge haben öfter unregelmäßige und z.T. anovulatorische Zyklen. Anfang der 60er-Jahre wurden die ersten Schwangerschaften von Patientinnen mit CF beschrieben, die seither kontinuierlich zugenommen haben. In den USA gibt es heute über 100 Schwangerschaften pro Jahr bei Frauen mit CF [8]. In Deutschland gab es 1996 10 dokumentierte Schwangerschaften von CF-Patientinnen [9].

6.3 Zusammenfassung

Durch die über Jahre hinweg durchgeführte Dokumentation der klinischen Daten an einer großen Zahl von Patienten in nationalen und internationalen Registern ist es möglich die Vielfalt der Erkrankungsformen der CF einerseits wie auch typische Symptomkonstellationen andererseits zu erfassen. Von unschätzbarem Wert ist hierbei vor allem die Erfassung von Prognosefaktoren, die dem behandelnden Arzt eine Entscheidungshilfe für die Beurteilung im Einzelfall bieten können.

Literatur

1. Chillon M, Casals T, Mercier B et al. (1995) Mutations in the cystic fibrosis gene in patients with congenital absence of the vas deferens. N Engl J Med 332:1475–1480
2. Cohn JA, Friedman KJ, Peadar GN et al. (1998) Relation between mutations of the cystic fibrosis gene and idiopathic pancreatitis. N Engl J Med 339: 653–658
3. Epidemiologic Registry of Cystic Fibrosis (1999) ERCF Annual Report (Auszug), Hoffmann-La Roche
4. Estivill X, Bancells C, Ramos C et al. (1997) Geographic distribution and regional origin of 272 cystic fibrosis mutations in European populations. Hum Mutat 10:135–154
5. Geller DE, Kaplowitz H, Light MJ et al. (1999) Allergic bronchopulmonary aspergillosis in cystic fibrosis. Chest 116:639–646
6. Morgan WJ, Butler SM, Johnson CA et al. (1999) Epidemiologic study of cystic fibrosis: Design and implemantation of a prospective, multicenter, observational study of patients with cystic fibrosis in the U.S. and Canada. Pediatr Pulmonol 28:231–241
7. NIH (1999) Genetic testing for cystic fibrosis. Arch Intern Med 159:1529–1539
8. Phillipson G (1998) Cystic fibrosis and reproduction. Reprod Fertil Dev 10:113–119
9. Qualitätssicherung Mukoviszidose (2000) Überblick über den Gesundheitszustand der Patienten in Deutschland 1999. Zentrum für Qualitätsmanagement im Gesundheitswesen. Einrichtung der Ärztekammer Niedersachsen (Stern M, Wiedemann B)
10. Rosenstein BJ, Cutting GR (1998) The diagnosis of cystic fibrosis: A consensus statement. J Pediatr 132:589–595
11. Schöni MH, Maisonneuve P, Schöni-Affolter F et al. (1996) Cancer risk in patients with cystic fibrosis: the European data. J Soc Med 89 (Suppl 27):38–43
12. Sharer N, Schwarz M, Malone G et al. (1998) Mutations of the cystic fibrosis gene in patients with chronic pancreatitis. N Engl J Med 339:645–652

13. Tümmler B, Storrs T, Dziadek V et al. (1996) Geographic distribution and origin of CFTR mutations in Germany. Hum Genet 97:727–731
14. Young B, Hodson ME (1999) Diabetes in cystic fibrosis. J Soc Med 92 (Suppl 37):35–40
15. Young B, Landers A, Mathalon B et al. (1998) Diabetic retinopathy in adult patients with cystic fibrosis-related diabetes. Respir Med 92:871–879
16. Zuckerman JB, Kotloff RM (1998) Lung transplantation in cystic fibrosis. Clin Chest Med 19:535–554
17. Davis PB (1994) Presented at the Eighth Annual North American Cystic Fibrosis Conference, October 20–23, Orlando, Florida

Organspezifische Aspekte

Kapitel 7

Atemwegserkrankungen 7

C. Aebi, J. Bargon, C. Casaulta Aebischer, M. Götz, M. Griese, R. Kieselmann, R. Kraemer, S. Kriemler, G. Kusenbach, J. Liese, H. Lindemann, F. Ratjen, D. Reinhardt, J. Riedler, M.H. Schöni, A. Schuster, C. Vogelmeier

INHALT

7.1 Pathologie und Pathophysiologie

R. Kraemer

Es wird immer noch angenommen, dass Kinder mit cystischer Fibrose (CF) mit histoanatomisch *normalen Lungen* zur Welt kommen [30]. Zweifelsohne beginnt sich aber der pulmonale Befall bei den meisten Patienten immunologisch und funktionell bereits in den ersten Lebensmonaten zu manifestieren. Im Vordergrund steht bereits in diesem Alter einerseits die Imbalance zwischen Proteasen (Leukozytenelastase) und Antiproteasen (α1-Antitrypsin etc.) im Schleimhautfilm des Bronchialtraktes [4]. Andererseits ist lungenphysiologisch bei vielen Säuglingen eine *pulmonale Überblähung* festzustellen, ein Befund, welcher klinisch über Monate verborgen bleiben kann, und vom Genotyp abhängig zu sein scheint [13].

Die Verlaufsform mit vorwiegend pulmonalem Befall ist häufiger als diejenige mit vorwiegend gastrointestinalen Symptomen. Allerdings ist die pulmonale Form oft mit einem intestinalen Befall kombiniert. Charakteristisch dafür ist die parallele Entwicklung verschiedenster anatomischer Veränderungen, die sich als Folge der Obstruktion der vorerst kleinen, später auch der größeren, zentralen Atemwege ausbilden. Diese Veränderungen sind einer individuell sehr unterschiedlichen, aber durch den früh einsetzenden, infektbedingten Entzündungsprozess kontinuierlichen Progredienz ausgesetzt. Das für CF verdächtige *Thoraxröntgenbild* (Abb. 7.1) muss denn auch bereits beim Säugling zur Durchführung eines *Schweißtests*, und/oder zur molekulargenetischen *DNA-Analyse* (am besten mittels einer umfassenden Screeningmethode [20]) Anlass geben.

Entscheidend für die Prognose dieser Krankheit ist der Zeitpunkt des Auftretens und das Ausmaß der bei allen Patienten obligaten Besiedelung des Bronchialtraktes mit Staphylococcus aureus, Haemophilus influenzae und Pseudomonas aeruginosa. Die rekurrierenden Infektionen der Atemwege, die dadurch bedingte Verlegung der Bronchien durch den viskösen Schleim, die damit verbundene eingeschränkte mukoziliäre Clearance, sowie die entzündungsbedingte Obstruktion der Atemwege führen zur intrapulmonalen Verteilungsstörung, zur Gasaustauschstörung und zum Cor pulmonale. Nach Frühdiagnose ist es oberstes therapeutisches Ziel, für ein möglichst normales Lungenwachstum zu sorgen, den Reinigungsprozess der Lunge durch Physio-

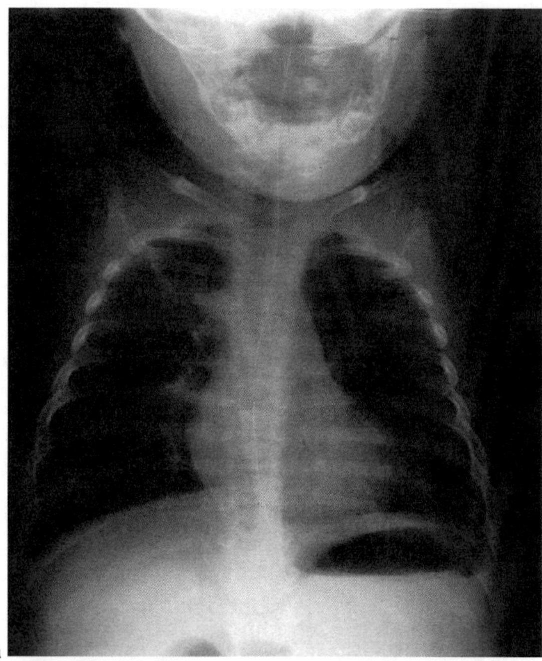
a

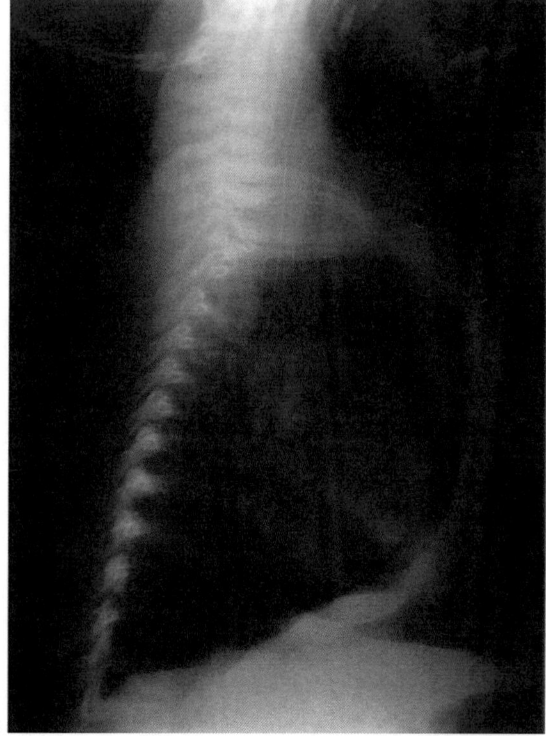
b

Abb. 7.1 a, b. Thorax-Röntgenbild eines 4 Monate alten Mädchens mit ausgeprägter pulmonaler Überblähung, am besten durch die invers geformte Zwerchfellkuppe im Seitenbild zu sehen, mit Subsegmentdystelektasen in beiden Oberlappen. Keine Sekretanschoppung

und Inhalationstherapie zu garantieren und bronchiale Infekte effizient anzugehen. Nur so kann der progredienten Destruktion des Lungengewebes entgegengewirkt werden.

7.1.1 Lungenpathologie

Auf Grund der bis heute spärlichen Untersuchungen von Säuglingen mit CF wird die Arbeitshypothese aufrecht erhalten, dass pathologische Veränderungen der Lunge erst postnatal beginnen [30] und in erster Linie die konduktiven Atemwege betreffen. Die ersten makroskopischen Läsionen sind durch Hypersekretion und/oder Akkumulation von Sekreten mit erhöhter Konsistenz in den Bronchiolen verursacht [35]. Morphometrische Atemwegsuntersuchungen bei CF-Säuglingen haben Erweiterungen der Ausführgänge der submukösen, azinären Drüsen gezeigt, ein histopathologischer Befund, welcher schon vor Auftreten erster Atemwegsinfektionen nachweisbar ist [30]. Es wird deshalb vermutet, dass es eher die *Hypersekretion* als die bronchiale Infektion ist, welche zu primären histopathologischen Veränderungen führt. Die ersten, anfänglich viralen, später bakteriellen bronchialen Infekte stören die mukoziliäre Clearance zusätzlich. In der Folge kommt es zur *Bronchiolitis* und *obstruktiven Bronchitis*. Histopathologisch ist eine Hypertrophie der nach distal in die Bronchiolen verlegten submukösen Drüsen und eine erhöhte Anzahl Becherzellen festzustellen. *Bronchiektasen* in kleinen Atemwegen, ausgeprägter in den Ober- als Unterlappen, sind die Folgen dieses Prozesses [28, 32]. In späteren Stadien werden eine *obliterierende Bronchiolitis*, eine massive *pulmonale Überblähung* mit regionalen *Obstruktivemphysemen*, eine *interstitielle Pneumonitis*, organisierte *pneumonische Infiltrate* und eine *diffuse Alveolardestruktion* gefunden [28]. Die Restriktion der Lunge kommt durch eine extensive Fibrosierung des peribronchialen Gewebes zustande. Weitere histopathologische Befunde sind *bronchiektatische Zysten*, *emphysematöse Bullae* und *subpleurale Zysten*, welche letztlich zur Entwicklung von *Pneumothoraces* führen. Die Bronchialarterien weisen Zeichen der *pulmonalen Hypertension* auf, was zur Gefahr einer Hämoptoe (besonders in Bronchiektasen) Anlass geben kann.

7.1.2 Pathophysiologie im Sinne von Struktur-Funktion-Abnormitäten

Die strukturellen und funktionellen Veränderungen der Lunge sind als Folge der gestörten Funktionsfähigkeit des „cystic fibrosis transmembrane conductance regulator" (CFTR) zu verstehen. Der CFTR ist ein durch zyklisches Adenosin-3′,5′-monophosphat (cAMP) regulierter Plasmamembran-Chloridkanal. CFTR-Transkripte kommen vor allem in Epithelzellen vor und sind beim Menschen in Zellen des Pankreas, der Speicheldrüsen, der Schweißdrüsen, des Darms und der Geschlechtorgane in bedeutenden Mengen nachweisbar. In den Atemwegen ist der Anteil an CFTRmRNA in Drüsenzellen größer als in den eigentlichen epithelialen Mukosazellen. Fehlen oder eine gestörte Funktion des CFTR-Proteins führt zu keinem oder ungenügendem Chlorid (Cl)-Transport und als Folge davon zu einem Anstieg der Natrium (Na)-Konzentration in den Drüsenzellen [5,11].

■ **Abnorme mukoziliäre Clearance.** Einer der wichtigsten pathophysiologischen Faktoren liegt im eingeschränkten Vermögen den Bronchialtrakt von Sekreten zu befreien. Das hoch viskose Sekret bei CF-Patienten resultiert aus einer eingeschränkten Hydrierung der Sekrete. Das Wasserdefizit der Mukussekretion und die abnorme Sekretkomposition bei CF können auf die oben erläuterten Defekte des Ionenaustauschs in den epithelialen Zellen zurückgeführt werden. Die hohe Viskosität des Bronchialsekrets kommt zudem durch eine gesteigerte Sulfatierung verschiedener hochmolekularer Glykokonjugate in den CF-Epithelzellen zustande. Die alterierte Glykosilierung von Mukus- und Membranglykokonjugaten schränkt einerseits die mukoziliäre Clearance ein und begünstigt andererseits die Kolonisation des Pseudomonas aeruginosa [5, 11]. Es konnte gezeigt werden, dass die mukoziliäre Clearance in der Trachea von CF-Patienten zehnmal langsamer ist als bei Gesunden und sich durch die Applikation von Sympathomimetika verdoppeln lässt [34]. Es sollte bei der Lungen-Physiotherapie deshalb darum gehen, mit geeigneten Techniken Mukus möglichst aus peripheren Atemwegsanteilen zu lösen. Die Inhalationstherapie mit Bronchodilatatoren wirkt eher auf zentrale, größere Bronchien.

■ **Chronische bakterielle Besiedelung des Bronchialtraktes.** Obschon das wahrscheinlichste primäre pathophysiologische Ereignis im Bronchialtrakt die bronchiale Obstruktion durch Sekretanschoppung zu sein scheint, ist die chronische bakterielle Besiedelung ein sehr wichtiger Faktor der progredient verlaufenden Einschränkung der Lungenfunktion. Ist der endobronchiale Befall mit Staphylokokkus aureus und Pseudomonas aeruginosa etabliert, kann diese Infektion fast nicht mehr ausradiert werden. Hauptursache für die bakterielle Besiedelung ist die, wie oben beschrieben, gestörte mukoziliäre Clearance. Dabei scheint sich der Mukus vorerst in den peripheren kleinen Atemwegen anzuschoppen.

Was die einzelnen inketiologischen Aspekte des pulmonalen Befalls betrifft, so wird auf Kap. 3 verwiesen. Es sei hier nur erwähnt, dass das Erregerspektrum sich während der letzten Jahrzehnte stark verändert hat. Während in den Fünfziger- und Sechzigerjahren vorwiegend der Staphylococcus aureus in Sputumkulturen gefunden wurde, war es in den folgenden Jahrzenten der Pseudomonas aeruginosa. Heute wird in 60–90% der Kulturen besonders der mukoidstämmige Pseudomonas aeruginosa gefunden. In wichtigen früheren Arbeiten konnte weiter gezeigt werden, dass bis zu 80% positive bakterielle Kulturuntersuchungen bereits bei Säuglingen zu finden sind [23].

Der Haemophilus influenzae konnte aus technischen Gründen erst ab den Sechzigerjahren gut kultiviert werden, und besonders der nicht bekapselte Typ scheint bei älteren CF-Patienten signifikante Pathogenität zu verzeichnen. Heute ist im Vergleich zum Staphylococcus aureus und Haemophilus influenzae der Pseudomonas aeruginosa charakteristischerweise als Erreger mit steigender Häufigkeit zu finden und wird nun auch bereits zum Zeitpunkt der Diagnose im Säuglingsalter festgestellt. Das Alter, in welchem der Pseudomonas aeruginosa erstmals auftritt, ist geschlechtsabhängig [1] und hängt maßgeblich vom Genotyp ab [9, 19, 33].

Was die Kolonisation von Staphylococcus aureus betrifft, so wurde bei CF-Patienten im Vergleich zu Gesunden eine sehr hohe Adhärenz an Epithelzellen gefunden [26]. Ähnliche Befunde liegen auch bezüglich Pseudomonas aeruginosa vor [10]. Sowohl in Bronchialepithelzellen, wie auch in Epithelzellen des Pankreas, konnte gezeigt werden, dass im Vergleich zu Kontrollzellen die Bindung von Pseudomonas aeruginosa an CF-Zellen stärker war. Dabei konnte der Pseudomonas aeruginosa durch Staphylococcus aureus von seinem Rezeptor verdrängt werden.

Die Bedeutung der *viralen Genese* als Ursache der rekurrierenden Infekte ist wohl deswegen noch nicht umfassend geklärt, weil die Isolation von Viren in früheren Jahren technisch schwierig und aufwendig war, und die klinische Indikationsstellung zu solchen Untersuchungen fehlte. Wesentlich für das Verständnis des progredient verlaufenden pathophysiologischen Prozesses in der Lunge sei hier nur aufgeführt, dass, ähnlich wie nach Adenoviruspneumonien bei normalen Kindern, strukturelle Lungenschäden auch für CF-Patienten gefunden wurden. Andere sahen in den wiederholten viralen Infekten eher eine gewisse Prädisposition zu bakteriellen Superinfekten. Wie im

Asthma bronchiale scheint man bezüglich der Mechanismen, wie virale Infektionen das respiratorische Epithel befallen, neuere Erkenntnisse gewonnen zu haben. Bei In-vitro-Versuchen konnte gezeigt werden [29], dass virale Infektionen zur Produktion eines intrazellulären Adhäsionsmoleküls (ICAM-1) und einer ganzen Anzahl von pro-inflammatorischen Zytokinen führen. Das ICAM-1 funktioniert als Ligand für intrazelluläre Zelladhäsion und Zellaktivation. Adenoviren werden in der Gentherapie als Vektoren verwendet. Sowohl aus Tiermodellversuchen, als auch aus Einzelbeobachtungen am Menschen, ist bekannt, dass in der Folge einer Adenovirus-Vektorexposition pulmonale Entzündungsprozesse (erhöhte ICAM-1-Expression und verminderte Adhäsion an Neutrophile) resultieren können [29]. Damit ist eine große Hürde der Gentherapie, nämlich die Wahl des idealen Vektors, trotz Entwicklung verschiedener Transportmodelle, noch nicht überwunden.

7.1.3 Das klinische Bild des pulmonalen Befalls

Das pulmonale Verdachts- und Frühsymptom bei cystischer Fibrose ist ein an Pertussis erinnernder, *chronischer Husten*. Im Säuglingsalter handelt es sich meist um einen trockenen Husten. Erst später wird der Husten „produktiv". Im Weiteren fallen im Säuglings- und Kleinkindesalter die gehäuften *Infekte* (75%) der oberen, aber auch der unteren Atemwege auf. Für den erfahrenen Kliniker ist bereits in diesem frühen Stadium der Erkrankung die pulmonale Überblähung feststellbar.

> **!** Ist bei einem Säugling oder Kleinkind Husten mit schlechtem Gedeihen assoziiert, dann müssen umbedingt weitere diagnostische Schritte zum Ausschluss oder zur Bestätigung einer cystischer Fibrose unternommen werden.

Die Progredienz des pulmonalen Befalls steht in direkter Beziehung zur abundanten Sputumproduktion. Hier ist auch der wichtigste Ansatz zur Therapie (Lungenphysiotherapie, Inhalationsbehandlung, Antibiotikatherapie) zu suchen. Einige Patienten kommen auch durch eine *Polyposis nasi* (6–24%) und/oder *chronische Sinusitis* zur Diagnose. Im weiteren Verlauf fallen *Dyspnoe* und *Zyanose*, *Fassthorax*, sowie *Trommelschlegelfinger* und *Uhrglasnägel* auf. Patienten mit cystischer Fibrose entwickeln als Ausdruck der pulmonalen Destruktion nebst den Bronchiektasen auch ein progredientes Emphysem. Solche Emphysemblasen können im Sinne von pulmonalen Komplikationen platzen und führen, wenn pleuranah gelegen, zu *Pneumothoraces* (5%), welche oft eine thorakoskopisch durchzuführende Pleurodese erfordern. *Hämoptö* als Ausdruck der großen Lädierbarkeit der Bronchialschleimhaut und möglicherweise auch Ausdruck einer bereits vorhandenen pulmonalarteriellen Hypertonie ist ein weiteres, manchmal lebensbedrohliches Symptom, welches zur therapeutischen Intervention zwingt. Das Endstadium ist gekennzeichnet durch die pulmonale Insuffizienz und die dadurch entstehende pulmonal-arterielle Hypertonie, welche zum Cor pulmonale führt.

7.1.4 Erfassen des Lungenbefalls mittels radiologischer Untersuchungen [1]

Radiologisch erfassbare Veränderungen der Lunge sind in Abhängigkeit zum Alter der Patienten zu beurteilen. Der sehr früh einsetzende, infektbedingte Entzündungsprozess führt funktionell zur *pulmonalen Überblähung*, welche radiologisch erkennbar ist (Abb. 7.1). Bald aber wird auch radiologisch das Nebeneinander verschiedenartigster struktureller Veränderungen sichtbar, welche sich als Folge der Obstruktion der vorerst kleinen, später dann auch größeren, zentralen Atemwege in Form von *Verdickung der Bronchialwände* manifestieren (Abb. 7.2). Während im Säuglingsalter neben segmentalen Atelektasen oder Konsolidationen ganzer Lungenlappen die pulmonale Überblähung das radiologische Hauptmerkmal darstellt, gesellen sich später nebst Verdickung der Bronchialwände *fleckförmige Verschattungen* dazu (Abb. 7.3). Mit der Progredienz des bronchitischen Prozesses macht sich zunehmend das sogenannte *„peribronchiale cuffing" mit Sekretanschoppung* bemerkbar. Diese Befunde können je nach Intensität der Behandlung auch wieder verschwinden. Gelegentlich kommt es aber zu Abszessbildungen, was sich in *Aufhellungszonen* zeigt. Sowohl segmentale, als auch mehrere Lungenlappen betreffende Bronchiektasen können bei ein und demselben Patienten parallel mit kleinen, sehr peripher gelegenen Bronchiektasen anderer Lappen vorkommen. Das Vorhandensein von Bronchiektasen kann beim 5- bis 10-jährigen Kind radiologisch in Form von Ringschatten und Zysten erkannt werden (Abb. 7.4). Mit der Progredienz der Krankheit zeigt sich radiologisch auch die pulmonal-arterielle Hypertonie in Form des *prominenten Gefäßschattens* (Abb. 7.5). Dabei ist vorerst die relativ schmale und

[1] Der Autor dankt Herrn Dr. H. Tschäppeler, Kinderradiologe der Universitäts-Kinderklinik Bern, für die Anfertigung der Thorax-Röntgenbilder.

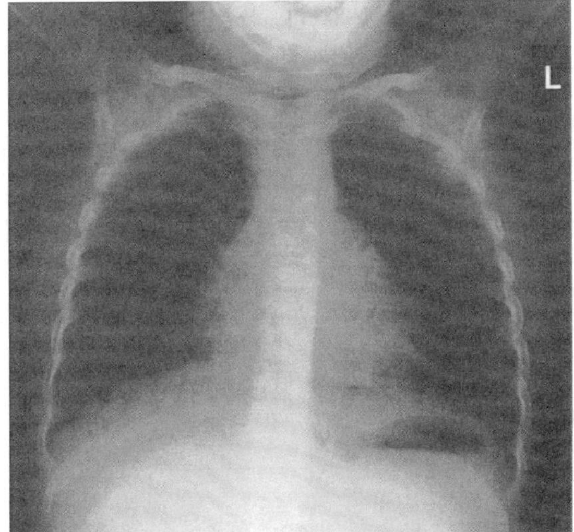

a

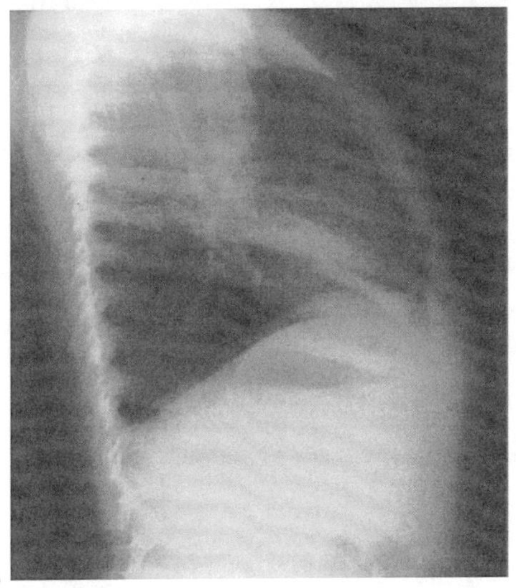

b

Abb. 7.2 a, b. Thorax-Röntgenbild eines 4 Jahre alten Mädchens mit einer Mittellappenatelektase, zentralem Strukturplus im Sinne von interstitiell verdichteten Bronchialwänden und zentralen Bronchiektasen.

vertikale Herzkontur im Röntgenbild typisch, bis die Zeichen des Cor pulmonale dann auch radiologisch sichtbar werden. Um die Befunde des Thorax-Röntgenbilds im Verlauf des einzelnen Patienten aber auch vergleichend zwischen verschiedenen Gruppen von Patienten und/oder Zentren wissenschaftlich besser auswerten zu können, wurden verschiedene *Score-Systeme* entwickelt, welche in Abschn. 5.10 im Detail vorgestellt werden.

Für weitere Möglichkeiten der Bildgebung, insbesondere aber auch für deren spezifische Indikation sei auf Abschn. 5.11 hingewiesen.

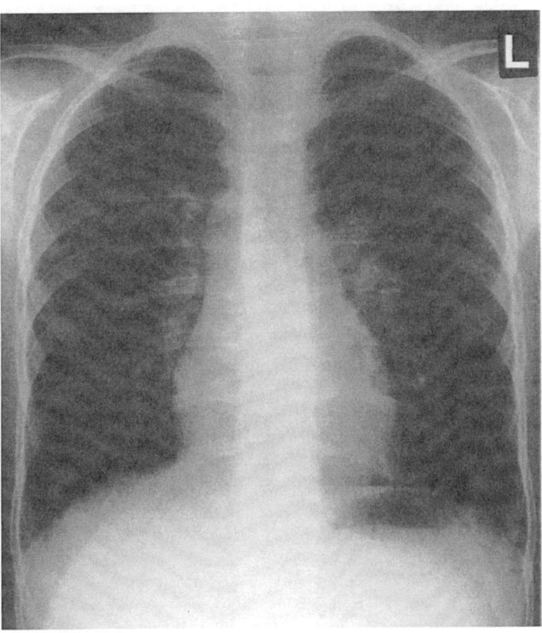

Abb. 7.3. Thorax-Röntgenbild eines 6 Jahre alten Knaben mit fortgeschrittenem Lungenbefall mit deutlicher pulmonaler Überblähung, ubiquitären Doppelkonturen und Sekretanschoppung, einzelnen, noch nicht konfluierenden Fleckschatten, sackförmigen endständigen Bronchiektasen, Hilusvergrößerung infolge vaskulärer Druckerhöhung und Lymphadenopathie

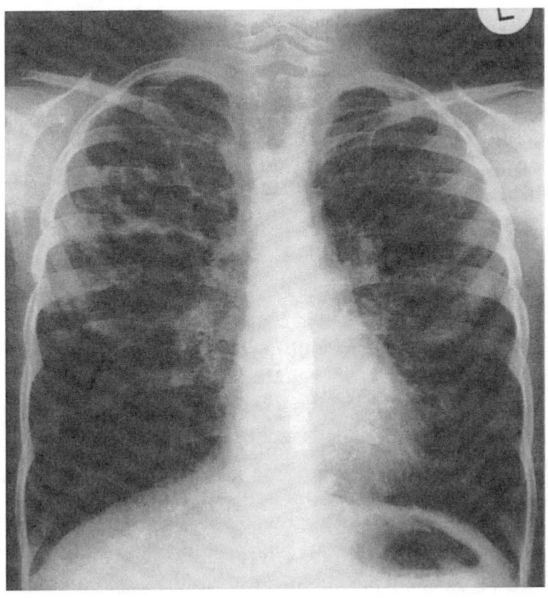

Abb. 7.4. Thorax-Röntgenbild eines 11 Jahre alten Mädchens mit deutlichen zum Teil entleerten sackförmigen Bronchiektasen, sowie Bullae als Ausdruck zerstörten Lungengewebes und Bronchiektasen in beiden Unterlappen

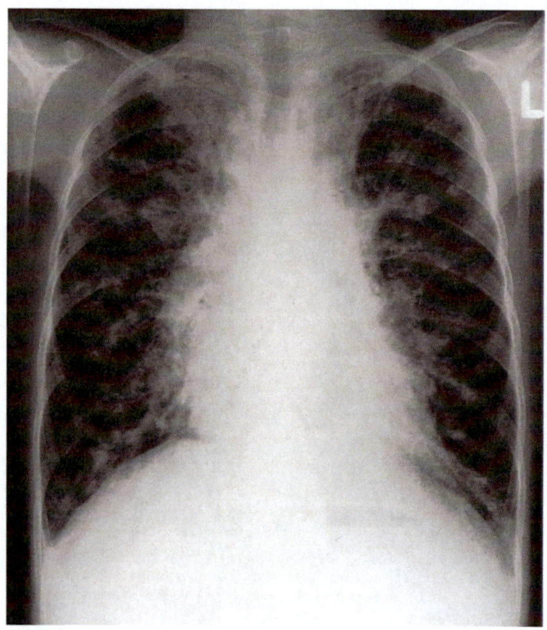

Abb. 7.5. Thorax-Röntgenbild eines 12 Jahre alten Mädchens mit breitem Gefäßschatten als Ausdruck einer pulmonal-arteriellen Hypertonie und einem sich etablierenden Cor pulmonale, weite V. azygos und Pleuraergüss

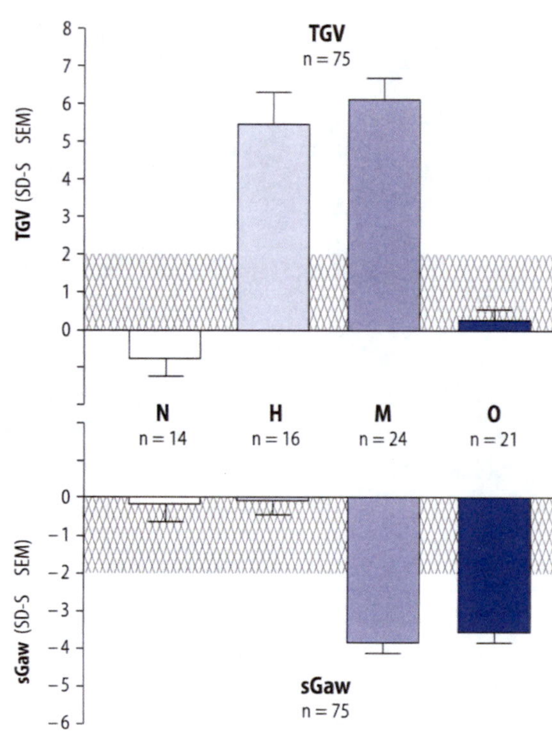

Abb. 7.6. Lungenfunktionsdaten zum Zeitpunkt der Diagnosestellung bei 75 Säuglingen und Kleinkindern mit zystischer Fibrose (*TGV* thorakales Gasvolumen als Maß der pulmonalen Überblähung; *sGaw* spezifische Atemwegsleitfähigkeit als Maß der bronchialen Obstruktion

7.1.5 Erfassen lungenphysiologischer Veränderungen (Lungenfunktionsprüfung)

Die Lungenfunktionsprüfung ist durch die Entwicklung hoch präziser Lungenfunktionsmessplätze erst in den letzten Jahren so entwickelt worden, dass Funktionsteste auch bei Säuglingen mit cystischer Fibrose durchgeführt werden können. Dies ermöglicht nun, Funktionsdefizite und die Dynamik dieser Veränderungen im Sinne einer Verlaufsbeobachtung systematisch studieren zu können [2, 12, 31]. Mit der Verbesserung dieser Techniken ist es auch gelungen, nicht nur die Atemmechanik (Flussvolumen-Messungen), sondern auch Funktionsgrößen des Lungenwachstums (statische Lungenvolumina) und Funktionsgrößen der intrapulmonalen Gasverteilung [16, 18] zu erheben.

In Abb. 7.6 sind die Lungenfunktionsdaten von 75 Säuglingen und Kleinkindern mit zystischer Fibrose (Alter: 0,8–23,8 Monate) dargestellt. Zielgrößen waren das ganzkörperplethysmographisch gemessene thorakale Gasvolumen (TGV) als Maß der in Ruhe gemessenen funktionellen Residualkapazität (FRC) und die spezifische, von der Ruhelage unabhängig gemessene Leitfähigkeit (sGaw) als *Maß der bronchialen Obstruktion*. Entsprechend dem TGV und der sGaw können Patienten wie folgt eingeteilt werden:

- N = normal (TGV < MW + 2SD; sGaw > MW − 2SD)
- H = pulmonale Überblähung (TGV > MW + 2SD)
- M = Mischtyp (TGV > MW + 2SD und sGaw < MW − 2SD)
- O = bronchiale Obstruktion (sGaw < MW − 2SD)

Dank dieser Funktionsdiagnostik kann gezeigt werden, dass sich nur in einem verschwindend kleinen Anteil der Säuglinge (18%) zum Zeitpunkt der Diagnose normale Funktionsdaten erheben ließen. Die ausgeprägtesten funktionellen Veränderungen zeigen sich im Mischtyp. Was den Gasaustausch betrifft, zeigen sich zwischen diesen funktionellen Gruppen auch signifikant unterschiedliche Mittelwerte der perkutanen Messung der Sauerstoffsättigung (sO_2: N (94,3 ± 2,5%), H (93,5 ± 3,7%), M (90,3 ± 3,4%) und O (91,4 ± 4,0%; $p < 0,005$). Bereits zum Zeitpunkt der Diagnosestellung im Kleinkindesalter scheint der Gasaustausch beim Mischtyp (*pulmonale Überblähung* und *bronchiale Obstruktion*) am meisten beeinträchtigt zu sein. Andere Arbeiten belegen eine Verminderung der intrabronchialen Atemfluss-Verhältnisse, und neueste Untersuchungen belegen, dass bereits in diesem frühen, noch unbehandelten Stadium intrapulmonale *Verteilungsstörungen* und *Gefangenenluft* vorhanden sind.

Bei Schulkindern und Adoleszenten nimmt das Ausmaß der bronchialen Obstruktion zu, was sich mit den Größen der forcierten Fluss-Volumenkurve (FVC, FEV_1, MEF_{50}) aber auch mittels ganzkörperplethysmographischer Messung (Atemwegswiderstandes, Raw; bzw. spezifischer Atemwegsleitfähigkeit, sGaw) objektivieren lässt. Die nun deutlich zunehmende *intrapulmonale Verteilungsstörung*, welche sich mittels Moment-ratio-Analyse der Stickstoffauswaschkurve („multibreath nitrogen washout"; MBNW) nachweisen lässt [18], zeigt bei fortgeschrittenem Befall eine direkte Beziehung zur *arteriellen Hypoxämie* einerseits und zum Anteil der *Gefangenenluft* andererseits [16]. Ausgehend von einem eher noch kleinen Kollektiv von 36 CF-Patienten (Alter 6,2–26,4 Jahre) wurden Funktionsanalysen mit verschiedensten Parametern der Spirometrie und Atemmechanik (TLC, VC, TGV, FRC, RV, Raw, sGaw, FEV_1), des Gasaustauschs (paO_2, $paCO_2$, pAO_2, a/ApO_2) unter Raumluft ($FiO_2 = 0{,}21$) und nach 100%iger O_2-Atmung ($FiO_2 = 1{,}0$) sowie die Funktionsgrößen des MBNW (LCI, $m_0 : m_1$; $m_0 : m_2$) in 3 auf dem Thoraxröntgen-Score [6] beruhenden Schweregradgruppen durchgeführt [16]. Die Diskriminanzanalyse („backward stepwise elimination regression analysis") zeigte, dass der klinische Score (Berner Score) [15, 17] am besten durch die Vitalkapazität (VC; $F = 27{,}0$; $r = 0{,}81$) und die alveolokapilläre Differenz bei Raumluft (a/ApO_2; $F = 47.9$; $r = 0{,}76$) einerseits und der Norman-Chrispin-Score durch die Sauerstoffspannung im arterialisierten Blut (paO_2; $F = 63{,}5$; $r = 0{,}65$) andererseits prädiktiert werden können. Diese Befunde decken sich mit anderen Beobachtungen, dass das Dekrement der Sauerstoffspannung (paO_2) von grosser prognostischer Bedeutung ist, und bei einem $paO_2 < 55$ mmHg eine pulmonale Hypertonie etabliert hat [33]. Von Bedeutung ist in diesem Zusammenhang vor allem die nächtliche Sauerstoffdesaturation, welche klinisch oft übersehen wird. Klinische Anhaltspunkt dafür sind morgendliche Kopfschmerzen.

Für Studien des funktionellen Langzeitverlaufs besteht das Bedürfnis über ein paar wenige, aber hoch diskriminierende Funktionsgrößen zu verfügen. Diese Funktionsgrößen sollten zudem einfach und nichtinvasiv, wenn möglich in allen Altersgruppen (Säugling, Kleinkind, Kind, Adoleszenter, Erwachsener), longitudinal und vergleichend erhoben werden können. In Abb. 7.7 sind Verläufe einzelner Lungenfunktionsgrößen dargestellt. Aufgeführt sind Mittelwerte von prospektiv beobachteten 1- bis 3-Jahresmessungen der Altersklassen 4–6 Jahre, 7–9 Jahre und 10–15 Jahre. Bei allen Lungenfunktionsparametern konnte der progrediente Trend festgestellt werden. Während das TGV als Maß der pulmonalen Überblähung sich nur wenig veränderte (131,4 auf 124,9% SW), verminderte sich die mittels MBNW gemessene FRC als Maß des ventilierbaren Raums signifikant von 127,8 auf 101,9% SW ($p < 0{,}02$). Der Anteil an Gefangenenluft stieg dabei signifikant von 17,1% auf 27,0% an ($p < 0{,}02$). Der Atemwegswiderstand steigt von 146,5% auf 186,1% SW (n.s.) an. Auf Grund der Veränderungen des „lung clearance index" (LCI) kann eine zunehmende intrapulmonale Verteilungsstörung objektiviert werden ($p < 0{,}01$). Als Resultante beider funktioneller Veränderungen ist der bereits oben beschriebene Anstieg der Gefangenenluft (TG) zu werten. Auch die Lungenfunktionsdaten, welche mittels Flussvolumenkurve gewonnen wurden, zeigen die Progredienz des Lungenbefalls an. Allerdings waren diese Veränderungen, bedingt durch die große Streubreite und schlechte Reproduzierbarkeit, statistisch nicht signifikant.

Erst im Endstadium der Erkrankung wird die Erhöhung des $paCO_2$ zur diskriminierenden Größe. Bei Patienten mit einem $FEV_1 < 30\%$ ist das $paCO_2 >$ 50 mmHg und das $paO_2 < 55$ mmHg. Die Prognose ist dann als sehr schlecht zu veranschlagen [33].

Die Reversibilität funktioneller Veränderungen kann durch die Applikation von Bronchodilatatoren einerseits und/oder durch geeignete Techniken der Atemphysiotherapie (APT) andererseits erzielt werden. Bereits Säuglinge mit cystischer Fibrose zeigen ein positives Ansprechen auf Salbutamol [14]. In prospektiven Beobachtungen mit repetitiven Tests alle 3 Monate konnte gezeigt werden, dass über 90% der Patienten auf Bronchodilatatoren ansprechen [9]. Dabei ist das Ansprechen auf Sympathomimetika unabhängig vom Alter oder dem gleichzeitigen Vorliegen einer Atopie. Pathophysiologisch stehen bezüglich Ansprechbarkeit eher die Mechanismen zur Verbesserung der mukoziliären Clearance im Vordergrund [34], welche immer im Zusammenhang mit der Atemphysiotherapie (APT) gesehen werden müssen. Im Rahmen einer eigenen Studie [21] wurde der Frage nachgegangen, wie sich die Lungenfunktion verändert, wenn alternierend beim gleichen Patienten einmal Salbutamol-Inhalationen *vor* oder *nach* mittels Flutter-VRP_1-Oszillationstechnik durchgeführter APT verabreicht wird. Verschiedenste Lungenfunktionsparameter (VC, FVC, PEF, FEV_1, MEF_{50} und MEF_{25}) wurden zur Objektivierung der lungenphysiologischen Veränderungen herangezogen. Dass eine Kombination zwischen Bronchodilatatoren nach ATP vonnöten ist, zeigt Abb. 7.8. Mittels MEF_{50} als Maß der Obstruktion in kleinen Atemwegen kann

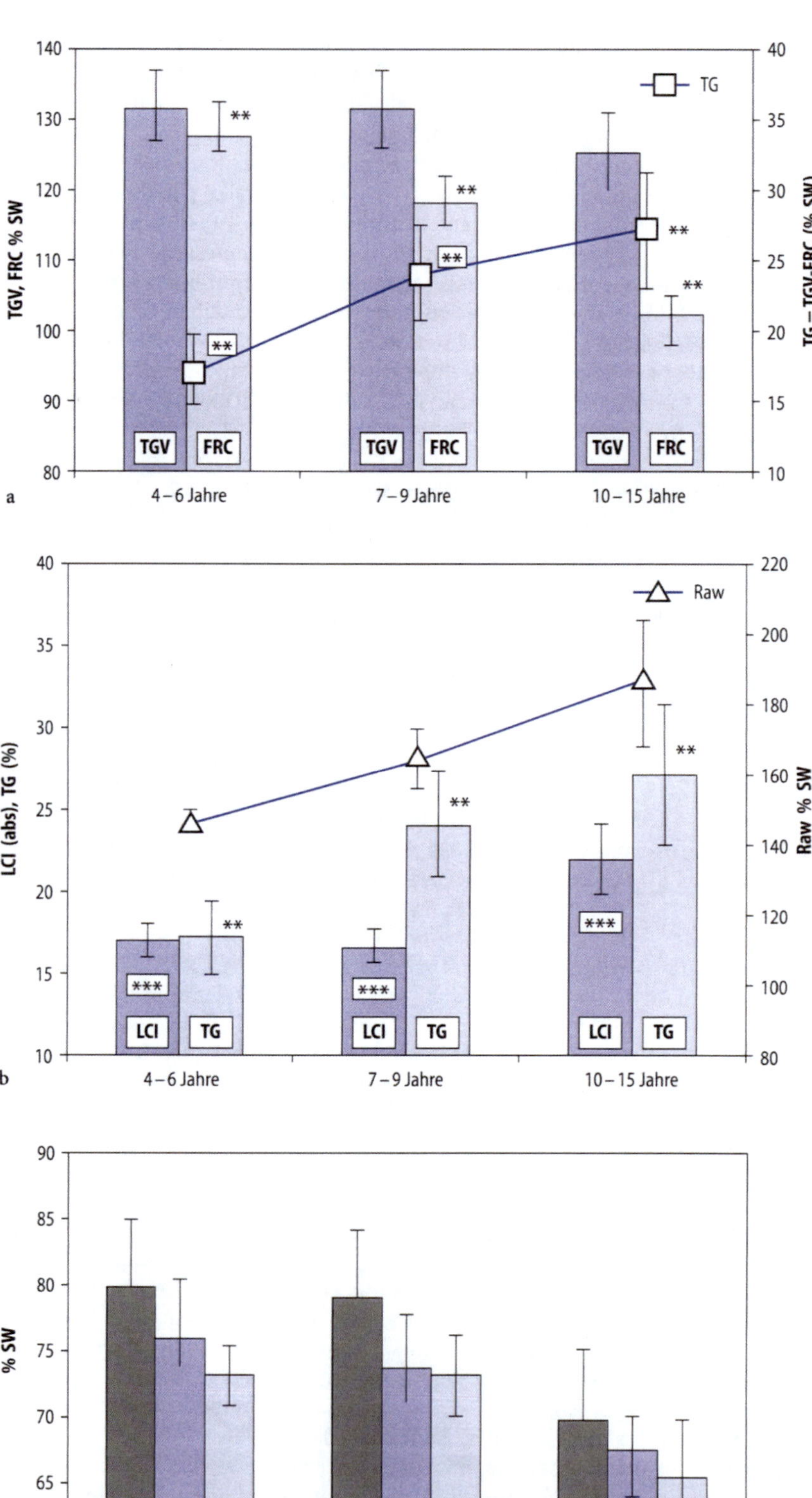

Abb. 7.7a–c. Progression in der Lungenfunktion von 30 Patienten mit zystischer Fibrose prospektiv beobachtet in 3 Altersklassen des Kindesalters. *TGV* thorakales Gasvolumen; *FRC* funktionelle Residualkapazität; *TG* „trapped gas", Gefangenenluft; *Raw* Atemwegswiderstand; *LCI* „lung clearance index"; FEV_1 Erstsekundenvolumen; *VC* Vitalkapazität; MEF_{50} maximaler Fluss bei 50% exspirierter VC; ** $p < 0{,}02$; *** $p < 0{,}01$

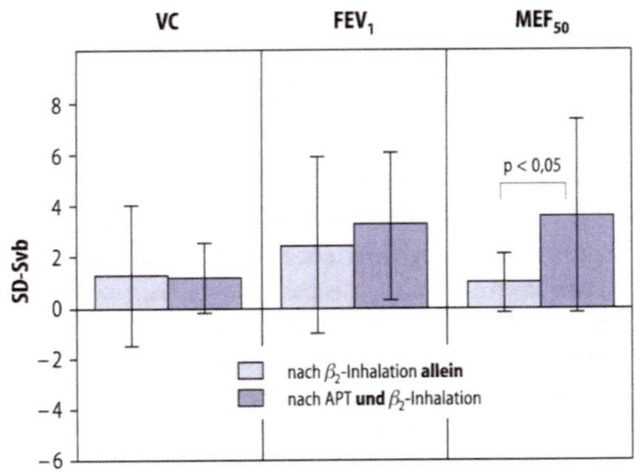

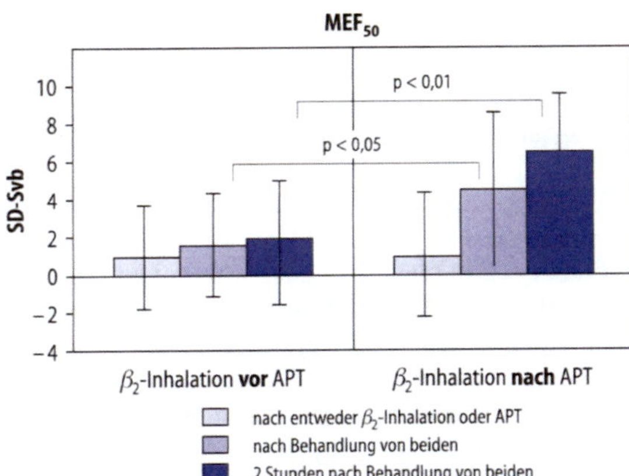

Abb. 7.8. Vergleich der Veränderungen in der Lungenfunktion nach Behandlung mit Salbutamolinhalation (β_2) allein oder in Kombination mit Atemphysiotherapie (ATP) mittels Flutter-VRP1. *VC* Vitalkapazität; *FEV_1* Erstsekundenvolumen; *MEF_{50}* Maximaler Fluss bei 50% exspirierter VC; *SD-Svb* „variance-based standard deviation score"

gezeigt werden, dass eine Salbutamol-Inhalationstherapie *nach* Physiotherapie einen signifikanten besseren Effekt erbringt, als die Inhalationstherapie alleine. Die Wirkung der einzelnen therapeutischen Massnahmen über einen Zeitraum von 2 h zeigte nur bezüglich MEF_{50} signifikante Veränderungen. Eine Verbesserung konnte nur hinsichtlich des Behandlungsmodus *„Bronchodilator nach Atemphysiotherapie"* für die Beobachtungen „nach Minuten" und „nach 2 h" gefunden werden. Die Frage, wie die Folge der Behandlungssequenzen (Inhalationen versus ATP) gewählt werden, scheint von gewisser Bedeutung zu sein.

Die bronchiale Hyperreaktivität (BHR) und bronchiale Labilität sind weitere wichtige funktionelle Charakteristika, welche bei Patienten mit zystischer Fibrose beurteilt werden müssen. Die BHR kann entweder mittels inhalativem Provokationstest (Histamin, Carbachol, Kaltluft) oder mittels Ergooximetrie objektiviert werden. Wesentlich häufiger als bei Asthmakindern wird bei Patienten mit cystischer Fibrose eine bronchiale Labilität festgestellt [22], welche nach Applikation von Bronchodilatatoren und/oder ergooximetrischen Untersuchungen zu verifizieren ist. Diese Kinder zeigen im Weiteren sehr hohe sogenannte „flow-transients", die bei forcierter Ausatmung die luftleitenden Atemwege komprimieren, was auf Atemwegwand-Instabilität zurückzuführen ist. In Abb. 7.9 wird gezeigt, wie solche „flow-transients" mittels Oszillationstechnik (Flutter-VRP_1) wettgemacht werden können. Ähnliche Effekte können auch durch dosierte Hustenstöße erzeugt werden. [3].

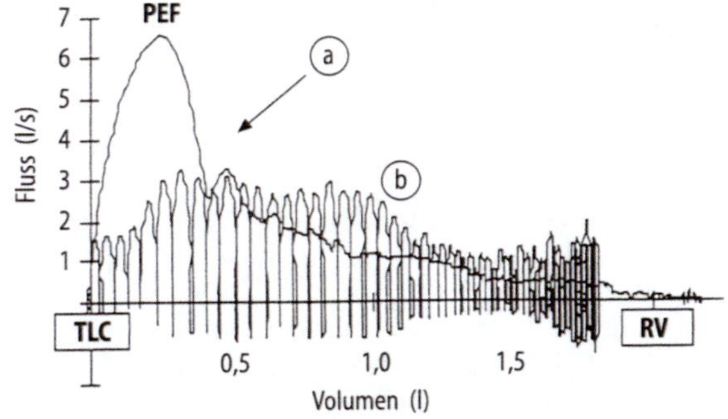

Abb. 7.9. Fluss-Volumenkurve eines CF-Patienten mit superponierten Oszillationsschwingungen, welche durch den Flutter-VRP1 generiert worden sind. *a* zeigt den enormen Retraktionsdefekt, welche zu „flow transients" führt und *b* die über die Fluss-Volumenkurve hinausschwingenden Oszillationsflüsse, welche die „flow-transients" bis zu einem gewissen Grad wettmachen können

Die Arbeitskapazität („exercise tolerance") ist abhängig vom Schweregrad der Krankheit, insbesondere aber von der bronchialen Obstruktion. Patienten mit cystischer Fibrose haben im Vergleich zu Gesunden eine besser entwickelte Muskelkraft, und entsprechendes Training hilft dabei mit. Fitnesstraining verbessert aber lediglich das allgemeine Wohlbefinden, nicht aber die Lungenfunktion im direkten Sinn. In diesem Zusammenhang sind die Arbeiten interessant, die den maximalen Sauerstoffverbrauch während eines Arbeitsversuchs (VO_2max) untersucht haben [24, 25]. Der VO_2max scheint zudem von prognostischer Bedeutung zu sein [24].

7.1.6 Zusammenfassung

Wenn weiterhin angenommen werden kann, dass Kinder mit CF histoanatomisch zum Zeitpunkt der Geburt normale Lungen aufweisen [30], dann kommt den Bemühungen zur *Frühdiagnostik* und damit Ermöglichung einer *Frühtherapie* größte

Bedeutung zu. Ähnlich wie in der pädiatrischen Onkologie geht es hier darum, dass für CF typische *Erstsymptome*, wie rekurrierender Husten, schlechtes Gedeihen oder eine Kombination von beiden früh erfasst und entsprechende Abklärungsuntersuchungen, sei es durch einen *Schweißtest* [8, 27], und/oder eine molekulargenetische *Genanalyse* im Sinne eines Totalscreening [20] durchgeführt werden. Bei positiven Resultaten ist auch bezüglich Lunge eine umfassende Abklärung mittels radiologischer Bildgebung und lungenphysiologischer Untersuchungen einzuleiten, da gerade die Befunde zum Zeitpunkt der Diagnose in Abhängigkeit vom Genotyp von großer Bedeutung sind [13]. Ziel der Frühtherapie ist es, die Infektrate möglichst tief zu halten um so der Entwicklung irreversibler Lungenschäden entgegenwirken zu können. Das klinische Management, welches in Zusammenarbeit mit einem niedergelassenen Arzt durch ein universitäres Tertiärzentrum wahrgenommen werden muss, besteht in einer individuell angepassten Antibiotikatherapie zur Bekämpfung pulmonaler Infekte, einer Inhalationstherapie und einer dem Alter des Kindes angepassten Lungenphysiotherapie. Ziel der letzteren beiden Maßnahmen ist die Verbesserung der *mukoziliären Clearance* und damit Behebung der bronchialen Obstruktion durch Sekrete [7]. Eine gute Lungentherapie bei Kindern mit CF sollte die frühe bakterielle Besiedelung und damit Zerstörung bronchopulmonaler Gewebsstrukturen verhindern. Die Progredienz des Leidens ist durch 6- bis 9-monatige klinische und labormäßige Kontrollen zu objektivieren.

7.2 Frühe Entzündungsprozesse und Klinik

C. CASAULTA AEBISCHER, M. H. SCHÖNI

Seit Jahrzehnten wird spekuliert, ob der Krankheitsverlauf oder die Prognose vom Zeitpunkt der Diagnose und vom Zeitpunkt des Einsetzens spezifischer therapeutischer Maßnahmen abhängt. Große CF-Neugeborenenscreening-Anwendungen in Europa und Nordamerika haben gezeigt, dass der Diagnosezeitpunkt zusammen mit dem Beginn der spezifischen Therapie entscheidend für das Management sind, dass der Einfluss auf die Schwere der Erkrankung und damit die Prognose aber weniger bedeutend ist. Vorkehrungen zur Erfassung der pathophysiologischen Abläufe z. B. in der Lunge aber auch im Darm haben erst durch die verfeinerte diagnostische Technik mit entsprechendem Material an Bedeutung gewonnen. Die Untersuchung der Lunge mittels brochoalveolärer Lavage (BAL) als sehr früh anzusetzendes invasives Vorgehen hat nun erste interessante Resultate ergeben. Die Interpretation dieser biochemischen und zellulären Befunde im Licht des klinischen Hintergrundes ist nach wie vor schwierig. Die neue Technik der Lungenfunktionsmessung im Neugeborenenalter hat zusätzliche Informationen über die mechanischen Eigenschaften der Lunge im frühesten Stadium der Erkrankung zugelassen. Erste longitudinale Verlaufsstudien zeigen, dass schon sehr früh destruierende Prozesse vorliegen können, die sich durch Therapie zwar beeinflussen lassen, lungenfunktionell aber nur wenig Änderung bewirken.

7.2.1 Frühe bakterielle Infektion

Die Funktion des fehlerhaften CFTR beeinflusst den Krankheitsverlauf entscheidend und ist für die Mortalität der CF-Patienten in über 90% der Fälle verantwortlich [17, 42]. Bei CF-Neugeborenen, welche in den ersten Lebenstagen versterben, wird autoptisch eine normale Anzahl und Verteilung von schleimproduzierenden Becherzellen im Bronchialepithel gefunden [37]. Als erste postnatal auftretende pathologische Veränderung findet sich eine Verlegung der Bronchiolen mit Mukus und eine begleitende Entzündung der bronchiolären Wand. Der mukoziliäre Apparat ist intakt. Das zähe Sekret kann aber wegen der veränderten rheologischen Eigenschaften nur schlecht transportiert werden [9]. Die Ausführgänge der mukösen Drüsen in der Submukosa sind früh verlegt [38]. Im und auf dem akkumulierten Sekretfilm kommt es sekundär – und wahrscheinlich im Bereich der Bronchiolen beginnend – zur chronischen bakteriellen Besiedelung. Damit beginnt der destruktive Entzündungsprozess, welcher überwiegend für die Morbidität verantwortlich ist.

Khan et al. beschrieben 1995 eine erhöhte Neutrophilenzahl, erhöhte neutrophile Elastase- und Interleukin-8- (IL8) Konzentrationen in der bronchoalveolären Lavage (BAL) von Säuglingen, bei welchen aber erstaunlicherweise bakteriologisch keine Mikroorganismen nachgewiesen werden konnten [19]. Diese Beobachtung führte zur Hypothese, dass der Beginn der Lungenpathologie einer der cystischen Fibrose „intrinsischen" Entzündungsreaktion zu Grunde liegt. Ob dieser Entzündungsprozess tatsächlich schon vor der ersten viralen oder bakteriellen Besiedelung beginnt, wird zur Zeit noch kontrovers diskutiert. Virale Infektionen, die dem diagnostischen Nachweis entgingen, könnten als Wegbereiter für eine bakterielle Besiedelung in Frage kommen.

Studien bei durch Screening-Untersuchungen sehr früh erfassten Säuglingen zeigen aber, dass eine bakterielle Besiedelung des Bronchialbaumes (auch mit Pseudomonas aeruginosa) bereits im ersten Lebensmonat beginnen kann [1, 4, 5, 19, 21].

Das vermehrte und sehr frühe Auftreten von respiratorischen Infekten bei CF Patienten ließ verschiedentlich nach einem Immundefekt suchen. Zum Beispiel sind die Verteilung der Subgruppen von Lymphozyten und deren Immunantwort auf Mitogene und Test-Antigene und die Produktion von Immunglobulinen normal [14, 20, 35]. Auch indirekte In-vivo-Zeichen für einen Immundefekt, wie z. B. das Fehlen von schweren Infektionen mit opportunistischen Erregern oder der Nachweis einer verzögerten T-Zell-Antwort (Hauttests) weisen auf eine normale Funktion der T-Lymphozyten und damit auf eine ungestörte zelluläre Immunreaktion hin.

7.2.2 Abwehr bakterieller Infektionen

An der antibakteriellen Abwehr sind auch bei CF-Patienten vor allem Phagozyten, neutrophile Granulozyten, Makrophagen, Opsonine, Antikörper und das Komplementsystem beteiligt. Deren Funktion und Zusammenspiel wurde mehrfach untersucht, doch konnten keine für die CF spezifischen und charakteristischen Mängel festgestellt werden [33]. CF-Patienten zeigen z. B. auch nicht vermehrt klinisch relevante bakterielle Infekte außerhalb des Respirationstraktes. Die nachweisbar hohe Neutrophilenzahl in der BAL und im Sputum zeigt, dass die Neutrophilenmigration in vivo funktionieren muss. Die Phagozytose und das Abtöten („killing") von Nicht-Pseudomonas-Bakterien durch Makrophagen wird auch als normal beschrieben [10].

Der Zusammenhang zwischen der genetischen Mutation, deren biochemischer Folge und der erhöhten Empfindlichkeit der CF-Lunge für Infekte mit Pseudomonas aeruginosa (insbesondere der mukoiden Variante dieses Erregers) bleibt bis heute unerklärt. Die erhöhte Schleimproduktion allein kann dies nicht erklären, da eine solche, zusammen mit bronchialer Obstruktion, auch bei Patienten mit Asthma bronchiale vorkommt. Dort findet sich aber in aller Regel keine bakterielle Besiedelung. Zum Beispiel bei Patienten mit Immotile-Cilia-Syndrom liegt zwar eine verminderte mukoziliäre Clearance vor, aber nur selten wird eine Dauerbesiedelung mit Pseudomonas aeruginosa beobachtet.

Als Erklärung für die besondere Bereitschaft zur Infektion mit Pseudomonaden bei CF-Patienten werden folgende Hypothesen geäußert:

- Pseudomonas aeruginosa wird durch eine vorangehende antimikrobielle Therapie gegen Staphylococcus aureus und Haemophilus influenzae selektioniert.

Da durch eine bronchoalveoläre Lavage Pseudomonas aeruginosa bereits früh im Säuglingsalter aus tieferen Abschnitten der Lunge isoliert werden kann, ohne dass eine langjährige antimikrobielle Therapie vorausgegangen ist, kann diese Hypothese nicht die alleinige Erklärung darstellen. Andere chronische entzündliche Erkrankungen der Lunge (Immotile-Cilia-Syndrom, α1-Antitrypsin-Mangel, allergische Bronchiolitis etc.) werden ebenfalls intermittierend großzügig antimikrobiell behandelt, ohne dass Pseudomonas aeruginosa nachhaltig nachgewiesen oder selektioniert wird.

- Das respiratorische Epithel von CF-Patienten weist eine höhere Affinität für die Adhäsion von Pseudomonaden auf.

Von einer verstärkten Adhäsion von Pseudomonas aeruginosa an nasale Epithelzellen von CF-Patienten wird berichtet [31]. Die verstärkte Bindung wurde teilweise durch eine auf CF-Zellen gesteigerte Expression von asialoGM1, einem epithelialen Glykokonjugat, welches an die Pili von Pseudomonaden binden kann, erklärt [32].

- Eine außergewöhnliche immunologische Konstellation in den Atemwegen von CF-Patienten veranlasst Pseudomonas aeruginosa sich in eine mukoide Form zu verwandeln, was vor Keimelimination schützt [25].

Gewisse Studien legen nahe, dass mukoide Formen von Pseudomonas aeruginosa als „Biofilm" wachsen und so auch physikalisch einer Phagozytose entgehen oder diese aktiv verhindern [3, 27]. Dieser Biofilm weist biophysikalisch eine stark negative Ladung auf und fördert die Bindung von Aminoglykosiden und anderen Antibiotika. Dadurch wird ein direkter Kontakt der Antibiotika mit dem Erreger verhindert [6].

In einer Kultur kehren mukoide Pseudomonas-aeruginosa-Stämme nach kurzer Zeit zu ihrer ursprünglichen, nichtmukoiden Form zurück. Dies lässt vermuten, dass offenbar in der CF-Lunge ein außergewöhnliches Milieu herrscht, welches die Transformation zu mukoiden Stämmen von Pseudomonas aeruginosa fördert. Die genauen Mechanismen sind jedoch unklar, es scheint aber plausibel, dass die Muzinschicht doch wesentlich zur schlechten Elimination des Erregers beiträgt.

7.2.3 Von der zellulären Entzündungsreaktion zur strukturellen Wandveränderung

Bis heute ist nicht definitiv geklärt, ob die fehlerhafte Funktion des CFTR ein hyper- oder ein hypotones extrazelluläres Milieu erzeugt. Es liegen Studienresultate zu beiden Hypothesen vor. Einige vermuten, dass ein hypotones extrazelluläres Milieu eine wirksame Phagozytose von Pseudomonas aeruginosa verhindert, andere sehen im hypertonen extrazellulären Milieu den Grund zur abnormen Funktion von lokal wirkenden bakteriziden Peptiden mit Umgehung der „innaten“ Abwehr [28, 34].

Neben den Zytokinen Interleukin 1 (IL-1) und Tumor-Nekrose-Faktor α (TNFα) scheint Interleukin-8 (IL-8) eine wichtige Rolle als Entzündungsmediator bei cystischer Fibrose zu spielen. Das proinflammatorische Zytokin IL-8 wurde bereits in der BAL von Neugeborenen mit CF in erhöhter Konzentration nachgewiesen [19, 24]. Die IL-8-Konzentration in der BAL korreliert mit der Neutrophilenzahl, mit der extrazellulären DNA und der aktiven Elastase im Bronchialsekret [19, 26]. Neutrophile Elastase und Adhärenz von intakten Pseudomonas aeruginosa an Epithelzellen des Respirationstraktes können „in vitro“ eine IL-8-Sekretion aus respiratorischen Epithelzellen auslösen [13]. Als einzelnes Zytokin ist nicht nur IL-8 für die lokale Vermehrung von Entzündungszellen verantwortlich; ein gestörtes Gleichgewicht zwischen verschiedenen Zytokinen scheint vorzuliegen. Gegenüber gesunden Kontrollpersonen wird in den Atemwegen von CF-Patienten relativ wenig Interleukin-10 produziert; IL-10 scheint unterdrückt bzw. „downreguliert“ zu sein [8]. Dies könnte von entscheidender Bedeutung sein, da normalerweise IL-10 die Produktion von IL-8, IL-1 und TNFα in Entzündungszellen hemmt [29]. TNFα und IL-1 verstärken zusätzlich die lokale Entzündung, indem sie phagozytierende Zellen zur Ausschüttung von toxischen Sauerstoffradikalen stimulieren.

Eine durch IL-8 gesteigerte Expression des Adhäsionsmoleküls ICAM-1 („intracellular adhesion molecule-1“) in Endothelzellen fördert die Adhäsion und den Durchtritt von Neutrophilen aus dem Blut ins Gewebe.

Den Neutrophilen, welche wahrscheinlich die Hauptrolle in der Entzündungreaktion bei CF-Patienten spielen, stehen wirksame intrazelluläre Mechanismen zur Elimination von Mikroorganismen zur Verfügung: Bildung von Sauerstoffradikalen, Produktion von Proteasen und von lysosomalen Enzymen. Diese sind jedoch vorwiegend nur zur intrazellulären Elimination von Mikroorganismen oder anderen Fremdeiweißen gedacht. Außerhalb der Zelle resultiert ihre Aktivität in einer Zerstörung des umliegenden Gewebes [40]. Die mukoide Barriere der Pseudomonaden, welche die Neutrophilen daran hindert mit den Bakterien direkt in Verbindung zu kommen, oder blockierende Rezeptoren an der Neutrophilenoberfläche können zudem eine Phagozytose verhindern oder zumindest unvollendet lassen. Die intrazellulär produzierten zytotoxischen Substanzen werden so fälschlicherweise nicht in den zu vernichtenden Mikroorganismus eingebracht, sondern entleeren sich ins umgebende Gewebe. Dies führt zu einer lokalen Proteolyse mit Zerstörung von gesunder Organmatrix.

Zusätzlich kehren Neutrophile, welche sich im Gewebe befinden, in der Regel nicht in die Zirkulation zurück. Die endoluminale Entsorgung von Zelltrümmern wird durch die schlechte mukoziliäre Clearance und offenbar auch durch ICAM-1 erschwert. Die Neutrophilen sterben und zerfallen an Ort und Stelle [2].

Als weiterer erschwerender Faktor liegt auch eine verzögerte Neutrophilenapoptose vor. Diese wird bei Patienten mit cystischer Fibrose durch einen zytokingesteuerten Mangel an Bax-Protein, einem die Apoptose beeinflussenden intrazellulären Steuerprotein, verursacht [12].

Die geschilderte Entzündungsreaktion führt zur strukturellen Wandveränderung der Bronchiolen und schließlich auch der Bronchien und somit zur Bildung von sehr ausgedehnten Reparationsvorgängen und Zerstörung der bronchialen Struktur (Bronchiektasen) [39]. Abwechselnd mit völlig verlegten Bronchiolen finden sich in der histologischen Untersuchung auch Lungenanteile mit völliger Zerstörung der Alveolen. Insbesondere in den apikalen Abschnitten der Lunge entstehen dann größere Blasen (Bullae), welche spontan, oder bei infektiösen Exazerbationen mit verstärktem Hustenreiz und Ventilmechanismus, zu einem Pneumothorax führen können. Zu Beginn vor allem als obstruktive Lungenerkrankung imponierend, prägen fibrosierte peribronchiale Strukturen das spätere Bild der zunehmend restriktiven Lungenveränderung. Sekretretention und verminderte Sekretclearance begünstigen die sehr frühe bakterielle Besiedelung [1]. Einen wesentlichen Beitrag zur Destruktion des Lungengewebes leisten Elastasen und Proteinasen von Bakterien und Leukozyten (s. Abschn. 4.5) [7].

7.2.4 Klinischer Verlauf

Obere Atemwege

In den oberen Atemwegen von CF-Patienten findet sich meist eine mehr oder weniger geschwollene, ödematöse Nasenschleimhaut, mit klarem oder purulentem Sekret. Nasale Polypen sind in ca 15–20% der Fälle vorhanden. Typischerweise besteht auch eine chronische Pansinusitis, die mit radiologisch vollständiger Verschattung aller Sinus einhergeht [36]. Obwohl in der Regel in der klinischen Präsentation eher oligosymptomatisch, hat die Pansinusitis doch in einigen Fällen zum Verdacht und dann zur Diagnose einer cystischen Fibrose geführt [41]. Erstaunlicherweise tritt eine Otitis media bei CF-Patienten nicht gehäuft auf.

Lunge

Pulmonales Kardinalsymptom bei Patienten mit cystischer Fibrose ist der fast dauernd vorhandene Husten [23]. Im Säuglingsalter beginnt er häufig als nächtlicher Reizhusten oder manifestiert sich frühmorgens oder bei Anstrengung im Rahmen von interkurrenten Infekten. Durch den Husten wird auch die meist deutlich erhöhte Sekretmenge sichtbar.

Säuglinge und Kleinkinder expektorieren – auch bei erhöhter pulmonaler Sekretproduktion [30] – in der Regel das Sekret nicht, sondern verschlucken es. Bei pulmonaler, infektiöser Exazerbation kann dies zu Übelkeit und Appetitverlust führen, eines der frühen klinischen Zeichen einer pulmonalen Verschlechterung. Vor allem bei Kleinkindern endet ein Hustenanfall nicht selten mit Erbrechen. Gastroösophagealer Reflux als Teilursache oder Komplikation des Hustens ist häufig und wird bei bis zu 40% der Patienten beobachtet.

Zur Identifikation verantwortlicher Mikroorganismen muss das Sputum auf Bakterien, Pilze und evtl. Viren untersucht werden. Bei kleinen Kindern kommt dazu nur ein Rachenabstrich in Frage. Durch Berühren der Rachenhinterwand und den darauf folgenden Hustenstoß wird meist etwas Sekret aus der Lunge gefördert. Dieses wird mit dem Wattestäbchen erfasst und zur Analyse verschickt (= angehusteter Rachenabstrich). Der Vergleich bakterieller Kulturresultate von Bronchialsekret, welches durch tiefen Rachenabstrich (angehusteter Rachenabstrich) oder bronchalveoläre Lavage gewonnen wurde, zeigt, dass bei Kindern unter 5 Jahren die Spezifität und der negative prädiktive Wert des Rachenabstriches hoch ist [30]. Die entsprechende Sensitivität und der positive prädiktive Wert sind aber klein. Ein negatives Kulturresultat des Rachenabstriches hilft, einen Pseudomonas-aeruginosa-Infekt tieferer Lungenabschnitte mehr oder weniger auszuschließen. Ein positives Kulturresultat ist aber nicht unbedingt mit der bakteriellen Besiedelung der Lunge identisch. Eine Verfälschung durch Kontamination von Sekret der oberen Atemwege ist möglich [30].

Bei älteren Kindern kann aufgrund der Viskosität, Farbe und Menge des pulmonalen Sekretes (Auswurf) der aktuelle Zustand der bakteriellen Besiedelung grob abgeschätzt werden. Ist das Sekret mehrheitlich grün, deutet das zum Beispiel auf eine Besiedelung mit Pseudomonas aeruginosa hin. Braun gefärbtes Sekret ist verdächtig auf Aspergillusspezies oder auf durchgemachte intrapulmonale Mikroblutungen (rostfarbener Auswurf). Während einer Intensivbehandlung mit professioneller Physiotherapie und meist intravenös verabreichter Antibiotikatherapie nimmt die Sekretmenge initial zu und dunkel gefärbtes, klumpiges, zähes Sekret wird abgehustet. Gegen Ende einer meist 14 Tage dauernden intravenösen Antibiotikatherapie erscheint dann weniger und helleres Sekret. Säuglinge erleiden auch gehäuft virale Infekte. Sie müssen deswegen häufiger und länger hospitalisiert werden [16].

Eine besonders heftige Form der frühen Lungenerkrankung beschrieben 1977 Katznelson et al. bei 15 Säuglingen mit Zeichen der schweren Bronchiolitis [18]. Diese afebrilen Kinder zeigten langsam beginnenden Husten, Tachydyspnoe und eine ausgeprägte pulmonale Überblähung mit vereinzelten Dystelektasen. Einige zeigten das klinische Vollbild einer schweren Bronchiolitis. Therapeutisch wurden neben der üblichen CF-Therapie hohe Dosen systemischer Steroide nötig, um die vor allem bronchioläre Pathologie behrrschen zu können.

Bei ca. 50% der Säuglinge wird oft bei der Auskultation ein Giemen („wheezing") festgestellt und ca. 40–45% zeigen ein positives Ansprechen (Bronchodilatation) auf Beta-2-Inhalation [15]. Eine Familienanamnese für allergische Erkrankungen, ein obstruktiver Auskultationsbefund und ein gutes Ansprechen auf Inhalationstherapie können irreführend sein, als kindliches Asthma bronchiale fehlgedeutet werden und so eine Diagnosestellung verzögern.

Eine zusätzliche atopische Diathese bei CF-Patienten tritt in gleicher Häufigkeit wie bei der übrigen Bevölkerung (ca. 7–10%) auf. Die klinische Symptomatik reicht auch hier von trockener Haut über klassische ekzematöse Läsionen und Nasenpolypen bis zur saisonalen Verstärkung der Sekretproduktion und Bronchospastik.

Bei CF-Patienten kann der pulmonale Auskultationsbefund über längere Zeit normal sein. Bei akuter Exazerbation sind Rasselgeräusche in den mit Sekret angeschoppten Lungenanteilen hörbar und das Exspirium ist oft verlängert. Mit zunehmender pulmonaler Überblähung wird das Atemgeräusch leiser. Bei ausgeprägter Fibrose entsteht das charakteristische inspiratorisch hörbare, musikalische, feinblasige Entfaltungsknistern, das sich oft als hochfrequenter Stridor auch ohne Stethoskop am Mund hören lässt.

Die Thoraxform verändert sich mehr und mehr zum Fassthorax, die Muskulatur des Schultergürtels wird verkürzt, die Schultern sind hochgezogen, es besteht eine mehr oder weniger ausgeprägte Kyphose der Brustwirbelsäule. Die Thoraxmobilität ist eingeschränkt, die Atemhilfsmuskulatur wird benutzt und eine wirksame Atmung kann nur unter Mithilfe des Zwerchfelles geschehen.

Im Rahmen einer pulmonalen, infektiösen Exazerbation oder in späteren Stadien der Erkrankung sinkt der Sauerstoffpartialdruck im Blut. Falls es zur globalen respiratorischen Insuffizienz kommt, steigt auch das pCO_2 an. Patienten klagen dann über nächtliche oder morgendliche Kopfschmerzen. In dieser Situation soll zumindest nächliche Sauerstoffzufuhr angeboten werden. Nach intensiver antimikrobieller Therapie, Inhalation und Atemphysiotherapie ist diese respiratorische Insuffizienz teilweise reversibel. Im weiteren Verlauf zeigen die Blutgasanalysen von CF-Patienten Werte, die mit einer metabolisch kompensierten, respiratorischen Azidose mit erstaunlich gut toleriertem, hohem pCO_2 vereinbar sind. Da wiederholte arterielle Punktionen zur Blutgasanalyse in der Regel nicht geschätzt werden, kann die Blutentnahme an gut durchbluteten Fingerspitzen oder am hyperämisierten Ohrläppchen durchgeführt werden.

Um eine gute Sauerstofftransportkapazität aufrecht zu erhalten sollten CF-Patienten einen ausreichenden Hämoglobinwert aufweisen. Eine sichtbare Zyanose tritt dann auf, wenn ca. 5 g reduziertes Hämoglobin vorliegt, was einer transkutanen Sauerstoff-Sättigung ($tSaO_2$) von ca. 75% entspricht [11]. Da der $tSaO_2$-Wert ebenso durch das Ausmaß der peripheren Ausschöpfung beeinflusst wird, sind nur Werte, welche an warmen, gut durchbluteten Extremitäten gemessen werden, verlässlich. Durch inhomogene Sekretakkumulation in der Lunge entstehen Ventilationsungleichgewichte („ventilation inhomogeneities") mit entsprechendem intrapulmonalem Rechts-links-Shunt, was zum Auftreten einer Zyanose beiträgt. Die Anpassung der Perfusion im pulmonalen Gefäßbett geschieht rasch. Bei Vorhandensein von großen Sekretmengen genügt eine Atemphysiotherapiesitzung, um beträchtliche Sekretumlagerungen und damit Belüftungsunterschiede auszulösen.

7.2.5 Zusammenfassung

Die Verlegung der kleinen und mittelgroßen Bronchien durch Mukus, der Nachweis von bakterieller Kolonisation des Bronchialsystems und die begleitende Entzündungsreaktion sind die wichtigsten und prominentesten makro- und mikropathologisch nachweisbaren Veränderungen in jedem Lebensalter bei Patienten mit CF und signifikanten pulmonalen klinischen Symptomen. Die biochemisch und zellulär aber auch lungenfunktionell nachweisbaren frühen Veränderungen mit Erhöhung der Interleukine, der erhöhten Neutrophilenzahl im Bronchialsekret, der vermehrt anwesenden Elastase, die funktionellen Zeichen der Obstruktion und Überblähung auch ohne signifikante Symptomatik lassen die Frage der „intrinsischen" Entzündungsreaktion, als Folge der veränderten Elektrolytverschiebung am bronchialen Epithel, aufkommen. Ob die bis heute beobachteten Veränderungen im „Mikroklima" der bronchialen Oberfläche primärer oder sekundärer Natur sind, lässt sich aber noch nicht mit Sicherheit sagen. Der Einfluss des Basisdefektes des CFTR-Kanals auf die Interleukinproduktion, auf die Bindung und Vermehrung z.B. von Pseudomonas aeruginosa und auf die Entstehung eines entsprechenden Biofilms an der Oberfläche des bronchialen Epithels, werden zur Zeit im Detail untersucht.

7.3 Therapeutische Konzepte

7.3.1 Antibiotische Therapie

M. GÖTZ

Antimikrobielle Substanzen sind unverzichtbare Bestandteile der Therapie der CF [12]. Die zum Teil noch in den Achtzigerjahren geäußerten Zweifel an der Notwendigkeit der antibiotischen Behandlung respiratorischer Exazerbationen sind überholt. In Deutschland erhielten 1997 nur 14% aller Personen mit CF überhaupt kein Antibiotikum [27].

Die Indikationen für eine Behandlung mit Antibiotika sind

1. **pulmonale Exazerbation (akute Infektion),**
2. **suppressive antibiotische Therapie: intermittierend oder kontinuierlich,**
3. **Erstnachweis von Pseudomonas aeruginosa (international noch kontrovers diskutiert).**

Einleitung

Wiewohl an der Sinnhaftigkeit einer antibiotischen Therapie insgesamt nicht zu zweifeln ist, herrscht selbst zwischen CF-Kliniken Uneinigkeit über Art, Dauer und engere Indikation für die Antibiose. Das

Konzept einer auf pulmonale Exazerbationen beschränkten und einer regelmäßigen Anwendung (etwa alle 3 Monate bei Patienten mit Pseudomonas) stehen einander gegenüber. Durch die Suppressionstherapie wird die Verlängerung der Intervalle zwischen Exazerbationen sowie die Verminderung der Infektionsfolgen erwartet. Die Entscheidung für diese oder jene Strategie wird neben medizinischen auch von organisatorischen, finanziellen, persönlichen und compliancebedingten Aspekten abhängen und kann auch beim selben Patienten wechseln.

Inwieweit aggressive, antibiotische Strategien den Weg für multiresistente Keime ebnen oder das Auftreten neuer, potenziell pathogener, Keime begünstigen, kann nicht mit Sicherheit entschieden werden, ist aber nicht auszuschließen. Dazu zählen Stenotrophomonas maltophilia und Burkholderia gladioli. Auch das Risiko einer verstärkten Kolonisation mit Aspergillus ist bei prophylaktischer Langzeitanwendung von Antibiotika (oral und/oder inhalativ) erhöht [2]. Bei jeder antibiotischen Therapie ist daher ein regelmäßiges bakteriologisches Monitoring erforderlich (Keimspektrum, Resistenzentwicklung).

Die Wahl des Medikaments richtet sich nach dem aktuellen Antibiogramm und nach den für den Patienten wahrscheinlichen Keimen (bisherige Situation) und der wahrscheinlichen Empfindlichkeit (Tabelle 7.1). Minimale Hemmkonzentrationen (MHKs) stellen gute, aber nur relative, Leitinformationen für Dosierungen und Resistenzen dar. Auch die Kenntnis minimaler bakterizider Konzentrationen (MBC) wäre wünschenswert. Bei resistenten Keimen stellen sich überraschend häufig eindeutige klinische Besserungen ein, wenn Antibiotika der primär ersten Wahl unabhängig vom aktuellen Resistenzmuster verwendet werden. Besonders bei β-laktam-Antibiotika und Aminoglykosiden können höhere Dosierungen Resistenzen quasi durchbrechen. Der postantibiotische Effekt (antimikrobielle Wirkung nach Therapieende) kann dabei klinisch bedeutsam sein. Die Qualität der bakteriologischen Befundung mit Bestimmung der verschiedenen Stämme (besonders bei Pseudomonas) unter Verwendung spezieller Nährböden ist für die Wahl der richtigen Antibiotikakombination und damit des Therapieerfolges von besonderer Bedeutung.

Gesicherte Wirkungen einer erfolgreichen Antibiotikatherapie bestehen in verringerter Keimzahl im Sputum, verminderter Produktion bakterieller gewebsaggressiver Exoprodukte, Schutz vor der gewebsaggressiven Myeloperoxidase sowie klinisch in verbesserter Lungenfunktion, Leistungsfähigkeit und Lebensqualität. Eine Eradikation pathogener Keime gelingt selten auf Dauer, da Relaps oder Reinfektion die Regel sind. Dies gilt vor allem für Pseudomonas aeruginosa, dessen Eradikation nur in den ersten Monaten nach Erstnachweis erfolgversprechend ist.

Neue Aspekte in der Anwendung von Antibiotika

■ **Aminoglykoside.** Neben der direkten antibakteriellen Wirkung zeigten Aminoglykoside in niederer Konzentration eine Wirkung auf prämature Stop-

Tabelle 7.1. Die wichtigsten Erreger und ihre antibiotische Therapie

Pseudomonas aeruginosa	Haemophilus influenzae	Staphylococcus aureus
Penicilline Azlocillin, Piperacillin, Ticarcillin	*Penicilline* Amoxicillin	*Penicilline* Flucloxacillin, Dicloxacillin
Cephalosporine Ceftazidime	*Cephalosporine* Cefuroxim, Cefotaxim	*Cephalosporine* Cefamandol, Cefuroxim, Cefazolin
Monobactame Aztreonam	*Makrolide* Azithromycin, Clarithromycin, Erythromycin	*Makrolide* Clarithromycin, Erythromycin, Azithromycin
Carbapeneme Imipenem, Meropenem	- -	- -
Fluorochinolone Ciprofloxacin	*Trimethoprim* *(/Sulfamethoxazol)*	*Fluorochinolone* Ofloxacin, Ciprofloxacin
Aminoglykoside Tobramycin Gentamycin Netilmycin	*Chloramphenicol* -	*Lincosamide* Clindamycin
Polymyxine Colistin -	*Fluorochinolone* Ciprofloxacin, Ofloxacin -	*Fusidinsäure* (auch bei MRSA) - (*Glykopeptide* bei MRSA: Vancomycin, Teicoplanin)

β-laktam-Antibiotika teilweise mit/ohne Clavulansäure oder Tazobactam.

Mutationen im CFTR-Gen. Sie machen dort etwa 5% aus und können bei 10% aller Patienten mit CF vorkommen. Im Kulturmedium konnte gezeigt werden, dass die Aminoglykoside Gentamycin und G-418 cAMP-aktivierte Chloridströme wiederherstellen können. Die Überprüfung dieser Wirkung beim Menschen als therapeutischem Aspekt wird noch untersucht [44].

■ **Makrolide.** Erythromycin und neuere Makrolide wie Azithromycin und Clarithromycin zeigen selbst bei niedrigen Dosierungen einen Anti-Pseudomonas-Effekt, der auf einer verminderten Adhärenz von Pseudomonas aeruginosa an der Epitheloberfläche beruhen könnte. Bei der in Japan vorkommenden und mit einer chronischen Pseudomonas-Infektion einhergehenden diffusen Panbronchiolitis (DPB) wurde durch die Langzeitanwendung von Makroliden (Erythromycin) eine dramatische Verbesserung der Prognose erzielt. Die dafür verantwortlichen Mechanismen betreffen Phagozytose, verstärkte Expression entzündungshemmender Interleukine, Proteinsynthese von Pseudomonas, Produktion von Elastase sowie die Alginatbildung [33]. Es findet sich kein Einfluss auf die Proliferation von Pseudomonas.

Klinisch werden Erythromycin und andere Makrolide zur Behandlung pulmonaler Infektionen der CF bereits seit langem verwendet. Vorläufige Daten zeigen eine gute Verbesserung der Lungenfunktion [18] und einen entzündungshemmenden und sekretmodulierenden Effekt. Kontrollierte Studien laufen derzeit. Insgesamt könnten die Makrolide in der Langzeittherapie pulmonaler Infektionen als Entzündungshemmer bedeutsam werden.

■ **Antimikrobielle Potenz von *β*-Defensinen und anderen antimikrobiellen Peptiden.** Zur antimikrobiellen Potenz von *β*-Defensinen wie HBD-1 und anderen antimikrobiellen Peptiden in Oberflächenepithelien und submukösen Drüsen s. Abschn. 4.3. In jüngster Zeit wurde bei Personen mit CF aus Pseudomonas die Synthese von Lipopolysacchariden mit spezifischen Lipid-A-Strukturen nachgewiesen, die gegen kationische antimikrobielle Peptide resistent waren [14]. Dies mag zum Teil die kontinuierlich entzündlichen Prozesse in der CF-Lunge erklären. Entwicklungen von Peptid-Antibiotika wie IB-357, SMAP29 aus der Protegrin-Gruppe sind teilweise schon in Phase-I-Prüfungen [36].

■ **Neue Antibiotika.** Weitere neue Antibiotika werden aus Colistin-Sulfat entwickelt (PA-1420).

■ **Darreichungsformen.** Antibiotika-Pulverkapseln und -blister sind in Vorbereitung, mit dem Turbohaler werden erste Erfahrungen gesammelt. Im Bereiche der Aerosoltechnik wird an neuen Mikroprozessor-gesteuerten Inhalationshilfen gearbeitet, die für flüssige Medikamente atmungsanalog arbeiten. Das Halo-Lite-System erlaubt eine nur im Inspirium und völlig an den wechselnden Atemtyp angepasste Inhalation flüssiger Medien und geht demnächst bei CF in Erprobung.

Dosierungen

Antibiotika weisen bei CF eine von der Norm abweichende Pharmakokinetik auf [13] und erfordern zur Behandlung pulmonaler Infektionen aufgrund einer raschen Elimination generell höhere Dosierungen. (Tabelle 7.2) Intravenöse Medikamente erreichen im Bronchialsekret nur etwa $^1/_3$ der Serumspiegel, zusätzlich liegt eine erhöhte renale Clearance vor (nicht unumstritten). Bei Aminoglykosiden sind 48 h nach Therapiebeginn Serumspiegelbestimmungen routinemäßig erforderlich. Tobramycin sollte bei dreimal täglicher Gabe Spitzenwerte von 12 µg/ml und Talwerte (*vor* der nächsten Medikamentengabe) von 2 µg/ml nicht überschreiten. Die Dosierungsintervalle liegen substanzabhängig zwischen 6 und 12 h. Aminoglykoside können auch einmal pro Tag gegeben werden [41], was noch nicht allgemein praktiziert wird. Der Vorteil der einmaligen Anwendung liegt in einer verstärkten antibakteriellen Wirkung durch den postantibiotischen Effekt (2- bis 3-mal höhere Sputumkonzentrationen und dadurch Wirkdauer). Eine Kumulation im Serum ist bei Erwachsenen nicht nachgewiesen worden, wohl aber gegenüber der dreimal täglichen Gabe eine fast 5-fach verlängerte (bis zu 4,4 h) MHK von 1 mg/l [3]. Bei 15 mg Tobramycin/kg werden offenbar ohne Schädigung Spitzenspiegel über 60 µg/ml erreicht.

Therapieformen

■ **Orale Antibiotika.** Orale Antibiotika richten sich primär gegen Staphylococcus aureus und Haemophilus influenzae und eignen sich für die Behandlung von unkomplizierten respiratorischen Exazerbationen. In Deutschland werden 44% aller CF-Altersgruppen mehr als 250 Tage/Jahr mit oralen Antibiotika behandelt [27]. Amoxicillin oder Amoxicillin/ Clavulansäure (80–100 mg/kg); Oxacillin oder Flucloxacillin (100 mg/kg), Cefuroximaxetil (50–100 mg/kg), Clarithromycin (15 mg/kg), Clindamycin (20–40 mg/kg) sind die Therapeutika der Wahl. Die übliche Therapiedauer oraler Antibiotika beträgt mindestens 14 Tage, besser 3 (–6) Wochen, auch wenn darüber keine klaren Richtlinien vorliegen.

Pseudomonas aeruginosa kann oral lediglich mit Ciprofloxacin (30–40 mg/kg KG) therapiert werden (keine anderen Fluoroquinolone verwenden!), selten

Tabelle 7.2. Dosierung wichtiger Antibiotika zur Behandlung respiratorischer Infektionen

Substanzgruppe	Substanz	Dosierung/kg/Tag (mg/kg KG)	Dosierungsintervall (h)	Anwendung
Penicilline	Oxacillin, Flucloxacillin	80–150	alle 8	oral, i. v.
	Amoxicillin	40–80	alle 8	i. v., oral
	Amoxicillin und Clavulansäure	40–80	alle 8	i. v., oral
	Azlocillin	300–400	alle 6 (–8)	i. v.
	Piperacillin	300–400	alle 6 (–8)	i. v.
	Ticarcillin/Clavulansäure	400	alle 6 (–8)	i. v.
Cephalosporine	Cephalexin	100	alle 8	oral
	Cefuroxim-Axetil	(50–) 100	alle 12	oral
	Ceftazidime	(200–) 300	alle 8	i. v.
	Cefsoludin	100 (–200)	alle 6	i. v.
Aminoglykoside	Gentamycin	10 (–15)	alle 8	i. v.
	Tobramycin	10 (–20)	einmal pro Tag oder alle 8	i. v., inhalativ
	Netilmycin	10–15	alle 8	i. v., inhalativ
Monobactame	Aztreonam	100–200	alle 6–8	i.v.
Fusidinsäure	–	50	alle 8	oral, i. v.
Carbapeneme	Meropenem	50–100 (maximal 6 g/Tag)	alle 6–8	i. v.
	Imipenem/Cilastatin	50–75	alle 6	i. v.
Chinolone	Ciprofloxacin	30	alle 12	oral, i. v.
Tetracyclin	Doxycyclin	4	alle 12 (–24) h	oral
Lincosamide	Clindamycin	20–30	alle 6–8	oral, Kurzinfusion
Makrolide	Clarithromycin	30	alle 12	oral
	Erythromycin	50	alle 12	oral
Trimethoprim/ Sulfamethoxazol		6–10 mg TMP/kg	alle 8–12	oral, i. v.
Chloramphenicol	–	75	alle 6	i. v.
Colistin	–	75 000 E/kg	alle 8	Kurzinfusion
		2–4 Mill./Tag!	alle 12	inhalativ
Fosfomycin	–	150–300	alle 8–12	i. v.

bei Teilempfindlichkeit auch mit Tetrazyklinen oder Cotrimoxazol (oder Chloramphenikol!). Pseudomonas aeruginosa wird gegenüber Ciprofloxacin bei Anwendung durch mehr als 3 Wochen häufig resistent. Nach Absetzen ist diese Resistenz in mehr als 90% reversibel. Die durch Ciprofloxacin befürchteten Knorpelschäden haben sich bis jetzt weltweit bei Patienten mit CF nicht nachweisen lassen, gelegentlich werden transiente Arthritiden/Arthralgien beobachtet [9]. Entsprechende MR-Untersuchungen ergaben keine Hinweise auf morphologische Veränderungen [34] durch Ciprofloxacin. In den meisten Ländern ist Ciprofloxacin erst ab dem 18. Lebensjahr zugelassen, für CF werden Ausnahmeregelungen empfohlen [35].

Eine „prophylaktische“ Dauertherapie mit staphylokkenwirksamen Antibiotika (z.B. ab Diagnosestellung) wird kontrovers diskutiert. So zeigte z.B. eine (nicht publizierte) 5-jährige multizentrische doppelblinde und placebokontrollierte Dauertherapie mit Cephalexin 80–100 mg/kg KG oral bei Kindern mit CF unter 2 Jahren und gutem klinischem Zustand keinen wesentlichen Vorteil betreffend akute Exazerbationen, Lungenfunktion, Thoraxröntgenbild und Hospitalisierungen, wohl aber eine signifikante Zunahme von Pseudomonas aeruginosa. Diese Tatsache wird von einzelnen CF-Zentren als Kontraindikation für die aggressive Staphylokokkentherapie angesehen.

Die Evaluierung von 13 klinischen Studien zur Antistaphylokokkentherapie bei CF brachte uneinheitliche Ergebnisse und erlaubte keine klaren Aussagen betreffend Verbesserung der Lungenfunktion, des Thoraxröntgens, der Resistenzentwicklung und der Akquisition von Pseudomonas aeruginosa [24]. Die Diskussion zum Nutzen einer „prophylaktischen“ vs. „intermittierenden“ Anti-Staphylokokken-Therapie ist offen.

Säuglinge zeigen unter Flucloxacillin im Vergleich zu nicht therapierten altersgleichen Probanden keine Verbesserung ihrer Lungenfunktion [4], allerdings aber innerhalb der ersten zwei Lebensjahre eine bessere klinische Entwicklung [42]. Weitere Indikationen für eine staphylokokkenwirksame Dauertherapie

pie werden bei deutlichen Veränderungen des Thorax-Röntgenbildes, erhöhtem Gesamt-IgG im Serum durch mehr als einem Jahr, sowie bei mehr als 3 oralen Antibiotika-Therapiezyklen wegen Staphylokokken in den vergangenen 12 Monaten angegeben. Ob diese Dauertherapie wirklich echte Vorteile bringt, ist jedoch ganz offen.

■ **Intravenöse Antibiotika.** Die Domäne der intravenösen Antibiose ist die Behandlung von stärker ausgeprägten pulmonalen Exazerbationen, wobei Infektionen mit Pseudomonas aeruginosa im Vordergrund stehen. Auch bei erstmaliger Infektion mit Pseudomonas aeruginosa kann sie alternativ zur Inhalationsbehandlung mit Tobramycin oder Colistin (in Kombination mit oralem Ciprofloxacin) verwendet werden. Die regelmäßige dreimonatliche suppressive Antibiotika-Therapie („Dänisches Modell"; s. unten) bei chronischer Infektion mit Pseudomonas aeruginosa ist eine intravenöse Therapieform.

Aus Gründen des Synergismus und zur Verlangsamung der Resistenzentwicklung sollten immer zwei (pseudomonaswirksame) Antibiotika (meist Aminoglykosid und pseudomonaswirksames β-laktam-Antibiotikum) verwendet werden. Ein zeitlicher Abstand von 30–60 min zwischen β-laktam-Antibiotikum (Azlocillin oder Ceftazidim) und Aminoglykosid verbessert die antibakterielle Killing-Rate. Manche Zentren setzen auch bei fehlendem Staphylokokkennachweis eine besonders staphylokokkenwirksame Komponente wie Isoxazolylpenicilline (Oxacillin, Flucloxacillin) oder Cephalosporine (Cefuroxim) zu.

Die Verbesserung von Oxygenierung, Lungenfunktion und klinischem Zustand sowie eine Verringerung des Entzündungsmarkers CRP stellen sich üblicherweise erst nach 3–5 Tagen ein. Eine fehlende oder ungenügende Reaktion lässt an Ursachen wie Infektionen mit Aspergillus, atypischen Mykobakterien, Pseudomonas cepacia, seltenen Keimen, Cor pulmonale, gelegentlich auch an hyperreagible Atemwege, denken.

Intravenöse Therapien sollten mindestens 14 Tage dauern, bei klinischer Indikation auch länger. Häufige intravenöse Therapien verringern mit einem Port-a-cath oder langen peripheren Gefäßzugängen Gefäßprobleme und Infektionsgefahr. Längere Aminoglykosidbehandlungen sind durch Audiometrie und Prüfung der Nierenfunktion abzusichern. Wiederholte i. v.-Aminoglykosidtherapien können als Ausdruck einer Nierenbeteiligung zu Hypomagnesiämien führen.

■ **Heimtherapie für i. v.-Antibiotika.** Sehr gut eingeschulte und verantwortungsbewusste Erwachsene und Jugendliche und ihre Angehörigen können eine i. v.-Antibiotika-Behandlung zuhause durchführen. Die Indikationen dafür sind eine regelmäßige suppressive Pseudomonastherapie oder der Anschluss an eine im Spital begonnene Behandlung. Die Entscheidung *für* eine derartige Behandlung hängt von stabilen Sozialverhältnissen, sehr guter Hygiene, adäquatem Ernährungszustand, guter Compliance gegenüber anderen Therapieerfordernissen, keinen anamnestischen Medikamentenunverträglichkeiten, Erreichbarkeit von Spital oder spezialisierter Krankenbetreuung sowie einer Reihe individueller Faktoren ab. Tabelle 7.3 stellt Indikationen und Kontraindikationen dar.

Finanzielle Überlegungen allein sind kein ausreichender Grund für eine Heim-i. v.-Therapie. Daten zur tatsächlichen Kosteneffizienz sind noch ausständig und Heim-i. v-Antibiotikatherapien sind – in Abhängigkeit vom Gesundheitssystem – nicht immer billiger. Ruhe, Erholung und adäquate Physiotherapie können zuhause fehlen und den Therapieerfolg negativ beeinflussen. Medizinische Überwachung und

Tabelle 7.3. Vor- und Nachteile der i. v.-Heim-Antibiotikatherapie

Vorteile	Nachteile	Kontraindikationen
Eigene Entscheidungsfreiheit	Medizinische Kontrolle zu lose	Non-Compliance
Aktive Unterstützung durch Familie und Freunde	Andere Behandlungsaspekte vernachlässigt	Unwillen der Angehörigen und Betreuer
Zeitlicher Ablauf eigenbestimmt	Physiotherapie ungenügend/lax	Ungenügende Schulung!!
Schlafqualität besser	Familie dauernd mit CF konfrontiert = mehr Stress für alle	Heimtherapie qualitativ schlecht (sozial/persönlich/extern)
Weniger Kreuzinfektionen?	Notfallssituationen schlecht kontrollierbar	
Eigene Ernährungsplanung		
Kosten geringer?		
Selbstbestimmung besser		
Frühbehandlung leichter einsichtig		

Validierung der Ergebnisse sind unbedingt zu fordern. Zusätzliche Vorteile liegen in einer nur geringfügigen Störung des Alltagslebens mit Berufsausübung oder Schulbesuch, sowie in der Vermeidung nosokomial erworbener Infektionen.

Die Heim-i.v.-Therapie hat zunehmend Eingang in antibiotische Regimes gefunden, erfordert jedoch initial eine sehr genaue Schulung und Klärung logistischer Probleme. Ohne medizinische Überwachung muss durchaus auch mit einer geringen Effektivität gerechnet werden, sowie mit gesteigerten Kosten aufgrund häufiger erforderlich werdender Therapien [5]. Die Medikamentenanwendung erfolgt meist mit Infusionssystemen aus vorgefüllten sterilen retraktilen Ballons oder Beuteln (z. B. Intermate System, Baxter) oder Heim-Pumpen-Systemen (z. B. Ultraflow System, Fresenius, Maxx 100, Baxter). Die Stabilität der Antibiotika muss garantiert sein.

■ **Antibiotika in Aerosolform.** Endobronchiale Infektionen sind aufgrund der schlechten Penetration der i. v.-Antibiotika in das Sputum nicht gut erreichbar (Ceftazidime bis zu 15%, Aminoglykoside bis zu 50% des Serumspiegels). Zusätzlich werden Antibiotika an die im Sputum in hoher Konzentration vorhandene DNA gebunden und teilweise inaktiviert. Antibiotika in Aerosolform ermöglichen bakterizide Konzentrationen am Infektionsort (z. B. nach 160 mg Gentamycin inhalativ 376 µg/ml Sputum 15 min nach Inhalation) und sind leichter in das Alltagsleben zu integrieren. Die geringe Resorption führt zu nebenwirkungsfreien Tobramycin-Serumspiegeln ≤2 µg/ml. Niere und Innenohr bleiben unbetroffen, wenn auch die Langzeitinhalation von Gentamycin nephrotoxisch sein könnte [2].

In der Regel erreichen nur 2%-10%-15% des Aerosols tatsächlich den tieferen Bronchialbereich [25]. Schädigung und Obstruktion der Atemwege vermindern die periphere Deposition. Der Verwendung eines Mundstückes und dem verwendeten Aerosolgerät ist aufgrund ganz unterschiedlicher Aerosolcharakteristika größte Aufmerksamkeit zu widmen. Diese sind bei unterschiedlichen Medikamenten verschieden. Generell sind zur Medikamenteninhalation Düsenvernebler den Ultraschallverneblern überlegen. Kompressor und Vernebler müssen gut kompatibel sein, da Teilchengröße des Aerosols (optimal <5 µm) und Ausstoßleistung erheblich variieren können. Kleinere Teilchen (MMD 3,6 µ) führen zur besseren peripheren und zur verminderten Deposition im Magen [23, 45]. Mit inspirationsverstärkten („vented") Verneblern wie etwa dem Pari LC plus kann durch Ausnützung eines Venturi-Effektes mehr als eine Verdoppelung der Aerosolproduktion von Tobramycin erzielt werden. Die Füllvolumina der Medikamentenkammer sollten für die optimale Vernebelung mit 4 ml gefüllt sein. Der Vermeidung der Umweltkontamination durch vernebelte Antibiotika muss besondere Aufmerksamkeit gewidmet sein.

Trotz dieser therapeutischen Vorteile ist die Anwendung von Antibiotika in Aerosolform auch heute noch kontrovers, wenn sich auch eine deutlich breitere Akzeptanz abzeichnet [7, 32]. So erhielten 1997 in Deutschland 23,7% der Patienten mit CF eine ganzjährige Antibiotikainhalation, ab dem 18. Jahr waren es bereits 42,2% [27]. Während 1983 weltweit in CF-Zentren nur 17% der Patienten regelmäßig mit Antibiotika inhalierten [17], zeigten 1995 in den USA [20] 34,3% eine Verwendung inhalierter Antibiotika (hingegen verwendeten 82,2% Bronchodilatatoren!).

Kritiker dieser Therapieform weisen auf die Atemwegsobstruktion durch Bronchialsekret und die damit gestörte Penetration, auf die besonders bei Kindern ungleichmäßigen Atemmuster und auf die Gefahr des Auftretens von Resistenzen hin. Im 1. Lebensjahr werden Inhalationen nur ausnahmsweise durchgeführt. Bei Säuglingen etwa wird durch die nasale Inhalation nur 1-3% pulmonal deponiert [8]. Später zeigt das Lebensalter keinen wesentlichen Einfluss auf das Depositionsverhalten.

Hauptindikation für die Aerosoltherapie ist die Pseudomonas-Suppression bei stabilen Patienten [26]. Die Dauer dieser Therapie beträgt zwischen Wochen und Jahren. Zusätzlich zur intravenösen Therapie ergeben sich keine Verbesserungen der Lungenfunktion, wohl aber eine häufigere (transiente) Pseudomonas-Eradikation. Unter Inhalationsbehandlung mit 2-mal 80 mg Tobramycin über durchschnittlich 20 Monate konnten Verminderungen der Spitalsaufenthalte, der Pseudomonas-Antikörper sowie eine signifikante Gewichtszunahme gezeigt werden [28]. Wiesemann et al. [43] konnten zeigen, dass die präventive inhalative Anwendung von 2-mal 80 mg Tobramycin/Tag kurz nach Beginn einer Kolonisierung mit Pseudomonas imstande war, das Angehen von/die Infektion mit Pseudomonas zu verhindern oder zu verzögern. Zur alleinigen Therapie pulmonaler Exazerbationen mit Antibiotika-Aerosolen liegen ungenügende Berichte vor.

Zur Aerosoltherapie werden fast ausschließlich Tobramycin (oder Gentamycin bzw. Netilmycin) und Colistin verwendet, nur ganz vereinzelt auch Amikacin, Ceftazidim oder Oberflächenantibiotika wie Neomycin. Aerosole mit 80-320 mg Aminoglykosid/Tag wurden seit langem, wenn auch wenig kontrolliert, angewendet und zeigten Verminderungen der Hospitalisierung und Verbesserungen der Lungenfunktion. Auch eine deutliche Verringerung der Pseudomonasdichte im Sputum wurde nachgewiesen. Im Gegensatz zu Lungenfunktionsverbesserungen von etwa 20% nach intravenösen Antibiotika betragen die Verbesserungen bei der Aerosoltherapie nur zwischen 6 und 13%. Bei inhalativem Tobramycin wird eine Audiometrie erst nach 180 kumulativen Therapietagen empfohlen.

Neue multizentrische, placebokontrollierte und doppelblinde amerikanische Studien an 520 stabilen Personen mit CF (Durchschnittsalter 21 Jahre) mit 2-mal 300 mg konservierungsmittelfreiem Tobramycin (TOBI)/Tag unter Verwendung eines Pari LC Düsenverneblers zeigen eine Verbesserung des FEV_1 um >10% in der Verumgruppe [29]. Hospitalisierungen und intravenöse Medikation wurden dabei signifikant seltener benötigt. Bei der Placebogruppe kam es zu einem Abfall des FEV_1 um 2%. Bei alternierender 28-tägiger Anwendung durch 24 Wochen traten keine ernsthaften Resistenzprobleme auf. Ob in den alternierenden tobramycinfreien 28-Monate-Perioden kein (sofern man dem US-Protokoll folgt) oder ein anderes Antibiotikum wie Colistin sinnvoll ist, ist offen.

Bis jetzt vorliegende Daten zeigen keine Zunahme der Resistenzen und in der Regel das Verschwinden resistenter Keime nach Therapieende. Angesichts sich stetig verlängernder Therapien kann sich eine Änderung einstellen. Da aber die üblichen Resistenzdaten auf Serum-Inhibitionskonzentrationen beruhen und nicht die vielfach wesentlich höheren Sputumkonzentrationen inkludieren, mag das Problem der Resistenz nur ein relatives sein.

Hypertone Lösungen von Tobramycin oder Colistin können Bronchospasmen auslösen, die durch Prämedikation mit einem β_2-Mimetikum vermeidbar sind. Mit einer 20%igen Tobramycin-Lösung können auch 1000 mg Tobramycin innerhalb von 30 min vernebelt werden [21]. Konservierungsmittelfreie Lösungen dürften generell besser verträglich sein (s. oben). Die Resistenzentwicklung muss kritisch beobachtet werden.

Die Inhalation von Colistin (1–2 megaU alle 12 h) führt auch nach langer Anwendung nur ausnahmsweise zum Entstehen von Resistenzen und stellt somit auch eine bakteriologisch „sichere" Therapie dar. Colistinlösungen schäumen bei Vernebelung häufig, als Lösungsmittel können steriles Wasser oder 0,9%ige Kochsalzlösung verwendet werden. Tween 80 zur Entschäumung hat keine breite Anwendung gefunden.

Zur Verwendung von inhalativem Colistin in Kombination mit oralem Ciprofloxacin bei Erstnachweis von Pseudomonas aeruginosa s. unten.

Bei kombinierten Inhalationsbehandlungen sollten Bronchodilatatoren und DNase (sowie die Physiotherapie) *vor* und inhalative Steroide (oder DNCG/ Nedocromil) *nach* Tobramycin verwendet werden.

Antibiotische Behandlung von Pseudomonas aeruginosa

Pseudomonas aeruginosa wird in Deutschland bei Personen bis zu 18 Jahren in 43,7%, ab 18 Jahren in 76,4% nachgewiesen [27]. Die Pseudomonashäufigkeit nimmt mit zunehmendem Alter zu. Schon bei Kindern bis zu zwei Jahren kann Pseudomonas in 12,7% gefunden werden. Infektionen mit Pseudomonas aeruginosa nehmen generell zu und verschlechtern die Prognose [19, 28].

Der Übergang zur glatten mukoiden Variante dauert in der Regel 1–$1^1/_2$ Jahre und bietet annehmbare Chancen für eine aggressive Antipseudomonastherapie mit dem Ziel der Eradikation oder Verzögerung der chronischen Infektion. Mit dem Übergang in mukoide Varianten kann auch bei intensivierter antibiotischer Therapie eine beschleunigte Verminderung des FEV_1 letztendlich nicht verhindert werden [1].

Die Entwicklung von Pseudomonas-Antikörpern stellt ein relativ verlässliches Maß für den Übergang in die chronische Infektion dar. Antikörper-Titer gegen Pseudomonas-Antigene können als Maß für einen therapeutischen Erfolg verwendet werden.

Sputum kann mehrere Pseudomonas-Stämme unterschiedlicher Sensitivität enthalten; dies muss in einer entsprechend angepassten Therapie berücksichtigt werden.Pseudomonas aeruginosa ist in der Regel gegen Aminoglykoside (Tobramycin, Netilmicin), Azlocillin, Piperacillin, Ceftazidim, Aztreonam, Imipenem, bei Imipenem-Resistenz Meropenem, sowie Ciprofloxacin empfindlich. Piperacillin kann zu anaphylaktoiden Reaktionen führen, die im Extremfall bis zu letalen immunkomplexvermittelten hämolytischen Reaktionen gehen können. Die Substanz sollte deshalb bei CF zurückhaltend verwendet werden.

Üblicherweise ist Tobramycin die aktivste Substanz und zeigt eine MIC50 und MIC90 von 1 bzw. 8 µg/ml [37]. Der lokalen Resistenzsituation des jeweiligen CF-Zentrums muss dabei größte Aufmerksamkeit gewidmet werden. Ausbildung von Pseudomonas-Mikrokolonien und Biofilmen oder vermehrte β-laktamase-Produktion tragen zur Resistenzentwicklung bei. Pseudomonas sollte immer auch gegen Tetrazyklin, Chloramphenikol und Cotrimoxazol ausgetestet werden, da sich damit auch bei Polyresistenz noch eine Therapiechance ergeben kann. Fosfomycin zeigt gelegentlich noch eine Wirkung, ist aber in der Austestung schwierig.

Neue Applikationsformen mit Gentamycin als Trockenpulverinhalat oder mit endotrachealem Trockenpulver von liposomalem Tobramycin sollten zur deutlichen Verbesserung der Therapieadhärenz führen und sind derzeit in Erprobung.

Die Behandlungsansätze bei Polyresistenz sind unten dargestellt. Das therapeutische Vorgehen nach Erstnachweis und bei etablierter Infektion kann unterschiedlich sein. Ein einheitliches Vorgehen vor allem bei erstem Nachweis von Pseudomonas aeruginosa steht noch aus. In Europa hat sich weitgehend ein frühes aggressives Vorgehen gegen Pseudomonas aeruginosa durchgesetzt.

■ Erstnachweis von Pseudomonas aeruginosa

Vorgehen nach „(deutschem) Modell"

- Bei unauffälliger Klinik: nach dem Erstnachweis von Pseudomonas aeruginosa drei weitere Kulturen in insgesamt 4 Wochen und Bestimmung der Pseudomonas-Antikörper.
- Pseudomonas nicht nachweisbar und Pseudomonas-AK negativ: Kontrollen der Bakteriologie durch 3 Monate alle 4 Wochen.
- Bakteriologie negativ, Pseudomonas-Antikörper positiv: Indikation für Frühtherapie.
- Pseudomonas zwei- oder mehrfach nachgewiesen: Frühtherapie beginnen.
- Sonderprobleme: ausgeprägte Klinik, Alter <5 Jahre, mukoide Pseudomonas-Variante bei Erstnachweis, Unfähigkeit der Inhalation mit Mundstück: intravenöse pseudomonaswirksame Antibiotikakombination durch 2–3 Wochen (vorwiegend Tobramycin 12 mg/kg KG/Tag, alternativ Netil- oder Gentamycin) mit einem β-laktam-Antibiotikum [Azlocillin oder Ceftazidim]).
- Frühtherapie: inhalatives Tobramycin (2-mal 80 mg/Tag) oder Colistin (2-mal 1 Mill/Tag) durch 12 Monate. Monitoring von Bakteriologie und Pseudomonas-Antikörpern.
- Bleibt ein mukoider Pseudomonas nach Ersttherapie weiterhin mukoid, so wird eine 3–4-mal/Jahr durchgeführte Antibiotikatherapie verordnet.

Vorgehen nach „Dänischem CF-Zentrumsmodell"

- Pseudomonas-Nachweis erstmals: orale Therapie mit Ciprofloxacin (25–50 mg/kg KG/Tag in zwei Dosen) kombiniert mit der Inhalation von 2-mal 1 Mill Colistin/Tag durch 3 Wochen.
- Pseudomonas mehrfach: Colistininhalation 3-mal 2 Mill/Tag und Ciprofloxacin 25–50 mg/kg oral durch drei Wochen.
- Pseudomonas zum dritten Mal innerhalb von sechs Monaten: Inhalation mit Colistin 3-mal 2 Mill/Tag und Ciproxin oral 25–50 mg/kg KG/Tag durch drei Monate.

■ Individuelle Varianten oder Spielarten des jeweiligen CF-Zentrums, z. B. Kombinationen obiger Vorgehen oder andere Strategien.

Der Druck, mit dem Pseudomonas beim ersten Nachweis behandelt wird, ist ganz unterschiedlich ausgeprägt. Die Entscheidung, welcher der beiden ersten Strategien gefolgt wird, ist schwierig, versuchen doch beide, eine möglich lange anhaltende Eradikation (oder Suppression) von Pseudomonas zu erzielen. Direkte Vergleichszahlen fehlen. In den USA orientieren sich viele CF-Zentren unverändert am klinischen Zustand und betreiben weder aggressive Initialtherapien noch chronisch suppressive Therapien (Inhalations- oder regelmäßige i.v.-Therapien). Diese Haltung scheint angesichts der pseudomonasinduzierten Langzeitfolgen weniger empfehlenswert. Allerdings zeigen chronische Infektionen bei Non-ΔF508-Konstellationen häufiger günstigere Verlaufsformen.

Die Kombination von oralem Ciprofloxacin mit inhaliertem Colistin durch drei Wochen zeigte bereits 1991 [40] statistisch geringere chronische Infektionen mit Pseudomonas als bei Kontrollprobanden (14% vs. 58%). Auch spätere Untersuchungen der Kopenhagener Gruppe bestätigen (und verbessern) diese Ergebnisse. Generell scheint gesichert, dass die frühe aggressive Pseudomonastherapie zur länger dauernden erfolgreichen Eradikation führen kann. Selbst Patienten mit später erfolgender Infektion zeigten eine bessere Lungenfunktion.

Seit Einführung der 3 Monate dauernden Colistininhalation konnte in einer prospektiven Studie gezeigt werden, dass die jährliche Neuinfektion mit Pseudomonas auf unter 2% verringert werden konnte und dass die Zeit bis zum Eintreten einer chronischen Infektion auf 7 Jahre verlängert wurde [16]. Diese lange Ersttherapie stellt nun in Dänemark die Standardtherapie nach erstmaligem Pseudomonasnachweis dar. Bis jetzt haben sich aber nur relativ wenige Zentren diesem bereits initial aggressiven Vorgehen angeschlossen. Erstaunlicherweise fehlen internationale Übersichten, wie die meisten Zentren mit dem Problem des ersten Nachweises mit Pseudomonas umgehen. Die sich aus den Kopenhagener Daten ergebenden optimistischen Verlängerungen der Lebenserwartung sind nicht unwidersprochen geblieben und dem Studiendesign und der Dateninterpretation angelastet worden.

! ■ Chronische Pseudomonasinfektion

Bei Verschlechterung von Klinik und Lungenfunktion besteht bei etabliertem Pseudomonas die Indikation für eine intravenöse Therapie mit einer entsprechenden Antibiotikakombination oder zumindest für eine lange Inhalation mit Pseudomonas-wirksamen Antibiotika. Werden intravenöse Therapien häufiger erforderlich, ist als Intervalltherapie ebenfalls eine Inhalationsbehandlung mit Aminoglykosiden oder Colistin üblich geworden.

Das vieldiskutierte Vorgehen des Dänischen CF-Zentrums zeigt, dass Patienten mit etabliertem Pseudomonas aeruginosa (kontinuierliche Kolonisierung durch >6 Monate) und regelmäßiger dreimonatlicher intravenöser Antibiotikatherapie für 14 Tage im Spital im Vergleich zu anderen Strategien eine bessere Lungenfunktion und bessere bakteriologische Daten aufweisen [15]. Da jedoch die Lebenserwartung aller CF-Patienten unabhängig von der antibiotischen Strategie generell zunimmt, sind kausale Zuordnungen für den Erfolg dieser Therapie nicht allgemein akzeptiert. Der dänische Therapieansatz als chronisch suppressive Chemotherapie hat sich noch nicht weltweit eingeführt, kann aber für Einzelpatienten sinnvoll sein. Ob Lebenserwartung und -qualität derart behandelter Personen tatsächlich signifikant besser als bei anderen Therapiestrategien sind, bedarf der Überprüfung, zumal die Behandlungskosten sehr hoch sind und Lebensabläufe beeinträchtigt werden. Immerhin liegt die errechnete wahrscheinliche 80%-Überlebensrate nach der Life-table-Methode im dänischen Zentrum jetzt bei mehr als 40 Jahren [15]. Unpublizierte Daten erlauben offenbar bereits eine Extrapolation der Lebenserwartung in Richtung von 50 Jahren.

Behandlung von Burkholderia cepacia

Burkholderia cepacia kommt in Europa mit einer Prävalenz von 1–3% vor, in den USA mit 3,5% [11]. Die Daten der deutschen Qualitätssicherung Mukoviszidose 1997 [27] zeigen Burkholderia cepacia in 1,6% bis zum Alter von 18 Jahren, in 3,1% ab 18 Jahren (1996 4%).

Bei einer Subgruppe derartig infizierter Patienten kommt es zur unaufhaltsamen klinischen Verschlechterung mit Todesfolge durch eine nekrotisierende Pneumonie innerhalb von Wochen („Burkholderia-cepacia-Syndrom"), bei anderen kommt es zu wenig Veränderungen von Klinik und Lungenfunktion. Der Nachweis von Burkholderia cepacia ist schwierig und bedarf selektiver Nährböden wie PC-Agar oder OFPBL. Nationale Referenzlaboratorien sind wünschenswert. Heute werden 5 verschiedene Subspezies (Genomovare) unterschieden, zusätzliche neue Spezies aus den Genera Burkholderia, Ralstonia etc wurden bei Personen mit CF ebenfalls nachgewiesen. Die Träger von Genomovar III sind in Europa offenbar mit dem höchsten Risiko eines gravierenden Verlaufes ausgestattet (s. Abschn. 3.4). Da eine Übertragung von Patienten auf Patienten gesichert ist, sind strikte Infektionskontrollen erforderlich.

Burkholderia cepacia ist gegenüber den meisten Desinfizienzien und Antibiotika resistent. Gegenüber Aminoglykosiden besteht eine intrinsische Resistenz. Sensitivitäten von Burkholderia cepacia bestehen, wenn überhaupt, gegen Chloramphenicol, Trimethoprim, Piperacillin sowie Meropenem, vereinzelt auch gegen Ceftazidime und Ciprofloxacin. Ohne Vorliegen von Empfindlichkeitstestungen sollte eine Therapie gegen Burkholderia cepacia nicht begonnen werden, in jedem Fall sind Antibiotikakombinationen erforderlich. Auch bei Nachweis der In-vitro-Empfindlichkeit (z. B. gegenüber Ceftazidime 91,8%) ist der klinische Erfolg oft enttäuschend. Aggressive Therapieversuche sollten nur bei deutlicher klinischer Verschlechterung durchgeführt werden. Dazu zählt z. B. der transtracheale Katheter zur Instillation von Antibiotika über mehrere Wochen.

In amerikanischen Speziallabors konnte bei Testungen an 652 Stämmen von 330 Patienten mit CF Minocyclin und Meropenem als aktivste Kombination (Hemmung von 33% und 28% der Isolate) nachgewiesen werden. Diese Gruppe zeigte für Cotrimoxazol und Chloramphenikol nur eine Wirkung von 4% und 12% der Stämme. Bei Synergietestungen [6] wiesen Chloramphenikol/Minocyclin und Chloramphenikol/Ceftazidime die besten Ergebnisse auf (Hemmung von 49% bzw 26% der untersuchten Stämme). Parenterales Tobramycin unterstützt die Wirksamkeit selbst bei intrinsischer Resistenz. Optimierung der Ernährung und Physiotherapie stellen weitere wichtige Therapieansätze gegen Burkholderia cepacia dar.

Behandlung von methicillinresistentem Staphylococcus aureus (MRSA)

MRSA wird neuerdings etwas vermehrt nachgewiesen (USA 1997 2,6%), wenn auch der genaue Stellenwert und die Bedeutung noch unklar sind. Die Behandlung erfolgt, in Abhängigkeit von der klinischen Situation, intravenös mit Vancomycin oder Teicoplanin. Auch in Aerosolform scheint Vancomycin für die Langzeitbehandlung geeignet zu sein. Rifampicin kombiniert mit Fusidinsäure stellt eine Alternative dar.

Die klinische Verlaufsbeobachtung ist in der Regel gerechtfertigt, nicht überall wird MRSA sofort behandelt und nur intermittierende Kolonisierungen sind häufig. Die Identifizierung von MRSA dürfte, soweit bis jetzt absehbar, ohne wesentliche klinische Bedeutung sein und den Verlauf nicht beeinflussen [39]. Eine Trennung von anderen Personen mit CF ist auf jeden Fall gerechtfertigt, da Kontaktinfektionen nicht auszuschließen sind. Im übrigen gelten die gleichen Vorsichtsmaßnahmen wie bei Non-CF-Populationen. Da eine Tröpfcheninfektion vorliegt, ist ein Abstand von einem Meter zwischen Patienten sinnvoll.

Behandlung von multiresistenten Keimen

Multiresistente Keime sind gegenüber *allen* Antibiotika innerhalb von zwei der drei folgenden Gruppen resistent: β-laktam-Antibiotika (inkl. Aztreonam und Imipenem), Aminoglykoside und Chinolone. Zur Sicherung der Multiresistenz müssen zwei entsprechende Kulturen vorliegen. Resistenzentwicklungen beruhen auf chromosomalen Mechanismen (β-laktamasen) oder auf Mutationen gegenüber verschiedenen Substanzklassen. Für Chinolone beruht die Resistenzentwicklung auf einer porinvermittelten Impermeabilität der Keime. Diese Form ist häufig reversibel.

Zur Therapieführung eignen sich am besten Synergietestungen mit zwei Antibiotika. Insgesamt können damit bis zu 75% multipel resistente Keime therapiert werden [31]. Darüber hinaus sollten auch hier primär nicht pseudomonaswirksame Antibiotika untersucht werden (Cotrimoxazol, Chloramphenicol u.a.). Meropenem hat sowohl bei resistentem Pseudomonas aeruginosa als auch bei Burkholderia cepacia einen guten Stellenwert [10].

Colistin intravenös (Dosierung für Erwachsene 2 ml dreimal täglich i.v.; Kinder 75000 E/kg KG/Tag in zwei Einzelgaben), am besten kombiniert mit Aminoglykosiden, stellt eine noch selten verwendete Therapiealternative dar [22]. Bei Erwachsenen konnte damit eine signifikante Besserung der Lungenfunktion erzielt werden. Trotz guter Verträglichkeit ist ein sorgfältiges Monitoring auf Nephro- und Neurotoxizität erforderlich.

Behandlung „neuer" Keime

Mit zunehmender Lebenserwartung und verbesserter mikrobiologischer Techniken werden vermehrt Keime nachgewiesen, deren Pathogenität unsicher ist und die sich durch eine weitgehende Antibiotika-Resistenz (Breitspektrum-β-laktamase; intrinsische Resistenz gegenüber Aminoglykosiden) auszeichnen. Auch hier sollten zur Therapie immer zwei synergistische Substanzen verwendet werden.

■ **Stenotrophomonas (Xanthomonas) maltophilia.** Stenotrophomonas maltophilia nimmt zu und wurde 1997 bei 5,1% der Patienten des US-amerikanischen CF-Registers nachgewiesen [11]. Daten deutschsprachiger Länder fehlen. Es besteht weitgehende Resistenz gegenüber Imipenem und Aminoglykosiden. Versuche mit Chloramphenikol, Makroliden, Ciprofloxacin, Cotrimoxazol, Doxycyclin (beste Wirksamkeit!) und einzelnen β-laktam-Antibiotika wie Piperacillin (oder Piperacillin/Tazobaktam) oder Ceftazidime sind möglich. Auch inhalatives Colistin und Tobramycin konnte bis zu 61% der in einem Speziallabor getesteten Substanzen hemmen. Die Kombination Cotrimoxazol/Ticarcillin/Clavulansäure, Ticarcillin/Clavulansäure/Doxycyclin und Cotrimoxazol/Doxycyclin erwies sich mit >50% Hemmung der Isolate am erfolgreichsten. Neuere Chinolone mit Maltophilia Wirkung sind in Vorbereitung. Wenn eine Behandlung klinisch überhaupt angezeigt ist, kommt es durch Mutation oder Selektion rasch zur Resistenzbildung. Stenotrophomonas kann Indikator für einen gastroösophagealen Reflux sein und spricht auf eine entsprechende Refluxtherapie an.

■ **Burkholderia gladioli.** Dieser Keim wird sporadisch gesehen und kommt in einzelnen Zentren in etwa 2% der Patienten vor. Eine fälschliche Identifizierung als Burkholderia cepacia ist nicht selten. Die Pathogenität ist offen, einzelne Verläufe sind deletär. B. gladioli ist im Gegensatz zu Burkholderia cepacia empfindlich auf Aminoglykoside.

■ **Alcaligenes xylosoxidans.** Die pathogene Rolle von Alcaligenes ist derzeit gänzlich unklar. Immerhin zeigen die Daten des nordamerikanischen Registers 1997 2,7% der Kulturergebnisse positiv für diesen Keim [11]. Angaben zur antibiotischen Empfindlichkeit fehlen weitgehend, Imipenem, Piperacillin, Ticarcillin/Clavulansäure, und Ceftazidim waren nach einzelnen Untersuchungen die aktivsten Substanzen.

■ **Ralstonia (Burkholderia) pickettii.** Ist ein weiterer seltener Keim (bei rund 1,4%). Pathogenität und Resistenzverhalten sind unklar.

Unter dem Selektionsdruck multipler Antibiotikabehandlungen ist die fortschreitende Entwicklung zu multiplen Resistenzen generell unaufhaltsam. Umso wichtiger wird es sein, zu klären, ob die zuletzt genannten Keime tatsächlich echte Pathogene sind oder keiner Behandlung bedürfen.

Zusammenfassung

Antibiotika stellen heute zweifelsfrei die wichtigsten antibakteriellen Strategien in der Behandlung der Lungenerkrankung bei CF dar. Entsprechend dem Keimspektrum kommen vor allem Substanzen gegen Staphylokokken und Pseudomonas in Frage, wobei dem Antibiogramm und der bisherigen bakteriologischen Entwicklung sowie dem klinischen Verlauf besondere Aufmerksamkeit zu widmen sind. Die Therapie erfolgt neben der konventionellen oralen und/oder intravenösen Weise zunehmend auch inhalativ und als i.v.-Heim-(Selbst-) Therapie. Besonders bedeutsam ist die frühe aggressive Behandlung von Pseudomonas aeruginosa, dessen erfolgreiche Eradikation oder Suppression die Prognose insgesamt deutlich verbessert. Es herrscht keine Einigkeit über das Vorgehen bei Erstnachweis von Pseudomonas aeruginosa noch über die chronisch suppressive Therapie mit inhalativen Antibiotika oder einer regelmäßigen i.v.-Therapie. Keime wie Burkholderia cepacia stellen fast unüberwindliche Therapieanforderungen, die zu den Grenzen des Erreichbaren führen. In jüngster Zeit werden zunehmend Keime nachgewiesen, deren Pathogenität offen ist und für die gesicherte Therapien fehlen oder für die eine Behandlung (noch) nicht notwendig ist.

7.3.2 Antiinflammatorische Therapie

F. Ratjen, A. Schuster

Wie in Kap. 3 beschrieben, ist die Lungenerkrankung der CF durch eine chronische Entzündung der Atemwege gekennzeichnet. Charakterisiert ist dieser Entzündungsprozess durch hohe Konzentrationen von Arachidonsäuremetaboliten und proinflammatorischen Zytokine wie TNFα, IL1, IL8, die wiederum ein Einwandern neutrophiler Granulozyten sowie durch eine Imbalance des Proteasen-Antiproteasen-Verhältnisses hohe lokale Spiegel an freier Elastase zur Folge haben. Wie Untersuchungen mittels BAL an Säuglingen gezeigt haben, bei denen die Erkrankung durch Neugeborenenscreening diagnostiziert wurde, ist diese neutrophile endobronchiale Entzündung bereits frühzeitig nachweisbar, auch wenn klinisch und funktionell noch keine Auffälligkeiten zu finden sind. Ob dieser Entzündungsprozess primär durch den Defekt im CFTR-Protein oder immer sekundär durch bakterielle Infektionen verursacht wird, ist bisher noch unklar.

Die Standardtherapie der neutrophilen Entzündung ist die Bekämpfung der bakteriellen Erreger mit Antibiotika. Diese Therapie hat wesentlich zur Besserung der Prognose über die letzten Jahrzehnte beigetragen. Aufgrund der Persistenz der bakteriellen Erreger gelingt die Clearance des initiierten Entzündungsprozesses nicht und viele Hinweise sprechen dafür, dass die pulmonale Immunantwort selbst einen negativen Einfluss auf den Verlauf der Erkrankung hat. So zeigten Untersuchungen aus der Arbeitsgruppe von H. Colten in Boston, dass CF-Patienten mit Hypogammaglobulinämie einen weniger aggressiven Verlauf ihrer Erkrankung aufwiesen als Patienten mit normalen oder erhöhten Immunglobulinspiegeln [13, 20]. Darüber hinaus konnte gezeigt werden, dass die aus Neutrophilen stammende Elastase Komplementrezeptoren von Phagozyten sowie Fc-Fragmente von Immunglobulinen spaltet und damit die Persistenz der bakteriellen Entzündung begünstigt [4]. Dies legte den Verdacht nahe, dass die körpereigenen Abwehrmechanismen sich eher negativ auf den Verlauf der Erkrankung auswirken und dass eine Hemmung der Entzündungsreaktion durch antiinflammatorisch wirksame Substanzen die Lungenerkrankung positiv beeinflussen könnte. Im Folgenden werden die wichtigsten medikamentösen Ansätze der antiinflammatorischen Therapie bei CF dargestellt.

Systemische Kortikosteroide

Aufgrund ihrer vielfältigen entzündungshemmenden Potenz sind primär auch bei der CF Glukokortikoide eingesetzt worden. Glukokortikoide besitzen mehrere antiinflammatorische Effekte, die sich potentiell positiv auf den pulmonalen Entzündungsprozess auswirken könnten. So hemmen sie die Chemotaxis von neutrophilen Granulozyten, deren Adhäsion und Gewebsmigration, ein Effekt, der über eine Suppression der pro-inflammatorischen Zytokine und eine verminderte Expression von deren zellulären Rezeptoren vermittelt zu sein scheint. Darüber hinaus antagonisieren sie über die Induktion von Lipocortin die Aktivität der Phospholipase A_2 und vermindern so die Produktion von Arachidonsäure und deren Metaboliten.

In einer von der Arbeitsgruppe in Boston organisierten Studie (Abb. 7.10), die an 45 Patienten im Alter zwischen 1 und 12 Jahren randomisiert über einen Zeitraum von 4 Jahren durchgeführt wurde, wurde Prednison oral in einer Dosis von 2 mg/kg KG alternierend (d.h. jeden 2. Tag) gegen Placebo getestet. Die behandelten Patienten wiesen im Beobachtungszeitraum sowohl weniger pulmonale Exazerbationen als auch weniger Krankenhausaufenthalte auf. Zudem waren die Lungenfunktion wie – bemerkenswerterweise – auch das Körperwachstum der behandelten Patienten signifikant besser als in der Placebo-

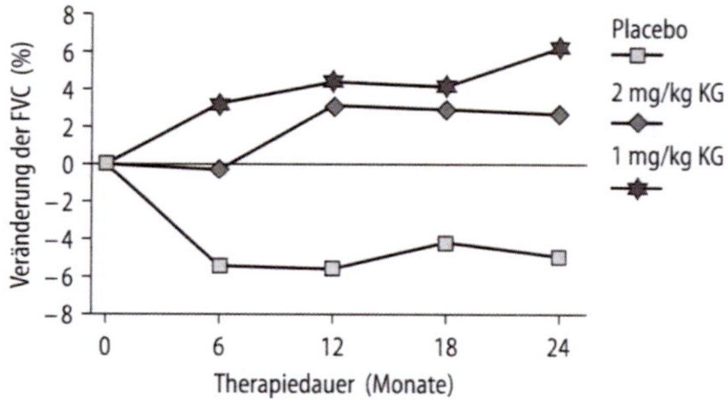

Abb. 7.10. Veränderung der forcierten Vitalkapazität (FVC) in Prozent vom Ausgangswert in den ersten 24 Monaten der multizentrischen Prednisonstudie. Dargestellt sind die drei Behandlungszweige (Placebo, 1 mg/kg KG Prednison alternierend und 2 mg/kg KG alternierend) in der Untergruppe der Pseudomonas-aeruginosa-positiven Patienten, bei denen die Unterschiede am deutlichsten waren

gruppe [4]. Während die Immunglobulin-G-Spiegel in der behandelten Gruppe gleich blieben, stiegen sie in der Placebogruppe kontinuierlich an. Nebenwirkungen der Steroidtherapie wurden im Beobachtungszeitraum nicht beobachtet.

Aufgrund dieser Untersuchungsergebnisse wurde in den USA eine multizentrische randomisierte kontrollierte Doppelblindstudie initiiert, in der Placebo gegen Prednison in einer Dosis von 1 mg/kg KG und 2 mg/kg KG jeweils alternierend in parallelen Gruppen an 283 pädiatrischen Patienten über einen Zeitraum von 4 Jahren getestet wurde. Nach 3 Jahren Studiendauer musste der Hochdosiszweig der Studie wegen erhöhter Inzidenz von Glukoseintoleranz, Katarakten und Wachstumsretardierung (dies betraf 29,5% der Patienten gegenüber 11% in der 1-mg- und 3,2% in der Placebogruppe) abgebrochen werden [15]. Die Analyse der Studiendaten nach 4 Jahren Therapie zeigte, dass Patienten in der Hochdosisgruppe eine gegenüber der Placebogruppe bessere Lungenfunktion aufwiesen. In der Gruppe, die 1 mg/kg KG alternierend erhielt, war dieser Effekt nur für Patienten nachweisbar, die bei Studienbeginn mit Pseudomonas besiedelt waren [6]. Insgesamt waren die Auswirkungen auf die Lungenfunktion in beiden Gruppen gering und betrugen im Mittel 6% für die FVC. Diese Unterschiede waren nach einer Therapiedauer von 6 Monaten nachzuweisen. Auch in dieser Gruppe (mit 1 mg/kg KG Prednison alternierend) war die Körperlängenentwicklung nach vier Jahren signifikant schlechter als in der Placebogruppe und es fanden sich häufiger erhöhte Blutzuckerwerte, während IgG in beiden Therapiegruppen signifikant niedriger lag. Somit ist in diesen Studien zwar prinzipiell die Wirksamkeit einer antiinflammatorischen Therapie bei CF belegt worden; das Ausmaß der Nebenwirkungen der systemischen Steroidtherapie lässt deren generellen Einsatz jedoch als nicht sinnvoll erscheinen. Eine Risiko-Nutzen-Analyse der oben genannten Studie ergab eine positive Beurteilung der Therapie nur für die ersten 24 Monate der Behandlung, und zwar nur bei Pseudomonas-besiedelten Patienten [6].

Inhalative Glukokortikoide

Ein weiterer Ansatz der antiinflammatorischen Therapie ist die inhalative Applikation von primär topisch wirksamen Glukokortikoiden. Hierzu liegen bisher Kurzzeitstudien an kleineren Patientenkollektiven vor. In einer Placebo-kontrollierten Studie, die mit 400 µg Beclomethason an 26 chronisch Pseudomonas-besiedelten CF-Patienten über den Zeitraum vom 16 Wochen durchgeführt wurde, konnte kein positiver Effekt auf die Lungenfunktion gefunden werden [16]. Ebenso war in einer weiteren Untersuchung an erwachsenen CF-Patienten, in der die vierfache Dosis, 1600 µg Budesonid, über einen Zeitraum von 6 Wochen appliziert wurde, kein positiver Effekt auf die Lungenfunktion nachweisbar [19]. Unterschiede fanden sich allein in der bronchialen Hyperreagibilität, die in der behandelten Gruppe unter Therapie abnahm [19]. Daten einer weiteren Pilotstudie zeigten unter Beclomethason in einer Dosis von 1500 µg appliziert über einen Zeitraum von 30 Tagen stationärer Therapie einen positiven Effekt auf die FVC und FEV_1 sowie das thorakale Gasvolumen [14]. Diese in einer Kurklinik durchgeführte Untersuchung ist jedoch dadurch gekennzeichnet, dass auch die Patienten in der Placebogruppe eine signifikante Verbesserung aufwiesen. Neuere Untersuchungen mit Fluticason bei Kindern und Erwachsenen konnten keinen Effekt auf die Lungenfunktion nachweisen [3, 5].

Alle bisher untersuchten Patientenpopulationen wiesen mittelschwere bis schwere pulmonale Veränderungen auf. Aufgrund der erheblichen intrapulmonalen Sekretretention bei Patienten mit fortgeschritteneren Lungenveränderungen ist zu erwarten, dass die Deposition der inhalierten Substanz unbefriedigend ist und zwar besonders in den Arealen mit Schleimretention, in denen die Entzündung am deutlichsten ausgeprägt ist. Daher ist anzunehmen, dass ein therapeutischer Erfolg vor allem dann zu erreichen ist, wenn noch wenige Lungenveränderungen eingetreten sind und die Lungenfunktion normal ist. Da, wie zuvor erwähnt, die Mehrzahl der CF-Patienten bereits im Säuglingsalter entzündliche Veränderungen in den Atemwegen aufweist, müsste diese Therapie sehr früh erfolgen. Eine kleinere placebokontrollierte Studie in dieser Altersgruppe ist jedoch wegen erhöhter Inzidenz einer Pseudomonas-Neubesiedelung abgebrochen worden, sodass auch dieser Aspekt bei weiteren Studien berücksichtigt werden muss [17]. Zudem sind die in den Untersuchungen applizierten Dosen der inhalativen Steroide relativ hoch, so dass systemische Effekte denkbar wären, wenn die Substanz über einen längeren Zeitraum verabreicht wird.

Ibuprofen

In Anbetracht des Risikos unerwünschter Nebenwirkungen systemischer Steroide einerseits und der unzureichenden Wirksamkeit inhalativer Steroide andererseits liegt es nahe, alternativ den Einsatz nichtsteroidaler entzündungshemmender Medikamente zur Therapie der chronischen Entzündung in den Atemwegen bei CF in Erwägung zu ziehen. Schon von ihrem pharmakologischen Wirkprofil her erscheint die Substanz Ibuprofen geeignet, denn Ibuprofen hemmt Neutrophilen-Migration, -Adhärenz und -Aggregation sowie darüber hinaus die Freisetzung lysosomaler Enzyme. Die klinischen Erfahrungen mit Ibuprofen bei anderen Indikationen sind umfangreich, die Substanz wird als sehr sicher angesehen. Im Tiermodell, bei Ratten mit einer den CF-Atemwegen sehr ähnlichen Infektions-/Entzündungssituation, führte hochdosiertes Ibuprofen zu einer deutlichen Reduktion der lokalen Entzündung, ohne dass es zu einer quantitativen Zunahme von Pseudomonaskeimen gekommen wäre [10]. Vor diesem Hintergrund führte die Gruppe von Pamela Davis in den USA eine randomisierte, doppelblinde, placebokontrollierte klinische Studie mit 85 CF-Patienten zur regelmäßigen Anwendung *hochdosierten Ibuprofens über 4 Jahre durch* (Tabelle 7.4). Die Patienten hatten initial eine als gering ausgeprägt eingestufte Lungenerkrankung (*$FEV_1 \geq 60\%$*), und waren zwischen 5 und 39 Jahre alt. Ibuprofen wurde zweimal täglich verabreicht, die Dosen wurden individuell so angeglichen, dass Plasma-Peak-Konzentrationen von 50–100 µg/ml erreicht wurden. Die Ergebnisse zeigten, dass die Gesamtheit der Patienten, die auf Ibuprofen eingestellt worden waren, einen signifikant geringeren jährlichen Abfall der Einsekundenkapazität (FEV_1) aufwies als die Placebopatienten, und dass ihr Körpergewicht am Ende der Studie signifikant besser war. Wenn man nur die Patienten mit guter Compliance in die Analyse einbezog (n = 27 mit Ibuprofen, n = 30 mit Placebo), waren die Effekte noch ausgeprägter; auch der zeitliche Verlauf der forcierten Vitalkapazität und der Röntgen-Brasfield-Score waren bei dieser Analyse in der Verum-Gruppe signifikant besser. Die Anzahl der Tage, die Patienten im Krankenhaus verbringen mußten, waren statistisch zwischen den beiden Gruppen nicht signifikant unterschiedlich. Am deutlichsten war der positive Effekt von Ibuprofen bei Patienten unter 13 Jahren (n = 17 mit Ibuprofen, n = 19 mit Placebo): *Hier wurde die Progression des FEV_1-Abfalls um 65 bzw. 88% (je nach Compliance) verlangsamt* [8]. Ernste unerwünschte Nebenwirkungen waren in der Studie nicht zu verzeichnen gewesen; bei zwei Verum-Patienten führten Epistaxis bzw. Konjunktivitis zum Studienabbruch. Trotz dieser positiven Ergebnisse hat sich Ibuprofen derzeit noch nicht als Standardtherapie durchgesetzt. Ein praktisches Problem liegt sicherlich darin, dass die individuell adäquate Dosis nur durch pharmakokinetische Analyse, sprich Serumspiegelbestimmung, möglich ist [9]. Dennoch erscheint es bei jungen Patienten unter 13 Jahren mit einer FEV_1 von > 60% durchaus gerechtfertigt, eine Ibuprofen-Langzeittherapie unter sorgfältiger Nebenwirkungskontrolle in Erwägung zu ziehen. Vorerst wären jedoch weitere klinische Daten aus größeren multizentrischen Studien wünschenswert.

Fischöl

Wie in Kap. 3 beschrieben, ist die chronische Entzündung in CF-Atemwegen von neutrophilen Granulozyten dominiert. Ein Mediator, der eine ausgeprägte chemotaktische Wirkung auf Neutrophile ausübt und die Neutrophilen darüber hinaus zu aktivieren vermag, ist das Leukotrien B4 (LTB4), welches in stark erhöhten Konzentrationen in der Bronchiallavageflüssigkeit von CF-Patienten nachgewiesen werden kann [11]. LTB4 entsteht über den Lipoxygenase-Stoffwechselweg aus der Arachidonsäure. Es ist bekannt, dass die *Eicosapentaensäure (EPA)* ein potenter metabolischer Konkurrent für die Arachidonsäure ist und dass die LTB4-Synthese durch diätetisch verabreichtes EPA moduliert, sprich vermindert werden kann. EPA, eine Omega-3-Fettsäure, ist zusammen mit Docosahexaensäure in Fischöl enthalten, und eine adjuvante diätetische Behandlung mit Fischöl hat sich bei verschiedenen inflammatorischen Erkrankungen als wirksam erwiesen. In vitro konnte gezeigt werden, dass der Zusatz von EPA die durch Calcium-Ionophor A23 stimulierte Freisetzung von LTB4 aus neutrophilen Granulozyten von CF-Patienten signifikant verminderte [7]. Im Jahr 1993 erschien im Lancet eine Arbeit über eine kleine klinische Studie, in der 9 CF-Patienten eine diätetische Behandlung mit Fischölkapseln (2,7 g EPA täglich) über einen Zeitraum von 6 Wochen erhielten [12]. Am Ende des Beobachtungszeitraums ergaben sich im Vergleich zur Placebogruppe (n = 7) eine signifikante Reduktion des Sputumvolumens, eine signifikante Verbesserung des Shwachman-Scores und

Tabelle 7.4. Ergebnisse der „Ibuprofen-Studie" für die Patienten < 13 Jahre mit guter Compliance. (Nach [8])

Veränderung pro Jahr	Ibuprofen (n = 17)	Placebo (n = 19)	p
FEV_1 [% des Soll]	−0,44 ± 0,86	−3,82 ± 0,82	0,005
FVC [% des Soll]	−0,53 ± 0,68	−3,68 ± 0,64	0,001
$FEF_{25/75}$ [% des Soll]	0,07 ± 1,24	−2,97 ± 1,17	0,08
Gewicht [% Idealgewicht]	0,23 ± 0,46	−1,42 ± 0,43	0,01
Brasfield-Score (Thoraxröntgen)	−0,35 ± 0,23	−1,00 ± 0,29	0,09
Stationäre Behandlung [Tg.]	5,12 ± 2,16	22,16 ± 10,39	

eine signifikante Lungenfunktionsverbesserung (FEV_1 und FVC) [12]. Die LTB4-Konzentrationen im Sputum wurden durch die EPA-Einnahme allerdings nicht signifikant vermindert. Die Autoren beschrieben, dass EPA gut vertragen wurde und die Patienten sich unter EPA subjektiv besser fühlten. Trotzdem muss der erfahrungsgemäß für viele Probanden ausgesprochen unangenehme Nachgeschmack hier erwähnt werden. Nach der Veröffentlichung der Lancet-Studie wurde in Deutschland eine randomisierte, multizentrische Doppelblindstudie mit Fischöl (vs. Placebo Keimöl) initiiert, an der 69 CF-Patienten teilnahmen. Die Verum-Gruppe erhielt über 12 Monate täglich 35 mg/kg KG EPA, und der Beobachtungszeitraum umfasste 15 Monate. Die Ergebnisse liegen derzeit als Abstract vor: Hiernach kam es unter Fischöl zu einem Anstieg der Forcierten Vitalkapazität (FVC) von $78{,}9 \pm 2{,}9\%$ des Soll auf $84{,}7 \pm 2{,}8\%$ ($p = 0{,}04$), während die FVC der Kontrollgruppe tendenziell abfiel [18]. Somit sprechen auch diese Ergebnisse für einen gewissen Benefit einer regelmäßigen hochdosierten Fischöl-Einnahme. Während sich die theoretischen Überlegungen dabei bisher auf EPA konzentrierten, gibt es inzwischen auch Daten aus Tierversuchen, die für einen positiven Effekt von *Docosahexaensäure* auf den Entzündungsprozess sprechen.

Zusammenfassung

Die bisherigen Studien belegen, dass prinzipiell eine antiinflammatorische Therapie bei CF als sinnvoller Therapieansatz anzusehen ist. Bisher fehlt jedoch noch eine Substanz, die sowohl über eine gute Wirksamkeit verfügt als auch ohne bedeutsame Nebenwirkungen in der Dauertherapie der CF eingesetzt werden kann. Orale Steroide scheinen zwar effektiv zu sein, sind jedoch wegen der Gefahr von Katarakt, persistierender Wachstumsretardierung sowie Hyperglykämien nicht für die Langzeitanwendung geeignet. Inhalative Steroide stellen eine vielversprechende Alternative dar. Ihre Wirksamkeit ist jedoch noch nicht hinreichend belegt. Eine positive Wirkung von hoch dosiertem Ibuprofen wurde bisher in einer Studie gefunden; dies muss zunächst noch durch weitere Studien belegt werden. Ähnliches gilt auch für die Eicosapentaensäure, für die nur begrenzte Daten vorliegen. Da für die Mehrzahl dieser Substanzen weniger eine direkte Verbesserung als vielmehr eine geringe Verschlechterung der Lungenfunktion zu erwarten ist, werden Langzeituntersuchungen erforderlich sein, um deren Effekt auf die Progredienz der Erkrankung abschätzen zu können.

Pentoxyfillin

Neben ihren bekannten Effekten auf den Blutfluss hat die Substanz Pentoxifyllin Wirkungen, die sie als potentielles Therapeutikum zur CF-Behandlung interessant machen: Pentoxifyllin vermindert nämlich die Transkriptionsrate für TNFα, und es hemmt die Wirkungen von TNFα und IL1-β, beides proinflammatorische Zytokine, die in CF-Atemwegen in hohen Konzentrationen vorliegen und die Neutrophilen-Chemotaxis und -Aktivierung vermitteln können. Im Tierversuch führte Pentoxifyllin zur Verminderung von Adhäsion und Degranulation der Neutrophilen. In einer kleinen klinischen Doppelblindstudie erhielten 16 CF-Patienten >11 Jahren täglich für 6 Monate oral Placebo oder 1600 mg Pentoxifyllin. Die Sputum-Elastase-Aktivität (als Ausdruck der durch Neutrophile vermittelten Entzündung) in der Placebo-Gruppe nahm im Laufe der Studie signifikant zu, in der Verum-Gruppe veränderte sie sich nicht signifikant. Allerdings gab es zwischen beiden Gruppen keinen Unterschied bei den Lungenfunktionsuntersuchungen [1]. Der mangelnde Effekt auf die Lungenfunktion ist als Grund dafür anzusehen, dass die Anwendung von Pentoxifyllin bislang nicht weiter evaluiert worden ist.

7.3.3 Bronchodilatatoren

D. Reinhardt, J. Bargon

Bronchodilatatoren waren über 50 Jahre nahezu das einzige Therapieprinzip, das in der Therapie des Asthma bronchiale Anwendung fand. Ihr Einsatz bei der cystischen Fibrose ist, obwohl in klinischen Studien wenig untersucht, erst seit einigen Jahren unter bestimmten Bedingungen Standard. Im Wesentlichen lassen sich drei bronchodilatatorisch wirksame Substanzgruppen unterscheiden:

1. **β_2-Sympathomimetika,**
2. **Atropinabkömmlinge,**
3. **Theophyllinpräparate.**

Für die heutige Therapie des Asthma bronchiale, aber auch der CF, spielen in erster Linie β-Sympathomimetika eine Rolle.

Kurzzeit-β_2-Sympathomimetika

Die ersten β-Sympathomimetika, die zur Bronchodilatation eingesetzt wurden, waren neben Adrenalin und Ephedrin die synthetischen β-Sympathomimetika Isoprenalin und Orciprenalin. Diese Substanzen stimulieren im gleichen Dosisbereich sowohl die β_2-Rezeptoren des Bronchialsystems als auch die β_1-Rezeptoren des Herzens. Die kardialen Nebenwirkungen, die bei gehäuftem Einsatz zu erheblichen Tachykardien und im Gefolge auch zu Kammerflattern und Kammerflimmern führen können, haben ihren Einsatz begrenzt [11]. Durch Substitution an der Seitenkette und am Phenolring des Grundmoleküls der Katecholamine gelang es schließlich mit Salbutamol, Fenoterol und Terbutalin Substanzen zu synthetisieren, die eine bevorzugte Affinität zu den bronchialständigen β_2-Rezeptoren haben (Abb. 7.11).

Bezüglich der Selektivität (Tabelle 7.5 u. Abb. 7.11) sowie des Wirkungseintritts und der Wirkungsdauer existieren für Salbutamol, Fenoterol und Terbutalin nur geringe Unterschiede. Der Maximaleffekt tritt nach etwa 5–15 min ein, die Wirkungsdauer beträgt 4–6 h.

Abb. 7.11. Selektive Bindung von β-Sympathomimetika an β_1- und β_2-Rezeptoren. Die β_1-Rezeptoren (○) isolierter Herzmembranen wurden bei selektiver Blockade der β_2-Rezeptoren durch 100 nmol/l ICI 118,551 spezifisch mit 2 nmol/l ^{3}H-CGP 12,177 radiomarkiert. Für β_2-Rezeptoren steht mit ^{3}H-ICI 18,551 ein selektiver Radioligand zur Verfügung, so dass die β_2-Rezeptoren (●) isolierter Lungenmembranen ohne weitere Hilfssubstanzen direkt radiomarkiert werden können. Zur Bestimmung der Dissoziationskonstanten (pK_D) wurden die Radioliganden durch steigende Konzentrationen der einzelnen β-Sympathomimetika verdrängt. Der Abstand der Kompetitionskurven ist ein Maß für die Selektivität. Diese ist für Formoterol am größten (300-fach) und fehlt völlig bei Isoprenalin. Die Selektivität von Fenoterol (60-fach) und Salbutamol (30-fach) ist signifikant geringer als die von Formoterol. (Nach [21])

Langzeit-β_2-Sympathomimetika

Mit Formoterol und Salmeterol stehen zwei β_2-Sympathomimetika (Salmeterol: Handelsname Serevent und Aeromax, Formoterol: Handelsname Foradil und Oxis Turbohaler) zur Verfügung, deren Langwirksamkeit in klinischen Studien [2, 4, 22, 27] beschrieben wurde. Während die Langwirksamkeit von Formoterol quasi „zufällig" in klinischen Studien entdeckt wurde, ist Salmeterol das Ergebnis eines Forschungsprogramms, welches systematisch Strukturabkömmlinge von Salbutamol untersuchte, die sich durch eine persistierende Wirkung auszeichneten (Übersicht bei [2]).

Die chemische Struktur (Abb. 7.11) dieser beiden langwirksamen β_2-Sympathomimetika ist völlig unterschiedlich.

Formoterol besitzt eine starke strukturelle Ähnlichkeit mit Fenoterol. In beiden Molekülen ist die tertiäre Butylgruppe im Vergleich zu Salbutamol durch einen Phenylring substituiert, am Katecholring besitzt jedoch Formoterol anstelle einer Hydroxyl- eine Formylaminogruppe, die der Substanz auch ihren Namen gab. Im Gegensatz dazu ist Salmeterol ein Salbutamolabkömmling, in dem die Tertiär-Butyl-Gruppe durch eine langkettige aliphatische Seitenkette mit endständigen Aromaten (Phenylalkyloxyalkyl-Seitenkette, Abb. 7.12) ersetzt ist.

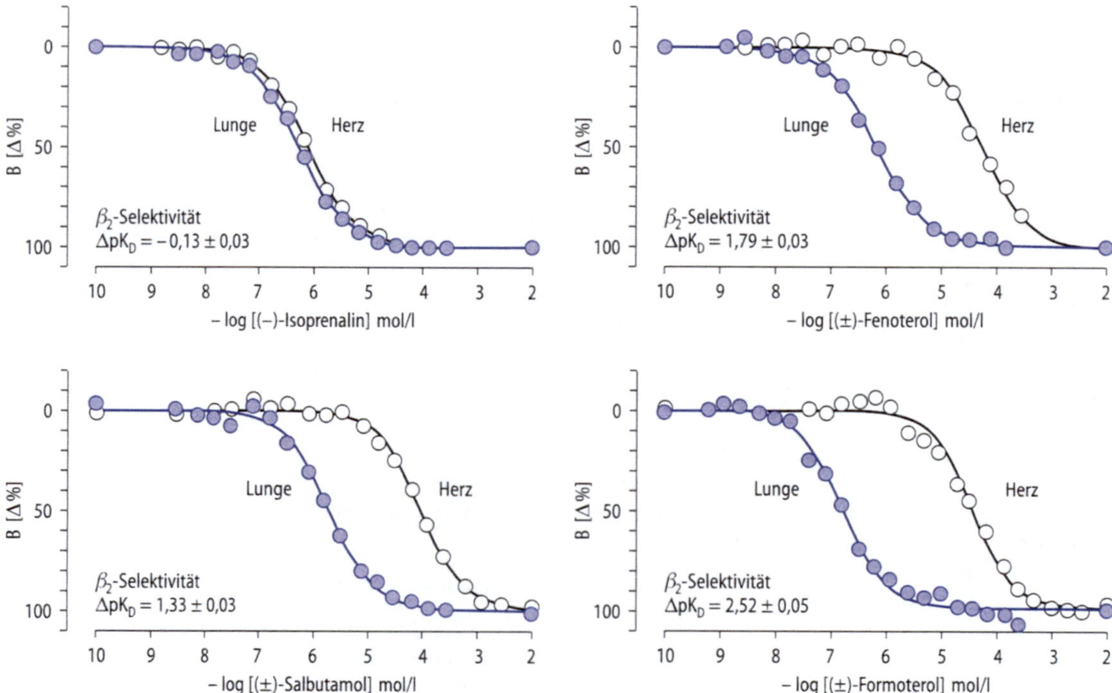

Tabelle 7.5. Pharmakologisches Profil einiger β_2-Sympathomimetika

Substanz	Maximal-effekt nach Inhalation (min)	Wirkungs-dauer (h)	Dosis pro Hub (µg)	Vernebler-lösung (mg/ml)	Inhala-tions-Kps. (mg)	Dosis pro Tablette (mg)	Dosis pro Supp. (mg)	Bronchiale Selektivität
Orciprenalin	30	2–4	0,75	–	–	20	–	0
Salbutamol	5–15	4–6	0,1	5	0,2	2; 4; 8	1,2	++
Fenoterol	5–15	4–6	0,2	5	0,2	2,5	–	+
Terbutalin	10–15	4–6	0,25	10	–	2,5; 5	–	+ (+)
Formoterol	10–15	8–12	0,012	–	0,006 0,012			++
Salmeterol	30–60	8–12	0,025	–	0,05	–	–	++

Durch diese chemische Modifikation gewinnt – jeweils im Vergleich zu ihren Muttersubstanzen – das Salmeterolmolekül erheblich, das Formoterolmolekül allerdings nur geringfügig an Lipophilie. Als Messgrößen für die Lipophilie können Octanol/-Wasser-Verteilungskoeffizienten mit verschiedenen Verfahren errechnet bzw. gemessen werden, die nicht im Detail, wohl aber in der Tendenz übereinstimmen. So nimmt das Salmeterolmolekül im Vergleich zu seiner Muttersubstanz Salbutamol 3–3,5 Größenordnungen an Lipophilie zu (zum besseren Verständnis: ein Wert von 3,5 bedeutet, dass sich 3000 Moleküle in der Octanol-, aber nur 1 Molekül in der wässrigen Phase befinden), während sich Formoterol von Fenoterol nur unwesentlich unterscheidet [21].

Diese erheblichen Unterschiede der Lipophilie beeinflussen nicht nur die pharmakokinetischen Eigenschaften ganz wesentlich, sondern auch rezeptorabhängige Größen. Bei den genannten chemischen und physikochemischen Unterschieden der Substanzen muss die Langwirksamkeit auf völlig unterschiedlichen Prinzipien beruhen.

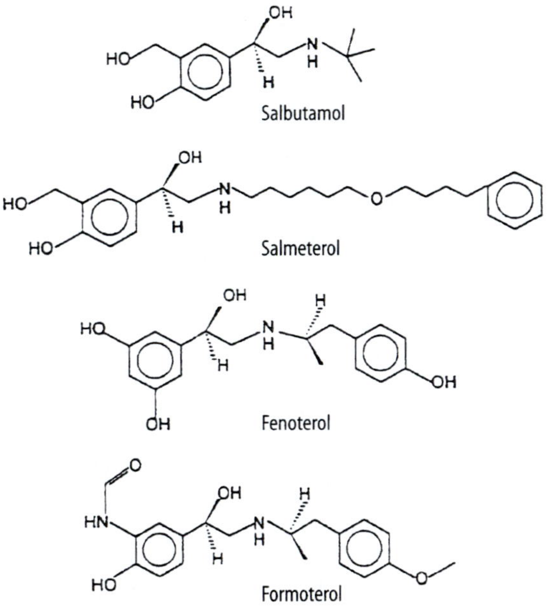

Diese erklären auch, dass der Wirkeintritt von Salmeterol wesentlich langsamer (30 min) eintritt als der von Formoterol (10–15 min), welcher sich praktisch nicht von dem der kurzwirksamen β_2-Sympathomimetika unterscheidet (Tabelle 7.5). In der Praxis spielt dies keine Rolle, da die lang wirksamen β_2-Sympathomimetika nur in der Dauertherapie angewendet werden. Darüber hinaus ist die intrinsische Aktivität, d.h. die Maximalwirkung von Salmeterol, zumindest an isolierten humanen Tracheal-, Bronchial- und Lungenpräparaten, nur etwa ein Drittel bis halb so groß wie die von Formoterol [11, 15, 24, 30]. Salmeterol ist somit als partieller Agonist auch ein partieller Antagonist. Theoretisch könnte dies bedeuten, dass unter der Daueranwendung von Salmeterol, im Falle einer akuten Bronchokonstriktion ein dann erforderliches Kurzzeit-β_2-Sympathomimetikum antagonisiert und damit unwirksam werden könnte. Ob dieses Phänomen klinisch eine Rolle spielt, ist bisher nicht untersucht, jedoch sind in der Literatur Einzelfälle beschrieben.

Abb. 7.12. Strukturformeln von Salbutamol, Salmeterol, Fenoterol und Formoterol

Wirkungsmechanismus

Der bronchodilatatorische Wirkeffekt der β_2-Sympathomimetika wird über β_2-Adrenozeptoren des Bronchialsystems ausgelöst. Der Bronchialbaum, der nur eine spärliche sympathische Innervation aufweist, enthält reichlich β_2-Rezeptoren, aber nur einen geringen Anteil von β_1- und α-Adrenozeptoren. Durch die Stimulation der Adenylatzyklase kommt es zu einer intrazellulären Akkumulation von cAMP, das seinerseits Proteinkinasen aktiviert, die verschiedene intrazelluläre Prozesse steuern.

So kommt es unter cAMP-Einwirkung zur Phosphorylierung der „myosin light chain kinase" (MLCK), die einen wichtigen Zwischenschritt in der Relaxationskette des glatten Muskels darstellt [17, 29]. Ein weiterer cAMP-abhängiger Mechanismus ist die von Scheid et al. [25] beschriebene cAMP-abhängige Phosphorylierung des Na^+/K^+-Transportsystems, die über eine begleitende Aktivierung des Na^+/Ca^{2+}-Austauschs eine Relaxation induzieren kann. Neben den genannten Mechanismen werden durch β-adrenergen Einfluss auch Ca^{2+}-Pumpen stimuliert, die unter ATP-Verbrauch Ca^{2+} in intrazelluläre Speicherorganellen oder in den Extrazellulärraum transportieren (Übersicht bei [7]). Neben diesen eher klassischen Mechanismen, die in die Vermittlung der β-adrenergen Relaxation involviert sind, wurde auch eine direkt durch ein G-Proteinbeeinflusste Modulation eines Ca^{2+}-abhängigen K^+-Kanals beschrieben, deren Relevanz für die relaxierende Wirkung von β-Rezeptoragonisten noch diskutiert wird [5].

Bronchodilatatorische Wirkung von β_2-Sympathomimetika bei der obstruktiven Bronchitis und beim Asthma bronchiale

Die bronchodilatatorische Wirkung von β_2-Sympathomimetika bei der obstruktiven Bronchitis des Säuglings und Kleinkindes sowie des Schulalters ist durch zahlreiche Studien belegt [18], bei der Bronchiolitis dagegen umstritten.

In der Therapie des Asthma bronchiale hat die Bedeutung der β_2-Sympathomimetika in dem Maße abgenommen wie die der antiinflammatorischen Substanzen (topische Glukokortikoide, DNCG, Antileukotriene) zugenommen hat. Grund ist die Erkenntnis, dass dem Asthma bronchiale eine chronische eosinophile Entzündung zugrundeliegt.

Ihr Einsatz im Kindesalter beschränkt sich heute auf die kurzfristige Anfallstherapie bei intermittierendem Asthma (kurzwirksame β_2-Sympathomimetika) sowie die Dauertherapie (Langzeit-β_2-Sympathomimetika) zusammen mit topischen Glukokortikoiden beim schweren Asthma bronchiale (Consensus Statements [3, 32]).

Bronchodilatatorische Wirkung von β_2-Sympathomimetika bei der cystischen Fibrose

Eine bronchodilatatorische Wirkung und damit die klinische Anwendung von β_2-Sympathomimetika bei der CF ist bisher kontrovers diskutiert worden [35–37]. Die Ursache hierfür liegt darin begründet, dass in früheren klinischen Studien eine Reihe von Autoren in klinischen Studien unter dem Einfluß von Bronchodilatatoren Hinweise für eine Wandinstabilität der Bronchien fanden [16, 28, 36, 37]. Bei Anwendung forcierter Ausatemtests wurde eine Zunahme der FEF_{75} und eine Abnahme der FEF_{25} beobachtet. Dieser Effekt wurde durch einen Kollaps der destabilisierten kleinen Bronchien erklärt. Das Ausmaß der Destabilisation ist abhängig vom Ausmaß der Wanddestruktion im Rahmen der chronischen Entzündungsprozesse sowie von dem angewendeten bronchodilatatorischen Wirkprinzip.

Hinweise hierfür liefern Untersuchungen der Arbeitsgruppe von Zach [9, 36, 37] in denen nachgewiesen werden konnte, dass eine Wanddestabilisation bei kombinierter Anwendung von Salbutamol und Theophyllin am ausgeprägtesten ist. Die alleinige Anwendung von Salbutamol bewirkte die geringste Wanddestabilität, Theophyllin als Monotherapie liegt in seiner Wirkung zwischen den beiden vorgenannten Therapieformen. In Übereinstimmung mit diesen Daten stehen Befunde von Kusenbach et al. [20], die eine Zunahme von MEF_{75} und MEF_{25} unter Salbutamol, jedoch eine diskrepante Entwicklung des Quotienten VC_{in} mit Zunahme von MEF_{75} und Abnahme von MEF_{25} bei gleichzeitiger Abnahme von VC_{in} und einer Zunahme von RV/TLC unter Theophyllin beobachten. Der Effekt von Theophyllin auf den erhöhten Atemwegswiderstand war darüber hinaus auch weniger ausgeprägt als der von Salbutamol. Die Autoren beobachteten ferner eine Zunahme der Wandinstabilität unter dem Einfluss einer Kombinationstherapie von Theophyllin und Salbutamol nach submaximaler körperlicher Belastung: das Verhältnis von Totraum zu Atemzugvolumen nahm zu (V_D/V_Z). Als Konsequenz hieraus mussten die Patienten zur Gewährleistung einer ausreichenden O_2-Aufnahme das exspiratorische Atemminutenvolumen steigern. Bei Anwendung von Salbutamol oder Theophyllin alleine konnten tendenzielle, jedoch keine signifikanten Abweichungen unter körperlicher Belastung beobachtet werden.

Unabhängig davon, dass es in Abhängigkeit verschiedener Variablen, wie dem Ausmaß der Erkrankung [6, 26], einer körperlichen Belastung und der verabreichten bronchodilatatorischen Substanz bzw. der Kombination mehrerer Substanzen zu einer Lungenfunktionsverschlechterung kommen kann, profitieren die meisten Patienten von einer Bronchodilatation oder einer Steigerung der Mukusclearance durch β-Sympathomimetika. Wiewrodt et al. ([33], Abb. 7.13) konnten zeigen, dass gerade die schwer obstruktiven Patienten, bei denen man am ehesten eine Irreversibilität der Atemwegsobstruktion erwartet, am meisten von einer Broncholyse mit Fenoterol profitieren; bei nahezu allen Patienten besserten sich FEV_1, Residualvolumen und Atemwegswiderstände.

Patienten mit bronchialer Hyperreagibilität, gemessen mittels Metacholinprovokation, scheinen von einer Broncholyse mehr zu profitieren als Patienten ohne. Klinisch ist es aber so, dass insbesondere schwerer obstruktive Patienten, bei denen man diesen Test gar nicht durchführen kann, oft eine deutliche subjektive Besserung ihrer Symptome und Er-

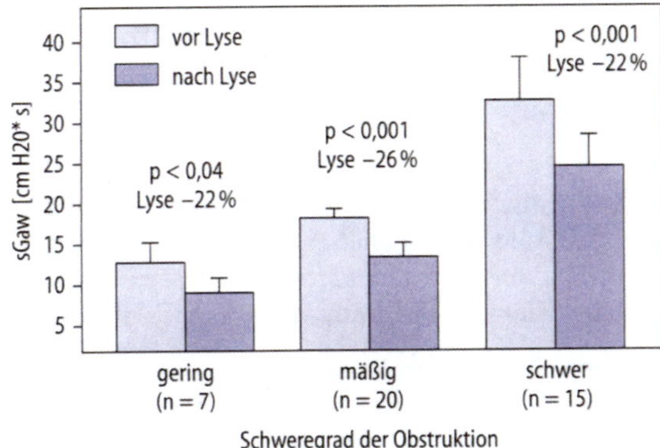

Abb. 7.13. Einfluss von 2 Hüben Fenoterol (100 µg/Hub) auf die Atemwegsleitfähigkeit (sGaw) bei 42 CF Patienten (19–52 Jahre) in Abhängigkeit vom basalen Obstruktionsgrad. (Nach [33])

leichterung nach Inhalation verspüren. Hier spielt insbesondere die Nassinhalation eines β_2-Sympathomimetikums mit NaCl, DNCG oder Budesonid mittels Inhaliergerät eine Rolle, die gleichzeitig mit der Physiotherapie durchgeführt werden kann und die die Patienten oft als hilfreicher empfinden als die Inhalation von Dosieraerosolen oder Pulverinhalatoren. Hierzu liegen aber keine guten Studien, sondern nur klinische Erfahrungen vor.

So fanden Hordvik et al. [13] in einer placebokontrollierten Studie nach Verabreichung von Albuterol signifikante Verbesserungen von FVC, FEV_1 und $FEF_{25-75.}$ Dabei bestand ein hohes Ausmaß an Korrelation zwischen diesen Lungenfunktionsparametern. Da sich jedoch die in den Nachtstunden ermittelten spirometrischen Messgrößen nicht von den Placeboeffekten unterschieden, führten die Autoren eine placebokontrollierte Dosis-Wirkungsstudie, in der das Langzeit-β_2-Sympathomimetikum Salmeterol mit dem Kurzzeit-β_2-Sympathomimetikum Albuterol verglichen wurde, durch [14]. Es wurden jeweils 2 Dosen des entsprechenden β_2-Sympathomimetikums 4-mal täglich appliziert. Dabei erwies sich, dass der Effekt von Albuterol, unabhängig von der verabreichten Dosis in den Abend- und Nachtstunden, mit dem Placeboeffekt vergleichbar war. Die bronchodilatatorische Wirkung von niedrig dosiertem Salmeterol (4-mal 2 Hübe à 20 µg) nahm sukzessive ab, hielt jedoch bei hoher Dosis (4-mal 4 Hübe à 20 µg) bis zum nächsten Morgen an und lag bei 22,7% für die FEV_1 gegenüber dem Kontrollwert. In Übereinstimmung mit dieser über 3 Tage durchgeführten Kurzzeitstude konnten Bargon et al. [1] in einer ähnlich angelegten Untersuchung ähnliche Effekte von Salmeterol (2-mal 2 Hübe à 25 µg) über einen Zeitraum von 4 Wochen beobachten. Neben einer konstant anhaltenden Verbesserung der Peak-Flow-Meterwerte ließ sich auch eine positive Beeinflussung klinischer Symptome (Dyspnoe, bessere Belastbarkeit und reduzierte Schlafqualität) erreichen. Dementsprechend verlangten 92% der Patienten nach Beendigung der Studie nach einer Fortsetzung der Therapie.

Ob die Langzeitwirkung von β_2-Sympathomimetika bei CF-Patienten überhaupt in einem Zusammenhang mit einem bronchodilatatorischen Effekt steht, ist infrage gestellt worden. So fanden König et al. [19] unter dem Einfluss einer Therapie mit Albuterol im Vergleich zu Placebo eine Verbesserung aller ermittelten spirometrischen Tests, es bestand jedoch keine Korrelation zwischen der Langzeitverbesserung der Lungenfunktion und der täglich ermittelten bronchodilatatorischen Wirkung. Die Langzeitwirkung von β_2-Sympathomimetika äußerte sich sowohl in einer Abnahme der Anzahl stationärer Aufenthalte als auch im Antibiotika-Verbrauch. Die Autoren vermuten, dass dies möglicherweise durch eine Zunahme der Zilienschlagfrequenz und damit der mukoziliären Clearance bzw. durch eine Verbesserung der Deposition inhalativer Antibiotika bedingt sein könnte. Für Ersteres sprechen ältere Daten von Wood et al. [34], die gezeigt haben, dass Terbutalin die mukoziliäre Clearance bei CF-Patienten steigerte. Des Weiteren spielen evtl. die Stimulation der Sekretproduktion und eine Aktivierung des Cl-Kanals eine Rolle.

Einfluss von Salmeterol auf die Besiedelung von Atemwegsmukosa und Atemwegsepithel mit Pseudomonas aeruginosa

Für Patienten mit Asthma bronchiale wurde ein antiinflammatorischer Effekt von Salmeterol in Biopsien der Atemwegsepithelien und in der bronchoalveolären Lavage kürzlich gezeigt [23]. Allerdings war hier der Effekt insbesondere bei den Eosinophilen zu beobachten, die bei CF keine übergeordnete Rolle spielen. Eine 1997 publizierte Studie zum Einfluss von Salmeterol auf die Pseudomonas-Infektion an isolierten nasalen Mukosa- und Epithelzellkulturen verdient Erwähnung, weil sie möglicherweise neben der bekannten bronchodilatatorischen Wirkung und den erwähnten anderen hypothetischen Effekten eine neue antiinflammatorische Wirkqualität von β_2-Sympathomimetika aufzeigt, die von klinischer Bedeutung in der Langzeitanwendung dieser Substanzen bei der cystischen Fibrose sein könnte. Die Arbeitsgruppe von Dowling et al. [8] hat dabei den Einfluss von Salmeterol (4×10^{-7} M) auf die durch Pseudomonas aeruginosa vermittelte Destruktion isolierter Zellkulturen von nasaler Mukosa untersucht und mit der durch das Pseudomonastoxin Pyocyamin bzw. die Pseudomonaselastase ausgelösten Destruktionsmorphologie von normalen Epithelzellkulturen verglichen. Salmeterol reduzierte präventiv die durch Pseudomonas vermittelte Zerstörung der Mukosa und reduzierte die bakterielle Adhärenz des Erregers, nicht jedoch die Gesamtzahl der Bakterien in der Zellkultur. Die durch Pyocyamin bzw. Elastase verursachten elektronenoptisch nachweisbaren Veränderungen morphologischer Strukturen des Nasenepithels konnten ebenfalls, zumindest partiell, präventiv beeinflusst werden. Da Propranolol die Wirkeffekte von Salmeterol antagonisieren konnte, wird angenommen, dass die „antiinflammatorische" Wirkung von Salmeterol über β_2-Rezeptoren und die konsekutive Akkumulation von intrazellulärem cAMP vermittelt wird. Ob diese Wirkung auch unter dem Einfluß von anderen Substanzen, deren Wirkung an eine cAMP-Akkumulation gekoppelt ist, nachweisbar ist und ob die in vitro beobachteten Effekte schließlich auch von klinischer Relevanz sind, müssen weitere Studien zeigen.

Zusammenfassung

Obwohl lange Zeit umstritten, gehören β_2-Sympathomimetika mittlerweile zu den etablierten Therapiemaßnahmen in der Therapie von CF-Patienten. Aufgrund eines möglichen wanddestabilisierenden Effekts sollte, insbesondere bei ausgeprägten Schweregraden sowie bei körperlicher Belastung, unter der Therapie auf eine Verschlechterung der Lungenfunktion geachtet werden. Daher ist eine konsekutive Untersuchung der Lungenfunktion zum Ausschluss von negativen Therapieeffekten obligat. Bei der Anwendung von Bronchodilatatoren sollte Langzeit-β_2-Sympathomimetika der Vorzug gegeben werden, wobei es nur über Salmeterol publizierte Daten gibt. Nach Einsatz einer Standarddosis kann bei unzureichendem Effekt eine vorsichtige Dosissteigerung unter Kontrolle von klinischen und Lungenfunktionsparametern auf maximal die doppelte der bei Asthmatikern normal üblichen Dosis versucht werden. In-vitro-Versuche mit Langzeit-β_2-Sympathomimetika lassen vermuten, dass diese Substanzgruppe auch durch eine Beeinflussung der Adhäsionsprozesse antiinflammatorisch gegenüber Pseudomonas aeruginosa wirkt. Ob diese Wirkung jedoch klinische Relevanz hat, bleibt abzuwarten.

7.3.4 Sekretolytika und Expektoranzien

M. Griese

Die Entfernung von Schleim und Sekreten aus den Atemwegen von Patienten mit cystischer Fibrose ist unbestritten einer der wichtigsten Bestandteile der Therapie. Sie umfasst die Kombination von

1. **Vergrößerung des Durchmessers der Atemwege während der Expektoration durch Beseitigung von entzündlicher und bronchospastischer Obstruktion,**
2. **gezielte medikamentöse Modifikation der biorheologischen Eigenschaften des Mukus,**
3. **Ablösen des Mukus von der Wand der Atemwege und**
4. **das letztendliche Abhusten der Sekrete aus den Atemwegen (vgl. Abschn. 4.1). Pharmakologische Interventionsmöglichkeiten bestehen für alle Phasen der Sekretbeseitigung aus den Atemwegen. Definitionsgemäß bewirken Sekretolytika oder Mukolytika eine direkte Verflüssigung von zähem, nichtabhustbarem Bronchialsekret, indem sie in dessen molekularen Aufbau eingreifen (vgl. Abschn. 4.2). Expektoranzien hingegen fördern eine mehr seröse Sekretion und führen so zu einer Beeinflussung der Sekrete. Ziel dieses Abschnitts ist es die in klinischen Prüfungen gesammelten Erfahrungen mit der pharmakologischen Anwendung von Sekretolytika und Expektorantien bei CF zusammenzufassen.**

Traditionelle Ansätze

Traditionelle Sekretolytika und Expektorantien sind in ihrer Anwendung bei CF weit verbreitet (s. folgender Kasten). Ihre Anwendungshäufigkeit weist jedoch erhebliche und überraschende Variabilitäten zwischen verschiedenen europäischen Ländern auf. So wenden in Deutschland 90% der untersuchten CF-Patienten (n=1701) Mukolytika oder Expektorantien an, während in England dies nur bei weniger als 1% (untersuchte Patienten n=3433) der Fall ist. In Frankreich liegt die Anwendungshäufigkeit bei 24% (n=820) [14]. Ursache hierfür sind wahrscheinlich unterschiedliche Traditionen und nicht rationale Studienergebnisse.

■ **Übersicht über Sekretmobilisationstechniken bei Patienten mit CF** (Mod. nach [25])

- Vergrößerung des Atemwegsdurchmessers während der Behandlung durch Reduktion der entzündlichen Obstruktion und des Bronchospasmus:

Bronchodilator-Aerosol, systemischer Bronchodilator, topisches oder systemisches Kortikoid, Atmung mit Lippenbremse, Flutter, PEP-Atmung, Cornet, abschwellendes Aerosol (z. B. Phenylephrin)[1].

- Verbesserung der physikochemischen Eigenschaften des Schleims:
  N-Acetylcystein, rhDNase, hypertone Kochsalzlösung, Cornet, Flutter, hypertone Harnstoff-Lösung[3], Expektoranzien[1], Guaifenesin[1], gesättigte Kaliumjodidlösung[1], orale oder i. v.-Hydratation[1], Gelsolin (experimentell).
- Lösung des Schleims von der Atemwegswand:
  Thoraxphysiotherapie (Vibration, Abklopfen), kontrolliert ausgelöster Husten, sportliche Aktivität, bronchoalveoläre Lavage[1,2] intrapulmonale Klopfbeatmung (Sonic Percussor), Flutter, Cornet, autogenes Drainageatmen, Thoraxklopfweste (ThAIRapy Vest).
- Entfernen der Sekrete aus den Atemwegen:
  Thoraxphysiotherapie (Vibration, Abklopfen), elektrisches Abklopfen, elektrischer Vibrator, bewusst ausgelöster Husten, Absaugkatheter, bronchoalveoläre Lavage[1,2], Sport, intrapulmonale Klopfbeatmung (Sonic Percussor, Solvet II, Bird, Portajet), Flutterventil, Cornet, autogenes Drainageatmen, Thoraxklopfweste (ThAIRapy Vest), forcierte exspiratorische Manövertechniken.

1 = Keine überzeugenden Hinweise für therapeutischen Effekt, 2 = nicht weit verbreitet für diesen Zweck, 3 = nicht weit verbreitet

N-Acetylcystein

Die mukolytische Wirkung von N-Acetylcystein beruht auf der Reduktion von Disulfidbrücken (S-S) innerhalb des Mukus-Gels zu Sulfhydril-Gruppen (-SH) wodurch es zu einer Verminderung der Viskosität des Schleims kommen kann. Der mukolytische Effekt kann leicht im Reagenzglas demonstriert werden. In vivo liegen leider keine ausreichenden Studien vor, die einen Langzeitnutzen von N-Acetylcystein bei Patienten mit CF gezeigt hätten [7]; allerdings kann ein solcher Effekt auch nicht ausgeschlossen werden.

Inital wurde die Substanz *inhalativ als Aerosol* verabreicht. Leider riecht N-Acetylcystein bei der Inhalation nach faulen Eiern und kann aufgrund von Schleimhautreizung zu Bronchospasmen führen. Bei einzelnen Patienten mag es zu einer vermehrten Klärrate von Schleim kommen, wie lange dieser Effekt jedoch anhält, ist unbekannt. Die durchschnittliche Dosierung beträgt 2–3 ml einer 10- oder 20%-igen Lösung 1- bis 3-mal inhalativ vor Durchführung der Thorax-Physiotherapie. Systematische Untersuchungen des aerolisierten N-Acetylcysteins haben keinen positiven Effekt auf die Lungenfunktion nachweisen können [13, 18, 22, 26, 27]. Im Vergleich zu Arginin-Hydrochlorid erschien die Inhalation von N-Acetylcystein bei 24 Patienten mit CF als wirksamer, allerdings war das Studiendesign dieser Untersuchung ungeeignet [6]. In einer doppelblinden placebokontrollierten Studie über 2 Monate wurde eine signifikante Verbesserung des PEF-Flusses und des Flusses in den mittleren Atemwegen bei Patienten gefunden, die Natrium-2-Mercaptomethansulfonat inhalierten. Diese Verbindung ähnelt dem N-Acetylcystein sehr, ist jedoch in vitro aktiver [28].

Darüber hinaus ist die *orale Applikation* von N-Acetylcystein untersucht worden. Es konnte kein Effekt auf die Lungenfunktion oder Sputummenge in einer Überkreuz-Studie bei einer Dosierung von 9,5 mg/kg KG/Tag im Vergleich zu Placebo nachgewiesen werden [10]. Auch beim Vergleich zu inhalativ verabreichtem N-Acetylcystein fanden sich keine Unterschiede an einem relativ großen Kollektiv von Patienten [24]. Die Patienten, die die orale Therapie erhielten hatten jedoch eine signifikante Zunahme von Gewicht und Größe. Dieser Effekt könnte mit einer lokalen mukolytischen Aktivität und einer dadurch verbesserten Magen-Darm-Trakt-Situation zusammenhängen, weswegen N-Acetylcystein auch zur Prophylaxe des DIOS eingesetzt wird. Eine andere doppelblinde und placebokontrollierte Untersuchung an einer kleinen Gruppe von CF-Patienten zeigte keine signifikante Verbesserung des FEV_1 und der klinischen Parameter nach 3 Monaten Behandlung mit N-Acetylcystein und Ambroxol [19]. Diese Daten zusammen mit drei weiteren randomisierten und kontrollierten klinischen Studien [2, 16, 23] sind in einer Metaanalyse zusammengefasst worden und in Abb. 7.14 dargestellt. Es bestand eine Tendenz in Richtung auf eine Verbesserung des FEV_1 durch orales N-Acetylcystein; der Effekt war jedoch gering (2,3% des Sollwerts) und nicht statistisch signifikant (95% Konfidenzintervall von −0,3 bis 4,9%) [7].

Bei der Dosierung herrscht Unklarheit, empfohlen werden für Säuglinge (älter als 10 Tage) und Kleinkinder 3-mal 50 mg, für Kinder von 2–6 Jahren 3-mal 100 mg, für Kinder von 6–14 Jahren 3-mal 200 mg, ebenso wie für Jugendliche und Erwachsene. Die Dosis kann bei Bedarf verdoppelt werden und als einmalige Gabe verabreicht werden. Möglicherweise muss bei CF-Patienten höher dosiert werden, allerdings liegen spezielle Dosisempfehlungen bei einer möglicherweise veränderten Pharmakokinetik oder einem höheren Bedarf bisher nicht vor. Da die Wirkung oral verabreichter Antibiotika wie Penicilline, Tetrazykline, Cephalosporine und Aminoglykoside (außer Amoxicillin, Cefixim, Cefuroxim, Doxycyclin

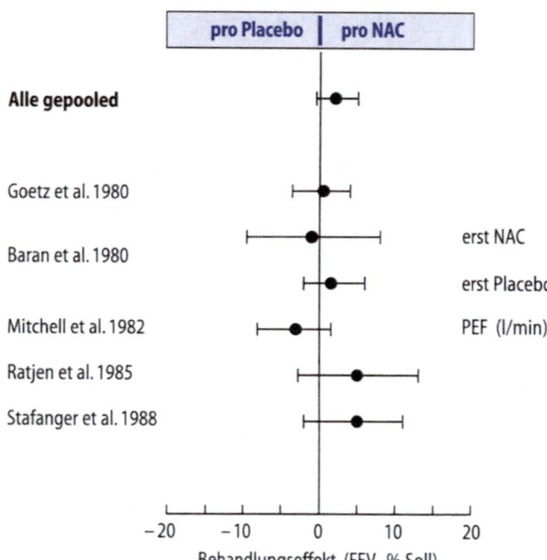

Abb. 7.14. Effekt einer Erhaltungstherapie mit oralem N-Acetylcystein auf das FEV_1 (außer [16], dort PEF) in 5 randomisierten klinischen Studien an insgesamt 181 Patienten mit CF. Anwendungsdauer jeweils ca. 2 Wochen bis maximal 3 Monate. Angegeben ist der Mittelwert und das Konfidenzintervall. Nur solche Studie zeigen signifikante Effekte, deren Konfidenzintervall außerhalb von 0 liegt. (Mod. nach [7])

und Erythromycin) vermindert wird, sollte die Einnahme hierzu um 2 h zeitverschoben erfolgen [15]. N-Acetylcystein interferiert darüber hinaus direkt mit der antibakteriellen Wirkung von Penicillinen, wenn beide Substanzen zusammen verabreicht werden [15]. An Nebenwirkungen sind in Einzelfällen gastrointestinale Störungen (Sodbrennen, Übelkeit, Erbrechen, Durchfall) sowie allergische Reaktionen (Juckreiz, Urtikaria, Exanthem) beobachtet worden.

Hypertone Kochsalzlösung

Hypertone Kochsalzlösung (6 oder 7%) führt aufgrund der hohen Osmolarität (2000 bzw. 2400 mosmol/l) zu einem Einstrom von Wasser aus dem Plasma in den Bronchialraum. Dies bedingt eine Hydratation des Schleims und möglicherweise eine Änderung seiner rheologischen Eigenschaften. Untersuchungen an 12 erwachsenen Patienten mit CF haben gezeigt, dass die mittels Radio-Isotopen gemessene mukoziliäre Clearance nach Inhalation von hypertoner Kochsalzlösung verbessert wird [20]. Hypertone Kochsalzlösung ist ein starker unspezifisch irritierender Stimulus für die Bronchialschleimhaut und wird zur bronchialen Provokationstestung bei Asthmatikern verwendet. Etwa 30% der CF-Patienten reagieren auf Inhalation mit hypertoner Kochsalzlösung mit Atemwegsobstruktion [21]. Dieser kann durch eine vorherige Applikation eines β-Mimetikums begegnet werden.

Bisher liegen kaum In-vivo-Untersuchungen bei Patienten mit CF zur Wirksamkeit einer hypertonen Kochsalzlösung vor. In einer doppelblinden überkreuzten Untersuchung von Natrium-2-Mercaptomethansulfonat (ähnliche Substanz wie N-Acetylcystein) und einer 7%-Kochsalzlösung für 8 Wochen wurde kein signifikanter Effekt einer 2-mal täglichen Inhalation (3 ml mittels Düsenvernebler) auf die Lungenfunktion oder Sputumproduktion verzeichnet [28]. Eine offene Studie an 52 CF-Patienten mit 6%iger hypertoner Kochsalzlösung die mittels Ultraschallvernebler appliziert wurde, zeigte nach einer Kurzzeitbehandlung von 2 Wochen im Vergleich zu isotoner Kochsalzlösung eine Verbesserung des FEV_1 um 15 ± 16% und eine subjektive Verbesserung [8]. Langzeituntersuchungen sind notwendig um den therapeutischen Nutzen dieser Maßnahmen bei CF zu dokumentieren.

Weitere Expektoranzien

■ Pharmakologische Möglichkeiten der Änderung der Biorheologie von Schleim

Traditionelle Ansätze (Wirksamkeit noch nicht durch gute Studien belegt)

- Sekretolytika:
  N-Acetylcystein, Carbocistein oral oder inhalativ.
- Expektoranzien:
  hypertone Kochsalzlösung, inhalativ,
  Ambroxol, Bromhexin, Myrtol, Guaifenesin, oral,
  gesättigte Kalium-Jodidlösung, oral,
  hypertoner Harnstoff, inhalativ,
  Hydratation oral, i. v., inhalativ.

Aktuell untersuchte Ansätze (gute prospektive klinische Studien liegen vor oder laufen)

- Sekretolytika:
  RhDNase.
- Expektoranzien:
  Amilorid,
  UTP.

Zukünftige Möglichkeiten (noch keine klinischen Studien)

- Sekretolytika:
  Gelsolin,
  Thymosin-Beta-4.
- Expektoranzien:
  Surfactant.

Ambroxol [19] *Bromhexin*, *Guaifenesin*, *Kaliumjodid* und *hypertone Harnstofflösung* sind bei Patienten mit CF angewandt worden. Systematische klinische Untersuchungen, die eine Wirksamkeit zeigen würden, liegen jedoch nicht vor. Dies muss nicht bedeuten, daß die Substanzen nicht wirksam sind, da viele der durchgeführten Studien häufig eine zu kleine Fallzahl aufweisen, um überhaupt Effekte zu zeigen [17].

Versuche, die zähen Lungensekrete bei CF direkt zu „*hydrieren*" haben in den späten Sechziger- und frühen Siebzigerjahren zur breiten Anwendung der nächtlichen Nebelzelte geführt. Obgleich anfängliche Kurzzeituntersuchungen eine Verbesserung der Lungenfunktion im Nebelzelt gezeigt hatten, konnten spätere Untersuchungen diese Beobachtungen leider nicht bestätigen [4]. Diese Behandlungsform ist verlassen worden aufgrund der erhöhten Kontaminationsmöglichkeit durch vermehrtes Wachstum von Pseudomonas aeruginosa unter dem feuchten Zelt und der erheblichen negativen psychologischen Auswirkung durch die Isolation. Eine orale oder sogar i.v.-Substitution von Flüssigkeit zur Verflüssigung der zähen Sekrete ist nur im exsikkierten Zustand wirksam. Eine übermäßige orale Flüssigkeitszufuhr zur Verbesserung der Schleimrheologie ist nicht sinnvoll und sollte daher auch nicht bei Patienten mit CF routinemäßig empfohlen werden [25].

Wie aus den angeführten Daten ersichtlich, finden sich bisher keine ausreichenden Anhaltspunkte für eine rationale routinemäßige Langzeitanwendung der traditionellen Sekretolytika sei es in inhalativer oder oraler Form. Die fehlenden Daten belegen aber umgekehrt auch nicht, daß eine solche Therapie wirkungslos wäre. Für die Kurzzeitanwendung sind gewisse Effekte in einzelnen klinischen Studien gezeigt worden. Daher kann der gezielte und zeitlich limitierte Einsatz von N-Acetylcystein oder hypertoner Kochsalzlösung im Zusammenhang mit den übrigen physiotherapeutischen Maßnahmen (Optimierung des Atemwegsdurchmessers, Mobilisation des Schleims von der Atemwegswand und Abhusten des Schleims) sinnvoll sein.

Aktuell untersuchte Ansätze

Die Daten zur sekretolytischen Therapie mit *rhDNase* und mit den Expektoranzien *Amilorid* und *UTP* sind in den Abschn. 7.3.5 und 7.3.6 detailliert dargestellt. Die Inhalation einer Kombination aus *N-Acetylcystein und Lysin* (*Nacystelyn, NAL*) ist vielversprechend [7]. Diese Therapieprinzipien sind bzw. werden z.Z. in systematischen, doppelblinden und placebokontrollierten Untersuchungen systematisch evaluiert.

Zukünftige Möglichkeiten

Für eine Reihe von Substanzen wurde in vitro gezeigt, dass sie die rheologischen Eigenschaften des Schleims vom Patienten mit CF verbessern und daher als mögliche Kandidaten für eine in vivo Überprüfung ihrer therapeutischen Wirksamkeit in Frage kommen.

Zu den sekretolytischen Substanzen gehört *Gelsolin*, ein natürlich vorkommendes Protein, das Aktin depolymerisiert und daher zu einer direkten Viskositätssenkung des Schleims beiträgt. Darüber hinaus aktiviert Gelsolin DNase in vitro, so dass additive Wirkungen der beiden Prinzipien angenommen werden können. Bei diesen Untersuchungen wurde auch gezeigt, daß rhDNase selbst Aktin depolymerisiert, also zusätzlich zu seiner DNase-Aktivität eine Nuklease-Aktivität aufweist [5]. *Thymosin-Beta-4* ist ein kleines Peptid, welches ähnliche Wirkungen auf Aktin wie Gelsolin hat. Daher ist Thymosin-Beta-4 ein weiterer Kandidat, der durch einen Abbau der polymerisierten, aus den verfallenen Granulozyten stammenden Aktinfilamente zu einer Verbesserung der Mukuseigenschaften beitragen könnte. Neben den rheologischen Eigenschaften, der Viskosität und der Elastizität von Mukus ist auch dessen physikalische Oberflächenbeschaffenheit von entscheidender Bedeutung für den Transport innerhalb der Atemwege (Abschn. 4.2). Ist die Oberflächenspannung niedrig, kann vorbeiwirbelnde Luft den Schleim leichter mitreißen. Oberflächenaktive Substanzen wie *Tyloxapol* [9], *Phosphatidylglycerol* [3] oder *komplette Surfactants* [11] können auch spezifisch die Oberflächenspannung des Schleims reduzieren. In einer Pilotstudie zur inhalativen Gabe eines natürlichen bovinen Surfactants an einer kleinen Gruppe von Patienten mit CF konnten wir keine Verbesserung der Lungenfunktion oder eine Änderung der expektorierten Schleimmenge finden [12]. Zwar nicht bei CF-Patienten, jedoch bei Erwachsenen mit chronischer Bronchitis führte die inhalative Gabe eines synthetischen Surfactants, der Tyloxapol und Phospholipide enthielt, zu einer Verbesserung der Lungenfunktion und des ziliären Mukustransports [1]. Untersuchungen mit *Kohlenhydraten (Dextran, Fukose)* haben gezeigt, dass in vitro eine verbesserte Klärrate von CF-Sputum oder ein schnellerer Zilienschlag erreicht werden können.

Alle diese potenziellen Therapieprinzipien müssen hinsichtlich ihrer Sicherheit und ihres Langzeitnutzens bei Patienten mit CF systematisch evaluiert werden, bevor sie Eingang in die klinische Anwendung finden können.

Zusammenfassung

Die pharmakologische Optimierung der rheologischen Eigenschaften des Sputums repräsentiert nur einen Faktor, der neben der Vergrößerung des Atemwegsdurchmessers, der Mobilisation des

Schleims von der Atemwegswand und letztendlich dem Abhusten des Schleims aus den Atemwegen, mit in die individuelle, täglich durchzuführende Klärung des Schleims aus den Lungen der Patienten mit CF einbezogen werden kann. Es kann nicht erwartet werden, dass eine routinemäßige und isolierte Anwendung der beschriebenen sekretolytischen Substanzen von großem therapeutischen Nutzen ist. Aufgrund der bisherigen Datenlage kann lediglich eine kurz- bis mittelfristige Anwendung von inhalativer hypertoner Kochsalzlösung, oralem N-Acetylcystein oder anderen der genannten Sekretolytika sowie die mittelfristige Anwendung von rhDNase empfohlen werden. Langzeituntersuchungen, die randomisiert und (placebo-) kontrolliert die Beeinflussung möglichst objektiver Zielgrößen untersuchen, sind unbedingt erforderlich um die seit Jahren vielerorts durchgeführte Anwendung der traditionellen Sekretolytika und Expektoranzien auf eine rationale Basis zu stellen. Ein positiver Behandlungseffekt, Ineffektivität oder gar schädliche Auswirkungen sollten möglichst bald quantifiziert werden. Eine starre, unkontrollierte Langzeitanwendung ist abzulehnen.

7.3.5 DNase (Desoxyribonuklease, Dornase-α, Pulmozyme)

M. Griese

Die chronische bakterielle Endobronchitis und ein rheologisch abnormales eitriges Sputum sind Schlüsselfaktoren für die Morbidität und Mortalität von Patienten mit CF. Die DNA, die aus sterbenden inflammatorischen Zellen und zwar vor allem aus den neutrophilen Granulozyten [3] freigesetzt wird, erhöht die Sputumviskosität erheblich. Bereits vor etwa 50 Jahren wurde berichtet, dass eine bovine Pankreas-DNase 1 die Sputumviskosität deutlich reduziert [2]. Mit diesem Präparat sind sogar eine Reihe klinischer Studien, die eine Reduktion der Sputumviskosität dokumentieren, durchgeführt worden. Allerdings wurde die Therapieform wieder verlassen, nachdem es zu Bronchospasmen nach Inhalation der pankreatischen Dnase gekommen war [17].

Nachdem das Gen für die humane DNase 1 geklont worden ist, konnte das Protein in größeren Mengen exprimiert werden und steht für In-vitro- und In-vivo-Untersuchungen zur Verfügung. Rekombinante DNase (rhDNase) ist das erste Medikament, welches in gut definierten und soliden doppelblinden und placebokontrollierten Phase-I-, Phase-II- und Phase-III-Studien bei Patienten mit milder bis mäßig ausgeprägter CF ($FEV_1 > 40\%$) evaluiert worden ist.

In-vitro-Ergebnisse

RhDNase depolymerisiert DNA und reduziert so die Sputumviskosität in vitro. In ähnlicher Weise bewirkt die Behandlung von Patienten mit rhDNase in vivo eine Verbesserung der Husten-Clearance und der Lungenfunktion [30]. In Untersuchungen von Sputum von Patienten, die mit oder ohne rhDNase behandelt wurden, konnten wir kürzlich zeigen, dass rhDNase zur Änderung der Phospholipidzusammensetzung des Sputums führt und zu einer erhöhten Oberflächenaktivität. Die Starrheit (Rigidität) des Sputums war signifikant erniedrigt und das Verhältnis aus Viskosität zu Elastizität war erhöht. Die rheologischen Größen zeigten eindeutig eine erhöhte Klärbarkeit des Sputums durch die Hustenklärrate, nicht jedoch durch die mukoziliäre Akitvität. Zusammengefasst bewirkt also inhalierte rhDNase, dass sich die rheologischen Eigenschaften des Sputums und des endobronchialen Entzündungsprozesses so ändern, dass die Klärung des Sputums durch Husten begünstigt wird [16].

Erste In-vitro-Untersuchungen zeigen, dass die Kombination von rhDNase mit hypertoner Salzlösung [19], mit kommerzieller Hochfrequenz-Thoraxkompression [10] oder mit Nacystelyn [9] additiv ist. Zur Beurteilung der In-vitro-Relevanz sind systematische Studien an Patienten mit CF notwendig. Neuere Untersuchungen zeigen, dass ein Teil der Aktivität von rhDNase auch auf die Depolymerisation von Aktinfilamenten zurückzuführen ist [12].

Bronchoalveoläre Lavagen von Säuglingen mit CF, die in Screening-Programmen identifiziert wurden, zeigten bereits erheblich erhöhte Mengen an DNA, die in der Größenordnung von denjenigen älterer Patienten mit CF lagen. Der DNA-Gehalt korrelierte mit der Anzahl der neutrophilen Granulozyten in der Lavage und kann daher als ein Index der Entzündungsreaktion gewertet werden. Diese Untersuchungen legen nahe, dass die klinische Anwendung von rhDNase in dieser Population von Kindern, für die das Medikament noch nicht zugelassen ist, sinnvoll sein könnte und in doppelblinden Studien zu untersuchen ist [20].

Klinische Untersuchungen

Alle bisher publizierten randomisierten und doppelblinden Studien sind an Patienten älter als 5 Jahre mit einer mäßiggradig ausgeprägten Lungenfunktionseinschränkung ($FEV_1 > 40\%$) durchgeführt worden und die folgenden Angaben beziehen sich auf diese Studien.

In Phase-I-Untersuchungen wurde gezeigt, dass rhDNase in einer Dosierung bis zu 30 mg/Tag gut toleriert wurde, ohne dass es zur Entwicklung von Antikörpern gegen DNase kam, das FEV_1 verbesserte sich um 10–20% [1, 18].

Phase-II-Studien haben das Sicherheitsprofil des Medikamentes bestätigt und darüber hinaus die Kurzzeitwirksamkeit demonstriert. Nach Applikation über 10 Tage kommt es zu einer Verbesserung des FEV_1 von 10–15% gegenüber Placebo, der Effekt des Medikamentes verschwindet nach Absetzen in wenigen Tage komplett [25]. Eine ähnliche Untersuchung, in der 71 Patienten zwischen 16 und 55 Jahren rhDNase 2,5 mg 2-mal täglich oder Placebo über 10 Tage erhielten, zeigte eine Verbesserung des FEV_1 um etwa 13%, jedoch keine signifikante Änderung der FVC [28]. In einer offenen Studie wurden Therapiezyklen von 10 mg rhDNase 2-mal täglich intermittierend für 2 Wochen, gefolgt von einer Phase ohne Medikation für 2 Wochen, über insgesamt 24 Wochen gegeben. Von 160 Patienten entwickelten 12 Antikörper gegen rhDNase, jedoch keiner entwickelte eine anaphylaktische Reaktion oder eine Abnahme der Lungenfunktion nach erneuter Provokation [29].

Eine Phase-III-Studie an 968 Patienten über 24 Wochen zeigte eine anhaltende Verbesserung des FEV_1 von etwa 6% und ein reduziertes relatives Risiko von Atemtraktexazerbationen, die eine intravenöse antibiotische Behandlung notwendig machten von 31% bei Patienten, die mit 2,5 mg 1- oder 2-mal täglich rhDNase-behandelt wurden (Abb. 7.15 a, b). Die behandelten Patienten zeigten insgesamt weniger Dyspnö und fühlten sich insgesamt besser. Die aufgetretenen Nebenwirkungen sind der Tabelle 7.6 zu entnehmen. Eine Analyse dieser Studie zeigte, dass auch Patienten mit einer milden Lungenerkrankung (Ausgangs-FVC >85%) von der Behandlung profitierten, in dem sich deren Risiko, pulmonale Exazerbationen zu bekommen, reduzierte und das FVC um etwa 4% anstieg [14].

Eine randomisierte Studie, die den Einfluss von 2-mal 2,5 mg rhDNase appliziert im Rahmen einer akuten Exazerbation, die eine intravenöse antibiotische Behandlung notwendig machte, untersucht, fand keinen zusätzlichen Effekt der Gabe von rh-DNase in dieser Situation [33].

Offene Studien wurden im Anschluß an die placebokontrollierten, doppelblinden Studien als Fortsetzungsuntersuchungen durchgeführt. Diese zeigten, dass ein Effekt von rhDNase für wenigstens 48 Wochen aufrecht erhalten werden kann (Abb. 7.15 c). Charakteristisch ist, dass Patienten, die neu auf rhDNase eingestellt werden, initial deutlicher reagieren und dann etwa die Hälfte dieses Effekts auf die Lungenfunktion verlieren, aber weiterhin eine Verbesserung des FEV_1 um ca. 5% zeigen [29].

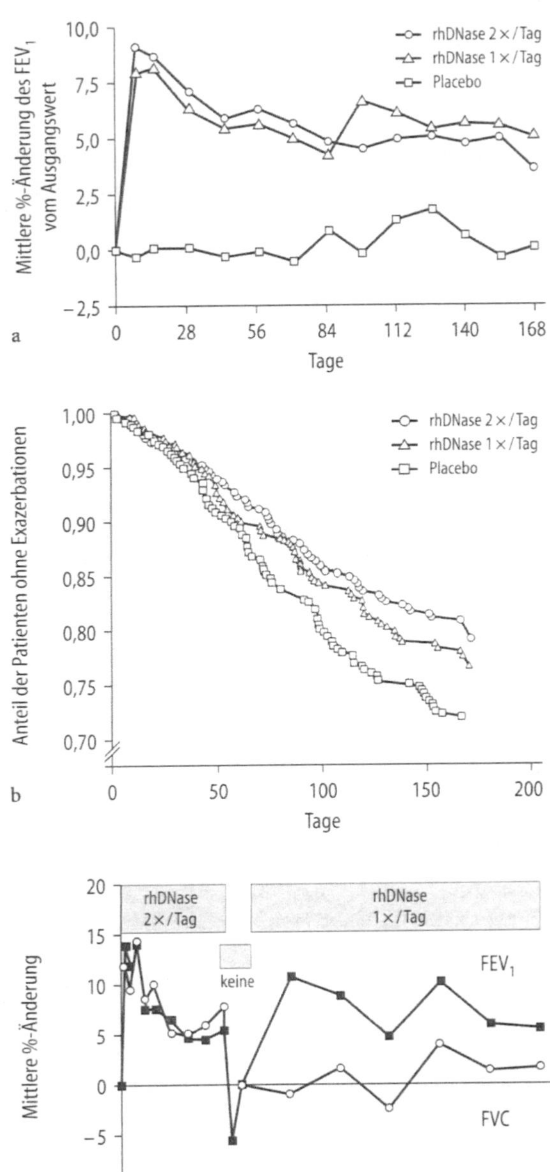

Abb. 7.15. a Mittlere prozentuale Änderung des FEV_1 vom Ausgangswert bei 968 Patienten, die randomisiert und doppelblind den 3 verschiedenen Therapieverfahren zugeordnet wurden. (Nach [14]). **b** Anteil der Patienten ohne respiratorische Exazerbationen, die eine parenterale antibiotische Behandlung erfordert hätten. 968 Patienten, randomisiert in 3 verschiedene Behandlungsgruppen. (Nach [14]). **c** Langzeitbehandlung mit rhDNase in einer offenen Studie. 52 Patienten mit CF erhielten 2-mal täglich rhDNase, dann eine Auswaschperiode über 2 Wochen und dann 1-mal täglich 2,5 mg rhDNase inhalativ über 18 Monate. Nur die initiale Behandlung zeigte einen Effekt auf FVC. In dieser nicht placebokontrollierten Langzeit-Anwendung über insgesamt 2 Jahre scheint das FEV_1 geringgradig erhöht zu bleiben. (Nach [29])

Tabelle 7.6. Nebenwirkungen bei der inhalativen Behandlung mit rhDNase über 24 Wochen, die in den aktiven Behandlungsgruppen signifikant häufiger vorkamen (insgesamt 967 Patienten). Weitere selten auftretende Nebenwirkungen umfassen Gesichtsödem und Pharyngitis. (Nach [14])

-	Placebo	2,5 mg täglich	2-mal 2,5 mg täglich
Antikörper gegen rhDNase	0%	3%	4%
Heiserkeit	7%	12%	16%
Laryngitis	1%	3%	4%
Hautausschlag	7%	10%	12%

Patienten mit sehr schwerer Lungenerkrankung und einem FEV_1 von < 40% profitierten in einer doppelblinden, placebokontrollierten Studie von einer Behandlung mit 1-mal täglich 2,5 mg rhDNase im Vergleich zur Placebogruppe deutlich. Es kam zu einer Verbesserung des FEV_1 um 9,4% nach 12 Wochen, die Placebogruppe verbesserte sich um 2,1%. Es fanden sich keine Unterschiede hinsichtlich der Häufigkeit und Dauer i.v.-antibiotischer Behandlung, der Krankenhausaufenthalte, der klinischen Scores, der Nebenwirkungen und der Anzahl der Todesfälle in beiden Gruppen [24].

In einer Untersuchung an 65 Kindern (3–16 Jahre) fand sich eine große Spanne an Reaktionen der Lungenfunktion auf die Inhalation von 1-mal täglich 2,5 mg rhDNase. Nach 3–4 Monaten hatte sich das objektive Kriterium FEV_1 im Median um 14% verbessert, allerdings fand sich bei etwa 25% der Kinder eine Verschlechterung, während 50% eine Verbesserung über mehr als 10% zeigten. Das gleiche Muster fand sich auch nach 9 Monaten [11]. Subjektiv fanden sich bei 83% der Kinder Verbesserungen, auch bei denjenigen, die eine Verschlechterung der Lungenfunktion aufwiesen. Bei 99 Kindern im Alter von 3 Monaten bis 10 Jahren (66% waren jünger als 5 Jahre) wurde mittels Bronchiallavage gezeigt, dass die einmal tägliche inhalative Applikation von rhDNase über 2 Wochen auch bei Säuglingen und Kleinkindern sicher ist und in allen Altersgruppen zu vergleichbaren Konzentrationen an rhDNase führt [32].

In einem Fallbericht wurde ein 10 Monate alter Säugling mit CF, der aufgrund einer schweren Bronchiolitis mechanisch beatmet werden musste, unter der Beatmung inhalativ mit 2,5 mg rhDNase täglich behandelt. Dies führte zu einer deutlichen Verflüssigung der Atemwegssekrete und zu einem Rückgang der Bronchoobstruktion [21].

Darüber hinaus gibt es eine ganze Reihe von unkontrollierten Anwendungen („off label") von rhDNase bei verschiedenen anderen pulmonalen Erkrankungen. Hier wird am häufigsten der Einsatz bei chronischen oder rekurrierenden Atelektasen genannt. Dies ist gezielt in diesen Situationen sicher auch bei Patienten mit CF zu empfehlen, bevor weitergehende invasivere therapeutische Maßnahmen erwogen werden [31].

Offene Fragen und Probleme

rhDNase ist die erste Therapieform, für die in der Langzeitanwendung über etwa 1 Jahr in gut kontrollierten Untersuchungen signifikante Verbesserungen des FEV_1 und eine Reduktion der Häufigkeit pulmonaler Exazerbationen mit der Notwendigkeit intravenöser Behandlungen nachgewiesen wurden. Dies trifft zu für klinisch stabile Patienten, älter als 5 Jahre und einem Ausgangs-FEV_1/FVC von mehr als 40%. Andererseits sind die beobachteten Effekte von rhDNase im Mittel relativ gering und es liegen bisher keine Daten vor, die zeigen, dass rhDNase die progressive Entwicklung einer Lungenzerstörung bei CF verhindert oder die Überlebenszeit vergrößert.

Es wurden keine ernsthaften allergischen oder anaphylaktischen Reaktionen auf das Medikament beobachtet. Ein gewisser Teil der Patienten entwickelt Serum-Antikörper, die jedoch wahrscheinlich ohne klinische Bedeutung sind, da es auch bei diesen Patienten nach einer erneuten Exposition mit rhDNase nicht zu einer allergischen Reaktion oder Anaphylaxie kommt. An Nebenwirkungen treten Laryngitis mit Stimmveränderung und manchmal eine Pharyngitis auf.

Dringend notwendig sind daher kontrollierte Studien, die an Kindern unter 5 Jahren erhoben werden. Die Anwendung von rhDNase in dieser Altersgruppe sollte nur in ausgesuchten Einzelfällen und am besten im Rahmen kontrollierter Untersuchungen erfolgen. Obwohl Untergruppen-Analysen bei Patienten mit nur milden Lungenfunktion-Beeinträchtigungen gezeigt haben, dass rhDNase eine ähnliche wenn auch weniger stark ausgeprägte therapeutische Effektivität haben könnte, fehlen Untersuchungen für diese Patienten. Insbesondere liegen bisher keine Daten zu Patienten mit normaler bzw. sehr guter Lungenfunktion vor. Diese Daten sowie detailliertere Entscheidungshilfen für den sinnvollen Langzeiteinsatz im Einzelfall (s. unten) müssen noch erarbeitet werden. Ferner wurde bisher keine Reduktion der Mortalität der behandelten Patienten nachgewiesen.

Neutrophile Elastase-Aktivität und rhDNase-Inhalation

Endobronchial und im dem Sputum von Patienten mit CF finden sich nicht nur große Mengen DNA sondern auch sehr hohe Spiegel an Neutrophilen-Elastase. Dieses Enzym vermag nahezu alle Strukturproteine anzugreifen und es wird vermutet, dass ihm eine zentrale Rolle der Pathogenese der Lungenerkrankung bei CF zukommt (Abschn. 4.5). Es ist seit langem bekannt, dass DNA die Aktivität von Elastase und anderen Proteasen in purulenten Sputen hemmt [23]. Darüber hinaus wird die Bindung von Mukusprotease-Inhibitor (MPI) durch DNA-Einzelstränge an Neutrophilen-Elastase erheblich beschleunigt und die Behandlung der DNA mit DNase dissoziiert diese Elastase-MPI-Komplexe und regeneriert auf diese Weise aktive Neurophilen-Elastase [34]. Ex-vivo-Untersuchungen an Sputum, welches 18–20 h nach rhDNase-Applikation gewonnen wurde, zeigten nur eine gering erhöhte Elastase-Aktivität am ersten Tag nach Beginn der Inhalationsbehandlung, und an den folgenden Tagen war die Neutrophilen-Elastase im Sputum, welches 8 Stunden nach Verneblung von DNase gewonnen wurde bis zu 6 Monate nach Beginn der Inhalationsbehandlung nicht erhöht [30]. Diese Ergebnisse wurden in einer ähnlichen Studie, die sogar zeigte, dass die Elastase-Aktivität 12 Wochen nach Beginn der rhDNase-Therapie absank, bestätigt [7]. Eine weitere Gruppe, die Elastase-Aktivität ebenfalls 8–12 h nach Gabe untersuchte, zeigte eine nicht signifikante jedoch leicht erhöhte Elastase-Aktivität im Sputum [27]. Wurde das Sputum allerdings zum Zeitpunkt der zu erwartenden höchsten DNase-Aktivität, nämlich 1 h nach Gabe, untersucht, so zeigte sich bei allen Patienten eine erhöhte Elastase-Aktivität [5]. Sputum von CF-Patienten nach Inhalation mit rhDNase, welches die hohe Elastase-Aktivität aufwies, wurde bei Mäusen in die Lungen appliziert. Dies führte zu signifikant mehr Lungenblutungen als bei Verwendung von Sputum, welches 1 h vor rhDNase-Applikation von den Patienten gewonnen worden war [5].

Obgleich die oben aufgeführten klinischen Untersuchungen bis zu 1 Jahr eine gute Sicherheit dokumentieren, zeigen diese Daten, dass im Langzeitverlauf mögliche Nebenwirkungen vernebelter rhDNase bei Patienten mit CF, die auf eine Freisetzung von Elastase zurückzuführen sind, berücksichtigt werden müssen. Ferner sollte bei Patienten mit kleineren Lungenblutungen die Möglichkeit einer rhDNase-induzierten Unterhaltung mit in Erwägung gezogen werden.

Verneblersysteme für die inhalative Applikation von rhDNase

Für eine Vielzahl von Düsenverneblern wurde gezeigt, dass sie sich für die Verneblung von rhDNase eignen [6]. Dabei hängt die Aerosol-Charakteristik einerseits vom Verneblerkopf, andererseits auch vom verwendeten Kompressor ab. Hierdurch finden sich erhebliche Unterschiede in den Verneblungszeiten. Die Verneblung von 2,5 mg rhDNase mit dem Pari-LC-Vernebler, getrieben vom Pari-Masterkompressor, dauert 2 min 30 s, während bei Verwendung des Pari-LL-Verneblerkopfs, getrieben durch den Inhalierboy-Kompressor, 4 min 04 s nötig sind. Der MMAD ist bei den genannten Verneblern auch abhängig vom Kompressor und ist mit 5,6 μm bei der Kombination Pari-LL und Inhalierboy etwa doppelt so groß wie beim Pari-LC + Masterkompressor (3,3 μm). Alle verwendeten Düsenvernebler bewahren die enzymatische und strukturelle Integrität der rhDNase. Dies ist nicht der Fall für einige Ultraschallvernebler, die daher nicht zur Verneblung von rhDNase verwendet werden sollten. Inwieweit einzelne spezielle Ultraschallvernebler dennoch geeignet sind, muss erst eindeutig dokumentiert werden, bevor sie für diese Anwendung eingesetzt werden dürfen [6]. In einer klinischen Studie wurde gezeigt, dass Vernebler, die sich in vitro in ihrer Aerosol-Charakteristik nicht unterscheiden, auch zu einer vergleichbaren klinischen Lungenfunktionsverbesserung bei Patienten mit CF führen [13]. Vernebler, die kleinere MMADs erzeugen, deponieren das Medikament auch eher in den kleineren Atemwegen [15]. Die Depositionseffektivität, d.h. die Medikamentenmenge, die tatsächlich deponiert wird, kann sich jedoch erheblich unterscheiden und sollte daher in klinischen Studien gemessen worden sein.

Praktische Empfehlungen

Bislang liegen keine Daten vor, die zeigen, dass rhDNase die progressive Entwicklung einer Lungenzerstörung bei CF verhindert oder die Überlebenszeit vergrößert. Diese Daten werden in den nächsten Jahren auch noch nicht verfügbar sein können.

In Abschätzung des Benefits auf der oben genannten Datenbasis haben sowohl die amerikanische als auch die englische CF-Gesellschaften Konsensus-Empfehlungen zur Behandlung mit rhDNase abgegeben [26]. Diese Empfehlungen sind kaum restriktiv und alle Patienten, die nach Beurteilung eines CF-Spezialisten, der den Patienten behandelt, wahrscheinlich ein ausreichendes Maß an Inflammation im unteren Atemtrakt haben, können für eine Behandlung mit DNase in Betracht gezogen werden. Diese Empfehlung wird auf dem Hintergrund ausgesprochen, dass bei einer Erkrankung wie CF, die mit einer mittleren Lebenserwartung von etwa 30 Jahren einhergeht, jegliche Stabilisation und jeglicher Gewinn an Lungenfunktion für den Patienten von Nutzen ist und diese Verbesserungsmöglichkeit wahrgenommen werden sollte. Generell für eine Behandlung in Frage kommende Patientengruppen sind im Folgenden aufgeführt.

■ Patientengruppen für eine Behandlung mit rhDNase

- Alter > 5 Jahre und mäßig bis stark ausgeprägte Lungenfunktionsveränderungen (FEV_1 zwischen 40 und 85%).
- Patienten mit schwer beeinträchtigter Lungenfunktion ($FEV_1 < 40\%$). Hier ist unter Umständen die 2-mal tägliche Gabe notwendig.
- Bei Patienten mit sehr zähem Schleim, der durch eine adäquate Physiotherapie nicht gut mobilisiert werden kann.
- Alle Patienten, die eine rasche Verschlechterung des FEV_1 trotz maximaler Standardtherapie erfahren (Physiotherapie, antibiotische Behandlung, Ausschluss ABPA, etc.).
- Keine routinemäßige Applikation bei Kindern unter 5 Jahren.
- Kinder unter 5 Jahren (Kleinkinder) erhalten rhDNase bei klinisch schwerem Verlauf unter Bedingungen, die eine Beurteilung ermöglichen (engmaschige Physiotherapie, Peakflow-Messung, soweit technisch möglich).
- Patienten mit klinisch milder Erkrankung ($FEV_1 > 80\%$) erhalten rhDNase am besten im Rahmen einer multizentrischen klinischen Studie (z.B. BEAT), sodass die noch dringend notwendige allgemeingültige Information gewonnen werden kann.

Die Applikation von rhDNase sollte immer unter kontrollierten Bedingungen erfolgen. Die aus dem Verlauf des Patienten gut bekannte Lungenfunktion wird vor, nach 14 Tagen und nach 3 Monaten nach probatorischem Behandlungsbeginn gemessen. Diejenigen Patienten, die einen Anstieg des FEV_1 von etwa 10% zeigen, der auch unter der Behandlung stabil ist, setzen die Behandlung für einen längeren Zeitraum unter Kontrolle der Lungenfunktion fort. Ist auch nach 3 Monaten keine Verbesserung des FEV_1 nachzuweisen, wird die Behandlung beendet [11, 22]. Eine Dauerbehandlung mit rhDNase sollte also auf einem klaren klinischen Ansprechen beruhen [8]. Die systematische Anwendung dieser Vorgehensweise in Form einer randomisierten, doppelblinden, placebokontrollierten Anwendung bei einzelnen Patienten („n-of-1 trials") erlaubt ebenfalls eine Beurteilung der Effektivität [4]. Die technischen Details zur Verabreichung von rhDNase sind im Folgenden aufgeführt.

■ Technische Details zur Verabreichung von rhD-Nase

- Pulmozyme ist ein Protein und muss gegenüber exzessiver Hitze und starkem Licht geschützt werden. Im Kühlschrank aufbewahren um Verlust der biologischen Aktivität zu vermeiden. Nicht gefrieren!
- Für die Reise Kühlboxen mit Kühlelementen verwenden. Falls Pulmozyme mehr als 24 h bei Raumtemperatur lagerte, sollte sie nicht mehr verwendet werden.
- Pulmozyme allein, ohne weitere Zusätze vernebeln.
- Unklarheit herrscht über den genauen Zeitpunkt der Applikation. Dies hängt auch mit dem Eintritt des Wirkeffekts zusammen. Viele Patienten berichten, dass dieser nach 2 h oder später bemerkbar ist. Hierauf beruhen die folgenden Überlegungen. Die Angaben sind nicht durch objektive Daten belegt.
- Bei morgendlicher Applikation:
  Nach der Inhalation von atemwegserweiternden Medikamenten (β-Mimetika-Dosieraerosol oder auch inhalative Steroide), am besten jedoch nach Nassinhalation (NaCl mit Salbutamol, Ipratropiumbromid) und Physiotherapie/autogener Drainage, kann Pulmozyme inhaliert werden.
  Falls morgens auch ein Antibiotikum inhaliert wird, sollte dies vor Pulmozyme erfolgen.
  Bei üblicherweise 1-mal täglicher Pulmozyme-Gabe wird diese am besten auf den Nachmittag oder frühen Abend verlegt (s. unten). Pulmozyme nicht vor dem Schlafengehen inhalieren, da der verflüssigte Schleim dann nachts in der Lunge bleibt.
- Abendliche Gabe:
  Am späten Nachmittag oder frühen Abend Inhalation von Pulmozyme. Dann nach etwa 2 h, Beginn der Physiotherapie/autogenen Drainage. Nach Inhalation eines β-Mimetikum-Dosieraerosols könnte dann das Antibiotikum inhaliert werden.

Für kompliziertere Inhalationsschemata individuelle, schriftliche Absprachen treffen!

7.3.6
Amilorid und UTP

H. LINDEMANN

Nach vorherrschender Meinung werden eine Fehlregulation der Chlorionensekretion und eine verstärkte Natriumionenabsorption am respiratorischen Epithel sowie ein isotoner transepithelialer Flüssigkeitstransport als basale Mechanismen der Ionentransportstörung bei CF angesehen (Abb. 7.16) [6, 7, 23]. Sie gelten als mit verantwortlich für eine erhöhte Viskoelastizität und die Sekretretention in den Atemwegen bei CF-Patienten [6, 12, 16, 47].

Der Natrium-Kanal an der apikalen Membran des respiratorischen Epithels (ENac) kann durch Amilorid blockiert werden [7, 38]. Wichtigstes Gegenion des Natriumions ist das Chlorion, das wahrscheinlich auch auf parazellulärem Weg transportiert wird [50]. Normales respiratorisches Epithel hat mindestens zwei für Chlorionen durchlässige Kanäle an der apikalen Membran, einen cAMP-abhängigen vom CFTR-Proteinkomplex gesteuerten und einen „alternativen" Cl^--Kanal (Cl_a^-) [7].

Eine andere Hypothese geht davon aus, dass normales Atemwegsepithel (analog zu demjenigen der Ausführungsgänge der Schweißdrüsen) Ionen, aber nicht Wasser absorbiert. Auf diese Weise wird ein hypotones Sekret an der Oberfläche produziert [42, 45]. Bei CF impliziert diese Hypothese, dass Atemwegsepithelien nicht in der Lage sind, Cl^- zu absorbieren. Dies würde dazu führen, dass im Vergleich zu Gesunden extrazellulär eine höhere Cl^--Konzentration entstehen würde, was mit einem höheren Na^+-Gehalt des Sekrets einhergehen würde.

Dagegen spricht, dass es bisher keinen Anhalt dafür gibt, dass es bezüglich der Zusammensetzung der Elektrolyte an der Atemwegsoberfläche Unterschiede zwischen Gesunden und CF-Patienten gibt [22, 30]. Ferner gäbe es große Probleme, die weltweit bei CF-Patienten diagnostisch genutzte transepitheliale Potentialdifferenz (PD) unter Berücksichtigung der Natrium-Blockade mit Amilorid bzw. der Aktivierung des Chlortransports durch verschiedene Pharmaka mit dieser Hypothese in Einklang zu bringen, insbesondere auch den durch NaCl unterstützenden PD senkenden Effekt [19, 26, 27, 51].

Geht man also davon aus, dass bei CF-Patienten eine gesteigerte transepitheliale Natriumabsorption und reduzierte Chloridsekretion besteht, so bieten sich für die pharmakologische Therapie der Ionentransportstörung zwei Möglichkeiten der Beeinflussung an:

- die Blockierung bzw. Reduzierung der apikalen Natriumabsorption,

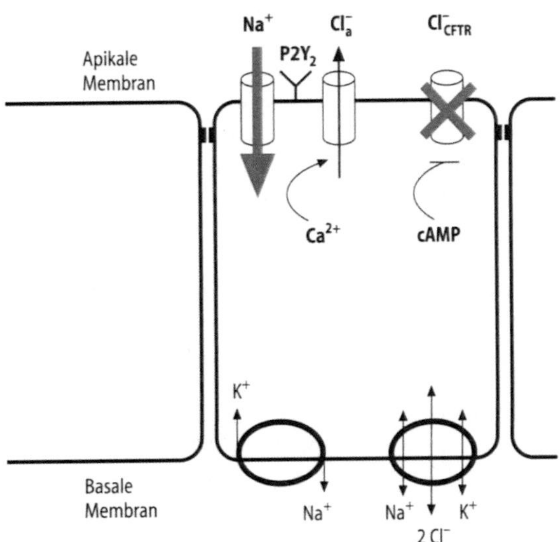

Abb. 7.16. Skizze zur Ionentransportstörung an der apikalen Membran des respiratorischen Epithels bei CF (verstärkte Natriumabsorption, reduzierte Chlorsekretion) und Beeinflussungsmöglichkeit durch Amilorid (Natriumblockade der epithelialen Na^+-Kanäle) bzw. Uridintriphosphat (Aktivierung der alternativen Chlorkanäle, Cl_a^-, die nicht vom CFTR abhängig sind, Cl_{CFTR}^-); weitere Erläuterungen im Text. *P2Y₂* Rezeptor für extrazelluläre 5'-Phosphatnukleotide

- die Aktivierung der gestörten apikalen Chloridsekretion.

Amilorid

Amilorid (Amiloridhydrochloriddihydrat) ist seit langem als Natrium-Kanalblocker bekannt. Es ist im klinischen Bereich als mildes Kalium sparendes Diuretikum bekannt, das für die systemische Anwendung zugelassen ist.

Inhalationslösungen werden in der Regel mittels Sterilfiltration von Apotheken auf Wunsch hergestellt. Als Vorbedingung für den klinischen Einsatz sind eine mikrobiologische Prüfung und die Kontrolle der angestrebten Amiloridkonzentration jeder Charge zu postulieren.

Wirkungsnachweis

Es gibt zahlreiche Daten, die einen eindrucksvollen Kurzzeiteffekt inhalierten Amilorids belegen. Sie dokumentieren eine verbesserte mukoziliäre und Hustenclearance, verbesserte rheologische Eigenschaften sowie eine reduzierte transepitheliale Potentialdifferenz am respiratorischen Epithel und zum Teil auch eine verbesserte Lungenfunktion sowie eine kürzere antibiotische Behandlungszeit [2, 9, 20, 31, 49].

Eine Verbesserung der mukoziliären Clearance konnte kürzlich von zwei Arbeitsgruppen nicht nachgewiesen werden. Allerdings wurden diese Studien an einer kleinen Zahl älterer Patienten durchgeführt (mittleres Alter 22–29 Jahre [4, 44]), bei denen die mukoziliären Reinigungsmechanismen in der Regel schon stark beeinträchtigt sind. Eine zu starke Sekretverflüssigung kann dann auch eine ungünstige sekretomotorische Wirkung zur Folge haben, inbesondere, wenn die Hustenclearance ebenfalls gestört ist [31].

Ergebnisse von Langzeitstudien im Doppelblinddesign fielen unterschiedlich aus. In einer sorgfältigen Studie zeigten Knowles et al. bei einem relativ kleinen Kollektiv von CF-Patienten, die zur Erreichung einer optimalen Ausgangssituation intravenös antibiotisch behandelt worden waren, dass das Absinken der Lungenfunktion unter Amiloridtherapie statistisch signifikant reduziert werden konnte [28]. In späteren Studien, in denen geprüft wurde, ob Amilorid unter konventioneller CF-Therapie einen ergänzenden günstigen Effekt habe, gelang es nicht, eine zusätzliche Wirkung des Amilorids nachzuweisen [11, 17, 41], sodass Zweifel an der längerfristigen Wirksamkeit von Amilorid aufkamen.

Allerdings waren die Kollektive mit Ausnahme einer Studie (n = 262, [11]) relativ klein. Zudem lassen neuere Untersuchungen vermuten, dass Amilorid bisher unterdosiert appliziert wurde [20]. Eine wichtige Voraussetzung für eine Überwachung verlässlicher inhalativer Applikation, die regelmäßige Bestimmung von Amilorid-Serumspiegeln, wurde bisher in keiner Langzeitstudie berücksichtigt [35].

Abbildung 7.17 dokumentiert die Bedeutung einer ausreichend hohen Dosierung des Amilorids. Zieht man als Kriterium für die Wirkungsdauer des Amilorid den Zeitpunkt der Rückkehr der transepithelialen Potentialdifferenz auf 50% des Ausgangswertes heran (ET_{50}), so ist bei Applikation von je 2 ml einer 0,3 mg/ml (= 10^3 mol)-Lösung eine ED50 von nur ca. 65 min, bei einer 1,8 mg/ml (= 6×10^3 mol)-Lösung eine ET_{50} von ca. 95 min und bei einer 3,0 mg/ml (= 1×10^2 mol)-Lösung eine ET_{50} von ca. 145 min zu erwarten (Abb. 7.17).

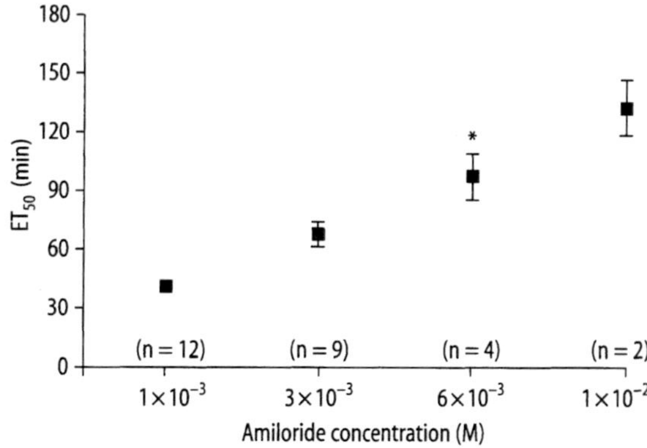

Abb. 7.17. Wirkungsdauer von Amilorid, ermittelt anhand der ED50 (Zeitpunkt zu dem 50% des Ausgangswertes der nasalen PD wieder erreicht wurde) nach nasaler Applikation von je 2 ml verschieden konzentrierten Amilorid-Lösungen. (Nach [20]). Markiert sind die Mittelwerte (± SEM, d.h. Standardabweichung des Mittelwertes); *$p < 0{,}002$, signifikante Unterschiede im Vergleich zu 1-mal 10^3 mol-Lösung (0,3 mg/ml); *$p < 0{,}01$, signifikante Unterschiede im Vergleich zu 3-mal 10^3 mol-Lösung; 6-mal 10^3 mol (= 1,8 mg/ml), 1-mal 10^2 mol (= 3,0 mg/ml)

Es ist zwar davon auszugehen, dass die elektrophysiologische Wirkung noch um ca. 25% länger anhält und der sekretomotorische Effekt im Bronchialsekret darüber hinaus nachwirkt [2, 48]; dennoch ist mit einem ausreichenden präventiven Effekt allenfalls bei 3-maliger regelmäßiger Inhalation pro Tag und bei Verwendung der höchsten Konzentration (3,0 mg/ml) zu rechnen, die an die Löslichkeitsgrenze stößt. Nachts wird man selbst unter diesen optimalen Bedingungen – je nach Schlafdauer – eine Lücke in der sekretomotorischen Wirkung von 2–4 h annehmen müssen. Der Zusatz von hypertoner NaCl-Lösung führt nicht zu einer nennenswerten Verbesserung der Wirkungsdauer [51].

Eine Steigerung der Inhalatmenge ist nur in begrenztem Umfang realisierbar, da auch noch andere Medikamente inhaliert werden müssen. Untersuchungen haben gezeigt, dass eine Inhalationsmenge von 3 ml bei akzeptablem Zeitaufwand mit dem relativ günstigsten Effekt verbunden ist [35].

Die schlechte Verfügbarkeit der Amiloridlösung hat wesentlich mit dazu beigetragen, dass trotz eines guten Kurzzeiteffekts und einer überzeugenden Rationale Amilorid nicht konsequent zur Prävention eingesetzt wird. Eine einfachere Applikationsform wäre hilfreich und eine Erleichterung für kontrollierte Studien in größerem Umfang. Hier scheint sich eine Lösung durch moderne Pulverapplikatoren anzubahnen [15, 25].

Das Amiloridanalogon Benzamil, das im Vergleich zu Amilorid eine wesentlich höhere Affinität zu den Natrium-Kanälen des respiratorischen Epithels hat, stellt eine weitere Möglichkeit dar, die Natriumkanalblockade zu verbessern. Die Substanz wurde in vitro und in vivo getestet [5, 21]. Die erforderlichen Tierversuche, die Voraussetzung für die Zulassung zur klinischen Anwendung sind, stehen jedoch noch aus.

Unerwünschte Wirkungen

Von Ausnahmen abgesehen wird die Amiloridinhalation gut toleriert [17, 28]. Systemische Nebenwirkungen bezüglich des Elektrolythaushaltes oder einer diuretischen Wirkung fanden sich auch bei hoher Dosierung und bei Serumspiegeln bis 25 ng/ml („Talwert") nicht [20, 46]. Eine sorgfältige Überwachung und behutsame Dosierung ist bei Niereninsuffizienz geboten [24]. Gelegentlich wird ein Hustenreiz beobachtet, besonders bei hoch konzentrierter Inhalationslösung. Ansonsten scheint Amilorid sogar einen protektiven Effekt bei bronchialer Überempfindlichkeit zu haben [37].

Uridintriphosphat (UTP)

Uridin-5'-Triphosphat (UTP, INS365) gehört zu den Substanzen, die bei Gesunden und bei CF-Patienten über den Rezeptor für extrazelluläre 5'-Phosphatnukleotide ($P2Y_2$-Rezeptor) die alternativen kalziumabhängigen Chlorkanäle aktivieren, die nicht vom CFTR-Komplex reguliert werden (vgl. Abb. 7.16 [7, 10]). Dies ließ sich in vitro und – an der menschlichen nasalen Mukosa – in vivo nachweisen [29, 36].

Ferner ist bekannt, dass extrazelluläre Nukleotide die ziliäre Schlagfrequenz und die Becherzellenaktivität stimulieren [32, 33]. Auch in vivo ließ sich eine Verbesserung der mukoziliären Clearance nachweisen [14, 29].

ATP, der körpereigene Agonist, lässt sich für eine therapeutische Anwendung nicht nutzen, da es bei höherer Dosierung zu starken kardiovaskulären Nebenwirkungen kommt [13, 18].

Erste klinische Studien mit UTP scheinen die Auffassung zu unterstützen, dass UTP eine sinnvolle Ergänzung des Therapie-Regimes bei CF sein könne [39].

Toxikologisch ist UTP nach bisherigen Tierversuchen und Kurzzeitanwendungen am Menschen als unbedenklich einzuschätzen [39]. Allerdings sind UTP und UTP-Derivate in Deutschland, Österreich und der Schweiz für die Anwendung am Menschen noch nicht zugelassen.

Es stellte sich zudem heraus, dass der Abbau von exogenem UTP (zu UDP und UMP sowie Uridin) relativ rasch geschieht [43], so dass die klinische Effizienz wenig aussichtsreich erscheint. Zur Zeit werden die Verträglichkeit, die Wirksamkeit und Wirkungsdauer modifizierter vielversprechender Substanzen untersucht [14].

Besondere Hoffnungen werden in eine Anwendung von inhalativ verabreichtem UTP zusammen mit Amilorid gesetzt. Mit dieser Kombinationsbehandlung ließ sich die mukoziliäre Clearance in den peripheren Bronchien bei CF-Patienten annähernd normalisieren [4, 8, 39]. Allerdings resultieren u.U. ähnliche Probleme hinsichtlich der Löslichkeit wie bei der Kombination von Amilorid und iso- bzw. hypertoner Kochsalzlösung [40, 51]. Ein abschließendes Urteil lässt sich jedoch noch nicht fällen.

Es lässt sich folgendes Fazit ziehen: Für die präventive Anwendung erscheint eine regelmäßige Inhalationsbehandlung mit einem langwirksamen Natriumblocker oder/und modifiziertem UTP geeignet, eine Normalisierung der bei CF beeinträchtigten mukoziliären Clearance herbeizuführen. Entzündungsbedingte sekundäre Sekretveränderungen (DNA, Aktinfilamente etc. [3]) werden davon nicht beeinflusst und bedürfen einer ergänzenden Therapie.

Zusammenfassung

Amilorid hemmt die Natriumionenabsorption, Uridintriphosphat (UTP) aktiviert die „alternativen" Ca^{++}-abhängigen Chlorkanäle. Von beiden Substanzen ist eine viskoelastizitätssenkende und die mukoziliäre Clearance fördernde Wirkung belegt, die in Kurzzeitversuchen bei jungen CF-Patienten nachgewiesen ist. Ergebnisse von Langzeitstudien sind spärlich und – infolge unterschiedlicher methodischer Ansätze – widersprüchlich. Amiloridstudien sind bislang insgesamt unbefriedigend, weil sie meist ohne Serumspiegelkontrollen, mit zu kleinen Kollektiven und mit zu geringer Amiloriddosis stattfanden. Die UTP-Anwendung hat als entscheidenden Nachteil die kurze Wirkdauer; außerdem ist UTP in den deutschsprachigen Ländern für die Anwendung am Menschen noch nicht zugelassen. Beide Substanzen wecken die Hoffnung auf eine erfolgversprechende Prävention durch Verbesserung der sekretomotorischen Eigenschaften des Bronchialsystems. Sekundäre, durch Inflammation bedingte Sekretveränderungen werden davon nicht beeinflusst.

7.3.7 Antiproteasen

C. Vogelmeier, A. Schuster

Wie in Abschn. 7.2 ausgeführt, ist die Lungenbeteiligung bei der CF u.a. charakterisiert durch eine ausgeprägte intrapulmonale Entzündung. Diese wiederum ist gekennzeichnet durch eine sehr stark erhöhte Anzahl von neutrophilen Granulozyten (in ausgeprägten Fällen > 90 % der Sputumzellen). Die neutrophilen Granulozyten setzen reaktive Sauerstoffmetaboliten und Proteasen frei, wobei der neutrophilen Elastase aufgrund ihrer vielfältigen pathologischen Effekte die größte Bedeutung zukommt. Freigesetzte Proteasen und reaktive Sauerstoffmetaboliten reduzieren in konzertierter Aktion über proteolytische und oxidative Mechanismen die Proteaseabwehr der Lunge. Deshalb sind die beiden wesentlichen Antiproteasen der Lunge, der α1-Proteaseinhibitor (α1PI) und der „secretory leukoprotease inhibitor" (SLPI), in Sputum und bronchoalveolärer Lavageflüssigkeit von Patienten mit CF zwar nachweisbar, zum großen Teil aber gespalten und damit

inaktiv [1]. Die pathophysiologische Konsequenz davon ist eine weitgehend ungehinderte Aktivität von neutrophiler Elastase mit den Folgen Abbau von Elastin und Kollagen, toxische Wirkung auf Epithelzellen, Zerstörung von Oberflächenrezeptoren und Immunglobulinen, Hypersekretion, ungünstige Veränderung von Zusammensetzung und Viskosität des Sputums und weitere Steigerung der Neutrophilenzahl durch vermehrte Expression von Interleukin-8. Vor dem Hintergrund dieser für die Lunge bedrohlichen Vorgänge ist das Rational gegeben, das Ungleichgewicht zwischen neutrophiler Elastase und Antielastasen durch Steigerung der Proteaseabwehr zu beseitigen.

Substanzen

Grundsätzlich kommen natürlich vorkommende Antielastasen oder synthetische Inhibitoren in Betracht (Tabelle 7.7) [2]. Von den therapeutischen Möglichkeiten zur Steigerung der Abwehr der Lunge gegen neutrophile Elastase wurde bislang am Menschen in erster Linie Plasma-α1PI, d.h. aus menschlichem Plasma angereichertes α1PI eingesetzt. Rekombinanter SLPI (rSLPI) wird mittels eines synthetischen SLPI-Gens in Escherichia coli hergestellt. rSLPI hat verschiedene Chrakteristika, die sich im Vergleich zu α1PI bezüglich der therapeutischen Wirksamkeit als vorteilhaft erweisen könnten:

- rSLPI hat einen isoelektrischen Punkt (pI) > 9, der dem pI von neutrophiler Elastase sehr ähnlich ist, und könnte sich daher im Gewebe an die gleichen Moleküle (z.B. Elastin) binden wie neutrophile Elastase. Darüber hinaus kann rSLPI an Elastin gebundene neutrophile Elastase hemmen, während dies α1PI nicht möglich ist.
- SLPI ist kein Glykoprotein. Damit stimmt rSLPI in allen Belangen mit dem natürlich vorkommenden SLPI überein. Im Gegensatz dazu ist als Folge des Fehlens der Kohlenhydratseitenketten und der damit verbundenen Reduktion des Molekulargewichts die Plasmahalbwertszeit von rekombinantem α1PI (rα1PI) durch Exkretion in den Urin auf wenige Minuten reduziert. Auch die physikalische Stabilität des Moleküls ist beeinträchtigt.

Tabelle 7.7. Antiproteasen mit möglichem therapeutischem Einsatz bei CF

Antiprotease	Einsatz bei CF
α1PI	Plasma-α1PI Rekombinanter α1PI (?) Transgener α1PI
SLPI	Rekombinanter SLPI
Synthetische Inhibitoren	–

- Während α1PI mehr als 90% der Abwehr des unteren Respirationstraktes gegen neutrophile Elastase bereit stellt, ist SLPI zumindest auf der Epitheloberfläche der quantitativ dominierende Inhibitor der Bronchien; d.h. für Erkrankungen des Bronchialepithels wie bei der CF stellt rSLPI möglicherweise die natürlichste Form der Therapie dar.
- Durch Gabe von rSLPI kam es im Tierexperiment parallel zur Steigerung der Elastaseabwehr auch zu einer Zunahme der Konzentration an reduziertem Glutathion, ein Effekt, der vermutlich Folge der Freisetzung der Methioninreste von rSLPI ist [8]. rSLPI wirkt damit wie eine Slow-release-Form von Glutathion. Damit ist rSLPI als einziges bisher bekanntes Molekül potentiell in der Lage, die Abwehr sowohl gegen Proteasen als auch gegen reaktive Sauerstoffmetaboliten zu verbessern.
- SLPI übt auch Effekte im Sinne eines antimikrobiellen Peptids aus. So konnte gezeigt werden, dass SLPI fungizide Wirkungen gegen Aspergillus fumigatus und Candida albicans sowie bakterizide Effekte gegen Escherichia coli und Staphylococcus aureus aufweist [6].

Die Fortentwicklung der Therapie mit rSLPI bis zum klinischen Einsatz würde die Durchführung einer Reihe von weiteren Studien (s. unten) voraussetzen. Leider laufen gegenwärtig keine industriegesponserten wissenschaftlichen Untersuchungen zur Behandlung mit rSLPI.

Mit in Schafen generiertem transgenem α1PI liegen bislang keine veröffentlichten Untersuchungen am Menschen vor. Das Konzept ist auf jeden Fall interessant, da auf diese Weise der bisherige Mangel an α1PI beseitigt werden könnte, der seine Ursache darin hat, dass das bisher therapeutisch eingesetzte α1PI aus menschlichem Plasma angereichert wird. Theoretische Fallstricke stellen die veränderten Kohlenhydratseitenketten des transgenen α1PI dar – und zwar sowohl die Aktivität als auch die Immunogenität des Moleküls betreffend.

Einer der Faktoren, die die Anwendbarkeit einer bestimmten Antiprotease als Medikament für die Behandlung einer Erkrankung definieren, ist ihr Aktivitätsverlust im Milieu der erkrankten Lunge, d.h., wie sensitiv sie gegen Inaktivierung durch Oxidation und/oder Proteolyse ist. α1PI und SLPI sind leicht inaktivierbar, da sie in ihrem aktiven Zentrum den oxidierbaren Aminosäurerest Methionin enthalten. So wurden Anstrengungen unternommen, nichtoxidierbare Mutanten von natürlichen Antielastasen herzustellen; z.B. wurden mittels Site-directed-Mutagenese Varianten von rα1PI mit den nichtoxidierbaren Aminosäureresten Valin oder Leucin anstelle von Methionin (Met^{358}) im aktiven Zentrum des Moleküls synthetisiert. Weiter wurde eine Mutante von rSLPI geprüft, bei der der Methioninrest im aktiven Zentrum (Met^{73}) durch Leucin ersetzt wurde. Die Inkubation dieser Mutante mit einem Oxidationsmittel führte zu einer wesentlich geringeren Inaktivierung als bei „nativem“ rSLPI. Auch bei Inkubation mit Sputum von CF-Patienten, das eine große Zahl an neutrophilen Granulozyten enthielt, zeigte sich, dass die Mutante die neutrophile Elastase potenter inhibiert als „natives“ rSLPI [5]. Es wurde auch bereits eine Vielzahl von synthetischen Inhibitoren mit niedrigem Molekulargewicht (z.B. DMP-777) synthetisiert, von denen aber bislang keiner so weit entwickelt werden konnte, dass gegenwärtig ein klinischer Einsatz zur Disposition steht. Auch diese synthetischen Inhibitoren zeichnen sich durch große Resistenz gegenüber inaktiverenden Faktoren wie reaktiven Sauerstoffmetaboliten und Proteasen aus.

Als Gegenargument gegen den Einsatz von nicht inhibierbaren bzw. nicht abbaubaren Molekülen sei angeführt, dass chronische Erkrankungen wie die CF vermutlich eine fortwährende Gabe von Antiproteasen notwendig machen. Dabei ist zu befürchten, dass kaum oxidierbare und/oder kaum abbaubare Substanzen mit den wahrscheinlich essentiellen physiologischen Funktionen von neutrophiler Elastase und neutrophilen Granulozyten interferieren und diese behindern [7].

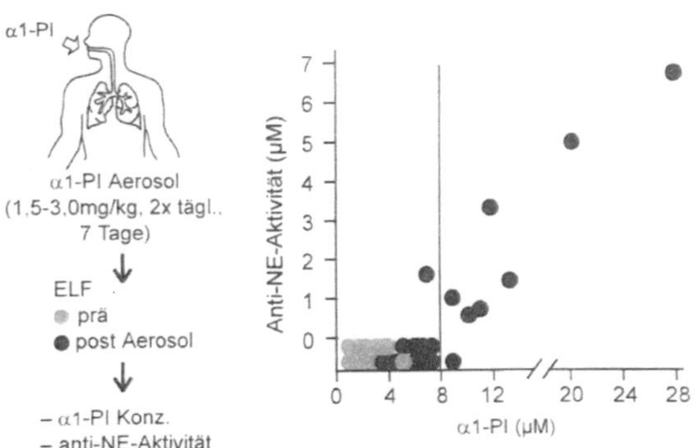

Abb. 7.18. Behandlung von CF-Patienten mit einem α1PI-Aerosol. Die Patienten erhielten für 2 Wochen 2-mal pro Tag 1,5–3,0 mg/kg KG α1PI in Aerosolform. Vor Beginn der Therapie und 12 h nach dem letzten Aerosol unterzogen sich die Patienten einer Bronchoskopie mit bronchoalveolärer Lavage. In der Lavageflüssigkeit wurden die Konzentration von α1PI und die Anti-neutrophile Elastase-Aktivität (Anti-NE-Aktivität) bestimmt und auf das Volumen der ELF bezogen. (Mod. nach [3])

Studien mit CF-Patienten

Viele Patienten mit α1PI-Mangelemphysem werden seit Jahren mit intravenös verabreichtem Plasma-α1PI behandelt. Die Befunde der deutschen WATL-Studie und die Daten der amerikanischen Registry legen dabei den Schluss nahe, dass die Therapie sinnvoll ist, auch wenn beide Untersuchungen nicht placebokontrolliert sind. Die Datenlage zur Antiproteasetherapie bei CF ist ungleich dünner: Eine Studie mit 17 CF-Patienten hatte die Evaluation einer kurzzeitigen Therapie mit α1PI zum Gegenstand. Zunächst wurde α1PI mit Dosen von 60–120 mg/kg KG 1mal pro Woche über 4 Wochen intravenös gegeben. Dabei zeigte sich, dass diese Art der Administration auch bei sehr hohen Dosen (übliche Dosis bei α1PI-Mangelemphysem 60 mg/kg KG) trotz gesteigerter Spiegel an α1PI im epithelialen Flüssigkeitsfilm der Lunge (ELF) keinen über das Dosierungsintervall von 1 Woche anhaltenden supprimierenden Effekt auf die Aktivität von neutrophiler Elastase hatte. In einem zweiten Schritt erhielten die Patienten α1PI als Aerosol 2-mal täglich für 7 Tage in einer Dosis von 1,5–3,0 mg/kg KG. Über diesen Applikationsweg waren die Ergebnisse deutlich besser: Die α1PI-Spiegel in der ELF stiegen hochsignifikant an und führten zu einer erheblichen Verminderung der Aktivität an neutrophiler Elastase über das Dosierungsintervall von 12 h. Betrug die α1PI-Konzentration in ELF nach dem Aerosol ≥ 8 µM, war die Aktivität an neutrophiler Elastase in nahezu allen Proben komplett unterdrückt (Abb. 7.18). Die Auswirkungen der Gabe von α1PI auf die Abwehr von Bakterien wurde mit einem Pseudomonas-Killing-Assay untersucht. Normale neutrophile Granulozyten sind in der Lage Pseudomonaden abzutöten. Neutrophile Granulozyten aus den Lungen von CF-Patienten haben diese Fähigkeit verloren, wobei ein wesentlicher Grund dafür in der Abspaltung von Komplementrezeptoren von der Zelloberfläche durch neutrophile Elastase liegen dürfte. Wenn in diesem Assay neutrophile Granulozyten aus der bronchoalveolären Lavageflüssigkeit von CF-Patienten zum Einsatz kamen, die zuvor mit dem α1PI-Aerosol behandelt worden waren, waren diese Zellen in der Lage, Pseudomonaden abzutöten [3]. Diese Befunde sprechen dafür, dass die Gabe von α1PI zumindest im kurzfristigen Verlauf die pathologischen Effekte von neutrophiler Elastase so weit zurückdrängen kann, dass u. a. die neutrophilen Granulozyten wieder ihre physiologische Funktion als Teil der Infektabwehr wahrnehmen können.

Auch mit rSLPI wurde eine Pilotstudie durchgeführt: 17 Patienten mit CF erhielten über eine Woche 2-mal 100 mg/die rSLPI als Aerosol. Durch die Therapie stieg der SLPI-Spiegel in ELF signifikant an, während die Konzentration an freier neutrophiler Elastase um duchschnittlich 68% abnahm (Abb. 7.19). Während vor der Behandlung SLPI nur in komplexierter oder gespaltener Form nachweisbar war, fand sich danach intakter nicht gebundener SLPI. Auch kam es zu einer erheblichen Abnahme der mRNA-Expression von Interleukin-8. Diese Ergeb-

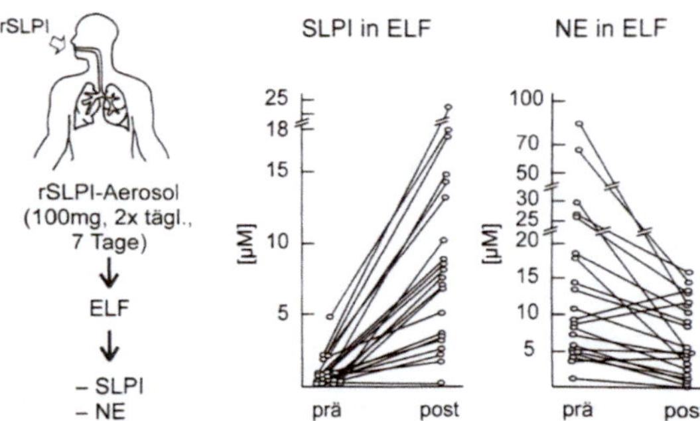

Abb. 7.19. Behandlung von CF-Patienten mit einem SLPI-Aerosol. Die Patienten erhielten für 1 Woche 2-mal pro Tag 100 mg rSLPI in Aerosolform. Vor Beginn der Behandlung und 12 h nach der letzten Inhalation erfolgte eine Bronchoskopie mit bronchoalveolärer Lavage. In der Lavageflüssigkeit wurden die Konzentrationen an SLPI und freier neutrophiler Elastase (NE) bestimmt und auf das Volumen der ELF bezogen. (Mod. nach [4])

nisse lassen den Schluss zu, dass die Behandlung mit einem rSLPI-Aerosol bei Patienten mit CF zumindest kurzfristig eine wesentliche Steigerung der Abwehr gegen neutrophile Elastase bedingt, ohne dass damit erkennbare Risiken für den Patienten verbunden sind. Als Folge der Verminderung der Aktivität von neutrophiler Elastase wird dabei offensichtlich auch der bronchiale Entzündungsprozess günstig beeinflusst [4]. Weitere Studien mit kurzen Therapieintervallen liegen gegenwärtig nur in Abstractform vor, während längerfristige Untersuchungen bislang vollkommen fehlen.

Zusammenfassung

Die bei der CF bestehende ausgeprägte neutrophile Entzündung im Bereich der Bronchien mit daraus folgender Freisetzung von großen Mengen an neutrophiler Elastase bei gleichzeitig kompromittierter Proteaseabwehr lässt eine Therapie mit Antiproteasen sinnvoll erscheinen. Es stehen eine Reihe von potenziell geeigneten Substanzen zur Verfügung – von natürlich vorkommenden bis zu synthetischen Inhibitoren. Aufgrund der wenigen bislang vorliegenden Daten ist festzuhalten, dass zum gegenwärtigen Zeitpunkt weder die Machbarkeit noch die klinische Effektivität der Langzeittherapie mit Antiproteasen erwiesen ist. Andererseits sind die geschilderten Daten so vielversprechend, dass unbedingt weitere Studien auf diesem Gebiet folgen müssen.

7.3.8 Physiotherapie

R. KIESELMANN, H. LINDEMANN

Grundlegendes Problem der cystischen Fibrose ist die Sekretretention in den Bronchien. Die Hauptziele der Atemphysiotherapie sind Elimination des hochviskösen Sekrets aus den Atemwegen und Erhaltung bzw. Verbesserung der Mobilität des Thorax zur Optimierung der Ventilation [22, 26].

Zeitpunkt des Beginns der Atemphysiotherapie

Bei der cystischen Fibrose beginnt die Sekretretention und die bronchopulmonale Manifestation häufig unmittelbar nach der Geburt, wobei die Ausprägung individuell stark variieren kann. Deshalb ist es wichtig, die Kinder vom Zeitpunkt der Diagnosestellung an physiotherapeutisch zu behandeln. Auf diese Weise wachsen zum einen die Eltern in die Therapiesituationen hinein und lernen es, therapeutische Verantwortung für ihr Kind mit zu übernehmen. Zum anderen werden die Betroffenen an eine konsequente Physiotherapie gewöhnt. Darüber hinaus lernen sie, ihren pulmonalen Zustand einzuschätzen und die Therapie der jeweiligen Situation anzupassen.

Die moderne Physiotherapie hat zum Ziel, den Patienten zu einer regelmäßigen Behandlung anzuhalten, damit er rationell und auf schonende Art und Weise eine ausreichende Sekretelimination erreicht, die genügend zeitlichen Spielraum für die Gestaltung seines Alltags lässt. Als vorteilhaft hat sich erwiesen, wenn Eltern mit ihrem Kind bzw. der heranwachsende Patient nach einer Anlernphase von einer Physiotherapeutin zunächst 1-mal pro Woche, dann 1-mal pro Monat bzw. 1-mal im Quartal zur Physiotherapieanleitung gehen und die vermittelten Therapieprogramme und -techniken konsequent zu Hause durchführen [22].

Allgemeine Aspekte

In der Physiotherapie werden aktive Techniken [10, 22], die die Patienten erlernen und die sie dann selbständig ohne fremde Hilfe ausführen können, sogenannte Selbsthilfetechniken, von passiven Techniken unterschieden [9] (Tabelle 7.8). Die Art der für den einzelnen Patienten bevorzugten Physiotherapie hängt davon ab, welche pathophysiologischen Gegebenheiten im Bronchialsystem des jeweiligen Patienten vorherrschen.

Patienten mit CF entwickeln im Laufe ihres Lebens eine *obstruktive Ventilationsstörung* durch:

Tabelle 7.8. Techniken der Atemphysiotherapie

Technik	Ziel
Aktive Techniken (Selbsthilfetechniken)	
Sekretmobilisationstechniken	Erleichterung des Sekrettransports
Inhalation	Sekretolyse, Broncholyse, Deposition von antiinflammatorisch wirkenden Medikamenten
Drainagelagerungen	Homogenisierung der Ventilation
Dosierte Lippenbremse und andere exspiratorische Widerstände	Kollaps- und Kompressionsreduzierung
Husten gegen exspiratorische Widerstände	Vermeidung und Dämpfung von unproduktivem Husten
Atemerleichternde Körperstellungen	Herabsetzung der Atemarbeit, Entspannung
Therapeutische Körperstellungen	Mobilisation des Thorax, Unterstützung der Ventilation
Körperliche Aktivitäten und Sport	Erhaltung und/bzw. Verbesserung der Belastungsfähigkeit
Passive Techniken (Fremdhilfe durch Therapeuten, Eltern)	
Kontaktatmung	Vertiefung der Atmung, Unterstützung der Atembewegung und der Thoraxbewegung
Manuelle Vibrationen am Thorax und Schüttelungen	Verlängerung der Ausatmung
Haut- und Bindegewebstechniken	Herabsetzung der erhöhten Gewebswiderstände am Thorax
Muskeldehntechniken	Dehnung der tonisch verkürzten Muskulatur

- viskösen Schleim,
- Instabilität der Bronchialwände,
- Hyperreagibilität des Bronchialsystems,

und eine *restriktive Ventilationsstörung* durch

- fibrotische Veränderungen des Lungenparenchyms [26].

Insofern ist bei der physiotherapeutischen Anleitung die Obstruktion mit Instabilität, Kollaps und Bronchospasmus zu berücksichtigen; aber auch die Restriktion, gekennzeichnet durch eine Beeinträchtigung der elastischen Eigenschaften sowie erhöhte Gewebsdeformationswiderstände der Lunge und des Thorax, darf nicht außer Acht gelassen werden.

Wenn die Krankheit fortschreitet, entwickelt sich eine gestörte *mukoziliäre Clearance*, d.h. die Patienten brauchen zum Sekrettransport sehr viel Zeit, und eine *gestörte Hustenclearance*, d.h. sie haben langanhaltende frustrane Hustenattacken (s. Abschn. 4.1) [3].

Als Folge von Obstruktion und Restriktion entwickelt sich zunehmend eine Gasaustauschstörung ($pO_2\downarrow$, $pCO_2\uparrow$), die kompensatorisch zu einer starken Belastung der „Atempumpe" führt. Die Atemmuskulatur wird überbeansprucht. Der Anstieg des pCO_2 ist die kompensatorische Antwort aufgrund der langfristigen Überforderung der Atemmuskulatur (s. Abschn. 7.4.2) [7].

Infolge eines Ventilmechanismus wird bei einer bronchialen Obstruktion die Lunge überbläht und die Atemmittellage angehoben [20]. Es entsteht ferner eine muskuläre Dysbalance mit Verkürzung und Hypertonie der Muskeln. Dadurch kommt es zur Deformierung des Thorax. Die Einatemhilfsmuskeln sind teilweise durch ihre Ansatzstellen an der Halswirbelsäule und am Kopf „aufgehängt" und entlasten den Thorax vom Gewicht der Arme und des Schultergürtels. Die ständig überforderten Einatemmuskeln neigen zum Hypertonus und zur Verkürzung, sind aber trotzdem palpatorisch spürbar atrophiert [22].

Die klinische Beobachtung zeigt, dass im Wachstumsalter die muskuläre Dysbalance der Ein- und Ausatemmuskeln zu Deformationen des Brustkorbs führen kann (Abb. 7.20).

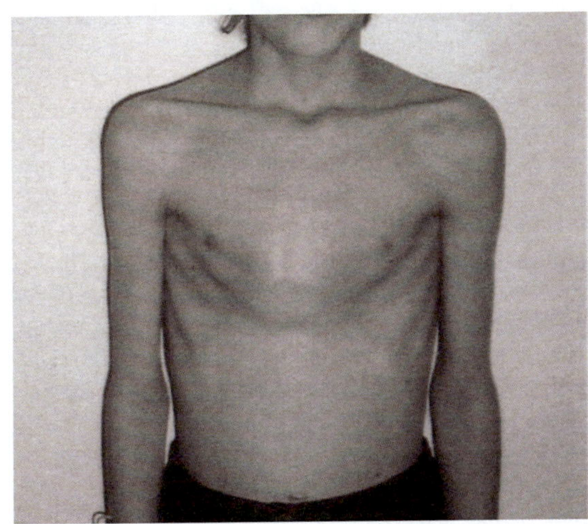

Abb. 7.20. Patient mit nach cranial ventral vorspringendem Sternum, schmalem epigastrischen Winkel und typischen Einziehungen der 7./8. Rippe. (Foto Kieselmann)

Aktive Techniken

Seit 1979 werden zunehmend Selbsthilfetechniken zur Sekretelimination propagiert [5, 6, 8, 11, 18, 19], mit denen sich die Patienten selbst therapieren können (Tabelle 7.8).

Die wichtigsten Sekretmobilisations- und Sekrettransporttechniken sind

- Autogene Drainage,
- PEP-Atmung,
- Oszillations-PEP-Atmung (z. B. Flutter, RC-Cornet).

Seit einiger Zeit wird zur Steigerung der Effektivität die Kombination dieser Techniken mit der Inhalationsbehandlung propagiert, da sich so der zeitliche Aufwand reduzieren lässt [22]. Ferner geht man davon aus, dass eine verbesserte periphere Deposition der inhalierten Medikamente durch die vertiefte Ein- und Ausatmung erzielt wird und der Sekrettransport begünstigt wird [17]. Jüngste Untersuchungen haben darüber hinaus vor allem für die Oszillationstechniken in Verbindung mit der Inhalation einen besseren rheologischen Effekt wahrscheinlich gemacht [1-3].

Die Sekretmobilisationstechniken basieren auf dem gemeinsamen Prinzip, dass die Atemwege bei der Ausatmung durch Einsetzen von körpereigenen oder Fremdstenosen möglichst lange offengehalten werden (s. unten).

Autogene Drainage (AD)

■ **Wirkprinzip.** Die AD wirkt durch vertiefte Ein- und Ausatmung. Dadurch entstehen atemsynchrone Bronchialkaliberschwankungen, durch die der Schleim gegen die Schwerkraft aus den kleinen Atemwegen in Richtung Mund transportiert wird [6, 8, 15]. Ferner geht man davon aus, dass durch den Atemstrom während der Exspiration infolge der Scherkräfte bei der anfänglich raschen passiven Exspiration der Schleim in den großen Atemwegen oralwärts transportiert wird. Während der sich anschließenden aktiven, langsamen Exspiration wird die Sekretelimination durch das Höhertreten des Zwerchfells und die globale Einengung des thorakalen Raumes unterstützt [19, 22].

Bei Bronchialwanddestruktion als Folge chronischer Entzündung besteht dabei die Gefahr eines Bronchialkollaps. Diesem kann durch Ausatmung gegen eine Stenose begegnet werden [4, 10, 11]. Diese *modifizierte autogene Drainage (MAD)* hat sich in Deutschland inzwischen weitgehend durchgesetzt [22]. Ihre Durchführung ist im Folgenden kurz skizziert (s. auch Abb. 7.21).

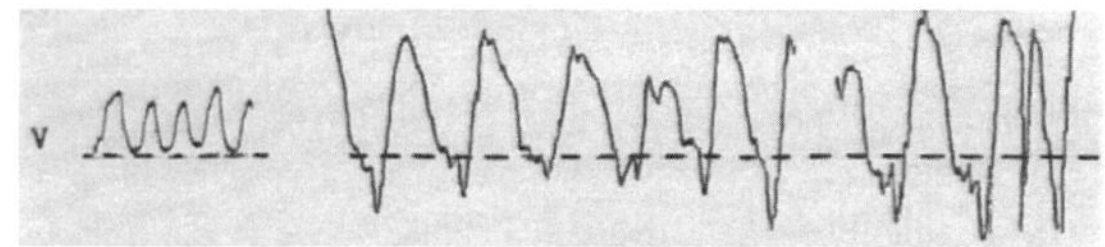

Abb. 7.21. Spontane vertiefte Atmung um die Atemmittellage bei modifizierter Autogener Drainage, Volumen und Fluss gemessen mittels Pneumotachograph

Durchführung der modifizierten autogenen Drainage (MAD)

- langsame und tiefe Einatmung durch die Nase,
- Atempause von 1-3 s am Ende der Einatmung,
- Ausatmung durch die Nase oder den Mund,
- anfängliche Ausatemphase *passiv*: mit rascher Luftströmung, entspannt, ohne Einsatz der Atemmuskulatur,
- anschließende Ausatemphase *aktiv*: mit langsamer Luftströmung und vorsichtigem Einsatz der Ausatemmuskulatur (passives-aktives Ausatmen erfolgt in einem Atemzug),
- bei instabilem oder hyperreagiblem Bronchialsystem Ausatmen gegen eine Stenose (Nase, Lippenbremse, externe Stenose).

Die Dauer der Ausatmung richtet sich nach der Menge des Schleims und der momentanen Schleimlokalisation in den Bronchien. Je weniger Schleim sich in den großen Atemwegen befindet, desto länger kann ausgeatmet werden. Je mehr Schleim sich in den großen Atemwegen befindet, desto kürzer wird die Ausatmung durchgeführt, da infolge der übermäßigen Sekretansammlung aus den parallel geschalteten peripheren Bronchien („Trompetenmodell" [28, 30]) in den großen Atemwegen ein Hustenreiz ausgelöst werden kann, der für eine Unterbrechung des Sekrettransports verantwortlich sein kann. [8].

Die Atemmanöver können in einer sitzenden oder liegenden Position durchgeführt werden.

Zusätzlich kann der Patient mit der Hand die kostoabdominellen Atembewegungen selbst kontrollieren. Sobald der Schleim in die großen Bronchien und in die Trachea gelangt ist, sind Vibrationen und Rasselgeräusche taktil bzw. akustisch wahrnehmbar. Eine behutsame Expektoration sollte durch Abhusten erst dann erfolgen, wenn sich das Sekret im oberen Trachealbereich befindet [6, 8].

Die MAD kann mehrmals am Tag durchgeführt werden und sollte - wie erwähnt - mit der Inhalation kombiniert werden, damit sich der Zeitaufwand in Grenzen hält und die Effizienz der Inhalation sowie der Atemphysiotherapie gesteigert wird [2, 16, 23].

PEP-Atmung („positive expiratory pressure breathing")

■ **Wirkung.** Die PEP-Atmung wirkt durch Offenhalten der Atemwege während der Ausatmung gegen

Widerstand unterstützend auf den Sekrettransport. Die ermutigenden Ergebnisse einiger Studien dürfte vor allem auf den günstigen Effekt bei instabilen Bronchialwänden durch Reduzierung der Kollapsneigung und Verringerung der Überblähung zurückzuführen sein [11, 23]. Auch die Eröffnung atelektatischer Bezirke wird mit dieser Technik angestrebt. Die Effizienz ist allerdings nicht bewiesen.

Die PEP-Atmung kann mit der PEP-Maske oder mit dem PEP-System durchgeführt werden (Abb. 7.22). Beide Atemtherapiegeräte haben variable exspiratorische Widerstände von 1,5–5,0 mm, die den Patienten individuell angepasst werden. Die Geräte sind mit einem Manometer ausgestattet, damit der positive Ausatemdruck kontrolliert werden kann. Die Durchführung ist im Folgenden skizziert.

Durchführung der PEP-Atmung

- Langsame und tiefe Einatmung durch die Nase,
- Atempause von 1–3 s am Ende der Einatmung,
- Ausatmung gegen Widerstand *aktiv* (d. h. Anspannung der Ausatemmuskeln zur Überwindung der Stenosen [13]).

Nach jeweils 10–15 Atemzügen wird das PEP-Gerät abgesetzt, damit sich der Patient ausruhen oder das mobilisierte Sekret expektorieren kann. Gegebenenfalls wird das Sekret durch forcierte Ausatmung (engl. „huff") oder kurzes Anhusten expektoriert. Der Durchmesser des Widerstands ist dann für den Patienten richtig gewählt, wenn er einen Ausatmungsdruck von 10–20 cm Wassersäule über mehrere Sekunden halten kann und wenn die PEP-Atmung mühelos mit dem für den Patienten individuellen Ausatemdruck 2 Minuten lang durchgeführt werden kann. Die Kombination der PEP-Atmung mit der Inhalation hat sich bewährt [23].

Teilweise wird eine Ausatmung gegen einen sehr hohen Widerstand empfohlen [32]. Zu bedenken ist dabei allerdings, dass diese Technik mit einer passageren pulmonalen Druckerhöhung und dem Risiko eines O_2-Mangels einhergeht [14, 27].

Oszillations-PEP-Atmung mit dem Flutter-VRP$_1$ (Vario Raw Prototype 1)

■ **Wirkprinzip.** Der Flutter unterstützt durch Druckschwankungen und Atemstromänderungen den Sekrettransport [3, 5, 18]. Durch die Ausatmung gegen einen variablen Widerstand (Kugel) wird der intrabronchiale Druck diskontinuierlich erhöht. Dadurch bleiben die Bronchien während der Ausatmung lange offen. Da sich die Kugel während der Ausatmung in schneller Folge im Trichter nach oben und unten bewegt und somit die Ausatemöffnung freigibt und wieder verschließt, entstehen intrabronchiale Druck- und Lumenschwankungen sowie Luftströmungsänderungen (Oszillationen), die die Sekretmobilisation und den Sekrettransport fördern (Abb. 7.23) [5, 18]. Zeit-, frequenz- und amplituden-

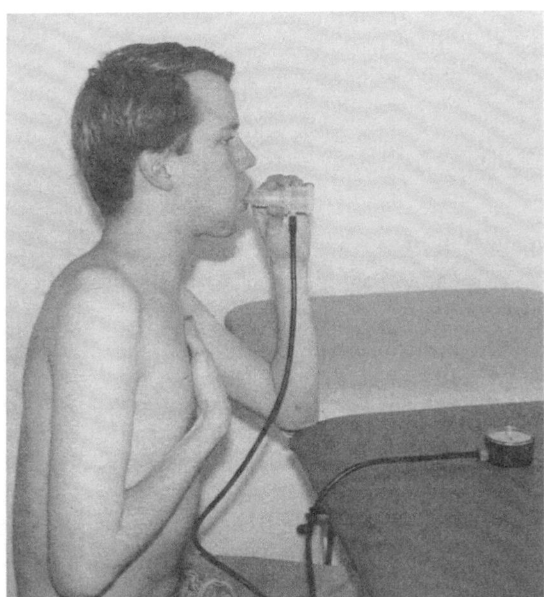

Abb. 7.22. PEP-Atmung. Patient sitzt in aufgerichteter Sitzhaltung mit aufgestützten Ellenbogen und atmet mit der Nase ein und in das Mundstück des PEP-Systems aus. (Foto Kieselmann)

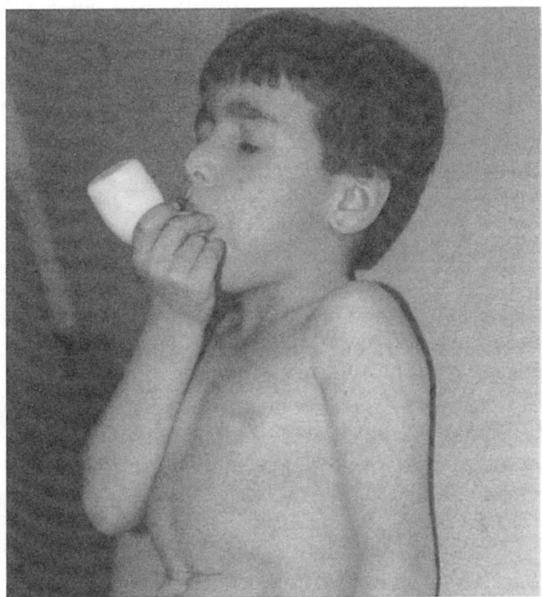

Abb. 7.23. Kleinkind mit Flutter. (Foto Kieselmann)

abhängig sinkt dadurch die Viskoelastizität des Sputums [1]. Die Druckschwankungen liegen je nach Anstellwinkel zwischen 8 und 75 cm H_2O, der Atemstrom zwischen 1,6 und 5,5 l/s. Die Oszillationen variieren zwischen 2 und 32 Hz [5, 18]. Die Durchführung ist im Folgenden skizziert.

Durchführung der Oszillations-PEP-Atmung mit dem „Flutter"-VRP$_1$

- Langsame und tiefe Einatmung durch die Nase,
- Atempause von ca. 3 s am Ende der Einatmung,
- lange Ausatmung durch das Gerät (Vermeidung von Pressatmung).

Das Atmen mit dem Flutter erfolgt meist im Sitzen. Der Flutter wird während der Ausatmung in horizontaler Position gehalten. Eine unterschiedliche Zahl von Atemzügen kann notwendig sein, bis das Sekret spürbar wird (erfahrungsgemäß 20–30 Atemzüge). Die Expektoration erfolgt, wenn sich das Sekret im oberen Trachealbereich befindet. Die Expektoration kann durch eine kurze forcierte Ausatmung oder durch Anhusten gegen geschlossene Lippen erfolgen [22]. Je nach Lokalisation und Menge des Schleimes können die Haltepositionen des Gerätes variiert werden. Dadurch wird der Ausatemwiderstand und die Oszillationsfrequenz verändert [18].

Nach den Erfahrungen der Physiotherapeuten ist der Flutter besonders für Kleinkinder und Patienten mit viel Schleim geeignet.

Das Atmen mit dem Flutter sollte mit der Inhalation kombiniert werden, da die Effektivität eines Inhalats, z. B. bei Applikation von rhDNase, durch die Oszillationen mittels Flutter gesteigert wird [1].

Oszillations-PEP-Atmung mit dem RC-Cornet

■ **Wirkprinzip.** Der RC-Cornet besteht aus einem speziellen drehbaren Mundstück, aus einem gekrümmten Kunststoffrohr und einem am Ende abgeknickten Ventilschlauch. Durch das Blasen in den Ventilschlauch wird dieser geöffnet, sein Ende gegen die Rohrwand gedrückt und dadurch verschlossen. Dieses Öffnen und Schließen erzeugt Oszillationen. Es entstehen Frequenzen zwischen 9 und 60 Hz, die Druckschwankungen liegen zwischen 5 und 20 cm H_2O [5]. Der Druck sinkt während einer Exspirationsphase nie auf Null ab. Das Gerät kombiniert somit die Effekte von Flutter und PEP-Atmung. Der günstige Effekt auf die sekretmobilisierenden Eigenschaften (Senkung der Viskoelastizität des Sekrets) und den Sekrettransport bei CF ist belegt [3]. Die Durchführung der Technik ist im Folgenden skizziert (s. auch Abb. 7.24).

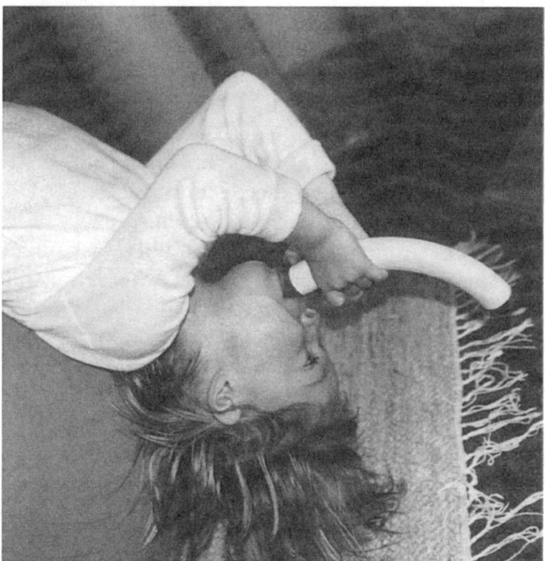

Abb. 7.24. Kind während des Atmens mit dem RC-Cornet in einer Drainageposition. (Foto Kieselmann)

Durchführung der Oszillations-PEP-Atmung mit dem RC-Cornet

- langsame und tiefe Einatmung durch die Nase,
- Atempause von ca. 3 s am Ende der Einatmung,
- Exspiration durch das Gerät (Patient kann durch Drehen des Mundstückes die Druck- und Fluss-Schwankungen individuell einstellen).

Als besonders vorteilhaft hat sich für Bettlägerige herausgestellt, dass das Gerät auch in liegender Position und in Drainagepositionen angewendet werden kann, da es unabhängig von der Schwerkraft arbeitet. Nachteilig ist die etwas aufwendigere Wartung und die Materialermüdung des Ventilschlauchs.

Oszillations-PEP-Atmung mit weiteren Geräten

Auch andere Geräte, die die Viskoelastizität des Bronchialsekrets beeinflussen, können zur Unterstützung der Sekretmobilisation und -elimination herangezogen werden, beispielsweise der Solvet II, der Hayek-Oszillator 1000, das ThAIRapyVest-Gerät, der in der Klinik eingesetzte Assistorjet und der für die Heimtherapie verwendbare Portajet (Übersicht bei [3]).

Erste Untersuchungen lassen darauf schließen, dass mittels oszillierender Physiotherapie auch eine Entlastung der Atemmuskulatur zu erzielen ist [3, 16].

Inhalation

Mit dem Inhalationsvorgang gelangen die Medikamente direkt an den gewünschten Wirkort [17]. So werden relativ hohe Medikamentenkonzentrationen in den Bronchien ohne wesentliche systemische Nebenwirkungen erreicht. Zur Verfügung stehen Düsenvernebler und einfache Inhalationsgeräte, wie Dosieraerosolsprays und Pulverinhalatoren. Herkömmliche Ultraschallvernebler haben den Nachteil, dass sie mit dem Risiko der Proteinzerstörung (z. B. rhD-Nase!) und der aufwendigeren Wartung verbunden sind [17]. Es bedarf der Überprüfung, ob die negativen Aspekte bei modernen Ultraschallverneblern ihre Gültigkeit behalten.

In der Regel wird den Patienten empfohlen, sekretolytisch, bronchospasmolytisch und antiallergisch wirkende Medikamente *vor* der Physiotherapie und antiinflammatorisch bzw. antibiotisch wirkende Medikamente *nach* der Physiotherapie zu inhalieren.

Die *Inhalation mit Düsenverneblern* wird entsprechend den folgenden Instruktionen durchgeführt.

Durchführung der Inhalation mit Düsenverneblern

- Für die Aerosoldeposition in den thorakalen Atemwegen ist eine möglichst langsame und tiefe Einatmung über den Mund mit dem Mundstück wichtig.
- Nach vertiefter Einatmung wird eine Atempause von einigen Sekunden eingeschaltet, damit auch Lungenbezirke, die mit zeitlicher Verzögerung belüftet werden, von Medikamenten erreicht werden. Die Dauer der Atempause wird durch die Atemfrequenz des Patienten mitbestimmt (3–10 s).
- Die langsame Exspiration erfolgt anfänglich mit raschem Atemstrom über die Nase oder gegebenenfalls über die verlängerte Lippenbremse bzw. über ein Mundstück, das mit einem Ausatemventil versehen ist.

Die Inhalationsdauer hängt unter anderem vom Atemzugvolumen und der Atemfrequenz des Patienten ab. In der Regel dauert die Inhalation von 2 ml Flüssigkeit etwa 15 min.

Die Inhalation kann in Kombination mit Sekretmobilisationstechniken durchgeführt werden.

Kinder sollten grundsätzlich alle *Dosieraerosole mit Spacer* benutzen. Vorteile des Spacers sind die geringen Anforderungen an die Kooperation, die weitgehende Ausschaltung großer Partikel, die ohnehin nicht bronchial deponiert werden, eine Verminderung der pharyngealen und laryngealen Deposition sowie eine Reduzierung des Kältereizes gegenüber dem direkt applizierten Dosieraerosol.

Als Anforderung an Spacer, die für Kinder geeignet sind, gelten

- Robustheit und einfache Wartung,
- Trennung von Ein- und Ausatmung durch ein Ventilsystem,
- universelle Kompatibilität mit allen Dosieraerosolen.

Die praktische Anwendung ist im Folgenden skizziert.

Durchführung der Inhalation eines Dosieraerosols mit Spacer

- Der Dosieraerosolbehälter wird geschüttelt und auf den Spacer gesteckt; dann wird das Aerosol in den Spacer gesprayt und nach tiefer Exspiration eingeatmet.
- Danach erfolgt eine Atempause von ca. 3 s.
- Die In- und Exspiration erfolgt über ein Mundstück.
- Durch eine entsprechende Ausatemöffnung gelangt die Ausatemluft nicht in das Gerät.

Die *Inhalation bei Säuglingen und Kleinkindern* erfolgt über eine weiche Gesichtsmaske oder direkt über den Aerosolstrom in Richtung Mund-Nase. Bei diesen Inhalationspraktiken geht allerdings mehr als 90% des Inhalats verloren, so dass gegebenenfalls die Medikamentendosis wesentlich erhöht werden muß [21].

Bei der Applikation von Trockenaerosolen (Pulvern) über Geräte wie *Spinhaler, Diskhaler, Turbohaler* oder *Aerolizer* muss ein ausreichender Inhalationsfluss aufgebracht werden, damit ausreichende Medikamentenmengen bronchial deponiert werden. Deshalb sind diese Geräte für Kleinkinder und Patienten mit einem geringen Flow (<50 l/min) nicht geeignet.

Drainagelagerungen

Drainagelagerungen sind Positionen, die die Patienten aktiv durchführen können oder die bei Säuglingen und Kleinkindern mittels Fremdhilfe durchgeführt werden (Abb. 7.25) [22]. Frühere Vorstellungen, dass das zähe Bronchialsekret der Schwerkraft folgend oralwärts transportiert würde, gelten als überholt. Heute geht man davon aus, dass man durch Beeinflussung des im kleinen Kreislauf vorherrschenden Niederdrucksystems durch Drainagepositionen mit Lagewechsel in Abhängigkeit von der Schwerkraft eine bessere Ventilation in den oberen Lungenabschnitten erreicht, die der Schwerkraft abgewandt sind, und eine bessere Perfusion in den unten liegenden Lungenabschnitten stattfindet. Damit wird gleichzeitig die Lumenweite der kleinen Atemwege beeinflusst [26]. In den jeweils oben gelegenen Lungenabschnitten können sich bei relativ geringem Füllungszustand der Blutgefäße die kleinen Atemwege erweitern, so dass die Luft hinter den Schleim in die peripheren und teilweise verengten Atemwege gelangen kann. Nach Umlagerung wirkt die relative Blutfülle auf die kleinen Atemwege verengend. Dadurch wird die Elimination des Sekrets aus den peri-

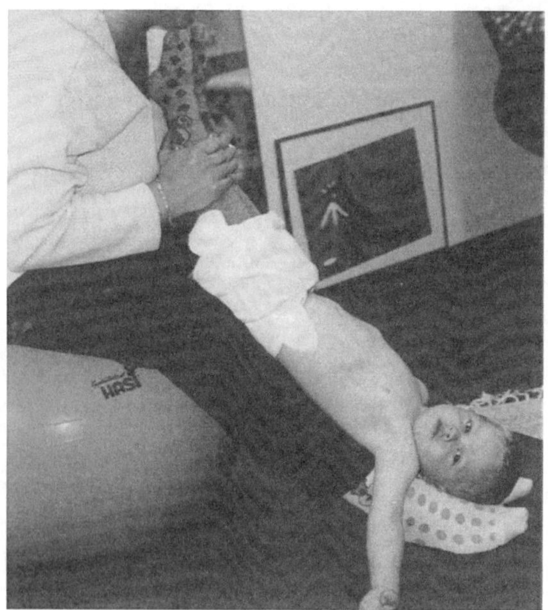

Abb. 7.25. Beispiel einer Drainagelagerung. Kleinkind in Kopftieflage. (Foto Kieselmann)

pheren Atemwegen während der Exspiration unterstützt [31]. Insgesamt werden in Deutschland acht Drainagelagerungen praktiziert [9].

Dosierte Lippenbremse

Die dosierte Lippenbremse wird analog zur PEP-Atmung als Ausatemstenose eingesetzt. Sie ist vor allem bei bronchialer Obstruktion mit Kollaps- und Kompressionsneigung sinnvoll. Durch Bremsen des Luftstroms bei Exspiration kommt es zwar zu einem zusätzlichen Anstieg des mittleren Atemwegswiderstands, gleichzeitig nimmt aber die Atemarbeit bezogen auf das ausgeatmete Volumen ab, da der Atemwegskollaps und die damit verbundene „Blindarbeit" vermieden wird [4]. Die Exspiration erfolgt durch locker aufeinander liegende Lippen, sodass der Atemstrom gebremst wird. Die dosierte Lippenbremse wird im individuellen Atemrhythmus durchgeführt. Sie wird bei körperlicher Belastung und in Körperruhe bei Atemerschwerung angewendet [10].

Dämpfung von unproduktivem Husten

Unproduktiver Husten kann bei CF-Patienten im Rahmen akuter Entzündungen der Bronchialschleimhaut auftreten. Patienten, die im fortgeschrittenen Krankheitsverlauf durch chronisch-entzündliche Veränderungen der Mukosa eine gestörte mukoziliäre Clearance und instabile Atemwege entwickeln, neigen zu lang anhaltenden Hustenattacken, die den Sekrettransport nicht unterstützen, sondern beeinträchtigen. Dabei ist in Rechnung zu stellen, dass die Hustenclearance bei progredientem Krankheitsgeschehen zunehmend eingeschränkt wird (s. Abschn. 4.1). Als Folge des hohen intrathorakalen Druckes, der während des Hustens aufgebaut wird, können Kollapsphänomene in den Atemwegen entstehen, die eine Unterbrechung des Atemstroms verursachen. Die beim Hustenstoß auftretenden Oszillationen und Scherkräfte, die die Expektoration des Sekrets unterstützen, entfallen dann [29]. Ziel der Hustentechniken ist es, die Atemwege offen zu halten und unproduktiven Husten zu dämpfen. Neben der „Lippenbremse" ist das Husten gegen die fest vor den Mund gehaltene Hand hilfreich (Abb. 7.26). Bei „Reizhusten" als Folge einer chronischen bronchialen Hyperreaktivität ist ggf. eine bronchodilatative und antiinflammatorische Inhalationstherapie indiziert (s. oben).

Atemerleichternde Körperstellungen

Atemerleichternde Körperstellungen sind Positionen, in denen der Patient leichter atmen kann (Abb. 7.27). Dadurch, dass der Thorax in Einatemstellung gebracht wird, werden die Bronchien erweitert und der Atemwegswiderstand gesenkt [25]. Durch Abnahme des Gewichtes des Schultergürtels und der

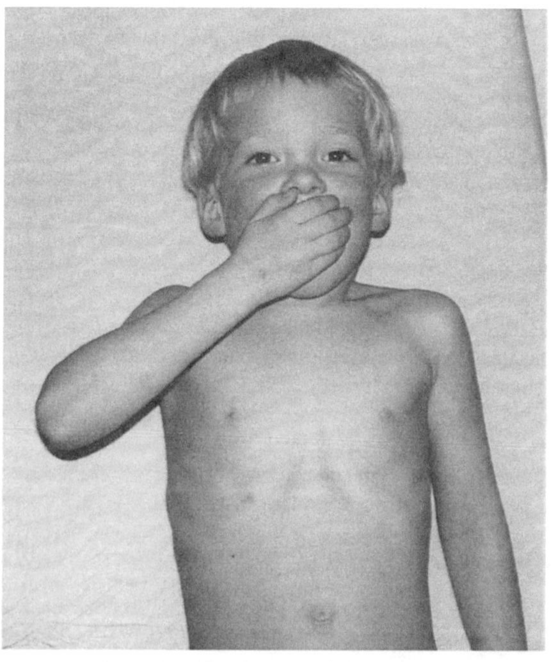

Abb. 7.26. Husten mit vor dem Mund vorgehaltener Hand zur Kollapsvermeidung. (Foto Kieselmann)

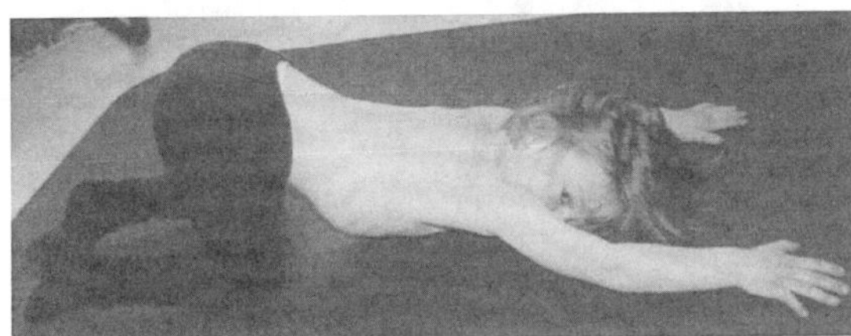

Abb. 7.27. Hängebauchlage in Rutschhalte beim Kleinkind als Atem erleichternde Körperstellung. (Foto Kieselmann)

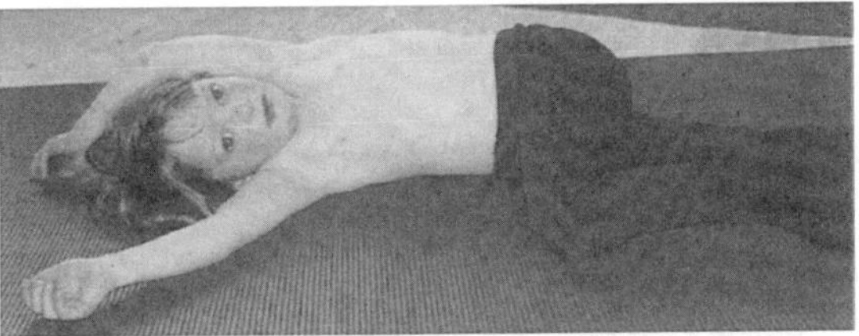

Abb. 7.28. „Schraube“ als therapeutische Körperstellung und eine der wichtigsten Übungen zum Erhalt der Thoraxmobilität. (Foto Kieselmann)

Arme vom Brustkorb, wird die Atemhilfsmuskulatur weniger beansprucht. Die Anwendung dieser Technik ist vorrangig bei akuten Atemnotsituationen sowie in der präfinalen Phase indiziert [22].

Therapeutische Körperstellungen

Ziel der therapeutischen Körperstellungen ist die Erhaltung oder Verbesserung der Thoraxmobilität durch Dreh- und Dehnübungen, damit die Atemexkursionen den Erfordernissen entsprechend durchgeführt werden können. Dabei ist die „Schraube“ eine der wichtigsten Übungen zur Erhaltung der Thoraxmobilität (Abb. 7.28) [22].

Körperliche Aktivität und Sport (s. Abschn. 7.3.9)

Körperliche Aktivität und sportliche Betätigung dienen beim CF-Patienten nicht nur zur Erhaltung bzw. zur Verbesserung der Belastbarkeit, sondern auch zur Unterstützung der Sekretelimination und der Thoraxmobilität durch die vertiefte Atmung. Aus diesem Grund werden bereits Kleinkinder ermuntert, auf dem Trampolin zu springen, oder zu anderen körperlichen Aktivitäten angehalten [24]. Sportliche Anforderungen müssen auf die individuelle Belastbarkeit des Patienten abgestimmt werden. Fast alle Sportarten sind möglich [12].

Fremdhilfetechniken

Fremdhilfetechniken sind *passive Techniken*. Sie werden vorwiegend bei Säuglingen, Kleinkindern und bei akut- und schwerkranken Patienten durchgeführt, da sie nicht in der Lage sind, aktive Techniken anzuwenden [22]. Ihre Wirksamkeit ist noch nicht befriedigend belegt. Klinische Beobachtungen erfahrener Physiotherapeuten lassen jedoch darauf schließen, dass sie die bronchialen Reinigungsmechanismen und die Thoraxmobilität unterstützen und zur Entlastung der Atemmuskulatur beitragen. Zu den passiven Techniken zählen:

- Atembewegungsunterstützende Kontaktatmung,
- Manuelle Vibrationen und Schüttelungen,
- Haut- und Bindegewebstechniken,
- Muskeldehntechniken.

Bei Säuglingen mit CF können je nach Ausprägung der Erkrankung die peripheren Atemwege durch Sekretverlegung und/oder inflammatorische Prozesse stark verengt sein, zumal die Bronchien ohnehin eng und weich sind. Die mit der Obstruktion oft verbundene Überblähung ist für eine höherfrequente flache Atmung verantwortlich [22]. Zur Unterstützung des Sekrettransportes werden Techniken verwendet, die mit vertieften Atemzügen einhergehen.

Durch die *„Kontaktatmung“*, bei der die Hand des Behandlers auf dem Brustkorb des Patienten liegt (Abb. 7.29), wird die Atembewegung „geführt“. Durch manuelle Richtungshilfen während der Atmung und behutsame Kompressionen während der Ausatmung, die auch mit *Vibrationen* durchgeführt werden können, wird die Atembewegung vergrößert [22].

Die Sekretmobilisation erfolgt außerdem durch *Schüttelungen*, die auf den Brustkorb wirken und die Atmung vertiefen – mit Ansatz an den Armen (Abb. 7.30), den Beinen und dem Brustkorb.

Nach *Haut- und Bindegewebstechniken* (Abb. 7.31) geben Patienten erfahrungsgemäß meist eine Atem-

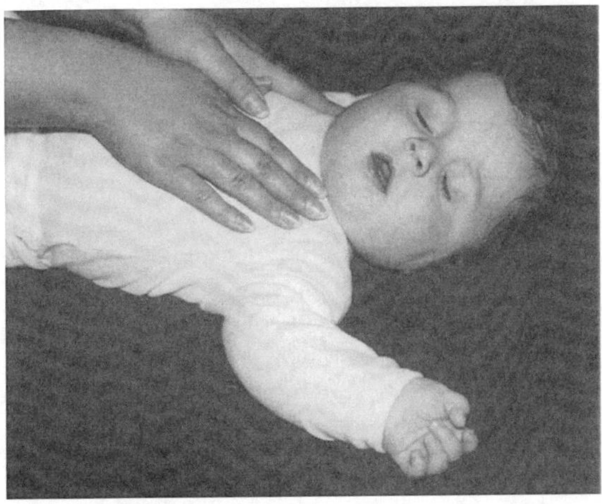

Abb. 7.29. Kontaktatmung. Leichte Kompression mit Vibration in der Ausatmung. (Foto Kieselmann)

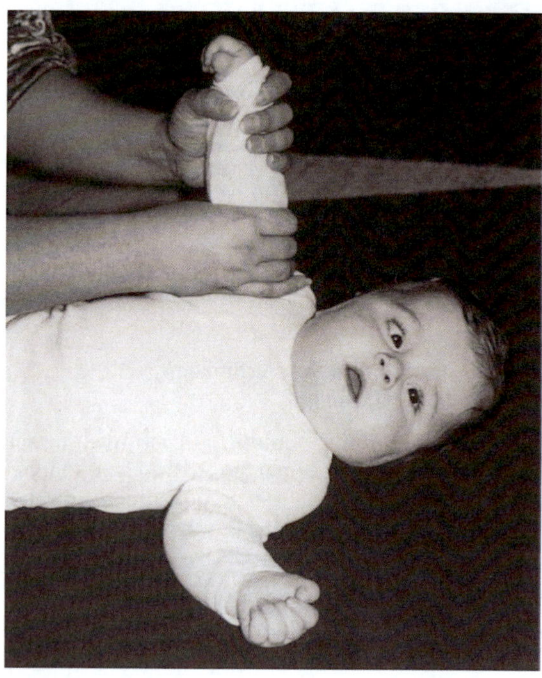

Abb. 7.30. Schüttelung bei einem Säugling am Arm. (Foto Kieselmann)

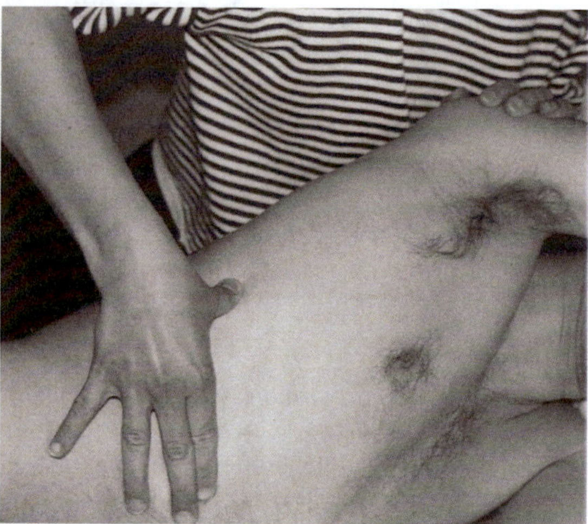

Abb. 7.31. Flächige Ausstreichungen der Interkostalräume als Beispiel einer Haut- und Bindegewebstechnik. (Foto Kieselmann)

erleichterung an; eine Reduktion des Gewebstonus wird vermutet [22].

Durch eine Vielfalt von *Muskeldehntechniken* wird die überlastete Atemhilfsmuskulatur entspannt sowie Verkürzungen entgegengewirkt.

Zusammenfassung

Ziele der Atemphysiotherapie sind Mobilisation und Elimination des zähen Bronchialsekrets, die Entlastung der Atemmuskulatur und die Erhaltung bzw. Verbesserung der Thoraxmobilität. Die moderne Physiotherapie bedient sich dabei überwiegend „aktiver Techniken" (wie Autogene Drainage, Atmung gegen einen Widerstand, Oszillationstechniken, therapeutische Körperstellungen), die so weit wie möglich mit der Inhalationstherapie kombiniert werden. Sie verleihen dem Patienten eine weitgehende Unabhängigkeit von Hilfspersonen, bürden ihm aber auch eine größere Selbstverantwortung auf. Die gebräuchlichen „passiven Techniken" (Kontaktatmung, manuelle Vibrationen und Schüttelungen, Haut- und Bindegewebstechniken sowie Muskeldehntechniken) werden vorzugsweise im frühen Kindesalter und bei Schwerkranken eingesetzt.

7.3.9 Sport

S. KRIEMLER, G. KUSENBACH

Sport stellt ein wesentliches Element in der Therapie von Patienten mit CF dar, wie dies in zahlreichen Übersichtsartikeln dokumentiert wurde [4, 24, 29, 35]. Für viele Patienten mit fortgeschrittener Lungenerkrankung, wie dies insbesondere bei jugendlichen und erwachsenen Patienten mit CF der Fall ist, führt Anstrengungsdyspnoe und Untergewicht zu einer erheblichen Einschränkung der Lebensqualität. Die eingeschränkte Lungenfunktion kann in großem Maß kompensiert werden durch eine erhöhte Fitness. Diese wiederum führt zu einer verbesserten Lebensqualität mit einem verbesserten Selbstwertgefühl und einer reduzierten Anstrengungsdyspnoe, welche die Mobilität erhöht und den CF-Patienten die Möglichkeit gibt, sozial integriert zu bleiben und mit ihren Freunden und Kameraden Sport zu treiben. Außerdem bietet Sport direkte therapeutische Vorteile und einen potenziellen langfristigen Effekt mit einer verminderten Mortalität. CF-Patienten treiben zudem gerne Sport und ziehen diese Therapiemodalität oft allen anderen vor.

Pathogenese der verminderten körperlichen Leistungsfähigkeit bei CF

Die körperliche Leistungsfähigkeit der CF-Patienten zeigt eine große Spannbreite. Einige sind fähig Marathons zu laufen oder an Triathlons teilzunehmen, während andere kaum ein paar Schritte tun können. Die meisten CF-Patienten leiden unter einer Leistungseinbuße im Krankheitsverlauf, für welche diverse Faktoren eine Rolle spielen.

Respirationstrakt

Die Entwicklung von Atelektasen, Emphysem und Fibrose der Lunge, auch zystisch-fibrotische Degeneration der Lunge genannt, führt zu einer zunehmenden Reduktion des funktionsfähigen Lungengewebes, welches sich erst unter körperlicher Anstrengung und schlussendlich in Ruhe auswirkt. Der Schweregrad der Lungenerkrankung variiert jedoch stark mit einem Spektrum von schwerer chronisch-obstruktiver Bronchitis im Kleinkindesalter bis zu einem diskreten Husten mit normaler Lungenfunktion bei 40-Jährigen.

Die Lungenfunktion in Ruhe zeigt eine verminderte forcierte Vitalkapazität (FVC), Erstsekundenkapazität (FEV_1), midexspiratorische Kapazität (FEF25–75) und einen reduzierten peak flow (PEF), sowie ein erhöhtes Restvolumen bezogen auf die totale Lungenkapazität (RV/TLC) (s. Abschn. 7.1). Während oder nach körperlicher Anstrengung kann es zu einer anstrengungsinduzierten Bronchokonstriktion kommen [20, 33]. Bei einigen CF-Patienten wurde aber auch eine Bronchodilatation während und/oder nach körperlicher Anstrengung beschrieben, welche auf die verbesserte Mukusexpektoration und die Wiedereröffnung von kollabierten Bronchien zurückgeführt wurde [32].

Die aerobe Ausdauerleistung korreliert signifikant mit der Lungenfunktion in Ruhe. Durch Verbesserung der Lungenfunktionsparameter wird normalerweise auch eine verbesserte körperliche Leistungskapazität erreicht [9]. Dies gerade deshalb, weil die Patienten bei einer Maximalleistung pulmonal limitiert sind und nicht durch die peripheren Muskeln, welche in eine Sauerstoffschuld geraten und Laktat akkumulieren, wie bei Gesunden. Das Ausmaß der Ausdauerleistungsfähigkeit korreliert normalerweise mit dem Ausmaß der pulmonale Limitation.

Zu Beginn der Erkrankung zeigt die Lungenfunktion Zeichen der Überblähung und Atelektasen, was zu einer vermehrten Totraumventilation führt. Die Atmung unter Anstrengung ist deshalb höher für eine bestimmte Belastung, und bei maximaler Leistung wird die maximale Sauerstoffaufnahme und die maximale Arbeitsleistung dadurch limitiert [15]. Oft ist die FVC reduziert durch die progressive Obstruktion. Diese verhindert ein adäquates Ansteigen des Atemzugvolumens (VT) bei ansteigender Belastung, wodurch eine erhöhte Totraumventilation (VD) entsteht. Gesunde zeigen ein VD/VT von zirka 30% in Ruhe und weniger unter Belastung. Patienten mit mäßiger oder schwerer CF-Erkrankung zeigen einen erhöhten VD/VT-Prozentsatz in Ruhe, der unter Belastung weiter ansteigt, durch ein limitiertes Atemzugvolumen einerseits und ein zunehmendes Ungleichgewicht von Ventilation und Perfusion andererseits [35]. Weitere Parameter der ventilatorischen Limitation können eine tiefe maximale Ventilation („maximal voluntary ventilation“, MVV), eine tiefe maximale Sauerstoffaufnahme (VO_2peak), hohe Herzfrequenzen bei submaximaler Belastung, sowie ein hohes respiratorisches Sauerstoffäquivalent (VE/VO_2) als Folge der hohen Totraumventilation sein [12, 30].

Während ein gesundes Kind etwa 70% seiner maximalen Atemkapazität (MVV) während einer erschöpfenden körperlichen Leistung ausnutzt, braucht ein fortgeschrittener CF-Patient bis zu 100% oder gar mehr [30]. Dabei ist ein gesundes Kind bei maximaler körperlicher Belastung durch das Herzminutenvolumen und die peripheren Muskeln limitiert, während der CF-Patient vor allem im fortgeschrittenen Stadium eine pulmonale Limitation erfährt. Diese wird bei milder und mäßiger Erkrankung deutlich herausgezögert, da der CF-Betroffene über eine bessere Ausdauerleistung der Atemmuskular verfügt, trainiert durch die chronische Hyperventilation.

Mit der Krankheitsprogression entstehen hohe arterioalveoläre Sauerstoffgradienten ($aADO_2$) als Ausdruck eines zunehmenden Ventilation-Perfusion-Ungleichgewichts. Darunter kann es zu einer Hypoxämie kommen, welche erst unter körperlicher Belastung und dann auch in Ruhe auftritt. Oft korreliert die Sättigung unter Ruhebedingungen jedoch nicht mit derjenigen unter körperlicher Anstrengung. Die meisten CF-Patienten desaturieren auch bei fortgeschrittener Erkrankung nicht während einer körperlichen Belastung. Es gibt sogar einige, welche die Sauerstoffsättigung unter körperlicher Anstrengung steigern können. Generell kann jedoch gesagt werden, dass die Wahrscheinlichkeit einer anstrengungsinduzierten Hypoxämie zunimmt bei einem FVC < 50% oder einem $FEV_1/FVC < 50\%$ [19]. Die Desaturation scheint jedoch die maximale Leistungsfähigkeit nicht einzuschränken, wie ursprünglich beschrieben. Dies wurde in einer Studie gezeigt [25], in welcher trotz zusätzlicher Sauerstoffgabe keine verbesserte Maximalleistung gefunden werden konnte. Trotzdem ist eine zusätzliche Sauerstoffgabe zu empfehlen bei hypoxämischen Patienten, da sie sich vor allem positiv auswirkt bei submaximaler Belastung: die Minutenventilation kann reduziert werden, womit Energie von der Atemmuskulatur gespart wird, die Herzfrequenz nimmt ab und die pulmonal arterielle Hypertonie wird gesenkt, sodass es zu einem besseren Ventilation-Perfusion-Verhältnis kommt. Es gibt auch Hinweise, dass die zusätzliche O_2-Gabe zu einem verbesserten aeroben Metabolismus in der peripheren Muskulatur führt, wie dies in der Wadenmuskulatur von COPD-Patienten beschrieben wurde.

Bei CF-Patienten ist die relative Atemarbeit für eine bestimmte Leistung erhöht, was sich in einem erhöhten Sauerstoffverbrauch der Atemmuskulatur wiederspiegelt. Während die Atemmuskulatur bei Gesunden etwa 10–15% des Sauerstoffverbrauchs in Anspruch nimmt, brauchen Menschen mit einer chronischen Lungenerkrankung bis zu 40% [23].

Einige Patienten entwickeln einen störenden Husten unter Anstrengung. Dieser ist generell harmlos, ja sogar von Nutzen, da er die Mukusexpektoration fördert und somit die verstopften Bronchien befreit. Meist genügt eine kurze Pause, damit der Anfall gestoppt werden kann. Bei einigen Patienten kann Husten oder auch Antrengungsdyspnoe Zeichen einer Bronchokonstriktion sein und sollte dann therapiert werden nach denselben Richtlinien wie ein Asthma bronchiale. Es ist jedoch zu erwähnen, dass nicht alle CF-Patienten auf eine medikamentöse Bronchodilatation reagieren.

Herz

Mit zunehmendem Erkrankungsgrad zeigen viele CF-Patienten ein Cor pulmonale, welches durch die pulmonal-arterielle Hypertonie aufgrund der progressiven Lungenzerstörung entstanden ist. Es gibt Anhaltspunkte, dass rechts- sowie linksventrikuläre Störungen auftreten können, welche jedoch nicht von allen Autoren gefunden wurden. So wurde mittels einer Radionuklid-Cineangiographie eine rechts- und linksventrikuläre Funktionseinbuße in Ruhe und Belastung bei 30–40% aller Patienten gefunden [3, 10]. Der Schweregrad der ventrikulären Limitation korrelierte nicht mit der Lungenfunktion in Ruhe, der Sauerstoffsättigung oder dem klinischen Schweregrad der CF. Dies mag möglicherweise einen Teil der nichtpulmonalen Limitationen der körperlichen Leistungsfähigkeit bei CF erklären.

Gastrointestinales System

Die exokrine Pankreasinsuffizienz mit Gedeihstörung ist ein Hauptmerkmal der CF. Die Störung der Verdauung variiert beträchtlich und reicht vom lebensgefährlichen Mekoniumileus des Neugeborenen zu einer milden, nicht therapiebedürftigen Malabsorption beim Erwachsenen (s. Abschn. 9.4.1 u. 9.4.2). Es ist heute anerkannt, dass externe Faktoren wie Enzymsubstitution oder Ernährung den Krankheitsverlauf wesentlich beeinflussen. Dabei spielt das Untergewicht eine große Rolle in der körperlichen Leistungsfähigkeit.

Ein besserer Ernährungszustand geht mit einer höheren aeroben und anaeroben Leistungsfähigkeit und einer verbesserten Muskelkraft einher [5, 11, 17], und dies unabhängig von der Lungenfunktion. Falls die erhöhte Nahrungszufuhr mit einem Sportprogramm kombiniert wurde, konnte in einigen, aber nicht allen Studien, sowohl die Leistungsfähigkeit als auch die fettfreie Körpermasse erhöht werden [18].

Die Muskelkraft des Zwerchfells scheint bei Untergewicht massiv reduziert zu sein, was auf einen Zusammenhang zwischen Ernährungszustand und Muskelkraft generell zu schließen scheint. Eine MRI-Studie an Vorderarm und Wadenmuskulatur unter körperlicher Belastung bei 12- bis 17-jährigen CF-Patienten zeigte höhere intrazelluläre Muskel-pHs gegenüber einer Kontrollpopulation [14]. Dies kommt durch eine verminderte oxidative Kapazität im Muskel zustande, möglicherweise als Ausdruck einer verminderten Mitochondrienanzahl oder -funktion im CF-Muskel. Ob jedoch die Malnutrition dafür verantwortlich gemacht werden kann oder ob eher der genetische Defekt die Struktur und Funktion der Muskulatur beeinflusst, bleibt noch offen.

Der tägliche Energieverbrauch, in Ruhe und unter Anstrengung, ist bei CF-Patienten generell erhöht, umso mehr, je fortgeschrittener die Krankheit ist. Dies gilt es also zu beachten, wenn ein Sportprogramm begonnen wird, da körperliche Aktivität per se den Energieverbrauch überproportional erhöht. Der Grund liegt darin, dass die Atemmuskulatur massiv gebraucht wird, welche wie oben beschrieben bis zu 40% des gesamten Sauerstoffkonsums bestreiten kann.

Zirka 10% aller CF-Patienten und ca. 30% der über 35-Jährigen entwickeln einen insulinpflichtigen Diabetes mellitus (s. Kap. 11). Die meisten werden genauso wie ein insulinpflichtiger Diabetes Typ I behandelt. Falls noch nicht diagnostiziert, ist nicht selten die plötzlich auftretende körperliche Leistungseinschränkung erstes Indiz. Bei diagnostizierten Patienten können wie bei anderen Diabetikern Hypoglykämien auftreten, vor allem bei länger dauernden körperlichen Anstrengungen. Diese sind in der Regel bei CF seltener und milder als beim Typ-I-Diabetiker, da erstens keine Ketoazidose auftritt, und meist eine gewisse Insulinproduktion weiterhin besteht.

Salz-Wasserhaushalt

CF-Patienten haben eine niedrige Toleranz gegenüber der Hitze, obwohl die thermoregulatorischen Fähigkeiten bei körperlicher Belastung über 3 h in der Hitze intakt zu sein scheinen. Im Gegensatz zu Gesunden, welche als Folge des Schwitzens ihre extrazelluläre Osmolarität erhöhen, zeigen CF-Patienten eine reduzierte Osmolarität mit vermindertem NaCl während einer Hitzeexposition [28]. Dies ist Folge eines stark hyperosmolaren Schweissverlusts

(s. Abschn. 2.5) bei CF-Patienten im Gegensatz zu Gesunden. Einer der wichtigsten physiologischen Durstauslöser ist die extrazelluläre Hyperosmolarität, die die hypothalamischen Osmorezeptoren stimuliert. Es ist deshalb möglich, dass CF-Patienten weniger Durstempfinden entwickeln, da durch die normale Osmolarität im Serum keine zentrale Stimulation ausgelöst wird. Dies konnte auch wirklich gezeigt werden in einer Studie, wo Kinder mit CF ad libitum Wasser konsumieren durften während einer körperlichen Anstrengung in der Hitze [2]. Sie tranken etwa halb soviel wie die gesunden Kinder und dehydrierten ca. dreimal so stark. Anderseits konnte auch gezeigt werden, dass die Gabe von hyperosmolaren und zuckerhaltigen Getränken diesen gefährlichen Prozess des Salz- und Wasserverlusts praktisch aufzuheben vermochte [22]. Auf jeden Fall sollten Kinder und Jugendliche mit CF motiviert werden, über ihren Durst zu trinken, vor allem bei längeren körperlichen Anstrengungen in warmer Umgebung.

Trainingszustand

Allzuoft ist die Kurzatmigkeit nicht Ausdruck des pulmonalen Problems, sondern beschreibt den Zustand der Untrainiertheit mit einer niedrigen Fitness, welche so oft gesehen wird bei Kindern und Erwachsenen mit chronischen Erkrankungen. Leider gibt es praktisch keine Daten über den Aktivitätsgrad von CF-Patienten außer ein paar vagen Äußerungen, welche einen Zusammenhang zwischen der maximalen Sauerstoffaufnahme unter Belastung und dem Aktivitätsgrad der Betroffenen beschreibt. In unserer eigenen klinischen CF-Ambulanz ist der Aktivitätsgrad bei den CF-Jugendlichen, speziell bei den Mädchen, deutlich geringer als in einer gleichaltrigen gesunden Population. Generell korreliert Inaktivität oder Hypoaktivität signifikant mit einer niedrigen aeroben Leistungsfähigkeit, und dies unabhängig von einer chronischen Erkrankung. Außerdem korreliert eine niedrige aerobe Leistungsfähigkeit mit einer erhöhten Morbidität und Mortalität bei CF, unabhängig von der Lungenfunktion und dem Ernährungszustand [26].

■ Faktoren für eine verminderte körperliche Leistungsfähigkeit bei CF

- Eingeschränkte Lungenfunktion,
- eingeschränkte Herzleistung,
- Hypoxämie,
- Untergewicht mit Muskelverlust,
- eingeschränkte Muskelfunktion (?),
- Inaktivität, Trainingsmangel,
- Motivation (?)

Positive Effekte von Sport bei CF

Sport kann verschiedene positive Einflüsse ausüben, wobei bei CF vor allem folgende Parameter beachtet wurden: Lungenfunktion, aerobe Fitness, körperliche und kardiovaskuläre Leistungsfähigkeit, Sputumproduktion und Funktion der Atemmuskulatur.

Lungenfunktion

Der Einfluss auf die Lungenfunktion wird unterschiedlich beschrieben, von keinem Effekt bis zu einer deutlichen Verbesserung der Parameter während des Sportprogramms. Da es bei CF zu einem progressiven Verlust der Lungenfunktion kommt, wäre zu postulieren, dass eine Intervention, welche diesen Rückgang der Lungenfunktion verhindert, einer erfolgreichen Intervention entspricht, und eine konstante Lungenfunktion über Zeit einem vollen therapeutischen Erfolg. Leider haben die meisten Trainingsstudien nicht lange genug gedauert, um einen Langzeiteffekt zu dokumentieren. Zach konnte in seinen Studien über 2,5 bzw. 7 Wochen, welche beide intensive körperliche Aktivität beinhalteten, ein verbessertes FEV_1 und FVC während der Studien zeigen [7, 8]. Aber die Lungenfunktionen kehrten innerhalb von 8 Wochen zu ihren Ausgangswerten zurück. Cerny konnte die verbesserte Lungenfunktion bestätigen während eines 2-wöchigen Spitalaufenthaltes mit sportlicher Betätigung [6]. Gleicherweise fand auch Andreasson ein vermindertes Residualvolumen während eines unüberwachten Heimtrainings über 30 Monate.

Sputumproduktion

Die Mukusexpektoration ist schwierig zu messen, da die Patienten dieser meist eine geringe Beachtung schenken und auch ungenügend über die Quantität Aussagen zu machen vermögen. Trotzdem wurde eine verbesserte Mukusexpektoration bei verschiedenen Studien beschrieben, welche schwimmen oder fahrradfahren beinhalteten. Auch die oben beschriebene Verbesserung in der Lungenfunktion mag darauf hinweisen, dass die Patienten mehr Mukus aus dem Bronchialbaum zu lösen vermochten.

Fitness und Prognose

Keine Traingsstudie war bisher lang genug, um den Einfluss eines Sportprogramms auf die Prognose zu dokumentieren. Eine Studie von Nixon et al. [26] fand jedoch eine signifikante positive Korrelation zwischen dem Fitnessgrad, gemessen an der maximalen Sauerstoffaufnahme (VO_2peak) während einer Fahrradergometrie, und dem Überleben bei einer Population von mehr als 100 CF-Patienten. Das Überleben über 8 Jahre war signifikant höher, wenn VO_2peak über 80% des Sollwertes betrug, im Gegensatz zu denjenigen mit einem solchen Wert von 60% des Sollwertes oder weniger. Interessanterweise war die Lungenfunktion ein schlechterer Prädiktor der Mortalität als die aerobe Leistungsfähigkeit. Wenn man bedenkt, dass in diversen unten erwähnten Trainingsstudien die Fitness bei CF verbessert werden konnte, kann davon ausgegegangen werden, dass ein regelmässiges Sportprogramm die Langlebigkeit der CF-Patienten zu verbessern vermag.

Lebensqualität

Obwohl der Einfluss von Sport auf die psychosoziale Entwicklung nicht eingehend studiert wurde bei CF-Patienten, gibt es Anhaltspunkte eines positiven Effekts, insbesondere auf das individuelle Selbstwertgefühl. In einer Studie an 44 Patienten mit CF konnte eine signifikante Korrelation zwischen Parametern der körperlichen Leistungsfähigkeit und der durch Fragebogen erfassten Lebensqualität gefunden werden [31].

Osteoporose

Sowohl Kinder als auch Erwachsene mit CF zeigen eine erniedrigte Knochenmasse, welche zu einer verfrühten Osteoporose mit dem Potenzial von atraumatischen Knochenfrakturen führen kann. Die Ursache scheint wie bei einer gesunden Population multifaktoriell zu sein und ist mit Risikofaktoren wie Untergewicht, Vitamin D- und Kalziummangel, Inaktivität, einer verspäteten Pubertät oder hormonellen Dysfunktion vergesellschaftet. Außerdem zeigt der Schweregrad der Erkrankung einen engen Zusammenhang zur Knochendichte. Bei gesunden Jugendlichen und Erwachsenen und solchen mit dokumentierter Osteoporose konnte gezeigt werden, dass Gewicht tragende körperliche Aktivität und auch Krafttraining den Knochenaufbau fördert und somit der Osteoporose schon in jungen Jahren entgegenwirkt. Es ist also anzunehmen, dass dies trotz erst einzelner Hinweise auch für unsere CF-Population gilt.

Trainingsstudien

Bei der Betrachtung aller Trainingsstudien fällt eindeutig ein positiver Effekt auf verschiedene physiologische Größen auf, wobei praktisch keine negativen Einflüsse beschrieben wurden. Die Trainingsstudien, welche während der letzten 30 Jahre durchgeführt wurden, können in 4 Kategorien eingeteilt werden: Atemmuskeltraining, aerobes oder Ausdauertraining durch Laufen, Fahrrad-Fahren und Schwimmen, Krafttraining, und verschiedene Sportarten kombiniert.

Das Atemmuskeltraining führte zu einer verbesserten Ausdauerfähigeit der über 4 Wochen trainierten Muskulatur ohne Einfluss auf die körperliche Leistungsfähigkeit [21]. Eine der beiden Studien beschrieb jedoch einen Verlust des Trainingseffektes, sobald die Intervention abgeschlossen wurde.

Ausdauertraining während 7 Wochen bis 3 Monaten führte zu unterschiedlichen Resultaten: eine Verbesserung gewisser Lungenfunktionsparameter fand sich lediglich kurzfristig oder gar nicht, während die meisten Studien eine verbesserte aerobe Leistungsfähigkeit oder Arbeitsleistung dokumentierten [13, 30]. Leider fehlen generell Informationen über den weiteren Verlauf nach der Trainingsintervention.

Es gibt lediglich eine Krafttrainingsstudie mit erwachsenen CF-Patienten [34], welche eine 6-monatige Intervention beinhaltete. Der Effekt bestand in einer vermehrten Kraft der oberen Körperhälfte und einer verminderten Überblähung der Lungen. Letzteres wurde auf die verbesserte Atemmuskelfunktion zurückgeführt.

Auch die kombinierten Programme zeigen kurzfristig positive Effekte auf die Lungenfunktion, diesmal ohne verbesserte Leistungsfähigkeit. Eine Studie bedarf der Erwähnung, da sie über einen Zeitraum von 30 Monaten durchgeführt wurde mittels eines täglichen 30-minütigen Ausdauerprogramms [1]. Sportarten wie schwimmen, laufen, Fahrrad fahren, Ballspiele und Rumpfbeugen wurden integriert in ein unüberwachtes Heimprogramm. Nach 12 Monaten Dauer wurde die Physiotherapie weggelassen und weiter trainiert. Am Ende fand sich eine identische Lungenfunktion und aerobe Leistungsfähigkeit. Die Autoren schlossen aus den Resultaten, dass die herkömmliche Physiotherapie durch eine adäquates Sportprogramm ersetzt werden könne. Es scheint nochmals erwähnenswert, dass eine konstante Lungenfunktion bei Jugendlichen und jungen Erwachsenen mit CF über 2,5 Jahre ohne Zweifel einem Erfolg entspricht.

Risiken von Sport bei CF

Körperliche Aktivität kann zu einer Sauerstoffuntersättigung im Blut führen speziell bei Patienten mit fortgeschrittenem Krankheitsverlauf. Trotzdem tolerieren die meisten CF-Patienten auch maximale Leistungen ohne Sauerstoffuntersättigung und manche zeigen sogar einen Anstieg der Sauerstoffsättigung unter Belastung [30]. Es wird generell empfohlen, dass Patienten mit einem $FEV_1 < 50\%$ des Sollwertes vor Beginn und während des Trainings mittels eines Belastungstests unter Messung der Sauerstoffsättigung getestet werden, da diese ein höheres Risiko der Desaturation mit sich bringt. Wiederholte Sättigungswerte von unter 90% während der Belastung oder auch im Schlaf sollten vermieden werden, da sie zur Entstehung und Verschlechterung der pulmonalarteriellen Hypertonie und zu einer hypoxisch bedingten Enzephalopathie beitragen können. In diesem Fall kann trotzdem traininert werden, aber unter zusätzlicher Gabe von Sauerstoff.

Während einige CF-Patienten eine Bronchodilatation unter körperlicher Belastung zeigen, reagieren andere mit einer belastungsinduzierten Bronchokonstriktion. Dieses hyperreagible Bronchialsystem wurde bei zirka 40% der untersuchten CF-Population gefunden, wobei die Häufigkeit je nach Studie von 2-65% reicht. Es gilt zu beachten, dass die Diagnose des reaktiven Bronchialsystems aufgrund der bestehenden Lungenpathologie bei CF nicht durch simple Anwendung eines Bronchodilatators gestellt werden kann. Sie sollte evaluiert werden durch eine Provokation mittels Metacholin, Histamin, körperliche Anstrengung oder Inhalation von kalter Luft. Typische Symptome einer anstrengungsinduzierten Bronchokonstriktion sind Kurzatmigkeit, Engegefühl oder Husten. Man bedenke jedoch, dass die meisten CF-Patienten rein durch ihre CF-bezogene Lungenpathologie an diesen Symptomen leiden, ohne dass eine asthmatische Komponente hinzukommen muss. Ausserdem kann die Anstrengungsdyspnoe ein Zeichen des Trainingsmangels sein, wie dies so oft bei Kindern mit chronischen Leiden vorkommt.

Bei länger dauernder körperlicher Betätigung, vor allem wenn sie in warmer Umgebung stattfindet, kann es zu einer Dehydratation und zu einem Salzverlust kommen. Bei adäquater, regelmäßiger Zufuhr von salzhaltigen Zuckergetränken kann dieser Zustand einfach verhindert werden. Falls immer möglich, sollte darauf geachtet werden, dass nicht nur Wasser getrunken wird, da erstens die Resorption aus dem Magen-Darmtrakt länger dauert und zweitens der zum Teil erhebliche Salzverlust durch den Schweiß nicht behoben wird. Die Kohlenhydrate erlauben eine raschere Resorption der Flüssigkeit und des Salzes und verhindern Hypoglykämien bei CF-Patienten mit Diabetes.

Die Hypoxämie bei CF-Patienten kommt nicht nur unter körperlicher Anstrengung vor, sondern kann auch in der Höhe oder im Flugzeug auftreten aufgrund eines niedrigeren Sauerstoffpartialdrucks in der Umgebung. Flugzeuge halten normalerweise einen Kabinendruck, der eine Höhe von 2000-2500 m imitiert, was einer 15%igen anstatt 21%igen Sauerstoffatmung auf Meeresniveau entspricht. Diese Begebenheit sollte bei CF-Patienten, welche einer Flugsportart nachgehen oder sich in die höheren Berge begeben, beachtet werden. Oades et al. [27] haben ein einfaches Prozedere zur Erfassung der Risikopatienten dokumentiert, indem sie den zu Untersuchenden eine Luft mit 15% Sauerstoff zugeführt haben unter gleichzeitiger Messung der transkutanen Sauerstoffsättigung. Die hypoxische Luftzufuhr kann je nach zu testender Höhe angeglichen werden und sollte, wenn es sich um Bergsteiger handelt, auch unter körperlicher Belastung getestet werden. Dies gilt auch für Kinder, die sich in größeren Höhen aufhalten werden, da es in der Natur eines jeden Kindes liegt, sich zu bewegen und aktiv zu sein, unabhängig davon, wo es sich aufhält.

■ Positive Effekte und Risiken des Sports bei CF

Positive Effekte
- Bronchialdrainage,
- Stabilisierung oder Verbesserung der Lungenfunktion in Ruhe,
- verbesserte aerobe Leistungskapazitität,
- erhöhte maximale Sauerstoffaufnahme,
- verbesserte Arbeitsleistung,
- reduzierte Herzfrequenz, Minutenventilation bei submaximaler Belastung,
- Kraftzuwachs der quergestreiften und Atemmuskulatur,
- verbesserte Haltung,
- Prophylaxe und Therapie der Osteoporose,
- Abnahme der Anstrengungsdyspnoe im Alltag,
- gesteigertes Selbstwertgefühl, erhöhte Lebensqualität,
- verminderte Morbidität und Mortalität (?).

Risiken
- Hypoxämie,
- Verstärkung der pulmonal-arteriellen Hypertonie (?),
- belastungsinduzierte Bronchokonstriktion,
- Dehydratation und Salzmangel,
- Hypoglykämie bei Diabetes,
- Gewichtsverlust,
- Kreuzinfektionen bei Gruppensport.

Praktische Durchführung einer Sporttherapie

Körperliche Anstrengung kann bei einem Kind oder Adoleszenten mit CF zu rascher Erschöpfung der Atem- und Skelettmuskulatur, zu einem Ventilation-Perfusion-Ungleichgewicht mit Sauerstoffuntersättigung, zu alveolärer Hypoventilation oder anstrengungsinduzierter Bronchokonstriktion führen. Diese Limitationen scheinen mehr bei Jugendlichen mit fortgeschrittener Erkrankung aufzutreten als bei Kindern im frühen Krankheitsstadium. Da die meisten Autoren jedoch nur eine schwache oder mäßige Korrelation zwischen der Lungenfunktion in Ruhe und der körperlichen Leistungsfähigkeit finden konnten, ist ein Belastungstest vor Beginn eines Sportprogramms generell zu empfehlen. Schließlich geht es nicht zuletzt darum, die bestmögliche Motivation zu erreichen.

Ein körperlicher Belastungstest ist *absolut indiziert* bei allen CF Patienten,

1. die irgendwelche Symptome unter körperlicher Anstrengung wie Husten, Dyspnoe, Schwindel, Zyanose etc. erleiden,
2. mit einem FEV_1 resp. FVC < 60% des Sollwertes aufweisen,
3. mit transkutanen Ruhesauerstoffsättigungen ≤92%,
4. mit dokumentiertem Cor pulmonale,
5. die Angst davor haben, dass Sport Ihnen in irgendeiner Form schaden könnte,
6. für einen seriösen Trainingaufbau und zur Dokumentation des Erfolgs.

Einige Labors führen regelmäßig einmal pro Jahr bei allen CF-Patienten einen Belastungstest durch, da wie oben erwähnt der Fitnesszustand einen wichtigen Morbiditäts- und Mortalitätsfaktor darstellt. Außerdem kann der Belastungstest als Motivationsutensil gebraucht werden, indem sich das Kind oder der Jugendliche bewusst wird, dass er/sie sehr wohl zu einer maximalen körperlichen Leistung imstande ist. Generell soll ein Belastungstest gewählt werden, der der Sportart, welche vom Jugendlichen ausgeführt werden möchte, möglich nahe kommt. Das Angebot in den meisten Labors beschränkt sich jedoch auf ein Fahrradergometer oder ein Laufband. Für diejenigen mit schwerer CF können simple Gehtests durchgeführt werden [16]. Der Test sollte auf jeden Fall diejenigen identifizieren, welche CF-Patienten unter körperlicher Anstrengung entsätttigen und bei welcher Belastungsintensität dies geschieht. Dies kann einfach mittels kontinuierlicher Herzfrequenz- und transkutaner Sauerstoffmessung getan werden. Grundsätzlich sollte das Training so stattfinden, dass die transkutan gemessene Sauerstoffsättigung nicht unter 90% fällt. Praktischerweise gibt man dem Patienten die Herzfrequenz an, bei welcher die Sättigung unter 90% abfällt. Falls diese Herzfrequenz schon bei sehr tiefer Belastung überschritten wird, sollte die zusätzliche Gabe von Sauerstoff zum Training diskutiert werden.

Ein Ziel des Belastungstest sollte auch das Messen der maximalen Leistungsfähigkeit sein, damit eine vernünftige Trainingsberatung durchgeführt werden kann. Generell ist es sinnvoll, ein Ausdauertraining bei 60–80% der maximalen Sauerstoffaufnahme oder maximalen Herzfrequenz zu empfehlen, oder aber bei 80–90% der anaeroben Schwelle. Um den CF-Patienten möglichst motiviert zu halten, empfiehlt sich eine Wiederholung des Belastungstests in 3- bis 6-monatlichen Intervallen. Dies ist wichtig einerseits zur Motivation, und andererseits um das Training dem Fitnessgrad anzupassen. Wird es nämlich seriös durchgeführt, muss die Trainingsintensität fast immer nach 3 Monaten adaptiert werden. Dies gilt vor allem für diejenigen, welche vorher inaktiv waren. Für die Steigerung des Trainings gibt es eine Faustregel: 10% pro Woche, und zwar entweder an Intensität oder Dauer. Um generell einen Trainingseffekt zu erreichen, sollten 3 Trainings von je 30 min pro Woche, besser noch 5 durchgeführt werden. Die meisten bisher inaktiven CF Patienten sind zu Beginn nicht fähig dieses Programm durchzuhalten. Es ist deshalb sinnvoll, den Aufbau auf das gewünschte Niveau innerhalb von 2–3 Monaten durchzuführen. Alle sollten anfangs informiert werden, dass ein Trainingseffekt sich erst 2–3 Monate nach Trainingsbeginn einstellt. Bezüglich Krafttraining gelten keine speziellen Vorsichtsmaßnahmen. Es kann ohne Einschränkung durchgeführt werden. Bei Anfängern sollte darauf geachtet werden, dass die Gewichte nicht zu hoch sind, dass die Übungen adäquat durchgeführt werden, und dass ein Ganzkörpertraining durchgeführt wird.

Es gibt zwei Sportarten, die für den jungen CF-Patienten überhaupt nicht geeignet sind, speziell bei fortgeschrittener Erkrankung. Die eine ist Tauchen, die andere ist Höhenbergsteigen. Bei beiden Betätigungen können gefährliche Situationen entstehen, wo Sauerstoffmangel herrscht und Hypoxämien über längere Zeit entstehen können. Für alle übrigen Sportarten gibt es keine Kontraindikationen.

Es ist zu empfehlen, die Kinder und Jugendlichen mit CF möglichst in ein polysportives Programm einzuschleusen. Mannschaftssportarten sind extrem wichtig für das Selbstwertgefühl und die soziale Integration bei jedem chronisch kranken Kind. Wenn die Integration gelingt, fühlen sich die meisten als „normal“ und vergessen oft ihre Erkrankung. Es ist sinnvoll, Lehrer und Trainer über die Krankheit zu informieren, damit sie jederzeit eine Pause machen können etwa bei einem Hustenanfall oder zu großer Anstrengung. Ein Einzelsport hat den Vorteil, dass er der individuellen Leistungsfähigkeit angepasst werden kann, ohne andere dabei zu behindern. Diese Sportarten bekommen vor allem bei fortgeschrittener Erkrankung Bedeutung, da sie dem CF-Patienten nicht laufend vor Augen halten, wie niedrig seine Leistungsfähigkeit ist im Vergleich zu Gesunden. Bei der Auswahl einer Sportart für fortgeschrittene Erkrankte sollten vor allem jene gewählt werden, bei denen technische Fähigkeiten wie Reaktionsfähigkeit, Koordination und Flexibilität wichtiger als reine Kraft oder Ausdauer sind. Torhüter, Tennis, Tischtennis, Klettern, Tanz oder Golf sind einige Beispiele von optimalen Sportarten. Generell sollte man aber dem Kind und Jugendlichen mit CF jede Sportart erlauben, abgesehen von Höhenbergsteigen und Tauchen. So lange die Motivation und Freude vorhanden sind, ist die bestmögliche Compliance erreicht. Und noch einmal sei hervorgehoben, dass nur durch die Orientierung der Mannschaft und des Trainers über den

Krankheitszustand dem Patienten optimale Toleranz und Integration über lange Zeit entgegengebracht werden kann.

■ Praktische Richtlinien zur Durchführung eines Sportprogramms

- Überwachung eines Sportprogramms bei fortgeschrittener Erkrankung ($FEV_1 < 60\%$ Soll) durch den Arzt,
- Spiroergometrie bei fortgeschrittener Erkrankung 3- bis 6-monatlich, sonst jährlich, mit Messung der Herzfrequenz und transkutanen Sauerstoffsättigung,
- polysportives Programm mit 3–6 Trainingseinheiten von mindestens 30 min,
- Programm möglichst nach Wunsch des Patienten, aber mit Integration von aerobem Training,
- optimale Sportarten: Schwimmen, Laufen, Fahrradfahren, Skilanglauf, Orientierungslaufen, Inline-Skating, Tanzen, Rudern, Klettern.

Ergänzende Maßnahmen

- Asthmatherapie bei belastungsinduzierter Bronchokonstriktion,
- Sauerstoffgabe bei Hypoxämie unter Belastung,
- Physiotherapie/Atemtherapie nach dem Training,
- ausreichende Salz- und Flüssigkeitszufuhr,
- Kohlehydratzufuhr bei Diabetes,
- Ernähungsberatung bei Gewichtsverlust.

Zusammenfassung

Es wurden positive Effekte verschiedener Sportprogramme auf die Lungenfunktion und körperliche Leistungsfähigkeit beschrieben, wobei viele der Daten mit Vorsicht betrachtet werden sollten. Fehlende Kontrollgruppen, kleine Studienpopulationen, unüberwachtes Training, kurze Interventionen und große Inhomogenitäten der Studienpopulationen sind Faktoren, welche viele dieser Studien in ihrer Aussagekraft limitieren. Sport bei CF-Patienten birgt aber auch einige Risiken in sich. Die Auswahl der Sportart sowie auch die praktische Durchführung einer Sporttherapie sollte nach Durchführung standardisierter Belastungstests in einem CF-Zentrum erfolgen.

7.3.10 Impfungen

M. Griese, J. Liese, D. Reinhardt

Obgleich die sorgfältige Durchführung des allgemeinen Impfprogramms sowie einige weitere Impfungen zur Standardbehandlung der Patienten mit CF gehören, deckt eine regelmäßig 1-mal jährlich durchgeführte Überprüfung des Impfstatus der Patienten einer CF-Ambulanz sehr häufig erhebliche Defizite auf. Manchmal stehen andere Probleme des Patienten mehr im Vordergrund, manchmal wird angenommen, dass Impfungen bei einer häufigen Behandlung mit Antibiotika nicht notwendig seien, oder es besteht eine ablehnende Haltung gegenüber Impfungen durch die Patienten oder deren Familien. Ein häufiger Grund für einen unvollständigen Impfstatus ist auch die Berücksichtigung falscher Kontraindikationen (s. Liste unten). Vielfältige Untersuchungen haben gezeigt, dass alle Patienten mit CF eine den Gesunden vergleichbare humorale und zelluläre Immunantwort auf die verabreichten Impfstoffe aufweisen. Auch wenn alle hier aufgeführten Erreger nicht spezifisch für Patienten mit CF sind, tragen sie und insbesondere die assoziierten pulmonologischen Komplikationen erheblich zur Gesamtmorbidität und zu Exazerbationen des Erkrankungsverlaufs bei. Aus diesem Grunde sind diese Prophylaxemaßnahmen dringend bei allen CF-Patienten zu empfehlen.

Wegen der häufig notwendigen Injektionen und anderweitiger Eingriffe bei Patienten mit cystischer Fibrose sind, falls dafür zugelassen, subkutane Injektionen zu bevorzugen, da in diesen Fällen durch die vorherige Applikation von Lokalanästhetikum mittels Emla-Pflaster eine deutliche Reduktion der schmerzhaften Empfindungen erreicht werden kann.

■ Falsche Kontraindikationen für Impfungen (Impfung darf trotz des beschriebenen Zustandes gegeben werden) [11]

- Milde akute Erkrankung *mit* oder ohne geringgradiges Fieber (≤ 38,5 °C),
- möglicher Kontakt des Impflings zu Personen mit ansteckenden Erkrankungen,
- Krampfanfälle in der Familie,
- Fieberkrämpfe in der Anamnese des Impflings,
- Ekzem und Dermatosen,
- Behandlung mit Antibiotika oder mit niedrigen Dosen von Kortikosteroiden,
- angeborene oder erworbene Immundefekte bei Impfung mit Totimpfstoffen,
- Neugeborenenikterus,

- Frühgeburtlichkeit,
- chronische Erkrankungen sowie nicht progrediente Erkrankungen des ZNS,
- Rekonvaleszenzphase einer Erkrankung,
- Anamnese einer Medikamentenallergie bei Patient oder Verwandten,
- milde bis mäßige Lokalreaktion nach einer Dosis des injizierten Antigens.

Allgemein empfohlene Impfungen für Säuglinge, Kinder und Jugendliche

Die ständige Impfkommission (STIKO) am Robert-Koch-Institut empfiehlt ab dem 3. Lebensmonat mit der Durchführung der Impfung gegen Diphtherie, Pertussis, Tetanus, Haemophilus influenzae Typ B, Hepatitis B und Polio zu beginnen [11]. Die heute zugelassenen Kombinationsimpfstoffe erleichtern die Durchführung der großen Zahl an Impfungen und führen zu einer deutlich verbesserten Compliance.

Gerade der frühzeitige Beginn der Impfung gegen Pertussis und Haemophilus Typ B ist besonders wichtig, da diese Erreger bereits bei Säuglingen schwere Infektionen verursachen können. Bei Kindern und Jugendlichen, die bisher nicht gegen Pertussis geimpft wurden, wird das Nachholen der Impfung mit einem azellulären Pertussis-Impfstoff (nach Herstellerangabe) empfohlen. Bei regelrecht grundimmunisierten Kindern wird neuerdings eine weitere Auffrischimpfung zwischen dem 11. und 18. Lebensjahr empfohlen. Die orale Poliovakzine wird seit 1998 aufgrund des sehr seltenen Risikos einer Impfpolio oder Impfkontaktpolio nicht mehr empfohlen, statt dessen wird jetzt ausschließlich eine inaktivierte Polioimpfung empfohlen. Die Impfung gegen Masern-Mumps-Röteln sollte mit einem Kombinationsimpfstoff zwischen dem 12. und 15. Lebensmonat durchgeführt werden. Bei Betreuung eines Kindes in einer Kindereinrichtung kann die MMR-Impfung auch vor dem 12. Lebensmonat, jedoch nicht vor dem 9. Lebensmonat erfolgen. Seit 1991 wird eine zweite MMR-Impfung allgemein empfohlen um vorhandene Impflücken zu schließen und evtl. Non-Responder nachzuimpfen. Die 2. MMR-Impfung sollte in der Regel bis zum 6. Lebenjahr, jedoch unbedingt bis zum 18. Lebensjahr gegeben werden. Die früher aufgrund der Häufigkeit schwerer pulmonaler Masernkomplikationen bei Kindern mit cystischer Fibrose im 1. Lebensjahr durchgeführte Masern Tot-Impfung wird heute nicht mehr empfohlen [4]. Alle Kinder und Jugendlichen mit CF, die noch nicht als Säuglinge gegen Hepatitis B geimpft wurden, sollten gegen Hepatitis B geimpft werden, auch wenn sie noch nicht das 11. Lebensjahr erreicht haben. Aufgrund der Häufigkeit von Injektionen und parenteralen Therapien ist von einem höheren Risiko gegen parenteral übertragbare Erkrankungen auszugehen. Darüber hinaus zeigen eine Reihe von CF-Patienten bereits frühzeitig Komplikationen von Seiten der Leber, so dass hier ein früher Schutz wünschenswert ist. Die Tabelle 7.9 gibt eine Übersicht über empfohlenes Impfalter und Abstände zwischen den Impfungen [11].

Tabelle 7.9. Übersicht zu Impfungen und Impfabständen. Das Schema gilt der groben Orientierung, je nach Impfstoff können Anpassungen notwendig sein. (Mod. nach [11])

Impfung	Lebensmonat							Lebensjahr			
	Geburt	2	3	4	5	6	12–15	3	5–6	11–18	Weiter
DTPa	–	–	1.	2.	3.	–	4.	–	Td	5. Td	Td alle 10 Jahre
aP	–	–	–	–	–	–	–	–	–	5.	–
IPV	–	–	1.	(2.)	2.	–	3.	–	–	4.	Auffrischung nur bei Reise in Endemiegebiet
Hib	–	–	1.	(2.)	3.	–	4.	–	–	–	Bei älteren Kindern mit funktioneller Asplenie
Hepatitis B	1.			–	2.	–	3.	–	–	–	Auffrischung alle 10 Jahre
MMR	–	–	–	–	–	–	1.	–	2.	–	–
Influenza	–	–	–	–	–	1.	–	–	–	–	Jährlich 1-mal im September
Hepatitis A	–	–	–	–	–	–	1., 2.	3.	–	–	–
Pneumokokken	–	–	1.	2.	3.	–	4.	–	–	–	Auffrischung etwa alle 3–5 Jahre
Varizellen	–	–	–	–	–	–	1.	–	–	–	Schutz hält viele Jahre an, ggf. Antikörperkontrolle

Indikationsimpfungen

Pneumokokken

Pneuomokokken sind weltweit einer der häufigsten Erreger von Pneumonien, Meningitiden, Otitiden und Sinusitiden. Obwohl Pneumokokken bei bis zu 50% der Bevölkerung als Saprophyten den Nasen-Rachenraum besiedeln und oft zu keinen Symptomen führen, können vor allem Kinder, Patienten mit Begleiterkrankungen und ältere Erwachsene schwer erkranken. Bei Kindern werden bis zu 50% aller akuten Otitiden und bis zu 20% aller Meningitiden durch Pneumokokken hervorgerufen, bei außerhalb des Krankenhauses erworbenen Pneumonien sind Pneumokokken die häufigsten bakteriellen Erreger.

Die Pneumokokkenimpfung ist bei allen Patienten mit Mukoviszidose zu empfehlen, derzeit stehen 2 Impfstoffe zur Verfügung. Die Impfung mit dem 7-valenten Pneumokokken-Konjugatimpfstoff (Prevenar, Zulassung für Februar 2001 erwartet) kann bereits ab dem 3. Lebensmonat erfolgen. Hier werden 3 Impfungen im 1. Lebensjahr verabreicht, gefolgt von einer 4. Impfung im 2. Lebensjahr. Dieser Impfstoff erfasst abhängig vom Alter etwa 60–80% der in Deutschland relevanten Pneumokokkenstämme. Die Impfung mit dem polyvalenten Pneumokokken Polysaccharidimpfstoff (Pneumovax23), der die 23 häufigsten Kapseltypen umfasst, wird erst ab vollendeten 2. Lebensjahr empfohlen. Sie erfolgt als einmalige subkutane oder intramuskuläre Gabe, Auffrischimpfungen sollten bei Kindern zwischen 3 und 10 Jahren in einem Abstand von etwa 3–5 Jahren, bei Kindern über 10 Jahren im Abstand von 6–8 Jahren mit dem 23-valenten Polysaccharidimpfstoff erfolgen. Zu den normalen Impfreaktionen gehören wenige Stunden bis 2 Tage später gelegentlich auftretendes Fieber, Myalgien, Arthralgien oder Kopfschmerzen. Lokal treten bei 30–50% der Geimpften eine vorübergehende Rötung, Schwellung oder Schmerzen an der Injektionsstelle auf. Untersuchungen zur spezifischen Immunantwort auf Pneumokokkenimpfstoffe bei Patienten mit CF liegen zwar bisher nicht vor, es ist jedoch zu erwarten, dass sie ähnlich wie bei Gesunden ausfallen.

Grippeimpfung

Influenza-Viren A und B führen besonders häufig zu Atemwegskomplikationen wie Laryngotracheobronchitis, Otitiden, Sinusitiden und Pleuritiden. Als Spätfolgen sind chronische Bronchitis und Bronchiektasen beschrieben. Influenza erhöht signifikant die Inzidenz von stationären Krankenhausaufenthalten und von respiratorischen Exazerbationen bei Kindern mit CF [2, 10]. Beurteilt anhand der serologischen Antwort ist eine Impfung mit Influenza-Totimpfstoff sowohl bei Kindern als auch bei Erwachsenen mit CF wirksam [1, 6]. Die Impfung wird gut vertragen und Nebenwirkungen sind nicht häufiger als in den Kontrollgruppen. Bei einer über 10 Jahre gehenden Langzeituntersuchung einer Gruppe von 38 Kindern und jungen Erwachsenen mit cystischer Fibrose wurden bei den meisten CF-Patienten Serumantikörperspiegel im protektiven Bereich induziert, wenn regelmäßig einmal pro Jahr intramuskulär oder subkutan gegen Influenza geimpft wurde. Der initiale mittlere Shwachman-Score der Gruppe betrug 77 und unterschied sich 10 Jahre später mit 76 nicht vom Ausgangswert [3].

Die Influenza-Impfung soll regelmäßig 1-mal jährlich vor Beginn der Influenza-Saison, d.h. im September durchgeführt werden. Kinder können bereits ab dem 6. Lebensmonat geimpft werden. In der Regel erhalten bisher ungeimpfte Kinder zwischen dem 6. und 35. Lebensmonat die übliche Impfdosis auf zwei Dosen im Abstand von 4–6 Wochen verteilt (Herstellerangaben beachten!), um eine ausreichende Antikörperantwort zu erzielen. Besondere Kontraindikationen bestehen bei Personen mit nachgewiesener, klinisch relevanter Hühnereiweißallergie, die sofort nach Genuss von Hühnereiweiß zu Urtikaria, Atemnot, Schwellung von Mund, Zunge oder Rachen führt.

Hepatitis A

Während im Säuglings- und Kindesalter die Infektion meist symptomlos verläuft, erkranken Erwachsene in mehr als 70–80% der Fälle. Obwohl keine chronische Verlaufsform auftritt, können protrahierte Verläufe über mehrere Monate mit Erhöhung der Serumtransaminasen und Ikterus sowie Magen-Darm-Beschwerden auftreten. Insbesondere verläuft die Erkrankung im Erwachsenenalter schwer, die Letalität liegt bei 2%. Aus diesem Grund wird empfohlen, alle CF-Patienten, die eine chronische Lebererkrankung aufweisen und die keine Hepatitis A-Virusantikörper besitzen, zu impfen. Die Hepatitis-A-Impfung ist ab dem vollendeten 1. Lebensjahr zugelassen und wird je nach Hersteller mit zwei oder drei Dosen im Abstand von 6–18 Monaten durchgeführt. Für Kinder sind spezielle Kinderimpfstoffe mit geringerer Antigenmenge auf dem Markt. Diese Impfung sollte intramuskulär erfolgen, da bei subkutaner Injektion mit stärkeren Lokalreaktionen (Granulome, Zysten, sterile Abszesse) zu rechnen ist.

Varizellen-Impfung

Wegen der insgesamt sehr seltenen Komplikationen durch eine Varizelleninfektion (Pneumonie, Enzephalitis) wird die Varizellen-Impfung bei Kindern zur Zeit in Deutschland nicht allgemein empfohlen. Eine Varizellen-Impfung bei Patienten mit CF sollte jedoch durchaus erwogen werden, insbesonders da es sich hier um eine gut verträgliche Impfung handelt, deren Sicherheit und Wirksamkeit bereits in zahlreichen Studien belegt wurde. In USA wird die

Impfung bereits seit 2 Jahren bei allen Kindern empfohlen. Es handelt sich um einen Lebend-Impfstoff, der ab dem 12. Lebensmonat geimpft werden kann. Varizellen-Infektionen erfolgen vor allem im frühen Kindesalter. Da hier Lungenfunktionsuntersuchungen bei Kindern mit CF praktisch nicht vorliegen, ist es denkbar, dass dauerhafte pulmonale Auswirkungen unerkannt bleiben. Hierauf deutet eine Beschreibung von 3 Schulkindern mit CF, bei denen typische Exazerbationen einer vormals stabilen Lungenfunktion durch Varizellen ausgelöst wurden. Diese Verschlechterungen hatten sich erst nach 12–18 Monaten wieder zurückgebildet [5].

Von 159 erwachsenen Patienten mit CF hatten 5 eine pulmonale Exazerbation, die auf Varizella zoster zurückzuführen war und intravenös mit Aciclovir und zusätzlich antibiotisch behandelt wurde [7]. Um pulmonale Verschlechterungen zu verhindern, wird daher bei erwachsenen Patienten mit CF eine frühzeitige Gabe von Aciclovir in Kombination mit der entsprechenden antibiotischen Behandlung empfohlen. Diese beschränkten Daten lassen erwarten, dass Patienten mit CF von einer rechtzeitigen Varizellenimpfung profitieren könnten; daher sind diesbezüglich dringend weitere Untersuchungen nötig.

Meningokokken-Impfungen

Bei einzelnen Patienten mit CF und einer funktionellen Asplenie bei ausgeprägtem Hyperspleniesyndrom kann eine Impfung gegen Meningokokken der Serogruppen A und C, die in Deutschland bei bis zu 25% der Meningokokken-Meningitiden nachgewiesen werden, erwogen werden. Die Impfung kann ab dem zweiten Lebensjahr subkutan durchgeführt werden, vermittelt jedoch keinen Schutz gegen Neisseria meningitidis der Serogruppe B, welche in Deutschland bis zu 70% der Meningokokken-Menigitiden verursacht. Da aber auch Ausbrüche mit den anderen Serotypen verursacht werden, ist in Anbetracht der guten Verträglichkeit und dem erheblichen Infektionsrisiko von asplenischen Kindern von der Impfprophylaxe Gebrauch zu machen. Die Impfung kann ab dem 18. Lebensmonat eingesetzt werden und schützt für etwa 3–5 Jahre.

RSV-Impfungen

Derzeit ist in Deutschland kein aktiver Impfstoff gegen RSV zugelassen. Frühere Studien mit aktiven RSV-Impfstoffen hatten teilweise sogar zu einer Verschlechterung der Krankheitssymptomatik geführt. In einer doppelblinden Placebo-kontrollierten Studie mit einem gereinigten Fusionsproteinimpfstoff gegen „respiratory syncytial virus“ (RSV) bei bereits RSV-Serum-positiven Kindern mit CF zeigte sich, dass die Anzahl der Infekte der unteren Atemwege (0,8 vs. 2,1), die Häufigkeit antibiotischer Behandlungen (2,2 vs. 4,5) und die Zahl der Krankheitstage (30 vs. 67) in der Gruppe der geimpften Probanden reduziert werden konnte. Ein Schutz gegen eine RSV-Infektion wurde jedoch nicht beobachtet. Die Impfung führte nicht zu einer durch die Vakzine induzierten Verstärkung einer RSV-Erkrankung [8, 9]. Impfstoffe gegen RSV oder auch gegen Influenza, die in Form von Nasentropfen oder Nasensprays appliziert werden und so eine lokale Mukosa-vermittelte Immunität schaffen, werden in möglicherweise naher Zukunft verfügbar sein.

Der in Deutschland neuerdings verfügbare monoklonale RSV-Antikörper (Palivizumab, Synagis) ist derzeit nur für die Prophylaxe von RSV-Infektionen bei Kindern unter 2 Jahren mit behandlungspflichtiger chronischer Lungenerkrankungen (z.B. Sauerstofftherapie) zugelassen. Er wird monatlich über den Zeitraum der RSV-Saison in einer Dosierung von 15 mg/kg KG i.m. verabreicht.

Reiseimpfungen

Als Reiseimpfungen gelten alle Impfungen, die bei Reisen in Gebiete mit einer erhöhten Inzidenz bestimmter Infektionen vor Beginn der Reise durchgeführt werden sollten. Hierzu zählen z.B. FSME, Hepatitis A, Gelbfieber, Typhus, Cholera und Tuberkulose. Über die jeweiligen Indikationen beraten die tropenmedizinischen Abteilungen der Universitäten.

Zusammenfassung

Der Impfpstatus von CF Patienten muß regelmäßig 1-mal jährlich überprüft werden. Alle allgemein *empfohlenen Impfungen,* d.h. ab dem 3. Lebensmonat Diphtherie, Pertussis, Tetanus, Haemophilus influenzae Typ B, Hepatitis B, Polio, und ab dem 12. Lebensmonat Masern-Mumps-Röteln, sind durchzuführen. Die 2. MMR-Impfung sollte in der Regel bis zum 6. Lebenjahr, jedoch unbedingt bis zum 18. Lebensjahr gegeben werden. Pertussis sollte auch bei regelrechter Grundimmunisierung zwischen dem 11. und 18. Lebensjahr aufgefrischt werden. Bei den *Indikationsimpfungen* sollte gegen Pneumokokken ab dem vollendeten 2. Lebensjahr und Auffrischungen bei Kindern unter 10 Jahren in einem Abstand von etwa 3–5 Jahren, bei Kindern über 10 Jahren im Abstand von 6–8 Jahren durchgeführt werden. Grippeimpfung regelmäßig 1-mal jährlich im September. Die Hepatitis-A-Impfung ist ab dem vollendeten 1. Lebensjahr zugelassen. Eine Varizellen-Impfung sollte bei Patienten mit CF durchaus erwogen werden. Bei einzelnen Patienten mit funktioneller Asplenie bei ausgeprägtem Hyperspleniesyndrom kann eine Impfung gegen Meningokokken der Serogruppen

A und C ebenfalls durchaus erwogen werden. Falsche Kontraindikationen für Impfungen, wie milde akute Erkrankung mit oder ohne geringgradiges Fieber (< 38,5 °C), Ekzem und Dermatosen, Behandlung mit Antibiotika oder mit niedrigen Dosen von Kortikosteroiden, Rekonvaleszenzphase einer Erkrankung, u.a. sollten nicht von einer indizierten Impfung abhalten.

7.4 Komplikationen

7.4.1 Emphysem

J. Riedler

Generell versteht man unter Emphysem eine Überblähung. Bei der cystischen Fibrose kann es zu verschiedenen Arten eines Emphysems kommen. Durch Überblähung und Destruktion von Alveolenwänden entsteht ein obstruktives oder destruktives Lungenemphysem. Beim Mediastinalemphysem gelangt Luft aus rupturierten Alveolen ins Lungeninterstitium, entlang des interstitiellen Bindegewebes ins Mediastinum und weiter unter die Haut des oberen Thorax und des Halses.

Ätiologie und Pathogenese

Häufig kommt es bei CF-Patienten durch lokale Überblähungen („air trapping") auf Grund vermehrter Schleimretention zu einem obstruktiven Emphysem, seltener jedoch zum klassischen destruktiven Emphysem. Einzelne Lungenabschnitte vor allem in den Oberlappen sind mehr betroffen als andere, sodass ein sehr inhomogenes Muster der Überblähung entsteht. Bei 25% CF-Erwachsener wurden subpleurale Luftblasen radiologisch nachgewiesen [2].

Die häufigste Form sind *bronchiektatische* Emphysemzysten, welche durch kleine Abszesse in der Bronchialwand entstehen. Ein Ventilmechanismus führt zu einer progressiven Vergrößerung der Luftblase. Wenn solche Zysten platzen, entsteht ein Pneumothorax, selten ein Pneumomediastinum.

Im Unterschied dazu entstehen *interstitielle* Emphysemzysten durch Ruptur einer Alveole und Luftansammlung im Interstitium. Wird diese Luftansammlung durch reparative Prozesse abgegrenzt, entsteht eine Zyste. Breitet sich die Luft entlang der Alveolarsepten nach zentral aus, entsteht ein Mediastinalemphysem und ein subkutanes Emphysem. An der Ruptur der Alveolen ist neben der Überblähung auch eine Destruktion durch proteolytische Enzyme wie der Elastase beteiligt. Dieses Enzym wird von neutrophilen Granulozyten und von Pseudomonas-aeruginosa-Stämmen sezerniert und degradiert Elastin, Kollagen und Proteoglykane. Durch die chronische Besiedelung mit Pseudomonas und die chronische Inflammation mit Neutrophilen wird die Proteinasen-Antiproteinasenbalance erheblich gestört. α1-Proteinase-Inhibitor (α1PI) und sekretorischer Leukoproteinase-Inhibitor (SLPI) sind nicht mehr ausreichend in der Lage, das Lungengewebe vor der destruierenden Proteinasetätigkeit zu schützen [1]. Die volle Ausprägung eines Mangels an Antiproteinasen führt beim angeborenen α1PI-Mangel zum chronischen destruktiven Lungenemphysem.

Klinik und Diagnose

Das Lungenemphysem ensteht langsam und führt nur bei Komplikationen wie Pneumothorax oder Pneumomediastinum zu akuten Beschwerden. Wenn mehr als 5% des totalen Lungenvolumens emphysematös sind, wirkt sich dies klinisch aus [4]. Nur große Emphysemblasen können im konventionellen Thoraxröntgen entdeckt werden, während ein HRCT bereits kleine interstitielle Luftansammlungen nachweisen kann. Da dieser Nachweis jedoch keine therapeutische Konsequenz nach sich zieht, ist eine regelmäßige CT-Untersuchung für diese Fragestellung nicht gerechtfertigt.

Obwohl CF-Patienten mit großen Emphysemblasen generell empfohlen wird, keine Flugreisen durchzuführen, traten bei 13 Patienten mit emphysematösen Lungenveränderungen während 4–21-stündiger Flüge keine Rupturierungen auf [3].

Therapie

Die Therapiemöglichkeiten der verschiedenen Formen des Emphysems bei CF sind sehr begrenzt. Durch regelmäßige Thoraxphysiotherapie mit Entfernung von obstruierendem Bronchialsekret kann am effizientesten versucht werden, die Entstehung eines obstruktiven Emphysems zu verhindern. Laufende Studien werden zeigen, ob durch regelmäßige Inhalation von SLPI oder 1PI die proteolytische Wirkung von Proteinasen und damit die Entstehung eines chronischen destruktiven Emphysems verhindert werden kann.

Zusammenfassung

Obstruktive Emphysembezirke kommen in der Lunge von fast allen CF-Patienten vor. Sie entstehen durch Zerstörung von Bronchialwänden und Ausbildung von Luftblasen, die eine kontinuierliche Verbindung zum Bronchus behalten. Regelmäßige Entfernung des mukopurulenten Sekretes aus den chronisch inflammierten und zum Teil zerstörten Bronchien mittels Thoraxphysiotherapie wirkt der Entstehung eines obstruktiven Emphysems entgegen. Durch vermehrte Produktion und Freisetzung von proteolytischen Enzymen aus neutrophilen Granulozyten und Pseudomonas-aeruginosa-Stämmen und einem Erschöpfen der antiproteolytischen Aktivität von SLPI und α1-PI entsteht in einigen Teilen der Lunge zusätzlich ein destruktives chronisches Emphysem. Studien werden zeigen, ob dies durch regelmäßige Inhalation von Antiproteinasen verhindert werden kann.

7.4.2 Atelektasen

J. RIEDLER, M.H. SCHÖNI

Das aus dem Griechischen stammende Wort „Atelektase" kann am besten mit „unvollständige Ausdehnung" übersetzt werden. In der Lunge wird damit eine Verminderung des Luftgehalts bezeichnet.

Häufigkeit

Bei fast allen Patienten, welche an cystischer Fibrose versterben, werden kleinere atelektatische Bezirke im Lungenautopsat gefunden. Diese müssen nicht unbedingt klinisch relevant gewesen sein und sind Ausdruck des Basisdefekts bei cystischer Fibrose. Segment- oder Lappenatelektasen wurden bei 5% der CF-Kinder und -Jugendlichen und bei bis zu 50% von CF-Erwachsenen beschrieben [3, 8, 9]. Die Prävalenz von Atelektasen hängt von der Sensitivität der Untersuchungstechnik und dem Schweregrad der Erkrankung der untersuchten CF-Patienten ab. Ein High-Resolution-Computer-Tomogramm (HRCT) zeigt eine höhere Sensitivität zum Nachweis von Atelektasen im Subsegmentbereich als ein Thoraxröntgen, und bei 13 von 39 Patienten mit leichter bis mittelschwerer CF-Erkrankung konnten mittels dieser Technik Atelektasen gefunden werden [9].

Ätiologie und Pathogenese

Durch Obstruktion von innen oder Kompression von außen wird die bronchiale Aufzweigung verlegt, Luft kann nicht mehr bis in die Alveolen vordringen, und die bereits vorhandene Alveolenluft wird resorbiert. Je nach dem Ort der Verlegung können mikroskopisch sichtbare Atelektasen bis große Lappenatelektasen entstehen.

Bei Patienten mit CF führen die Verlegung kleiner Atemwege durch zähes Sekret und die chronische Entzündung zu Atelektasenbildung. Durch den pathophysiologischen Basisdefekt kommt es bei der CF zur Entstehung von vermehrtem und viskosem Sekret in den Atemwegen. Durch lokale toxische und immunologische Prozesse sowie verminderte lokale antibakterielle Abwehr entzünden sich die Atemwege chronisch. Dadurch ist der mukoziliäre Reinigungsmechanismus des Atemwegepithels gestört, und das vermehrt gebildete Sekret kann nicht effizient entfernt werden. Die Folge ist eine Verlegung des Atemweges durch Schleim („mucoid impaction") und eine Resorption der Luft in den dahinterliegenden Alveolen. Dadurch berühren sich die Alveolenwände, und es entsteht eine Volumenreduktion. Bleibt die Atelektase über Monate bestehen, so kann es zu einer irreversiblen Schädigung und Schrumpfung kommen.

Eine chronische Kolonisation mit Pseudomonas aeruginosa wird als großer Risikofaktor für die Entstehung und Prognose von Atelektasen angesehen [7]. Da jedoch Patienten mit einer chronischen Pseudomonasbesiedelung im allgemeinen auch eine länger dauernde und schwerere Lungenerkrankung haben, könnte auch der Schweregrad der Erkrankung mit all seinen sekundären Prozessen in den Atemwegen der wesentliche Risikofaktor sein.

Bei manchen Kindern, vor allem bei Säuglingen, kann eine Atelektase die Erstmanifestation einer CF sein. Häufig geht dem ersten Nachweis einer Atelektase ein Infekt der Atemwege voraus (Masern, Varizellen, CMV, Pertussis). Durch die Verwendung von dünnen flexiblen Fiberbronchoskopen ist eine Keimgewinnung aus den unteren Atemwegen auch bei Säuglingen möglich. Bei einem zwei Monate alten Mädchen mit einer Atelektase im linken Oberlappen haben wir CMV und Haemophilus influenzae in der Bronchiallavage nachgewiesen (Abb. 7.32). Bei der Endoskopie fanden wir gelbes, zähes Sekret im Oberlappen und 48 h nach der endoskopischen Absaugung war die Atelektase im Thoraxöntgen nicht mehr nachweisbar. Auch bei diesem Kind war die Atelektase die pulmonale Erstmanifestation der CF.

Als ein weiterer Risikofaktor für die Entstehung einer Atelektase wird in der Literatur die Lokalisation angegeben. Mehrere Autoren beschreiben eine häufige Beteiligung des rechten Oberlappens [2, 3]. Ob dies durch eine verminderte Belüftung des rechten Oberlappens oder durch erschwerte Sekretelimination durch einen anatomisch ungünstigeren Abgang des Oberlappenbronchus verursacht wird, ist nicht sicher geklärt. Auch bei anderen Erkrankungen wie der Bronchomalazie oder der Trisomie 21 werden Atelektasen im rechten Oberlappen häufiger als in anderen Lappen gefunden.

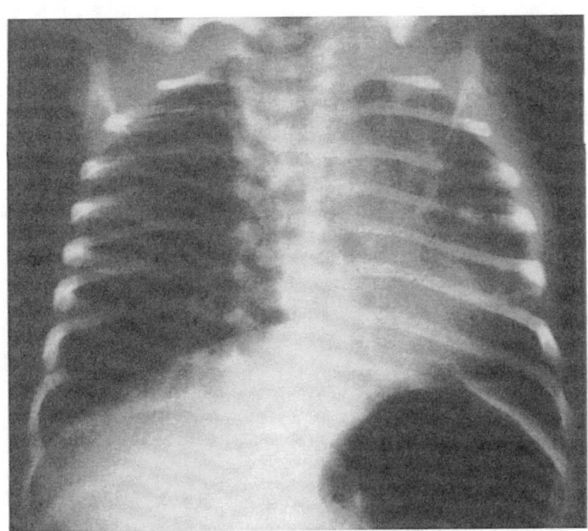

Abb. 7.32. Thoraxröntgen eines zwei Monate alten Mädchens mit einer Atelektase im linken Oberlappen als pulmonale Erstmanifestation einer CF

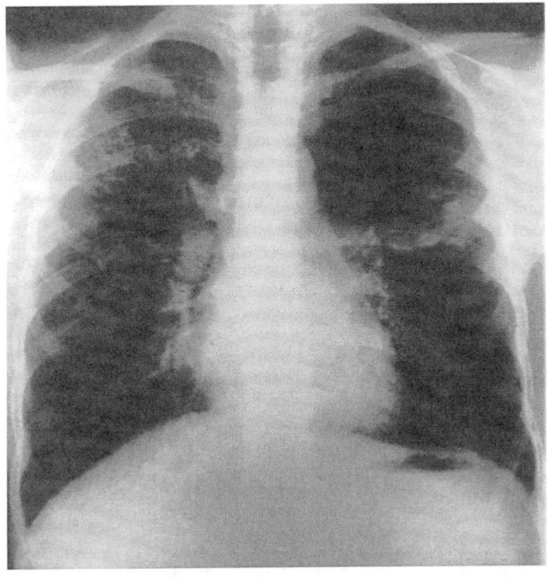

Abb. 7.33. Thoraxröntgen eines 11 Jahre alten Mädchens mit einer Atelektase im linken Oberlappen als Ursache für akute Schmerzen in der „Herzgegend"

Klinik

Kleine Atelektasen sind meist asymptomatisch. Auch Segment- oder sogar Lappenatelektasen können ohne Symptome auftreten und nur im Zuge eines Routinethoraxröntgens entdeckt werden. Gelegentlich jedoch äußert sich eine Atelektase durch einen Thoraxschmerz, der ähnlich dem bei Spontanpneumothorax sein kann. Wegen eines dumpfen plötzlich auftretenden Schmerzens in der „Herzgegend" haben wir bei einem 11-jährigen Mädchen ein Thoraxröntgen angefertigt und eine Atelektase im linken Oberlappen gefunden. Der Schmerz dauerte einige Stunden an und war bereits verschwunden, bevor eine antibiotische Therapie und Intensivierung der Thoraxphysiotherapie begonnen wurde (Abb. 7.33).

Diagnose

Bei plötzlich auftretenden Thoraxschmerzen oder unklarer pulmonaler Verschlechterung ist als erster Schritt der Abklärung eine genaue physikalische Untersuchung notwendig. Bei der Perkussion eines entsprechend großen atelektatischen Bezirkes findet man eine Dämpfung. Ist der Bronchus verlegt, hört man ein abgeschwächtes Atemgeräusch, ist er jedoch offen, kann ein Bronchialatmen hörbar sein. Bei vielen CF-Patienten mit einer Atelektase besteht zugleich eine fortgeschrittene chronische Erkrankung der Atemwege und des Lungenparenchyms, sodass der Perkussions-und Auskultationsbefund meist von fortgeleiteten trockenen und feuchten Atemgeräuschen und Atemnebengeräuschen überlagert wird. Aus diesem Grund ist es nicht verwunderlich, dass oft sogar eine Lappenatelektase mittels physikalischer Untersuchung nicht festgestellt werden kann. Daher ist als nächster Schritt die Durchführung eines Thoraxröntgens unumgänglich. Die Sensitivität eines konventionellen Thoraxröntgens ist ausreichend, um eine klinisch relevante Atelektase zu diagnostizieren. Im Unterschied zu einer Lappen*pneumonie* mit Volumenvermehrung kommt es bei einer Lappen*atelektase* zu einer Volumenverminderung. Je kleiner die Atelektase, desto schwieriger ist die Unterscheidung zwischen Atelektase und Infiltrat. Will man das Ausmaß und den Verlauf der Lungenerkrankung quantifizieren, so haben sich neben klinischen Scores auch radiologische Scores etabliert. Für diese Fragestellung ist ein HRCT dem Thoraxröntgen überlegen [4]. Das MRI bringt gegenüber dem HRCT in der Diagnostik der Atelektasen keinen Vorteil [4].

Besteht Unklarheit in der Ätiologie der Atelektase oder die Möglichkeit einer Fremdkörperaspiration oder einer Bronchuskompression von außen, ist eine Bronchoskopie zur weiteren Diagnostik notwendig.

Therapie

Da vermehrtes Bronchialsekret in den meisten Fällen Ausdruck einer Exazerbation der chronischen Infektion und Inflammation ist, empfehlen viele Autoren eine aggressive antibiotische Therapie sowie eine intensivierte Thoraxphysiotherapie (z.B. PEP-Maske, Flutter, autogene Drainage). Betamimetika haben neben ihrer bronchienerweiternden Wirkung auch einen positiven Effekt auf die Zilienfunktion. Ob eine inhalative Steroidtherapie von Nutzen ist, konnte bisher noch nicht bewiesen werden. Obwohl eine klinische Besserung bei 10 Patienten im Alter von 2–20 Jahren mit schwerer CF-Erkrankung nach zahlreich wiederholten (bis zu 18-mal) viermonatigen Inhalationen von Carbenicillin und Gentamycin eintrat, verbesserten sich die Atelektasen im Thoraxröntgen nur bei 4 Patienten [1]. Die Inhalation oder lokale Applikation von rekombinanter humaner DNase I, N-Acetylcystein oder 6%iger NaCl-Lösung kann bei hartnäckigen Atelektasen versucht werden [6].

Obwohl einige vor allem ältere Untersuchungen keinen eindeutigen Nutzen der Bronchoskopie für die Therapie einer Atelektase bei CF zeigten [8], berichten andere Autoren über bleibende Erfolge durch Absaugung von Sekreten. Nussbaum fand bei allen 29 untersuchten Säuglingen und bei 10 von 17 Kleinkindern ein Verschwinden der Atelektasen nach bronchialer Spülung oder Entfernung von obstruierenden Sekreten mittels flexiblem Bronchoskop [5]. Je fortgeschrittener die pulmonale Erkrankung bei CF ist, desto weniger aussichtsreich erscheint eine endoskopische Intervention.

Bei manchen CF-Patienten kann es zu einem stärkerem lokalen Befall von einzelnen Lappen mit Entwicklung von ausgeprägten Bronchiektasien in den atelektatischen Bezirken kommen. Diese chronisch veränderten Lungenabschnitte wirken wie große Abszesse und führen zu systemischen Symptomen wie rezidivierenden Fieberschüben, Appetitlosigkeit, Müdigkeit und allgemeiner Schwäche. In solchen Situationen ist eine Lobektomie angezeigt.

Prognose

Die meisten Angaben über die Prognose der Atelektasen stammen aus einer Zeit, in der viele der heute verfügbaren Therapien noch nicht verwendet werden konnten. Dies trifft auf Antibiotika, Thoraxphysiotherapie, inhalative Steroide und verbesserte endoskopische Techniken zu. Di Sant'Agnese berichtet über eine hohe Mortalität bei Säuglingen mit Atelektasen [2]. In einer Untersuchung von Stern et al. starben 5 von 11 Kleinkindern innerhalb von fünf Jahren nach Auftreten der Atelektasen [7]. Prospektive Studien sind notwendig, um die Prognose in einer Zeit verbesserter Diagnostik und Therapie besser einstufen zu können.

Zusammenfassung

Atelektasen kommen bei Patienten mit CF häufig vor. Sie entstehen meist durch Verlegung eines Bronchialastes mit zähem Schleim. Oft treten Atelektasen klinisch stumm auf und werden zufällig bei Thoraxröntgenuntersuchungen festgestellt. Gelegentlich verspüren Patienten einen dumpfen Schmerz im betroffenen Lappen. Atemnot ist eher selten. Zur Diagnostik reicht ein konventionelles Thoraxröntgen aus. Mittels Bronchoskopie kann die Diagnose bestätigt, eine andere Ursache ausgeschlossen und häufig eine erfolgreiche Absaugung des obstruierenden Sekretes vorgenommen werden. Eine Therapie mit Antibiotika, Betamimetika und gelegentlich Steroiden, sowie eine intensive auf den betroffenen Lappen ausgerichtete Thoraxphysiotherapie wird empfohlen. Nur selten ist eine Lobektomie notwendig. Da die meisten Untersuchungen über Diagnose, Therapie und Prognose von Atelektasen bei CF-Patienten veraltet sind, erscheinen neue prospektive Studien dazu notwendig.

7.4.3 Pneumothorax

J. RIEDLER

Ein Pneumothorax ist definiert als Luftansammlung im Pleuraspalt. Diese entsteht bei der CF meist durch Platzen einer subpleuralen Luftblase, gelegentlich auch traumatisch beim Legen eines zentralen Venenkatheters oder im Zuge einer maschinellen Beatmung. Durch einen Ventilmechanismus kann ein gefährlicher Spannungspneumothorax mit Mediastinalverschiebung entstehen (Abb. 7.34).

Prävalenz und Inzidenz

Ein Pneumothorax tritt bei 5–8% der CF-Kinder und 16–19% der CF-Erwachsenen im Laufe ihres Lebens auf [2, 6]. Die Inzidenz beträgt ein Prozent pro Jahr [7]. In einer Schweizer Studie trat bei 23 von 276 Patienten über einen Zeitraum von 15 Jahren 51-mal ein Pneumothorax auf, davon 18 Spannungspneumothorazes. Das durchschnittliche Alter der CF-Patienten lag bei 15,6 Jahren [1]. Ein Pneumothorax kommt bei älteren und schwerer erkrankten CF-Patienten häufiger vor. Die Rezidivhäufigkeit liegt bei rund 50% [5].

Klinik und Diagnose

Patienten mit einem Pneumothorax verspüren häufig einen stechenden, plötzlich einsetzenden Schmerz im oberen vorderen Thoraxbereich, manchmal auch in der Schulter. Der Schmerz ist nicht proportional

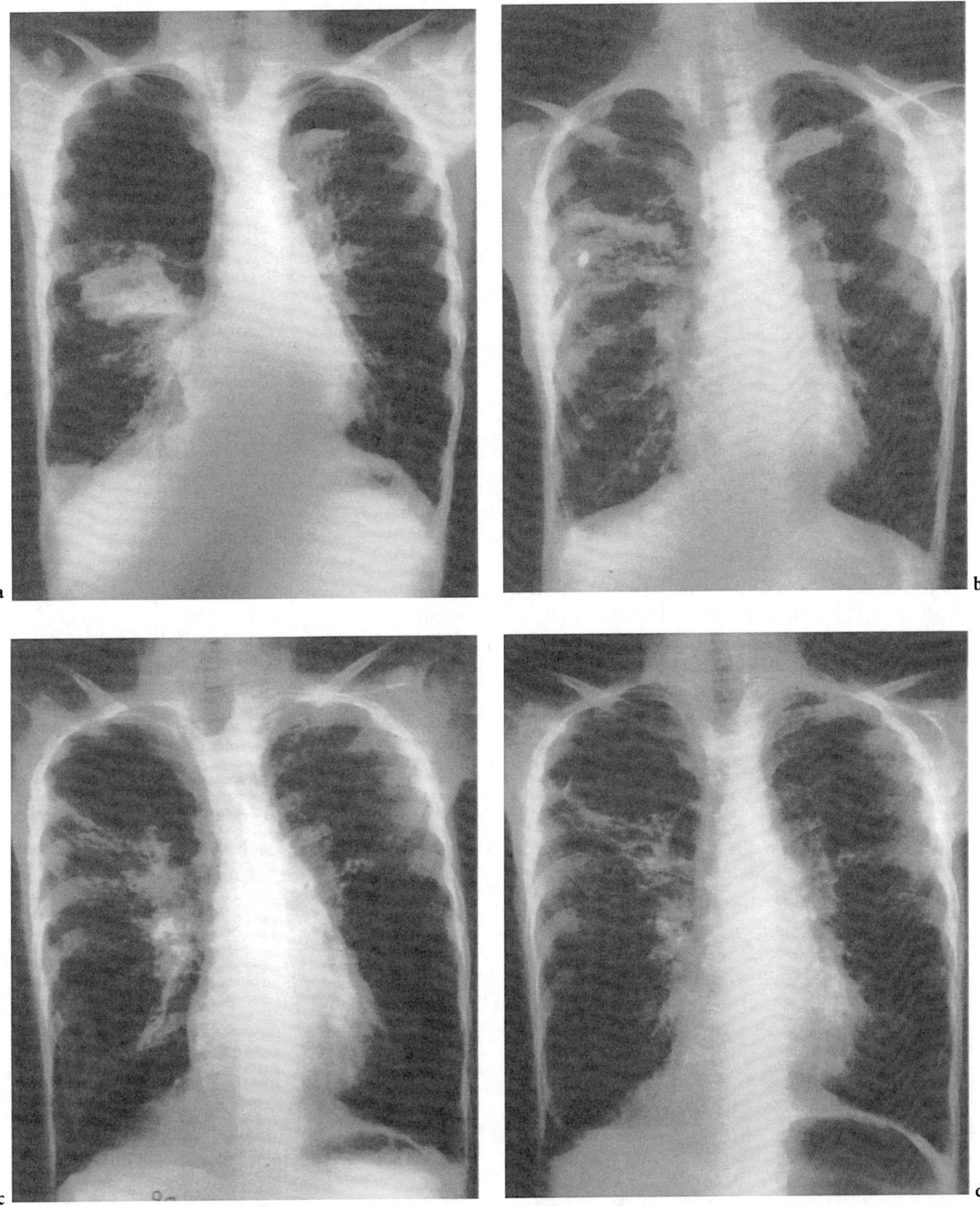

Abb. 7.34 a–d. a Thoraxröntgen eines 13 Jahre alten Mädchens mit Spannungspneumothorax rechts und einem kleinen Pneumothorax links. **b** Drei Stunden nach Legen eines Drains rechts, keine Drainage links **c** 52 h später, drei Stunden nach Entfernen des Drains. **d** Zwei Tage nach Entfernung des Drains fast vollständiges Verschwinden des Pneumothorax rechts, spontane Luftresorption links

zum Ausmaß des Pneumothorax, da besonders kleinere Luftansammlungen bei bestehenden Adhäsionen einen schmerzhaften Zug auf die parietale Pleura ausüben können. Diese Adhäsionen verhindern bei CF-Patienten einen Kollaps der Lunge. Bei einem Pneumothorax über 20% des betroffenen Hemithorax tritt eine Tachydyspnoe und Tachykardie auf. Ein Spannungspneumothorax kann zu Zyanose und Schock führen. Selten expektorieren Patienten Blut.

Die Perkussion über dem betroffenen Bereich ergibt einen hypersonoren Klopfschall, die Auskultation ein abgeschwächtes Atemgeräusch. Da kleinere Pneumothorazes asymptomatisch verlaufen können, ist ein Thoraxröntgen zur Sicherung der Diagnose notwendig. Wenn ein pa- und ein seitliches Thoraxröntgen einen unklaren Befund ergeben, hilft eine Exspirationsaufnahme oder ein Bild in Dekubituslage mit der betroffenen Thoraxhälfte oben. Ein HRCT oder MRI ist nicht notwendig. Häufig kann eine Leukozytose im Blut gefunden werden.

Therapie

Jeder Patient mit einem Pneumothorax sollte über mindestens 24 h stationär überwacht werden. Ist der Patient asymptomatisch und das Thoraxröntgen nach 24 h besser oder unverändert, kann die weitere Betreung ambulant erfolgen. Tritt jedoch eine Zunahme des Pneumothorax über mehr als 20% des betroffenen Hemithorax auf, muss eine Thoraxdrainage erfolgen.

Der negative Absaugdruck sollte nicht mehr als -15 cm H_2O betragen, da es bei noch negativeren Drücken zu einem Reexpansionsödem in der betroffenen Lunge oder zu Verletzungen der viszeralen Pleura kommen kann. Die Gefahr des Auftretens eines Reexpansionsödems ist bei Lungenkollaps besonders groß, so dass bei großen Pneumothoraces gar kein Sog an der Thoraxdrainage ausgeübt werden soll. Es wird empfohlen, einen ausreichend großen Drain zu verwenden (für Adoleszente oder Erwachsene einen 24-French-Drain) und diesen in der mittleren Axillarlinie im fünften oder sechsten Interkostalspalt in Richtung Lungenapex zu legen. Beim Legen eines Drains in der Medioklavikularlinie im zweiten Interkostalraum treten häufiger Komplikationen durch Verletzung der Arteria mammaria interna und Entstehung von kosmetisch störenden Narben auf.

Obwohl die Inhalation von 100% Sauerstoff zur Erleichterung der Luftresorption empfohlen wird, gibt es keine kontrollierten Studien, welche die Wirksamkeit dieser Therapie jenseits der Neugeborenperiode beweisen [7]. Nach dem Legen der Thoraxdrainage sollte ein Kontrollröntgen angefertigt werden. Bleibt der Pneumothorax trotz Drains bestehen, ist ein zusätzlicher Drain notwendig. Da die Wahrscheinlichkeit des Vorliegens eines „gefangenen" Pneumothorax in einer solchen Situation groß ist, wird beim Legen eines weiteren Drains eine Durchleuchtung oder Sonographie empfohlen. Wenn nach 24 h noch immer ein Pneumothorax vorhanden ist, muss eine chirurgische Versorgung erfolgen.

Eine Indikation für eine chirurgische Versorgung besteht auch dann, wenn ein Luftleak nach Verschwinden des Pneumothorax länger als fünf Tage bestehen bleibt.

Sobald der Pneumothorax verschwunden ist, soll das Drain für 12 h abgeklemmt und, bei Ausbleiben einer neuerlichen Luftansammlung im Pleuraspalt, gezogen werden. Erneutes Auftreten eines Pneumothorax macht eine chirurgische Versorgung notwendig.

In 50 von 52 Pneumothorazes, welche durch Thoraxdrainage nicht behoben werden konnten, war eine offene Thorakotomie mit Übernähung des Luftleaks und Durchführung einer Pleurodese erfolgreich [7]. In den letzten Jahren sind die Erfahrungen mit der weniger invasiven Thorakoskopie, die häufig eine offene Thorakotomie ersetzen kann, deutlich größer geworden.

Bei CF-Patienten mit schwerer Erkrankung und damit hohem Operationsrisiko bietet die Verwendung von sklerosierenden Substanzen wie Quinacrine, Tetrazyklin, 50%-Glukose, Fibrinkleber und Talkpulver eine Alternative. Die Erfolgsrate ist etwas niedriger als bei chirurgischer Versorgung (89% in einer Studie) und am besten für Quinacrine. Dabei werden 100 mg 2% Quinacrine in 50 ml isotoner NaCl-Lösung einmal täglich für drei Tage in das Thoraxdrain appliziert, welches nach der Applikation für eine Stunde abgeklemmt wird. Der Patient wird während dieser Zeit in mehrere Positionen gedreht, um die Lösung im Pleuraraum zu verteilen [3]. Bei einem 27-jährigen CF-Patienten mit erfolgloser Anwendung von Tetrazyklin bei rezidivierenden Pneumothorazes brachte eine Thorakoskopie mit Applikation von Talkpulver auf den Apex Erfolg [4]. Die lokale Applikation hat den großen Vorteil, keine Verklebungen des Zwerchfells zu erzeugen und ist auch für eine eventuell später notwendige Lungentransplantation günstiger. Für eine chemische Pleurodese besteht keine grundsätzliche Kontraindikation, wenn später eine Lungentransplantation durchgeführt werden soll.

Die Applikation der sklerosierenden Substanzen führt zum Verkleben beider Pleurablätter und erzeugt Symptome ähnlich einer Pleuritis. Eine ausreichende Schmerztherapie ist daher notwendig. Da die Entstehung eines Pneumothorax häufig mit einer akuten Exazerbation der CF verbunden ist und die Kompression der Lunge eine Schleimvermehrung bewirkt, sind eine antibiotische Therapie und intensive Physiotherapie zusätzlich notwendig.

Zusammenfassung

Bis zu 20% der CF-Erwachsenen erleiden einen Pneumothorax im Laufe ihres Lebens. Meist ist das Platzen einer subpleuralen Luftblase dafür verantwortlich. Beim Auftreten eines Pneumothorax bemerken viele Patienten einen stechenden transienten Thoraxschmerz auf der betroffenen Seite. Ist der Pneumothorax groß, tritt eine Tachydyspnoe auf. Wegen der Verminderung der Elastizität des Lungengewebes und dem Auftreten von pleuralen Adhäsionen ist ein kompletter Lungenkollaps bei Patienten mit CF selten. Die Diagnose wird mittels Thoraxröntgen gestellt. Bei einem Pneumothorax mit einer Ausdehnung von weniger als 20% der betroffenen Thoraxhälfte ist eine Drainage nicht notwendig. Größere Pneumothorazes müssen drainiert werden und bei Bestehenbleiben des Luftleaks oder häufigem Rezidivieren sind eine Thorakotomie mit Übernähung des Leaks und eine Pleurodese notwendig. Thorakoskopische Verfahren sind weniger invasiv und könnten in der Zukunft offene Thorakotomien ersetzen. Chemische Pleurodesen mit sklerosierenden Substanzen wie Talkpulver bieten eine Alternative zum chirurgischen Vorgehen. Da das Auftreten eines Pneumothorax mit dem Schweregrad der Lungenerkrankung korreliert, ist die Prognose im Allgemeinen schlecht.

7.4.4 Hämoptyse

J. Riedler

Unter Hämoptyse versteht man das Ausspucken von Blut oder bluthaltigem Sputum aus den Atemwegen. Bei einer Hämatemesis wird Blut aus dem Verdauungstrakt erbrochen. Eine geringe Blutbeimengung zum Sputum tritt bei CF-Patienten häufig auf und wird durch Exazerbation der Inflammation in den Atemwegen verursacht. Kleinste Schleimhautgefäße werden dabei arrodiert. Im Unterschied dazu entsteht eine klinisch relevante und manchmal auch gefährliche Hämoptyse im Ausmaß von 300–500 ml in 24 h durch Zerstörung eines arteriellen Gefäßes. Meist sind vergrößerte und geschlängelt verlaufende Bronchialarterien, gelegentlich auch nicht-bronchiale Kollateralgefäße betroffen. Die amerikanische CF-Foundation definiert eine ausgeprägte Hämoptyse als Blutung von mehr als 240 ml in 24 h. Blutet der Patient über mehrere Tage, dann reichen 100 ml pro Tag, um die Definition einer gefährlichen Blutung zu erfüllen.

Inzidenz

Wie für den Pneumothorax wird auch für das Auftreten einer massiven Hämoptyse eine Inzidenz von 1% aller CF-Patienten pro Jahr vom US Cystic Fibrosis Foundation Patient Registry angegeben [3]. Aufgrund der Zunahme der pathologischen Lungenveränderungen im Alter ist es verständlich, dass bei Erwachsenen die Häufigkeit zunimmt und bis zu 10% in dieser Altersgruppe massive Lungenblutungen haben [4].

Klinik und Diagnose

Das verlässlichste Zeichen einer Lungenblutung ist die Expektoration von Blut. Manche Patienten spüren eine Wärme oder ein Druckgefühl im betroffenen Lungenlappen. Auskultation oder Perkussion sind selten diagnostisch, helfen jedoch gelegentlich die Blutung zu lokalisieren, indem zuvor nicht festgestellte lokale Lungengeräusche gefunden werden. Ist eine Unterscheidung von einer Magenblutung nicht sicher möglich, kann eine pH-Messung des expektorierten Blutes oder das Legen einer Magensonde Klarheit verschaffen.

Die Veränderungen im Thoraxröntgen sind unspezifisch, helfen jedoch häufig die Blutung zu lokalisieren oder Hinweise für andere Ursachen wie Tuberkulose, Pneumothorax oder Fremdkörper zu erhalten.

Die Bestimmung der Parameter der Blutgerinnung, der Thrombozytenzahl und der Leberfunktion wird empfohlen.

Sputum soll auf bakterielle Keime, Mykobakterien und Pilze untersucht werden.

Die Rolle der Bronchoskopie wird recht unterschiedlich gesehen. Während zur Abklärung einer Hämoptyse bei Nicht-CF-Patienten eine Bronchoskopie in fast 90% aller Patienten durchgeführt wurde [2], ist die Indikation bei CF begrenzt [3]. Die Bronchoskopie wird empfohlen, wenn die Blutung nicht zum Stillstand kommt, eine andere Ursache möglich ist, eine lokale Atemwegstherapie oder eine chirurgische Intervention durchgeführt werden soll [3]. Es soll eine starre Bronchoskopie verwendet werden, um lokale chirurgische Eingriffe zu ermöglichen und gegebenenfalls über den starren Tubus beatmen zu können.

Therapie und Prognose

Eine geringe Blutbeimengung zum Sputum braucht nicht weiter abgeklärt und therapiert werden und sistiert meist nach einigen Tagen.

Auch die meisten stärkeren Hämoptysen kommen innerhalb drei bis vier Tagen spontan zum Stillstand. Die Patienten sind durch ihr „Blutspucken" psychisch sehr belastet und ein aufklärendes und stützendes Gespräch ist wichtig. Aspirin, Penicillin und nichtsteroidale Antirheumatika können die Blutgerinnung beeinflussen und sollten daher abgesetzt werden. Schleimhaut irritierende Inhalationen von Antibiotika, Muko- und Sekretolytika und hypertone NaCl-Lösungen sollten ebenso nicht weiter verwendet werden. Aus Tierversuchen gibt es Hinweise, dass auch β_2-Mimetika einen Gefäß erweiternden Effekt haben und dadurch nachteilig sein können. Ob dies auch bei CF-Patienten zutrifft, ist nicht bekannt.

Störungen der Blutgerinnung müssen mit Vitamin K und Substitution von Blutgerinnungsfaktoren behandelt werden. Bluttransfusionen sind bei massivem akutem Blutverlust nach klinischem Zustand notwendig.

Da die meisten Hämoptysen mit einer pulmonalen Exazerbation assoziiert sind, wird eine intravenöse antibiotische Therapie empfohlen (Penicilline vermeiden). Die gewohnte Thoraxphysiotherapie sollte fortgesetzt und der Patient aufgefordert werden Blut abzuhusten, um die Atemwege offen zu halten [3]. Von einigen Autoren wird empfohlen, dass der Patient auf der betroffenen Lungenhälfte liegt, um den blutenden Lungenabschnitt zu komprimieren und eine Aspiration von Blut in nicht betroffene Lappen zu verhindern. Da sehr häufig die Oberlappen betroffen sind, empfehlen andere CF-Betreuer eine sitzende Haltung, um den Blutfluss in den Oberlappen zu reduzieren und nehmen dabei eine mögliche Blutaspiration in die Unterlappen in Kauf.

Die intravenöse Gabe von Premarin (3-mal 10–25 mg über 15 min vierstündlich) führt zu einer Aggregation der Thrombozyten und vermindert die kapilläre Permeabilität. Vasopressin (20 Einheiten über 15 min; anschließend Dauerinfusion 0,2 Einheiten/min) und Desmopressin (4 g im Bolus; anschließend 0,3 g/kg über 12 h) erhöhen die Kontraktion des glatten Muskels der Arteriolenwand und setzen Gerinnungsfaktoren frei [3].

Epinephrin kann entweder per inhalationem oder via Bronchoskop appliziert werden.

Mit Hilfe eines starren Bronchoskops ist eine lokale endobronchiale Tamponade mit Ballonen, in Epinephrin getränkten „Tupfern" oder hämostyptischem Schaum möglich.

Bei massiven oder rekurrierenden Hämoptysen, welche medikamentös oder endoskopisch nicht beherrscht werden können, ist eine Bronchialarterienembolisation notwendig [1]. Vor der Embolisation wird eine Angiograghie durchgeführt, um die einzelnen Bronchialarterien darzustellen. Konnte die Blutung lokalisiert werden, genügt eine Embolisation der versorgenden Bronchialarterien. Andernfalls müssen alle darstellbaren Bronchialarterien verschlossen werden. Geht eine Spinalarterie von einem Bronchialast ab, darf dieser nicht embolisiert werden, da sonst eine Rückenmarksschädigung mit Lähmung eintreten kann. Auch aberrierende Gefäße und Anastomosen können mittels Angiographie dargestellt werden. Die Embolisation wird mit Gewebeklebermaterial durchgeführt (Abb. 7.35). Die Erfolgsrate der Embolisation ist sehr hoch (90%), Rezidivblutungen und Komplikationen wie Lähmungen und Lungeninfarkte jedoch nicht selten.

Falls die bisher beschriebenen Therapien nicht zum Sistieren der Blutung führen, ist als letzter Schritt eine Lobektomie angezeigt. Diese ist jedoch nur nach Lokalisation der Blutung möglich.

Das Auftreten einer Hämoptyse, auch wenn sie massiv ist, beeinflusst die Langzeitprognose von CF-Patienten nicht.

Zusammenfassung

Während kleinere Blutbeimengungen bei CF-Patienten häufig vorkommen und ungefährlich sind, können massive Hämoptysen (300–500 ml) zu großem Blutverlust führen. Da das Blut expektoriert wird, kann die Diagnose schnell gestellt werden. Bei nicht sistierender Blutung ist eine Bronchoskopie zur weiteren Diagnostik und lokalen Therapie notwendig. Medikamente, welche die Gerinnung beeinflussen oder die Bronchialschleimhaut irritieren, sollten abgesetzt werden. Eine vorhandene Gerinnungsstörung muss ausgeglichen werden. Zur Therapie der Blutung können Inhalationen mit Epinephrin und eine intravenöse Gabe von Vasopressin und Premarin versucht werden. Bei fehlender Verbesserung durch die medikamentöse Therapie wird eine starre Bronchoskopie mit lokaler Tamponade empfohlen. Erst bei Versagen dieser Therapieschritte ist eine Bronchialarterienembolisation indiziert. Eine Lobektomie ist nur selten notwendig. Erfreulicherweise ist die Langzeitprognose günstig.

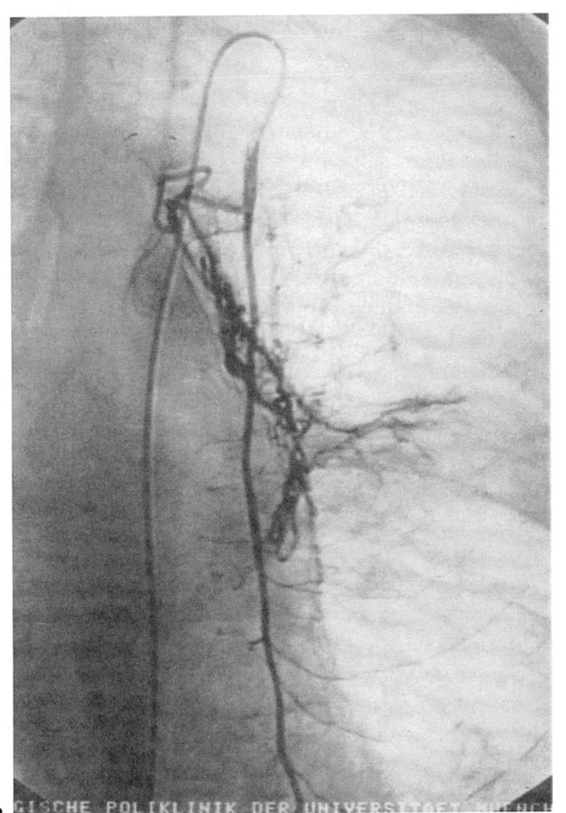

a

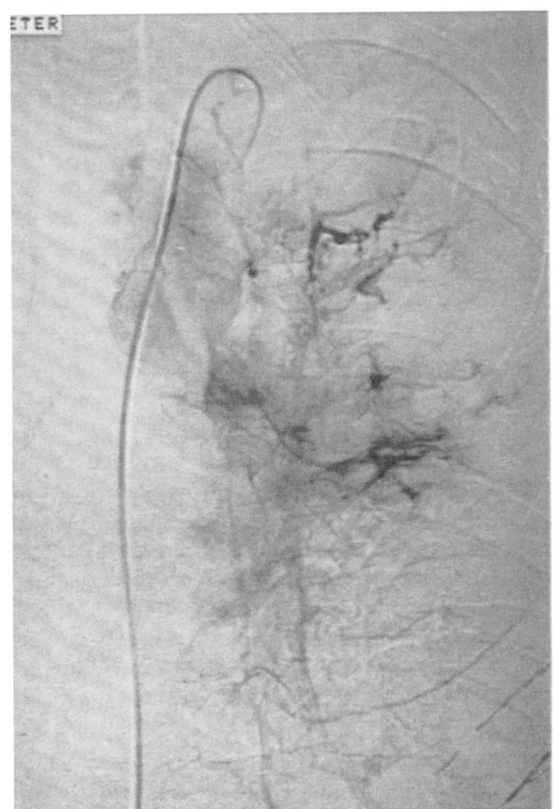

b

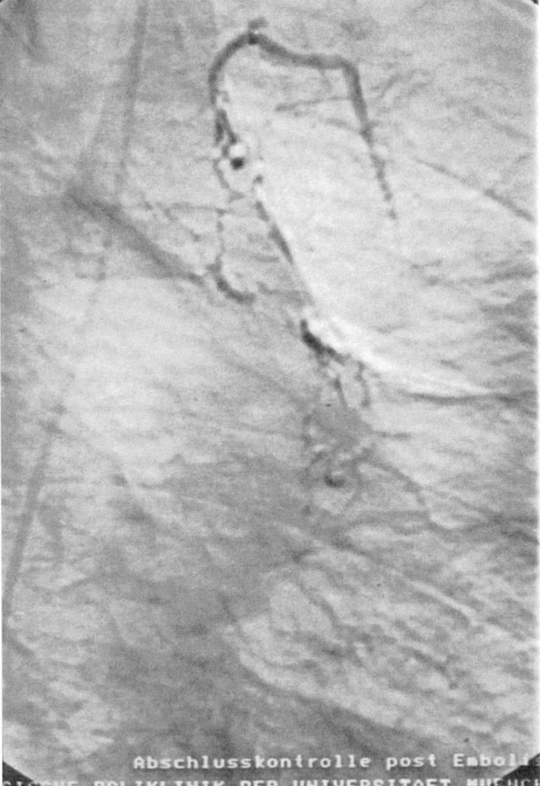

c

Abb. 7.35. **a** Die Angiographie (DSA) zeigt die superselektive koaxiale Katheterisierung einer Bronchialarterie mit Ursprung aus der linken A. mammaria interna, welche ausgeprägte entzündliche Bezirke der Lingula und des Unterlappens versorgt. **b** Nach Embolisation des peripheren Gefäßbettes mit Polivinylalkoholpartikeln bleibt noch der zuführende Gefäßstamm sichtbar, der anschließend mit einem zähflüssigen Embolisat aus einem Gemisch von Ethibloc und Lipiodol verschlossen wird. **c** Abschlusskontrolle nach Embolisation des zuführenden Hauptstammgefäßes. (Nach [5])

7.4.5 Die allergische bronchopulmonale Aspergillose (ABPA) bei Patienten mit cystischer Fibrose

C. CASAULTA AEBISCHER, M. H. SCHÖNI, J. RIEDLER

Die allergische bronchopulmonale Aspergillose ist eine zunehmend zu beobachtende pulmonale Komplikation bei Patienten mit cystischer Fibrose (CF), welche durch eine komplexe immunologische Abwehrreaktion des Körpers auf Allergene des Pilzes Aspergillus fumigatus bedingt ist [2, 3].

Aspergillus ist ein ubiquitär vorkommender Schimmelpilz. Obwohl es ca. 130 Arten davon gibt, scheint Aspergillus fumigatus in ca. 80% der Fälle für aspergillusassoziierte Erkrankungen verantwortlich zu sein. Die ca. 3 µ im Durchmesser messenden Pilzsporen sind problemlos lungengängig und können in entsprechend feuchtwarmem Milieu proliferieren. Andere Schimmelpilze, welche zu ähnlichen Erkrankungen führen können, sind z. B. Alternaria, Cladosporium, Penicillium und seltenere Spezies. Etwa 50% der Patienten mit CF (je nach Literatur zwischen 9 und 57%) werden im Verlauf ihrer Erkrankung mit dem Schimmelpilz Aspergillus fumigatus kolonisiert [23]. Diese saprophytische Kolonisation ruft eine immunologische Reaktion hervor, welche sich als Kombination zwischen allergischer Reaktion vom Typ I und Typ III mit spezifischen Antikörpertitern der Klasse IgG, IgA und IgE gegen Aspergillus fumigatus im Serum auszeichnet [6, 30]. Zuerst bei erwachsenen Patienten mit Asthma bronchiale durch Hinson et al. beobachtet, wurde das klinische Bild einer allergischen bronchopulmonalen Aspergillose 1965 bei zwei Kindern mit CF erstmals von Mearns et al. beschrieben [10, 18]. Die diagnostischen Kriterien für eine ABPA, die klinische und laborchemische Befunde kombinieren, wurden von Nelson 1979 festgelegt [21]. Gemäß dieser Nelson-Kriterien müssen mindestens 6 von den folgenden 7 Kriterien erfüllt sein, um eine ABPA bei CF-Patienten diagnostizieren zu können:

- Obstruktiver Auskultationsbefund mit „wheezing", subjektives Engegefühl,
- Infiltrate (meist als flaue Transparenzminderungen manifestierend) im Thorax-Röntgenbild,
- Nachweis von Aspergillus fumigatus im Sputum (positive Kultur),
- positiver Hauttest auf Aspergillus fumigatus (Akutreaktion: Infiltration ≥ 3 mm im Durchmesser),
- Gesamt-IgE erhöht (d. h. ≥ 2 SD des altersentsprechenden Normalwertes),
- spezifische IgE (RAST) auf Aspergillus fumigatus erhöht (RAST Klasse ≥ 2),
- positive Präzipitine oder erhöhter spezifischer IgG-ELISA (≥40 EU/ml) (IgG) auf Aspergillus fumigatus.

Einige andere Autoren, z. B. Laufer und Patterson, haben diese Kriterien zur diagnostischen Eingrenzung des Krankheitsbildes durch die Bluteosinophilie (absolut ≥ 1000/m^3), den radiologischen Nachweis von meist zentralen Bronchiektasen, eine Spätreaktion im Hauttest und die braun-gelbliche Verfärbung des Sputums ergänzt [15, 24]. Bei den Kriterien nach Nelson gelten Bluteosinophilie, Auswurf, allergische Spätreaktion im Hauttest und radiologisch sichtbare Bronchiektasen als Nebenkriterien.

Pathophysiologie und klinische Manifestation

Generell können zwischen Wirtsorganismus (Patient) und Aspergillus fumigatus verschiedene gegenseitige Reaktionen beobachtet werden [7]:

- Einfache Besiedelung (Kolonisation) ohne Morbidität des Wirtes; man nennt dies saprophytische bronchiale Aspergillose.
- Überschießende IgE-vermittelte Reaktion des Wirtes, mit Auslösung einer asthmaähnlichen Erkrankung und/oder einer Konjunktivitis, Rhinitis, Urtikaria; dieses Krankheitsbild kann übergehen in:
  - eine schwere IgE- und IgG-vermittelte invasive Form der ABPA, oder
  - ein Aspergillom, entsprechend einem Pilzwachstum (Pilzball), meist in präformierten Höhlen und meist bei immungeschwächten Patienten z. B. bei Tuberkulose, Sarkoidose, Lungenkarzinom, HIV, etc.
  - invasive pulmonale Aspergillose bei immunsupprimierten Patienten z. B. nach Lungentransplantation, schwerer Malnutrition, schwerer Hepatopathie mit fulminantem generalisiertem Infekt.

Kombinationen mit Übergang von einer Form in die andere sind möglich.

Wie bei Patienten mit Asthma bronchiale gibt es CF-Patienten, welche sich auf Aspergillus fumigatus (nur) sensibilisieren [2] oder in ca. 10% der Fälle eine ABPA entwickeln [3, 23].

Die ABPA stellt eine Kombination von IgE-vermittelter Sofortreaktion und IgG-vermittelter Spätreaktion dar. Da bei CF-Patienten durch den reichlichen, zähen, glykoproteinreichen Schleim ein ideales Mileu zur Pilzproliferation vorliegt, können sich die eingeatmeten Aspergillussporen zu Hyphen umwandeln und sich weiterentwickeln. Dadurch steigt die Antigenexposition im Wirt massiv an und erzeugt bei disponierten Personen eine oft heftige aspergillusspezifische IgE- und IgG-Antwort. Im Wesentlichen läuft eine Th2-gewichtete Reaktion ab (CD4+-Lymphozyten mit Th2-Zytokinmuster) mit Bildung von IL3, IL4, IL5, und IL13, mit entsprechender Stimulation der B-Zellen, Eosinophilen und Mastzellen. Im Lungengewebe finden sich auch histologisch Zeichen einer Typ-III-Immunreaktion (Immunkomplexbildung und Komplementaktivierung) mit Infiltration der Bronchialwand sowie eine eosinophile, desquamative Entzündungsreaktion und/oder auch eosinophile Granulome [17, 29].

Silvermann beschreibt 1978 eine Atopie-Prävalenz von 48 % bei eigenen CF-Patienten, gemessen mittels positiven Hauttests. Positive Hautteste auf Gräserpollen oder Hausstaubmilben waren nicht häufiger, eine Sensibilisierung gegen Aspergillus fumigatus allerdings in 35 % der Patienten vorhanden und mit einer schweren pulmonalen Symptomatik vergesellschaftet [27]. Im Gegensatz dazu beschrieb Warner et al. 1976 eine deutlich höhere Prävalenz von positiven Hauttests gegen Inhalationsallergene [30]. Becker et al. [2] fand bei einer Untersuchung von 51 Patienten mit cystischer Fibrose bei 15 (29 %) einen positiven Haut-Pricktest gegen Aspergillus fumigatus. 30 Patienten (59 %) wiesen mindestens einen positiven Hauttest auf. Greally et al. [8] verglichen 1994 die Ausscheidung von Leukotrien E4 im Urin von atopischen CF-Patienten und Asthmapatienten mit einer nichtatopischen Patientengruppe der beiden Erkrankungen. Atopische Patienten beider Krankheitsgruppen schieden mehr Leukotrien E4 aus als nichtatopische; dies war bei CF-Patienten mit einem klinisch schwereren pulmonalen Verlauf korreliert.

Eine Erklärung für die bestehende Atopieprävalenz bei CF-Patienten im Vergleich zu Asthmapatienten versuchten Aron et al. auf molekulargenetischer Basis mittels der Untersuchung von HLA-Klasse-II-Polymorphismen zu geben [1].

Die klinischen Manifestationen einer ABPA reichen von einem „Asthma-bronchiale"-ähnlichen Bild bis zur schweren pulmonalen Insuffizienz.

> **!** Es ist deshalb von großer klinischer Bedeutung, zwischen Patienten mit den klinischen, serologischen und radiologischen Zeichen einer ABPA (sog. „echte" ABPA-Patienten) und Patienten, die mit Aspergillus fumigatus kolonisiert und/oder lediglich sensibilisiert sind, zu unterscheiden.

Dies deswegen, weil es scheint, dass sich die Therapie dieser beiden Patientengruppen („echte ABPA" vs. „sensibilisierte /kolonisierte Patienten") grundlegend unterscheidet. Erstere brauchen systemische Steroide, letztere ohne spezifische Therapie eine engmaschige klinische, radiologische und serologische Verlaufskontrolle.

Patienten mit ABPA zeigen eine deutliche Verschlechterung des Allgemeinzustandes mit zunehmender Anstrengungsdyspnoe übergehend in Ruhedyspnoe, erhöhte Hustenfrequenz, auffallende und zunehmende Müdigkeit, Fieber in Schüben oder Subfebrilität, Appetitlosigkeit mit Gewichtsverlust oder Gewichtsstagnation und vermehrte Sputumproduktion, wobei das Sputum eine bräunlich „rostige" Farbe aufweisen kann. Intensivierte Inhalationstherapie und/oder rigorose Antibiotikatherapie bleibt aber meistens erfolglos [28].

Serologische Diagnostik

Die bisherige Erfahrung in der serologischen Charakterisierung der Aspergillus-fumigatus-assoziierten Erkrankungen zeigt, dass die Qualität eines serologischen Nachweises ganz wesentlich von der Antigenreinheit und -präparation, die zur serologischen „In-vitro"-Diagnostik verwendet wird, abhängt. Die dafür bis heute verfügbaren Diagnostik-Präparate sind heterogene Mischungen von Aspergillus-fumigatus-Fragmenten und enthalten Substanzen wie Lectine, Endotoxine oder Histamin [25, 31]. Die Proben sind inhomogen und zeigen untereinander eine große Variabilität [17]. Bei deren Verwendung als Testmaterial zeigen sich überlappende Resultate zwischen den Patienten mit verschiedenen Manifestationsformen der Aspergillose. Dazu kommt, dass je nach Kulturstadium, in welchem sich Aspergillus fumigatus befindet, verschiedene IgE-bindende Komponenten der Aspergillus-fumigatus-Fragmente entstehen [12, 13]. Um Verunreinigungen zu vermeiden und eine Vereinheitlichung der Test-Substanzen zu erreichen, wurde bisher erfolglos versucht, die Herstellung von Antigenpräparaten zu standardisieren [13, 14].

Die Produktion von gereinigten, rekombinanten Allergenen mit klar definierter biologischer Aktivität stellt daher eine wesentliche Neuerung dar [26]. 1992 ist es gelungen ein Antigen von Aspergillus fumigatus zu reinigen, die genetische Information zu charakterisieren und als rekombinantes Aspergillus-fumigatus-Antigen I/a (rAsp.f.I/a) zu klonen. Dies führte dazu, dass dieses reine Antigen in größerer Menge exprimiert und hergestellt werden konnte [20]. Von der Arbeitsgruppe um R. Crameri wurden weitere Allergene von Aspergillus fumigatus isoliert, geklont und exprimiert [4, 5]. Es stehen zur Zeit vier klinisch geprüfte rekombinante Aspergillus-fumigatus-Allergene, rAsp.f.1, rAsp.f.3, rAsp.f.4 und rAsp.f.6, zur Verfügung, welche zur Bestimmung des spezifischen IgE in Patientenseren verwendet werden können [9, 22]. Zum Teil ist die biochemische Funktion dieser Proteine bekannt [4] (Tabelle 7.10).

Serologische Untersuchungen mit diesen Antigenen haben ergeben, dass die sensibilisierten Pa-

Tabelle 7.10. Aspergillus-fumigatus-Antigene

Antigen	Protein	Molekulargewicht	Aminosäuren
rAsp.f.1	Ribotoxin	16860	149 AS
rAsp.f.3	Peroxisomales Protein	18450	168 AS
rAsp.f.4	Unbekannt[a]	30040	286 AS
rAsp.f.6	Mangan-Superoxid-Dismutase	23030	207 AS

[a] Aminosäuresequenz ohne Ähnlichkeit zu bekannten Proteinen.

tienten und die Patienten, mit den klinischen und radiologischen Zeichen (s. Abb. 7.36) einer ABA, verschiedene Muster von Aspergillus-fumigatus-IgE-Antikörpern gegen die rekombinanten Aspergillus-fumigatus-Antigene aufweisen. Dadurch, dass diese Antigene hochrein und einzeln verfügbar sind, können neuerdings sensibilisierte Patienten von solchen mit florider ABPA unterschieden werden [9, 22]. Nach dem heutigen Stand der Erkenntnis weisen nur die Seren der Patienten mit ABPA Antikörper gegen rAsp.f. 4 und rAsp.f. 6 auf. Diese zwei Proteine (rAsp6, das in seiner Proteinsequenz einer humanen Mangan-Superoxid-Dismutase, MnSOD, entspricht und das Protein rAsp.f.4, dessen Funktion unbekannt ist) sind intrazellulär lokalisiert. Sie werden beim Zerfall des Aspergillus-fumigatus-Pilzes freigesetzt und lassen wegen der Proteinähnlichkeit mit der körpereigenen MnSOD sehr wahrscheinlich eine signifikante Autoantikörperreaktion entstehen.

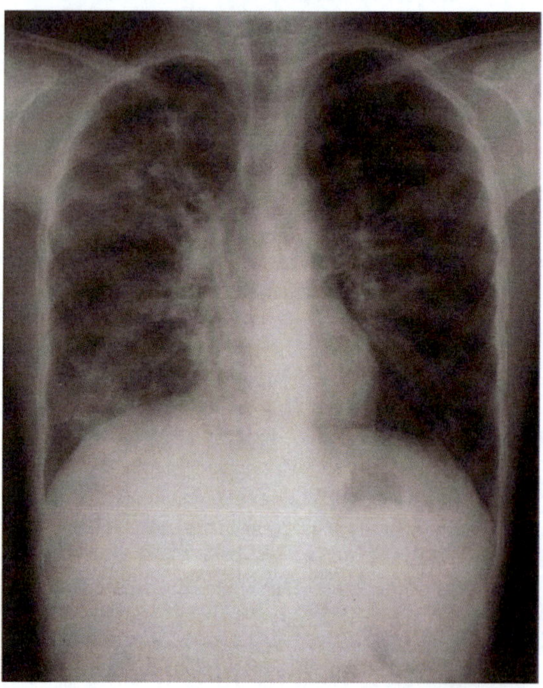

Abb. 7.36. Ausgedehnter Fibrothorax mit Höhlenbildungen und flauen unscharf begrenzten alveolären Infiltraten in allen Lungenfeldern bei 10 Jahre altem Kind mit allen klinischen und serologischen Zeichen einer ABPA

rAsp.f.1 und rAsp.f.3 werden auch von lediglich sensibilisierten Patienten erkannt. Bei rAsp.f.3 wird eine mögliche Kreuzreaktion mit Proteinen von Candida albicans oder Alternaria diskutiert. Andere rekombinante Allergene rAsp.f.5, 7, 9, 10 scheinen weniger IgE-Antwort auszulösen als die Antigene rAsp.f.1, 3, 4, 6.

Neben der Bestimmung der spezifischen IgE im Serum wird auch das gesamte spezifische IgG gegen Aspergillus fumigatus mittels eines ELISA-Tests bestimmt. Diese Bestimmung hat die Präzipitinmethode abgelöst. Ein erhöhtes IgG findet sich sowohl bei sensibilisierten Patienten wie bei denjenigen mit ABPA und ist deshalb für die Unterscheidung der beiden Gruppen nur wenig geeignet.

In Tabelle 7.11 sind die heute gültigen Werte aufgeführt, die eine mögliche Differenzierung zwischen ABPA und sensibilisierten CF-Patienten erlauben. Der cut-off-Wert zwischen positiver Serologie und normaler Kontrollserologie beträgt 9,6 EU/ml für rAsp.f.1, 13,2 EU/ml für rAsp.f.3, 8,4 EU/ml für rAsp.f.4 und 7,2 EU/ml für rAsp.f.6. [9].

Therapie

Wenn aufgrund der klinischen Symptome (Nelson-Kriterien) und der positiven serologischen Resultate die Diagnose einer ABPA gestellt wurde, besteht die heute anerkannte Therapie der Wahl in der Gabe von systemischen Steroiden in der Dosierung von 0,5–2 mg/kg KG/Tag für 14–30 Tage mit anschließender langsamer Reduktion. Dosierung und Dauer der Therapie wird in der Literatur uneinheitlich dargestellt [3, 9, 10, 22, 23, 28]. Es gibt auch keine verbindlichen Angaben über den Zeitpunkt der Sistierung und Wiedereinführung der Steroidtherapie. Ob die Angaben in der Literatur bei Patienten mit Asthma bronchiale und ABPA auch auf Patienten mit CF anwendbar sind, ist mehr als fraglich. Als Parameter für das Ansprechen auf die Therapie werden meist klinische Zeichen und das Absinken der Gesamt-IgE-Spiegel im Serum der CF-Patienten (≥ 50 %), der Rückgang der Eosinophilie und das Gesamt-IgG gegen Aspergillus fumigatus verwendet.

Um neben der antientzündlichen Therapie auch den Aspergillus therapeutisch zu erfassen, wird vermehrt auch Itraconazol (Sporanox) (200 mg 1–2-mal pro Tag) zusätzlich zur Steroidtherapie verwen-

Tabelle 7.11. Differentialdiagnose mit spezieller Serum-IgE-Bestimmung gegen rekombinante Aspergillus-fumigatus-Antigene (rAsp.f.1, rAsp.f.3, rAsp.f.4, rAsp.f.6) zwischen Patienten mit ABPA, Patienten, die gegen Aspergillus fumigatus sensibilisiert (einige, nicht alle Nelson-Kriterien für ABPA erfüllend) sind und CF-Kontrollpatienten (alle Hautteste, Sputum, RAST gegen Aspergillus funigatus negativ). Die ABPA-Gruppe umfasst Patienten, die mindestens 6 von 7 Nelson-Kriterien erfüllen. (Nach [9])

– Anzahl (Patienten)	CF + ABPA 20	CF-sensibilisiert 20	CF-Kontrolle 10
IgE im Serum			
rAsp.f. 1	627 ± 871	61 ± 73	3,2 ± 1,9
rAsp.f. 3	1221 ± 1409	401 ± 679	4,6 ± 1,5
rAsp.f. 4	117 ± 151	2,8 ± 1,6	1,6 ± 1,5
rAsp.f. 6	97 ± 177	2,4 ± 1,8	1,5 ± 1,4
IgG (ELISA)	138 ± 156	42 ± 31	22 ± 15

det [11, 19]. Auch hier sind in der Literatur die Anwendungsformen und -indikationen sehr unterschiedlich. Erschwerend kommt dazu, dass Itraconazol auf Grund seiner schwierigen Resorption (ein saures pH wird benötigt) nach oraler Gabe mittels Serumkonzentration monitorisiert werden sollte. Bei Patienten unter systemischer Steroidtherapie und Säureblockern ist eine akzeptable Resorption unter Umständen nicht gewährleistet. Leon u. Craig haben in ihrem Review-Artikel die Resultate der verschiedenen Therapien übersichtlich zusammengefasst [16]. Versuche mit Amphothericin B (i.v. und inhalativ) oder Nystatin haben nur limitierten Effekt gezeigt. Schwierigkeiten bietet bei der antimykotischen Therapie die Bestimmung eines fixen Endpunktes der Therapie, welcher oft aufgrund des kulturellen Nachweises von Aspergillus im Sputum gefällt wird. Die Frage, ob Patienten mit ABPA ohne Nachweis von Aspergillus im Sputum mit einer Dualtherapie Steroid-Anti-Mykotikum oder mit einer Einfachtherapie, Steroide allein oder Anti-Mykotikum allein, therapiert werden sollen, ist nicht geklärt. Obwohl klinisch nicht bewiesen, scheint die alleinige topische, d.h. inhalative Steroidtherapie bei ABPA ohne signifikante Wirkung zu sein. Ob andererseits eine lang dauernde inhalative Steroidtherapie eine Aspergillose begünstigt oder deren Auftreten prophylaktisch verhindert, ist Gegenstand von laufenden Untersuchungen und kann zur Zeit nicht schlüssig beantwortet werden. Eine alleinige Sensibilisierung gegen Aspergillus fumigatus scheint keine Indikation für eine spezifische Therapie zu sein. Hier wäre aber die Umgebungsuntersuchung (Anamnese) von Bedeutung, um evtl. eine offensichtliche Schimmelpilzquelle eliminieren zu können. Bei einem gewissen Prozentsatz der Patienten kommt es ein- bis mehrere Male zum klinisch signifikanten Rezidiv der ABPA. Welche Patienten zu einem Rezidiv neigen und warum die ABPA schließlich doch ausheilt, kann zum jetzigen Zeitpunkt nicht beantwortet werden.

Zusammenfassung

Die Diagnose der allergisch bronchopulmonalen Aspergillose bei Patienten mit cystischer Fibrose basiert nach wie vor auf der Anamnese, auf den leider überlappenden klinischen Zeichen und auf dem Nachweis einer IgG- und IgE-vermittelten Antikörperreaktion im Serum. Die neuen rekombinanten Allergene, die zur spezifischen serologischen Testung verwendet werden und die sich bei der Diagnose der ABPA bei Patienten mit Asthma bewähren, können auch bei CF-Patienten den Diagnoseverdacht festigen. Ob in der Therapie der ABPA weiterhin Steroide oder Antimykotika oder eine Kombination beider Medikamente entscheidend sind, ist nicht sicher geklärt. Dass mit zunehmendem Alter der Patienten die Inzidenz der ABPA aber ansteigt, ist gesichert; daraus folgt die entsprechend notwendige diagnostische Sensibilität für diese pulmonale Komplikation.

7.4.6 Invasive Pilzinfektionen

C. Aebi

Invasive Pilzinfektionen bei Patienten mit CF sind trotz hoher respiratorischer Kolonisationsraten für Aspergillus spp. und Candida spp. [5] ausgesprochen seltene Ereignisse. Diese Diskrepanz zwischen Erregerpräsenz und Infektionsrate widerspiegelt die *geringe Virulenz* dieser Mikroorganismen und die effiziente *zelluläre Immunität* und *Phagozytenfunktion* von Patienten mit CF. Invasive Infektionen sind meistens Folge einer iatrogenen Maßnahme, wie z. B. der Kontamination eines implantierten Venenkatheters, einer Kortikosteroidtherapie oder einer immunsuppressiven Therapie nach Organtransplantation, oder sind Ausdruck eines präterminalen Zustands des Patienten [2].

Mikrobiologie

Die klinisch wichtigen Erreger sind in Kap. 3 beschrieben. Sie umfassen Aspergillus spp., wobei Aspergillus fumigatus über 90% aller Isolate ausmacht [5], Candida albicans und andere Candida spp. sowie Exophiala (Wangiella) dermatitidis. Grundsätzlich kommen bei schwer immunsupprimierten Transplantatempfänger auch andere opportunistische Pilze in Frage, wie z. B. Mucorales oder Cryptococcus neoformans.

Pathogenese

Die klinisch wichtigste Entität ist die *invasive pulmonale Aspergillose*. Im Gegensatz zur *allergischen bronchopulmonalen Aspergillose* (s. Abschn. 7.4.5), die eine immunologische Reaktion auf die Präsenz von Aspergillusantigenen darstellt, und dem *Aspergillom*, einer lokalen Proliferation von Aspergillen in einem vorbestehenden, abnorm erweiterten Luftraum, handelt es sich dabei um eine fortschreitende, gewebedestruierende Infektion mit Neigung zur Dissemination.

Risikofaktoren für die mit hoher Mortalität einhergehende *invasive pulmonale Aspergillose* und die *disseminierte Aspergillose* sind ein *Mangel an funktionsfähigen Phagozyten* oder eine schwere *Beeinträchtigung der zellulären Immunität*. Eine vorbestehende bronchopulmonale Besiedelung ist hingegen von untergeordneter Bedeutung, weil die Kontamination der Inhalationsluft mit Aspergillussporen ubiquitär ist. Zudem zeigt die klinische Erfahrung mit lungentransplantierten Patienten, dass CF keine wesentlich höhere Inzidenz an Posttransplantations-Aspergillosen bedingt als andere Grundkrankheiten [2]. Aspergillen wachsen entlang von Gefäßscheiden und in Gefäßlumen, verursachen dadurch ausgedehnte hämorrhagische Infarzierungen und neigen zur hämatogenen Dissemination. Lokal dehnen sich Läsionen ohne Rücksicht auf anatomische Strukturen aus. Die Lokalisation der Primärinvasion kann im Bronchialbaum liegen und sich bronchoskopisch als weiße Plaque zeigen. Häufiger findet sie in distal gelegenen Lungenabschnitten statt. Pulmonale Aspergillosen zeichnen sich deshalb durch Infiltration und Destruktion von Pleura, Thoraxwand und Mediastinum mit Gefäß- und Nervenstrukturen aus.

> **!** Pathogenetische Faktoren für das Angehen einer invasiven Infektion mit Candida spp. sind grundsätzlich:
> - zelluläre Immundysfunktion,
> - Granulozytopenie,
> - antibakterielle Chemotherapie,
> - perkutaner oder implantierter Gefäßkatheter, v. a. bei parenteraler Ernährung,
> - Abdominalchirurgie.

Bei Patienten mit CF sind iatrogener Immundefekt (Kortikosteroide bei ABPA, Immunsuppression nach Transplantation), antibakterielle Therapien und implantiertes oder perkutan gelegtes Fremdmaterial häufig.

Klinische Manifestationen von invasiven Pilzinfektionen

Invasive Pilzinfektionen bei CF zeigen wahrscheinlich keine besonderen klinischen Charakteristika. Die publizierte Erfahrung beschränkt sich aber auf Kasuistiken. Drei verschiedene Formen der *Infektion mit Aspergillus spp.* wurden bei Patienten mit CF beschrieben:

- Die lokalisierte *endobronchiale Aspergillose* wurde bei einem 12-jährigen Kind beschrieben, bei dem keine ABPA bestand. Die Diagnose wurde mittels Bronchoskopie gestellt. Die systemische Therapie mit Amphotericin B führte zur Heilung [14].
- *Pulmonale Aspergillome* werden gelegentlich beobachtet, v. a. bei erwachsenen Patienten mit massiv fortgeschrittener Lungenerkrankung [12].
- *Invasive pulmonale und disseminierte Aspergillosen* wurden bei zwei adoleszenten Patientinnen unter Kortikosteroidtherapie wegen ABPA beschrieben [4, 6] sowie bei einer jungen Frau ohne immunsuppressive Therapie. Autoptisch wurde in diesem dritten Fall eine Hypozellularität in den thymusabhängigen Zonen der Milz beschrieben, so dass ein zellulärer Immundefekt in Erwägung gezogen wurde [9].

Vergleichende Studien lungentransplantierter Patienten zeigen, dass das Posttransplantationsrisiko für eine invasive Aspergillose bei CF trotz hoher präoperativer Kolonisationsrate nicht höher ist als bei anderen Grundkrankheiten. Bei einer präoperativen Kolonisationsrate von 63% beobachteten Flume et al. in einer Gruppe von 27 Patienten keine invasive Aspergillose [8]. Kanj et al. berichteten, dass von 6 transplantierten Patienten mit präoperativer Aspergillus-Kolonisation ein Fall von postoperativer invasiver Aspergillose beobachtet wurde [10]. Nunley et al. [13] fanden, dass die Posttransplantations-Besiedelungsrate mit Aspergillus spp. bei CF und bei anderen Grundkrankheiten im Bereich von je 40–50% liegt, dass invasive Aspergillosen in beiden Gruppen gleich häufig diagnostiziert wurden, dass CF-Patienten aber *zu endobronchialen Infektionen im Bereich der Bronchialanastomosen* neigten.

Aufgrund dieser Einzelbeschreibungung und der Erfahrungen bei anderen Grundkrankheiten kann der Risikopatient für eine invasive Aspergillose folgendermaßen umschrieben werden:

> !
> - Fortgeschrittene pulmonale Erkrankung,
> - Kolonisation mit Aspergillus spp.,
> - Kortikosteroidtherapie für ABPA,
> - subakute pulmonale Verschlechterung trotz optimaler antibakterieller Therapie und Atemphysiotherapie mit Auftreten neuer pulmonaler Infiltrate.

Fallbeschreibungen von *invasiver Candidiasis* bei Patienten mit CF beschränken sich auf iatrogene Infektionen von Gastrostomien [1] und von implantierbaren vaskulären Zugängen [3].

Diagnostik

Diese wird in Kap. 5 dargestellt. Als diagnostische Goldstandards für die Diagnose der invasiven Aspergillose gelten weiterhin der histologische Nachweis der Gewebeinvasion durch Pilzhyphen sowie der *kulturelle Nachweis in sterilen Untersuchungsmaterialien* wie Pleuraerguss oder Blut. Grundsätzlich ist von Bedeutung, dass alle diagnostischen Mittel eine ungenügende Sensitivität aufweisen. Bei Verdacht auf invasive Mykose muss deshalb frühzeitig eine empirische Therapie eingeleitet werden.

Therapie

Die hohe Mortalität der invasiven Aspergillose erfordert ein aggressives therapeutisches Vorgehen. Wenn Allgemeinzustand und Lokalisation dies zulassen, ist eine lokalisierte Läsion in aller Regel chirurgisch zu entfernen. Die antimykotische Therapie erfolgt initial mit *Amphotericin B* in hohen Tagesdosen von 1–1,5 mg/kg Körpergewicht. Wird diese, z. B. infolge einer Nierenfunktionsstörung, nicht ertragen, kann auf eine zwar wesentlich teurere, aber wahrscheinlich mindestens ebenso wirksame und besser tolerierte liposomale Formulierung von Amphotericin übergegangen werden [7]. Obwohl liposomale Formen bereits weitverbreitete Anwendung finden, liegen bislang keine kontrollierten Vergleiche mit der Standardform vor. *Itraconazol*, obwohl in vitro gegen Aspergillus spp. wirksam, wird in der Regel nicht als Therapie der ersten Wahl eingesetzt, weil die orale Bioverfügbarkeit großen individuellen Schwankungen ausgesetzt ist (z. B. verminderte Resorption bei hohem Magen-pH, tiefe Serumkonzentration bei vorgängiger oder gleichzeitiger Therapie mit Rifampicin). Die neue Formulierung als Itraconazol-Cyclodextrin mit verbesserter intestinaler Absorption und eine neuentwickelte intravenöse Formulierung sind erfolgversprechend, ausgedehnte klinischen Erfahrungen existieren aber noch nicht.

Die Therapiedauer für Amphotericin B richtet sich nach dem klinischen Verlauf, beträgt aber in der Regel mindestens 21 Tage, entsprechend einer kumulativen Dosis von mindestens 30 mg/kg Körpergewicht.

Die invasive Candidiasis ist bei CF-Patienten meist eine Kathetersepsis. Obwohl die In-situ-Sterilisation eines implantierbaren Zugangssystems mit intravenös verabreichtem Amphotericin B beschrieben wurde [3], gilt als Regel, dass mit Candida spp. kolonisiertes Fremdmaterial entfernt werden muss, um die Erregerelimination sicherzustellen. Liegt eine Infektion mit Candida albicans vor, kann ohne Kenntnis der In-vitro-Empfindlichkeitsprüfung mit dem Azolderivat *Fluconazol* behandelt werden. Mit Fluconazol-Resistenz ist zu rechnen, wenn der Patient vorgängig über längere Zeit mit dieser Substanz behandelt wurde oder wenn eine Infektion mit einer anderen Candida spp. vorliegt. In dieser Situation soll bis zum Erhalt der Empfindlichkeitsdaten mit *Amphotericin B* behandelt werden.

Prävention

Das seltene Vorkommen von invasiven Pilzinfektionen hat bisher keine präventiven Interventionsmaßnahmen erfordert. Die hochdosierte Kortikosteroidtherapie der ABPA stellt aber bei gleichzeitiger Besiedelung mit Aspergillus spp. eine Risikosituation dar. Es ist denkbar, dass mit einer gleichzeitigen mykostatischen Prophylaxe, z. B. mit Intraconazol, das Risiko einer invasiven Aspergillose vermindert werden kann. Derartige Studien sind aber bisher nicht durchgeführt worden.

7.4.7 Respiratorische Insuffizienz und Cor pulmonale

M. Götz

Die fortschreitende obstruktive Ventilationsbehinderung und der pulmonale Gewebsuntergang führen zu einer progredienten Störung des Gasaustausches. Über eine respiratorische Partialinsuffizienz kommt es in bis zu 20 % der Erwachsenen zu einer Globalinsuffizienz, bei der vor allem die erniedrigten pO_2-Werte auffallen. Bereits geringe Alltagsbelastungen können zum weiteren Abfall des pO_2 und später zum CO_2-Anstieg führen. Dank der adaptativen Funktion ist die Schädigung des Herzens in der Regel jedoch gering und bei Lungentransplantation kann das eigene Herz behalten werden. In Großbritannien verwendet die Domino-Prozedur Herzen von Personen mit CF als Spenderorgane für andere. Personen mit gestörter pulmonaler Hämodynamik haben ein erhöhtes Mortalitätsrisiko

und sterben auf Wartelisten häufiger. Die Ergebnisse entsprechender Abklärungen können für die Reihung auf Transplantationslisten herangezogen werden [40].

Respiratorische Insuffizienz

Aufgrund der fortschreitenden obstruktiven Lungenerkrankung und einer Schwäche der Atemmuskulatur kommt es letztendlich zu Hypoxie und/oder Hyperkapnie, welche in mehr als 90% die Todesursache darstellen. Die hypoxische pulmonalarterielle Vasokonstriktion ist das pathophysiologische Prinzip der pulmonalen Herzerkrankung der CF, wodurch es zu Ruhe-paO_2-Werten unter 55 mmHg (7,33 kP) kommt. Alveoläre Hypoventilation, Verlust an pulmonalen Kapillaren mit verminderter Diffusionskapazität und O_2-Transfer-Störung sowie Ventilations-Perfusions-Störungen sind die Hauptursachen für die sich entwickelnde respiratorische Insuffizienz. Auch intrapulmonale Shunts können beträchtlich zu einer Hypoxämie beitragen. Die Veränderungen entsprechen im wesentlichen denen bei chronisch obstruktiven Lungenerkrankungen (COPD).

Die Hypoxie geht der Hyperkapnie praktisch immer voraus. Abb. 7.37 zeigt die pathophysiologischen Zusammenhänge zwischen bronchopulmonaler Erkrankung und Hypoventilation bzw. Cor pulmonale. Auch akute pulmonale Exazerbationen oder Ereignisse wie Pneumothorax und Hämoptysen können bei noch kompensierter respiratorischer Insuffizienz deletär wirken.

Therapie der respiratorischen Insuffizienz

■ **Allgemeine Maßnahmen.** Intensivierte pulmonale Therapie von ungenügender mukoziliärer Clearance, Infektionen, Bronchospasmus sowie Stärkung der Muskelkraft (s. dazu die jeweiligen therapeutischen Abschnitte). Ziel dieser Maßnahmen ist die Korrektur der Hypoxämie und die Verbesserung der alveolären Hypoventilation, sodass normale arterielle pH-Verhältnisse eintreten. Besonders wichtig ist eine ausreichende Ernährung zur Sicherung von Infektionsabwehr und muskulärer Leistungsfähigkeit. In diesem Sinne muss auch die Aufrechterhaltung der Mobilität besonders energisch betrieben und lange Liegeperioden müssen unter allen Umständen vermieden werden.

■ **Langzeit-Sauerstoff-(Heim)therapie.** Ausgehend von den klassischen Arbeiten zur Anwendung von Sauerstoff auf Langzeitbasis bei Patienten mit chronisch obstruktiven Lungenerkrankungen wie der chronischen Bronchitis oder dem Emphysem und dadurch verbesserter Lebensdauer und intellektueller Leistung wurde der Einsatz von Sauerstoff auch bei CF übernommen [2, 26]. Bis heute fehlen für CF zu dieser Therapieform kontrollierte Langzeitdaten, allerdings hat die klinische Praxis diese Fragestellungen überrollt. Die Angst, dass eine Sauerstofftherapie den Anfang des Lebensendes bedeute, bedarf einer genauen und ausführlichen ärztlichen Stellungnahme und Beratung. Ob durch die Sauerstofftherapie für CF tatsächlich eine verlängerte Lebenserwartung erzielt werden kann, ist offen. Es ist auch

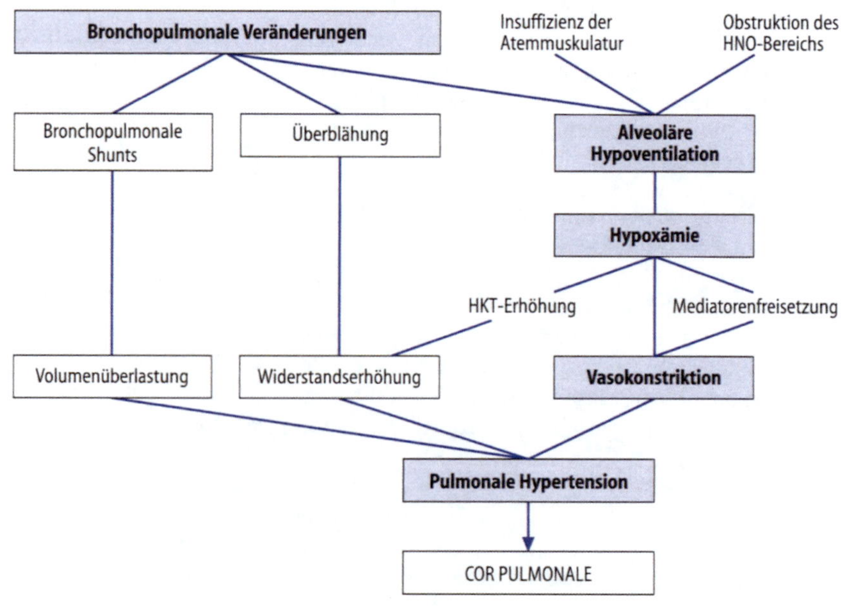

Abb. 7.37. Cystische Fibrose und Herz: Pathophysiologie des Cor pulmonale. HKT = Hämatokrit

unklar, ob bei CF eine Verminderung der pulmonalarteriellen Druckverhältnisse innerhalb der ersten sechs Monate nach Behandlungsbeginn eine günstigere Prognose ergibt, wie dies in der 8-jährigen NOTT-Studie gezeigt wurde [26].

Die Kriterien für den Beginn der Sauerstofftherapie sind nicht einheitlich [22, 36]:

- Ruhe-Hypoxie im Wachzustand (ohne pulmonale Exazerbation) von <55 mmHg (7,3 kPa) oder SaO_2<88 (90)%,
- Verminderung des erhöhten pulmonalarteriellen Druckes durch 28%igen Sauerstoff um mindestens 5 mmHg nach 24 h,
- bei pO_2-Werten <60 mmHg (8 kPa): bei Ödemen, pulmonaler Hypertension, Hämatokrit >55%,
- bei pO_2>60 mmgHg: bei pulmonaler Hypertonie und deutlichem Abfall der pO_2-Werte unter standardisierter körperlicher Belastung,
- bei nächtlicher Untersättigung SO_2<90% durch mehr als 10% der Schlafzeit (kann neben der nächtlichen Sauerstoffuntersättigung auch Spitzenwerte einer pulmonalen Hypertension vermeiden).

Eine Sauerstoffbehandlung der pulmonalen oder kardialen Manifestation der CF ohne nachgewiesene Hypoxie ist sinnlos und ohne Wirkung. Das Monitoring der Sauerstoffversorgung sollte aufgrund der Blutgase erfolgen und nicht aufgrund der Pulsoximetrie, da Hyperkapnie und ihre Reaktion auf O_2 so nicht erfasst werden. Zusätzlich ist aufgrund der Sauerstoffdissoziationskurve die Spezifität der Pulsoximetrie im relevanten Bereich unzureichend.

Die günstigen Ergebnisse einer Langzeitsauerstofftherapie sind generell [43]:

1. verlängerte Lebenserwartung,
2. Verhinderung einer gestörten pulmonalen Hämodynamik,
3. Verminderung einer sekundären Polyzytämie,
4. neuropsychologische Vorteile,
5. verbesserte Schlafqualität,
6. verbesserte renale Durchblutung,
7. verminderte kardiale Arrhythmien.

Nicht alle dieser Ziele sind für CF relevant (Polyzytämie kein Problem), aber verbesserte Schlafqualität und Steigerung der Leistungsfähigkeit der Patienten sind bei CF besonders wichtig. Ausgeprägte Arrhythmien kommen (bei COPD) erst bei nächtlichen SO_2-Werten unter 80% vor und sind der O_2-Therapie gut zugänglich. Bei CF sind nächtliche Pulsoximeterverläufe zur Therapiekontrolle angezeigt.

Erfolgreich ist eine Therapie, wenn die pO_2-Werte um >10 mmHg ansteigen, wobei sich die pCO_2-Werte um nicht mehr als 10 mmHg erhöhen sollen. Erhöhte pCO_2-Werte von ≥50 mmHg werden in der Regel sehr gut vertragen, die Obergrenze dafür kann bei 80 mmHg liegen. Die CO_2-Retention kann teilweise renal kompensiert werden (Retention von Bikarbonat).

Da nächtliche O_2-Sättigungsverminderungen vor allem auf eine Hypoventilation während des REM-Schlafes zurückzuführen sind [39], ist die primär nächtliche Sauerstoffgabe die Regel. Dies erscheint besonders bedeutsam, da eine Unempfindlichkeit mit vermindertem inspiratorischem Drive seitens der Carotis-Chemorezeptoren gegenüber einer Hyperkapnie vorliegt. Weitere Ursachen für eine Sauerstoffminderversorgung können sich durch ausgeprägte nasale Polypen ergeben.

Dauer der Anwendung und Auswirkung einer Sauerstofftherapie sind bei CF keiner prospektiven Studie unterzogen worden. Zinman konnte zeigen, dass eine Therapiedauer von 7 h pro Tag keine Änderung der mittleren Lebenerwartung nach sich zog [44], sodass in Analogie zu den MRC- und NOTT-Studien [2, 26] eine Mindestanwendung von 12 h pro Tag, besser 18–24 h, angezeigt ist. Als Therapieziel ist eine Sauerstoffsättigung von >92%, besser ein Sauerstoffpartialdruck von >60 mmHg (8 kPa), anzustreben.

Körperliche Belastung kann bei CF zur Sauerstoffuntersättigung führen, die durch Sauerstoff kompensiert werden kann und eine Verbesserung der Belastungskapazität nach sich zieht [36]. Auch zur Überbrückung der Zeit bis zur Lungentransplantation ist O_2 eine wichtige Indikation.

Sauerstoff stellt heute die Therapie der ersten Wahl für die kardiale Erkrankung bei CF dar. Gerade aufgrund des ausgezeichneten Sicherheitsprofils ohne wesentliche CO_2-Steigerung ist ein Monitoring der CO_2-Werte transkutan oder endexspiratorisch angezeigt, sodass Patienten nicht unbemerkt in eine gravierende hyperkapnische respiratorische Insuffizienz hineinschlittern.

Technische Aspekte der Sauerstofftherapie

Die heute generell angewendeten Versorgungssysteme sind Nasenkanülen oder Sauerstoffbrillen, als Sauerstoffquellen dienen:

- Sauerstoffkonzentratoren,
- Flüssigsauerstoff,
- Sauerstoffzylinder.

Sauerstoffkonzentratoren sind im Betrieb billig und eignen sich für eine Heimtherapie mit 2 l O_2/min. De facto wird Stickstoff aus der Luft entfernt und somit Sauerstoff „konzentriert". Ein stärkerer Luftfluss vermindert die erzielbare Sauerstoffkonzentration. Konzentratoren verursachen Betriebslärm und Hitze und fixieren die Patienten an einen relativ kleinen Aktionsradius, sodass heute vor allem Flüssigsauerstoff aus großen gekühlten Sauerstoffmutterstationen (-Reservoiren) verwendet wird. Das System erlaubt ein O_2-Angebot bis zu 8 l/min und eignet sich daher präferentiell für höhere O_2-Erfordernisse. Flüssigsauerstoff in tragbaren Behältern erlaubt auch eine stundenlange relative Bewegungsfreiheit (z. B. in Schule und Beruf) und kann inspirationsgetriggert angewendet werden, sodass die an sich hohen Kosten geringer werden. Die Schlafqualität ist mit Flüssigsauerstoff deutlich besser als mit O_2-Konzentratoren. Natürlich können Konzentratoren und Flüssigsauerstoff kombiniert verwendet werden. Für die Anwendung von transtrachealem Sauerstoff liegen keine Erfahrungen vor, da gestörte Clearance und Infektionsrisken diese Therapie bei CF nicht wünschenswert machen.

Sauerstoff aus Druckflaschen wird heute nur mehr ausnahmsweise und für kurze Zeit verwendet. Gewicht der Zylinder und relativ kurze Betriebsdauer sind die limitierenden Faktoren.

■ **Mechanische Beatmung.** Nur bei reversibler respiratorischer Insuffizienz oder zur Überbrückung der Zeit bis zur Lungentransplantation ist die endotracheale Beatmung eine reale Therapieoption. Es werden sowohl volumen- als auch druckgesteuerte Verfahren angewendet. Frühere Ergebnisse zeigten eine hohe Mortalität nach Extubation. Tabelle 7.12 zeigt heute akzeptierte Indikationen für die mechanische Beatmung. Im Gegensatz zu Erwachsenen liegen für Kleinkinder Ergebnisse vor, die eine Überlebensrate von 50–60% auf Jahre hinaus ergeben [36]. Bei Erwachsenen stellen akute Ereignisse wie Pneumothorax, Hämoptysen, akuter Bronchospasmus etc. durchaus Indikationen für eine Beatmung dar, sofern eine ausreichend gute basale Funktion der Lunge vorhanden und die Reversibilität anzunehmen ist. Die progrediente respiratorische Insuffizienz bei bronchiektatischer Lungenerkrankung stellt eine schwierige Indikation für eine Beatmung dar, die neben medizinischen auch viele ethische Probleme im Umgang mit dem nahenden Lebensende aufwirft. Die Wahrscheinlichkeit einer erfolgreichen Entwöhnung vom Respirator ist bei solchen Patienten gering und ist, selbst wenn sie gelingt, mit einer beträchtlichen Mortalität nach Entwöhnung belastet [36].

■ **Ventilatorische Unterstützung (NIPPV und BiPAP).** Dicht anliegende Gesichts- oder nasale Masken werden nichtinvasiv zur Unterstützung der Atmung und zur Anregung der alveolaren Ventilation verwendet, Die bronchiale Clearance ist dadurch wenig beeinträchtigt und eine Entlastung ermüdeter Muskulatur ist leichter möglich. Kontinuierlich oder intermittierend positive Druckmuster werden angewendet, ohne dass Husten, Essen, Sprechen oder Physiotherapie gestört sind, da eine Unterbrechung der Atemhilfe durch Entfernen der Maske möglich ist. Die nächtliche nasale intermittierende positive Druckbeatmung (nNIPPV) weist für Patienten mit hyperkapnischem respiratorischem Versagen eine gute Möglichkeit der muskulären Rehabilitation und eine Verminderung der Hyperkapnie auf, sodass auch eine Heimtherapie damit durchgeführt werden kann [28]. Diese Methode wirkt akut durch Verbesserung des Gasaustausches, Verminderung der Minutenventilation (verminderte CO_2-Produktion oder verbesserte alveoläre Ventilation) und Verminderung der Atemarbeit [17] und ist offenbar als Überbrückung zur Transplantation sehr gut geeignet [18, 33]. So konnte jüngst gezeigt werden, dass mittels einer nasalen Maske zum Aufbau einer inspiratorisch druckunterstützten Atmung eine Verbesserung der Sauerstoffsättigung sowie eine Besserung in- und exspiratorischer Druckwerte erzielt werden konnte [12]. Akzeptanz und Durchführbarkeit der Physiotherapie erwies sich bei dieser Gruppe unter Druckatmung als besser, wenn auch die generelle Akzeptanz der Maskenbeatmung unbefriedigend ist. Andere Systeme wie PEEP (positiver endexspiratorischer Druck) können nach Indikation kombiniert werden.

Auch mit dem BiPAP („bilevel positive airway pressure“) konnte nicht nur eine Intubation vermieden werden, sondern auch eine verbesserte Leistungsfähigkeit, eine Verminderung der Atemnot und eine verbesserte Schlafqualität erzielt werden [29]. Vor allem besserte sich die Sauerstoffsättigung von 80 auf 91% und verminderte sich der Sauerstoffbedarf von 4,6 l/min auf 2,3 l/min [8].

Tabelle 7.12. Leitlinien für assistierte Beatmung bei hyperkapnischer respiratorischer Insuffizienz

Indikationsgrad	Indikation
Gesicherte Indikationen	Säuglinge und Kleinkinder Reversible oder potenziell reversible Zustände Pneumothorax Schwerer Bronchospasmus
Relative Indikationen	Überbrückung bis zur Lungentransplantation
Kontraindikationen	Progrediente respiratorische Insuffizienz ohne Ansprechen auf intensivierte Standardtherapie

Das Herz bei CF

Neuere elektrophysiologische Daten weisen auf eine Ähnlichkeit der Eigenschaften cAMP-abhängiger Cl^--Kanäle im Herzen und cAMP-abhängiger Cl^--Kanäle, die vom CFTR-Genprodukt in verschiedenen Epithelzellen kodiert werden, hin [19]. Zur Frage der kardialen Expression von CFTR s. auch Kap. 2.

Eine Beteiligung des Herzens als Folge der obstruktiven Lungenerkrankung ist mit zunehmender Lebenserwartung vor allem für Erwachsene von Bedeutung. Davon abzugrenzen sind Kardiomyopathien, welche, selten auftretend, möglicherweise eine Sonderform der CF darstellen. Die linksventrikuläre Funktion ist in der Regel nicht oder nur wenig betroffen und wird hier nur kursorisch dargestellt.

1. Cor pulmonale – pulmonal bedingte Herzerkrankung,
2. linksventrikuläre Funktion,
3. Kardiomyopathie.

Cor pulmonale – pulmonale Herzerkrankung

Das Vorliegen eines Cor pulmonale wurde bereits 1951 [34] beschrieben. Klinische Hinweise auf Rechtsherzbelastungen ergaben sich um 1980 in rund 15% der Patienten über 25 Jahre [14], während andere Zentren ein Cor pulmonale ab dem 15. Lebensjahr in 46% nachweisen konnten [37]. Mit zunehmender Lebenerwartung ist anzunehmen, dass eine pulmonal bedingte Herzerkrankung verstärkt nachweisbar sein wird.

Die pulmonale Erkrankung der CF führt zu Atemwegsobstruktion und alveolärer Hypoventilation. Die suboptimale bis deutlich verschlechterte Sauerstoffversorgung endet in der Regel in einer pulmonalarteriellen hypoxisch bedingten Vasokonstriktion und daraus resultierenden pulmonalen Hypertension [15] (Abb. 7.37). Die primär präkapillär angesiedelte Schädigung führt zu zunehmender pulmonalarterieller Verstärkung der Muskularisschicht der Gefäße und zu einer Rarefizierung des pulmonalen Gefäßbettes. Die Herzerkrankung ist somit als sekundäre Folge der Lungenerkrankung zu verstehen, sieht man von den seltenen dilatativen Myokardiopathien ab (s. unten).

Der Terminus Cor pulmonale umfasst definitionsgemäß eine Rechtsherzhypertrophie als Folge einer pulmonalen Hypertension bei struktureller oder funktioneller Lungenerkrankung ohne Erkrankung des linken Herzens. Der erweiterte Begriff „pulmonale Herzerkrankung“ oder „pulmonal bedingte Herzerkrankung“ trifft die Veränderungen bei CF besser, da unter Ausschluss angeborener Herzfehler und primärer Erkrankungen des rechten oder linken Ventrikels jegliche Veränderungen des rechten Ventrikels als Folge der Störung der kardiopulmonalen Physiologie auf der Basis einer gestörten Lungenstruktur und/oder -funktion mit konsekutiver pulmonaler Hypertension subsumiert werden. Auch ohne klinische Hinweise eines Rechtsherzversagens können frühzeitig im Krankheitsverlauf sowohl in Ruhe als auch bei Belastung erhöhte pulmonalarterielle Druckwerte oder eine erhöhte pulmonalvaskuläre Resistance auftreten. Als Folge stellt sich eine rechtsventrikuläre Hypertrophie ein, die in der Regel klinisch sehr lange stumm bleibt.

■ **Pathophysiologie.** Bei CF liegen mehr oder weniger ausgeprägte Ventilation-Perfusion-Imbalancen vor, die zu einer Neuverteilung der Blutversorgung führen. Die zunehmende Überblähung der Lunge führt zu einer Verminderung des Volumens kleiner Lungengefäße und zu einer Zunahme des Volumens großer Gefäße. Der pulmonale Gefäßwiderstand hängt hauptsächlich vom Füllungszustand der Lunge bei mittleren Volumina und von den Änderungen der transpulmonalen Druckverhältnisse bei niederen und hohen Lungenvolumina ab. Unter den Faktoren, die die Druck-Strömungsverhältnisse beeinflussen, ist die alveoläre Hypoxie die wichtigste. Eine hypoxische pulmonale Vasokonstriktion ist somit für die Ventilations-Perfusionsverhältnisse von Bedeutung. Als pulmonale Hypertension wird ein systolischer Pulmonalisdruck >25 mmHg, ein Mitteldruck der Pulmonalis >20 mm Hg und ein diastolischer Pulmonalisdruck von >13 mmHg bezeichnet. Jugendliche und Erwachsene zeigen bei Hypertension einen Druck von >30 mmHg systolisch, die übrigen Grenzwerte sind gleich.

Morphometrisch konnte bereits sehr früh eine adaptative rechtsventrikuläre Hypertrophie nachgewiesen werden [1]. Abbildung 7.38 stellt die reaktive Septumverdickung und die rechtsventrikuläre Spitzenbildung des Herzens dar. Üblicherweise ist die Kon-

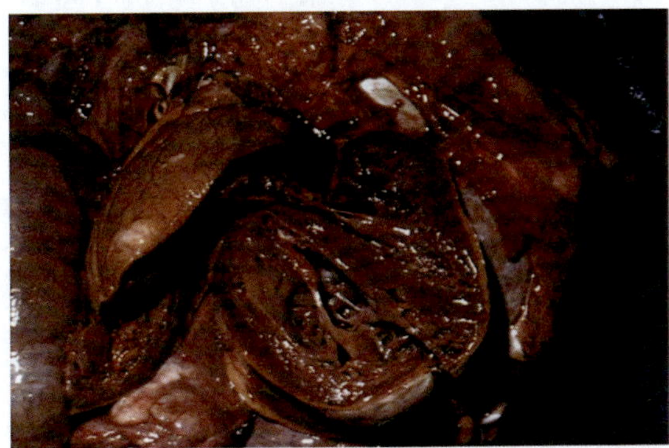

Abb. 7.38. Rechtsventrikelhypertrophie und massiv verdicktes Septum bei ausgeprägter Lungenerkrankung und pulmonaler Hypertension; Bildung der Herzspitze durch den rechten Ventrikel

Tabelle 7.13. Pulmonale Herzerkrankung bei CF

Symptom	Kommentar
Dyspnö in Ruhe	Bei jeder chronisch respiratorischen Erkrankung
Dyspnö bei Belastung	Bei jeder chronisch respiratorischen Erkrankung
Hustensynkope, Benommenheit	-
Thoraxschmerz	„Rechtsherzangina“
Hämoptyse	Bei Bronchiektasien
Thoraxdeformität	Kommt bei CF vor
Zyanose	Links-rechts-Shunt
Ungenügende Auswurfleistung	-
Hb-Untersättigung	-
Tachypnö	Kommt bei CF vor
Gestaute Halsvenen	-
Leberstauung	-
Sichtbare Herzaktion	Bei schlanken Patienten zu sehen
Verwaschene Auskultation	Bei Überblähung
Ödeme	DD: Hypalbuminämie!
Trommelschlegelfinger	Unspezifisch, da bei CF häufig

traktion der glatten Gefäßmuskulatur direkte Folge einer Hypoxie oder einer Mediatorwirkung (oder beruht auf einer Unterdrückung der Wirkung eines Vasodilatators). Bei CF könnten zusätzliche Faktoren von Bedeutung sein: PGF2α, Thromboxan; bronchopulmonale vaskuläre Anastomosen; peripherer Gefäßuntergang. Die relative Bedeutung dieser Mechanismen ist unklar, kann aber Folge chronisch entzündlicher pulmonaler Prozesse sein. Die Vasokonstriktion und die Muskelzunahme der Media betrifft vor allem die kleinen pulmonalarteriellen Gefäßbezirke im Bereich der terminalen und respiratorischen Bronchioli. Nach Etablierung der muskulären Veränderung ist nicht mehr mit einer Akutantwort auf Sauerstoff zu rechnen.

Eine Hyperkapnie wirkt durch molares CO_2 direkt vasokonstriktorisch und indirekt vasodilatatorisch durch Erhöhung der H-Ionen-Konzentration. Das Netto-Ergebnis ist meist eine Vasokonstriktion. Der primäre Effekt auf den Blutfluss ist aber vor allem in der hypoxischen Vasokonstriktion zu sehen. Adaptative Umverteilungen des Blutflusses zu minderdurchbluteten Arealen können zu einer weiteren Zunahme der arteriellen Hypoxie führen. Die Schutzwirkung des Euler-Lilljestrand-Reflexes ist daher nicht in jedem Fall zutreffend.

Der für das Niederdrucksystem des Pulmonalkreislaufes adaptierte rechte Ventrikel ist gegenüber einer erhöhten Druckpumpbelastung nur schlecht angepasst. Er kann normalerweise mit minimaler myokardialer systolischer Verkürzung große Volumina auswerfen, reagiert aber auf den erhöhten Pumpwiderstand zunächst mit Dilatation und später mit Hypertrophie (Abb. 7.38) sowie histologisch nachweisbarer Zunahme der Sarkomeren. Durch relative Koronarinsuffizienz mit Mikrozirkulationsstörungen kommt es zur myokardialen Fibrose mit mechanischer Insuffizienz, Trikuspidalinsuffizienz und dadurch verstärktem Circulus vitiosus.

■ **Klinische Beurteilung der pulmonalen Herzerkrankung.** Es gibt keine spezifischen Zeichen für eine rechtsventrikuläre Hypertrophie. Vor dem Eintreten einer rechtsventrikulären Druckdekompensation können Jahre vergehen. Im Vordergrund stehen muss daher der Verdacht auf und das Bewußtsein für die Möglichkeit eines Cor pulmonale [16]. Tabelle 7.13 gibt einen Überblick über klinische Hinweise. Tachypnoe, Zyanose, verstärkte epigastrische und parasternale präkordiale Aktivität, Halsvenenstauung, Hepatomegalie und Ödeme sind relativ spezifische Zeichen.

■ **Diagnostik des Cor pulmonale.** Einen Überblick der Wertigkeit der Untersuchungen bei Cor pulmonale gibt Tabelle 7.14.

- EKG: Die üblichen diagnostischen Kriterien wie p dextroatriale, inkompletter Rechtsschenkelblock, Änderungen an ST und T sind bei CF nicht hilfreich. Hypoxämien und Elektrolytstörungen können Ursache supraventrikulärer Extrasystolien sein.

Tabelle 7.14. Wertigkeit der Untersuchungsmöglichkeiten bei Cor pulmonale

Test	Wertigkeit
EKG	+
Thoraxröntgen	+
Echokardiographie	+++
Isotopenangiographie	++
Lungenfunktion (SO_2) mit Belastung	++
MR-Tomographie	+
Herzkatheter	Gold-Standard

- Thoraxröntgen: Es gibt keine für Cor pulmonale typischen Veränderungen, die sich innerhalb der CF klar erkennen lassen. Die üblicherweise bereits deutlichen radiologischen Lungenveränderungen maskieren Hinweise auf ein Cor pulmonale und nur bei relativ „normalen" Thoraxbildern können diskrete Gefäßveränderungen auffallen. Die Erweiterung der zentralen Anteile der Pulmonalarterien insbesondere des Pulmonalishauptstammes können auf eine pulmonalarterielle Hypertension hinweisen. Charakteristisch ist der ausgeprägte Kalibersprung (Abb. 7.39). Auch eine Herzvergrößerung kann sichtbar sein.
- Echokardiografie: Für die Frühdiagnostik des Cor pulmonale ist die M-mode-Echokardiografie gut geeignet. Die systolischen Zeitintervalle, isoliert oder mit den rechtsventrikulären Größenverhältnissen kombiniert, sind aussagekräftig. Auch eine Beurteilung der linksventrikulären Funktion ist möglich. Aufgrund der pulmonalen Überblähung kann die Beurteilung der Klappen bei einem Drittel der Patienten mit dem parasternalen Schallfenster schwierig bis unmöglich sein, sodass die Untersuchung manchmal nur von subkostal erfolgreich ist. M-mode-Echokardiographie und zweidimensionale Echokardiographie erlauben die Erkennung einer schweren pulmonalen Hypertension, sind aber bei geringen Veränderungen für die Verlaufskontrolle nicht einsetzbar.

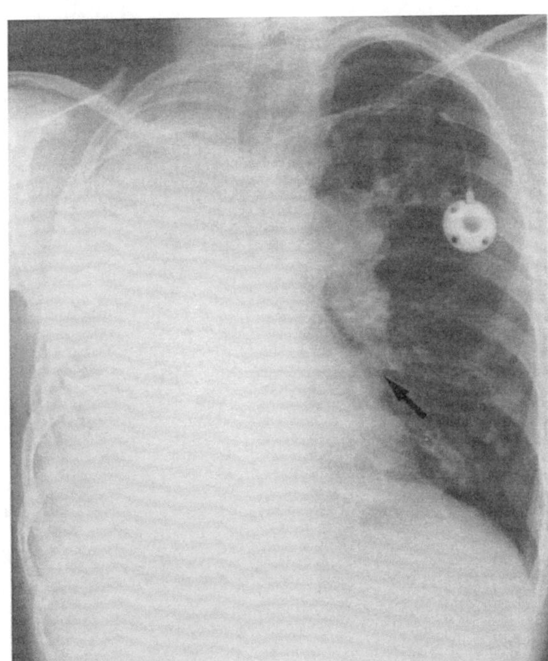

Abb. 7.39. Pulmonale Hypertension: radiologischer Hinweis St. post Pneumonektomie rechts, Totalverschattung der rechten Lunge, Teilatelektase, Erguss, Port-A-cath. Das Herz rechts verlagert, links massive Verbreiterung der A. pulmonalis, abrupter Kalibersprung der Unterlappenarterie links nach dem Abgang vom Hilus (→). Übrige Veränderungen im Rahmen der CF (männlich, 11; 8 Jahre)

Die Methode der Wahl ist heute die Doppler-Echokardiografie. Sie erlaubt semiquantitative und quantitative Beurteilungen eines Cor pulmonale.

Semiquantitative Aussagen ergeben sich durch Analyse des systolischen pulmonalen Dopplerströmungsprofils und Bestimmung der systolischen Zeitintervalle. Gemessen wird dabei die Akzelerationszeit AT, welche von der Vorlast abhängig ist und nicht durch eine Trikuspidalinsuffizienz beeinflusst wird. Sie ist ein gutes Maß für die Kontraktilität des rechten Ventrikels. Zwischen Akzelerationszeit und systolischem Pulmonalis- bzw. rechtsventrikulärem Druck sowie dem Pulmonalismitteldruck bestehen enge Korrelationen (Abb. 7.40). Bei einem Cutoff der Akzelerationszeit von 110 msec ist eine hohe Spezifität und Sensitivität für den Nachweis erhöhter Druckwerte gegeben. In eigenen Untersuchungen konnte für Patienten mit CF im Vergleich der Doppler-Echokardiografie mit hämodynamischen Messungen ein linearer Zusammenhang zwischen Akzelerationszeit und mittlerem Pumonalarteriendruck, eine Spezifität von 86% und eine Sensitivität von 88% bei einer AT von 100 msec und eine Korrelation mit dem Shwachman-Kulczycki-Score und der AT von r = 0,89 nachgewiesen werden [35].

Die zweidimensionale und die Doppler-Echokardiografie werden erfolgreich zur Bestimmung der Auswurffraktion herangezogen. Bei Patienten mit mäßig schwerer Erkrankung ist diese erhalten, bei ausgeprägter arterieller Hypoxie vermindert. Eigene Daten mit der gepulsten Doppler-Echokardiografie zeigen einen statistischen Zusammenhang zwischen erhöhtem pulmonalarteriellem Druck und verminderter Akzelerationszeit [5]. Das pulmonalarterielle Doppler-Flussprofil kann daher als relativ verlässlicher Maßstab für die pulmonalarteriellen Druck-

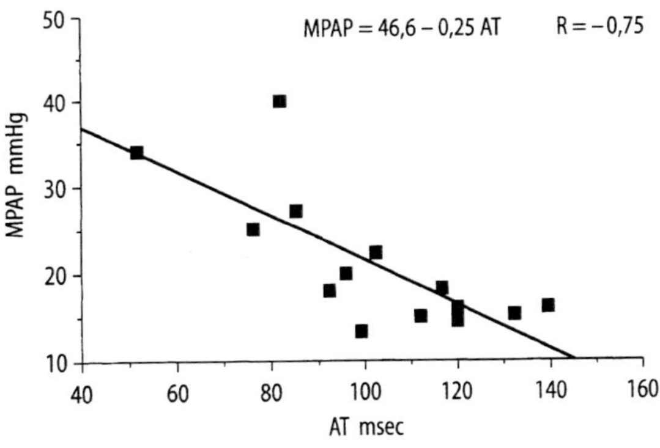

Abb. 7.40. Linearer Zusammenhang zwischen Akzelerationszeit AT und mittlerem Pulmonalisdruck

werte herangezogen werden und ist für Langzeitverläufe brauchbar. Quantitative Aussagen ergeben sich durch die Bestimmung des systolischen rechtsventrikuären-rechtsatrialen Gradienten (gepulster oder Continuous-wave-Doppler). Erforderlich ist ein nachweisbares Trikuspidalklappeninsuffizienzsignal, das bei Normalpersonen in bis zu 50% vorkommt. Der Vorteil der Methode liegt in der hohen Verlässlichkeit und der geringen Beurteilungsvariabilität.

In Summe kann durch die Doppler-Echokardiographie eine weitgehend erhaltene systolische rechts- und linksventrikuläre Funktion nachgewiesen werden, sofern es sich um mäßig fortgeschrittene pulmonale Erkrankungsstadien handelt [30].

Zur Bestimmung der pulmonalarteriellen Druckverhältnisse ist die Mikroherzkatheteruntersuchung mittels Swan-Ganz-Einschwemmkatheters unverändert der Gold-Standard, wofür sich bei CF aber nur selten eine Indikation ergibt.

Lungenfunktion

Die Lungenfunktion erlaubt keine Unterscheidung zwischen pulmonaler Hypertension und normalen pulmonalarteriellen Druckverhältnissen. Hingegen besteht zwischen Hypoxie und Lungenfunktion eine direkte Beziehung. Hypertensive hypoxische Patienten zeigten eine eindeutig schlechtere Lungenfunktion als solche mit normoxischer Normotension. Frühere Untersuchungen von Moss [24] wiesen bei einer Vitalkapazität von < 60% predicted und einer fehlenden Reaktion des paO_2 auf 100% Sauerstoff auf ein Cor pulmonale hin. Die Vorhersage einer Hypoxämie bei Belastung oder im Schlaf (oder beidem) ergab sich auch aus einer Ruheatemfrequenz von > 20/min, einem FEV_1 von < 60–65%, RV > 35%TLC, oder einem „air trapping" von mehr als 15% des TLC [41]. In Summe korrelieren Oxygenierung und pulmonale Hypertension eindeutig, ohne dass eine Abhängigkeit von der Lungenfunktion besteht [13]. Auch zwischen Schlagvolumen und FEV_1 bestehen direkte Beziehungen, da besonders bei einem FEV_1 < 55% predicted eine deutliche Verminderung nachgewiesen werden konnte (31). Dabei spielt auch das relative Untergewicht der Personen mit CF eine entscheidende Rolle.

Insgesamt erlauben somit relativ einfache Lungenfunktionsdaten, am besten in Kombination mit Blutgasanalysen, die Annahme einer pulmonalen Hypertension ohne das Ausmaß quantifizieren zu können.

■ **Nuklearmedizinische Untersuchung des rechten Herzens.** Nuklearmedizinische Untersuchungen werden zur Bestimmung der rechtsventrikulären Auswurffraktion als Maß der rechtsventrikulären Kontraktilität in Ruhe und unter Belastung verwendet. Zugleich kann eine Beurteilung der linksventrikulären Funktion vorgenommen werden. Die üblichen Tracer sind Technetium 99m Pertechnat, heute vor allem aber Krypton 81m. Alle Radioisotopentechniken benötigen aufwendige Arbeitsplätze und eine entsprechende Expertise in der Befundinterpretation.

Eine Verminderung der rechtsventrikulären Auswurffraktion (RVEF) wurde auf diese Weise nur gering vermindert nachgewiesen und es bestanden keine oder nur mäßige Beziehungen zwischen RVEF, klinischem Score und paO_2 oder Lungenfunktion. Auch bei terminaler Erkrankung konnte gelegentlich noch eine normale Kontraktilität des rechten Herzens nachgewiesen werden [32].

Mittels kombinierter hämodynamischer und Radioisotopenuntersuchung (Äquilibriumangiokardiographie Krypton 81 m) fand sich bei eigenen Patienten mit pulmonaler Hypertension eine Verminderung der Auswurffraktion, nicht aber bei solchen ohne Hypertension und nur leichter Hypoxämie (Abb. 7.41) [5]. Zwischen RVEF und Nachlast, ausgedrückt als mittlerer pulmonalarterieller Druck, bestand eine deutliche inverse Korrelation, was auf eine Nachlast-Abhängigkeit der RVEF hinwies. Bei Verwendung der rechtsventrikulären endsystolischen Druck-Volumen-Beziehungen zur Beurteilung der ventrikulären Kontraktilität war diese bei allen Personen mit CF ungestört und bei Personen mt pulmonaler Hypertension sogar erhöht. Diese Daten weisen auf eine erhaltene oder sogar verstärkte rechtsventrikuläre Kontraktilität angesichts einer verstärkten Nachlastbelastung hin. Die Berechnung von Druck-Volumen-Beziehungen aus simultan durchgeführten Schwemmkatheterdaten (Thermodilutionsmethode) ergab bei allen Patienten eine erhaltene systolische rechtsventrikuläre Funktion [4].

Inwieweit ein Monitoring des atrialen natriuretischen Peptids (hANP) für die Beurteilung der Rechtsherzfunktion einsetzbar ist, bedarf weiterer Untersu-

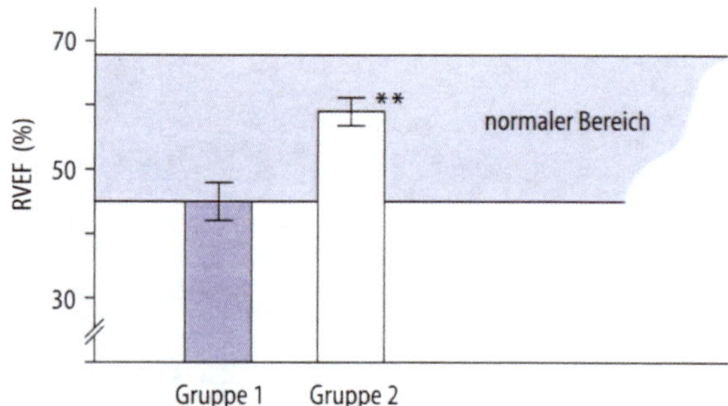

Abb. 7.41. Mittelwert ± SEM der rechtsventrikulären Auswurffraktion (RVEF) bei CF mit ausgeprägter (Gruppe I) und milder (Gruppe II) arterieller Hypoxämie. ** $P < 0.01$ Gruppe I vs. Gruppe II. (Nach [4 u. 5])

chungen. Immerhin konnte gezeigt werden, dass bei pulmonaler Hypertension eine hANP-Erhöhung bestand, welche durch eine Vorlast-Erhöhung einer Dehnung des rechten Vorhofs erklärbar war [6]. Diese Veränderungen waren unabhängig vom klinischen Score, wohl aber zeigte hANP und der mittlere rechtsatriale Druck eine gute Korrelation.

■ **Magnetresonanz.** Mittels MR ist eine gute Erfassung der Funktion des rechten Herzens möglich, wobei eine exakte Bestimmung der Volumina und eine Darstellung der Trikuspidalinsuffizienz möglich ist. Eine nicht invasive Quantifizierung des Pulmonalisdrucks ist so nicht möglich, allerdings findet sich eine gute Korrelation der rechtsventrikulären Wanddicke mit dem Pulmonalismitteldruck.

■ **Behandlungsstrategien der pulmonalen Herzerkrankung.** Zur Vermeidung eines Cor pulmonale ist der prophylaktische Aspekt besonders wichtig. Hier stehen Trainingsprogramme für Ausdauer und Stärkung der Muskelkraft im Vordergrund. Die Therapiestrategien verfolgen folgende Ziele:

- Verringerung der Hypoxämie durch verbesserten Gasaustausch mittels intensivierten Behandlung der zugrundeliegenden Lungenerkrankung.
- Verminderung der rechtsventrikulären Nachlast durch Senkung der erhöhten pulmonalarteriellen Druckwerte.

Die diesbezüglichen Therapieansätze sind:

- Digitalispräparate: Aufgrund der fehlenden Wirkung auf den rechten Ventrikel und der Gefahr einer Arrhythmie bei Hypoxie bzw. pulmonalen Hypertension haben Digitalispräparate keinen Stellenwert.
- Theophyllin: Diese potenziell nützliche Verbindung hat in der Behandlung von CF kaum Verbreitung gefunden. In einer älteren Studie konnte kein Einfluss von 9 mg infundiertem Aminophyllin/kg KG auf die rechts- oder linksventrikuläre Funktion nachgewiesen werden [7]. Auch günstige Wirkungen wie Verbesserung der mukoziliären Clearance, Bronchospasmolyse oder Verstärkung der Zwerchfellkontraktilität bzw. Diurese haben keinen wesentlichen Raum für Theophyllin nach sich gezogen. Günstige Erfahrungen meist anekdotischer Natur liegen bei drohender Hyperkapnie vor. Plasmaspiegelbestimmungen sind wie in der Asthmatherapie angezeigt, Makrolide und Ciprofloxacin vermindern die Theophyllin-Clearance. Theophylline können einen gastroösophagealen Reflux verstärken und zu Übelkeit und Magen-Darm-Beschwerden führen, die bei CF ohnedies häufig vorkommen.
- Diuretika: Ihr Stellenwert beschränkt sich auf die Behandlung der kaum vorkommenden akuten kardialen Insuffizienz oder auf die Behandlung von Flüssigkeitsretention aus kardialer Ursache. Durch die Entwässerung kommt es durch Verminderung der Vorlast evtl. zur Abnahme des Cardiac Output. Bei Diuretikaanwendung müssen die klinisch gleich aussehenden hypalbuminämischen Ödeme ausgeschlossen sein, deren Behandlung mit Diuretika kontraindiziert ist. Durch eine längerzeitige Diuretikaanwendung wird auch die Neigung zum Auftreten metabolischer Alkalosen verstärkt. Die Substanz der Wahl ist Furosemid (1 mg/kg/Tag; Kaliumsupplementierung beachten!).
- Kalziumantagonisten: Kalziumkanalblockierende Substanzen hemmen die kontraktilen Eigenschaften der glatten Gefäßmuskulatur und erweitern systemische und koronare Arterien. Die häufigst verwendeten Substanzen sind Nifedipin, Verapamil und Diltiazem. Die Auswirkungen auf den pulmonalarteriellen Druck und die pulmonale Gefäßresistance werden unterschiedlich beurteilt und uneinheitlich beschrieben.
  Die meisten Erfahrungen bei Kindern liegen für Nifedipine vor, wo bei bronchopulmonaler Dysplasie und pulmonaler Hypertension eine akute Vasodilatation nachgewiesen werden konnte [3]. Dabei kam es zur Verminderung des mittleren pulmonalarteriellen Drucks und der vaskulären Resistance, der Cardiac output stieg an und es traten keine Auswirkungen auf pO_2 oder pCO_2 auf. Bei CF liegen nur beschränkte Erfahrungen vor. Unter Nifedipine konnte bei zwei Patienten eine Verbesserung des Cardiac Index und der pulmonalen Druck-Fluss-Verhältnisse nachgewiesen werden [23]. Wenn auch keine wesentliche Änderung des arteriellen pO_2 auftrat, so kam es zu einer substantiellen Zunahme des Sauerstoffangebotes bei Belastung und in Ruhe. Als Folge ergab sich eine verbesserte körperliche Belastbarkeit. Die eigenen erwachsenen Patienten mit arterieller Hypoxie und pulmonaler Hypertension zeigten unter Nifedipine eine deutliche Verminderung der Gefäßwiderstände [11]. Zusätzlich fand sich eine geringe Steigerung des Cardiac Index und eine geringe Verminderung der arteriellen Sauerstoffspannung. Die Sauerstoffzufuhr blieb daher im Wesentlichen unbeeinflusst. Auch weitere Arbeiten über eine günstige Wirkung von Diltiazem [9] haben für Kalziumantagonisten im allgemeinen keinen wesentlichen Stellenwert in der Behandlung der pulmonalen Herzerkrankung bei CF sichern können. Im Vergleich dazu erwies sich Sauerstoff als wirksamer und selektiver pulmonaler Vasodilatator.
  Für NO und ACE-Hemmer finden sich bei CF-Patienten noch keine Studien.

■ **Sauerstofflangzeittherapie.** Zur Sauerstofflangzeittherapie bei CF s. oben. Diese Form der Therapie ist seit langem bekannt und konnte bei CF bereits vor 30 Jahren im Akutversuch als wirksam zur Behebung einer pulmonalen Hypertension etabliert werden [15, 24]. Die Sauerstofftherapie ist derzeit die Behandlung der Wahl bei Cor pulmonale.

Diastolische linksventrikuläre Dysfunktion

Da die systolische Funktion des linken Ventrikels im Allgemeinen erhalten ist, geht es vor allem um eine diastolische Funktionsstörung des linken Ventrikels. Mit Doppler-Echokardiographie ist eine Analyse des transmitralen Flussmusters möglich. Dabei zeigt sich bei Personen mit CF eine signifikant niedrigere Ratio der frühdiastolischen maximalen Flusswerte zu den spätdiastolischen maximalen Flusswerten, was auf einen erhöhten spätdiastolischen Füllungsanteil zurückzuführen ist. Pathogenetische Ursachen für eine diastolische Funktionsstörung des linken Ventrikels können überblähte Lungen, verminderte Vorlast, Veränderungen der RV Geometrie sowie eine gestörte Relaxation des linksventrikulären Myokards sein.

Durch Doppler-Echokardiographie kann das diastolische Füllungsverhalten noch vor dem Auftreten einer systolischen Dysfunktion oder klinischer Hinweise erfasst werden. Dabei konnte bei Erwachsenen mit CF gezeigt werden, dass der Anteil der linksventrikulären Füllung entsprechend einer Vorhofkontraktion signifikant erhöht war [20]. Diese Veränderungen nahmen mit fortschreitender pulmonaler Erkrankung zu. Im übrigen verhalten sich die linksventrikulären Veränderungen nicht anders als bei anderen parenchymatösen Erkrankungen wie COPD oder Lungenfibrose und weisen dabei eine verminderte linksventrikuläre Auswurffraktion von $<45\%$ in 3,6% auf [42]. Abbildung 7.42 zeigt die entsprechende Pathophysiologie. Eine frühe Erfassung könnte zu einer Verbesserung der linksventrikulären Füllungsverhältnisse führen und therapeutische Interventionen nach sich ziehen.

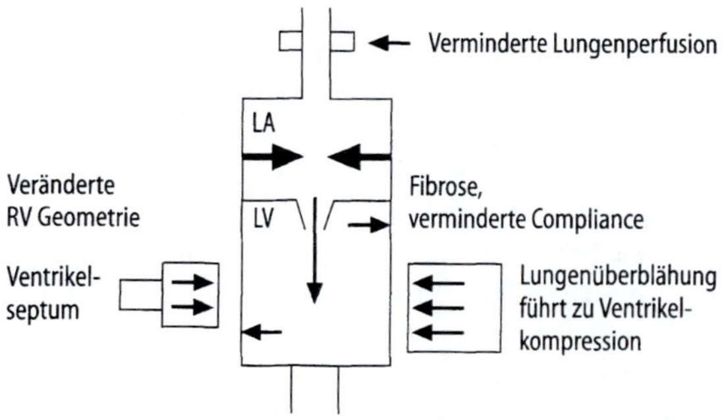

Abb. 7.42. Pathophysiologie der diastolischen Linksventrikel-Dysfunktion

Kardiomyopathie bei CF

Eine primäre Herzbeteiligung ist seit langem bekannt [25], aber sehr selten. So konnten bei 143 diesbezüglich autoptisch untersuchten Personen mit CF nur fünf mit myokardialen Läsionen gesichert werden [27]. Klinisch lassen sich zwei Verlaufsformen differenzieren:

- Kinder unter 2 Jahren mit rasch progredientem Verlauf und Hyposystolie bzw. plötzlicher Asystolie nach kurzer Anamnese von Dyspnö, Blässe, Tachykardie, aber nicht unbedingt Kardiomegalie im Röntgen. Ältere Kinder zeigen supraventrikuläre und ventrikuläre Arrhythmien.
- In allen Altersgruppen finden sich auch milder verlaufende Varianten.

Histologisch zeigen sich Myokardfibrosen und -nekrosen. Bei unklaren Myokardfibrosen bzw. kardialer Insuffizienz ungeklärter Ursache muss daher auch an eine CF gedacht werden [10]. Es findet sich kein (!) Zusammenhang mit Hypoxämie bei fortgeschrittener pulmonaler Symptomatik. Ob myokardiale Infiltrationen und supraventrikuläre Tachykardien in diese Gruppe gehören, ist unklar, aber wahrscheinlich [38].

Die Pathogenese ist offen und Vermutungen reichen von „genetisch" bedingten Formen über Ablagerungen von Mukopolysacchariden im Myokard bis zu Störungen der Lymphzirkulation und erhöhten Spiegeln proteolytischer Enzyme im Blut sowie einem Mangel an Antioxidantien (Vitamin A, E, C; Selen). Allerdings konnten die aus Tierversuchen bekannten Myokardfibrosen durch Vitamin-E-Mangel beim Menschen nicht nachgewiesen werden. Inwieweit ein Selenmangel oder eine Selensubstitution von Bedeutung sind, ist offen. Immerhin konnte bei dreimonatiger Selensubstitution (115 µg Na-Selenit/m^2/Tag) eine Verbesserung des Cardiac Index nachgewiesen werden.

Auch ein Carnitinmangel, welcher bei schwerer Malnutrition zu einer verminderten Biosynthese führen kann, mag eine Rolle spielen. Generell werden bei Carnitinmangel Myopathien, Kardiomyopathien, Lebersteatosen und Hypoglykämien beobachtet. Inwieweit dies für die Kardiomyopathie bei CF von Bedeutung ist, ist offen. In diesem Sinne ist auch die Bedeutung verminderter Acylcarnitinkonzentrationen und Acylcarnitin/freies Carnitin-Ratios bei CF unsicher [21].

Zusammenfassung

Respiratorische Insuffizienz und pulmonale Herzerkrankung sind das Ergebnis einer pulmonalarteriellen hypoxischen Vasokonstriktion auf Basis einer alveolaren Hypoventilation und ausgeprägter Ventilation-Perfusion-Inhomogenitäten und stellen das Endergebnis der fortschreitenden Lungenerkrankung dar. Die Früherkennung ist schwierig, da Klinik und einfachere Untersuchungmethoden wenig informativ sein können. Umso entscheidender ist das Bewusstsein für die Möglichkeit der Entwicklung einer respiratorischen Insuffizienz und/oder eines Cor pulmonale. Mit progredientem Abfall der Lungenfunktion steigt das Risiko der Manifestation, ohne dass klare Beziehungen zwischen Lungenfunktion, Grad der Hypoxie und Rechtsherzfunktion nachgewiesen werden können. Allerdings sind partial- und globalinsuffiziente Blutgaswerte für die respiratorische Insuffizienz informativ. Die Diagnostik der Rechtsherzbelastung bedient sich heute primär nichtinvasiver Methoden wie der Doppler-Sonografie, die eine gute Aussagekraft und Reproduzierbarkeit aufweist. Therapeutisch ist die Langzeitsauerstoffzufuhr überlegen, da sie das zugrundeliegende Problem der pulmonalen Hypertension direkt korrigiert und bei richtiger Indikation aufgrund der guten Verträglichkeit keine Schäden zu erwarten sind, sieht man von der initial ausgeprägten psychologischen Belastung derart therapierter Patienten ab. Demgegenüber haben andere Therapieprinzipien wie Kalziumantagonisten oder Theophyllin nur einen sehr beschränkten Stellenwert.

Literatur

Literatur zu 7.1

1. Aebi C, Bracher R, Liechti Gallati S, Tschappeler H, Rudeberg A, Kraemer R (1995) The age at onset of chronic Pseudomonas aeruginosa colonization in cystic fibrosis - prognostic significance. Eur J Pediatr 154:S69-S73
2. Beardsmore CS (1995) Lung function from infancy to school age in cystic fibrosis. Arch Dis Child 73:519-523
3. Beardsmore CS, Wimpress SP, Thomson AH, Patel HR, Goodenough P, Simpson H (1987) Maximum voluntary cough: an indication of airway function. Bull Eur Physiopathol Respir 23:465-472
4. Birrer P, McElvaney NG, Rudeberg A, Sommer CW, Liechti Gallati S, Kraemer R, Hubbard R, Crystal RG (1994) Protease-antiprotease imbalance in the lungs of children with cystic fibrosis. Am J Respir Crit Care Med 150:207-213
5. Boat TF, Cheng PW (1989) Epithelial cell dysfunction in cystic fibrosis: implications for airways disease. Acta Paediatr Scand Suppl 363:25-29
6. Chrispin AR, Norman AP (1974) The systematic evaluation of the chest radiograph in CF. Pediatr Radiol 2:101-104
7. Davis PB, Drumm M, Konstan MW (1996) Cystic fibrosis. Am J Respir Crit Care Med 154:1229-1256
8. Gibson LE, Cooke RE (1959) A test for concentration of electrolytes in sweat in cystic fibrosis of the pancreas utilizing pilocarpine by iontophoresis. Pediatrics 23:545-549
9. Hordvik NK, Koenig P, Morris D, Kreutz C, Barbero GF (1985) A longitudinal study of bronchodialtor responsiveness in cystic fibrosis. Am Rev Respir Dis 131:889-893
10. Imundo L, Barasch J, Prince A, Al Awqati Q (1995) Cystic fibrosis epithelial cells have a receptor for pathogenic bacteria on their apical surface (published erratum appears in Proc Natl Acad Sci USA 92 (24):11322). Proc Natl Acad Sci USA 92:3019-3023
11. Jiang X, Hill WG, Pilewski JM, Weisz OA (1997) Glycosylation differences between a cystic fibrosis and rescued airway cell line are not CFTR dependent. Am J Physiol 273: L913-L920
12. Kraemer R (1993) Assessment of functional abnormalities in infants and children with lung disease. Agents Actions Suppl 40
13. Kraemer R, Birrer P, Liechti Gallati S (1998) Genotype-phenotype association in infants with cystic fibrosis at the time of diagnosis. Pediatr Res 44:920-926
14. Kraemer R, Modelska K, Casaulta Aebischer C, Schöni MH (1991) A new baby-spacer device for aerosolized bronchodilator administration in infants with bronchopulmonary disease. Eur J Pediatr 151:57-60
15. Kraemer R, Rüdeberg A, Klay M, Rossi E (1979) Relationship between clinical conditions, radiographic findings and pulmonary functions in patients with cystic fibrosis. Helv Paediatr Acta 34:417-428
16. Kraemer R, Schöni MH (1990) Ventilatory inequalities, pulmonary function and blood oxygenation in advanced states of cystic fibrosis. Respiration 57:318-324
17. Kraemer R, Tschappeler H, Rüdeberg A, Stoll E, Rossi E (1979) Course and quantitative evaluation of the lung involvement in cystic fibrosis. Schweiz Med Wochenschr 109:39-45
18. Kraemer R, Zehnder M, Meister B (1986) Intrapulmonary gas distribution in healthy children. Respir Physiol 65: 127-137
19. Liechti Gallati S, Bonsall I, Malik N, Schneider V, Kraemer LG, Rüdeberg A, Moser H, Kraemer R (1992) Genotype/phenotype association in cystic fibrosis: analyses of the delta F508, R553X, and 3905insT mutations. Pediatr Res 32:175-178
20. Liechti-Gallati S, Schneider V, Neeser D, Kraemer R (1999) Two buffer PAGE system bared SSCP/HD analysis: A general protocol for rapid and sensitive mutation screening in cystic fibrosis and any other human genetic disease. Eur J Hum Genet 7:590-598
21. Liedtke D, Casaulta Aebischer C, Martin N, Kraemer R (2000) Effizienz physiotherapeutischer Atem- und Inhalationstherapie bei Patienten mit zystischer Fibrose. Bronchodilatatoren vor oder nach Atemphysiotherapie? Physiotherapie 7:16-22
22. Loughlin GM, Cota KA, Taussig LM (1981) The relationship between flow transients and bronchial lability in cystic fibrosis. Chest 79:206-210
23. Mearns MB, Hunt GH, Rushworth R (1972) Bacterial flora of respiratory tract in patients with cystic fibrosis, 1950–71. Arch Dis Child 47:902-907
24. Nixon PA, Orenstein D (1992) Prognostic value of exercise testing in patients with cystic fibrosis. N Engl J Med 327: 1785-1788
25. Orenstein DM, Nixon PA (1991) Exercise performance and breathing patterns in cystic fibrosis: male- female differences and influence of resting pulmonary function. Pediatr Pulmonol 10:101-105
26. Schwab UE, Wold AE, Carson JL, Leigh MW, Cheng PW, Gilligan PH, Boat TF (1993) Increased adherence of Staphylococcus aureus from cystic fibrosis lungs to airway epithelial cells. Am Rev Respir Dis 148:365-369

27. Schöni MH, Kraemer R, Bähler P, Rossi E (1984) Early diagnosis of cystic fibrosis by means of sweat microosmometry. J Pediatr 104:691–694
28. Sobonya RE, Taussig LM (1986) Quantitative aspects of lung pathology in cystic fibrosis. Am Rev Respir Dis 134: 290–295
29. Stark JM, Amin RS, Trapnell BC (1996) Infection of A549 cells with a recombinant adenovirus vector induces ICAM-1 expression and increased CD-18-dependent adhesion of activated neutrophils. Hum Gene Ther 7:1669–1681
30. Sturgess J, Imrie J (1982) Quantitative evaluation of the development of tracheal submucosal glands in infants with cystic fibrosis and control infants. Am J Pathol 106:303–311
31. Tepper RS, Hiatt P, Eigen H, Scott P, Grosfeld J, Cohen M (1988) Infants with cystic fibrosis: pulmonary function at diagnosis. Pediatr Pulmonol 5:15–18
32. Tomashefski JF, Bruce M, Goldberg HI, Dearborn GG, Tandler B (1986) Regional distribution of macroskopic lung disease in cystic fibrosis. Am Rev Respir Dis 133: 535–540
33. Wagener JS, Taussig JM, Burrows B, Hernried L, Boat T (1980) Comparison of lung function and survival patterns between cystic fibrosis and emphysema of chronic bronchitis patients. In: Sturgess JM (ed) Perspectives in cystic fibrosis. Imperial Press, Mississanga, Ontario, pp 236–245
34. Wood RE, Wanner A, Hirsch J, Farrell PM (1975) Tracheal mucociliary transport in patients with cystic fibrosis and its stimulation by terbutaline. Am Rev Respir Dis 111: 733–738
35. Zeulzer WW, Newton WA (1982) The pathogenesis of fibrocystic disease of the pancreas. A study of 36 cases with special reference to the pulmonary lesions. Pediatrics 4: 53–69

Literatur zu 7.2

1. Abman SH, Ogle JW, Harbeck RJ et al. (1991) Early bacteriology, immunologic and clinical courses of young infants with cystic fibrosis identified by neonatal screening. J Pediatr 119:211–217
2. Albelda SM, Smith CW, Ward PA (1994) Adhesion molecules and inflammatory injury. FASEB J 8:504–512
3. Anwar H, Strap JL, Costerton JW (1992) Susceptibility of biofilm cells of Pseudomonas aeruginosa to bactericidal actions of whole blood and serum. FEMS Microbiol Lett 71(3):235–241
4. Armstrong DS, Grimwood K, Carzino R, Carlin JB, Olinsky A, Phelan PD (1995) Lower respiratory infection and inflammation in infants with newly diagnosed cystic fibrosis. BMJ 310:1571–1572
5. Armstrong DS, Grimwood K, Carlin JB et al. (1996) Bronchoalveolar lavage or oropharygeal cultures to identify lower respiratory pathogens in infants with CF. Pediatr Pulmonol 21:267–275
6. Bayer AS, Speert DP, Park S et al. (1991) Functional role of mucoid exopolysaccharide (alginate) in antibiotic-induced and polymorphonuclear leucocyte-mediated killing of Pseudomonas aeruginosa. Infect Immunol 59 (1):302–308
7. Birrer P, McElvaney NG, Rüdeberg A, Wirz Sommer C, Liechti-Gallati S, Kraemer R, Hubbard R, Crystal RG (1994) Protease-antiprotease imbalance in the lungs of children with cystic fibrosis. Am J Respir Crit Care Med. 150: 207–213
8. Bonfield TL, Konstan M, Burfeind P et al. (1995) Normal bronchial epithelial cells constitutively produce the anti-inflammatory cytokine IL-10 which is downregulated in cystic fibrosis. Am J Respir Cell Mol Biol 13:257–261
9. Boucher RC (1992) Drug therapy in the 1990's, what can we expect for cystic fibrosis. Drugs 43:431–43
10. Cassino RJ, Sordelli DO, Macri CN et al. (1980) Pulmonary non specific defense mechanisms in cystic fibrosis: I, phagocytic capacity of alveolar macrophages and neutrophils. Pediatr Res 14(11):1212–1215
11. Chernik V, Kendig E (eds.) (1990) Disorders of the respiratory tract, 5th edn. Saunders, Philadelphia, pp 2–77
12. Dibbert B, Weber M, Nikolaizik WH, Vogt P, Schöni MH, Blaser K, Simon HU (1999) Cytokine-mediated Bax deficiency and consequent delayed neutrophil apoptosis: A general mechanism to accumulate effector cells in inflammation. Proc Natl Acad Sci USA 96:13330–13335
13. DiMango E, Zar HJ, Bryan R et al. (1995) Diverse Pseudomonas aeruginosa gene products stimulate respiratory epithelial cells to produce interleukin-8. J Clin Invest 96: 2204–2210
14. Harper TB, Gaumer HR, Waring W et al. (1980) Cell mediated immunity and suppressor T cell function in children with cystic fibrosis. Lung 157 (4):219–228
15. Hiatt P, Eigen H, Yu P, Tepper RS (1988) Bronchodilator responsiveness in infants and young children with cystic fibrosis. Am Rev Respir Dis 137:119–12
16. Hiatt P (1992) The role of viral infections in cystic fibrosis. Pediatr Pulmonol Suppl 8:18–19
17. Katz JN, Horowitz RI, Dolan TF, Shapiro ED. (1986) Clinical features as predictor of functional status in children with cystic fibrosis. J Pediatr 108:352–35
18. Katznelson D, Szeinberg A, Augarten A, Yahav Y (1997) The critical first six months in cystic fibrosis: A syndrome of severe bronchiolitis. Pediatr Pulmonol 24:134–136
19. Khan TZ, Wagener JS, Bost T, Martinez J, Accurso FJ, Riches DW (1995) Early pulmonary inflammation in infants with cystic fibrosis. Am Respir Crit Care Med 151:1075–1082
20. Knutsen AP, Slavin RG, Roodman ST et al. (1988) Decreased T helper cell function in patients with cystic fibrosis. Int Arch Allergy Appl Immunol 85 (2):208–212
21. Konstan MW, Berger M (1997) Current understanding of the inflammatory process in cystic fibrosis: Onset and etiology. Pediatr Pulmonol 24:137–142
22. Lahat N, Rivlin J, Iancu TC (1989) Functional immunoregulatory T cell abnormalities in cystic fibrosis patients. J Clin Immunol 9 (4):287–295
23. Lloyd-Still JD, Khan KT, Shwachmann H (1974) Severe respiratory disease in infants with cystic fibrosis. Pediatrics 53:678–682
24. Massion PP, Inoue H, Richman-Eisenstat J et al. (1994) Novel Pseudomonas product stimulates interleukin-8 production in airway epithelial cells in vitro. J Clin Invest 93(1):T26–T32
25. May TB, Shinabarger D, Maharaj R et al. (1991) Alginate synthesis by Pseudomonas aeruginosa: a key pathogenic factor in chronic pulmonary infections of cystic fibrosis patients. Clin Microbiol Rev 4 (2):191–206
26. McElvany NG, Nakamura H, Birrer P et al. (1992) Modulation of airway inflammation in cystic fibrosis: in vivo suppression of interleukin-8 levels on the respiratory epithel surface by aerosolisation of recombinant secretory leucoprotease inhibitor. J Clin Invest 90 (4):1296–1301
27. Meluleni GJ, Grout M, Evans DJ et al. (1995) Mucoid Pseudomonas aeruginosa growing in a biofilm in vitro are killed by opsonic antibodies to the mucoid exopolysaccharide capsule but not by antibodies produced during chronic lung infection in cystic fibrosis patients. J Immunol 155:2029–2038
28. Mizgerd JP, Kobzik L, Warner AE et al. (1995) Effects of sodium concentration on human neutrophil bactricidal

functions. Am J Physiol 269 (Lung Cell Mol Physiol): L388–L393

29. Moore KW, O'Garra A, de Waal Malefyt R et al. (1993) Interleukin-10. Annu Rev Immunol 11:165–190
30. Rosenfeld M, Emerson J, Accurso F, Armstrong D, Castile R, Grimwood K, Hiatt P, McKoy K, McNamara S, Ramsey B, Wagener J (1999) Diagnostic accuracy of oropharyngeal cultures in infants and young children with cystic fibrosis. Pediatr Pulmonol 28:321–328
31. Saiman L, Cacalano G, Gruenert D et al. (1992) Comparison of adherence of Pseudomonas aeruginosa to respiratory epithelial cells from cystic fibrosis patients and healthy subjects. Infect Immunol 60 (7):2808–2814
32. Saiman L, Prince A (1993) Pseudomonas aeruginosa pili bind to asialoGM1 which is increased on the surface of cystic fibrosis epithelial cells. J Clin Invest 92 (4):1875–1880
33. Santos JI, Hill HR (1984) Neutrophil function in cystic fibrosis. In: Shapira E, Wilson GB (eds) Immunological aspects of cystic fibrosis. CRC Press, Boca Raton, pp 29–37
34. Smith JJ, Travis SM, Greenberg EP et al. (1996) Cystic fibrosis airway epithelia fail to kill bacteria because of abnormal airway surface fluid. Cell 85:229–236
35. Sorensen RU, Waller RL, Klimger JD (1990) Cystic fibrosis. Infection and immunity to pseudomonas. Clin Rev Allergy 9:47–74
36. Stern RC, Boat TF, Wood RE, Matthews LW, Doershuk CF (1982) Treatment and prognosis of nasal polyps in cystic fibrosis. Am J Dis Child 126:1067–1070
37. Sturgess J, Imrie J (1982) Quantitative evaluation of the development of tracheal submucosal glands in infants with cystic fibrosis and control infants. Am J Pathol 106: 303–311
38. Sturgess J (1982) Morphologic characteristics of the bronchial mucosa in cystic fibrosis. In: Quinton P, Martinez R, Hopfer U (eds) Fluid and electrolyte abnormalities in exocrine glands in cystic fibrosis. San Francisco Press, San Francisco, p 254
39. Tomashefski JF, Bruce M, Golgberg HI, Dearborn DG (1986) Regional distribution of macroscopic lung disease in cystic fibrosis. Am Rev Respir Dis 133:535–540
40. Weiss SJ (1989) Tissue destruction by neutrophils. N Engl J Med 320 (6):365–376
41. Wiatrik BJ, Myer CM, Cotton RT (1993) Cystic fibrosis presenting with sinus disease in children. Am J Dis Child 147: 258
42. Wood RE, Boat TF, Dorshuk CF (1976) Cystic fibrosis. Am Rev Respir Dis 113:833–878

Literatur zu 7.3.1

1. Ballmann M, Rabsch P, von der Hardt H (1998) Long term follow up of changes of FEV_1 and treatment intensity during Pseudomonas aeruginosa colonisation in patients with cystic fibrosis. Thorax 53:732–737
2. Bargon J, Dauletbaev N, Kohler B, Wolf M, Posselt HG, Wagner TO (1999) Prophylactic antibiotic therapy is associated with an increased prevalence of Aspergillus colonization in adult cystic fibrosis patients. Respir Med 93:835–838
3. Bates RD, Nahata MC, Jones JW, McCoy K, Young G, Cox S, Barson WJ (1997) Pharmakokinetics and safety of tobramycin after once-daily administration in patients with cystic fibrosis. Chest 112:1208–1213
4. Beardsmore CS, Thompson JR, Williams A, McArdle EK, Gregory GA, Weaver LT, Simpson H (1994) Pulmonary function in infants with cystic fibrosis: the effect of antibiotic treatment. Arch Dis Child 71:133–137
5. Bosworth DG, Nielson DW (1997) Effectiveness of home versus hospital care in the routine treatment of cystic fibrosis. Pediatr Pulmonol 24:42–47
6. Burns J, Saiman L (1999) Burkholderia cepacia infections in cystic fibrosis. Pediatr Infect Dis J 18:155–156
7. Campbell PW 3, Saiman L (1999) Use of aerosolized antibiotics in patients with cystic fibrosis. Chest 116:775–788
8. Chua HL, Collis GG, Newbury AM, Chan K, Bower GD, Sly PD, Le Souef PN (1994) The influence of age on aerosol deposition in children with cystic fibrosis. Eur Respir J 7: 2185–2191
9. Chysky V, Kapila K, Hullmann R, Arcieri G, Schacht P, Echols R (1991) Safety of ciprofloxacin in children: worldwide clinical experience based on compassionate use. Emphasis on joint evaluation. Infection 19:289–296
10. Ciofu O, Jensen T, Pressler T, Johansen HK, Koch C, Hiby N (1996) Meropenem in cystic fibrosis patients infected with resistant Pseudomonas aeruginosa or Burkholderia cepacia and with hypersensitivity to β-lactam antibiotics. Clin Microbiol Infect 2:91–98
11. Cystic Fibrosis Foundation (1998) Patient Registry 1997 Annual Data Report, Bethesda, Maryland, Sept 1998
12. Davis P, Drumm M, Konstan MI (1996) Cystic fibrosis: state of the art. Am J Respir Crit Care Med 154:1229–1256
13. Editorial (1985) Antibiotic dosage in cystic fibrosis. Lancet I:1020–1021
14. Ernst RK, Yi EC, Guo L, Lim KB, Burns JL, Hackett M, Miller SI (1999) Specific lipopolysaccharide found in cystic fibrosis airway Pseudomonas aeruginosa. Science 286: 1561–1565
15. Frederiksen B, Lanng S, Koch C, Høiby N (1996) Improved survival in the Danish center-treated cystic fibrosis patients: results of aggressive treatment. Pediatr Pulmonol 21:153–158
16. Frederiksen B, Koch C, Høiby N (1997) Antibiotic treatment of initial colonization with Pseudomonas aeruginosa postpones chronic infection and prevents deterioration of pulmonary function in cystic fibrosis. Pediatr Pulmonol 23:330–335
17. Götz M (1985) Pulmonale Infektionen bei cystischer Fibrose: Pathogenese und Therapie. Monatsschr Kinderheilkd 133: 718–725
18. Jaffé A, Francis J, Rosenthal M, Bush A (1998) Long-term azithromycin may improve lung function in children with cystic fibrosis. Lancet 351:420
19. Kerem E, Corey M, Rold R et al. (1990) Pulmonary function and clinical course in patients with cystic fibrosis after pulmonary colonization with Pseudomonas aeruginosa. J Pediatr 116:714–719
20. Konstan M, Butler SM, Schidlow DV, Morgan WJ, Julius RJ, Johnson CA (1999) Patterns of medical practice in cystic fibrosis: part II. Use of therapies. Pediatr Pulmonol 28: 248–254
21. Le Brun PP, de Boer AH, Gjaltema D, Hagedoorn P, Heijerman HG, Frijlink HW (1999) Inhalation of tobramycin in cystic fibrosis. Part 2: optimization of the tobramycin solution for a jet and an ultrasonic nebulizer. Int J Pharm 189: 215–225
22. Ledson MJ, Gallagher MJ, Cowperthwaite C, Convery RP, Walshaw MJ (1998) Four years' experience of intravenous colomycin in an adult cystic fibrosis unit. Eur Respir J 12592–594
23. Mallol J, Rattray S, Walker G, Cook D, Robertson CF (1996) Aerosol deposition in infants with cystic fibrosis. Pediatr Pulmonol 21:276–281
24. McCaffery K, Olver RE, Franklin M, Mukhopadhyay (1999) Systematic review of antistaphylococcal antibiotic therapy in cystic fibrosis. Thorax 54:380–383
25. MukhopadhyayS, Staddon GE, Eastman C, Palmer M, Davies ER, Carswell F (1994) The quantitative distribution of

nebulized antibiotics in the lung in cystic fibrosis. Respir Med 88:203-211
26. Mukhopadhyay S, Singh M, Cater JL, Ogston S, Franklin M, Olver RE (1996) Nebulised antipseudomonal antibiotic therapy in cystic fibrosis: a metaanalysis of benefits and risks. Thorax 51:364-368
27. Qualitätssicherung Mukoviszidose (1998) Überblick über den Gesundheitszustand der Patienten in Deutschland 1997. Zentrum für Qualitätsmanagement im Gesundheitswesen, Hannover
28. Ramsey (1996) Management of pulmonary disease in patients with cystic fibrosis. N Engl J Med 335:179-188
29. Ramsey BW, Pepe MS, Quan JM, Otto KL, Montgomery AB, Williams-Warren J, Vasiljev-K M, Borowitz D, Bowman DM, Marshall BC, Marshall S, Smith AL. (1999) Intermittent administration of inhaled tobramycin in patients with cystic fibrosis. N Engl J Med 340:23-30
30. Ring E, Eber E, Erwa W, Zach MS (1998) Urinary N-acetyl-beta-D-glucosaminidase activity in patients with cystic fibrosis on long-term gentamicin inhalation. Arch Dis Child 78:540-543
31. Saiman L, Mehar F, Niu WW, Neu HC, Shaw KJ, Miller G, Prince A (1996) Antibiotic susceptibility of multiply resistant Pseudomnas aeruginosa isolated from patients with cystic fibrosis, including candidates for transplantation. Clin Infect Dis 23:532-537
32. Saiman L (1998) Use of aerosolized antibiotics in patients with cystic fibrosis. Pediatr Infect Dis J 17:158-159
33. Sakata K, Yajima H, Tanaka K, Sakamoto Y, Yamamoto K, Yoshida A, Dohi Y (1993) Erythromycin inhibits the production of elastase by *Pseudomonas aeruginosa* without affecting the proliferation *in vitro*. Am Rev Respir Dis 148: 1061-1065
34. Schaad UB, Stoupis C, Wedgwood J, Tschaeppeler H, Vock P (1991) Clinical, radiologic and magnetic resonance monitoring for skeletal toxicity in pediatric patients with cystic fibrosis receiving a three-month course of ciprofloxacin. Pediatr Infect Dis J 10:723-729
35. Schaad UB, Abdus Salam M, Aujard Y, Dagan R, Green SD, Peltola H, Rubio TT, Smith AL, Adam D(1995) Use of fluoroquinolones in pediatrics: a consensus report of an International Society of Chemotherapy commission. Pediatr Infect Dis J 14:1-9
36. Schwab U, Gilligan P, Jaynes J, Henke D (1999) In vitro activities of designed antimicrobial peptides against multidrug-resistant cystic fibrosis pathogens. Antimicrob Agents Chemother 43:1435-1440
37. Shawar RM, MacLeod DL, Garber RL, Burns JL, Stapp JR, Clausen CR, Tanaka SK (1999) Activities of tobramycin and six other antibiotics against Pseudomonas aeruginosa isolates from patients with cystic fibrosis. Antimicrob Agents Chemother 43:2877-2880
38. Steinkamp G, Tümmler B, Gappa M, Albus A, Potel J, Döring G, von der Hardt H (1989) Long-term tobramycin aerosol therapy in cystic fibrosis. Pediatr Pulmonol 6: 91-98
39. Thomas SR, Gyi KM, Gaya H, Hodson ME (1998) Methicillin-resistant Staphylococcus aureus: impact at a national cystic fibrosis centre. J Hosp Infect 40:203-209
40. Valerius NH, Koch C, Høiby N (191) Prevention of chronic Pseudomonas aeruginosa colonisation in cystic fibrosis by early treatment. 338:725-726
41. Vic P, Ategbo S, Turck D, Husson MO, Launay V, Loeuille GA, Sardet A, Deschildre A, Druon D, Arrouet-Lagande C (19998) Efficacy, tolerance and pharmakokinetics of once daily tobramycin for pseudomonas exacerbations in cystic fibrosis. Arch Dis Child 78:536-539
42. Weaver LT, Green MR, Nicholson K, Mills J, Heeley ME, Kuzemko JA, Austin S, Gregory GA, Dux AEW, Davis JA (1994) Prognosis of cystic fibrosis treated with continuous flucloxacillin from the neonatal period. Arch Dis Child 70: 84-89
43. Wiesemann HG, Steinkamp G, Ratjen F, Bauernfeind A, Przyklenk B, Döring G, Hardt H v d (1998) Placebo-controlled, double-blind, randomized study of aerosolized tobramycin for early treatment of Pseudomonas aeruginosa colonization in cystic fibrosis. Pediatr Pulmonol 25:88-92
44. Wilschanski M, Famini C, Blau H, Rivlin J, Augarten A, Avital A, Kerem B, Kerem E (2000) A pilot study of the effect of gantamicin on nasal potential difference measurements in cystic fibrosis patients carrying stop mutations. Am J Respir Crit Care Med 161:860-865
45. Wilson D, Burniston M, Moya E, Parkin A, Smye R, Robinson P, Littlewood J (1999) Improvement of nebulised antibiotic delivery in cystic fibrosis. Arch Dis Child 80: 348-352

Literatur zu 7.3.2

1. Aronoff SC, Quinn FJ, Carpenter LS, Novick WJ (1994) Effects of pentoxifylline on sputum neutrophil elastase and pulmonary function in patients with cystic fibrosis: Preliminary observations. J Pediatr 125: 992-997
2. Auerbach HS, Williams M, Kirkpatrick JA, Colten HR (1985) Alternate-day prednisone reduces morbitity and improves pulmonary function in cystic fibrosis. Lancet 2: 686-688
3. Balfour-Lynn IM, Klein NJ, Dinwiddie R (1997) Randomised controlled trial of inhaled corticosteroids (fluticasone propionate) in cystic fibrosis. Arch Dis Child 77: 124-130
4. Berger M, Sorensen RU, Tosi MF, Dearborn DG, Doring G (1989) Complement receptor expression on neutrophils at an inflammatory site, the Pseudomonas-infected lung in cystic fibrosis. J Clin Invest 84:1302-1313
5. Dauletbaev N, Viel K, Behr J, Loitsch S, Buhl R, Wagner TOF, Bargon J (1999) Effects of short-term inhaled fluticasone on oxidative burst of sputum cells in cystic fibrosis. Eur Respir J 14:1150-1155
6. Eigen H, Rosenstein BJ, Fitzsimmons S, Schidlow D (1995) A multicenter study of alternate-day prednisone therapy in patients with cystic fibrosis. J Pediatr 126:515-523
7. Keicher U, Koletzko B, Reinhardt D (1995) Omega-3 fatty acids suppress the enhanced production of 5-lipoxygenase products from polymorph neutrophil granulocytes in cystic fibrosis. Eur J Clin Invest 25:915-919
8. Konstan MW, Byard PJ, Hoppel CL, Davis PB (1995) Effect of high-dose ibuprofen in patients with cystic fibrosis. N Engl J Med 332:848-854
9. Konstan MW, Hoppel CL, Chai B, Davis PB (1991) Ibuprofen in children with cystic fibrosis: pharmacokinetics and adverse effects. J Pediatr 118:956-964
10. Konstan MW, Vargo KM, Davis PB (1990) Ibuprofen attenuates the inflammatory response to Pseudomonas aeruginosa in a rat model of chronic pulmonary infection: implications for antiinflammatory therapy in cystic fibrosis. Am Rev Respir Dis 141:186-192
11. Konstan MW, Walenga RW, Hilliard KA, Hilliard JB (1993) Leukotriene B_4 markedly elevated in the epithelial lining fluid of patients with cystic fibrosis. Am Rev Respir Dis 148:896-901
12. Lawrence R, Sorrell T (1993) Eicosapentaenoic acid in cystic fibrosis: evidence of a pathogenetic role for leukotriene B_4. Lancet 342:465-469
13. Matthews WJ, Williams M, Oliphant B, Geha R, Colten HR (1980) Hypogammaglobulinemia in cystic fibrosis. N Engl J Med 302:245-249

14. Nikolaiczik WH, Schöni MH (1996) Pilot study to assess the effects of inhaled corticosteroids on lung function in patients with cystic fibrosis. J Pediatr 128:271-274
15. Rosenstein BJ, Eigen H (1991) Risks of alternate-day prednisone in patients with cystic fibrosis. J Pediatr 87: 245-246
16. Schiotz PO, Jorgensen M, Flensburg EW et al. (1983) Chronic pseudomonas aeruginosa lung infection in cystic fibrosis. Acta Paediatr Scand 72:283-287
17. Schmidt J, Davidson AGF, Seear M, Wong LTK, Peacock D, Gravelle A, Menon K, Cimolai N, Speert DP (1997) Is the acquisition of pseudomonas in cystic fibrosis patients increased by use of inhaled corticosteroids? Unexpected results from a double blind placebo controlled study. Pediatr Pulmonol Suppl 14:318A
18. Tüxen-Mengedoht M, Koletzko B, Müller I, Demmelmair H, Knapp V, Stern M, Steffan J, Lietz TA, Henker J, Brömme S, Franz R, Wille L, Mayatepek E, Wolf A, Reinhardt D (1999) Fischöl-Therapie bei CF: Eine randomisierte Doppelblindstudie. Monatsschr Kinderheilkd 147 (Suppl 2): S107
19. Van Haren EHJ, Lammers JWJ, Festen J, Heijerman HGM, Groot CAR, van Heerwarden CLA (1995) The effects of the inhaled contricosteroid budesonide on lung function and bronchial hyperresponsiveness in adult patients with cystic fibrosis. Respir Med 89:209-214
20. Wheeler WR, Williams Matthews WJ, Colten HR (1984) Progression of cystic fibrosis lung disease as a function of serum immunoglobulin G levels: a five year longitudinal study. J Pediatr 184:695-699

Literatur zu 7.3.3

1. Bargon J, Viel K, Dauletbaev N, Wiewrodt R, Buhl R (1999) Short term effects of regular salmeterol treatment on adult cystic fibrosis patients. Eur Respir J 10 (10):2307-2311
2. Becker AB, Simons FER (1989) Formoterol, a new long-acting inhaled β_2-agonist: double blind comparison with salbutamol and placebo in children with asthma. J Allergy Clin Immunol 84:891-895
3. Berdel D, Reinhardt D, Hofmann D, Leupold W, Lindemann H (1998) Therapieempfehlungen der Gesellschaft für Pädiatrische Pneumologie zur Behandlung des Asthma bronchiale bei Kindern und Jugendlichen. Monatsschr Kinderheilkd 146:492-497
4. Berg A von, Berdel D (1989) Formoterol and salbutamol metered aerosols: comparison of a new and an established β_2-agonist for their bronchodilating efficacy in the treatment of childhood bronchial asthma. Pediatr Pulmonol 7: 89-93
5. Cook SJ, Small RC, Berry JL, Chiu P, Downing SJ, Foster RW (1993) β-adrenoceptor subtypes and the opening of plasmalemmal K^+-channels in trachealis muscle: electrophysiological and mechanical studies in guinea-pig tissue. Br J Pharmacol 109:1140-1148
6. Cropp GJ (1996) Effectiveness of bronchodilators in cystic fibrosis. Am J Med 100 (1A):19S-29S
7. Daniel EE, Grover AK, Kwan CY (1983) Calcium. In: Stephens NL (ed) Biochemistry of smooth muscle, vol III. CRC Press, Boca Raton, p 2
8. Dowling RB, Rayner CFJ, Rutman A, Jackson AD, Khanthakumar K, Dewar A, Taylor GW, Cole PJ, Johnson M, Wilson R (1997) Effect of salmeterol on pseudomonas aeruginosa infection of respiratory mucosa. Am J Respir Crit Care 155: 327-336
9. Eber E, Oberwaldner B, Zach MS (1988) Airway obstruction and airway instability in cystic fibrosis: the isolated and combined effect of theophylline and sympathomimetics. Pediatr Pulmonol 4:205-212
10. Eggleston PA, Rosenstein BJ, Stackhouse CM, Mellits ED, Baumgardner ScD and RA (1991) A controlled trial of long-term bronchodilator therapy in Cystic Fibrosis. Chest 99:1088-1092
11. Fuglsang G, Vikre-Jorgensen J, Agertoft L, Pedersen S (1998) Effect of salmeterol treatment on nitric oxide level in exhaled air and dose-response to terbutaline in children with mild asthma. Pediatr Pulmonol 25:314-321
12. Gebbie T (1983) Therapeutic choices in asthma. In: Clark TJH (ed) Steroids in asthma. Adis, Auckland New York London, p 83
13. Hordvik NL, Sammut PH, Judy CG, Colombo JL (1999) Effects of standard and high doses of salmeterol on the lung function of hospitalized patients with cystic fibrosis. Pediatr Pulmonol 27 (1) 43-53
14. Hordvik NL, Sammut PH, Judy CG, Strizek SJ, Colombo JL (1996) The effects of albuterol on the lung function of hospitalized patients with cystic fibrosis. Am J Respir Crit Care Med 154 (1) 156-160
15. Källström BL, Sjöberg J, Waldeck B (1994) The interaction between salmeterol and β_2-adrenoceptor agonists with higher efficacy on guinea-pig trachea and human bronchus in vitro. Br J Pharmacol 113:687-692
16. Kattan M, Mansell A, Levison H, Corey M, Krastins IRB (1980) Response to aerosol salbutamol, SCH 1000, and placebo in cystic fibrosis. Thorax 35:531-535
17. Kerrick WGL, Hoar PE (1981) Inhibition of smooth muscle tension by cyclic AMP-dependent protein kinase. Nature 292:253
18. Kraemer R, Birrer P, Modelska K, Casaulta Aebischer C, Schöni MH (1992) A new baby-spacer device for aerosolized bronchodilator administration in infants with bronchopulmonary disease. Eur J Pediatr 151:57-60
19. König P, Poehler J, Barbero G (1998) A placebo-controlled, double-blind trial of the long-term effects of albuterol administration in patients with cystic fibrosis. Pediatr Pulmonol 25:32-37
20. Kusenbach G, Friedrichs F, Skopnik H, Heimann G (1993) Increased physiological dead space during exercise after bronchodilation in cystic fibrosis. Pediatr Pulmonol 15 (5): 273-278
21. Lemoine H, Reinhardt D (1999) Nervöse und neurohumorale Einflüsse. In: Reinhardt D (Hrsg) Asthma bronchiale im Kindesalter. Springer, Berlin Heidelberg New York Tokio, S 63-84
22. Lenney W, Pedersen S, Boner AL, Ebbut A, Jenkins MM (1995) Efficacy and safety of salmeterol in childhood asthma. Eur J Pediatr 154:983-990
23. Li X, Ward Ch, Thien F, Bish R, Bamford T, Bao X, Bailey M, Wilson JW, Walters EH (1999) An antiinflammatory effect of Salmeterol, a long-acting β_2 agonist, assessed in airway biopsies and bronchoalveolar lavage in asthma. Am J Respir Crit Care Med 160:1493-1499
24. Molimard M, Naline E, Zhang Y, Le Gros V, Begaud B, Advenier C (1998) Long- and short-acting β_2-adrenoceptor agonists: interactions in human contracted bronchi. Eur Respir J 11:583-588
25. Rabe KF, Chung KF (1991) The challange of long-acting β-adrenocepter agonists. Respir Med 85:5-9
26. Sanchez I, de Koster J, Holbrow J, Chernick V (1993) The effect of high doses of inhaled salbutamol and ipratropium bromide in patients with stable cystic fibrosis. Chest 104 (3):842-846
27. Scheid CR, Honeyman TW, Fay FS (1979) Mechanism of β-adrenergic relaxation of smooth muscle. Nature 277:32-36
28. Shapiro GG, Bamman J, Kanarek P, Biermann CW (1976) The paradoxical effect of adrenergic and methylxanthine drugs in cystic fibrosis. Pediatrics 58:740-742

29. Sparrow MP, Pfitzer M, Gagelmann M, Rüegg JC (1984) Effect of calmodulin, Ca^{2+} and cAMP protein kinase on skinned tracheal smooth muscle. Am J Physiol 246:C308
30. Teschemacher A, Lemoine H (1999) Kinetic analysis of drug-receptor interactions of long acting β_2-sympathomimetics in isolated receptor membranes. Evidence against prolonged effects of salmeterol and formoterol on receptor coupled adenyl cyclase. J Pharmacol Exp Ther 288: 1084-1092
31. Waldeck B (1996) Some pharmacodynamic aspects on long-acting β-adrenoceptor agonists. Gen Pharmacol 27 (4):575-580
32. Wettengel R, Berdel D, Krause J et al. (1999) Empfehlungen zur Asthmatherapie bei Kindern und Erwachsenen. Pneumologie 52:591-601
33. Wiewrodt R, Kim W, Viel K, Caspary W, Buhl R, Bargon J (1996) Broncholytic effect of β_2-agonists in adult patients with cystic fibrosis. Allergy 51 (Suppl 30): 79
34. Wood RE, Wanner A, Hirsch J, Farrell PM (1975) Tracheal mucociliary transport in patients with cystic fibrosis and its stimulation by terbutaline. Am Rev Respir Dis 111 (6): 733-738
35. Zach MS, Oberwaldner B, Forche G, Polgar G (1985) Bronchodilators increase airway instability in cystic fibrosis. Am Rev Respir Dis 131:537-543
36. Zach MS (1990) Lung disease in cystic fibrosis - an update concept. Pediatr Pulmonol 8:188-200
37. Zapletal A, Motoyama EK, Gibson LE, Bouhuys A (1971) Pulmonary mechanics in asthma and cystic fibrosis. Pediatrics 48:64-72

Literatur zu 7.3.4

1. Anzueto A, Jubran A, Ohar JA, Pipuette C, Rennard S (1997) Effects of aerosolized surfactant in patient with stable chronic bronchitis. JAMA 278:1426-1431
2. Baran D (1980) Klinischer Doppelblindversuch mit oralem Actetylcystein und Placebo bei zystischer Fibrose. Therapiewoche 30:2034-2039
3. Bentzmann d, Pierrot D, Fuchey C, Zahm JM, Morancais JL, Puchelle E (1993) Distearoyl phosphatidylglycerol liposomes improve surface and transport properties of CF mucus. Eur Respir J 6:1156-1161
4. Canny GJ (1996) Hypertonic saline in cystic fibrosis. Pediatr Pulmonol 21:73-74
5. Davoodian K, Ritchings B, Ramphal R, Bubb M (1997) Gelsolin activates DNase I in vitro and in cystic fibrosis sputum. Biochemistry 36:9637-9641
6. Dietzsch H-J, Gottschalk B, Heyne K, Leupold W, Wunderlich P (1975) Cystic fibrosis: comparison of two mucolytic drugs for inhalation treatment (acetylcysteine and arginine hydrochloride). Pediatrics 55:96-100
7. Duijvestijn YCM, Brand PLP (1999) Systematic review of N-acetylcysteine in cystic fibrosis. Acta Paediatr 88:38-41
8. Eng P, Morton J, Douglass J, Riedler J, Wilson J, Robertson C (1996) Short-term efficacy of ultrasonically nebulized hypertonic saline in cystic fibrosis. Pediatr Pulmonol 21:77-83
9. Ghio AJ, Marshall B, Diaz J, Hasegawa T, Samuelson W, Povia D, Kennedy T, Piantadosi C (1996) Tyloxapol inhibits NF-KB and cytokine release, scavenges HOCI, and reduces viscosity of cystic fibrosis sputum. Am J Respir Crit Care Med 154:783-788
10. Götz M, Kraemer R, Kerrebijn K, Popow C (1980) Oral acetylcysteine in cystic fibrosis a co-operative study. Eur J Respir Dis 61:122-126
11. Griese M, App EM, Duroux A, Burkert A, Schams A (1997) Recombinant human DNase (rhDNase) influences phospholipid composition, surface activity, rheology and consecutively clearance indices of cystic fibrosis sputum. Pulm Pharmacol Ther 10:21-27
12. Griese M, Bufler P, Teller J, Reinhardt D (1997) Nebulization of a bovine surfactant in cystic fibrosis: a pilot study. Eur Respir J 10:1989-1997
13. Howatt WF, DeMuth G (1966) A double-blind study of the use of acetylcysteine in patients with cystic fibrosis. Univ Mich Med Centr J 32:82-85
14. Koch C, McKenzie S, Kaplowitz, Hodson M, Harms H, Navarrow J, Mastella G (1997) International practice patterns by age and severity of lung disease in cystic fibrosis: data from the epidemiologic registry of cystic fibrosis. Pediatr Pulmonol 24:147-154
15. Lawson D, Saggers BA (1965) NAC and antibiotics in cystic fibrosis. Br Med J 1:317-317
16. Mitchell E, Elliot R (1982) Controlled trial of oral N-acetylcysteine in cystic fibrosis. Aust Paediatr J 18:40-42
17. Pattishall EN (1990) Negative clinical trials in cystic fibrosis. Pediatrics 85:277-281
18. Rao S, Wilson DB, Brooks RC, Sproule BJ (1970) Acute effects of nebulization of N-acetylcysteine on pulmonary mechanics and gas exchange. Am Rev Respir Dis 102: 17-25
19. Ratjen F, Wönne R, Posselt H-G, Stöver B, Hofmann D, Bender S (1985) A double-blind placebo controlled trial with oral ambroxol and N-acetylcysteine for mucolytic treatment in cystic fibrosis. Eur J Pediatr 144:374-378
20. Robinson M, Regnis J, Bailey D, King M, Bautovich G, Bye P (1996) Effect of hypertonic saline, amiloride, and cough on mucociliary clearance in patients with cystic fibrosis. Am J Respir Crit Care Med 153:1503-1509
21. Rodwell L, Anderson S (1994) Hyperosmolar aerosol challenge: a useful tool in the mangement of subjects with cystic fibrosis. Aust N Z J Med 24:484
22. Romano C, Gargani G, Minicucci L, Nantron M (1984) Clinico contollato sull'atività di un nuovo farmaco mucoregolatore nella patologia astruttiva bronchiale a marcata improta ipersecretiva. Minerva Pediatr 36:127-138
23. Stafanger G, Garne S, Howitz P, Morkassel E, Koch C (1988) The clinical effect and the effect on the ciliary motility of oral N-acetylcysteine in patients with cystic fibrosis and primary ciliary dyskinesia. Eur Respir J 1:161-167
24. Stephan U, Böwing B, Goering U, Wiesemann H, Reinhardt M, Hirche H, Brandt H (1980) Acetylcysteine in the oral mucolytic treatment of cystic fibrosis. Eur J Respir Dis 61:127-131
25. Stern RC (1998) Inpatient treatment of cystic fibrosis pulmonary disease. In: Orenstein D, Stern RC (eds) Treatment of the hospitalized cystic fibrosis patient. Dekker, New York, pp 79-133
26. Tecklin J, Holsclaw D (1976) Bronchial drainage with aerosol medications in cystic fibrosis. Phys Ther 56:999-1003
27. Waring WW (1976) Current management of cystic fibrosis. Adv Pediatr 23:401-438
28. Weller P, Ingram D, Preece M, Matthew D (1980) Controlled trial of intermittent aerosol therapy with sodium 2-mercaptoethane sulphonate in cystic fibrosis. Thorax 35:42-46

Literatur zu 7.3.5

1. Aitken M, Burke W, McDonald G, Shak S, Montgomery A, Smith A (1992) Recombinant human DNase inhalation in normal subjects and patients with cystic fibrosis. JAMA 267:1947-1951
2. Armstrong J, White J (1950) Liquefaction of viscous purulent exsudes by deoxyribonuclease. Lancet 739-742

3. Barton D, Ryder K, Lourenco R, Dralle W, Weiss S (1976) Inflammatory reaction and airway damage in cystic fibrosis. J Lab Clin Med 88:423–426
4. Böllert F, Paton J, Marshall T, Calvert J, Greening A, Innes J (1999) Recombinant DNase in cystic fibrosis: a protocol for targeted introduction through n-of-1 trials. Eur Respir J 13:107–113
5. Cantin A (1998) DNase I acutely increases cystic fibrosis sputum elastase activity and its potential to induce lung hemorrhage in mice. Am J Respir Crit Care Med 157: 464–469
6. Cipolla D, Clark A, Chan H-K, Gonda I, Shire S (1994) Assessment of aerosol delivery systems for recombinant human deoxyribonuclease. S T P Pharma Sciences 4:50–62
7. Costello C, O'Connor C, Finlay G, Shiels P, FitzGerald M, Hayes J (1996) Effect of nebulized recombinat DNase on neutrophil elastase load in cystic fibrosis. Thorax 51: 619–623
8. Cramer G, Bosso J (1996) The role of dornase alpha in the treatment of cystic fibrosis. Ann Pharmacother 30:656–661
9. Dasgupta B, King M (1996) Reduction in viscoelasticity in cystic fibrosis sputum in vitro using combined treatment with nacystelyn and rhDNase. Pediatr Pulmonol 22:161–166
10. Dasgupta B, Tomkiewicz RP, Boyd WA, Brown NE, King M (1995) Effects of combined treatment with rhDNase and airflow oscillations on spinnability of cystic fibrosis sputum in vitro. Pediatr Pulmonol 20:78–82
11. Davies J, Trindade M-T, Wallis C, Rosenthal M, Crawford O, Bush A (1997) Retrospective review of the effects of rhDNase in children with cystic fibrosis. Pediatr Pulmonol 23: 243–24
12. Davoodian K, Ritchings B, Ramphal R, Bubb M (1997) Gelsolin activates DNase I in vitro and in cystic fibrosis sputum. Biochemistry 36:9637–9641
13. Fiel S, Fuchs H, Johnson C, Gonda I, Clark A (1995) Comparison of three jet nebulizer aerosol delivery systems used to administer recombinant human DNase I to patients with cystic fibrosis. Chest 108:153–156
14. Fuchs HJ, Borowitz DS, Christiansen DH, Morris EM, Nash ML, Ramsey BW, Rosenstein BJ, Smith AL, Wohl ME (1994) Effect of aerosolized recombinant human DNase on exacerbations of respiratory symptoms and on pulmonary function in patients with cystic fibrosis. N Engl J Med 331: 637–642
15. Geller D, Eigen H, Fiel S, Clark A, Lamarra A, Johnson C, Konstan M (1998) Effect of smaller droplet size of dornase alfa on lung function in mild cystic fibrosis. Pediatr Pulmonol 25:83–87
16. Griese M, App EM, Duroux A, Burkert A, Schams A (1997) Recombinant human DNase (rhDNase) influences phospholipid composition, surface activity, rheology and consecutively clearance indices of cystic fibrosis sputum. Pulm Pharmacol Ther 10:21–27
17. Hodson M, Shah P (1995) DNase trials in cystic fibrosis. Eur Respir J 8:1786–1791
18. Hubbard RC, McElvaney N, Birrer P, Shak S, Robinson W, Jolley C, Wu M, Chernick M, Crystal RG (1992) A preliminary study of aerosolized recombinant human deoxyribonuclease I in the treatment of cystic fibrosis. N Engl J Med 326:812–815
19. King M, Dasgupta B, Tomkiewicz RP, Brown NE (1997) Rheology of cystic fibrosis sputum after in vitro treatment with hypertonic saline alone and in combination with recombinant human deoxyribonuclease I. Am J Respir Crit Care Med 156:173–177
20. Kirchner K, Wagener J, Khan T, Copenhaver S, Accurso F (1996) Increased DNA levels in bronchoalverolar lavage fluid obtained from infants with cystic fibrosis. Am J Respir Crit Care Med 154:1426–1429
21. Kling S, Gie R, Riphagen S (1997) Dornase alpha in the management of mechanically ventilated infant with cystic fibrosis. Pediatr Pulmonol 23:124–125
22. Ledson M, Wahbi Z, Convery R, Cowperthwaite C, Heaf D, Walshaw M (1998) Targeting of dornase alpha therapy in adult cystic fibrosis. J R Soc Med 91:360–364
23. Lieberman J (1967) Inhibition of protease activity in purulent sputum by DNA. J Lab Clin Med 70:595–605
24. McCoy K, Hamilton S, Johnson C (1996) Effects of 12-week administration of dornase alfa in patients with advanced cystic fibrosis lung disease. Chest 110:889–895
25. Ramsey BW, Astley S, Aitken M, Burke W, Colin A, Dorkin H, Eisenberg J, Gibson R, Harwood I, Schidlow D, Wilmott R, Wohl ME, Meyerson L, Shak S, Fuchs H, Smith AL (1993) Efficacy and safety of short-term adminstration of aerosolized recombinant human deoxyribonuclease in patients with cystic fibrosis. Am Rev Respir Dis 148:145–151
26. Ramsey BW, Dorkin H (1994) Consensus Conference: practical applications of Pulmozyme. Pediatr Pulmonol 17:404–408
27. Rochat T, Pastore F, Schlegel-Haueter S, Filthuth I, Auckenthaler R, Belli D, Suter S (1996) Aerosolized rhDNase in cystic fibrosis: effect on leucocyte proteases in sputum. Eur Respir J 9:2200–2206
28. Shah P, Bush A, Canny G, Colin A, Fuchs HJ, Geddes D, Johnson C, Light M, Scott S, Tullis D, DeVault A, Wohl ME, Hodson M (1995) Recombinant human DNase I in cystic fibrosis patients with severe pulmonary disease: a short-term, double-blind study followed by six months open-label treatment. Eur Respir J 8:954–958
29. Shah P, Scott S, Geddes D, Hodson M (1995) Two years experience with recombinant human DNase I in the treatment of pulmonary disease in cystic fibrosis. Respir Med 89:499–502
30. Shah P, Scott S, Knight R, Hodson M (1996) The effects of recombinant human DNase on neutrophil elastase activity and interleukin-8 levels in the sputum of patients with cystic fibrosis. Eur Respir J 9:531–534
31. Touleimat B, Conoscenti C, Fine J (1995) Recombinant human DNase in management of lobar atelectasis due to retained secretions. Thorax 50:1319–1321
32. Wagener J, Rock MJ, McCubbin MM, Hamilton SD, Johnson CA, Ahrens RC, for the Pulmozyme pediatric bronchoscopy study group (1998) Aerosol delivery and safety of recombinant human deoxyribonuclease in young children with cystic fibrosis: a bronchoscopic study. J Pediatr 133: 486–491
33. Wilmott R, Amin R, Colin A, DeVault A, Dozor A, Eigen H, Johnson C, Lester L, McCoy K, McKean L, Moss R, Nash ML, Pagel Jue C, Regelmann W, Stokes D, Fuchs HJ (1996) Aerosolized recombinant human DNase in hospitalized cystic fibrosis patients with acute pulmonary exacerbations. Am J Respir Crit Care Med 153:1914–1917
34. Ying Q-L, Simon SR (1995) Accelerated binding of secretory leukoprotease inhibitor to human leukocyte elastase mediated by single-stranded sites in DNA from tracheobronchial mucus. Am J Respir Cell Mol Biol 13:701–711

Literatur zu 7.3.6

1. Anderson WH (1993) Pharmacokinetics of amiloride by inhalation in adults, adolescents, and children. 19th Cystic Fibrosis Conference. Madrid, Spain, May 21–26
2. App EM, King M, Helfesrieder R, Köhler D, Matthys H (1990) Acute and long-term amiloride inhalation in cystic fibrosis lung disease. A rational approach to cystic fibrosis therapy. Am Rev Respir Dis 141:605–612

3. App EM (1996) Vergleichende Mukolytikatherapie. Pneumologie 50:845-853
4. Bennett WD, Olivier KN, Zeman KL, Hohneker KW, Boucher RC, Knowles MR. (1996) Effect of uridine 5'-triphosphate plus amiloride on mucociliary clearance in adult cystic fibrosis. Am J Respir Crit Care Med 153:1796-1801
5. Blank U, Clauss W, Weber WM (1995) Effects of benzamil in human cystic fibrosis airway epithelium. Cell Physiol Biochem 5:385-390
6. Boucher RC, Stutts MJ, Knowles MR, Cantley L, Gatzy JT (1986) Na^+ transport in cystic fibrosis respiratory epithelia: abnormal basal rate and response to adenylate cyclase activitation. J Clin Invest 78:1245-1252
7. Boucher RC (1994) Human airway ion transport (part 1,2). Am J Respir Crit Care Med 150:271-281; 581-593
8. Boucher RC, Olivier K, Bennett W, Hohnecker K, Geary C, Davis CW, Knowles MR (1995) Aerosolized uridine triphosphate (UTP) and amiloride: Safety and effects in normal subjects and CF patients. J Aerosol Med 8:S30
9. Bowler IM, Kelman B, Worthington D, Littlewood JM, Watson A, Conway SP, Smye SW, James SL, Sheldon TA (1995) Nebulized amiloride in respiratory exacerbations of cystic fibrosis: a randomised controlled trial. Arch Dis Child 73: 427-430
10. Brown HA, Lazarowski ER, Boucher RC, Harden TK (1991) Evidence that UTP and ATP regulate phospholipase C through a common extracellular 5'-nucleotide receptor in human airway epithelial cells. Mol Pharmacol 40:648-655
11. Church NL, Burroughs SM, Wisniewski ME, Anderson WH, AML302/303 (1996) Clinical investigators. The effect of amiloride on the decline of pulmonary function in cystic fibrosis patients 10 years of age and older. Pediatr Pulmonol Suppl 13:279-280 (abstract)
12. Cutting GR (1998) CLC-2 Channels and CF. Pediatric Pulmonology Suppl 17:123-124
13. Donaldson SH, Boucher RC, Knowles MR (1996) In vivo regulation of ATP levels in human nasal epithelia. Pediatr Pulmonol Suppl 13:289 (abstract)
14. Dougherty RW, Croom DK, James MK, Jones AC, Pendergast W, Yerxa BR, Abraham WM, Sabater JR, Davis CW, Stutts MJ (1998) Effects of INS365, a P2Y2 receptor agonist, on components of the mucociliary clearance system. Pediatr Pulmonol Suppl 17:281
15. Everard ML, Devadason SG, Sunderland VB, Le Souef PN (1995) An alternative aerosol delivery system for amiloride. Thorax 50:517-519
16. Folkesson HG, Matthey MA, Frigeri A, Verkman AS (1996) Transepithelial water permeability in microperfused distal airways. Evidence for channel-mediated water transport. J Clin Invest 97:664-671
17. Graham A, Hasani A, Alton EWFW, Martin GP, Marriott C, Hodson ME, Clarke SW, Geddes DM (1993) No added benefit from nebulized amiloride in patients with cystic fibrosis. Eur Respir J 6:1243-1248
18. Grygorczyk R, Hanrahan JW (1997) CFTR-independent ATP release from epithelial cells triggered by mechanical stimuli. Am J Physiol 272:C1058-C1066
19. Hofmann T, Böhmer O, Hüls G, Terbrack HG, Bittner P, Klingmüller V, Heerd E, Lindemann H (1997). Conventional and modified nasal potential difference measurement in cystic fibrosis. Am J Respir Crit Care Med 155: 1908-1913
20. Hofmann T, Senier I, Bittner P, Hüls G, Schwandt HJ, Lindemann H (1997) Aerosolized amiloride: Dose-effect on nasal bioelectric properties, pharmacokinetics and effect on sputum expectoration in patients with cystic fibrosis. J Aerosol Med 10:147-158
21. Hofmann T, Stutts J M, Ziersch A, Rückes C, Weber WM, Knowles MR, Lindemann H, Boucher RC (1998) Effects of topically delivered benzamil and amiloride on nasal potential difference in cystic fibrosis. Am J Resp Crit Care Med 157:1844-1849
22. Hull J, Skinner W, Robertson C, Phelan P (1998) Elemental content of airway surface liquid from infants with cystic fibrosis. Am J Respir Crit Care Med 157:10-14
23. Jiang C, Finkbeiner WE, Widdicombe JH, Mc Cray PB, Jr, Miller SS (1993) Altered fluid transport across airway epithelium in cystic fibrosis. Science 262 (5132):424-427
24. Knauf H, Reuter K, Mutschler E (1985) Limitation on the use of amiloride in early renal failure. Eur J Clin Pharmacol 28:61-66
25. Krahl A, Geidel C, Alter H, Hofmann T, Bittner-Dersch P, Hüls G, Pabst J, Lindemann H (1998) Effective amiloride administration to CF-patients by powder inhalation. Pediatr Pulmonol Suppl 17:280 (abstract)
26. Knowles M, Carson JL, Collier, AM, Gatzy JT, Boucher, RC (1981) Measurement of nasal transepithelial electric potential differences in normal human subjects in vivo. Am Rev Respir Dis 124:484-490
27. Knowles M, Gatzy J, Boucher R (1981) Increased bioelectric potential difference across respiratory epithelia in cystic fibrosis. N Engl J Med 305:1489-1495
28. Knowles MR, Church NL, Waltner WE, Yankaskas JR, Gilligan P, King M, Edwards LJ, Helms RW, Boucher RC (1990) A pilot study of aerosolized amiloride for the treatment of lung disease in cystic fibrosis. N Engl J Med 322: 1189-1194
29. Knowles MR, Clarke LL, Boucher RC (1991) Activation of extracellular nucleotides of chloride secretion in the airway epithelia of patients with cystic fibrosis. N Engl J Med 325:533-538
30. Knowles MR, Robinson JM, Wood RE, Pue CA, Mentz WM, Wager GC, Gatzy JT, Boucher RC (1997) Ion composition of airway surface liquid of patients with cystic fibrosis as compared to normal and disease-control subjects. J Clin Invest 100:2588-2595
31. Köhler D, App, E, Schmitz-Schumann M, Würtemberger G, Matthys H (1986) Inhalation of amiloride improves the mucociliary and the cough clearance in patients with cystic fibrosis. Eur J Respir Dis 69:319-326
32. Lansley AB, Sanderson MJ, Dirksen ER (1992) Control of the beat cycle of respiratory tract cilia by Ca^{2+} and cAMP. Am J Physiol 263:L232-L242
33. Lethem MI, Dowell ML, Van Scott M, Yankaskas JR, Egan T, Boucher RC, Davis CW (1993) Nucleotide regulation of goblet cells in human airway epithelial explants: normal exocytosis in cystic fibrosis. Am J Respir Cell Mol Biol 9: 315-322
34. Lindemann H, Becker T, Bittner P, Boldt A, Hofmann T, Schwandt HJ (1990) Sekretelimination bei CF-Patienten unter Amiloridinhalation. Pneumologie 44:1148-50
35. Lindemann H (1996) Amiloridinhalation. Pneumologie 50:841-844
36. Mason SJ, Paradiso AM, Boucher RC (1991) Regulation of transepithelial ion transport and intracellular calcium by extracellular adenosine triphosphate in human normal and cystic fibrosis airway epithelium. Br J Pharmacol 103: 1649-1656
37. Mochizuki H, Shimizu T, Shigeta M, Tokuyama K, Morikawa A, Kuroume T (1994) Effect of inhaled amiloride on water-induced bronchoconstriction in asthmatic children. Am J Respir Crit Care Med 150:555-557
38. Oh YS, Benos DJ (1992) Amiloride-sensitive sodium channels. In: Cragoe EJ Jr, Kleyman T, Simchowitz L (eds) Amiloride and its analogs unique cation transport inhibitors, vol 4. VCH, New York, pp 41-56

39. Olivier KN, Bennett WD, Hohneker KW, Zeman KL, Edwards LJ, Boucher RC, Knowles MR (1996) Acute safety and effects on mucociliary clearance of aerosolized uridine 5′-triphosphate amiloride in normal human adults. Am J Respir Crit Care Med 154:217-223
40. Pettis RJ, Knowles MR, Olivier KN, Hickey AJ (1996) Ionic interaction of amiloride and uridine 5′-triphosphate (UTP) in nebulizer solutions. Am Assoc Pharmaceut Scientist Meeting
41. Pons G, Marchand MC, d'Athis P, Sauvage E, Foucard C, Chaumet-Riffaud P, Sautejeau A, Navarro J, Lenoir G and the Amiloride-AFLM collaborative study group (2000) French multicentre randomized double-blind placebo-controlled trial on nebulized amiloride in cystic fibrosis patients. Pediatr Pulmonol 30:25-31
42. Quinton PM (1994) Viscosity versus composition in airway pathology (editorial). Am J Respir Crit Care Med 149:6-7
43. Regnis JA, Lazarowski ER, Foy CE, Boucher RC, Knowles MR (1996) Uridine 5′-triphosphate metabolism by human nasal epithelial cells, whole blood and plasma in vitro. Am J Respir Crit Care Med 153: (Suppl 4,2) A779 (abstract)
44. Robinson M, Regnis JA, Donnelly PM, Donnelly J Torzillo P, Beye PTP (1996) Effect of hypertonic saline, amiloride, and cough on mucociliary clearance in patients with cystic fibrosis. Am J Respir Crit Care Med 153:1503-1509
45. Smith JJ, Travis SM, Greenberg EP, Welsh MJ (1996) Cystic fibrosis airway epithelia fail to kill bacteria because of abnormal airway surface fluid. Cell 85:229-236; Erratum. Cell 87:355
46. Spahn H, Reuter K, Mutschler E, Gerok W, Knauf H. (1987) Pharmaco-kinetics of amiloride in renal and hepatic disease. Eur J Clin Pharmacol 33:493-498
47. Stutts MJ, Milgram SL, Knowles MR, Boucher RC (1998) Molecular link of CFTR to other ion transport processes. Pediatr Pulmonol Suppl 17:121
48. Tomkiewicz RP, App EM, Zayas JG, Ramirez O, Church N, Boucher RC, Knowles MR, King M (1993) Amiloride inhalation therapy in cystic fibrosis. Influence on ion content, hydration, and rheology of sputum. Am Rev Respir Dis 148:1002-1007
49. Visca A, Bignamini E (1996) Concentration of inhaled amiloride in cystic fibrosis. Lancet 347:1126
50. Willumsen NJ, Davis CW, Boucher RC (1989) Intracellular Cl^- activity and cellular Cl^- pathways in cultured human airway epithelium. Am J Physiol 256 (5/1):C1033-C1044
51. Ziersch A, Hofmann T, Geidel C, Krahl A, Senier I, Bittner-Dersch P, Hüls G, Lindemann H (1997) Ionentransportstörung bei CF: Additiver Effekt von Amilorid und hypertoner Kochsalzlösung. Monatsschr Kinderheilkd 145:314

Literatur zu 7.3.7

1. Birrer P, McElvaney NG, Rüdeberg A, Wirz Sommer C, Liechti-Gallati S, Kraemer R, Hubbard R, Crystal RG (1994) Protease-antiprotease imbalance in the lungs of children with cystic fibrosis. Am J Respir Crit Care Med 150: 207-213
2. Birrer P (1995) Proteases and antiproteases in cystic fibrosis: pathogenetic considerations and therapeutic strategies. Respiration 62 (Suppl 1):25-28
3. McElvaney NG, Hubbard RG, Birrer P, Chernick MS, Caplan DB, Frank MM, Crystal RG (1991) Aerosol α1-antitrypsin treatment for cystic fibrosis. Lancet 337:392-394
4. McElvaney NG, Nakamura H, Birrer P, Hébert CA, Wong WL, Alphonso M, Baker JB, Catalano MA, Crystal RG (1992) Modulation of airway inflammation in cystic fibrosis. In vivo suppression of interleukin-8 levels on the respiratory epithelial surface by aerosolization of recombinant secretory leukoprotease inhibitor. J Clin Invest 90: 1296-1301
5. Schuster A, Hansen G, Zubrod-Eichert C, Wahn V (1996) Effects of native and oxidation-resistant secretory leukoprotease inhibitor on cystic fibrosis sputum: inhibition of neutrophil elastase activity and of sputum-induced secretion from porcine tracheal submucosal glands. Pediatr Res 40:732-737
6. Tomee JFC, Koeter GH, Hiemstra PS, Kauffman HF (1998) Secretory leukoprotease inhibitor: a native antimicrobial protein presenting a new therapeutic option. Thorax 53: 114-116
7. Travis J, Fritz H (1991) Potential problems in designing elastase inhibitors for therapy. Am Rev Respir Dis 143: 1412-1415
8. Vogelmeier C, Gillissen A, Buhl R (1996) Use of secretory leukoprotease inhibitor to augment lung antineutrophil elastase activity. Chest 110:261S-266S

Literatur zu 7.3.8

1. App EM, Kieselmann R, Lindemann H (1998) Effects of oszillation on the rheology of sputum during inhalation with Solvet II. 22. European CF Conference, Berlin, 13.-19.6.98, Proceedings Book of Abstracts WP1-9
2. App EM, Kieselmann R, Reinhardt D, Lindemann H, Dasgupta B, King M, Brand P (1998) Sputum rheology changes in cystic fibrosis lung disease following two different types of physiotherapy - Flutter versus Autogenic Drainage. Chest 114:171-177
3. App EM, Wunderlich MO, Lohse P, King M, Matthys H (1999) Oszillierende Physiotherapie bei Bronchialerkrankungen - rheologischer und antientzündlicher Effekt. Pneumologie 53:348-359
4. Berger D (1979) Zur Effektivität des pursed-lips breathing. Atemw Lungenkrkh 5:12-15
5. Cegla UH, Bautz M, Frode G, Werner T (1997) Physiotherapie bei Patienten mit COAD und tracheobronchialer Instabilität - Vergleich zweier oszillierender PEP-Systeme (RC-Cornet, VPR1 Desitin). Pneumologie 51:129-136
6. Chevaillier J, Franckx H, Kraemer R (1987) Autogene Drainage - physiotherapeutisches Prinzip und Wirkungsweise. Prax Klin Pneumol 41:573-575
7. Criée CP, Laier-Groeneveld (1995) Die Atempumpe - Atemmuskulatur und intermittierende Selbstbeatmung. Thieme, Stuttgart New York
8. Dab I, Alexander F (1979) The mechanism of autogenic drainage studied with flow volume curves. Monogr Paediatr 10:50-53
9. Dautzenroth A, Spindel G (1998) Passive Techniken. In: Mukoviszidose e.V. (Hrsg) Physiotherapie bei Mukoviszidose, 3. Aufl. Mukoviszidose Service GmbH, Bonn, S 22-51
10. Ehrenberg H (1998) Der Einsatz der dosierten und langen Lippenbremse bei Mukoviszidose. In: Mukoviszidose e.V. (Hrsg) Physiotherapie bei Mukoviszidose, 3. Aufl. Mukoviszidose Service GmbH, Bonn, S 95
11. Falk M, Kelstrup M, Andersen JB, Kinoshita T, Falk P, Stovring I, Gothgen I (1984) Improving the ketchup bottle method with positive expiratory pressure, pep. A controlled study in patients with cystic fibrosis. Eur J Respir Dis 65:57-66
12. Gruber W, Leister E, Linse P (1998) Körperliche Aktivität und Sport in der Behandlung von Patienten mit Mukoviszidose. In: Mukoviszidose e.V. (Hrsg) Physiotherapie bei Mukoviszidose, 3. Aufl. Mukoviszidose Service GmbH, Bonn, S 117-121

13. Heeckt D (1998) Die PEP-Atmung. In: Mukoviszidose e.V. (Hrsg) Physiotherapie bei Mukoviszidose, 3. Aufl. Mukoviszidose Service GmbH, Bonn, S 86-90
14. Hüls G, Boldt A, Lindemann H (1988) Effektivitätsvergleich zwischen dosierter und leicht forcierter PEP-Maskenatmung (erste Ergebnisse). In: Lindemann H (Hrsg) Fortschritte in Diagnostik und Therapie der Mukoviszidose. Borek, Braunschweig, S 57-61
15. Kieselmann R (1998) Modifizierte Autogene Drainage. In: Mukoviszidose e.V. (Hrsg) Physiotherapie bei Mukoviszidose, 3. Aufl. Mukoviszidose Service GmbH, Bonn, S 78-85
16. Kieselmann R, App EM, Lindemann H (1998) Physiotherapy under influence of oszillation with different frequencies. 22. European CF Conference, Berlin, 13.-19.6.98, Proceedings WP1-10 (Abstract)
17. Köhler D, Fischer W (1988) Was ist gesichert in der Inhalationstherapie? Arcis
18. Lindemann H (1992) Zum Stellenwert der Physiotherapie mit dem VRP 1-Desitin („Flutter"). Pneumologie 46: 626-630
19. Lindemann H, Boldt A, Kieselmann R (1990) Autogenic drainage: Efficacy of a simplified method. Acta Univ Carol Med 36:210-212
20. Lindemann H, Leupold W, Niggemann B (1997) Lungenfunktionsdiagnostik bei Kindern. Kohlhammer, Stuttgart Köln
21. Mallol J, Rattray S, Walker G, Cook D, Robertson CF (1996) Aerosol deposition in infants with cystic fibrosis. Pediatr Pulmonol 21:276-281
22. Mukoviszidose e.V., Arbeitskreis Physiotherapie (1998) Physiotherapie bei Mukoviszidose, 3. Aufl. Mukoviszidose Service GmbH, Bonn
23. Schlemper B, Bittner P, Lindemann H (1986) Combination of PEP-mask-breathing with conventional inhalation in patients with cystic fibrosis. Eur Soc Respir Cardiovasc Physiotherapy, Stresa, 16.-18.10.86
24. Schumacher H (1998) Das Trampolin als Therapiegerät. In: Mukoviszidose e.V. (Hrsg) Physiotherapie bei Mukoviszidose, 3. Aufl. Mukoviszidose Service GmbH, Bonn, S 111-112
25. Siemon G (1985) Physikalische Atemtherapie bei obstruktiven Atemwegserkrankungen. In: Ferlinz R, Lichterfeld A, Steppling (Hrsg) Stufentherapie der Atemwegsobstruktion. Thieme, Stuttgart New York
26. Siemon G (1994) Inhalt und Erfolge [der physikalischen Therapie]. In: Petro W (Hrsg) Pneumologische Prävention und Rehabilitation. Springer, Berlin Heidelberg New York Tokio, S 387-395
27. Sommerwerck D (1981) Atemtherapie und Rechtsherzinsuffizienz. Kongreßbericht Wiss Tagg Norddeutsche Ges Lungen- und Bronchialheilkunde 17:107-113
28. Tammeling GJ, Quanier PH (1980) Physiologie der Atmung. Thomae, Biberach
29. Voshaar T, Köhler D (1996) Effects of physiotherapy with the VRP_1 Desitin and huffing on lung function and bronchial clearance. Stud Pneumol Phtiseo 56:147-152
30. Weibel E (1963) Morphometry of the human lung. Springer, Heidelberg
31. Weise S (1992) Techniken der Sekretelimination bei Frühgeborenen, Säuglingen und Kindern in der frühen postoperativen Phase. Krankengymnastik 44:967-979
32. Zach M, Oberwaldner B (1988) Forcierte Exspiration gegen einen externen Widerstand; eine neue Methode der PEP-Masken-Physiotherapie bei CF. In: Schumacher H (Hrsg) Siebte Ambulanzärztetagung. Gödecke AG, Berlin Freiburg

Literatur zu 7.3.9

1. Andréasson B, Jonson B, Kornfält R, Nordmark E, Sandström S (1987) Long-term effects of physical exercise on working capacity and pulmonary function in cystic fibrosis. Acta Paediatr Scand 76:70-75
2. Bar-Or O, Blimkie CJ, Hay JD, Macdougall JD, Ward DS, Wilson WM (1992) Voluntary dehydration and heat intolerance in cystic fibrosis. Lancet 339:696-699
3. Benson LN, Newth CJ, Desouza M, Lobraico R, Kartodihardjo W, Corkey C, Gilday D, Olley PM (1984) Radionuclide assessment of right and left ventricular function during bicycle exercise in young patients with cystic fibrosis. Am Rev Respir Dis 130:987-992
4. Boas SR (1997) Exercise recommendations for individuals with cystic fibrosis. Sports Med 24:17-37
5. Boas SR, Joswiak ML, Nixon APA, Fulton JA, Orenstien DM (1996) Factors limiting anaerobic performance in adolescent males with cystic fibrosis. Med Sci Sports Exerc 28 (3): 291-298
6. Cadarette BS, Sawka MN, Toner MM, Pandolf KB (1984) Ärobic fitness and the hypohydration response to exercise-heat stress. Aviat Space Environ Med 55:507-512
7. Campbell M, Emanuel R (1967) Six cases of congenital complete heart block followed for 34-40 years. Br Heart J 29:577-587
8. Campbell RD, McKelvie RS, Heigenhauser GJF, Jones NL (1989) Estimation of cardiac output by CO2 rebreathing during incremental exercise in patients with coronary artery disease. Am J Noninvas Cardiol 3:147-153
9. Cerny FJ, Cropp GJA, Bye MR (1984) Hospital therapy improves exercise tolerance and lung function in cystic fibrosis. AJDC 138:261-265
10. Chipps BE, Alderson PO, Roland JMA, Yang AV, Martinez CR, Rosenstein BJ (1979) Non-invasive evaluation of ventricular function in cystic fibrosis. J Pediatr 95:379-384
11. Coates AL, Boyce P, Muller D, Mearns M, Godfrey S (1980) The role of nutritional status, airway obstruction, hypoxia, and abnormalities in serum lipid composition in limiting exercise tolerance in children with cystic fibrosis. Acta Paediatr Scand 69:353-358
12. Cropp GJA, Pullano TP, Cerny FJ, Nathanson IT (1982) Exercise tolerance and cardiorespiratory adjustments at peak work capacity in cystic fibrosis. Am Rev Respir Dis 126:211-216
13. de Jong W, Grevink RG, Roorda RJ, Kaptein AA, van der Schans CP (1994) Effect of a home exercise training program in patients with cystic fibrosis. Chest 105:463-468
14. de Meer K, Jeneson JA, Gulmans VA, van der Laag J, Berger R (1995) Efficiency of oxidative work performance of skeletal muscle in patients with cystic fibrosis. Thorax 50: 980-983
15. Godfrey S, Mearns M (1971) Pulmonary function and responses to exercise in cystic fibrosis. Arch Dis Child 46: 144-151
16. Gulmans VA, van Veldhoven NH, de Meer K, Helders PJ (1996) The six-minute walking test in children with cystic fibrosis. Pediatr Pulmonol 22:85-89
17. Hanning RM, Blimkie CJR, Bar-Or O, Lands LC, Moss LA, Wilson WM (1993) Relationships among nutritional status and skeletal and respiratory muscle function in cystic fibrosis: does early dietary supplementation make a difference? Am J Clin Nutr 57:580-587
18. Heijerman HGM, Bakker W, Sterk PJ, Dijkman JH (1992) Long-term effects of exercise training and hyperalimentation in adult cystic fibrosis patients with severe pulmonary dysfunction. Int J Rehab Research 15:252-257

19. Henke KG, Orenstein DM (1984) Oxygen saturation during exercise in cystic fibrosis. Am Rev Respir Dis 129:708–711
20. Holzer FJ, Olinsky A, Phelan PD (1981) Variability of airways hyperreactivity and allergy in cystic fibrosis. Arch Dis Child 56:455–459
21. Keens TG, Krastins IR, Wannamaker EM, Levison H, Crozier ON, Bryan C (1977) Ventilatory muscle endurance training in normal subjects and patients with cystic fibrosis. Am Rev Respir Dis 116:853–860
22. Kriemler S, Wilk B, Schurer W, Wilson WM, Bar-Or O (1999) Preventing dehydration in children with cystic fibrosis who exercise in the heat. Med Science Sports Exerc 31:774–779
23. Levison H, Cherniack RM (1968) Ventilatory cost of exercise in chronic obstructive pulmonary disease. J Appl Physiol 25:21–27
24. Moorcroft AJ, Dodd ME, Webb AK (1998) Exercise limitations and training for patients with cystic fibrosis. Disability Rehab 20:247–253
25. Nixon PA, Orenstein DM, Curtis SE, Ross EA (1990) Oxygen supplementation during exercise in cystic fibrosis. Am Rev Respir Dis 142:807–811
26. Nixon PA, Orenstein DM, Kelsey Sf, Doershuk CF (1992) The prognostic value of exercise testing in patients with cystic fibrosis. N Engl J Med 327:1785–1788
27. Oades PJ, Buchdahl RM, Bush A (1994) Prediction of hypxaemia at high altitude in children with cystic fibrosis. Br Med J 308:15–18
28. Orenstein DM (1981) Exercise in the heat in cystic fibrosis patients. Med Sci Sports Exerc 13: 91(Abstract)
29. Orenstein DM, Eigen H, Brooks J, Greene H, Redding G, Waring W (1995) Cystic fibrosis and exercise: A beginner's guid. (unpublished)
30. Orenstein DM, Franklin BA, Doershuk CF, Hellerstein HK, Germann KJ, Horowitz JG, Stern RC (1981) Exercise conditioning and cardiopulmonary fitness in cystic fibrosis. The effects of a three-month supervised running program. Chest 80:392–398
31. Orenstein DM, Nixon PA, Ross EA, Kaplan RM (1989) The quality of well-being in cystic fibrosis. Chest 95:344–347
32. Price JF, Weller PH, Harper SA, Metthew DJ (1979) Response to bronchial provocation and exercise in children with cystic fibrosis. Clin Allergy 9:563–570
33. Silverman M, Hobbs FD, Gordon IR (1978) Cystic fibrosis, atopy and airways lability. Arch Dis Child 53:873–878
34. Strauss GD, Osher A, Wang C-I, Goodrich E, Gold F, Colman W, Stabile M, Dobrenchuck A, Keens TG (1987) Variable weight training in cystic fibrosis. Chest 92:273–276
35. Webb AK, Dodd ME, Moorcroft J (1995) Exercise in cystic fibrosis. J R Soc Med 88 (Suppl): 30–36

Literatur zu 7.3.10

1. Adlard P, Bryett K (1987) Influenza immunization in children with cystic fibrosis. J Intern Med Res 15:344–351
2. Ferson M, Morton J, Robertson P (1991) Impact of influenza on morbidity in children with cystic fibrosis. J Paediatr Child Health 27:308–311
3. Gross P, Denning C, Gaerlan P, Bonelli J, Bernius M, Dran S, Monk G, Vassallo M, Quinnan G, Levandowski R, Cataruozolo P, Wallenstein S (1996) Annual influenza vaccination: immune response in patients over 10 years. Vaccine 14: 1280–1284
4. Huber E, Rannon L, Galffy G (1976) Langzeitstudie nach Masernimpfung. Pädiatr Pädol 11:72–76
5. MacDonald P, Morris R, Beaudry P (1987) Varicella in children with cystic fibrosis. Pediatr Infect Dis J 6:414–416
6. Ong E, Bilton D, Abbott J, Webb A, McCartney R, Caul E (1991 a) Influenza vaccination in adults with cystic fibrosis. Br Med J 303:557–557
7. Ong E, Mulvenna P, Webb K (1991 b) Varicella-zoster infection in adults with cystic fibrosis: role of acyclovir. Scand J Infect Dis 23:283–285
8. Piedra P, Grace S, Jewell A, Spinell S, Hogerman D, Malinoski F, Hiatt P (1998) Sequential annual administration of purified fusion protein vaccine against respiratory syncytial virus in children with cystic fibrosis. Pediatr Infect Dis J 17:217–224
9. Piedra P, Grace S, Jewell A, Spinelli S, Bunting D, Hogerman D, Malinoski F, Hiatt P (1996) Purified fusion protein vaccine protects against lower respiratory tract illness during respiratory syncytial virus season in children with cystic fibrosis. Pediatr Infect Dis J 15:23–31
10. Pribble C, Black P, Bosso J, Turner R (1990) Clinical manifestations of exacerbations of cystic fibrosis associated with non-bacterial infections. J Pediatr 117:200–204
11. Stiko (2000) Mitteilung der Ständigen Impfkommission am Robert-Koch-Institut. Epidemiol Bull 9–20

Literatur zu 7.4.1

1. Bingle L, Tetley TD (1996) Secretory leukoproteinase inhibitor: partnering alpha 1-proteinase inhibitor to combat pulmonary inflammation. Thorax 51:1273–1274
2. Friedman PJ, Harwood IR, Ellenbogen PH (1981) Pulmonary cystic fibrosis in the adult: Early and late radiologic findings with pathologic correlation. Am J Radiol 136: 1131–1144
3. Kramer MR, Jakobson DJ, Springer C, Donchin Y (1995) The safety of air transport of patients with advanced lung disease. Experience with 21 patients requiring lung transplantation or pulmonary thromboendarterectomy. Chest 108:1292–1296
4. Stern RC (1993) Pulmonary complications. In: Davis PB (ed) Cystic fibrosis. Lung biology in health and disease. Marcel Dekker, New York, S 352–353

Literatur zu 7.4.2

1. Battistini A, Grzincich GL, Grandi F, Ferrara D, Carchesio I, Pistocchi S (1983) Aerosol administration in antibiotic therapy of cystic fibrosis. Pediatr Med Chir 5:161–169
2. di Sant'Agnese PA (1953) Bronchial obstruction with lobar atelectasis and emphysema in cystic fibrosis of the pancreas. Pediatrics 12:178–190
3. Friedman PJ, Harwood IR, Ellenbogen PH (1981) Pulmonary cystic fibrosis in the adult: Early and late radiologic findings with pathologic correlation. Am J Radiol 136: 1131–1144
4. Grum CM, Lynch JP (1992) Chest radiographic findings in cystic fibrosis. Semin Respir Infect 7:193–209
5. Nussbaum E (1985) Pediatric flexible bronchoscopy and its application in infantile atelectasis. Clin Pediatr (Phila) 24: 379–382
6. Shah PL, Scott SF, Hodson ME (1994) Lobar atelectasis in cystic fibrosis and treatment with recombinant human DNase I. Respir Med 88:313–315
7. Stern RC, Boat TF, Orenstein DM, Wood R, Matthews LW, Doershuk CF (1978) Treatment and prognosis of lobar and segmental atelectasis in cystic fibrosis. Am Rev Respir Dis 118:821–826
8. Stern RC (1993) Pulmonary complications. In: Davis PB (ed) Cystic fibrosis. Lung biology in health and disease. Marcel Dekker, New York, pp 352–353

9. Taccone A, Romano L, Marzoli A, Girosi D, Dell'Acqua A, Romano C (1992) High-resolution computed tomography in cystic fibrosis. Eur J Radiol 15:125-129

Literatur zu 7.4.3

1. Aebersold A, Schaad UB (1991) Pneumothorax in cystic fibrosis. Schweiz Med Wochenschr 121:174-181
2. Huang NN, Schidlow DV, Szatrowski TH, Palmer J, Laraya-Cuasay LR, Yeung W, Hardy K, Quitrell L, Fiel S (1987) Clinical features, survival rate, and prognostic factors in young adults with cystic fibrosis. Am J Med 82:871-879
3. Mc Laughlin FJ, Matthews WJ, Strieder DJ, Khaw KT, Schuster S, Shwachman H (1982) Pneumothorax in cystic fibrosis: Management and outcome. J Pediatr 100:863-869
4. Noppen M, Dhandt E, Mahler T, Malfroot A, Dab I, Vincken W (1994) Successful management of recurrent pneumothorax in cystic fibrosis by localized apical thoracoscopic talc poudrage. Chest 106:262-264
5. Penketh ARL, Wise A, Mearns MB, Hodson ME, Batten JC (1987) Cystic fibrosis in adolescent and adults. Thorax 42: 526-532
6. Spector ML, Stern RC (1989) Pneumothorax in cystic fibrosis: A 26-year experience. Ann Thorac Surg 47: 204-207
7. Schidlow D, Taussig LM, Knowles MR (1993) Cystic fibrosis foundation consensus conference report on pulmonary complications of cystic fibrosis. Pediatr Pulmonol 15: 187-198

Literatur zu 7.4.4

1. Cipolli M, Perini S, Valletta EA, Mastella G (1995) Bronchial artery embolization in the management of hemoptysis in cystic fibrosis. Pediatr Pulmonol 19:344-347
2. Fabian MC, Smitheringale A (1996) Hemoptysis in children: the hospital for sick children experience. J Otolaryngol 25:44-45
3. Schidlow D, Taussig LM, Knowles MR (1993) Cystic fibrosis foundation consensus conference report on pulmonary complications of cystic fibrosis. Pediatr Pulmonol 15: 187-198
4. Stern RC (1993) Pulmonary complications. In: Davis PB (ed) Cystic fibrosis. Lung biology in health and disease. Marcel Dekker, New York, pp 352-353
5. Reinhardt D, Schneider K (1996) Schwere Hämoptoe bei Mukoviscidose. Monatsschr Kinderheilkd 144:555-556

Literatur zu 7.4.5

1. Aron Y, Polla BS, Bienvenue T, Dall'ava J, Dusser G, Hubert D (1999) HLA-class II polymorphism in cystic fibrosis. A possible modifier of pulmonary phenotype. Am J Respir Crit Care Med 159:1464-1468
2. Becker JW, Burke W, McDonald G (1996) Prevalence of allergic bronchopulmonary aspergillosis and atopy in adult patients with cystic fibrosis. Chest 109:1536-1540
3. Burnie JP (1995) Allergic and invasive aspergillosis. J R Soc Med 88 (Suppl 25):41-45
4. Crameri R (1998) Recombinant Aspergillus fumigatus allergens: from the nucleotide sequences to clinical applications. Int Arch Allergy Immunol 115:99-114
5. Crameri R, Blaser K (1996) Cloning Aspergillus fumigatus allergens by the the pJuFo filamentous phage display system. Int Arch Allergy Immunol 110:41-45
6. Feanny S, Forsyth S, Corey M, Levison H, Zimmermann B (1988) Allergic bronchopulmonary aspergillosis in cystic fibrosis: a secretory immune response to a colonizing organism. Ann Allergy 60:64-8
7. Greally P, Cook AJ, Sampson AP, Coleman R, Chambers S, Piper PJ, Price JF (1994) Atopic children with cystic fibrosis have increased urinary leukotriene E4 concentrations and more severe pulmonary disease. J Allergy Clin Immunol 93:100-7
8. Greenberger PA (1988). Allergic bronchopulmonary aspergillosis and fungoses. Clin Chest Med 9:599-608
9. Hemmann St, Nikolaizik WH, Schöni MH, Blaser K, Crameri R (1998) Differential IgE recognition of recombinant Aspergillus fumigatus allergens by cystic fibrosis patients with allergic bronchopulmonary aspergillosis or aspergillus allergy. Eur J Immunol 28:1155-1160
10. Hinson KFW, Moon AJ, Plummer NS (1952) Bronchopulmonary aspergillosis. Thorax 7:317-333
11. Jennings TS, Hardin TC (1993) Treatment of aspergillosis with itraconazole. Ann Pharmacother 27:1206-1211
12. Kauffmann HF, van der Heide S, Beaumont F, de Monchy JGR, de Vries K (1984) The allergenic and antigenic properties of spore extracts of Aspergillus fumigatus: a comparative study of spore extracts with mycelium and culture ltrate extracts. J Allergy Clin Immunol 73:567-573
13. Kauffman HF, van der Heide S, van der Laan S, Hovenga H, Beaumont F, de Vries K (1985) Standardisation of allergenic extracts of Aspergillus fumigatus. Liberation of IgE-binding component during cultivation. Int Arch Allergy Immunol 76:168-173
14. Kauffman HF, de Vries K (1980) Antibodies against Aspergillus fumigatus. I. Standardisation of the antigenic composition. Int Arch Allergy Immunol 62:252-264
15. Laufer P, Fink JN, Bruns WT, Unger GF, Kalbfleisch JH, Greenberger PA, Patterson P (1984) Allergic bronchopulmonary aspergillosis in cystic fibrosis. J Allergy Clin Immunol 73:44-48
16. Leon EE, Craig TJ (1999) Antifungals in the treatment of allergic bronchopulmonary aspergillosis. Ann Allergy Asthma Immunol 82:511-517
17. Longbottom JL, Austwick PKC (1986) Antigens and allergens of Aspergillus fumigatus. I. Characterisation by quantitative immunoelectrophoretic techniques. J Allergy Clin Immunol 78:9-17
18. Mearns M, Young W, Batten J (1965) Transient pulmonary infiltration in Cystic Fibrosis due to allergic aspergillosis. Thorax 20:385-92
19. Mannes GP, van der Heide S, van Aalderen WM (1993) Itraconazole and allergic bronchopulmonary aspergillosis in twin brothers with cystic fibrosis. Lancet 341:492
20. Moser M, Crameri R, Menz G, Schneider T, Dudler T, Virchow C, Gmach M, Blaser K, Suter M (1992) Cloning and expression of recombinant Aspergillus fumigatus allergen I/a (rAsp f I/a) with IgE binding and type 1 skin test activity. J Immunol 49:454-460
21. Nelson LA, Callerame ML, Schwartz RH (1979) Aspergillosis and atopy in cystic fibrosis. Am Rev Respir Dis 120:863-873
22. Nikolaizik WH, Moser M, Crameri R, Little S, Warner JO, Blaser K, Schöni MH (1995) Identification of allergic bronchopulmonary aspergillosis in cystic fibrosis patients with recombinant aspergillus fumigatus I/a specific serology. Am J Respir Crit Care Med 152:634-639
23. Nikolaizik WH, Brueton MJ, Warner JO (1991) Aspergillus allergy and allergic bronchopulmonary aspergillosis in cystic fibrosis. Pediatr Allergy Immunol 2:83-86
24. Patterson R, Greenberger PA, Radin RC, Roberts M (1982) Allergic bronchopulmonary aspergillosis: staging as an aid to management. Ann Intern Med 96:286-292

25. Sammuelson H, Karlsson-Borg A, Paulsen BS, Wold JK (1991) Purification of a 20 kD allergen from Aspergillus fumigatus. Allergen 46:115-24
26. Scheiner O (1992) Recombinant allergens: biological, immunological and practical aspects. Int Arch Allergy Immunol 98:93-96
27. Silvermann M, Hobbs FD, Gordon IR, Carswell F (1978). Cystic fibrosis, atopy and airways lability. Arch Dis Child 53:873-877
28. Simmonds EJ, Littlewood JM, Evans EGV (1990) Cystic fibrosis and allergic bronchopulmonary aspergillosis. Arch Dis Child 65:507-511
29. Skov M, Poulsen LK, Koch C (1999) Increased antigen-specific Th2 response in allergic bronchopulmonary aspergillosin patients with cystic fibrosis. Pediatr Pulmonol 27:74-79
30. Warner JO, Taylor BW, NormanAP, Soothill JF (1976) Association of cystic fibrosis with allergy. Arch Dis Child 51:507-511
31. Williams PB, Nolte H, Dolen WK, Koepke JW, Selner JC (1992) The histamine content of allergen extracts. J Allergy Clin Immunol 89:738-745

Literatur zu 7.4.6

1. Bell SC, Elbron JS, Campbell IA, Shale DJ (1995) Candida albicans infection complicating percutaneous gastrostomy in cystic fibrosis. Br J Clin Pract 49:109-110
2. Bhargava V, Tomashefski JF, Stern RC, Abramowski CR (1989) The pathology of fungal infection and colonization in patients with cystic fibrosis. Hum Pathol 20:977-986
3. Bonacorsi SP, Munck A, Gerardin M, Doit C, Brahimi N, Navarro J, Bingen E (1996) In situ management and molecular analysis of candidaemia related to a totally implantable vascular access in a cystic fibrosis patient. J Infect 33:49-51
4. Brown K, Rosenthal M, Bush A (1999) Fatal invasive aspergillosis in an adolescent with cystic fibrosis. Pediatr Pulmonol 27:130-133
5. Burns JL, Van Dalfsen JM, Shawar RM, Otto KL, Garber RL, Quan JM, Montgomery AB, Albers GM, Ramsey BW, Smith AL (1999) Effect of chronic intermittent administration of inhaled tobramycin on respiratory microbial flora in patients with cystic fibrosis. J Infect Dis 179:1190-1196
6. Chung Y, Kraut JR, Stone AM, Valaitis J (1994) Disseminated aspergillosis in a patient with cystic fibrosis and allergic bronchopulmonary aspergillosis. Pediatr Pulmonol 17:131-134
7. Ellis M, Spence D, de Pauw B, Meunier F, Marinus A, Collette L, Sylvester R, Meis J, Boogaerts M, Selleslag D, Krcmery V, von Sinner W, MacDonald P, Doyen C, Vandercam B (1998) An EORTC international multicenter randomized trial (EORTC number 19923) comparing two dosages of liposomal amphotericin B for treatment of invasive aspergillosis. Clin Infect Dis 27:1406-1412
8. Flume PA, Egan TM, Paradowski LJ, Detterbeck FC, Thompson JT, Yankaskas JR (1994) Infectious complications of lung transplantation. Impact of cystic fibrosis. Am J Respir Crit Care Med 149:1601-1607
9. Guidotti TL, Luetzeler J, di Sant'Agnese PA, Escaro DU (1982) Fatal disseminated aspergillosis in a previously well young adult with cystic fibrosis. Am J Med Sci 283:157-160
10. Kanj SS, Tapson V, Davis RD, Madden J, Browning I (1997) Infections in patients with cystic fibrosis following lung transplantation. Chest 112:924-930
11. Kusenbach G, Skopnik H, Haase G, Friedrichs F, Dohmen H (1992) Exophiala dermatitidis pneumonia in cystic fibrosis. Eur J Pediatr 151:344-346
12. Maguire CP, Hayes JP, Hayes M, Masterson J, FitzGerald MX (1995) Three cases of pulmonary aspergilloma in adult patients with cystic fibrosis. Thorax 50:805-806
13. Nunley DR, Ohori P, Grgurich WF, Iacono AT, Williams PA, Keenan RJ, Dauber JH (1998) Pulmonary aspergillosis in cystic fibrosis lung transplant recipients. Chest 114X:1321-1329
14. Sammut PH, Howard ST, Linder J, Colombo JL (1993) Unusual form of endobronchial aspergillosis in a patient with cystic fibrosis. Pediatr Pulmonol 16:69-73

Literatur zu 7.4.7

1. Bowden DH, Fischer VW, Wyatt JP (1965) Cor pulmonale in cystic fibrosis. Am J Med 38:226-232
2. British Medical Research Council Working Party (1981) Long-term domiciliary oxygen therapy in chronic hypoxaemic cor pulmonale complicating chronic bronchitis and emphysema. Lancet i:681-686
3. Brownlee JB, Beekman RH, Rosenthal A (1988) Acute hemodynamic effects of nifedipine with bronchopulmonary dysplasia and pulmonary hypertension. Pediatr Res 24:186-190
4. Burghuber OC, Salzer-Muhar U, Bergmann H, Götz M (1988) Right ventricular performance and pulmonary haemodynamics in adolescent and adult patients with cystic fibrosis. Eur J Pediatr 148:187-192
5. Burghuber OC, Salzer-Muhar U, Götz M (1988) Right ventricular contractility is preserved in patients with cystic fibrosis and pulmonary artery hypertension. Scand J Gastroenterol Suppl 143:93-98
6. Burghuber OC, Hartter E, Weissel M, Wolosczuk W, Götz M (1991) Raised circulating plasma levels of atrial natriuretic peptide in adolescent and adult patients with cystic fibrosis and pulmonary artery hypertension. Lung 169:291-300
7. Canny GJ, de Souza ME, Gilday ML, Newth CJ (1984) Radionuclide assessment of cardiac performance in cystic fibrosis. Reproducibility and effect of theophylline on cardiac function. Am Rev Respir Dis 130:822-826
8. Caronia CG, Silver P, Nimkoff L, Gorvoy J, Quinn C, Sagy M (1998) Use of bilevel positive airway pressure (BIPAP) in end-stage patients with cystic fibrosis awaiting lung transplantation. Clin Pediatr 37:555-559
9. Davidson A, Bossuyt A, Dab I (1989) Acute effects of oxygen, nifedipine, and diltiazem in patients with cystic fibrosis and mild pulmonary hypertension. Pediatr Pulmonol 6:53-59
10. Deschamps J-P, Didier F, Floquet J (1971) Mucoviscidose revelée et dominée par ses manifestations cardiaques. Arch Franç Péd 28:417-424
11. Eichler I, Burghuber OC, Götz M (1990) Acute effects on pulmonary haemodynamics of nifedipine in adult patients with cystic fibrosis. Eur J Clin Pharmacol 39:57-588
12. Fauroux B, Boule M, Lafaso F, Zerah F, Clement A, Harf A, Isabey D (1999) Chest physiotherapy in cystic fibrosis: improved tolerance with nasal pressure support ventilation. Pediatrics 103:E32
13. Fraser KL, Tullis DE, Sasson Z, Hyland RH, Thornley KS, Hanly PJ (1999) Pulmonary hypertension and cardiac function in adult cystic fibrosis: role of hypoxemia. Chest 115:1321-1328
14. GAP Conference Report (1980) Cor pulmonale, 4: iii-36. Cystic Fibrosis Foundation, Rockville, Maryland
15. Goldring RM, Fishman AP, Turino GM, Cohen HI, Denning CR, Andersen DH (1964) Pulmonary hypertension and cor pulmonale in cystic fibrosis of the pancreas 65:501-524

16. Götz MH, Burghuber OC, Salzer-Muhar U, Wolosczuk W, Weissel M, Hartter E (1989) Cor pulmonale in cystic fibrosis. J R Soc Med 82 (Suppl 16):26-31
17. Granton JT, Kesten S (1998) The acute effects of nasal positive pressure ventilation in patients with advanced cystic fibrosis. Chest 113:1013-1018
18. Hill AT, Edenborough FP, Cayton RM, Stableforth DF (1998) Long-term nasal intermittent positive pressure ventilation in patients with cystic fibrosis and hypercapnic respiratory failure (1991-1996). Respir Med 92:523-526
19. Hume JR, Hart P, Levesque PC, Collier ML, Geary Y, Warth J, Chapman T, Horowitz B (1994) Molecular physiology of CFTR Cl'-channels in heart. Jpn J Physiol 44 (Suppl 2): S177-S182
20. Johnson GL, Kanga JF, Moffett CB, Noonan JA (1991) Changes in left ventricular diastolic filling patterns by Doppler echocardiography in cystic fibrosis. Chest 99: 646-650
21. Kovesi TA, Lehotay DC, Levison H (1994) Plasma carnitine levels in cystic fibrosis. J Pediatr Gastroenterol Nutr 19: 421-424
22. Lindemann H (1987) Mukoviszidose und präkapilläre pulmonale Hypertension. Monatsschr Kinderheilkd 135: 728-734
23. Michael JR, Kennedy TP, Fitzpatrick S, Rosenstein BJ (1984) Nifedipine inhibits hypoxic pulmonary vasoconstriction during rest and exercise in patients with cystic fibrosis and cor pulmonale. Am Rev Respir Dis 130:516-519
24. Moss AJ, Harper WJ, Dooley RR, Murray JF, Mack JF (1965) Cor pulmonale in cystic fibrosis of the pancreas. J Pediatr 67:797-807
25. Niznikowska-Marks J, Okninska A, Kaminski Z (1971) Fibrose myocardique au cours de la mucoviscidose. Helv Paed Acta 1:56-62
26. Nocturnal oxygen therapy trial group (1980) Continuous or nocturnal oxygen therapy in hypoxemic chronic obstructive lung disease. Arch Intern Med 83:391-398
27. Oppenheimer EH, Esterly JR (1973) Myocardial lesions in patients with cystic fibrosis of the pancreas. Hopkins Med J 133:252-261
28. Paditz E, Reitermeier G, Leupold W, Paul KD, Heinicke D, Reuner I, Dinger J, Schwarze R (1996) Nichtinvasive nächtliche nasale Masenbeatmung (NIPPV) im Kindes- und Jugendalter. Med Klin 91 (Suppl 2):31-33
29. Padman R, Lawless S, Von Nessen S (1994) Use of BiPAP by nasal mask in the treatment of respiratory insufficiency in pediatric patients: preliminary investigations. Pediatr Pulmonol 17:119-123
30. Panidis IP, Ren J-F, Holsclaw DS, Kotler MN, Mintz GS, Ross J (1985) Cardiac function in patients with cystic fibrosis: evaluation by two-dimensional and Doppler echocardiography. J Am Coll Cardiol 6:701-706
31. Pianosi P, Pelech A (1996) Stroke volume during exercise in cystic fibrosis. Am J Respir Crit Care Med 153:1105-1109
32. Piepsz A, Ham HR, Millet E, Dab I (1987) Determination of right ventricular ejection fraction in children with cystic fibrosis. Pediatr Pulmonol 3:24-28
33. Piper AJ, Parker S, Torzillo PJ, Sullivan CE, Bye PT (1992) Nocturnal nasal IPPV stabilizes patients with cystic fibrosis and hypercapnic respiratory failure. Chest 102: 846-850
34. Royce SW (1951) Cor pulmonale in infancy and early childhood: report on 34 patients, with special reference of pulmonary heart disease in cystic fibrosis of the pancreas. Pediatrics 8:255-274
35. Salzer-Muhar U, Burghuber OC, Weissel M, Götz M (1988) Nichtinvasive Beurteilung der pulmonalen Hypertension mit Hilfe gepulster Doppler-Sonographie bei erwachsenen Patienten mit zystischer Fibrose. Prax Klin Pneumol 42: 580-582
36. Schidlow DV, Taussig LM, Knowles MR (1993) Cystic fibrosis foundation consensus conference report on pulmonary complications of cystic fibrosis. Pediatr Pulmonol 15: 187-198
37. Stern RC, Borkat G, Hirschfeld SS, Boat TF, Matthews LW, Liebman J, Doershuk CF (1980) Heart failure in cystic fibrosis: treatment and prognosis of cor pulmonale with failure of the right side of the heart. Am J Dis Child 134: 267-272
38. Sullivan MM, Moss RB, Hindi RD, Lewiston NJ (1986) Supraventricular tachycardia in patients with cystic fibrosis. Chest 90:239-242
39. Tepper RS, Skatrud JB, Dempsey JA (1983) Ventilation and oxygenation changes during sleep in cystic fibrosis. Chest 84:388-393
40. Venuta F, Rendina EA, Rocca GD, De Giacomo T, Pugliese F, Vizza CD, Coloni GF, Patterson GA (2000) Pulmonary hemodynamics contribute to indicate priority for lung transplantation in patients with cystic fibrosis. J Thorac Cardiovasc Surg 119:682-689
41. Versteegh FGA, Neijens HJ, Bogaard JM, Stam H, Robijn RJ, Kerrebijn KF (1986) Relationship between pulmonary function, O2 saturation during sleep and exercise, and exercise responses in children with cystic fibrosis. Adv Cardiol 35:151-155
42. Vizza CD, Lynch JP, Ochoa LL, Richardson G, Trulock EP (1998) Right and left ventricular dysfunction in patients with severe pulmonary disease. Chest 113:576-583
43. Wedzicha JA (2000) Long-term oxygen therapy. Eur Respir Mon 13:143-154
44. Zinman R, Corey M, Coates AL, Canny GJ, Connoly J, Levison H, Beaudry PH (1989) Nocturnal home oxygen in the treatment of hypoxemic cystic fibrosis patients. J Pediatr 114:368-377

Pankreasmanifestation

8

S. KOLETZKO

INHALT

Die cystische Fibrose ist die häufigste Ursache einer exokrinen Pankreasinsuffizienz im Kindes- und Jugendalter und gleichzeitig die häufigste hereditäre Pankreaserkrankung [26]. Im Gegensatz zur Lungenbeteiligung beginnt die Pankreaserkrankung meistens bereits in utero. Bei Geburt sind ca. 50%, mit einem Jahr ca. 80% der betroffenen Kinder pankreasinsuffizient. So sind es im jungen Kindesalter meistens die Zeichen der Malassimilation mit ihren Folgen, die eine CF vermuten lassen und zur Diagnose führen.

8.1 Strukturelle und funktionelle Veränderungen des exokrinen Pankreas

In den Erstbeschreibungen der CF als eigenes Krankheitsbild wurden die pathologischen Pankreasveränderungen mit Ersatz des Drüsengewebes durch Zysten, Fett- und Bindegewebe als besonderes Charakteristikum hervorgehoben [2,32]. Sie gaben der Krankheit den Namen „cystische Fibrose des Pankreas". Die schweren pathologischen Veränderungen, die man bei der Obduktion nach langjährigem Krankheitsverlauf findet, spiegeln wahrscheinlich den progressiven Krankheitsprozess wider. Die pankreatischen Veränderungen variieren stark im Schweregrad, und in Einzelfällen wurde bei sehr jung verstorbenen CF-Kindern bei der Autopsie eine histologisch unauffällige Bauchspeicheldrüse gefunden [86].

Um die frühen pathologischen Veränderungen zu verstehen, muss man sie mit den Reifungsprozessen vergleichen, die normalerweise während der prä- und frühen postnatalen Entwicklung stattfinden. Die Heranreifung des Drüsengewebes drückt sich in einem zunehmenden Quotienten zwischen Azinuszellen und Bindegewebszellen aus. Die Zymogengranula in den Azini sind erstmals in der 14.–16. Schwangerschaftswoche nachweisbar, ihre Zahl und Größe nimmt bis zur Geburt ständig zu. Das Gangsystem der Bauchspeicheldrüse macht insgesamt nur etwa 5% des Volumens des exokrinen Pankreas aus, es spielt aber eine besondere Rolle für die Sekretion von Flüssigkeit und Elektrolyten. Imrie et al. [48] verglichen die Autopsie-Befunde von 30 CF-Säuglingen unter 4 Monaten mit den Befunden von 29 gleichaltrigen Kontrollkindern. Bei den Gesunden nahm das Azinusgewebe mit dem postkonzeptionellen Alter linear zu. Der Quotient aus Azinus- zu Bindegewebe stieg von Geburt bis zum 4. Lebensmonat um den Faktor 4. Im Gegensatz dazu zeigte das Azinusgewebe bei den CF-Patienten eine deutliche Reifungsstörung. Der Quotient von Azinus- zu Bindegewebe sank mit zunehmendem Alter. Das Volumen des pankreatischen Gangsystems war bei 80% dieser jungen CF-Patienten bereits deutlich vermehrt. Die Autoren schlossen aus ihren Untersuchungen, dass die Ansammlung von eingedicktem Sekret innerhalb des Gangsystems charakteristisch für frühe Veränderungen bei CF sei. Der obstruktive Prozess innerhalb des Gangsystems ist wahrscheinlich die Ursache der Dilatation kleiner Gänge und der Azini, die als Folge des zunehmenden Rückstaus atrophieren und zugrunde gehen [96].

Querschnittuntersuchungen an großen Kollektiven von CF-Patienten zeigen, dass etwa 85–90% *pankreasinsuffizient* sind, d.h. sie weisen eine Steatorrhö mit einer Fettausscheidung von mehr als 7% der Fettaufnahme auf [76]. Bei diesen Patienten ist die Trypsinaktivität im Pankreasstimulationstest unter 5%, die Aktivität von Colipase und Lipase sogar unter 1–2% der Werte gesunder Kontrollpersonen abgefallen [38,39]. Die Pankreasfunktion der verbleibenden 10–15% der Patienten ohne Steatorrhö, die auch als *pankreassuffizient* bezeichnet werden, zeigt eine enorme Streubreite. Sie reicht von völlig erhaltener bis hin zu deutlich herabgesetzter Enzymsekretion, die mit 3–10% der Enzymaktivität gesunder Kontrollpersonen gerade noch ausreicht, eine Steatorrhö zu verhindern [28].

Der Anteil der pankreassuffizienten CF-Patienten liegt im jungen Kindesalter deutlich über 15%. Waters et al. fanden bei 29 von 78 (37%) CF-Kindern unter 4 Jahren noch eine für die Fettverdauung ausreichende Pankreasfunktion [103]. In einer späteren Studie konnte dieselbe Arbeitsgruppe zeigen, dass bei sehr jungen, durch ein Neuborenenscreening entdeckten CF-Säuglingen (Alter <4 Monate) sogar noch 31 (48%) der 64 untersuchten Kinder keine Maldigestion aufwiesen [37]. Während der 2-jährigen Nachbeobachtungszeit entwickelten 11 der 31 vormals pankreassuffizienten Kinder eine Pankreasinsuffizienz mit Steatorrhö und der Notwendigkeit einer Enzymsubstitution. Bei 6 dieser 11 Kinder war ein Pankreasstimulationstest vor und nach Manifestation der Steatorrhö durchgeführt worden. Die Aktivität der Colipase war bei diesen Kindern bereits zum Zeitpunkt der Pankreassuffizienz mit 1,2–6% des Normalwertes deutlich erniedrigt. Zum Zeitpunkt der Fettmalabsorption war sie im Rahmen der Progression auf <1% der Norm abgefallen. Diese Funktionsuntersuchungen bei sehr jungen CF-Kindern stimmen mit den pathologischen Veränderungen überein, die ein Fortschreiten der Pankreaszerstörung postpartal beschreiben.

Der Verlauf der Pankreasfunktion bei einer großen Kohorte von 630 CF-Patienten wurde in der CF-Ambulanz in Toronto über viele Jahre dokumentiert. Der Übergang von einer Pankreassuffizienz in eine Insuffizienz konnte bei insgesamt 20 Patienten durchschnittlich 5,6 Jahre (0,6–20,6 Jahren) nach Diagnose der Krankheit dokumentiert werden [20]. Die Ergebnisse eines oder mehrerer Pankreasstimulationsteste lagen von 47 Patienten ohne Steatorrhö vor. Von ihnen entwickelten sieben im weiteren Krankheitsverlauf eine Steatorrhö. Bei diesen sieben Patienten war die Sekretion der Enzyme Trypsin, Lipase und Colipase beim ersten Test bereits sehr niedrig, während Patienten mit normaler oder leicht subnormaler Enzymausschüttung ihre Enzymaktivitäten über Jahre beibehielten. Bei den meisten Patienten mit Pankreasinsuffizienz manifestierte sich diese vor dem 10. Lebensjahr.

Aber nicht nur die Enzymsekretion ist bei CF-Patienten stark eingeschränkt. Bereits 1968 konnte gezeigt werden, dass die pankreatische Wasser- und Bicarbonat-Sekretion bei CF-Patienten nach intravenöser Sekretinstimulation vermindert ist [44]. Die Arbeitsgruppe in Toronto führte zahlreiche Untersuchungen zu dieser Frage bei pankreasinsuffizienten und pankreassuffizienten CF-Patienten im Vergleich zu pankreasgesunden Kontrollen und Kindern mit Pankreasinsuffizienz anderer Genese durch [60]. Die Ergebnisse zeigten, dass der Wasser-, Bicarbonat- und Chloridgehalt im Duodenalaspirat bei fast allen CF-Patienten im Vergleich zu Kontrollen mit entsprechenden Enzymaktivitäten vermindert war. Unabhängig vom Ausmaß der Enzymsekretion erreichte die Wassersekretion der CF-Patienten nur etwa 41% der Werte von Kindern ohne CF. Mit anderen Worten: auch bei noch vollständig normaler Enzymsekretion (z.B. Trypsin 1000–2000 U/kg KG/h) war die Ausscheidung von Wasser, Natrium, Chlorid und Bicarbonat bei CF-Patienten signifikant erniedrigt (Abb. 8.1). Dabei scheint die Sekretion von Chlorid und Bikarbonat bei CF-Patienten im gleichen Ausmaß eingeschränkt zu sein [61]. Die Autoren schlossen aus ihren Untersuchungen, dass die verminderte Ionensekretion bei CF das genetisch determinierte primäre Ereignis zu sein scheint, das sekundär einen verminderten passiven Flux von Wasser nach sich zieht [59]. Diese Hypothese wurde Jahre später bestätigt, als die apikale Membran von intralobulären Gangepithelzellen als Hauptlokalisation des CFTR im menschlichen Pankreas identifiziert wurde [65, 95]. CFTR ist für den cAMP-vermittelten Anionenflux, z.B. durch Sekretinstimulation, notwendig. Aus dem eingeschränkten Wassereinstrom in das Gangsystem resultiert bei CF-Patienten ein konzentriertes, sehr eiweißreiches Sekret, das in den kleinen Ausführungsgängen präzipitiert und damit einer Ob-

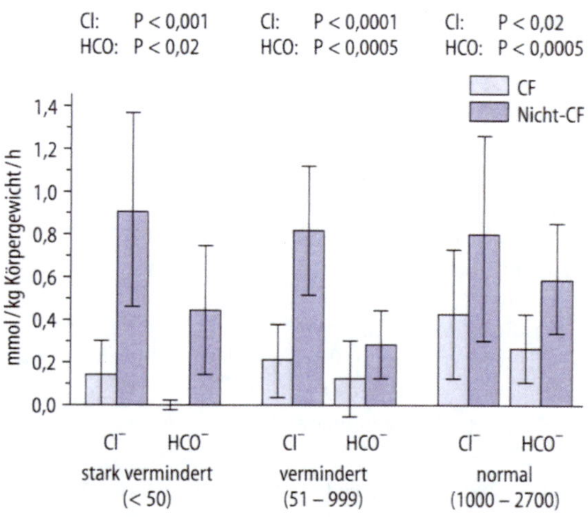

Abb. 8.1. Sekretion von Chlorid und Bikarbonat bei Patienten mit und ohne CF getrennt nach drei Gruppen: Patienten mit stark verminderter (<50 mmol/kg Körpergewicht), mäßig verminderter (51–999 mmol/kg Körpergewicht) und normaler (1000–2700 mmol/kg Körpergewicht) Trypsinsekretion im Pankreasstimulationstest. Patienten mit CF haben in allen drei Gruppen eine signifikant niedrigere Anionensekretion als Nicht-CF-Patienten. (Nach [59])

struktion Vorschub leistet [60]. MUC6-Mucin konnte als wesentlicher Bestandteil des intraduktalen Materials identifiziert werden [78]. Sekundär, als Folge der Druckschädigung der Azinuszellen, kommt es zu einer verminderten Enzymsekretion. Da auch Azinuszellen einen CFTR-abhängigen Chloridkanal exprimieren, könnte bei Patienten mit CF zusätzlich auch primär die Enzymsekretion gestört sein [108].

8.2 Genotyp und Pankreasfunktion

Es ist seit längerem bekannt, dass pankreassuffiziente CF-Patienten einen insgesamt milderen Krankheitsverlauf haben. Im Vergleich zu CF-Patienten mit Steatorrhö werden sie zu einem späteren Zeitpunkt diagnostiziert, haben im Schnitt niedrigere Chloridwerte im Schweiß, eine bessere Lungenfunktion bezogen auf das Alter, eine geringere Wahrscheinlichkeit für eine Besiedelung der Lunge mit Pseudomonaskeimen und sind fast nie von bestimmten CF-typischen Komplikationen, wie z. B. dem Mekoniumileus oder dem distalen intestinalen Obstruktionssyndrom, betroffen [18, 36, 58]. Die mittlere Lebenserwartung von CF-Patienten mit Pankreassuffizienz beträgt 56 Jahre im Vergleich zu nur 29 Jahren bei pankreasinsuffizienten Patienten. Familienuntersuchungen in Toronto deuteten bereits vor der molekulargenetischen Aufklärung der CF-Mutation auf eine genetische Komponente für den Erhalt einer ausreichenden Pankreasfunktion hin [17]. Von 63 untersuchten Familien mit mindestens zwei betroffenen Kindern waren nur drei diskordant bezüglich der Pankreasfunktion. Genetische Untersuchungen bei 293 CF-Patienten konnten die Vermutung bestätigen, dass der Genotyp für das Ausmaß der Pankreasschädigung verantwortlich ist [50]. 99% der Patienten, die homozygot für die ΔF508-Mutation waren, wiesen eine Pankreasinsuffizienz auf. Im Gegensatz dazu lag eine Steatorrhö nur bei 72% der Fälle mit Heterozygotie für dieses Gen und sogar bei nur 36% der Patienten mit anderen Genotypen vor. In den beiden letztgenannten Gruppen waren im Vergleich zu den homozygoten Patienten die mittleren Chloridwerte im Schweiß niedriger und der Ernährungsstatus sowie die Lungenfunktion unter Berücksichtigung des Alters besser. In einer Folgestudie derselben Arbeitsgruppe wurden 538 CF-Patienten mit dokumentierter Pankreasfunktion auf 25 verschiedene Genmutationen untersucht [62]. Die häufigste Mutation war mit 71% ΔF508, die anderen gefundenen 19 Mutationen machten jeweils weniger als 5% der Fälle aus. Bei 73% der Patienten konnte der Genotyp komplett aufgeklärt werden. Dabei zeigte sich, dass jeder der 30 verschiedenen Genotypen entweder mit einer Pankreasinsuffizienz oder mit einer Pankreassuffizienz, aber niemals mit dem einen oder anderen Phänotyp verbunden war. Ausnahmen sind einige wenige Mutationen, z. B. die G85E- oder die G851D-Mutation, die mit unterschiedlichem Phänotyp einhergehen können [51, 75].

Die verschiedenen CF-assoziierten Mutationen beeinträchtigen die Funktion des CFTR in unterschiedlicher Weise. Mindestens fünf Mechanismen sind bekannt (s. Abschn. 1.2). Mutationen der I. Klasse, meistens Non-sense-, Frameshift- oder Splicing-Mutationen, führen zur Translation einer defekten mRNA mit fehlender oder unvollständiger Produktion des Proteins. Bei Mutationen der Klasse II (meistens Missense-Mutationen oder Inframe-Deletion) wird das Protein im endoplasmatischen Retikulum nicht richtig verarbeitet oder gefaltet. Es kann seinen Weg von dort nicht zum Golgiapparat und zur apikalen Zellmembran fortsetzen und geht zugrunde. Zur Klasse II gehört auch die häufige ΔF508-Mutation. Bei Mutationen der Klasse III erreicht das intakte Protein zwar die Zellmembran, aber die Regulation des Chloridkanals ist durch eine Mutation der Nukleotid bindenden Domäne gestört. Mutationen der Klasse IV führen zu einem Defekt der in der Zellmembran lokalisierten Domäne. Trotz richtiger Lokalisation und Regulation des Chloridkanals ist der Ionenfluss durch den Kanal vermindert. Die Klasse V umfasst verschiedene Mutationen, die zu einer verminderten Synthese eines normal funktionierenden CFTR führen. Mutationen der Klassen I bis III (homozygot oder compound heterozygot) gehen mit einer Pankreasinsuffizienz einher, während pankreassuffiziente Patienten mindestens eine Mutation der Klassen IV und V besitzen und damit noch eine Restfunktion des Chloridkanals aufweisen. Das Wissen um die verschiedenen Mechanismen eröffnet die Möglichkeit von unterschiedlichen pharmakologischen Therapieansätzen in Abhängigkeit vom Genotyp.

8.3 Symptome und Folgen der Pankreasbeteiligung

8.3.1 Pankreasinsuffizienz

Ohne Neugeborenenscreening werden ca. 60–70% der CF-Patienten im ersten Lebensjahr diagnostiziert, und etwa 85% vor dem 5. Lebensjahr [35, 81]. Bei 10–15% der CF-Patienten wird pränatal durch Ultraschall oder postnatal ein Mekoniumileus festgestellt. Bis auf sehr seltene Ausnahmen haben alle Kinder mit Mekoniumileus bereits bei Geburt eine Pankreasinsuffizienz. In den ersten beiden Lebensjahren sind es dann meistens die Zeichen der Malassimilation mit mangelnder Gewichtszunahme, die die Kinder klinisch auffällig werden lassen. Obwohl die betroffenen Säuglinge die fäkalen Verluste durch eine erhöhte Energiezufuhr, d.h. Zunahme des Trinkvolumens, auszugleichen versuchen, geraten sie zunehmend in eine Negativbilanz und damit in eine Gedeihstörung. Im ersten Lebenshalbjahr ist die Stuhlkonsistenz mehr wässrig, dann treten die typischen fettig-massigen, stinkenden Stühle, z.T. mit Rektumprolaps, auf. In ausgeprägten Fällen bestehen zum Zeitpunkt der Diagnose als Folge der gestörten Eiweißverdauung Eiweißmangelödeme oder sogar ein Aszites und eine schwere Anämie [7, 67, 74]. In dieser Situation mit Gewebsödemen kann der Schweißtest falsch negativ ausfallen. Die meisten CF-Säuglinge weisen bereits zwischen dem 3.-6. Lebensmonat einen Vitamin-E-Mangel auf. Er leistet der Peroxidation von Zellmembranen Vorschub und ist Ursache der hämolytischen Anämie. Bei diesen Kindern muss mit Beginn der Pankreasenzymsubstitution, der Ernährungstherapie und Eisensupplementierung hochdosiert Vitamin E gegeben werden, um die Hämolyse zu stoppen.

Eine Salzverarmung mit hypochlorämischer Alkalose, das so genannte Pseudo-Bartter-Syndrom, entsteht durch erhöhte Verluste im Stuhl und Schweiß bei ungenügender Möglichkeit zur Kompensation durch die im Säuglingsalter salzarme Kost (Muttermilch, Formelnahrung, Beikost). Die Kinder werden lethargisch und geraten in eine schwere Gedeihstörung. Irreversible Hirnschäden durch den Chloridmangel können die Folge sein. Ein chronischer Salzmangel kann auch noch jenseits des Säulingsalters zu einer Beeinträchtigung der Vigilanz und weiterer Verschlechterung des Ernährungszustandes führen [77]. Diagnostisch wegweisend ist neben der metabolischen Alkalose eine verminderte Natrium- und Chloridausscheidung im Urin (< 10 mmol/l).

Eine seltene, aber gefürchtete Komplikation der nicht erkannten Malabsorption fettlöslicher Vitamine ist die Hirnblutung als Folge eines Vitamin K Mangels. Bei einigen Kindern entwickeln sich als Folge eines Mangels an Zink und essentiellen Fettsäuren schuppende Hauterscheinungen, die den Verdacht auf eine CF lenken können [23]. Durch Beginn der Enzymsubstitution bessert sich die Absorption von Zink und essentiellen Fettsäuren, und damit die Hauterscheinungen [31].

Bei Anwendung eines generellen Neugeborenenscreenings reduziert sich das durchschnittliche Diagnosealter von 1,5 Jahren auf etwa 6-8 Wochen. Bereits in diesem jungen Alter sind Körpergewicht, Körperlänge, Kopfumfang und einige Laborparameter wie Albumin, essentielle Fettsäuren und Vitamin E bei pankreasinsuffizienten Säuglingen signifikant erniedrigt [1, 10, 33, 40, 64, 89, 90]. Pankreassuffiziente Säuglinge unterscheiden sich dagegen bezüglich ihrer anthroprometrischen und laborchemischen Parameter nicht von gesunden Kontrollkindern.

Auch nach Diagnose der Erkrankung und Einleitung einer adäquaten Therapie kann ein Mangel an Makro- und Mikronährstoffen den Krankheitsverlauf komplizieren, da eine Supplementierung mit Pankreasenzymen die Verdauungsleistung bei einem großen Anteil der Kinder nicht normalisieren kann [4]. Betroffen sind besonders Kinder mit Leberbeteiligung oder nach Darmresektion, z.B. bei operativer Therapie eines Mekoniumileus. Ein Mangel an mehrfach ungesättigten Fettsäuren (PUFA) lässt sich bei einem großen Anteil der CF-Patienten nachweisen und kann negative Auswirkungen auf Immunfunktionen und die Lungenentwicklung haben. Ein Mangel an essentiellen Fettsäuren entwickelt sich besonders rasch bei jungen Kindern mit ihrem hohen Bedarf an Fettsäuren für Membransynthese, Fettdeposition und Entwicklung des Nervensystem [56]. Auch die Versorgung mit fettlöslichen Vitaminen, besonders Vitamin A und E, ist trotz Substitutionstherapie regelmäßig durch Serumbestimmungen zu kontrollieren. Zur Normalisierung der Serumspiegel und Verhütung von klinischen Mangelerscheinungen wie z.B. Nachtblindheit durch Vitamin-A-Mangel oder Hämolyse bei Vitamin-E-Mangel sind z.T. hohe Substitutionsdosen oder die Gabe von wasserlöslichen Darreichungsformen erforderlich [57] (s. Kap. 13).

8.3.2 Pankreatitis

Eine Pankreatitis ist eine typische Komplikation von pankreassuffizienten CF-Patienten und betrifft ca. 8-10% dieser Subpopulation [87]. Offensichtlich ist eine Restfunktion der Azinuszellen für das Auftreten der entzündlichen Reaktion notwendig. Der erste Schub tritt meistens erst in der Adoleszenz oder im jungen Erwachsenenalter auf (Abb. 8.2). Da bei pankreassuffizienten Patienten der klinische Verlauf milder ist, pulmonale Probleme auch erst später auftreten können und sie keine Zeichen der Malassimilation zeigen, ist die Pankreatitis in Einzelfällen das zur Diagnose führende Symptom [41]. Daher sollte ein Schweißtest bei jüngeren Patienten mit einer Pankreatitis unklarer Genese im Rahmen der diagnostischen Abklärung durchgeführt werden. Die Therapie der CF-assoziierten Pankreatitis unterscheidet sich nicht von einer Pankreatitis anderer Ursache. Auf eine ERCP kann bei eindeutiger Diagnose der CF in der Regel verzichtet werden. Einige primär pankreassuffiziente CF-Patienten entwickeln als Folge zahlreicher pankreatitischer Schübe eine Steatorrhö.

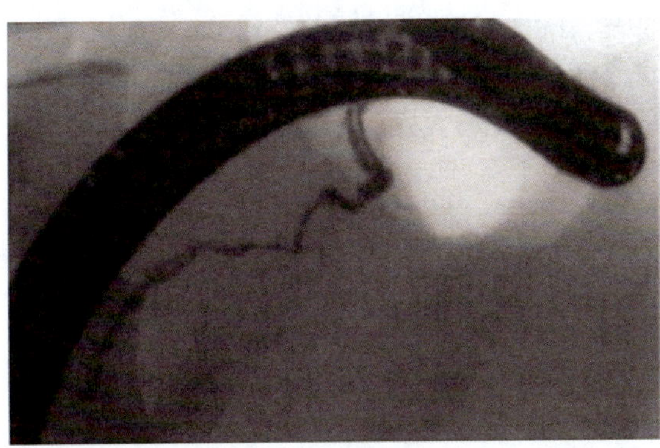

Abb. 8.2. Endoskopisch retrograde Pankreatographie bei einem 26-jährigen Patienten, der seit dem 14. Lebensjahr an rezidivierenden Pankreatitisschüben litt. Bei Diagnose der CF mit 21 Jahren war der Patient noch pankreassuffizient, die Lungenfunktion war völlig normal. Man erkennt die entzündlichen Gangveränderungen des D. wirsungianus mit längerstreckiger hochgradiger Stenose bei nur angedeuteten Seitenästen

Die Möglichkeit der Sequenzierung des CFTR Gens führte zur Identifizierung einer monosymptomatischen Form der CF: einer chronischen Pankreatitis im Erwachsenenalter ohne Beteiligung der Atemwege. Erwachsene mit chronischer Pankreatitis weisen überzufällig häufig Mutationen im CFTR-Gen oder dem 5T-Allel im Intron 8 des CFTR-Gens auf [15, 84]. Die betroffenen Patienten zeigten keinerlei Lungenbeteiligung oder eine polypöse Sinusitis als Hinweis auf eine CF, die Schweißtestergebnisse waren normal. Einige Patienten hatten jedoch pathologische Werte bei der Potentialdifferenzmessung der Nasenschleimhaut als Hinweis auf einen defekten CFTR-vermittelten Ionentransport. Drei Patienten wiesen Mutationen beider Allele des CFTR-Gens auf [15] und erfüllten damit die Kriterien der Diagnose einer CF [81]. Durch diese molekulargenetischen Untersuchungen hat sich das klinische Spektrum der CF deutlich erweitert. Die Erkrankung kann in jedem Alter diagnostiziert werden. Monosymptomatische Formen sind wahrscheinlich häufiger als bisher angenommen.

8.4 Diagnostik der exokrinen Pankreasfunktion

Die diagnostischen Verfahren zum Nachweis einer exokrinen Pankreasfunktionsstörung unterscheiden sich nicht von denen, die bei anderen Pankreaserkrankungen eingesetzt werden [63]. Prinzipiell stehen zwei Möglichkeiten zur Verfügung: *Direkte* Verfahren, bei denen die Produkte der Pankreassekretion (Bikarbonat, Amylase, Lipase, Trypsin etc.) unmittelbar erfasst werden, und *indirekte* Methoden, bei denen der Nachweis einer verminderten Verdauungsleistung oder eine verminderte Präkursoraufnahme aus dem Darmlumen auf eine verminderte Pankreassekretion schließen lassen. Das in der Regel sehr junge Alter bei Diagnose erfordert ein anderes Vorgehen als im Erwachsenenalter [19]. Neben der Altersabhängigkeit sind einige CF-spezifische Besonderheiten bei der Interpretation der Testergebnisse zu berücksichtigen (Tabelle 8.1).

8.4.1 Direkte Testverfahren

Sekretin-Pankreozymin-Stimulation

Der Sekretin-Pankreozymin-Test gilt nach wie vor als Goldstandard in der Pankreasfunktionsdiagnostik [19]. Er ermöglicht bereits die Erfassung einer eingeschränkten Sekretionsleistung, bevor es zur manifesten Maldigestion kommt [59, 60]. Der Test ist jedoch sehr kosten- und personalaufwendig, erfordert ein entsprechendes Labor mit eigenen erarbeiteten Normalwerten, und ist nicht zuletzt wegen seiner

Tabelle 8.1. Spektrum der Funktionsprüfung des exokrinen Pankreas bei Patienten mit CF. (Mod. nach [93])

Testmethode	Validität	Praktische Bedeutung	Praktikabilität	Kommentar
Direkte Verfahren				
Sekretin-Pankreozymin-Test	+++	+/–		Goldstandard zur Validierung
Indirekte Verfahren				
IR-Trypsin(ogen) im Serum	+/–	+	+++	NG-Screening +++
Chymotrypsin im Stuhl	+	+++	++	-
Elastase im Stuhl	++	+++	+++	-
Pankreolauryltest	+/–	+/–	+/–	Nicht validiert bei Kindern
72 h-Stuhlfett-Bestimmung	++	+++	-	-
NIRA	++	++	+++	Gerät teuer
^{13}C-MTG-Atemtest	+	+	++	Überprüfung Enzymtherapie

NIRA „near infrared reflectance analysis, *MTG* mixed triglyceride.

Invasivität für die diagnostische Routine bei Kindern wenig geeignet. Daher ist er in der Regel wissenschaftlichen Fragestellungen vorbehalten.

8.4.2
Indirekte Testverfahren

Die indirekten Verfahren haben im Vergleich zu dem direkten Pankreasstimulationstest eine geringere Sensitivität und Spezifität, sie sind aber in der Praxis ausreichend, um pankreasinsuffiziente CF-Patienten zu erfassen. Es ist jedoch zu beachten, dass ein pathologischer Ausfall des Tests nicht mit Vorliegen einer Steatorrhö und damit der Notwendigkeit einer Substitutionstherapie mit Pankreasenzymen gleichzusetzen ist. In der Routinediagnostik ist die Bestimmung von Pankreasenzymen im Stuhl eine praktikable, den Patienten nicht belastende Methode. Mit der Stuhlfettbestimmung kann das Ausmaß der Energieverluste im Stuhl abgeschätzt und die Effektivität der Enzymsubstitution abgeschätzt werden. Die Atemteste mit ^{13}C-markierten Substanzen haben bisher noch wenig Eingang in die klinische Routine gefunden, ermöglichen aber, dynamische Prozesse der Digestion zu untersuchen. Die Fehlermöglichkeiten der einzelnen Methoden sollten für die Interpretation der Ergebnisse bekannt sein.

Pankreasenzyme im Stuhl

Die Aktivität von *Chymotrypsin* kann im Stuhl mit kommerziellen Tests auf photometrischer Basis gemessen werden. Pankreasinsuffiziente CF-Patienten können mit hoher Treffsicherheit von pankreassuffizienten unterschieden werden [30]. Eine Abgrenzung der Letzteren von gesunden Kontrollen gelingt allerdings nicht. Obwohl die Aktivität von Chymotrypsin während der Darmpassage rasch nachlässt, liegt eine gute Korrelation zwischen sezernierter Chymotrypsinmenge und der Aktivitätsmessung im Stuhl vor [8]. Falsch niedrige Werte können bei Leberfunktionsstörung, Obstipation mit verlängerter Darmpassage, aber auch durch einen Verdünnungseffekt bei wässrigen Stühlen auftreten. Werden drei Stuhlproben von drei verschiedenen Tagen untersucht und die gewonnenen Werte gemittelt, liegen Sensitivität und Spezifität der Methode, gemessen am Goldstandard, bei über 90% [30]. Eine Stuhlsammlung über mehrere Tage oder die Homogenisierung des Stuhls vor Entnahme der Proben verbessern die Ergebnisse nur unwesentlich. Exogene Pankreasenzympräparate werden mit erfasst und müssen mindestens 3 Tage vorher abgesetzt werden [92, 93]. Die Messung der Chymotrypsinaktivität unter Enzymsubstitution als Parameter zur Beurteilung des Therapieerfolges ist unzuverlässig. Sie erlaubt lediglich die Überprüfung der Compliance bezüglich der Enzymeinnahme.

Im Gegensatz zum Chymotrypsin im Stuhl ist die Bestimmung der *humanen pankreasspezifischen Lipase* [68] und der *Elastase-I* [43, 92, 93] mit Hilfe monoklonaler Antikörper unabhängig von der Substitution mit exogenen Pankreasenzymen. Die Verfügbarkeit eines kommerziell erhältlichen Testkits zur Messung der fäkalen Elastaseaktivität hat die Bestimmung von Chymotrypsin im Stuhl weitgehend abgelöst. Die Pankreaselastase 1 wird während der gesamten intestinalen Passage nicht abgebaut, so dass es im Stuhl im Vergleich zum Duodenalsaft zu einer 5- bis 6fachen Anreicherung dieses Enzyms kommt. Gesunde Kinder und Erwachsene zeigen eine breite Streuung mit lognormaler Verteilung der Einzelwerte. Die Elastaste-Werte im Mekonium sind deutlich niedriger. Säuglinge erreichen am Ende des ersten Lebensjahres die Werte von Erwachsenen. Ab dem Kleinkindalter scheint keine Altersabhängigkeit bei Pankreas-Gesunden zu bestehen [93]. Die Elastasekonzentration ist bei Kühlschranktemperatur über mindestens 6 Tage, bei Raumtemperatur über 3 Tage stabil, so dass Stuhlproben wie für die Chymotrypsinbestimmung mit normaler Post versandt werden können. Bei einem Vergleich mit der Enzymaktivität im Duodenalsaft nach Sekretin-Pankreozymin-Stimulation zeigte sich bei Erwachsenen mit Pankreaserkrankungen eine lineare und signifikante Korrelation zur Elastase 1-Konzentration im Stuhl. Verglichen mit dem direkten Nachweisverfahren betrug die Sensitivität 96% (21/22) bei Patienten mit Steatorrhö und 88% (6/7) bei Patienten mit eingeschränkter Enzymsekretion ohne vermehrte Stuhlfettausscheidung. Von 34 Patienten ohne Steatorrhö und mit normalem Ergebnis im Stimulationstest zeigten 32 ein Ergebnis der Stuhl-Elastase oberhalb des Grenzwertes entsprechend einer Spezifität von 94% [93]. Untersuchungen bei CF-Patienten bestätigten die hohe Sensitivität und Spezifität dieses indirekten Testverfahrens zur Erfassung einer Pankreasinsuffizienz [43, 91]. Eine Substitutionstherapie mit Pankreasenzymen stört die immunologische Bestimmung der endogenen Pankreaselastase nicht. Praktisch wichtig ist die Beobachtung, dass sich pathologisch niedrige Elastasewerte im Stuhl häufig bei Kindern und Erwachsenen mit unbehandelter Zöliakie finden. Diese Patienten sezernieren als Folge der geschädigten Intestinalschleimhaut weniger pankreasstimulierende Hormone und entwickeln dadurch eine sekundäre leichte Pankreasinsuffizienz. Unter glutenfreier Kost ist sie in der Regel reversibel. Dieses Beispiel zeigt, dass ein pathologisches Ergebnis der Elastase-Bestimmung im Stuhl bei einem Kind mit Durchfällen und Gedeihstörung nicht die Diagnose einer CF sichern kann, sondern lediglich eine Pankreassekretionsstörung diagnostiziert. Umgekehrt macht ein normaler Elastase-Wert im Stuhl in dieser klinischen Konstellation die Diagnose einer CF eher unwahrscheinlich.

Stuhlfettbestimmung

Der Nachweis einer Maldigestion ist Voraussetzung für die Einleitung einer Enzymtherapie. Die *quantitative Stuhlfettbestimmung* ist nach wie vor der Goldstandard für den Nachweis einer Steatorrhö. Sie ist jedoch unspezifisch, und eine Maldigestion durch Pankreasinsuffizienz kann nicht von einer Malabsorption, z.B. bei schwerem Mukosaschaden oder Kurzdarm, unterschieden werden. Die quantitative Stuhlfettausscheidung ist für alle Beteiligten zeitaufwendig und unangenehm, sie ist kostspielig, und nur wenige Labors sind mit der chemischen Analyse vertraut. Da bei Kindern keine standardisierte Fettzufuhr möglich ist, erfordert die Methode nicht nur eine komplette Stuhlsammlung über 72 h, sondern auch ein mindestens 5- bis 7tägiges Nahrungsprotokoll nach der Wiegemethode, aus der die mittlere tägliche Fettzufuhr berechnet werden muss. Beträgt die mittlere Fettausscheidung mehr als 7% der Fettzufuhr, spricht man von einer Steatorrhö. Bei Säuglingen im ersten Trimenon liegt der Grenzwert mit 15% sehr viel höher. Das gebräuchlichste Verfahren für die chemische Analyse ist die titrimetrische Methode nach van der Kramer [101]. Voraussetzung ist ein komplettes Durchmischen und Homogenisieren des Stuhles. Ein weiterer Nachteil ist die Tatsache, dass bei dieser Methode mittelkettige Triglyceride (MCT) nicht erfasst werden, die z.T. bis zu 50% des Fettanteils in bei CF empfohlenen Supplementnahrungen ausmachen. Kann auf eine MCT-haltige Nahrung während der Stuhlsammelperiode nicht verzichtet werden, muss die Modifikation der Stuhlfettbestimmung nach Jeejeebhoy angewandt werden [49].

Eine Alternative zur chemischen Analyse ist ein spektroskopisches Verfahren, (*NIRA: „near infrared reflectance analysis“*) [6, 72]. Dabei werden in einem Bereich von etwa 700–2500 nm Oberton- und Kombinationsschwingungen von Molekülgruppen, z.B. CH, NH, OH, in Stoffen unterschiedlicher Konsistenz gemessen. Die Intensität der Absorptionsbanden ist der Konzentration der jeweiligen funktionellen Gruppen in der Probe proportional. Die Methode erlaubt die Messung von Fett-, Stickstoff-, Kohlenhydrat- und Wassergehalt der Stuhlprobe [5, 6]. In der Regel werden Messungen an mehreren Stellen des Stuhls vorgenommen und die Werte gemittelt, so dass die unangenehme Homogenisierung entfällt. Die Messung einer Probe dauert nur wenige Minuten, der Personalaufwand ist gering. Die Konzentrationsangaben sind recht zuverlässig, sofern das Gerät an adäquaten Stuhlproben gegen eine Referenzmethode geeicht worden ist. Die Stuhlproben müssen frisch sein oder sollten tiefgefroren versandt werden. Ein Nachteil dieser Methode ist der hohe Anschaffungspreis des Gerätes.

Semiquantitative Methoden aus einzelnen Stuhlproben wie die Bestimmung des *Steatokrits* [34, 47] oder die *mikroskopische Beurteilung einer Stuhlaufschwemmung* nativ oder nach Sudanrotfärbung [52] erlauben nur eine grobe Einschätzung für das Vorliegen einer Steatorrhö. Sie haben aber den Vorteil der allgemeinen und sofortigen Verfügbarkeit und sind daher als Screeningmethode recht gut geeignet [63].

Pankreasenzyme im Serum

Die Erhöhung des immunreaktiven kationischen Trypsinogens im Serum, gemessen in getrockneten Blutstropfen auf Filterpapier mit monoklonalen Antikörpern mittels ELISA, ist die Grundlage des Neugeborenenscreenings auf CF [21]. Das Neugeborenenscreening ermöglicht einen frühzeitigen Therapiebeginn, bevor sich Komplikationen entwickelt haben [33] (s. Abschn. 5.4 und 15.3). Es wird in einigen Bundesstaaten der USA und Australiens mit gutem Erfolg durchgeführt, ist aber in den deutschsprachigen Ländern bisher nicht in die gesetzlich vorgeschriebenen oder empfohlenen Screeninguntersuchungen aufgenommen worden. Ein erhöhter Wert findet sich bei ca. 90% aller Neugeborenen mit CF, unabhängig davon, ob bereits eine Pankreasinsuffizienz vorliegt oder nicht [21, 103, 107]. Querschnitt- und Längsschnittuntersuchungen bei einer großen Zahl von CF-Patienten zeigten, dass der Trypsinogenwert bei pankreasinsuffizienten Kindern während der Kleinkindzeit in den subnormalen Bereich abfällt. Pankreassuffiziente CF-Patienten zeigen dagegen kein konstantes Muster. Ihre Werte können im Schulkind- oder Erwachsenenalter erniedrigt, normal oder erhöht sein [29]. Auch die pankreatischen Isoenzyme von Amylase und Lipase sind bei fortgeschrittener Pankreasinsuffizienz im Serum erniedrigt. Die Sensitivität der Lipase ist aber mit ca. 75% im ersten Lebensjahr deutlich geringer als die Bestimmung des Trypsinogens [13, 14]. Die Lipasebestimmung hat sich im klinischen Alltag ebenso wie die prä- und postprandiale Messung des pankreatischen Polypeptids nicht durchgesetzt.

Pankreolauryl-Test

Dieser Test zur Erfassung der endogenen Enzymfunktion ist ebenso wie der inzwischen nicht mehr im Handel befindliche NBT-PABA-(Bentiromid-)Test durch die Notwendigkeit einer exakten Urinsammlung besonders bei Kindern problematisch [71, 82].

Die Messung der Spaltprodukte im Plasma konnte die Sensitivität und Spezifität dieser Testverfahren bei Kindern deutlich verbessern [22, 106]. Für den Pankreolauryltest gibt es für die einzelnen Altersklassen bei Kindern noch kein standardisiertes Vorgehen bezüglich Dosierung und Testmahlzeit, ebenso noch keine Normalwerte für die Höhe der Spaltprodukte im Serum.

Atemteste mit stabilen Isotopen

Das Prinzip der Atemteste besteht in der Verabreichung eines markierten Tracers, der nach Spaltung im Darm durch Pankreasenzyme resorbiert, verstoffwechselt und als markiertes CO_2 abgeatmet wird. Traceruntersuchungen mit durch radioaktives ^{14}C markierten Substanzen [73] verbieten sich bei Kindern wegen der Strahlenbelastung. Es stehen aber mehrere, nicht strahlende ^{13}C-markierte Lipide zur Verfügung, mit denen eine Einschätzung der Fettverdauung gelingt. Von den z.Zt. verfügbaren Substraten scheint ein sogenanntes strukturiertes Triglycerid am besten geeignet zu sein, bei dem in Position 1 und 3 nicht markierte Stearinsäure und in Position 2 ^{13}C-markierte Octansäure lokalisiert ist (1,3-distearyl-2-^{13}C-octanoyl-glycerin). Erst nachdem die langkettigen Fettsäuren in Position 1 und 3 durch die Einwirkung von Lipase und Gallensäuren abgespalten sind, kann das Monoglycerid mit der ^{13}C-markierten mittelkettigen Fettsäure resorbiert und rasch in der Leber oxidiert werden. In der Ausatemluft steigt dann das Verhältnis von $^{13}CO_2$ zu $^{12}CO_2$ an. Die Konzentrationen der beiden Gase können mit Hilfe eines Isotopenratio-Massenspektrometers oder durch die nichtdispersive Infrarotspektroskopie [54] gemessen werden (Abb. 8.3). Die Atemteste können bereits im Säuglingsalter durchgeführt werden, sind ohne jedes Risiko und können beliebig oft wiederholt werden.

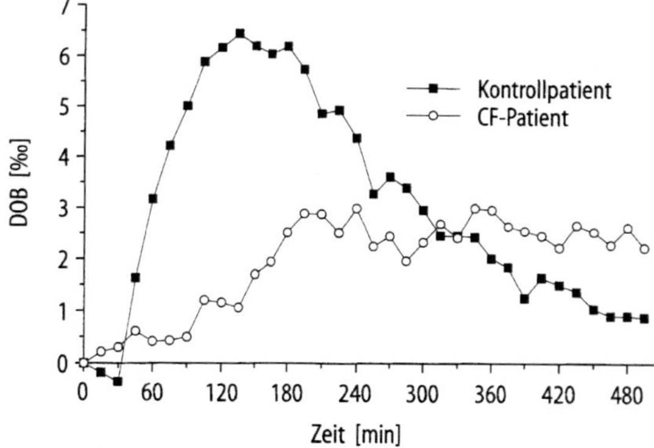

Abb. 8.3. Atemtest mit ^{13}C-markiertem strukturiertem Triglyzerid (1,3-distearyl-2-^{13}C-octanoyl-glycerin) zur Erfassung der Fettverdauung. Der Anstieg des Verhältnisses von $^{13}CO_2$ zu $^{12}CO_2$ im Vergleich zum Ausgangswert ist bei dem CF-Patienten trotz Enzymsubstitution mit 25000 I.E. Lipase zum Testfrühstück verspätet und niedriger als bei der gesunden Kontrollperson

Die Atemteste sind sehr empfindlich zur Erfassung einer exogenen Pankreasfunktionsstörung und sind bereits pathologisch, wenn noch keine Steatorrhö vorliegt. Vantrappen et al. [102] führten bei 29 Patienten mit verschiedenen Pankreaserkrankungen oben beschriebenen Atemtest mit ^{13}C-markiertem strukturierten Triglyzerid, einen direkten Pankreasstimulationstest und eine Stuhlfettsammlung durch. Eine Steatorrhö trat erst auf, wenn die Lipaseaktivität im Duodenalsekret unter 40 KU/h abfiel. Der Atemtest zeigte dagegen mit hoher Sensitivität (89%) bereits eine verminderte Lipaseausschüttung unter 90 KU/h an. Die Korrelation zwischen dem abgeatmeten ^{13}C, ausgedrückt als Prozent der mit dem Tracer aufgenommen Menge, und der gemessenen Lipaseaktivität im Duodenalsektret nach CCK-Sekretinstimulation war ausgezeichnet ($r = 0.89$). Als weitere Tracersubstanzen zum Nachweis einer Maldigestion wurden bei Kindern und Erwachsenen die ^{13}C-markierten Triglyceride Triolein, Trioctanoin und Tripalmitin eingesetzt [70, 104]. Mit ^{13}C-markiertem Trioctanoin als Tracer kann die lypolytische Aktivität unabhängig von der Gallensäurenfunktion getestet werden. Weniger geeignet dagegen scheint Cholesteryl-^{13}C-Octanoat zu sein, eine Substanz, die durch die pankreatische Cholesterinesterase gespalten wird [16]. Sensitivität und Spezifität zur Erfassung einer Pankreasinsuffizienz sind schlechter als bei Verwendung von Triglyzeriden als Testsubstrat. Atemteste mit ^{13}C-markierten Lipiden eignen sich auch zur Effizienzprüfung therapeutischer Interventionen, z.B. nach Enzymsubstitution mit oder ohne säuresuppressive Therapie, und zum Vergleich verschiedener galenischer Zubereitungen von Enzympräparaten. Falsch positive Testergebnisse werden vereinzelt bei Diabetes mellitus oder bei schwerer Leberfunktionsstörung, sowie bei einer Fettmalassimilation anderer Ursache, z.B. bei Zöliakie oder Kurzdarmsyndrom, beobachtet [102].

Zur Beurteilung der Amylaseaktivität eignet sich die Gabe von Maisstärke, die natürlicherweise einen höheren Anteil an ^{13}C enthält. Atemteste bei 7 CF-Kindern im Vergleich zu 17 gesunden Kontrollen ergaben, dass ein Teil der Patienten sogar nach Enzymsupplementierung noch eine deutlich eingeschränkte Stärkeverdauung aufwies [25].

8.5 Therapie der Pankreasinsuffizienz bei CF

Nach Bestätigung der Diagnose einer CF sollte durch geeignete Testverfahren festgestellt werden, ob eine Pankreasinsuffizienz vorliegt oder nicht. Erst bei gesichertem Nachweis einer Steatorrhö durch quantitative Stuhlfettbestimmung (72 h Sammelstuhl, alternativ: mehrere Stuhlproben mit NIRA, s. oben) ist die Einleitung einer Enzymsubstitution gerechtfertigt, da Nebenwirkungen der Enzymsubstitution einschließlich einer Allergisierung gegen die Präparationen auftreten können [12]. Ziele dieser Therapie sind eine verbesserte Digestion und Aufnahme von Fett, Eiweiß, Kohlenhydraten und der Vitamine A, E, K, D und B12, sowie eine Reduktion der durch die Malassimilation bedingten Symptome. Trotz Enzymsubstitution mit säuregeschützten Pellets oder Mikrotabletten läßt sich die Fettverdauung bei einem Teil der CF-Patienten nicht normalisieren [4, 53]. Dadurch kommt es auch unter Enzymsubstitution häufig zu einem Mangel an fettlöslichen Vitaminen und essentiellen Fettsäuren [4, 56]. Eng korreliert mit der Menge der Fettausscheidung sind die fäkalen Stickstoffverluste [35, 85]. So resultiert bei einem erhöhten Energiebedarf durch rezidivierende Infektionen oder bei fortgeschrittener Lungenerkrankung, sowie bei häufig verminderter oder nicht adäquater Energiezufuhr eine negative Energiebilanz mit den Folgen einer Gedeihstörung [55]. Eine Optimierung der Enzymtherapie und eine umfassende Ernährungsberatung und ggfs. gezielte Ernährungstherapie sind damit nicht zu trennende Säulen der CF-Therapie.

Die Therapie der Pankreasinsuffizienz beinhaltet zunächst die Supplementierung der Pankreasenzyme mit geeigneten galenischen Zubereitungen. Da die für die Fettverdauung notwendige Lipase bei einem pH-Wert unter 4 irreversibel inaktiviert wird, müssen die Enzyme durch eine säurefeste Schutzschicht vor der Magensäure geschützt werden. Zur Anwendung kommen heute fast ausschließlich Mikropellets (unterschiedlicher Durchmesser) oder Mikrotabletten (identische Größe der Einheiten), deren säurefeste Ummantelung sich erst bei einem pH oberhalb von 5,5–6 auflöst. Die Enzympräparate sollten kühl und trocken gelagert werden. Auf das Verfallsdatum ist zu achten, da bei längerer Liegedauer die Aktivität abnimmt. Um eine ausreichende Aktivität zu garantieren, dosieren die Hersteller die Präparationen meist höher als deklariert. In-vitro-Untersuchungen zeigten, dass in frischen Chargen die Lipase-Einheiten in der Regel den auf der Packung angegebenen Inhalt, z. T. um den Faktor 2, überschreiten.

Bei Säuglingen und Kleinkindern sollten die kleineren säuregeschützten Mikropellets zu Beginn der Mahlzeit mit einem Löffel entweder mit ausgedrückter Muttermilch, Formelnahrung oder später mit saurer Beikost, z. B. Früchtemus, verabreicht werden. Die Pellets dürfen nicht unter die Mahlzeit gemischt, aufgelöst, zerdrückt, gemörsert oder gekaut werden. Ältere Kinder und Erwachsenen können die Mikropellets oder Mikrotabletten in der Gelatinekapsel zu Beginn der Mahlzeit schlucken. Bei Hauptmahlzeiten oder langsamer Nahrungsaufnahme sollte die Hälfte der Dosis zu Beginn und der Rest während der Mahlzeit eingenommen werden. Die Gelatinekapsel löst sich innerhalb weniger Minuten im Magen auf, die Pellets vermischen sich mit dem Speisebrei und werden so gemeinsam in das Duodenum entleert. Säurefeste Tabletten sind abzulehnen, da sie auf Grund ihrer Größe erst aus dem Magen entleert werden, wenn die zerkleinerte Nahrung den Magen bereits verlassen hat.

Die Dosis der Enzyme muss dem Energie- und besonders dem Fettgehalt der Mahlzeit angepasst werden. Da die Fettverdauung besonders kritisch ist, erfolgt die Dosisangabe der Enzympräparate in Lipase-Einheiten. Obwohl eine Dosierung pro aufgenommener Menge Fett am genauesten wäre, ist dieses Vorgehen im Alltag jenseits des Säuglingsalters oft schwierig umzusetzen. Praktischer ist eine Dosisangabe pro kg Körpergewicht (Tabelle 8.2). Da die Fettzufuhr pro kg Körpergewicht bei Kleinkindern größer ist als bei älteren Kindern oder Erwachsenen, reduziert sich die empfohlene Dosis mit zunehmendem Alter. Säuglinge erhalten 2000–4000 IU Lipase pro 120 ml Muttermilch oder Formelnahrung. Kleinkinder unter 4 Jahren sollten 1000 IU Lipase/kg Körpergewicht pro Hauptmahlzeit und die halbe Dosis bei einer fetthaltigen Zwischenmahlzeit erhalten. Bei älteren Kindern reduziert sich die Dosis pro Hauptmahlzeit auf 500 IU Lipase/kg Körpergewicht. Bei drei Hauptmahlzeiten und zwei Zwischenmahlzeiten beträgt damit die Tagesdosis 4000 bzw. 2000 IU Lipase/kg Körpergewicht. Falls unter dieser Dosierung Symptome und Zeichen der Maldigestion bestehen, kann die Dosis nach Rücksprache mit dem behandelnden CF-Arzt schrittweise gesteigert werden. Eine Gesamtdosis von 10 000 IU/kg und Tag sollte nicht überschritten werden. Bestehen die auffälligen Stühle und Symptome auch unter der hohen Dosierung fort und bestätigt sich die Fettmalabsorption durch Stuhluntersuchungen, sollte nach Ausschluß von Einnahmefehlern oder Complianceproblemen gezielt nach Ursachen der Fehlverdauung gefahndet werden (s. Auflistung nächste Seite).

Tabelle 8.2. Empfehlung zur Pankreasenzymsubstitution: Die Dosen beziehen sich auf die Lipaseeinheiten in IU pro Mahlzeit. (Nach [9])

Säuglinge		2000–4000 IU/ 120 ml Milch
Kleinkinder	Hauptmahlzeit	1000 (–2500) IU/kg KG
	Snack	500 (–1250) IU/kg KG
Kinder ≥4 Jahre	Hauptmahlzeit	500 (–2500) IU/kg KG
	Snack	250 (–1250) IU/kg KG

■ **Ursachen für eine verbleibende Steatorrhö trotz Enzymsubstitution**

- Enzym-Faktoren:
  - Präparate mit abgelaufenem Verfallsdatum,
  - Enzyme wurden nicht gekühlt aufbewahrt.
- Diätetische Faktoren:
  - exzessive Zufuhr von Fruchtsäften (z. B. Apfelsaft hat pH 3,4),
  - keine Enzymeinnahme zur Zwischenmahlzeit, Milch etc.,
  - keine geregelten Mahlzeiten, ständiges Essen „zwischendurch",
  - sehr fettige Speisen.
- Fehlerhafte Einnahme der Enzyme:
  - Verweigerung oder Kauen der Pellets bei Kleinkindern,
  - unregelmäßige Einnahme bei ungeordneten häuslichen Verhältnissen,
  - Verweigerung bei älteren Kindern (wollen „normal" sein),
  - „Schlankheitswahn" bei Mädchen,
  - Fortlassen der Enzyme bei Verstopfung (ältere CF-Patienten).
- Hyperazidität im oberen Dünndarm:
  - unvollständige oder zu späte Auflösung des säurefesten Schutzmantels,
  - Enzyme werden alle zur gleichen Zeit aufgelöst,
  - geringe Aktivität der Lipase bei pH-Werten unter 6.
- Andere gastrointestinale Erkrankungen, z. B.
  - Zöliakie, Lambliasis, Laktosemaldigestion, Gallensäurenverlust-Syndrom, M. Crohn, Kurzdarm, Cholestase, bakterielle Fehlbesiedlung.

Es ist seit langem bekannt, dass die Enzymtherapie bei CF-Patienten besondere Probleme bereitet. Die notwendigen Enzymdosen liegen deutlich höher als bei Pankreasinsuffizienz anderer Genese. Wegen weiter bestehender Fettstühle wurden zum Teil exzessiv hohe Enzymdosen (bis zu 100 Kapseln zu je 20–25000 I. E. Lipase am Tag) eingenommen. Unter dieser Höchstdosistherapie entwickelten sich bei Kindern [11, 83, 88, 97, 98] und vereinzelt auch Erwachsenen [45] mit CF entzündlich bedingte Darmstenosen, die z. T. zu operationsbedürftiger Obstruktion führten. Diese Komplikation führte zur Verabschiedung der oben genannten Dosierungsempfehlungen, die nicht überschritten werden sollten [9].

Ursachen einer verbleibenden ausgeprägten Fettmalassimilation trotz guter Compliance der Enzymsubstitution können niedrige intraluminale Konzentrationen an Gallensäuren aufgrund fäkaler Verluste und/oder eine gleichzeitig bestehende cholestatische Hepatopathie sein [99, 105]. Weitaus häufiger liegt der Grund für die weiter bestehenden Fettstühle in einer schlechteren Bioverfügbarkeit der mikroverkapselten Enzympräparate bei CF-Patienten im Vergleich zu Patienten mit Pankreasinsuffizienz anderer Genese. Während das Problem der verspäteten Magenentleerung wegen zu großer Pellets [66, 69] durch die Herstellung sehr kleiner (< 1 mm) Pellets gelöst werden konnte, führt der niedrige intraduodenale pH-Wert der CF-Patienten zu einer unvollständigen und verspäteten Freisetzung der Enzyme aus der Schutzschicht. Guarner et al. [42] fanden mit intraluminären Messungen bei pankreasinsuffizienten Patienten eine höhere Lipaseaktivität im Ileum im Vergleich zum Duodenum, während bei gesunden Kontrollen zehnmal höhere Aktivitäten im Duodenum als im Ileum gemessen wurden. Delchier et al. [24] kamen zu ähnlichen Ergebnissen: Sie entnahmen Proben am Treitz-Band und fanden, dass eine Stunde nach Gabe eines mikroverkapselten Enzympräparates nur bei einem von sechs Patienten Enzymaktivität messbar war. Der pH-Wert im Duodenum und oberen Jejunum hängt zum einen von der Säurelast aus dem Magen und der Pufferkapazität der aufgenommenen Nahrung, zum anderen aber auch von der Bikarbonatsekretion in Gallenwegen, Pankreas und der duodenalen Schleimhaut ab. Wie oben dargestellt, ist die Bikarbonatsekretion bei CF-Patienten im Vergleich zu Patienten mit vergleichbarer Enzymsekretion deutlich erniedrigt. Damit liegt das duodenale pH bei CF-Patienten noch niedriger, die Enzyme werden aus der galenischen Zubereitung nicht oder sehr viel später freigesetzt [3]. Das pH-Optimum für die Lipaseaktivität liegt bei pH 8, bei pH-Werten um 5 ist die Aktivität nur sehr gering. Robinson et al. [80] führten bei 18 Kindern mit CF und 12 gesunden Kontrollen prä- und postprandiale pH-Messungen im 2. und 4. Abschnitt des Duodenums durch. Bei den CF-Patienten lagen die postprandialen pH-Werte signifikant länger unter pH 4, einem Säurebereich, in dem die Lipaseaktivität irreversibel zerstört wird. Auch die Zeit mit pH-Werten über 5,8, wenn mit der Freisetzung der mikroverkapselten Enzyme zu rechnen ist, war signifikant kürzer. Bei den CF-Patienten fand sich eine enge Beziehung zwischen den niedrigen pH-Werten im Duodenum und dem Ausmaß der Steatorrhö.

Aus diesen Untersuchungen kann gefolgert werden, dass die besonders hohe Absorptionskapazität des oberen Dünndarms durch die verspätete Freisetzung der Enzyme nicht genutzt werden kann. Diese Ergebnisse erklären auch, warum eine Steigerung der Dosis bei niedrigen pH-Werten im oberen Dünndarm bei vielen CF-Patienten nicht hilfreich ist. Sie führt lediglich zu einer vermehrten, unphysiologischen Freisetzung von Enzymen in den unteren Dünndarmabschnitten oder gar im Kolon. Die Fettassimilation wird jedoch nur geringgradig verbessert. Fettbilanzen und Ergebnisse von Atemtesten mit markierten Tracern bestätigten, dass eine Erhöhung der Dosis bei diesen Patienten nicht zu einer verbesserten Fettverdauung führt [94, 102].

Die Ursachensuche sollte bei dyspeptischen abdominellen Beschwerden, massigen oder weichen Stühlen, Blähungen, Bauchbeschwerden oder bei Auftreten einer Gedeihstörung konsequent durchgeführt werden. Das Ausmaß der Steatorrhö muss durch Stuhlfettbilanzen überprüft werden. Stuhlfrequenz und Stuhlkonsistenz sind keine guten Parameter zur Einschätzung der Stuhlfettausscheidung [53]. Bei nachgewiesener Steatorrhö klinisch relevanten Ausmaßes kann die Dosis bis zur oben angegebenen Höchstdosis gesteigert werden. Kommt es zu keiner Besserung der Fettassimilation, sollte die Dosis wieder reduziert und eine säureblockierende Substanz, z. B. Ranitidin oder Omeprazol, zur Verbesserung der Bioverfügbarkeit der Enzympräparate hinzugefügt werden [27, 46, 79, 100]. Die Einnahme sollte mindestens 15 min vor den Mahlzeiten, z. B. vor dem Frühstück und dem Abendessen, erfolgen. Bei einigen Patienten führt eine Kombination von mikroverkapselten mit unverkapselten Enzymen unter Säuresuppression zu einer guten Fettdigestion. Der Erfolg der verschiedenen Interventionen kann durch die den Patienten wenig belastenden und harmlosen Atemteste mit stabilen Isotopen überprüft werden. Steht diese Methode nicht zur Verfügung, muss man sich nach der klinischen Symptomatik und Stuhlfettbilanzen richten. Es bleibt zu hoffen, dass sich in Zukunft ein Teil der Probleme der Pankreasenzymtherapie bei CF durch die Entwicklung anderer Darreichungsformen oder die Verfügbarkeit säurestabiler Lipasen umgehen lässt.

8.6 Zusammenfassung

Etwa die Hälfte aller CF-Patienten ist bereits zum Zeitpunkt der Geburt pankreasinsuffizient, bei weiteren 25 % tritt eine Steatorrhö bis zum 6. Lebensmonat auf. Patienten mit exokriner Pankreasinsuffzienz bedürfen einer oralen Substitution mit Pankreasenzymen. Etwa 10–15 % der CF-Patienten haben keine Steatorrhö bei noch komplett oder partiell erhaltener exokriner Pankreasfunktion. Die Klassifizierung der CF-Patienten entsprechend ihrer Pankreasfunktion ist genetisch determiniert. Patienten mit Pankreasinsuffizienz sind homozygot oder compound heterozygot für die schweren Mutationen, während Patienten ohne Steatorrhö mindestens eine milde Mutation mit noch erhaltener Restfunktion des Chloridkanals besitzen. Etwa 10 % dieser als *pankreassuffizient* bezeichneten Patienten entwickeln als typische Komplikation im Jugend- oder Erwachsenenalter rezidivierende Pankreatitiden.

Vor Beginn der Substitutionstherapie mit Pankreasenzymextrakten sollte durch quantitative Stuhlfettbestimmung der Nachweis einer Steatorrhö erbracht sein. Andere indirekte diagnostische Verfahren, z. B. die Bestimmung der pankreatischen Elastase oder von Chymotrypsin im Stuhl, sind für diese therapeutische Entscheidung wenig hilfreich, da sie auch bei pankreassuffizienten Patienten mit eingeschränkter Sekrestionsleistung erniedrigt sein können. Die Enzymtherapie bereitet bei CF-Patienten mehr Probleme als bei Patienten mit Pankreasinsuffizienz anderer Genese. Die Dosis richtet sich nach der Fettzufuhr. Bezogen auf das kg Körpergewicht liegt sie bei Kleinkindern höher als bei älteren Kindern oder Erwachsenen. Eine Gesamtdosis von 10000 IU Lipase/kg und Tag sollte wegen des Risikos von Darmschäden nicht überschritten werden. Falls mit dieser Dosis keine zufriedenstellende Fettverdauung erreicht werden kann, muss gezielt nach Ursachen der Malassimilation gesucht werden.

Literatur

1. Abman SH, Reardon MC, Accurso FJ, Hammond KB, Sokol RJ (1985) Hypoalbuminemia at diagnosis as a marker for severe respiratory course in infants with cystic fibrosis identified by newborn screening. J Pediatr 107: 933–935
2. Anderson D (1938) Cystic fibrosis of the pancreas and its relation to celiac disease. Am J Dis Child 56: 344–399
3. Barraclough M, Taylor CJ (1996) Twenty-four hour ambulatory gastric and duodenal pH profiles in cystic fibrosis: effect of duodenal hyperacidity on pancreatic enzyme function and fat absorption. J Pediatr Gastroenterol Nutr 23: 45–50
4. Benabdeslam H, Garcia I, Bellon G, Gilly R, Revol A (1998) Biochemical assessment of the nutritional status of cystic fibrosis patients treated with pancreatic enzyme extracts. Am J Clin Nutr 67: 912–918
5. Benini L, Caliari S, Bonafante F et al. (1992) Near infrared reflectance measurement of nitrogen faecal losses. Gut 33: 749–752
6. Benini L, Caliari S, Guidi GC et al. (1989) Near infrared spectroscopy for fecal measurement: comparison with conventional gravimetric and titrimeteric methods. Gut 30: 1344–1347
7. Bines JE, Jacobowitz Israel E (1991) Hypoproteinemia, anemia, and failure to thrive in an infant. Gastroenterology 101: 848–856
8. Bonin A, Roy CC, Lasalle R, Weber A, Morin CL (1973) Fecal chymotrypsin: a reliable index of exocrine pancreatic function in children. J Pediatr 83: 594–600

9. Borowitz DS, Grand RJ, Durie PR (1995) Use of pancreatic enzyme supplements for patients with cystic fibrosis in the context of fibrosing colonopathy. Consensus Committee. J Pediatr 127:681-684
10. Bronstein MN, Sokol RJ, Abman SH, Chatfield BA, Hammond KB, Hambidge KM, Stall CD, Accurso FJ (1992) Pancreatic insufficiency, growth, and nutrition in infants identified by newborn screening as having cystic fibrosis. J Pediatr 120:533-540
11. Campbell CA, Forrest J, Musgrove C (1994) High-strength pancreatic enzyme supplements and large-bowel stricture in cystic fibrosis. Lancet 343:109
12. Chamarthy LM, Reinstein LJ, Schnapf B, Good RA, Bahna SL (1998) Desensitization to pancreatic enzyme intolerance in a child with cystic fibrosis. Pediatrics 102:313
13. Cleghorn G, Benjamin L, Corey M, Forstner G, Dati F, Durie P (1985) Age-related alterations of immunoreactive pancreatic lipase and cationic trypsinogen in young children with cystic fibrosis. J Pediatr 107:377-381
14. Cleghorn G, Benjamin L, Corey M, Forstner G, Dati F, Durie P (1986) Serum immunoreactive pancreatic lipase and cationic trypsinogen for the assessment of exocrine pancreatic function in older patients with cystic fibrosis. Pediatrics 77:301-306
15. Cohn JA, Friedman KJ, Noone PG, Knowles MR, Silverman LM, Jowell PS (1998) Relation between mutations of the cystic fibrosis gene and idiopathic pancreatitis. N Engl J Med 339:653-658
16. Cole SG, Rossi S, Stern A, Hofmann AF (1987) Cholesteryl octanoate breath test: preliminary studies on a new noninvasive test of human pancreatic exocrine function. Gastroenterology 93:1372-1380
17. Corey M, Durie P, Moore D, Forstner G, Levison H (1989) Familial concordance of pancreatic function in cystic fibrosis. J Pediatr 115:274-277
18. Corey M, Gaskin K, Durie P, Levison H, Forstner G (1984) Improved prognosis in CF patients with normal fat absorption. J Pediatr Gastroenterol Nutr 3 (Suppl): S99-S105
19. Couper R, Durie PR (1996) Pancreatic function tests. In: Walker WA, Durie PR, Hamilton JR, Walker-Smith JA, Watkins JB (eds) Pediatric gastrointestinal disease, 2nd edn. Mosby, St. Louis, pp 1621-1634
20. Couper RTL, Corey M, Moore DJ, Fisher LJ, Forstner GG, Durie PR (1992) Decline of exocrine pancreatic function in cystic fibrosis patients with pancreatic sufficiency. Pediatr Res 32:179-182
21. Crossley JR, Smith PA, Edgar BW, Gluckman PD, Elliott RB (1981) Neonatal screening for cystic fibrosis, using immunoreactive trypsin assay in dried blood spots. Clin Chim Acta 113:111-121
22. Cumming JGR, Forsyth JS, Boyd EJS, Frost GJ, Cuschieri A (1986) Diagnosis of exocrine insufficiency in cystic fibrosis by use of fluorescein dilaurate test. Arch Dis Child 61: 573-575
23. Darmstadt GL, Schmidt CP, Wechsler DS, Tunnessen WW, Rosenstein BJ (1992) Dermatitis as a presenting sign of cystic fibrosis. Arch Dermatol 128:1358-1364
24. Delchier JC, Vidon N, Girardin MFSM, Soule JC, Moulin C, Huchet B, Zylberberg P (1991) Fate of orally ingested enzymes in pancreatic insufficiency: comparison of two pancreatic enzyme preparations. Aliment Pharmacol Ther 5:365-378
25. Dewit O, Prentice A, Coward A, Weaver LT (1992) Starch digestion in young children with cystic fibrosis measured using a ^{13}C breath test. Pediatr Res 32:45-49
26. Durie PR (1997) Inherited causes of exocrine pancreatic dysfunction. Can J Gastroenterol 11:145-152
27. Durie PR, Bell L, Linton W, Corey ML, Forstner GG (1980) Effect of cimetidine and sodium bicarbonate on pancreatic replacement therapy in cystic fibrosis. Gut 21: 778-786
28. Durie PR, Forstner CG (1989) Pathophysiology of the exocrine pancreas in cystic fibrosis. J R Soc Med 16: 2-10
29. Durie PR, Forstner GG, Gaskin KJ, Moore DJ, Cleghorn GJ, Wong SS, Corey ML (1986) Age-related alternations of immunoreactive pancreatic cationic trypsinogen in sera from cystic fibrosis patients with and without pancreatic insufficiency. Pediatr Res 20:209-213
30. Durie PR, Goldberg DM (1986) Biochemical tests of pancreatic function in infancy and childhood. Adv Clin Enzymol 4:77-92
31. Easley D, Krebs N, Jefferson M, Miller L, Erskine J, Accurso F, Hambidge KM (1998) Effect of pancreatic enzymes on zinc absorption in cystic fibrosis. J Pediatr Gastroenterol Nutr 26:136-139
32. Fanconi G, Uehlinger E, Knauer C (1936) Das Coeliakiesyndrom bei angeborener cystischer Pankreasfibromatose und Bronchiectasen. Wien Med Wochenschr 86: 753-756
33. Farrell PM, Kosorok MR, Laxova A, Shen G, Koscik RE, Bruns WT, Splaingard M, Mischler EH (1997) Nutritional benefits of neonatal screening for cystic fibrosis. Wisconsin Cystic Fibrosis Neonatal Screening Study Group. N Engl J Med 337:963-969
34. Forget MT, van den Neucker A, Strik J, van Kreel B, Kuijten R (1994) The acid steatocrit: a much improved method. J Pediatr Gastroenterol Nutr 19:229-303
35. Forstner G, Durie PR (1996) Cystic fibrosis. In: Walker WA, Durie PR, Hamilton JR, Walker-Smith JA, Watkins JB (eds) Pediatric gastrointestinal disease, 2nd edn. Mosby, St. Louis, pp 1466-1487
36. Gaskin K, Gurwitz D, Durie P, Corey M, Levison H, Forstner G (1982) Improved respiratory prognosis in CF patients with normal fat absorption. J Pediatr 100:857-862
37. Gaskin K, Waters D, Dorney S, Gruca M, O'Halloran M, Wilcken B (1991) Assessment of pancreatic function in screened infants with cystic fibrosis. Pediatr Pulmonol Suppl 7:69-71
38. Gaskin KJ, Durie P, Hill RE, Lee LM, Forstner GG (1982) Colipase and maximally activated pancreatic lipase in normal subjects and patients with steatorhea. J Clin Invest 69:427-434
39. Gaskin KJ, Durie P, Lee L, Forstner GG (1984) Colipase and lipase secretion in childhood onset of pancreatic insufficiency: delineation of patients with steatorrhea with relative colipase deficiency. Gastroenterology 86:1-7
40. Greer R, Shepherd R, Cleghorn G, Bowling FG, Holt T (1991) Evaluation of growth and changes in body composition following neonatal diagnosis of cystic fibrosis. J Pediatr Gastroenterol Nutr 13:52-58
41. Gross V, Schoelmerich J, Denzel K, Gerok W (1989) Case report: Relapsing pancreatitis as initial manifestation of cystic fibrosis in a young man without pulmonary disease. Int J Pancreatology 4:221-228
42. Guarner L, Rodriguez R, Malagelada JR (1993) Fate of oral enzymes in pancreatic insufficiency. Gut 34: 708-712
43. Gullo L, Graziano L, Babbini S, Battistini A, Lazzari R, Pezzilli R (1997) Faecal elastase 1 in children with cystic fibrosis. Eur J Pediatr 156:770-772
44. Hadorn B, Johansen PG, Anderson CM (1968) Pancreozymin secretin test of exocrine pancreatic function in cystic fibrosis and the significance of the result for the pathogenesis of the disease. Can Med Assoc J 98:377-385

45. Hausler M, Meilicke R, Biesterfeld S, Heimann G (1998) First adult patient with fibrosing colonopathy. Am J Gastroenterol 93:1171–1172
46. Heijerman HG, Lamers CB, Bakker W (1991) Omeprazole enhances the efficacy of pancreatin (pancrease) in cystic fibrosis. Ann Intern Med 114:200–201
47. Iacono G, Carroccio A, Cavataio F, Montalto G, Mancuso C, Balsamo V, Notarbartolo A (1990) Steatocrit test: normal range and physiological variations in infants. J Pediatr Gastroenterol Nutr 11:53–57
48. Imrie J, Fagan D, Sturgess J (1979) Quantitative evaluation of the development of the exocrine pancreas in cystic fibrosis and control subjects. Am J Pathol 95:697–708
49. Jeejeebhoy KN, Ahmed S, Kozak G (1970) Determination of fecal fats containing both medium and long chain triglycerides and fatty acids. Clin Biochem 3:157–163
50. Kerem E, Corey M, Kerem B-S, Rommens J, Markiewicz D, Levison H, Tsui LC, Durie P (1990) The relation between genotype and phenotype in cystic fibrosis – analysis of the most common mutation (Delta F_{508}). N Engl J Med 323:1517–1522
51. Kerem E, Nissim RM, Argaman Z et al. (1997) A missense cystic fibrosis transmembrane conductance regulator mutation with variable phenotype. Pediatrics 100:E5
52. Khouri MR, Huang G, Shiau YF (1989) Sudan stain of fecal fat: new insight into an old test. Gastroenterology 96: 421–427
53. Koletzko S, Corey M, Ellis L, Spino M, Stringer DA, Durie RP (1990) Effects of cisapride in patients with cystic fibrosis and distal intestinal obstuction syndrome. J Pediatr 117:815–822
54. Koletzko S, Haisch M, Seeboth I, Braden B, Hengels K, Koletzko B, Hering P (1995) Isotope-selective non-dispersive infrared spectrometry for detection of Helicobacter pylori infection with ^{13}C-urea breath test. Lancet 345: 961–962
55. Koletzko S, Koletzko B (1993) Zystische Fibrose: Normalernährung oder Ernährungstherapie. In: Koletzko B (Hrsg) Ernährung chronisch kranker Kinder und Jugendlicher. Springer, Berlin Heidelberg New York Tokio, 167–190
56. Koletzko S, Koletzko B, Reinhardt D (1994) Aktuelle Aspekte der Ernährungstherapie bei zystischer Fibrose. Monatsschr Kinderheilkd 142:432–445
57. Koletzko S, Reinhardt D (2001) Nutritional challenges in infants with cystic fibrosis. Early Hum Dev (in press)
58. Koletzko S, Stringer D, Cleghorn GJ, Durie PR (1989) Lavage treatment of distal intestinal obstuction syndrome in children with cystic fibrosis. Pediatrics 83:727–733
59. Kopelman H, Corey M, Gaskin K, Durie P, Weizman Z, Forstner G (1988) Impaired chloride secretion, as well as bicarbonate secretion, underlies the fluid secretory defect in the cystic fibrosis pancreas. Gastroenterology 95: 349–355
60. Kopelman H, Durie P, Gaskin K, Weizman Z, Forstner G (1985) Pancreatic fluid secretion and protein hyperconcentration in cystic fibrosis. N Engl J Med 312:329–334
61. Kopelman H, Forstner G, Durie P, Corey M (1989) Origins of chloride and bicarbonate secretory defects in the cystic fibrosis pancreas, as suggested by pancreatic function studies on control and CF subjects with preserved pancreatic function. Clin Invest Med 12:207–211
62. Kristidis P, Bozon D, Corey M, Markiewicz D, Rommens J, Tsui L-C, Durie P (1992) Genetic determination of exocrine pancreatic function in cystic fibrosis. N Engl J Med 323:1517–1522
63. Lembcke B, Braden B, Stein J (1994) Diagnostik der Steatorrhö. Z Gastroenterol 32:256–261
64. Marcus MS, Sondel SA, Farell PM, Laxova A, Carey PM, Langhough R, Mischler EH (1991) Nutritional status of infants with cystic fibrosis associated with early diagnosis and intervention. Am J Clin Nutr 54:578–585
65. Marino CR, Matovcik LM, Gorelick FS, Cohn JA (1991) Localization of the cystic fibrosis transmembrane conductance regulator in pancreas. J Clin Invest 88:712
66. Meyer JH, Elashoff J, Porter-Fink V, Dressman J, Amidon GL (1988) Human postprandial gastric emptying of 1–3-millimeter spheres. Gastroenterology 94:1315–1325
67. Monzon CM, Woodruff CW (1986) Anemia and edema as presenting signs in cystic fibrosis: case report. J Med 17: 135–141
68. Munch R, Brägger CP, Altorfer J, Hoppe B, Shmerling DH, Ammann R (1998) Faecal immunoreactive lipase: a simple diagnostic test for cystic fibrosis. Eur J Pediatr 157:282–286
69. Mundlos S, Kühnelt P, Adler G (1990) Monitoring enzyme replacement treatment in exocrine pancreatic insufficiency using the cholesteryl octanoate breath test. Gut 31: 1324–1328
70. Murphy MS, Eastham EJ, Nelson R, Aynsley-Green A (1990) Non-invasive assessment of intraluminal lipolysis using a $^{13}CO_2$ breath test. Arch Dis Child 65:574–578
71. Neis P, Zeub F (1981) Über die Anwendbarkeit von Fluoresceindilaurat zur exokrinen Pankreasfunktionsprüfung bei Kindern. Monatsschr Kinderheilkd 129: 347–348
72. Neumeister V, Henker J, Kaltenborn G, Sprossig C, Jaross W (1997) Simultaneous determination of fecal fat, nitrogen, and water by near-infrared reflectance spectroscopy. J Pediatr Gastroenterol Nutr 25:388–393
73. Newcomer AD, Hofmann AF, DiMagno EP, Thomas PJ, Carlson GL (1979) Triolein breath test: a sensitive and specific test for fat malabsorption. Gastroenterology 76: 6–13
74. Nielsen OH, Larsen BF (1982) The incidence of anemia, hypoproteinemia, and edema in infants as presenting symptoms of cystic fibrosis: a retrospective survey of the frequency of this symptom complex in 130 patients with cystic fibrosis. J Pediatr Gastroenterol Nutr 1:355–359
75. Parad RB (1996) Heterogeneity of phenotype in two cystic fibrosis patients homozygous for the CFTR exon 11 mutation G551D. J Med Genet 33:711–713
76. Park RW, Grand RJ (1981) Gastrointestinal manifestations of cystic fibrosis: a review. Gastroenterology 81: 1143–1161
77. Pedroli G, Liechti GS, Mauri S, Birrer P, Kraemer R, Foletti JC, Bianchetti MG (1995) Chronic metabolic alkalosis: not uncommon in young children with severe cystic fibrosis. Am J Nephrol 15:245–250
78. Reid CJ, Hyde K, Ho SB, Harris A (1997) Cystic fibrosis of the pancreas: involvement of MUC6 mucin in obstruction of pancreatic ducts. Mol Med 3:403–411
79. Robinson P, Sly PD (1990) Placebo-controlled trial of misoprostol in cystic fibrosis. J Pediatr Gastroenterol Nutr 11:37–40
80. Robinson PJ, Smith AL, Sly PD (1990) Duodenal pH in cystic fibrosis and its relationship to fat malabsorption. Dig Dis Sci 35:1299–1304
81. Rosenstein BJ, Cutting GR (1998) The diagnosis of cystic fibrosis: a consensus statement. Cystic Fibrosis Foundation Consensus Panel. J Pediatr 132: 589–595
82. Schoenberger W, Weitzel D (1980) Diagnose der exokrinen Pankreas-Insuffizienz mit Flurescein-Dilaurat bei Patienten mit Cystischer Fibrose. Monatsschr Kinderheilkd 128:195–198

83. Schwarzenberg SJ, Wielinski CL, Shamieh I, Carpenter BL, Jessurun J, Weisdorf SA, Warwick WJ, Sharp HL (1995) Cystic fibrosis-associated colitis and fibrosing colonopathy. J Pediatr 127:565-570
84. Sharer N, Schwarz M, Malone G, Howarth A, Painter J, Super M, Braganza J (1998) Mutations of the cystic fibrosis gene in patients with chronic pancreatitis. N Engl J Med 339:645-652
85. Shmerling DH, Forrer JCW, Prader A (1970) Fecal fat and nitrogen in healthy children and in children with malabsorption or maldigestion. Pediatrics 5:690-695
86. Shwachman H (1975) Gastrointestinal manifestations of cystic fibrosis. Pediatr Clin North Am 22:787-805
87. Shwachman H, Lebenthal E, Khaw K-T (1975) Recurrent acute pancreatitis in patients with cystic fibrosis with normal pancreatic enzymes. Pediatrics 55:86-95
88. Smyth RL, van Velzen D, Smyth AR, Lloyd DA, Heaf DP (1994) Strictures of ascending colon in cystic fibrosis and high-strength pancreatic enzymes. Lancet 343:85-86
89. Sokol RJ, Reardon MC, Accurso FJ, Stall C, Narkewicz M, Abman SH, Hammond KB (1989) Fat-soluble-vitamin status during the first year of life in infants with cystic fibrosis identified by screening of newborns. Am J Clin Nutr 50:1064-1071
90. Sokol RJ, Reardon MC, Accurso FJ, Stall C, Narkewicz MR, Abman SH, Hammond KB (1991) Fat-soluble vitamins in infants identified by cystic fibrosis newborn screening. Pediatr Pulmonol Suppl 7:52-55
91. Soldan W, Henker J, Sprossig C (1997) Sensitivity and specificity of quantitative determination of pancreatic elastase 1 in feces of children. J Pediatr Gastroenterol Nutr 24:53-55
92. Stein J, Jung M, Sziegoleit A, Zeuzem S, Caspary WF, Lembcke B (1996) Immunoreactive elastase I: clinical evaluation of a new noninvasive test of pancreatic function. Clin Chem 42:222-226
93. Stein J, Spirchez B, Lembcke B, Caspary WE (1997) Untersuchungen zur Bedeutung der Elastase-Bestimmung als einen neuen nicht-invasiven Test der exokrinen Pankreasinsuffizienz. Z Gastroenterol Suppl 1: 122-129
94. Stevens JC, Maguiness KM, Hollingsworth J, Heilman DK, Chong SK (1998) Pancreatic enzyme supplementation in cystic fibrosis patients before and after fibrosing colonopathy. J Pediatr Gastroenterol Nutr 26:80-84
95. Strong TV, Boehm K, Collins FS (1994) Localization of the cystic fibrosis transmembrane conductance regulator mRNA in the human gastrointestinal tract by in situ hybridization. J Clin Invest 93:347
96. Sturgess JM (1984) Structural and developmental abnormalities of the exocrine pancreas in cystic fibrosis. Proceedings of the 5th Professional Conference of the Canadian Cystic Fibrosis Foundation. J Pediatr Gastroenterol Nutr 3:S55-S66
97. Taylor CJ (1994) Colonic strictures in cystic fibrosis. Lancet 343:615-616
98. Taylor CJ, Dodge CJ (1994) High-strength pancreatic enzyme supplements and large-bowel stricture in cystic fibrosis. Lancet 343:110
99. Thompson GN (1988) Excessive taurine loss predisposes to taurine deficiency in cystic fibrosis. J Pediatr Gastroenterol Nutr 7:214-219
100. Tran TM, Van-den NA, Hendriks JJ, Forget P, Forget PP (1998) Effects of a proton-pump inhibitor in cystic fibrosis. Acta Paediatr 87:553-558
101. van de Kamer JK, ten Bokkel Huinink H, Weyers HA (1949) Rapid method for the determination of fat in feces. J Biol Chem 2:347-355
102. Vantrappen GR, Rutgeerts PJ, Ghoos YF, Hiele MI (1989) Mixed triglyceride breath test: a noninvasive test of pancreatic lipase activity in the duodenum. Gastroenterology 96:1126-1134
103. Waters DL, Dorney SFA, Gaskin KJ, Gruca MA, O'Halloran M, Wilcken B (1990) Pancreatic function in infants identified as having cystic fibrosis in a neonatal screening program. N Engl J Med 322:303-308
104. Watkins JB, Klein PD, Schoeller DA, Kirschner BS, Park R, Perman JA (1982) Diagnosis and differentiation of fat malabsorption in children using ^{13}C-labeled lipids: trioctanoin, triolein, and palmitic acid breath tests. Gastroenterology 82:911-917
105. Weber AM, Roy CC, Morin CL, Lasalle R (1973) Malabsorption of bile acids in children with cystic fibrosis. N Engl J Med 289:1001-1005
106. Weizman Z, Forstner GG, Gaskin KJ, Kopelman H, Wong S, Durie PR (1985) Bentiromide test for assessing pancreatic dysfunction using analysis of para-aminobenzoic acid in plasma and urine: studies in cystic fibrosis and Shwachman's syndrome. Gastroenterology 89: 596-604
107. Wilcken B (1987) An evaluation of screening for cystic fibrosis in genetics and epithelial cell dysfunction. In: Riordan JR, Buchwald M (eds) Cystic fibrosis. Alan R Liss, New York, p 201
108. Zeng W, Lee MG, Yan M, Diaz J, Benjamin I, Marino CR, Kopito R, Freedman S, Cotton C, Muallem S, Thomas P (1997) Immuno and functional characterization of CFTR in submandibular and pancreatic acinar and duct cells. Am J Physiol 273:C442-C455

KAPITEL 9

Gastrointestinale Manifestationen

9

B. MÜLLER-SCHENKER, D.C. BELLI

INHALT

Bei der cystischen Fibrose ist die Lungenerkrankung nach wie vor die Organmanifestation, die am häufigsten die Lebenszeit der Betroffenen einschränkt. Durch Verbesserung der Therapien, v.a. der Lungen und der Ernährung, hat aber die Lebenszeit von Kindern und Erwachsenen mit CF in den letzten Jahren stetig zugenommen (s. Kap. 7). So betrug in einer kanadischen Studie Ende der Achtzigerjahre die mittlere Lebenszeit für Männer 36,7 Jahre und für Frauen 27,8 Jahre [24] und Kinder, die in den Neunzigerjahren geboren wurden, dürfen mit einer mittleren Lebenszeit um die 40 Jahre rechnen. [22] Zudem ist anzunehmen, dass auch in Zukunft durch vermehrte Anwendung von Organtransplantationen und neuen Therapien die Lebenszeit weiter zunehmen wird (s. Kap. 7).

Mit der Verlängerung der Lebenszeit gewinnen jedoch auch andere Organmanifestationen wie Erkrankungen des Pankreas, des Gastrointestinaltrakts und der Leber und Gallenwege zunehmend an Bedeutung und können zu vermehrter Morbidität oder sogar Mortalität führen. Als Beispiel seien hier der Diabetes mellitus und die Häufung von chronisch entzündlichen Darmerkrankungen und intestinalen Adenokarzinomen bei CF erwähnt. [53]

Dieses Kapitel soll eine Übersicht geben über die Häufigkeit, die Pathophysiologie, Klinik und Therapiemöglichkeiten gastrointestinaler Erkrankungen bei CF. Gastrointestinale Resorptionsstörungen infolge der Pankreasinsuffizienz und Ernährungsstörungen werden in den Kapiteln 8 und 13 besprochen.

9.1 Pathophysiologie und Pathologie

Nach Entdeckung der CF-Gendefekte [89, 182] wurde – wie in anderen betroffenen Organen – ein Defekt des CFTR auch in den Epithelzellen des Magendarmtrakts als eine Ursache einer Fehlregulation des Transports von Elektrolyten und Wasser durch die Zellmembran, mit konsekutiver Bildung eines hyperviskösen Mukus im Darmlumen nachgewiesen.

Folgende Fragen sollen in den nächsten fünf Abschnitten erläutert werden, soweit die Zusammenhänge zurzeit überhaupt bekannt sind:

- Wo wird das CFTR im Gastrointestinaltrakt exprimiert?
- Was sind die Folgen der Störung des CFTR im Gastrointestinaltrakt?
- Gibt es eine Assoziation zwischen Mutation und klinischem Symptom im Gastrointestinaltrakt (Genotyp-Phänotyp-Assoziation)?
- Welche biochemischen Veränderungen können bei CF im Gastrointestinaltrakt beobachtet werden?
- Welches ist die für CF typische Pathomorphologie des Gastrointestinaltrakts?

Expression des CFTR im Gastrointestinaltrakt

Das CFTR wird am apikalen Pol aller epithelialen exokrinen Zellen exprimiert, wie sie in Mundspeicheldrüsen, Bronchialschleimhaut, exokrinem Pankreas, Magendarmtrakt, Gallengängen, Samenzellen und Uterus vorkommen.

Die Verteilung des CFTR im Gastrointestinaltrakt wurde mittels polyklonalen Antiseren [26, 112], monoklonalen Antikörpern [84] und In-situ-Hybridisierung untersucht. [170] Im Magen findet sich eine relativ geringe Expression von CFTR in der gesamten Mukosa. Im Dünndarm und Dickdarm ist die Expression des CFTR im Vergleich zum Magen relativ hoch, mit einem abnehmendem Expressionsgradienten von den Krypten- zu den Apikalzellen, und ebenfalls einer geringen Abnahme vom Duodenum zum Kolon. Die Zellen der Brunner-Drüsen zeigen eine noch stärkere Expression des CFTR als die übrigen Mukosazellen des Dünndarms. Das Muster der Verteilung und die Intensität der Expression des CFTR sind bereits ab der 12. Embryonalwoche angelegt und ändern sich nicht mehr bis zur Geburt [175, 178]. Diese Daten der intestinalen CFTR-Expression unterstützen Resultate von physiologischen Studien, die nahe legen, dass die Chlorsekretion hauptsächlich in den Kryptenzellen stattfindet [102, 187], und decken sich ebenfalls mit der Beobachtung, dass die Chlorsekretion, nicht aber die Chlorabsorption im Darm von CF-Patienten defekt ist [4, 62, 160].

Folgen der Störung des CFTR im Gastrointestinaltrakt

Es sind heute bereits eine große Anzahl von Mutationen des CF-Gens bekannt, aber nur für die wenigsten Mutationen ist schon geklärt, zu welcher Funktionsstörung sie führen, d.h. in welche Funktionsklasse sie gehören. Zudem ist es meist nicht möglich, die große Heterogenität der klinischen Krankheitsbilder und Verläufe (Phänotypen) durch eine einzelne Mutation (Genotyp) zu erklären. Untersuchungen bezüglich der klinischen Auswirkung von bestimmten Funktionsklassen des CFTR im Magendarmtrakt bei Patienten mit CF existieren nicht.

In Studien mit CF-Mausmodellen konnte das Fehlen des cAMP-abhängigen Chloridtransports im Gastrointestinaltrakt nachgewiesen werden. Zudem wurde eine fehlende intestinale HCO_3-Sekretion, eine defekte cAMP-Regulation der elektroneutralen NaCl-Absorption und ein erhöhter Na^+-Transport im distalen Kolon beobachtet [67]. Bei In-vitro-Versuchen mit Jejunum von CF-Patienten und gesunden Kontrollen konnte gezeigt werden, dass die Chlorsekretion bei CF massiv gestört ist und auch mit sekretionsfördernden Substanzen nicht stimuliert werden kann. Gleichzeitig wurde eine pathologische Natriumabsorption beobachtet [128].

Welche pathophysiologischen Mechanismen jedoch zu welchen klinischen Störungen beim Individuum mit CF führen, ist noch nicht geklärt.

Die klinischen Symptome bei CF im Gastrointestinaltrakt sind hauptsächlich bedingt durch eine verminderte Sekretion von Flüssigkeit und Chloridionen, eine vergrösserte Permeabilität des Parazellulärraumes zwischen den Enterozyten und der Präsenz einer zähen Schleimschicht auf den Enterozyten [31, 41].

Genotyp-Phänotyp-Korrelation bezüglich gastrointestinaler Symptome bei CF

Bisherige Untersuchungen konnten keine klaren direkten Assoziationen zwischen Genotyp und Phänotyp bezüglich der gastrointestinalen Symptome bei CF identifizieren. Es ist jedoch bekannt, dass gewisse gastrointestinale Störungen vorwiegend bei Patienten mit Pankreasinsuffizienz auftreten, und für die Pankreasinsuffizienz konnte eine Genotyp-Phänotyp-Assoziation nachgewiesen werden. Es gibt „milde" Mutationen, die selten zur Pankreasinsuffizienz führen und „schwerere" Mutationen, die fast immer mit Pankreasinsuffizienz vergesellschaftet sind [33, 71, 87, 192] (s. auch Abschn. 3.2). Bei compound-heterozygoten Patienten scheint das Allel mit der „milden" Mutation über das Allel mit der „schweren" Mutation zu dominieren [85]. In einem Vergleich von 399 Patienten homozygot für ΔF508 mit 399 heterozygoten Patienten für ΔF508/andere Mutation wurde gezeigt, dass bei einer Untergruppe von Patienten mit der Mutation ΔF508/R117H signifikant weniger Individuen mit Pankreasinsuffizienz (13% versus 97,5%) gefunden wurden. In der gleichen Untergruppe gab es keinen Fall mit Mekoniumileus (MI), während bei den Homozygoten 14,5% davon als Neugeborene betroffen waren. Für alle anderen gastrointestinalen Symptome gab es keine Unterschiede [86]. Auch andere Autoren haben gefunden, dass Individuen mit Pankreasinsuffizienz signifikant häufiger an einem MI leiden [58]. In einer anderen Studie wurde festgestellt, dass Individuen, heterozygot für G551/ΔF508, seltener an einem MI erkranken als ΔF508-Homozygote [70].

Eine Mutation, die unabhängig von einer Pankreasinsuffizienz die Entstehung eines MI begünstig, wurde bisher nicht identifiziert. Verschiedene Autoren konnten keine Genotyp-Phänotyp-Korrelation bezüglich des MI nachweisen [71, 81, 85, 93]. Es wurde deshalb postuliert, dass in Abhängigkeit vom genetischen Background im CF-Gen gewisse Patienten an einem MI erkranken und andere nicht [118]. So wurde gezeigt, dass 2 Mutationen im gleichen Allel sich gegenseitig in ihrer Auswirkung beeinflussen können [167]. Eine direkte Genotyp-Phänotyp-Assoziation konnte jedoch auch damit nicht nachgewiesen werden [86]. Die Tatsache, dass der MI familiär gehäuft vorkommen kann, lässt jedoch trotzdem eine genetisch mitbedingte Ätiologie vermuten [86]. So wurde kürzlich in einer Untersuchung von 197 Geschwisterpaaren mit CF und ihren Eltern ein CF-Gen modifizierender Lokus auf Chromosom 19q13 beschrieben, welcher zu MI prädisponiert [183].

Des Weiteren wurde eine Assoziation zwischen MI und distalem intestinalem obstruktivem Syndrom (DIOS) mit CF-bedingter Lebererkrankung gefunden [23, 114]. Patienten mit Mekoniumileus im Neugeborenenalter erkranken 2- bis 4-mal häufiger an für CF typischer Leberpathologie als Kinder ohne MI.

Zusammengefasst kann gesagt werden, dass zum jetzigen Zeitpunkt für keine gastrointestinale Manifestation der CF, außer für die Pankreasinsuffizienz, eine direkte Genotyp-Phänotyp-Assoziation bekannt ist. Wahrscheinlich ist die Entstehung von gastrointestinalen Komplikationen bei CF multifaktoriell (multigenetisch und durch andere Faktoren) bedingt.

Biochemische Veränderungen

Untersuchungen an CF-Patienten, welche per Magensonde über 24 h am Tag ernährt wurden, haben gezeigt, dass die intestinale Mukosa nicht optimal funktioniert [42]. Es ist jedoch in gewissen Fällen schwierig zu entscheiden, ob die beschriebenen biochemischen Funktionsstörungen eine direkte Folge des fehlerhaften CFTR in der Darmmukosa sind, oder ob sie möglicherweise von anderen Faktoren wie Mangelernährung, Medikamenten, Mangel an Pankreasenzymen und Bikarbonat, sowie der Präsenz von unverdauten Nährstoffen abhängen. Zudem führen nicht alle beschriebenen Störungen auch zu klinischen Beschwerden, so sind zum Beispiel nicht alle CF-Patienten mit Lactasemangel diesbezüglich symptomatisch.

Die Aktivität der Bürstensaumenzyme ist in der Regel normal. Der aktive Transport von Glukose und Alanin durch die Zellmembran ist beschleunigt [41]. Die Lactaseaktivität ist signifikant vermindert, bei erhaltener Maltaseaktivität [3, 117]. Des Weiteren wurde eine verminderte Dihydrolase-Aktivität mit verminderter Konzentration von intrazellulärem Phenylalanin und Cycloleucin [117] und eine verminderte Enterokinaseaktivität beobachtet [99]. Weiter distal, im terminalen Ileum, wurde eine verminderte Aufnahme von Fett- und Gallesäuren [55, 185] sowie von Vitamin B12 beschrieben [36]. Ein klinisch relevanter Vitamin-B12-Mangel ist jedoch bei CF-Patienten sehr selten [148]. In einer neueren Arbeit wurde die Absorption der (1–13C)-Palmitinsäure nach oraler Gabe massenspektroskopisch im Stuhl gemessen. Dabei fand sich keine Resorptionsstörung dieser Fettsäure bei CF, im Gegenteil, CF-Patienten resorbierten signifikant mehr als gesunde Kontrollkinder [119]. Bezüglich der Resorption der Fettsäuren bestehen also widersprüchliche Daten.

Die bei CF beschriebene Entität der „enzyme depleted small intestinal villi“ ist charakterisiert durch eine normale Morphologie der Villi mit einer reduzierten Aktivität der intestinalen alkalischen Phosphatase und Glykosidase. Da diese Pathologie auch bei Patienten ohne CF gefunden wurde, wird vermutet, dass nicht die CF, sondern eine Reifungsstörung der Epithelzellen wegen Malnutrition dieser Störung zugrunde liegt [40]. Außerdem wurde auch eine im Vergleich zu Gesunden abnorme Aktivität verschiedener intestinaler Hormone beschrieben [1]. Die folgende Liste [41] fasst die verschiedenen biochemischen Funktionsstörungen bei CF nochmals zusammen:

- Vermehrte enzymatische Aktivitäten:
  - Bürstensaum Glykosidasen
  - intraluminale Enterokinase
- Isolierte Defekte:
  - mukosale Enterokinase
  - Laktase
  - Ala-Phen-Dipeptidase
  - Transport von Phenylalanin/Cycloleucin
  - Fettsäuren-Absorption (?)
  - Gallensäuren-Absorption
  - Vitamin-B12-Absorption
- „enzyme depleted villi“
- verminderte Sekretion der intestinalen Hormone

Der elektronenmikroskopische Aspekt des intrazellulär in den Becherzellen gelegenen Mukus ist bei CF-Patienten und gesunden Kontrollen gleich [103]. Es wurde postuliert, dass der Mukus erst bei der Sekretion pathologisch verändert wird [56, 122]. Die Erhöhung der Viskosität wird wahrscheinlich mit verursacht durch die verminderte Wasser- und Elektrolytsekretion in Folge des funktionsgestörten Chloridkanals und eine reduzierte Proteolyse in Folge der Pankreasinsuffizienz. In einer neueren Arbeit wurden an CF-Knock-out-Mäusen die verschiedenen Muzine im Kolon histochemisch bestimmt und mit der Muzin-RNA-Expression verglichen. Dabei fand sich eine sechsfache Erhöhung der Muc1RNA-Expression, während für andere Muzine die RNA-Expression vermindert war. Möglicherweise besteht also doch eine primäre pathologische Zusammensetzung des Mukus [130].

Pathomorphologie

Die morphologischen Anomalien der intestinalen Mukosa sind in der Regel gering [117]. Der Enterozyt ist bedeckt von einer dicken Schleimschicht, welche licht- und elektronenmikroskopisch gut erkennbar ist [146]. Abnormitäten wie eine Hyperplasie der schleimbildenden Zellen mit Retention von PAS-positivem Mukus und Dilatation der schleimgefüllten Krypten können im Jejunum, Ileum, Appendix, aber auch in einer Rektumbiopsie beobachtet werden

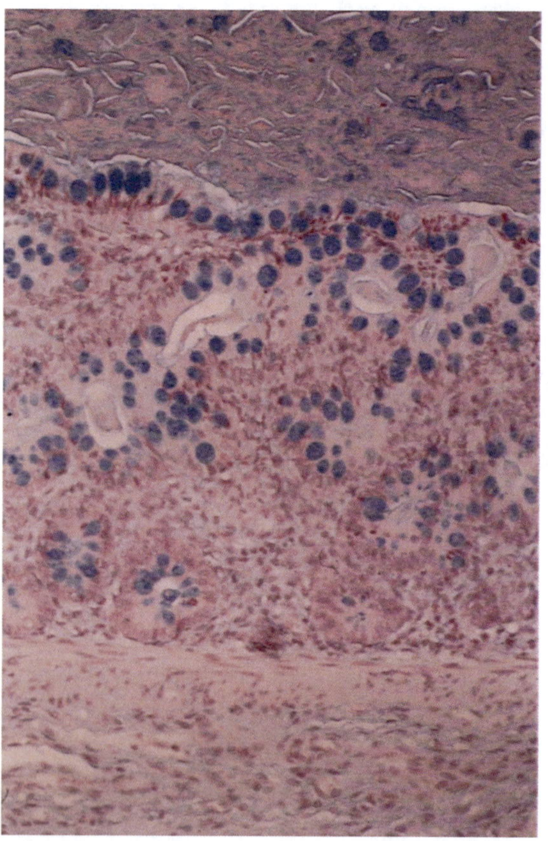

Abb. 9.1. Mukosa mit vergrößerten und stark Mukus-gefüllten Becherzellen, bedeckt von einer Schicht Mekonium (Alcian-Blaufärbung, 50-fache Vergrößerung)

(s. Abb. 9.1). Die Rektumbiopsie zeigt gelegentlich auch eine Amyloidose. Werden diese Abnormitäten als Zufallsbefund beobachtet, muss an eine CF gedacht werden [174].

Eine weitere Abnormität, die Verdickung der Dünn- und Dickdarmwand, kann sonographisch festgestellt werden. So wurde auch bei Patienten mit CF ohne gastrointestinale Komplikationen sonographisch eine signifikant größere Wanddicke gemessen als bei Gesunden. Bei Gesunden misst die Kolonwand maximal ca. 0.6–0,8 mm, Patienten mit CF hatten zu über 80% eine Wanddicke von 2 mm und mehr [69].

9.2 Klinischer Verlauf

Die Häufigkeit und der klinische Verlauf von CF-assozierten gastrointestinalen Symptomen und Komplikationen sind interindividuell verschieden, auch bei Individuen mit gleicher Mutation im CF Gen. Die verschiedenen Komplikationen treten teilweise in unterschiedlichem Lebensalter auf, z.B. der Mekoniumileus beim Neugeborenen, und es ist damit zu rechnen, dass mit zunehmender Lebensdauer von Individuen mit CF sich auch die Manifestationen der gastrointestinalen Probleme im Verlaufe des Lebens ändern können.

Erste Manifestationen einer gastrointestinalen Beteiligung können bereits intrauterin auftreten. Es wurde gezeigt, dass bei Feten mit CF im 2. Schwangerschaftstrimenon der Darm im Ultraschall hyperechogen erscheinen kann. Bei 24 Feten mit einem hyperechogenen Darm Grad 3 (Darm echodichter als Kamm des Os ileum) wurde mittels Amniozentese bei 5 Kindern eine CF und bei 6 Kindern eine Trisomie 21 diagnostiziert [162]. Die Autoren schlagen deshalb vor, dass bei Feten mit einem hyperechogenen Darm im Ultraschall im 2. Trimester der Schwangerschaft eine genetische Beratung der Eltern und evtl. eine Amniozentese durchgeführt werden sollte.

Weitere *gastrointestinale Manifestationen, die auf eine CF hinweisen können* und bei deren Vorkommen eine CF gesucht werden muss, sind der verzögerte Mekoniumabgang (>48 h nach Geburt), der Mekoniumileus, das Mekoniumpfropfsyndrom, der Rektumprolaps und das DIOS. Bei den ca. 10–15% der Kinder, die an einem Mekoniumileus erkranken, wird die Diagnose CF wegen der gastrointestinalen Kom-

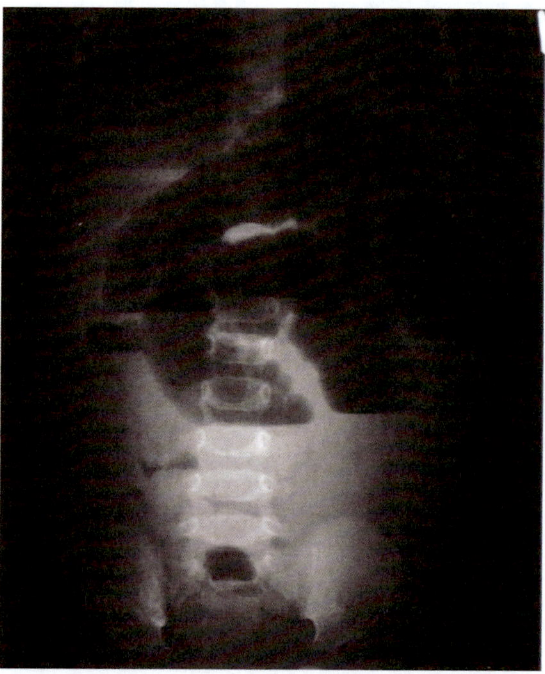

Abb. 9.2. Abdomen-Röntgenbild einer 11 Monate alten Patientin mit Brideníleus bei Status nach Laparotomie wegen Mekoniumileus am 2. Lebenstag. Die vielen Flüssigkeitsspiegel und das junge Alter sprechen gegen ein DIOS als Ursache der Obstruktion

Tabelle 9.1. Häufigste Ursachen von Bauchschmerzen bei CF. (Nach [105])

Ursache	Klinische Symptome
Inadäquate Enzymsubstitution	Diffuse Bauchschmerzen, Diarrhö, Obstipation
Distales intestinales Obstruktionssyndrom (DIOS)	Meist kolikartige Bauchschmerzen, Blähungen, evtl. Masse im rechten Unterbauch
Mekoniumileus	Bauchschmerzen bei Neugeborenem, verzögerter Mekoniumabgang, Passagestörung
Invagination oder Volvulus	Akutes Abdomen, evtl. Masse palpabel, Passagestörung
Pankreatitis	Akute Oberbauch-/Rückenschmerzen, v. a. bei Patienten mit erhaltener exokriner Pankreasfunktion
Cholelithiasis	Schmerzen rechte Flanke und Oberbauch, evtl. rechte Schulter
Gastroösophagealer Reflux	Retrosternales Brennen, saures Aufstoßen
Gastrische Hypersekretion	Epigastrische, eher Nüchtern-Schmerzen
Basale pulmonale Infekte	Oberbauchschmerzen, respiratorische Symptome
Hyperuricosurie	Akute, meist kolikartige Schmerzen im Bereich der Flanken, evtl. Unterbauch

plikation gestellt. Viel häufiger führen jedoch die chronische Lungenerkrankung und die Gedeihstörung infolge der Pankreasinsuffizienz zur Diagnose.

Bauchschmerzen sind im Verlauf einer Erkrankung mit CF eine häufige Beschwerde, das Symptom ist jedoch sehr unspezifisch und die Differentialdiagnose schwierig. Nebst den gleichen Ursachen wie bei Gesunden können sich auch verschiedene CF-spezifische Komplikationen mit Bauchschmerzen manifestieren, nicht alle haben ihren Ursprung im Gastrointestinaltrakt (Tabelle 9.1).

Nebst den für CF typischen Ursachen von Bauchschmerzen dürfen die anderen Ätiologien von Bauchschmerzen wie z. B. funktionelle Beschwerden, Appendizitis oder Bridenileus bei Status nach Laparotomie nicht vergessen werden (Abb. 9.2).

Andere gastrointestinal bedingte klinische Symptome bei CF sind Inappetenz, Nausea, Erbrechen, Diarrhoe, Obstipation, Blähungen und der Rectalprolaps. Die meisten dieser Symptome sind unspezifisch. Mit Kenntnis der möglichen Ursachen, einer sorgfältigen Anamnese, klinischen Untersuchung sowie Anwendung der geeigneten Abklärungen können die Symptome meist ihrer Ätiologie zugeordnet werden.

9.3 Komplikationen

Abbildung 9.3 zeigt die typische Alterverteilung der gastrointestinal bedingten Komplikationen bei CF. In der Folge werden die einzelnen *bei CF gehäuft auftretenden gastrointestinalen Probleme und Komplikationen* erläutert.

9.3.1 Mekoniumileus

Geschichte

Die erste Beschreibung eines Neugeborenen mit Mekoniumileus (MI), assoziiert mit pathologischen Veränderungen des Pankreas, wurde 1905 publiziert [94]. Diese Publikation erfolgte mehr als 30 Jahre vor der Erstbeschreibung der cystischen Fibrose im Jahre 1936 [49]. 1938 wurden erstmals die histologischen Ähnlichkeiten zwischen der Pankreaspathologie bei CF und des MI beschrieben und der MI damit als Frühmanifestation der CF erkannt [2].

Bis 1948, als die erste erfolgreiche chirurgische Intervention bei Neugeborenen mit MI, eine Enterotomie und Spülung des mit Mekonium obstruierten Darmabschnitts beschrieben wurde, war der MI meist eine tödliche Komplikation [74]. In der Folge wurden verschiedene chirurgische Methoden mit und ohne Darmresektion und Enterostomie entwickelt, doch wird heute für den unkomplizierten MI wieder, falls ein operatives Vorgehen notwendig ist, die ursprünglich beschriebene Methode mit Enterotomie und Darmspülung angewandt.

1969 wurde erstmals eine konservative Behandlung des MI mit hyperosmolaren Diatrizoateinläufen (Gastrografin) vorgestellt [124]. Diese und davon abgeleitete modifizierte Techniken (s. auch Abschnitt Therapie des MI) erlauben eine konservative Behandlung von 55–62% aller Neugeborenen mit *unkompliziertem MI* [83,138].

Die Überlebenschance für Neugeborene mit CF und MI hat in den letzten 4 Jahrzehnten stetig zugenommen, von einer 1-Jahresüberlebensrate von 10% vor 1964, [59] auf 75% in den Sechziger- und Siebzi-

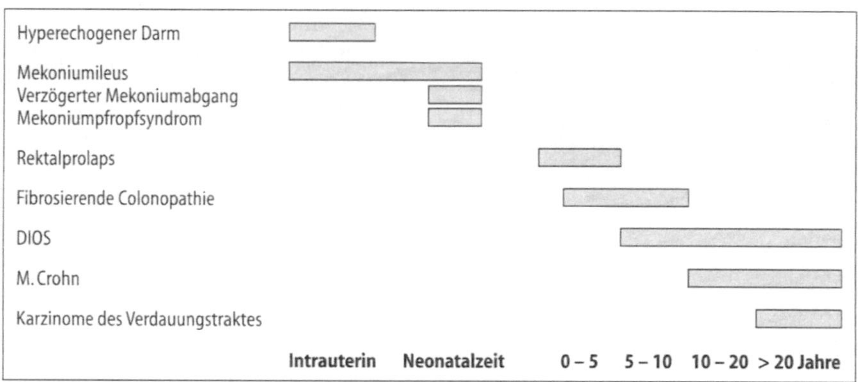

Abb. 9.3. Altersverteilung der gastrointestinalen Komplikationen bei CF

gerjahren [152] und 85-100% in den Achtziger- und Neunzigerjahren [35, 139].

Pathophysiologie

6-20% aller Neugeborenen mit CF haben einen Mekoniumileus [39, 70, 86, 129, 139]. Mögliche Zusammenhänge zwischen Genmutation und Klinik wurden bereits oben im Abschnitt Genotyp-Phänotyp beschrieben.

Bereits in den Fünfzigerjahren wurde erkannt, dass das Mekonium bei Kindern mit CF und MI höhere Proteinkonzentrationen enthält als normales Mekonium [11, 61]. Andere Autoren fanden einen erhöhten Spiegel von Serumproteinen, v. a. Albumin, im Mekonium von Neugeborenen mit MI, aber auch bei Säuglingen, bei denen später eine CF diagnostiziert wurde [65, 66, 149, 150]. Eine spätere Arbeit wies einen Proteingehalt im Mekonium von Neugeborenen mit CF von 85% nach, verglichen mit 7% bei gesunden Kindern [154]. Es wird angenommen, dass verschiedene Mechanismen wie die abnorme exokrine Pankreasfunktion, die abnormen intestinalen Sekretionen und ein abnormer Konzentrationsprozess im oberen Dünndarm zur Entstehung dieses zähen Mekoniums beitragen [10, 174]. Es wurde beobachtet, dass im Mekonium von betroffenen Kindern Albumin (aus der Amnionflüssigkeit) sowie Gammaglutamyltransferase und 5 Nukleotidase (aus der Leber) in höheren Konzentrationen vorkommen. Im Gegensatz dazu wurden intestinale Enzyme wie Aminopeptidase M und alkalische Phosphatase, welche distaler im Dünndarm sezerniert werden, nicht in vermehrtem Maß im Mekonium betroffener Kindern nachgewiesen. Dies wurde als Folge eines möglichen abnormen Konzentrationsprozesses im proximalen Dünndarm interpretiert [10].

Das zähe Mekonium staut sich dann intrauterin im terminalen Ileum an, was zu einer Obstruktion mit Dilatation des proximalen Dünndarm und, wegen mangelndem Gebrauch, zu einem Mikrokolon distal führt.

Pathologie

Der MI wird eingeteilt in eine *unkomplizierte und eine komplizierte* Form. Beim *unkomplizierten* MI verursacht das abnorme Mekonium „nur" eine Obstruktion im distalen Ileum. Beim *komplizierten* MI liegt zusätzlich zur Obstruktion eine Darmperforation mit Mekoniumperitonitis oder ein Volvulus mit daraus resultierender Ileumatresie durch ischämische Schädigung vor. Findet die Perforation unmittelbar vor der Geburt statt, entwickelt sich eine Mekoniumperitonitis mit Aszites, bei länger bestehender Perforation kommt es zur Ausbildung von multiplen Verwachsungen und Verkalkungen, evtl. mit Bildung einer fibrösen, kalzifizierten Pseudozyste um das Mekonium herum.

Klinik

Bereits *vor der Geburt* kann das Vorliegen eines hyperechogenen Darms im Ultraschall im 2. Schwangerschaftsdrittel auf eine CF und einen möglichen MI hinweisen [16, 162]. Ein hyperechogener Darm kann jedoch auch bei normalen Feten festgestellt werden [132, 161]. Besonders suggestiv für einen MI ist ein sehr stark hyperechogener Darm, zusammen mit einer positiven Familienanamnese für CF, Polyhydramnion oder zusätzlichen ultrasonografischen Zeichen für einen komplizierten MI wie Aszites, Dilatation des Darms, intraabdominale hyperechogene Massen oder intraperitoneale Verkalkungen.

Neugeborene mit unkomplizierten MI sind häufig während den ersten 24 Lebensstunden klinisch unauffällig. Durch die Füllung des Dünndarms mit Luft, Nahrung und intestinalen Sekreten kommt es zu einer zunehmenden Distension des Abdomens. Das Neugeborene beginnt zu erbrechen, zuerst klar, dann gallig. Es erfolgt kein spontaner Mekoniumabgang in den ersten 24-48 h. Beim komplizierten MI mit Volvulus kann evtl. eine abdominale Masse palpiert werden. Ungewöhnliche Präsentationen des MI mit Darmperforation wie eine palpable Masse im Gesäßbereich, Mekonium in der Vagina oder Scrotum, sowie ein Mekoniumthorax wurden beschrieben [131, 151, 189].

Diagnostik

Bei klinischem Verdacht auf eine Darmobstruktion muß vor Einleiten einer weiterführenden Diagnostik zuerst der Zustand des Neugeborenen stabilisiert werden, d.h. eine i.v.-Leitung zum Ersatz der Flüssigkeitsverluste und evtl. eine Magensonde zur Dekomprimierung müssen eingelegt werden.

Radiologische Diagnostik

Neugeborene mit unkompliziertem MI haben in der Regel im Abdomen-Röntgenbild eine Dilatation der Dünndarmschlingen ohne Bildung von Luft-Flüssigkeitsspiegeln, da das zähe Mekonium eine Spiegelbildung verhindert. Die verschluckte Luft mischt sich mit dem Mekonium und führt so zu einer radiodichten Masse mit seifenblasenartigem Aspekt im rechten unteren Quadranten des Abdomens (Neuhauser Zeichen [121]). Das Fehlen von Luftflüssigkeitsspiegeln kann evtl. helfen den MI von anderen Ätiologien der neonatalen Darmobstruktion wie Ileumatresie, Mekoniumpfropfsyndrom, Morbus Hirschsprung, „small left colon syndrome" und Kolonatresie abzugrenzen (Abb. 9.4, 9.5).

Bei Kindern mit kompliziertem MI ist die Darmdilatation meist ausgeprägter, evtl. kann eine Raumforderung gesehen werden, z.B. bei Volvulus oder Mekoniumcyste. Bei länger vorbestehender Perforation und Mekoniumperitonitis können Verkalkungen und/oder Aszites gesehen werden.

Neugeborene mit klinischer Darmobstruktion und radiologischen Zeichen eines komplizierten MI werden in der Regel direkt für eine chirurgische Exploration vorbereitet. Bei den anderen wird als nächster diagnostischer Schritt ein Kontrastmittel-Einlauf empfohlen. Der unkomplizierte MI ist charakterisiert durch ein Mikrokolon mit „eingeklemmten Mekoniumkugeln" im terminalen Ileum (Abb. 9.6).

Differentialdiagnose

Die Differentialdiagnose des MI beinhaltet alle anderen Ätiologien distaler Darmobstruktionen wie das Mekoniumpfropfsyndrom, „small left colon syndrome", Ileumatresie, Kolonatresie und M. Hirschsprung. Meist kann die Diagnose mit dem Kolonkontrasteinlauf gestellt werden. Eine Mekoniumperitonitis kann, außer als Komplikation des MI, auch bei anderen Darmobstruktionen vorkommen, z.B. bei Darmatresien, Volvulus, interner Hernie oder Invagination.

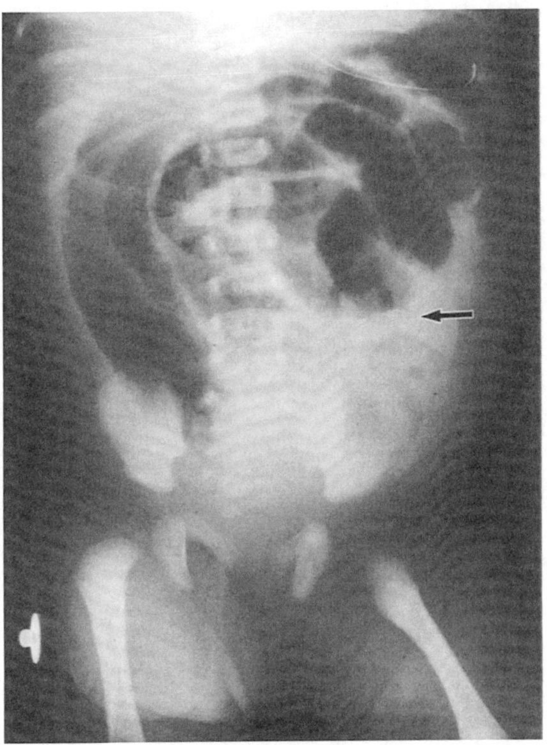

Abb. 9.4. Abdomen-Röntgenbild eines 2 Tage alten Mädchens mit einem komplizierten Mekoniumileus. Typisch für die Diagnose sind die Dilatation der Dünndarmschlingen ohne Spiegelbildung, das Mekonium mit Seifenblasen-artigem Aspekt im rechten Mittelbauch und als Zeichen einer bereits intrauterin erfolgten Perforation mit Mekoniumperitonitis, die Verkalkung im linken Mittelbauch (s. Pfeil)

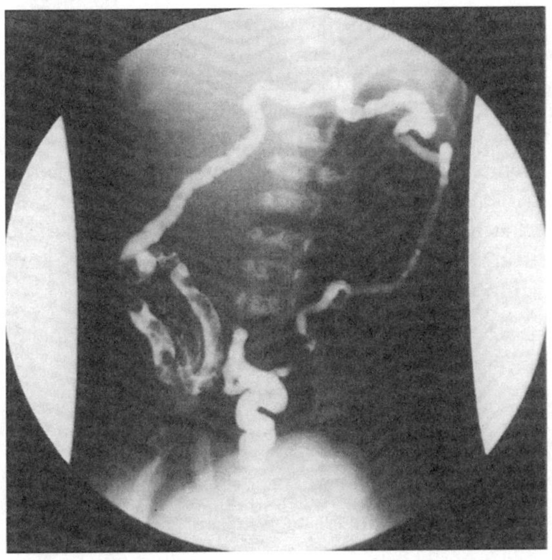

Abb. 9.5. Mikrokolon im Kontrastmitteleinlauf bei Mekoniumileus

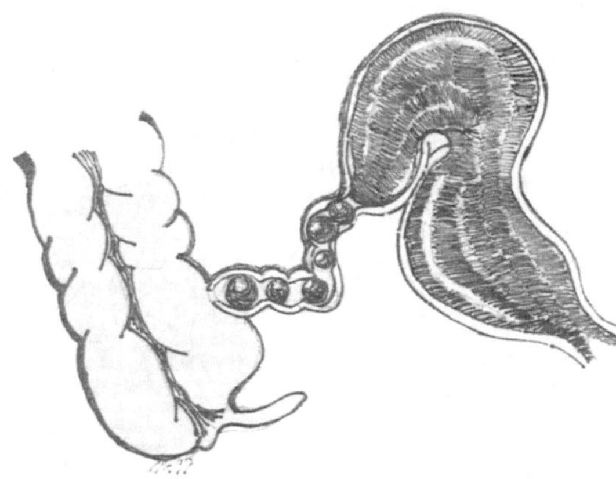

Abb. 9.6. Mekoniumileus mit im distalen Ileum eingeklemmtem Mekonium, Dilatation des proximalen Darms und Mikrokolon distal

Das Mekoniumpfropfsyndrom ist im Gegensatz zum MI charakterisiert durch eine tiefer, meist im Kolon gelegene Darmobstruktion. Die meisten Neugeborenen mit dieser Pathologie haben eine normale Darmfunktion. In einer Serie von Neugeborenen mit Mekoniumpfropfsyndrom wurde bei 4% der Kinder ein M. Hirschsprung diagnostiziert [44]. In einer anderen Arbeit wurde gezeigt, dass 14% aller Kinder mit CF, aber ohne MI, als Neugeborene an einem Mekoniumpfropfsyndrom litten. Es wird deshalb empfohlen, bei allen Kindern mit Mekoniumpfropfsyndrom einen Schweißtest und eine Abklärung bezüglich M. Hirschsprung durchzuführen [142].

Obwohl der MI meist mit einer CF vergesellschaftet ist, müssen auch andere Ursachen wie eine exokrine Pankreasinsuffizienz anderer Ätiologie und Darmmotilitätsstörungen in Betracht gezogen werden. Bei Neugeborenen mit Mekoniumileus wurde gefunden, dass 10–20% der Kinder keine CF hatten [48, 157]. Nebst der CF wurden folgende mögliche Ätiologien für einen MI beschrieben: Stenose des Ductus pankreaticus [92], niedrige Trypsinaktivität im distalen Darm [20], Immaturität des Plexus myentericus [177], neuronale intestinale Dysplasie [191], chronisch intestinale Pseudoobstruktion [190] und Zytomegalievirus-Infektion [34, 136].

Konservative Therapie

Bis 1969 wurden alle Neugeborenen mit MI operiert und auch heute noch müssen viele Kinder mit MI chirurgisch behandelt werden, da bei Diagnose häufig bereits Zeichen eines komplizierten MI vorhanden sind. Seit der Publikation der erfolgreichen konservativen Therapie des *unkomplizierten MI* mittels Gastrografineinläufen [124] werden folgende *Kriterien zur konservativen Behandlung des MI* empfohlen:

- adäquater intravenöser Flüssigkeitsersatz vor Beginn der Therapie,
- radiologisch kein Hinweis vorhanden für Volvulus, Atresie, Perforation oder Peritonitis,
- diagnostischer Kontrastmitteleinlauf zum Nachweis des Mekoniums im distalen Ileum und zum Ausschluss anderer Ursachen der Obstruktion,
- prophylaktische Antibiotika vor Beginn der Therapie.

Komplikationen der konservativen Therapie wie Darmperforation, nekrotisierende Enterokolitis, Schock und Mortalität wurden beschrieben [43, 63, 145]. In einer Übersichtsarbeit bei 1236 Neugeborenen mit unkompliziertem MI konnten 62% der Kinder mittels Kontrastmitteleinläufen erfolgreich behandelt werden. Dabei kam es bei 2,75% der Kinder zu Darmperforationen [83]. In der gleichen Arbeit wurde gezeigt, dass die Erfolgsrate deutlich höher lag, wenn das Kontrastmittel nicht nur ins Kolon, sondern auch ins dilatierte Ileum eingebracht werden konnte. Die Verwendung von hyperosmolarem Kontrastmittel brachte keinen Vorteil gegenüber isotonischem Kontrastmittel, hingegen verbesserte die Zugabe von N-Acetylcystein und Tween 80 zum Kontrastmittel den Behandlungserfolg.

Chirurgische Therapie

Bei Neugeborenen, bei denen der unkomplizierte MI nicht mittels 2–3 Einläufen behoben werden kann, und bei allen mit einem komplizierten MI, ist die Indikation zur operativen Intervention gegeben. Bei Neugeborenen mit unkompliziertem MI, bei denen die konservative Therapie versagt hat, wird heute die Enterotomie und anterograde Spülung des obstruierten Ileums empfohlen [14, 82, 123, 138]. Für Neugeborene mit kompliziertem MI muss die chirurgische Methode (Adhäsiolyse, Darmresektion, Stomie oder Anastomose) den intraoperativ gefundenen Gegebenheiten angepasst werden.

Verlauf

Die Überlebensrate für Neugeborene mit MI hat in den letzten Jahrzehnten stetig zugenommen und lag Ende der Achtzigerjahre für Kinder mit unkompliziertem MI bei 92–100% und für Kinder mit kompliziertem MI bei 75–89% [38, 110, 139].

Bei einem Neugeborenen, das sich mit einem MI präsentiert, muss die Diagnostik zur Bestätigung oder zum Ausschluss einer CF mittels Schweißtest und Suche nach den häufigsten Genmutationen durchgeführt werden.

Hat ein Neugeborenes einen CF-assoziierten MI und überlebt es die Neonatalzeit, so hat der MI keine Auswirkung auf die Überlebenszeit des betroffenen

Kindes im Vergleich zu Kindern mit CF ohne MI [24, 25, 57]. 27% der Kinder, die wegen ihres MI operiert werden mussten, haben im Verlauf chirurgische Komplikationen wie Bridenileus bei Adhäsionen und Syndrom der blinden Schlinge [57].

9.3.2 Distales intestinales Obstruktionssyndrom (DIOS)

Eine durch zähen Stuhl verursachte mechanische Darmobstruktion jenseits des Neugeborenenalters wurde erstmals 1941 beschrieben und 1962 als Mekoniumileus-Äquivalent bezeichnet. [80, 137] Heute wird für diese typischerweise CF-assoziierte Komplikation eher der Ausdruck „distales intestinales Obstruktionssyndrom" (DIOS) verwendet. In verschiedenen Patientenkollektiven mit CF wurde diese Komplikation bei 2–37% aller Patienten beschrieben [53, 126, 143, 147].

Die Häufigkeit dieser Komplikation steigt mit zunehmendem Alter an, Kinder unter 5 Jahren sind selten davon betroffen, während bei Erwachsenen über 30 Jahren ein DIOS bei fast 30% aller Patienten beschrieben wurde [53, 68, 143, 147]. Patienten mit Pankreasinsuffizienz leiden häufiger an einem DIOS, gelegentlich kommt es aber auch bei pankreassuffizienten Patienten vor [116, 147].

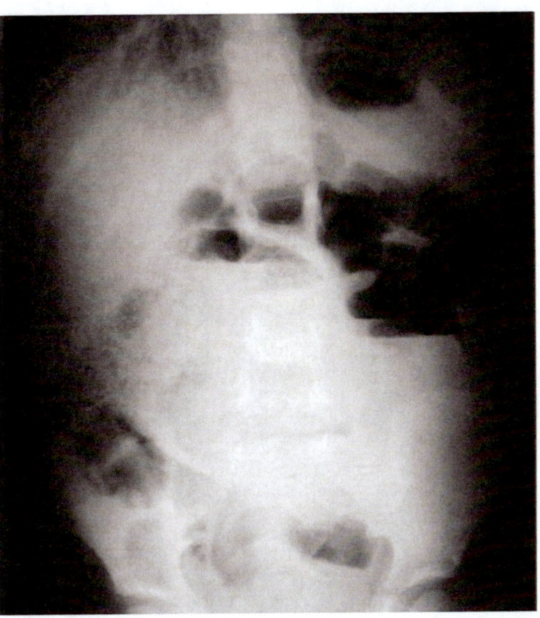

Abb. 9.7. Abdomen-Röntgenbild eines Knaben mit rezidivierenden Episoden eines DIOS, im Alter von 5 Jahren

Pathophysiologie

Die Mechanismen der Entstehung des DIOS sind nicht genau geklärt. Eine Assoziation mit dem MI des Neugeborenen scheint nicht zu bestehen, so hatte in einer Gruppe von 16 Patienten mit DIOS keiner einen MI [147]. Es wird vermutet, dass verschiedene Faktoren wie Änderung der Pankreasenzymdosierung, Motilitätsstörungen, veränderte Zusammensetzung des intestinalen Mukus sowie eine hyponatriämische Dehydratation, beispielsweise bei vermehrter physischer Anstrengung und heißem Wetter, eine Rolle spielen [6, 31, 128]. Es scheint auch, dass die mit hohen Pankreasenzymdosen assoziierte Entzündung des Kolons ein DIOS begünstigen kann [28].

Klinik und Diagnostik

Die Patienten präsentieren sich mit diffusen oder lokalisierten Bauchschmerzen, haben Zeichen einer partiellen oder vollständigen Darmobstruktion und häufig eine palpable Masse im rechten Unterbauch (Tabelle 9.2).

Das *Abdomen-Röntgenleerbild* (s. Abb. 9.7, 9.8) zeigt eine Ansammlung einer relativ radiodichten, teils schaumig imponierenden Masse im rechten Unterbauch, d.h. im Bereich des terminalen Ileums oder des Colon ascendens, mit einer Dilatation des proximalen Darms und einem leeren Colon descendens. Im *Abdomenultraschall* findet sich eine verdickte

Tabelle 9.2. Die wichtigsten anamnestischen und klinischen Befunde des DIOS

Anamnese	Befunde
Wechselnde Stuhlkonsistenz	Balloniertes, evtl. druckdolentes Abdomen
Flüssigkeitsverlust durch Wärme, physische Anstrengung oder entsprechenden Infekt	Obstruktive Darmgeräusche, palpable Masse im rechten Unterbauch
Änderung der Pankreasenzymdosierung	Rx: Stuhlmasse im rechten Unterbauch, evtl. mit kleinen Lufteinschlüssen, mit/ohne Spiegelbildung
Bauchschmerzen diffus/lokalisiert	
Nausea, Erbrechen	

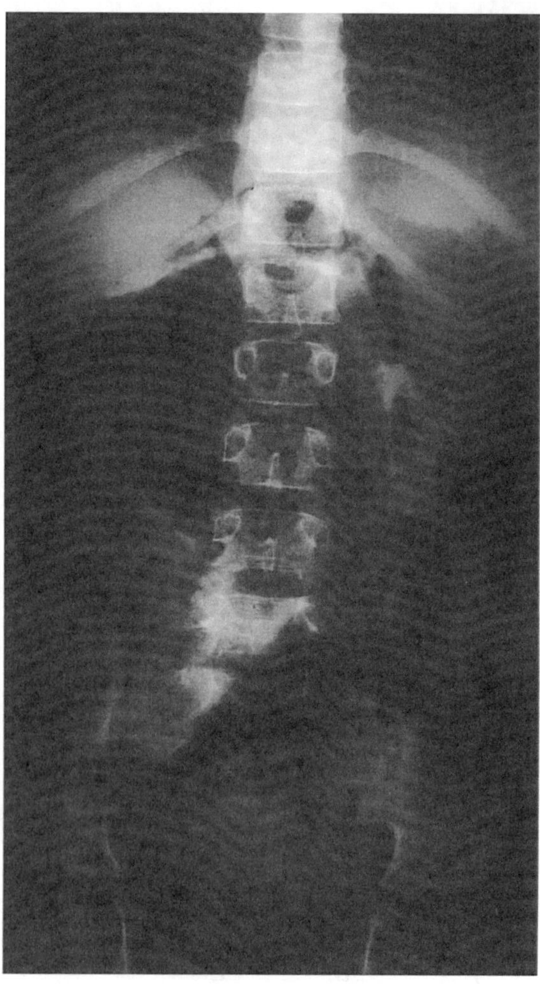

Abb. 9.8. Knabe von Abb. 9.7 im Alter von 11 Jahren. Typisch für die Diagnose sind die Stuhlmasse im rechten Unterbauch mit dem Seifenblasen-artigen Aspekt und die Dilatation der proximalen Darmschlingen ohne Spiegelbildung. Das Colon transversum, descendens und das Rektum sind leer

Darmwand des terminalen Ileums oder des Zaekums mit einer intraluminalen Stuhlmasse, aber ohne Zeichen einer entzündlichen Veränderung wie mesenteriale Lymphknotenvergrößerungen oder Infiltration von mesenterialem Fett [37].

Therapie

Die Therapie ist wenn immer möglich konservativ und wird in Etappen durchgeführt: Prävention ⇒ Behandlung der Obstipation ⇒ Behandlung des leichten ⇒ des schweren DIOS (s. Tabelle 9.3).

Selten muss bei Versagen der konservativen Therapie oder bei DIOS mit akutem Abdomen chirurgisch interveniert werden.

Differentialdiagnose

Die wichtigsten Differentialdiagnosen des DIOS sind die *Obstipation, Invagination* und *Appendizitis* [147]. Eine Invagination kommt bei ca. 1% aller Patienten mit CF vor und scheint mit dem DIOS assoziert zu sein [76]. Die Invagination ist meist ileokolisch und kann gelegentlich als chronische Form vorkommen. In dieser Situation kann die Diagnose über mehrere Wochen verpasst werden [184].

In einer anderen Serie wurden bei 25% der Patienten mit vermutetem DIOS andere Ursachen der Obstruktion wie Darmadhäsionen, Volvulus, M. Crohn und Hypomotilität bei Opiatabusus gefunden [31]. In einer weiteren Untersuchung bei 4 Patienten, die ohne Erfolg wegen eines DIOS behandelt wurden, wurden anschliessend die Diagnosen Adenokarzinom des Kolons (2 Patienten), M. Crohn und Appendizitis gestellt [37]. Die Appendizitis ist bei Individuen mit CF nicht häufiger als bei Gesunden (ca. 4-5%), aber die Diagnose ist gelegentlich erschwert, da diese Ätiologie als Diagnose bei CF-Patienten mit Bauchschmerzen und evtl. einer Masse im rechten Unterbauch häufig nicht primär in Erwägung gezogen wird [77].

Bei nicht typischer Klinik eines DIOS oder mangelndem Ansprechen auf die Therapie müssen also andere Ätiologien gesucht werden.

9.3.3 Chronische Obstipation

Die chronische Obstipation ist ein häufiges Problem bei Patienten mit CF, wurde jedoch bisher als Komplikation dieser Erkrankung relativ schlecht untersucht. In einer retrospektiven Analyse eines Kollektivs von 168 Patienten haben 32% eine behandlungsbedürftige Obstipation entwickelt. 9% der Patienten der gleichen Gruppe entwickelten ein DIOS, 53% davon hatten eine vorbestehende Obstipation [147].

Pathomechanismus

Es wird vermutet, dass verschiedene Faktoren wie vermehrter zäher intestinaler Mukus, Maldigestion durch ungenügende Pankreasenzymdosierung, ungenügende Körperhydratation und geringe physische Aktivität eine ätiologische Rolle spielen könnten. [147] Es wurde auch gezeigt, dass die orozaekale Transitzeit bei CF signifikant verlängert ist [31, 101].

Klinik

Die Symptome der Obstipation sind bei Individuen mit CF gleich wie bei nicht an CF-Erkrankten,

Tabelle 9.3. Therapie des DIOS

Prävention	Ausgewogene, faserreiche Ernährung, ausreichende Flüssigkeitszufuhr, Regelmässige physische Aktivität
Obstipationsbehandlung	Anpassung der Pankreasenzyme, Einnahme von Paraffinöl-Präparaten [143]
Behandlung des mäßigen oder chronischen DIOS	Koloneinlauf mit Polyethylenglykol-Lösung, PEG, gefolgt von oraler PEG-Einahme von ca. 500–1000 ml/Tag oder orale PEG-Einnahme primär [21, 32, 90]; evtl. N-Acetylcystein 10–20% oral bei chronischem DIOS; evtl. Prokinetika wie Cisapride oder Erythromycin [91]
Behandlung des schweren DIOS (mit Obstruktion)	PEG-Lösung per os oder Magensonde: 5 l/1,73m² pro Tag oder Kontrast mitteleinläufe mit hyper- oder isomolarem wasserlöslichem Kontrastmittel (Vorteil des Kontrastmitteleinlaufs: Diagnostik evtl. anderer Ätiologien der Darmobstruktion)

krampfartige Bauchschmerzen und harte, unregelmässige Stühle. Im Gegensatz zum DIOS kann bei der Obstipation meist eine Stuhlmasse im linken Unterbauch oder bei der Rektaluntersuchung palpiert werden. Im Zweifelsfall hilft ein Röntgen-Abdomenleerbild zur Beurteilung.

Therapie

Akute, obstipationsbedingte Schmerzzustände werden entweder mit rektalen Einläufen oder mit einer peroral verabreichten Darmlavage auf Polyethylenglykol-Basis durchgeführt. Zur Prävention und Behandlung der chronischen Obstipation muss die Dosierung der oral zugeführten Pankreasenzyme angepasst werden. Meist ist eine Zusatzbehandlung über mehrere Wochen bis Monate mit nicht irritativen Laxantien wie Laktulose und Paraffinölpräparaten notwendig. Bei ältern Kindern und Erwachsenen empfiehlt sich die Umstellung auf eine faserreiche Kost, jüngere Kinder akzeptieren dies häufig nicht. Zudem helfen eine vermehrte Flüssigkeitszufuhr und physische Aktivität.

9.3.4 Gastroösophagealer Reflux

Ein gastroösophagealer Reflux (GOR) kommt bei ca. 25% der CF-Patienten aller Altersgruppen vor [156], bei Säuglingen und Kleinkindern wahrscheinlich noch häufiger [181]. Abgesehen von den direkten Beschwerden wie Ess-Störung, refluxbedingte Schmerzen, Ösophagitis und Gedeihstörung, kann der GOR auch zu Hals-, Nasen- und Ohrenbeschwerden sowie zu pulmonalen Problemen führen.

Pathologie

Ein Faktor, der bei CF zu einem GOR führt, ist die vermehrte Häufigkeit von inadäquaten Relaxationen des unteren Oesophagussphinkters. Ein tieferer Sphinktertonus und ein vermehrter intragastrischer Druck wurden seltener beobachtet [29]. Andere Motilitätsstörungen des Ösophagus und des Magens im Sinne einer verzögerten Magenentleerung wurden beschrieben, die Resultate wurden jedoch mit kleinen Patientenzahlen erhoben und sind zum Teil widersprüchlich [6, 15, 30, 144]. Ob das prä- und postprandial tiefere pH im Duodenum von CF-Patienten (Mangel an Bikarbonat) ebenfalls eine Rolle beim gehäuften Vorkommen des GOR spielt, ist unklar.

Der Schweregrad der Lungenerkrankung scheint keine Rolle zu spielen für die Häufigkeit des GOR, da kein Unterschied gefunden wurden zwischen CF-Patienten mit und ohne GOR bezüglich Lungenpathologie [73, 181]. Hingegen wurde nachgewiesen, dass die Atemphysiotherapie zur Lungendrainage mit Tiefhaltung des Oberkörpers zu einer signifikanten Zunahme des GOR führt, während die beim aufrecht sitzenden Patienten durchgeführte Therapie keinen Einfluss auf den GOR hat [12, 13, 172].

Klinik

Rezidivierendes Erbrechen ist als Symptom des GOR bei Säuglingen mit CF in den ersten 6 Lebensmonaten signifikant gehäuft, verglichen mit Säuglingen mit CF ohne GOR [73]. Vermehrtes Schreien kann ebenfalls auf Refluxbeschwerden hinweisen. Bei größeren Kindern und Erwachsenen stehen vor allem Beschwerden wie retrosternale Schmerzen, saures Aufstoßen und Dyspepsie mit Verstärkung der Symptome in Flachlage im Vordergrund [97]. Oft klagen die Patienten nicht spontan über ihre Refluxbeschwerden, da sie diese als Komplikation ihres Hustens ansehen. Die Refluxsymptome müssen also spezifisch erfragt werden.

Auch bei Patienten mit CF kann der GOR zu schwerer Ösophagitis und Ösophagusstenosen führen [51].

Diagnostik

Bei klinischem Verdacht auf einen GOR gibt die *pH-Metrie* Auskunft über den Schweregrad des sauren Refluxes und damit auch über das mögliche Risiko einer Ösophagitis. Radiologisch können mittels *Kontrastmittelpassage* die Anatomie von Ösophagus und Magen, sowie gewisse Aspekte der Motilität beurteilt werden. Die *Endoskopie und Biopsie* ist die Methode der Wahl zum Nachweis einer Ösophagitis. Andere Untersuchungsmethoden wie Ultraschall, Manometrie und Szintigraphie sind für die GOR-Diagnostik seltener indiziert.

Therapie

Es wurde gezeigt, dass Prokinetika zur Behandlung des GOR bei CF wenig effizient sind [6, 30]. Es wird deshalb empfohlen, den GOR primär mit *H2-Rezeptorenhemmern* oder *Protonenpumpenblockern* zu behandeln. Versagt die medizinische Therapie oder ist eine medikamentöse Dauerbehandlung nötig, muss eine Fundoplikatio diskutiert werden.

9.3.5 Laktoseintoleranz, Kuhmilchintoleranz, Zöliakie und Nahrungsmittelallergien

Laktoseintoleranz

In zwei Untersuchungen wurde über eine verminderte Laktaseaktivität in der Duodenalschleimhaut von CF-Patienten berichtet [3, 117]. Von 13 untersuchten Kindern mit intramukosalem Laktasemangel entwickelten aber nur zwei Symptome nach oraler Belastung mit Laktose.

In einer neueren Untersuchung wurden bei 54 Kinder mit CF eine Laktosebelastung und ein H_2-Atemtest durchgeführt und die Resultate mit den Daten von 5430 wegen Stuhlabnormitäten untersuchten, gesunden Kindern verglichen [101]. Es fand sich kein signifikanter Unterschied zwischen den beiden Gruppen, 40% der CF-Kinder und 31% der Gesunden hatten einen pathologischen H_2-Atemtest. Es ist aber nicht bekannt, wieviele dieser im H_2-Test positiven Kinder anschließend mit einer laktosefreien Ernährung ernährt wurden und damit ihre Symptome verloren.

Es gibt keine Daten, die eine Häufung von klinisch relevanter Laktoseintoleranz bei CF belegen. Da die sekundäre Laktoseintoleranz aber in der gesunden Bevölkerung häufig vorkommt, muss auch bei CF-Patienten mit verdächtigen Symptomen wie postprandialen Bauchschmerzen, Blähungen und Durchfällen an diese Differentialdiagnose gedacht werden.

Die Diagnose kann nach Laktosebelastung mittels Messung des Blut-Glukoseanstiegs oder indirekter Messung der Laktosefermentation durch die Kolonbakterien im H_2-Atemtest gestellt werden. Manchmal hilft auch eine auf 5–7 Tage beschränkte, laktosefreie Diät, die Diagnose zu stellen. Da CF-Patienten häufig von Malnutrition bedroht sind, ist es jedoch sinnlos, ohne genaue Diagnose eine laktosefreie Ernährung durchzuführen, denn Milchprodukte sind wichtige Kalorien-, Eiweiß- und Kalziumquellen.

Kuhmilchintoleranz und andere Nahrungsmittelallergien

Kuhmilchintoleranz ist ein Oberbegriff, der sämtliche Zustände einer Kuhmilchunverträglichkeit bezeichnet, er kann benutzt werden bei Laktoseintoleranz und bei Kuhmilchallergie. Die Kuhmilchallergie ist per Definition eine Kuhmilchintoleranz, die nebst den klinischen Symptomen durch eine pathologische Immunantwort charakterisiert ist [153].

Eine Kuhmilchallergie kommt bei ca. 5–7% aller gesunden Säuglinge vor [7, 60, 79] und wurde auch bei Säuglingen mit CF beschrieben [75]. Auch bei älteren Kindern mit CF wurden mit einem positiven oralen Belastungstest diagnostizierte Nahrungsmittelallergien beschrieben [109]. Für ein gehäuftes Vorkommen von Kuhmilch- und anderen Nahrungsmittelallergien bei Kindern mit CF bestehen jedoch keine Daten [52].

Jede Nahrungsmittelallergie kann nebst den Haut- und respiratorischen Symptomen zu gastrointestinalen Beschwerden wie Nausea, Erbrechen, Bauchschmerzen, Durchfällen und auch zur Gedeihstörung führen. Der Gold-Standard zur Diagnostik der Nahrungsmittelallergie ist nach wie vor die doppelblinde, orale Belastung mit dem fraglichen Allergen. Bei CF-Patienten mit Verdacht auf eine Nahrungsmittelallergie empfiehlt sich diese Testung umso mehr als bei dieser Patientengruppe unnötige Exklusionsdiäten eine Malnutrition fördern können.

Zöliakie

Die Häufigkeit der Zöliakie in der gesunden Bevölkerung ist je nach Region und ethnischer Zugehörigkeit unterschiedlich groß. In europäischstämmigen Populationen wurden Prävalenzen von 1:300 bis 1:2000 beschrieben. Menschen mit asiatischer oder afrikanischer Abstammung sind sehr viel seltener von dieser Krankheit betroffen [64, 88].

In 2 Patientenkollektiven mit CF, bei 1100 Patienten einer italienischen [179] und 500 Patienten einer britischen [105] Studie, wurde eine Prävalenz für Zöliakie von 0,45% resp. 0,4% gefunden, dies entspricht einer Zöliakieerkrankung auf ca. 250 CF-Patienten.

In einer großen Multicenter-Studie in den USA mit 11321 CF Patienten betrug die Prävalenz für Zöliakie 1:1258 [107].

Untersuchungen, die eine signifikante Häufung der Zöliakie bei CF belegen, bestehen nicht.

Da die Assoziation aber bekannt ist, muss bei CF-Patienten, die trotz adäquater Enzymtherapie und Nahrungszufuhr eine persistierende Anämie, Gedeihstörung und Durchfälle haben, auch an die Zusatzdiagnose Zöliakie gedacht werden. Das Screening erfolgt mittels Bestimmung der Gliadin-IgA- und IgG-, sowie der Endomysium-IgA-Antikörper im Serum. Um falsch negative IgA-Antikörper bei IgA-Mangel nicht zu verpassen, empfiehlt es sich immer gleichzeitig auch die totalen Serum-IgA zu bestimmen. Bei positiven Antikörpern sollte die Diagnose mit einer Dünndarmbiopsie bestätigt werden. Aber auch die umgekehrte Reihenfolge der Assoziation, d.h. zuerst Zöliakie, dann CF-Diagnose ist möglich. So wurde ein Patient beschrieben, bei dem zuerst eine Zöliakie diagnostiziert wurde. Da aber unter gliadinfreier Ernährung die Durchfälle persistierten, wurden die Abklärungen erweitert und mittels Schweißtest und Bestimmung der CF-Mutationen die Diagnose CF gestellt [19].

9.3.6 Koinzidenz mit entzündlichen Darmerkrankungen

Auf Grund von mehreren Beschreibungen von M. Crohn bei CF wurde postuliert, dass chronisch entzündliche Darmerkrankungen bei CF gehäuft vorkommen, wobei CF-Patienten mit MI besonders häufig betroffen waren [5, 47, 100, 125, 127]. In einer großen Kohortenstudie bei 11321 Patienten mit CF wurden 28 Patienten mit einer chronisch entzündlichen Darmerkrankung identifiziert, 3 mit Colitis ulcerosa, 25 mit Morbus Crohn [107]. Im Vergleich zu einer gesunden, altersmäßig vergleichbaren Population kommt damit der M. Crohn bei CF signifikant gehäuft vor (ca. 17-mal häufiger). Für die Colitis ulcerosa besteht hingegen keine Häufung.

Pathophysiologie

Mehrere Faktoren könnten bei der Entstehung eines M. Crohn bei CF eine Rolle spielen, die genauen Zusammenhänge sind jedoch unklar.

Die vermehrte Permeabilität der Darmmukosa [31, 96], der Mangel an Proteasen in Folge der Pankreasinsuffizienz und die Präsenz von Proteaseinhibitoren führen zu einer erhöhten Antigenexposition [78]. Bei CF-Patienten besteht allgemein eine vermehrte entzündliche Aktivität im Darm (Nachweis von Entzündungsfaktoren in der Darmlavage-Flüssigkeit), was Ausdruck einer gestörten Immunfunktion sein kann [28]. Zudem wurde bei CF-Patienten unter 10 Jahren bei 22% ein IgG- und bei 17% ein IgA-Mangel nachgewiesen [113]. Die repetitiven Antibiotikatherapien zur Behandlung der pulmonalen Infekte stören die intestinale Flora und damit auch das immunologische Gleichgewicht. Clostridium-difficile-Toxin wird im Stuhl bei CF signifikant häufiger nachgewiesen, die wenigsten Patienten sind jedoch symptomatisch [134, 186, 193]. Infekte mit Giardia lamblia wurden ebenfalls gehäuft gefunden, möglicherweise finden diese Erreger im CF-Darm günstigere Wirtsverhältnisse als bei Gesunden [50, 140].

Klinik

Die klinischen Zeichen und diagnostischen Kriterien des M. Crohn sind bei CF gleich wie bei Gesunden. In der oben beschriebenen Kohortenstudie war das mittlere Alter bei Diagnosestellung 15,6 Jahre, 44% brauchten eine chirurgische Therapie und 21% starben in einem mittleren Alter von 26 Jahren [107]. Bei einigen Patienten mit CF und M. Crohn wurde zuerst ein DIOS oder eine fibrosierende Kolopathie (FCP) vermutet [37]. Bei Verdacht auf eine chronisch entzündliche Darmerkrankung müssen deshalb nebst den radiologischen Untersuchungen auch eine Endoskopie und histologische Analysen durchgeführt werden.

9.3.7 Rektumprolaps

Ein Rektalprolaps ist definiert als eine akute Herausstülpung des Rectums durch den Anus. Er kommt vor bei ca. 20% aller nicht behandelten Kinder mit CF unter 5 Jahren, aber nur bei 4% ohne Pankreasinsuffizienz [58, 104]. Manchmal kann der Rektalprolaps die erste Manifestation einer CF sein, d.h. bei allen Kindern mit Rektalprolaps muss eine CF gesucht werden.

Differentialdiagnostisch in Frage kommen weitere Erkrankungen wie chronische Durchfälle, erhöhter intraabdominaler Druck, Neoplasien, Unterernährung und Schwäche des Beckenboden [159].

Pathophysiologie

Mögliche Ursachen für den Rektalprolaps bei CF, der vorwiegend bei nicht mit Pankreasenzymen substituierten, aber pankreasinsuffizienten Patienten vorkommt, sind: großes Stuhlvolumen, muskuläre Hypotonie im Rahmen der Unterernährung und erhöhter intraabdominaler Druck zum Beispiel beim Husten.

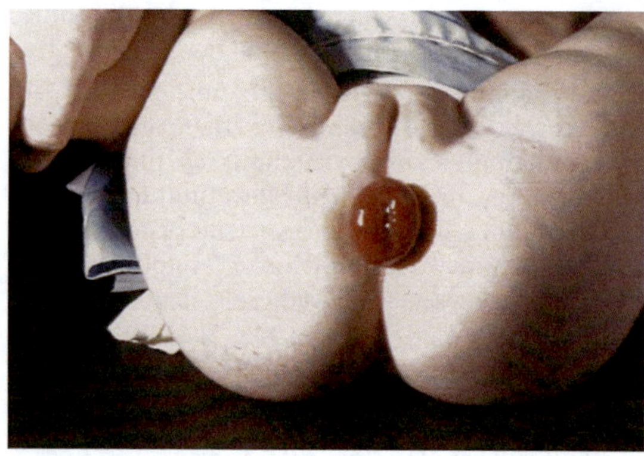

Abb. 9.9. Klinischer Aspekt des Analprolapses

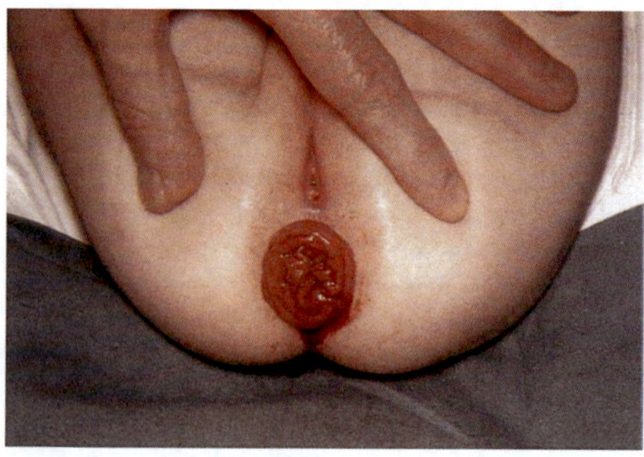

Abb. 9.10. Klinischer Aspekt des Rektalprolapses

Klinik

Der Rektalprolaps ist charakterisiert durch eine mehr oder weniger prominente, manchmal schmerzhafte Herausstülpung des Rektums durch den Anus, wobei die Rektalschleimhaut durch eine gewisse Stauung häufig gerötet ist (s. Abb. 9.9, 9.10).

Therapie

Der Prolaps sollte so schnell wie möglich manuell reponiert werden. Die Prolapsneigung verschwindet in der Regel nach Einführung oder Anpassung der oralen Substitutionsherapie mit Pankreasenzymen. Sehr selten ist eine Sklerotherapie [17] oder ein chirurgischer Eingriff notwendig.

9.3.8 Fibrosierende Colonopathie

Die fibrosierende Colonopathie (FCP) ist eine relativ „neue" gastrointestinale Komplikation der CF. 1994 wurde erstmals bei 5 Patienten eine Verdickung des Colon ascendens mit Strikturbildung beschrieben, welche sich ca. 12–15 Monate nach einem Wechsel von niedrig auf hochdosierte Pankreasenzympräparate manifestierte [163]. Weitere Beobachtungen folgten, die eine klare Assoziation von hochdosierten Pankreasenzympräparaten und Kolonstrikturen bestätigten. [168]

In einer Beobachtungsperiode von 1990 bis 1994 wurde die FCP bei 0,2–0,9 pro 1000 Patienten mit CF diagnostiziert [106]. Das mittlere Alter der betroffenen Kinder in dieser Gruppe betrug 5 Jahre, mit einer Streuung von 18 Monaten bis 12 Jahren. Vor kurzem wurde jedoch auch der erste erwachsene Patient beschrieben, der an einer FCP erkrankte [72].

Pathophysiologie und Pathologie

Der genaue Entstehungsmechanismus der entzündlichen Veränderungen und der Strikturen ist noch nicht vollständig klar. Ein MI im Neugeborenenalter, relativ junges Alter (<12 Jahre) und männliches Geschlecht sind nebst der Einnahme von hochdosierten Pankreasenzymen (>6000 Einheiten Lipase/Mahlzeit) über mehr als 6 Monate weitere Risikofaktoren [8, 164, 168]. Auch der Gebrauch von Laxanzien, Kortikosteroiden und Antazida sind als Risikofaktoren beschrieben. Eine weitere Arbeit zeigte, dass das Eudragit der Kapselhülle einiger Pankreasenzympräparate bei der Entstehung der FCP eine größere Rolle spielen könnte als der Kapselinhalt selbst [180]. Eine andere Arbeit fand jedoch keinen Einfluss der Kapselhülle oder der Herstellerfirma auf die Entstehung der FCP [54].

Es wird vermutet, dass ein verstärkter oder prolongierter direkter Kontakt der Pankreasenzyme mit der Kolonmukosa zu den entzündlichen Veränderungen führen könnte.

Als weiterer Entstehungsmechanismus wird eine immunologische Reaktion diskutiert. So konnte gezeigt werden, dass Kinder, bei welchen prospektiv nach Beginn der Pankreasenzymtherapie während 4–5 Jahren die totalen IgG-Antikörper und Anti-Schweinetrypsin-IgG gemessen wurden, zu 93% einen signifikanten Anstieg der Antikörper zeigten, mit einem Peak nach 7–12 Monaten. Dieser Peak ist zeitlich vergleichbar mit dem Auftreten der FCP nach Wechsel auf hochdosierte Enzympräparate [98].

Eine weitere Studie zeigte am Tiermodell, dass möglicherweise hochdosierte Pankreasenzyme allein nicht zu einer entzündlichen Veränderung des Kolons führen, sondern nur in Kombination mit Faktoren, welche die intestinale Permeabilität erhöhen [108].

Makro-und Mikropathologie

Der makroskopische Aspekt der FCP ist charakterisiert durch lokalisierte Strikturen und/oder eine stenosierende Fibrose des Kolons mit Pflastersteinrelief der Mukosa. Mikroskopisch finden sich eine Fibrose der Submukosa, eine Verdickung der Muscularis propria, eine fokale Kryptitis und eine chronische Entzündung der Mukosa mit eosinophiler Infiltration und vermehrter Anzahl von Mastzellen. Die Analyse von endoskopischen Biopsien bei FCP zeigte eine aktive oder chronische entzündliche Veränderung der Mukosa mit eosinophilen Infiltraten [133, 155].

Klinik

Die meisten Patienten präsentieren sich mit Bauchschmerzen, Zeichen einer Darmobstruktion, zum Teil blutigen Durchfällen, einem Gewichtsverlust und selten Chylaszites. Einige werden ohne Erfolg für ein vermutetes DIOS behandelt, bevor die Diagnose der FCP gestellt wird [37].

Diagnostik

Das *Abdomen-Röntgenleerbild* zeigt gelegentlich eine Verdickung des Kolons und eine Dilatation des proximalen Darms, ist aber nicht immer hilfreich. Die nützlichste Untersuchung ist der *Kontrastmitteleinlauf*, der im Kolon eine unregelmässige Mukosa, Verlust der Haustrierung, Verkürzung und die Striktur zeigen kann [27]. Obwohl in den ersten Beschreibungen die Strikturen v. a. im Colon ascendens beobachtet wurden, sind in der Folge auch Strikturen im gesamten Kolon sowie im Sigma und Rektum gefunden worden [135, 168].

Eine Verdickung der Kolonwand >2 mm im *Abdomenultraschall* kann auf eine fibrosierende Colonopathie hinweisen [111].

In der *Kolonoskopie* findet sich eine gerötete, ödematöse Mukosa mit Zonen von diffuser oder fokaler Einengung des Lumens. Multiple und wenn möglich bis in die Lamina propria reichende Biopsien helfen, die für die fibrosierende Colonopathie typischen histopathologischen Veränderungen zu definieren (s. Abschn. Pathologie).

Therapie

Sofern es die Klinik erlaubt, kann nach Reduktion der Pankreasenzymdosis eine abwartende Haltung eingenommen werden. In einer Arbeit wird auf einen möglichen therapeutischen Effekt einer Behandlung durch Absetzen der Pankreasenzyme und fettarmer Diät ergänzt durch eine parenterale Ernährung hingewiesen [155]. Im günstigen Fall bilden sich die entzündlichen Veränderungen zurück, es ist aber auch möglich, dass trotz Enzymreduktion die Fibrosierung fortschreitet. Zudem wurden Fälle beobachtet, bei denen auch nach Resektion des betroffenen Kolonabschnitts und Enzymreduktion das vorher unauffällige Kolon weiter fibrosierte. Bei $^3/_4$ der beschriebenen Patienten musste eine Resektion des von der Striktur betroffenen Darmabschnitts vorgenommen werden [106].

Prävention der fibrosierenden Colonopathie

Das Einhalten von Höchstdosismengen an Pankreasenzymen pro Mahlzeit oder pro Kilogramm Körpergewicht pro Tag scheint der wichtigste Faktor zur Verhinderung einer FCP. Die Empfehlungen der genauen Dosierungen werden in Abschn. 13.3, Pankreasenzym-Substitution, erläutert.

Ein Vergleich des Ernährungszustandes von 75 Patienten vor und nach Reduktion der Pankreasenzyme (von >/= 6000 E Lipase/Mahlzeit auf 2000 E Lipase/Mahlzeit) zeigte jedenfalls, dass die Reduktion gut vertragen wurde und zu keiner Veränderung der z-scores von Gewicht und Grösse führte [169].

Es scheint also, dass für die Enzymtherapie „mehr ist nicht unbedingt besser" gilt. So wurden nach Empfehlung der Enzymreduktion in England seit Juli 94 keine Kinder mehr mit FCP diagnostiziert [95, 165].

9.3.9 Maligne Darmerkrankungen

Die Tatsache, dass immer mehr CF-Patienten das Erwachsenenalter erreichen, ca. $^1/_3$ zu Beginn der Neunzigerjahre, [53] und damit möglicherweise vermehrt an Malignomen erkranken, sowie verschiedene Fallbeschreibungen von malignen Erkrankungen bei CF [158] führten zu der Vermutung, dass Malignome bei CF gehäuft auftreten könnten.

In einer großen retrospektiven Kohortenstudie bei 28500 CF-Patienten in den USA und Kanada, sowie 24500 Patienten in Europa, wurde deshalb das Risiko, an verschiedenen Malignomen zu erkranken, untersucht [120]. Dabei wurde gefunden, dass das Risiko für CF-Patienten an einem Karzinom im Verdauungstrakt zu erkranken, ca. 6,5-mal größer ist als bei einer gesunden Vergleichsbevölkerung. Es wurden Karzinome in Ösophagus, Magen, Dünndarm, Dickdarm, Leber, Gallenwegen und Pankreas beschrieben. Von den 24 Karzinomen im Verdauungstrakt wurden, außer einem, alle bei erwachsenen Patienten jenseits des 20. Lebensjahres diagnostiziert. Das Risiko steigt also mit zunehmendem Alter an. In einem Vergleich von CF-Patienten mit und ohne Malignom wurden für das Alter bei Diagnose der CF und die klinischen Verlaufsparameter keine Unterschiede zwischen den beiden Gruppen gefunden.

Für andere Malignome, hämatologische Erkrankungen und solide Tumoren, wurde kein gehäuftes Erkrankungsrisiko nachgewiesen.

Pathophysiologie

Es ist nicht geklärt, warum gerade die Karzinome im Verdauungstrakt, aber nicht in den anderen bei CF erkrankten Organen, gehäuft vorkommen. Es wird vermutet, dass die Organspezifität des Karzinomrisikos durch eine unterschiedliche Lokalisation und Expression des CFTR in den verschiedenen Organen eine Rolle spielen könnte. So ist in den Geweben des Verdauungstrakts das CFTR im Vergleich zum Lungengewebe sehr viel stärker exprimiert [45, 46, 115, 175, 176, 178]. Möglicherweise spielen auch andere Faktoren wie die Steatorrhö [171] oder, in Folge der Malabsorption, der Mangel an antioxidativen Substanzen wie Vitamin E und Selen eine Rolle [9, 166].

Klinik

Die Symptome von Malignomen im Gastrointestinaltrakt sind je nach Organbefall verschieden. Vor allem bei erwachsenen CF-Patienten muss bei unklaren Symptomen an ein Karzinom gedacht werden. Bei Patienten mit chronischem gastroösophagealem Reflux kann sich ein Barrett-Syndrom entwickeln, was wiederum als Prädisposition für ein Ösophaguskarzinom bekannt ist. Hepatobiliäre Karzinome sind gehäuft bei Patienten mit Cholelithiasis, und Cholelithiasis ist gehäuft bei CF [173]. Die Karzinome des Dünn- und Dickdarms werden bei CF-Patienten oft als ein DIOS fehldiagnostiziert und so über eine längere Zeit verpasst [18, 37].

Mit zunehmender Lebenserwartung der CF-Patienten muss mit einer steigenden Karzinomrate der Verdauungsorgane gerechnet werden. Es ist deshalb wichtig, diese Differentialdiagnose bei der Beurteilung von Beschwerden im Verdauungstrakt, v.a. bei Erwachsenen, nicht zu vergessen.

9.4 Zusammenfassung

Das vom CF-Gen gesteuerte Genprodukt CFTR wird im gesamten Gastrointestinaltrakt exprimiert, wobei die Expressionshäufigkeit von Duodenum zum Rektum sowie von den Kryptenzellen zu den Apikalzellen abnimmt. Die Chlorsekretion findet hauptsächlich in den Kryptenzellen statt. Ein gestörtes oder fehlendes Genprodukt CFTR führt deshalb auch im Gastrointestinaltrakt zu einer verminderten Sekretion von Chloridionen und Flüssigkeit, was die Entstehung der meisten gastrointestinalen Symptome und Komplikationen bei CF verursacht. Eine Assoziation Genotyp-Phänotyp für gastrointestinale Symptome konnte bisher nicht nachgewiesen werden.

Gewisse gastrointestinale Komplikationen treten nur in bestimmten Altersgruppen auf. Beispiele sind der Mekoniumileus beim Neugeborenen, die FCP v.a. in den ersten zehn Lebensjahren und das Adenokarzinom des Kolons im Erwachsenenalter. Mekoniumileus, distales intestinales Obstruktionssyndrom (DIOS), Rektumprolaps, fibrosierende Colonopathie, gastroösophgealer Reflux, M. Crohn und Malignome des Verdauungstrakts sind CF-spezifisch bzw. kommen bei CF-Patienten häufiger vor. Andere Erkrankungen wie Laktoseintoleranz, Nahrungsmittelallergie, Zöliakie oder Colitis ulcerosa werden dagegen bei CF nicht häufiger beobachtet. Das häufigste klinische Symptom sind Bauchschmerzen. Da diese Beschwerden sehr unspezifisch sind, muss immer nach CF-assoziierten Ätiologien, aber auch nach anderen Ursachen gesucht werden.

Literatur

1. Adrian TE, McKiernan J, Johnstone DI et al. (1980) Hormonal abnormalities of the pancreas and gut in cystic fibrosis. Gastroenterology 79:460–465
2. Anderson DH (1938) Cystic fibrosis of the pancreas and its relation to coeliac disease. Am J Dis Child 56:344–399
3. Antonowicz I, Reddy V, Khaw KT, Shwachmann H (1968) Lactase deficiency in patients with cystic fibrosis. Pediatrics 42:492–500
4. Baxter PS, Wilson AJ, Read NW et al. (1989) Abnormal jejunal potential difference in cystic fibrosis. Lancet I: 464–466
5. Behrens R, Segerer H, Bowing B, Bender SW (1989) Crohn's disease in cystic fibrosis. J Pediatr Gastroenterol Nutr 9:528–531
6. Belli DC, Berclaz PY, Rappaz I, Roulet M (1996) Dysfunction of enteric neuromusculature in cystic fibrosis is not modified by cisapride. Pediatr Pulmonol Suppl 13:314
7. Bock SA (1987) Prospective appraisal of complaints of adverse reactions to foods in children during the first 3 years of life. Pediatrics 79:683–688
8. Borowitz DC, Grand RJ, Durie PR, Consensus committee (1995) Use of pancreatic enzyme supplements for patients with cystic fibrosis in the context of fibrosing colonopathy. J Pediatr 127:681–684
9. Bostick RM, Potter JD, McKenzie DR et al. (1993) Reduced risk of colon cancer with high intake of vitamin E: the Iowa women's health study. Cancer Res 53:4230–4237
10. Brock D (1985) A comparative study of microvillar enzyme activities in the prenatal diagnosis of cystic fibrosis. Prenat Diagn 5:129–134
11. Buchanan DJ, Rapoport S (1952) Chemical comparison of normal meconium and meconium from a patient with meconium ileus. Pediatrics 9:304–307

12. Button BM, Heine RG, Catto-Smith AG et al. (1997) Postural drainage and gastro-oesophageal reflux in infants with cystic fibrosis. Arch Dis Child 76 (2): 148-150
13. Button BM, Heine RG, Catto-Smith AG, Phelan PD (1998) Postural drainage in cystic fibrosis: is there a link with gastro-oesophageal reflux? J Pediatr Child Health 34 (4): 330-334
14. Caniano DA, Beaver BL (1987) Meconium ileus: a fifteen year experience with forty-two neonates. Surgery 102: 699-703
15. Carney BI, Jones KL, Horowitz M et al. (1995) Gastric emptying of oil and aqueous meal components in pancreatic insufficiency: effects of posture and on appetite. Am J Physiol 268: G925-932
16. Caspi B et al. (1988) Prenatal diagnosis of cystic fibrosis: ultrasonographic appearance of meconium ileus in the fetus. Prenat Diagn 8: 379-382
17. Chan WK, Kay SM, Laberge JM et al. (1998) Injection sclerotherapy in the treatment of rectal prolapse in infants and children. J Pediatr Surg 33 (2): 255-258
18. Chaun H, Paty B, Nkielna EM et al. (1996) Colonic carcinoma in two adult cystic fibrosis patients. Can J Gastroenterol 10 (7): 440-442
19. Chiaravalloti G, Barachini A, Rossomando V et al. (1995) Celiac disease and cystic fibrosis: casual association? Minerva Pediatr 47 (1-2): 23-26
20. Clatworthy HW, Howard WHR, Lloyd J (1956) The meconium plug syndrome. Surgery 39: 131-35
21. Cleghorn GJ, Stringer DA, Forstner GG, Durie PR (1986) Treatment of distal intestinal obstruction syndrome in cystic fibrosis with a balanced intestinal lavage solution. Lancet 1: 8-11
22. Collins FS (1992) Cystic fibrosis: Molecular biology and therapeutic implication. Science 256: 774-778
23. Colombo C, Apostolo MG, Ferrari M et al. (1994) Analysis of risk factors for the development of liver disease associated with cystic fibrosis. J Pediatr 24: 393-399
24. Corey M, Farewell V (1996) Determinants of mortality from cystic fibrosis in Canada, 1970-1989. Am J Epidemiol 143: 1007-1017
25. Coutts JA, Docherty JG, Carachi R, Evans TJ (1997) Clinical course of patients with cystic fibrosis presenting with meconium ileus. Br J Surg 84: 555
26. Crawford I, Maloney PC, Zeitlin PL, Guggino WB et al. (1991) Immunocytochemical localization of the cystic fibrosis gene product CFTR. Proc Natl Acad Sci USA 88: 9262-9266
27. Crisci KL, Greenberg SB, Wolfson BJ et al. (1997) Contrast enema findings of fibrosing colonopathy. Pediatr Radiol 27 (4): 315-316
28. Croft NM, Marshall TG, Ferguson A (1995) Gut inflammation in children with cystic fibrosis on high-dose enzyme supplements. Lancet 346: 1265-1267
29. Cucchiara S, Santamaria F, Andreotti MR et al. (1991) Mechanisms of gastro-oesophageal reflux in cystic fibrosis. Arch Dis Child 66: 617-622
30. Cucchiara S, Raia V, Minella R et al. (1996) Ultrasound measurement of gastric emptying time in patients with cystic fibrosis and effect of ranitidine on delayed gastric emptying. J Pediatr 128 (4): 485-488
31. Dalzell AM, Freestone NS, Billington E, Heaf DP (1990) Small intestinal permeability and orocaecal transit time in cystic fibrosis. Arch Dis Child 65: 585-588
32. Davidson AC, Harrison K, Steinfort CL, Geddes DM (1987) Distal intestinal obstruction in cystic fibrosis treated by oral intestinal lavage, and a case of recurrent obstruction despite normal pancreatic function. Thorax 42: 538-541
33. De Braekeleer M, Allard C, Leblanc JP et al. (1998) Is meconium ileus genetically determined or associated with a more severe evolution of cystic fibrosis? J Med Genet 35: 262-264
34. Dechelotte PJ, Mulliez NM, Bouvier RJ (1992) Pseudo-meconium ileus due to cytomegalo virus infection: a report of three cases. Pediatr Pathol 12 (1): 73-82
35. Del Pin CA et al. (1992) Management and survival of meconium ileus, a 30 year review. Ann Surg 215 (2): 179-185
36. Deren JJ, Arora B, Toskes PP et al. (1973) Malabsorption of crystalline vitamin B12 in cystic fibrosis. N Engl J Med 288: 949-950
37. Dik H, Nicolai JJ, Schipper J, Heijerman HG, Bakker W (1995) Erroneous diagnosis of distal intestinal obstruction syndrome in cystic fibrosis: clinical impact of abdominal ultrasonography. Eur J Gastroenterol Hepatol 7: 279-281
38. Docherty JG et al. (1992) Meconium ileus: a review 1972-1990. Br J Surg 79 (6): 571-573
39. Donnison AB, Shwachmann H, Gross RE (1966) Review of 164 children with meconium ileus seen at the Children's Hospital Medical Center, Boston. Pediatrics 37 (5): 833-850
40. Eggermont E, Carchon H, Tshibassu P, Geboes K (1982) Enzyme depleted small intestinal villi syndrome in two patients with mucoviscidosis. Proceedings 11th Annual Meeting European Working Group Cystic Fibrosis, Brussels, pp 200-201
41. Eggermont E (1985) The role of the small intestine in cystic fibrosis. Acta Pediatr Scand 317 (Suppl): 16-21
42. Eggermont E (1996) Gastrointestinal manifestation in cystic fibrosis. Eur J Gastroenterol Hepatol 8 (8): 731-738
43. Ein SH et al. (1987) Bowel perforation with nonoperative treatment of meconium ileus. J Pediatr Surg 22 (2): 146-147
44. Ellis DG, Clatworthy HW (1966) The meconium plug syndrome revisited. J Pediatr Surg 1: 54-58
45. Engelhardt JF, Yankaskas JR, Ernst SA et al. (1992) Submucosal glands are the predominant site of CFTR expression in the human bronchus. Nat Genet 2: 240-248
46. Engelhardt JF, Zepeda M, Cohn JA et al. (1994) Expression of the cystic fibrosis gene in adult human lung. J Clin Invest 93: 737-749
47. Euler AR, Ament ME (1976) Crohn's disease-a cause of arthritis, oxalate stones and fistulae in cystic fibrosis. West J Med 125: 315-317
48. Fakhoury K et al. (1992) Meconium ileus in the absence of cystic fibrosis. Arch Dis Child 67 (10): 1204-1206
49. Fanconi G, Ühlinger H, Knauer C (1936) Das Zöliakiesyndrom bei angeborener zystischer Pankreasfibromatose und Bronchiektasien. Wien Med Wochenschr 86: 753-756
50. Farthing MJG, Keusch GT, Carey MC (1985) Effects of bile and bile salts on growth and membrane lipid uptake by Giardia lamblia: Possible mechanisms for pathogenesis of intestinal disease. J Clin Invest 76: 1727-32
51. Feigelson J, Girault F, Pecau Y (1987) Gastro-oesophageal reflux and esophagitis in cystic fibrosis. Acta Pediatr Scand 76: 989-990
52. Ferguson A, Merrett TG, Littewood JM, Bolderson I (1986) IgE antibodies to foods are not a feature of cystic fibrosis. Hum Nutr Clin Nutr 40C: 255-258
53. Fitzsimmons SC (1993) The changing epidemiology of cystic fibrosis. J Pediatr 122: 1-9
54. Fitzsimmons SC, Burkhart GA, Borowitz D et al. (1997) High dose pancreatic-enzyme supplements and fibrosing colonopathy in children with cystic fibrosis. N Engl J Med 336 (18): 1283-1289

55. Fondacaro JD, Heubi JE, Kellog FW (1982) Intestinal bile acid malabsorption in cystic fibrosis: a primary mucosal cell defect. Pediatr Res 16:494–498
56. Forstner JF, Gorstner GG (1976) Effects of calcium on intestinal mucin: Implications for cystic fibrosis. Pediatr Res 10:609–612
57. Fuchs JR, Langer JC (1998) Long-term outcome after neonatal meconium obstruction. Pediatrics 101 (4):E7
58. Gaskin K, Gurwitz D, Durie P, Corey M et al. (1982) Improved respiratory prognosis in patients with cystic fibrosis with normal fat absorption. J Pediatr 100:857– 862
59. George L, Norman AP (1971) Life tables for cystic fibrosis. Arch Dis Child 46 (246):139–143
60. Gerrard JW, McKenzie J, Goulott N et al. (1973) Cow's milk allergy: prevalence and manifestations in an unselected series of newborns. Acta Paediatr Scand (Suppl) 234:1–21
61. Glanzmann VE, Berger H (1950) Über Mekoniumileus. Ann Pediatr 175:33–38
62. Gowen CW, Gowen MA, Knowles MR (1991) Colonic transepithelial potential difference in infants with cystic fibrosis. J Pediatr 118:412–415
63. Grantmyre EB, Butler GJ, Gillis DA (1981) Necrotizing enterocolitis after Renografin 76 treatment of meconium ileus. Am J Radiol 136:990–991
64. Greco et al. (1991) Epidemiology of coeliac disease in Europe and the Mediterrean area: a summary report of the multicenter study by the European Society of Paediatric Gastroenterology and Nutrition. In: Auricchio S, Visakorpi JK (eds) Common food intolerances 1: Epidemiology of coeliac disease. Karger, Basel, pp 25–45
65. Green MN, Clarke JT, Shwachmann H (1958) Studies in cystic fibrosis of the pancreas protein pattern in meconium ileus. Pediatrics 21:635–637
66. Green MN, Shwachmann H (1968) Presumptive tests for cystic fibrosis based on serum protein in meconium. Pediatrics 41:989–992
67. Grubb B, Gabriel SE (1997) Intestinal physiology and pathology in gene-targeted mouse models of cystic fibrosis. Am J Physiol 273 (2PT1):258–266
68. Haanaes OC, Kongerud J, Sorrosten OT, Geiran O (1996) Meconium ileus equivalent in adult patients with cystic fibrosis. Tidsskr Nor Laegeforen 116 (6):733–735
69. Haber HP, Benda N, Fitzke G et al. (1997) Colonic wall thickness measured by ultrasound: striking differences in patients with cystic fibrosis versus healthy controls. Gut 40 (3):406–411
70. Hamosh A et al. (1992) Cystic fibrosis patients bearing both the common missence mutation Gly > Asp at codon 551 and the ΔF508 mutation are clinically indistinguishable from ΔF508 homozygotes, except for decreased risk for meconium ileus. Am J Hum Genet 51 (2):245–250
71. Hamosh A, Corey M et al. (1993) Correlation between genotype and phenotype in patients with cystic fibrosis. N Engl J Med 329:1308–1313
72. Hausler M, Meilicke R, Biesterfeld S, Heimann G (1998) First adult patient with fibrosing colonopathy. Am J Gastroenterol 93 (7) 1171–1172
73. Heine RG, Button BM, Olinsky A et al. (1998) Gastrooesophageal reflux in infants under 6 months with cystic fibrosis. Arch Dis Child 78 (1):44–48
74. Hiatt RB, Wilson PE (1948) Celiac syndrome: therapy of meconium ileus: report of eight cases with a review of the literature. Surg Gynecol Obstet 87:317–321
75. Hill SM, Philips AD, Mearns M, Walker-Smith JA (1989) Cow's milk sensitive enteropathy in cystic fibrosis. Arch Dis Child 64:1251–1255
76. Holsclaw DS, Rocmans C, Shwachman H (1971) Intussusception in patients with cystic fibrosis. Pediatrics 48:51–58
77. Holsclaw DS, Hooboushe C (1976) Occult appendiceal abscess complicating cystic fibrosis. J Pediatr Surg 11: 217–221
78. Hsieh MC, Berry HK (1988) Protease inhibitor and defective proteolysis in cystic fibrosis. Dig Dis Sci 33:282–288
79. Jakobson I, Lindberg TA (1979) A prospective study of - cow's milk protein intolerance in Swedish infants. Acta Pediatr Scand 68:853–859
80. Jensen K (1962) Meconium ileus equivalent in a fifteen year old patient with mucoviscidosis. Acta Pediatr Scand 51:344–348
81. Johansen HK et al. (1991) Severity of cystic fibrosis in patients homozygous and heterozygous for ΔF508 mutation. Lancet 337 (8742):631–634
82. Kalayoglu BA et al. (1971) Meconium ileus: a critical review of treatment and eventual prognosis. J Pediatr Surg 6:290–295
83. Kao SCS, Franken EA (1995) Nonoperative treatment of simple meconium ileus: a survey of the Society for Pediatric Radiology. Pediatr Radiol 25 (2):97–100
84. Kartner N, Augustinas B, Jensen TJ et al. (1992) Mislocalization of the ΔF508 CFTR in cystic fibrosis sweat gland. Nat Genet 1:321–327
85. Kerem BS, Rommens B, Buchanan JA et al. (1989) Identification of the cystic fibrosis gene: genetic analysis. Science 245:1073–1080
86. Kerem E et al. (1989) Clinical and genetic comparison of patients with cystic fibrosis, with and without meconium ileus. J Pediatr 114:767–773
87. Kerem E, Corey M, Kerem BS et al. (1990) The relation between genotype and phenotype in cystic fibrosis – analysis of the most common mutation (ΔF508). N Engl J Med 323:1517–1522
88. Khoshoo V et al. (1988) Coeliac disease as cause of protracted diarrhea in Indian children. Lancet I:126–127
89. Knowlton RG et al. (1985) A polymorphic DNA marker linked to cystic fibrosis is located on chromosome 7. Nature 318:380–382
90. Koletzko S, Stringer DA, Durie PR (1989) Lavage treatment of distal intestinal obstruction syndrome in children with cystic fibrosis. Pediatrics 83:727–733
91. Koletzko S et al. (1990) Effects of cisapride in patients with cystic fibrosis and distal intestinal obstruction syndrome. J Pediatr 117:815–822
92. Kornblith BA, Otani S (1929) Meconium ileus with congenital stenosis of the main pancreatic duct. Am J Pathol 5:249
93. Kristidis P, Bozon D, Corey M et al. (1992) Genetic determination of exocrine pancreas function in cystic fibrosis. Am J Hum Genet 50:1178–1184
94. Landsteiner K (1905) Darmverschluss durch eingedicktes Mekonium. Zentralbl Allg Pathol 16:903–909
95. Lebenthal E (1994) High strength pancreatic exocrine enzyme capsules associated with colonic strictures in patients with cystic fibrosis: „More is not necessarily better". J Pediatr Gastroenterol Nutr 18:423–425
96. Leclercq-Foucart J, Forget PP, van Cutsem JL (1987) Lactulose-rhamnose intestinal permeability in children with cystic fibrosis. J Pediatr Gastroenterol Nutr 6:66–70
97. Ledson MJ, Tran J, Walshaw MJ (1998) Prevalence and mechanisms of gastro-oesophageal reflux in adult cystic fibrosis patients. J R Soc Med 91 (1):7–9
98. Lee J, Ip W, Durie P (1997) Is fibrosing colonopathy an immune mediated disease? Arch Dis Child 77 (1):66–70
99. Lentze MJ, Green JR, Sterchi E et al. (1982) Intestinal enteropeptidase deficiency associated with exocrine pancreatic insufficiency. Lancet 2:504

100. Lerner A, Gal N, Mares AJ et al. (1991) A pitfall in diagnosis of Crohn's disease in a cystic fibrosis patient. J Pediatr Gastroenterol Nutr 12:369-371
101. Lewindon PJ, Robb TA, Moore DJ et al. (1998) Bowel dysfunction in cystic fibrosis: importance of breath-testing. J Pediatr Child Health 34 (1):79-82
102. Liedtke CM (1982) Regulation of chloride transport in epithelia. Ann Rev Physiol 51:143-160
103. Lillibridge CB, Brown MR, Hall JG (1974) The electron microscopic appearance of presecreted gastric mucus in cystic fibrosis. Pediatrics 53:913-919
104. Littlewood JM (1992) Gastrointestinal complications. Br Med Bull 48 (4):847-859
105. Littlewood JM (1995) Abdominal pain in cystic fibrosis. J R Soc Med 88 (Suppl 25):9-17
106. Littlewood JM (1996) Update on the US epidemiology study. Postgrad Med J 72 (Suppl 2):6-10
107. Lloyd-Still JD (1994) Crohn's disease and cystic fibrosis. Dig Dis Sci 39:880-885
108. Lloyd-Still JD, Uhing MR, Arango V et al. (1998) The effect of intestinal permeability on pancreatic enzyme-induced enteropathy in the rat. J Pediatr Gastroenterol Nutr 26 (5):489-495
109. Lucarelli S, Quattrucci S, Zingoni AM et al. (1994) Food allergy in cystic fibrosis. Minerva Pediatr 46 (12): 543-548
110. Mabogunje OA, Wang CL, Mahour GH (1982) Improved survival of neonates with meconium ileus. Arch Surg 117: 37-40
111. MacSweeney EJ, Oades PJ, Buchdahl R et al. (1995) Relation of thickening of colon wall to pancreatic-enzyme treatment in cystic fibrosis. Lancet 345:752-756
112. Marino CR, Matovcik LM, Gorelick GS, Cohn JA (1991) Localization of the CFTR in pancreas. J Clin Invest 88: 712-716
113. Matthews WJ, Williams M, Oliphint B et al. (1980) Hypogammaglobulinemia in patients with cystic fibrosis. N Engl J Med 302:245-250
114. Maurage Ch, Lenaerts C, Weber A et al. (1989) Meconium ileus and its equivalent as a risk factor for the development of cirrhosis: an autopsy study in cystic fibrosis. J Pediatr Gastroenterol Nutr 9:17-20
115. McCray PB jr, Wohlford-Lenane CL, Snyder JM (1992) Localization of cystic fibrosis transmembrane conductance regulator mRNA in human fetal lung tissue by in situ hybridization. J Clin Invest 90:619-625
116. Millar-Jones L, Goodchild MC (1995) Cystic fibrosis, pancreatic sufficiency and distal intestinal obstruction syndrome: a report of 4 cases. Acta Pediatr 84 (5): 577-578
117. Morin CL, Roy CC, Lasalle R et al. (1976) A small bowel mucosal dysfunction in patients with cystic fibrosis. J Pediatr 88:213-216
118. Mornet et al. (1988) Genetic differences between cystic fibrosis with and without meconium ileus. Lancet 1: 376-379
119. Murphy JL, Jones AE, Stolinski M, Wootton SA (1997) Gastrointestinal handling of (1-13C) palmitic acid in patients with cystic fibrosis. Arch Dis Child 76 (5):425- 427
120. Neglia JP, Fitzsimmons SC, Maisonneuve P, Schöni M et al. (1995) The risk of cancer among patients with cystic fibrosis. N Engl J Med 332:494-499
121. Neuhauser EBD (1946) Roentgen changes associated with pancreatic insufficiency in early life. Radiology 46: 319-323
122. Neutra MR, Grand RJ, Trier JS (1977) Glycoprotein synthesis, transport and secretion by epithelial cells of human rectal mucosa. Lab Invest 36:535-546
123. Nguyen LT et al. (1986) Meconium ileus: is a stoma necessary? J Pediatr Surg 21:766
124. Noblett HR (1969) Treatment of uncomplicated meconium ileus by Gastrografin enema: a preliminary report. J Pediatr Surg 4:190-197
125. O'Connor J, Lawson J (1972) Fibrocystic disease of pancreas and Crohn's disease. Br Med J 4:610
126. O'Halloran SM et al. (1986) Gastrografin in acute meconium ileus equivalent. Arch Dis Child 61 (11):1128-30
127. Ojeda VJ, Levitt S, Ryan G, Laurence BH (1986) Cystic fibrosis, Crohn's colitis and adult meconium ileus equivalent. Dis Colon Rectum 29:567-571
128. O'Loughlin EV, Hunt DM, Gaskin P et al. (1991) Abnormal epithelial transport in cystic fibrosis jejunum. Am J Physiol 260 (G75):63-69
129. Park RW, Grand RJ (1981) Gastrointestinal manifestations of cystic fibrosis: a review. Gastroenterology 81 (6): 1143-1161
130. Parmley RR, Gendler SJ (1998) Cystic fibrosis mice lacking Muc1 have reduced amounts of intestinal mucus. J Clin Invest 102 (10):1798-1806
131. Patole S, Whitehall J, Almonte R et al. (1998) Meconium thorax: a case report and review of the literature. Am J Perinatol 15 (1):53-56
132. Paulson EK, Hertzberg BS (1991) Hyperechogenic meconium in the third trimester fetus: an uncommon normal variant. J Ultrasound Med 10:677-680
133. Pawel BR, de Chadarevian JP, Franco ME (1997) The pathology of fibrosing colonopathy of cystic fibrosis: a study of 12 cases and review of the literature. Hum Pathol 28 (4):395-399
134. Peach SL, Borriello SP, Gaya H et al. (1986) Asymptomatic carriage of Clostridium difficile in patients with cystic fibrosis. J Clin Pathol 39:1013-1018
135. Pettei MJ et al. (1994) Pancolonic disease in cystic fibrosis and high dose pancreatic enzyme therapy. J Pediatr 125 (4):587-589
136. Pletcher BA et al. (1991) Intrauterine cytomegalovirus infection presenting as fetal meconium peritonitis. Obstet Gynecol 78:903
137. Rasor R, Stevenson C (1941) Cystic fibrosis of the pancreas, a case history. Rocky Mt Med J 38:218-221
138. Rescorla FJ, Grosfeld JL (1993) Contemporary management of meconium ileus. World J Surg 17:318-325
139. Rescorla FJ (1989) Changing pattern of treatment and survival in neonates with meconium ileus. Arch Surg 124 (7):837-840
140. Roberts DM, Craft JC, Mather FJ et al. (1988) Prevalence of giardiasis in patients with cystic fibrosis. J Pediatr 112: 55-559
141. Rosenstein BJ (1978) Cystic fibrosis presenting with the meconium plug syndrome. Am J Dis Child 132:167-169
142. Rosenstein BJ, Langbaum TS (1980) Incidence of meconium abnormalities in newborn infants with cystic fibrosis. Am J Dis Child 134:72-73
143. Rosenstein BJ, Langbaum TS (1983) Incidence of distal intestinal obstruction syndrome in cystic fibrosis. J Pediatr Gastroenterol Nutr 2:299-301
144. Roulet M, Weber AM, Paradis Y et al. (1980) Gastric emptying and lingual lipase activity in cystic fibrosis. Pediatr Res 14X:1360-1362
145. Rowe MI et al. (1971) The neonatal response to Gastrografin enema. Pediatrics 48:29-35
146. Roy CC (1995) Cystic fibrosis. In: Roy CC, Silverman A, Alagille D (eds) Pediatric clinical gastroenterology. Mosby, St Louis, pp 963-985

147. Rubinstein S, Moss R, Lewiston N. (1986) Constipation and meconium ileus equivalent in patients with cystic fibrosis. Pediatrics 78:473–479
148. Rucker RW, Harrison GM (1973) Vitamin B12 deficiency in cystic fibrosis. N Engl J Med 289 (6):329
149. Rule AH, Baran DT, Shwachman H (1970) Quantitative determination of water soluble proteins in meconium. Pediatrics 45 (5):847–850
150. Ryley HC, Neale L, Brogan TD (1974) Plasma proteins in meconium from normal and from babies with cystic fibrosis. Arch Dis Child 49 (11):901–904
151. Salle JLP et al. (1992) Congenital rupture of scrotum. An unusual complication of meconium peritonitis. Am Urol Assoc 148:1242
152. Santulli TV (1980) Meconium ileus. In: Holder TM, Ashcraft KW (eds) Pediatric surgery. WB Saunders Philadelphia
153. Savilahti E et al. (1992) Diagnostic criteria for food allergy with predominantly intestinal symptoms. J Ped Gastroenterol Nutr 14:108–112
154. Schutt WH, Isles TE (1968) Protein in meconium from meconium ileus. Arch Dis Child 43 (228):178–181
155. Schwarzenberg SJ, Wielinski CL, Shamieh I et al. (1995) Cystic fibrosis associated colitis and fibrosing colonopathy. J Pediatr 127 (4):565–570
156. Scott RB, O'Loughlin EV, Gall DG (1985) Gastro-oesophageal reflux in patients with cystic fibrosis. J Pediatr 106: 233–237
157. Shalon LB, Adelson JW (1996) Cystic fibrosis: gastrointestinal complications and gene therapy. Pediatr Clin North Am 43:157–196
158. Sheldon CD, Hodson ME, Carpenter LM et al (1993) A cohort study of cystic fibrosis and malignancy. Br J Cancer 68:1025–1028
159. Siafakas C, Vottler TP, Andersen JM (1999) Rectal prolapse in pediatrics. Clin Pediatr (Phila) 38 (2):63–72
160. Sinaasappel M (1992) Relationship between intestinal function and chloride secretion in patients with cystic fibrosis. Neth J Med 41:110–114
161. Sipes SL et al. (1994) Fetal echogenic bowel on ultrasound: is there clinical significance? Fetal Diagn Ther 9:38–43
162. Slotnick RN, Abuhamad AZ (1996) Prognostic implications of fetal echogenic bowel. Lancet 347:85–87
163. Smyth RL, Van Velzen D, Smyth AR et al. (1994) Strictures of ascending colon in cystic fibrosis and high-strength pancreatic enzymes. Lancet 343:85–86
164. Smyth RL, Ashby D, O'Hea et al. (1995) Fibrosing colonopathy in cystic fibrosis: results of a case-control study. Lancet 346 (8985):1247–1251
165. Smyth RL (1996) Fibrosing colonopathy in cystic fibrosis. Arch Dis Child 74 (5):464–468
166. Stead RJ, Redington AN, Hinks LJ et al. (1985) Selenium deficiency and possible increased risk of carcinoma in adults with cystic fibrosis. Lancet 2:862–863
167. Steffann J, Vidaud D, Bousquet S et al. (1998) Novel double mutant CF allele identified in a cystic fibrosis patient with meconium ileus. Ann Genet (France) 41 (4):213– 215
168. Stevens J et al. (1994) Colonic strictures in cystic fibrosis patients on very high-dose pancreatic enzyme supplementation. Pediatr Pulmonol 10 (Suppl): 275 (abstract)
169. Stevens JC, Maguiness KM, Hollingsworth et al. (1998) Pancreatic enzyme supplementation in cystic fibrosis patients before and after fibrosing colonopathy. J Pediatr Gastroenterol Nutr 26 (1):80–84
170. Strong TV, Boehm K, Collins FS (1994) Localization of cystic fibrosis transmembrane conductance regulator mRNA in the human gastrointestinal tract by in situ hybridization. J Clin Invest 93:347–354
171. Swinson CM, Slavin G, Coles EC, Booth CC (1983) Coeliac disease and malignancy. Lancet 1:111–115
172. Taylor CJ, Threlfall D (1997) Postural drainage techniques and gastro-oesophageal reflux in cystic fibrosis. Lancet 349 (9065):1567–1568
173. Tesluk H, McCauley K, Kurland G, Ruebner BH (1991) Cholangiocarcinoma in an adult with cystic fibrosis. J Clin Gastroenterol 13:485–487
174. Thomaidis TS, Arey JB (1963) The intestinal lesions in cystic fibrosis of the pancreas. J Pediatr 63:444–454
175. Tizzano EF, Chitayat D, Buchwald M (1993) Cell specific localization of CFTR mRNA shows developmentally regulated expression in human fetal tissues. Hum Mol Genet 2:219–224
176. Tizzano EF, O'Brodovich H, Chitayat D et al. (1994) Regional expression of CFTR in developing human respiratory tissues. Am J Respir Cell Mol Biol 10:355–362
177. Toyosaka A et al. (1994) Immaturity of the myenteric plexus is the aetiology of meconium ileus without mucoviscidosis: a histopathologic study. Clin Auto Res 4:175
178. Trezise AEO, Chambers JA, Wardle CJ, Gould S, Harris A (1993) Expression of the cystic fibrosis gene in human fetal tissue. Hum Mol Genet 2:213–218
179. Valletta EA, Mastella G (1989) Incidence of celiac disease in a cystic fibrosis population. Acta Paediatr Scand 78: 784–785
180. Van Velzen D, Ball LM, Dezfulian AR et al. (1996) Comparative and experimental pathology of fibrosing colonopathy. Postgrad Med J 72 (Suppl 2):39–48
181. Vic P, Tassin E, Turck D et al. (1995) Frequence du reflux gastrooesophagien chez le nourrisson et le jeune enfant atteints de mucoviscidose. Arch Pediatr 2 (8):742–746
182. Wainwright BJ et al. (1985) Localization of cystic fibrosis locus to human chromosome 7cen-q22. Nature 318 (6044):384–385
183. Wakayama T, Yanagimachi R (1999) Detection of a cystic fibrosis modifier locus for meconium ileus on human chromosome 19q13. Nat Genet 22 (2):128–129
184. Webb AK, Khan A (1989) Chronic intussusception in a young adult with cystic fibrosis. J R Soc Med 82 (Suppl 16):47–48
185. Weber AM, Roy CC, Morin CL, Lasalle R (1973) Malabsorption of bile acids in children with cystic fibrosis. N Engl J Med 289:1001–1015
186. Welkon CJ, Long SS, Thompson CM, Gilligan PH (1985) Clostridium difficile in patients with cystic fibrosis. AJDC 139:805–808
187. Welsh MJ, Smith PL, Fromm M, Frizell RA (1982) Crypts are the site of intestinal fluid and electrolyte secretion. Science 218:1219–1221
188. Welsh MJ, Smith AE (1993) Molecular mechanism of CFTR chloride channel dysfunction in cystic fibrosis. Cell 73:1251–1254
189. West DK, Touloukian RJ (1988) Meconium pseudocyst presenting as a buttock mass. J Pediatr Surg 23:864–865
190. Wilcox DT et al. (1993) Chronic intestinal pseudo-obstruction with meconium ileus at onset. J Pediatr 123: 751–752
191. Wildhaber J et al. (1996) Cystic fibrosis associated with neuronal intestinal dysplasia type B: a case report. J Pediatr Surg 31:951–954
192. Wilschanski M, Zielenski J, Markiewicz D, Lap Chee T et al. (1995) Correlation of sweat chloride concentration with classes of the cystic fibrosis transmembrane conductance regulator gene mutations. J Pediatr 127: 705– 710
193. Wu TC, McCarthy VP, Gill VJ (1983) Isolation rate and toxigenic potential of Clostridium difficile isolates from patients with cystic fibrosis. J Infect Dis 148 (1):176

Kapitel 10

Erkrankungen der Leber und der Gallenwege

T. Lang

INHALT

Der klinische Verlauf der cystischen Fibrose wird bei einer Vielzahl von Patienten durch eine Beteiligung der Leber und des extrahepatischen Gallengangssystems kompliziert [39, 52, 61]. Fettige Degeneration der Leber, intrahepatische Cholestase, fokal biliäre Zirrhose, multilobuläre biliäre Zirrhose, portale Hypertension, Gallenblasenatresie, Mikrogallenblase, Gallenblasenhydrops, Cholelithiasis, Choledocholithiasis, Gallengangsstenosierungen, Cholangitiden, sklerosierende Cholangitis und Cholangiokarzinome wurden bei Patienten mit cystischer Fibrose in unterschiedlicher Häufigkeit beschrieben.

Im Vergleich zu anderen metabolischen Erkrankungen stellt die cystische Fibrose eine häufige Ätiologie neonataler und kindlicher Lebererkrankungen dar. Nicht selten kann die Erkrankung des hepatobiliären Organsystems einen ersten Hinweis auf das Vorliegen einer cystischen Fibrose liefern, unabhängig von einer Beteiligung des bronchopulmonalen Systems. Aufgrund dieser klinischen Beobachtungen sollte bei jedem Kind mit neonataler Cholestase die cystische Fibrose mit in die differentialdiagnostischen Erwägungen einbezogen werden und ein Schweißtest zum Ausschluss einer cystischen Fibrose bei jedem Kind mit Cholestase unklaren Ursprungs durchgeführt werden.

Mit zunehmendem Alter der Patienten und nicht zuletzt aufgrund verbesserter Therapieansätze in der Therapie der bronchopulmonalen Komplikationen rücken Erkrankungen des hepatobiliären Systems immer mehr in den Vordergrund und stellen den betreuenden Arzt vor neue therapeutische und differentialdiagnostische Aufgaben.

Das Spektrum der hepatobiliären Komplikationen bei der cystischen Fibrose reicht von der Entwicklung einer Mikrogallenblase bis hin zur sekundären biliären Zirrhose mit portaler Hypertension, hepatischer Enzephalopathie und sekundärem Leberversagen.

Neben der Therapie hepatobiliärer Störungen soll in diesem Kapitel vor allem der Schwerpunkt auf die Früherkennung der Leberbeteiligung und die Erkennung und Therapie von Komplikationen gelegt werden. Tabelle 10.1 fasst die wichtigsten Erkrankungen der Leber und der abführenden Gallenwege zusammen.

10.1 Fettige Degeneration der Leber

Die fettige Degeneration der Leber stellt die häufigste pathologische Veränderung bei Patienten mit cystischer Fibrose dar. Autopsiestudien erbrachten Häu-

Tabelle 10.1. Erkrankungen der Leber und der abführenden Gallengänge bei Patienten mit cystischer Fibrose

Manifestation	Häufigkeit (%)
Asymptomatische Erhöhung der Transaminasen	10–35
Neonatale Cholestase	2
Leberzellverfettung	20–80
Fokal biliäre Zirrhose	25–50
Multilobuläre Zirrhose	5–25
Mikrogallenblase	14–40
Gallensteine	8–12
Gallengangsstenose	10–33
Portale Hypertension	2
Hepatische Enzephalopathie	<2
Aszites	<2

figkeiten zwischen 60 und 80%. Ihr Auftreten kann isoliert ohne weitere Beteiligung des hepatobiliären Organsystems beobachtet werden, häufig stellt sie jedoch ein Begleitphänomen bereits fortgeschrittener Leberveränderungen dar [32].

Ätiologie

Die Ursache der fettigen Degeneration der Hepatozyten bei cystischer Fibrose ist letztendlich unklar. Verschiedenste Faktoren scheinen hierbei eine Rolle zu spielen. Die in früheren Untersuchungen immer wieder aufgeführte Malnutrition trägt sicher bei einem Teil der Patienten wesentlich zur Entstehung einer Fettleber bei, kann jedoch nicht auf alle Patienten übertragen werden. Seit der Einführung der Substitutionstherapie mit Pankreasfermenten und der damit deutlich verbesserten Ernährungstherapie rückt die schwere Malnutrition von Patienten mit cystischer Fibrose hinsichtlich ihrer auslösenden Ursache einer Fettleber immer mehr in den Hintergrund. Zusammenhänge mit erniedrigten Lipoproteinspiegeln, Mangel an essentiellen Fettsäuren, einer Verarmung des Gallensäurenpools an Cholsäure und sekundärem Carnitinmangel wurden mit der Entstehung einer Fettleber bei cystischer Fibrose assoziiert. Neuere Untersuchungen wiesen auf die Rolle hepatotoxischer Gallensäuren (Deoxycholsäure, Lithocholäure) bei der Entstehung einer Fettleber hin [71, 78, 88].

Klinik

Die fettige Degeneration der Leber manifiestiert sich klinisch meist unspezifisch. In den meisten Fällen geht sie ohne subjektive Beschwerden und laborchemische Auffälligkeiten einher. Eine weiche Vergrößerung der Leber liefert häufig den einzigen Hinweis auf das Vorliegen einer Fettleber. Klinisch kann sie sich in seltenen Fällen als Druckgefühl im rechten Oberbauch andeuten. Im Gegensatz zu anderen metabolischen Erkrankungen, die mit einer fettigen Degeneration der Hepatozyten einhergehen, werden bei Patienten mit cystischer Fibrose nur selten Erhöhungen der Transaminasen (GOT, GPT) in Zusammenhang mit einer Fettleber beobachtet. Eine milde Erhöhung der Cholestaseparameter (gamma-GT, AP, Bilirubin, Gallensäuren) oder der GLDH können aufgrund der sekundären Obstruktion von abführenden Gallewegen in seltenen Fällen einen Hinweis auf das Vorliegen einer Fettleber liefern.

Sonographisch zeigt sich eine deutliche Anhebung der Echogenität der Leberbinnenstruktur in Kombination mit einer mäßigen bis ausgeprägten Hepatomegalie.

Therapie

Die fettige Degeneration der Leber per se stellt keine Notwendigkeit einer therapeutischen Intervention dar. Ein Zusammenhang mit schwerer Malnutrition muss jedoch durch hochkalorische Ernährung, Vitaminsubstitution, Substitution mit Pankreasfermenten bei vorliegender Pankreasinsuffizienz behandelt werden. Die Rolle einer choleretischen Therapie mit Ursodeoxycholsäure in der Behandlung der isolierten Fettleber ist umstritten. Erfolge wurden lediglich bei den Patienten erzielt, bei denen neben der fettigen Degeneration eine milde Cholestase bestand.

Prognose

Die fettige Degeneration der Leber bei cystischer Fibrose stellt eine gutartige Veränderung dar. Übergänge in eine Leberfibrose oder gar in eine Leberzirrhose wurden nicht beobachtet. Lediglich der ätiologische Zusammenhang mit einer schweren Malnutrition stellt einen prognostisch sehr ungünstigen Faktor dar.

10.2 Cholestase und Leberzirrhose

10.2.1 Neonatale Cholestase

Die cystische Fibrose manifestiert sich bei wenigen Patienten mit den Symptomen einer neonatalen Cholestase. Diese Erstmanifestation wurde in verschiedenen klinischen Beobachtungen als eher selten eingestuft. In Post-mortem-Studien konnten aber Oppenheimer u. Roy nachweisen, dass bereits betroffene Kinder unter 3 Monaten in 38 beziehungsweise in 35% histologische Zeichen einer neonatalen Cholestase aufwiesen. Somit muss die cystische Fibrose bei jedem Patienten mit neonataler Cholestase frühzeitig in die differentialdiagnostischen Überlegungen mit eingeschlossen werden. Nur durch eine frühe Diagnose können durch rechtzeitigen Beginn einer Therapie Schäden an Leber und Bronchialsystem verhindert und die Patienten von schwerwiegenden Sekundärstörungen wie der Malnutrition bewahrt werden. Häufig wird eine neonatale Cholestase bei Patienten mit Mekoniumileus beobachtet. Zusätzliche belastende Faktoren, wie notwendige Operationen, Sepsis und parenterale Ernährung erhöhen das Risiko einer neonatalen Cholestase bei cystischer Fibrose [51, 68].

Ätiologie

Durch eine verminderte Sekretion von freiem Wasser in die Galle infolge defekter Choridkanäle in den

Gallekanalikuli, kann es bei Patienten mit cystischer Fibrose zu einer Obstruktion im gesamten Verlauf der ableitenden Gallenwege kommen. In diesen Fällen spricht man vom sogenannten „inspissated bile syndrome". Durch eine Obstruktion der Gallenwege entsteht ein der Gallengangsatresie ähnliches Krankheitsbild.

Klinik

Die neonatale Cholestase bei cystischer Fibrose kann von einer geringfügigen Erhöhung der Serumspiegel für konjugiertes Bilirubin und der γGT bis hin zum klinischen Bild einer Gallengangsatresie reichen. Neben Ikterus, motorischer Unruhe und Trinkfaulheit infolge Pruritus, imponieren bei einer schwerwiegenden Obstruktion der abführenden Gallengänge acholische Stühle und Gedeihstörung als Leitsymptome. In der Regel sind die Serumtransaminasen nur gering über die altersentsprechende Norm erhöht, Bilirubin, γGT, AP, LAP und GLDH können jedoch ein Vielfaches der Norm betragen. Aufgrund einer Vitamin-K-Mangelresorption infolge einer exokrinen Pankreasinsuffizenz und zugleich bestehender Cholestase können Kinder mit cystischer Fibrose in seltenen Fällen als erstes klinisches Zeichen eine Vitamin-K-Mangelblutung entwickeln.

Im Gegensatz zu Patienten mit Gallengangsatresie bilden sich im Lauf der ersten drei Monate die laborchemischen Veränderungen langsam zurück, vermutlich geschieht dies durch eine langsame Lösung der Gallepfröpfe. Die Abgrenzung einer cystischen Fibrose von einer extrahepatischen Gallengangsatresie bereitet nicht selten erhebliche Schwierigkeiten. Patienten mit cystischer Fibrose, die aufgrund einer schweren neonatalen Cholestase mit einer Portoenterostomie nach Kasai bei Verdacht auf eine extrahepatische Gallengangsatresie behandelt wurden, sind keine Einzelfälle. Durch eine Obstruktion der extrahepatischen Gallengänge durch zähes biliäres Material kann sich ein Patient mit cystischer Fibrose im Ultraschall, in der hepatobiliären Funktionsszintigraphie und selbst mit dem histologischen Bild einer Gallengangsatresie präsentieren. Aufschluss über das Vorliegen eines Inspissated-Bile-Syndroms erbringt in diesen Fällen nur die intraoperative Cholangiographie [29].

Diagnostik

Ultraschalldiagnostik, hepatobiliäre Funktionsszintigraphie, Leberbiopsie und Cholangiographie sind bei Patienten mit schwerer neonataler Cholestase gerechtfertigt. Nur so kann eine extrahepatische Gallengangsatresie differentialdiagnostisch abgegrenzt werden. Die Diagnose einer cystischen Fibrose erfolgt, wie bereits an anderer Stelle erläutert, über eine quantitative Analyse der Schweißelektrolyte.

Therapie

Die Therapie der neonatalen Cholestase unterscheidet sich nicht wesentlich von der Therapie einer neonatalen Cholestase anderer Ätiologie. Besonderes Augenmerk ist auf die ausreichende Substitution fettlöslicher Vitamine und auf eine suffiziente Substitution mit Pankreasenzymen zu richten. Neugeborene mit cystischer Fibrose und neonataler Cholestase unterliegen einem hohen Risiko einer Malnutrition. Als medikamentöse Therapie wird der Einsatz von Ursodeoxycholsäure durch seine choleretischen Eigenschaften diskutiert. Bei einer vollständigen Obstruktion der extrahepatischen Gallengänge ist jedoch vor einer frühzeitigen UDCA-Therapie abzuraten, da zwar eine vermehrte Gallesekretion erreicht werden kann, aber es infolge der Abflussbehinderung zu einer Aggravierung der Cholestase kommen kann. Schwere Obstruktionen in den extrahepatischen Gallenwegen bedürfen des Versuchs einer Spülung des Gallengangsystems. Ziel der Therapie muss es sein, die Obstruktion so rasch als möglich zu beseitigen, um eine zusätzliche Schädigung des Leberparenchyms durch die Cholestase zu verhindern [29].

Prognose

Die Prognose der neonatalen Cholestase bei cystischer Fibrose ist unklar. Wiederum konnte in Postmortem-Studien aufgezeigt werden, dass bereits 10% der Patienten das histologische Bild einer multilobulären sekundär biliären Zirrhose aufwiesen. Rechtzeitige Diagnose und therapeutische Intervention beeinflussen entscheidend den weiteren Verlauf und die Progredienz der Hepatopathie [46].

10.2.2 Leberzirrhose

1938 beschrieben Andersen et al. erstmals anhand von Autopsieuntersuchungen an jungen Patienten mit cystischer Fibrose ein umfassendes pathologisches Spektrum charakteristischer Veränderungen an Leber und abführenden Gallenwegen bei cystischer Fibrose [1]. Ergänzt wurden Andersens Beobachtungen durch histopathologische Untersuchungen von Faber u. Bodian [26].

Als charakteristische Veränderung bei der cystischen Fibrose wurde dabei die fokale, sekundär biliäre Zirrhose beschrieben.

Fokal biliäre Zirrhose

Die fokal biliäre Zirrhose gilt als die charakteristischste Form der Leberbeteiligung bei cystischer Fibrose. Ihr Auftreten wird in 25–50% der Patienten beobachtet, mit zunehmendem Alter der Patienten nimmt auch die fokal biliäre Zirrhose an Häufigkeit zu. Oppenheimer u. Esterly untersuchten anhand von Post-mortem-Studien die Inzidenz der fokal biliären Zirrhose bei Kindern mit cystischer Fibrose unter einem Jahr und fanden derartige Leberveränderungen in 10,6% bei Kindern unter 3 Monaten und 15,6% bei Kindern im Alter zwischen 3 und 12 Monaten. Bei Kindern, die nach dem ersten Lebensjahr verstarben, fanden sich fokal biliäre Läsionen in bis zu 50%, bei erwachsenen Patienten waren dies sogar 72%. Somit kann die fokal biliäre Zirrhose als die häufigste Beteiligung des hepatobiliären Systems gelten [51, 81].

Ätiologie

Die Entstehung einer fokal biliären Zirrhose geht vermutlich auf eine chronische Obstruktion der abführenden Gallengänge zurück. Insbesondere die Gallekanalikuli scheinen hierbei eine entscheidende Rolle zu spielen. In histopathologischen Untersuchungen derartiger Veränderungen der Leberarchitektur fielen wiederholt Obstruktionen der Gallekanalikuli mit eosinophilem Material auf. Studien an Tiermodellen zeigten ein ähnliches Krankheitsbild nach artifizieller Obstruktion einzelner Gallengänge (partielle biliäre Obstruktion). Proximal der obstruierten Gallengänge fand sich das histologische Korrelat einer Cholangiolitis, begleitet von Gallengangsproliferationen, entzündlichen Infiltraten in den Portalregionen, Zelluntergängen in der azinären Zone I der betroffenen Portalfelder. Im fortgeschrittenen Stadium wurde eine fibrotische Transformation von Lebergewebe beobachtet, welche einzelne benachbarte Portalfelder überbrückt und schließlich zum charakteristischen Bild einer fokalen Sklerosierung der Leber führt. Der Grund für die Obstruktion der Gallekanalikuli durch eosinophiles Material ist nach wie vor nicht hinreichend geklärt. Es spielen sicherlich mehrere Faktoren zusammen eine Rolle in der Entstehung der beschriebenen Veränderungen. Als entscheidend im Entstehungsprozess der fokal biliären Zirrhose hat der abnorme Elektrolyttransport durch das Gallengangsepithel zu gelten. Eine dadurch entstehende verminderte Flüssigkeitssekretion, eine Eindickung der Galleflüssigkeit und ein dadurch bedingtes Ausfallen ansonsten löslicher Proteine und Glykoproteine trägt zur Obstruktion der Gallekanalikuli bei. Eine bei der cystischen Fibrose beobachtete Übersättigung der Gallenflüssigkeit mit Cholesterin begünstigt den obstruktiven Prozess. Patienten mit einem für ihr Alter zu geringem Gewicht tendieren häufiger zur Entstehung einer fokal biliären Zirrhose. Somit scheint Malnutrition, wie sie bei Patienten mit cystische Fibrose häufig zu beobachten ist, ebenfalls eine pathogenetische Rolle in der Entstehung der fokal biliären Zirrhose zu spielen. Das Vorliegen einer Unterernährung und einer erhöhten Lithogenität der Gallenflüssigkeit scheint aber nicht zwingend für die Entstehung einer fokal biliären Zirrhose zu sein. Auch bei Patienten mit einer milden Verlaufsform einer cystischen Fibrose, mit einer suffizienten exokrinen Pankreasfunktion und einem dementsprechend altersentsprechenden Ernährungszustand wurde eine erhöhte Inzidenz der fokal biliären Zirrhose berichtet. Somit bleibt der entscheidende Faktor für die Entstehung der fokalen Zirrhose im Unklaren. Ein Zusammenspiel von Gallengangsstrikturen, wie sie bei einer Vielzahl von Patienten beobachtet werden, einer eingedickten Gallenflüssigkeit infolge einer insuffizienten Sekretion, lokale Entzündungsreaktionen und die Entstehung von Gallepfröpfen tragen entscheidend zur Entstehung einer fokalen Zirrhose bei, toxische Produkte innerhalb der Gallenflüssigkeit müssen jedoch als zusätzliche Faktoren diskutiert werden [31, 32].

Klinik

Die klinischen Zeichen einer fokalen biliären Zirrhose sind sehr unspezifisch. Dumpfe, drückende Schmerzen, lokalisiert in den rechten Oberbauch, werden von vielen Patienten als einzige Symptome angegeben. Gelegentlich können Patienten durch eine problematische Einstellung der Pankreasfermentsubstitution auffällig werden. Eine regelmäßige Kontrolle der Cholestasemarker liefert in der Regel keine ausreichende Information über das Fortschreiten derartiger Veränderungen in der Leber.

Große Probleme bereitet die Diagnostik derartiger Veränderungen. Meist zeigt sich in der Ultraschalluntersuchung der Leber ein unruhiges Parenchymmuster mit Arealen unterschiedlicher Echogenität, doch hängt die Interpretation dieser Inhomogenitäten sehr stark von der Erfahrung und vom subjektiven Empfinden des einzelnen Untersuchers ab. Im Screening erwies sich die Ultraschalluntersuchung als ungeeignet. Erfolg versprechender scheint die Kernspinuntersuchung der Leber in Verbindung mit einem MR-Cholangiogramm zu sein. Neuere systematische Untersuchungen an Patienten mit cystischer Fibrose wiesen dieser neuen Methode der Gallengangsdarstellung einen hohen Stellenwert zu. In einer systematischen Untersuchung von Patienten mit cystischer Fibrose konnten ähnliche Häufigkeitsangaben zum Vorliegen einer fokal biliären Zirrhose erarbeitet werden, wie dies bislang nur durch Post-mortem-Studien möglich war.

Therapie

Über die Therapie der fokal biliären Zirrhose liegen keine umfassenden Erfahrungsberichte vor. Eine choleretische Therapie mit Ursodeoxycholsäure findet in vielen Zentren eine prophylaktische Anwendung. Bei der Behandlung der fokal biliären Zirrhose fehlen bislang jedoch prospektive Untersuchungen, denen eine histologische Begutachtung der Läsionen als Verlaufsparameter zugrunde liegt. Somit wird Ursodeoxycholsäure weiter empirisch eingesetzt in der Hoffnung, einer Eindickung der Gallenflüssigkeit, der Sklerosierung von Gallekanalikuli und damit der fokalen Zirrhose entgegen zu wirken.

Prognose

Die Prognose der fokal biliären Zirrhose ist bislang ungeklärt. Da Übergänge in eine multilobuläre Zirrhose durch eine Progredienz der fokalen Läsionen möglich sind oder infolge zusätzlich auftretender entzündlicher Prozesse oder intrahepatischer Konkremente begünstigt werden, kann keine Prognose bezüglich der fokalen Läsionen getroffen werden. Aufgrund der Vielzahl von Patienten, bei denen eine fokale Sklerosierung der Leber in Post-mortem-Studien gefunden wurde, ist jedoch davon auszugehen, dass der fokal biliären Läsion ohne Übergang in eine multifokale Zirrhose per se eine gute Prognose zuzuschreiben ist.

Multilobuläre biliäre Zirrhose

Die multilobuläre Zirrhose stellt bei Patienten mit cystischer Fibrose die schwerwiegendste Form der Leberbeteiligung dar, ist sie doch bei einer Vielzahl von Patienten vergesellschaftet mit den Komplikationen einer zirrhotischen Lebererkrankung: portale Hypertension, Einschränkung der Lebersyntheseleistung, Malnutrition, hepatische Enzephalopathie.

Wiederum ist man auf Post-mortem-Untersuchungen angewiesen, um Aussagen über die Häufigkeit der multilobulären Zirrhose treffen zu können. Die Angaben zur Inzidenz der sekundär biliären Zirrhose liegen weit unter den Daten zur fokalen Zirrhose. Im Kindesalter tritt die multifokale Zirrhose bei 1% der Patienten auf. Wie bei der fokalen Zirrhose zeigt sich auch bei der multilobulären Zirrhose eine zunehmende Häufigkeit mit zunehmenden Alter der Patienten. Bei Kindern über 5 Jahren wurde eine Inzidenz von 5%, bei Erwachsenen jenseits des 25. Lebensjahres eine Inzidenz von 25% beobachtet [21, 59].

Ätiologie

Die Ätiologie der multilobulären Zirrhose ist unklar. Ebenso ungeklärt sind Faktoren, die eine fokale Zirrhose in eine multilobuläre Form übergehen lassen. Auch in der Entstehung der multilobulären Zirrhose spielen sicher mehrere Faktoren eine Rolle. Eine über einen längeren Zeitraum bestehende Malnutrition des Patienten trägt sicher zur Entstehung einer Zirrhose bei. Chronische Malnutrition aggraviert eine Übersättigung der Galle mit Cholesterin, bewirkt eine Verfettung der Hepatozyten, eine Stase der Gallesekretion und begünstigt so die Ausbildung von Galleplugs, intrahepatischen Konkrementen und prädisponiert den Patienten für aszendierende Cholangitiden. Eine verminderte Abwehrsituation infolge der Unterernährung trägt ein weiteres bei. Als weitere Faktoren werden lebertoxische Medikamente, wie Antibiotika aus der Gruppe der Cephalosporine und Makrolide diskutiert. Ein kausaler Zusammenhang mit der Entwicklung einer Zirrhose konnte jedoch bislang nicht erbracht werden, so dass diese Assoziation nur vermutet werden kann. Ebenso konnte bislang kein Nachweis erbracht werden, inwiefern bestimmte CF-typische Mutationen mit einem erhöhten Risko einer Zirrhose vergesellschaftet sind. Duthie u. Schuster wiesen in zwei unabhängigen Untersuchungen auf eine familiäre Häufung der multilobulären Zirrhose bei cystischer Fibrose hin und postulierten die Notwendigkeit eines mit einem erhöhten Zirrhoserisiko assoziierten Genotyps [22]. Diese Beobachtung wird jedoch durch zahlreiche Berichte über an cystischer Fibrose erkrankte Geschwister widerlegt. In unserem eigenen Patientenkollektiv konnte wir bei mehreren Geschwisterpaaren bei gleichem Genotyp völlig unterschiedliche Verläufe beobachten. Auch konnte die Theorie einer schweren Sekretionsstörung der exokrinen Drüsen als ätiologisch entscheidender Faktor bei der Entstehung einer Zirrhose durch Patientenbeispiele widerlegt werden. Die Erkrankung der Leber in Form einer Zirrhose findet sich vor allem bei Kindern und Jugendlichen mit keiner oder nur minimaler Einschränkung der Lungenfunktion. Ebenso konnte kein Zusammenhang mit der Ausprägung einer Pankreasinsuffizienz nachgewiesen werden. Patienten, bei denen sich die cystische Fibrose in Form eines Mekoniumileus erstmanifestiert, scheinen ein höheres Risiko einer Zirrhose zu haben, als dies bei Patienten mit pulmonalen Symptomen als Erstmanifestation der Fall ist [14, 31].

Pathologie

Die Pathologie der multilobulären Zirrhose bei cystischer Fibrose unterscheidet sich von Zirrhoseformen anderer Ätiologie im wesentlichen durch Aussparung einzelner Gruppen von Leberläppchen vom Fibrosierungsprozess (Abb. 10.1). Histologisch imponiert die Zirrhose bei cystischer Fibrose durch eine fibrotische Überbrückung einzelner Läppchengruppen. Dabei scheint die Größe der einzelnen Knoten stark zu va-

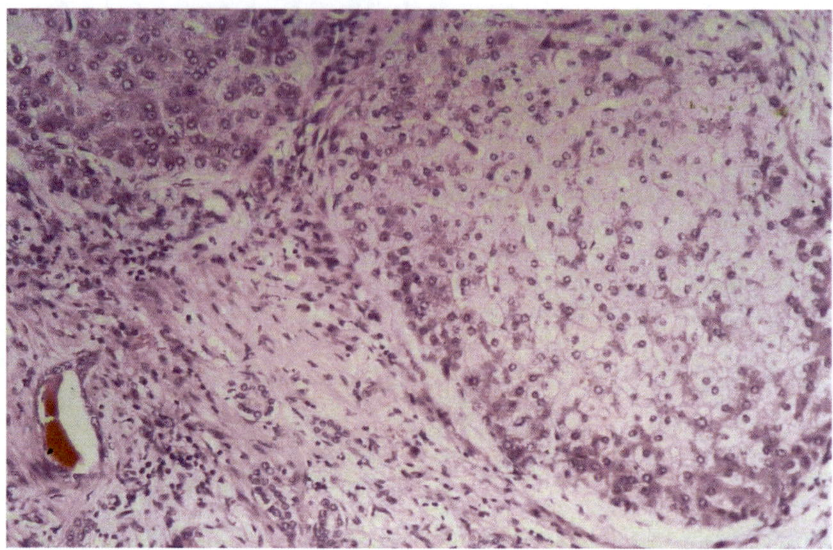

Abb. 10.1. Histologischer Schnitt einer Leber von einem 8-jährigen Patienten mit cystischer Fibrose und multilobulärer Zirrhose. Es stellen sich zwei Regeneratknoten, umgeben von hyalinem Material, dar. Im linken unteren Bildrand kommt ein Gallengang mit einem Gallepfropf zur Darstellung. (Färbung Hämatoxylin-Eosin, Vergrößerung 100-mal, Prof. Dr. Müller-Höcker, Pathologisches Institut der Universität München)

riieren, ebenso deren Verteilung im Organ. Die Verteilung der zirrhotisch transformierten Gewebsanteile kann das gesamte Organ betreffen, aber auch eine Konzentrierung auf den linken Leberlappen zeigen. Diese ungleiche Verteilung der Regeneratknoten wurde von verschiedenen Gruppen beschrieben. Mit zunehmender Fibrosierung lässt sich die multilobuläre Zirrhose der CF nicht mehr von Zirrhosen anderer Ätiologien unterscheiden [81].

Klinik

Das klinische Spektrum der multilobulären Leberzirrhose reicht von einer isolierten Hepatomegalie bis hin zur dekompensierten Leberzirrhose mit all ihren Komplikationen. Der Tastbefund zeigt neben der Hepatomegalie eine grobhöckrige, unregelmäßige Oberflächenstruktur der Leber, der linke Leberlappen scheint häufig stärker betroffen, der Leberunterrand abgerundet. Die Leber fühlt sich derb an. Nicht selten tastet sich eine Prominenz des Lobus quadratus. Trotz der biliären Ätiologie der Erkrankung muss ein cholestatischer Ikterus als Zeichen eines bereits fortgeschrittenen Stadiums gelten, begleitet von Pruritus, leberspezifischen Hautveränderungen, portaler Hypertension, Aszites, Ödemen, bis hin zur hepatischen Enzephalopathie und Koagulopathie.

Ebenso wie die klinische Manifestation reichen laborchemische Veränderungen von einer diskreten Erhöhung der Serum-γGT-Konzentrationen und der GLDH bis hin zu einer signifikanten Erhöhung der Transaminasen, des Bilirubins, einer deutlichen Verlängerung der PTT, einer Verminderung der Gerinnungsfaktoren, einer Hypalbulminämie, einer Hyperammonämie und einer ausgeprägten Cholestase als laborchemisches Korrelat der Progredienz der Erkrankung. Die wesentlichen Komplikationen einer multilobulären Zirrhose werden im Folgenden ausführlicher beschrieben [68].

Prognose

Wie schon bei der fokalen biliären Zirrhose erwähnt, lassen sich auch bei der multilobulären Zirrhose keine allgemein gültigen Aussagen hinsichtlich der Prognose der Erkrankung treffen. Als prognostisch sehr ungünstig haben, wie auch bei anderen Formen der Leberzirrhose, eine Hyperbilirubinämie, eine Einschränkung der Gerinnungsfunktion, eine hepatische Enzephalopathie, die Entwicklung von Aszites, die Entstehung eines hepatorenalen Syndroms und die Entstehung arteriovenöser pulmonaler Shunts als Ausdruck eines hepatopulmonalen Syndroms zu gelten. Die letztgenannten Faktoren sind mit einer hohen Mortalität und Morbidität behaftet [68].

10.3 Portale Hypertension

Die portale Hypertension infolge einer multilobulären Leberzirrhose wird in circa 2% der Erwachsenen mit cystischer Fibrose berichtet. In ihrer Pathogenese unterscheidet sich die portale Hypertension bei cystischer Fibrose nicht von Zirrhosen anderer Ätiologien. Durch intensivere und deutlich verbesserte Therapieansätze hinsichtlich der pulmonalen Komplikationen bei CF muss in den kommenden Jahrzehnten mit einer zunehmenden Inzidenz von portaler Hypertension bei CF gerechnet werden. Wie unter „Multilobuläre Zirrhose“ oben bereits angedeutet, nimmt mit zunehmendem Alter die Häufigkeit der hepatobiliären Komplikationen bei Patienten mit cystischer Fibrose deutlich zu. Es ist also davon auszugehen, dass mit zunehmender Verbesserung der Überlebenszeit die multilobuläre Zirrhose mit ihren Folgen mehr in den Vordergrund in der Behandlung der cystischen Fibrose rücken wird.

Ätiologie und Pathophysiologie

Die portale Hypertension wird definiert als eine Erhöhung der Pfortaderdrucks über 5–10 mmHg. Durch eine Erhöhung des Pfortaderdurchflusses bei gleichzeitiger Anhebung des portalen Gefäßwiderstandes kommt es zur Ausbildung einer portalen Hypertension, in deren Folge mit zahlreichen Komplikationen zu rechnen ist. Die dabei entstehenden Symptome der portalen Hypertension sind unmittelbar als Folge einer stattfindenden Druckentlastung des erhöhten portalen Drucks zu sehen.

Durch das Zusammenspiel eines erhöhten portalen Gefäßwiderstandes und hämodynamischer Veränderungen kann ein Großteil der im Zuge einer portalen Hypertension auftretenden Folgen erklärt werden.

Gefäßwiderstand und Veränderungen der Hämodynamik

Pfortader und Lebervenen gehören beim Gesunden zum venösen Niederdrucksystem. Sowohl extrahepatische, als auch intrahepatische Faktoren können entscheidende Störeinflüsse auf das portale Gefäßnetz ausüben, die unweigerlich eine Druckerhöhung zur Folge haben. Zu den extrahepatischen Einflüssen müssen bei Kindern und Erwachsenen das Budd-Chiari-Syndrom und die kongenitale oder auch erworbene Thrombose der Pfortader mit kavernöser Transformation gezählt werden. Diese ätiologisch wichtigen Faktoren spielen bei Patienten mit cystischer Fibrose eher eine untergeordnete Rolle und seien nur der Vollständigkeit halber erwähnt.

Als entscheidend in der Entstehung der portalen Hypertension bei CF sind die intrahepatischen Faktoren zu sehen. Diese sollen im Folgenden etwas ausführlicher erläutert werden.

Der intravaskuläre Gefäßdruck errechnet sich aus Gefäßwiderstand R und Gefäßfluss Q gemäß dem ohmschen Gesetz: $\Delta P = Q \times R$. Sowohl eine Erhöhung des Gefäßwiderstandes als auch eine Zunahme des Gefäßflusses haben eine unmittelbare Druckerhöhung zur Folge. Nur sehr wenige Störungen bedingen eine Zunahme des Gefäßflusses, insofern sei dieser pathogenetische Faktor hier vernachlässigt. Einen entscheidenden Einfluß nimmt der Gefäßwiderstand auf den intravasalen Druck. Dieser wiederum zeigt eine direkte Abhängigkeit vom Gefäßquerschnitt.

Eine Druckerhöhung im portalen System wirkt sich unmittelbar auf die vorgeschalteten Gefäßstrukturen aus, da dem portalen Gefäßsystem venöse Klappen fehlen. Bei Patienten mit Leberzirrhose konnte eine enge Korrelation zwischen Ausmaß der Kollagendeposition im Lebergewebe und dem portalen Gefäßwiderstand gefunden werden. Besonders die Vermehrung von Kollagenfasern in den Disse-Räumen wirkt sich dabei negativ auf den Gefäßwiderstand der Portalvenenäste aus. Die Erhöhung des Gefäßwiderstandes wurde bisher als rein passive Reaktion auf fibrosierende Prozesse im Lebergewebe interpretiert. Neuere Studien zeigten jedoch, dass neben der Druckerhöhung infolge von Vernarbungsprozessen innerhalb der Portalfelder auch aktive Prozesse eine Rolle zu spielen scheinen. Die Entdeckung von kontraktilen Zellen innerhalb der perivenösen und perisinusoidalen Gewebsanteile in der zirrhotischen Leber unterstützen die Theorie eines aktiven widerstandserhöhenden Prozesses. Myofibroblasen, welche sich aus aktivierten Lipozyten differenzieren, sprechen bei Patienten mit Zirrhose auf vasodilatatorisch wirkende Medikamente an und führen so zu einer Senkung des Gefäßwiderstandes im portalen System. Im Gegensatz dazu führt die Exposition dieser Myofibroblasen auf Endothelin zu einer vermehrten Kontraktilität und somit zu einer Widerstandserhöhung in den umgebenden Gefäßen. Erhöhte Endothelinspiegel wurden wiederum bei Patienten mit Zirrhose gefunden. Somit ist davon auszugehen, dass neben den passiven Mechanismen der portalen Druckerhöhung auch humorale Faktoren eine Rolle zu spielen scheinen [10, 66].

Klinische Manifestation der portalen Hypertension

Patienten mit cystischer Fibrose und multilobulärer Zirrhose unterscheiden sich häufig in ihrer klinischen Präsentation von Patienten mit anderen Lebererkrankungen. Da es bei der multilobulären Zirrhose erst im späteren Verlauf zu einer kritischen Verminderung der Leberzellmasse und einer daraus resultierenden Leberinsuffizienz kommt, stellt die portale Hypertension nicht selten die klinische Erstmanifestation der Leberbeteiligung dar [68, 79].

Gastrointestinale Blutung

Die häufigste klinische Manifestation der portalen Hypertension ist die akute, obere gastrointestinale Blutung. Die akute Ösophagusvarizenblutung wird bei ca. 1,5–2% der Patienten mit cystischer Fibrose berichtet, einhergehend mit einer hohen Mortalitätsrate. In der Regel stehen blutiges Erbrechen und Teerstühle im Vordergrund. Ein isoliertes Auftreten von Teerstühlen ohne Hämatemesis spricht in vielen Fällen für einen weniger progredienten Verlauf der

Grunderkrankung und der damit verbundenen portalen Hypertension. Als Ursachen der gastrointestinalen Blutung kommen verschiedene Folgeerscheinungen der portalen Hypertension in Betracht, die alle auf Kollateralgefäße zurückzuführen sind: Ösophagusvarizen, Stauungsgastritis, Fundusvarizen, Duodenalvarizen, Hämorrhoidalgefäße. Eine akute Blutung aus einer Ösophagusvarize entsteht aus einer Druckerhöhung im varikösen Gefäß, einer Wanddehnung der Varize infolge der Druckerhöhung und schließlich einer Ruptur der Varize, deren Wand aufgrund der Überdehnung dem Druck nicht mehr standhalten kann. Aufgrund der massiven Druckerhöhung im Portalkreislauf und im Kollateralkreislauf kann es so zu einer lebensbedrohlichen Blutung mit hämorrhagischem Schock bis hin zum Herz-Kreislaufversagen kommen. Patienten mit cystischer Fibrose sind im Vergleich zu Patienten mit Zirrhose anderer Ätiologie für akute gastrointestinale Blutungen besonders gefährdet. Infekte der oberen Luftwege, Hustenattacken und Erhöhungen im pulmonalvenösen Gefäßbett stellen zusätzliche Riskofaktoren dar, die zu einem akuten Ansteigen der Druckbelastung auf Kollateralgefäße führen können [10, 56, 64, 66].

Splenomegalie

Häufig kündigt sich eine portale Hypertension bei cystischer Fibrose durch eine Zunahme der Milzgröße an. Die Entwicklung einer Splenomegalie bei noch vollständig erhaltener Lebersynthese- und Sekretionsleistung weist bei einem Patienten mit cystischer Fibrose indirekt auf das Vorliegen einer multilobulären oder eine ausgeprägte fokal biliäre Zirrhose hin. Eine Splenomegalie, die vom Patienten subjektiv häufig nur durch eine unspezifisches Druck- und Völlegefühl im linken Oberbauch empfunden wird, geht im weiteren Verlauf mit einer Verminderung von Leukozyten, Thrombozyten und Erythrozyten infolge einer vermehrten Phagozytosetätigkeit einher. Petechiale Hautblutungen, Ekchymosen und eine sekundäre Anämie können einen Hinweis auf das Vorliegen eines Hyperspleniesyndroms liefern. Obwohl die Splenomegalie ein Leitsymptom der portalen Hypertension darstellt, korreliert das Ausmaß der Milzgröße nicht mit der Höhe des portalen Gefäßdruckes.

Sonstige Symptome der portalen Hypertension

Neben gastrointestinalen Blutungen und Splenomegalie werden im Zuge einer portalen Hypertension noch weitere, aber großteils harmlose Veränderungen beobachtet. Eine vermehrte Bauchvenenzeichnung weist auf subkutane Kollateralkreisläufe hin. Ein Druckausgleich über eine Revaskularisation der Vena umbilicalis führt zum Caput medusae, einer Erweiterung periumbilikaler venöser Gefäße. Als weitere Hinweise auf das Vorliegen einer zirrhosebedingten portalen Hypertension kann die Ausbildung kapillärer arteriovenöser Shunts angeführt werden: Palmar- und Plantarerytheme, Lacklippen und Spidernaevi. Der genaue Pathomechanismus dieser für chronische Lebererkrankungen typischen Hautveränderungen ist nicht geklärt [10, 64, 66, 70].

Diagnostik der portalen Hypertension

Eine gastrointestinale Blutung und/oder das Vorliegen einer Splenomegalie muss bei einem Patienten mit cystischer Fibrose zu einer intensiven Abklärung hinsichtlich des Vorliegens einer portalen Hypertension führen.

Eine eingehende klinische Untersuchung des Patienten kann bereits wertvolle Hinweise liefern. Hepatomegalie, Splenomegalie, petechiale Blutungen, Teleangiektasien, Palmar- und Plantarerythem weisen schon klinisch auf das Vorliegen einer hepatobiliären Störung hin und erhärten den Verdacht einer portalen Hypertension. Wachstumsstillstand, mangelnde Gewichtszunahme, das Vorliegen von Aszites, Leukopenie und Thrombopenie können ebenso auf eine portale Hypertension zurückzuführen sein.

Zahlreiche diagnostische Tests finden bei der Abklärung einer portalen Hypertension Anwendung.

■ **Ultraschalluntersuchung.** Sie hat mit der Entwicklung der Dopplersonographie und Einführung von Power-Duplexverfahren einen hohen Stellenwert in der Diagnostik der portalen Hypertension erreicht. Die Aussagekraft dieses nichtinvasiven Verfahrens hängt jedoch sehr stark von der Erfahrung des jeweiligen Untersuchers ab, eine Reproduzierbarkeit der erhobenen Befunde erscheint oft schwierig. Ein inhomogenes Echomuster des Leberparenchyms bei gleichzeitiger Hepatomegalie und Splenomegalie kann bei Patienten mit cystischer Fibrose schon fast als beweisend für das Vorliegen einer portalen Hypertension angesehen werden. Zusätzlicher Einsatz von Dopplerverfahren erhöht die Sensitivität dieser Methode. Beim lebergesunden Patienten stellt sich in der Dopplersonographie ein hepatopedaler Pfortaderfluss mit einer Flussgeschwindigkeit von 10–30 cm/s dar. Ein portaler Pendelfluss oder eine hepatofugale Flußrichtung in der Pfortader, die sich in die gastroduodenalen Venen fortsetzt, spricht für einen erheblichen portalen Hypertonus. Umkehrung der Flussrichtung in den Mesenterialvenen oder der Vena lienalis spricht für das Vorliegen von mesenterikokavalen oder splenorenalen Shunts. Die direkte Darstellung der Shunts erweist sich in der Ultraschalluntersuchung als schwierig. Dank der ausgereifteren Geräte gelingt zunehmend eine direkte Darstellung von Ösophagusvarizen, welche für das Vorliegen einer portalen Hypertension beweisend sind [80, 87].

■ **Gastroduodenoskopie.** Die Endoskopie des oberen Gastrointestinaltrakts ist die entscheidende Methode in der Diagnostik der portalen Hypertension. Sie erlaubt zum einen die direkte Begutachtung von Ösophagusvarizen, zum anderen eröffnet sie therapeutische Optionen in Form der Sklerosierung oder der Unterbindung von blutungsgefährdeten, varikösen Gefäßen. Jeder Patient mit akuter oder chronischer gastrointestinaler Blutung sollte so rasch als möglich einer Endoskopie zugeführt werden. Dies trifft insbesondere für Patienten mit cystischer Fibrose zu, da, wie bereits im Vorangegangenen erwähnt, eine multilobuläre Zirrhose sich nicht selten erst durch eine ausgeprägte portale Hypertension ankündigt. Des Weiteren erlaubt die Endoskopie die differentialdiagnostische Abgrenzung einer Stauungsgastritis. Eine genaue Beurteilung vorliegender Ösophagus- oder Fundusvarizen erlaubt prognostische Aussagen hinsichtlich des Blutungsrisikos des Patienten. Studien an erwachsenen Patienten mit portaler Hypertension belegen, dass das Vorhandensein von sogenannten Red Spots auf der Oberfläche von Varizen mit einem deutlich erhöhten Blutungsrisiko verbunden sind.

Auf die Bedeutung der Endoskopie wird im folgenden Abschn. „Therapie der portalen Hypertension" eingegangen.

Zu speziellen Fragestellungen, insbesondere in der Diagnostik von mesenterikokavalen oder splenorenalen Shunts müssen invasive radiologische Techniken herangezogen werden. Zur direkten Darstellung von Kollateralen kommen die direkte und die indirekte Splenoportographie zur Anwendung. Sie erlauben zum einen eine Darstellung der Gefäßsituation sowie eine indirekte Bestimmung des Pfortaderdrucks. Eine Bestimmung des Venendruckgradienten in der Leber erlaubt die direkte Druckmessung mittels eines Gefäßballonkatheters in einer der Lebervenen. Hierzu wird von peripher ein Ballonkatheter in eine der Lebervenen vorgeschoben, und der Venendruck vor und nach Okklusion mittels des Ballons bestimmt. Die aus den beiden Druckmessungen errechnete Druckdifferenz erlaubt eine Aussage über den vorherrschenden portalen Venendruck und dem damit verbundenen Blutungsrisiko. Ein Druckgradient von mehr als 12 mmHg ist mit einem deutlich angehobenem Blutungsrisiko aus Ösophagusvarizen verbunden. Direkte Druckmessungen und invasiv-radiologische Untersuchungen sind bei Patienten mit cystischer Fibrose jedoch zur Klärung sehr spezifischer Fragestellungen vorbehalten und finden daher nur selten Anwendung. Einen wertvollen Beitrag in der Diagnostik der portalen Hypertension liefert die MR-Angiographie. Mittels dieses nichtinvasiven Verfahrens gelingt in der Regel die Darstellung von Kollateralen. Eine genaue Beurteilung der Varizen oder Druckmessungen sind jedoch nicht möglich, so dass die MR-Angiographie zusätzliche wertvolle Informationen beitragen, aber die bislang üblichen Verfahren nicht ersetzen kann [10, 66].

Therapie der portalen Hypertension

In der Therapie der portalen Hypertension muss zwischen der akuten Manifestation in Form einer gastrointestinalen Blutung und der Prävention von Ösophagusvarizen unterschieden werden. Hierbei müssen Besonderheiten bei Patienten mit cystischer Fibrose berücksichtigt werden. Die therapeutischen Optionen in der Behandlung von Varizenblutungen sind in Tabelle 10.2 zusammengefasst [68, 73].

Akute gastrointestinale Blutung

In der Therapie der akuten Varizenblutung richtet sich die Vorgehensweise bei Patienten mit CF weitgehend nach den Richtlinien, die für Patienten mit portaler Hypertension anderer Ätiologien erarbeitet wurden.

Entscheidend ist die rasche Stabilisierung des Patienten. Hierbei ist bei Patienten mit cystischer Fibrose zu bedenken, dass jede akute gastrointestinale Blutung mit einem hohen Risiko einer pulmonalen Verschlechterung einher gehen kann. Besonders die Entwicklung einer Aspirationspneumonie ist mit einem erheblichen Mortalitätsrisiko verbunden. Therapie der Wahl ist auch bei Patienten mit CF die therapeutische Endoskopie. Sklerosierung der blutungsgefährdeten oder blutenden Varizen und/oder endoskopische Unterbindung stellen die effektivsten

Tabelle 10.2. Therapieoptionen einer akuten Ösophagusvarizenblutung bei portaler Hypertension

Therapiemodalität	Maßnahme
Medikamentös	Vasopressin Somatostatin Vasopressin in Kombination mit Nitroglyzerin
Endoskopische Therapie	Varizensklerosierung Varizenligatur („banding")
Mechanische Kompression	Sengstaken-Blackmore-Sonde
Chirurgische Therapie	Portosystemischer Shunt Transjugulärer intrahepatischer portosystemischer Shunt Lebertransplantation

Behandlungsmöglichkeiten der akuten Varizenblutung dar. Steht keine endoskopische Therapie zur Verfügung, bieten sich pharmakologische und mechanische Therapieansätze an. Beide Verfahren sind bei CF jedoch mit äußerster Vorsicht anzuwenden. Ballon-Tamponade mittels einer Sengstaken-Blackmore-Sonde ist aufgrund der pulmonalen Gefährdung der Patienten mit einer hohen Rate an Komplikationen behaftet und sollte wenn überhaupt nur im äußersten Notfall für eine kurze Überbrückungszeit Anwendung finden. Ähnliches gilt für den Einsatz vasopressorisch wirksamer Medikamente (Vasopressin, Somatostatin, Nitroglycerin). Vasopressin führt bei Erwachsenen mit akuter Varizenblutung in 60–70% zu einem Sistieren der Blutung bei zentralvenöser Applikation in einer Dosierung von 2,75 mU/min/kg. Bei Patienten mit cystischer Fibrose ist dieses Medikament nur mit äußerster Vorsicht anzuwenden. Patienten mit CF-typischen Lungenveränderungen können durch die Anwendung von Vasopressin kardial dekompensieren. Eine Kombination von Vasopressin mit Nitroglyzerin, einem potenten Vasodilatator, soll das kardiale Risko minimieren. Der Vorzug ist aus diesem Grund dem Somatostatin oder seinem Analogon Octreotid zu geben. Beide Wirkstoffe weisen weniger systemische Nebenwirkungen auf, die vasopressorische Wirkung beschränkt sich auf das Splanchnicus-System. Als Dosierungen werden für Somatostatin 250 µg/h in einer zentralvenösen Dauerinfusion und für Octreotid 50 µg/h über jeweils 48 h angegeben. Chirurgische Therapien der akuten Ösophagusvarizenblutung, wie chirurgische Ligatur der Varizen, Devaskularisierung des distalen Ösophagus, transhepatische Thrombosierung, Portalvenen-V.-azygos-Diskonnektion und Splenektomie sollten nur in Ausnahmefällen Anwendung in der Therapie der akuten Varizenblutung finden, zumal sie mit erheblichen Komplikationen gerade bei Patienten mit cystischer Fibrose behaftet sind.

Patienten, die einmal eine akute Varizenblutung erleben mussten, haben ein 60- bis 80-prozentiges Risiko an einer erneuten Blutung zu erkranken. Aus diesem Grund wurden zahlreiche Studien zur Prävention von Ösophagusvarizenblutungen durchgeführt [10, 55, 66, 68, 85].

Prävention von akuten Varizenblutungen

Ziel der Behandlung von CF-Patienten mit akuter Ösophagusvarizenblutung muss die Prävention von weiteren Blutungsepisoden sein. Hierzu stehen trotz intensivster Bemühungen nur wenige therapeutische Optionen zur Verfügung. Ein positiver Effekt konnte in Studien an erwachsenen Patienten durch den Einsatz von Betablockern erzielt werden. Aufgrund der erheblichen Bronchuskonstriktion durch diese Medikamente ist jedoch bei Patienten mit cystischer Fibrose von deren Einsatz abzuraten. Positive Ergebnisse konnten bislang nur durch invasive therapeutische Maßnahmen erzielt werden. Eine regelmäßige Sklerosierung oder Unterbindung blutungsgefährdeter Varizen konnte die Häufigkeit akuter Blutungsereignisse bei Patienten mit Leberzirrhose deutlich senken, neuere Studien zeigten jedoch keinen Vorteil dieser präventiven Methode hinsichtlich der Mortalität. Zudem kommt bei Patienten mit CF ein erhöhtes pulmonales Risiko durch wiederholte endoskopische Eingriffe hinzu.

Eine wirksame Reduktion des Blutungsrisikos kann durch den Einsatz portokavaler Shunts erreicht werden. Diese operative Therapie ist jedoch bei Patienten mit cystischer Fibrose mit einem hohen respiratorischen Risiko verbunden. Bewährt hat sich in den letzten Jahren der Einsatz von transjugulären intrahepatischen portal-systemischen Shunts (TIPSS). Ähnlich wie durch portokavale Shunts konnte in mehreren Vergleichsstudien ein deutlicher Effekt auf das Blutungsrisko von Varizen aufgezeigt werden. Die Anwendung dieser Methode steckt für Patienten mit CF jedoch noch in ihren Anfängen. Erste Untersuchungen geben aber Grund zu Optimismus [5, 6, 10, 12, 27, 30, 36, 38, 60, 66, 68, 69, 74, 75, 86].

10.4 Aszites

Die Entwicklung von Aszites stellt eine häufige Komplikation einer Leberzirrhose dar. Bei Patienten mit cystischer Fibrose wird in der Regel die Entstehung von Aszites erst in einem bereits fortgeschrittenen Stadium der Leberzirrhose beobachtet. Das Vorliegen von Aszites geht bei CF-Patienten häufig mit einer Verschlechterung der Lebersyntheseleistung und der Entwicklung einer Cholestase einher und sollte als Alarmsignal für eine vorliegende Leberinsuffizienz gewertet werden. Häufigkeitsangaben zum Vorliegen von Aszites liegen nicht vor, es muss jedoch angenommen werden, dass jede terminale Leberinsuffizienz, welche bei 2–5% der Patienten mit CF beobachtet wird, mit der Entwicklung von Aszites einhergeht.

Ätiologie

Die Entstehung von Aszites bei cystischer Fibrose unterliegt im Wesentlichen den gleichen Mechanismen wie bei Leberzirrhose anderer Ätiologie. Eine Störung der intravasalen Flüssigkeitshomöostase liegt der Entwicklung von Aszites zugrunde. Zur Entstehung von Aszites werden verschiedene Hypothesen angeführt, die im Folgenden kurz beschrieben werden sollen.

A: Ein erhöhter sinusoidaler Kapillardruck führt zu einer portalen Hypertension, zu einer Zunahme der intravasalen Flüssigkeit im Splanchnicus-Gebiet, welche wiederum zu einer Verminderung des effektiven Plasmavolumens führt. Eine Gegenregulation resultiert über eine Erhöhung von Plasma-Renin, Aldosteron, Norepinephrin und AVP in einer renalen Retention von Natrium und freiem Wasser.

B: Einer zweiten Theorie liegt die Überlegung zugrunde, dass eine primäre Retention von Natrium und Wasser zur Entstehung von Aszites beitrage. Ein hepatorenaler Reflex wird angenommen, konnte aber bislang nicht nachgewiesen werden. Die verstärkte Retention von Natrium und Wasser führt unweigerlich zu einer Erhöhung des sinusoidalen Drucks. Dies konnte in verschiedentlichen Tiermodellen zur Zirrhose nachgewiesen werden. Auffallend war, dass eine vermehrte Retention von Natrium und Wasser der Entstehung von Aszites und der Entwicklung einer Hypoalbuminämie im Tierversuch vorausging.

C: Periphere arterielle Vasodilatation wird bei Patienten mit Leberzirrhose beobachtet, resultierend in vermindertem arteriellen Druck und erhöhter Volumenbelastung des Herzens. Über eine Verminderung des arteriellen Drucks erfolgen gegenregulatorische Maßnahmen in Form einer Aktivierung des Renin-Angiotensin-Systems und einer daraus folgenden vermehrten renalen Natrium- und Wasserretention.

Ein weiterer wichtiger Aspekt in der Entstehung von Aszites ist die häufig beobachtete Verminderung der Plasma-Albuminkonzentration infolge einer insuffizienten Syntheseleistung der Leber. Eine dadurch entstehende Verminderung des intravasalen onkotischen Drucks in Kombination mit einer vermehrten Wasser- und Natriumretention und einer Erhöhung der Volumenbelastung im Splanchnicus-Gebiet tragen wesentlich zur Entstehung von Aszites bei [28, 35, 41, 63].

Klinik

Im Gegensatz zur Zirrhose anderer Ätiologie, wird die Entstehung von Aszites bei Patienten mit cystischer Fibrose erst in einem fortgeschrittenen Stadium der Lebererkrankung beobachtet. Der Beginn ist meist schleichend, einhergehend mit anderen Zeichen der hepatischen Dekompensation. Schwere systemische Infektionen, pulmonale Exazerbation, zunehmende Rechtsherzbelastung können jedoch zu einer rascheren, bis hin zur akuten Entwicklung von Aszites beitragen. Im Gegensatz zu Erwachsenen geht bei Kindern die Entstehung von Aszites nur in seltenen Fällen mit der Entwicklung von peripheren Ödemen einher. Die klinischen Zeichen sind relativ unspezifisch. Abdominelles Druckgefühl, Völlegefühl, Zunahme des Bauchumfanges, Appetitlosigkeit, mangelnde Gewichtszunahme und respiratorische Verschlechterung können Hinweise auf das Vorliegen von Aszites liefern.

Diagnose

Die Diagnose von Aszites erfolgt in der Regel schon klinisch. Neben der Zunahme des Bauchumfanges und den subjektiven Beschwerden des Patienten, fällt bei der klinischen Untersuchung eine Dämpfung des Klopfschalls an den Flanken des Patienten auf, die Lokalisation der Klopfschalldämpfung ändert sich in Seitenlage des Patienten.

Die sensitivste Methode stellt die Ultraschalluntersuchung des Patienten dar. Intraabdomineller Flüssigkeitsnachweis im Retrovesikalraum, subhepatisch, sowie in Milz- und Nierenlogen und in der Morison-Tasche sind beweisend für das Vorliegen von Aszites.

Röntgenologische Untersuchung des Abdomens, MR-Tomographie oder Computertomographie sind in der Diagnostik von Aszites nicht indiziert.

Laborchemisch fällt eine Verminderung der Plasmaalbulminkonzentration, eine Hyponatriämie, eine verminderte Osmolalität im Plasma, eine vermehrte Plasmarenin-Aktivität, sowie erhöhter Aldosteronspiegel auf. Die Natriumausscheidung über die Nieren ist vermindert, in Folge einer raschen Aszitesbildung kann es zu einer Verminderung der renalen Ausscheidung kommen.

Komplikationen

Wie bei allen Patienten mit Aszites infolge einer Leberzirrhose kann es infolge der Flüssigkeitsverschiebungen zu einer schweren intravasalen Hypovolämie kommen. Patienten mit cystischer Fibrose sind vor allem durch eine respiratorische Dekompensation infolge des erhöhten intraabdominellen Drucks und der verminderten peripheren Perfusion gefährdet. Ein großes Problem bereitet bei diesen Patienten die Ernährungssituation. Die Entwicklung von Aszites ist in der Regel begleitet von einer Verminderung der Muskelmasse und des reellen Körpergewichtes. Eine akute Gefährdung der Patienten kann durch Entwicklung einer spontanen bakteriellen Durchwanderungsperitonitis entstehen. Eine Zunahme des Aszites in Kombination mit klinischen Zeichen einer systemischen Infektion und einer massiven Distension des Abdomens weisen auf das Vorliegen einer spontanen bakteriellen Peritonitis hin. Die Diagnose wird über eine Parazentese und Analyse des Aszitespunktates gestellt.

Therapie

Die Therapie des Aszites stellt den behandelnden Arzt bei Patienten mit cystischer Fibrose vor sehr schwierige Aufgaben. Es gilt nicht nur die Flüssigkeitsansammlung im Abdomen zu reduzieren, sondern vielmehr einer nutritiven und respiratorischen Verschlechterung des Patienten entgegen zu wirken.

Diätetische Behandlung

Bei Patienten mit geringen intraabdominellen Flüssigkeitsansammlungen kann der Versuch unternommen werden, über eine Protein-reiche und Natrium-reduzierte Diät der Vermehrung von Aszites entgegenzuwirken. Bewährt hat sich eine Reduktion der Natriumzufuhr auf 1000 mg/Tag bei gleichzeitiger Flüssigkeitsreduktion auf 1500–2000 ml/Tag und einer Proteinzufuhr von mindestens 3 g/kg Körpergewicht. Diese diätetischen Maßnahmen müssen bei Patienten mit cystischer Fibrose durch regelmäßige Bestimmungen der Serumelektrolyte, der Serum-Harnstoff- und Kreatininwerte, des Ammoniaks, des Körpergewichts und des Bauchumfanges kontrolliert werden. Oft ist aufgrund der schlechten nutritiven Situation des Patienten eine diätetische Behandlung schwer durchführbar. Eine Reduktion der Natriumzufuhr kann bei Patienten mit cystischer Fibrose infolge des vermehrten Natriumverlusts über den Schweiß zu Hyponatriämien führen. Dieser Komplikation kann durch regelmäßige Bestimmung der Serumnatriumwerte und der Natriumausscheidung entgegen gewirkt werden. Da Aszites sich bei Patienten mit cystischer Fibrose häufig erst im Zuge einer beginnenden Dekompensation der Zirrhose manifestiert, sollte die eiweißreiche Ernährung durch regelmäßige Bestimmungen des Blutammoniaks überprüft werden.

Medikamentöse Therapie

Diuretika werden bei erwachsenen Patienten mit Aszites erst dann eingesetzt, wenn diätetische Maßnahmen sich als wirkungslos erweisen. Bei Patienten mit cystischer Fibrose hat sich der frühzeitige Einsatz von Diuretika insofern bewährt, als auf eine Verminderung der Kalorienzufuhr und der Flüssigkeitszufuhr nicht verzichtet werden kann. Als Mittel der Wahl haben sich hierbei Kombinationen von Schleifendiuretika (Furosemid) mit Aldosteronantagonisten (Spironolacton) bewährt. Ziel der Behandlung soll eine negative Flüssigkeitsbilanz von 10 ml/kg Körpergewicht/Tag sein. Die Effektivität der diuretischen Therapie kann durch Anhebung des intravasalen onkotischen Drucks in Form von Albuminsubstitution erhöht werden. Regelmäßiges Monitoring von Serumelektrolyten, Serum-Harnstoff und Kreatinin, Albumin, Blutgasanalysen und Bestimmung des Natrium-Kalium-Verhältnisses im Urin sollte beachtet werden.

β-Blocker zur Verminderung des portalen Drucks sollten bei Patienten mit cystischer Fibrose aufgrund ihrer bronchokonstriktorischen Wirkung keine Verwendung finden.

Parazentese

Die Parazentese sollte nur dann Anwendung finden, falls diätetische und diuretische Maßnahmen zu keiner Besserung führen. Diese invasive therapeutische Maßnahme ist mit erheblichen Nebenwirkungen behaftet. Bei jüngeren Patienten oder Patienten mit arterieller Hypotonie kann es zu schwerwiegenden Problemen durch Flüssigkeitsverschiebungen kommen. Schwere arterielle Hypotonien können durch zeitgleiche Albumin- und Flüssigkeitssubstitution vermieden werden. Eine Entlastung des Aszites mit bis zu 100 ml/kg und gleichzeitiger Albuminsubstitution von 6–8 g/Liter Aszites haben sich als sicher erwiesen.

Peritoneovenöse Shunts finden bei Patienten mit cystischer Fibrose nur in Extremfällen Anwendung. Sie sind mit einem hohen kardialen, infektiösen und renalen Risiko verbunden. Infolge der kardialen Dekompensation kann es zu einer rapiden Verschlechterung der pulmonalen Situation kommen [35, 41, 72].

10.5 Enzephalopathie

Die hepatische Enzephalopathie stellt auch bei Patienten mit cystischer Fibrose die schwerwiegendste Komplikation einer dekompensierten Leberzirrhose dar. Sie wird nur bei einer Minderheit der Patienten beobachtet, ist jedoch in diesen seltenen Fällen mit einer sehr hohen Mortalität und Morbidität behaftet. Bei Patienten mit cystischer Fibrose und Zirrhose müssen zwei Verlaufsformen der hepatischen Enzephalopathie unterschieden werden: Die akute und rasche Entwicklung einer Enzephalopathie im Zuge einer passageren Dekompensation der Leberinsuffizienz, ausgelöst durch zusätzliche Faktoren wie respiratorische Dekompensation, systemische Infektion oder akute gastrointestinale Blutung. Diese Form der hepatischen Enzephalopathie ist in der Regel durch erfolgreiche Therapie der auslösenden Faktoren zumindest passager reversibel. Im Gegensatz dazu kann sich bei Patienten mit dekompensierter Zirrhose eine langsam progrediente hepatische Enzephalopathie entwickeln, die auf eine zunehmend schlechter werdende Entgiftungsfunktion der zirrhotischen Leber zurückzuführen ist und mit einer sehr ungünstigen Prognose einhergeht.

Ätiologie

Die Entstehung einer hepatischen Enzephalopathie beruht im wesentlichen auf drei Mechanismen:

- Interaktion von toxischen Metaboliten mit dem Zentralnervensystem,
- portosystemische Shunts,
- veränderte Blut-Hirn-Schranke.

Interaktion von toxischen Metaboliten mit dem Zentralnervensystem

Es gilt inzwischen als gesichert, dass verschiedenste toxische Stoffwechselprodukte, zu deren Entgiftung es einer suffizienten Leberfunktion bedarf, am Entstehen einer Enzephalopathie beteiligt sind. Die Exposition des ZNS gegenüber toxischen Metaboliten kann zum einen durch eine verminderte Entgiftungsleistung der Leber, aber auch durch die Entwicklung von portosystemischen Shunts erklärt werden. In den vergangenen Jahren kam man immer mehr von der Theorie einer Hyperammonämie als alleiniger Ursache der hepatischen Enzephalopathie ab. Sicherlich spielt eine Erhöhung der zirkulierenden Ammoniakkonzentrationen eine wesentliche Rolle, jedoch müssen noch andere Faktoren diskutiert werden. Erhöhungen des Serumammoniaks entstehen im Rahmen einer Leberzirrhose zum einen durch den Abbau exogen zugeführter Proteine durch intestinale Bakterien, zum anderen durch den Abbau von Serumaminosäuren durch intestinale Bakterien und durch den Abbau endogener Aminosäuren mittels endogener Aminosäureoxidasen. Beim Gesunden wird 80% des dabei anfallenden Ammoniaks über die Pfortader der Leber zur Einschleusung in den Harnstoffzyklus zugeführt, die verbleibenden 20% werden in der Regel über die Nieren ausgeschieden.

Bei Patienten mit terminaler Leberinsuffizienz oder bei passagerer Verminderung der Leberfunktion kann das anfallende Ammoniak entweder nicht detoxifiziert werden oder wird über portosystemische Shunts an der Leber vorbeigeleitet. Ein zusätzlich stattfindender Abbau endogener Muskelreserven führt zu einem weiteren Anstieg zirkulierenden Ammoniaks. Eine respiratorische Alkalose verstärkt zusätzlich eine Hyperammonämie infolge einer vermehrten Ammoniakrückresorption über die Nieren.

Ammoniak führt im ZNS zu einem Exzitationsstadium, verbunden mit zerebralen Krampfanfällen, Irritabiliät, motorischer Unruhe, läppischem Verhalten. Die Entstehung eines hepatischen Komas als Ausdruck einer Progredienz einer hepatischen Enzephalopathie kann nicht allein durch eine Hyperammonämie erklärt werden. Insbesondere bei Patienten mit einer Enzephalopathie Grad I–II konnte keine ausreichende Korrelation mit den Plasmaammoniakspiegeln gefunden werden. Somit kam man zur Überzeugung, dass neben der Hyperammonämie noch andere auf das ZNS inhibitorische Faktoren eine Rolle spielen müssen. Therapiestudien mit L-Dopa in der Behandlung der hepatischen Enzephalopathie unterstützten die Theorie zusätzlicher Faktoren. Bei Patienten mit hepatischer Enzephalopathie konnten erhöhte Konzentrationen von Mercaptanen (Methylmercaptan, Dimethyl-Sulfoxid) gefunden werden, beide Substanzen erwiesen sich in Tiermodellen als Auslöser von komatösen Bewusstseinsstörungen. Ähnliche Beobachtungen wurden für kurz- und mittelkettige Fettsäuren erhoben. Eine Kombination geringer Konzentrationen von Ammoniak, Mercaptanen und Fettsäuren erwies sich im Tiermodell als sehr effektiver Auslöser eines Enzephalopathie-ähnlichen klinischen Bildes.

Eine Akkumulation inhibitorischer Neurotransmitter im Gehirn scheint ebenfalls eine wichtige Rolle in der Entstehung einer hepatischen Enzephalopathie zu spielen. Bei Patienten mit dekompensierter Leberzirrhose wurden erhöhte Konzentrationen von Octopamin, Tryptophan, Dopamin und Norepinephrin gefunden.

Große Bedeutung wird zunehmend bestimmten Neurotransmittern zugesprochen: GABA, endogene Benzodiazepine, endogene Barbiturate, GABA-Rezeptoren-Blocker. Sie scheinen in der Entwicklung der hepatischen Enzephalopathie eine große Rolle zu spielen. Ihr Abbau kann im Zuge einer fortgeschrittenen Leberinsuffizienz nicht mehr suffizient erfolgen, resultierend in einer Akkumulation in der Zirkulation und im ZNS [9, 83, 89].

Portosystemische Shunts

Bei Patienten mit cystischer Fibrose kann es bereits in einem sehr frühen Stadium der Leberbeteiligung zur Ausbildung einer portalen Hypertension kommen. Kollateralen und die Entstehung portosystemischer Shunts sind die Folge. Im Zuge einer zunehmenden Verminderung der Leberfunktion können diese Kollateralen eine Umgehung des portal-venösen Blutes vorbei an der Leber bewirken und so entscheidend zu einer Erhöhung von toxischen Metaboliten in der Zirkulation und im ZNS beitragen [35].

Veränderung der Blut-Hirn-Schranke

Im Zuge einer Dekompensation der Leberfunktion kann es zu Permeabilitätsänderungen der Blut-Hirnschanke kommen. Am Endothel zerebraler Kapillaren kommt es zu einer verstärkten Fenestration und damit zu einer verbesserten Durchlässigkeit für toxische Substanzen. Ammoniak und Mercaptane scheinen eine Permeabilitätserhöhung zu verstärken. Veränderungen der Blut-Hirn-Schranke wurden jedoch nicht im Anfangsstadium einer hepatischen Enzephalopathie gefunden, so dass anzunehmen ist, dass dieser ätiologische Faktor vor allem bei der Verstärkung einer Enzephalopathie eine Rolle zu spielen scheint, nicht jedoch in der Entstehung [43].

Klinik

Das klinische Bild einer hepatischen Enzephalopathie bei Patienten mit cystischer Fibrose entspricht dem anderer Lebererkrankungen. Zur Beschreibung des klinischen Zustandes eines Patienten mit hepatischer Enzephalopathie hat sich ein international anerkanntes Einteilungssystem in vier Schweregrade bewährt. Dieses ist in Tabelle 10.3 erläutert.

Erste Anzeichen einer hepatischen Enzephalopathie können dem Arzt aufgrund ihrer sehr diskreten Symptomatik entgehen. Nicht selten berichten aber Angehörige des Patienten über Veränderungen der Persönlichkeit im Sinne einer Regression (kindliches Verhalten), Irritabilität, Phasen von Apathie im Wechsel mit euphorischen Stimmungsschwankungen. Diese ersten Anzeichen der Wesensveränderungen können sehr diskret sein und werden häufig fehlgedeutet. Beim Kleinkind stehen eine vermehrte Irritabiliät, Trinkfaulheit und Apathie im Vordergrund. Schlafstörungen, inadäquates Schreien, Konzentrationsstörungen, feinschlägiger Tremor und Intelligenzabbau können weitere Anzeichen einer Enzephalopathie Grad I sein. Im Zuge der Progredienz einer Enzephalopathie nehmen Wesensveränderungen, insbesondere inadäquates Verhalten in Form von Wutausbrüchen und Schreiattacken, Apathie, Tremor, Ataxie, Dysarthrie, Apraxie an Intensität zu. Kleinkinder verlernen bereits erworbene Fähigkeiten, ihr Schrei erscheint schrill und durchdringend. Der Übergang in eine Enzephalopathie Grad III ist fließend. Er ist charakterisiert durch zunehmende Somnolenz, Stupor. Reaktionen auf Schmerzreize und Ansprache sind verzögert und in ihrem Charakter inadäquat. Zustände von Somnolenz können sich im Stadium III einer hepatischen Enzephalopathie mit Phasen extremer Agitiertheit mit aggressivem Grundcharakter abwechseln. Die hepatische Enzephalopathie Grad IV zeichnet sich durch einen anfangs schlafähnlichen Bewusstseinszustand mit noch vorhandenen Reaktionen auf Schmerzreize aus. Ein fließender Übergang in ein tiefes hepatisches Koma mit Verlust jeglichen Kontakts zur Umgebung stellt die schwerwiegendste Form einer Hepatopathie dar, einhergehend mit einer sehr schlechten Prognose und geringen Chance der Reversibilität.

Die folgende Liste fasst die wichtigsten auslösenden Ursachen einer hepatischen Enzephalopathie bei cystischer Fibrose zusammen.

■ Ursachen einer hepatischen Enzephalopathie bei cystischer Fibrose

- Bakterielle Sepsis,
- Pneumonie,
- gastrointestinale Blutung,
- distales intestinales Obstruktionssyndrom,
- Durchfall, Erbrechen,
- Elektrolytentgleisung,
- Azidose,
- iatrogen: übermäßige Diurese, portosystemischer Shunt,
- Leberversagen.

Diagnose

Die Diagnostik der hepatischen Enzephalopathie beruht im Wesentlichen auf klinischen Beobachtungen.

Die Durchführung eines EEG bei Patienten mit hepatischer Enzephalopathie ist ein geeignetes diagnostisches Kriterium in der Verlaufsbeobachtung der

Tabelle 10.3. Klassifizierung der hepatischen Enzephalopathie

Grad der Enzephalopathie	Neurologie	EEG-Veränderungen
0	Normal	Keine
1	Motorische Unruhe, Vergesslichkeit, Verwirrtheit, Irritabilität, Tremor, Apraxie, veränderte Handschrift	Verlangsamung
2	Lethargie, Verlangsamung, Amnesie, Asterixis, Dysarthrie, Ataxie, verminderte Reflexe	Langsame triphasische Wellen
3	Somnolenz, aber erweckbar, Orientierungslosigkeit, Asterixis, hyperaktive Reflexe, positiver Babinskireflex, Rigor	Langsame triphasische Wellen
4	Tiefes Koma, nicht mehr erweckbar, Dezerebrationszeichen	Langsame Delta-Aktivität

Patienten. Eine Diagnose über die Befundung des EEGs zu stellen, ist jedoch aufgrund der nur sehr unspezifischen Veränderungen nicht möglich. Im Anfang der Enzephalopathie zeigt sich eine allgemeine Verlangsamung mit Unterdrückung der α-Aktivität und zunehmender δ-Aktivität. Mit zunehmender Verstärkung der enzephalopathischen Symptomatik nimmt die α-Aktivität an Intensität und Amplitude zu, begleitet von Paroxysmen mit einer Häufigkeit von 5–7 Wellen/s. Häufig zeigen diese paroxysmalen Wellen einen Ursprung von den frontotemporalen Hirnregionen. Mit tieferem Koma werden die EEG-Veränderungen durch eine allgemeine Verlangsamung charakterisiert, die sich durch synchrone, 2–3/sec-Wellen auszeichnen. In der Diagnostik der hepatischen Enzephalopathie ist davor zu warnen, sich einzig auf EEG-Veränderungen zu verlassen. Nur die Kombination aus klinischer Beobachtung und EEG sollte zur Stadieneinteilung der hepatischen Enzephalopathie herangezogen werden.

Evozierte akustische oder visuelle Potentiale tragen wenig zur Diagnostik der hepatischen Enzephalopathie bei, da sie den klinischen Beobachtungen in ihrer Sensitivität und Spezifität unterlegen sind.

Messungen des Blutammoniakspiegels müssen mit in die diagnostische Evaluation einer hepatischen Enzephalopathie aufgenommen werden. In mehreren Studien konnte jedoch nachgewiesen werden, dass sowohl eine hepatische Enzephalopathie ohne Hyperammonämie möglich ist, als auch Blutammoniakspiegel nicht mit dem Stadium einer hepatischen Enzephalopathie korrelieren. Sicher spielt die Hyperammonämie eine wesentliche Rolle in der Entstehung einer Enzephalopathie, wie aber eingangs beschrieben, scheint noch eine Vielzahl anderer Faktoren beteiligt zu sein. Messungen endogener Benzodiazepine, von Aktivatoren der GABA-Rezeptoren und endogener Opiate waren bislang nur in Tiermodellen möglich, eine Anwendung im Rahmen der Routinediagnostik ist nicht möglich.

Therapie

Ein erster entscheidender therapeutischer Ansatz in der Behandlung der hepatischen Enzephalopathie besteht in der Therapie der auslösenden klinischen Verschlechterung. Gerade bei Patienten mit cystischer Fibrose geht ein auslösendes Agens häufig der zerebralen Komplikation voraus. Gastrointestinale Blutung, pulmonale oder systemische bakterielle Infektion, forcierte Diuretikatherapie mit daraus folgender Hypokaliämie und Alkalose, Dehydratation und schwere Dystrophie, sowie akute Rechtsherzbelastung sind die häufigsten Ursachen einer Verschlechterung der hepatischen und zerebralen Situation. In einigen Fällen kann die Progredienz der hepatischen Enzephalopathie schon durch eine erfolgreiche Therapie der auslösenden klinischen Ursache aufgehalten und der Ausgangszustand wieder hergestellt werden. Bei Patienten mit chronischer Leberinsuffizienz bedarf es aber häufig einer symptomatischen Therapie der Enzephalopathie. Die Therapie der hepatischen Enzephalopathie gliedert sich in allgemeine, diätetische, supportive und medikamentöse Therapie [25, 35].

Allgemeine Therapie

Die Behandlung von Patienten mit hepatischer Enzephalopathie sollte auf einer Intensivstation erfolgen. Neben der gezielten Therapie der auslösenden Komplikation muss der Patient engmaschig klinisch beobachtet werden. Ausreichende Oxygenierung, Hydrierung und eine Stabilisierung der Blutgase müssen gewährleistet werden. Die Patienten sollten ferner mit einer weichen nasogastrischen Sonde versorgt werden, um etwaige stumme gastrointestinale Blutungen rechtzeitig erkennen zu können. Sedativa sollten nur mit äußerster Vorsicht eingesetzt werden, da ein Verschleiern der Bewusstseinslage des Patienten eine klinische Beurteilbarkeit der Progredienz der Enzephalopathie unmöglich macht. Aufgrund der Beteiligung endogener Benzodiazepine und Opiate sollte auf den Einsatz von Medikamenten dieser Stoffgruppen gänzlich verzichtet werden.

Diätetische Behandlung

Die diätetische Behandlung einer hepatischen Enzephalopathie besteht im Wesentlichen in einer Reduktion der Harnstoffzufuhr. Eine Restriktion in der Proteinzufuhr resultiert häufig in einer Verbesserung der zerebralen Situation. Führt die Behandlung der auslösenden Ursache einer hepatischen Enzephalopathie nicht zum gewünschten Erfolg, sollte die exogene Proteinzufuhr vorübergehend vollständig eingestellt werden. Hierbei ist allerdings zu beachten, dass gerade im Zuge einer Dystrophie, wie sie häufig bei Patienten mit cystischer Fibrose und Leberzirrhose beobachtet wird, ein vollständiges Sistieren der exogenen Proteinzufuhr zu einer vermehrten Mobilisierung und Metabolisierung endogener Proteinreserven führen und die neurologische Situation des Patienten verschlechtern kann. Bei dystrophen Patienten sollte daher unter allen Umständen eine katabole Stoffwechsellage vermieden werden. Zufuhr ausreichender Mengen an Kohlenhydraten und eine Proteinzufuhr von 0,5–1 g/kg Körpergewicht sollten beibehalten werden. Mit zunehmender Verbesserung der Bewusstseinslage wird die Proteinzufuhr angepasst. Der Einsatz von pflanzlichen Proteinen ist zu empfehlen. Ihr Vorteil liegt in einer damit einhergehenden vermehrten Zufuhr von laxierend wirkenden Ballaststoffen. Häufig ist bei Patienten mit hepatischer Enzephalopathie eine Hydrierung und Ernährung auf parenteralem Weg notwendig. Der Einsatz von speziellen Aminosäurenlösungen mit einer Anreicherung verzweigtkettiger Aminosäuren hat sich in der Ernährungstherapie von Patienten mit Leberzirrhose bewährt. Der Vorteil von verzweigtkettigen Aminosäuren in der Therapie der hepatischen Enzephalopathie wird jedoch sehr kontrovers diskutiert. Es wurde in mehreren Untersuchungen nachgewiesen, dass eine Verbesserung der Stickstoffbilanz, eine verminderte Mobilisierung endogener Proteinreserven und eine verbesserte Proteinsynthese durch den Einsatz von verzweigtkettigen Aminosäuren erreicht werde. In der parenteralen Infusionstherapie hat sich die Kombination einer 8%-igen Aminosäurenlösung bestehend aus vorwiegend verzweigtkettigen Aminosäuren (BCAA) und einer 20-25%-igen Glukoselösung bewährt [24].

Medikamentöse Therapie

■ **Laktulose.** Laktulose (β-Galaktosidofruktose) ist ein nicht resorbierbares Disaccharid, welches zum Teil im Kolon durch Bakterien in Milchsäure, Essigsäure und Ameisensäure umgewandelt wird. Diese Metabolite führen zu einer Ansäuerung im Darm und einer Neutralisierung von basischen Stoffwechselprodukten. Ammoniak wird in Ammonium umgewandelt und mit dem Fäzes ausgeschieden. Nicht metabolisierte Laktulose wirkt aufgrund einer Erhöhung der Osmolarität im Darmlumen laxierend. Ein ebenfalls laxierender Effekt wird durch eine Stimulation der Darmperistaltik infolge der Ansäuerung des Darminhaltes erwirkt. Durch die Ansäuerung des Darminhalts wird einer Vermehrung von E. coli und anderen Darmbakterien, welche an der intestinalen Produktion von Ammoniak beteiligt sind, entgegengewirkt. Als Applikationsarten stehen die enterale Gabe von Laktulose über eine Magensonde oder die Gabe in Form eines Einlaufes zur Verfügung. Beide Applikationsarten haben sich als wirksam erwiesen. Als Dosierung wird für Erwachsene enteral eine Dosis von 10-30 ml der Fertiglösung (10 g Laktulose auf 15 ml Wasser) dreimal täglich empfohlen. Die enterale Dosierungsempfehlung für Kinder beträgt 0,3- 0,4 ml/kg Körpergewicht 3-4-mal täglich. Die Dosierungempfehlung für einen Laktuloseeinlauf beträgt 300 ml einer 50%igen Laktuloselösung verdünnt mit 700 ml Wasser für Erwachsene, 10 ml/kg Körpergewicht einer 50%igen Laktuloselösung verdünnt mit 20 ml/kg Körpergewicht Wasser für Kinder [23].

Als weiteres Präparat steht Lactitol (β-Galaktosid-Sorbitol) zu Verfügung. Der Wirkmechanismus ist vergleichbar mit dem von Laktulose, der einzige Vorteil besteht in seiner Anwendbarkeit bei Laktoseunverträglichkeit [48].

Beide Medikamente können zu einer sekretorischen Diarrhö mit Verschiebungen des Elektrolythaushaltes führen. Aus diesem Grund sollten während der Anwendung von Laktulose oder Lactitol regelmäßige Kontrollen der Serumelektrolyte und der Serumosmolalität erfolgen.

Enterale Applikation antibiotisch wirksamer Medikamente

Durch die Gabe schwer resorbierbarer, antibiotisch wirksamer Medikamente kann eine signifikante Reduktion enteraler Bakterien erzielt werden. Indirekt kann so eine Reduktion von Ammoniak in der systemischen Zirkulation erzielt werden, welches im Abbau von Proteinen und Aminosäuren durch Bakterien der Darmflora entsteht. Am wirkungsvollsten hat sich zur Darmdekontamination dabei das Neomycin erwiesen. Eine enterale Gabe von 4-6 g auf drei Einzeldosen verteilt für Erwachsene und eine Dosis von 1 g in drei Einzeldosen bei Kindern hat sich in der Reduktion der Bakteriendichte im Kolon und der damit verbundenen Reduktion von Ammoniak als ausreichend erwiesen. Bei langandauernder Anwendung von Neomycin muss das potentielle Risiko eines toxischen Hörschadens bedacht werden. Circa 1% des oral applizierten Medikaments kann resorbiert werden [20, 35].

Medikamente im Versuchsstadium

Durch die Entdeckung endogener Opiate, Benzodiazepine und GABA-Rezeptorenblocker wurden verschiedenste Versuche unternommen, Antidote oder Suppressoren der einzelnen Stoffgruppen als Therapeutika der hepatischen Enzephalopathie einzusetzen. Ein positiver Effekt konnte durch L-Dopa und Bromocriptin erzielt werden. Beide Medikamente fanden jedoch bislang keine breite Anwendung in der Therapie der hepatischen Enzephalopathie. Eine Verbesserung der Bewusstseinslage bei Patienten mit hepatischer Enzephalopathie konnte durch die Gabe von Flumazenil, einem Benzodiazepinantagonisten erzielt werden [34].

Zusammenfassend eröffnen die hier aufgeführten Medikamente neue Therapieansätze in der Behandlung der hepatischen Enzephalopathie. Um ihre Wirksamkeit zu bestätigen, sind jedoch kontrollierte Studien an größeren Patientenkollektiven erforderlich.

Lebertransplantation

Für jeden Patienten mit chronischer hepatischer Enzephalopathie aufgrund einer dekompensierten Leberzirrhose sollte eine Lebertransplantation erwogen werden. Indikationszeitpunkt, Risikofaktoren und Voraussetzungen werden an anderer Stelle besprochen. Es soll jedoch bereits hier angemerkt werden, dass eine hepatische Enzephalopathie Grad III oder Grad IV mit einem deutlichen Abfall der Überlebenschancen nach Transplantation verbunden ist [50].

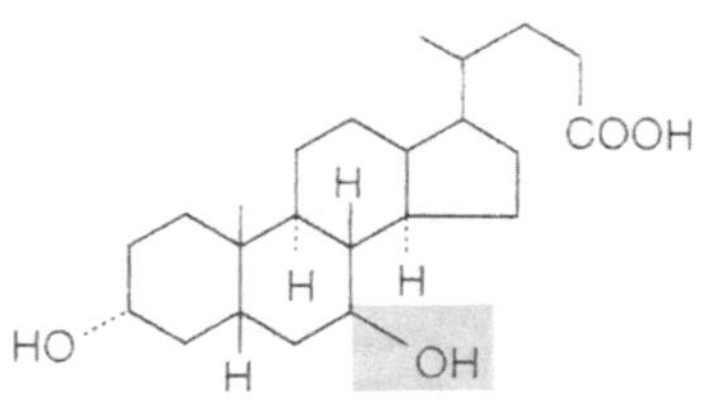

Abb. 10.2. Sterangerüst der Ursodeoxycholsäure (UDCA)

10.6 Medikamentöse Therapie

Die Therapie der durch eine Leberzirrhose bedingten Komplikationen wurden in den vorangegangenen Kapiteln bereits eingehend beleuchtet. In diesem Kapitel soll daher der Schwerpunkt auf die Therapie der Cholestase gelegt werden.

Die Therapie der Cholestase kann in drei Kategorien eingeteilt werden:

- Choleretische Therapie,
- Therapie des Pruritus,
- supportive Therapie.

In der Therapie cholestatischer Lebererkrankungen kommt vor allem der hydrophilen Gallensäure Ursodeoxycholsäure eine wichtige Bedeutung zu. Wirkmechanismus, Einsatzmöglichkeiten, Indikationen, Dosierung, Nebenwirkungen und Ergebnisse therapeutischer Studien mit Ursodeoxycholsäure sollen im folgenden Abschnitt besprochen werden.

Ursodeoxycholsäure

Die therapeutische Nutzung von Ursodeoxycholsäure geht auf frühe Berichte in der traditionellen chinesischen Medizin zurück. Getrocknete Galleflüssigkeit des chinesischen Schwarzbären fand in der traditionellen chinesischen Heilkunde über Jahrhunderte Anwendung in der Behandlung von cholestatischen Lebererkrankungen. Nordamerikanische Indianer behandelten Patienten mit cholestatischem Juckreiz mit getrockneter Galle des nordamerikanischen Schwarzbären. Beide Präparationen der Schwarzbärengalle zeichneten sich durch einen sehr hohen Anteil an Ursodeoxycholsäure aus.

Pharmakologische Charakterisierung

Ursodeoxycholsäure ist eine Dihydroxy-Gallensäure (3α, 7β-dihydroxy-5β-Cholinsäure), welche ca. 3% des Gesamtgallensäurenpools des Menschen ausmacht. Im Gegensatz zu den beiden Hauptvertretern der Gallensäuren des Menschen, Cholsäure und Chenodeoxycholsäure zeichnet sich Ursodeoxycholsäure durch eine erhöhte Hydrophilie aus. Ursodeoxycholsäure wird nach oraler Applikation vorwiegend passiv im Dünndarm absorbiert, über den Portalkreislauf in die Leber transportiert, mit Glycin oder Taurin konjugiert und in die Galle sezerniert. Diese Gallensäure unterliegt ebenfalls der enterohepatischen Zirkulation. In die Gallenflüssigkeit sezernierte UDCA wird vorwiegend im terminalen Ileum aktiv reabsorbiert. Die Reabsorption von UDCA steht in Abhängigkeit von der Konzentration endogener Gallensäuren im Dünndarm und dem pH-Wert im Ileum. Durch orale Gabe von mehr als 10 mg/kg Körpergewicht UDCA kommt es zu einer Aufsättigung des Gallensäurenpools mit UDCA. UDCA wird sowohl im Serum als auch in der Galle zur vorherrschenden Gallensäure. Abbildung 10.2 zeigt die Molekülstruktur von UDCA.

Wirkmechanismus

UDCA scheint über zwei unabhängige Mechanismen einer Schädigung der Leber infolge einer Cholestase entgegen zu wirken.

■ **Schutz vor toxischer Gallengangsschädigung durch hydrophobe Gallensäuren.** In-vitro-Untersuchungen konnten eine hepatoprotektive Wirkung für UDCA nachweisen. UDCA-Konjugate zeigten einen deutlichen Membran stabilisierenden Effekt gegenüber Biomembranen, welche durch hydrophobe Gallensäuren geschädigt wurden. Der genaue Mechanismus dieser beobachteten Membranstabilisierung ist nach wie vor unklar, konnte jedoch in mehreren Untersuchungen bestätigt werden.

Die Akkumulation von hepatotoxischen Gallensäuren in der Leber im Zuge einer Cholestase stellt einen wesentlichen Pathomechanismus cholestatischer Leberzellschädigung dar. Bei Patienten mit primär biliärer Zirrhose konnte durch die Gabe von UDCA nicht nur eine Verminderung des Cholestasebedingten Juckreizes beobachtet werden, unter der Therapie mit UDCA kam es zu einem Abfall der Serumbilirubinwerte, der γGT-Werte und zu einer deutlichen Verminderung hydrophober, toxischer Gallensäuren. UDCA bewirkt bei diesen Patienten eine vermehrte biliäre Sekretionsrate und eine vermehrte Sekretion von primären und sekundären Gallensäuren. Der Transport von Gallensäuren, Bilirubin und anderen organischen Molekülen aus den Hepatozyten unterliegt einem ATP-abhängigen Transport durch die kanalikuläre Membran. Dieser Transportmechanismus scheint durch die Insertion von Transportprotein beladenen Vesikeln reguliert zu werden. In Tiermodellen konnte ein Defekt dieses Regulationsvorganges bei Cholestase nachgewiesen werden. UDCA bewirkt bei Cholestase eine vermehrte Insertion von Transportproteinen in die kanalikuläre Membran, erhöht auf diese Weise den Transport von Gallensäuren, Bilirubin und organischen Molekülen aus den Hepatozyten in die Galle und wirkt so einer toxischen Schädigung der Hepatozyten entgegen.

Außerdem bewirkt UDCA eine vermehrte Sekretion von Natriumbicarbonat und Wasser über eine Aktivierung von Kalzium-abhängigen Chloridkanälen an der apikalen Membran der Gallengangsepithelzellen. Durch vermehrte Sekretion von Bicarbonat und Wasser kommt es zu einer Erhöhung der Gallesekretion und somit zur choleretischen Wirkung von UDCA [8, 37].

■ **Immunomodulatorische Wirkung von UDCA.** Die Wirkung von UDCA auf lokale Immunmechanismen im Zuge einer Cholestase sind nicht vollständig geklärt. Insbesondere konnte bislang nicht ausreichend bewiesen werden, ob die immunologische Wirkung von UDCA auf einen direkten Mechanismus zurückzuführen ist, oder ob vielmehr UDCA über eine Verminderung von zytotoxischen Gallensäuren und eine vermehrte Gallensekretion zu einer Modulation der lokalen Immunreaktionen in den Gallenwegen führt. Bei Patienten mit primärer biliärer Zirrhose konnte eine signifikante Verminderung der MHC-class-I-Oberflächenmoleküle an Cholangiozyten unter UDCA-Behandlung beobachtet werden. Es ist zu vermuten, dass cholestatische Erkrankungen zu einer vermehrten Expression von MHC-class-I-Oberflächenmolekülen führen und so eine einzündliche Infiltration von Gallengängen vermitteln. Durch eine Anreicherung der Galle mit UDCA konnte dieser Mechanismus vermindert werden. Inwiefern die immunregulatorische Wirkung von UDCA in der Behandlung der CF-assoziierten Cholestase eine Rolle spielt, konnte bislang nicht ausreichend geklärt werden [11].

Indikationen einer UDCA-Therapie

Die enterale Gabe von Ursodeoxycholsäure in der Therapie cholestatischer Lebererkrankungen umfasst inzwischen ein breites Anwendungsfeld. Neben den immunologisch vermittelten Lebererkrankungen, wie die primäre biliäre Zirrhose und die sklerosierende Cholangitis, fand UDCA in den letzten Jahren bei einer Vielzahl von cholestatischen Lebererkrankungen Anwendung: Gallengangshypoplasien, Cholestase durch parenterale Ernährung, intrahepatische Cholestase während der Schwangerschaft, Gallengangsatresie nach Portoenterostomie, choleretische Therapie nach Lebertransplantation. Vielen dieser Therapieansätze fehlt es jedoch noch an eindeutigen Belegen der Wirksamkeit der UDCA. Therapieversuche mit UDCA begründen sich im Wesentlichen auf die Erfahrungen und Ergebnisse großer Studien an Patienten mit primärer biliärer Zirrhose und sklerosierender Cholangitis. Als unbestritten gilt inzwischen die Wirksamkeit der UDCA in der Behandlung der CF-assoziierten Cholestase. Die günstige Wirkung von UDCA auf Patienten mit cystischer Fibrose konnte mehrfach belegt werden [3, 17, 37].

Einsatz von UDCA bei cystischer Fibrose

Colombo et al. wiesen in einer randomisierten, Placebo-kontrollierten Doppelblind-Studie die Wirksamkeit von UDCA bei der Behandlung der CF-assoziierten Cholestase nach [15]. Neben einer laborchemischen Verbesserung der Cholestase und einem Abfall der Transaminasen unter UDCA-Therapie konnte vor allem eine Verbesserung der Ernährungssituation, des Allgemeinbefindens und der pulmonalen Situation erreicht werden. Mehrere unabhängig davon durchgeführte Studien konnten diese Ergebnisse durch eine UDCA-Therapie bestätigen. Es zeigte sich jedoch, dass die effektive Dosis von oral zugeführter UDCA in der Therapie der CF-assoziierten Cholestase um 50–100% über der bei PBC oder PSC empfohlenen Dosis lag. Diese Diskrepanz in der Dosierung liegt vermutlich in der schlechteren enteralen Resoption von UDCA infolge der bei CF vorliegenden Pankreasinsuffizienz. Neben einer Verbesserung der biochemischen Marker einer Cholestase konnten Strandvik et al. auch eine deutliche Verbesserung der histologischen Veränderungen in der Leber nach Langzeittherapie mit UDCA nachweisen. Trotz des Fehlens von Untersuchungen hinsichtlich der Auswirkungen von UDCA auf das Überleben und die Langzeitprognose bei CF-assoziierter Cholestase liegt die Vermutung nahe, dass nachgewiesene günstige Einflüsse von UDCA auf Cholestase, Ernährungsstatus und pulmonale Situation sich auch auf den Langzeitverlauf bei Patienten mit CF günstig auswirken.

Eine frühzeitige choleretische Therapie mit UDCA bereits zum Zeitpunkt der ersten laborchemischen Anzeichen einer Cholestase könnte möglicherweise bei Patienten mit cystischer Fibrose die Entstehung einer sekundär biliären Zirrhose verhindern oder hinauszögern. Zum jetzigen Zeitpunkt fehlen jedoch noch Beweise hierzu in Form prospektiver Untersuchungen zur Prävention cholestatischer Lebererkrankungen bei Patienten mit cystischer Fibrose durch die enterale Gabe von UDCA.

Applikation, Dosierung und Überwachung der Therapie

Die Therapie der CF-assoziierten Cholestase mit UDCA erfolgt durch enterale Gabe des Medikaments. Als Dosierung werden 20–30 mg/kg Körpergewicht verteilt auf zwei bis drei Tagesdosen empfohlen. Die Wirksamkeit einer choleretischen Therapie mit UDCA lässt sich durch einen Abfall der Serumbilirubinwerte, der γGT-Werte und vor allem der GLDH nachweisen. In unseren eigenen Untersuchungen zur Therapie der CF-assoziierten Cholestase erwies sich besonders die GLDH als sensitiver Marker.

Nebenwirkungen und Kontraindikationen

Ursodeoxycholsäure gehört zu den Gallensäuren. Somit muss auch der UDCA eine hepatotoxische Potenz zugeschrieben werden. Eine mechanische Abflussbehinderung im Verlauf der abführenden Gallengänge könnte unter einer Therapie mit UDCA zu einer Verschlechterung der Cholestase führen. In diesen Fällen ist daher von einer choleretischen Therapie abzuraten, solange das mechanische Hindernis besteht.

Eine Dosisreduktion kann durch einen Anstieg der Serumtransaminasen oder durch das Auftreten von Durchfällen erforderlich werden. Beide Nebenwirkungen wurden jedoch bei Patienten mit cystischer Fibrose nur in Einzelfällen beschrieben.

Somit stellt die Therapie der CF-assoziierten Cholestase mit UDCA eine sichere, leicht durchführbare und vielversprechende therapeutische Option dar. Große prospektive Untersuchungen zur Langzeitwirksamkeit fehlen zwar, doch zeigen verschiedene Untersuchungen an Patienten mit CF neben einer effektiven Therapie der Cholestase auch eine Verbesserung der nutritiven Situation der Patienten einhergehend mit einer günstigen Wirkung auf die pulmonale Situation [3, 7, 15, 45].

Therapie cholestasebedingten Juckreizes

Cholestatische Lebererkrankungen gehen sehr häufig mit einem für den Patienten als sehr unangenehm empfundenen Juckreiz einher. Die Therapie des cholestatischen Pruritus stellt den behandelnden Arzt oft vor eine sehr wichtige, aber ebenso schwierige Aufgabe. Patienten mit cystischer Fibrose können im Zuge einer cholestatischen Lebererkrankung sehr frühzeitig durch Juckreiz beeinträchtigt werden. In der Therapie des cholestatischen Pruritus stehen neben der Ursodeoxycholsäure verschiedene Medikamente zur Verfügung:

- Cholestyramin,
- Rifampicin,
- Naloxonanaloga.

Über den Einsatz dieser Medikamente bei Patenten mit cystischer Fibrose werden nur wenige Untersuchungen berichtet, so dass man auf Erfahrungen bei Patienten mit primär sklerosierender Cholangitis, Alagille-Syndrom und primärer biliärer Zirrhose angewiesen ist.

Cholestyramin

Cholestyramin ist ein nicht resorbierbarer Anionenbinder, welcher sehr effektiv Gallensäuren, Cholesterin und Medikamente im Dünndarmlumen bindet, eine Absorption verhindert und so deren Ausscheidung über den Stuhl erhöht. Auf diese Weise kann der enterohepatische Kreislauf von Gallensäuren unterbrochen werden, einer Reabsorption von sekundären, potentiell hepatotoxischen Gallensäuren wird effektiv entgegen gewirkt. Durch eine Unterbrechung der enterohepatischen Zirkulation kommt es zu einer vermehrten Neusynthese von Gallensäuren aus Cholesterin und so zu einer Verminderung endogener Cholesterinreserven. Cholestyramin wird vielfach in der Behandlung des cholestatischen Juckreizes eingesetzt. Neue Untersuchungen belegen, dass der antipruritogene Effekt dieses Medikamentes nicht nur auf einer vermehrten Exkretion von Gallensäuren beruht, sondern auch auf der Bindung und Exkretion endogener Opiate, denen eine juckreizfördernde Wirkung zugesprochen wird.

Cholestyramin wird in einer Dosierung von 0,25–0,5 g/kg Körpergewicht empfohlen. Es ist jedoch bei der Gabe diese Medikamentes darauf zu achten, dass ein ausreichender Abstand (eine halbe bis eine Stunde) zur Gabe von anderen Medikamenten, insbesondere Vitaminen und Ursodeoxycholsäure, eingehalten wird.

Cholestyramin kann eine Steatorrhö, Mangelzustände von fettlöslichen Vitaminen, insbesondere Vitamin E, Obstipation und eine hyperchlorämische metabolische Alkalose bedingen. Der Einsatz von Cholestyramin bedarf daher bei Patienten mit cystischer Fibrose besonders intensiver Überwachung. Neben einer regelmäßigen Analyse der Serum-Vitaminspiegel von Vitamin A und E sollte besonderes Augenmerk auf eine eventuell sich verschlechternde Ernährungssituation gelegt werden [33].

Phenobarbital

Phenobarbital wirkt enzyminduzierend, aktivierend auf die hepatische Natrium-Kalium-ATPase, erhöht den Gallensäuren-unabhängigen Gallefluss und verstärkt die Neusynthese von Gallensäuren. Durch die Erhöhung des Gallenflusses wird vermutlich eine vermehrte Ausscheidung pruritogener Substanzen gewährleistet.

Als Dosierung werden 3–10 mg/kg Körpergewicht verteilt auf zwei bis drei Einzeldosen empfohlen. Aufgrund seiner sedierenden Eigenschaften findet es in der Behandlung von CF-Patienten nur selten An-

Tabelle 10.4. Medikamentöse Therapie der Cholestase bei cystischer Fibrose

Medikament	Dosierung	Nebenwirkungen
Cholestyramin	250 - 500 mg/kg	Obstipation, Steatorrhoe, Azidose, DIOS
Phenobarbital	5 - 10 mg/kg	Sedierung, pulmonale Verschlechterung
Rifampicin	2 - 5 mg/kg	Leberzellschaden, hämolytische Anämie, Niereninsuffizienz
Ursodeoxycholsäure	20 - 30 mg/kg	Diarrhö, Pruritus
Diphenhydramin	5 - 10 mg/kg	Sedierung

wendung. Von einer dauerhaften Therapie einer CF-assoziierten Cholestase ist in Hinblick auf das Risiko einer pulmonalen Verschlechterung abzuraten [33, 67].

Rifampicin

Erfahrungen mit Rifampicin in der Behandlung von schwerem cholestasebedingtem Pruritus begründen sich auf Studien an Patienten mit primärer biliärer Zirrhose und neonatalen Cholestasesyndromen. Des Weiteren konnte ein positiver Effekt von Rifampicin auf erhöhte Cholestaseparameter (Bilirubin, γGT) beobachtet werden. Der genaue Wirkmechanismus ist unklar. Man vermutet, dass Rifampicin, ähnlich wie Phenobarbital, induzierend auf mikrosomale Enzyme wirkt und zugleich die Aufnahme von Gallensäuren in die Hepatozyten hemmt. Es kommt so zu einer vermehrten Ausscheidung von potentiell hepatotoxischen Gallensäuren in den Urin. Durch die orale Gabe von 5 - 10 mg/kg Körpergewicht kann eine effektive Behandlung des Juckreizes erreicht werden. Bei der Therapie einer Cholestase mit Rifampicin ist darauf zu achten, dass Rifampicin neben seiner Hepatotoxizität die Entwicklung einer hämolytischen Anämie und die Entstehung einer Niereninsuffizienz bewirken kann. Patienten, die mit Rifampicin behandelt werden, müssen regelmäßig durch laborchemische Kontrollen der Transaminasen, des Blutbildes und der Nierenretentionswerte, überwacht werden [19, 33, 67].

Naloxon-Analoga

Wie eingangs erwähnt, vermutet man, dass neben Gallensäuren, endogene Opiate entscheidend an der Entstehung von cholestatischem Pruritus beteiligt sind. Behandlungsversuche mit Opiatantagonisten unterstützen diese Hypothese. Im Wesentlichen stehen hierzu zwei Substanzen zur Verfügung: Naloxon und Namelfen. Beide Medikamente zeichnen sich jedoch durch eine sehr ungünstige Bioverfügbarkeit aus, eignen sich somit nicht zur enteralen Therapie. Die parenterale Applikation dieser Substanzen beschränkt ihre Anwendbarkeit. Zur Zeit befindet sich eine orale Formulierung von Namelfen in der klinischen Erprobung, Daten hierzu bleiben abzuwarten [77].

Sedativa und H2-Rezeptorantagonisten

Medikamente dieser beiden Stoffgruppen sollten aufgrund ihrer Nebenwirkungen bei Patienten mit cystischer Fibrose keine Anwendung finden. Besonders ihre sedierende Wirkung kann zu einer passageren pulmonalen Verschlechterung führen.

Tabelle 10.4 fasst die medikamentösen Therapiemöglichkeiten der Cholestase bei cystischer Fibrose zusammen.

10.7 Lebertransplantation

Die Lebertransplantation stellt die letzte Möglichkeit in der Therapie hepatobiliärer Funktionseinschränkungen dar. Aufgrund ihrer erheblichen Komplikationen sollten im Vorfeld der Evaluierung eines Patienten Indikation und Risiko sorgfältig gegeneinander abgewogen werden. Für Patienten mit cystischer Fibrose müssen neben den allgemeingültigen Voraussetzungen für eine Transplantation zusätzliche entscheidende Aspekte beachtet und die Indikation zur Transplantation besonders streng gestellt werden. Die Erfahrungen zur Lebertransplantation bei Patienten mit cystischer Fibrose sind sehr begrenzt. Jedoch kann durch erhebliche Verbesserungen der Therapie pulmonaler Veränderungen diese sehr eingreifende therapeutische Option immer mehr Patienten mit CF angeboten werden, als dies vor einigen Jahren noch der Fall war.

Der ideale Kandidat für eine isolierte Lebertransplantation ist der Patient, der durch die Transplantation effektiv behandelt und geheilt werden kann. Dies ist bei Patienten mit cystischer Fibrose aufgrund ihrer pulmonalen und intestinalen Beteiligung nicht der Fall. Aus diesem Grund muss die cystische Fibrose als relative Indikation für eine Lebertransplantation angesehen werden. Einzelberichte in der Literatur verdeutlichen aber, dass auch Patienten mit cystischer Fibrose unter Umständen von einer isolierten Lebertransplantation profitieren und durch diese Therapie deutlich an Lebensqualität gewinnen können. Wie in den vorangegangenen Abschnitten erläutert, rückt die Beteiligung des hepatobiliären Systems aufgrund verbesserter pulmonaler

Therapiemöglichkeiten immer mehr in den Vordergrund. Die Zahl an Patienten, deren Morbidität in erster Linie auf eine Dekompensation ihrer Leberzirrhose zurückzuführen ist, hat in den letzten Jahren zugenommen. Viele dieser Patienten sind seitens ihrer pulmonalen Situation stabil, nicht selten werden normale oder nur geringgradig eingeschränkte Lungenfunktionsparameter beobachtet. Durch eine isolierte Lebertransplantation kann diesen Patienten eine gute Lebensqualität zurückgegeben, durch die effektive Therapie der Zirrhose einer Malnutrition und unter Umständen einer pulmonalen Verschlechterung entgegengewirkt werden. Durch die Therapie der hepatobiliären Komplikationen kann so eine Stabilisierung der pulmonalen Situation erreicht und die Langzeitprognose erheblich verbessert werden. Seit 1988 wurde die cystische Fibrose mit in den Katalog der relativen Indikationen zur Lebertransplantation mit aufgenommen. Seitdem wurden einzelne Patienten oder kleine Gruppen von Patienten lebertransplantiert. Bei sorgfältiger Indikationsstellung konnte durch eine selektive Lebertransplantation bei einer Mehrzahl der Patienten, neben einer erfolgreichen Therapie der hepatobiliären Komplikationen, eine deutliche Verbesserung der Ernährungssituation und daraus resultierend der pulmonalen Situation erreicht werden. So konnten Mack u. Vanderhoof an 8 Patienten mit cystischer Fibrose und dekompensierter Leberzirrhose eine deutliche Verbesserung der Ernährungssituation, Stabilisierung oder Verbesserung der pulmonalen Situation und eine erfolgreiche Therapie der hepatobiliären Situation durch orthotope Lebertransplantation aufzeigen. Bei der kleinen Zahl der Patienten lassen sich sicherlich keine allgemein gültigen Aussagen zum Langzeitüberleben nach Lebertransplantation bei cystischer Fibrose treffen. Anhand dieser acht Patienten konnte aber die Befürchtung schwerster pulmonaler Dekompensation, schwerer pulmonaler und systemischer Infektionen infolge der immunsuppressiven Therapie ausgeräumt werden. Eine Vielzahl von Einzelberichten bestätigten diese Beobachtungen.

Im Folgenden werden neben Indikation, Voraussetzungen, Risiken und prognostischen Faktoren, im Besonderen Einschränkungen bei Patienten mit cystischer Fibrose besprochen [47, 50, 54].

Indikation

Eine Indikation zur Lebertransplantation bei Patienten mit cystischer Fibrose ist gegeben, wenn durch konservative Maßnahmen eine dekompensierte Leberzirrhose nicht mehr behandelbar ist. Hierzu gehören eine deutliche Einschränkung der Lebersyntheseleistung mit Hypalbuminämie und Gerinnungsstörung, eine schwere Beeinträchtigung der Lebersekretion mit deutlicher Cholestase, Malnutrition infolge der Zirrhose, therapieresistente Ösophagusvarizenblutungen, therapieresistenter Aszites infolge der Zirrhose, hepatische Enzephalopathie, nicht zu behandelnder Pruritus infolge der Cholestase und konservativ nicht therapierbare intrahepatische Gallengangskonkremente mit der Entwicklung einer sekundär biliären Zirrhose. Tabelle 10.5 fasst die wichtigsten Kriterien zur Indikationsstellung zusammen.

Prognostische Faktoren und Ausschlusskriterien für eine Lebertransplantation

Entscheidend in der Auswahl von Patienten mit cystischer Fibrose zur Lebertransplantation ist das Ausmaß der pulmonalen Beteiligung und die bronchopulmonale Keimbesiedelung. Vor allem in Hinblick auf eine deutliche Supprimierung des Immunsystems nach Transplantation muss das Risiko schwerer pulmonaler Infektionen möglichst niedrig gehalten werden. Eine normale oder nur geringgradige Einschränkung der Lungenfunktionsparameter ist eine Grundvoraussetzung für eine Transplantation. Nicht selten werden bei Patienten mit cystischer Fibrose multiresistente Keime im Bronchialsekret nachgewiesen. Besonders bei einer Besiedelung des bronchopulmonalen Systems mit Staphylokokken und multiresistenten Pseudomonasstämmen (Pseudomonas cepacea) ist eine Exazerbation der pulmonalen Infektion nach Transplantation zu befürchten. Patienten mit einem positiven Nachweis dieser Keime im Bronchialsekret sollten nicht einer isolierten Lebertransplantation zugeführt werden. Aufgrund der noch sehr geringen Erfahrungen bei Patienten mit cystischer Fibrose und Lebertransplantation ist das postoperative Infektionsrisiko schwer abzuschätzen. Einzelberichte belegen jedoch, dass eine Pseudomonaskolonisation keine Erhöhung des postoperativen Infektionsrisikos darstellt, wenn Lungenfunktion und Ernährungssitutation der Patienten vor Trans-

Tabelle 10.5. Indikation und Kontraindikationen einer Lebertransplantation bei cystischer Fibrose

Indikationen	Kontraindikationen
Dekompensierte Leberzirrhose	Pathologische Lungenfunktion
Schwere Gerinnungseinschränkung	Aspergillenbesiedelung
Portale Hypertension mit Varizenblutungen	Enzephalopathie > Grad 3
Hepatische Enzephalopathie Grad 1–3	Mangelnde Compliance
–	Bronchiektasien/Atelektasen

plantation normal oder nur geringfügig eingeschränkt sind.

Ein nicht abzuschätzendes Risiko stellt die Besiedelung des bronchopulmonalen Systems mit Aspergillen dar. Durch eine selektive Inhibierung der T-Zellantwort durch Cyclosporin oder Tacrolimus ist bei Patienten mit cystischer Fibrose und Aspergillenbesiedelung ein erhebliches Risiko einer systemischen Aspergilleninfektion nach Transplantation gegeben, einhergehend mit einer hohen Morbidität und Mortalität. Aufgrund fehlender Studien zur Auswirkung einer Aspergillenbesiedelung und Lebertransplantation bei CF ist man jedoch auf Mutmaßungen angewiesen. Untersuchungen an erwachsenen Patienten, die nach Transplantation eine Aspergilleninfektion akquirierten, verdeutlichen jedoch erschreckende Mortalitätsraten. Aus diesem Grund ist von einer Lebertransplantation bei positivem Aspergillennachweis abzuraten, das Risiko individuell abzuschätzen.

Patienten mit cystischer Fibrose und Leberzirrhose entwickeln nicht selten aufgrund der Pankreasinsuffizienz eine diabetische oder prädiabetische Stoffwechsellage. Nach Lebertransplantation ist bei diesen Patienten infolge der immunsuppressiven Therapie eine Dekompensation der diabetischen Stoffwechsellage zu befürchten, Patienten mit einer noch ausreichenden Insulinproduktion können durch die diabetogen wirkenden Immunsuppressiva einen manifesten Diabetes entwickeln. Dies stellt eine relative Kontraindikation dar, da durch intensive Überwachungsmaßnahmen der Blutzuckerspiegel kontrolliert und mit einer intensivierten Insulintherapie einer Dekompensation gezielt entgegen gewirkt werden kann.

Entscheidend für den Erfolg einer Lebertransplantation muss auch bei Patienten mit cystischer Fibrose die optimale Vorbereitung der Patienten gelten. Als prognostisch ungünstigster Faktor hinsichtlich des Überlebens nach Transplantation ist eine schlechte Ernährungssituation zu sehen. Ein Gewicht unter der dritten Perzentile lässt bei Patienten mit Leberzirrhose das Überleben nach Transplantation unabhängig von der Grunderkrankung auf unter 60% absinken. Aus diesem Grund müssen gerade Patienten mit cystischer Fibrose durch eine ausgewogene, hochkalorische Ernährungstherapie auf eine Lebertransplantation vorbereitet werden. Ein dem Alter entsprechendes Normalgewicht muss angestrebt werden.

Im Zuge einer Dekompensation der Zirrhose können auch Patienten mit cystischer Fibrose ein hepatopulmonales Syndrom mit der Entstehung von arteriovenösen Shunts entwickeln. Erfahrungen hinsichtlich der Prognose dieser Patienten nach Transplantation existieren bislang nicht. Von Patienten mit Zirrhose anderer Ätiologie ist aber bekannt, dass die Entwicklung eines hepatopulmonalen Syndroms mit einem deutlich höheren peri- und postoperativen Mortalitätsrisko verbunden ist und sich diese Komplikation nur bei einem Teil der Patienten nach Transplantation zurückbildet. Bei Patienten mit cystischer Fibrose und hepatopulmonalem Syndrom ist daher eine pulmonale Dekompensation nach Operation zu befürchten.

Weitere prognostisch ungünstige Faktoren sind eine hepatische Enzephalopathie Grad II–IV, rezidivierende spontane bakterielle Peritonitiden, Serumbilirubinwerte über 15 mg/dl, Gerinnungseinschränkung mit Quick-Werten unter 20% [47, 49, 54, 65].

Zeitpunkt der Transplantation

Die Auswahl des optimalen Zeitpunktes für eine Lebertransplantation hat einen entscheidenden Einfluss auf die Prognose und Lebensqualität des Patienten nach Transplantation. In einer Vielzahl von Transplantationszentren wird eine frühzeitige Transplantation favorisiert. Der Zeitpunkt der Transplantation sollte so gewählt werden, dass der Patient noch in einem klinisch stabilen Zustand ist und sich noch keine schwer therapierbaren Komplikationen eingestellt haben. Hierzu zählen eine hepatische Enzephalopathie Grad II–IV, rezidivierende Blutungen infolge einer schweren Gerinnungsstörung, Dystrophie. Der genaue optimale Zeitpunkt der Transplantation kann nicht durch die Erhebung einzelner Laborparameter bestimmt werden. Entscheidend ist der individuelle Verlauf der Erkrankung. Mangelnde Gewichtszunahme trotz hochkalorischer Ernährung, Absinken der Gerinnungsparameter, zunehmende Hyperbilirubinämie, kontinuierlich absinkende Serumcholinesterasewerte und Serumalbuminwerte können im Entscheidungsprozess hilfreiche Indizien für den Zeitpunkt der Transplantation liefern.

Auswirkungen der Immunsuppression

Patienten nach Lebertransplantation bedürfen einer starken immunsuppressiven Therapie zur Vermeidung von Abstoßungsreaktionen. Derzeit stehen mehrere Therapiestrategien zur Verfügung, zwei Schemata finden bei einer Vielzahl von Patienten Anwendung: Cyclosporin A in Kombination mit Steroiden, Tacrolimus in Kombination mit Steroiden.

Sowohl Cyclosporin A, als auch Tacrolimus greifen durch eine selektive Inhibierung der Interleukin-2-Synthese empfindlich in das Immunsystem ein und gehen mit einem erhöhten Risiko viraler und Pilzinfektionen einher. Bei der geringen Anzahl von lebertransplantierten Patienten mit cystischer Fibrose konnte aufgezeigt werden, dass beide Immunsuppressiva keine erhöhte Inzidenz schwerer bakterieller Infektionen bewirkten. Beide Medikamente führen bei Patienten mit cystischer Fibrose zu einer diabetogenen Stoffwechsellage, die sich unter gewissen Voraussetzungen durch Dosisreduktion bessern, aber auch persistieren kann. Nephrotoxizität, Neurotoxizität, arterielle Hypertonie, ein erhöhtes Riskio einer systemischen EBV oder CMV-Infektion wurden bei Patienten mit cystischer Fibrose in vergleichbaren Häufigkeiten beobachtet, wie bei Patienten mit anderen Grunderkrankungen [18, 76].

Prognose nach Lebertransplantation

Bei Patienten mit cystischer Fibrose können keine allgemein gültigen Aussagen zur Prognose nach Lebertransplantation getroffen werden, da zu geringe Fallzahlen und unterschiedlich ausgeprägte Organmanifestationen bei den einzelnen Patienten diese Gruppe sehr heterogen erscheinen lassen. Werden die Auswahlkriterien sehr streng gestellt und die Patienten optimal auf eine Transplantation vorbereitet, ist von einer ähnlich guten Prognose auszugehen wie bei Patienten mit Zirrhose anderer Ätiologien. Die Nachsorge von Patienten mit cystischer Fibrose bedarf besonders engmaschiger infektiologischer Überwachung, großzügigem Einsatz von antibiotisch wirksamen Substanzen, konsequenter Physiotherapie und hochkalorischer Ernährung. Nur so kann eine hohe Lebensqualität nach Lebertransplantation gewährleistet werden. Die Langzeitprognose hängt im Wesentlichen von der Erhaltung der pulmonalen Stabilität ab.

10.8 Extrahepatische Gallengangserkrankung/ Cholelithiasis

Eine Vielzahl von Erkrankungen der abführenden Gallenwege und der Gallenblase werden bei Patienten mit cystischer Fibrose beobachtet. Allen voran stehen die Gallensteinerkrankung, Choledochusstenosen und die Mikrogallenblase. Die bei einer cystischen Fibrose beobachteten Erkrankungen des extrahepatischen Gallengangssystems sind im Folgenden nach ihrer Häufigkeit zusammengefasst.

> ■ **Beteiligung des Gallengangssystems und der Gallenblase bei cystischer Fibrose**
>
> - Mikrogallenblase,
> - Cholelithiasis,
> - Gallengangsstenosierungen,
> - Atresie des Ductus cysticus,
> - Cholangitiden,
> - sklerosierende Cholangitis,
> - Cholangiokarzinom.

Erkrankungen der Gallenblase

Erkrankungen der Gallenblase werden in Abhängigkeit vom Alter der Patienten in unterschiedlicher Häufigkeit beobachtet. Wie auch bei der Häufigkeit einer Leberbeteiligung zeigt sich bei der Manifestation der cystischen Fibrose am extrahepatischen Gallengangssystem eine signifikante Zunahme mit zunehmendem Alter der Patienten. Erkrankungen der Gallenblase werden bei 20 % der Patienten unter fünf Jahren, bei 40 % der Patienten zwischen fünf und zehn Jahren und bei bis zu 60 % der Patienten über 15 Jahren beobachtet. Allen voran stehen die Entwicklung einer Mikrogallenblase und die Cholezystolithiasis. Auf Letztere wird im Folgenden näher eingegangen [68, 84].

Mikrogallenblase

Die Entwicklung einer Mikrogallenblase oder einer atretischen Gallenblase ist die häufigste Manifestation einer cystischen Fibrose am extrahepatischen Gallengangssystem. Die Definition einer Mikrogallenblase erfolgt radiologisch oder ultrasonographisch. Eine Gallenblase mit einer Größe unter 1,5 mal 0,5 cm wird als Mikrogallenblase bezeichnet. Mikrogallenblasen werden bei Patienten mit cystischer Fibrose in bis zu 30 % der Fälle beschrieben. Ihre Häufigkeit hängt stark vom Alter des Patienten ab. Bei Kindern unter 5 Jahren wurde von einer Prävalenz von 14 % berichtet, bei Patienten über 15 Jahren wurde eine Mikrogallenblase in bis zu 40 % nachgewiesen. Diese Häufigkeitsangaben stützen sich vorwiegend auf systematische Untersuchungen mittels oraler oder intravenöser Cholezystogramme oder auf Post-mortem-Studien an Patienten mit cystischer Fibrose [40].

Die Entstehung einer Mikrogallenblase ist unabhängig von der Entwicklung einer Hepatopathie zu sehen. In der Post-mortem-Studie von Anderson et al. wurden Mikrogallenblasen sogar häufiger bei Patienten ohne Leberparenchymbeteiligung beobachtet.

Ätiologie

Die Entstehung einer Mikrogallenblase ist unklar. Systematische, histologische Untersuchungen von Mikrogallenblasen legen jedoch die Vermutung nahe, dass es sich um ein atrophisches Geschehen infolge einer Obstruktion des Ductus cysticus handelt. Atrophie der Lamina muscularis, fehlende Entzündungszeichen, eine Metaplasie und Hyperplasie der Mukosa, das Fehlen von Gallepigment im Lumen der atrophischen Gallenblase und der Nachweis von röntgendichtem, grau-weißem Mucus, sowie Stenosierungen im Ductus cysticus weisen auf die Funktionslosigkeit einer Mikrogallenblase hin. Aufgrund des Fehlens von Gallepigment im Lumen der Gallenblase wird die Galle auch als weiße Galle bezeichnet. Aufgrund der Röntgendichte der Mikrogallenblase wurde der Begriff einer Porzellangallenblase geprägt.

Klinik

Die Entstehung einer Mikrogallenblase geht in den meisten Fällen mit keinen subjektiven Beschwerden einher. Ihre Entdeckung unterliegt häufig dem Zufall. In nur wenigen Fällen können uncharakteristische Oberbauchbeschwerden einen klinischen Hinweis auf das Vorliegen einer Mikrogallenblase liefern. Veränderungen der Lebersekretions- und Leberfunktionsparameter werden beim isolierten Vorliegen einer Mikrogallenblase nicht beobachtet. Beim Auftreten von Beschwerden im rechten Oberbauch bedarf es einer genauen Abklärung hinsichtlich Gallensteinen und Cholezystitis. Beide Krankheitsbilder können das klinische Bild einer Mikrogallenblase komplizieren [68].

Diagnostik

Seit der Einführung des Ultraschalles stellt diese Untersuchungsmethode die diagnostische Methode der Wahl dar. Eine stark verkleinerte Gallenblase, die sich im Ultraschall echodicht mit Wandverdickung präsentiert, ist charakteristisch für das Vorliegen einer Mikrogallenblase. Weiterführende Diagnostik mittels oralem Cholezystogramm, ERCP, oder intravenösem Cholangiogramm ist zur Diagnostik einer Mikrogallenblase nicht indiziert. Durch MR-Cholangiographie kann eine Mikrogallenblase und das Vorliegen einer Obstruktion des Ductus cysticus nachgewiesen werden.

Therapie

Da die Mikrogallenblase sich in den meisten Fällen asymptomatisch präsentiert und ihre Entdeckung mehr dem Zufall unterliegt, stellt sie keine Indikation zur Cholezystektomie dar. Rezidivierende Cholangitiden können jedoch zur Notwendigkeit einer therapeutischen Intervention zwingen.

Cholelithiasis

Im Gegensatz zur Mikrogallenblase stellt die Cholezystolithiasis ein großes therapeutisches Problem bei Patienten mit cystischer Fibrose dar. Die Inzidenz des Gallensteinleidens nimmt mit zunehmendem Alter zu. So wird eine Häufigkeit zwischen 8 und 12% bei Patienten mit cystischer Fibrose angenommen, bei erwachsenen Patienten wurden in bis zu 33% Gallenkonkremente nachgewiesen.

Ätiologie

Bei Patienten mit cystischer Fibrose werden im Wesentlichen zwei Typen von Gallensteinen beobachtet: gemischte Cholesterinsteine mit einem Cholesteringehalt von mehr als 50% und reine Cholesterinsteine. Beiden Steintypen liegen unterschiedliche ätiologische Mechanismen zugrunde.

■ **Cholesterinsteine.** Untersuchungen zur Zusammensetzung der Gallenflüssigkeit von Patienten mit cystischer Fibrose ergaben eine Imbalance von Phospholipiden, Cholesterin und Gallensäuren. Die Galle von CF-Patienten gilt als Cholesterin-übersättigt. Es wurde lange Zeit vermutet, dass es infolge der exokrinen Pankreasinsuffizienz zu einem vermehrten enteralen Verlust von Gallensäuren kommt. Letzerer führt zu einer Verarmung des Gallensäurenpools und so zu einer relativen Erhöhung der Cholesterinkonzentration in der Gallenflüssigkeit. Studien der letzten Jahre konnten jedoch nachweisen, dass es auch bei Patienten mit einer suffizienten Sekretion von Pankreasenzymen zu einem enteralen Gallensäurenverlust kommt. Die Ursache hierfür ist zum einen in einer Bindung von Gallensäuren an nichtabsorbierbares Fett, zum anderen in einer verminderten Gallensäurenreabsorption durch eine Veränderung der intestinalen Mikroflora zu sehen. Eine vermutete Störung der intestinalen Gallensäurentransporter konnte aufgrund von Daten an pankreassuffizienten CF-Patienten nicht aufrecht erhalten werden. Bei Patienten mit cystischer Fibrose wurde eine relativ hoher Anteil von Cholsäure, einer primären Gallensäure in der Galle, gefunden. Das Überwiegen von Cholsäure spricht für eine Gallensäurenmalabsorption und eine verstärkte Neusynthese von Gallensäuren. Durch eine Verarmung der Blasengalle an Gallensäuren kommt es zu einer erhöhten Lithogenität der Galle. Die Gallenflüssigkeit wird cholesterinübersättigt, die Transportkapazität von gemischten Gallensäuren-Phospholipid-Mizellen für Cholesterin wird unzureichend. Aus diesem Grund werden vor allem Phospholipidvesikel als Transportmedium des biliären Cholesterins beansprucht. Diese tendieren zur Aggregation. Aus Klustern von Phospholipidvesikeln entstehen schließlich Cholesterinmonohydratkristalle, die Grundbausteine von Cholesterinsteinen. Zusätzlich zur Steinentstehung trägt die verminderte Flüssigkeitssekretion in die Galle bei [42, 58, 61].

■ **Gemischte Steine.** Die Entstehung der gemischten Cholesterinsteine (so genannte braune Steine) beruht im Wesentlichen auf zwei Mechanismen. Durch eine Cholesterinübersättigung kommt es zur Ausbildung von Cholesterinmonohydratkristallen und zur Nukleation der Galle. Zusätzliche entzündliche Mechanismen führen zum einen zu einem vermehrten Zelldetritus, zum anderen zu einer pH-Verschiebung in der Galle und so zu einer Präzipitation von Fettsäuren und Calzium. Zelldetritus bildet einen

Nukleus, an den sich Kalzium-Seifen und Cholesterinmonohydratkristalle anlagern und sich schließlich zu Konkrementen zusammenlagern. Aufgrund von Strikturen im abführenden Gallengangssystem werden aszendierende Cholangitiden begünstigt, die wiederum zur Steinentstehung beitragen. Rezidivierende Cholangitiden sind es auch, die im Wesentlichen an der Entstehung sogenannter intrahepatischer Gallensteine beteiligt sind. Strikturen und die damit verbundenen Abflußstörungen der Gallenflüssigkeit begünstigen bakterielle Cholangitiden. Durch eine Cholesterinübersättigung und entzündliche Prozesse kann es im distalen, aber in seltenen Fällen auch im proximalen Gallengangssystem infolge der Stase der Gallenflüssigkeit zur Entstehung von Steinen kommen. Diese verhindern zusätzlich einen Abfluss der Galle und gehen damit mit einem erheblichen Risiko von weiteren Strikturen und Konkrementen im proximalen Gallengangssystem einher. Nicht selten werden kettenförmig angeordnete Konkremente im gesamten Gallengangssystem gefunden, deren Behandlung äußerst schwierig und deren Komplikationen sehr schwerwiegend sind [42].

Klinik

Die klinischen Zeichen einer Gallensteinerkrankung bei Patienten mit cystischer Fibrose unterscheiden sich nicht von anderen Patienten mit Gallensteinen. Kolikartige Schmerzen im rechten Oberbauch mit Ausstrahlung in den Rücken gelten als charakteristisch. Jedoch können auch Druckgefühl und dumpfe Schmerzen einen Hinweis auf das Vorliegen von Gallensteinen liefern. Treten Schmerzen im rechten oberen Quadranten in Zusammenhang mit Fieber auf, besteht der dringende Verdacht einer bakteriellen Cholezystitis oder Cholangitis und bedarf der raschen Abklärung. Ein Anstieg der Cholestaseparameter wird in der Regel nur bei Stauung im Gallengangssystem beobachtet. Gallenblasensteine führen zu keinen auffälligen Laborparametern. Beim Säugling oder Kleinkind können als einzige Symptome rezidivierendes Erbrechen, Trinkunlust und Diarrhö Hinweise auf das Vorliegen von Gallensteinen liefern. Kommt es zu einer Stauung in den abführenden Gallenwegen infolge eines intrahepatischen oder intraductulären Konkrements, können Erhöhungen der Serum-γGT oder des konjugierten Bilirubins auftreten. Bei über 50 % der Patienten mit Gallensteinen treten keine, der im vorangegangenen aufgeführten Symptome auf, ihre Entdeckung ist mehr dem Zufall zuzuschreiben.

Diagnostik

Das diagnostische Mittel der Wahl zur Darstellung von Gallensteinen ist der Ultraschall. Eine in der Gallenblase gelegene echodichte Struktur mit dorsaler Schallauslöschung ist charakteristisch. Bei Säuglingen und Kleinkindern kann mittels der Ultraschalluntersuchung Sludge in der Gallenblase frühzeitig dargestellt werden und der Patient rechtzeitig einer Therapie zugeführt werden. Stellt sich im Ultraschall das intrahepatische Gallengangssystem erweitert dar, liegt der Verdacht von intrahepatischen Gallensteinen nahe. Dies bedarf dringend weiterer Abklärung. Orales Cholezystogramm oder intravenöse Cholangiographie sollten auch bei Patienten mit cystischer Fibrose aufgrund der erheblichen Strahlenbelastung keine Anwendung mehr finden. Neue, nichtinvasive diagnostische Möglichkeiten erbringen die Entwicklungen in der Kernspintomographie. Mittels MR-Cholangiopancreaticographie können sowohl der Pankreasgang, als auch das intrahepatische und extrahepatische Gallengangssystem nicht invasiv dargestellt werden. Der Nachweis von intrahepatischen Konkrementen gelingt jedoch nicht immer. Insbesondere bietet die Darstellung von kleinen intrahepatischen Konkrementen mit einem Durchmesser von unter 5 mm noch erhebliche Probleme. Bei Verdacht auf intrahepatische Konkremente infolge von Stenosierungen im Gallengangssystem muss immer noch auf die endoskopische retrograde Cholangiopancreatikographie (ERCP) zurückgegriffen werden. Der Vorteil dieser invasiven Methode, die bei Patienten unter 15 Jahren einer Narkose bedarf, liegt in der möglichen therapeutischen Intervention während der gleichen Sitzung. Konkremente im Ductus choledochus oder unmittelbar präpapillär gelegene Steine können mittels ERCP extrahiert werden. Abbildung 10.3 zeigt das Cholangiogramm einer 19-

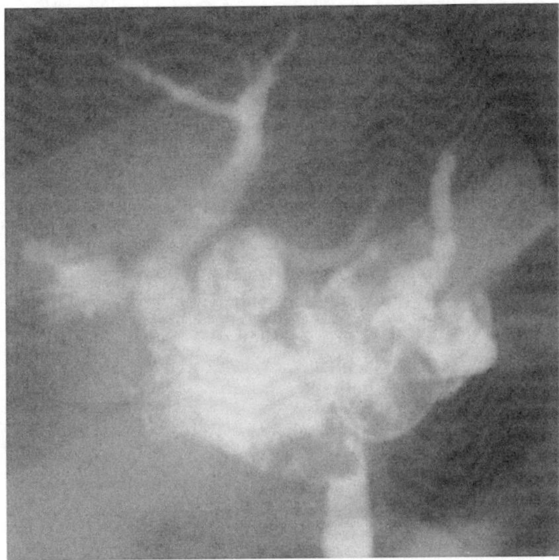

Abb. 10.3. ERCP einer 19-jährigen Patientin mit intrahepatischen Stenosierungen der abführenden Gallenwege und intrahepatischen Konkrementen (Prof. Dr. W. Heldwein, Medizinische Klinik der Universität München)

jährigen Patientin mit cystischer Fibrose und intrahepatischen Konkrementen.

Therapie

Für die Therapie von Gallensteinen bei cystischer Fibrose gelten die gleichen Empfehlungen wie für Steine anderer Ätiologie. Patienten mit nichtsymptomatischen Steinen sollten klinisch kontrolliert werden, eine Therapie im Sinne einer Cholezystektomie ist nicht indiziert. Patienten mit symptomatischen Gallensteinen sollten einer Cholezystektomie zugeführt werden. Die Entwicklung der letzten fünf Jahre zeigte dabei einen deutlichen Vorteil der laparoskopischen Choleszystektomie gegenüber der konventionellen Cholezystektomie. Durch eine kürzere Liegedauer nach Operation, einen geringeren Analgetikaverbrauch und eine geringere Traumatisation sollte diese therapeutische Option gerade bei Patienten mit cystischer Fibrose Anwendung finden. Die raschere Mobilisation der Patienten postoperativ bietet einen entscheidenden Vorteil dieser Methode und kann so das Risiko einer postoperativen pulmonalen Verschlechterung deutlich verringern. Eine perioperative antibiotische Therapie sollte bei jedem Patienten mit cystischer Fibrose erwogen werden, zum einen zur Minimierung des Risikos einer pulmonalen Verschlechterung, zum anderen als Prophylaxe einer aszendierenden Cholangitis. Bei symptomatischen Gallensteinen muss intraoperativ das proximale Gallengangssystem zum Ausschluss von intrahepatischen Konkrementen radiologisch dargestellt werden.

Eine medikamentöse Lyse von Gallensteinen bei Patienten mit cystischer Fibrose gelingt in der Regel nicht. Colombo et al. konnten in einer umfangreichen Therapiestudie mit Ursodeoxycholsäure das Scheitern einer Steinauflösung bei CF-Patienten nachweisen. Eine wichtige Bedeutung kommt diesem Medikament jedoch in der Rezidivprophylaxe zu. Eine dauerhafte Therapie mit Ursodeoxycholsäure verhindert in einem hohen Prozentsatz das Entstehen von Rezidivsteinen und kann eventuell die Entstehung von intrahepatischen Steinen minimieren. Eine Lyse von „biliary sludge" durch Ursodeoxycholsäure bei Patienten unter 5 Jahren kann das Risiko einer späteren Steinentstehung herabsetzen. Als Dosis werden 20–30 mg/kg Körpergewicht empfohlen.

Bei singulären, nicht röntgendichten Konkrementen kann als alternative Therapie zur Cholezystektomie eine Lithotrypsie erwogen werden. Diese Möglichkeit verspricht aber nur Erfolg bei singulären Gallenblasenkonkrementen mit einem Durchmesser von unter 10 mm. Auch hier ist eine Rezidivprophylaxe mit Ursodeoxycholsäure zu empfehlen.

Bei positivem Nachweis von Gallensteinen, Fieber und positiven Entzündungsparametern in Zusammenhang mit erhöhten γGT und Bilirubinwerten ist aufgrund der hohen Wahrscheinlichkeit einer Cholezystitis von einer operativen Entferung der Gallenblase dringend abzuraten. Die Patienten müssen vor der Operation ausreichend antibiotisch therapiert werden. Eine Cholezystektomie bei bestehender Cholezystitis geht mit einem signifikant erhöhtem Mortalitätsrisiko infolge einer peritonealen Keimverschleppung einher [2, 16].

Komplikationen

Auf die wichtigsten Komplikationen wurde im Vorangegangenen schon hingewiesen. Die häufigste Komplikation von Gallenblasenkonkrementen ist die bakterielle Cholezystitis, die einer raschen und aggressiven antibiotischen Therapie bedarf. Es empfiehlt sich eine Kombinationstherapie aus Mezlocillin, Ceftazidim und Tobramycin. Eine seltene, aber sehr schwerwiegende Komplikation ist die Entstehung von intrahepatischen Konkrementen. Diese sind nicht nur für eine operative Therapie schwer zugänglich, sie begünstigen vor allem die Entstehung von Cholangitiden und können bis zur Entwicklung einer sekundär biliären Zirrhose beitragen. Eine radiologische Darstellung des Gallengangssystems bei Cholezystektomie, gegebenenfalls die Spülung des Gallengangsystems und eine postoperative choleretische Therapie mit Ursodeoxycholsäure kann das Risiko einer intrahepatischen Konkrementbildung vermindern. Die Indikation zur Papillotomie sollte sehr streng gestellt werden, zumal diese Methode zur Extraktion von Choledochussteinen mit einem erhöhten Risiko aszendierender Cholangitiden verbunden ist.

Prognose

Die Prognose von Gallensteinen bei cystischer Fibrose hängt im Wesentlichen vom Auftreten von Komplikationen ab. Asymptomatische Steine gehen mit einer sehr guten Prognose einher, die prognostischen Faktoren nach Cholezystektomie liegen vor allem in der pulmonalen Situation des Patienten. Die sehr selten auftretenden intrahepatischen Konkremente sind als prognostisch bedenklich zu werten. Sie sind mit einem erheblichen Risiko rezidivierender Cholangitiden und der Entwicklung einer sekundären, biliären Zirrhose verbunden [44, 57].

Gallengangserkrankungen

Durch verbesserte diagnostische Möglichkeiten in der Darstellung der intrahepatischen und extrahepatischen Gallengänge konnten genauere Informationen über Prävalenz und Auswirkungen von Gallengangsveränderungen bei Patienten mit cystischer Fibrose gewonnen werden. Mit einer Häufigkeit von

10–33% in Abhängigkeit vom Alter der Patienten werden Stenosierungen des distalen Gallengangssystems beobachtet. Gallengangsveränderungen ähnlich der sklerosierenden Cholangitis werden nur bei etwa 1% der Patienten gesehen, Cholangiokarzinome nur in Einzelfällen beobachtet [32].

Ätiologie

Zwei Mechanismen werden für die Entstehung von distalen Gallengangsstenosen verantwortlich gemacht. Zum einen kann es durch den fortschreitenden Fibrosierungsprozess im Pankreas zu einer Kompression des Ductus Choledochus bei seinem Durchtritt durch den Pankreaskopf kommen, zum anderen werden bei Patienten mit cystischer Fibrose Fibrosierungsvorgänge in der Wand des Ductus hepaticus communis beobachtet. Beide Prozesse führen zu Stenosierungen und Abflusshindernissen im Bereich der abführenden Gallengänge [81].

Klinik

Stenosierungen der extrahepatischen Gallengänge können zu einer Vielzahl von Symptomen führen. Berichtet werden unter anderem Bauchschmerzen im rechten Oberbauch, Fettmalabsorption, Übelkeit, Erbrechen, seltener Ikterus und rezidivierende Cholangitiden. Einen wichtigen Hinweis auf das Vorliegen von Gallengangsstrikturen kann eine vermehrte Intoleranz fettreicher Mahlzeiten und die Schwierigkeit einer suffizienten Pankreasfermentsubstitution erbringen. Patienten mit Strikturen im Bereich der abführenden Gallenwege leiden trotz einer ausreichenden Pankreasfermentsubstitution an einer Fett-Malabsorption [31, 53].

Diagnostik

An diagnostischen Möglichkeiten stehen Ultraschall, Szintigraphie, perkutane Cholangiographie und endoskopisch retrograde Cholangiographie zur Verfügung. In den letzten Jahren hat zudem die Kernspintomographie und MR-Cholangiographie an Bedeutung gewonnen.

Mittels Ultraschall können zum einen Konkremente in den abführenden Gallenwegen entdeckt werden, zum anderen bietet dieses nichtinvasive Verfahren die Möglichkeit, größere Kalibersprünge in den Gallenwegen darzustellen. Mittels der Lebersekretionsszintigraphie kann eine biliäre Sekretionsstörung nachgewiesen, aufgrund der unzureichenden Auflösung dieser Methode jedoch keine exakte Lokalisierung einer Stenose erzielt werden. Somit kann die Lebersekretionsszintigraphie nur als grobe Screeningmethode Anwendung finden. Eine direkte Darstellung des Gallengangssystems gelingt durch die invasive perkutane Cholangiographie und durch das endoskopische Pendant. Diese beiden Verfahren sind jedoch für die Patienten sehr belastend und bedürfen bei Kindern häufig einer Narkose, verbunden mit den pulmonalen Risiken. Inwieweit die invasiven Darstellungsverfahren der Gallenwege durch die MR-Cholangiographie ersetzt werden können, bleibt abzuwarten, erste systematische Untersuchungen zeigten jedoch vielversprechende Resultate [31].

Therapie

Die Therapie von Gallengangsstenosen richtet sich nach den Symptomen der Patienten. Bei rezidivierenden Gallenkoliken, bei intrahepatischen Konkrementen infolge einer Striktur, bei Cholestase oder nicht beherrschbarer Malabsorption sollte eine operative Therapie erwogen werden. Bei funktionstüchtiger Gallenblase kann eine Cholezystojejunostomie Abhilfe schaffen, bei nicht funktionstüchtiger Gallenblase eine Choledochojejunostomie. Wie für alle operativen Eingriffe bei Patienten mit cystischer Fibrose muss das erhöhte Risiko pulmonaler Dekompensation mit in die Überlegungen eingebracht werden. Eine intensive antibiotische Therapie vor und nach Operation kann das Risiko einer pulmonalen Verschlechterung herabsetzen [31, 32].

Komplikationen

Als wichtigste Komplikationen einer Abflussbehinderung im Bereich der abführenden Gallenwege werden bakterielle Cholangitiden, intrahepatische Gallensteine und die Entwicklung einer sekundär biliären Zirrhose berichtet. Durch frühzeitige Diagnostik und strenge Indikationsstellung einer operativen Therapie können die Komplikationen gering gehalten werden [31, 32].

10.9 Zusammenfassung

Das Spektrum hepatobiliärer Komplikationen bei Patienten mit cystischer Fibrose ist weitreichend. Neonatale Cholestase, fettige Degeneration der Leber, intrahepatische Cholestase, fokale Zirrhose, multilobuläre Zirrhose, Cholezystolithiasis, Gallenblasenatresie, Mikrogallenblase, Gallengangsstenosierungen und Cholangitiden können den Verlauf der Erkrankung komplizieren. Bei bis zu 80% der Patienten mit cystischer Fibrose sind Veränderungen im hepatobiliären System zu beobachten. Mit zunehmendem Alter der Patienten nehmen Erkrankungen der Leber und des Gallengangssystems an Häufigkeit zu. Als histopathologisches Korrelat einer chronischen Gallesekretionsstörung zeigt sich bei 25–50% der Patienten eine fokal biliäre Zirrhose, bei bis zu 25% der Patienten eine multilobuläre Zirrhose. Bleibt die fokal biliäre Zirrhose lange unbemerkt, so kann die multilobuläre Form der Zirrhose im Laufe der Jahre zu schwerstwiegenden Komplikationen im Sinne eines chronischen Leberversagens führen. Portale Hypertension mit Ösophagusvarizenblutungen, Enzephalopathie, Aszitesbildung, Gerinnungsstörung, vermehrte Infektanfälligkeit infolge eines ausgeprägten Hypersplenismus und zunehmende Dystrophie können zu vital gefährdenden Situationen führen, deren Vermeidung beziehungsweise Behandlung sich häufig als sehr schwierig erweist.

Neben einer unterstützenden medikamentösen Therapie der Cholestase bei Patienten mit cystischer Fibrose durch die choleretisch wirksame Ursodeoxycholsäure, der eine präventive Wirksamkeit zugesprochen wird, gilt es vor allem, akute Zustände zu vermeiden, die zu einer pulmonalen Verschlechterung oder einer Aggravierung der Dystrophie des Patienten führen. Jegliche Verschlechterung der allgemeinen Situation des Patienten kann zu einer Dekompensation einer bestehenden Lebererkrankung führen.

Als ultima ratio in der Therapie einer Leberbeteiligung bei cystischer Fibrose kann die Lebertransplantation herangezogen werden. Eine kritische Diskussion der Auswahlkriterien und möglicher Kontraindikationen und eine optimale Vorbereitung des Patienten, insbesondere die Schaffung einer zufriedenstellenden Ernährungssituation und einer stabilen pulmonalen Situation, können im Vorfeld der Lebertransplantation den Erfolg der Therapie deutlich anheben. Die Lebertransplantation kann bei Patienten mit dekompensierter Leberzirrhose nicht nur zur Beseitigung der Lebererkrankung, sondern im Besonderen auch zu einer signifikanten Besserung der Ernährungssituation und zu einer Stabilisierung der pulmonalen Situation führen.

Erkrankungen der Gallenblase und der abführenden Gallenwege werden bei 20% der Patienten unter 5 Jahren und bei bis zu 60% der Patienten über 15 Jahren beobachtet. Hier sind es vor allem die Cholezystolithiasis, die Entwicklung intrahepatischer Konkremente und die Begünstigung von aszendierenden Cholangitiden durch Konkremente, die zu einer Entstehung einer sekundär biliären Zirrhose beitragen. Gerade Erkrankungen der intrahepatischen Gallengänge erweisen sich als äußerst schwierig in Diagnostik und Therapie. Ob durch einen frühen Einsatz von Ursodeoxycholsäure bereits im Säuglingsalter die Prävalenz und die Intensität von hepatobiliären Komplikationen herabgesetzt werden können, ist zum gegenwärtigen Zeitpunkt reine Spekulation, weitreichendere Studien hierzu fehlen.

Zusammenfassend gesagt tragen Erkrankungen des hepatobiliären Systems sowohl zur Morbidität als auch Mortalität bei Patienten mit cystischer Fibrose bei. Gerade durch die verbesserte Therapie pulmonaler Komplikationen und das dadurch bedingte höhere Durchschnittsalter der Patienten rücken hepatobiliäre Komplikationen zunehmend in den Vordergrund. Ein direkter Zusammenhang zwischen pulmonaler Situation, Ernährungszustand des Patienten und Auftreten und Verstärkung hepatobiliärer Komplikationen sollte bei der Therapie von Patienten mit cystischer Fibrose nie aus dem Blickfeld gelassen werden.

Literatur

1. Andersen DH (1938) Cystic fibrosis of the pancreas and its relation to celiac disease. Am J Dis Child 56:344–399
2. Angelico M, Gandin C, Canuzzi P (1991) Gallstones in cystic fibrosis: a critical reappraisal. Hepatology 14: 768–775
3. Balistreri WF (1997) Bile acid therapy in pediatric hepatobiliary disease: the role of ursodeoxycholic acid. JPGN 24: 573–589
4. Bergasa NV, Jones EA (1995) The pruritus of cholestasis: potential pathogenic and therapeutic implications of opioids. Gastroenterology 108:1582
5. Bernard B, Lebrec D, Mathurin P, Opolon P, Poynard T (1997) Beta adrenergic antagonists in the prevention of gastrointestinal rebleeding in patients with cirrhosis: A meta-analysis. Hepatology 25:63–70
6. Besson I, Ingrand P, Person B, Boutroux D, Heresbach D, Bernard P, Hochhain P, Larricq J, Gourlaouen A, Ribard D, Kara MN, Legoux JL, Pillegand B, Becker MC, Costanzo J, Metreau JM, Silvain C, Beauchant M (1995) Sclerotherapy with or without octreotide for acute variceal bleeding. N Engl J Med 333:555–560
7. Beuers U, Boyer JL, Paumgartner G (1998) Ursodeoxycholic acid in cholestasis: potential mechanisms of action and therapeutic applications. Hepatology 28:1449–1453
8. Beuers U, Nathanson MH, Isales CM, Boyer JL (1993) Tauroursodeoxycholic acid stimulates hepatocellular exocytosis and mobilizes extracellular Ca mechanisms defective in cholestasis. J Clin Invest 92:2984–2993
9. Borg J, Warter JM, Schlienger JL et al. (1982) Neurotransmitter modifications in human cerebrospinal fluid and serum during hepatic encephalopathy. J Neurol Sci 57:343
10. Boyer TD, Henderson JM (1996) Portal hypertension and bleeding esophagela varices. In: Zakim D, Boyer TD (eds) Hepatology. W.B. Saunders, Philadelphia, pp 720–763
11. Calmus Y, Gane P, Rouger P, Poupon R (1990) Hepatic expression of class I and class II major histocompatibility complex molecules in primary biliary cirrhosis: effect of ursodeoxycholic acid. Hepatology 11:12–15
12. Carbera J, Maynar M, Granados R, Gorriz E, Reyes R, Pulido-Duque JM, San Roman JLR, Guerra C, Kravetz D (1996) Transjugular intrahepatic portosystemic shunt versus sclerotherapy in the elective treatment or variceal hemorrhage. Gastroenterology 110:832–839

13. Charlton GPJ, Buchanan E, Holden CE, Preece MA, Green A, Booth IW, Tarlow MJ (1992) Intensive enteral feeding in advanced cirrhosis: reversal of malnutrition without precipitation of hepatic encephalopathy. Arch Dis Child 67: 603-607
14. Colombo C, Apostolo MG, Ferrari M, Seia M, Giunta A, Sereni LP (1994) Analysis of risk factors for the development of liver disease associated with cystic fibrosis. J Pediatr 124:393-399
15. Colombo C, Battezzati PM, Podda M, Bettinardi N, Giunta A (1996) Ursodeoxycholic acid for liver disease associated with cystic fibrosis: a double blind multicenter trial. Hepatology 23:1484-1490
16. Colombo C, Bertolini E, Assaisso ML, Bettinardi N, Giunta A, Podda M (1993) Failure of ursodeoxycholic acid to dissolve radiolucent gallstones in patients with cystic fibrosis. Acta Paediatr 82:562-565
17. Cotting J, Lentze MJ, Reichen J (1990) Effects of ursodeoxycholic acid treatment on nutrition and liver function in patients with cystic fibrosis and longstanding cholestasis. Gut 31:918-921
18. Cox KL, Freese DK (1996) Tacrolimus (FK506) the pros and cons of its use as an immunosuppressant in pediatric liver transplantation. Clin Invest Med 19:389-392
19. Cynamon HA, Andres JM, Iafrate RP (1990) Rifampicin relieves pruritus in children with cholestatic liver disease. Gastroenterology 98:1013-1016
20. Dawson AM, McLaren J, Sherlock S (1957) Neomycin in the treatment of hepatic coma. Lancet 2:263-1268
21. Di Sant'Agnese PA, Blanc WA (1956) A distinctive type of biliary cirrhosis of the liver associated with cystic fibrosis of the pancreas. Pediatrics 18:387-409
22. Duthie A, Doherty DG, Williams C et al. (1992) Genotype analysis for DF508, G551D, and R553X mutations in children and young adults with cystic fibrosis with and without chronic liver disease. Hepatology 15:660-664
23. Elkington SG, Floch MH, Conn HO (1969) Lactulose in the treatment of chronic portal-systemic encephalopathy. A Double-blind clinical trial. N Engl J Med 281:408-412
24. Eriksson LS, Person A, Wahren J (1982) Branched chain amino acids in the therapy of chronic hepatic encephalopathy. Gut 23:801-806
25. Faloon WW, Evans GL (1970) Precipitating factors in the genesis of hepatic coma. NY State J Med 70:2891-2896
26. Farber S (1944) Pancreatic function and disease in early life. Arch Pathol 37:238-250
27. Feu F, Garcia-Pagan JC, Bosch J, Luca A, Teres J, Escorsell A, Rodes J (1995) Relation between portal pressure response to pharmacotherapy and risk of recurrent variceal haemorhage in patients with cirrhosis. Lancet 346: 1056-1059
28. Floras JS, Legault L, Morah GA et al. (1991) Increased sympathetic outflow in cirrhosis and ascites: direct evidence from intraneural recordings. Ann Intern Med 114: 373-380
29. Forstner GG, Durie PR (1996) Cystic fibrosis. In: Walker AW, Durie PR, Hamilton JR, Walker-Smith JA, Watkins JB (eds) Pediatric gastrointestinal disease. Mosby, St. Louis, pp 1466-1487
30. Fox VL, Carr-Locke DL, Connors PJ, Leichtner AM (1995) Endoscopic ligation of esophageal varices in children. J Ped Gastroenterol Nutr 20:202-208
31. Gaskin K (1994) The liver and biliary tract in cystic fibrosis. In: Suchy FJ (ed) Liver disease in children. Mosby, St. Louis, pp 705-719
32. Gaskin KJ, Waters DLM, Howman-Giles R et al. (1988) Liver disease and common bile duct stenosis in cystic fibrosis. N Engl J Med 318:340-346
33. Gillespie DA, Vickens CR (1993) Pruritus and cholestasis: therapeutic options. J Gastroenterol Hepatol 8:168-173
34. Gyr K, Meier R (1991) Flumazenil in the treatment of porto-systemic encephalopathy - an overview. Intensive Care Med 17:S39-S42
35. Hardy SC, Kleinman RE (1994) Cirrhosis and chronic liver failure. In: Suchy FJ (eds) Liver disease in children. Mosby, St. Louis, pp 214-248
36. Hayes PC, Davis JM, Lewis JA, Boucher IAD (1990) Meta-analysis of value of propanolol in prevention of variceal hemorrhage. Lancet 336:153-156
37. Hofmann AF (1990) Bile acid hepatotoxicity and the rationale for UDCA therapy in chronic cholestatic liver diseases: some hypotheses. In: Paumgartner G, Stiehl A, Barbara L, Roda E (eds) Strategies for the treatment of hepatobiliary diseases. Kluwer Academic, Dordrecht, pp 12-23
38. Imperial T, Teran JC, McCullough AJ (1995) A meta-analysis of somatostatin versus vasopressin in the management of acute esophageal variceal hemorrhage. Gastroenterology 109:1289-1294
39. Isenberg JN (1982) Cystic fibrosis: its influence on the liver, biliary tree and bile salt metabolism. Semin Liver Dis 2: 302-313
40. Isenberg JN, L'Heureux PR, Warwick WJ (1976) Clinical observation on the biliary system in cystic fibrosis. Am J Gastroenterol 65:134-141
41. Jalan R, Hayes PC (1997) Hepatic encephalopathy and ascites. Lancet 350:1309-1315
42. Johnston DE, Kaplan MM (1993) Pathogenesis and treatment of gallstones. N Engl J Med 328:412-421
43. Knudsen GM, Schmid J, Almdal T et al. (1993) Passage of amino acids and glucose accross the blood-brain barrier in patients with hepatic encephalopathy. Hepatology 17:987
44. Lang T (1997) Gallensteine bei Kindern und Jugendlichen. Monatsschr Kinderheilkd 145:1102-1114
45. Lindblad A, Glaumann H, Strandvik B (1998) A two-year prospective study of the effect of ursodeoxycholic acid on urinary bile acid excretion and liver morphology in cystic fibrosis-associated liver disease. Hepatology 27:166-174
46. Lykavieris P, Bernard O, Hadchouel M (1996) Neonatal cholestasis as the presenting feature in cystic fibrosis. Arch Dis Child 75:67-70
47. Mack DR, Traystman MD, Colombo JL, Sammut PH, Kaufman SS, Vanderhoof JA, Antonson DL, Markin RS, Shaw BW, Langnas AN (1995) Clinical denouement and mutation analysis of patients with cystic fibrosis undergoing liver transplantation for biliary cirrhosis. J Pediatr 127: 881-887
48. Morgan MY, Hawley KE (1987) Lactitol vs lactulose in the treatment of acute hepatic encephalopathy in cirrhotic patients: a double-blind randomized trial. Hepatology 7: 1278-1284
49. Noble-Jamieson G, Barnes N, Jamieson N, Friend P, Calne R (1996) Liver transplantation for hepatic cirrhosis in cystic fibrosis. J R Soc Med 89:31-37
50. Noble-Jamieson G, Valente J, Barnes ND et al. (1994) Liver transplantation for hepatic cirrhosis in cystic fibrosis. Arch Dis Child 71:349-352
51. Oppenheimer EH, Esterley JR (1975) Hepatic changes in young infants with cystic fibrosis: possible relation to focal biliary cirrhosis. J Pediatr 86:683-689
52. Park RW, Grand RJ (1981) Gastrointestinal manifestations of cystic fibrosis: a review. Gastroenterology 81: 1143-1161
53. Patrick MK, Howman-Giles R, de Silva M et al. (1986) Common bile duct obstruction causing right upper quadrant pain in cystic fibrosis. J Pediatr 108:101-102
54. Pratschke J, Steinmüller T, Bechstein WO, Neuhaus R, Tullius SG, Jonas S, Schumacher G, Luck W, Becker M, Neu-

haus P (1998) Orthotopic liver transplantation for hepatic associated metabolic disorders. Clin Transplant 12: 228–232

55. Price MR, Sartorelli KH, Karrer FM, Narkewicz MR, Sokol RJ, Lilly JR (1996) Management of esophageal varices in children by endoscopic variceal ligation. J Pediatr Surg 31: 1056–1059
56. Psacharopoulos HAT, Portmann B, Howard ER et al. (1981) Hepatic complications of cystic fibrosis. Lancet 2:78–80
57. Reif S, Sloven DG, Lebenthal E (1991) Gallstones in children. AJDC 145:105–108
58. Rescorla FJ (1997) Cholelithiasis, cholecystitis, and common bile duct stones. Curr Opin Pediatr 9: 276–282
59. Roberts WC (1962) The hepatic cirrhosis of cystic fibrosis of the pancreas. Am J Med 32:324–328
60. Rossle M, Haag K, Ochs A, Sellinger M, Noldge G, Perarnau JM (1994) The transjugular intrahepatic portosystemic stent-shunt procedure for variceal bleeding. N Engl J Med 330:165–171
61. Roy CC, Weber AM, Morin CL et al. (1977) Abnormal biliary lipid composition in cystic fibrosis: effect of pancreatic enzymes. N Engl J Med 297:1301–1305
62. Roy CC, Weber AM, Morin CL, et al. (1982) Hepatobiliary disease in cystic fibrosis: a survey of current issues and concepts. J Pediatr Gastroenterol Nutr 1:469–478
63. Schrier RW (1988) Pathogenesis of sodium and water retention in high output and low output cardiac failure, nephrotic sydrome, cirrhosis, and pregnancy, parts I-II. N Engl J Med 319:1065–1072, 1127–1134
64. Scott-Jupp R, Lama M, Tanner MS (1991) Prevalence of liver disease in cystic fibrosis. Arch Dis Child 66:698–701
65. Sharp HL (1995) Cystic fibrosis liver disease and transplantation. J Pediatr 127:944–946
66. Shneider BL, Groszmann RJ (1994) Portal hypertension. In: Suchy FJ (ed) Liver disease in children. Mosby, St. Louis, pp 249–266
67. Sokol JR (1990) Medical management of neonatal cholestasis. In: Balistreri WF, Stocker JT (eds) Pediatric hepatology. Hemisphere Publishing, pp 48–49
68. Sokol JR, Durie PR (1999) Recommendations for management of liver and biliary tract disease in cystic fibrosis. J Pediatr Gastroenterol Nutr 28:S1–S13
69. Stanley AJ, Hayes PC (1997) Portal hypertension and variceal haemorrhage. Lancet 350:1235–1239
70. Stern RC, Stevens DP, Boat TF et al. (1976) Symptomatic hepatic disease in cystic fibrosis: incidence, course, and outcome of portal systemic shunting. Gastroenterology 70:645–649
71. Strandvik B, Lultcramtz R (1994) Liver function and morphology during long term fatty acid supplementation in cystic fibrosis. Liver 14:32–36
72. Strauss RM, Boyer TD (1996) Diagnosis and management of cirrhotic ascites. In: Zakim D, Boyer TD (eds) Hepatology. W.B. Saunders, Philadelphia, pp 764–788
73. Tanner MS (1986) Current clinical management of hepatic problems in cystic fibrosis. J R Soc Med 79:38–43
74. Teran JC, Imperiale TF, Mullen KD, Tavill AS, McCullough S (1997) Primary prophylaxis of variceal bleeding in cirrhosis: A cost-effectiveness analysis. Gastroenterology 112:473–482
75. Teres J, Bosch J, Bordas J, Garcia-Pagan JC, Feu F, Cirera I, Rodes J (1993) Propanolol versus sclerotherapy in preventing variceal rebleeding: a randomized controlled trial. Gastroenterology 105:1508–1514
76. The US Multicenter FK506 Liver Study Group (1994) A comparison of tracrolimus (FK506) and cyclosporine for immunosuppression in liver transplantation. N Engl J Med 331:1110–1115
77. Thornton JR, Losowky MS (1988) Opoid peptides and primary biliary cirrhosis. Br J Med 297: 1501
78. Treem WR, Stanley CA (1989) Massive hepatomegaly, steatosis and secundary plasma carnitine deficiency in an infant with cystic fibrosis. Pediatrics 83:993–997
79. Tyson KRT, Schuster SR, Shwachman HR (1968) Portal hypertension in cystic fibrosis. J Pediatr Surg 3:271–277
80. Valletta EA, Loreti S, Cipolli M, Cazzola G, Zanolla L (1993) Portal hypertension and esophageal varices in cystic fibrosis. Unreliability of echo-Doppler flowmetry. Scand J Gastroenterol 28:1042–1046
81. Vawter GF, Shwachman H (1979) Cystic fibrosis in adults: An autopsy study. Pathol Ann 14:357–382
82. Vlavianos P, Gimson AES, Westaby D, Williams R (1989) Balloon tamponade for the management of variceal bleeding: uses and misuses. Br Med J 298:1158
83. Walker CO, Schenker S (1970) Pathogenesis of hepatic encephalopathy with specific reference to the role of ammonia. Am J Clin Nutr 23:619–632
84. Warwick WJ, L'Heureux PR, Sharp HL (1976) Gallstones and cystic fibrosis. In: Proceedings of the Seventh International Cystic Fibrosis Congress, Paris, pp 484–491
85. Westaby D, Hayes P, Gimson A et al. (1989) Controlled clinical trial of injection sclerotherapy for active variceal bleeding. Hepatology 9:276–277
86. Williams SGJ, Westaby D (1995) Recent advances in the endoscopic management of variceal bleeding. Gut 36: 647–653
87. Willie UV, Reddish JM, Littlewood TR (1980) Cystic fibrosis: Its characteristic appearance on abdominal sonography. Am J Radiol 134:1005–1010
88. Wilroy RS, Crawford SE, Johnson WW (1966) Cystic fibrosis with extensive fat replacement of the liver. J Pediatr 68: 67–73
89. Wong F, Blendis L (1993) Ascites and portal-systemic encephalopathy as complications of cirrhosis. Curr Opin Gastroenterol 9:391

Kapitel 11

Sekundärer Diabetes mellitus bei cystischer Fibrose

11

J. Rosenecker, I. Eichler, R.W. Holl

INHALT

Dass CF-Patienten einen Diabetes entwickeln können, ist seit langem bekannt [20]. Trotz des großen Interesses an der Erforschung der cystischen Fibrose sind Fragen der Häufigkeit, der Auswirkungen auf Lebensqualität und Lebenserwartung, der Diagnostik und insbesondere der zu wählenden Therapie erst in den letzten Jahren vermehrt in das Interesse gerückt. Insgesamt ist das verfügbare Wissen jedoch noch sehr spärlich. In Anbetracht der sich verbessernden Lebenserwartung von CF-Patienten wird das sekundäre Problem Diabetes an Bedeutung gewinnen. Aus pathophysiologischen Überlegungen, aber auch basierend auf einigen klinischen Studien, ist von einem negativen Effekt eines Diabetes bei CF auszugehen, so dass ein standardisiertes Screening und eine konsequente Therapie der Hyperglykämie notwendig erscheint. Große kontrollierte, multizentrische Studien über den langfristigen Nutzen der Diabetestherapie – wie sie in den Neunzigerjahren für den Typ-1-Diabetes in USA (DCCT-Studie) und für den Typ-2-Diabetes in Großbritannien (UKPDS-Studie) durchgeführt wurden, lassen für den Diabetes bei CF-Patienten sicher noch auf sich warten. Solche Studien sind nur schwer zu planen:

1. **Aufgrund der multiplen Auswirkungen der cystischen Fibrose auf viele Organsysteme sind Folgen der Grunderkrankung und Folgen des sekundären Diabetes nicht immer einfach auseinanderzuhalten.**
2. **Bei CF wird eine Vielzahl von Therapieansätzen oft simultan oder in kurzfristigem Wechsel eingesetzt, so dass die Auswirkung einer Diabetestherapie nur bei konsequenter Standardisierung der gesamten Therapie zu eruieren ist. Hier würden rasch die Grenzen des ethisch Vertretbaren erreicht.**
3. **Auswirkungen der diabetischen Stoffwechsellage sind nicht so sehr auf den kurzfristigen Krankheitsverlauf, sondern auf die langfristige Morbidität und Mortalität zu erwarten. Um einen Therapieerfolg nachzuweisen bzw. unterschiedliche Therapieansätze zu vergleichen, wären deshalb interventionelle Studien über viele Jahre notwendig.**

Im Folgenden wird deshalb das heute bekannte Wissen zum Diabetes bei cystischer Fibrose dargestellt und aus der subjektiven Sicht der Autoren werden Empfehlungen zum Screening auf Diabetes und zum therapeutischen Vorgehen bei CF-Patienten mit Diabetes gegeben.

11.1 Definition, Diagnose und Klassifikation des Diabetes mellitus bei CF

Ein Diabetes mellitus wird definiert als eine Stoffwechselstörung mit chronisch erhöhten Blutzuckerwerten, welche zu negativen Auswirkungen auf den Organismus führt (ADA). Gerade bei CF-Patienten ist in diesem Zusammenhang wichtig, dass eine kurzfristige Blutzuckererhöhung – unabhängig von der Höhe des gemessenen Wertes – nicht als Diabetes mellitus sondern als transitorische Hyperglykämie klassifiziert werden sollte.

Erhöhter Blutzucker und Urinzuckerausscheidung sowie verschiedene funktionelle Untersuchungen (oraler oder auch intravenöser Glukosetoleranztest) wurden für die Diagnose eines Diabetes mellitus herangezogen, auch die Bestimmung glykosylierter Eiweiße (HbA1, HbA1c, Fruktosamin) wurde von einzelnen Autoren zur Diagnose eines Diabetes empfohlen.

Während bei jugendlichen Patienten mit Typ-1-Diabetes mellitus in der Regel die Diagnose einfach und zweifelsfrei zu stellen ist, sind bei Erwachsenen mit Typ-2-Diabetes und bei pädiatrischen Patienten mit sekundärem Diabetes klare Diagnosekriterien essentiell, um die Prävalenz dieser Komplikation vergleichen zu können und eine standardisierte Therapieindikation stellen zu können.

Seit den Siebzigerjahren wurde eine Vereinheitlichung der Diagnose eines Diabetes angestrebt, wegweisend waren hier die Welt-Gesundheitsorganisation (WHO) und die Amerikanische Diabetesgesellschaft (ADA). Über nahezu 20 Jahre waren die von der NDDG der ADA 1979 und von der WHO 1980 und in Überarbeitung 1985 publizierten Richtlinien für die Diagnostik und die Klassifikation des Diabetes weltweit anerkannt. Die Diabetesformen wurden hier primär unterschieden in Insulin-pflichtiger Diabetes (IDDM) und Nicht-Insulin-pflichtiger Diabetes (NIDDM). Für die Diagnose des Diabetes mellitus war der orale Glukosetoleranztest als Goldstandard eingeführt und seine Durchführung und Interpretation standardisiert worden. Außer geringen Modifikationen bei der Interpretation hat dies bis heute Gültigkeit: Zeitweise waren zusätzlich zum Nüchternblutzucker und zum Blutzucker nach 2 Stunden auch Messungen des Blutzuckers nach 30, 60 und 90 min empfohlen worden; diese Werte sind heute weggefallen. Auch separate Beurteilungskriterien für Kinder – im Gegensatz zu Erwachsenen – werden nun nicht mehr empfohlen. Die aktuellen Empfehlungen für die Durchführung des oralen Glukosetoleranztests (OGT-Test) finden sich im Folgenden.

■ Durchführung des oralen Glukosetoleranztestes (WHO 1998)

Voraussetzung

- Keine akuten Erkrankungen oder Stress-Situationen,
- 3 Tage normale, kohlenhydratreiche Kost (Erwachsene: über 150 g Kohlenhydrate pro Tag),
- kein kataboler Hungerzustand,
- Nüchternphase über Nacht für 8–14 h,
- Beginn des Tests morgens nüchtern zwischen 8 und 10 Uhr.

Durchführung

- Nüchternblutentnahme,
- Trinken von 1,75 g Glukose pro kg Körpergewicht (Maximalwert 75 g) in 250–300 ml Wasser während 5 min. (Reine Glukose oder Gemische mit Oligosaccariden, die aus geschmacklichen Gründen bevorzugt werden, z.B. Dextro-OGT),
- Erneute Blutzuckerbestimmung nach 2 h.

Besonders beachtet werden muss, dass die Grenzwerte für die Diagnose eines Diabetes mellitus, oder der Grauzone der Glukoseverwertung, welche als gestörte Glukosetoleranz bezeichnet wird, abhängig sind von der Art der gewonnenen Blutprobe: Im arteriellen/arterialisierten Blut liegen die Zuckerwerte höher als im venösen, und bei Messung im Vollblut finden sich niedrigere Werte als im Plasma. In jedem Fall setzt die Diagnose eines Diabetes mellitus eine qualitätskontrollierte enzymatische Labormethode zur Glukosebestimmung voraus, die Messung per Teststreifen ist in der Regel nicht adäquat. Die aktuellen Grenzwerte für die Diagnose von gestörter Glukosetoleranz und Diabetes mellitus sind in Tabelle 11.1 aufgeführt.

1997 wurden nun wiederum zunächst von der Amerikanischen Diabetesgesellschaft die Klassifikation und die Diagnosekriterien des Diabetes mellitus neu formuliert. Aufgrund der weltweiten Epidemie des Typ-2-Diabetes ist die Empfehlung zum breiten Screening von Risikopopulationen mit dem OGT-Test wenig praxisnah. Der Nüchtern-Blutzuckerwert, ab dem ohne OGT-Test ein Diabetes diagnostiziert werden kann, wurde von 140 mg/dl auf 126 mg/dl (jeweils venöses Plasma) gesenkt. Epidemiologische Studien hatten gezeigt, dass ab diesem Wert das Risiko für diabetische Spätkomplikationen ansteigt und dass bei Erwachsenen mit Typ-2-Diabetes ein Nüchternblutzuckerwert von 126 mg/dl in etwa einem 2-h-Wert im OGT-Test von 140 mg/dl entspricht. Die folgende Übersicht fasst die Kriterien zusammen, aufgrund derer nach den neuen Richtlinien die Diagnose Diabetes mellitus gestellt werden kann.

Tabelle 11.1. Aktuelle Grenzwerte für die Diagnose von gestörter Glukosetoleranz und Diabetes mellitus

-	-	Venöses Plasma	Venöses Vollblut	Kapilläres Plasma	Kapilläres Vollblut
Normal	Nüchtern und 2 h	< 110 < 140	< 100 < 120	< 110 < 160	< 110 < 140
Gestörte Glukose toleranz	Nüchtern und 2 h	< 126; 140–199	< 110; 120–179	< 126; 160–199	<126; 140–199
Gestörte Nüchternglukose	Nüchtern und 2 h	≥ 110–126; < 140	100–119; < 120	110–125; < 160	110–125; < 140
Diabetes mellitus	Nüchtern und 2 h	≥ 126; ≥ 200	≥ 110; ≥ 180	≥ 126; ≥ 220	≥ 110; ≥ 200

Außer in völlig eindeutigen Fällen, wie etwa Patienten mit neumanifestiertem Typ-1-Diabetes, sollte die Diabetesdiagnose nicht aufgrund eines einzelnen Blutzuckerwertes gestellt werden, an einem separaten Tag sollte erneut eines der drei unten genannten Kriterien erfüllt sein.

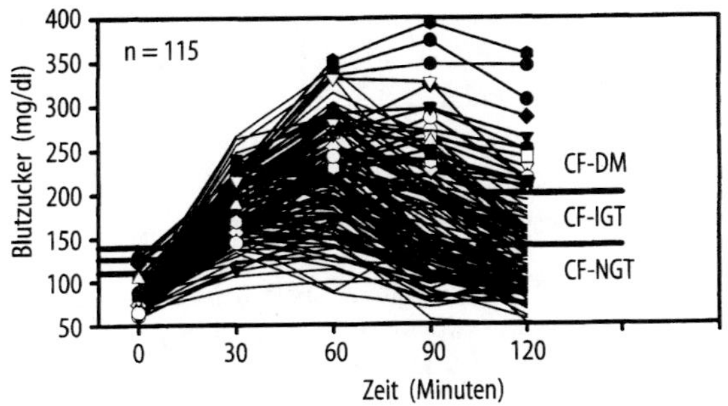

Abb. 11.1. Blutzuckerverläufe während des oralen Glukosetoleranztests bei CF-Patienten

■ Aktuelle Kriterien für die Diagnose eines Diabetes mellitus. (Nach ADA, Diabetes Care 1977)

- Typische Symptome eines Diabetes (vermehrter Durst, Polyurie, wiederholte Infektionen, Gewichtsverlust, Somnolenz, Koma) plus ein Blutzuckerwert (zu beliebigem Tageszeitpunkt gemessen) von mehr als 200 mgUdl (11,1 mmol/l; venöses Plasma) *oder*
- Nüchternblutzucker von ≥ 126 mg/dl (7 mmol/l) (venöses Plasma),
- OGT-Test mit 2-Stunden-Wert von ≥ 200 mg/dl (11,1 mmol/l) (venöses Plasma).

Wichtig: Pathologische Werte ohne eindeutige Klinik sollten an einem separaten Tag bestätigt werden, wobei wiederum entweder der Nüchternblutzucker oder der 2-Stunden-Wert im OGT-Test pathologisch sein müssen, um die Diagnose Diabetes zu stellen.

Anzumerken ist noch, dass analog zu der Zwischenkategorie „gestörte Glukosetoleranz" im OGT-Test (s. oben) auch für den Nüchternblutzuckerwert eine entsprechende Kategorie geschaffen wurde, welche als gestörte Nüchternglukose bezeichnet wird. Patienten mit einem Nüchternblutzuckerwert größer oder gleich 110 mg/dl (6,1 mmol/l, venöses Plasma) fallen in diese Kategorie, welche ein erhöhtes Risiko einer Progredienz zum Diabetes anzeigt. Es ist jedoch auch möglich, dass sich ein derartiger Befund im Graubereich wieder normalisiert und bei einer Kontrolle dann ein normaler Nüchternblutzucker bzw. eine normale Glukosetoleranz ergibt. Auf die Häufigkeit der Progression bzw. Regression wird im Abschn. 11.3 eingegangen.

Es stellt sich nun die Frage, ob die weitgehende Äquivalenz eines Nüchternblutzuckerwertes von 126 mg/dl mit einem 2-h-Wert im OGT-Test von 200 mg/dl auch bei Sonderformen des Diabetes, wie dem Diabetes bei cystischer Fibrose, zutrifft. In Abb. 11.1 werden deshalb die Blutzuckerverläufe während 115 OGT-Testen bei CF-Patienten dargestellt. Von den 115 durchgeführten OGT-Testen lag bei 17 der 2-h-Wert eindeutig im diabetischen Bereich, zum Teil wurden Werte über 350 mg/dl erreicht. Dennoch lag der Nüchternblutzucker nur bei einem der 17 Patienten über 126 mg/dl, so dass bei alleiniger Bestimmung des Nüchternblutzuckers der Diabetes bei 16/17 Patienten, also bei 94%, übersehen worden wäre. 2 der diabetischen CF-Patienten hatten Nüchternblutzuckerwerte zwischen 110 und 125 mg/dl, also im Bereich „gestörte Nüchternglukose" [9, 26]. Aus diesen Daten, die in der Literatur wiederholt bestätigt wurden, muss geschlossen werden, dass der Nüchternblutzucker bei CF-Patienten einen Diabetes – im Gegensatz zu Erwachsenen mit Typ-2-Diabetes – nicht zuverlässig erkennen lässt. Screeningprogramme, die auf dem Nüchternblutzucker basieren, werden einen wesentlich geringeren Anteil diabetischer CF-Patienten entdecken im Vergleich zum Einsatz des OGT-Test, und die Ausprägung der diabetischen Stoffwechsellage wird sich erheblich unterscheiden. Aus dem amerikanischen Schrifttum war empfohlen worden, zwischen CF-Diabetes ohne Nüchternhyperglykämie und CF-Diabetes mit Nüchternhyperglykämie zu unterscheiden [40, 41]. Ob diese Unterscheidung aus therapeutischer und prognostischer Sicht gerechtfertigt ist, kann heute nicht definitiv beantwortet werden.

Um die Notwendigkeit wiederholter OGT-Teste zum Screening auf Diabetes mellitus bei cystischer Fibrose zu umgehen, werden zum Teil andere diagnostische Maßnahmen versucht. Die Urinzuckerbestimmung ist sehr unzuverlässig, da hier sowohl die Nierenschwelle für Glukose, als auch die Gesamturinproduktion und damit die Verdünnung der ausgeschiedenen Glukose eine Rolle spielen.

Eine Bestimmung des HbA1c-Wertes wurde ebenfalls von einzelnen Gruppen eingesetzt, obwohl in der Literatur wiederholt gezeigt wurde, dass dies für die Frühdiagnose des Diabetes nicht geeignet ist [9, 15, 48]. Von der Amerikanischen Diabetesgesellschaft wird der HbA1c-Wert für die Diagnostik des Diabetes auch bei Erwachsenen mit Typ-2-Diabetes nicht empfohlen, da die Untersuchung bisher leider schlecht standardisiert ist und kaum epidemiologische Untersuchungen über die diagnostische Wertigkeit im Vergleich zum OGT-Test vorliegen. Zusätzlich zu der verwendeten Labormethode ist die HbA1c-Bestimmung von der mittleren Erythrozytenüberlebensdauer abhängig, so dass bei CF-Patienten mit einer erhöhten Unsicherheit zu rechnen ist.

Zusätzlich zu den Empfehlungen zur Diagnostik wurde in den neuen Richtlinien von ADA und WHO auch die Klassifikation der Diabetesformen geändert, die Einteilung über die Therapie (Insulinpflichtiger und Nicht-Insulin-pflichtiger Diabetes) wurde zugunsten einer mehr ätiologisch fundierten Klassifikation geändert (s. Übersicht unten). Ein Diabetes mellitus bei cystischer Fibrose wird unter Typ 3, Sonderformen, Diabetes bei Erkrankungen des exokrinen Pankreas, eingruppiert. Eine weitere Neuerung besteht darin, dass die gestörte Glukosetoleranz nicht mehr als separate Diabeteskategorie aufgeführt ist sondern als Vorstadium für alle Diabetesformen.

■ Klassifikation der Diabetesformen. (Nach ADA, Diabetes Care 1997 und WHO 1998)

Typ 1: Diabetes durch Zerstörung von β-Zellen
- autoimmunologisch,
- idiopathisch.

Typ 2: Spektrum von vorwiegender Insulinresistenz bis vorwiegender Sekretionsdefekt

Typ 3: Andere spezifische Typen
- genetische Defekte der β-Zell-Funktion (z.B. MODY),
- genetische Defekte der Insulinwirkung (z.B. Insulinrezeptormutationen),
- Erkrankungen des exokrinen Pankreas,
  - verkalkende Pankreaserkrankung,
  - Pankreatitis,
  - Trauma/Pankreatomie,
  - Neoplasie,
  - cystische Fibrose,
  - Hämochromatose,
  - andere.
- Endokrinopathien,
- Diabetes durch Medikamente/Chemikalien,
- Infektionen,
- seltene immunologische Formen,
- andere genetische Syndrome.

Typ 4: Schwangerschaftsdiabetes

11.2 Pathophysiologie des Diabetes bei CF

Die einfachste Erklärung für das Auftreten eines Diabetes bei CF-Patienten besteht in der Vorstellung, dass die allmähliche Zerstörung des exokrinen Pankreas auch die endokrinen Inseln, z.B. über eine Störung der Blutversorgung, erfaßt. Ein analoger Prozess wird bei anderen chronischen Pankreaserkrankungen (chronische Pankreatitis, verkalkende Pankreatopathie der Tropen, Eisenabladung bei primärer Hämochromatose oder sekundärer Hämosiderose etc.) postuliert. Der Nachweis von Amyloidablagerungen in pankreatischen Inseln von CF-Patienten stützt diese Vorstellung [10]. Andere histologische Untersuchungen bei CF-Patienten beschreiben jedoch auch proliferative Prozesse und Bilder, die an Inseln von Nesidioblastosepatienten erinnern [8]. Die Vorstellung, dass eine autoimmunologische Zerstörung der β-Zellen bei cystischer Fibrose – analog zum kindlichen Typ-1-Diabetes – eine wesentliche Rolle spielen könnte, geht zum Teil auf den Nachweis von Autoantikörpern gegen β-Zellen zurück. Antikörper gegen eine weite Palette von Antigenen werden bei cystischer Fibrose jedoch sehr häufig gefunden, und die per Immunfluoreszenz nachgewiesenen Inselzellantikörper finden sich sowohl bei CF-Patienten mit als auch ohne Diabetes. Weitere Kardinalsymptome eines autoimmunologischen Typ-1-Diabetes, wie etwa die Assoziation mit bestimmten HLA-Antigenen (DR3, DR4, DQ) oder die Insulitis, also die Infiltration der Inseln mit Makrophagen und T-Lymphozyten, wurden bei cystischer Fibrose nie beschrieben. Zusammenfassend kann heute als gesichert gelten, dass der sekundäre Diabetes bei cystischer Fibrose keine autoimmunologisch verursachte Erkrankung darstellt. Einzelne Fallberichte eines Typ-1-Diabetes-ähnlichen Verlaufes mit Diabetesmanifestation in einer ketoazidotischen Stoffwechselentgleisung und sofortiger Insulinpflichtigkeit mögen das zufällige Zusammentreffen eines Typ-1-Diabetes und einer cystischen Fibrose beschreiben, was aufgrund der Häufigkeit beider Erkrankungen zu erwarten ist.

Wenn die Insulinsekretion von CF-Patienten mit unterschiedlichen Graden der Glukosetoleranz mit Kontrollpatienten verglichen wird, so zeigt sich zwar eine kinetische Störung der Insulinsekretion (im oralen Glukosetoleranztest wird das Maximum der Insulinsekretion verspätet erreicht, s. Abb. 11.2, im intravenösen Glukosetoleranztest ist die erste Phase der Insulinsekretion deutlich vermindert). Wird jedoch die Gesamtmenge des während eines oralen Glukosetoleranztests sezernierten Insulins betrachtet, so findet sich kein Unterschied zwischen CF-Patienten mit normaler, gestörter oder diabetischer Glukosetoleranz (Abb. 11.3). Eine einfache Verminderung der pankreatischen β-Zell-Masse allein genügt damit nicht, um das Auftreten des Diabetes bei Cystischer Fibrose zu erklären. Von Patienten mit Typ-1-Diabetes ist bekannt, dass eine diabetische Stoffwechsellage erst dann auftritt, wenn 80–90% der Inselzellen

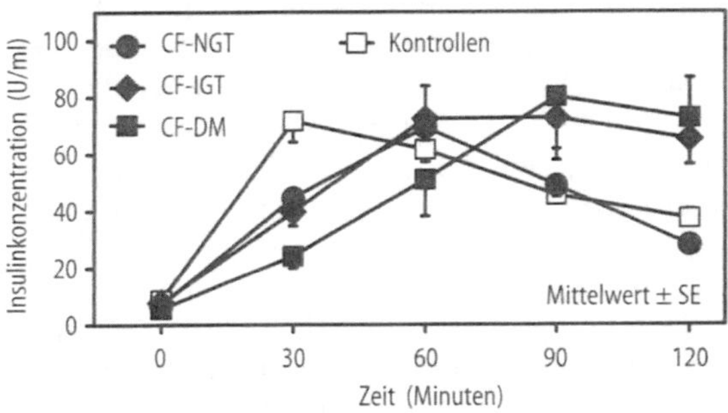

Abb. 11.2. Kinetik der Insulinsekretion während eines oralen Glukosetoleranztestes bei CF-Patienten mit verschiedenen Graden der Kohlenhydratverwertungsstörung

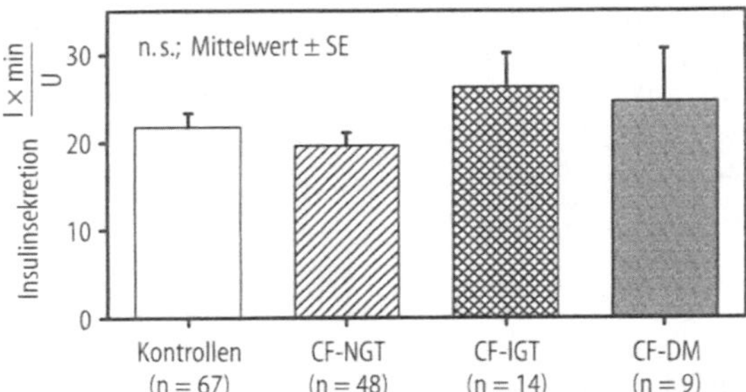

Abb. 11.3. Integral der Insulinsekretion während eines oralen Glukosetoleranztestes bei CF-Patienten mit verschiedenen Graden der Kohlenhydratverwertungsstörung

zerstört sind. Dies wird sicher nur in fortgeschrittenen Stadien des CF-assoziierten Diabetes erreicht. Zu der gestörten Regulationskinetik der Insulinsekretion könnte möglicherweise auch ein relativer Hypersomatostatinismus beitragen. In pankreatischen Inseln wird nicht nur Insulin (β-Zellen), sondern auch Glukagon (α-Zellen) und Somatostatin (δ-Zellen) synthetisiert. Immunhistochemische Untersuchungen haben nun gezeigt, dass in Inseln von CF-Patienten relativ mehr Somatostatin produzierende als Insulin oder Glukagon produzierende Zellen gefunden werden [1]. Die erhöhte lokale Somatostatinkonzentration könnte so die Insulinproduktion hemmen.

Weitere pathophysiologische Faktoren, die mit dem CF-Diabetes in Verbindung gebracht wurden, sind im Folgenden aufgelistet.

■ **Pathophysiologische Faktoren, die im Zusammenhang mit dem Auftreten von Diabetes mellitus bei CF beschrieben wurden**

- Pankreatische Insulinsekretion: Verminderte β-Zell-Masse, gestörte Kinetik der Insulinsekretion,
- erhöhte Somatostatinkonzentration, Imbalance der Inselzellen,
- periphere Insulinresistenz,
- gesteigerte hepatische Glukoseproduktion,
- gesteigerte Insulinclearance, damit verkürzte Wirkdauer.

Eine Verminderung der Insulinsensitivität wurde von verschiedenen Arbeitsgruppen mit der statischen hyperinsulinämischen Clamptechnik [5] oder mit der dynamischen Minimal-Model-Analyse nachgewiesen [25]. Allerdings finden sich in der Literatur recht widersprüchliche Ergebnisse zu dieser Frage, von manchen Autoren wurde keine Änderung der Insulinsensitivität bei CF-Patienten im Vergleich zu einem Kontrollkollektiv gefunden. Diese Widersprüche liegen sicher an der Zusammensetzung der untersuchten CF-Patienten, da nur bei CF-Patienten mit Diabetes mellitus eine Insulinresistenz vorhanden ist (Abb. 11.4). Pathogenetisch könnte die Insulinresistenz durch Zytokine im Rahmen der chronischen Inflammation, durch hormonelle Faktoren (Kortisol, gegenregulatorische Hormone) oder im Rahmen einer veränderten Körperzusammensetzung erklärt werden. Nach neueren Vorstellungen wird die hepatische Glukoseproduktion im Nüchternzustand insbesondere von freien Fettsäuren reguliert. So könnte sich der Befund erklären, dass die hepatische Glukoseproduktion bei CF-Patienten erhöht ist, was zur Störung der Kohlenhydrattoleranz beiträgt [39,41].

Eine gesteigerte renale Ausscheidung von Aminoglykosid-Antibiotika ist ein bekanntes Phänomen bei CF-Patienten. Im Zusammenhang mit der Blutzuckerregulation könnte die Beobachtung mehrerer Arbeitsgruppen eine Rolle spielen, dass bei CF die MCR für Insulin erhöht, und somit die Halbwertszeit des Hormons reduziert sei [2].

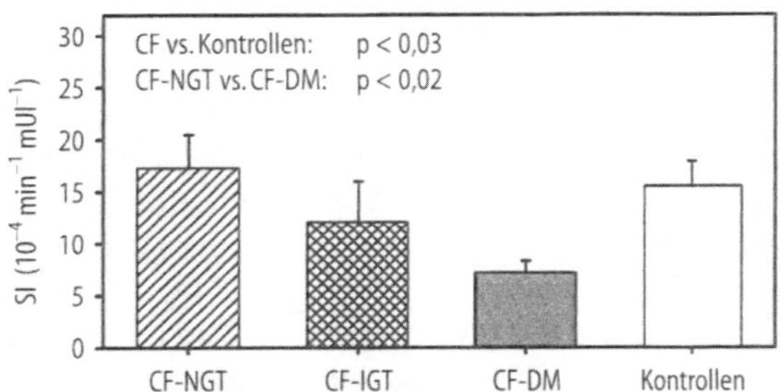

Abb. 11.4. Insulinsensitivitätsindex gemessen mit der Minimal-Model-Technik bei CF-Patienten mit unterschiedlichen Graden der Glukosetoleranzstörung und bei gesunden Kontrollen

11.3 Symptomatik eines Diabetes mellitus bei Erstdiagnose

Aufgrund der unterschiedlichen Pathogenese des Diabetes mellitus bei CF ist auch von einer unterschiedlichen Klinik bei Erstmanifestation eines Diabetes auszugehen. Erste Symptome eines Diabetes, wie zunehmende Müdigkeit, Appetitverschlechterung und Gewichtsabnahme, werden oft übersehen, da sie schleichend und uncharakteristisch sind und eher mit einer vorübergehenden pulmonalen Verschlechterung in Zusammenhang gebracht werden. Polyurie und Polydipsie werden bei einem Teil der Patienten beobachtet, eine Ketoazidose hingegen sehr selten.

Die Diagnose Diabetes ist weiter oft erschwert durch den variablen Verlauf des Glukosestoffwechsels, der von vielen Faktoren, wie akuten Erkrankungen, Ernährungszustand oder einer gleichzeitigen Steroidtherapie beeinflusst wird. CF-Patienten können einen transienten Diabetes mellitus unter Steroidtherapie, während der Gravidität oder im Rahmen von akuten pulmonalen Exazerbationen haben, der nur vorübergehend eine therapeutische Intervention notwendig macht.

Da die Symptome eines CFRDM (cystic fibrosis related diabetes mellitus) uncharakteristisch und schleichend sind, ist die Diagnose eines Diabetes bei CF-Patienten schwierig und erfolgt oft verspätet. Die Frage nach der klinischen Symptomatik bei Diagnosestellung wurde jüngst in einer retrospektiven multizentrischen Studie untersucht [46]. In dieser Studie wurden Diabetes-typische Symptome bei Erstdiagnose eines Diabetes mittels eines Fragebogens erhoben. Des Weiteren wurde der Verlauf der Gewichtsentwicklung von einem willkürlich gewählten Zeitpunkt 6 Monate vor Diagnose des Diabetes bis zur Diagnose miterfasst. Diese Daten sollten Aufschluss geben über das Ausmaß des Gewichtsverlusts bis zum Zeitpunkt der Diagnose, um die Schwere eines Gewichtsverlusts abschätzen zu können. Insgesamt kamen die Fragebögen von 46 CF-Patienten, die in sechs mitteleuropäischen CF-Zentren betreut wurden, zur Auswertung. 24 von diesen 46 Patienten (52,2%) hatten zum Zeitpunkt der Diabetes-Diagnose eine positive Anamnese für Polyurie und Polydipsie, bei 22 (47,8%) bestanden anamnestisch keine Hinweise auf diese Symptome. Bei diesen Patienten wurde die Diagnose eines Diabetes zufällig aufgrund von Routine-Laboruntersuchungen gestellt. 29 von 42 Patienten (69,0%) hatten bis Diagnose des Diabetes mellitus eine deutliche Gewichtsabnahme innerhalb der vergangenen 6 Monate erfahren. Davon hatten 11 Patienten bis zu 5% Gewichtsabnahme, 7 Patienten hatten zwischen 5 und 10% des Körpergewichts abgenommen, 6 Patienten zwischen 10 und 15%, 5 Patientinnen hatten bei Diagnosestellung des Diabetes mellitus mehr als 15% des Körpergewichts abgenommen. Da Gewichtsabnahme eine häufige Begleiterscheinung bei pulmonaler Exazerbation darstellt, wurde dieses Symptom nicht als Diabetes-typisch gewertet.

Bei 7 Patienten ging der Diagnosestellung eines Diabetes mellitus eine systemische, bzw. inhalative Behandlung mit Steroiden voraus. In einem Zentrum wurde bei 20 CF-Patienten mit Diabetes ICA gemessen, die bei allen Patienten negativ waren. Das gleichzeitige Auftreten einer Ketoazidose wurde bei keinem Patienten diagnostiziert.

Zusammenfassend lässt sich somit feststellen, dass lediglich 52,2% der CF-Patienten zum Zeitpunkt der Diabetes-Diagnose Diabetes-typische klinische Symptome, wie z. B. Polyurie und Polydipsie, hatten. Die andere Hälfte der Patienten zeigte einen eher asymptomatischen Diabetes-Beginn. Dies rechtfertigt die gezielte Suche nach einer diabetischen Stoffwechsellage bei CF.

11.4 Häufigkeit des Diabetes mellitus bei CF

Während bereits bei Geburt 80% der Neugeborenen eine exokrine Pankreasinsuffizienz haben, und im Verlauf des ersten Lebensjahres weitere 10% der CF-Säuglinge eine exokrine Pankreasinsuffizienz entwickeln, ist die endokrine Leistung des Pankreas in den ersten Jahren klinisch nicht auffällig gestört [7]. Die Langerhans-Pankreasinseln sind primär nicht direkt von den pathologischen Veränderungen bei CF betroffen. Mit zunehmendem Alter der Patienten wird auch eine endokrine Störung des Pankreas bei CF beobachtet. Diabetes mellitus ist die häufigste Komorbidität bei CF, wie aus der Nordamerikanischen Patienten-Datenbank hervorgeht, die über 20000 CF-Patienten in einem Zeitraum von über 30 Jahren erfasst hat [40].

Die in der Literatur angegebene Prävalenz eines Diabetes mellitus bei CF schwankt zwischen verschiedenen CF-Populationen. In nordamerikanischen CF-Zentren werden Prävalenzen zwischen 2,5% und 7,6% angegeben [18, 43]. Die höchste Prävalenz eines sekundären Diabetes mellitus bei CF wird mit 14,7% aus dem CF-Zentrum in Kopenhagen berichtet [36]. In einer multizentrischen Studie aus Mitteleuropa, in der 1348 CF-Patienten erfasst wurden, wurde eine Diabetes-Prävalenz von 4,9% gefunden [45]. Die Häufigkeit eines Diabetes bei CF ist streng korreliert mit dem Alter der Patienten. Die Prävalenz von Diabetes mellitus bei Patienten unter 10 Jahren ist 1%, bei Patienten älter als 20 Jahre ist die

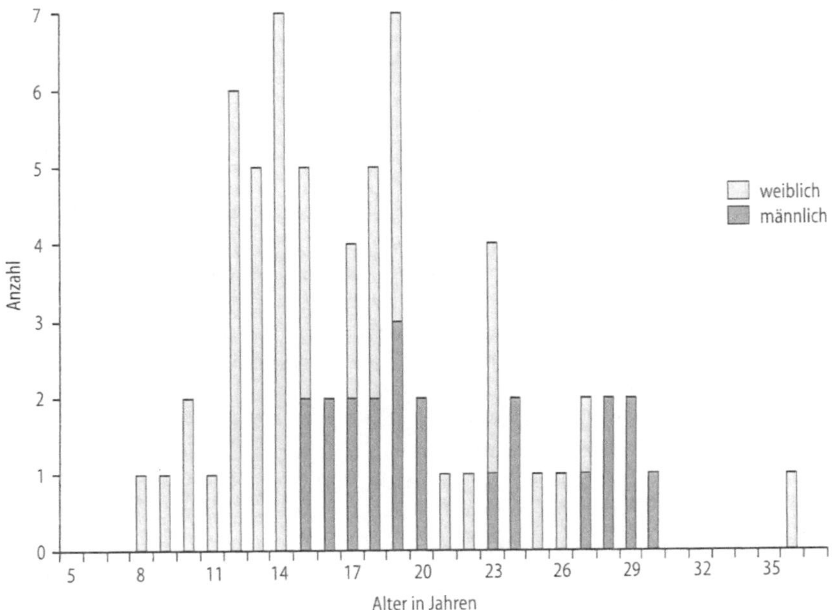

Abb. 11.5. Alter zum Zeitpunkt der Diabetes-mellitus-Manifestation bei 66 CF-Patienten. Mädchen hatten in dieser Studie einen um etwa 5 Jahre früheren Diabetes-Beginn

Diabetes Prävalenz 13,1% [45]. Eine dänische Studie fand bei 50% der Patienten älter als 30 Jahre einen Diabetes mellitus [36]. Verschiedene Faktoren beeinflussen somit die beobachtete Häufigkeit eines Diabetes in der jeweiligen CF-Population. Neben dem Alter der Patienten wurde von verschiedenen Arbeitsgruppen berichtet, dass auch der Genotyp für das Auftreten eines Diabetes von Bedeutung ist. So konnte in der mitteleuropäischen Studie nachgewiesen werden, dass Patienten, welche homozygot für die Mutation ΔF508 waren, signifikant häufiger einen Diabetes mellitus entwickelt hatten [45]. Ähnliche Ergebnisse konnte eine italienische Arbeitsgruppe jüngst publizieren. In deren prospektiv angelegter Studie wurde gezeigt, dass ΔF508-Homozygote ein höheres Risiko hatten einen Diabetes mellitus zu entwickeln. Wohingegen Patienten, die die Mutation N1303 auf einem der Chromosomen trugen, deutlich seltener einen Diabetes entwickelt hatten. Die Autoren leiteten daraus eine protektive Rolle für die Mutation N1303 bezüglich der Diabetes Manifestation ab [13]. Da sich Diabetes mellitus nahezu immer auf dem Boden einer exokrinen Pankreas-Insuffizienz entwickelt, sind Mutationen, die zu einem Pankreassuffizienten Phänotyp führen, nicht mit dem Auftreten eines Diabetes kombiniert. Es gibt geschlechtsspezifische Unterschiede bezüglich einer Diabetes-Manifestation bei CF. So konnte in der mitteleuropäischen Studie gezeigt werden, dass Mädchen im Durchschnitt eine um 5 Jahre frühere Diabetes-Manifestation zeigten als deren männliche Altersgenossen [45] (Abb. 11.5). Ein Grund hierfür könnte in der bei Jungen physiologischerweise später auftretenden Pubertät liegen. Die genauen Ursachen sind allerdings noch ungeklärt. Betrachtet man die Prävalenz über alle Altersstufen hinweg, so kommt Diabetes mellitus beim weiblichen Geschlecht nicht häufiger vor als beim männlichen Geschlecht [37].

11.5 Diabetes-mellitus-Screening bei CF

Da die Symptome eines CFRDM uncharakteristisch und schleichend sind, ist die Diagnose eines Diabetes bei CF-Patienten schwierig und erfolgt oft verspätet. Aus diesem Grund ist eine regelmäßige Überprüfung des Glukosestoffwechsels unbedingt notwendig. Dafür stehen verschiedene Methoden des Screenings zur Verfügung, die in den einzelnen CF-Zentren ganz unterschiedlich eingesetzt werden – denn derzeit gibt es keinen Konsens, welche Methode die beste ist und daher generell zu empfehlen sei. In den USA wurde 1998 ein Consensus Statement der Nordamerikanischen Cystic Fibrosis Foundation erarbeitet, in dem empfohlen wird, bei allen CF-Patienten nach dem Vorliegen eines Diabetes zu suchen mittels Harnuntersuchungen auf Glukosurie 2–3-mal pro Jahr sowie Kontrollen des Nüchternblutzuckerwertes (BZ) und der Blutzuckerwerte 2 h postprandial alle 2–4 Jahre während des späten Kindesalters, häufiger während und nach der Pubertät. Die routinemäßige Durchführung eines Glukosetoleranztests als Screening auf CFRDM wird abgelehnt, da einerseits eine abnorme Glukosetoleranz bei fehlender Erhöhung des Nüchtern-BZ keine klinische Relevanz habe, andererseits ein OGT nur bei optimalem Ernährungszustand und Fehlen von begleitenden Erkrankungen durchgeführt werden sollte und diese Forderung bei CF-Patienten selten zu erfüllen ist. Dennoch wird die Durchführung eines OGT bei jenen Patienten empfohlen, die Symptome haben, die für das Vorliegen eines Diabetes sprechen, jedoch normale Nüchtern-BZ-Werte aufweisen. Dieser Empfehlung der CFF stehen die Erfahrungen der dänischen Arbeitsgruppe entgegen, die berichten, dass nur 16% ihrer diabetischen CF-Patienten erhöhte Nüchternblutzuckerwerte hatten. Bei Befolgen der nordamerikanischen Empfehlungen würden somit 84% aller dänischen CFRDM-Patienten nicht als solche identifiziert werden. Aufgrund dieser Erfahrungen wird in Kopenhagen bei allen CF-Patienten ab einem Alter von 10 Jahren regelmäßig einmal pro Jahr ein oraler Glukose-Toleranztest (OGT) durchgeführt. Andere große Zentren in England finden regelmäßige OGT zu personalaufwendig und zu belastend für Patienten und führen regelmäßig HbA1c-Messungen und Harnuntersuchungen durch [17]. HbA1c-Messungen sind allerdings bei CF-Patienten nicht als Screening-Test brauchbar, sondern sind nur zur Kontrolle der BZ-Einstellung unter Therapie gut geeignet.

Wir empfehlen – basierend auf eigenen Erfahrungen – die regelmäßige Durchführung von Harnuntersuchungen und jenseits des 10. Lebensjahres einen oralen Glukosetoleranztest jährlich.

11.6 Akute und langfristige Auswirkungen des Diabetes bei CF

In der Vergangenheit wurde angenommen, dass Diabetes bei CF in der Regel einen milden Verlauf habe und das Auftreten von Spätkomplikationen eher unwahrscheinlich sei. Seit den späten Achtzigerjahren werden jedoch wiederholt diabetische CF-Patienten mit Spätkomplikationen in der Literatur angeführt. Meist sind es erwachsene Patienten mit einer Diabetesdauer von mehr als 10 Jahren mit schlechter BZ-Kontrolle und schlechter Compliance. Da CFRDM meist in der 2. bzw. 3. Dekade diagnostiziert wird und Spätkomplikationen häufig erst nach 10–20 Jahren Diabetesdauer auftreten, ist die frühere Annahme darauf zurückzuführen, dass in der Vergangenheit CF-Patienten nicht lange genug überlebten um Spätkomplikationen zu entwickeln; diese ursprüngliche Erkenntnis musste aber nach Einsatz verbesserter Behandlungsmöglichkeiten, die mit einer verlängerten Lebenserwartung einhergingen, revidiert werden.

Bei allen Patienten mit Diabetes sind Dauer der Erkrankung und Höhe der Blutzuckerwerte wichtige Determinanten für das Entstehen von mikrovaskulären Spätkomplikationen. Retinopathien treten selten vor 5 Jahren Erkrankungsdauer auf, nehmen danach aber ständig zu und betreffen über 90% aller Patienten mit einer Diabetesdauer von mehr als 20 Jahren. Diabetische Nephropathien sind bei 20–40% von Patienten mit Typ-1-Diabetes nachweisbar. Bei Patienten mit Typ-2-Diabetes variiert die Häufigkeit einer Nephropathie zwischen 3–16% und tritt auch bereits nach einer kürzeren Diabetesdauer auf. Der Grund hierfür liegt darin, dass diese Patienten über viele Jahre bereits diabetisch waren, bevor die Diagnose gestellt wurde. Die Inzidenz von Neuropathien bei Patienten mit Typ-1- und Typ-2-Diabetes wird in der Literatur mit 10–100% angeführt, wobei die Häufigkeit mit der Erkrankungsdauer zunimmt.

CF-Diabetiker sind nach neuesten Literaturberichten nicht weniger gefährdet für mikrovaskuläre Spätkomplikationen. Untersuchungen aus Dänemark und den USA führen bei 10% bzw. 21% der CFRDM-Patienten Spätkomplikationen im Sinn einer Retino-, Nephro-, oder Neuropathie an [36, 50]. Es ist allerdings schwierig, pathologische Befunde eindeutig als diabetische mikrovaskuläre Spätschäden zu identifizieren, da andere Aspekte der CF bzw. die häufig notwendige Verabreichung bestimmter Medikamente den Beginn mikrovaskulärer Komplikationen verschleiern oder begünstigen können. So sind bei CF-Patienten auch ohne Diabetes Neuropathien in Zusammenhang mit Vitamin-E-Mangel, Nephropathien durch hoch dosierte und wiederholte Aminoglykosidbehandlungen [50] oder abnorme ophtalmologische Befunde bei schwerer Lungenerkrankung und Hypoxie beschrieben. Es ist daher unbedingt notwendig, CFRDM-Patienten regelmäßig im Hinblick auf mögliche diabetische Spätschäden zu untersuchen (s. Tabelle 11.2).

Neben der regelmäßigen Untersuchungen bezüglich Spätkomplikationen muss auch bei CF-Patienten eine sorgfältige Blutzuckerkontrolle und Therapieeinstellung gefordert werden, da eine gute BZ-Kontrolle die mikrovaskulären Komplikationen verhindern kann. Unglücklicherweise ist eine Reduktion

Tabelle 11.2. Screening auf diabetische Spätschäden

Blutdruck	Vierteljährlich
Genaue Untersuchung von Beinen und Füßen auf Hinweise peripherer Neuropathie	Vierteljährlich
HbA1c: Zielvorgabe für HbA1c in Analogie zu Patienten mit Typ-1- oder Typ-2-Diabetes	Vierteljährlich
Harnuntersuchung auf Mikroalbuminurie	Jährlich
Augenhintergrund, eventuell Fluoreszenzangiographie	Jährlich

der Spätkomplikationen und eine Lockerung des aufwendigen und doch belastenden Diabetes Managements nicht gleichzeitig möglich [4].

Während mikrovaskuläre Komplikationen bei CF-Diabetikern beschrieben sind, gibt es jedoch zum gegenwärtigen Zeitpunkt noch keine Hinweise auf makrovaskuläre Komplikationen [41]. Als mögliche Ursache wird einerseits diskutiert, dass die bei CF aufgrund der exokrinen Pankreasinsuffizienz bestehende Fettmalabsorption die Wahrscheinlichkeit einer gleichzeitigen Erhöhung der Serumlipidwerte verhindert und dadurch CFRDM-Patienten vor cardiovaskulären Spätschaden schützt oder andererseits Patienten nicht lange genug überleben um cardiovaskuläre Komplikationen zu erleben.

Bedeutung als prognostischer Faktor

CFRDM ist eine häufige Komplikation bei CF-Patienten. In Dänemark sind 50% der CF-Patienten über 30 Jahre Diabetiker. Daten aus den USA geben eine Diabetes-Prävalenz von 9% bei 5- bis 9-jährigen, von 26–35% bei 10- bis 30-jährigen und von 43% bei über 30-jährigen CF-Patienten an [40]. Zum gegenwärtigen Zeitpunkt fehlen allerdings ausreichende Daten von Langzeit-Untersuchungen, um eine verlässliche Aussage über die Auswirkungen eines Diabetes mellitus treffen zu können und darüber, ob das zusätzliche Auftreten eines Diabetes für CF-Patienten mit einem schlechteren klinischen Verlauf assoziiert ist oder nicht.

Ergebnisse verschiedener Untersuchungen sind widersprüchlich. Einige klinische Studien haben gezeigt, dass Diabetes bei CF mit einer erhöhten Infektionsrate und niedrigeren klinischen Scores einhergehen. Weiter wurde beobachtet, dass CFRDM-Patientinnen, deren DM bereits vor Beginn der Schwangerschaft aufgetreten ist, ein erhöhtes Risiko einer klinischen Verschlechterung in den auf die Schwangerschaft folgenden Jahren haben.

Theoretisch könnte die Hyperglykämie durch Bildung eines besonders dehydrierten und viskösen Schleims und durch negative Beeinflussung des Ernährungszustandes bzw. des Immunsystems eine Verschlechterung der Lungenfunktion hervorrufen. Tatsächlich werden in der Literatur auch bei Diabetes-Patienten, die nicht an CF erkrankt sind, chronische Lungenfunktionseinschränkungen, wie eine Verminderung des FEV_1 und FVC, bzw. der Diffusionskapazität beschrieben, die von der Erkrankungsdauer und dem Auftreten mikrovaskulärer Komplikationen abhängig zu sein scheinen [32, 47], wobei derzeit noch nicht geklärt ist, ob diese Lungenfunktionsveränderungen auf genetische, metabolische oder mikrovaskuläre Komplikationen zurückzuführen sind. Andere Autoren hingegen konnten keine Lungenfunktionsveränderungen finden [49].

Auch bei CF-Patienten wird über eine signifikante inverse Assoziation zwischen Glukosetoleranz und FEV1 berichtet [40]. In einer retrospektiven Patientenerhebung in Minnesota hatten diabetische CF-Patienten deutlich geringere Überlebensraten als nicht diabetische Patienten, wobei die klinische Verschlechterung in diesen Patienten bereits zwei Jahre vor Manifestwerden des Diabetes auftrat [18]. Die neuesten Daten des nordamerikanischen CF-Patienten-Registers aus dem Jahr 1997 [40] zeigen ebenfalls, dass die zusätzliche Diagnose eines Diabetes mit signifikanter Morbidität und Mortalität assoziiert ist. CF-Patienten mit Diabetes haben einen schlechteren Ernährungszustand sowie schlechtere Lungenfunktionswerte und eine sechsfach erhöhte Mortalitätsrate im Vergleich zu CF-Patienten ohne Diabetes mellitus [40]. Eine neuere Studie aus Mitteleuropa [46] zeigt ebenfalls eine signifikant höhere Mortalität für CF-Diabetiker an im Gegensatz zu Patienten ohne Diabetes.

Frühere Untersuchungen hingegen konnten keine nachteiligen Auswirkungen auf das Überleben finden [16, 42, 44] und auch die Untersuchungen aus Dänemark zeigen, dass nach Diagnose des Diabetes unter einer optimalen Therapie und Einstellung der weitere klinische Verlauf und das Überleben sich nicht unterscheiden zwischen diabetischen und nicht diabetischen CF-Patienten [38].

Es ist nicht leicht, zwischen CF-assoziierter und CF-unabhängiger nur Diabetes-assoziierter Morbidität zu unterscheiden. Der klinische Zustand verschlechtert sich bei allen CF-Patienten über die Jahre mit oder ohne Diabetes. Einige Untersuchungen deuten darauf hin, dass diese Progredienz der Erkrankung im prediabetischen Zustand beschleunigt und verstärkt wird. Aus Dänemark wird berichtet, dass es bereits 1–4 Jahre vor Diagnose des Diabetes mellitus zu einer schleichenden Abnahme des „body mass index“ (BMI), des Gewichts und der Lungenfunktion im Vergleich zu nichtdiabetischen CF-Patienten kommt [36, 37].

Zum gegenwärtigen Zeitpunkt ist allerdings noch nicht geklärt, ob eine klinische Verschlechterung im Rahmen der cystischen Fibrose zur Entwicklung von Diabetes prädisponiert oder ob eine prediabetische Stoffwechsellage zu einer klinischer Verschlechterung führt. Die Untersuchungen der dänischen Arbeitsgruppe deuten darauf hin, dass eher der prediabetische Zustand mit Insulin-Mangel zu klinischer Verschlechterung führt [36]; denn nach zwei Jahren Insulintherapie waren die prozentualen Abweichungen vom Normalgewicht und BMI und von der Lungenfunktion vergleichbar mit den Abweichungen nicht diabetischer CF-Patienten und in der derselben Größenordnung wie 6 Jahre vor der Diabetes-Diagnose; auch hinsichtlich des Überlebens fanden sich zwischen diabetischen und nicht diabetischen CF-Patienten keine wesentlichen Unterschiede.

Es ist weiter nicht geklärt, ob CF-Patienten mit einer gestörten Glukosetoleranz ein höheres Risiko haben, Diabetes zu entwickeln, als Patienten mit normaler Glukosetoleranz, und ob für solche prediabetische Patienten eine frühzeitig eingesetzte Therapie positive Auswirkungen auf Gewichtsverlauf und Lungenfunktion haben könnte. Der Glukosestoffwechsel ist von vielen zusätzlichen CF-spezifischen Faktoren wie Malnutrition, chronische Infektionen, erhöhte Atemarbeit und Leberfunktionsstörungen beeinflusst. Ein Insulin-Mangel wird meist nur mit Hyperglykämien in Zusammenhang gebracht. Insulin hat jedoch als anaboles Hormon weitere wichtige Funktionen bei der Proteinsynthese, Hemmung des Proteinabbaus und des Fettstoffwechsels und damit Auswirkung auf den Ernährungszustand, das Längenwachstum und auf die Pubertätsentwicklung. Neueste Untersuchungen deuten daraufhin, dass ein Insulinmangel selbst bei noch normalen BZ-Werten einen negativen Einfluss auf den Proteinabbau haben dürfte [21]. Möglicherweise übersieht man schwerwiegende metabolische Auswirkungen eines Insulinmangels, wenn die Behandlung nur bei manifester Störung des Glukosestoffwechsels begonnen wird. Ein weiteres Problem liegt darin, dass zur Zeit eine generell einheitliche Definition über Glukoseintoleranz bei CF fehlt.

In Zukunft sind daher weitere Untersuchungen dringend nötig, um die Ursachen und Auswirkungen eines Insulinmangels auf Glukose-, Eiweiß- und Fettstoffwechsel bei CF-Patienten besser zu verstehen und um herauszufinden, ob und zu welchem Zeitpunkt eine prophylaktische aggressive Therapie anzustreben ist.

Eine 1998 veröffentlichte Umfrage, wie in den nordamerikanischen CF-Zentren nach Diabetes mellitus gescreent und wie er behandelt wird, zeigte große Unterschiede auf. Das ist auf die vielen derzeit noch offenen und unbeantworteten Fragen zurückzuführen [4].

11.7 Therapie des Diabetes mellitus bei CF

Zusammensetzung des behandelnden Teams

Das behandelnde Team sollte sich aus dem betreuendenden Arzt (Pneumologe, Gastroenterologe), einem Endokrinologen/Diabetologen, welcher auf dem Gebiet des Diabetes mellitus geschult sein sollte, einem Diätassistenten, der sowohl mit Diabetes-, als auch mit CF-Ernährungsfragen vertraut sein sollte, zusammensetzen.

■ Ziele der Diabetes-Therapie

- Optimales Längensollgewicht, sowie Wachstum und Entwicklung der Kinder in Pubertät und Adoleszenz sicherzustellen.
- Vermeidung erhöhter Blutzuckerwerte, um akute und chronische Diabeteskomplikationen zu reduzieren und negative Auswirkungen des Diabetes auf den Verlauf der Cystischen Fibrose zu minimieren.
- Schwere Hypoglykämien vermeiden.
- Aktive Unterstützung bei der psychischen und emotionalen Anpassung an ein Leben mit Diabetes.
- Möglichst flexible Lebensgestaltung trotz der vorgegebenen Diabetes- und CF-Therapie.

Glukose-Monitoring

Alle Patienten mit Diabetes sollten mit einem Blutzuckermessgerät ausgestattet sein, um zu Hause Blutzuckerkontrollen durchführen zu können. Für Patienten unter Insulin-Therapie sollte 3- bis 4-mal/Tag der Blutzucker kontrolliert werden. Eine nächtliche Messung, zwischen 1 Uhr und 3 Uhr, sollte 1-mal/Monat durchgeführt werden. Der Patient sollte so unterrichtet sein, dass er die Wirkung von Insulin, Ernährung und körperlicher Aktivität auf den Blutzuckerspiegel verstehen kann. Die angestrebten Blutzuckerspiegel sollten in Analogie zu Typ-1-Diabetes sein: 80–120 mg/dl vor den Mahlzeiten und 100–140 mg/dl vor dem Schlafengehen. Die Messung des Blutzuckerspiegels zwei Stunden nach den Mahlzeiten ist hilfreich und die Werte sollten unter 200 m/dl sein. Diese Richtlinien müssen entsprechend angepasst werden bei Patienten unter 7 Jahren und bei Patienten mit Z.n. schweren Hypoglykämien. Unerklärlich hohe BZ-Werte können Hinweis sein auf eine Infektion und sollten zu einer pulmonologischen Abklärung führen. Für Patienten, die eine parenterale Ernährung erhalten, kann Insulin gleichzeitig über einen Perfusor gegeben werden.

Insulin vs. orale Antidiabetika

Da Patienten mit CFRDM einen relativen Insulinmangel aufweisen, geben die meisten CF-Zentren, vor allem im internationalen Bereich, Insulin. Die meisten Patienten benötigen Insulingaben zu den Mahlzeiten und nur geringe Insulin-Dosen während der Nacht. CF-Patienten trinken hochkalorische Lösungen vor dem Schlafengehen, oder führen sich hochkalorische Lösungen während der Nacht zu, dies muss in dem Insulin-Plan berücksichtigt werden. Viele verschiedene physiologische Insulin-Regime sind möglich. Es sollte dasjenige ausgewählt werden, welches am besten dem jeweiligen Lebensstil des Patienten entspricht. Für Patienten, die einen relativ festgelegten Tagesablauf haben, sollte eine relativ festgelegte Insulin-Gaben erfolge (NPH-Altinsulin). Für Patienten, die mehr Flexibilität benötigen, sollte ein intensiviertes Schema mit mehreren Insulin-Injektionen pro Tag gewählt werden.

Wenig publizierte Information ist verfügbar über den Einsatz oraler Antidiabetika. In der Literatur gibt es hierzu nur einige wenige Abstrakts [6,12,24]. In einigen mitteleuropäischen CF-Zentren wird seit Jahren erfolgreich bei Erstmanifestation Sulfonylharnstoff eingesetzt. Aus diesen Zentren wurde berichtet, dass mit SU-Therapie doch über einige Jahre erfolgreich der Diabetes behandelt werden kann. Für eine generelle Empfehlung von SU für die Diabetes Therapie bei CF sind groß angelegte Studien notwendig.

Sport bei Diabetes-mellitus-Patienten

CFRD kann nicht durch körperliche Aktivität und Diät allein kontrolliert werden. Körperliche Aktivität ist ein essentieller Bestandteil in der Behandlung der CF, deshalb sollte Sport auch ein wesentlicher Bestandteil in der Behandlung des Diabetikers mit CF sein. Körperliche Aktivität erhöht die periphere Insulin-Sensitivität und hat einen wesentlichen Einfluss auf das psychische Wohlbefinden der Patienten. Der Diabetes-Patient muss allerdings über den Einfluss der körperlichen Aktivität auf die Blutzuckerspiegel unterrichtet sein, um Hypoglykämien zu vermeiden.

Die Behandlung akuter Komplikationen

Ketoazidose ist eine sehr seltene Komplikation bei CFRDM. Ein Grund hierfür könnte sein, dass ebenfalls eine Glukagon-Defizienz besteht, oder es ist bei CFRDM kein absolutes Fehlen von Insulin vorhanden, weshalb ein geringer Spiegel von Insulin ausreichen könnte, um eine Ketonbildung zu verhindern. Trotzdem sollten Keton-Körper im Urin bei Diagnosestellung eines CFRDM bestimmt werden. Ebenso sollte während jedes stationären Aufenthalts einmal Ketonkörper im Urin betsimmt werden. Bei positivem Nachweis von Ketonkörper sollten Insellzell-AK und Glutaminsäure-Decarboxylase-Antikörper bestimmt werden, um eine Typ-1-Diabetes-mellitus-Manifestation auszuschließen. Hypoglykämie ist eine häufige akute Komplikation einer intensiven Insulin-Therapie. Die Patienten und deren Familienmitglieder müssen über die Symptome einer Hypoglykämie und deren Behandlung unterrichtet sein. Patienten mit CF sind nicht in der Lage eine entsprechende Menge an Glukagon auszuschütten, um einer Hypoglykämie entgegenzusteuern. Aber es konnte gezeigt werden, dass dieser Glucagon-Mangel durch eine überschießende Katecholamin-Ausschüttung kompensiert wird. Ein besonderes Problem stellen Patienten dar, die eine Hypoglykämie nicht durch entsprechende Sypmptome wahrnehmen. Bei diesen Patienten kann die kompensatorische Katecholamin-Ausschüttung aufgrund häufiger Hypoglykämie-Episoden oder einer Neuropathie des autonomen Nervensystems verloren gegangen sein.

Bei Frauen stellt die vaginale Pilzbesiedlung ein sehr häufiges Problem dar. Danach sollte gezielt gefragt werden.

Diätetische Therapie des Diabetes bei CFRDM

Die hier empfohlene diätetische Therapie des Diabetes bei CF orientiert sich an den Empfehlungen der „CF Nutrition Consensus Conference Guidelines" der Nordamerikanischen CF-Organisation.

■ Die Ziele der diätetischen Therapie bei CFRDM

- Ausreichende Kalorienzufuhr, häufig muss eine Überschuss-Supplementierung vorgenommen werden, um eine normale Gewichtszunahme, Wachstum und Entwicklung der Kinder und Jugendlichen, sowie ein normales Gewicht bei Erwachsenen zu garantieren.
- Aufrechterhaltung normaler bis fast normaler Blutzuckerwerte, um Patienten vor akuten oder chronischen Komplikationen des Diabetes zu bewahren.
- Der diätetische Plan muss Strategien für die ausgeglichene sportliche Betätigung und Phasen von Krankheit beinhalten. Ebenso müssen Strategien für die Vermeidung bzw. Behandlung von Hypoglykämien enthalten sein.
- Flexibilität in den Essenszeiten und Essensmengen ist notwendig, um den individuellen Tagesablauf zu ermöglichen.
- Der diätetische Plan muss auch auf die psychologischen und kulturellen Besonderheiten des jeweiligen CF-Patienten eingehen. Der Dätplan muss aber auch einen Spielraum für eigene Entscheidungen des Patienten beinhalten.

Bezüglich der jeweiligen Zusammensetzung der Diät werden keine spezifischen Mengenangaben von Kohlenhydraten vorgegeben. So sollte die Menge an Kohlenhydraten in einem individuellen Ernährungsplan variabel sein. Die durchschnittliche KH-Zufuhr in Mitteleuropa beträgt etwa 45%. Schwerpunkt in der Diabetes-Diät ist die Gesamtmenge an KH, die man isst und nicht so sehr die Quelle der Kohlenhydrate.

Dieses Konzept der freien KH-Zufuhr, welches durch eine Vielzahl von Studien abgesichert ist, steht im Gegensatz zu den früheren Empfehlungen, dass freier Zucker schlechter geeignet sei für die Diabetes-Diät, als Stärkeprodukte. Es konnte aber gezeigt werden, dass Mono-oder Disaccharide in Kombination mit anderen Nahrungsbestandteilen den BZ-Spiegel nicht mehr erhöhen, als vergleichare Mengen an Polysacchariden. Dies bedeutet jedoch nicht, dass der CFRDM-Patient beliebig viel Kohlenhydrate konsumieren darf, vielmehr muss die KH-Aufnahme Bestandteil eines Ernährungsplans sein. Saccharose in der Nahrung sollte nicht verboten werden, jedoch ist die Anrechnung auf die Kohlenhydratmenge erforderlich.

11.8 Zusammenfassung

Diabetes mellitus stellt die häufigste Komorbidität bei CF dar. Mit zunehmendem Alter der Patienten steigt auch die Prävalenz eines Diabetes an. Während in der 1. Lebensdekade Diabetes mellitus bei CF eher selten ist, sind bei Patienten älter als 20 Jahre bereits 15–20% Diabetiker. Der Beginn einer diabetischen Stoffwechsellage bei CF ist schleichend und die Symptome sind eher uncharakteristisch. Deshalb ist eine regelmäßige Überprüfung des Glukosestoffwechsels ab der 2. Lebensdekade notwendig. Wir empfehlen deshalb die regelmäßige Durchführung von Harnuntersuchungen und ab dem 10. Lebensjahr einen OGT jährlich. Neben der Insulin-Therapie wird in einigen Zentren der Einsatz von Sulfonylharnstoff propagiert. Hierfür fehlen allerdings noch Studien, die die Wirksamkeit von Sulfonylharnstoff belegen. Diabetische Spätkomplikationen wie z. B. Retinopathie wurden bei CF-Diabetiker beobachtet. Mehrere Studien belegen eine höhere Mortalität für CF-Diabetiker im Vergleich zu normoglykämischen CF-Patienten.

Literatur

1. Abdul-Karim FW, Dahms BB, Velasco ME, Rodman HM (1986) Islets of Langerhans in adolescents and adults with cystic fibrosis. Arch Pathol Lab Med 110:602–606
2. Ahmad T, Nelson R, Taylor R (1994) Insulin sensitivity and metabolic clearance rate of insulin in cystic fibrosis. Metabolism 43:163–167
3. Alberti KGMM, Zimmet PZ for the WHO Consultation (1998) Definition, Diagnosis and Classification of Diabetes mellitus and its Complications. Part 1: Diagnosis and Classification of Diabetes mellitus. Provisional Report of a WJHO consultation. Diabet Med 15:539–535
4. Allen HF, Gay EC, Klingensmith GJ, Hamman RF (1998) Identification and treatment of Cystic fibrosis related diabetes. Diabetes Care 21:943–948
5. Austin A, Kalhan SC, Orenstein D, Nixon P, Arslanian S (1994) Roles of insulin resistance and β-cell dysfunction in the pathogenesis of glucose intolerance in cystic fibrosis. J Clin Endocrinol Metab 79:80–85
6. Bertele-Harms RM, Harms HK (1996) Sulfonylurea in the treatment of CFRD. A 15 year experience. Pediatr Pulmonol 13:380A
7. Boat TF, Welsh MJ, Beaudet AL (1989) Cystic fibrosis. In: Scriver CR, Beaudet AL, Sly WAS, Valle D (eds) The metabolic basis of inherited disease, 6th edn. McGraw-Hill, New York, pp 2649–2680
8. Brown RE, Madge GE (1971) Cystic fibrosis and nesioblastosis. Arch Pathol 92:53–57
9. Buck Ch, Thon A, Wolf A, Kohne E, Debatin KM, Holl RW (2000) Stellenwert von Blutzucker, HbA1c und oralem Glukosetoleranz-Test in der Diagnostik des Diabetes mellitus bei Mukoviszidose (CF). Monatsschr Kinderheilkd (im Druck)
10. Couze M, O'Brien TD, Moran A, Roche PC, Butler PC (1996) Diabetes mellitus in cystic fibrosis is characterized by islet amyloidosis. J Clin Endocrinol Metab 81:1267–1272
11. Culler FL, Meacham LR (1993) Effect of hypersomatostatinemia on growth hormone secretion in cystic fibrosis patients with diabetes. Clin Neuroendocrinol 58: 473–477
12. Culler FL, McKean LP, Buchanan CJ, Caplan DB, Meacham LR (1992) Glipizide treatment of patients with CF and impaired glucose tolerance. In: Endocrine Society Program and Abstracts. San Antonio, Texas, 45A
13. Cucinotta D, De Luca F, Scoglio R, Lombardo F, Sferlazzas C, Di Benedetto A, Magazzu G, Raimondo G, Arrigo T (1999) Factors affecting diabetes mellitus onset in cystic fibrosis: evidence from a 10-year follow-up study. Acta Paediatr 88:389–93
14. Cystic Fibrosis Foundation (1999) Consensus Document Diagnosis, Screening, and Management of CFRDM. Concepts Care 9:1–25
15. De Luca F, Arrigo T, Conti Nibali S, Sferlazzas C, Gigante A, Di Cesare E, Cucinotta D (1991) Insulin secretion, glycosylated haemoglobin and islet cell antibodies in cystic fibrosis children and adolescents with different degrees of glucose tolerance. Horm Metab Res 23:495–498
16. DeSchepper J, Dab I, Derde MP et al. (1991) Oral glucose tolerance testing in cystic fibrosis: correlation with clinical parameters and glycosylated haemoglobin determinations. Eur J Pediatr 150:403–406
17. Dodge A, Morrison G (1992) Diabetes mellitus in cystic fibrosis: a review. J R Soc Med 85 (Suppl 19):25–28
18. Finkelstein SM, Wielinski CL, Elliott GR et al. (1988) Diabetes mellitus associated with cystic fibrosis. J Pediatr 112: 373–377
19. FitzSimmons SC (1993) The changing epidemiology of cystic fibrosis. J Pediatr 122:1–9
20. Handwerger S, Roth J, Gordon P, Agnese Pds, Carpenter DF, Peter G (1969) Glucose intolerance in cystic fibrosis. N Engl J Med 281:451–461
21. Hardin DS, LeBlanc A, Lukenbaugh S, Seilheimer DK (1997) Insulin resistance is associated with decreased clinical status in cystic fibrosis. J Pediatr 130:948–956
22. Hardin DS, LeBlanc A, Lukenbaugh S et al. (1998) Proteolysis associated with insulin resistance in cystic fibrosis. Pediatrics 101:433–437
23. Heinze E, Holl RW (1996) Tests for β-cell function in childhood and adolescence. Untersuchung der pankreatischen β-Zell-Funktion bei Kindern und Jugendlichen (deutsche

und englische Ausgabe). In: Ranke MB (ed) Functional endocrinologic diagnostics in children and adolescents. J & J, Mannheim

24. Hinds A, Sheehan AG, Parsons HG (1995) Tolbutamide causes a modest increase in insulin secretion in CF patients with impaired glucose tolerance. Metabolism: 44: 13-18
25. Holl RW, Heinze E, Wolf A, Rank M, Teller WM (1995) Reduced pancreatic insulin release and diminished peripheral insulin sensitivity contribute to the high incidence of impaired glucose tolerance and diabetes mellitus in patints with cystic fibrosis (CF). Europ J Pediatr 154: 356-361
26. Holl RW, Wolf A, Thon A, Bernhard M, Buck C, Missel M, Heinze E, von der Hardt H, Teller WM (1997) Insulin resistance with altered secretory kinetics and reduced proinsulin in cystic fibrosis (CF) patients. J Pediatr Gastroenterol Nutr 25:188-193
27. Holl RW, Wolf A, Heinze E, Teller WM (1997) Nicht-immunologisch bedingte Formen des Diabetes mellitus bei Kindern und Jugendlichen. Fortbildungsserie, Monatsschr Kinderheilkd 145:159-176
28. Holl RW, Buck C, Cario H, Wolf A, Thon A, Heinze E, Kohne E, Debatin KM (1998) Diagnosis of diabetes mellitus in cystic fibrosis and thalassemia major. Diabetes Care 21: 671-672
29. Hürter P (1999) Diabetes bei Kindern und Jugendlichen. Springer, Berlin Heidelberg New York Tokio
30. Krüger LJ, Lerner A, Katz SM, Mack R, Holsclaw DS, Lebenthal E (1991) Cystic fibrosis and diabetes mellitus: Interactive or idiopathic? J Pediatr Gastroenterol Nutr 13: 209-219
31. Knowles MR, Fernald GW (1988) Diabetes and cystic fibrosis. New questions emerging from increased longevity. J Pediatr 112:415-416
32. Lange P, Groth S, Mortensen J et al. (1990) Diabetes mellitus and ventilatory capacity: a five year follow-up study. Eur Respir J 3:288-292
33. Lanng S, Thorsteinsson B, Nerup J, Koch C (1992) Influence of the development of diabetes mellitus on clinical status in patients with cystic fibrosis. Eur J Pediatr 151: 684-687
34. Lanng S, Thorsteinsson B, Pociot F, Marshall MO, Madssen HO, Schwartz M, Nerup J, Koch C (1993) Diabetes mellitus in cystic fibrosis: Genetic and immunological markers. Acta Paediatr 82:150-154
35. Lanng S, Thorsteinsson B, Lund-Andersen C et al. (1994) Diabets mellitus in Danish cystic fibrosis patients: prevalence and late diabetic complications. Acta Paediatr 83: 72-77
36. Lanng S, Thorsteinsson B, Nerup J, Koch C (1994) Diabetes mellitus in cystic fibrosis: effect of insulin therapy on lung function and infections. Acta Paediatr 83:849-853
37. Lanng S, Hansen A, Thorsteinsson B, et al. (1995) Glucose tolerance in patients with cystic fibrosis: a five year prospective study. Br Med J 311:655-658
38. Lanng S. (1997) Glucose intolerance in cystic fibrosis. Dan Med Bull 44:23-39
39. Moran A, Pyzdrowski KL, Weinreb J, Kahn BB, Smith SA, Adams KS, Seaquist ER (1994) Insulin sensitivity in cystic fibrosis. Diabetes 43:1020-1026
40. Moran A (1998) Highlights of the February 1998 Consensus Conference on CFRDM. Pediatr Pulmonol Suppl 17: 104-105
41. Moran A, Doherty L, Wang X, Thomas W (1998) Abnormal glucose metabolism in cystic fibrosis. J Pediatr 133:10-17
42. Reisman J, Corey M, Canny G, Levison H (1990) Diabetes mellitus in patients with cystic fibrosis: effect on survival. Pediatrics 86:374-377
43. Rodman HM, Waltman SR, Krupin T et al. (1983) Quantitative vitreous fluorophotometry in insulin-treated cystic fibrosis patients. Diabetes 32:505-508
44. Rodman HM, Doershuk CF, Roland JM (1986) The interaction of 2 diseases: diabetes and cystic fibrosis. Medicine 65:389-397
45. Rosenecker J, Eichler I, Kuhn L et al. (1995) Genetic determination of diabetes mellitus in patients with cystic fibrosis. J Pediatr 127:441-443
46. Rosenecker J, Höfler R, Raile K, Eichler I, Posselt H-G, Bargon J, von der Hardt H (1999) Klinische Verlaufparameter und Mortalität bei CF-Patienten mit und ohne Diabetes mellitus: Ergebnisse einer prospektiven Multizenter-Analyse. Monatsschr Kinderheilkd V 06:2
47. Sander M, Bunn A, Stewart R (1987) Cross-sectional study of pulmonary function in patients with insulin dependent diabetes mellitus. Am Rev Respir Dis 135:223-229
48. Skopnik H, Kentrup H, Kussenbach G, Pfäffle R, Kock R (1993) Glukosehomöostase bei zystischer Fibrose. Monatsschr Kinderheilkd 141:42-47
49. Strojek K, Ziora D, Sroczynski JW et al. (1992) Pulmonary complications of type I (insulin dependent) diabetes mellitus. Diabetologia 35:1173-1176
50. Sullivan MM, Denning CR (1989) Diabetic microangiopathy in patients with cystic fibrosis. Pediatrics 84: 642-646
51. Taylor AM, Bush A, Thomson A et al. (1997) Relation between insulin-like growth factor-I, body mass index, and clinical status in cystic fibrosis. Arch Dis Child 76: 304-309

KAPITEL 12

Andere Organsysteme

12

M. GÖTZ

INHALT

12.1 HNO-Beteiligung bei CF

Die HNO-Beteiligung kann bei CF zu ausgeprägten klinischen Symptomen führen (behinderte Nasenatmung, klinische Hinweise auf Sinusitis, Geruchs- und Geschmacksstörungen). Noch häufiger zeigen bildgebende Verfahren eine ausgeprägte, klinisch stumme Beteiligung der Nebenhöhlen. Immerhin sind Nebenhöhlenerkrankungen und Polyposis nasi in 2–3 % der nordamerikanischen CF-Patienten auch Ursache für die Diagnosestellung [1].

Im Gegensatz dazu sind Parotis, Tonsillen, Larynx und Speicheldrüsen funktionell und morphologisch praktisch unauffällig. Stimmbandlähmungen als Folge pulmonalarterieller Volumszunahmen mit Irritation des N. recurrens sind in Einzelfällen beschrieben worden.

12.1.1 Ohr

Ohr und Rachen stehen in kontinuierlicher Verbindung. Trotzdem sind Mittel- und Innenohr kaum betroffen. Die Häufigkeit von akuter und seröser Otitis media (rd. 25 %) ist im Vergleich zur Normalbevölkerung nicht erhöht [2], was möglicherweise auf den vermehrten Einsatz von Antibiotika bei CF zurückzuführen ist. Aufgrund einer Dysfunktion der Tuba Eustachii wurden transiente Ertaubungen bzw. Schallleitungsstörungen beschrieben [3], wenn auch das Hörvermögen per se nicht beeinträchtigt ist. Auch Cholesteatome sollen häufiger vorkommen (gestörte Mittelohrbelüftung?). Zwischen Ohrerkrankung bei CF und pulmonaler Erkrankung, nasaler Polypose oder parenteraler Aminoglykosidanwendung dürften keine Beziehungen bestehen.

12.1.2
Polyposis nasi

Eine Polyposis nasi findet sich bei 6–48% der Patienten und kann ein- oder beidseitig vorkommen. Der Erkrankungsgipfel liegt zwischen 5 und 19 Jahren und nimmt danach wieder ab. Polypen können asymptomatisch sein oder zu einer behinderten Nasenatmung mit chronischer Rhinorrhoe und nasaler Sprache führen. Asymptomatische Polypen sind deutlich häufiger. Die Polypen entspringen meist vom mittleren Nasengang und vom Ethmoidbereich.

Histologisch zeigen sich chronisch entzündliche Veränderungen ohne eosinophile Infiltrationen, allerdings zeigen bis zu 30% der Patienten mit CF auch Hinweise auf allergische Reaktionen. Das Bindegewebe wirkt verschwollen und ist von respiratorischem Epithel überzogen, Metaplasien kommen vor. Muköse Retentionszysten und degenerierte glanduläre Epithelien sind häufig.

Die Veränderungen sind auf eine CFTR-Dysfunktion zurückzuführen, was das schlechte Ansprechen auf konventionelle Therapien zum Teil erklärt. Die nasale Mukosa wird aufgrund des CFTR Defektes häufig zur Messung der transepithelialen Potentialdifferenz verwendet.

Einfache Polypektomien weisen eine Rezidivrate von bis zu 90% auf. Lokale Therapien (Instillation oder Insufflation) mit Antihistaminika, Steroiden oder abschwellenden Tropfen sollten versucht werden und können in Subgruppen erfolgreich sein. Kürzlich konnte eine Verzögerung des Wachstums nasaler Polypen durch die Verwendung von Roxithromycin nachgewiesen werden. Wiewohl noch nicht bei Personen mit CF eingesetzt, sollte die nachgewiesene Hemmung einer Fibrosierung für diese Gruppe von besonderem Interesse sein [4].

Polypen oder Nebenhöhlenerkrankungen gehen nicht selten mit Hypo- und Anosmien einher. Nach erfolgreicher Behandlung ersterer kann die normale Geruchsempfindung zurückkehren. Auch Dysosmien (gestörte Geruchswahrnehmungen) kommen, möglicherweise auf Basis einer Anaerobierinfektion, vor.

12.1.3
Nebenhöhlen

Die Nebenhöhlen aller Altersgruppen zeigen radiologisch zu fast 100% eine Pansinusitis [3]. Da diese im Kindesalter selten ist, sollten alle Kinder und Jugendlichen mit Pansinusitis auf CF untersucht werden! Die Stirnhöhlen sind bei 36% der Personen mit CF nicht angelegt. Ausgeprägte klinische Hinweise auf Sinusaffektionen liegen bei Kindern jedoch bei unter 10% und bei Erwachsenen bei 25%. Die akute Sinusitis ist selten.

Der Pathomechanismus liegt in einer Obstruktion der Ausführungsgänge durch visköse Sekrete und einer gestörten Sekretdrainage aufgrund einer gestörten nasalen mukoziliären Clearance. Kiefer- und Ethmoidalhöhlen sind am häufigsten betroffen. Die Ziliendysfunktion wird vermutlich zusätzlich durch niedere pO_2-Werte begünstigt.

Bakteriologisch finden sich in den Nebenhöhlen Pseudomonas aeruginosa, Haemophilus influenzae, Streptokokken sowie Anaerobier. Selten können in größerem Ausmaß Pilze nachgewiesen werden (besonders Candida). Bakterielle Infektionen der Lunge können durch pathogene Keime aus den Nebenhöhlen aufrecht erhalten werden oder immer wieder angefacht werden [5]. Meist sind die Nebenhöhlen mit dickem viskösem Sekret gefüllt und zeigen verdickte polypoide Schleimhäute. Der Ethmoidbereich kann ausgeweitet sein und die mittlere Nasenmuschel durch Polypen gegen das Septum gedrückt werden. Mukozelen kommen vor. Bei ausgeprägter Mukopyozelenbildung können die normalen anatomischen Abgrenzungen zerstört sein. Erosionen der Sinuswand können zu ophthalmologischen Komplikationen wie Doppelbildern, Schleiersehen etc führen.

Bei entsprechender Klinik (Kopfschmerz, behinderte Nasenatmung, Gesichtsschwellung, Mundgeruch, Fieber etc.) ist die Beiziehung eines erfahrenen HNO-Fachkollegen sinnvoll. Rhinoskopie, evtl. endoskopische Sinusinspektion, und CT der Nebenhöhlen stellen den sinnvollsten Untersuchungsgang dar.

Lokale Therapiemaßnahmen umfassen ebenso wie bei Polyposis nasi topische Steroide, DNCG, sowie iso- oder leicht hypertone Kochsalzlösungen.

Sind initiale Antibiotika nicht erfolgreich, so wird die Pansinusitis in letzer Zeit großzügiger chirurgisch angegangen [6, 7]. Präoperativ ist eine antibiotische Sanierung durch 1 Woche anzustreben, insbesondere wenn Pseudomonas nachgewiesen ist. Eine Kombination mit intensivierter pulmonaler Therapie verbessert die Ausgangsituation und reduziert die Anästhesierisiken. Bei guter Vorbereitung ergeben sich nach der etwa zweistündigen Operation keine unerwünschten Anästhesiefolgen. Auch postoperativ ist eine intensive antibiotische und physiotherapeutische Weiterbetreuung angezeigt (s. unten).

Endoskopische Nebenhöhlenchirurgie

Die Einführung der funktionellen endoskopischen Sinuschirurgie (FESS) bei Kindern über 5 Jahre erlaubt eine schonende Chirurgie unter Wahrung physiologischer Verhältnisse. Operationsort ist der intranasal endoskopisch aufgesuchte osteomeatale Komplex. Dieser befindet sich im mittleren Nasengang im Bereiche der vorderen Projektion der Ethmoidzellen und der Ostien der Kieferhöhlen. Er umgibt den Processus uncinatus, eine dünne knöcherne Platte. Dieser Komplex wird operativ eröffnet (Antrostomie), der Processus uncinatus kann teilreseziert werden. Dadurch wird ein breiterer Zugang und eine verbesserte Drainage ermöglicht. Sinuseröffnende Eingriffe nach Luc-Caldwell sind obsolet, da sie dem natürlichen antrumwärts gerichteten Zilienschlag nicht gerecht werden.

Komplikationen der FESS wie Orbitalhämatome, Liquorleck, und Erblindung sind selten. Durch die FESS kommt es zu einer prompten Besserung der nasalen Sekretion, zur verbesserten Nasenatmung und zu vermindertem Kopfschmerz. Nach der maxillaren Antrostomie wird zunächst dreimal täglich eine Kieferhöhleninstillation von Tobramycin 40 mg durchgeführt. Weitere Instillationen erfolgen in monatliche Abständen. Über die Dauer dieser antibakteriellen Prophylaxe bestehen unterschiedliche Ansichten. Konsequente und regelmäßige HNO-ärztliche Nachsorge scheint das Risiko neuerlicher Infektionen deutlich zu vermindern. Eine einmal pro Jahr durchzuführende Nebenhöhlenendoskopie stellt eine sinnvolle Maßnahme zur Rezidivprophylaxe dar. Im Gegensatz zur CF-freien Bevölkerung ist diese Nachsorge zur Aufrechterhaltung des Operationserfolges bei CF besonders wichtig. Ob eine Dauerinstillation mit einem topischen Steroid durchgeführt wird, hängt vom jeweiligen Zentrum ab.

Nach entsprechender Sinuschirurgie kann es zu pulmonalen Verbesserungen einschließlich Zunahme der Lungenfunktion kommen. Auch eine Verbesserung der Leistungsfähigkeit und Verlangsamung der progredienten respiratorischer Probleme wurden nach endoskopischer Sinuschirurgie gesehen [7]: Verbesserungen des Geruchssinnes und Ende der eitrigen Hypersekretion sind weitere Vorteile [8]. Sanierungen der Nebenhöhlen erfolgen in vielen Zentren routinemäßig vor Lungentransplantationen (Vermeidung der pulmonalen Reinfektion).

12.1.4 Zusammenfassung

Bei fast allen Personen mit CF findet sich eine klinisch mehr oder weniger ausgeprägte Beteiligung des HNO-Bereiches. Während das Ohr wenig betroffen ist, sind Pansinusitis und Polyposis nasi so charakteristisch, dass sie zur Diagnosefindung führen können. Durch die funktionelle endoskopische Nebenhöhlenchirurgie (FESS) kann bei CF eine bleibende Belüftungsverbesserung der Nebenhöhlen erzielt werden, die – sofern eine konsequente Nachsorge durchgeführt wird – auch zu Verbesserungen des pulmonalen Status führt. Die Nebenhöhlensanierung gehört heute in den meisten CF-Zentren zur Grundvoraussetzung vor der Lungentransplantation.

12.2 Bewegungsapparat

Bis zu 12% der Jugendlichen und Erwachsenen mit CF zeigen Gelenksbeteiligungen [6, 13, 42]. Im Vordergrund stehen episodische Arthritiden, hypertrophe pulmonale Osteoarthropathie, sowie eine Gruppe von anderen Arthritiden, deren Beziehung zu CF eher zufällig sein dürfte (Tabelle 12.1). Lediglich der episodischen Arthritis wird eine gewisse CF-Spezifität zugeordnet [44]. Bis heute sind die genauen Ursachen unklar, am ehesten werden immunologische Mechanismen angenommen. Autoimmunphänomene wie zirkulierende Autoantikörper der Klasse des Rheumafaktors und antinukleäre Antikörper sind bei CF nur sehr selten nachweisbar oder auf die seltene seropositive rheumatoide Arthritis beschränkt. Die Differenzierung der einzelnen Krankheitsbilder ist klinisch nicht immer einfach. Serologische Tests und genaue immunologische Abklärungen können versuchsweise durchgeführt werden, insbesondere wenn Entzündungs- und Schmerzhemmer erfolglos bleiben. Erstere umfassen in der Regel CRP, BSR, Rheumafaktoren, zirkulierende Immunkomplexe, ANAs und ANCAs, sowie bei Vaskulitiden auch Haut-Gefäß-Biopsien.

Die durch Gelenksaffektionen verursachte Morbidität kann zu einem beträchtlichen Leidensdruck führen, der eine mit Nebenwirkungen belastete Behandlung nach sich ziehen und zu einer verminderten körperlichen Aktivität führen kann [19].

In letzter Zeit sind bei CF vermehrt Osteoporosen erkannt worden, so dass heute bereits Bestrebungen zur aktiven Suche nach diesen Störungen bestehen. Die Therapie besteht primär in der verbesserten Ernährung und der Vitamin D und Kalzium Substitution. Neue pharmakotherapeutische Ansätze wie Hemmer der Knochenresorption könnten in Zukunft relevant werden.

12.2.1 Episodische Arthritis bei CF

Diese Begleiterkrankung wurde bereits vor mehr als 20 Jahren beschrieben (45) und wird auch als CF-Arthropathie bezeichnet. Vorübergehende akute Schwellungen mit Schmerzen einzelner oder mehre-

Tabelle 12.1. Gelenksbeteiligung (Arthritiden/Arthropathie) bei CF

Typ	Assoziation mit pulmonaler Erkrankung	Klinik	Radiologie	Labor	Therapie
Pulmonale hypertrophe Osteoarthropathie (PHOA)	Ja	Symmetrischer Knochenschmerz, Schwellungen von Handgelenken, Knie- oder Sprunggelenken, Ergüsse	Periostale Knochenneubildung distaler Enden langer Knochen	ESR erhöht, sonst unergiebig, Rheumafaktoren negativ	Behandlung der Lungenerkrankung, antiinflammatorisch, analgetisch
Episodische Arthritis	Unsicher, eher nein	Schwellung und Schmerz einzelner oder mehrerer großer und kleiner Gelenke, meist klinisch eindeutig entzündlich	Weichteilschwellung, Ergüsse?	ESR erhöht, Rheumatests meist negativ, zirkulierende Immunkomplexe	Analgetisch, antiinflammatorisch
Andere Erkrankungen:					
rheumatoide Arthritis, Chinolon-assoziiert, granulomatöse Arthritis	Zufälliges Zusammentreffen bei Einnahme von Ciprofloxacin	(Chronisch) symmetrische Polyarthritis, Knötchenbildung, (akute) Schmerzen/(Schwellung) der Knie oder Handwurzel	Selten Gelenkserosion episodisch Arthropathie	Gelegentlich positive Rheumafaktoren unergiebig	Antiinflammatorisch, analgetisch, Medikament absetzen
Vaskulitis	Unsicher	(Schmerzhafte) purpuraartige Exantheme im Bereich großer Gelenke der Beine	Unergiebig	Kaum hilfreich, unspezifische Entzündungsmarker	Spontane Remissionen, analgetisch, antiinflammatorisch

rer kleiner oder großer Gelenke, die asymmetrisch auftreten, sind für die episodische Arthritis der CF charakteristisch. Diese Veränderungen unterscheiden sich deutlich von denen bei pulmonaler hypertropher Osteoarthropathie (PHOA) und weisen ein eindeutig arthritisches (entzündliches) klinisches Korrelat in Form von Rötungen, Schwellungen und schmerzhafter Bewegungseinschränkung auf. Auch wenn schon jüngere Kinder von der episodischen Arthritis betroffen sein können, so liegt das durchschnittliche Alter bei Erstmanifestation bei etwa 16 Jahren [13].

Als seltenere Sonderform kommen Gelenksschmerzen ohne entzündliches Bild vor. Neben der direkten Rötung der Gelenke treten auch periartikuläre Erytheme auf. Im Gegensatz zur PHOA sind schwere Lungenerkrankung und Gelenkserkrankung nicht deutlich korreliert, da episodische Arthritiden auch ohne sichtbare Verschlechterung der pulmonalen Situation auftreten können. Die Dauer der Arthritis beträgt 5–10 Tage, eine Rezidivneigung ist nicht zu übersehen. Die Gelenke selbst zeigen ossär meist keine strukturellen Veränderungen, Weichteilschwellungen und Ergüsse können gesehen werden. Im Gegensatz zur HPOA finden sich radiologisch keine Periostauflagerungen. Chronische Verläufe mit wochenlangen Beschwerden und mehreren Rezidiven sind selten, kommen aber durchaus vor.

Die Diagnose stellt sich meist unproblematisch aus Anamnese und Inspektion der betroffenen Gelenke. Beweisende Laboruntersuchungen fehlen, vor allem ist der Rheumafaktor nur selten positiv [6], während die antinukleären Antikörper (ANA) negativ sind. Auch in 28–80% positive zirkulierende Immunkomplexe [44] und positive antizytoplasmatische Antikörper (ANCA) helfen ätiologisch nicht weiter, weisen aber auf einen „Hyperimmunmechanismus" hin [35]. Der letztendliche Mechanismus könnte in der persistierenden Immunstimulation durch eine chronisch bakterielle Infektion liegen [8]. Ein derartige Gruppe von bakteriellen Antigenen, die „heat shock proteins" hsp 27 und hsp 90, sind immundominante Antigene und scheinen bei CF eine verstärkte entzündliche Antwort nach sich zu ziehen [2]. Die kontinuierliche Immunkomplexproduktion könnte für die Deposition in Blutgefässen und Synovia verantwortlich sein.

Inwieweit ein Rheumafaktor vom IgA- und IgM-Typ an der Immunkomplexbildung beteiligt ist, ist nicht ganz sicher. Fest steht jedoch, dass diese IgM- und IgA-Rheumafaktoren bei CF vermehrt gefunden werden können [11]. Interessanterweise zeigen periphere mononukleäre Zellen während akuter Exazerbationen pulmonaler Infektionen in vitro eine erhöhte spontane Synthese von IgM-Rheumafaktor, die mit der Bildung von Immunkomplexen korrelierte [25].

Gelenkspunktionen und Punktatanalysen ergeben keine weiteren Informationen, da die Entzündungszeichen spärlich bis fehlend sind [6], die Gelenksflüssigkeit selbst ist hell und klar. Diese Untersuchung ist differentialdiagnostisch höchst selten nur bei Verdacht auf andere Arthritiden berechtigt. Synoviabiopsien sind kaum informativ und zeigen Immunglobulinablagerungen.

Die Behandlung gestaltet sich in der Regel symptomatisch in Form von Analgetika und vorwiegend nichtsteroidalen Entzündungshemmern. Glukokortikosteroide sind gelegentlich notwendig. Die forcierte Behandlung der zugrundeliegenden pulmonalen Erkrankung dürfte im Gegensatz zur HOAP in der Regel keinen wesentlichen Vorteil bringen, wobei allerdings auch durch eine intensive antibakterielle Therapie eine deutliche Besserung der episodischen Arthritis gezeigt werden konnte [7].

12.2.2 Pulmonale hypertrophe Osteoarthropathie (PHOA)

Darunter wird die Kombination aus Trommelschlegelfingern (nicht obligat), chronisch proliferativer Periostitis der langen Knochen und einer symmetrischen Oligosynovitis großer Gelenke (Knie, Sprunggelenke, Handwurzel) mit möglicher Funktionseinschränkung verstanden. Die Fingergelenke und andere kleine Gelenke sind seltener betroffen. Die erste Manifestation ist um das 20. Lebensjahr, in einzelnen Fällen tritt sie bereits mit 10 Jahren auf [9]. In einer Übersicht aus 1986 wird die Prävalenz innerhalb der CF mit 15% angegeben [12]. Durch Schwellungen, Wärme und teilweise ausgeprägte Ergüsse können ähnliche Bilder wie bei Arthritiden entstehen. Der Beginn ist meist schleichend und der Schmerz und die Bewegungseinschränkung nehmen allmählich zu. Die PHOA kommt auch bei Bronchiektasien, Tuberkulose, Bronchuskarzinom, Leberzirrhose und anderen chronischen Lebererkrankungen, chronischen Darmerkrankungen und kongenitalen zyanotischen Vitien vor und ist somit nicht für CF spezifisch.

Charakteristisch ist die subperiostale Knochenbildung vor allem am distalen Ende der langen Knochen wie Tibia, Fibula, Radius und Ulna (Abb. 12.1). Selten sind Metatarsale und Metakarpale betroffen. Klinische Symptome und radiologische Veränderungen müssen nicht gemeinsam vorkommen, obwohl ohne radiologische Veränderungen die Differenzierung zu anderen Arthritiden bei CF schwierig ist (Tabelle 12.1). Immerhin ordnen Cohen et al. [12] auch Personen ohne radiologische Hinweise auf Periostitis in über 50% dem Überbegriff der PHOA zu. Personen mit nachgewiesener Periostitis zeigen im Gegensatz zu solchen ohne radiologische Knochenveränderungen eine signifikant höhere Mortalität und

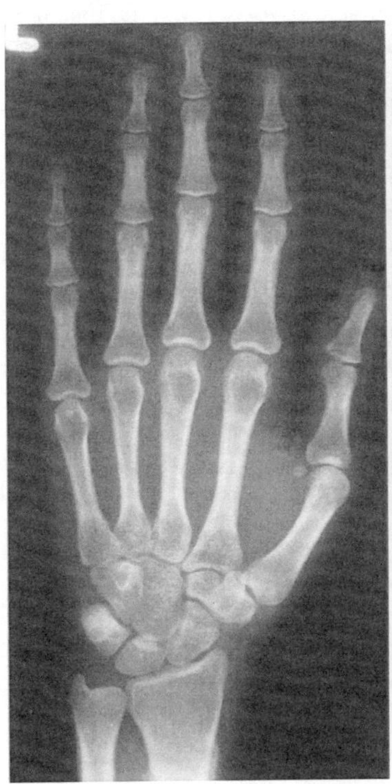

a

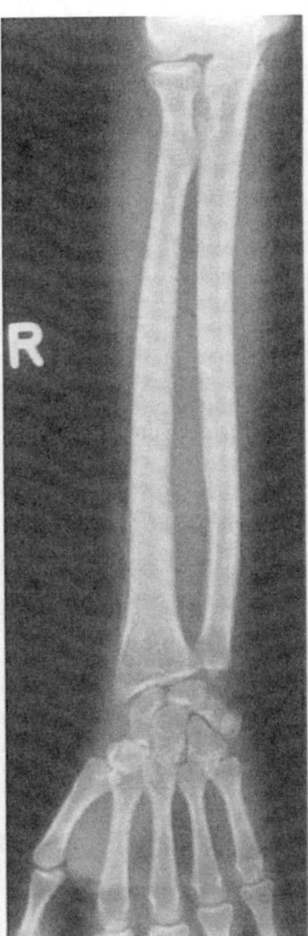

b

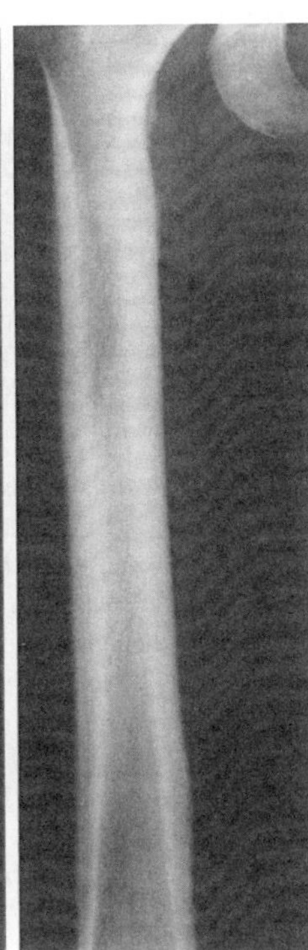

c

Abb. 12.1 a – c. Pulmonale hypertrophische Osteoarthropathie (PHOA) bei CF. 23 Jahre, weiblich, schwerste pulmonale Veränderungen, Rechtsherzbelastung, latente respiratorische Dekompensation; **a** linke Hand mit periostalen Auflagerungen im distalen Radiusbereich; **b** Kortikalisverdickung an Ulna und Radius sowie Periostauflagerung an Ulna; **c** Kortikalisverdickung und Periostauflagerung am Femur

schlechtere Lungenfunktionswerte. In Summe dürfte dies auf die fortgeschrittene Lungenerkrankung hinweisen.

Die verschiedenen Manifestationen können dyssynchron auftreten und korrelieren mit der pulmonalen Erkrankung. Gelegentlich treten Fieber und in 20% ein Erythema nodosum auf. Übergänge zu anderen arthritischen Krankheitsbildern sind möglich und oft sehr schwer zu differenzieren [28].

Der auslösende Mechanismus ist nicht geklärt, wie bei anderen CF-assoziierten Arthritiden ist die Verbindung mit chronisch bakteriellen Infektionen der Lunge oder eine chronische antigene Stimulation naheliegend. Die Intensivierung der pulmonalen Therapie wirkt sich praktisch immer günstig – wenn auch zeitverzögert – auf die Osteoarthropathie aus. Nach Lungentransplantationen sind PHOA-Veränderungen rückläufig, was auf einer verminderten bakteriellen Antigenbelastung beruhen könnte.

Therapeutisch sprechen die Patienten auf Ibuprofen und andere nichtsteroidale Entzündungshemmer gut an, bei Nichtansprechen kann wie bei allen Arthritisformen die passagere Verwendung von Glukokortikosteroiden notwendig werden.

12.2.3 Arthritis bei Verwendung von Antibiotika

Patienten unter Therapie mit Ciprofloxacin entwickeln selten eine akute Arthritis oder Arthralgien mit Schwellungem der Knie und Handwurzeln [1]. So konnten bei 634 Kindern und Jugendlichen mit bakteriellen Infektionen der Atemwege (vorwiegend akute pulmonale Exazerbationen bei CF) nur acht (weibliche) Kinder mit ausschließlich transienter Arthralgie im Zusammenhang mit Ciprofloxacin gefunden werden [10]. Arthropathien aufgrund einer toxischen Wirkung auf die Knorpelstrukturen der Gelenke können somit beim Menschen als vernachlässigbar angesehen werden [46]. Auch MR-Untersuchungen der Gelenke bei Behandlung präpubertärer und pubertärer Patienten mit Ciprofloxacin zeigten selbst nach dreimonatiger Therapie (30 mg/kg KG) und einer Nachbeobachtung bis zu sechs Monaten keine unerwünschten Korrelate im Bereich von Knorpeln und Knorpelbildung [41].

Die Klinik gleicht der episodischen Arthritis, lediglich die Anamnese ermöglicht angesichts der relativ hohen Frequenz von Arthritiden bei CF eine Differenzierung. Das Absetzen von Ciprofloxacin beendet diese Form der Gelenksbeteiligung, manchmal allerdings erst verzögert.

12.2.4 Rheumatoide Arthritis

Rheumatoide Arthritis (RA) und CF sind zwei unabhängig nebeneinander existierende Erkrankungen, die zufällig zusanmentreffen können [39], wo aber mögliche kausale Zusammenhänge nicht auszuschließen sind [25]. Bei einigen wenigen Patienten wird eine seropositive rheumatoide Arthritis nachgewiesen, die der typischen Klinik mit symmetrischer Polyarthritis, Knötchen, Gelenkserosionen und Nachweis eines Rheumafaktors entspricht. Bei Patienten ohne CF aber mit rheumatoider Arthritis wurde auch ein verstärkter Nachweis von ΔF508 gefunden (15,4% im Vergleich zu 2,8% in der europäischen Bevölkerung. Insgesamt zeigten Patienten mit rheumatoider Arthritis – wahrscheinlich aufgrund der unerwünschten Wirkungen des CFTR in den Atemwegen – ein verstärktes Vorkommen von Bronchiektasien [36]. Assoziationen der RA bei CF und bestimmten HLA-Typen wie B27 Cw2 können zufällig sein [35].

12.2.5 Seltene Arhritisformen

Eine Reihe andere Arthritiden („koinzidente Gelenkserkrankungen") wird häufig mit der PHOA oder der episodischen Arthritis verwechselt. Dazu gehören Arthritiden bei Gicht, Dünndarmresektion, septischer Arthritis, Psoriasis, Pankreatitis u.a. Arthropathien werden auch bei gastrointestinalen Erkrankungen wie M. Crohn und dem „blind loop syndrome" gesehen. Alle erwähnten Probleme können bei CF vorkommen. Postinfektiöse (reaktive) Arthritiden können sich Wochen nach Infektionen der Respirationsorgane oder des Magen-Darm-Trakts (nach Shigellen, Salmonellen, Yersinien, Campylobacter u.a.) einstellen.

Sogenannte granulomatöse Arthritiden finden sich bei gemeinsamemVorkommen von Sarkoidose und CF oder bleiben ungeklärt [43]. Hier kommen sowohl Arthritiden im Knie oder Polyarthritiden vor, die Patienten sind generell etwas jünger als bei anderen arthritischen Beschwerden bei CF. Die Diagnose einer Sarkoidose bei CF ist aufgrund überlappender klinischer und radiologischer Manifestationen sehr schwierig. Ein gemeinsames Vorkommen mag vorwiegend zufällig ohne kausale Beziehungen sein.

Gelenksbeschwerden finden sich auch bei erhöhten Harnsäurespiegeln, wie sie bei hohen Pankreasenzymdosen beschrieben wurden.

12.2.6 Rückenschmerzen und Wirbelsäulendeformitäten

Rückenschmerzen kommen bei älteren Personen mit CF relativ häufig vor und scheinen mit der Schwere der Lungenerkrankung zu korrelieren [37]. Sie sind meist im mittleren und unteren Anteil des Rückens lokalisiert und können subjektives Wohlbefinden aber auch objektive Beweglichkeit und Kraft des Rückens deutlich vermindern. Bei respiratorischen Infekten wird oft eine Verschlechterung gesehen, machmal sind die Schmerzen lageabhängig. Zur Schmerzlinderung nehmen einige Patienten eine vornüber gebeugte Haltung ein, die eine bestehende Kyphose verstärkt; dabei werden auch die Schultern nach vorne gezogen. Eine echte Kyphose der Wirbelsäule findet sich nach dem 15. Lebensjahr bei 75% der Frauen und bei 30% der Männer [24]. Der durchschnittliche Kyphosewinkel beträgt bei 62% der Erwachsenen mindestens 40 Grad und trägt vermutlich auch zur verringerten Körpergröße bei (knapp unter 6 cm Verlust für Männer und Frauen) [4]. Radiologisch sind Keilwirbelbildungen beschrieben worden, die mit einer Osteopenie zusammenhängen können. Zur Therapie der Rückenschmerzen und der Haltungsanomalien werden entsprechende Haltungsübungen sowie eine Entspannungstherapie mit Muskelrelaxation empfohlen. Nichtsteroidale Entzündungshemmer können bei der Schmerzbekämpfung, Myotonolytika bei verspannter Haltung hilfreich sein. Inwieweit pulmonale Überblähungen Rückenschmerzen verstärken können, (Beteiligung des Zwerchfells?) bleibt offen.

12.2.7 Vaskulitis

Neben den Gelenkssymptomen kommt es manchmal zu begleitenden Vaskulitiden in Form einer Purpura bzw. makulopapulösen Exanthemen meist in der Nähe betroffener Gelenke (Abb. 12.2). Die Purpura beginnt an den unteren Extremitäten und steigt dann gelegentlich auf. Diese kutanen Veränderungen sind schmerzhaft. Die klinische Diagnose ist meist einfach.

Kutane Vaskulitiden sind bei CF häufiger als angenommen, werden allerdings primär ab dem 20 Lebensjahr gesehen. Die Prävalenz dürfte in einem Zeitraum von mehr als 20 Jahren bei 2,8% bei allen Altersgruppen liegen [15]. Möglicherweise sind purpuraähnlicher Ausschlag und schlechtere Prognose miteinander verknüpft. Vaskulitis und Arthropathie können gemeinsam vorkommen [6, 42], auch Myalgien können gleichzeitig vorkommen. Es bestehen keine Beziehungen zu pulmonalen Verschlechterungen. Ob eine systemische Vaskulitis ein eigenständiges Bild mit zufälligem Zusammentreffen mit CF ist oder nicht ist offen.

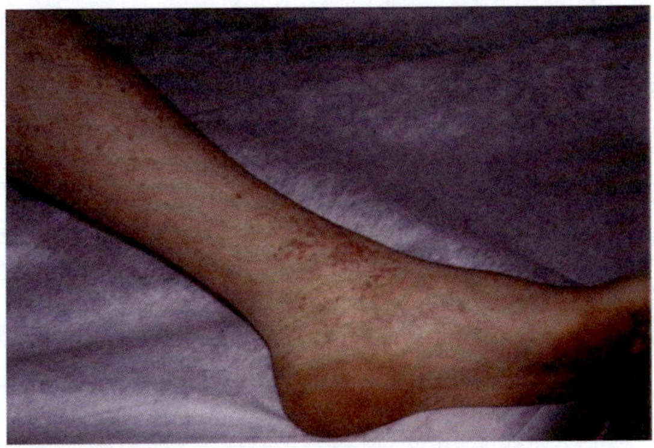

Abb. 12.2. Schmerzhafte Purpura im Bereich der unteren Extremität bei CF ohne wesentliche pulmonale Verschlechterung; arthritische Schwellung fast abgeklungen; rasches Ansprechen auf Acetylsalicylsäure, 13 Jahre, weiblich

Histologisch zeigen sich entzündliche leukozytoklastische Veränderungen der Gefäßwand, auch Ablagerungen von Komplement und Immunglobulinen sind beschrieben [15]. Die Labordiagnostik lässt aus, Senkungserhöhungen geben keine wesentlichen Informationen, ANA und Rheumafaktoren sind negativ, zirkulierende Immunkomplexe und vermindertes Serum-Komplement können nachgewiesen werden. Seltener sind die ANCAs positiv (4 von 10 Patienten bei [8]). Die Spezifität dieser Untersuchungen ist offen. Wie auch bei allen anderen Gelenksmanifestationen der CF werden immunologische Mechanismen als krankheitsauslösend angesehen. Auch hier wird der chronisch bakteriellen Belastung und der Bildung von Immunkomplexen eine entscheidende Rolle zugestanden. Ähnliche Veränderungen werden übrigens auch bei nicht CF-bedingten Bronchiektasien Erwachsener gesehen.

Der Verlauf der Vaskulitiden erstreckt sich über einige Tage und bedarf keiner besonderen Behandlung. Bei Schmerzen sind Analgetika und nichtsteroidale Entzündungshemmer indiziert. Bei einer Dauer von mehr als 1–2 Wochen können Glukokortikosteroide indiziert sein.

12.2.8 Osteopenie/Osteoporose

Mit zunehmender Lebenserwartung treten Osteoporosen und ihre Folgen vermehrt auf. Die Ursachen liegen überwiegend im Untergewicht und der Schwere der Erkrankung, während Hypogonadismus, Aufnahme von Vitamin D und Kalzium sowie

Alter zwar eine wichtige, aber nicht immer eindeutige Rolle spielen [26]. Besonders bedeutsam ist die Knochenentwicklung bis zum 20. Lebensjahr, da ab dann ein Substanzverlust einsetzt. Eine verminderte Mineralisation der Knochen, z.B. eine verminderte Knochendichte („bone mineral density" BMD), kann verschiedene Ursachen haben und sich klinisch in einer Zunahme pathologischer Frakturen äußern. Bei Personen mit CF unter 19 Jahren wurde eine annähernd normale Knochendichte, aber ein deutlich verminderter Knochen-Mineralgehalt (BMC) gefunden [27]. Die Ursache dafür wurde in kurzen und schlanken Knochen gefunden. Zur Vorbeugung der Osteoporose wäre daher bereits bei jüngeren Patienten die Zunahme der Knochengröße wünschenswert.

Der Ausdruck Osteopenie ist bei CF im allgemeinen dem Terminus Osteoporose vorzuziehen. Zur Differenzierung wird der T-Score herangezogen, der die Zahl der Standardabweichungen bezeichnet, um die die Knochendichte von jener geschlechts- und altersgleicher gesunder Kontrollen abweicht [32]. Bei Osteoporose handelt es sich um eine eindeutig abnorme Verminderung der Knochensubstanz und des Mineralgehaltes (T-score >2,5 SD), bei der Osteopenie um eine weniger ausgeprägte Dichteverminderung (T-score 1 bis 2,5 SD). Möglicherweise handelt es sich bei der Osteoporose der CF histologisch um eine atypische Variante, die nicht den klassischen Osteoporosen oder -malazien entspricht [22].

Zur Beurteilung der Knochenbeteiligung eignen sich Marker für den Knochenumbau sowie Dichtemessungen und Frakturhäufigkeit. Die Marker wechseln rascher als der eigentliche Knochenumbau und können im Serum Aussagen über die Knochenneubildung, im Harn über den Knochenabbau ermöglichen. Als Resorptionsmarker geeignet sind N-Telopeptid des Typ I Kollagens (NTX) sowie Pyridinolin und Deoxypyridinolin (DXY). Marker der Knochenbildung sind Osteokalzin und die knochenspezifische alkalische Phosphatase. Global weisen diese Marker bei CF auf eine verminderte Bildung gegenüber einer weniger beeinträchtigten Resorption hin. Bei CF dürften Knochenaufbau vermindert und -abbau verstärkt sein. Dichtemessungen des Knochens sind imstande, das Ausmaß einer Osteopenie zu erfassen und das Frakturrisiko zu quantifizieren. Allerdings stehen einer genauen Aussage erhebliche methodologische Schwierigkeiten entgegen. Vor allem konnte gezeigt werden, dass die Bestimmung der Dicke der Kortikalis alleine nicht als Maß für die Bruchbereitschaft ausreicht, da vor allem die trabekulären Verhältnisse für die vorwiegend im Achsenskelett auftretenden Frakuren verantwortlich sind. Gerade diese trabekulären Anteile aber weisen einen unverhältnismäßig überproportionalen Dichteverlust auf. Die für die Erfassung von Verlusten in diesem Bereich einsetzbaren Methoden sind die duale Photonen-Absorptiometrie (DPA) und die duale Röntgen-Absorptiometrie (DEXA). Auch quantitative Computer-Tomografien (QCT) können die axiale Dichte der Wirbelsäule messen, verursachen aber mehr Strahlung als die DEXA.

Mehrere Untersuchungen zeigten bei Erwachsenen Verminderungen der spinalen (lumbalen) Knochendichte zwischen 10% (17) und 25 (Frauen) bzw. 35% (Männer) [5]. Dabei zeigten 15/22 Erwachsene Verminderungen der Knochendichte von >2 SD im Bereich der Hüfte und der Lendenwirbelsäule. Auch andere ossäre Strukturen zeigen ähnliche Veränderungen. Bei Vergleich mit altersgleichen Individuen ohne CF ergaben sich im Wirbelsäulenbereich sogar bei 69% der Patienten Verringerungen der Knochendichte um >1 SD [18].

Zwischen Körpermassen-Index (BMI) und Gesamtkörper-Knochendichte (BMD) bestehen direkte Beziehungen [14]. Nur 21% der CF-Patienten wiesen lumbal, 23% im Hüftbereich und 39% im Radiusbereich normale Knochendichten auf. Im Vergleich zu gesunden Kontrollpersonen konnte bei Kindern und jungen Erwachsenen ein Mangel an Körper-Mineralgehalt von 19,1 ± 3,0% gefunden werden [24].

Erfreulicherweise konnte bei gut genährten schweizerischen Kindern kein Unterschied im Mineralgehalt der Knochen und in der Körperzusammensetzung zwischen Patienten und vergleichbaren Kontrollen nachgewiesen werden, was auf die eminente Bedeutung einer adäquaten Ernährung hinweist [40]. Die Autoren gehen daher davon aus, dass Osteopenien ihren Ursprung in der Ernährung haben und keine Beweise für einen primär gestörten Mineralstoffwechsel im Knochen vorliegen.

Eine besondere Gruppe stellen Personen mit CF vor und nach Transplantation dar, die bei schon schlechter Ausgangssituation (75% der Patienten zeigten >2 SD verminderte BMD) nach dem Eingriff in 90% >2 SD verminderte BMD aufwiesen [3]. Bei Transplantationspatienten ist daher dem Problem der Osteopenie bzw. -porose besondere Aufmerksamkeit zu schenken, insbesondere da Glukokortikoide wiederholt notwendig und fester Bestandteil mancher Posttransplantationsregimes sind. Zur Problematik der Osteoporose und Knochenbrüchigkeit nach Organtransplantation siehe Kapitel 14.

Bei verringerter BMD sind Frakturen deutlich vermehrt. Mit einer Verringerung der BMD um >2 SD liegt bereits bei Personen ohne CF eine vierfach erhöhte Wahrscheinlichkeit für Brüche vor. Bei CF entsprechen die Bruchfrequenzen wahrscheinlich denen von postmenopausalen Frauen mit ausgeprägter Osteoporose. Wirbelsäulenfrakturen wurden in etwa 19% einer größeren Gruppe erwachsener Personen mit CF festgestellt, 41% hatten auch bereits in der Vergangenheit Brüche [14]. Die Bruchhäufigkeit lag damit deutlich über der Durchschnittsbevölkerung. An der Universität von North Carolina konnte bei 70 Erwachsenen mit CF eine verdoppelte Frakturhäufigkeit für Frauen zwischen 16 und 34 Jahren und für Männer zwischen 25 und 45 Jahren gefunden werden [4]. Vielfach sind stumme Rippenfrakturen, seltener Hüftbrüche bekannt geworden.

Klinisch führt der Verlust an Knochensubstanz nach längerer stummer Entwicklung zu Deformierungen und Brüchen, die inapparent verlaufen können. Frakturen entstehen nach banalen Traumen oder spontan. Betroffen sind vor allem Wirbel, Hüften (Femurhals) und Handgelenke (distaler Radius). Rippenbrüche treten 10mal häufiger, Wirbelkompressionen 100-mal häufiger als erwartet auf [4]. Hüft- und Handwurzelbrüche führen zu Schmerzhemmungen und werden bald bemerkt. Die Folgen unerkannter Brüche können Deformitäten besonders der Wirbelsäule, Verlust an Körperlänge, Kyphose, Skoliose und chronischer Rückenschmerz sein.

Ursächlich ist die Osteopenie/-porose nicht ganz geklärt und wahrscheinlich multifaktoriell bedingt (Ausmaß der Lungenbeteiligung, Ernährungszustand und Wachstum, Genotyp?, Kalzium-Aufnahme und 25-OH und 1,25-Di-OH-Vitamin D) [20]. Wichtig sind die Aufnahme von Kalzium und Phosphor in der Nahrung sowie die Osteoblastentätigkeit. Die Balance für Kalzium scheint durch die gestörten enteralen Resorptionsverhältnisse (Fett, fettlösliche Vitamine, besonders Vitamin D) leicht gestört werden zu können, Osteoklastentätigkeit und renale Verluste spielen eine zusätzliche Rolle. Die vorwiegend nutritiv und aufnahmebedingte negative Kalziumbilanz von rund 50 mg/Tag bei jungen Erwachsenen mit CF fördert den über längere Zeit entstehenden Netto-Kalzium-Mangel im Knochen.

Bei Pankreasinsuffizienz und Steatorrhö können bis zu 80% des normal aufgenommenen Kalziums auf enteralem Wege verloren gehen. Verminderte körperliche Aktivität, schlechter Ernährungszustand, Schwere der Erkrankung und therapeutische Glukokortikosteroid-Einnahme unterstützen den Kalziumverlust und einen Mineralisationsdefekt weiter, wobei Beziehungen untereinander wahrscheinlich, aber nicht immer ganz klar sind. Glukokortikosteroide zeigen einen negativen Einfluss auf die Replikation von Osteoblasten und fördern die Kalziumausscheidung, wenn höhere Steroiddosen verwendet werden. Bei Asthmatikern konnte gezeigt werden, dass eine Dosis von 25 mg Prednison/Tag innerhalb eines Jahres zu einem Verlust von 17% trabekulärer Knochenmasse führt [38], bei alternierender Gabe konnte dies auf 3,5% gesenkt werden. In Analogie zu den Nebenwirkungen der Langzeitanwendung bei Asthmatikern sind daher unerwünschte Nebenwirkungen bei Personen mit CF sehr naheliegend.

Patienten mit Homozygotie für ΔF508 zeigten eine Knochendichte 1,3 SD unter der Norm, Nicht-ΔF508 Patienten von 0,5 SD unter der Norm ($p = 0{,}05$). Die Werte für Osteokalzin und Osteoklastenaktivität sind erhöht, für knochenspezifische alkalische Phosphatase und Insulin-like Growth Factor 1 (IGF1) erniedrigt [31].

Zum Monitoring der gestörten Vitamin-D-Versorgung sollten 25-Hydroxy-Vitamin-D-Bestimmungen im Serum, zum Monitoring der biologischen Aktivität die 1,25-Dihydroxy-Vitamin-D-Spiegel herangezogen werden. Allerdings zeigte sich, dass zwischen normalen 25-OH-Vitamin-D und Osteopenien kein guter direkter Zusammenhang besteht, da deutlich verminderte Vitamin-D-Spiegel eher selten zu sein schienen.

Weitere hormonelle Einflüsse können von Östrogenen und Androgenen ausgehen, deren ungenügendes Vorhandensein für eine verminderte Knochendichte und -festigkeit verantwortlich sein können. Verzögerte pubertäre Reifung, niedere Testosteronspiegel und Amenorrhoen sind mit Osteopenie bei CF in Zusammenhang gebracht worden [5].

Eine zusätzliche Erklärung der Entstehung einer Osteopenie könnte auch in der negativen Wirkung von proinflammatorischen Zytokinen und Mediatoren liegen, die sich aufgrund der chronisch bakteriellen Infektion ergeben können. Durch Wirkung von erhöhtem TNFα und IL1 bzw IL6 kann die Osteoklastentätigkeit angeregt und die Knochenresorption verstärkt werden [29]. Nach einer intensiven antiinfektiösen Therapie konnte eine Verminderung von IL6 und IL1-β, sowie eine Steigerung des Osteokalzins nachgewiesen werden.

Screening auf Osteopenie

Optimale Ernährung und Mineralstoff- und Vitaminzufuhr im Kindesalter stellen die entscheidenden Faktoren einer erfolgreichen Prävention der Entwicklung von Osteopenie bzw. Osteoporose des Jugendlichen und Erwachsenen dar. Zur Optimierung der Resorption fettlöslicher Vitamine muss immer auf eine adäquate Enzymsubstitution geachtet werden. Die zu einem Vitamin-D-Mangel führenden Faktoren wie Glukokortikosteroide, körperliche Inaktivität, offensichtliche sexuelle Reifungsverzögerung (Fehlen der Sexualhormone in ausreichender Menge), fehlendes Sonnenlicht etc. müssen als Riskofaktoren dokumentiert werden und Vitamin-D-Metaboliten gegebenenfalls untersucht werden. Beim Vorliegen derartiger Riskofaktoren sollte eine Bestimmung der Knochendichte mit einer gut etablierten Methode (s. oben) durchgeführt werden (lumbal, proximaler Femur, distaler Radius). Empfehlungen der routinemäßigen Untersuchung der Knochendichte nach dem 9. Lebensjahr mit der DEXA-Methode sind noch nicht schriftlich fixiert worden. Hingegen werden Untersuchungen des Serum 25-OHD bei Erwachsenen schon routinemäßig zur Sicherung ausreichender Vitamin-D-Speicher empfohlen [14].

Management

Die natürliche Entwicklung der Ostoporose bzw. Osteopenie ist schlecht dokumentiert. Malformationen im Gefolge einer Demineralisation können jedoch nur schlecht rückgebildet werden.

Zur Prävention sollte die tägliche Substitution mit 1000 mg Kalzium und 400 IE Vitamin D/Tag ausreichend sein, vorausgesetzt eine normale Ernährung, gute körperliche Aktivität und normale Pankreasfunktion sind vorhanden. Die meisten Personen mit CF sind aufgrund einer Pankreasinsuffizienz und eines verminderten Gewichts zur Risikogruppe zu zählen und sollten deshalb mit mindestens 1000–1500 mg Kalzium und 1000–10000 IE Ergocalciferol/Tag therapiert werden. Die Vitamin-D-Resorption ist bei den Patienten darüber hinaus recht heterogen und kann individuelle Dosierungen notwendig machen. Ein 25-OH-Spiegel von 30–50 µg/ml ist als therapeutisches Ziel angegeben worden. Auch Hydroxylierungsdefekte aufgrund der Leberbeteiligung können zu ungenügenden Dosierungen führen.

Zyklusstörungen bei Frauen sollten hinsichtlich eines Östrogenmangels abgeklärt werden, eine sexuelle Dysfunktion bei Männern kann eine Indikation für die Testosteronbestimmung darstellen, es wird aber auch ein generelles Testosteronscreening ab dem 18. Lebensjahr empfohlen. Beide Hormone kommen prinzipiell für die Therapie der Osteoporose in Frage. Östrogen supprimierende orale Kontrazeptiva sind kontraindiziert.

Blocker der Knochenresorption wie Biphosphonate oder Kalzitonin sind überlegenswert. Biphosphonate werden als Pyrophosphatanaloga in den Knochen eingebaut. Sie greifen am Osteoklasten an und können aufgrund ihrer langen Halbwertszeit eine Knochenresorption hemmen. Etidronat und Alendronat sind bei postmenopausalen Frauen (ohne CF) zur Frakturverminderung und Verbesserung der Knochendichte am wirkungsvollsten. Beide Substanzen sind oral anwendbar, Pamidronat auch als i.v.-Lösung. Für Steroid-abhängige Asthmatiker und Patienten mit Sarkoidose konnte durch eine i.v.-Therapie mit Pamidronat 30 mg alle drei Monate eine Zunahme der Knochendichte und Kortikalisverdickung nach einem Jahr Therapie von 3,4% nachgewiesen werden [16].

Bei CF werden nach Pamidronat vermehrt Knochenschmerzen angegeben, die möglicherweise durch eine vermehrte Zytokinfreisetzung bedingt sind [21]. Die Erfahrungen mit dieser Substanz sind jedoch sporadisch [22] oder wurden erst mündlich vorgestellt [23]. Dabei wurde über eine lumbale Knochendichtezunahme von 4,1 ± 3,4% berichtet, die signifikant über der Kontrollgruppe lag.

Eine weitere Substanz, Alendronat, ein Biphosphonat der zweiten Generation, führte bei postmenopausaler Osteoporose bei einer einjährigen Therapie mit 10 mg/Tag p.o. zur Knochendichtezunahme zwischen 10 und 48% [30]. Studien mit dieser Substanz sind bei CF noch nicht publiziert.

Lachs-Kalzitonin subkutan (50–100 U täglich oder jeden zweiten Tag) oder intranasal (200 U täglich) ist in der Behandlung der postmenopausalen Osteoporose erfolgreich [33]. Auch bei steroidabhängigen Asthmatikern konnte so die lumbale Knochendichte verbessert werden. Für CF liegen zu Kalzitonin bis dato keine Berichte vor. Bei Anwendung der oben dargestellen Pharmakotherapeutika sind sorgfältige Verlaufskontrollen und Monitoring etwaiger Nebenwirkungen unbedingt zu fordern. Bis heute fehlen aber größere randomisierte kontrollierte Studien zur Behandlung der Osteoporose bei CF.

12.2.9 Zusammenfassung

Erkrankungen des Bewegungsapparates in Form von Gelenkbeteiligungen oder Osteopenie bzw. Osteoporose sind häufiger als erwartet und nehmen mit zunehmender Lebenserwartung zu [34]. Die Ursachen sind nicht klar und dürften sich bei der Gruppe der „rheumatischen" Erkrankungen vorwiegend als Immunkomplexerkrankung (mit und ohne Abhängigkeit von der pulmonalen Erkrankung), bei der Osteopenie/-porose als Folge der Gewichtsentwicklung, des Ernährungszustandes und des Gesundheitszustandes erklären lassen. Während bei der Gelenkbeteiligung bildgebende Verfahren nur bei der HPOA erfolgversprechend sind und immunologische-rheumatologische Laboruntersuchungen weitgehend auslassen, ergeben bei Osteopenie objektive Methoden wie die Dual-Energy X-ray Absorptiometry (DEXA) recht gut reproduzierbare objektive Quantifizierungsmöglichkeiten der Knochenbeteiligung. Die Gelenksbeteiligung kann mit nichtsteroidalen und steroidalen Entzündungshemmern sowie im Fall der PHOA mit Intensivierung der pulmonalen Therapie gut behandelt werden. Zur Therapie der Osteopenie bzw. -porose stehen körperliche Aktivität und optimale Ernährung im Vordergrund. Eine intensivierte Vitamin-D- und Kalzium-Substitution, Knochenresorptionshemmer, Osteokalzin und Sexualhormone kommen als weitere Therapieansätze in Frage, wenn auch noch relativ wenig Daten zu diesen Interventionen zur Verfügung stehen.

12.3 Fertilität und Reproduktion bei Frauen mit CF

Die verzögerte Pubertät bei Jugendlichen mit CF, sowie Fertilität und Schwangerschaft in ihren Auswirkungen auf die erwachsene Frau mit CF stellen angesichts der zunehmenden Lebenserwartung Probleme von großer psychologischer und physiologischer Bedeutung dar. Auch der Einfluss der Schwangerschaft auf den Fetus ist angesichts der üblichen respiratorischen Benachteiligung der Mutter von Interesse. Diese Themen werden im Folgenden angesprochen, wobei Pubertät sowie Partnerwahl und Sexualität in Abschn. 17.3 und 17.4 dargestellt sind.

12.3.1 Struktur und Funktion der Sexualorgane

Die reproduktive Anatomie der Frau mit CF erscheint makroskopisch normal. Im Ultraschall ergibt die Morphologie von Uterus und Ovarien jedoch bei über 30% multizystische Ovarien. Auch bei Patientinnen mit regelmäßigem Zyklus zeigte sich eine verminderte Uterusgröße. Bei Amenorrhoe zeigte die Größe des Uterus einen Zusammenhang mit dem Körpergewicht [19]. Amenorrhoen können als Anpassungsreaktion zur Vermeidung einer Schwangerschaft gesehen werden.

Trotz generell normaler Anatomie finden sich einige für die Fertilität bedeutsame Störungen: Bereits 1970 erbrachten Oppenheimer et al. [15] den Nachweis eines zähen Mukuspfropfes im Zervixbereich und multizystischer endozervikaler Polypen, welche das Zervixostium obstruierten. Insgesamt ist auch die Menge zervikalen Schleims vermehrt, der zudem noch dehydriert ist.

Im zervikalen Epithel und in den Eileitern finden sich unterschiedliche Expressionen von CFTR. Endometriumepithel und -drüsen exprimieren CFTR in größeren Mengen erst nach der Pubertät. Die Ovarien zeigen keine Expression. Im Gegensatz zu Männern treten Organschäden durch defekte sekretorische Funktionen des CFTR nicht als Folge vermehrter intraluminaler visköser Inhalte auf. Eine ungestörte CFTR-Funktion wird als Ursache für die normalen Zyklusveränderungen endozervikaler Sekrete angesehen. In der CF-Maus wurde zwar eine defekte cAMP-abhängige CFTR-vermittelte Chloridsekretion nachgewiesen, gleichzeitig jedoch ein alternativer funktionsfähiger Ca^{2+}-abhängiger Chlorid sezernierender Kanal, der eine normale Chloridsekretion in den Oviduktus aufrechterhält und die Fertilität der CF-Maus erklärt.

Die sexuelle Entwicklung verzögert sich und die Menarche tritt mit rund 14,4 Jahren ein, also etwa $1^1/_2$ Jahre verspätet. Die Gründe dafür liegen in einer verzögerten Produktion von Gonadotropin und Sexualsteroiden. Die endgültig erreichten Spiegel sind im Normbereich. Eine primäre Störung der Hypothalamus-Hypophysen-Gonaden Achse liegt somit nicht vor. Die Ursache für die verzögerte sexuelle Reifung wurde unter anderem in einem verminderten Körperfett gesehen.

12.3.2 Fertilität

Angesichts der steigenden Lebenserwartung stellen Fertilität und Schwangerschaft für Frauen im gebärfähigen Alter stetig an Bedeutung gewinnende Fragen dar [17, 36]. Von besonderer Bedeutung sind die Einflüsse der Schwangerschaft auf den Gesundheitszustand der werdenden Mutter.

Die Fertilität von Frauen mit CF wird um bis zu 80% vermindert angenommen, wiewohl neuere Daten hiezu fehlen [12]. Die Gründe für die Infertilität werden in der erhöhten Viskosität des Zervix-Schleims gesehen, der dehydriert ist und Pfropfbildungen nach sich ziehen kann. Frühe Berichte einiger Frauen mit CF haben in der Mitte des Zyklus das Fehlen eines erhöhten Wassergehalt des Zervixschleimes nachgewiesen, so dass die normalerweise eintretende Verdünnung ausblieb. Dabei fiel der Wasseranteil des Zervixschleims unter 93% und verhinderte die Penetration von Spermien. Auch der Chloridgehalt des Zervixschleimes sei erniedrigt. Rezente Daten zu diesem Thema fehlen komplett.

Frauen mit CF weisen häufig unregelmäßige Zyklen auf, die anovulatorisch sein können [10]. Möglicherweise bestehen dabei Beziehungen zu einem Mangel an essentiellen Fettsäuren und zu einer Insulinüberproduktion. Weitere die Fertilität negativ beeinflussende Faktoren sind primäre und sekundäre Amenorrhön. Erstere werden in ca 10% nachgewiesen, sekundäre Formen fanden sich bei 17%. Fortgeschrittene Lungenerkrankung und Untergewicht sind häufige, fraglich ursächliche, aber zumindest begleitende Erscheinungen. Auch bei Frauen ohne CF bestehen zwischen Gewichtsverlust und Amenorrhö eindeutige Beziehungen. Der beste Prädiktor für eine normale menstruelle Funktion dürfte der normale Fettanteil am Körpergewicht sein. Die Behandlung der Amenorrhö sollte daher in einer verbesserten Ernährung und intensivierten Therapie der Lungenerkrankung bestehen. Eine gynäkologische Abklärung ist immer angezeigt.

12.3.3 Schwangerschaft

Mit zunehmender Lebenserwartung und verbesserter Lebensqualität sind seit der Erstbeschreibung 1960 Berichte über Schwangerschaften bei Frauen mit CF deutlich häufiger geworden. Das US Cystic Fibrosis Foundation Registry [3] wies 1997 bei Frauen zwischen 16 und 40 Jahren 136 Schwangerschaften (3,7% des gesamten weiblichen Kollektivs in diesem Altersbereich) aus. Zum Berichtszeitpunkt hatten 52,9% der Schwangerschaften in einer Lebendgeburt geendet, 30,9% waren ohne Entbindung geblieben, wofür die Gründe nicht klar erkennbar sind und nur 9,6% hatten in einem therapeutischen Abortus geendet. Für Mutter und Nachkommen komplikationslose Schwangerschaften wurden nach erfolgreicher Lungentransplantation vereinzelt berichtet. Die Überlebensraten sowie die Verminderungen der Lungenfunktion zwei Jahre nach der Schwangerschaft unterschieden sich nicht von den Kontrollen (mit CF).

Jüngste Berichte zeigen daher im Gegensatz zu früheren Mitteilungen, die alarmierende maternale Komplikationen berichteten, ein deutlich positiveres Bild von Ausgang und Verlauf der Schwangerschaften. Die Schwangerschaftsergebnisse für Mutter und Kind sind im Folgenden dargestellt.

■ **Schwangerschaftsergebnisse**

Maternale Einflüsse auf den Fetus
- Fetale Hypoxie,
- maternale Infektion,
- maternale Intensivbehandlung,
- β2-Agonisten,
- Glukokortikosteroide,
- Antibiotika,
- Strahlenexposition (Röntgen, Bildgebung).

Abhängigkeitsfaktoren der maternalen Schwangerschaftsergebnisse
- Bessere Lungenfunktion führt zu besserem maternalem Verlauf;
- erfolgreiche Schwangerschaften bei:
  - gutem klinischem Score,
  - gutem Ernährungszustand,
  - ausreichendem Thorax-Röntgen,
  - ausreichender Lungenfunktion (ideal: >80% FEV_1 predicted).

Kinder von Müttern mit CF
- wenig Probleme bei Kindern,
- erhöhte Frühgeborenenrate (27%),
- keine erhöhte Abortusrate,
- Langzeitverläufe? kognitive Funktionen?,
- kein erhöhtes Auftreten von CF.

Der Schweregrad der CF vor der Schwangerschaft scheint für die weitere Entwicklung der CF-Mütter der entscheidende Faktor zu sein. Berichte über einen verfrühten Tod der Mutter nach der Geburt konnten durch neuere Daten entkräftet oder zumindest nicht bewiesen werden [5]. Physiologische Veränderungen während der Schwangerschaft können besonders für den Respirationstrakt belastend sein und dem Fetus eventuell schaden. Bereits die normale Schwangerschaft ist als Zustand einer kompensierten respiratorischen Alkalose zu betrachten. Der CO_2-Austausch vom Feten zur Mutter benötigt ein im Feten höheres pCO_2 als in der Mutter. Die Atemstimulation unterliegt bereits früh in der Schwangerschaft dem stimulierenden Einfluss von Progesteron, so dass Schwangere über Dyspnoen klagen können. Schon ohne CF kommt es bei schwangeren Frauen zu einer Steigerung der Ruheatmung um 50%; bei Schwangeren mit geringer Lungenreserve und relativer Malnutrition ist daher eine gesteigerte Belastung umso wahrscheinlicher.

Ein größerer alveoloarterieller Gradient und hochgestelltes Zwerchfell (mit entsprechender Verminderung von TLC, RV und FRC; die Vitalkapazität bleibt relativ unverändert) sind weitere Belastungen, die normalerweise ausreichend gut vertragen werden, bei CF aber relevant werden können. Insbesondere können verminderte Ventilation-Perfusion-Verhältnisse eintreten, die den Gasaustausch nachteilig beeinflussen. Zusätzlich kann die mukoziliäre Clearance kleiner Atemwege durch den Zwerchfellhochstand gestört sein und dadurch Infektionen begünstigen. In der zweiten Hälfte der Schwangerschaft kommt es unter hormonalem Einfluss zu einer Verminderung der Atemwegswiderstände. Dies kann bei obstruktiven Ventilationsbehinderungen günstig sein. Hypoxämie (verstärkter Sauerstoffverbrauch durch wachsendes fetales und maternales Gewebe) und pulmonale Dekompensation können während und nach Geburt nachteilig für Mutter und Fetus sein.

Bei maternaler Hypoxämie kommt es generell häufiger zu Fehlgeburten und Frühgeburtlichkeit. Das Blutvolumen steigt während der Schwangerschaft um bis zu 50% und erreicht sein Maximum in der unmittelbaren postpartalen Zeit. Cor pulmonale beim Fetus und primäre pulmonale Hypertension können sich als Folge einstellen. Die Sauerstoffzufuhr für den Feten kann während der Schwangerschaft unzureichend sein, da Frauen mit CF und mit kardialer Beteiligung ihren kardialen Output nicht steigern können. Langzeitdaten zur psychomotorischen Entwicklung von Kindern von Müttern mit CF sind bis jetzt nicht bekannt.

Während der Schwangerschaft bestehen zusätzliche kalorische Bedürftnisse für Mütter und Feten, deren Erfüllung schwierig sein kann. Eine Supplementierung mit essentiellen Fettsäuren sollte routinemäßig erfolgen, da diese bereits bei nichtschwangeren Frauen mit CF vermindert sein können. Folgen einer ungenügenden Zufuhr können intrauterine Wachstumsverzögerungen sein. Die regelrechte maternale Gewichtszunahme von 8–10 kg wird bei Schwangeren mit CF nicht immer erreicht und kann Indikator einer weniger günstigen Prognose für Mutter und Kind sein. So erreichten 20 Frauen mit CF in 22 Schwangerschaften (18 Schwangerschaften beendet; alle Kinder gesund ohne CF) eine durchschnittliche Gewichtszunahme von nur 5,7 kg [14]. In dieser Gruppe wiesen FEV_1-Werte <60% prädiktiv vor der Schwangerschaft auf ein gefährdetes Schwangerschaftsergebnis hin, bei dem Frühgeborene häufiger sind und die für Mütter im Vergleich zu weniger betroffenen Frauen vermehrte Verluste an Lungenfunktion und erhöhte Mortalität bedeuteten. Eine Frühgeburtlichkeit wurde in großen Studien [11] in 24,3% gefunden, in deutschen Daten bei mehr als $^1/_3$ Frühgeborener [14], während die Rate bei unausgewählten Schwangerschaften unter 10% liegt. Die perinatale Sterblichkeit bei CF-Müttern betrug in größeren Arbeiten 8,6% im Gegensatz zu rund 4% bei unausgewählten Schwangerschaften.

Diese Daten sind nur als ungefähre Richtlinien zu verstehen, da auch bei pulmonal wesentlich stärker beeinträchtigten Frauen problemlose Schwangerschaften absolviert wurden.

Deutliches Untergewicht (< 70% Soll), Cor pulmonale, Hypoxie in Ruhe und Hyperkapnie stellen in der Regel ernstzunehmende Kontraindikationen für Schwangerschaften bei CF dar. Inwieweit ein maternaler Diabetes vom CF-Typ die Schwangerschaft negativ beeinflusst, ist nicht bekannt. Ein sorgfältiges Monitoring wäre jedenfalls erforderlich. Darüber hinaus muss bei jeder Schwangeren mit CF eine genaue Überwachung erfolgen, da die Tendenz zur Entwicklung eines Gestationsdiabetes verstärkt ist.

Natürlich muss zur optimalen Betreuung von Fetus und Schwangerer eine enge Zusammenarbeit zwischen Geburtshelfer und CF-Zentrum Standard sein. Die vaginale Entbindung mit Schmerztherapie und Sauerstoff stellt die beste Form der Geburt dar. Sollte ein Kaiserschnitt notwendig sein, ist die rasche Mobilisation der Mutter dringlich.

Während der Schwangerschaft können intravenöse Antibiotika, intensive Physiotherapie sowie aggressive Ernährungstherapie nötig werden. Die Einwirkung dieser Interventionen auf Schwangerschaft und weitere Entwicklung der Nachkommen sind unklar. Erfreulicherweise fehlen bis heute Beweise für unerwünschte Nebenwirkungen bei den Kindern, soferne die gleichen Vorsichtsmaßnahmen wie bei normalen Schwangerschaften beachtet wurden. Bei Verwendung von Chemotherapeutika sollten Ciprofloxacin, Trimethoprim, Tetrazykline und Chloramphenicol gemieden werden. Penizilline, Cephalosporine, Aminoglykoside und Makrolide dürften, soweit beurteilbar, relativ sicher sein. Dadurch ausgelöste fetale Missbildungen sind bis dato nicht berichtet worden.

Kinder von Müttern mit CF sind obligate Heterozygote. Das Risiko einer Erkrankung an CF hängt somit vom Genotyp des Vaters ab. In kaukasischen Völkern ist das Risiko einer Erkrankung an CF 1:492, sofern der Vater negativ für ΔF508 und weitere 12 häufigere Mutationen ist. Bei unbekanntem CF-Genotyp des Vaters ist das Risiko einer Erkrankung für das Kind bei erkrankter Mutter 1:50 (1:2 × 1:25). Bei Identifizierung des Vaters als Träger steigt das Risiko auf 1:2.

Bei Hochrisikopartnern, d.h. wenn beide Eltern Träger von CF sind oder bei homozygoten/heterozygoten Eltern ist eine In-vitro-Fertilisation, Biopsie eines Embryos im Teilungsstadium, Amplifikation von DNA aus einzelnen embryonalen Zellen und Diagnose der ΔF508-Deletion während der embryonalen Entwicklung vor Implantation möglich. Dies ermöglicht die Selektion nicht betroffener Embryonen für einen Transfer in den Uterus und kann zur Vermeidung einer Schwangerschaftsbeendigung beitragen. Die Empfehlung einer kompletten Schwangerschaftsvermeidung könnte so umgangen werden, die technischen und finanziellen Belastungen bleiben jedoch beträchtlich.

Genetische Beratung und psychosoziale Aspekte der Schwangerschaft

Trotz aller medizinischen und psychosozialen Risken einer Schwangerschaft müssen im CF-Bereich klinisch tätige Ärzte davon ausgehen, dass mit zunehmender Lebensqualität und längerer Lebenserwartung der Wunsch nach den üblichen Zielen, nämlich Partnerschaft und Reproduktion, auch für Personen mit CF stärker wird [8].

Die Beratung über die Fortpflanzung muss offen, informativ und ohne Wertung erfolgen. Beratende müssen ihre eigene Einstellung überprüfen und dürfen Erwachsenen mit CF nicht aufgrund einer eigenen privaten Ansicht von der Fortpflanzung abraten. Im Falle einer Voreingenommenheit des Beraters muss eine kompetente Information von anderer Seite erfolgen. Die Last einer Vorbereitung auf und Erziehung über Schwangerschaft sowie Aspekte der Sexualität bei CF ist Angelegenheit des gesamten CF-Teams [16]. Das günstigste Alter für erste Informationen liegt zwischen 12 und 17 Jahren. Externe Experten zur Unterstützung des CF-Teams sollten nach Bedarf vorhanden sein. Die Beratung soll rechtzeitig einsetzen, in einfacher Form präsentiert werden und von dort ausgehend entsprechend der physischen und intellektuellen Entwicklung erweitert werden.

Eine erst mit Schwangerschaftsbeginn einsetzende Gesundheitserziehung kann durch den entstehenden Zeitdruck zu Überforderung und unüberlegten Entscheidungen führen. Nicht unerwarteterweise werden genetische Beratungen nur bei knapp 3% der Frauen und Partneruntersuchungen nur bei 22% durchgeführt. Wieweit diese noch unpublizierten Zahlen aus Mittelengland für andere CF-Zentren repräsentativ sind, mag dahingestellt sein, unterstreicht aber, dass eine rechtzeitige Information dringend wünschenswert ist.

Die kompetente Instruktion verringert das Risiko ungewollter Schwangerschaften, die schon in der CF-freien Bevölkerung bei 40–52% vorkommen. Bei CF sollte eine Schwangerschaft zum Zeitpunkt einer optimalen Gesundheit der Mutter angestrebt werden. Die präkonzeptionelle Beratung ermöglicht somit nicht nur die optimale Information über einen ungestörten Schwangerschaftsverlauf, sondern auch die Möglichkeit der sorgfältigen Einhaltung der maternalen Therapie. Es wäre zu raten, dass eine Vereinbarung zwischen behandelndem Arzt und Schwangerer erfolgt, die die Sicherstellung einer gegebenenfalls aggressiven Therapie der Mutter gewährleistet, selbst wenn dies zu Lasten des Kindes ginge.

Während der Schwangerschaft von Frauen mit CF tritt eine Reihe wesentlicher psychologischer Reaktionen auf, die von Angst vor Missbildungen, Fehlgeburten und intrauterinem Tod bis zu Übertragung der Erkrankung, Schaden beim Fetus durch Medikamente, eigener Krankheitsverstärkung und Tod bei der Entbindung reichen. Der bedrohlichste Gedanke dürfte die Frage der eigenen verkürzten Lebenserwartung durch die Schwangerschaft sein. Die letztendliche Entscheidung über eine Schwangerschaft wird immer bei der Frau und ihrem Partner bleiben müssen.

12.3.4 Stillen

Die Brüste von Frauen mit CF sind normal entwickelt. Jüngere Daten zeigen allerdings fibrosierende Veränderungen an Läppcheneinheiten und Gängen [7]. Karzinome und proliferative Veränderungen können auftreten.

Die früher vorsichtige bis ablehnende Haltung zum Stillen von Kindern von Müttern mit CF ist durch den Nachweis einer normalen Milchzusammensetzung und des weitgehend normalen Gehaltes an Proteinen, Fett und Zucker nicht mehr gerechtfertigt. Die in der Muttermilch von CF-Frauen auf 75% der Norm verminderten Linolensäure-Spiegel dürften ohne Bedeutung sein. Andere polyungesättigte Fettsäuren sind in der Milch der CF-Brust erhöht. Die in der Muttermilch nachgewiesenen Unterschiede ähneln den unterschiedlichen Blutlipidmustern von Kindern mit CF [2]. Bei maternaler pulmonaler Infektion kann allerdings der Gehalt der Muttermilch an Makronährstoffen vorübergehend geringer sein [18]. Stillen stellt an die Mutter zusätzliche kalorische Erfordernisse. Trotz zusätzlichen Bedarfs von etwa 500 Kalorien pro Tag sollten sich in der Regel jedoch keine Ernährungsdefizite ergeben. Eine vermehrte Ernährung für die Mutter sollte in jedem Falle angestrebt werden, ob Linolensäure supplementiert werden soll, wird diskutiert. Kontraindikationen gegen das Stillen sind im Folgenden dargestellt. Mütter mit CF stillen im allgemeinen kürzer (41% weniger als drei Wochen [13)].

■ Relative Stillhindernisse für Mütter mit CF

- Unzureichendes Prägraviditätsgewicht,
- unzureichende Gewichtszunahme während Schwangerschaft,
- ausgeprägte Lungenerkrankung,
- ausgeprägte Pankreasinsuffizienz,
- Diabetes mellitus (CFRDM),
- chronisch bakterielle pulmonale Infektion.

Penizilline, Cephalosporine werden nur zum geringen Teil mit Muttermilch sezerniert, Erythromycin, andere Makrolide und Trimethoprim in erhöhtem Maße.

12.3.5 Familienplanung

Der Einfluss einer Schwangerschaft auf die Gesundheit der CF-Mutter sollte offen diskutiert werden. Die Vernachlässigung der eigenen Therapie während und nach Schwangerschaft stellt ein echtes Risiko dar. Angesichts der verkürzten Lebenserwartung von Müttern mit CF sollte die Zukunft des Kindes frühzeitig berücksichtigt werden. Langzeitplanungen sind in der Regel nicht realistisch. Auch wenn es schwer für Paare ist, darüber zu sprechen, sollte die Lebensplanung für das Kind berücksichtigen, dass langfristig möglicherweise nur ein Elternteil für Aufziehen und

Erziehung zur Verfügung stehen könnte. Der Sicherheit eines sozialen Netzes (Großeltern, Geschwister von Vater oder Mutter, etc) kommt daher besondere Bedeutung zu, um Überforderung und Resignation des verbleibenden Partners zu vermeiden [8].

12.3.6 Reproduktionsoptionen

Bei Paaren mit „konventioneller" Konzeption besteht die Möglichkeit der Pränataldiagnostik durch Chorionzottenbiopsie und Amniozentese in der frühen Schwangerschaft (Details s. 5.2). Reproduktionstechniken mit erweiterter Technologie sind die In-vitro-Fertilisation (IVF) mit den Gameten beider Partner und die künstliche Befruchtung. Rezente Entwicklungen bedienen sich der IVF und der embryonalen Präimplantationsdiagnostik [9]. Zur IVF mit Präimplantationsdiagnostik bei Trägern für CF liegen nur wenige Daten vor [9]. Die In-vitro-Fertilisation ist mit einem beträchtlichen Stress betreffend Aufwand und Kosten verbunden. Systematische Daten zur medizinischen oder psychologischen Beurteilung bei CF fehlen.

Die Entwicklung neuer Reproduktionstechniken hat das Spektrum der Reproduktionsoptionen erheblich erweitert. Zugleich sind diese neuen Möglichkeiten aber auch Herausforderungen, die zu Unsicherheit und Überforderung führen können.

Die Option einer Adoption sollte bei Paaren mit CF bei einem Partner erwogen werden, wenn eine gesundheitliche Verschlechterung der Mutter befürchtet wird oder wo Angst vor Erkrankung beim Kind besteht. Es ist allerdings möglich, dass die Behörde eine chronische Krankheit bei potentiellen Adoptiveltern als Hindernis ansieht.

12.3.7 Kontrazeption

Bei Frauen mit CF sind die in der Normalbevölkerung verwendeten kontrazeptiven Maßnahmen mit gleichem Ergebnis eingesetzt worden. Die hormonale Kontrazeption („Pille") weist nach derzeitigem Stand keine unerwünschten Nebenwirkungen auf und ist trotz der Möglichkeit einer gestörten intestinalen Resorption als sicher zu betrachten. Andere früher befürchtete Nebenwirkungen wie polypoide Zervizitis oder Cholelithiasis haben sich nicht bewahrheitet. Das Scheidendiaphragma stellt in Kombination mit einer spermiziden Creme eine gute Alternative dar, intrauterine Konzeptionshemmer zeigen vermehrt Probleme und sind nicht zu empfehlen.

Endgültige und sichere Konzeptionsverhütungen stehen in Form der beidseitigen Tubenligatur oder einer Vasektomie zur Verfügung. Diese Interventionen sollten wohlüberlegt angewendet werden (spätere Kinder evtl. mit einem anderen Partner?) und bedürfen einer gewissen Reife zur Entscheidungsfindung.

12.3.8 Zusammenfassung

Die verminderte Fertilität von Frauen mit CF stellt kein echtes Hindernis für eine Schwangerschaft dar. Hingegen sind Körpergewicht, Lungenfunktion einschließlich Oxygenierung und kardiale Belastbarkeit die besten, wenn auch nur relativen, Prädiktoren für das Schwangerschaftsergebnis. Viele Schwangerschaften werden auch bei reduzierter Lungenfunktion erstaunlich unproblematisch und ohne Folgen absolviert. Ernstzunehmende Schäden für die Kinder sind bis heute nicht bekannt geworden, wenn auch eine erhöhte Anzahl von Frühgeburten auffällig ist. Mütter mit CF können in der Regel normal stillen. Genetische Beratung und rechtzeitige Genotypisierung des Partners sind erforderlich, werden aber zu selten verwirklicht.

12.4 Fertilität beim Mann

Störungen der Anatomie der Reproduktionsorgane sowie Infertilität sind bei Männern mit CF seit langem bekannt und von einer in mehr als 95% nachweisbaren obstruktiven Azoospermie begleitet [5, 10, 15]. In Einzelfällen jedoch sind normales Spermiogramm, Zeugungsfähigkeit und Vaterschaft gesichert. Durch die Technik der intracytoplasmatischen Spermien-Injektion (ICSI) nach mikrochirurgischer epididymaler Spermien-Aspiration (MESA) eröffnen sich für Männer mit CF und kongenitaler bilateraler Aplasie des Vas deferens (CBAVD) neue und erfolgreiche Reproduktionsoptionen. Ein Überblick über aktuelle Entwicklungen findet sich bei Dodge [3] und Phillipson [16].

12.4.1 Struktur und Funktion der Sexualorgane, Sexualität

Normalerweise werden die Spermien in den samenbildenden Gängen des Hodens produziert, von wo sie durch das Rete testis zum Nebenhodenkopf wandern und von dort durch die Tubuli convoluti, die Körper und Schwanz des Nebenhodens darstellen, in das Vas deferens gelangen. Vor dem Eintritt des Vas deferens in die Prostata münden die Samenbläschen in das Vas deferens. Innerhalb der Prostata setzt sich das Vas deferens als Ductus ejaculatorius fort und öffnet sich in die Urethra.

Bei CF liegen häufig folgende Defekte vor: Es fehlt überwiegend beidseitig das Vas deferens, was sich palpatorisch auch schon bei jungen Knaben feststellen lässt. Die Samenbläschen sind nur schwach ausgebildet, der Nebenhoden ist nur rudimentär oder mit erweiterten Ausführungsgängen angelegt. Die Hoden selbst weisen eine normale Größe und Konsistenz auf, Libido und Potentia coeundi sind ungestört.

Trotz dieser Malformationen werden in den Hoden meist normale Spermatozoen mit aktiver Mitose nachgewiesen [7], die durch mikrochirurgische Aspiration im Nebenhoden (MESA) gewonnen werden können[14]. Die Motilität der Spermien ist deutlich reduziert, diese sind aber für eine intrazytoplasmatische Spermieninjektion (ICSI) geeignet (s. Abschn. 12.4.2).

Die Samenanalyse lässt den Schluss zu, dass die Infertilität primär auf eine Obstruktion im Gangsystem zurückzuführen ist. Praktisch das gesamte Ejakulat, dessen Volumen nur etwa 50 % (< 1 ml) dessen gesunder Männer erreicht, hat seinen Ursprung in der Prostata. Die Samenanalyse zeigt erhöhte Zitronensäure und saure Phosphatasewerte sowie verminderte Fruktose-Konzentrationen. Die beiden ersten Bestandteile stammen aus der Prostata, die Fruktose hat ihren Ursprung in den Samenbläschen.

Die Ursachen für die obstruktiven Veränderungen liegen entweder in einer fetalen Entwicklungsstörung oder in einer Gangatrophie aufgrund einer Obstruktion durch abnorme Sekrete. Beide Möglichkeiten könnten durch ein gestörtes CF-Genprodukt bedingt sein. Welche der beiden Ursachen im Vordergrund steht, ist unklar. Alle involvierten Strukturen wie Nebenhoden, Vas deferens und Samenbläschen sind Reste des Wolff-Ganges (Mesonephron). Der mögliche gemeinsame Ursprung der Defekte als Folge einer ungenügenden Differenzierung des Wolff-Ganges ab der siebenten fetalen Woche wird durch die Tatsache untermauert, dass bereits bei 1 Monat alten Kindern abnorme Verhältnisse gesehen werden konnten. Hingegen zeigte die Untersuchung von abortierten Feten mit CF aus der 12. und 18. postkonzeptionellen Woche, dass ungestörte Verhältnisse vorliegen. Auch obstruktionsbedingte Atrophien verschiedener Expression sind möglich, zumal sich bei einzelnen Jugendlichen auch teilweise normale Gangsysteme zeigen lassen konnten. Einzelheiten dazu finden sich bei Flume u. Yankaskas [6].

Der Einfluss abnormer Sekrete der epithelialen Auskleidung der männlichen Fortpflanzungsorgane auf die Obstruktion erscheint besonders bedeutsam: Nebenhoden und Vas deferens stellen nicht nur eine Passage für Sperma dar, sondern tragen auch zur Spermienausreifung bei. Eine dysfunktionale CFTR-Expression in Nebenhoden und Vas deferens könnte zu sekretorischen Störungen führen, die eine Obstruktion im Bereich dieser sehr langen Gangstrukturen und eine Atrophie der Samenbläschen nach sich ziehen könnten. In der Prostata und in den Samenbläschen selbst fehlt die CFTR-Expression weitgehend.

Obwohl eine obstruktive Azoospermie hauptsächlich bei CF nachgewiesen wird, zeigen dies auch andere Erkrankungen. Der CF sehr ähnlich ist vor allem das Young-Syndrom, das durch chronische Nebenhöhlenbeteiligung und Bronchiektasien, sowie eine obstruktive Azoospermie gekennzeichnet ist. Allerdings ist dabei der Schweißtest normal, es besteht keine Pankreasinsuffizienz, das Vas deferens ist vorhanden und die nachgewiesenen CFTR-Mutationen entsprechen denen der gesunden Bevölkerung.

Die sexuelle Reifung ist bei Personen mit CF um 1–4 Jahre verzögert. Ernährung und Lungenfunktion nehmen dabei eine wichtige Rolle ein. Nach Abklärung des Sexualsteroid-Status kann bei Männern mit deutlich verzögerter sexueller Entwicklung eine kurze Behandlung mit Testosteron zur Reifungsförderung hilfreich sein. De facto werden aber im allgemeinen ausreichende Spiegel der Sexualhormone in den späteren Jugendjahren erreicht [19]. Psychosoziale Reifung und Sexualität werden in Kap. 17 ausführlich dargestellt.

12.4.2 Reproduktionsoptionen

Zur Herstellung der Fertilität stehen bei obstruktiver Azoospermie mikrochirurgische epididymale (MESA) und perkutane epididymale Sperma-Aspirations (PESA)-Techniken sowie die offene Hodenbiopsie zur Verfügung. Die Technik der intrazytoplasmatischen Spermien-Injektion (ICSI) nach Aspiration von Spermien aus Epidydimis und Testes führt zur Befruchtung von Oozyten und stellt bei einer zunehmenden Zahl von Männern mit CF und CBAVD eine reale Option für eine Fertilisierung dar. Die erzielten Schwangerschaftsraten werden als vergleichbar mit denen bei ejakuliertem Sperma angegeben. In jüngster Zeit konnte damit bei frischen Spermatozoen eine Fertilisierungsrate von 76 % der injizierten Oocyten erreicht werden und eine 17 %ige embryonale Implantationsrate. Bei aufgetauten Spermatozoen ergab sich eine 69 %ige Fertilisation und eine 20 %ige embryonale Implantation [17]. Aus 18 Schwangerschaften ergaben sich dabei 14 Lebendgeburten. Diese Daten zeigen, dass das Vorhandensein von CF-

Mutationen beim Mann kein Hindernis für eine erfolgreiche In-vitro-Fertilisation darstellen muss, die mit gesunden Nachkommen einhergeht. Bei zwei Partnern mit ΔF508-Trägereigenschaften und CBAVD beim Mann konnte durch die Techniken der MESA und ICSI nach Präimplantationsdiagnostik ein gesunder ΔF508-heterozygoter Knabe entbunden werden [13]. In letzter Zeit sind bei dieser Art der Therapie von sub- bzw. im Fall der CF infertilen Männern Bedenken genetischer Natur geäußert worden, die das Potential der Übertragung abnormer Gene auf die Nachkommen betreffen [9]. Es versteht sich, dass die Partner vor Fertilisation hinsichtlich ihrer CF-Träger-Eigenschaften untersucht werden müssen. Eine eingehende genetische Beratung beider Partner ist unerlässlich. Die an sich erfreulichen Fertilisationsfortschritte ziehen aber auch Probleme wie frühen Tod des Vaters und zusätzliche Belastung der Partnerin durch Erkrankung des Partners und Pflege des Kindes nach sich. Diese sollen taktvoll aber unumwunden angesprochen werden.

Über die Anwendung einer neuen Technik, der „round spermatid microinjection" (ROSI) in Oozyten zur Behandlung der männlichen Infertilität liegen für CF noch keine publizierten Daten vor.

Trotz der hohen Wahrscheinlichkeit einer obstruktiven Azoospermie kann bei Männern mit CF eine Infertilität nicht als sicher angenommen werden. Zur Klärung dient das Spermiogramm; ist diese Untersuchung nicht möglich oder gewünscht, sollte ein Kondom verwendet werden. Unerwünschte Schwangerschaften durch fehlende Kontrazeption sind beim Mann mit CF bekannt geworden.

12.4.3 Kongenitales beidseitiges Fehlen des Vas deferens (CBAVD)

Bei rund 6% der obstruktiven Azoospermien ist eine CBAVD die Ursache. Dies entspricht 1–2% aller infertilen Männer und 1:1000 Männer in der Bevölkerung [16]. Die CBAVD ist auch als „genitale" Form der CF bezeichnet worden [2]. Die Spermiogramme der CBAVD entsprechen denen bei CF; Personen mit CBAVD sollten deshalb auf CF-Mutationen untersucht werden. Für die Abklärung der CBAVD sind klinische Palpation oder transrektale Ultraschalluntersuchungen erforderlich. In ausgewählten Fällen kann eine endorektale MRI hilfreich sein.

Die genotypische Zuordnung der CBAVD in den Formenkreis der CF ist schwierig, da unterschiedliche CFTR Mutationen ohne sicheren Bezug zur CF vorhanden sind und die klassische CF-Erkrankung klinisch meist fehlt. Kapitel 2 enthält Details zur Beziehung von CBAVD und CFTR. Hier sei der Verweis auf einige rezente Ergebnisse ausreichend: Von 420 Männern mit CBAVD zeigten 19% zwei Mutationen, 47% eine Einzelmutation, bei 34% konnte keine CF-Mutation nachgewiesen werden [11]. Bei 106 deutschen Männern mit ein- oder beidseitigem Fehlen des Vas deferens (CAVD) zeigten 75% CFTR-Mutationen oder krankheitsassoziierte CFTR-Varianten. Die Mutationsgenotypen unterscheiden sich deutlich von denen bei CF. Es fand sich keine Homozygotie für ΔF508 oder Compound Heterozygotie für ΔF508 und eine Nonsense- oder Frameshift-Mutation. Homozygotien fanden sich für einige milde Missense- oder Splicing-Mutationen. Eine Compund-Heterozygotie für ΔF508 und R117H lag bei 21 Männern vor. Patienten mit CFTR-Mutationen an beiden Chromosomen zeigten erhöhte Schweißchloridwerte und diskrete Hinweise auf eine respiratorische Krankheitssymptomatik [4]. Rezente Untersuchungen an allen Exons, Promoter Regionen und Introns zeigten, dass nur 16% aller untersuchten Männer mit CBAVD keine CFTR-Mutationen aufwiesen.

Aufgrund gleichartiger Abnormitäten im Bereich der Abkömmlinge des Wolffschen Ganges bei CF und bei CBAVD wird eine gemeinsame genetische Grundlage angenommen. Der Ursprung aus primitivem Nierengewebe wurde auch durch einseitige Nierenagenesien oder renale Malformationen in einer Häufigkeit von 20% bei fehlendem Vas deferens mit fehlender ΔF508-Mutation untermauert. Der Schweißtest war dabei normal. Nach aktueller Ansicht weisen Personen mit CBAVD und Nierenmissbildungen keine Erkrankung an CF auf [1], sondern sind als eigenständiges klinisches Bild zu betrachten. Es wäre daher vorstellbar, dass bei CBAVD ohne CF das Vas deferens vor der siebenten Gestationswoche geschädigt wird und zu Nierenmissbildungen führt. Bei CF müsste die Schädigung des Vas deferens später in der Schwangerschaft erfolgen, wobei der Harntrakt bereits vom Reproduktionstrakt abgetrennt ist und sich deshalb keine assoziierten Nierenmissbildungen ausbilden können.

Ob die CBAVD tatsächlich als genitale Variante der klassischen CF betrachtet werden kann, wie dies vorgeschlagen wurde, ist unsicher, da die aktuelle Empfehlung für eine gesicherte Diagnose CF auch Krankheitszeichen an Lungen und Pankreas fordert [20]. Die CBAVD wird auch bereits als „mildes" Ende eines generell breiter gewordenen Spektrums der CF betrachtet [12].

Bei obstruktiver Azoospermie (ohne CBAVD!) konnte in 3 von 10 Patienten eine CFTR-Mutation nachgewiesen werden [8]. Die Beziehungen zwischen abnormen CFTR-Allelen und einseitigem Fehlen des Vas deferens, Anomalien der Samenbläschen oder dem Young-Syndrom sind unklar und bedürfen weiterer Abklärung.

Zwischen CBAVD-Genotyp und reproduktivem Phänotyp bestehen Beziehungen: ΔF508 und Azoospermie kommen häufig gemeinsam vor. So zeigten 62% der CBAVD ΔF508, einseitige Vas-deferens-Aplasien zeigten keine CF-Mutationen. Das 5T-Allel in Intron 8 dürfte die häufigste (33%) Mutation bei CBAVD sein [2]. Auch CBAVD-"spezifische" Mutationen (z. B. P111L, M244K, A 1364V etc) sind beschrieben worden. Die „milde" Mutation R117H wurde bei CBAVD in erhöhter Frequenz nachgewiesen. Männer mit der Compound-Heterozygotie ΔF508/R117H werden als mild verlaufende CF-Varianten angesehen, sofern erhöhte Schweißelektrolyte, Pankreassuffizienz und eine Lungenbeteiligung unterschiedlicher Ausprägung nachgewiesen werden.

Bei Compound-Heterozygoten wurden normale Spermien und eine Vaterschaft nachgewiesen. Verwandte von Personen mit fehlenden Vasa deferentia haben ein erhöhtes Risiko CF-Träger zu sein und sollten einer entsprechenden genetischen Beratung zugeführt werden.

Die überwiegende Mehrzahl der Männer mit CBAVD zeigt normale nasale transepitheliale Potentialdifferenzen sowie einen normalen Natrium- und Chloridtransport am nasalen Epithel. Im Falle von abnormen Potentialdifferenzen fanden sich erhöhte Schweißchloridwerte und geringfügige Krankheitshinweise oder eine Compound-Heterozygotie (ΔF508/R117H). Diese Subgruppe innerhalb der CBAVD lässt auf die Diagnose CF schließen [18].

12.4.4 Zusammenfassung

Fertilität und Reproduktion stellen angesichts anatomischer Ursachen einer obstruktiven Azoospermie bei Männern mit CF eine bedeutsame Frage dar. Nur 10% erwachsener Männer misst diesen Aspekten keine Bedeutung zu [21]. Durch neuere Techniken wie der intrazytoplasmatischen Spermieninjektion (ICSI) nach mikrochirurgischer Spermien-Aspiration (MESA) aus Hoden oder Nebenhoden sollte neuerdings die Erzielung einer Fertilisierung wesentlicher erfolgversprechender geworden sein. Größere Serien zu diesen Techniken liegen bis dato für CF noch nicht vor. Immerhin erlaubt dieser Ansatz eine wesentlich optimistischere Einschätzung der männlichen Fortpflanzungsfähigkeit. Der Fortschritt muss allerdings, in Analogie zur Schwangerschaft bei Frauen mit CF, vor dem Hintergrund einer möglichen früheren Teilverwaisung des Kindes gesehen werden. Eine Sondervariante der männlichen Fertilität ergibt sich in Form der CBAVD, die eine relativ hohe Assoziation mit CFTR-Mutationen zeigt und die teilweise als genitale Form der CF verstanden wird. Die Mutation R117H scheint für die CBAVD besonders charakteristisch zu sein. Klare Aussagen zur Bezeiehung Genotyp-Phänotyp stehen für Männer mit CBAVD noch weitgehend aus.

12.5 Übrige Organsysteme

Eine Reihe anderer Organe ist mehr oder weniger deutlich von CF betroffen.

Dazu zählen die in den folgenden Abschnitten besprochenen Assoziationen. Gemeinsam dürfte ihnen die Tatsache eines häufigeren Auftretens bei älteren Patienten sein. Sie sind zum Teil auch als Komplikationen zu verstehen, die sich aufgrund einer langjährig etablierten Krankheit ergeben, zum Teil aber könnte auch eine Eigenständigkeit als Krankheitsmanifestation vorliegen. Für seltene Manifestationen und Assoziationen sei auf die einschlägigen Datenbanken verwiesen (MEDLINE etc.).

12.5.1 Gefäße und Haut

Die Haut ist bei CF im Wesentlichen unauffällig, wenn auch in Fibroblastenkulturen der Haut eine verfrühte Alterung nachgewiesen wurde [41]. Dermatitische Veränderungen in Form von erythematösen schuppenden Papeln mit Plaquebildung vor allem im Bereich der Orifizien, des Perineums und der Extremitäten sowie teilweise eine Alopezie wurden als Erstmanifestationen der Erkrankung beschrieben [14]. Die Bilder erinnern an Zink- oder Proteinmangel oder an einen Mangel an essentiellen Fettsäuren, was aber bei den beschriebenen Fällen nachzuweisen nicht möglich war.

Zu den häufigst beschriebenen Gefäßveränderungen zählt die kutane nekrotisierende Venulitis, die bei älteren Patienten häufiger – als tastbare Purpura – auftritt [44]. Es kommt dabei zur endothelialen Nekrose und perivenulären Infiltration. Die Veränderungen werden auf den antigenen Stimulus durch chronisch bakterielle Infektionen sowie auf wiederholt zugeführte Medikamente (Antibiotika) zurückgeführt. Als kutane nekrosierende Vaskulitis können diese Veränderungen neben CF jedoch auch bei Kollagenerkrankungen, Colitis ulcerosa, Darm-Bypass-Syndromen, primärer biliärer Zirrhose und anderen Erkrankungen gesehen werden. Zur Vaskulitis und Purpura s. auch Abschn. 12.4.

12.5.2 Amyloidose

Amyloidosen sind bei Personen mit CF wiederholt beschrieben worden und sind als Ausdruck einer chronischen Infektion bzw. eines weit fortgeschrittenen Krankheitsgeschehens zu verstehen [18]. Die Niere ist das am häufigsten betroffene Organ. Klinisch finden sich zunächst Proteinurie oder nephrotisches Syndrom. Auch Infiltrationen von Schilddrüse mit resultierender Hypothyreose und eine Hepatosplenomegalie werden beschrieben. Bei verstorbenen Patienten im Alter von mehr als 15 Jahren fanden sich in 33% Amyloidablagerungen in verschiedenen Organen. Vor allem waren dabei mikroskopische Ablagerungen in den Gefäßen nachweisbar [29]. Nur bei einem einzigen Patienten fand sich eine Organdysfunktion im Gefolge einer Amyloidablagerung. Bei Diabetes mellitus im Rahmen einer CF (CFRDM) konnte bei 69% Amyloid im Inselanteil des Pankreas nachgewiesen werden, nicht jedoch bei nichtdiabetischen Personen mit CF oder bei Kontrollpersonen. Wie bei Typ-2-Diabetes hat die Amyloidose des Inselzellapparates auch bei CF ihre Ursache im Inselzell-Amyloid-Polypeptid [8]. Bei Schilddrüsenbefall kann eine chirurgische Resektion des vergrößerten Organs erforderlich werden, da eine respiratorische Behinderung durch Kompression der Atemwege eintreten kann [40]. Derartige Organmanifestationen sind noch recht selten, mit zunehmendem Alter CF-Erkrankter wird aber allgemein eine Zunahme sekundärer Amyloidosen erwartet.

Das Auftreten einer Amyloidose ist weniger charakteristisch für CF als vielmehr für eine chronische Krankheit per se und wird z. B. auch bei chronischen Darmerkrankungen, fortgeschrittener Tuberkulose oder Bronchiektasien gesehen. Es erfolgt dabei eine abnorme extrazelluläre Ablagerung von Amyloid-P-Glykoprotein mit Prädilektion in der Niere und anderen Organen wie Leber, Milz, Herz, Darm und Nebennieren. Das Serum-Amyloid A hat sich als guter Indikator für eine pulmonale Inflammation erwiesen und entsteht als Antwort auf IL1, IL6 und TNF [43].

12.5.3 Niere

Die primäre Beteiligung der Niere ist trotz einer gestörten Transportfunktion der Ionenkanäle in den sekretorischen Membranen anderer Organe eine Seltenheit. Durch nephrotoxische Medikamente und chronisch bakterielle Infektionen ist die Niere jedoch erheblich belastet. Zusätzlich spielen Diabetes, Lebererkrankung und Cor pulmonale eine wichtige Rolle für die Entstehung sekundärer Nierenschäden.

Ohne dass ein renaler CF-Phänotyp nachweisbar ist, exprimiert die Niere reichlich CFTR an den tubulären Plasmamembranen (165000-MG-Wildtyp-Protein) und, nierenspezifisch, eine funktionelle Isoform in der Medulla der Niere [54]. Interessanterweise konnte nachgewiesen werden, dass CFTR für die Cl^--Sekretion in das Lumen von Zysten bei polyzystischen Nieren verantwortlich ist und deshalb zur Zystenvergrößerung beiträgt [46]. Durch therapeutische Manipulation des CFTR sollte es für diesen Problemkreis möglich sein, die Progredienz zu verringern.

Ältere Daten zeigten bei Autopsien von 34 an CF Verstorbenen, davon 6 mit akutem Nierenversagen zum Zeitpunkt des Todes, eine generelle Vergrößerung der Glomerula sowie tubulointerstitielle Veränderungen bei 26. Diese dürften Ausdruck einer antibiotisch bedingten Tubulopathie gewesen sein, da sich Gentamycin- und Tobramycinablagerunen immunhistochemisch nachweisen ließen [1]. Zusätzlich fanden sich in der Immunfluoreszenz auch Immunglobulin- und Komplementablagerungen im Sinne von Immunkomplexen. In Summe sind die Veränderungen als Ausdruck einer chronischen Erkrankung zu werten. Die Veränderungen an der Niere dürften somit das Ergebnis von kardialer Insuffizienz, Medikamententoxizität und immunologischen Schäden sein. In jüngster Zeit wurden auch mehrere bioptisch gesicherte Fälle einer IgA-Nephropathie beschrieben [47].

In 92% von 38 histologisch untersuchten CF-Nieren fand sich eine Nephrokalzinose [22], deren Ursache in einer Kalziumstoffwechselstörung der Niere angenommen wurde. Da diese Veränderungen auch bereits in den Nieren von Kindern unter einem Jahr gefunden wurden, wurde eine primäre Störung postuliert, was aber nicht allgemein akzeptiert wird [5]. Insgesamt bleibt jedoch zur Diskussion, inwieweit diese Veränderungen CF-spezifisch sind oder nicht, da auch bei anderen konsumierenden Erkrankungen ähnliche Veränderungen vorkommen. Zusätzlich kann auch körperliche Inaktivität und Verwendung von Kortikosteroiden zur Nephrokalzinose beitragen.

Nierensteine wurden in der CF-Bevölkerung vermehrt nachgewiesen. Elf von 201 Patienten [5,5%] zeigten nachgewiesene Steine [28], auch eine Oxalat-Kristallurie ist bekannt. Die Gründe für die Entstehung liegen wahrscheinlich nicht im Bereich der CF selbst. Insbesondere bei Steatorrhoe bei chronisch entzündlicher Darmerkrankung oder bei chronischer Pankreatitis tritt eine vermehrte Oxalataufnahme auf [13]. Bei der häufig nachzuweisenden Hyperoxalurie ist die Ausfällung von Oxalatsteinen im Nierenbecken nicht verwunderlich [21].

In Summe erscheinen somit kaum echte CF-gebundene Nierenveränderungen nachweisbar. Vielmehr dürften die Befunde sekundären Veränderungen bei Infektion, Medikamententoxizität, Herzversagen und anderen Problemen entsprechen.

Funktionell ist die glomeruläre Filtrationsrate unbeeinträchtigt und reagiert auf Salzrestriktion nicht, während dabei die Natriumausscheidung im Harn zurückgeht. Auf Wasserbelastung wird im Gegensatz zu Personen ohne CF die freie Wasserclearance vermindert, was auf eine verstärkte Absorption von Wasser und Salz im proximalen Tubulusabschnitt zurückgeführt wird. Im distalen Nephron, wo die Wasserregulation erfolgt, fällt auf diese Weise weniger Volumen an. Beziehungen zu einer Rechtsherzbelastung im Rahmen der chronischen Lungenerkrankung mit vermindertem arteriellem Blutvolumen sind möglich; daraus könnte sich die oben erwähnten Veränderungen ergeben [39].

Über eine normale glomeruläre Filtrationsrate scheint weitgehende Einigkeit zu herrschen. Die Reaktionen auf Salzbelastung werden unterschiedlich angegeben und weisen auf eine vermehrte oder gleichbleibende Natriumausscheidung bei mehr oder weniger gleichbleibender glomerulärer Filtrationsrate hin.

Unklar ist die Rolle des Nierentubulus für die Metabolisierung von Pharmaka. Niedere Serumkonzentrationen oder erhöhte renale Clearance sind für Aminoglykoside, β-Laktam-Antibiotika und Theophyllin beschrieben [45]. Die genauen Mechanismen sind dafür nicht geklärt, die hepatische Clearance ist wahrscheinlich erhöht. Jedenfalls findet sich keine anatomische Abnormität, die als Erklärung dienen könnte. Eine Störung der tubulären Sekretion scheint keine wesentliche Rolle zu spielen.

Bei Personen mit deutlicher pulmonaler Erkrankung ist das Verteilungsvolumen in Relation zum Körpergewicht etwas erhöht (bei CF erhöhte Extrazellulärräume). Dosierungen bezogen auf das Gewicht werden daher den zur Distribution zur Verfügung stehenden Räumen nicht gerecht. Bezogen auf die Körperoberfläche ergeben sich allerdings keine Unterdosierungen [30]. Mit Gewichtszunahme kommt es zur Normalisierung der Verteilungsvolumina. Wird die fettfreie Körpermasse als Bezugsgröße verwendet, so verschwinden die Unterschiede zwischen Gesunden und Personen mit CF für die Verteilungsvolumina für die meisten Medikamente [37]. In der therapeutischen Praxis sind Dosierungsanhebungen um 20–30% für β-Laktam-Antibiotika und ein Monitoring der Aminoglykosidspiegel erforderlich.

Die Renin-Angiotensin-Aldosteron-Achse ist bei CF intakt. Die abnormen transepithelialen Potentiale und Chlorid-Transportverhältnisse stehen nicht unter dem Einfluss von Aldosteron [25]. Bei Salz- und Wasserverlust kann es zu erhöhten Aldosteronspiegeln kommen. Bei chronischem Salzverlust stellt sich ein Hyperaldosteronismus mit Hypokaliämie und metabolischer Alkalose ein [19]. Zur Vermeidung ist eine stetige Salzzufuhr erforderlich, worauf bei Ernährung oder körperlicher Aktivität besonders zu achten ist.

12.5.4 Augen

Eine Beteiligung des Auges ist in Form von Xerophthalmie, Papillödem, Retinaveränderung und Optikusneuropathie bei CF seit langem bekannt. Früher wurden einzelne Störungen der Verwendung von Chloramphenikol zugeordnet, aber auch in einer rezenten Untersuchung an 40 Patienten ergaben sich Veränderungen der Linse signifikant häufiger und fanden sich Transparenzverminderungen mit schwerer Verdauungsstörung zunehmend vermehrt [16]. Auch bei normalen Serum-Retinol Konzentrationen fanden sich bei Erwachsenen in mehr als 50% eine verminderte Kontrastempfindlichkeit und Beweise für trockene Augen in 42%, so z.B. eine verminderte Tränenproduktion in 31% und eine Keratoconjunctivitis sicca in 26% [31]. Möglicherweise handelt es sich dabei um eine primäre Manifestation der CF oder doch um einen sekundären Vitamin-A-Mangel im Gefolge einer Fettmalabsorption. Letztere Variante kann aufgrund früherer Fallberichte mit Korrektur einer Xerophthalmie bei entsprechender Substitution nicht ausgeschlossen werden. Die regelmäßige Bestimmung der Vitamin-A-Spiegel und eine entsprechende Supplementierung sollen fester Bestandteil jeder CF-Therapie sein [2].

Detaillierte Untersuchungen zur Augenoberfläche ergaben deutlich erhöhte funktionelle Defekte und eine klinische Blepharitis, aber auch eine normale Zellmorphologie des Konjunktivalepithels sowie eine verminderte konjunktivale bakterielle Besiedelung [42]. Hyperglykämische Personen mit CF zeigten darüber hinaus eine deutliche Erhöhung der epithelialen Permeabilität der Cornea, was als primärer Defekt gewertet wurde [26].

12.5.5 Zähne

Die Zähne sind Gegenstand einer Reihe älterer und einiger weniger neuerer Publikationen. Einflüsse der Nahrung, antibiotischen Medikation, bakteriellen Besiedelung des Mundes, Gesundheitszustand der Lunge sowie des defekten CFTR-Gens könnten für eine gestörte Entwicklung von Bedeutung sein.

Insgesamt erscheint die Zahnentwicklung verzögert, wobei Schwere der Lungenbeteiligung oder Alter bei Diagnose keinen Einfluss auszuüben scheinen [27], so dass über einen endokrinen Einfluss spekuliert wurde, ohne dass dafür Daten geliefert werden konnten. Die Verzögerung ist auch bei Berücksichtigung der Verzögerung der Entwicklung des Knochenalters weniger deutlich ausgeprägt [36].

Die Zusammensetzung der Zähne selbst wurde ebenfalls untersucht, wobei sich bei CF-Kindern (ohne Tetrazyklinverwendung) Verminderungen für dentales Kalzium ergaben. Auch Rauchen der Mutter führte bei Kindern mit CF zu einer Kalziumverarmung in den Zähnen [9]. Mit einem Alter über 10 Jahre dürfte auch die Zinkkonzentration in den Zähnen rückläufig sein [10]. Die Fütterungsmethoden (Brust vs. Flasche) ergaben keine Unterschiede. Plaquebildung und Gingivitis scheinen bei Patienten seltener als bei Kontrollprobanden vorzukommen. Diese an sich günstigen Ergebnisse könnten auf therapeutisch eingenommene Verdauungsenzyme, Antibiotika und Antibiotikawirkungen (Tetrazykline?) auf Mikroorganismen im Plaque zurück zu führen sein. Ein Einfluss der Lungenerkrankung auf die Zahngesundheit konnte seinerzeit nicht nachgewiesen werden [6].

Während eine signifikant geringere Karieshäufigkeit nachgewiesen werden konnte, zeigte sich eine deutliche Vermehrung tetrazyklinbedingter Verfärbungen und von Schmelzdefekten [35]. Ob diese Beobachtungen auch heute noch, nach Beendigung einer häufigen Tetrazyklintherapie, zu halten sind, ist offen, dürfte aber der Fall sein, da auch 1992 ein geringeres Ausmaß an Karies in den Zähnen von Kindern mit CF nachgewiesen wurde. Der auch weiterhin beobachtete Schutz der Zähne dürfte in der großzügigeren Verwendung von (tetrazyklinfreien) Antibiotika begründet sein [24]. De facto wäre zu erwarten, dass aufgrund der nachgewiesenen verringerten Flussrate der labialen Speicheldrüsen bei CF Karies vermehrt aufträte [17]. Allerdings weist der Speichel von Kindern mit CF eine erhöhte Pufferkapazität und ein erhöhtes pH auf, was ebenfalls protektiv gegen Karies wirkt [23]. Die guten Zahnverhältnisse beziehen sich primär auf das Milchgebiss, weniger deutlich ausgeprägt auch auf das bleibende.

Am transgenen Mausmodell ohne CFTR-Expression konnte gezeigt werden, dass das Maus-Email im Bereich der Schneidezähne weich und kreideartig war, da die Ameloblasten einer vorzeitigen Degeneration anheimfielen und die Qualität des gebildeten Emails aufgrund einer Hypomineralisation ungenügend blieb [55]. CFTR dürfte daher auch im Zahnbereich einen wesentlichen Anteil an der Ionenregulation aufweisen.

12.5.6 Schilddrüse

Genuine Schilddrüsenveränderungen kommen bei CF vor, sind aber auch in der übrigen Bevölkerung nicht selten. Bei chronischer Lungenerkrankung und bei CF sind Amyloidosen der Schilddrüse beschrieben worden (s. 12.5.2), die nur selten zu einer Hypothyreose führen. Autoimmunerkrankungen der Thyreoidea kommen nicht vermehrt vor.

Der Hormonhaushalt der Schildrüse ist hingegen häufig betroffen. Aufgrund von Störungen der Bindung von Thyroxin (T4) und Trijodthyronin (T3) an die Bindungsproteine (z. B. Thyreoglobulin) ist zirkulierendes T3 und T4 vermindert. Gleichzeitig ist bei akuten und chronischen Erkrankungen die 5′-Deiodinierung durch periphere Gewebe, besonders die Leber, von T4 zu T3 vermindert [38]. Das in einem alternativen Deiodinierungs-Pathway entstehende T3 ist biologisch inaktiv, so dass in Summe biologisch aktives T3 deutlich vermindert ist. Auch die TSH-Produktion ist durch die chronische Entzündung reduziert, wodurch erneut die T4- und T3-Produktion der Schilddrüse ungenügend stimuliert wird. Diese Veränderungen und Anpassungen an eine chronische Erkrankung werden als „sick euthyroid syndrome“ bezeichnet [38] und sind durch niederes T4, noch niedrigeres T3 und normale bis leicht erniedrigte TSH Werte gekennzeichnet.

Erfreulicherweise ist die TSH Reaktivität nach Gabe von TRH jedoch gut erhalten [3]. Die Behandlung besteht in der Therapie der zugrundeliegenden Erkrankung (CF), wodurch diese sekundären Veränderungen – Folgen einer funktionellen Anpassung – reversibel werden.

Heute spielen die früher verwendeten jodhaltigen Expektorantien keine Rolle mehr in der Induktion einer Hypothyreose. Wohl aber können Maldigestion und Malabsorption den enterohepatischen Thyroxin-Kreislauf und die Aufnahme oral zugeführten Thyroxins negativ beeinflussen. Dies trifft neben CF auf Zöliakie und entzündliche Darmerkrankungen zu.

Besonders bei Müdigkeit, Gewichtsverlust, Tachykardie, Tremor, Blässe, Oligomenorrhoe und Struma sollte an die Möglichkeit einer Hypothyreose und an die Bestimmung von TSH und T4 gedacht werden. Die Substitution von Levothyroxin (50–200 µg täglich) wird bei Personen mit Pankreasinsuffizienz und Hypothyreose daher ernsthaft zu überlegen sein. Die adäquate Substitution der Pankreasenzyme ist zur Optimierung der Resorption von größter Bedeutung.

12.5.7 Nervensystem

Die ganz überwiegende Zahl der Personen mit CF ist ohne neurologische Auffälligkeit. Zentrale und periphere nervöse Störungen bzw. Komplikationen sind vereinzelt berichtet worden. Ihr Auftreten scheint mit der erhöhten Lebenserwartung verknüpft zu sein. Ursächliche Zusammenhänge zu CF sind offen, aber nicht auszuschließen. Vor allem aber wurde wiederholt auf die Rolle eines Vitamin-E-Mangels als Ursache für neurologische Funktionsdefekte hingewiesen (11).

Bei Untersuchung der Nn. medianus, peronealis und suralis zeigten sich bei 62% erwachsener Patienten eine oder mehrere elektrische Störung(en). So war im N. medianus die Leitfähigkeit in 29% sensorischer und 12,5% motorischer Untersuchungen verlangsamt. Eine milde Dysfunktion peripherer Nerven ist demnach bei Personen mit CF häufig [34]. Auch das somatosensorische System (posteriore tibiale evozierte Potentiale) zeigten eine geringe, aber signifikante Verzögerung. Inwieweit die früher beschriebene Abnormität des autonomen Nervensystems (β-adrenerge Resistenz und α-adrenerge Hyperreagibilität) angesichts der Erkenntnisse des CFTR Gens pathophysiologisch noch aktuell ist, bleibt ganz offen [15].

Das Vorkommen einer intestinalen neuronalen Dysplasie Typ b wurde berichtet und mit gastrointestinalen Problemen verbunden [53].

Unter den zentralnervösen Veränderungen sei kasuistisch auf eine Quadriplegie nach Rückenmarkskompression durch ein intradurales Hämatom hingewiesen, dessen Auslösung möglicherweise durch eine intensive CF-Physiotherapie zustandekam [56]. Relativ häufig werden neuropathologische Veränderungen in Form von axonaler Dystrophie im Nucleus gracilis (66%) und Demyelinisierungen des Fasciculus gracilis (11%) gesehen [7]. Diese Degenerationen im Bereich der Hinterstrangs nehmen mit dem Alter zu. Obwohl die Veränderungen einem Vitamin-E-Mangel ähneln, konnte durch Vitamin E keine erfolgreiche Prävention erzielt werden Eine axonale Dystrophie des Nucleus gracilis konnte in 71% durch CF erklärt werden, wobei Malabsorption oder Malnutrition und erneut möglicherweise ein gestörter Vitamin-E-Metabolismus eine Rolle spielen [49]. Auch hier fehlen neue Angaben zur zentralnervösen Rolle des CFTR-Gens, wenn auch bekannt wurde, dass CFTR-mRNA im Vorderteil des menschlichen Hypothalamus exprimiert wird. Die Expression von CFTR in Neuronen dieser Region kann in die Pathogenese von nichtpulmonalen Manifestationen involviert sein [32]. Ebenfalls mit einem Vitamin-E-Mangel zusammen hängen könnte der Nachweis gestörter akustisch evozierter Hirnstammpotentiale, die ohne neurologische Störungen nachweisbar waren und die aufgrund normaler Vitamin-E-Serumspiegel auch Ausdruck eines längeren intrazellulären Vitamin-E-Mangels sein könnten [50].

Zerebrale Krampfanfälle bei CF wurden selten beschrieben und mit der Verwendung von Theophyllin und Ciprofloxacin in Zusammenhang gebracht [33], aber auch mit paroxysmalem Husten. Krampfanfälle werden auch nach Lungentransplantationen vermehrt gesehen. So zeigten 22% der Transplantierten Anfälle, die zum Großteil partiell waren. Zeitlich bestanden Zusammenhänge mit Methylprednisolon zur Abstoßungstherapie sowie zu einem Hypertonus, zweimal auch mit der Verwendung von Imipenem. Patienten unter 25 Jahren zeigten ein vermehrtes Risiko für Anfälle [51].

Neuropathien als Folge einer diabetischen Microangiopathie äußern sich als Reflexverminderung, Parästhesien und Sensibilitätsverlust oder -verminderung besonders der unteren Extremitäten [48]. Zu Diabetes mellitus s. Abschn. 11.

12.5.8 Andere Manifestationen und Assoziationen

Olfaktorische Defekte mit deutlich angehobenen Geruchsschwellen wurden in einer älteren Publikation beschrieben [52]; dies entspricht auch den klinischen Erfahrungen von gestörtem Geruchs- und teilweise Geschmacksempfinden, wie sie bei Personen mit CF häufig erfragbar sind und als Ausdruck einer intensiven Beteiligung des oberen Respirationstrakts nicht überraschend sind. Zur Beteiligung des HNO-Bereiches bei CF s. auch Abschn. 12.1.

Zur Milz bei CF liegt ein Bericht mit intakter phagozytärer Funktion vor. Dies könnte das sehr seltene Auftreten von Bakteriämien/Septikämien trotz bronchialer chronisch bakterieller Infektion erklären [4].

Die Nebennierenrinde wurde bei 25 Kindern hyperplastisch gefunden. Dies wurde auf einen chronischen Salzverlust im Schweiß oder auf die renalen Salz konservierenden Mechanismen zurückgeführt [20].

Kasuistische Berichte über das (zufällige) Zusammentreffen von Chromosomenaberrationen und CF finden sich für die Trisomie 18, 21, Cri-du-chat-Syndrom, Mosaik-Klinefelter-Syndrom. Weitere seltene und kausal vermutlich nicht verwandte Erkrankungen bei CF sind Einzelberichte über eine homozygote Sichelzellerkrankung und eine doppelt heterozygote β-Thalassämie.

Zum Schluss sei noch auf eine neuere Beobachtung zum überzufällig häufigen Vorkommen von ΔF508-Heterozygotie bei Asthmatikern hingewiesen [20]. Diese Personen haben gegenüber Nicht-ΔF508-Asthmatikern eine signifikant niedrigere Lungenfunktion.

12.5.9 Zusammenfassung

Praktisch alle Organsysteme können - ursächlich oder nicht - bei CF mit involviert sein. Da gelegentlich diese selteneren Organmanifestationen Leithinweis zur richtigen Diagnose sein können, ist ihre Kenntnis von Bedeutung. Die dargestellten Krankheitszeichen sind heute noch nicht mit Sicherheit einer CFTR-Dysfunktion zuzuordnen, sondern sind vielfach auch als Sekundärfolgen bei Resorptionsstörungen, chronisch bakterieller Infektion, Medikamentenreaktion und als „neue" Aspekte der gestiegenen Lebenserwartung zu verstehen. Dementsprechend dürften sie global bei erwachsenen Patienten häufiger anzutreffen sein.

Literatur

Literatur zu 12.1

1. Cystic Fibrosis Foundation (1999) Patient Registry 1998 Annual Data Report, Bethesda, Maryland, September 1999
2. Jorissen M, De Boeck K, Feenstra L (1998) Middle ear disease in cystic fibrosis. Int J Pediatr Otorhinolaryngol 43: 123-128
3. Fritze W, Götz M, Stur O, Zweymüller E (1973) Hearing defects in cystic fibrosis. Z Kinderheilkd 114:111-118
4. Nonaka M, Pawankar R,Tomiyama S, Yagi T (1999) A macrolide antibiotic, roxithromycin, inhibits growth of nasal polyp fibroblasts. Am J Rhinol 13:267-272
5. Stern RC, Jones K (1999) Nasal and sinus disease. In: Yankaskas JR, Knowles MR (eds) Cystic fibrosis in adults. Lippincott-Raven, Philadelphia New York, pp 221-231
6. Davidson TM, Murphy C, Mitchell M, Smith C, Light M (1995) Management of chronic sinusitis in cystic fibrosis. Laryngoscope 105:354-358
7. Halvorsen DJ, Dupree JR, Porubsky ES (1998) Management of chronic sinusitis in the adult CF patient. Ann Otol Rhinol Larnygol 107:946-952
8. Nishioka GJ, Barbero GJ, König P, Parsons DS, Cook PR, Davis WE (1995) Symptom outcome after functional endoscopic sinus surgery in patients with cystic fibrosis: a prospective study. Otolaryngol Head Neck Surg 113: 440-445

Literatur zu 12.2

1. Alfaham M, Holt ME, Goodchild MC (1987) Arthropathy in a patient with cystic fibrosis taking ciprofloxacin. Br Med J 259:699
2. al-Shamma MR, McSharry C, McLeod K, McCruden EA, Stack BI (1997) Role of heat shock proteins in the pathogenesis of cystic fibrosis arthritis. Thorax 52: 1056-1059
3. Aris RM, Neuringer AP, Weiner MA, Egan TM, Ontjes DA (1996) Severe osteoporosis before and after lung transplantation. Chest 1176-1183
4. Aris RM, Renner JB, Winders AD, Buell HE, Riggs DB, Lester GE, Ontjes DA (1998) Increased rate of fractures and severe kyphosis: sequelae of living into adulthood with cystic fibrosis. Ann Intern Med 128:186-193
5. Bachrach LK, Loutit CW, Moss RB (1994) Osteopenia in adults with cystic fibrosis. Am J Med 96:27-34
6. Bourke S, Rooney M, FitzGerald M, Bresnihan B (1987) Episodic arthropathy in adult cystic fibrosis. Q J Med 64: 651-659
7. Bowler JM, Littlewood JM (1992) Episodic arthritis in cystic fibrosis. Lancet 340:244
8. Bresnihan B (1988) Cystic fibrosis, chronic bacterial infection and rheumatic disease. Br J Rheumatol 27:339-341
9. Braude S, Kennedy H, Hodson M, Batten J (1984) Hypertrophic osteoarthropathy in cystic fibrosis. Br Med J 288: 822-823
10. Chysky V, Kapila K, Hullmann R, Arcieri G, Schacht P, Echols R (1991) Safety of ciprofloxacin in children: worldwide clinical experience based on compassionate use. Emphasis on joint evaluation. Infection 19:289-296
11. Coffey M, Hassan J, Feighery C, FitzGerald MX, Bresnihan B (1989) Rheumatoid factors in cystic fibrosis: associations with disease manifstations and recurrent bacterial infections. Clin Exp Immunol 77:52-57
12. Cohen AM, Yulish BS, Wasser KB, Vignos PJ, Jones PK, Sorin SB (1986) Evaluation of pulmonary hypertrophic osteoarthropathy in cystic fibrosis: a comprehensive review. Am J Dis Child 140:74-77
13. Dixey J, Redington AN, Butler RC, Smith MJ, Batchelor JR, Woodrow DF, Hodson ME, Batten JC, Brewerton DA (1986) The arthropathy of cystic fibrosis. Ann Rheumat Dis 47: 218-232
14. Donovan DS jr, Papadopoulos A, Staron RB, Addesso V, Schulman L, McGregor C, Cosman F, Lindsay RL, Shane E (1998) Bone mass and vitamin D deficiency in adults with advanced cystic fibrosis lung disease. Am J Respir Crit Care Med 157:1892-1899
15. Finnegan MJ, Hinchcliffe J, Russell-Jones D, Neill S, Sheffield E, Jayne D, Wise A, Hodson ME (1989) Vasculitis complicating cystic fibrosis. Q J Med 72:609-621
16. Gallacher SJ, Fenner JA, Anderson K, Bryden FM, Banham SW, Logue FC, Cowan RA, Boyle IT (1992) Intravenous pamidronate in the treatment of osteoporosis associated with with corticosteroid dependent lung disease: an open pilot study. Thorax 47:932-936
17. Gibbens DT, Gilsanz V, Boechat MI, Dufer D, Carlson ME, Wang CI (1988) Osteoporosis in cystic fibrosis. J Pediatr 113:295-300
18. GreyAB, Ames RW, Matthews RD, Reid IR (1993) Bone mineral density and body composition in adult patients with cystic fibrosis. Thorax 48:589-593
19. Griese M, Reinhardt D (1989) Arthropathien bei cystischer Fibrose. Kinderarzt 20:37-41
20. Henderson RC, Spector BB (1994) Kyphosis and fractures in children and young adults with cystic fibrosis. J Pediatr 125:208-212
21. Haworth CS, Selby PL, Webb AK, Mawer EB, Adams JE, Freemont TJ (1998) Severe bone pain after intravenous pamidronate in adult patients with cystic fibrosis. Lancet 352: 1753-1754
22. Haworth CS, Freemont AJ, Webb AK, Dodd ME, Selby PL, Mawer EB, Adams JF (1999) Hip fracture and bone histomorphology in a young adult with cystic fibrosis. Eur Respir J 14:478-479
23. Haworth CS, Selby PL, Mawer EB, Adams JE, Verma A, Phillips A, Clough D, Mckenna D, Dodd ME, Webb AK (1999) Pamidronate increases axial bone density in cystic fibrosis adults. Pediatr Pulmonol Suppl 19:295 (abstr 458)

24. Henderson RC, Madsen CD (1999) Bone mineral content and body composition in children and young adults with cystic fibrosis. Pediatr Pulmonol 27:80–84
25. Keogan MT, Callaghan M, Yanni G, Mulherin D, Feighery C, Brown DL, FitzGerald MX (1993) Spontaneous in vitro production of rheumatoid factor during infectious exacerbations of cystic fibrosis: correlation with circulating immune complex levels. Clin Exp Immunol 91:462–466
26. Lambert PJ (2000) Osteoporosis: a new challenge in cystic fibrosis. Pharmacotherapy 20:34–51
27. Laursen EM, Molgaard C, Michaelsen KF, Koch C, Muller J (1999) Bone mineral status in 134 patients with cystic fibrosis. Arch Dis Child 81:235–240
28. Lawrence JM III, Moore TI, Madson KL, Rejent AJ, Osborn TG (1993) Arthropathies of cystic fibrosis. J Rheumatol 20 (Suppl):12–15
29. Levy E, Gurbindo C, Lacaille F, Paradis K, Thibaukt L, Seidman E, (1993) Circulating tumor necrosis factor-alpha levels and lipid abnormalities in patients with cystic fibrosis. Pediatr Res 34:162–166
30. Liberman UA, Weiss SR, Broll J, Minne HW, Quan H, Bell NH, Rodriguez-Portales J, Downs RW jr, Dequeker J, Favus M et al. (1995) Effect of oral alendronate on bone mineral density on the incidence of fractures in postmenopausal osteoporosis. N Engl J Med 333:1437–1443
31. Merkel PA, Herlyn K, Lapey A, Pizzo AS, Chervinsky KL, Evans DR, Anderson EJ, Schoenfeld DA, Finkelstein JS (1999) Osteoporosis in adults with cystic fibrosis. Pediatr Pulmonol Suppl 19:294 (abstr 456)
32. Moran CE, Sosa EG, Martinez SM, Geldern P, Messina D, Russo A, Boerr L, Bai JC (1997) Bone mineral density in patients with pancreatic insufficiency and steatorrhea. Am J Gastroenterol 92:867–871
33. Ott SM, Aitken ML (1998) Osteoporosis in patients with cystic fibrosis. Clin Chest Med 19:555–567
34. Parasa RB, Maffulli N (1999) Musculoskeletal involvement in cystic fibrosis. Bull Hosp Joint Dis 58:37–44
35. Phillips BM, David TJ (1986) Pathogenesis and management of arthropathy in cystic fibrosis. J R Soc Med 79 (Suppl 12): 44–50
36. Puechal X, Fajac I, Bienvenu T, Desmazes-Dufeu N, Hubert D, Kaplan JC, Menkes CJ, Dusser DJ (1999) Increased frequency of cystic fibrosis ΔF508 mutation in bronchiectasis associated with rheumatoid arhritis. Eur Respir J 13: 1281–1287
37. Rose J, Gamble J, Schultz A, Lewiston N (1987) Back pain and spinal deformity in cystic fibrosis. Am J Dis Child 141: 1313–1316
38. Ruegsegger P, Medici TC, Anliker M (1983) Corticosteroid-induced bone loss: a longitudinal study of alternate day therapy in patients with bronchial asthma using quantitative computed tomography. Eur J Clin Pharmacol 25: 615–620
39. Sagransky DM, Greenwald RA, Gorvoy JD (1980) Sero-positive rheumatoid arthritis in a patient with cystic fibrosis. Am J Dis Chest 134:319–320
40. Salamoni F, Roulet M, Gudinchet F, Pilet M, Thiebaud D, Burckhardt P (1996) Bone mineral content in cystic fibrosis patients: correlation with fat-free mass. Arch Dis Child 74:314–318
41. Schaad UB, Stoupis C, Wedgwood J, Tschaeppeler H, Vock P (1991) Clinical, radiologic and magnetic resonance monitoring for skeletal toxicity in pediatric patients with cystic fibrosis receiving a three-month course of ciprofloxacin. Pediatr Infect Dis J 10:723–729
42. Schidlow DV, Goldsmith DP, Palmer J, Huang NN (1984) Arthritis in cystic fibrosis. Arch Dis Child 59:377–379
43. Soden M, Tempany E, Brewsnihan B (1989) Sarcoid arthropathy in cystic fibrosis. Br J Rheumatol 28:341–343
44. Turner MA, Baildam E, Patel L, David TJ (1997) Joint disorders in cystic fibrosis. J R Soc Med 90 (Suppl 31):13–20
45. Vaze D (1980) Episodic arthritis in cystic fibrosis. J Pediatr 96:346
46. Warren RW (1997) Rheumatologic aspects of pediatric cystic fibrosis patients treated with fluoroquinolones. Pediatr Infect Dis J 16:118–122

Literatur zu 12.3

1. Ao A, Ray P, Harper J, Lesko J, Paraschos T, Atkinson G, Soussis I, Taylor D, Handyside A, Hughes M, Winston RM (1996) Clinical experience with preimplantation genetic diagnosis of cystic fibrosis (F508). Prenat Diagn 16: 137–142
2. Bitman J, Hamosh M, Wood DL, Freed LM, Hamosh P (1987) Lipid composition of milk from mothers with cystic fibrosis. Pediatrics 80:927–932
3. Cystic Fibrosis Foundation (1999) Patient Registry 1998 Annual Data Report, Bethesda, Maryland, Sept 1999
4. Edenborough FP, Stableforth DE, Webb AK, Mackenzie WE, Smith DL (1995) Outcome of pregnancy in women with cystic fibrosis. Thorax 50:170–174
5. FitzSimmons SC, Fitzpatrick S, Thompson B Aitkin M, Fiel S, Winnie G, Hilman B (1996) A longitudinal study of the effects of pregnancy on 325 women with cystic fibrosis. Pediatr Pulmonol Suppl 13:99–101
6. Flume PA, Yankaskas JR (1999) Reproductive issues. In: Yankaskas JR, Knowles MR (eds) Cystic fibrosis in adults. Lippincott-Raven, Philadelphia New York, pp 449–464
7. Garcia FU, Galindo LM, Holsclaw DS Jr (1998) Breast abnormalities in patients with cystic fibrosis: previously unrecognized changes. Ann Diagn Pathol 2:281–285
8. Götz I, Götz M (2001) Reproduction and parenting. In: Lask B, Angst D, Bluebond-Langner M (eds) Psychosocial aspects of cystic fibrosis. Edward Arnold Publishers, London New York
9. Handyside AH, Lesko JG, Tarìn JJ, Winston RML, Hughes MR (1992) Birth of a normal girl after in vitro fertilization and preimplantation diagnostic testing for cystic fibrosis. N Engl J Med 327:905–909
10. Johannesson M, Landgren BM, Csemiczky G, Hjelte L, Gottliebe C (1998) Female patients with cystic fibrosis suffer from reproductive endocrinological disorders despite good clinical status. Hum Reprod 13:2092–2097
11. Kent NE, Farquharson DF (1993) Cystic fibrosis in pregnancy. Can Med Assoc J 149:809–813
12. Kotloff RM (1994) Reproductive issues in patients with cystic fibrosis. Sem Respir Crit Care Med 15:402–413
13. Luder E, Kattan M, Tanzer-Torres G, Bonforte RJ (1990) Current recommendations for breast-feeding in cystic fibrosis centers. Am J Dis Child 144:1153–1156
14. Metz O, Metz S (1991) Zystische Fibrose und Schwangerschaft. Monatsschr Kinderheilkd 139:409–412
15. Oppenheimer EH, Esterly JR (1970) Observations in cystic fibrosis of the pancreas. VI The uterine cervix. J Pediatr 77: 991–995
16. Phillipson G (1998) Cystic fibrosis and reproduction. Reprod Fertil Dev 10:113–119
17. Sawyer SM (1995) Reproductive health in young people with cystic fibrosis. Curr Opin Pediatr 7:376–380
18. Shiffman ML, Seale TW, Flux M, Rennert OR, Swender PT (1989) Breast-milk composition in women with cystic fibrosis. Am J Clin Nutr 49:612–617
19. Stead RJ, Hodson ME, Batten JC, Adams J, Jacobs HS (1987) Amenorrhoea in cystic fibrosis. Clin Endocrinol (Oxf) 26: 187–195

Literatur zu 12.4

1. Augarten A, Yahav Y, Kerem BS, Halle D, Laufer J, Szeinberg A, Dor J, Mashiach S, Gazit E, Madgar I (1994) Congenital bilateral absence of vas deferens in the absence of cystic fibrosis. Lancet 344:1473-1474
2. de Meeus A, Guittard C, Desgeorges M, Carles S, Demaille J, Claustres M (1998) Genetic findings in congenital bilateral aplasia of vas deferens patients and identification of six novel mutations. Hum Mutat 11:480
3. Dodge JA (1995) Male fertility in cystic fibrosis. Lancet 346:587-588
4. Dork T, Dworniszak B, Aulehla-Scholz C, Wieczorek D, Bohm I, Myerova A, Seydewitz HH, Niewchlag E, Meschede D, Horst J, Pander HJ, Sperlig H, Ratjen F, Passarge E, Schmidtke J, Stuhrmann M (1997) Dinstict spectrum of CFTR gene mutations in congenital absence of vas deferens. Hum Genet 100:365-377
5. Feigelson J, Pecau Y (1986) Anomalies du sperme, des déferents et de l'épididyme dans la mucoviscidose. Presse Méd 15:523-525
6. Flume PA, Yankaskas JR (1999) Reproductive issues. In: Yankaskas JR, Knowles MR (eds) Cystic fibrosis in adults. Lippincott-Raven, Philadelphia New York, pp 449-464
7. Gottlieb C, Ploen L, Kvist U, Strandvik B (1991) The fertility potential of male cystic fibrosis patients. Int J Androl 14:437-440
8. Kavanakis E, Tzetis M, Antoniadi D, Pistofidis G, Milligos S, Kattamis C (1998) Cystic fibrosis mutation screening in CBAVD patients and men with obstructive azoospermia or severe oligospermia. Mol Hum Reprod 4:333-337
9. Kim ED, Bischoff FZ, Lipshultz LI, Lamb DJ (1998) Genetic concerns for the subfertile male in the era of ICSI. Prenat Diagn 18:1349-1365
10. Landing BH, Wells TR, Wang C-I (1969) Abnormality of the epididymis and Vas deferens in cystic fibrosis. Arch Pathol 88:569-580
11. Lissens W, Mercier B, Tournaye H, Bonduelle M, Ferec C, Seneca S, Devrocy P, Silber S, Van Steirteghem A, Liebars L (1996) Cystic fibrosis and infertility caused by congenital absence of the vas deferens and related clinical entities. Hum Reprod 11 (Suppl) 4):55-78
12. Lissens W, Liebaers I (1997) The genetics of male infertility in relation to cystic fibrosis. Baillieres Clin Obstet Gynaecol 11:797-817
13. Liu J, Lissens W, Silber SJ, Devroey P, Liebaers I, Van Steirteghem A (1994) Birth after preimplantation diagnosis of the Cystic fibrosis ΔF508 mutation by polymerase chain reaction in human embryos resulting from intracytoplasmatic sperm injection with epididymal sperm. J Am Med Assoc 272:1858-1860
14. Oates RD, Honig S, Berger MJ, Harris D (1992) Microscopic epididymal sperm aspiration (MESA): a new option for treatment of the obstructive azoospermia associated with cystic fibrosis. J Assist Reprod Genet 9:36-40
15. Oppenheimer EH, Esterly JR (1969) Observations of cystic fibrosis of the pancreas.V. Developmental changes in the male genital system. J Pediatr 75:806-811
16. Phillipson G (1998) Cystic fibrosis and reproduction. Reprod Fertil Dev 10:113-119
17. Phillipson GT, Petrucco OM, Matthews CD (2000) Congenital bilateral absence of the vas deferens, cystic fibrosis mutation analysis and intracytoplasmic sperm injection. Hum Reprod 15:431-435
18. Pradal U, Castellani C, Delmarco A, Mastella G (1998) Nasal potential difference in congenital bilateral absence of the vas deferens. Am J Respir Crit Care Med 158:896-901
19. Reiter EO, Stern RC, Root AW (1981) The reproductive endocrine system in cystic fibrosis.I. Basal gonadotrophin and sex steroid levels. Am J Dis Child 135:422-426
20. Rosenstein BJ, Cutting GR (1998) The diagnosis of cystic fibrosis: a consensus statement. J Pediatr 132:589-595
21. Sawyer SM, Tully MAM, Dovey ME, Colin AA (1998) Reproductive health in males with cystic fibrosis. Knowledge, attitudes and experiences of patients and parents. Pediatr Pulmonol 25:226-230

Literatur zu 12.5

1. Abramovsky C, Swinehart GL (1982) The nephropathy of cystic fibrosis: a human model of chronic nephrotoxicity. Hum Pathol 13:934-939
2. Ansari EA, Sahni K, Etherington C, Morton A, Conway SP, Moya E, Littlewood JM (1999) Ocular signs and symptoms and vitamin A status in patients with cystic fibrosis treated with daily vitamin A supplements. Br J Ophthalmol 83: 688-691
3. Baran D, Wolter R, Bourdoux P, Ermans AM (1979) Increased serum TSH response to TRH in cystic fibrosis. Monogr Paediatr 10:114-118
4. Barrios NJ, Kiernan M, Beckerman R, Davis S (1994) Intact splenic function in cystic fibrosis. J Natl Med Assoc 86: 270-272
5. Bentur L, Kerem E, Couper R, Baumal R, Canny G, Durie P, Levison H (1990) Renal calcium handling in cystic fibrosis: lack of evidence for a primary renal defect. J Pediatr 116: 556-560
6. Blacharsh C (1977) Dental aspects of patients wih cystic fibrosis: a preliminary clinical study. J Am Dent Assoc 95: 106-110
7. Cavalier SJ, Gambetti P (1981) Dystrophic axons and spinal cord demyelination in cystic fibrosis. Neurology 31: 714-718
8. Couce M, O'Brien TD, Moran A, Roche PC, Butler PC (1996) Diabetes mellitus in cystic fibrosis is characterized by islet amyloidosis. J Clin Endocrinol Metab 81:1267-1272
9. Cua FT (1991) Calcium and phosphorus in teeth from children with and without cystic fibrosis. Biol Trace Elem Res 30:277-289
10. Cua FT (1991) Zinc in teeth from children with and without cystic fibrosis. Biol Trace Elem Res 29:229-237
11. Cynamon HA, Milov DE, Valnstein E, Wagner M (1981) Effect of vitamin E deficiency on neurologic function in patients with cystic fibrosis. J Pediatr 113:637-640
12. Dahl M, Tybjærg-Hansen A, Lange P, Nordestgaard BG (1998) ΔF508 heterozygosity in cystic fibrosis and susceptibility to asthma. Lancet 351:1911-1913
13. Darmasathaphorn K, Freedman DH, Binder HJ (1982) Increased risk of nephrolithisis in patients with steatorrhea. Dig Dis Sci 27:401-405
14. Darmstadt GL, Schmidt CP, Wechseler DS, Tunnessen WW, Rosenstein BJ (1992) Dermatitis as a presenting sign of cystic fibrosis. Arch Dermatol 128:1358-1364
15. Davis PB, Kaliner M (1983) Autonomic nervous system abnormalities in cystc fibrosis. J Chron Dis 36:269-278
16. Fama F, Castagna I, Palamara F, Roszkowska AM, Ferreri G (1998) Cystic fibrosis and lens opacity. Ophthalmologica 212:178-179
17. Ferguson DB (1999) The flow rate and composition of human labial gland saliva. Arch Oral Biol 44 (Suppl 1):11-14
18. Gaffney K, Gibbons D, Keogh B, FitzGerald MX (1993) Amyloidosis complicating cystic fibrosis. Thorax 48: 949-950

19. Haschke F, Götz M, Parth K, Popow C, Schilling R (1981) Plasma aldosteron elevation due to renal sodium wasting in a boy with cystic fibrosis. Acta Paediatr Scand 70: 763-764
20. Hawkins E, Singer DB (1976) The adrenal cortex in cystic fibrosis of the pancreas. Am J Clin Pathol 66:710-714
21. Hoppe B, Hesse A, Bromme S, Rietschel E, Michalk D (1998) Urinary excretion substances in patients with cystic fibrosis: risk of urolithiasis? Pediatr Nephrol 12:275-279
22. Katz SM, Krueger LJ, Falkner B (1988) Microscopic nephrocalcinosis in cysticfibrosis. N Engl J Med 319: 263-266
23. Kinirons MJ (1983) Increased salivary buffering in association with a low caries experience in children suffering from cystic fibrosis. J Dent Res 62:815-817
24. Kinirons MJ (1992) The effect of antibiotic therapy on the oral health of cystic fibrosis children. Int J Paediatr Dent 2: 139-143
25. Knowles MR, Gatzy JT, Boucher RC (1985) Aldosterone metabolism and transepithelial potential difference in normal and cystic fibrosis subjects. Pediatr Res 19: 676-679
26. Lass JH, Spurney RV, Dutt RM, Andersson H, Kochar H, Rodman HM, Stern RC, Doershuk CF (1985) A morphologic and fluorophotometric analysis of the corneal endothelium in Type I diabetes mellitus and cystic fibrosis. Am J Ophthalmol 100:783-788
27. Mahaney MC (1986) Delayed dental development and pulmonary disease severity in children with cystic fibrosis. Arch Oral Biol 31:363-367
28. Matthews LA, Doershuk CF, Stern RC, Resnick MI (1996) Urolithiasis and cystic fibrosis. J Urol 155:1563-1564
29. McGlennen RC, Burke BA, Dehner LP (1986) Systemic amyloidosis complicating cystic fibrosis. Arch Pathol Lab Med 110:879-884
30. Miller ME, Kornhauser DM (1994) Bromide pharmacokinetics in cystic fibrosis. Arch Pediatr Adolesc Med 148: 266-271
31. Morkeberg JC, Edmund C, Prause JU, Lanng S, Koch C, Michaelsen KF (1995) Ocular findings in cystic fibrosis patients receiving Vitamin A supplementation. Graefes Arch Clin Exp Ophthalmol 233:709-713
32. Mulberg AE, Weyler RT, Altschuler SM, Hyde TM (1998) Cystic fibrosis transmembrane conductance regulator expression in human hypothalamus. Neuroreport 9:141-144
33. O'Mahoney MS, FitzGerald MX (1991) Cystic fibrosis and seizures. Lancet 338:259
34. O'Riordan JI, Hayes J, FitzGerald MX, Redmond J (1995) Peripheral nerve dysfunction in adult patients with cystic fibrosis. Ir J Med Sci 164:207-208
35. Primosch RE (1980) Tetracycline discoloration, enamel defects, and dental caries in patients with cystic fibrosis. Oral Surg Oral Med Oral Pathol 50:301-308
36. Primosch RE (1980) Dental and skeletal maturation in patients with cystic fibrosis. J Oral Med 35:7-13
37. Rey E, Treluyer JM, Pons G (1998) Drug disposition in cystic fibrosis. Clin Pharmacokinet 35:313-329
38. Robbins MK, Ontjes DA (1999) Endocrine and renal disorders in cystic fibrosis. In: Yankaskas JR, Knowles MR (eds) Cystic fibrosis in adults. Lippincott-Raven, Philadelphia New York, pp 383-418
39. Robson AM, Tateishi S, Ingelfinger JR, Strominger DB, Klahr S (1971) Renal function in patients with cystic fibrosis. J Pediatr 79:42-50
40. Samuels MH, Thompson N, Leichty D, Ridgway EC (1995) Amyloid goiter in cystic fibrosis. Thyroid 5:213-215
41. Shapiro BL, Lam LF, Fast LH (1979) Premature senescence in cultured skin fibroblasts from subjects with cystic fibrosis. Science 203:1251-1253
42. Sheppard JD, Orenstein DM, Chao CC, Butala S, Kowalski RP (1989) The ocular surface in cystic fibrosis. Ophthalmology 96:1624-1630
43. Smith JW, Colombo JL, McDonald TL (1992) Comparison of serum amyloid A and C-reactive protein as indicators of lung inflammation in corticosteroid treated and non-corticosteroid treated cystic fibrosis patients. J Clin Lab Anal 6:219-224
44. Soter NA, Mihm MC jr, Colten HR (1979) Cutaneous necrotizing venulitis in patients with cystic fibrosis. J Pediatr 95: 197-201
45. Spino M, Chai RP, Isles AF, Balfe JW, Brown RC, Thiessen JJ, MacLeod SM (1985) Assessment of glomerular filtration rate (GFR) and effective renal plasma flow in cystic fibrosis. J Pediatr 107:64-70
46. Stanton BA (1997) Cystic fibrosis transmembrane conductance regulator (CFTR) and renal function. Wien Klin Wochenschr 109:457-464
47. Stirati G, Antonelli M, Fofi C, Fierimonte S, Pecci G (1999) IgA nephropathy in cystic fibrosis. J Nephrol 12:30-31
48. Sullivan MM, Denning CR (1989) Diabetic microangiopathy in patients with cystic fibrosis. Pediatrics 84:642-647
49. Sung JH, Mastri AR, Park SH (1981) Axonal dystrophy in the gracile nucleus in children and young adults. J Neuropathol Exp Neurol 40:37-45
50. Vaisman N, Tabachnik E, Shahar E, Gilai A (1996) Impaired brainstem auditory evoked potentials in patients with cystic fibrosis. Dev Med Child Neurol 38:59-64
51. Vaughn BV, Ali II, Oliver KN, Lackner RP, Robertson KR, Messenheimer JA, Paradowski LJ, Egan TM (1996) Seizures in lung transplant recipients. Epilepsia 37:1175-1179
52. Weiffenbach JM, McCarthy VP (1984) Olfactory deficits in cystic fibrosis: distribution and severity. Chem Senses 9:193-199
53. Wildhaber J, Seelentag WK, Spiegel R, Schöni MH (1996) Cystic fibrosis associated with neuronal intestinal dysplasia type B: a case report. J Pediatr Surg 31:951-954
54. Wilson PD (1999) Cystic fibrosis transmembrane conductance regulator in the kidney: clues to its role? Exp Nephrol 7:284-289
55. Wright JT, Kiefer CL, Hall KI, Grubb BR (1996) Abnormal enamel development in a cystic fibrosis transgenic mouse model. J Dent Res 75:966-973
56. Zochodne D, Hinton G, Del Maestro R, Coates R, Ecclestone (1986) Intradural spinal hematoma in an infant with cystic fibrosis. Pediatr Neurol 2:311-313

Kapitel 13

Ernährung bei cystischer Fibrose

B. Koletzko, S. Koletzko

INHALT

Die Bedeutung des Ernährungszustandes für Prognose, Überlebenszeit und Wohlbefinden von Patienten mit cystischer Fibrose (CF) ist eindeutig dokumentiert [1, 2]. Das Verständnis für die zugrundeliegenden pathophysiologischen Mechanismen und den Beitrag einer Vielzahl miteinander interagierender Faktoren hat in der jüngeren Vergangenheit deutlich zugenommen. Die praktische Relevanz der Ernährungstherapie bei CF-Patienten steigt außerdem durch die verbesserte Prognose der Patienten: Während zum Zeitpunkt der Erstbeschreibung der CF durch Fanconi im Jahre 1936 die Lebenserwartung noch unter 2 Jahren lag, stieg in den letzten 3 Jahrzehnten der Median des erreichten Lebensalters bei Patienten von 7 auf etwa 30 Jahre an. Diese eindrucksvolle Verbesserung des Krankheitsverlaufes wurde vor allem durch Fortschritte der Therapie pulmonaler Komplikationen und der Behandlung gastrointestinaler Manifestationen, aber auch der Ernährungstherapie erreicht. Hoffnungen auf weitere Fortschritte sind durch die erfolgreiche Identifikation des CF-Gens und der hierdurch codierten Proteinstruktur geweckt worden, die für die Zukunft weitere Fortschritte im Verständnis der Pathophysiologie der Erkrankung und neue Therapieansätze erwarten lassen. Schon jetzt hat sich das Repertoire therapeutischer Einflussmöglichkeiten wesentlich verbreitert bis hin zur Lungen- und Lebertransplantation. Mit einer steigenden Lebenserwartung erhöht sich jedoch auch das Risiko des einzelnen CF-Patienten für eine mangelhafte Nährstoffversorgung, so dass der Prävention einer Mangelernährung, der Überwachung des Ernährungszustandes und der gezielten Intervention eine zunehmend wichtigere Bedeutung zukommt [3]. Hier werden deshalb ernährungsphysiologische Grundlagen bei der CF und daraus resultierende Empfehlungen für das diagnostische und therapeutische Vorgehen dargestellt.

13.1 Malnutrition bei CF und ihre Folgen

Eine schwere und chronische Mangelernährung hielt man über Jahrzehnte für ein untrennbar mit der CF verbundenes Symptom. Untergewicht, vermindertes Längenwachstum und eine verzögerte Pubertätsentwicklung der betroffenen Kinder und Jugendlichen sowie eine reduzierte Endgröße im Erwachsenenalter wurden als schicksalhafte Folge der Erkrankung angesehen, oder sogar als eine natürliche Adaptation an eine auftretende pulmonale Insuffizienz.

Verschiedene Untersuchungen zeigten jedoch eine Assoziation zwischen dem Vorliegen einer schweren Malnutrition und einem ungünstigen Verlauf von Lungenfunktion und Überlebenskurven. So fanden Kraemer et al. bei 117 im Zeitraum von 20 Jahren in Bern betreuten Kindern, dass die Überlebensquote bei Patienten mit starkem Untergewicht im Alter von 10 Jahren nur etwa halb so groß war wie bei Kindern mit nur mäßigem Untergewicht [1]. Neijens et al. berichten über eine enge Korrelation zwischen dem Gewichtsindex (Körpergewicht in % des Längensollgewichts) und der Lungenfunktion, gemessen als forcierte Ein-Sekunden-Kapazität (FEV_1) [4]. Thomson et al. fanden Hinweise auf einen Zusammenhang zwischen Ernährungsstatus und Lungenwachstum [5]. CF-Patienten mit erhaltener Pankreasfunktion und weitgehend normaler Fettresorption, die im Vergleich zu pankreasinsuffizienten Patienten einen deutlich besseren Ernährungsstatus aufweisen, zeigen eine signifikant günstigere Prognose mit besserer Lungenfunktion, geringerer Rate an pulmonaler Pseudomonasbesiedlung und längerer Lebenserwartung, was sich nicht allein durch zugrundeliegende unterschiedliche Gendefekte erklären lässt [6].

Eindrucksvolle Hinweise auf eine kausale Bedeutung des Ernährungsstatus für die Prognose fanden Corey et al. bei einem Vergleich der Langzeitverläufe der in den CF-Zentren in Boston und Toronto betreuten Patienten [2]. Beide Kliniken betreuten jeweils etwa 500 Patienten, wobei sich ethnischer Hintergrund, Diagnosealter und Geschlechtsverteilung der beiden Patientengruppen nicht unterschieden (Tabelle 13.1). Auch die Behandlungsprinzipien der beiden Kliniken waren gleich, insbesondere die Praxis der Therapie pulmonaler Komplikationen. Ein wesentlicher Unterschied bestand jedoch in der ausgesprochenen Ernährungsempfehlung. In Boston wurde im Hinblick auf die bestehende exokrine Pankreasinsuffizienz und die daraus resultierende Malabsorption eine fettarme Ernährung empfohlen, um abdominelle Symptome und das Stuhlvolumen zu vermindern, so wie es in der Vergangenheit in vielen CF-Behandlungszentren weltweit üblich war. Eine solche fettarme Ernährung ist jedoch besonders für Kinder geschmacklich nicht attraktiv und hat eine vergleichsweise niedrige Energiedichte. Eine fettreduzierte Ernährung birgt deshalb ein hohes Risiko, den großen Energiebedarf von CF-Patienten nicht decken zu können. Im Gegensatz zu diesen Empfehlungen des Bostoner Zentrums riet man in Toronto schon seit den frühen siebziger Jahren zu einer energiereichen westlichen Normalkost, bei der Fette größenordnungsmäßig etwa 40% der Kalorien beitrugen und höhere Dosen an Pankreasenzymen verabreicht wurden. Der Vergleich der beiden unterschiedlich ernährten Gruppen zeigt, dass die Patienten in Toronto von der 2. Lebensdekade an größer und schwerer waren. Vor allem aber ergab sich vom 10. Lebensjahr an ein deutliches Auseinanderklaffen der Überlebenskurven. Der Median des erreichten Lebensalters lag in Toronto bei 30 Jahren, in Boston dagegen nur bei 21 Jahren (Tabelle 13.1). Offenbar führte die früher in den meisten betreuenden Kliniken empfohlene stark fettreduzierte Ernährung zu einer unbeabsichtigten iatrogenen Förderung einer Malnutrition, mit ernsten Folgen für die Prognose der Patienten.

Tabelle 13.1. Einfluss der Fettzufuhr und des Ernährungszustandes auf die Prognose CF-Patienten in Boston und Toronto. (Mod. nach [2])

	Boston	Toronto
Patientenzahl	499	534
Männliche Patienten (%)	57	58
Alter (Jahre)		
Mittelwert ± SD	15,9 ± 9,6	15,2 ± 8,3
Bereich	0–45	0–43
Alter bei Diagnose (Jahre)		
Mittelwert ± SD	3,1 ± 4,9	3,1 ± 5,1
Bereich	0–39	0–34
Medianwert der Überlebenskurve (Lebensjahre)	21	30

13.2 Auftreten und Pathogenese der Malnutrition

Bei der Geburt haben die meisten Säuglinge mit cystischer Fibrose ein normales Gewicht und eine normale Körperlänge. Aber schon in den ersten Lebenswochen bleibt die Entwickung der Körperlänge und vor allem des Körpergewichts deutlich gegenüber gesunden Kindern zurück, wie die Befunde aus Neugeborenenscreeninguntersuchungen mit früher Erfassung der Diagnose eindeutig gezeigt haben [7]. Bei durch das Neugeborenenscreening in den ersten Lebenswochen entdeckten Kindern mit CF fanden sich subnormale Serumkonzentrationen für Albumin bei 36%, für Retinol bei 21%, für Vitamin D bei 35% und für Vitamin E bei 38%, obwohl bei diesen Kindern eine (offenbar kompensatorisch) überdurchschnittlich hohe Zufuhr von Energie, Eiweiss und Fett beobachtet wurde [8, 9]. Ursächlich liegt der früh und häufig auftretenden Mangelernährung bei CF-Patienten eine gestörte Energiebilanz zugrunde, bei der ein Missverhältnis zwischen der vom Organismus aufgenommenen und metabolisierbaren Energie einerseits und dem tatsächlichen Energiebedarf andererseits besteht. Diese Imbalance ensteht durch die Kombination von erhöhten fäkalen Energieverlusten, niedriger Zufuhr von Nahrungsenergie und gesteigertem Energieverbrauch.

13.2.1 Energieverluste

Bei der Geburt zeigt etwa die Hälfte aller CF-Patienten eine exokrine Pankreasinsuffizienz, im Alter von einem Jahr liegt der Anteil pankreasinsuffizienter Patienten bei 80–90% [10, 11]. Ohne Behandlung mit Pankreasenzymen resultiert eine Steatorrhö, d.h. die pankreasinsuffizienten Patienten scheiden mehr als

7% der Nahrungsfette mit dem Stuhl aus. Selbst unter einer therapeutischen Enzymsubstitution geht bei einem Drittel der Patienten noch mehr als 20% der zugeführten Nahrungsfette ungenutzt verloren [12]. Zu dieser schwerwiegenden Fettmalassimilation tragen neben dem Mangel an Pankreassekreten auch niedrige intraluminale Konzentrationen an Gallensäuren aufgrund chronischer fäkaler Verluste bei. Darüber hinaus kann die Nährstoffabsorption des intestinalen Epithels durch vermehrte und in der Konsistenz veränderte Sekrete erschwert werden. Eng korreliert mit der Menge der Fettausscheidung sind die fäkalen Stickstoffverluste. Auch die Stärkedigestion ist beeinträchtigt. Insgesamt können also erhebliche Anteile der zugeführten Nahrungsenergie ungenutzt verloren gehen. Zusätzlich können z.T. ganz erhebliche Energieverluste durch die vermehrte Absonderung von Sputum und anderen Sekreten, und bei diabetischen Patienten auch durch eine chronische Glukosurie entstehen.

13.2.2 Ungenügende Energiezufuhr

Nahrungsaufnahme ist häufig durch Inappetenz vermindert, vor allem bei CF-Patienten mit schlechter Lungenfunktion, Infektionen, gastrointestinalen Beschwerden durch gastroösophagealen Reflux und distalem intestinalem Obstruktionssyndrom [13–15]. Ein relevanter Salzverlust mit chronisch hypochlorämischer Alkalose tritt nicht selten bei jüngeren Kindern auf und kann durch Lethargie und Inappetenz ganz erheblich die Nahrungszufuhr beeinträchtigen [16]. Psychische Depression, Konfliktsituationen, z.B. zwischen Eltern und Kindern, und andere psychosoziale Stressfaktoren sind ebenfalls oft mit einer Verminderung der Nahrungszufuhr verbunden [17–20]. Der durchschnittliche Energiegehalt der selbstgewählten Nahrung liegt bei Kindern und Jugendlichen mit CF meist nicht höher als bei Gesunden und erreicht in vielen Fällen sogar nur 60–90% des Bedarfs gesunder Kinder.

13.2.3 Energieverbrauch

Im Gegensatz zur vielfach geringen Energiezufuhr ist der Energiebedarf meist deutlich erhöht. Vaisman und Mitarbeiter untersuchten bei 71 infektfreien CF-Patienten im Alter zwischen 8 und 35 Jahren den Energieverbrauch in Ruhe mittels indirekter Kalorimetrie [21]. Im Mittel war der Energieumsatz um etwa 20% erhöht, mit einer Streubreite von 95–153% des Erwartungswertes für das jeweilige Körpergewicht. Grundumsatzuntersuchungen in anderen Zentren ergaben vergleichbare Ergebnisse.

Es wurde postuliert, der zugrundeliegenden Gendefekt des „cystic fibrosis transmembrane conductance regulator" (CFTR) führe zu einer intrinsischen Störung des Energiestoffwechsels mit erhöhtem Energieverbrauch auf zellulärer Ebene. CFTR enthält verschiedene Regionen mit Fähigkeit zur Proteinkinase-Phosphorylierung sowie Bindungsstellen für Adenosintriphosphat (ATP), welche die Hydolyse von ATP modulieren könnten. In vitro zeigten kultivierte Fibroblasten und nasale Epithelzellen von CF-Patienten tatsächlich einen 2–3-fach höheren Sauerstoffverbrauch als entsprechende Zellen von Gesunden. Wenn die Hypothese einer relevanten Steigerung des Energieverbrauches unmittelbar durch den Gendefekt richtig ist, müssten schon Säuglinge mit CF auch ohne akute oder chronische Lungenerkrankung einen erhöhten Energieverbrauch aufweisen. Tatsächlich wurde ein erhöhter Energieverbrauch bei CF-Säuglingen in Untersuchungen mit indirekter Kalorimetrie gefunden [22–24]. Den gesamten Energieverbrauch unter häuslichen Bedingungen bestimmten Shepherd et al. über einen Zeitraum von 12 Tagen mit durch stabile Isotope doppelt markiertem Wasser [25]. Bei 9 an CF erkrankten Säuglingen und Kleinkindern ohne chronische Lungenveränderung war der Energieumsatz um 25% höher als bei Gesunden mit gleichem Alter und Gewicht. Die Frage bleibt jedoch kontrovers, denn andererseits fanden Bronstein et al. ebenfalls mit der Methodik doppelt Stabilisotop-markierten Wassers keine Unterschiede im Energieverbrauch zwischen kleinen Gruppen von präsymptomatischen CF-Säuglingen und altersgleichen Gesunden [26].

Zweifellos die wesentliche Ursache für einen gesteigerten Energiebedarf bei CF ist eine vermehrte Atemarbeit bei akuter oder fortgeschrittener chronischer Lungenerkrankung. Eine signifikante inverse Beziehung zwischen Energieverbrauch und Lungenfunktion, gemessen z.B. als forcierte Vitalkapazität oder Ein-Sekunden-Kapazität, wurde wiederholt dokumentiert [6]. Aber auch andere Faktoren scheinen zum gesteigerten Energieverbrauch beizutragen. Eine große Bedeutung kommt akuten und vor allem chronischen pulmonalen Infektionen zu, die den Energieverbrauch steigern, den Appetit und damit die Nahrungszufuhr reduzieren und deshalb einen deutlichen Gewichtsverlust auslösen können, der durch eine effektive antibiotische Behandlung aufgehalten werden kann. Bei Patienten mit schwerer Leberschädigung wird zudem der Energieumsatz durch ineffektive Stoffwechselwege („futile cycles") gesteigert [27]. Eine Besserung der geschädigten Leberfunktion und Cholestase bei CF-Patienten durch eine Therapie mit Ursodeoxycholsäure war mit einer deutlichen Gewichtszunahme der Patienten assoziiert [28].

Nicht zuletzt können therapeutische Maßnahmen den Energieverbrauch beeinflussen. Beispielsweise erhöhen die bei vielen CF-Patienten eingesetzten Salbutamol-Inhalationen den Energieverbrauch um etwa 10% [29]. Die Vielzahl der Einfluss nehmenden Faktoren im komplexen Krankheitsbild der CF macht deutlich, dass eine effektive Enährungstherapie nicht isoliert allein die Nahrungszufuhr betrachten darf, sondern die Gesamtsituation des individuellen Patienten in Rechnung stellen muss.

13.3 Auswirkungen der Malnutrition

Die in den ersten Lebenswochen bei CF-Säuglingen regelmäßig beobachtete Entwicklung von Untergewicht [7] kann nach der Diagnosestellung mit guter therapeutischer Begleitung bei der Mehrzahl der CF-Patienten ausgeglichen werden. Patienten mit milder bis mittelschwerer Lungenerkrankung können bei guter Ernährungsberatung und -therapie ihren Energiebedarf durch eine adäquate, energiereiche Diät decken und damit ein im Bezug zur Körperlänge normales Gewicht erhalten. Mit der Entwicklung einer schweren Lungenfunktionsstörung, wie sie besonders in der Adoleszenz und im Erwachsenalter beobachtet wird, steigt aber das Risiko einer unausgeglichenen Energiebilanz und damit der Entwicklung einer Malnutrition. Dabei kann eine ausgeprägte Unterernährung die krankheitsbedingte Progression der Lungenerkrankung beschleunigen und dadurch die erforderliche Atemarbeit erhöhen, so dass sich das Energiedefizit vergrößert und sich ein schwer zu durchbrechender Circulus vitiosus entwickelt (Abb. 13.1).

Unterernährung beeinträchtigt die pulmonale Funktion bei CF durch eine Schwächung der interkostalen und diaphragmalen Muskulatur. Mangelernährte Schulkinder mit CF haben im Vergleich zu gesunden Altersgenossen eine stark verminderte Muskelmasse und einen deutlich vermehrten Muskelabbau, angezeigt durch eine hohe renale Ausscheidung an 3-Methylhistidin [30, 31]. Durch die geschwächte respiratorische Muskulatur kann die Mechanik und Kraft von Atemexkursionen und Hustenstößen beeinträchtigt und hierdurch auf Dauer die Lungenfunktion zusätzlich herabgesetzt werden. Auch die Struktur des Lungenparenchyms, seine Elastizität und die Synthese von oberflächenaktivem Surfactant wird durch eine Mangelernährung geschädigt. Schließlich hemmt Unterernährung auf vielfältige Weise die Immunabwehr [32] und begünstigt so das Auftreten pulmonaler Infektionen, welche den Abbau der Lungenfunktion beschleunigen und damit den Energiebedarf weiter erhöhen (Abb. 13.1). Infektionen der Lunge führen aber auch unmittelbar zu einem gesteigerten Energieverbrauch, besonders stark ausgeprägt bei begleitendem Fieber. Außerdem bewirken Infektionen durch Inappetenz und Erbrechen auch eine verminderte Nahrungszufuhr [33]. Selbst eine bei CF häufige oligosymptomatische Kolonisation der Lunge mit Pseudomonas aeruginosa verschlechtert messbar den Ernährungsstatus [34]. Vor dem Hintergrund dieser Zusammenhänge erscheint es unbedingt notwendig, schon frühzeitig im Krankheitsverlauf der Entwicklung einer Mangelernährung vorzubeugen. Farell et al. konnten eindeutig zeigen, dass eine früh einsetzende Ernährungstherapie langfristig signifikante Vorteile hinsichtlich der erreichten anthropometrischen Indices erzielt [7].

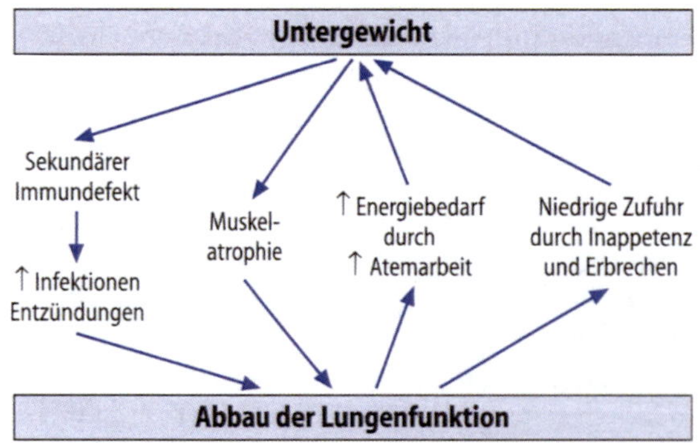

Abb. 13.1. Schema zur gegenseitigen Beeinflussung von Untergewicht und pulmonaler Insuffizienz

13.4 Mangelversorgung mit einzelnen Nährstoffen

Neben einer ungenügenden Energiebilanz entwickeln CF-Patienten häufig auch eine Mangelversorgung mit einzelnen Nährstoffen. Solche Defizite können Folgeerscheinungen einer quantitativ oder qualitativ ungenügenden Nährstoffzufuhr sein, überwiegend resultieren sie aber unmittelbar aus Maldigestion und Malabsorption.

13.4.1 Protein

Eine exokrine Pankreasinsuffizienz verursacht neben der Fettmalabsorption auch eine stark verminderte Proteinassimilation. Massive fäkale Verluste bis zu 50% der Stickstoffzufuhr können auftreten. Die Substitution von Pankreasenzymen bessert zwar die

Stickstoffbilanz deutlich, aber die fäkale Stickstoffausscheidung bleibt bei vielen Patienten auch unter der Enzymgabe stark erhöht. Verminderte Serumkonzentrationen an Albumin treten gehäuft bei älteren, inappetenten Patienten mit herabgesetzter Lungenfunktion oder bei geschädigter Leber auf. Dagegen tritt ein durch Ödembildung klinisch manifester Proteinmangel bevorzugt bei Säuglingen in den ersten 6 Lebensmonaten auf und kann, gelegentlich auch in Verbindung mit einer resultierenden Anämie, zur Diagnosestellung führen [35]. Dieses Prädilektionsalter ist durch den hohen Proteinbedarf rasch wachsender junger Säuglinge zu erklären [36]. Durch ein CF-Screeningprogramm diagnostizierte Säuglinge im Alter bis zu 8 Wochen wiesen zu einem Viertel ein erniedrigtes Albumin und zu 80% ein vermindertes Präalbumin im Serum auf [8, 37, 38]. Ein erhöhtes Risiko tragen gestillte sowie auch mit Sojaeiweißnahrungen ernährte Säuglinge, deren metabolisch nutzbare Proteinaufnahme im Mittel geringer ist als bei der Ernährung mit handelsüblichen Säuglingsmilchnahrungen auf Kuhmilchbasis. Von praktisch wichtiger Bedeutung ist auch, dass die Schweißtestergebnisse bei hypoproteinämischen Patienten mit Ödemen oft falsch normal ausfallen und erst nach dem Ausschwemmen der Ödeme deutlich erhöht und damit diagnostisch aussagekräftig sind.

13.4.2 Wasserlösliche Vitamine

Die Serumspiegel wasserlöslicher Vitamine behandelter CF-Patienten sind ganz überwiegend im Normalbereich. Eine Ausnahme bildet Vitamin B_{12}, dessen Resorption von der Pankreasfunktion abhängig ist. Bei adaequater Enzymtherapie ist jedoch mit Mangelerscheinungen nicht zu rechnen, da die Resorptionsstörung korrigiert wird. Lediglich Patienten nach erfolgter Resektion des terminalen Ileums, z.B. durch die chirurgischen Therapie eines Mekoniumileus beim Neugeborenen, bedürfen einer ergänzenden Substitution.

13.4.3 Fettlösliche Vitamine

Eine Mangelversorgung mit den fettlöslichen Vitaminen A, D, E und K ist häufig und schon zum Zeitpunkt der CF-Diagnosestellung mit hoher Frequenz nachweisbar. Die Absorption fettlöslicher Vitamine erfolgt gemeinsam mit anderen Nahrungsfetten unter Beteiligung von konjugierten Gallensäuren. Bei CF-Patienten ist ihre Resorption nicht nur durch die exokrine Pankreasinsuffizienz, sondern auch durch eine oft vorhandene Verarmung an Gallensäuren vermindert, so dass auch bei optimaler Therapie mit Pankreasenzymen eine generell durchzuführende Substitution fettlöslicher Vitamine notwendig ist.

■ **Vitamin A.** Bei pankreasinsuffizienten CF-Patienten besteht eine Malabsorption für Retinol. Schon bei früher Diagnose durch ein Neugeborenenscreening weisen 21% der unbehandelten CF-Säuglinge in den ersten Lebenswochen biochemische Zeichen eines Vitamin-A-Mangels auf [8, 9]. Auch nach erfolgter Enzymsubstitution liegt die Resorptionsquote für Vitamin A im Mittel nur bei 60%. Die Verfügbarkeit von Vitamin A ist nicht nur von seiner Zufuhr und Resorption, sondern auch von der Plasmakonzentration seines spezischen Transportproteins, des Retinol bindenden Proteins (RBP) abhängig. Die RBP-Synthese wird durch Mangel an Protein und Energie, durch eine begleitende schwere Lebererkrankung und durch einen Zinkmangel vermindert. CF-Patienten zeigen ein signifikant vermindertes mittleres Serum-RBP, dessen Konzentration mit dem Retinolspiegel korreliert. Verschiedene Untersuchungen bei CF-Patienten berichteten eine durchschnittlich auf etwa die Hälfte der Norm verminderte Retinolkonzentration im Serum, selbst unter der supplementierenden Gabe von täglich 4000–10000 E Retinolpalmitat. Die Serumkonzentration kann selbst bei stark erhöhtem Retinolgehalt der Leber niedrig sein, wenn die Mobilisierung durch einen RBP-Mangel gestört ist.

Vitamin-A-Mangel ruft bei CF-Patienten relevante klinische Symptome hervor. Im Säuglingsalter kann ein Retinoldefizit zu erhöhtem Hirndruck mit vorgewölbter Fontanelle führen. Eine durch Vitamin-A-Mangel verursachte Nachtblindheit und Xerophthalmie wurde früher als eine seltene Komplikation der CF angesehen. Systematische Untersuchungen bei CF-Patienten deckten aber erschreckend häufig ophthalmologische Symptome auf. Bei 43 CF-Patienten im Alter zwischen 8 und 44 Jahren, die täglich mit 5000 IU Vitamin A supplementiert wurden, fanden Rayner et al. zu 40% erniedrigte Retinolkonzentrationen im Serum, achtmal eine abnorme Dunkeladaptation, bei einem Patienten eine manifeste Nachtblindheit, und bei 3 Patienten sogar eine ausgeprägte konjunctivale Xerose [39]. Die Veränderungen waren unter erhöhter Zufuhr von Retinolpalmitat rückläufig. Anhand dieser Ergebnisse ergibt sich die Notwendigkeit, bei CF-Patienten mit niedrigen Serumspiegeln auch ophthalmologische Untersuchungen durchzuführen und gezielt nach einer Keratopathia punctata zu fahnden.

■ **Vitamin D.** Den Vitamin-D-Status beeinflussen nicht nur die Vitaminaufnahme aus der Nahrung und die Aktivität der hepatischen und renalen Hydroxylierung, sondern auch die von UV-Bestrahlung abhängige Eigensynthese aus Ergosterin und 7-Dehydrocholesterin in der Haut [40]. Bei Diagnosestellung durch Neugeborenenscreening lag die Häufigkeit des Vitamin-D-Mangels bei 35% [8, 9]. Im späteren Lebensalter sind die Serumspiegel an 25-Hydroxycholecalciferol, welche die Vitamin-D-Versorgung anzeigen, auch unter der Zufuhr von täglich 800–1000 IU Vitamin D bei mindestens einem Viertel der CF-Patienten erniedrigt. Eine vielfach vermeidbare Risikoerhöhung für einen Vitamin-D-Mangel ist eine geringe Sonnenlichtexposition, die besonders bei CF-Patienten mit fortgeschrittener Erkrankung und schlechter Lungenfunktion beobachtet wird. Ein klinisch manifester Vitamin-D-Mangel mit Rachitis, Osteomalazie oder pathologischen Frakturen wurde bei CF-Patienten nur vereinzelt berichtet. Systematische Studien weisen jedoch nach, dass Störungen der Knochenmineralisation sehr häufig sind [41–43]. Die durch Photonenabsorption oder Computertomographie bestimmte Knochendichte ist bei CF-Patienten im Mittel um 10–15% vermindert, und die Kortikalisdicke auf Röntgenbildern ist bei CF-Patienten im Kindes- und Jugendalter um 25% reduziert. Zu diesen Mineralisationsstörungen könnte allerdings auch eine ungünstige Kalziumversorgung beitragen, denn die Kalziumresorption ist bei Steatorrhö vermindert. Auch eine Protein-Energie-Malnutrition und Störungen der Leberfunktion dürften aggravierend wirken.

■ **Vitamin E.** Praktisch alle CF-Patienten mit Fettmalabsorption entwickeln einen Mangel des für den antioxydativen Schutz wichtigen Vitamins E, wenn sie keine ausreichende Supplementierung erhalten. Die Häufigkeit des Vitamin-E-Mangels bei durch Screening entdeckten jungen Säuglingen mit CF betrug 38% [8, 9]. Auch unter Therapie sind bei einem großen Teil aller CF-Patienten die Tocopherol-Konzentration und das Verhältnis von Tocopherol zu Lipiden im Serum bzw. in Erythrozyten vermindert. Die aus dem Vitamin-E-Mangel resultierende peroxydative Schädigung ungesättigter Strukturlipide gilt als Ursache der entstehenden Zellmembranschädigung und der auftretenden klinischen Symptome. Die Destruktion der Integrität von Erythrozytenmembranen führt zur vermehrten Hämolyse mit milder hämolytischer Anämie. Eine Schädigung der Membranstrukturen in Nervenzellen führt bei längerfristigem Bestehen eines Vitamin-E-Mangels zu ernster und irreversibler Neuropathie mit Sensibilitätsstörungen, Reflexausfällen, Ophthalmoplegie, Ataxie, neuromuskulärer Dystrophie und spinozerebellärer Degeneration. Ein besonders hohes Risiko tragen CF-Patienten mit begleitender ausgeprägter cholestatischer Lebererkrankung und mit schwerer Malnutrition.

■ **Vitamin K.** Obwohl die Serumspiegel für Vitamin K bei CF-Patienten meist normal sind, wurde eine hohe Frequenz subklinischer Koagulopathien durch eine Unterversorgung mit Vitamin K beschrieben. Im Säuglingsalter kann sich ein schwerer Vitamin-K-Mangel mit Hypoprothrombinämie und lebensgefährlichen Blutungen manifestieren. Vollgestillte Säuglinge sind wegen ihrer niedrigen Nahrungsaufnahme an Vitamin K besonders bedroht. Bei älteren CF-Patienten mit zusätzlicher Lebererkrankung häuft sich ebenfalls das Auftreten Vitamin-K-abhängiger Koagulopathien aufgrund der Cholestase und einer hinzutretenden hepatischen Synthesestörung von Gerinnungsfaktoren. Eine systematische Studie bei 98 pankreasinsuffizienten CF-Patienten im Jugend- und jungen Erwachsenenalter zeigte bei 78% erhöhte Plasmakonzentrationen für PIVKA II („plasma prothrombin in vitamin K absence") als Hinweis auf einen subklinischen Vitamin K-Mangel [44]. Vitamin K beeinflusst neben den Wirkungen auf das Gerinnungssystem auch die γ-Karboxylierung anderer biologisch wichtiger Proteine, wie z. B. des Osteokalzins. Insgesamt erscheint deshalb eine generelle Supplementierung bei pankreasinsuffizienten CF-Patienten sinnvoll. Die tägliche Gabe von 5 mg Vitamin K führte in einer Gruppe von Jugendlichen und jungen Erwachsenen zu einer deutlichen Besserung der Plasmaspiegel, wenngleich keine Normalisierung der Mittelwerte erreicht wurde [45].

13.4.4 Essentielle Fettsäuren

Die essentiellen, mehrfach ungesättigten Fettsäuren sind in Serum- und Gewebelipiden von CF-Patienten regelmäßig vermindert, wobei besonders auch die Gehalte langkettiger Metabolite erniedrigt sind. Schon in den ersten Lebenswochen fand man bei durch Screeninguntersuchungen identifizierten Säuglingen mit CF eine deutliche Verarmung an essentiellen Fettsäuren [38]. Früher wurde postuliert, dass diese veränderten Fettsäuremuster Folge eines mit der CF verbundenen angeborenen Defekts im Fettsäurestoffwechsel seien. Andere Untersuchungen fanden jedoch einen signifikanten Mangel an essentiellen Fettsäuren nur sekundär bei Patienten mit exokriner Pankreasinsuffizienz, die eine Malabsorption von Nahrungsfetten aufweisen. Darüber hinaus scheint eine negative Energiebilanz durch eine vermehrte Oxidation essentieller Fettsäuren ebenfalls den Versorgungsstatus zu beeinträchtigen [46]. Eine Unterversorgung mit essentiellen Fettsäuren kann vielfältige Symptome hervorrufen, unter anderem Hauterscheinungen, Beeinträchtigungen der immunologischen und renalen Funktionen sowie des Prostaglandinstoffwechsels und eine gestörte Integrität von Membransystemen und Zellstrukturen [47]. Hauterscheinungen, wie sie beim Mangels an essentiellen Fettsäuren auftreten, wurden als ein zur Diagnose der CF führendes Symptom beschrieben [48]. Sowohl im Tiermodell als auch bei CF-Patienten fanden sich Hinweise für eine Assoziation zwischen mangelhafter Versorgung mit essentiellen Fettsäuren und geschädigter Lungenfunktion. Erste Ergebnisse aus neueren Untersuchungen in vitro [49] sowie aus einer doppelblind randomisierten klinischen Langzeitstudie (Koletzko at al, unveröffentlichte Ergebnisse) sprechen dafür, dass eine Verbesserung des Versorgungsstatus mit langkettigen Omega-3-Fettsäuren aus Fischölen bei CF-Patienten die Entwicklung der Lungenfunktion günstig beeinflusst.

13.4.5 Taurin

Bei pankreasinsuffizienten CF-Patienten mit Steatorrhö ist der enterohepatische Kreislauf partiell unterbrochen, so dass korreliert zum Ausmaß der Fettmalabsorption vermehrt Gallensäuren mit dem Stuhl ausgeschieden werden. Dabei gehen große Mengen des mit Gallensäuren konjugierten Taurins verloren [50]. Da die Kapazität der Taurinsynthese beim Menschen begrenzt ist, resultieren erniedrigte Konzentrationen tauringekoppelter Gallensäuren in Serum und Gallenflüssigkeit [51]. Die in der Leber neusynthetisierten Gallensäuren werden dann anstatt mit Taurin überwiegend mit Glyzin konjugiert. Glyzinkonjugate sind jedoch bei niedrigem intestinalen pH, wie es bei CF-Patienten durch eine stark erniedrigte pankreatische Bikarbonatsekretion entstehen kann, funktionell minderwertig. In saurem Milieu sind Glyzinkonjugate aufgrund eines wesentlich höheren pKa-Wertes schlechter löslich als Taurinkonjugate und haben deshalb eine verminderte Fähigkeit zur Mizellenbildung und zur Fettemulgation. Eine Taurinsupplementierung in einer Dosis von täglich ca. 30 mg/kg Körpergewicht kann bei CF-Patienten das Verhältnis von Glyzin- zu Taurin-konjugierten Gallensäuren normalisieren [52]. Zumindest bei einem Teil der CF-Patienten kommt es zu einer signifikant gebesserten Resorption von Fett und Sterinen [53–55] sowie von Vitamin E [56].

13.4.6 Mineralien und Spurenelemente

Die hohe Elektrolytkonzentration in den Sekreten von CF-Patienten kann vor allem bei starkem Schwitzen erhebliche Verluste an *Natrium* und *Chlorid* hervorrufen. Bei großer Hitze droht eine akute hyponatriämische Dehydratation vor allem bei Säuglingen, die mit Muttermilch oder modernen Formelnahrungen mit niedrigem Natriumchloridgehalt ernährt werden. Chronischer Elektrolytmangel kann zu hypochlorämischer Alkalose (Pseudo-Bartter-Syndrom) und zu Anorexie mit Gedeihstörung führen [16]. Dieses Risiko besteht auch noch nach der für den 5. bis 6. Lebensmonat empfohlenen Einführung kommerzieller Beikostprodukte, deren Salzgehalt in der Vergangenheit deutlich gesenkt wurde. Spätestens vom 2. Lebensjahr an sorgen die Patienten im Allgemeinen durch ihre eigene Nahrungsauswahl für eine ausreichende Kochsalzzufuhr, so dass eine generelle Empfehlung zum regelmäßigen Nachsalzen dann nicht mehr erforderlich erscheint, sofern nicht eine ungewöhnlich starke Transpiration durch körperliche Anstrengungen, große Hitze oder Fieber besteht.

Die Knochenmineralisation ist bei vielen CF-Patienten sehr stark vermindert, was besonders angesichts der zunehmenden Lebenserwartung Besorgnis hinsichtlich eines hohen Risikos für spätere Frakturen hervorruft [41–43]. CF-Patienten zeigen schon im Vorschulalter eine erhöhte Frakturrate und im jugendlichen Alter häufig thorakale Kyphosen, die auf eine Demineralisation der Wirbelsäule zurückgeführt werden [57]. Da Patienten mit Steatorrhö hohe fäkale Kalziumverluste aufweisen können, könnte bei ihnen eine vermehrte Zufuhr an *Kalzium* und möglicherweise auch an *Phosphor* und *Magnesium* vorteilhaft sein. Kontrollierte Studien über die Auswirkungen einer solchen Supplementierung liegen aber bisher nicht vor. Symptomatische Hypomagnesiämien traten bei 12 jugendlichen und erwachsenen CF-Patienten nach der Gabe von Aminoglykosiden auf, die zu vermehrten renalen Magnesiumverlusten führen. Eine schlechte Magnesiumversorgung bei CF durch Malnutrition und Malabsorption könnte zu diesem Risiko beitragen.

Ein Eisenmangel mit oder ohne Anämie wird bei CF-Patienten nicht selten beobachtet, obwohl die Eisenresorption normal erscheint. Bei nicht gedeihenden Säuglingen wurde sogar ein Auftreten einer hepatischen Hämosiderose gefunden, wahrscheinlich weil bei fehlendem Wachstum die fetal angelegten Eisenspeicher nicht verbraucht wurden. Die Frage einer Eisengabe sollte deshalb individuell aufgrund der Messung biochemischer Marker (Ferritin, lösliche Transferrinrezeptoren) entschieden werden.

Die Plasmaspiegel an Zink sind bei Patienten mit schwerer Mangelernährung vermindert, wobei die Konzentrationen von Zink mit denen der Plasmaproteine korrelieren. Pankreasinsuffiziente Patienten haben eine sehr deutliche verminderte Zinkassimilation, die durch Pankreasenzymgabe gebessert wird [58]. Die Prävalenz des Zinkmangels lag bei noch nicht mit Pankreasenzymen therapierten CF-Säuglingen bei 29% [59]. Eine Zinkunterversorgung hat ausgeprägte ungünstige Wirkungen auf das Längenwachstum, den Plasmatransport von Vitamin A, den Stoffwechsel essentieller Fettsäuren sowie immunologische Funktionen [32, 60–62]. Deshalb muss dem Auftreten eines Zinkmangels konsequent vorgebeugt werden.

Die Serumkonzentrationen von *Kupfer* und Coeruloplasmin können besonders bei CF-Patienten mit schlechter Lungenfunktion erhöht sein, möglicherweise durch vermehrte Ausschüttung von Coeruloplasmin im Rahmen einer Akute-Phase-Reaktion.

Als Hinweis auf eine Unterversorgung mit dem antioxydativ wirksamen Spurenelement *Selen* fanden verschiedene Untersucher bei CF-Patienten eine verminderte Aktivität der Selen-abhängigen Glutathionperoxidase in Erythrozyten [63, 64], obwohl die Selenkonzentrationen im Plasma in der Regel normal sind [64–67]. Eine Supplementierung von Selen bewirkte bei CF keine Verbesserung des Antioxidantienstatus [67], steigerte aber die periphere Konversion von Thyroxin in Trijodthyronin und damit die biologische Wirkung der Schilddrüsenhormone [68]. Winklhofer-Roob et al. zeigten, dass eine Dosiserhöhung der Pankreasenzymsubstitution die Selenzufuhr ganz wesentlich steigert und sich auch auf die Aktivität der Selen-abhängigen Glutathionperoxidase auswirkt [64]. Die derzeitig vorliegenden Daten erlauben unseres Erachtens keine allgemeingültigen Schlussfolgerungen zur adäquaten Selenzufuhr bei CF-Patienten.

13.5 Erhebung des Ernährungsstatus bei CF-Patienten

Aus dem dargestellten Grundlagenwissen ergibt sich das praktische Vorgehen zur Erhebung und Überprüfung des Ernährungsstatus sowie zur gezielten Ernährungstherapie und Vitaminsubstitution [69]. Voraussetzung für eine rationale Ernährungstherapie ist die regelmäßige Erhebung des Ernährungsstatus. Von den für die klinische Praxis zur Verfügung stehenden Untersuchungsmethoden sollten einige routinemäßig bei jeder ambulanten Vorstellung, mindestens jedoch in dreimonatigen Abständen angewandt werden. Einige Untersuchungen kommen nur zum Zeitpunkt der Erstdiagnose oder bei Zeichen einer Gedeihstörung zum Einsatz. Tabelle 13.2 zeigt einen Vorschlag für die Durchführung dieser Untersuchungen, der bei Anwesenheit von Komplikationen individuell zu erweitern ist.

Tabelle 13.2. Vorschlag für die Durchführung von Untersuchungen zur Erhebung des Ernährungsstatus bei ambulant betreuten Patienten mit cystischer Fibrose. (Mod. nach [3])

	Frequenz	Indikation[a]
Anthropometrie		
Gewicht	3-monatl.	D, R
Länge/Höhe	3-monatl.	D, R
Kopfumfang (<2 J.)	3-monatl.	D, R
Mittlerer Armumfang	3-monatl.	D, R
Trizepsfaltendicke	3-monatl.	D, R
Zufuhr und Verluste		
Ernährungsanamnese	Jährlich	D, R
Ernährungsprotokoll	Bei Bedarf	D, G
Stuhlfett in 72 h	Bei Bedarf	D, G
Ernährungsberatung	Jährlich	D, R
Laboruntersuchungen		
Blutbild	Jährlich	D, R
Vitamin A	Jährlich	D, R
Vitamin E	Jährlich	D, R
Gerinnungsstatus	Jährlich	D, R
Alkalische Phosphatase, GPT	Jährlich	D, R
Albumin	Bei Bedarf	D, G
Elektrolyte, SBH	Bei Bedarf	D, G, Säuglinge

[a] D = bei Diagnosestellung, R = Routinediagnostik, G = bei Gedeihstörung.

13.5.1 Anthropometrie

Die anthropometrischen Messungen werden unter standardisierten Bedingungen mit einer guten Ausrüstung durchgeführt und mit alters- und geschlechtsspezifischen Perzentilenwerten bzw. Normwerten verglichen. Es ist nützlich, das Gewicht als Gewichtsquotient auszudrücken (Prozent des Sollgewichts für Länge und Geschlecht). Ein Gewichtsquotient von 90–100% ist normal, ein Index von 85–90% entspricht Untergewicht und ein Gewichtsquotient <85% einer Malnutrition [33]. Ein Abfall des Gewichtsquotienten um mehr als 5% oder ein Absolutwert unter 90% erfordern eine eingehende Evaluation und eine ernährungstherapeutische Intervention.

13.5.2 Erhebung der Nahrungszufuhr

Ein quantitatives Ernährungsprotokoll über 3–7 Tage und die Messung der Fettausscheidung aus dem möglichst unter häuslichen Bedingungen über 72 h gesammelten Stuhl gehören zum Programm bei Erstdiagnose, um eine Pankreasinsuffizienz nachzuweisen oder auszuschließen [70]. Ist das Kind zum Zeitpunkt der Diagnose noch pankreassuffizient, muss diese Untersuchung bei Zeichen einer Steatorrhö oder Gedeihstörung wiederholt werden.

Unabhängig vom Ernährungsstatus sollte bei Diagnose und in mindestens jährlichen Abständen eine Ernährungsanamnese und Ernährungsberatung erfolgen, möglichst durch eine(n) mit der CF eingehend vertraute(n) Ernährungsberater(in). Diese Maßnahme hat sich als wirksame Prophylaxe gegen die Entwicklung einer Fehl- oder Mangelernährung bewährt. Sie verdeutlicht den Eltern bereits zum Zeitpunkt der Diagnose die Wichtigkeit eines guten Ernährungszustands ihres CF-Kindes.

13.5.3 Laboruntersuchungen

Zu den regelmäßig durchzuführenden Laboruntersuchungen gehören ein komplettes Blutbild und die Bestimmung der Vitamin-A- und E-Spiegel im Serum, um eine Über- oder Unterdosierung dieser substituierten Vitamine rechtzeitig zu erkennen. Der Gerinnungsstatus und die Bestimmung von PIVKA II („plasma prothrombin in vitamin K absence") erfasst einen Vitamin-K-Mangel, die Leberwerte eine beginnende Cholestase. Bei Auftreten einer Gedeihstörung sind besonders im jungen Kindesalter die Bestimmung von Albumin zur Erfassung einer Proteinmalnutrition sowie von Elektrolyten und Säurenbasenhaushalt zum Ausschluss eines nicht kompensierten Elektrolytverlustes notwendig.

Bei Kindern mit Cholestase und funktionell wirksamer Darmresektion muss das Programm entsprechend erweitert werden, vor allem durch Bestimmung von 25-OH-Cholecalciferol, Vitamin B_{12} und essentiellen Fettsäuren.

13.6 Ernährungsempfehlungen für CF-Patienten

Grundsätzlich besteht bei der CF der Grundsatz: Normalkost vor Diät [3]. Die Kost sollte gut schmecken und attraktiv angerichtet sein. Unnötige diätetische Einschränkungen sind unbedingt zu vermeiden. Dem Auftreten psychogener Ess-Störungen kann am besten vorgebeugt werden, wenn die Mahlzeiten gemeinsam im Kreis der Familie in positiver Atmosphäre eingenommen werden. Die während der Mahlzeit geführten Gespräche sollten die Kinder mit einbeziehen, die Zeiten des Essen sollen für sie angenehm sein. Eine Sonderbehandlung des CF-kranken Kindes gegenüber seinen Geschwistern sowie ständiges Ermahnen zum Essen sollten vermieden werden.

Erwünscht ist für CF-Patienten ein hoher Fettanteil in der Nahrung von etwa 40% der zugeführten Energie, so wie er den derzeitigen mittleren Ernährungsgewohnheiten in Deutschland entspricht. Dabei ist ein hoher Anteil mehrfach ungesättigter Fettsäuren und insbesondere auch Omega-3-Fettsäuren aus Seefisch (Lachs, Makrele, Hering) bzw. ggf. auch Fischölsupplementen erwünscht. Bei nachgewiesener Pankreasinsuffizienz müssen Pankreasenzyme (vgl. Kap. 8) und Vitamine (vgl. 13.6.4) unbedingt regelmäßig substituiert werden.

13.6.1 Einschätzung des Energiebedarfs

Der tägliche Energiedarf ist von Patient zu Patient sehr unterschiedlich. Er richtet sich nach der unter Enzymgabe erreichten Fettresorptionsquote und ist abhängig vom Aktivitätsgrad des Patienten sowie von der Schwere seiner Lungenaffektion. Der tägliche Energiebedarf kann mit einer von Ramsey et al. angegebenen Formel abgeschätzt werden [69]. Dabei wird die basale metabolische Rate (BMR) nach Formeln der Weltgesundheitsorganisation aus dem Gewicht berechnet (Tabelle 13.3). Der tägliche Energieumsatz ergibt sich aus der Multiplikation der BMR mit einem krankheitsspezifischen Faktor:

▶ Energieumsatz = BMR (Aktivitätsfaktor + Lungenfunktionsfaktor)

Der Aktivitätsfaktor beträgt bei Bettlägerigkeit 1,3, bei eingeschränkter körperlicher Aktivität 1,5 und bei einem normal aktiven Kind 1,7. Der zu addierende Lungenfunktionsfaktor wird bei praktisch normaler Lungenfunktion ($FEV_1 \geq 80\%$ des Referenzwertes) mit 0,1 angenommen, bei FEV_1 von 40–79% mit 0,2 und bei schwerer Lungenaffektion mit $FEV_1 \geq 40\%$ mit 0,3.

Tabelle 13.3. Von der Weltgesundheitsorganisation WHO vorgeschlagene Gleichungen zur Vorhersage der basalen metabolischen Rate (BMR in kcal/Tag) aus dem Körpergewicht (Gewicht, kg). (Nach [3])

Alter	Mädchen	Jungen
0–3 Jahre	61,0 × Gewicht – 51	61,9 × Gewicht – 54
3–10 Jahre	22,5 × Gewicht + 499	27,7 × Gewicht + 495
10–18 Jahre	12,2 × Gewicht + 746	17,5 × Gewicht + 651
18–30 Jahre	14,7 × Gewicht + 496	15,3 × Gewicht + 679
30–60 Jahre	8,7 × Gewicht + 829	11,6 × Gewicht + 879
10–18 Jahre	12,2 × Gewicht + 746	17,5 × Gewicht + 651

Besteht keine Steatorrhö (Fettabsorptionsquotient FAQ ≥ 0,93), entspricht der so berechnete tägliche Energieumsatz dem täglichen Energiebedarf. Bei bestehender Steatorrhö (FAQ < 0,93) wird der Energiebedarf nach folgender Formel berechnet:

▶ Energiebedarf = Energieumsatz (0,93/Fettabsorptionsquotient)

13.6.2 Besonderheiten bei Säuglingen

Säuglinge mit CF sollten nach Möglichkeit gestillt werden. *Muttermilch* hat eine Vielzahl von Vorteilen, die für CF-Säuglinge mindestens ebenso relevant sind wie für gesunde Kinder. Hierzu gehören die optimale Nahrstoffzusammensetzung, eine Vielzahl von Faktoren mit günstiger Wirkung auf die Resorption (z. B. Amylase, Gallensäure-stimulierte Lipase), Hormone und Wachstumsfaktoren (z. B. Insulin, EGF) und antifektiöse Faktoren (z. B. Immunglobulin A, Zytokine, Lysozym, Leukozyten) [36, 71, 72]. Obwohl der Proteingehalt der Muttermilch vergleichsweise niedrig ist, zeigten verschiedene Vergleichstudien keinen Nachteil gestillter CF-Säuglinge hinsichtlich ihres Wachstums im Vergleich zu formelernährten Kindern, in einer Studie wurde sogar eine etwas günstigere Gewichtsentwicklung bei gestillten Säuglingen mit CF berichtet [73]. Entsprechend empfehlen wir für Säuglinge mit CF möglichst ein Vollstillen für 4–6 Monate. Wegen des niedrigen Salzgehalts in der Muttermilch erhalten gestillte Säuglinge gegebenenfalls zusätzlich NaCl in einer mittleren Dosierung von etwa 2–4 mmol/kg KG und Tag, besonders während der Sommermonate. Dabei soll die Natriumausscheidung im Urin kontrolliert werden.

Falls die Mutter nicht stillen möchte, wird eine *Säuglingsmilchnahrung* gegeben, bei der eine Salzzulage in der Regel nicht erforderlich ist. Zur Auswahl der Säuglingsmilchnahrung zeigte eine prospektive, randomisierte Studie keinen Vorteil einer Proteinhydrolysatnahrung mit etwa 40% der Fette in Form mittelkettiger Triglyzeride (MCT) [74]. Deshalb sollten nicht oder nicht voll gestillte CF-Säuglinge normale Säuglingsmilchnahrungen erhalten. Therapeutische Proteinhydrolysatnahrung mit reduziertem Laktosegehalt und MCT-Fetten ist nur bei ausgewählten CF-Patienten mit besonderen Problemen wie z. B. einem Kurzdarmsyndrom nach Mekoniumileus, ausgeprägter Cholestase oder postinfektiöser Laktasedefizienz indiziert.

Bei untergewichtigen Säuglingen kann die Milch zur *Energieanreicherung* mit bis zu 5 g/100 ml Glukosepolymeren (Maltodextrinen) und bis zu 1,5 g/100 ml Pflanzenöl (bevorzugt Sojaöl oder Rapsöl) angereichert werden. Die Praxis der häuslichen kalorischen Anreicherung wird durch Kombinationspräparate mit Kohlenhydraten und Fetten (z. B. Duokal, Bikal) sehr erleichtert. Im Vergleich zur Anreicherung mit Kohlenhydraten und Fetten ist die Erhöhung der Konzentration der Milchnahrung (z. B. 16% statt 13%) in der Regel weniger günstig, da hier leicht eine unerwünscht hohe Proteinzufuhr resultiert.

Beikost sollte nach den Empfehlungen für gesunde Kinder eingeführt werden [36]. Es ist allerdings ratsam, *Vollmilch* erst nach dem 18. oder besser noch nach dem 24. Lebensmonat einzuführen, da Säuglingsmilchnahrungen (auch Folgenahrungen und sog. Juniornahrungen) eine ernährungsphysiologisch günstigere Zusammensetzung besonders auch der enthaltenen Fette haben, so dass eine effektive Fettresorption begünstigt wird.

13.6.3 Vorgehen bei Gedeihstörung

Ziel der Ernährung bei CF-Patienten ist es, einen Gewichtsindex um 100% zu erreichen. Bei den ersten Zeichen einer Gedeihstörung ist dringend eine konsequente Intervention notwendig. Eine Gedeihstörung liegt vor, wenn der Gewichtsindex unter 90% (= Untergewicht) liegt. Weiterhin liegt eine Gedeihstörung bei Erwachsenen vor, wenn es zu einer Gewichtsabnahme über mehr als 2 Monate bzw. von mindestens 5% des üblichen Gewichtes kommt. Bei noch wachsenden Kindern zeigt auch ein Gewichtsstillstand über einen Zeitraum von mehr als 2–3 Monaten bei Säuglingen und Kleinkindern bzw. von mehr als 6 Monaten bei Kindergarten- und Schulkindern eine Gedeihstörung an.

Tritt eine Gedeihstörung auf, ist stets zu prüfen, ob eine verminderte Zufuhr durch gastrointestinale, pulmonale oder psychosoziale Probleme vorliegt, ob zu hohe Stuhlverluste auftreten oder ob eine Kombination von beidem vorliegt [33]. Anamnese, Untersuchungsbefund, Nahrungsprotokoll und Bestimmung der Stuhlfettausscheidung schaffen hier Klarheit. Es macht nicht viel Sinn, einem Kind mit ausgeprägter Steatorrhö und einer Zufuhr von 160% des empfohlenen Bedarfs die Energiezufuhr weiter zu erhöhen. In einer solchen Situation sollten die Bemühungen zunächst dahin gehen, die Malassimilation zu verbessern (vgl. Kap. 8).

Bei Gallensäurenverlust als Folge einer ausgeprägten Steatorrhoe oder bei Resektion des terminalen Ileums verarmt der Körper an taurinkonjugierten Gallensäuren. In diesen Fällen kann eine *Taurinsubstitution* von 30 mg/kg KG und Tag versucht werden. *Mittelkettige Triglyzeride (MCT)* haben ihren Platz beim Kurzdarmsyndrom und bei schwerem Gallensäureverlust oder bei Cholestase. Zu bedenken ist jedoch, dass MCT pro Gramm einen um mehr als 15% geringeren biologischen Brennwert als natürlich langkettige Triglyzeride (LCT) haben, so dass ein günstiger Effekt auf die Energiebilanz durch den Austausch von LCT gegen MCT nur bei einer hierdurch erzielten, ganz erheblichen Verbesserung der Fettresorption erwartet werden kann. Es ist zu beachten, dass auch bei MCT-Gabe eine entsprechende Pankreasenzymsubstitution vorgenommen werden muß.

Ergibt die Evaluation eine *inadäquate Nahrungsaufnahme* und sind behandelbare Ursachen dafür weitgehend ausgeschlossen, sollte mit einem Stufenprogramm der enteralen Ernährungstherapie begonnen werden (s. Liste unten). Wichtig erscheint es, die Intervention frühzeitig einzuleiten und konsequent durchzuführen. Bei Versagen einer Stufe muss rasch der nächste Schritt ergriffen werden. Der Patient sollte nicht über Monate oder gar Jahre in einem Zustand der Malnutrition verbleiben.

■ Stufenprogramm der Ernährungstherapie bei cystischer Fibrose. (Mod. nach [3])

Ab Diagnosestellung

1. Regelmäßige Überwachung des Ernährungszustands, regelmäßige Ernährungsberatung. Ziel: Bedarfsgerechte Zufuhr, energiedichte Nahrung

Frühzeitig bei Gewichtsabweichung vom Perzentilenverlauf

2. Intensivierte Diätberatung, erhöhte Zufuhr mit häuslichen Mitteln (z. B. Snacks, Milchshakes),
3. trinkbare Supplementnahrung,
4. ergänzende nächtliche Sondenernährung,
5. vorübergehend über nasogastrische Sonde, falls toleriert. Sonst und bei langfristiger Sondierung Gastrostomie (PEG),
5. kontinuierliche Sondenernährung,
6. parenterale Ernährung.

Die erste Stufe ist eine *kalorische Anreicherung der Normalkost* mit häuslichen Mitteln, um die Energiedichte der Mahlzeit zu erhöhen. Dafür eignen sich Fett (z. B. Sahne, Streichfette wie Margarine oder Butter, Soja- oder Rapsöl) und Kohlenhydrate (Maltodextrin), sowie zur Anreicherung geeignete Zubereitungen (z. B. Duokal, Bikal, Liquigen). Erwünscht ist die häufige Aufnahme energiereicher Zwischenmahlzeiten, z. B. in Form selbst hergestellter Milchshakes, Chips und Nüsse. In der Regel werden die häuslich zubereiteten Mahlzeiten den kommerziell erhältlichen Supplementnahrungen geschmacklich vorgezogen und erlauben eine größere Variation und Abwechslung. Aus praktischen Erwägungen (handliche Abpackung, keine Zubereitungszeit), aber auch bei sozial schwach gestellten Familien (Supplementnahrungen sind bei CF rezeptierfähig), erfreuen sich die inzwischen in großer Auswahl zu Verfügung stehenden kommerziellen Trinknahrungen zunehmender Beliebtheit. In eigenen Untersuchungen konnten wir nachweisen, dass die Supplementierung von kalorienreichen *Trinknahrungen* bei CF-Patienten die Gesamtenergiezufuhr und das Körpergewicht wirksam und signifikant erhöht [74a]. Die Compliance ist jedoch bei langdauernder Zufuhr über Monate oder Jahre nicht immer gut.

Eine *Sondenernährung* bleibt den Patienten vorbehalten, bei denen die vorgenannten ersten Schritte allein nicht zum Erfolg führen. Inzwischen liegen mehrere Studien vor, die günstige Effekte einer konsequenten enteralen Ernährungstherapie bei CF-Patienten mit Aufholwachstum, deutlich gebessertem Wohlbefinden und verminderter Zahl pulmonaler Infektionen belegen [75–78]. Nachuntersuchungen von CF-Patienten, die wegen Malnutrition mit einer intensivierten Ernährungstherapie behandelt wurden, zeigten noch Jahre nach Ende der Therapie günstigere Ergebnisse für Gewicht, Größe, Lungenfunktion und Mortalität als bei einem nicht intensiviert behandelten Kontrollkollektiv. Deshalb sollte bei Versagen der ersten Therapiestufen nicht gezögert werden, eine Sondenernährung zu initiieren. Allerdings sollte vor Einleitung einer Hyperalimentation durch Bestimmung des HbA_1c-Wertes und Nüchternblutzuckers, ggf. auch durch eine standardisierte orale Glukosebelastung geprüft werden, ob bereits eine pathologische Glukosetoleranz vorliegt, da sich unter der vermehrten Kohlenhydratzufuhr ein insulinpflichtiger Diabetes mellitus entwickeln kann.

Eine nasogastrale Sondierung wird von vielen CF-Patienten wegen Nasenpolypen oder häufiger Hustenanfälle mit Dislokation der Sonde nicht toleriert, so dass bei längerfristiger Sondenernährung in der Regel eine *perkutan endoskopische Gastrostomie (PEG)* notwendig ist, die meist sehr gut toleriert wird [79]. Besteht ein ausgeprägter gastroösophagealer Reflux, der sich unter der Gabe des Prokinetikums Cisaprid nicht bessert, oder wird die sondierte Nahrung häufig erbrochen, sollte die Nahrung besser kontinuierlich distal des Treitz-Bands durch eine jejunale Sonde appliziert werden [80] oder aber – zur Vermeidung von Aspirationen und Verschlechterung der pulmunalen Situation – die Anlage der PEG mit einer antirefluxiv wirksamen Operation kombiniert werden.

In der Regel werden Sondennahrung und damit die zusätzlichen Kalorien bei CF-Patienten nur nachts appliziert, während der Patient während des

Tages seine normalen Mahlzeiten isst. Eine Sondenernährung mit Hyperalimentation darf nur bei noch ausreichender Lungenfunktion durchgeführt werden. Bei einer schweren pulmonalen Insuffizienz hat eine hohe Kalorienzufuhr keinen Nutzen, sondern kann bei mangelhafter Fähigkeit zur Erhöhung des Atemminutenvolumens sogar zu einer fatalen Hyperkapnie führen [77]. Im Endstadium der Lungenerkrankung sollten bei Sondierung also nur mäßig Kalorien in Form einer Nahrung mit hohem Fett- und niedrigem Kohlenhydratanteil und damit kleinerem respiratorischen Quotienten verabreicht werden. Vor Eintritt dieses Lungenendstadiums bietet die Gabe einer Sondennahrung mit einem übermäßig hohen Fettanteil (>40% der zugeführten Kalorien) keine erkennbaren Vorteile. Wegen der fehlenden Möglichkeit der Pankreasenzymgabe während der nächtlichen Sondierung besteht sogar die Gefahr, das Ausmaß der Steatorrhö zu verstärken. Die Sondierung von Hydrolysatnahrungen hat sich in Studien bei CF-Patienten im Vergleich zu nährstoffdefinierten Nahrungen nicht als überlegen erwiesen, so dass in der Regel die preiswerteren hochmolekularen Formeldiäten eingesetzt werden können [81]. Wir empfehen unseren CF-Patienten mit nächtlicher Sondierung unabhängig vom Typ der verwandten Sondennahrung, Enzympräparate vor dem Einschlafen und im Falle nächtlichen Aufwachens einzunehmen.

Eine *parenterale Ernährung* bleibt besonderen Situationen wie perioperativen Zuständen, einem ausgeprägtem Kurzdarmsyndrom oder einem Präfinalstadium der Erkrankung vorbehalten. Allerdings kann bei Patienten mit parenteraler Antibiotikatherapie der liegende Venenzugang genutzt werden, um regelmäßig (bevorzugt über Nacht) parenterale Lipidemulsionen zu infundieren.

13.6.4 Substitution von Vitaminen

Empfehlungen zur Vitaminsubstitution pankreasinsuffizienter CF-Patienten zeigt Tabelle 13.4. Näherungsweise können die empfohlenen Dosen an wasserlöslichen Vitaminen und Vitamin A und D für Säuglinge und Kleinkinder durch täglich 3 × 5 Tropfen Multibionta und die übliche D-Fluorette 500 erreicht werden. Vitamin E ist in den üblichen Multivitaminpräperaten nicht in ausreichender Menge enthalten und muß separat substituiert werden. Die in der Tabelle 13.4 angegebenen Werte sind Richtwerte. Einige Patienten benötigen sehr viel höhere Dosen, deshalb sind regelmäßige Spiegelkontrollen unbedingt erforderlich. Die Serumspiegel für Vitamin E sollten im oberen Normbereich liegen. Extrem hohe Serumkonzentrationen von Vitamin E können

Tabelle 13.4. Empfohlene mittlere Tagesdosis (bei Vitamin K: Dosis/Woche) für Vitaminsupplemente bei pankreasinsuffizienten Patienten mit cystischer Fibrose. Die angegebenen Dosierungen sind Richtwerte, die je nach Serumspiegel dem individuellen Bedarf angepasst werden müssen. (Mod. nach [3])

Wasserlösliche Vitamine 2-mal Bedarf gesunder Kinder [36] Fettlösliche Vitamine		
Vitamin A	<2 Jahre	1000–2000 I.E.
	>2 Jahre	5000 I.E.
Vitamin D	<1 Jahr	500–1000 I.E.
	>1 Jahr	400 I.E.
Vitamin E	<6 Monate	25 I.E.
	>6 Monate	50 I.E.
	1–4 Jahre	100 I.E.
	4–10 Jahre	100–200 I.E.
	>10 Jahre	200–400 I.E.
Vitamin K	<1 Jahr	2,5 mg/Woche
	>1 Jahr	5 mg/Woche

potentielle Nachteile wie die Induktion einer Koagulopathie bei latentem Vitamin-K-Mangel oder eine Granulozytenfunktionsstörung haben. Eine Vitamin-K-Substitution sollte routinemäßig bei pankreasinsuffizienten Patienten durchgeführt werden.

Bei Cholestase müssen – je nach Serumspiegel – täglich 10–15000 I.E. Vitamin A und bis zu 100 I.E/kg Körpergewicht Vitamin E zugeführt werden. Bei dieser Subgruppe von Patienten mit cholestatischer Lebererkrankung ist der Einsatz einer waserlöslichen Vitamin-E-Zubereitung wie Tocopherol-Polyethylenglykol-Succinat (TPGS) vorteilhaft [82]. Besonders bei Cholestase ist der Tocopherolspiegel in Relation zu Cholesterin oder zu den Gesamtlipiden zu betrachten, da mit erheblich veränderten Serumlipidkonzentrationen auch die in den Serumlipiden transportierten Tocopherole in ihrer Serumkonzentration variieren. Regelmäßig sind Vitamin D (in Form von 25-OH-Cholecalciferol oder $1{,}25(OH)_2$-Cholecalciferol) und Vitamin K zu verabreichen.

13.7 Zusammenfassung

Die bei Patienten mit cystischer Fibrose (CF) häufig auftretende Mangelernährung ist mit schlechterer Lungenfunktion, häufigerer Infektionsrate und ungünstigerer Lebenserwartung assoziiert. Die Entwicklung einer Malnutrition beruht auf einem Missverhältnis zwischen erhöhtem Energieverbrauch, vor allem durch vermehrte Atemarbeit, und niedriger Energieaufnahme durch Malabsorption und ungenügende Zufuhr. Neben dem allgemeinen Energiedefizit kann auch ein Mangel an einzelnen Nährstoffen auftreten. Ein symptomatischer Proteinmangel entwickelt sich vor allem bei Säuglingen sowie bei schwerer Malnutrition. Ein klinisch manifester Salzmangel mit Dehydratation bzw. hypochlorämischer Alkalose tritt besonders im Säuglingsalter und bei starkem Schwitzen auf. Die Versorgung mit wasserlöslichen Vitaminen ist mit Ausnahme von Vitamin B_{12} meist unproblematisch. Dagegen entwickelt sich bei einer Steatorrhö häufig ein Mangel an fettlöslichen Vitaminen, so dass bei pankreasinsuffizienten Patienten stets eine prophylaktische Substitution mit regelmäßigen Spiegelkontrollen erforderlich ist. Auch die Versorgung mit essentiellen Fettsäuren ist bei vielen Patienten unzureichend. Das ernährungstherapeutische Vorgehen bei CF wird stufenweise den individuellen Erfordernissen angepasst. Von der Diagnosestellung an erfolgt regelmäßig eine Überwachung des Ernährungszustandes und eine Ernährungsberatung. Bei einer Abweichung des Gewichts vom erwünschten Perzentilenverlauf ist *frühzeitig* eine intensivierte Beratung und eine erhöhte Nährstoffzufuhr mit häuslichen Mitteln, ggf. auch mit einer Supplementnahrung anzustreben. Wenn dies nicht hinreicht, ist oft eine nächtliche oder kontinuierliche Sondenernährung hilfreich.

Die Entwicklung einer Mangelernährung bei cystischer Fibrose darf heute nicht mehr schicksalhaft hingenommen werden. Die vorliegenden pathophysiologischen Erkenntnisse und die verfügbaren modernen diagnostischen und ernährungstherapeutischen Möglichkeiten sollten konsequent in die alltägliche Betreuung von CF-Patienten Eingang finden, um ihre Lebenserwartung und ihre Lebensqualität zu verbessern.

Literatur

1. Kraemer HC, Rüdeberg A, Hadorn B, Rossi E (1978) Relative underweight in cystic fibrosis and its prognostic value. Acta Paediatr Scand 67:33-37
2. Corey M, McLaughlin FJ, Williams M, Levison H (1988) A comparison of survival, growth, and pulmonary function in patients with cystic fibrosis in Boston and Toronto. J Clin Epidemiol 41:583-591
3. Koletzko S, Koletzko B, Reinhardt D (1994) Aktuelle Aspekte der Ernährungstherapie bei zystischer Fibrose. Monatsschr Kinderheilkd 142:432-445
4. Neijens H, Duiverman E, Kerrebin K, Sinaasappel (1989) Influence of respiratory exacerbations on lung function variables and nutritional status in CF patients. Acta Paediatr Scand Suppl 317:38-41
5. Thomson MA, Quirk P, Swanson CE, Thomas BJ, Holt TL, Francis PJ, Shepherd RW (1995) Nutritional growth retardation is associated with defective lung growth in cystic fibrosis: a preventable determinant of progressive pulmonary dysfunction. Nutrition 11(4):350-354
6. Ramsey BW, Farrell PM, Pencharz P, Consensus Committee (1992) Nutritional assessment and management in cystic fibrosis: a consensus report. Am J Clin Nutr 55:108-116
7. Farrell PM, Kosorok MR, Laxova A, Shen G, Koscik RE, Bruns WT, Splaingard M, Mischler EH (1997) Nutritional benefits of neonatal screening for cystic fibrosis. Wisconsin Cystic Fibrosis Neonatal Screening Study Group. N Engl J Med 337 (14):963-969
8. Sokol RJ, Reardon MC, Accurso FJ, Stall C, Narkewicz M, Abman SH, Hammond KB (1989) Fat-soluble-vitamin status during the first year of life in infants with cystic fibrosis identified by screening of newborns. Am J Clin Nutr 50:1064-1071
9. Sokol RJ, Reardon MC, Accurso FJ, Stall C, Narkewicz MR, Abman SH, Hammond KB (1991) Fat-soluble vitamins in infants identified by cystic fibrosis newborn screening. Pediatr Pulmonol Suppl 7:52-55
10. Gaskin K, Waters D, Dorney S, Gruca M, O'Halloran M, Wilcken B (1991) Assessment of pancreatic function in screened infants with cystic fibrosis. Pediatr Pulmonol Suppl 7:69-71
11. Greer R, Shepherd R, Cleghorn G, Bowling FG, Holt T (1991) Evaluation of growth and changes in body composition following neonatal diagnosis of cystic fibrosis. J Pediatr Gastroenterol Nutr 13(1):52-58
12. Koletzko S, Corey M, Ellis L, Spino M, Stringer D, Durie PR (1990) Effects of cisapride in patients with cystic fibrosis and distal intestinal obstruction syndrome. J Pediatr 117: 815-822
13. Koletzko S, Stringer D, Cleghorn G, Durie PR (1989) Lavage treatment of distal intestinal obstruction syndrome in children with xystic fibrosis. Pediatrics 83:727-733
14. Gregory PC (1996) Gastrointestinal pH, motility/transit and permeability in cystic fibrosis. J Pediatr Gastroenterol Nutr 23 (5):513-523
15. Malfroot A, Dab I (1991) New insights on gastro-oesophageal reflux in cystic fibrosis by longitudinal follow up. Arch Dis Child 66 (11):1339-1345
16. Pedroli G, Liechti GS, Mauri S, Birrer P, Kraemer R, Foletti JC, Bianchetti MG (1995) Chronic metabolic alkalosis: not uncommon in young children with severe cystic fibrosis. Am J Nephrol 15 (3):245-250
17. Le HM, Mouren SM, Navarro J (1997) Psychological adjustment of children and adolescents with cystic fibrosis. Pediatr Pulmonol Suppl 16:259
18. Thompson-RJ J, Gustafson KE, George LK, Spock A (1994) Change over a 12-month period in the psychological adjustment of children and adolescents with cystic fibrosis. J Pediatr Psychol 19 (2):189-203
19. Bennett DS (1994) Depression among children with chronic medical problems: a meta-analysis. J Pediatr Psychol 19 (2):149-169
20. Durie PR, Pencharz PB (1992) Cystic fibrosis: nutrition. Br Med Bull 48 (4):823-846
21. Vaisman N, Pencharz PB, Corey M, Canny GJ, Hahn E (1987) Energy expenditure of patiens with cystic fibrosis. J Pediatr 111:496-500
22. Girardet JP, Tounian P, Sardet A, Veinberg F, Grimfeld A, Tournier G, Fontaine JL (1994) Resting energy expenditure in infants with cystic fibrosis. J Pediatr Gastroenterol Nutr 18 (2):214-219
23. Thomson MA, Wilmott RW, Wainwright C, Masters B, Francis PJ, Shepherd RW (1996) Resting energy expenditure, pulmonary inflammation, and genotype in the early course of cystic fibrosis. J Pediatr 129 (3):367-373
24. Thomson MA, Bucolo S, Quirk P, Shepherd RW (1995) Measured versus predicted resting energy expenditure in

infants: a need for reappraisal. J Pediatr 1995 126 (1): 21–27
25. Shepherd R, Vasques-Velasquez L, Prentice A, Holt T, Coward W, Lucas A (1988) Increased energy expenditure in young children with cystic fibrosis. Lancet 1: 1300–1303
26. Bronstein MN, Davies PS, Hambidge KM, Accurso FJ (1995) Normal energy expenditure in the infant with presymptomatic cystic fibrosis. J Pediatr 126 (1):28–33
27. Pierro A, Koletzko B, Carnielli V, Superina R, Roberts E, Filler RM, Smith J, Heim T (1989) Resting energy expenditure is increased in infants and children with extrahepatic biliary atresia. J Pediatr Surg 24:534–538
28. Cotting J, Lentze MJ, Reichen J (1990) Effects of ursodeoxycholic acid treatment on nutrition and liver function in patients with cystic fibrosis and longstanding cholestasis. Gut 31:918–921
29. Vaisman N, Levy L, Pencharz PB, Tan Y, Soldin S, Canny GJ, Hahn E (1987) Effect of salbutamol on resting energy expenditure in patients with cystic fibrosis. J Pediatr 111: 137–139
30. de Meer K, Gulmans VA, van-Der LJ (1999) Peripheral muscle weakness and exercise capacity in children with cystic fibrosis. Am J Respir Crit Care Med 159 (3): 748–754
31. Ionescu AA, Chatham K, Davies CA, Nixon LS, Enright S, Shale DJ (1998) Inspiratory muscle function and body composition in cystic fibrosis. Am J Respir Crit Care Med 158 (4):1271–1276
32. Koletzko B, Schroten H (1999) Ernährung und Immunfunktionen. In: Wahn U, Seger R, Wahn V (Hrsg) Pädiatrische Allergologie und Immunologie, 3 Aufl. Urban & Fischer, S 148–156
33. Koletzko B, Koletzko S (1999) Gedeihstörung und Untergewicht. In: Michalk D, Schönau E (Hrsg) Differentialdiagnose Pädiatrie. Urban & Schwarzenberg, München, S 23–29
34. Steinkamp G, Tümmler B, Malottke R, von der Hardt H (1989) Treatment of Pseudomonas aeruginosa colonisation in cystic fibrosis. Arch Dis Child 64:1022–1028
35. Bines JE, Israel EJ (1991) Hypoproteinemia, anemia and failure to thrive in an infant. Gastroenterology 101: 848–856
36. Koletzko B (2000) Ernährung und Ernährungsstörungen. In: Koletzko B (Hrsg) Kinderheilkunde, 11. Aufl. Springer, Berlin Heidelberg New York Tokio, S 127–149
37. Reardon MC (1984) Nutritional deficits exist before 2 months of age in some infants with cystic fibrosis identified by screening test. J Pediatr 105:271–274
38. Marcus MS, Sondel SA, Farell PM, Laxova A, Carey PM, Langhough R, Mischler EH (1991) Nutritional status of infants with cystic fibrosis associated with early diagnosis and intervention. Am J Clin Nutr 54:578–585
39. Rayner R, Tyrell J, Hiller E, Marenah C, Neugebauer M, Vernon S, Brimlow G (1989) Night blindness and conjunctival xerosis caused by vitamin A deficiency in patients with cystic fibrosis. Arch Dis Child 64:1151–1156
40. Koletzko B (Hrsg) (2000) Kinderheilkunde, 11. Aufl. Springer, Berlin Heidelberg New York Tokio
41. Haworth CS, Selby PL, Webb AK, Dodd ME, Musson H, McL NR, Economou G, Horrocks AW, Freemont AJ, Mawer EB et al. (1999) Low bone mineral density in adults with cystic fibrosis. Thorax 54 (11):961–967
42. Laursen EM, Molgaard C, Michaelsen KF, Koch C, Muller J (1999) Bone mineral status in 134 patients with cystic fibrosis. Arch Dis Child 81 (3):235–240
43. Henderson RC, Madsen CD (1999) Bone mineral content and body composition in children and young adults with cystic fibrosis. Pediatr Pulmonol 27 (2):80–84
44. Rashid M, Durie P, Andrew M, Kalnins D, Shin J, Corey M, Tullis E, Pencharz PB (1999) Prevalence of vitamin K deficiency in cystic fibrosis. Am J Clin Nutr 70 (3):378–382
45. Beker LT, Ahrens RA, Fink RJ, O'Brien ME, Davidson KW, Sokoll LJ, Sadowski JA (1997) Effect of vitamin K1 supplementation on vitamin K status in cystic fibrosis patients. J Pediatr Gastroenterol Nutr 24 (5):512–517
46. Decsi T, Molnar D, Koletzko B (1998) The effect of under- and overnutrition on essential fatty acid metabolism in childhood. Eur J Clin Nutr 52 (8):541–548
47. Koletzko B, Demmelmair H, Socha P (1998) Nutritional support of infants and children: supply and metabolism of lipids. Ballieres Clin Gastroenterol 12:671–696
48. Darmstadt GL, Schmidt CP, Wechsler DS, Tunnessen WW, Rosenstein BJ (1992) Dermatitis as a presenting sign of cystic fibrosis. Arch Dermatol 128 (10):1358–1364
49. Keicher U, Koletzko B, Reinhardt D (1995) Omega-3 fatty acids suppress the enhanced production of 5-lipoxygenase products from polymorph neutrophil granulocytes in cystic fibrosis. Eur Clin Invest 25: 915–919
50. Chesney RW, Helms RA, Christensen M, Budreau AM, Han X, Sturman JA (1998) An updated view of the value of taurine in infant nutrition. Adv Pediatr 45:179–200
51. Thompson GN (1988) Excessive taurine loss predisposes to taurine deficiency in cystic fibrosis. J Pediatr Gastroenterol Nutr 7:214–219
52. Thompson GN (1987) Taurine supplementation, fat absorption, and growth in cystic fibrosis. J Pediatr 111: 501–506
53. Darling PB, Lepage G, Leroy C, Masson P, Roy CC (1985) Effect of taurine supplements on fat absorption in cystic fibrosis. Pediatr Res 19:578–582
54. Belli DC, Levy E, Darling P, Leroy C, Lepage G, Giguere R, Roy CC (1987) Taurine improves the absorption of a fat meal in patients with cystic fibrosis. Pediatrics 80:517– 523
55. Smith LJ, Lacaille F, Lepage G, Ronco N, Lamarre A, Roy CC (1991) Taurine decreases fecal fatty acid and sterol excretion in cystic fibrosis. A randomized double-blind trial. Am J Dis Child 145 (12):1401–1404
56. Skopnik H, Kusenbach G, Bergt U, Friedrichs F, Stuhlsatz H, Döhmen H, Heimann G (1991) Taurin-Supplementierung bei cystischer Fibrose (CF): Einfluß auf die Absorptionskinetik von Vitamin E. Klin Pädiatr 203:28–32
57. Henderson RC, Specter BB (1994) Kyphosis and fractures in children and young adults with cystic fibrosis. J Pediatr 125 (2):208–212
58. Easley D, Krebs N, Jefferson M, Miller L, Erskine J, Accurso F, Hambidge KM (1998) Effect of pancreatic enzymes on zinc absorption in cystic fibrosis. J Pediatr Gastroenterol Nutr 1998 26 (2):136–139
59. Krebs NF, Sontag M, Accurso FJ, Hambidge KM (1998) Low plasma zinc concentrations in young infants with cystic fibrosis. J Pediatr 133 (6):761–764
60. Roy SK, Tomkins AM, Haider R, Behren RH, Akramuzzaman SM, Mahalanabis D, Fuchs GJ (1999) Impact of zinc supplementation on subsequent growth and morbidity in Bangladeshi children with acute diarrhoea. Eur J Clin Nutr 53 (7):529–534
61. Levy J (1998) Immunonutrition: the pediatric experience. Nutrition 14 (7–8):641–647
62. Gibson RS (1998) Zinc: a critical nutrient in growth and development. N Z Med J 111 (1061):63–64
63. Portal BC, Richard MJ, Faure HS, Hadjian AJ, Favier AE (1995) Altered antioxidant status and increased lipid peroxidation in children with cystic fibrosis. Am J Clin Nutr 61 (4): 843–847
64. Winklhofer RB, Tiran B, Tuchschmid PE, van't HM, Shmerling DH (1998) Effects of pancreatic enzyme preparations

on erythrocyte glutathione peroxidase activities and plasma selenium concentrations in cystic fibrosis. Free Radic Biol Med 25 (2):242–249

65. Portal B, Richard MJ, Ducros V, Aguilaniu B, Brunel F, Faure H, Gout JP, Bost M, Favier A (1993) Effect of double-blind crossover selenium supplementation on biological indices of selenium status in cystic fibrosis patients. Clin Chem 39 (6):1023–1028
66. Thomas AG, Miller V, Shenkin A, Fell GS, Taylor F (1994) Selenium and glutathione peroxidase status in paediatric health and gastrointestinal disease. J Pediatr Gastroenterol Nutr 19 (2):213–219
67. Portal B, Richard MJ, Coudray C, Arnaud J, Favier A (1995) Effect of double-blind cross-over selenium supplementation on lipid peroxidation markers in cystic fibrosis patients. Clin Chim Acta 234 (1–2):137–146
68. Kauf E, Dawczynski H, Jahreis G, Janitzky E, Winnefeld K (1994) Sodium selenite therapy and thyroid-hormone status in cystic fibrosis and congenital hypothyroidism. Biol Trace Elem Res 40 (3):247–253
69. Ramsey BW, Farrell PM, Pencharz P. Consensus Committee (1992) Nutritional assessment and management in cystic fibrosis: A consensus report. Am J Clin Nutr 55:108–116
70. Goldberg DM, Durie PR (1993) Biochemical tests in the diagnosis of chronic pancreatitis and in the evaluation of pancreatic insufficiency. Clin Biochem 26 (4):253–275
71. Kunz C, Rodriguez PM, Koletzko B, Jensen R (1999) Nutritional and biochemical properties of human milk, Part I: General aspects, proteins, and carbohydrates. Clin Perinatol 26 (2):307–333
72. Rodriguez PM, Koletzko B, Kunz C, Jensen R (1999) Nutritional and biochemical properties of human milk: II. Lipids, micronutrients, and bioactive factors. Clin Perinatol 26 (2):335–359
73. Holliday KE, Allen JR, Waters DL, Gruca MA, Thompson SM, Gaskin KJ (1991) Growth of human milk-fed and formula-fed infants with cystic fibrosis. J Pediatr 118 (1): 77–79
74. Ellis L, Kalnins D, Corey M, Brennan J, Pencharz P, Durie P (1998) Do infants with cystic fibrosis need a protein hydrolysate formula? A prospective, randomized, comparative study. J Pediatr 132 (2):270–276

74a. Steinkamp G, Demmelmair H, Rühl-Bagheri I, von der Hardt H, Koletzko B (2000) Energy supplements rich in linoleic acid improve body weight and essential fatty acid status of cystic fibrosis patients. J Pediatr Gastroenterol Nutr 31:418–423

75. Williams SG, Ashworth F, McAlweenie A, Poole S, Hodson ME, Westaby D (1999) Percutaneous endoscopic gastrostomy feeding in patients with cystic fibrosis. Gut 44 (1): 87–90
76. Steinkamp G, von der Hardt H (1994) Improvement of nutritional status and lung function after long-term nocturnal gastrostomy feedings in cystic fibrosis. J Pediatr 124 (2): 244–249
77. Walker SA, Gozal D (1998) Pulmonary function correlates in the prediction of long-term weight gain in cystic fibrosis patients with gastrostomy tube feedings. J Pediatr Gastroenterol Nutr 27 (1):53–56
78. Moore MC, Greene HL, Donald WD, Dunn GD (1986) Enteral-tube feeding as adjunct therapy in malnourished patients with cystic fibrosis: a clinical study and literature review. Am J Clin Nutr 44 (1):33–41
79. Behrens R, Lang T, Muschweck H, Richter T, Hofbeck M (1997) Percutaneous endoscopic gastrostomy in children and adolescents. J Pediatr Gastroenterol Nutr 25 (5): 487–491
80. Boland MP, Patrick J, Stoski DS, Soucy P (1987) Permanent enteral feeding in cystic fibrosis: advantages of a replaceable jejunostomy tube. J Pediatr Surg 22 (9):843–847
81. Erskine JM, Lingard CD, Sontag MK, Accurso FJ (1998) Enteral nutrition for patients with cystic fibrosis: comparison of a semi-elemental and nonelemental formula. J Pediatr 132 (2):265–269
82. Socha P, Koletzko B, Pawlowska J, Proszynska K, Socha J (1997) Treatment of cholestatic children with water-soluble vitamin E (alpha-tocopheryl polyethylene glycol succinate): effects on serum vitamin E, lipid peroxides, and polyunsaturated fatty acids. J Pediatr Gastroenterol Nutr 24 (2):189–193

Besondere Therapieverfahren

Kapitel 14

Lungen- und Herz-Lungentransplantation

14

K. Paul, R. Hetzer

Inhalt

Die Lungentransplantation hat in den letzten 15 Jahren Eingang in die Therapie der terminalen respiratorischen Insuffizienz bei cystischer Fibrose gefunden. Die ersten erfolgreichen Herz-Lungentransplantationen wurden nach der Einführung von Ciclosporin A in den frühen Achtzigerjahren in Stanford bei Patienten mit primärer pulmonaler Hypertonie durchgeführt. Später entwickelte man in Toronto die Technik der Einzellungentransplantation für Patienten mit Lungenfibrose, woraus das Verfahren der bilateralen sequentiellen Doppellungentransplantation entstand. Seit den frühen Neunzigerjahren werden auch Lungenlappen von verstorbenen oder von lebenden Spendern transplantiert. Die kumulative Gesamtzahl der transplantierten Doppellungen, Einzellungen, Herz-Lungen und Lungenlappen liegt Anfang des Jahres 2000 weltweit bei 14000. In den USA weisen eine Reihe von Zentren eine Transplantationsfrequenz von mehr als 10 Lungen pro Jahr auf. Im deutschsprachigen Raum sind vor allem Hannover, Wien, Berlin, München, Zürich, Homburg und Kiel aktiv. Jährlich werden gegenwärtig in Deutschland allein zwischen 100 und 150 Lungen transplantiert.

14.1 Historisches

In den späten Achtziger- und frühen Neunzigerjahren des 20. Jahrhunderts nahm die Zahl der Lungentransplantationen pro Jahr zunächst stetig zu, wie für den Bereich von Eurotransplant in der Abb. 14.1 dargestellt. Die begrenzte Verfügbarkeit von menschlichen Spenderorganen verhinderte aber eine weitere lineare Erhöhung der Transplantationsfrequenz. Als Folge davon wuchsen die Wartelisten an und auch die durchschnittliche Wartezeit verlängerte sich. In den USA allein sind mehr als 2500 Patienten auf Wartelisten zur Lungentransplantation gemeldet, die durchschnittliche Wartezeit beträgt dort annähernd 2 Jahre. Nach internationalen Statistiken versterben etwa 30% der zur Lungentransplantation gelisteten Patienten während der Wartezeit. Die Gründe für den Mangel an Spenderlungen sind vielfältig. Im Verlauf von Traumata oder der Intensivtherapie werden den Lungen potentieller Spender häufiger als anderen Organen bleibende Schäden zugefügt und sie eignen sich daher seltener zur Transplantation (Abb. 14.2). Zudem ist die tolerable Ischämiezeit bei der Lunge vergleichsweise kurz, die Transportwege sind dagegen häufig länger als bei anderen Organen. Statistisch gesehen kommen in Deutschland etwa 20-

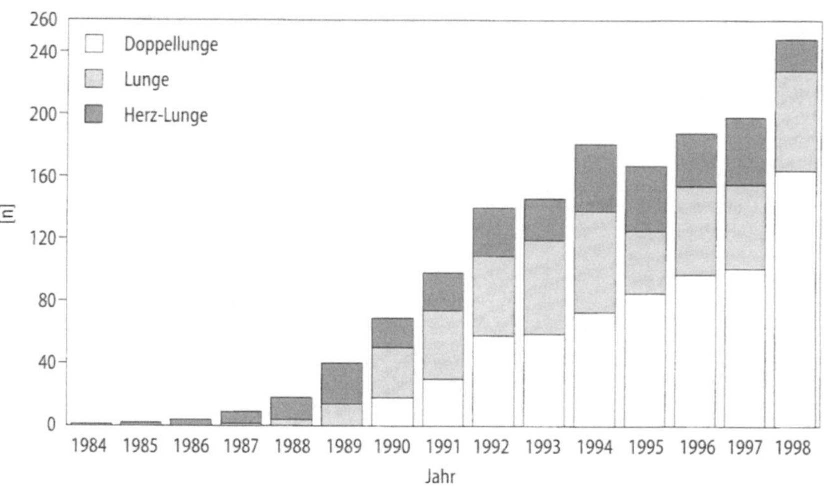

Abb. 14.1. Entwicklung der Lungentransplantationen, Herz-Lungentransplantationen und Doppellungenlappentransplantationen im Eurotransplantbereich zwischen 1984 und 1998 (aus den jährlichen Berichten von Eurotransplant, Leiden 1984–1998)

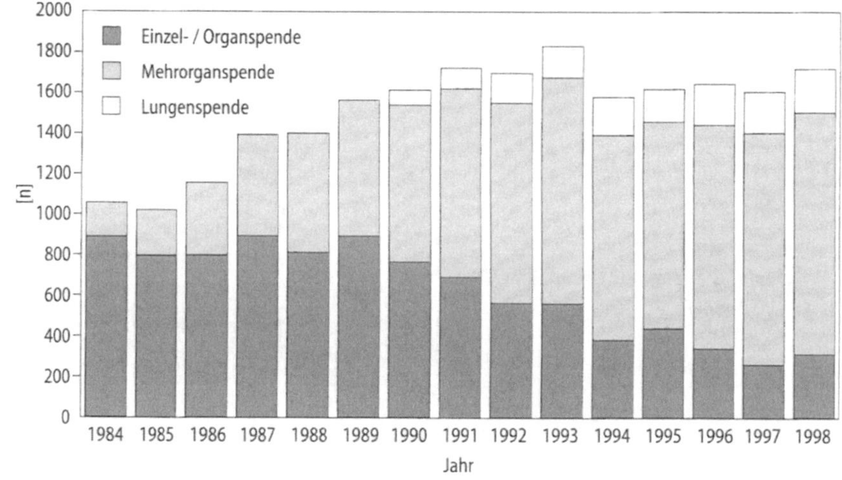

Abb. 14.2. Entwicklung der Organspenden von Toten, aufgegliedert nach Einzelorganspenden (meist Niere) und Mehrorganspenden davon Lungenspenden im Eurotransplantbereich zwischen 1984 und 1998 (aus den jährlichen Berichten von Eurotransplant, Leiden 1984–1998)

mal weniger Spenderlungen als Spendernieren zur Transplantation und auch die Zahl der Lebertransplantationen übertrifft die der Lungenverpflanzungen um das zehnfache. In Europa wirken sich unterschiedliche Transplantationsgesetze regional modifizierend auf die Spendehäufigkeit und damit Transplantationsfrequenz aus. Die Verpflanzung von Lungenlappen lebender Spender, ein Verfahren, welches bis 1998 in den USA bei etwa 150 Patienten durchgeführt wurde [6], bietet lediglich begrenzte Möglichkeiten zur Behebung des Spendermangels. Bei einer Doppellungentransplantation sind 2 verschiedene Lebendspender notwendig, was ein Novum in der Transplantationsmedizin darstellt [2].

Die erste Herz-Lungentransplantation (HLTX) bei einem Kind mit cystischer Fibrose wurde 1983 in Pittsburgh (USA) durchgeführt, der Patient verstarb allerdings nach wenigen Wochen an einer Infektion. Wegen der chronischen Besiedlung der Atemwege mit multi- und panresistenten Erregern wurde die CF von vielen als Kontraindikation zur Lungentransplantation angesehen. Erfolgreiche Herz-Lungentransplantationen bei Patienten mit CF 1984 und 1995 in Harefield und Papworth (Großbritannien) führten allerdings zu einem Umdenken. Die Transplantationen in den Achtzigerjahren lagen zeitlich noch vor der Aufklärung der genetischen Grundlagen der CF. Es war daher zunächst essentiell, festzustellen, ob die transplantierte Lunge von dem CF-Defekt verschont blieb. Die Messungen der Potentialdifferenz an der Bronchialschleimhaut der transplantierten Lunge zeigten normale Werte und es war somit bewiesen, dass das transplantierte Organ eine normale Funktion des Ionenkanals-CFTR aufwies [48]. Die Einwände gegen die Lungentransplantation (LTX), die sich auf die Besiedlung der Schleimhäute mit polyresistenten bakteriellen Erregern unter den Bedingungen der Immunsuppression bezogen, wurden in der Praxis weiter entkräftet: Die Infektionsfrequenz unterschied sich bei größeren Patientenzahlen

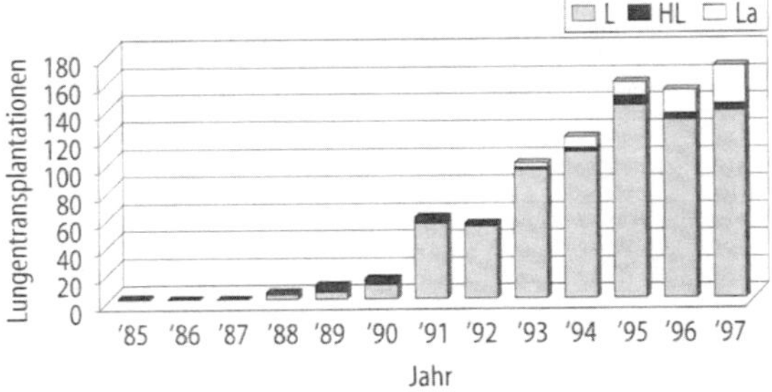

Abb. 14.3. Entwicklung der Herz-Lungen-, Lungen- und Lungenlappentransplantationen (HL/L/La) bei CF in den USA zwischen 1985 und 1998. (Nach [18])

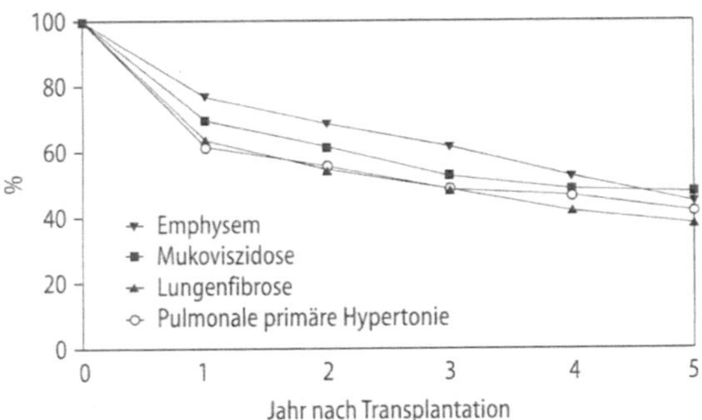

Abb. 14.4. Durchschnittliche Überlebensrate nach Lungen- bzw. Herz-Lungentransplantation in Abhängigkeit von verschiedenen Grundkrankheiten. (Nach [25])

nicht von Transplantationen aus anderen Indikationen. Die Bedeutung der CF als Indikation zur Lungentransplantation hat seither kontinuierlich zugenommen. Bei Erwachsenen entfallen bereits etwa 35% der Lungentransplantationen und 15% der Herz-Lungentransplantationen auf Patienten mit CF, im Kindesalter sind es nahezu 40% [8, 26]. In den USA hat sich die Zahl der Lungentransplantationen bei Patienten mit CF bis 1995 etwa alle 2 Jahre verdoppelt (Abb. 14.3) [18]. Weltweit wurden zwischen 1984 und 1999 etwa 2000 Lungentransplantationen an CF-Patienten vorgenommen. Die Zahl der in den deutschsprachigen Ländern transplantierten Patienten mit CF beträgt im Jahre 2000 über 200. Für Europa als Ganzes liegen keine krankheitsspezifischen Zahlen vor.

Die Lungentransplantation hat sich mittlerweile von einem experimentellen Vorgehen zu einer etablierten Therapie entwickelt und nimmt einen festen Platz in der Behandlung der respiratorischen Insuffizienz bei CF ein. Einige der in den Achtzigerjahren transplantierten CF-Patienten überleben bereits mehr als 10 Jahre, der erste in Harefield transplantierte Patient 14 Jahre. Die Ergebnisse bei Patienten mit CF vergleichen sich positiv mit denen von Patienten mit anderen Lungenerkrankungen (Abb. 14.4) [25]. Dies mag zum Teil daran liegen, dass die CF-Patienten zum Zeitpunkt der Transplantation mit 24 Jahren im Mittel deutlich jünger waren als transplantierte Patienten mit anderen pulmonalen Grunderkrankungen, ein Viertel von ihnen sogar jünger als 18 Jahre.

Die Lungentransplantation bei CF stellt aus verschiedenen Gründen eine besondere Herausforderung dar [32]. Als Konsequenz akzeptieren nicht alle Transplantationszentren CF-Patienten zur Aufnahme auf die Warteliste. Die prä- und postoperative Betreuung erfordert eine enge Kooperation zwischen verschiedenen Fachdisziplinen. Da immer schwerer kranke Patienten transplantiert werden und eine Reihe von Kontraindikationen nicht mehr als absolut angesehen werden, gilt dies in Zukunft genauso, um die Ergebnisse weiter zu verbessern. Nach wie vor beinhaltet die Operation ein nennenswertes Risiko und die lebenslange Immunsuppression hat erhebliche unerwünschte Nebenwirkungen. Komplikationen nach Lungentransplantation stellen in den USA mittlerweile die zweithäufigste Todesursache bei CF dar. Ähnlich ausführliche Daten liegen aus den europäischen Ländern bisher nicht vor. In Deutschland endet die Erhebung von Patientendaten zur Qualitätssicherung in Form des CF-Registers gegenwärtig bei der Transplantation.

14.2 Indikationsstellung

Eine Lungentransplantation bzw. Herz-Lungentransplantation kommt grundsätzlich in Frage, wenn die Prognose der Grundkrankheit über kürzere Zeit infaust ist, alle konservativen Therapieverfahren ausgeschöpft sind und die Transplantation begründete Aussichten auf Erfolg bietet [1, 45]. Neben der CF betrifft dies im Kindesalter kongenitale Vitien mit Eisenmengerreaktion, die primäre pulmonale Hypertonie und seltenere angeborene und erworbene Lungenerkrankungen. Indikationen im Erwachsenenalter sind neben der Mukoviszidose vor allem Lungenfibrose, das Emphysem sowie die primäre pulmonale Hypertonie. Für die primäre pulmonale Hypertonie wurden in letzter Zeit erfolgreiche medikamentöse Therapieverfahren entwickelt, die den Zeitpunkt der Transplantation zumindest hinausgeschoben haben. Beim Emphysem bietet die Transplantation bzgl. der Überlebenszeit keinen Vorteil gegenüber der konservativen Therapie [27]. Bei dieser Krankheit kommt darüber hinaus als chirurgische Option die Volumenreduktion in Frage. Bei inkurablen Vitien mit pulmonaler Hypertonie und Shuntumkehr findet als Verfahren nahezu immer die Herz-Lungentransplantation Anwendung, bei primärer pulmonaler Hypertonie und Emphysem die bilaterale sequentielle Doppellungentransplantation oder Einzellungentransplantation. Lungenfibrosen, die unter den genannten Erkrankungen die schlechteste Prognose aufweisen, stellen eine Indikation zur Einzellungentransplantation dar. Die Entscheidung über die verwendete Methode wird im einzelnen Fall von dem Transplantationszentrum getroffen.

Bei CF wird in den meisten Zentren die bilaterale sequentielle Doppellungentransplantation durchgeführt, seltener die Herz-Lungentransplantation und im Einzelfall auch die beidseitige Transplantation von Lungenlappen entweder des gleichen oder verschiedener Spender. Die Entscheidung zugunsten der verwandten oder unverwandten Lungenlappentransplantation lebender Spender wird durch das Organangebot, die operativen Möglichkeiten sowie vor allem ethische und psychosoziale Gesichtspunkte bestimmt.

Bezüglich der Indikation zur Lungentransplantation gibt es generelle Empfehlungen verschiedener internationaler Fachgesellschaften [1]. Darüber hinaus hat eine Konsensus-Konferenz aus Transplantationschirurgen, CF-Ärzten, Internisten, Pädiatern und Immunologen, basierend auf den bisherigen Erfahrungen und Risikoabwägungen, allgemeine Richtlinien ausgearbeitet, wann bei CF-Patienten eine Aufnahme auf die Warteliste erwogen werden sollte [49]. Jeder der in dieser Konferenz erarbeiteten und in der folgenden Liste aufgeführten Parameter ist ein ausreichendes Argument für eine Vorstellung in einem CF-Transplantationszentrum, welches letztendlich die Entscheidung zur Aufnahme auf die Liste trifft. Zunächst ist es wesentlich, die Voraussetzungen zur Transplantation und den potentiellen Transplantationswunsch grundsätzlich abzuklären.

■ Richtlinien für den Zeitpunkt des Assessments für eine Lungentransplantation bei CF. (Nach [49])

1. Fortgeschrittenes Krankheitsstadium, z. B.
   - Sekundenkapazität (FEV_1) von weniger als 30% des Sollwertes,
   - ausgeprägte Hypoxie ($pO_2 < 55$ mmHg) mit nahezu permanenter Sauerstoffabhängigkeit,
   - 12-Minuten-Gehstrecke von weniger als 800 Metern,
   - respiratorische Globalinsuffizienz.
2. Subjektiv belastende Einschränkung des Aktionsradius und entsprechende Motivation des Patienten.
3. Rasche klinische Verschlechterung und Notwendigkeit der nahezu ständigen antibiotischen i. v.-Therapie bei zunehmender Antibiotikaresistenz der Keime.
4. Inkurable potentiell lebensbedrohliche Komplikationen (Hämoptysen).

14.2.1 Indikationen

Grundsätzlich ist immer eine frühzeitige Kontaktaufnahme zu einem Transplantationszentrum mit dem Ziel der Festlegung des individuellen Prozedere sinnvoll. Unter Berücksichtigung der oben genannten formalen Kriterien muss die Indikation zur Aufnahme auf die Warteliste und damit die Transplantation abgewogen werden. Dabei werden der Krankheitsverlauf und die Therapie detailliert und kritisch evaluiert [14]. Hierin unterscheidet sich die CF nicht von anderen Lungenerkrankungen. Wesentlich ist, dass es bedeutsame krankheitsspezifische Unterschiede in der Progressionsgeschwindigkeit bis zur respiratorischen Insuffizienz gibt. Wenn der Zustand des Patienten sich innerhalb kurzer Zeit verschlechtert, kann das sog. „Transplantationsfenster" der zeitgerechten Aufnahme auf die Warteliste eng werden. Besondere Beachtung verdient bei der CF die rasch progrediente Abnahme der allgemeinen Leistungsfähigkeit. Auch ein starker Gewichtsverlust wird als ein besonders ernst zu nehmendes Zeichen angesehen [44]. Dennoch ist selbst in dieser Situation, sogar unter Berücksichtigung der oben genannten Kriterien, nicht in jedem Fall die Aufnahme auf die Warteliste indiziert, sondern es kann ein Zuwarten unter intensivierter konservativer Therapie empfohlen werden. Allerdings ist in diesem Fall die Planung von Kontrolluntersuchungen notwendig, deren zeitlicher Abstand variabel gehandhabt werden kann.

Statistisch gesehen korreliert der Verlauf der Sekundenkapazität (FEV_1) in der Lungenfunktion bei CF von allen formalen Parametern am engsten mit der Überlebenszeit. Ein FEV_1 von < 30% vom Soll bedeutete nach einer Arbeit aus Toronto aus den Achtzigerjahren eine durchschnittliche mittlere Lebenserwartung von < 2 Jahren. Nach dieser Untersuchung waren bei einem FEV_1 von < 20% vom Soll 70% der Patienten nach einem Jahr verstorben [30]. Für Frauen und heranwachsende Mädchen war die Prognose bei sonst gleichen Voraussetzungen etwas schlechter. Da in der Ambulanz in Toronto ein hoher Anteil von Patienten mit *Burkholderia cepacia* und panresistenten Keimen besiedelt war, gelten die Daten für die heutigen Verhältnisse mit modernen Therapiemöglichkeiten allerdings nicht mehr. Neuere Untersuchungen zeigten bei Patienten mit einem FEV_1 von 30% sogar durchschnittliche Überlebenszeiten von 3–4 Jahren [15]. Dies entspricht eigenen Erfahrungen mit einzelnen Patienten, die seit 5–10 Jahren ein FEV_1 von <30% vom Soll haben und eine hohe Lebensqualität aufweisen. Neben dem FEV_1 ist dem Vorhandensein einer Globalinsuffizienz und der Zunahme des CO_2-Partialdrucks eine besondere Bedeutung beizumessen. Wenn man versuchen würde, den individuellen Patienten anhand statistischer Durchschnittswerte zu beurteilen, würde man aber unweigerlich große Fehler begehen. Einzelne CF-Patienten weisen über Jahre hinaus ein niedriges FEV_1 oder sogar eine respiratorische Globalinsuffizienz auf und gehen einem Beruf nach. Umgekehrt verfügten auch in der Statistik von Kerem et al. 10% der verstorbenen Patienten im Jahr vor ihrem Tod noch über ein FEV_1 von über 50% des Soll [30]. In der Beurteilung werden daher weitere Indikatoren der Verschlechterung des Allgemeinzustandes mit einbezogen wie z.B. die Häufigkeit und das Ansprechen auf eine intravenöse antibiotische Therapie. Eine wichtige Rolle bei der Entscheidungsfindung spielt die Lebensqualität, d.h. die Fähigkeit des Patienten, seiner täglichen Routine nachzugehen und seine sozialen Kontakte zu pflegen. Bei Komplikationen wie schweren Hämoptysen oder bedrohlichen rezidivierenden Pneumothoraces kann die Aufnahme auf die Warteliste auch unabhängig von den aktuellen Lungenfunktionswerten, natürlich unter Abwägung der therapeutischen Alternativen, vorgenommen werden.

14.2.2 Kontraindikationen

Absolute Kontraindikationen zur Transplantation sind schwere, nicht kontrollierte Infektionen (HIV, aktive Hepatitis, Tuberkulose etc.) oder ein Tumorleiden innerhalb der letzten 2 Jahre. Eine Hepatitis C stellt bei den meisten Zentren keine Kontraindikation dar, allerdings sollte ein irreversibler Organschaden (Leberzirrhose/Leberfibrose) bioptisch ausgeschlossen werden. Zerebrale Dysfunktion und eine neuromuskuläre Schwäche sind ernst zu nehmende relative Kontraindikationen. Ein gut eingestelltes Krampfleiden stellt keine Kontraindikation dar, allerdings müssen die Spätschäden und Medikamenteninteraktionen beachtet werden.

Risikofaktoren für eine postoperative Nierenfunktionseinschränkung sind präoperativ anhand der Standarduntersuchungen nur schwer zu erheben. Die Kreatininclearance sollte aber über 50 ml/min/1,73 qm liegen. Bei lange bestehendem Diabetes und häufiger Aminoglykosidgabe ist der Entwicklung tubulärer Schäden Beachtung zu schenken. Malnutrition mit unter 70% des Idealgewichts oder einem niedrigen BMI (<17 kg/m^2) stellt eine ernst zu nehmende relative Kontraindikation dar, welche in manchen Zentren als Ablehnungsgrund angesehen wird. Bei CF-Patienten mit einem BMI von <18 kg/m^2 besteht im Erwachsenenalter auch ohne Transplantation ein erhöhtes Risiko, während der nächsten 12 Monate zu sterben [44]. Übergewicht spielt bei CF als Kontraindikation keine Rolle.

Ein Leberschaden mit portaler Hypertension mit Ösophagusvarizen Grad 3 ist als Kontraindikation anzusehen. Die Leberfunktion wird u.a. anhand der Syntheseleistung von Albumin und der Cholinesterase beurteilt, bei manifester Koagulopathie ist die Transplantation kontraindiziert [31]. In seltenen Fällen kann bei terminaler Insuffizienz mehrerer Organe (Lunge und Niere, Lunge und Leber) eine Doppelorgantransplantation vorgenommen werden.

Die Steroidmyopathie und die muskuläre Beeinträchtigung infolge der chronisch obstruktiven Ventilationsstörung sind schwer zu bewerten und führen selten zu einer Ablehnung der Aufnahme auf die Warteliste. Auch eine ausgeprägte Kyphoskoliose oder andere schwere Thoraxdeformitäten sowie vorangegangene Thoraxoperationen und eine chemische Pleurodese stellen keine absoluten Kontraindikationen mehr zur Transplantation dar. Da sie aber zu Komplikationen führen können, muss es im Ermessen des Chirurgen liegen, ob er in dem individuellen Fall eine Operation durchführen will. Eine vorausgegangene chirurgische Intervention wegen rezidivierender Pneumothoraces kann auch ohne zusätzliche Koagulopathien unter den Bedingungen des Bypass (Heparinisierung) ein erhebliches Risiko darstellen und muss gegenüber dem potentiellen Nutzen abgewogen werden. Wirbeleinbrüche mit Immobilisierung und starken Schmerzen, die die postoperative Rehabilitation unmöglich machen, sind als Kontraindikation anzusehen. Ein Diabetes mellitus muss gut eingestellt sein und es dürfen keine irreversiblen extrapulmonalen Organveränderungen vorhanden sein. Niedrig dosierte systemische Kortikosteroide (etwa in dem Bereich von 10 mg/Tag) sind präoperativ erlaubt.

Obwohl die Patienten in der Lage sein sollten, ohne fremde Hilfe zu gehen, wurden in Einzelfällen jedoch auch Lungentransplantationen in Fällen vorgenommen, bei denen ein akutes Lungenversagen konservativ nicht behebbar gewesen war und eine Lungenersatztherapie durchgeführt wurde.

Die Frage, ob überhaupt beatmete Patienten transplantiert werden, wird von den einzelnen Zentren unterschiedlich beurteilt. Statistisch gesehen stellt die präoperative Intubation und maschinelle Beatmung einen eindeutigen Risikofaktor in Bezug auf die Frühmortalität dar. Insbesondere die Gefahr der Sepsis ist unter diesen Bedingungen deutlich erhöht. Das Vorgehen ist daher insbesondere bei CF als experimentell anzusehen. Die gleichen Vorbehalte gelten nicht für die Maskenbeatmung. Die Indikation zur Maskenbeatmung ist nicht ausschließlich unter dem Gesichtspunkt der Überbrückung zur Transplantation, die möglicherweise nicht erreicht werden kann, sondern rechtzeitig unter Berücksichtigung der Progressionsgeschwindigkeit der Grundkrankheit mit dem Ziel der Verbesserung der muskulären Kraft und der Lebensqualität zu treffen [38].

Die kardiale Funktion ist bei Patienten mit cystischer Fibrose selten so eingeschränkt, dass eine Doppellungentransplantation unmöglich wird und eine HLTX durchgeführt werden muss. Die Rückbildung der rechtsventrikulären Hypertrophie erfolgt postoperativ in der Regel rasch und auch die Tatsache, dass bei der HLTX das Herz des Empfängers mit CF im Sinne einer Dominoprozedur als Spenderherz weiter verwendet werden kann, weist auf die großen Kompensationsmöglichkeiten der Herzen der meist jungen CF-Patienten hin. Bei ausgeprägter linksventrikulärer Dysfunktion ist die Notwendigkeit der Herz-Lungentransplantation zu evaluieren.

Eine einfache und gut reproduzierbare Untersuchung für Messungen der kardiopulmonalen Leistungsfähigkeit im Krankheitsverlauf ist der 12-Minuten-Geh-Test. Bei selbstgesteuerter schneller Dauergeschwindigkeit wird bei ebenem Gehen die Pulsfrequenz, die Sauerstoffsättigung und die Gehstrecke pro Minute online gemessen und aufgezeichnet. Gehstrecken unter 650 Metern in 12 Minuten weisen nach unseren Erfahrungen auf eine dringende Transplantationsindikation hin.

Auch die Entscheidung, ob Patienten mit polyresistenten oder panresistenten Keimen (s. Kap. 3) wie Burkholderia cepacia und dem Meticillin-resistenten Staphylococcus aureus (MRSA) eine Transplantation angeboten oder empfohlen werden soll, wird nicht einheitlich getroffen [1, 2, 49]. Eine Reihe von Zentren nehmen Patienten mit Burkholderia cepacia, Stenotrophomonas maltophilia und Alkalignes xylosoxidans auf die Warteliste auf und transplantieren sie mit unterschiedlichen Ergebnissen [4]. Eine mindestens vierteljährliche Resistenztestung und die Mitteilung an das Transplantationszentrum ist bei Problemkeimen oder solchen mit wechselnden Resistenzen während der Wartezeit sinnvoll. Bei der Wahl der Antibiotika für multi- und panresistente Keime können Synergietestungen hilfreich sein. Auch das Vorhandensein atypischer Mykobakterien (MOTT) ist bei den meisten Zentren kein Hinderungsgrund zur Aufnahme auf die Transplantationswarteliste. Über die Gefährdung, die von Patienten mit Burkholderia cepacia für andere transplantierte Mitpatienten ausgeht, existieren ebenfalls unterschiedliche Meinungen: die Unterscheidung epidemischer und nichtepidemischer Stämme mit Hilfe der Bestimmung des Genomovars gewinnt hier möglicherweise eine größere Bedeutung.

Eine suboptimale Compliance in der Anamnese der Patienten wird zwar als Risikofaktor, nicht in jedem Fall aber von vornherein als unbedingte Kontraindikation angesehen. Zum einem kann sich das Verhalten während des Zeitraums der Vorbereitung und nach der Transplantation zum Positiven ändern. Zum zweiten ist die Beurteilung der Compliance nicht selten arztabhängig. Zum dritten besteht zwischen der CF-Therapie und der Therapie nach Transplantation ein grundsätzlicher Unterschied. In einem stabilen Zustand kann der CF-Kranke ohne unmittelbare Konsequenzen einige Tage „Urlaub" von der konservativen Therapie nehmen, nach der Transplantation führt dies unweigerlich zu einer Katastrophe. Vermeintlich kleinere Eigenmächtigkeiten in der Therapiegestaltung wie das vorübergehende Aussetzen einer Itraconazoltherapie oder die Einnahme von in der Fernsehwerbung empfohlenen und frei erhältlichen „Magentabletten" können dann schwerwiegende Folgen haben. Entscheidend ist, dass das Transplantationsteam die Gründe für die Non-Compliance vor der Transplantation gründlich evaluiert. Es muss der Eindruck gewonnen werden, dass der Patient in der Lage ist, die Therapienotwendigkeit und insbesondere die lebenslange Immunsuppression zu begreifen und dass es möglich sein wird, in der Nachbetreuung ein für den Patienten akzeptables Therapieregime zu finden. Psychologische Fachkenntnis ist nicht nur zu diesem Zweck unerlässlich, sondern ganz generell unabdingbarer Bestandteil der präoperativen Evaluation. Da depressive Verstimmungszustände der schwerkranken Patienten häufig situativ bedingt sind, schließt die Verwendung von Tranquillanzien keine Transplantation aus. Alhokol-, Nikotin- oder Medikamentenabusus sind als Kontraindikationen zu werten.

Neben den patientenbezogenen Risikofaktoren wird das Ergebnis nach der Transplantation unter anderem durch das Management und die Erfahrung des Transplantationszentrums, den Transplantatzustand, die immunologische Übereinstimmung zwischen Spenderorgan und Empfänger, die Ischämiezeit sowie den CMV-Status von Spender und Empfänger beeinflusst. Da multiple Faktoren in die Überlegungen und Beurteilung einbezogen werden müssen, die Zahlen der meisten in der Literatur mitgeteilten Serien gering sind, das Verfahren noch relativ jung und das Management kontinuierlichen Verbesserungen unterworfen ist, müssen einzelne Einflussgrößen immer wieder neu bewertet und nicht selten relativiert werden. Insbesondere bei der Risikoabschätzung können die Statistiken einzelner Zentren letztendlich nur beurteilt werden, wenn neben der Transplantationsindikation auch die Ausschlusskriterien mit aufgeführt werden. In Zukunft kann die Weiterführung der Qualitätssicherungsregister für die CF auch nach der Transplantation bei der Beurteilung helfen, welche Patienten geeignete Kandidaten sind. Das Gleiche gilt für die optimale präoperative Vorbereitung.

14.3 Präoperative Untersuchungen

Die Aufnahme auf die Warteliste sollte so rechtzeitig erfolgen, dass der Patient die Transplantation unter Berücksichtigung der mittleren Wartezeit, die im Durchschnitt wenige Monate bis zu etwa 2 Jahren beträgt, erreicht. Es gibt keine alters- oder krankheitsspezifischen Wartelisten. Eine Ausnahme besteht in den USA, wo Patienten mit Lungenfibrose wegen der kürzeren Überlebensdauer nach Diagnosestellung einen Bonus erhalten. In der Vorbereitung der Transplantation sollten im Vorfeld zunächst die weniger invasiven und aufwendigen Untersuchungen durchgeführt werden. Dazu gehören die Lungenfunktion (Bodyplethysmographie), die arterielle Blutgasanalyse (in Ruhe und unter Belastung), eine Sputumkultur, Virusserologie, Echokardiographie, aktuelle Röntgenthoraxaufnahme (1:1), aktuelles Thorax-CT und eine Abdomensonographie. Eine zahnärztliche, HNO-ärztliche und ggf. gynäkologische Untersuchung sind selbstverständlich. Die Entscheidung über einen Herzkatheter wird auf einer individuellen Basis getroffen, nach unserer Erfahrung ist er in den meisten Fällen verzichtbar. Sind relative Kontraindikationen vorhanden, so können weitere Untersuchungen notwendig sein, wie im Falle einer schwerwiegenden Leberfibrose mit beginnender portaler Hypertension.

Beim Assessment beurteilen Ärzte verschiedener Subspezialitäten, Psychologen und Mitarbeiter aus den Bereichen Krankenpflege, Physiotherapie, Diätberatung und Sozialarbeit den Krankheitsverlauf, die therapeutischen Optionen, die Aussichten mit und ohne Transplantation, die konservativen Verbesserungsmöglichkeiten, gegenwärtige Lebensqualität des Patienten, das soziale Bezugssystem, die Krankheitsbewältigung und das Potential, mit schwierigen Situationen umzugehen. Der Patient hat die Gelegenheit, ausführlich über die Transplantation und die Zeit danach zu sprechen. Zur Vorbereitung gehört die Möglichkeit zu Gesprächen mit Transplantierten selbst. Bei der Lebendspende in den USA betrifft die psychosoziale und medizinische Evaluation auch die Spender. Dieses Assessment wird in der Regel nicht von den Transplanteuren vorgenommen.

Die Transplantation setzt immer eine individuelle Entscheidung voraus. Die Patienten und Eltern/Partner müssen individuell über das gesamte Vorgehen, die Nebenwirkungen der Medikamente und die möglichen Komplikationen nach dem aktuellen Stand der Erkenntnisse umfassend und entsprechend ihrem Verständnis und ihren Vorkenntnissen aufgeklärt sein. Das Ziel ist, dass die Betroffenen verstehen, dass es sich um ein komplexes Therapieverfahren mit einer nennenswerten Komplikationsrate und einer lebenslangen nebenwirkungsreichen medikamentösen Therapie handelt.

14.3.1 Transplantationsvorbereitung

Bei den Transplantationskandidaten handelt es sich in der Regel um schwerstkranke Patienten: Die Vorbereitung auf die eingreifende Operation gestaltet sich daher oft schwierig. Sie erfordert ein hochspezialisiertes Team und sollte rechtzeitig beginnen. Ernährungsberatung, körperliche Trainingsprogramme, die Optimierung der psychosozialen Ressourcen und die Ausschöpfung der therapeutischen Möglichkeiten bzgl. der Grundkrankheit und ihrer Komplikationen sind essentiell. Dies ist ohne eine enge Kooperation zwischen den behandelnden CF-Ärzten lokal und am Transplantationszentrum unmöglich.

Eine aktive Ernährungstherapie kann bei CF nicht nur die Verschlechterung der pulmonalen Situation aufhalten, sondern sogar die Lungenfunktion bessern. Zur Optimierung der Ernährung kann unter Umständen die Anlage einer perkutan endoskopischen Gastrostomiesonde (PEG) notwendig werden. Ein Gewichtsanstieg ist allerdings in der Regel nur dann möglich, wenn diese Maßnahme nicht zu spät erfolgt. Die Anlage einer PEG bei Patienten mit stark reduzierten ventilatorischen Reserven und insbesondere einer respiratorischen Globalinsuffizienz kann unter anderem infolge der Schmerzen beim Abhusten, des geblähten Abdomens, einer peritonealen Reizung und des gastroösophagealen Refluxes das Gegenteil des gewünschten Effektes bewirken und zu einer raschen Verschlechterung der pulmonalen Situation beitragen. Die Zusammensetzung der Sondenkost hat bzgl. des Glukose-, des Fettgehalts und der Zusammensetzung der Fette sowie der Balaststoffe dem Zustand der Patienten und ihrer pulmonalen Situation Rechnung zu tragen. Bei einer gastralen PEG-Sonde ist es erforderlich, zusätzlich Pankreasenzyme in oraler Form oder als Pulver durch den Sondenschlauch zu substituieren. Bei gastroösophagealem Reflux hat sich eine duodenale Lage der Sonde unter Zusatz von MCT-Fetten (keine Lipasesubstitution nachts erforderlich) als sinnvoll erwiesen. Grundsätzlich ist hervorzuheben, dass für die Patienten mit

CF eindeutig eine enterale Ernährung bevorzugt wird. Eine totale parenterale Ernährung stellt ein Risiko infolge der Darmatrophie und Infektion des zentralen Venenkatheters dar.

Die Stärke der Atemmuskulatur und der Skelettmuskulatur spielt eine entscheidende Rolle für die postoperative Heilung und die physische Rehabilitation. Die Erfahrung von verschiedenen Zentren zeigt, dass die Patienten, die physisch am fittesten sind, die größten Überlebenschancen nach der Lungentransplantation und während der postoperativen Periode haben. Sport kann bei Patienten mit CF neben der Funktion der skelettären Atemmuskeln auch die Clearance von Atemwegssekreten verbessern. Damit sollen die Voraussetzungen für eine zeitgerechte postoperative Spontanatmung und Extubation optimiert werden. Die sportmedizinisch evaluierte individuelle Belastungstoleranz dient der Beurteilung des physischen Status vor und nach der Transplantation. Die Anforderungen eines sportmedizinisch geleiteten Rehabilitationsprogramms vor der Transplantation variieren zwischen einzelnen Zentren. In einigen Zentren in den USA werden die Patienten aufgefordert, beim Herannahen der Transplantation die Rehabilitation in unmittelbarer Nähe weiterzuführen. In vielen Zentren, wie auch bei uns, wird ein sportmedizinisches Rehabilitationsprogramm am Wohnort des Patienten ambulant durchgeführt.

Es werden verschiedene Beatmungsverfahren zum „bridging" angewendet [38]. Am weitesten fortgeschritten ist die Maskenbeatmung. Die Entscheidung dafür ist aus psychosozialen Gründen nicht unproblematisch und sollte nicht allein unter dem Gesichtspunkt der Transplantation, die möglicherweise nicht erreicht wird, getroffen werden. Gewöhnlich bessert sich unter Maskenbeatmung eher der Sauerstoff- als der Kohlendioxidpartialdruck. Die Beatmung wird gewöhnlich nicht 24 h am Tag durchgeführt. Die Patienten zeigen während der Tageszeit, in der sie sich nicht beatmen, eine größere Belastbarkeit und ihr Aktionsradius erhöht sich. Falls die Maskenbeatmung zu spät begonnen wird, kann sie die respiratorische Situation des Patienten eher verschlechtern bzw. wird nicht akzeptiert. Es ist selbstverständlich sinnvoll, mit den Patienten und den Angehörigen das Verhalten für den Fall der respiratorischen Verschlechterung zu besprechen. Es gibt in der Regel keinen medizinischen Grund, Intensivmaßnahmen wie Intubation oder ECMO etc. zu empfehlen bzw. die Patienten oder ihre Angehörigen direkt oder indirekt zu ermutigen, im Falle der Verschlechterung darauf zu dringen.

Bei Transplantationskandidaten sollten Bluttransfusionen wegen des Risikos der Bildung präformierter Antikörper, die Spenderlungenepitope erkennen und eine hyperakute Organabstoßung hervorrufen, möglichst vermieden werden. Hyperakute Abstoßungen stellen sich unmittelbar nach der Transplantation ein und sind das Resultat einer Präsensibilisierung in Form von Klasse I-MHC-Antigenen auf Spenderlymphozyten. Sie werden auch mit einem signifikant kürzeren Transplantatüberleben in Verbindung gebracht. Das Risiko kann durch gewaschene leukozytenarme Erythrozytenkonzentrate verringert werden.

In allen Lebensaltern, insbesondere im Kindesalter, ist auf eine komplette Durchführung der Impfungen, einschließlich der gegen Hepatitis, Wert zu legen. Dagegen gibt es keine Untersuchung, die zeigt, dass es richtig wäre, präoperativ eine prophylaktische Nasennebenhöhlenoperation vorzunehmen. Im Gegenteil, gerade in Anbetracht der langen Wartezeiten kann zum Zeitpunkt der Operation bereits ein neues Wachstum adenoider Wucherungen eingetreten sein. Die Indikation ist daher vom Beschwerdebild des Patienten und seinem aktuellen klinischen Zustand abhängig zu machen. Konservative Maßnahmen wie topische Steroide, Spülungen mit Kochsalz und an das Resistogramm angepassten Antibiotikalösungen sind präoperativ die Methode der Wahl. Nach der Transplantation ist die Sanierung der Nebenhöhlen und die Fortsetzung der Spülbehandlung zu empfehlen.

Nach der Aufnahme auf die Warteliste erhalten die Patienten einen Piepser, sodass sie jederzeit abrufbar sind und innerhalb weniger Stunden im Transplantationszentrum sein können. Dies kann eine erhebliche nervliche Anspannung bedeuten, auf die man die Patienten vorbereiten muss. Eine temporäre Nichttransplantabilität, sei es infolge eines interkurrenten hoch fieberhaften Infektes oder anderer Gründe, ist dem Zentrum unverzüglich mitzuteilen, um Zeitverzögerungen zu vermeiden und optimale Bedingungen für die Transplantation eines anderen Kandidaten zu erhalten.

Abschließend ist zu betonen, dass die Transplantationsplanung nicht nur die Patienten aktiv mit einbezieht, sondern ebenso ihr soziales Unterstützungssystem, d. h. in der Regel die Partner oder Eltern. Für eine Reihe von Ambulanzen ist die Möglichkeit der Lungentransplantation eine feste Größe und schon früh Gegenstand ihrer Aufklärung, der regelmäßigen Schulung sowie von Fortbildungen. Unter diesen Umständen können sich die Patienten über längere Zeit eine Meinung bilden [21].

14.4 Spenderauswahl und Organvorbereitung

Das gravierendste Problem der Lungentransplantation ist der enorme Mangel an geeigneten Spenderorganen. Dies ist vor allem begründet durch die generelle geringe Anzahl von Organspenden. Die Veröffentlichungen der Zahl der Sterbefälle und deren Ursache lässt nicht erkennen, welcher Anteil der Verstorbenen zur Organspende geeignet war, da darin keine Informationen über den präfinalen Verlauf enthalten sind. Konsens besteht jedoch darüber, dass nur ein Teil der zur Organspende in Frage kommenden Hirntoten identifiziert wird. Von diesen werden nur bei rund 50% Organspenden tatsächlich realisiert. Dies ist zum einen bedingt durch Ausschlusskriterien medizinischer Art, zum anderen durch das Fehlen der gesetzlich vorgeschriebenen Zustimmung des Toten zu Lebzeiten bzw. der nächsten Angehörigen. Das 1997 in Deutschland in Kraft getretene Transplantationsgesetz sieht zwar Regularien vor, die geeignet sind, die Zahl der Organspenden zu erhöhen. Dieses Ziel wird sich jedoch erst in den kommenden Jahren verwirklichen lassen. Der Einfluss einer unterschiedlichen Rechtslage wird verdeutlicht an der bedeutend höheren Zahl der Organspenden z. B. in Österreich.

Zum anderen sind bei Multiorganentnahmen oft genug die Lungen nicht als Transplantate geeignet, bei 45% der Organspender können Herz und bei nur 13% der Organspender die Lungen als Transplantate verwendet werden (Abb. 14.2). Oft genug sind die Lungen bei Unfalltod mit verletzt oder aber weisen zum Zeitpunkt der Organentnahme prohibitive Infektionen auf, als Folge von Aspiration oder Langzeitbeatmung. In der Regel führt eine Beatmungsdauer von mehr als fünf Tagen zum Ausschluss der Lungenspende.

Für die Zuordnung von Organen schreibt das Transplantationsgesetz als Kriterien „Erfolgsaussicht" und „Dringlichkeit" vor und überträgt der Bundesärztekammer das Erstellen von Richtlinien nach dem Stand der medizinischen Wissenschaft sowohl für die Organvergabe als auch für die Aufnahme eines Empfängers auf die Warteliste. Nachdem der Empfänger, der die definierten klinischen Kriterien erfüllt, auf die Warteliste aufgenommen wurde, zählt für die Zuordnung eines Organs die Wartezeit und bei klinischer Verschlechterung die Einstufung einer „erhöhten Dringlichkeit".

14.4.1 Spenderauswahl

Die Eignung eines Organspenders insgesamt und seiner Organe orientiert sich an dem Bemühen, dem Empfänger möglichst gesunde, voll funktionstüchtige und auch passende Organe zu implantieren. Die Evaluation eines Organspenders folgt unabdingbaren Forderungen und der Abwägung von Organverfügbarkeit und klinischer Dringlichkeit des Empfängers.

Absolute Voraussetzung für die Organentnahme ist die Dokumentation des Hirntods des Spenders entsprechend den „Richtlinien zur Hirntodbestimmung" der Bundesärztekammer und die Erfüllung der gesetzlichen Forderungen des Transplantationsgesetzes in Deutschland in Form der Zustimmung des Spenders zu Lebzeiten (Spenderausweis) oder der Vermittlung der zustimmenden Haltung des Verstorbenen zur Organspende durch die Angehörigen.

Die immunologische Annahme des Transplantats durch den Empfänger setzt als Mindestforderung die Kompatibilität im AB0-System voraus, bei den noch unklaren Einflüssen dieser Kompatibilität auf das Langzeitschicksal halten wir uns bei der Lungentransplantation an die Forderungen nach AB0-Identität.

Eine möglichst große Übereinstimmung von Spender und Empfänger im HLA-System, wie bei den Nieren praktiziert, wäre vom Grundsatz her sicher auch bei den anderen Organen wünschenswert, wurde jedoch seit Anbeginn der Transplantation von Leber, Herz und Lunge außer Acht gelassen, da angesichts der kurzen Lebenserwartung der Empfänger das Warten auf ein kompatibles Organ unrealistisch erschien und die Erfahrung dann zeigte, dass zumindest mehrjährige Ergebnisse nicht signifikant von derartiger Kompatibilität beeinflusst wurden [41].

Als Kontraindikationen für eine Lungenspende gelten: Positive Serumbefunde für HIV und i. v.-Drogenabhängigkeit des Spenders, maligne Tumoren außer bei kurativ behandelten Malignomen mit längerer Rezidivfreiheit, Sepsis bei nachgewiesen multiresistenten Keimen, pathologische Veränderungen (Infiltrate) im Röntgen-Thorax. Die Transplantation eines CMV-positiven Spenderorgans auf einen CMV-negativen Empfänger wurde lange Zeit kontrovers diskutiert, ursprünglich von vielen Gruppen abgelehnt, angesichts der Organknappheit und der guten Behandlungsinstrumente zunehmend akzeptiert. Gleiches gilt für Organe von Hepatitis-B oder -C-positiven Spendern.

Die Akzeptanz chronischer Schäden am Transplantat, wie Folgen von Rauchgewohnheiten, ein Emphysem und die Anthrakose sind in Abwägung des Ausmaßes der funktionellen Beeinträchtigung und der Dringlichkeit des Empfängers in Betracht zu ziehen.

Das Alter des akzeptablen Spenders hat bei allen Organen eine historische Entwicklung erfahren, insofern, als ursprünglich nur junge Spender – jünger als 30–35 Jahre – akzeptiert wurden. Bei der enormen Knappheit der Organe wurden immer ältere Spender angenommen. Für die Lunge liegt diese Altersgrenze in unserer Praxis gegenwärtig bei 60 Jahren, im Durchschnitt heute bei 32,8 Jahren.

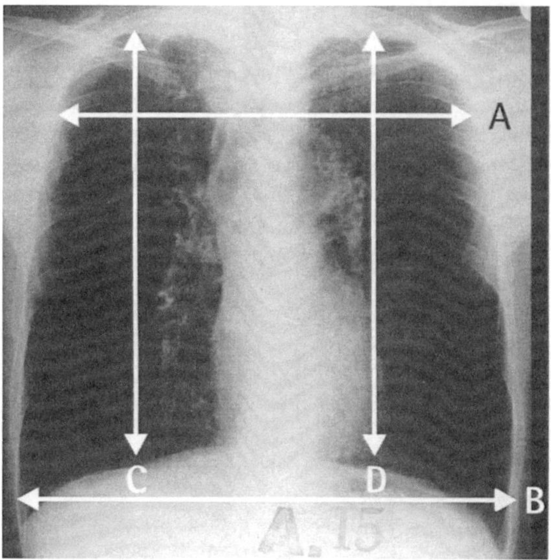

Abb. 14.5. Gegenwärtig von uns benutztes Schema zur Größenbestimmung des Spenderorgans. *A* Thoraxbreite in Höhe des Aortenknopfes, *B* Thoraxbreite in Höhe des Phrenikokostalwinkels, *C* Abstand von Pleurakuppe zum Zwerchfell rechts, D gleicher Abstand links. Die Dimensionen werden gemessen an einer vergleichbaren so genannten 1:1-Thoraxaufnahme mit Röhrenabstand von 1 m zur Thoraxoberfläche

Der Größenübereinstimmung der Lungen von Spender und Empfänger kommt eine gewisse Bedeutung zu. Wünschenswert ist Größengleichheit, mangels präziser Bestimmung des Lungenvolumens muss dies indirekt anhand von Körpergröße und -gewicht sowie Thoraxabmessungen geschätzt werden. Es wurden verschiedene Schemata vorgeschlagen, mit einfachen Messgrößen am Röntgen-Thorax bei Spender und Empfänger diesem Ziel nahe zu kommen. Voraussetzung ist die Vergleichbarkeit der Röntgenaufnahmen, wir fordern eine so genannte 1:1-Abbildung in einem Meter Röhrenabstand zur Thoraxoberfläche. In Abb. 14.5 sind die gemessenen Dimensionen dargestellt. Dabei gilt grundsätzlich die Regel, dass bei Doppellungen- und Herz-Lungen-Transplantation die Spenderorgane bzw. die Organpakte eher kleiner sein sollen, um gefürchteten Herztamponadeneffekten bei zu großen Transplantaten vorzubeugen. Bei Einzellungen-Transplantation, die für CF in der Regel nicht in Frage kommt – höchstens bei Vorliegen von nur einer Lunge – kann von dieser Regel abgegangen werden. Hier sind erheblich größere Einzellungenflügel akzeptabel. Bei CF, wie bei allen obstruktiven Erkrankungen, sind die Lungen im Verhältnis zu Körpergröße und -gewicht überdimensioniert, die Lungen relativ größerer und schwererer Spender sind durchaus geeignet, mit Unterschieden bis zu 20%.

In der Praxis wird die Eignung der für die Transplantation angebotenen Lungen zunächst telefonisch im Kontakt mit dem Spenderkrankenhaus überprüft, wobei neben der Information über mögliche Kontraindikationen vor allem Veränderungen im Röntgen-Thorax (Pneumothorax, Lungenkontusion, Hinweise für Aspiration, Ergüsse, Hämatothorax) und die Daten des Gasaustausches unter definierten Bedingungen abgefragt werden. Dabei gilt, dass der PO_2 bei 100% FIO_2 und Peep 5 mmHg mehr als 350 mmHg betragen soll, bei FIO_2 von 40% immer noch über 100 mmHg. Der explantierende Chirurg wird diese Angaben vor Ort noch einmal überprüfen und die Röntgen-Thorax-Aufnahmen direkt vergleichen. Zusätzlich gehört zur Evaluation vor Ort die Bronchoskopie, wobei der Nachweis von purulentem Sekret, die Rötung der Schleimhaut und eine sehr vulnerable Schleimhaut der Bronchien eine infektiöse Bronchitis nahelegen und die Ablehnung des Organs zumindest diskutiert werden sollte.

Die letzte Entscheidung vor Entnahme wird getroffen im Angesicht der Lungen am geöffneten Thorax, wobei nach Verletzung, Kontusionsherden, tastbaren Knoten, Pleuritiden etc. gefahndet wird.

14.4.2 Organvorbereitung

Der hirntote Spender durchläuft eine Reihe von charakteristischen pathologischen Veränderungen, die hier nur angedeutet werden können.

Entscheidend für die Stabilität des Kreislaufs über mehrere Stunden bis zur Entnahme der Organe ist die Gegensteuerung zum drohenden Verlust des peripheren Kreislauftonus und des Ausfalls der Hypophysenfunktion. Der Organspender bedarf daher in der Regel der kontinuierlichen Zufuhr von alpha-adrenergen Pharmaka (Noradrenalin, Aramin etc.) und der Substitution, vor allem von Pitressin. Dennoch kann es zu enormen Entgleisungen der Wasser-Salz-Balance kommen, die einer Korrektur bedürfen, um die Funktion der Organe nicht zu gefährden.

Darüber hinaus bedingt der Ausfall der sympathischen Steuerung mitunter dramatische Funktionseinbußen auch an der Lunge, ein so genanntes neurogenes Lungenversagen.

In der Praxis ist für die Funktion der thorakalen Organe eine Begrenzung der intravasalen Volumenzufuhr von Bedeutung, dies muss in Abstimmung mit ganz entgegen laufenden Interessen der Nierenexplanteure in kompromisshafter Weise gehandhabt werden. Um die Lungen nicht zu schädigen, wird gefordert, die Beatmung mit geringem Druck und auch geringem Peep vorzunehmen.

Die Entnahme mehrerer Organe bei einem Spender, eine so genannte Multiorganentnahme, erfordert zuweilen die genannte kompromissbereite Abstimmung der pharmakologischen Stabilhaltung des Spenders, zum zweiten eine kluge zeitliche Koordination der zumeist aus verschiedenen Zentren anreisenden Entnahme-Teams und zum dritten ein kooperatives, wohl überlegtes Vorgehen bei der operativen Präparation der unterschiedlichen Organe, ihrer In-situ-Konservierung und Entnahme, um jegliche Funktionseinbuße zu vermeiden.

Die Organentnahme erfolgt über eine mediane Laparotomie und eine mediane Sternotomie. Die zeitlich aufwendige Präparation von Leber, Pankreas und Nieren ist derjenigen der thorakalen Organe vorangestellt. Während der abdominellen Präparation ist die Überwachung und Stabilhaltung des Spenders besonders gefordert, da bedeutsame Kreislaufschwankungen den Verlust der thorakalen Organe nach sich ziehen können. Nach dem Abschluss der vorbereitenden Präparation der Bauchorgane folgt die Eröffnung von Perikard und beider Pleuren und die Inspektion von Herz und Lungen. Es werden dann Perfusionskanülen in die Aorta ascendens und Pulmonalarterie (gleichzeitig auch in Bauchaorta und Pfortader) eingelegt und zugleich alle Organe mit den jeweils gebrauchten Konservierungslösungen perfundiert (Abb. 14.6). Um jegliche Überdehnungen der Herzhöhlen und der Pulmonalvenen auszuschließen, werden mit Beginn der Organperfusion die untere Hohlvene am rechten Vorhof und das linke Herzohr für den Ausstrom der Lösung nach Organpassage inzidiert.

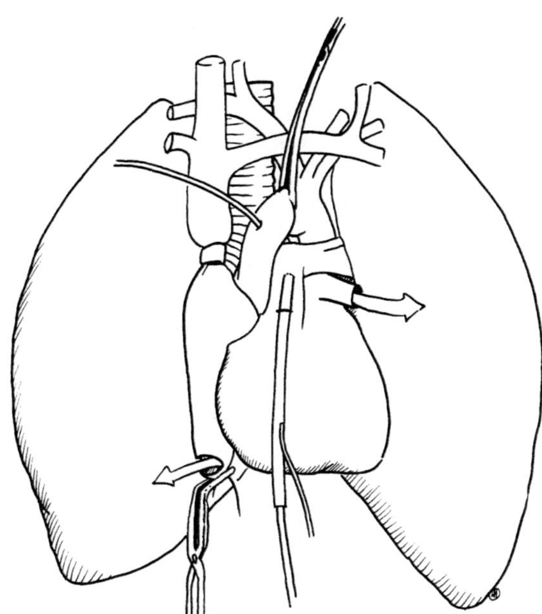

Abb. 14.6. Situs bei der Entnahme von Herz und Lungen: Beide Hohlvenen sind okkludiert, nach Abklemmen der Aorta ascendens beginnt die simultane Infusion von Konservierungslösungen für das Herz in die Aorta ascendens und für die Lunge in die Pulmonalarterie. Sofort nach Beginn der Infusion werden das linke Herzohr und die untere Hohlvene oberhalb der Klemme inzidiert, um den Ausfluss der Perfusionslösung nach Organpassage zu gewährleisten

Nach abgeschlossener Organperfusion werden Herz und Lungen en bloc entnommen, dann Leber und Nieren. Bei separater Herzentnahme werden der Aortenbogen, die zentralen Pulmonalarterien an der Bifurkation und beide Hohlvenen durchtrennt und der linke Vorhof unter Zurücklassung seiner Hinterwand und einer Vorhofwandmanschette an Lungenvenen durchtrennt.

Sowohl bei der En-bloc-Entnahme als auch bei separater Explantation von Herz und Lungen wird die Trachea zirka 5 cm oberhalb der Bifurkation bei leicht geblähtem Zustand der Lungen mit einem Klammernahtgerät verschlossen und durchtrennt. Die Organe werden dann aus dem hinteren Mediastinum gelöst, unter Stapler-Verschluss des Ösophagus an Hals und Zwerchfell und Mitnahme des Ösophagus und der Aorta descendens und nach Durchtrennung der Ligamenta pulmonalia. Ösophagus und Aorta descendens werden dann ex corpore abgetrennt und auch die Aufteilung der Organe bei En-bloc-Entnahme erfolgt zu diesem Zeitpunkt (Abb. 14.7).

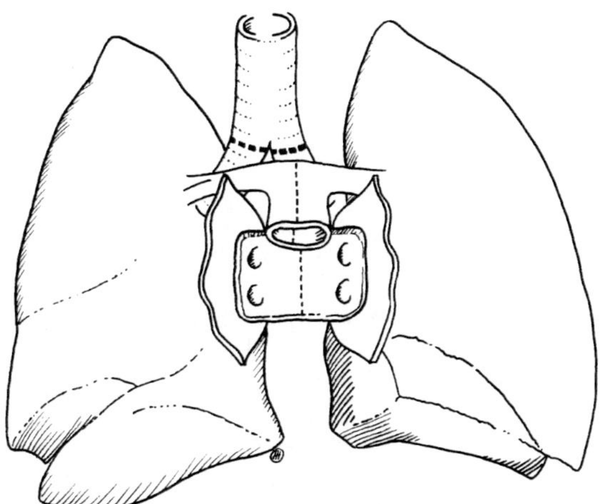

Abb. 14.7. Aufteilung der thorakalen Organe nach En-bloc-Entnahme. Das Herz ist schon entnommen, unter Zurücklassen der Pulmonalarterien, Bifurkation und der Hinterwand des linken Vorhofes. Diese werden nun jeweils in der Mitte durchtrennt und die Hauptbronchien werden unmittelbar an der Carina abgesetzt

Für die Perfusionskonservierung der Lungen wurden zahlreiche Kompositionen vorgeschlagen, diese Entwicklung ist nicht abgeschlossen. Die grundsätzlichen Ziele der Perfusionskonservierung sind die

Kühlung des Organs über das Gefäßsystem und die homogene Durchströmung aller Lungenabschnitte mit relativ großen Lösungsvolumina unter limitiertem Druck (zirka 50 mmHg). Um diese zu erreichen, wird der Perfusion eine Infusion von Prostacyclinen (Flolan etc.) zur Gefäßentfaltung vorangestellt.

Gegenwärtig verwenden wir eine modifizierte Euro-Collins-Lösung in einer Menge von zirka 60 ml/kg KG (zirka 4000 ml beim Erwachsenen). Die Lungen werden zusätzlich von außen mit kristallinem Eis gekühlt, die Lagerung der Lungen für den Transport erfolgt in eisgekühlter Kochsalzlösung in leicht geblähtem Zustand.

Ischämiezeit

Das Ziel der Organtransplantation ist grundsätzlich, eine möglichst kurze Ischämiezeit zu erlangen, insbesondere längere Phasen der „warmen" Ischämie zu vermeiden.

Bei der heute zumeist gebrauchten sequentiellen bilateralen Lungentransplantation, wobei zuerst die rechte, dann die linke Lunge implantiert wird, kann es, abhängig von technischen Schwierigkeiten (Lösen von Verwachsungen der Empfängerpleuren etc.) zu Ischämiezeiten von vier bis fünf Stunden rechts und bis zu acht und neun Stunden links kommen, dennoch verbunden mit letztlich guten funktionellen Ergebnissen.

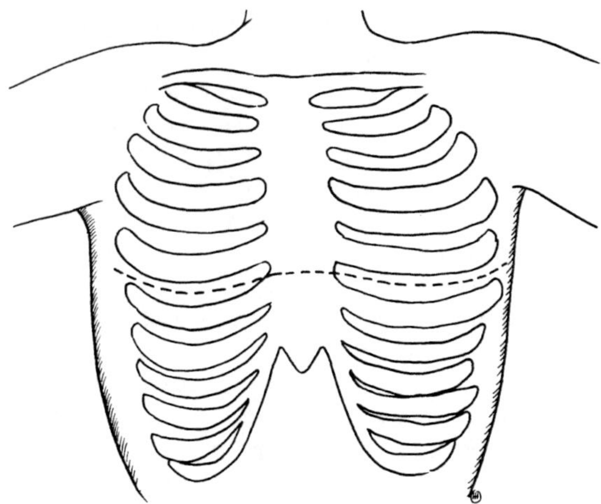

Abb. 14.8. Schnittführung bei der bilateralen Quer-Thorakotomie

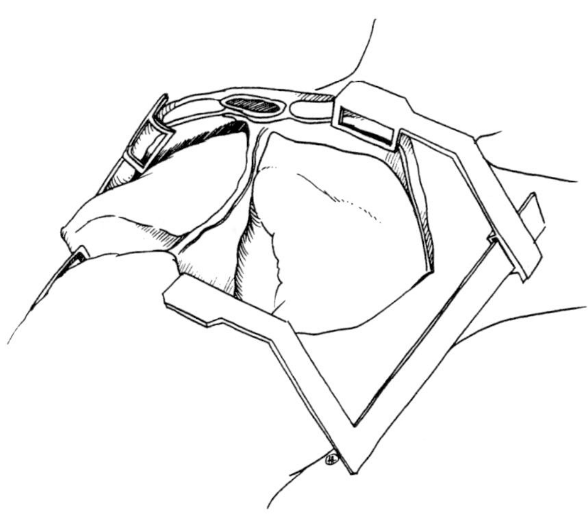

Abb. 14.9. Operationssitus nach Thoraxeröffnung und Eröffnung beider Pleuren für die bilaterale Lungentransplantation

14.5 Operationstechnik

Die heute zumeist bei CF gebrauchte beidseitige, getrennte Lungentransplantation erfolgt über eine bilaterale Querthorakotomie (Abb. 14.8) [16].

Die Anästhesievorbereitung beinhaltet Standard-Endo-Trachealnarkose mit seitengetrennter Beatmungsmöglichkeit, wenn ohne extrakorporale Zirkulation, und bloßem Endotrachealtubus, wenn mit extrakorporaler Zirkulation operiert wird. Zentralvenöse Zugänge, Pulmonalarterienkatheter und arterielle Druckmessung sind Standard.

Der Patient ist auf dem Rücken gelagert mit Überstreckung der Brustwirbelsäule und Hochlagerung der Arme. Die Querthorakotomie erfolgt im V. Intercostalraum, zumeist mit Querdurchtrennung des Sternums. Dieser Zugang erlaubt den Anschluss der Herzlungenmaschine nach Perikarderöffnung über Aorta ascendens und rechten Vorhof, gute Zugänglichkeit aller Bezirke, der Pleurahöhlen, was besonders bei breitflächigen pleuralen Verwachsungen und der dann nötigen Blutstillung entscheidend sein kann. Ebenso sind die Hilusstrukturen beiderseits übersichtlich (Abb. 14.9).

Die Operation beginnt mit der Präparation der rechten Lunge und Lösen von Verwachsungen sowie Durchtrennung des Ligamentum pulmonale. Es werden die Hilusstrukturen freigelegt und übermäßig entwickelte Lymphknoten reseziert. An dieser Stelle sei vermerkt, dass während der gesamten Operation größer Wert auf eine Schonung der Nn phrenici gelegt werden muss und auch der Äste des N. vagus, die den Ösophagus umgeben. Läsionen dieses Nervengeflechts sind für die gelegentlich beobachteten Fälle von postoperativer Gastroparese bzw. Pylorospasmus verantwortlich.

Vor der Explantation der rechten Lunge schließen wir jetzt die extrakorporale Zirkulation an (Abb. 14.10).

Es wird die rechte Pulmonalarterie intraperikardial umschlungen und abgeklemmt. Die Äste der Pulmonalarterie und der Lungenvenen werden ligiert

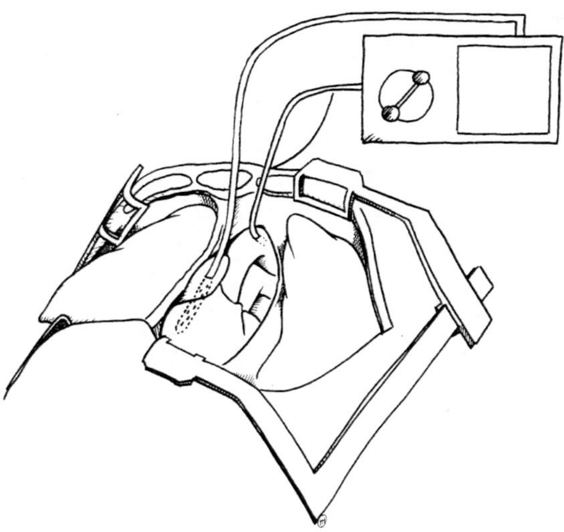

Abb. 14.10. Nach Eröffnung der Perikardhöhle Anschluss der Herz-Lungen-Maschine mittels venöser Drainage über den rechten Vorhof und Rückführung des arterialisierten Blutes über die Aorta ascendens

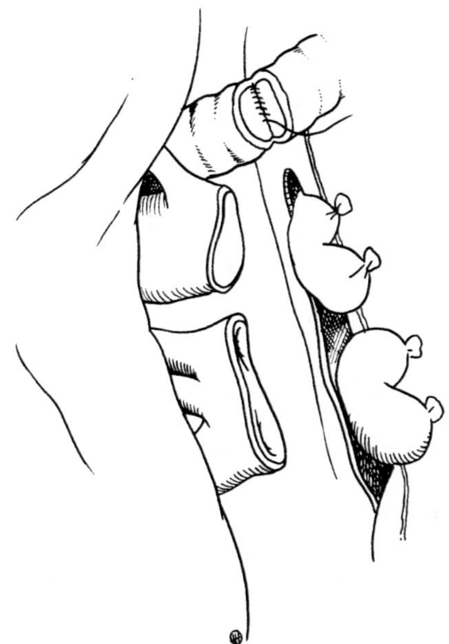

Abb. 14.11. Technik der Implantation bei der bilateralen Lungentransplantation, dargestellt anhand der rechten Seite. Nach der Pneumoektomie der Empfängerlunge sind die Stümpfe der pulmonalen Arterienäste und der Lungenvenenäste ligiert und umstochen, der rechte Hauptbronchus ist carinanah offen durchtrennt. Beginn der Anastomosierung End-zu-End am Bronchus

und umstochen, durchtrennt und dann der rechte Hauptbronchus zirka 5 mm distal der Carina quer durchtrennt. Dies erfolgt mit der Absicht, die Bronchialanastomose möglichst weit zentral im Mediastinum anzulegen, wo sie von reichlich Gewebe abgedeckt wird.

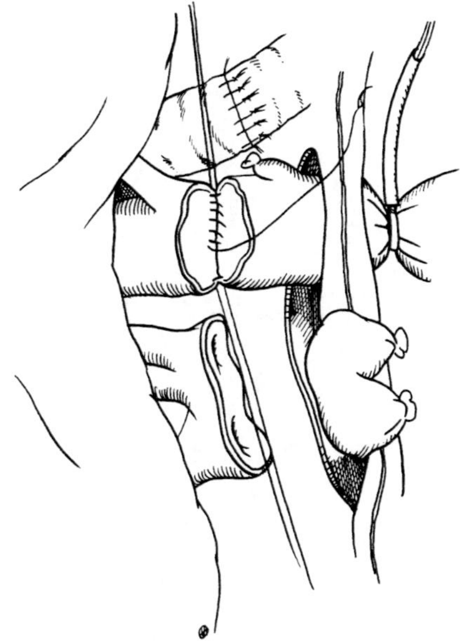

Abb. 14.12. Technik der Implantation bei der bilateralen Lungentransplantation, dargestellt anhand der rechten Seite. Nach Fertigstellung der Bronchusanastomose und Überprüfung der Luftdichtigkeit werden die Pulmonalarterienstümpfe End-zu-End anastomosiert, wobei die rechte Pulmonalarterie intraperikardial okkludiert wird und die Anastomose zum Ausgleich von Größenunterschieden mit dem Truncus intermedius des Empfängers angelegt wird

Es wird nun die zu transplantierende Lunge in den Thorax eingebracht und weiterhin mit Eis gekühlt. Es werden nacheinander die Strukturen Bronchus, Pulmonalarterie und Lungenvenenhilus anastomosiert (Abb. 14.11–14.13).

Gegenwärtig legen wir die Bronchusanastomose End-zu-End mit fortlaufender Naht (4–0-Polypropylen bzw. 4–0-PDS) für die Pars membranacea und Einzelknopfnähten für die Pars cartilaginea an (Abb.14.14). Die Lunge wird dann kurz belüftet und die Dichtigkeit der Anastomose überprüft. Bei erheblichen Größenunterschieden der Bronchusstümpfe kann eine gewisse Teleskopeinstülpung des kleineren in den größeren Stumpf nötig werden.

Abhängig von der Größenrelation der Pulmonalarterienstümpfe von Empfänger und Spender, die sehr diskrepant sein können, wird die Spenderpulmonalarterie dann End-zu-End mit der Pulmonalarterie oder dem Truncus intermedius des Empfängers mit fortlaufender Naht (5–0) anastomosiert.

Zuletzt wird der Lungenvenenhilus mitsamt den ligierten Gefäßstümpfen tangential ausgeklemmt, die Gefäßstümpfe reseziert und eine gemeinsame Öffnung geschaffen. Auf diese wird die Manschette von linker Vorhofwand, die an der Spenderlunge belassen wurde, mit fortlaufender Naht (4–0) anastomosiert. Dann wird die Zirkulation zu der transplantierten Lunge freigegeben und durch mildes Anstauen der

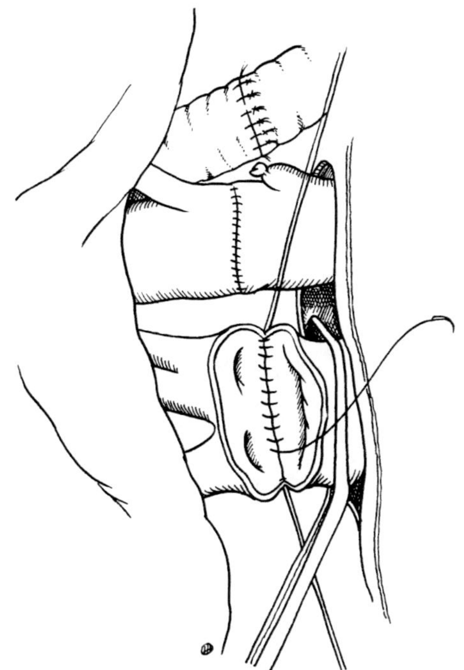

Abb. 14.13. Technik der Implantation der bilateralen Lungentransplantation, dargestellt anhand der rechten Seite. Als letzter Schritt folgt die Anastomosierung des Lungenvenenhilus. Hierfür wird nach Resektion der Lungenvenenstümpfe eine gemeinsame Öffnung am linken Vorhof des Empfängers geschaffen und unter tangentialer Ausklemmung seiner Wand mit dem verbliebenen Rest des linken Vorhofs des Spenders anastomosiert

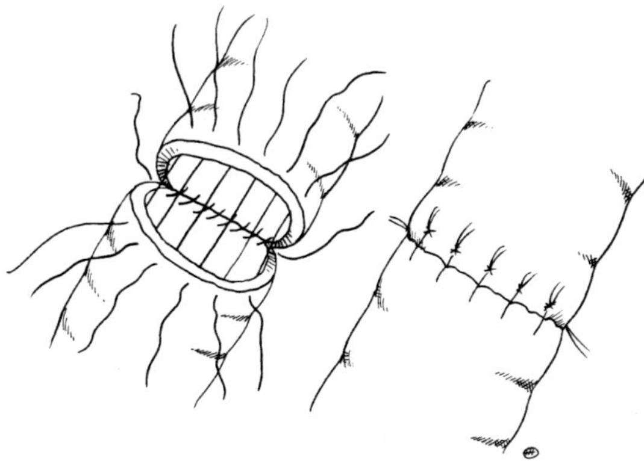

Abb. 14.14. Technik der Bronchusanastomose (Detail). Die Pars membranacea wird mit fortlaufender Naht, die Pars cartilaginea mit Einzelknopfnähten angelegt

venösen Herzlungenmaschinen-Drainage fort an unterhalten.

In ähnlicher Weise wird dann links verfahren, mit dem Unterschied, dass die Pulmonalarterie extraperikardial geklemmt wird. Die Bronchialanastomose wird ebenso möglichst weit zentral unter den Aortenbogen versenkt.

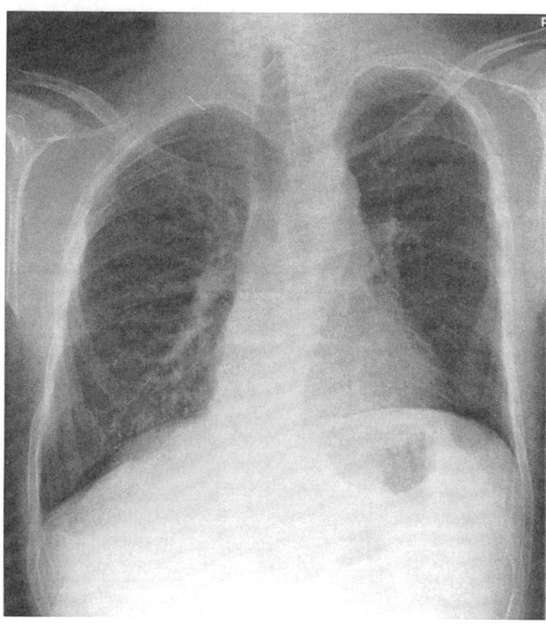

Abb. 14.15. Röntgenthoraxübersicht nach doppelseitiger Lungentransplantation (Patientenalter 23 Jahre)

Es wird dann die Ventilation wieder voll aufgenommen und bei dem normotherm gehaltenen extrakorporalen Kreislauf in der Regel mühelos auf spontane Zirkulation übergegangen. Zumeist ist der Gasaustausch dann zunächst exzellent und kann sich in den folgenden Stunden im Rahmen des unterschiedlich ausgeprägten Reperfusionsödems transient verschlechtern (Abb. 14.13).

Wichtig ist die sorgfältigste Blutstillung im Mediastinum, vor allem der Bronchialarterien, wobei geringe Blutungen retrograd aus den Bronchialarterienstümpfen der transplantierten Lunge in Kauf genommen werden müssen und in der Regel spontan zum Stehen kommen.

Nach Abgang von der Herzlungenmaschine werden die Heparinwirkungen neutralisiert, die Kanülierungsstellen versorgt, und eine allgemeine Hämostase herbeigeführt.

Grundsätzlich werden die Bronchialanastomosen jetzt bronchoskopisch überprüft und Sekret aus der Lunge abgesaugt. Die Operation wird dann mit Einlage von Drainagen pleural und mediastinal, Verdrahtung des Sternums und Wundverschluss beendet.

Der normale Situs, wie er sich bereits wenige Wochen nach der Transplantation darstellen kann, ist in Abb. 14.15 enthalten.

Die häufigste Komplikation postoperativ ist die Nachblutung, wobei diese durch breitflächige Verwachsungen begünstigt wird, jedoch ihre Quelle auch aus Bronchialarterien, Lungengefäßen und den Anastomosen haben kann.

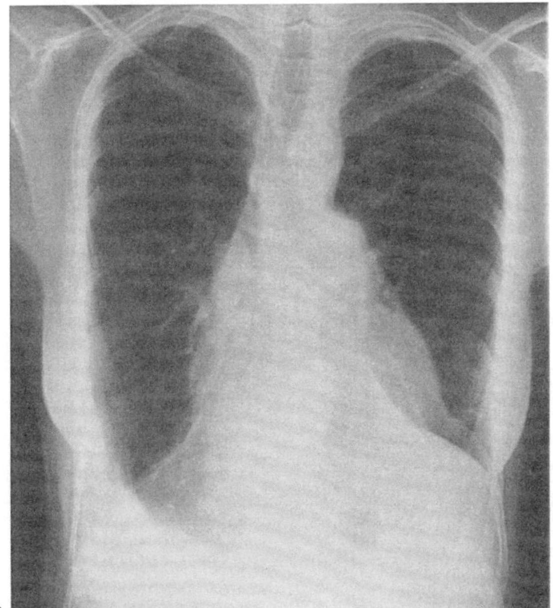

a

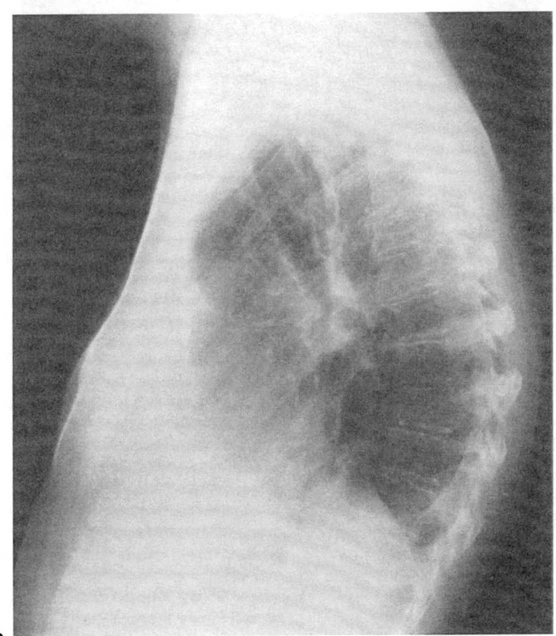

b

Abb. 14.16 a, b. Röntgenübersicht p.a. und seitlich einer 22-jährigen Patientin mit Lappentransplantation (beide Oberlappen eines Spenders)

Operationstechnische Varianten

Erheblich zu große Lungen können für kleine Empfänger (Kinder, unterentwickelte Jugendliche) und auch für Patienten mit restriktiven Formen des Lungenversagens (Fibrose) zur Anwendung kommen, wobei wir die Transplantation der Oberlappen bevorzugen (Abb. 14.16). Grundsätzlich sind auch die Unterlappen geeignet und von einigen Gruppen werden

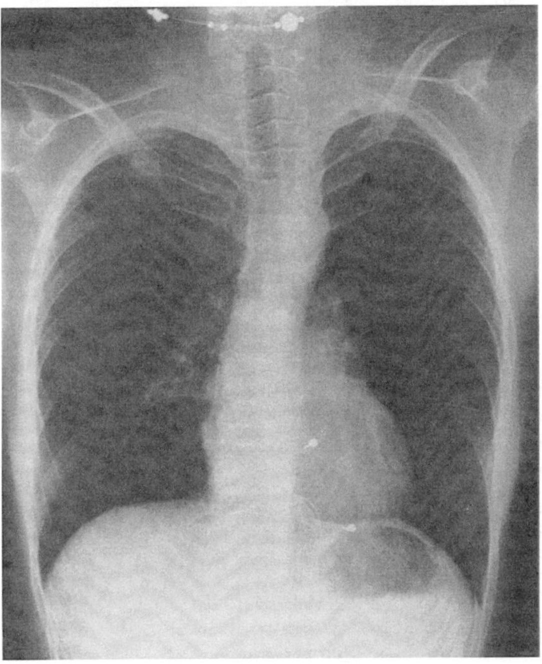

Abb. 14.17. Röntgenübersichtsaufnahme des Thorax nach Herz-Lungentransplantation mit den myokardialen Elektroden des IMEG-Systems zur telemetrischen Abstoßungsüberwachung (IMEG = Intramyokardiales Elektrogramm)

auch Ober- und Unterlappen eines Flügels als rechte und linke Lunge transplantiert (Abb. 14.16) [12].

Die kombinierte Herz-Lungen-Transplantation wird von einigen Gruppen, vor allem in England, auch bei CF angewandt, dann in Form des so genannten „Domino-Verfahrens", dergestalt, dass das gesunde Herz des Herz-Lungen-Empfängers bei der Explantation konserviert und einem weiteren Herzempfänger transplantiert wird. Die hierfür angeführten Argumente konzentrieren sich auf die Bevorzugung der Trachealanastomose gegenüber den bilateralen Bronchialanastomosen, dem Erhalt der Gefäß- und Lymphknotenstrukturen an der Carina und damit der Verstärkung eines immunologischen Chimerismus (Abb. 14.17) [39].

Die Herz-Lungen-Transplantation bei CF ist sicherlich nicht gerechtfertigt zur Behebung einer Rechtsherzinsuffizienz, da sich auch erheblich belastete rechte Ventrikel nach Senkung der Nachlast nach der Lungentransplantation rasch erholen können. Wir haben daher die kombinierte Herz-Lungen-Transplantation auch bei den meisten Fällen von primärer Hypertonie und bei Eisenmenger-Reaktion und korrigierbaren Vitien verlassen.

Außerdem wurde vorgeschlagen, die Bronchialarterien der transplantierten Lunge über die mobilisierten Aa. mammariae zu revaskularisieren. Dabei wurden gute Langzeitergebnisse und eine Verringerung der Bronchiolitis obliterans beschrieben. Dies Verfahren hat sich bisher nicht durchgesetzt, aus Gründen des erheblichen zusätzlichen technischen Aufwands [33].

Die Anwendung der extrakorporalen Zirkulation zur Unterstützung des Kreislaufs und des Gasaustauschs ist für die kombinierte Herz-Lungen-Transplantation obligat. Für die beidseitige und erst recht einseitige Lungentransplantation wird sie von den verschiedenen Gruppen unterschiedlich häufig eingesetzt. Nachteil der extrakorporalen Zirkulation ist die erforderliche Heparinisierung des Patienten, was die Blutstillung besonders bei breitflächigen pleuralen Verwachsungen erschweren mag. Die Vorteile überwiegen aus unserer Sicht, die Anlage der Bronchialanastomosen wird nicht durch Doppellungentubus und seitengetrennte Beatmung erschwert, interkurrente womöglich kritische Störungen der Herzfunktionen oder der Oxygenation ausgeschlossen. Grundsätzlich gilt, je fortgeschrittener eingeschränkt die Lungenfunktion des Patienten, umso wichtiger ist der Einsatz der Herzlungenmaschine. Bei unseren CF-Patienten war dies die Regel.

14.6 Immunsuppression

Die lebenslange immunsuppressive Dauertherapie gleicht dem in der Transplantation anderer solider Organe geübten Vorgehen. Wenn man allerdings die Intensität mit der bei anderen Organtransplantationen vergleicht, so muss man feststellen, dass zur Verhinderung einer Abstoßung bei Lungentransplantation ein hohes Niveau der Immunsuppression erforderlich ist. Folglich ist auf die Prophylaxe bzw. frühzeitige Erkennung opportunistischer Infektionen Wert zu legen. Darüber hinaus müssen Nebenwirkungen der Immunsuppression engmaschig beobachtet werden.

Die Standardimmunsuppression besteht in einer Dreifachkombination aus Corticosteroiden, antiproliferativen Medikamenten (Azathioprin oder Mycophenolatmofetil) und Kalzineurininhibitoren (Ciclosporin oder Tacrolimus). Kortikosteroide weisen eine Reihe von immunsuppressiven Eigenschaften von der Hemmung der MHC-II-Expression auf Antigen präsentierenden Zellen bis hin zur Inaktivierung von Fibroblasten auf. Azathioprin und Mycophenolatmofetil inhibieren die Proliferation aktivierter Lymphozyten. Kalzineurininhibitoren beeinflussen in erster Linie die Interleukin-2-Synthese und klonale Expansion von T-Helferzellen. Mycophenolatmofetil ist bei der Lungentransplantation noch in der Erprobungsphase, d.h. es wird im Rahmen von Studien oder in Einzelfällen zur Verhinderung einer hohen Abstoßungsfrequenz bzw. der obliterativen Bronchiolitis eingesetzt. Die Medikamenteninteraktionen sind komplex und von großer Bedeutung. Nicht unwichtig ist für viele Patienten die Änderung des äußeren Erscheinungsbildes durch die Kortikosteroide (Cushing), Ciclosporin (Hirsutismus) oder Tacrolimus (schütteres Haar). Im Kindesalter spielt das Wachstum darüber hinaus eine entscheidende Rolle.

14.6.1 Kalzineurininhibitoren

Orales Ciclosporin hat sich seit seiner Einführung in die klinische Transplantation 1978 als Mittel der Wahl für eine effektive ambulante Immunsuppression in der Transplantation solider Organe entwickelt. In der Prämedikation wird es (in Abhängigkeit von der Nierenfunktion des Patienten) in einer Dosis von etwa 6–10 mg/kg gegeben. Später wird die Dosis meistens so adaptiert, dass Blutspiegel um 500 ng/ml (monoklonale Antikörper aus dem Vollblut) im ersten postoperativen Monat gemessen werden, danach wird der Spiegel auf 250–350 ng/ml oder noch niedriger je nach Nierenfunktion adaptiert. Die renalen Nebenwirkungen des Ciclosporin und seiner Metaboliten sowohl die akute Nierenfunktionseinschränkung als auch die chronische Toxizität, bedürfen besonderer Beachtung. Insbesondere ist es wesentlich, sehr genau zu beobachten, ob die Ausscheidung der Patienten nachlässt oder das Serumkreatinin über 200 µmol/l ansteigt. Zur Vermeidung der renalen Nebenwirkungen kann unmittelbar postoperativ Urodilantin eingesetzt werden [28].

Bei Patienten mit cystischer Fibrose ist bei der Verwendung mit Ciclosporin Besonderheiten infolge der Absorption, des Metabolismus und der Gallenausscheidung Beachtung zu schenken [46]. Frühe Studien kurz nach Einführung der Lungentransplantation zeigten, dass die Ciclosporinabsorption bei Patienten mit CF im Vergleich mit Nicht-CF-Patienten deutlich reduziert war. Der Grund liegt neben der schwankenden Passage durch den Gastrointestinaltrakt darin, dass Ciclosporin als hydrophobes Antibiotikum durch Mizellen resorbiert wird und deren Absorption bei CF-Patienten reduziert ist. Die Bioverfügbarkeit ist zudem von der Diät und/oder dem Säure- und Lipidgehalt der Nahrung abhängig. Zur Erzielung effektiver Blutspiegel war es mitunter erforderlich, die Ciclosporindosis bis auf 30 mg/kg/Tag anzuheben und das Dosierungsintervall auf 8 Stunden zu verkürzen. Die Zubereitung von Ciclosporin mit Lipidmikrosphären (Handelsname Neoral oder Optoral) besserte die Ciclosporinabsorption deutlich. Bei der Umstellung auf diese Präparate zeigt sich, dass die Medikamentenspiegel sich bei CF-Patienten im Vergleich zu Patienten, die aus anderer Indikation lungentransplantiert wurden, unter der gleichen Dosierung wesentlich stärker erhöhten. In einzelnen Untersuchungen wurden nach der Umstellung bei CF-Patienten unter der gleichen Dosierung sogar deutlich höhere Spitzenserumkonzentrationen gemessen als vorher. Auch die „Fläche unter der Kurve", d. h. das Integral der Spiegel während eines Dosisintervalls, erhöhte sich regelmäßig. Als Konsequenz aus der verbesserten Bioverfügbarkeit mussten Absenkungen der Dosis um bis zu 50% vorgenommen werden. Da trotz der Zubereitung mit Lipidmikrosphären Ciclosporin bei einzelnen Patienten mit CF einer reduzierten Resorption durch den Gastrointestinaltrakt unterliegt, sind Dosierungen von 15 mg/kg/Tag keine Seltenheit. Da die Bioverfügbarkeit aller Präparationen von Ciclosporin durch eine adäquate Pankreasenzymsubstitution verbessert wird, ist die Einnahme in einem innerhalb gewisser Grenzen festen Abstand von der letzten Mahlzeit bzw. der Enzymsubstitution erforderlich. Auch die metabolische Transformation von Ciclosporin in der Leber kann bei CF-Patienten verändert sein. Aus diesem Grunde müssen die Serumkonzentrationen regelmäßig überwacht werden und es ist sinnvoll, Informationen über den Verlauf der Ciclosporinspiegel während eines Einnahmezyklus zu gewinnen. Die meisten Zentren benutzen in der Routine eine zwei- bis dreimal tägliche Dosierung von Ciclosporin und messen die Talspiegel. Hohe Tal- oder Spitzenspiegel von Ciclosporin A oder eine große „Fläche unter der Kurve" beinhalten kurz oder langfristig die Gefahr der Nephrotoxizität. Diese ist allerdings nicht allein Dosis- (bzw. Spiegel-)abhängig, sondern wird von metabolischen Faktoren, dem Hydratationszustand oder Medikamenteninteraktionen mit bestimmt. Es ist daher absolut essentiell, eine Mindesttrinkmenge von 2 l pro Tag bei Erwachsenen unter allen Umständen aufrechtzuerhalten, die Flüssigkeitszufuhr an heißen Tagen weiter zu erhöhen oder Flüssigkeit parenteral bei Infektionen oder Gastroenteritiden mit Erbrechen zuzuführen. In diesen Situationen ist es selbstverständlich, auch die Kochsalzzufuhr entsprechend anzugleichen. Die Nichtbeachtung dieser Maßnahmen kann zu einer frühzeitigen Verschlechterung der Nierenfunktion beitragen.

Ciclosporin wird in der Leber über Cytochrom P 450 verstoffwechselt und den Gallentrakt ausgeschieden. Eine Hepatotoxizität und Cholestase können sowohl Ursache als im Zusammenwirken mit anderen Medikamenten wie Mycophenolatmofetil oder Azathioprin auch Folge einer toxischen Ciclosporinwirkung sein. Zusätzlich schließt das Nebenwirkungsprofil von Ciclosporin auch Hypertension, Hyperkaliämie, Hyperlipidämie, Hypomagnesämie, Krampfanfälle, Gingivahyperplasie, Hirsutismus und eine Anfälligkeit für lymphoproliferative Erkrankungen mit ein (Tabelle 14.1). Ciclosporin kann eine Gastroparese induzieren, seine Rolle als Kofaktor bei der Entstehung der Osteoporose wird diskutiert. Die tremorogene Wirkung von Ciclosporin oder Tacrolimus wird im Allgemeinen gut toleriert.

Alle Medikamente, die die gemischt-funktionellen Oxydasen der Leber beeinflussen, verändern auch die Ciclosporinspiegel. Medikamente, die das P-450-System induzieren, wie Phenytoin und Rifampicin, können akut die Ciclosporinspiegel erniedrigen und dadurch eine akute Abstoßung hervorrufen. Erythromycin oder andere Makrolide, Diltiazem, Antikonzeptiva, Itraconazol und Ketoconazol erhöhen den Ciclosporinspiegel, indem sie dieses Leberenzym inhibieren. Um adäquate Blutspiegel mit niedrigeren Dosierungen zu erreichen, werden mitunter Itraconazol, Makrolide oder Diltiazem gegeben.

Tacrolimus hat ein ähnliches Wirkungsspektrum wie Ciclosporin. In der Dauerimmunsuppression der Lungentransplantation werden Talspiegel von 15 (10–20) ng/ml Vollblut angestrebt. Vorteile gegen-

Tabelle 14.1. Mögliche Nebenwirkungen der Immunsuppressiva

Immunsuppressivum	Nebenwirkungen	
Ciclosporin	Nephrotoxizität: erniedrigte renale Perfusion, Hyperkaliämie Magnesiumverlust Neurotoxizität: Krampfanfälle, Kopfschmerzen, Tremor	Hepatotoxizität: Cholestase Weitere: Photosensitivität, Hypertriglyzeridämie, Hypertension, Hirsutismus, erhöhtes Risiko von malignen Erkrankungen, Gingiva-Hyperplasie, Osteoporose
Tacrolimus	Ähnlich wie Ciclosporin außer Hirsutismus und Gingivahyperplasie, möglicherweise erhöhtes Risiko von Pilzinfektionen, weniger hypertensiv, häufiger Diabetes mellitus	
Azathioprin	Knochenmarksdepression, Pankreatitis, Hepatotoxizität	
Mycophenolatmofetil	Durchfall, möglicherweise erhöhtes Risiko von Zytomegalieinfektion, Leukozytopenie	
Kortikosteroide	Glukoseintoleranz, Osteoporose, peptische Ulzera, Katarakt, Hypertonus	Psychose, periphere Ödeme, Cushing

über Ciclosporin als Immunsuppressivum der ersten Wahl wurden in einer prospektiven Studie bezüglich der Vermeidung der chronischen Abstoßung beschrieben, die Nachbeobachtungszeit der Mehrzahl der Patienten betrug aber nur 2 Jahre [24]. Häufiger werden Patienten auf einer empirischen Basis zur Vermeidung häufiger Abstoßungen oder Ciclosporin-induzierter nicht tolerabler unerwünschter Medikamentenwirkungen auf das Medikament umgestellt. Wichtige Nebenwirkungen von Tacrolimus betreffen Neurotoxizität, Hyperglykämien und schütteres Haar. Die Inzidenz von neu aufgetretenem insulinpflichtigen Diabetes mellitus ist unter Tacrolimus (FK 506) gerade in der pädiatrischen Population relativ hoch. Auch Tacrolimus kann in der für die Lungentransplantation benötigten Dosierung nephrotoxisch wirken. Die Induktion eines Hypertonus ist weitaus seltener als bei Ciclosporin.

14.6.2 Antimetaboliten

Azathioprin hemmt die Proliferation aktivierter Lymphozyten und wird in einer Dosis von 2–2,5 mg/kg Körpergewicht pro Tag angewendet. Häufige Nebenwirkungen von Azathioprin sind die Leukopenie, makrozytäre Anämie, Thrombozytopenie, Hepatoxizität, Pankreatitis und Übelkeit. Aufgrund der Myelotoxizität ist gelegentlich eine Dosisreduktion oder ein Aussetzen der Medikation erforderlich. Die Leukozytenzahlen sollten in der Dauertherapie über 4000/µl gehalten werden. Das Medikament kann zur Induktion einer Anämie und Transfusionbedürftigkeit führen. Die Erythropoetinspiegel sind dabei nicht erhöht.

Mycophenolatmofetil ist ein Antimetabolit, der die Lymphozytenproliferation selektiv und effizient hemmt und ein niedriges myelotoxisches Potential besitzt. Mycophenolat hat einen Wert sowohl in der Prävention als auch in der Behandlung von akuter und chronischer Abstoßung bei Transplantationen solider Organe gezeigt, wobei bezüglich der Übertragbarkeit der Daten bei unterschiedlichen Organen immer Zurückhaltung geboten ist und die Ergebnisse kontrollierter Studien abgewartet werden sollten. Es besteht die Möglichkeit der Kontrolle des Medikamentenspiegels, wobei die Ergebnisse nicht selten schwer interpretierbar sind. Die empfohlene Erwachsenendosis von 3 × 1 g bei CF erzeugt vorwiegend gastrointestinale Beschwerden, vor allem in Form von Durchfällen, aber auch Leukopenien.

14.6.3 Kortikosteroide

Prednison wird initial meist über 3 Monate in einer Dosis von 0,5 mg/kg pro Tag gegeben, danach wird die Dosis nach Möglichkeit schrittweise auf bis zu 0,15 mg/kg/Tag reduziert. Die immunsuppressiven Wirkungen der Corticosteroide und ihr Nebenwirkungsprofil sind weitgehend bekannt (Tabelle 14.1). Es ist mit den gegenwärtig vorhandenen Therapieoptionen in der Regel nicht möglich, nach einer Lungentransplantation auf die Gabe von Kortikosteroiden ganz zu verzichten oder die Dosis so weit abzusenken, dass eine Wachstumshemmung bei Kindern vermieden werden kann. Dies kann sich für die Patienten durchaus als sehr belastend erweisen.

14.6.4 Medikamenteninteraktionen

Die Abstimmung der medikamentösen Akut- und Langzeittherapie unter Berücksichtigung der Interaktionen ist von größter Wichtigkeit für die Langzeitbetreuung der Patienten. Es muss darauf hingewiesen werden, dass der Versuch, diese Problematik im Rahmen dieses Kapitels umfassend darzustellen, von vornherein aussichtslos sein muss (Tabelle 14.2). Neben einschlägiger Fachliteratur spielt hier die Erfahrung des Transplantationszentrums im Umgang mit der Immunsuppression, die sich auch auf die Transplantation anderer thorakaler Organe er-

Tabelle 14.2. Medikamenteninteraktionen mit Ciclosporin (Auswahl)

Erniedrigung des Ciclosporinspiegels	Erhöhung des Ciclosporinspiegels	Synergistisch in Bezug auf die Nephrotoxizität
Phenytoin Rifampicin Phenobarbital	Erythromycin Clarithromycin Diltiazem Ketoconazol Antikonzeptiva, Cimetidin Ranitidin Fluconazol	Nichtsteroidale antiinflammatorische Substanzen Diuretika, Aminoglycoside Amphotericin B Ganciclovir Itraconazol Aciclovir TMP/SMZ

Tabelle 14.3. Todesursachen nach Lungentransplantation in Abhängigkeit vom Zeitpunkt nach der Transplantation. (Nach [25])

Todesursache	0–30 Tage	31 Tage–1 Jahr	>1. Jahr
Unspezifisches Organversagen	30%	-	-
Infektionen	14%	36%	13%
Obliterative Bronchiolitis	-	8%	40%
Andere Lungenerkrankungen	9%	4%	-
Akute Abstoßung	4%	2%	-
Kardiale Ursachen	8%	2%	-
Transplantationskomplikationen	7%	3%	-
Andere Ursachen	37%	44%	39%

streckt, eine entscheidende Rolle. Es ist zu bedenken, dass komplexe immunsuppressive, antiinfektiöse, und CF-spezifische Therapiepläne unter sich wandelnden metabolischen Verhältnisse, der eingeschränkten Leber- und Nierenfunktion, schwankenden Resorptionsbedingungen und eines Diabetes mellitus koordiniert und an die besonderen Bedürfnisse des Patienten bzgl. Nahrungsaufnahme und Lebensbedingungen angepasst werden müssen. Dies ist weitaus komplexer als die pharmakologischen Interaktionen, von denen im Folgenden einige aufgeführt sind: Cimetidin, Ranitidin, Erythromycin, Fluconazol und Imipenem erhöhen die Ciclosporinspiegel. Aminoglycoside, Amphotericin B und Ganciclovir erhöhen die Nephrotoxizität von Ciclosporin. Bei der Verwendung von Imipenem, Ganciclovir, Theophyllin und Ciclosporin ist das Risiko einer ZNS-Toxizität erhöht. Trimethroprim/Sulfamethoxazol, Amphotericin B, Flucytosin und Ganciclovir wirken synergistisch in Bezug auf die myelosuppressive Wirkung von Imurek. Erythromycin bewirkt nicht nur eine verminderte Clearance von Ciclosporin, sondern auch von Kortikosteroiden und den Imidazolderivaten. Cisapride kann in Verbindung mit Imidazolderivaten zu kardialen Nebenwirkungen führen. Phenytoin reduziert den Kortikosteroideffekt. Imipenem kann im Zusammenwirken mit den anderen Medikamenten vermehrt zu ZNS-Toxizität, Agitation und Tremor führen. Amphotericin B verstärkt die Toxizität von Ganciclovir in Bezug auf die Haut und den Gastrointestinaltrakt.

14.7 Postoperativer Verlauf und postoperative Betreuung

Durch die Lungentransplantation wandelt sich der CF-Patient oberflächlich gesehen zum Transplantationspatienten, was in der Regel zunächst einmal eine deutliche Verbesserung der Lebensqualität bewirkt. Krankheitsfolgen entstehen jedoch durch die extrapulmonalen Manifestationen der CF selbst, die Medikamentennebenwirkungen und durch die Beschwerden in Form der akuten oder chronischen Transplantatdysfunktion. Die Patienten werden meist in Transplantationsambulanzen in engster Zusammenarbeit mit den CF-Spezialisten vor Ort und zu Hause betreut.

Die unmittelbare intensivmedizinische postoperative Betreuung dient der kardiorespiratorischen Stabilisierung und immunsuppressiven Therapieinduktion. Im Prinzip ist die Extubation kurz nach der Transplantation möglich. Bei Patienten mit präoperativ über einen längeren Zeitraum bestehender Hyperkapnie bildet sich diese nicht unmittelbar, sondern über einen längeren Zeitraum schrittweise zurück. Bei fortbestehender Hyperkapnie ist nach einer anderen Ursache oder Komplikation (Zwerchfellparese etc.) zu fahnden.

Unmittelbar peri- und postoperativ ist eine breite antibiotische Therapie erforderlich, die das präoperative Keimspektrum und das der explantierten Lunge berücksichtigt. Dies gilt insbesondere bei Vorhandensein von Burkholderia cepacia, wo in Abhängigkeit vom Resistenzspektrum auch Tetrazykline oder Chloramphenicol Anwendung finden.

Die Überwachungsmaßnahmen schließen die tägliche Lungenfunktion (auch zu Hause mit einem tragbaren elektronischen Spirometer), regelmäßige bodyplethysmographische Messungen, ein infektiologisches Monitoring (u.a. CMV), radiologische Untersuchungen, Bronchoskopien mit bronchoalveolärer Lavage (BAL), die transbronchiale (periphere) Biopsie (TBB) oder selten offene Lungenbiopsie (OLB) ein. In der Regel wird eine Bronchoskopie zu Ende der Operation sowie vor Extubation zur Inspektion der Anastomosen und Entnahme von Erregerkulturen durchgeführt. Die Häufigkeit der bronchoskopischen und bioptischen Untersuchungen zur Beurteilung der Transplantatfunktion war in den ersten Jahren Gegenstand umfangreicher Kontroversen und wird auch heute noch unterschiedlich gehandhabt. Es wird nach wie vor darum gerungen, verlässliche Marker für eine beginnende chronische Abstoßung zu identifizieren. Wichtigstes Indikationsgebiet der transbronchialen Biopsie ist die Diagnostik der akuten Abstoßung bzw. die Abgrenzung gegenüber einer Infektion. Die meisten Zentren folgen ei-

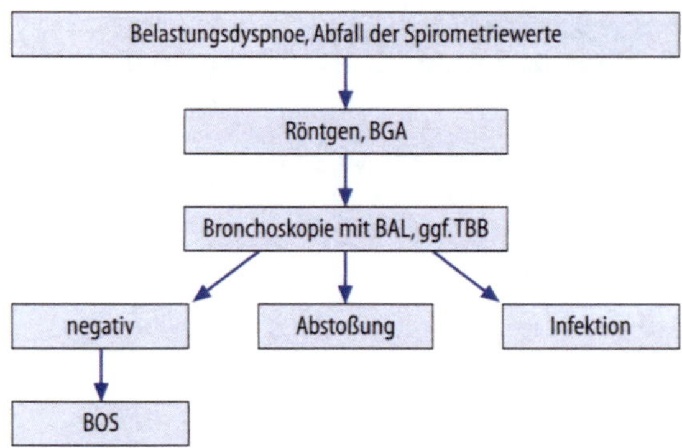

Abb. 14.18. Diagnostischer Algorithmus bei Verschlechterung der Lungenfunktion nach Lungentransplantation

nem logischen Plan, der routinemäßige Nachuntersuchungen, häufig im Rahmen von klinischen Studien mit einem standardisierten Vorgehen bei einer klinischen Verschlechterung verbindet (Abb. 14.18). Danach erfolgen die Bronchoskopien bei klinischer Indikation und regulär z. B. monatlich bis 3 Monate postoperativ, zu den Zeitpunkten 6 und 12 Monate postoperativ sowie 3–6 Wochen nach Therapie einer akuten Abstoßung. Nach HLTX kann die Möglichkeit der nichtinvasiven Überwachung durch ein telemetrisches EKG-Monitoring (IMEG, intramyokardiales Elektrogramm) genutzt werden. Jedes klinische Zeichen, welches seine Ursache in der akuten Abstoßung haben kann, bedarf der sofortigen und intensiven Abklärung. Spiegelkontrollen der Immunsuppressiva und andere Blutuntersuchungen sind regelmäßig, z. B. wöchentlich, erforderlich. Spiegelkontrollen können zu Hause veranlasst werden und erfordern nicht die Vorstellung in der TX-Ambulanz. Die dauerhafte Nachsorge nach Lungentransplantation sollte so strukturiert sein, dass neben der Lungenfunktion und infektiologischen Kontrolle auch die Herz/Kreislaufsituation (Blutdruck), die Leber- und Nierenfunktion und der endokrinologische Status (diabetische Stoffwechsellage incl. Knochenstoffwechsel) sowie bei Kindern das Wachstum engmaschig verfolgt werden und neurologische, hämatologisch-onkologische und ophtalmologische Komplikationen ausgeschlossen werden. In der Dauertherapie sind die Immunsuppression, die Infektionsprophylaxe und die supportive Therapie der Grundkrankheit CF zu berücksichtigen und in Übereinstimmung zu bringen. Eine psychologische Begleitung ist essentiell und erfahrungsgemäß effektiver, wenn sie mit der Transplantationsvorbereitung beginnt und sich nicht nur auf Krisenintervention beschränkt.

Schwere Komplikationen treten in einem charakteristischen zeitlichen Muster nach Lungentransplantation auf (Tabelle 14.3). Akute Gefahren unmittelbar nach Transplantation sind vor allem das unspezifische Organversagen und die Sepsis. Bei Herz-Lungentransplantationen, die in der Tabelle nicht aufgeführt sind, sind während der ersten 30 Tage zusätzlich gehäuft Blutungen als Todesursache zu nennen.

Anatomische und chirurgische Probleme betreffen in erster Linie die Anastomose, darüber hinaus drohen Nachblutungen und Magenentleerungsstörungen durch eine Vagotomie oder eine Phrenikusparese. Anastomosenstenosen können zu jeder Zeit, z. B. im Verlauf von Wochen, Monaten oder Jahren nach der Transplantation entstehen und erfordern unter Umständen die Dilatation, Einlage eines Stents, Lasertherapie oder alle drei genannten Maßnahmen. Ganz generell kann beobachtet werden, dass die Häufigkeit der Stenosen sich mit wachsender Routine und verfeinerten Operationstechniken verringert hat. Die Rate von interventionsbedürftigen Atemwegskomplikationen ähnelt bei Kindern der von Erwachsenen.

14.7.1 Infektionen

In der Zeit vom ersten Monat bis zum Ende des ersten Jahres nach Transplantation stellen Infektionen die Haupttodesursache dar (Tabelle 14.3). Bei der Infektionsdiagnostik aus der bronchoalveolären Lavageflüssigkeit und aus dem Blut sind aufgrund des raschen und häufig dramatischen Verlaufs die sensitivsten verfügbaren Techniken (Antigennachweis, PCR) einzusetzen.

Die explantierte und transplantierte Lunge ist nahezu sicher von Keimen besiedelt. Darüber hinaus können Infektionen durch Venenkatheter, Drainagen oder Beatmungstubi sowie anderes Fremdmaterial auftreten. Dementsprechend sind in der Frühphase vor allem Staphylokokken sowie Pseudomonaden oder andere gramnegative Keime als Erreger zu nennen. Polyresistente oder panresistente Keime benötigen eine breite antibiotische Kombinationstherapie, wobei Synergietestungen hilfreich sein können [29].

Nach der Lungentransplantation bleiben die CF-Veränderungen der Schleimhäute oberhalb der Anastomose erhalten und die Patienten sind typischerweise mit Pseudomonas aeruginosa kolonisiert. Das Keimspektrum im Nasen-Rachenraum sollte bei CF und einer entsprechenden Problematik mit überwacht werden. Es ist sehr wichtig, eine deszendierende Infektion in dieser Gegend, die die transplantierte Lunge infiziert, zu vermeiden. Manche Zentren verschreiben daher Inhalationen mit Colistinsulfat über eine Atemmaske für die gesamte weitere Lebenszeit. Viele CF-Patienten profitieren von einer

Antrostomie der Sinus maxillares oder einer endoskopischen Laserresektion der Adenoide mit anschließender regelmäßiger Sinuslavage kurz nach der Operation. Die Patienten, die eine lokale Obstruktion infolge einer Polypenbildung erfahren, werden daher an Hals-Nasen-Ohren-Chirurgen überwiesen. Patienten mit viel Sputum werden angewiesen, täglich eine Drainage durchzuführen und abzuhusten. Selbst falls nur eine geringe Sputumproduktion vorhanden sein sollte, kann es sinnvoll sein, die Physiotherapie fortzusetzen, da die verschlechterte mukoziliäre Clearance in der denervierten transplantierten Lunge die Retention von Sekret begünstigen kann und der Hustenreflex abgeschwächt ist. Die Notwendigkeit der Physiotherapie gilt insbesondere auch für den Fall der obliterativen Bronchiolitis, die sich durch eine Besiedlung mit Pseudomonas aeruginosa und eine auch in der BAL nachweisbaren Granulozytose auszeichnet [35]. Da häufig ein gastroösophagealer Reflux persistiert, sollte an die Gefahr von Aspirationen, die infolge der Denervierung nicht rasch genug erkannt werden und möglicherweise zur Entwicklung der obliterativen Bronchiolitis beitragen, gedacht werden.

Infektionen mit MOTT („mycobacteria other than tuberculosis") sind seltene, aber potentiell gefährliche Komplikationen nach der Lungentransplantation. MOTT können nach Angaben aus der Literatur aus dem Sputum von annähernd 15% der Patienten mit einem fortgeschrittenen CF-Krankheitsstadium isoliert werden. Die Prävalenz einer aktiven Infektion (im Gegensatz zur Kolonisation) ist aber sehr viel seltener. Die Isolation von MOTT im Sputum oder in der bronchoalveolären Lavage nach der Transplantation muss infolge der Immunsuppression aber ernst genommen werden und ggf. durch bioptische Maßnahmen in ihrer Bedeutung abgeklärt werden. Die Schwelle für ihre Behandlung sollte niedriger angesetzt werden als bei nicht immunsupprimierten Patienten. In der Behandlung sollten Medikamenteninteraktionen, insbesondere zwischen Rifampicin, Clarithromycin und Tacrolimus bzw. Ciclosporin A, beachtet werden. Langfristig ist die Einnahme von TMP/SMZ zur Pneumozystisprophylaxe erforderlich. Eine Prophylaxe gegen eine Legionellenerkrankung kann mit Makroliden durchgeführt werden. Auch hierbei sind Medikamenteninteraktionen (v.a. mit Ciclosporin) zu beachten.

Ein besonderes Problem stellen während der ersten drei Monate virale Infektionen, insbesondere mit Cytomegalie (CMV), dar. Die CMV-Pneumonie ist überdurchschnittlich häufig mit dem Auftreten einer obliterativen Bronchiolitis verknüpft. Die Übertragung CMV-freier Spenderorgane ist in Anbetracht der Organknappheit nicht generell möglich. Daher ist ein regelmäßiges Monitoring okkulter CMV-Infektionen durch eine regelmäßige Überwachung auch asymptomatischer Patienten mit Hilfe sensitiver Methoden (pp65) und ein immunologisches Screening erforderlich. Bei einer Risikokonstellation in Form serologisch negativer Empfänger und CMV-positiver Spender („CMV-Mismatch") wird eine prophylaktische intravenöse Behandlung mit Ganciclovir durchgeführt. Das Ziel besteht darin, zu verhindern, dass der frisch transplantierte Patient die Primärinfektion unter den Bedingungen der höchsten Immunsuppression durchmacht. Obgleich eine spätere Infektion nicht verhindert werden kann, ist die Schwere der Infektion und die Gefahr der Abstoßung zu diesem Zeitpunkt deutlich geringer. Die Alternative besteht in einer präemptiven Therapie, die einsetzt, sobald bei wöchentlichen Kontrollen der Nachweis von CMV-Antigen bzw. DNA (RNA) im peripheren Blut oder der BAL-Flüssigkeit erfolgte. Der PCR-Nachweis in der BAL ist im weiteren Verlauf sehr sensitiv, die Spezifität und seine Bedeutung für die invasive Lungenerkrankung ist noch nicht eindeutig beurteilbar. Im Zweifelsfall ist zum Ausschluss einer CMV-Pneumonie die transbronchiale Biopsie erforderlich und bei Nicht-Ansprechen auf die Therapie sind Resistenztestungen der CMV-Erreger durchzuführen. Zur Vermeidung einer CMV-Reaktivierung wird die durch Bestimmung von Serumspiegeln gesteuerte Gabe von Ganciclovir ausreichend lange über den Zeitpunkt des Antigennachweises hinaus fortgesetzt. Während der oralen Erhaltungstherapie sind Rezidive einer CMV-Erkrankung möglich. Die Zahl der CMV-Komplikationen, insbesondere der schweren Pneumonien ist in den letzten Jahren deutlich rückläufig, aber ihre Rolle in der chronischen Abstoßung verdient nach wie vor Beachtung.

Auch bei anderen viralen Erkrankungen wird ein bahnender Einfluss für das Auftreten von Abstoßungen oder der obliterativen Bronchiolitis diskutiert. Aciclovir findet in der oralen Dauerprophylaxe bei rezidivierenden Herpesinfektionen Verwendung.

Unter den Pilzerkrankungen sind insbesondere Infektionen mit Aspergillus am gefürchtetsten, da diese bei hoch immunsupprimierten Patienten nur schwer therapierbar sind [36]. Aspergillus wird bei mehr als der Hälfte der CF-Patienten, die für eine Transplantation gelistet werden, im Sputum bzw. in den Sekreten der Atemwege gefunden. Eine allergische bronchopulmonale Aspergillose besteht bei 10%. Aspergillusinfektionen manifestieren sich häufig im Bereich der Anastomosen. Diese müssen daher bronchoskopisch besonders aufmerksam inspiziert und untersucht werden. In der Abklärung pathologischer CT-Befunde (Rundschatten mit Spiegel, Infiltrationen etc.) ist die transbronchiale Biopsie oder eine offene Lungenbiopsie zu empfehlen. Die Rolle der Exposition gegenüber Aspergillus wird unterschiedlich beurteilt. Nach der Transplantation besteht eine hohe Rate von Positiv-Aspergillusbefunden, wobei dies die vorher nicht-kolonisierten ebenso wie die kolonisierten Patienten betrifft. Aspergillus führt häufiger im Zusammenhang mit einer obliterativen Bronchiolitis bzw. bakteriellen und CMV-Infekten zu infektiösen Problemen. Die Abstoßungstherapie bedingt immer ein erhöhtes Risiko. Zur Vermeidung von Aspergillosen, z. B. infolge des erhöhten Risikos während der Behandlung einer akuten Abstoßung, ist die prophylaktische Inhalation von Amphotericin B oder bei asymptomatischer Besiedlung eine durch Serumspiegelbestimmungen gesteuerte Therapie mit Itraconazol einzuleiten. Eine Alternative besteht in der kontinuierlichen Itraconazoltherapie, obwohl auch hierdurch kein sicherer Schutz vor einer Ausbreitung zu erzielen ist. Bei invasiver Aspergillose wird in erster Linie intravenös Amphotericin B, bei Einschränkung der Nierenfunktion in der liposomalen Form, eingesetzt.

14.7.2 Akute Abstoßung

Die akute Abstoßung wird je nach dem histologischen Bild in eine vaskuläre und bronchiale Rejektion unterschiedlichen Schweregrades eingeteilt [50] (s. Liste unten und Abb. 14.19). Klinisch können die Zeichen unspezifisch sein: unproduktiver Husten, Fieber, Dyspnoe, Abfall der Sekundenkapazität, Kopfschmerzen, Bauchschmerzen, Übelkeit etc. Radiologisch zeigen sich vor allem in den ersten postoperativen Wochen meist flaue Infiltrate mit alveolärer oder interstitieller Komponente und Pleuraergüsse.

■ Einteilung der Abstoßungsreaktionen bei Lungen/Herzlungentransplantationen. (Nach [50])

- A. Akute Abstoßung, Grad 0 - Grad 4 mit oder ohne,
- B. Lymphozytäre Bronchitis/Bronchiolitis,
- C. Chronische Abstoßung - Bronchiolitis obliterans,
  a. aktiv, b. inaktiv,
- D. Chronische vaskuläre Abstoßung - Gefäßsklerose.

Später liegt nicht selten ein normales Röntgenbild vor. Die Diagnose wird klinisch vermutet und durch die transbronchiale Biopsie bestätigt. Diese Methode lässt Wiederholungen zu und besitzt in der Abstoßungsdiagnostik eine hohe (d.h. mehr als 65%) Treffsicherheit. Bei der TBB sollten mindestens 5 repräsentative Stücke alveolisierten Parenchyms mit Bronchiolen und über 100 Alveolen untersucht werden. Risiken der TBB bestehen im Pneumothorax und der arteriellen Blutung, die mit zunehmender Erfahrung aber minimiert werden können. Während das Pneumothoraxrisiko im Durchschnitt mit etwa 1-5% anzusiedeln ist, sind kleinere harmlose Blutungen etwas häufiger, die massive Lungenblutung mit schwerwiegenderen Folgen sehr selten. Typische histologische Zeichen der akuten Abstoßung sind perivaskuläre lymphozytäre Infiltrate, die bei schweren Formen auch das Interstitium und die alveolären Lufträume betreffen können (Abb. 14.19, Liste oben). Bei Abstoßungen Grad 3 und 4 werden in jedem Fall intravenöse Hochdosis-Methylprednisolon-Pulse (5 mg/kg bis zu 1 g/d) über mindestens drei Ta-

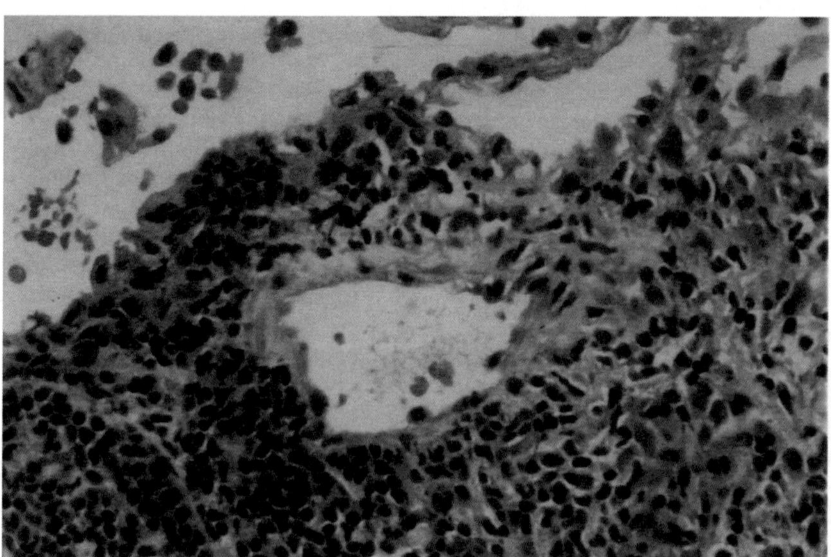

Abb. 14.19. Mittelgradige akute Rejektion mit perivasalem lymphozytären Infiltrat (Färbung: Hämalaun-Eosin, Vergrößerung 400-mal; Prof. Dr. R. Meyer, DHZ Berlin)

ge verabreicht. Bei nicht beherrschbarer Abstoßung kommt eine zytolytische Therapie (polyklonale Antikörper) mit ATG oder OKT 3 (monoklonales Anti-CD3) zur Anwendung. Die akute Abstoßung verläuft selten tödlich, erfordert aber rasches Handeln. Wiederholte akute Abstoßungen werden als wichtigster Risikofaktor für die chronische Abstoßung angesehen und begünstigen durch die notwendige Immunsuppression den Teufelskreis Infektion – Abstoßung – erhöhte Immunsuppression. Bei der Lebendspende ist aufgrund der meist von Verwandten stammenden Organe zwar die immunologische Übereinstimmung größer, dafür können aber beide Lungen einzeln abgestoßen werden (beidseitige Biopsien erforderlich). Die Abstoßungsrate ist der Fremdspende vergleichbar.

14.7.3 Obliterative Bronchiolitis

Nach Lungen- als auch Herz-Lungentransplantation ist die chronische Organdysfunktion, die obliterative Bronchiolitis (OB), die Haupttodesursache jenseits des ersten Jahres. Die Inzidenz der obliterativen Bronchiolitis ist bei Patienten mit CF ebenso häufig wie bei anderen lungentransplantierten Patienten. Diese histologisch definierte Erkrankung ist von der per exclusionem aufgrund klinischer Daten gestellten Diagnose des Bronchiolitis-obliterans-Syndroms (BOS) zu unterscheiden (Abb. 14.20, s. auch Liste unten) [11]. Die Ätiologie der OB bleibt unklar. Sie stellt wahrscheinlich die gemeinsame Endstrecke einer multifaktoriellen pulmonalen Verletzung dar. So wird u.a. angenommen, dass virale Infektionen zur vermehrten Expression von MHC-Klasse-II-Molekülen auf dem Epithel des Spenderorgans führen und die Immunantwort gegen diese Ziele gerichtet wird. Die Pathogenese führt dann von der Epithelläsion über verstärkte Antigenpräsentation und T-Zell-Autoreaktivität zur lymphozytären Bronchiolitis, Zerstörung der Bronchialwand mit submuköser Fibrose und Obliteration des Lumens als Ausdruck eines deletären und defektiven Reparaturprozesses (konstriktive Bronchiolitis). In Abhängigkeit vom klinischen Verlauf weist das histologische Bild sehr unterschiedliche Charakteristika auf. Die OB bzw. das BOS betreffen nach den Statistiken der großen Zentren mit langer Erfahrung über 50% der überlebenden Patienten. Symptome treten in der Regel erst bei BOS bei Grad 3 und mehr auf, d. h. bei einem Absinken der FEV_1 unter 50% des Ausgangswertes (s. Auflistung).

■ Schweregradeinteilung des Bronchiolitis-obliterans-Syndrom (BOS) nach Lungentransplantation. (Nach [11])

Ausgangspunkt: bester FEV_1 (Durchschnitt von 2 Messungen im Abstand von 1 Monat).

- Stadium 0: 80% oder mehr vom besten FEV_1,
- Stadium 1: (milde BOS): 66% bis 80% des besten FEV_1,
- Stadium 2: 51% bis 56% des besten FEV_1,
- Stadium 3: 50% oder weniger des besten FEV_1.

Das V/Q-Verhältnis bleibt erhalten. Die Diagnose wird anhand der fortschreitenden Atemwegsobstruktion, die durch die Gegenwart einer häufig begleitenden Infektion nicht ausreichend erklärt wird, gestellt. Der Patient bemerkt selbst Husten, später

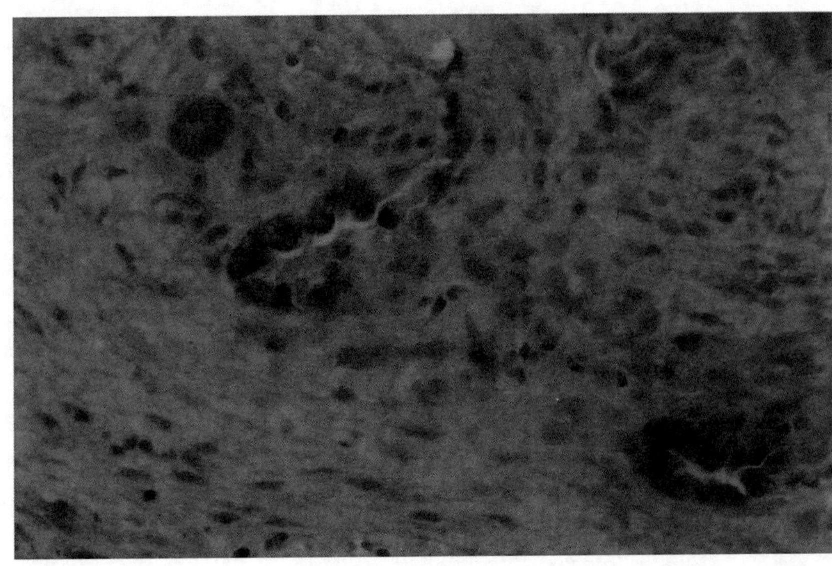

Abb. 14.20. Bronchiolitis obliterans mit Epithel aus den Bronchioli terminales und peribronchialer Fibrose. Immunhistologische Darstellung mit Zytokeratin 18 zur Detektion des Bronchialepithels (rote körnige Auflagerungen auf dem Mukosaepithel) und Gegenfärbung mit Hämalaun zur Darstellung der Fibroblasten (Vergrößerung 400-mal; Prof. Dr. R. Meyer DHZ Berlin)

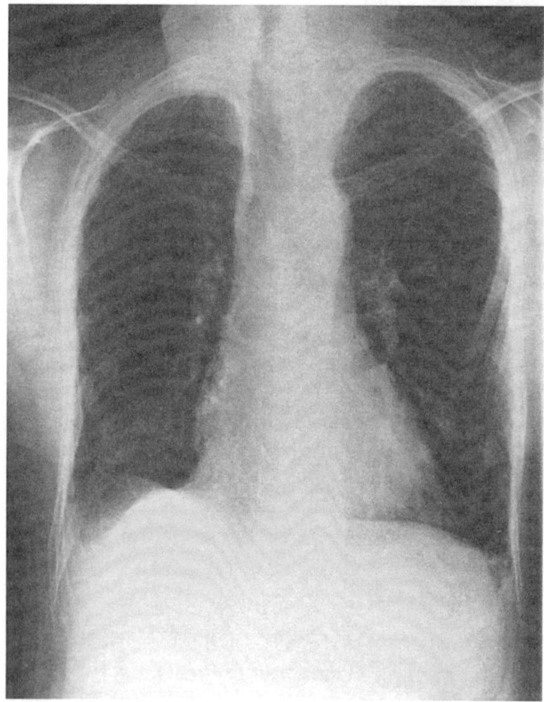

Abb. 14.21. Röntgen-Thorax eines 24-jährigen Patienten mit obliterativer Bronchiolitis

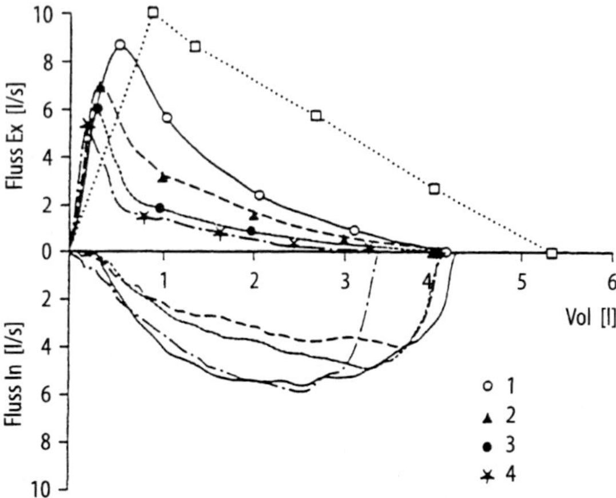

Abb. 14.22. Verschiedene Flussvolumenkurven eines Patienten mit CF und Zustand nach doppelseitiger Lungentransplantation über einen Verlauf von 1-3 Monaten mit rascher Verschlechterung der Flussraten im Bereich der kleinen Atemwege und zunehmender Obstruktion als Folge einer rasch einsetzenden obliterativen Bronchiolitis (BOS Stadium III). Seit 4 Jahren stabil mit einem FEV_1 von 30% vom Soll (*4), keine Hypoxie

eine reduzierte Belastbarkeit und eine Verschlechterung der Lungenfunktion. Das Standard-Lungenröntgenbild ist typischerweise normal oder zeigt eine Überblähung (Abb. 14.21). Obwohl die Diagnose histologisch bestätigt werden kann, zeigt die trans-

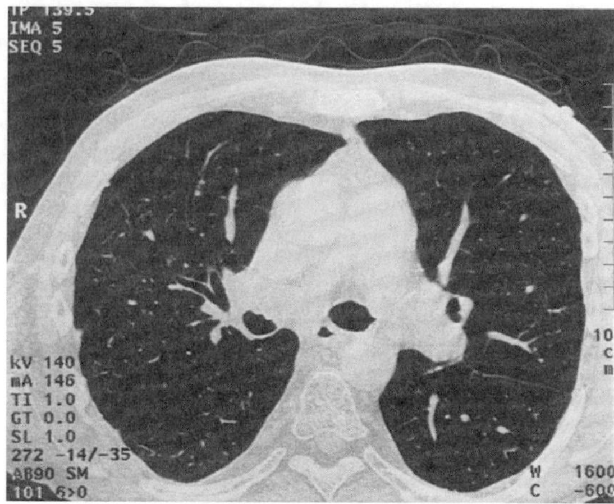

Abb. 14.23. Computertomographie eines 24-jährigen Patienten mit obliterativer Bronchiolitis

bronchiale Lungenbiopsie häufig normale Verhältnisse, da die beteiligten Bronchiolen sehr peripher, weit zufällig über die Lunge verbreitet, und deswegen gewöhnlich in der Biopsie nicht erfassbar sind. Die Sensitivität der transbronchialen Biopsie ist daher als gering einzuschätzen. Die Spirometrie weist die Zeichen der progredienten Atemwegsobstruktion mit einem Verlust der maximalen mittexspiratorischen Flussraten der kleinen Atemwege (des forcierten expiratorischen Flusses zwischen 25 und 75% der FVC) auf, welche dem Abfall des FEV_1 häufig vorausgehen (Abb. 14.22). Die HRCT zeigt aber charakteristische Veränderungen: periphere vaskuläre Rarifizierung, Verdickung und Dilatation der Atemwege auf Subsegmentebene, Dichteunterschiede des Parenchyms bei In- und Exspiration in Form des sog. Mosaikphänomens oder einfach die „Schwarze Lunge“ (Abb. 14.23). Die Progressionsgeschwindigkeit des Abfalls der Lungenfunktion ist hochgradig variabel und unter Umständen durch Perioden relativer Stabilität unterbrochen. Häufige und schwere akute Abstoßungen stellen Risikofaktoren für die obliterative Bronchiolitis dar, was darauf hinweist, dass es sich auch bei der schleichenden OB um eine subklinische Rejektion handelt [22]. Eine Rolle von viralen Erkrankungen, v.a. CMV, als Mitursache, wird diskutiert, ebenso wie die wiederholte inapparente Aspiration von saurem Mageninhalt. Die OB ist darüber hinaus eine Prädisposition für bakterielle Infektionen, wie Pseudomonas-Pneumonien.

Die Therapie der OB besteht in einer Erhöhung der Immunsuppression, Umsetzung der Immunsuppression oder in der Retransplantation [13, 34]. Gewöhnlich wird zunächst die orale tägliche Prednisolondosis auf 1 mg/kg angehoben, wobei nicht alle Patienten auf diese Therapie ansprechen. Weitere The-

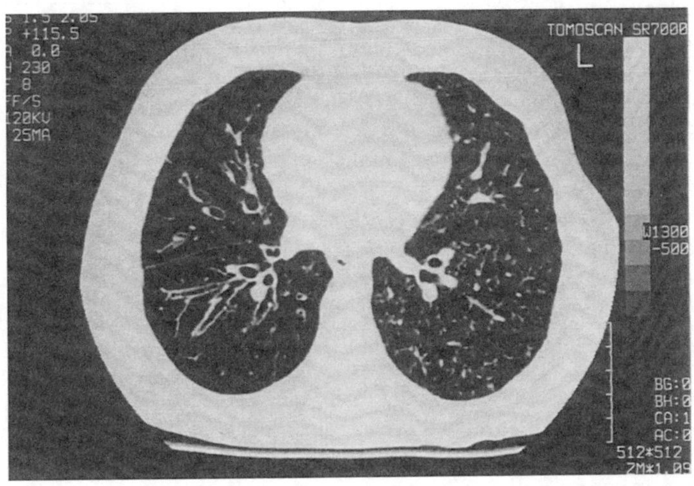

Abb. 14.24. Computertomographie eines 8-jährigen Patienten mit obliterativer Bronchiolitis (rechte Lunge), linksseitig retransplantiert

rapieoptionen stellen der Übergang von Ciclosporin auf Tacrolimus, die Verwendung von Methotrexat bzw. von inhalativem Ciclosporin dar.

Ob die Retransplantation ein erhöhtes Risiko einer erneuten OB birgt, ist nicht sicher. Die Ergebnisse sind in einigen Zentren nicht schlechter als die der primären Transplantationen, wegen der Organknappheit ist die Entscheidung zur Aufnahme auf die Warteliste aber schwierig (Abb. 14.24) [40].

14.7.4 Krampfanfälle

Zentralnervöse Komplikationen, die über die Ciclosporin-A-induzierte Ruhelosigkeit und Zittrigkeit (Tremor) hinaus gehen, treten bei bis zu 25% der Patienten in Form von starken Kopfschmerzen, tonisch-klonischen Krampfanfällen, teilweise mit Sprachstörungen und kortikaler Blindheit, transitorischen ischämischen Attacken und Verwirrtheitszuständen auf [19, 20]. Krampfanfälle stellen mit bis zu 10% eine häufige postoperative Komplikation dar. Der Zeitpunkt liegt meist während der ersten Wochen und Monate nach der Transplantation. Kinder bzw. Patienten unter 25 Jahren scheinen ein erhöhtes Risiko zu besitzen. In der Differentialdiagnostik sind infektiöse Komplikationen (HHV6, Aspergillus), Medikamententoxizität (FK-506, Ciclosporin) hypertensive Krisen, Elektrolytverschiebungen (Hyponaträmie, Hypomagnesämie etc.) und Flüssigkeitsimbalancen im Rahmen einer Abstoßung oder ihrer Therapie abzuklären. Nicht selten treten Krampfanfälle im Rahmen von hochdosierten i.v.-Methylprednisolon-Pulstherapien bei Abstoßungen auf, desgleichen unter Antibiotika (Imipenem). Mit Hilfe des MRT können die meisten Läsionen, vorwiegend in der weißen Substanz occipital in Form eines verstärkten T_2-gewichteten Signals lokalisiert werden. Bei Ciclosporintoxizität mit Konvulsionen lassen sich im EEG fokale Verlangsamungsherde oder „Spike Waves" nachweisen. Obwohl der Ciclosporinspiegel zum Zeitpunkt des Krampfanfalls gelegentlich erhöht ist, besteht keine Dosisabhängigkeit. Die Prognose ist trotz EEG- und MRT-Veränderungen gut, obwohl eine antikonvulsive Therapie (z. B. mit Phenytoin) indiziert sein kann. Eine seltene Komplikation unter Therapie mit Ciclosporin oder Tacrolimus stellt die reversible posteriore Leukenzephalopathie, welche eine chronische Beeinträchtigung des ZNS beinhaltet, dar.

14.7.5 Lymphoproliferative Erkrankungen

Tumoren bilden eine weitere Komplikation nach Transplantation solider Organe. Hier sind insbesondere Hauttumoren, Karzinome und EBV-assoziierte Erkrankungen zu nennen, die von der Hyperplasie bis zu polyklonaler Proliferation reichen. Über ein besonderes Risiko der Entwicklung von Karzinomen nach Transplantationen bei CF-Patienten liegen keine Angaben vor. Die Häufigkeit von Tumoren oder lymphoproliferativen Erkrankungen („posttransplant lymphoproliferative disease" – PTLD) während der ersten 2 Jahre nach TX wird mit mehr als 5% angegeben [23, 26].

Lymphoproliferative Erkrankungen können entweder vom B- oder T-Zelltyp sein und eine variable klinische Präsentation aufweisen. Die Patienten stellen sich mit Pyrexie, Gewichtsverlust, Anorexie, einem Hautausschlag, Veränderungen des Darmverhaltens oder einer Raumforderung vor. Manchmal sind sie auch asymptomatisch und die Raumforderung wird bei einer Routineuntersuchung des Röntgen-Thorax entdeckt. Die physikalische Untersuchung kann Normalbefunde ergeben, aber auch eine Vergrößerung der Tonsillen, eine Lymphadenopathie oder eine tastbare Masse. Entscheidend ist die sofortige bioptische Klärung. Im Bereich des Thorax kann diese z. B. mit Hilfe einer CT-Scan durchgeführt werden. B-Zell Erkrankungen sind gewöhnlich mit dem Ebstein-Barr-Virus assoziiert und mit einer im Serum der Patienten nachweisbaren polyklonalen Antikörperaktivierung gegen EBV verbunden. B-Zellen in einer Läsion zeigen gewöhnlicherweise Epstein-Barr-Virus-Kernantigene an ihrer Oberfläche. Die Behandlung besteht in einer Reduktion der Immunsuppression zusammen mit hoch dosierter antiviraler Therapie. Pädiatrische oder heranwachsende Patienten mit CF haben das größte Risiko für eine EBV-assoziierte lymphoproliferative Erkrankung, da sie meistens vor der Operation EBV-negativ waren und die Entstehung durch eine frische Epstein-Barr-Virus (EBV)-Infektion begünstigt wird, da die Erstinfektion im Stadium der Immunsuppression erfolgt.

Die T-Zell-Erkrankungen sind gewöhnlich nicht mit einer interkurrenten viralen Infektion assoziiert. Die Behandlung zielt ebenfalls darauf, die Immunsuppression zu reduzieren, bei Entartungen in maligne Erkrankungen kann eine konventionelle Chemotherapie notwendig werden.

14.7.6 Niereninsuffizienz

Die Einschränkung der Nierenfunktion ist langfristig die wichtigste nicht durch die Grundkrankheit bedingte Therapiefolge. Die Nephrotoxizität durch Ciclosporin betrifft alle Patienten. Die verminderte Aminoglykosidclearance in der ersten postoperativen Woche zeigt, dass bereits eine Reduktion von 25–50% der Nierenfunktion stattfindet, obwohl das Serumkreatinin innerhalb des normalen Bereichs ist. Nach einem Jahr liegt der Serumkreatininspiegel häufig über 2 mg/dl, nachdem er vorher normal war. Da Ciclosporin den Nierenblutfluss reduziert, können Dehydratation, Diuretikaabusus und nichtsteroidale antiinflammatorische Substanzen synergistisch in Bezug auf eine Reduktion der Nierenfunktion wirken. Alle zusätzlich gegebenen Medikamente sind in ihrer Bedeutung auf die Nierenfunktion zu evaluieren (Tabelle 14.1, 14.2). Eine Reihe dieser Interaktionen ist unter dem Abschnitt der Ciclosporintherapie beschrieben. Neben der regelmäßigen Überprüfung der Nierenfunktion, Beachtung des Hydratationszustandes und der Vermeidung akuter und chronischer Ciclosporinüberdosierungen gibt es keine therapeutische Option, sodass bei langzeitüberlebenden Patienten die Dialyse erforderlich werden kann.

14.7.7 Hypertonus

Ciclosporin induziert bei mehr als 30% der Patienten einen hohen Blutdruck. Die antihypertensive Therapie schließt Kalziumkanalblocker, Angiotensin-Converting-Enzym-Inhibitoren, Alfablocker oder selten Betablocker ein. ACE-Hemmer müssen mit Vorsicht verwendet werden bei Patienten, bei denen bereits eine Ciclosporin-induzierte renale Insuffizienz und Hyperkaliämie besteht. Die meisten lungentransplantierten Patienten nehmen ein oder mehrere antihypertensive Medikamente ein. Dies betrifft auch die Patienten mit CF.

14.8 Spezielle CF-Probleme

Die Langzeitergebnisse der Lungentransplantation bei Patienten mit cystischer Fibrose sind nicht schlechter als bei anderen Grundkrankheiten (Abb. 14.4). Günstig wirkt sich aus, dass die CF-Patienten im Durchschnitt jünger und an die lebenslange Einnahme von Medikamenten gewöhnt sind. Andererseits ist die CF eine Systemerkrankung, die weiter besteht, therapiert werden muss und dadurch die Möglichkeit von Medikamenteninteraktionen impliziert. Gleiche Dosen einer Reihe von Arzneimitteln erreichen zudem bei CF erheblich geringere Serumkonzentrationen [42]. Obgleich diese Besonderheiten einem größeren Verteilungsvolumen und einer erhöhten Clearance zugeschrieben werden, ist die zugrundeliegende Physiologie der veränderten Pharmakokinetik letztendlich aber nicht geklärt. Das Verteilungsvolumen von Aminoglycosiden, Azlocillin, Ceftazidim, Cimetidin, Furosemid, Ibuprofen, Piperacillin, Theophyllin und Ticarcillin soll bei CF erhöht sein. Bezüglich der Proteinbindung ergeben sich nur bei Theophyllin Unterschiede (Erniedrigung). Die Clearance von Aminoglycosiden, Azlocillin, Cefoperazon, Ceftazidin, Cimetidin soll erhöht sein, ebenso Dicloxacillin, Furosemid, Ibuprofen, Piperacillin, Theophyllin, Ticarcillin und Trimethoprim. Daher wird die Dosis dieser Medikamente häufig bei CF-Patienten empirisch erhöht.

14.8.1 Osteoporose

Die Osteoporose stellt bei lungentransplantierten CF-Patienten ein medizinisches Problem erster Ordnung dar [3]. Sie ist bereits vor der Transplantation durch Immobilisation, unzureichende Vitamin D- und Kalziumresorption und Kortikosteroide vorgebahnt. Dementsprechend ist die Architektur der Knochen verändert und ihre Kalkdichte reduziert. Nach der Transplantation sind die Patienten einem hohen Risiko weiteren Knochenmasseverlustes ausgesetzt. Nach der Transplantation manifestiert sich die Osteoporose durch typische Frakturen (Rippen, Wirbelkörper etc.). Die Knochendichte des Radius, des Schenkelhalses und der Wirbelsäule werden als Prädiktoren einer Spontanfraktur bei osteopenischen Patienten angesehen. Eine Abweichung um mehr als eine Standardabweichung der alters- und geschlechtsspezifischen Knochendichte ist mit einem Anstieg des Risikos von Spontanfrakturen um 50–100% assoziiert. Therapeutische Möglichkeiten bestehen in der Anwendung von Vitamin D und Kalzium, deren Supplementierung mittlerweile zur Routine gehören. Patienten, deren Kalksalzgehalt in der Osteodensitometrie um mehr als 2 Standardabweichungen unter der Norm liegt, werden in einigen Zentren mit Biphosphonaten behandelt und diese Therapie wird nach der Transplantation fortgesetzt. Darüber hinaus ist die Möglichkeit der Anwendung von Kalzitonin zu überlegen, wobei hierzu bisher keine gesicherten Studien vorliegen. Die nach Lebertransplantation beobachtete Besserung der Osteopenie gilt nicht für die Lungentransplantation, eher setzt sich in der Phase unmittelbar danach eine beschleunigte Knochenresorption fort.

14.8.2 Ernährung

Nach der Transplantation sind Pankreasenzyme, eine adäquate und hyperkalorische Ernährung, Vitamine und ggf. leberspezifische Medikamente weiter erforderlich. Es ist notwendig, mit der oralen Ernährung schnell in der postoperativen Periode zu beginnen. Die Patienten erhalten routinemäßig ihre hochkalorische Kost, die supplementiert mit mittelkettigen Triglyceriden und Kohlehydraten über einen nasogastrischen Katheter oder eine Gastrostomie oder Jejunostomie (PEG) appliziert werden kann. Falls die Patienten nicht in der Lage sind, die nasogastrische Ernährung wegen einer sekundären Magenatonie zu tolerieren, wird eine parenterale Ernährung durchgeführt. Zu der üblichen Protein-, Fett- und Zuckerlösung werden Vitamine und Mineralsupplemente gegeben. Unter diesen Bedingungen ist die engmaschige Überwachung der hämatologischen und chemischen Parameter erforderlich. Wegen des erhöhten Risikos der Infektion und der Gefahr der Darmatrophie bei dieser Art der Alimentation ist darüber hinaus der Übergang zur nasogastrischen oder oralen Ernährung sobald wie möglich anzustreben.

Die meisten CF-Patienten nehmen nach der Lungentransplantation bei gleicher Nahrungsmenge infolge der besseren Verwertung der Kalorien mehr als 10% an Gewicht zu. Bei Patienten, die nach der Transplantation unter einer Niereninsuffizienz und einem Diabetes mellitus leiden, gestaltet sich die phosphatarme, eiweißreduzierte und kaliumreduzierte Nahrungszufuhr bei gleichzeitiger hochkalorischer Nahrung mitunter als problematisch. Dies wird noch schwieriger, wenn die Ciclosporin-induzierte Hypertriglyceridämie und Hypercholesterinämie berücksichtigt wird. Unmittelbar postoperativ ist darüber hinaus auf eine keimreduzierte Ernährung (kein frisches Gemüse, keine frischen Nüsse), v.a. zur Vermeidung einer Pilzinfektion zu achten. Das Vorgehen variiert zwischen den Zentren und ist letztendlich nicht unabhängig von den sonst üblichen prophylaktisch gegebenen Medikamenten (Itraconazol etc.) zu sehen. Wichtig ist ferner, auf die Ciclosporin-induzierte Gastroparese, den Reflux und die Folgen einer möglichen Vagotomie für die Gastromotorik zu achten [7].

14.8.3 Erkrankungen der oberen Luftwege

Physiotherapie in reduzierter Form wird meist empfohlen, da durch die fehlende sensible nervale Versorgung in den tiefen Atemwegen die Gefahr primär asymptomatischer Aspirationen (bei Reflux, wie häufig bei CF) besteht.

Obwohl die Besiedlung des Nasen-Rachen-Raums mit Pseudomonas nicht automatisch zur Besiedlung der Lunge führt, sollte eine Sanierung der Nasennebenhöhlen bei Patienten mit CF postoperativ grundsätzlich erwogen werden. Für eine generelle präoperative Sanierung gibt es keine ausreichenden Argumente. Nach der Transplantation besteht häufig eine Indikation zur wiederholten Polypektomie. Die Prophylaxe bakterieller Infektionen wird mit Colistin oder Aminoglykosiden inhalativ dauernd oder intermittierend bei Erkältungskrankheiten durchgeführt. Auch der Besiedlung der Nasennebenhöhlen mit Aspergillus species ist Beachtung zu schenken. Ergänzend sei auf die Ausführungen unter präoperativen Maßnahmen und Infektionen in diesem Kapitel verwiesen. Selbstverständlich gelten auch nach der Lungentransplantation die allgemeinen Therapierichtlinien bzgl. Affektionen des oberen Respirationstraktes, da sich das Vorgehen nicht von dem bei nicht transplantierten Patienten unterscheidet.

14.8.4 Malabsorption von Immunsuppressiva

Die tägliche Dosis von Ciclosporin beträgt bei CF, auf das Körpergewicht bezogen, nicht selten das 2- bis

3-fache der anderer lungentransplantierter Patienten. Das Dosierungsintervall wird zudem häufig auf 8 Stunden verkürzt, um extrem hohe Spitzenspiegel zu vermeiden [46]. Da nicht bekannt ist, ob die „Fläche unter der Kurve" oder Spitzenspiegel die Nephrotoxizität verursachen, bestehen hinsichtlich der optimalen Dosierung noch keine endgültigen Kriterien. Bei der Umstellung von Ciclosporinpräparationen mit schlechter Fettlöslichkeit auf Präparationen mit guter Fettlöslichkeit traten bei einigen Zentren deutliche Dosisverschiebungen auf, auch ein Anstieg der Kreatininwerte wurde beobachtet. Diese waren nach der Reduktion der Dosis reversibel. In jedem Fall ist eine engmaschige Kontrolle der Ciclosporinspiegel erforderlich. Die meisten Patienten nehmen Ciclosporin in einem fixierten zeitlichen Zusammenhang mit Enzymen und Mahlzeiten ein. Wichtige Interaktionen des Ciclosporin bestehen mit Antikonvulsiva (Phenytoin erniedrigt den Ciclosporinspiegel), Antibiotika (Makrolide erhöhen den Ciclosporinspiegel), Antimykotika (Itraconazol erhöht den Ciclosporinspiegel), Antihypertensiva und Grapefruitsaft (erhöht den Ciclosporinspiegel) (Tabelle 14.1, 14.2). Im Einzelfall erfordert die Beurteilung eines auffälligen Ciclosporinspiegels eine erneute gründliche Anamnese der Nahrungs- und Medikamentengewohnheiten. Es ist grundsätzlich nicht zulässig oder zu empfehlen, Medikamente ohne Rücksprache mit dem Transplantationszentrum, welches die Immunsuppression steuert, zu verändern. Im Weiteren sei auf die Hinweise unter dem Abschnitt Immunsuppression verwiesen. Bezüglich der Resorption von Mycophenolatmofetil liegen noch keine endgültigen Aussagen vor.

14.8.5 Diabetes mellitus

Die meisten der transplantierten CF-Patienten haben über einen langen Zeitraum bereits präoperativ systemische Kortikosteroide erhalten und eine eingeschränkte Glukosetoleranz. Ein insulinpflichtiger Diabetes mellitus ist nach der Transplantation eher die Regel. Um diabetische Folgeschäden (Niere, Gefäße, Augen etc.) zu vermeiden, ist eine optimale Einstellung des Blutzuckers durch Insulinsubstitution zu gewährleisten. Die Einstellung des Diabetes mellitus erfordert große Sorgfalt. Infolge der Ciclosporin-induzierten Einschränkung der Nierenfunktion zeigen sich häufig stärkergradige Verschlechterungen nach einem Zeitraum von 5 Jahren. Der durch die Niereninsuffizienz bedingte sekundäre Hyperparathyreoidismus kann in Verbindung mit den CF-spezifischen Nahrungsgewohnheiten zu extremen Gefäßverkalkungen führen. Daher sind engmaschige Kontrollen dieses Regelkreises einschließlich Bestimmung von Parathormon und des Kalziumphosphatmetabolismus erforderlich. Orale Antidiabetika haben bei der Einstellung des Blutzuckers nach der Transplantation nur eine untergeordnete Bedeutung.

14.8.6 Salzverlust

Bei heißen Temperaturen und gastrointestinalen Komplikationen droht ein Flüssigkeits- und Salzverlust, der zu einer Dehydratation mit fortschreitender Nierenfunktionseinschränkung führen kann. Elektrolytimbalancen wirken sich darüber hinaus fördernd auf eine mögliche Krampfneigung aus. Insbesondere in der warmen Witterung ist daher auf eine ausreichende Flüssigkeits- und Salzzufuhr zu achten.

Während der frühen postoperativen Periode ist die Natriumausscheidung im Urin und über den Schweiß häufig verstärkt. Es kann auch unter diesen Bedingungen zu einem Salzverlust kommen. Es ist daher in solchen Situationen sehr wichtig, die Elektrolytbalance engmaschig zu überwachen und Natriumchlorid zu supplementieren. Eine Hyponatriämie kann manchmal der Grund von Krampfanfällen nach einer Transplantation sein. Gefahren können zusätzlich bei Gastroenteritiden auftreten, wo es infolge von Erbrechen und Durchfall unter Umständen rasch zu hypotonen Dehydratationen mit prärenalem Nierenversagen kommen kann. Weitere Elektrolytverschiebungen stellen sich nicht selten bei der Gabe von hochdosierten Kortikosteroiden in Folge der Pulstherapien bei der akuten Abstoßung ein.

14.8.7 Distales intestinales Obstruktionssyndrom (DIOS)

Das schwere distale intestinale Obstruktionssyndrom (DIOS) ist im postoperativen Verlauf zwar selten, weist aber eine hohe Letalität auf [43]. Es darf differentialdiagnostisch nicht mit einer postoperativen Magenatonie durch Vagotomie verwechselt werden. Die Symptome können typisch sein mit Schmerzen im Bereich der Bauhin-Klappen oder atypisch in Form von Völlegefühl nach Nahrungsaufnahme. Die Manifestation eines DIOS stellt eine absolute Notfallsituation dar, die einer energischen Therapie bedarf.

Patienten, die ein Mekoniumileusäquivalent entwickeln, werden durch die Anwendung von Elektrolytlösungen (Golitely) sowie mit Einläufen mit großen Mengen Golitely und Acetylcystein sowie oralem Acetylcystein behandelt. Die Therapie folgt dabei den konservativen Regeln wie bei nicht transplantierten Patienten. Alle Therapien, die eine DIOS-Situation provozieren können (z.B. Analgetika mit Morphin), sollten sofort beendet werden. Bei den meisten Patienten führen große Trinkmengen von Elektrolytlösung zum Erfolg. Eine Laporatomie und intestinale Resektion ist selten notwendig und im Stadium der Immunsuppression nicht ohne Risiko. Sie sollte andererseits nicht zu spät durchgeführt werden, da die Komplikationsrate sonst extrem hoch ist. Vorbeugend wird Acetylcystein oral in einer hohen Dosierung verabreicht: Auch osmotische Laxantien wie z.B. Laktulose sind sinnvoll, um einen DIOS zu verhindern. Entscheidend ist, Frühzeichen eines DIOS rechtzeitig zu erkennen und energisch dem Vollbild vorzubeugen.

Differentialdiagnostisch sind eine Reihe weiterer gastrointestinaler Komplikationen in Erwägung zu ziehen, über die in einer Häufigkeit von über 10% berichtet wird. So können auch vorausgegangene Operationen infolge von Briden zu Verwachsungen und DIOS-ähnlichen Symptomen führen.

Immunsuppressive Medikamente, insbesondere Ciclosporin, können die zugrunde liegenden gastrointestinalen Probleme verschärfen (z.B. ösophagealen Reflux, DIOS oder Völlegefühl). Zur Behebung einer verspäteten Magenentleerung wurden Medikamente wie Metoclopramid oder bis 1999 Cisaprid angewandt [7]. Manchmal entwickeln sich Bezoare und müssen endoskopisch entfernt werden.

Die Gastroparese (mit möglichen Mikroaspirationen, die eventuell zur Bronchiolitis obliterans beitragen) sowie eine ileusähnliche Symptomatik können sich auch als späte Langzeitfolgen manifestieren. Auch über eine Pankreatitis oder peptische Ulzera wurde, allerdings seltener, berichtet. Darüber hinaus sind Cholezystitiden, Cholangitiden und Sigmadivertikel, die unter Immunsuppression perforieren, zu nennen [19]. Auch die Zytomegalievirusinfektion kann gastrointestinale Komplikationen hervorrufen, meist in der frühen postoperativen Periode. Das Krankheitsspektrum schließt eine Gastritis, oder eine Kolonperforation (z.B. in Folge einer Divertikulose) und gastrointestinale Blutungen ein. Auch bei der PTLD ist eine gastrointestinale Beteiligung beschrieben.

14.8.8 Hepatobiliäre Komplikationen

Parameter, die bei der Abschätzung der Lebersituation im Rahmen der Indikationsstellung zur Lungentransplantation berücksichtigt werden müssen, sind Serumalbumin, Serumcholinesterase (beides Parameter der Syntheseleistung der Leber) sowie das Ausmaß der Ösophagusvarizen. Im Allgemeinen sollten nicht mehr als Grad-I-Ösophagusvarizen vorhanden sein.

Neben der Leberfibrose, welche die Metabolisierung von Ciclosporin und seinen Metaboliten (unwirksame Metaboliten haben möglicherweise eine toxische Wirkung) beeinflusst, ist dem Eiweißverlust mit Entstehung von Pleuraergüssen etc. Rechnung zu tragen. Auch Voroperationen im Bereich der Leber- und Gallenwege können zu Komplikationen führen. Dies betrifft z.B. Leberabzesse nach Gallenblasenentfernung und Choledochojejunostomie.

Eine wichtige Frage besteht darin, inwiefern ein vorbestehender Leberschaden bzw. eine hepatische Insuffizienz dazu beitragen kann, eine bestehende Lungenproblematik zu verschärfen. Es ist bekannt, dass durch chronische Leberleiden, auch bei cystischer Fibrose, intrapulmonale Shunts entweder geschaffen, geöffnet oder offen gehalten werden. Gleichermaßen ist bekannt, dass sich die pulmonale Situation von Patienten mit cystischer Fibrose dramatisch nach Lebertransplantationen bessern kann. Eine Ursache wird in dem Verschluss solcher intrapulmonaler Shunts gesehen. Es ist daher denkbar, dass bei einem vorbestehenden Leberschaden die pulmonale Verschlechterung teilweise hepatischer Ursache sein kann und daher die Indikation zur Lungentransplantation vorschnell gestellt wird. Die Abschätzung der einzelnen Parameter ist schwierig. Es sollte aber versucht werden, das Vorhandensein von intrapulmonalen Shunts bei bestehender Leberkrankheit diagnostisch zu klären, z.B. durch szintigraphische Methoden. Fälle, in denen nach Lungentransplantation infolge einer hepatischen Verschlechterung intrapulmonale Shunts aufgetreten sind, wurden bisher nicht beschrieben.

Die Patienten, die eine eingeschränkte Leberfunktion ohne portale Hypertension haben, erleben möglicherweise eine weitere Verschlechterung der hepatischen Funktionen nach der Lungentransplantation infolge einer Kombination von Faktoren, die den Einfluss eines kardiopulmonalen Bypasses, Hypotension, von Bluttransfusionen und Hypoxie betreffen. Möglicherweise ist es notwendig, die Gabe potentiell hepatotoxischer Medikamente sowie Azathioprin und Ciclosporin in der frühen postoperativen Periode zu modifizieren. Patienten mit einer schweren Lebererkrankung und einer Lungenerkrankung benötigen ggf. eine Lungen- und Lebertransplantation.

14.9 Ergebnisse und Lebensqualität

In dem Registry der International Society for Heart and Lung Transplantation (ISHLT) werden auf freiwilliger Basis weltweit jährlich Daten zur Lungentransplantation erhoben und publiziert. Danach liegt die durchschnittliche Überlebensrate 5 Jahre nach Lungentransplantation bei etwa 50%. Die Abb. 14.3 zeigt die Ergebnisse aufgeschlüsselt für einzelne Indikationen, wobei alle Arten der Transplantation und alle Altersstufen zusammengefasst sind. Patienten, die in den letzten Jahren transplantiert wurden, weisen eine bessere Prognose auf [47]. Ebenso haben Zentren mit einer höheren Transplantationsfrequenz bessere Ergebnisse als Zentren mit niedriger Transplantationsfrequenz. Verbesserungen während der letzten 5 Jahre beruhen vor allem auf einer Verringerung der frühen postoperativen Mortalität durch Fortschritte im perioperativen Management und der Organversorgung. Die Qualität des Spenderorgans, die Ischämiezeit und die immunologische Übereinstimmung mit dem Empfänger werden sich bei der Organspende von Verstorbenen kaum weiter günstig beeinflussen lassen. In der Prävention der chronischen Transplantatdysfunktion (obliterative Bronchiolitis) sind in den letzten Jahren stetige, aber keine durchgreifenden Erfolge erzielt worden. In einigen Zentren werden Patienten in einem sehr fortgeschrittenem Stadium, welches ein erhöhtes Risiko birgt, nicht mehr transplantiert. Andererseits werden von anderen Zentren Patienten akzeptiert, die man früher für inoperabel gehalten hätte. Bei dem Vergleich von Statistiken ist daher zu berücksichtigen, dass die Auswahl der Patienten zwischen den einzelnen Zentren variiert. Die Beurteilung der Sinnhaftigkeit der Transplantation muss genau genommen auch die Mortalität der nicht auf die Warteliste akzeptierten Patienten gleichen Schweregrades berücksichtigen.

Die Lungenfunktion (FEV_1) liegt 1 Jahr nach der Transplantation bei komplikationslosem Verlauf mindestens zwischen 70–80% vom Soll. Bei Lebendspende beträgt sie zwischen 60–70 vom Soll, obwohl das Volumen der einzelnen Spenderlappen weniger als 50% einer gesamten Lunge ausmacht. Es besteht im Regelfall keine Hypoxie, auch nicht unter Belastung.

Nach der Sammelstatistik des St. Louis Registry liegt die Drei-Jahres-Überlebensrate nach pädiatrischen Lungentransplantationen mit 50% unter den Ergebnissen von Erwachsenen. Obwohl die Kurzzeitergebnisse in erfahrenen Zentren auch bei Säuglingen und Kleinkindern respektabel sind, fehlen noch Langzeitresultate. In einer Gegenüberstellung der Transplantationsergebnisse bei Patienten mit CF, die zum Zeitpunkt der Transplantation, jünger als 10 Jahre alt waren, mit Patienten im Alter zwischen 10 und 16 Jahren in Great Ormond Street fanden sich keine signifikanten Unterschiede bezüglich des Überlebens [5].

Soziale Dysfunktion ist ein zunehmendes Problem nach Transplantation bei Kindern und Heranwachsenden mit Non-Compliance und Depressionen. Ein Grund für Non-Compliance ist das veränderte körperliche Erscheinungsbild (Steroidwirkungen, Hirsutismus). Selbst temporäre Non-Adherance ist bei der CF-spezifischen Therapie eine altersgemäße Verhaltensweise Heranwachsender. Diese kann nach Transplantation rasch tödlich sein. Es ist nicht vollständig geklärt, wie ungünstige psychosoziale Voraussetzungen (schlechte Adherence, psychiatrische Erkrankungen, familiäre Dysfunktion, Fehlen eines stabilen Netzwerks) vor TX notwendig mit einem schlechten Ergebnis der Lungentransplantation verknüpft sind. Für Patienten unter 10 Jahren liegen nur begrenzte Erfahrungen vor. Meist wurden Kinder transplantiert, die sonst auch kurzfristig keine Überlebenschance gehabt hätten. Da die Transplantationsfrequenz bei Kindern eher niedrig ist und verkleinerte Lungenteile oder Lungenlappen verwendet werden können, ist die Wartezeit gegenwärtig häufig kürzer als bei Erwachsenen. Die Auswirkungen der in der Immunsuppression verwendeten Kortikosteroide auf das Wachstum sind mitunter gravierend. Die Wirkung von Wachstumshormon ist bisher nicht untersucht und wegen des Abstoßungspotentials ist diese Therapie auch nicht in Einzelfällen zu empfehlen. Auch die anderen Medikamentennebenwirkungen sind altersspezifisch zu gewichten.

Bei einigen Patienten erzeugt die Aufnahme auf die Warteliste eine regelrechte Euphorie; bei anderen wirkt sie so motivierend, sodass die Anstrengungen zur Durchführung einer regelmäßigen Therapie potenziert werden. Die Aufnahme weckt aber auch hohe Erwartungen, die nicht immer erfüllt werden. Zudem ist der Stress durch die unvermeidlichen Fehlalarme beträchtlich. Mittlerweile liegen eine Reihe von Untersuchungen zur Lebensqualität nach Lungentransplantation bei CF vor [10]. Sie zeigen übereinstimmend, dass nicht nur die meisten funktionellen Parameter nach 3 Jahren eindeutig gebessert sind, dass sich die Transplantation positiv auf die Lebensqualität auswirkt [9, 37].

14.10 Zusammenfassung

Die Lungentransplantation stellt bei der cystischen Fibrose keine Heilung in dem Sinne dar, dass anschließend eine Zeit ohne Arztbesuche oder regelmäßige medizinische Betreuung angebrochen ist. Der lungenkranke CF-Patient wandelt sich zum TX-Patienten mit CF. Dennoch bedeutet die Lungentransplantation für die meisten Patienten eine Lebensverlängerung und einen Zugewinn an Lebensqualität. Zukünftige Entwicklungen während der nächsten Jahre zielen auf eine Verlängerung der Transplantationsüberlebenszeit und Verbesserung der Lungenfunktion durch eine Prävention und Therapie der obliterativen Bronchiolitis. Nicht zuletzt wegen der Organknappheit wird die Frage der Retransplantation unterschiedlich gesehen. Neue Strategien zur Vergrößerung des Spenderpools bestehen in der Lebendspende und der Aufteilung von Organen. Die Xenotransplantation mit genetisch-immunologisch „maßgeschneiderten" Organen wird während der nächsten Jahre aller Voraussicht nach noch nicht zur Verfügung stehen.

Chancen liegen daher in der Entwicklung und Anwendung neuer Immunsuppressiva (wie Everolimus oder Sirolimus) oder anderer therapeutischer Interventionen, die eine verbesserte Transplantatüberlebenszeit bei geringerer Nebenwirkungsrate erzielen lassen. Da die Lunge das einzige Organ ist, welches auch inhalativ erreichbar ist, wird auch die regionale Immunsuppression durch inhalative Immunsuppressiva (Kortikosteroide, Ciclosporin) evaluiert. Als Maßnahmen zur Verbesserung der immunologischen Toleranz werden Hoffnungen in die Infusion von Spenderknochenmark (Induktion eines gemischten Chimerismus) sowie die Blockade T-Zell-kostimulatorischer Signale gesetzt.

Literatur

1. American Society for Transplant Physicians (ASTP)/American Thoracic Society (ATS)/European Respiratory Society (ERS)/International Society for Heart and Lung Transplantation (ISHLT) (1998) International guidelines for the selection of lung transplant candidates. Am J Respir Crit Care Med 158 (1):335-339
2. Arcasoy SM, Kotloff RM (1999) Lung transplantation. N Engl J Med 340 (14):1081-1091
3. Aris RM, Neuringer IP, Weiner MA, Egan TM, Ontjes D (1996) Severe osteoporosis before and after lung transplantation. Chest 109 (5):1176-1183
4. Aris RM, Gilligan PH, Neuringer IP, Gott KK, Rea J, Yankaskas JR (1997) The effect of panresistent bacteria in cystic fibrosis patients on lung transplant outcome. Am J Respir Crit Care Med 155 (5):1699-1704
5. Balfour-Lynn IM, Martin I, Whitehead BF, Elliott MJ, de Leval MR (1997) Heart-lung transplantation for patients under 10 with cystic fibrosis. Arch Dis Child 76 (1):38-40
6. Barr ML, Schenkel FA, Cohen RG, Barbers RG, Fuller CB, Hagen JA, Wells WJ, Starnes VA (1998) Recipient and donor outcomes in living related and unrelated lobar transplantation. Transplant Proc 30 (5):2261-2263
7. Berkowitz N, Schulman LL, McGregor C, Markowitz D (1995) Gastroparesis after lung transplantation: Potential role in postoperative respiratory complications. Chest 108: 1602-1607
8. Boucek MM, Novick RJ, Bennett LE, Fiol B, Keck BM, Hosenpud JD (1998) The Registry of the international Society of Heart and Lung Transplantation: Second official pediatric report - 1998. J Heart Lung Transplant 17 (12): 1141-1160
9. Busschbach JJ, Horikx PE, van den Bosch JM, Brutel-de-la-Reviere A, de Charro FT (1994) Measuring the quality of life before and after bilateral lung transplantation in patients with cystic fibrosis. Chest 105 (3):911-917
10. Caine N, Sharples LD, Dennis C, Higenbottam TW, Wallwork J (1996) Measurement of health-related quality of life before and after heart-lung transplantation. J Heart Lung Transplant 15:1047-1058
11. Cooper JD, Billingham M, Egan T et al. (1993) A working formulation for the standardization of nomenclature and for clinical staging of chronic dysfunction in lung allografts. J Heart Lung Transplant 12:713-716
12. Couetil JP, Tolan MJ, Loulmet DF, Guinvarch A, Chevalier PG, Achkar A, Birmbaum P, Carpentier AF (1997) Pulmonary bipartitioning and lobar transplantation: a new approach to donor organ shortage. J Thorac Cardiovasc Surg 113 (3):529-537
13. Date H, Lynch JP, Sundaresan S, Patterson GA, Trulock EP (1998) The impact of cytolytic therapy on bronchilitis obliterans syndrome. J Heart Lung Transplant 17: 869-875
14. DeMeester J, Smits JMA, Persijn GG, Haverich A (1999) Lung Transplant waiting list: Differential outcome of type of end-stage lung disease, one year after registration. J Heart Lung Transplant 18:563-571
15. Doershuk CF, Stern RC (1999) Timing of referral for lung transplantation for cystic fibrosis: overemphasis on FEV_1 may adversely affect overall survival. Chest 115 (3): 782-787
16. Egan TM (1998) Surgical options for lung transplantation in patients with cystic fibrosis In: Franco KL, Putnam JB (eds): Advanced therapy in thoracic surgery. B.C. Decker Inc., Hamilton London Saint Louis, pp 366-376
17. Eurotransplant Jahresberichte 1984-1998, Leiden, Niederlande
18. Fitz-Simmons SC (1998) US Cystic Fibrosis Foundation, Patient Registry 1997 Annual Data Report, Bethesda, Maryland
19. Gleeson JG, du Plessis AJ, Barnes PD, Riviello JJ (1998) Cyclosporin A acute encephalopathy and seizure syndrome in childhood: clinical features and risk of seizure recurrence. J Child Neurol 13 (7):336-344
20. Goldstein LS, Haug MT, Perl J, Perl MK, Maurer JR, Arroliga AC, Mehta AC, Kirby T, Higgins B, Stillwell PC (1998) Central nervous system complications after lung transplantation. J Heart Lung Transplant 17 (2):185-191
21. Götz I, Labenbacher I, Eichler I, Wojnarowski C, Götz M (1997) Health-independent lung transplantation information of parents of children with cystic fibrosis. Transplantation 64 (5):742-747
22. Heng D, Sharples LD, McNeil K, Stewart S, Wreghitt T, Wallwork J (1998) Bronchiolitis obliterans syndrome: incidence, natural history, prognosis, and risk factors. J Heart Lung Transplant 17:1255-1263
23. Hanto DW (1995) Classification of Epstein-Barr Virus-Associated Posttransplant Lymphoproliferative Diseases: Implications for Understanding Their Pathogenesis and Developing Rational Treatment Strategies. Annu Rev Med 46: 381-394
24. Horning NR, Lynch JP, Sundaresan SR, Patterson GA, Trulock EP (1998) Tacrolimus therapy for persistent or recurrent acute rejection after lung transplantation. J Heart Lung Transplant 17:761-767
25. Hosenpud JD, Bennett LE, Keck BM, Fiol B, Novick RJ (1997) The Registry of the International Society for Heart

and Lung Transplantation: fourteenth official report – 1997. J Heart Lung Transplant 16 (7):691–712

26. Hosenpud JD, Bennett LE, Keck BM, Fiol B, Boucek MM, Novick RJ (1998) The Registry of the International Society for Heart and Lung Transplantation: Fifteenth official report – 1998. J Heart Lung Transplant 17 (7):656–668
27. Hosenpud JD, Bennett LE, Keck BM, Edwards EB, Novick RJ (1998) Effect of diagnosis on survival benefit of lung transplantation for end-stage lung disease. Lancet 351: 24–27
28. Hummel M (1995) Akutes Nierenversagen nach Herztransplantation. In: Hetzer R (Hrsg) Fortschritte der Herz-, Thorax- und Gefäßchirurgie. Steinkopff, Darmstadt
29. Kanj SS, Tapson V, Davis RD, Madden J, Browning I (1997) Infections in patients with cystic fibrosis following lung transplantation. Chest 112 (4):924–930
30. Kerem E, Reisman J, Corey M, Canny GJ, Levison H (1992) Prediction of mortality in patients with cystic fibrosis. N Engl J Med 326 (18):1187–1191
31. Klima LD, Kowdley KV, Lewis SL, Wood DE, Aitken ML (1997) Succesful lung transplantation in spite of cystic fibrosis-assiciated liver disease: a case series. J Heart Lung Transplant 16:934–938
32. Mendeloff EN, Huddleston CB, Mallory GB, Trulock EP, Cohen AH, Sweet CS Lynch H, Sundaresan S, Cooper JD, Patterson GA (1998) Pediatric and adult lung transplantation for cystic fibrosis. J Thorac Cardiovasc Surg 115 (2): 404–414
33. Norgaard MA, Andersen CB, Pettersson G (1998) Does bronchial artery revascularization influence results concerning bronchiolitis obliterans syndrome and/or obliterative bronchiolitis after lung transplantation? Eur J Cardiothorac Surg 14 (3):311–318
34. Novick RJ, Stitt LW, Al-Kattan K, Klepetko W, Schäfers HJ, Khaghani A, Haresty RL, Patterson GA, Yacoub MH (1998) Pulmonary retransplantation: predictors of graft function and survival in 230 patients. Pulmonary Retransplant Registry. Ann Thorac Surg 65 (1):227–234
35. Nunley D, Dauber J, Iacono A, Keenan R, Zeevi A, Cornwell R, Love R, Meyer K, Soergel P, Peterson K (1999) Unopposed neutrophil elastase in bronchoalveolar lavage from transplant recipients with cystic fibrosis. Am J Respir Crit Care Med 159 (1):258–261
36. Nunley DR, Ohori P, Grgurich WF, Iacono AT, Williams PA, Keenan RJ, Dauber JH (1998) Pulmonary aspergillosis in cystic fibrosis lung transplant recipients. Chest 114 (5): 1321–1329
37. Oelberg DA, Systrom DM, Markowitz DH, Zorb SL, Wright C, Wain JC, Ginns LC (1998) Exercise performance in cystic fibrosis before and after bilateral lung transplantation. J Heart Lung Transplant 17:1104–1112
38. Paditz E (Hrsg) (1997) Nasale Maskenbeatmung im Kindes- und Erwachsenenalter. Springer, Berlin Heidelberg New York Tokio
39. Reitz BA, Poston RS (1999) Heart-Lung Transplantation. In: Franco KL, Verrier ED (eds) Advanced therapy in cardiac surgery. B.C. Decker Inc., Hamilton London Saint Louis, pp 491–501
40. Schäfers HJ, Hausen B, Wahlers T, Fieguth HG, Jurmann M, Borst HG (1995) Retransplantation of the lung. A single center experience. Eur J Cardiothorac Surg 9:291–295
41. Schulman LL, Weinberg AD, McGregor C, Galantowicz ME, Suciu-Foca NM, Itescu S (1998) Mismatches at the HLA-DR and HLA-B loci are risk factors for acute rejection after lung transplantation. Am J Respir Crit Care Med 157: 1833–1837
42. Smith AL, Cohen M, Ramsey BW (1999) Pharmacotherapy. In: Yankaskas JR, Knowles MR (eds) Cystic fibrosis in adults. Lippin-Raven, New York Philadelphia
43. Smith PC, Slaughter MS, Petty MG, Shumway SJ, Kshettry VR, Bolaman RM (1995) Abdominal complications after lung transplantation. J Heart Lung Transplant 14:44–51
44. Snee GI, Bennetts K, Bartolo J, Levvey B, Griffiths A et al. (1998) Body mass index as a predictor of survival in adults with cystic fibrosis referred for lung transplantation. J Heart Lung Transplant 17:1097–1103
45. Trulock EP (1997) Lung transplantation. Am J Respir Crit Care Med 155 (3):789–818
46. Tsang VT, Johnston A, Heritier F, Leaver N, Hodson ME, Yacoub M (1994) Cyclosporin pharmacokinetics in heart-lung transplant recipients with cystic fibrosis. Effects of pancreatic enzymes and ranitidine. Eur J Clin Pharmacol 46 (3):261–265
47. Wiebe K, Wahlers T, Harringer W, von der Hardt H, Fabel H, Haverich A (1998) Lung transplantation for cystic fibrosis – a single center experience over 8 years. Eur J Cardiothorac Surg 14:191–196
48. Wood A, Higenbottam T, Jackson M, Scott J, Stewart S, Wallwork J (1989) Airway mucosal bioelectric potential difference in cystic fibrosis after lung transplantation. Am Rev Respir Dis 140 (6):1645–1649
49. Yankaskas JR, Mallory GB (1998) Lung transplantation in cystic fibrosis: consensus conference statement. Chest 113 (1):217–226
50. Yousem SA, Berry GJ, Cagle PT, Chamberlain D, Husain AN, Hruban RH, Marchevsky A, Ohori NP, Ritter J, Steward S, Tazelaar HD (1996) Revision of the 1990 Working Formulation for the Classification of Pulmonary Allograft Rejection: Lung Rejection Study Group. J Heart Lung Transplant 15:1–15

Kapitel 15

Molekulare Therapie der pulmonalen Erkrankung der CF 15

R. Bals, C. Randak, D. Reinhardt, J. Rosenecker

Inhalt

Der erfolgreiche Transfer genetischen Materials (z.B. DNA) in Körperzellen mit dem Ziel, zelluläre Synthesevorgänge (Mechanismen) nachhaltig zu beeinflussen, eröffnet neue Therapieoptionen für bislang unheilbare Erkrankungen. Dieses Verfahren, das unter dem Synonym somatische Gentherapie zusammengefasst wird, wird weltweit in über 396 klinischen Studien mit zusammen 3278 Patienten erprobt. Neben der Therapie onkologischer Erkrankungen und angeborener Immundefekte wird auch für die CF die somatische Gentherapie als mögliche kausale Therapie in klinischen Studien untersucht (Tabelle 15.1). Seit der Identifizierung und Klonierung des Gens, dessen Mutationen zum Krankheitsbild der cystischen Fibrose führen, wird an Verfahren gearbeitet, um durch Einschleusen des „gesunden" CFTR-Gens in die Atemwege eine funktionelle Korrektur der betroffenen Zellen zu erreichen. Da das Zielorgan für die somatische Gentherapie der CF – die Atemwege- zunächst als leicht zugänglich betrachtet wurde, diente die CF als eine Modellerkrankung für die Gentherapie. Erste Experimente an CF-Zellen, welche in Kultur über längere Zeit lebensfähig bleiben, zeigten eine elektrophysiologische Korrektur nach Einschleusen einer korrekten CFTR-Nukleotidsequenz [1]. Als „Genfähren" für die DNA werden rekombinante Viren, z.B. Adenoviren, oder nichtvirale Genvektoren wie z.B. Liposomen oder kationische Polymere verwendet. Die Atemwege und das Lungenparenchym erscheinen aufgrund ihrer Anatomie für eine topische Applikation des genetischen Materials, d.h. eine direkte Applikation über die Atemwege, besonders geeignet zu sein. Allerdings ist der Gentransfer in die Zellen der Atemwege und des Lungenparenchyms mit der Überwindung physikalischer und biologischer Barrieren verbunden. So erreicht man in Zellkulturexperimenten mit neuen Genfähren Transfektionsraten von nahezu 100%. Hingegen werden in In-vivo-Versuchen sehr viel niedrigere Transfektionsraten erzielt. Im Folgenden werden die zwei Verfahren des Gentransfers in die Lunge, nämlich virale Vektoren und nicht-virale Gentransfersysteme näher erläutert.

15.1 Virale Genvektoren

R. Bals, J. Rosenecker, D. Reinhardt

Das Gen, dessen Mutationen zum Krankheitsbild der cystischen Fibrose oder Mukoviszidose (CF) führen, wurde 1989 kloniert [17,21,22]. Das Protein, welches durch dieses Gen kodiert wird, trägt den Namen *„cystic fibrosis transmembrane conductance regulator"* (CFTR). Zu diesem Zeitpunkt wurden auch die ersten weitergehenden Versuche durchgeführt, die das Ziel hatten, die Korrektur genetischer Merkmale auf dem DNA-Niveau als pharmakologisches Prinzip zu entwickeln. Dieses Konzept wird als Gentherapie bezeichnet und hat in den ersten Jahren seiner Bearbeitung große Fortschritte gemacht, auch wenn bislang noch kein therapeutischer Durchbruch am Krankenbett erzielt werden konnte [1]. CF diente als eine der Modellerkrankungen zur Entwicklung gentherapeutischer Strategien, da zum einen die Genetik dieser schweren Erkrankung nun bekannt war und zum anderen das Zielorgan als leicht zugänglich betrachtet wurde [4,30]. Initiale Experimente, in denen elektrophysiologische Eigenschaften kultivierter CF-Zellen durch Gentransfer einer korrekten

Tabelle 15.1. Klinische Gentherapie-Studien

Autor und Jahr der Publikation	Studien-Design	Vektor	Patienten	Ort der Applikation	Transgen-Expression	Nebenwirkungen und sonstige Beobachtungen
Crystal et al. 1994, Nature Genetics	Phase-1-Studie	Adenovirus	4	Nasenschleimhaut und Bronchien	CFTR-mRNA und/oder CFTR-Protein bei 2 Patienten	Ein Patient zeigte vorübergehend Temperaturanstieg
Zabner et al. 1993, Cell	Phase-1-Studie	Adenovirus	3	Nasenschleimhaut	Kurzfristige Korrektur der gestörten Potentialdifferenz	Keine
Boucher et al.1994, Hum Gene Ther	Phase-1-Studie	Adenovirus	12	Nasenschleimhaut	Kurzfristige Korrektur der gestörten Potentialdifferenz	Keine. Vorsichtige Interpretation der beobachteten Korrektur der PD
Caplen et al. 1995, Nature Medicine	Phase-1-Studie, doppelblind-Placebo-kontrollierte Studie	Kationische Liposomen, (DC-Chol/DOPE)	15	Nasenschleimhaut	Kurzfristige teils komplette Korrektur der gestörten Potentialdifferenz	Keine
Bellon et al. 1997, Hum Gene Ther	Phase-1-Studie, 3 Kohorten	Adenovirus direkte und Aerosol-Applikation	6	Nasenschleimhaut und Atemwege	CFTR-mRNA-und CFTR-Protein Expression bis zu 15 Tagen in der Nasenschleimhaut und bis zu 7 Tagen in Atemwegen	Keine. Stufenweises Vorgehen, zunächst Applikation der Vektoren auf Nasenschleimhaut, dann Aerosol-Applikation in Lunge
Gill et al. 1997, Gene Therapy	Phase-1-Studie, doppelblind-Placebo-kontrollierte Studie	Kationische Liposomen, (DC-Chol/DOPE)	12	Nasenschleimhaut	6/8 Patienten in der Verum-Gruppe zeigten normale CFTR-Funktion bis zu 7 Tagen nach Applikation; Korrektur der gestörten Potentialdifferenz bei 2 von 8 Patienten	Keine
Porteous et al. 1997, Gene Therapy	Phase-1-Studie, doppelblind-Placebo-kontrollierte Studie	Kationische Liposomen (DOTAP)	16	Nasenschleimhaut	CFTR-mRNA Nachweis bei 2/8 Patienten bis Tag 7; partielle Korrektur der gestörten Potentialdifferenz	Keine

CFTR-Nukleotidsequenz korrigiert wurden [5], weckten Hoffnung auf die Möglichkeit einer kausalen Behandlung von CF durch Gentherapie. Als Vehikel, um fremde DNA in Zielzellen einzuschleusen, wurden im weiteren virale und nichtvirale Vektoren verwendet. Viren haben sich im Laufe der Evolution entwickelt und dabei die Fähigkeit generiert und perfektioniert, Wirtszellen zu infizieren und diese durch Expression viraler Gene zur Produktion weiterer Viren zu benützen. Die Entwicklung rekombinanter Techniken machte es möglich, Viren genetisch zu modifizieren, um sie dazu zu verwenden, fremdes genetisches Material in Zielzellen einzubringen und dort zu exprimieren. Auf der einen Seite konnte man sich so effiziente Strategien zum Gentransfer zunutzemachen. Auf der anderen Seite hat der Körper mit seinem Immunsystem ein effizientes Instrument zur Hand, um Viren zu eliminieren. Dies führt dazu, dass der Zielorganismus virale Vektoren im Rahmen der normalen Abwehr als fremd erkennt und zu eliminieren versucht. Im Rahmen dieses Abschnitts sollen virale Vektoren beschrieben werden, die für eine Gentherapie der cystischen Fibrose in Entwicklung sind. Dabei werden diejenigen Vektoren vorgestellt, die bislang am häufigsten in präklinischen Experimenten und klinischen Studien verwendet wurden. Tabelle 15.2 fasst die Eigenschaften viraler Vektoren zusammen. Allgemeine Vorgehensweisen bei der Entwicklung viraler Vektoren und Probleme bei ihrer Anwendung werden insbesondere am Beispiel rekombinanter Adenoviren besprochen, da für diese Vektoren die meiste Erfahrung vorliegt.

15.1.1 Adenovirale Vektoren

Adenoviren sind doppelsträngige DNA-Viren, deren Serotypen 2 und 5 die Ausgangsmaterialien für die Entwicklung derzeitiger Vektoren darstellen [31, 37]. Wildtyp-Adenoviren besitzen ein relativ komplexes 36 kilobasen großes Genom (Abb. 15.1). Dieses Genom setzt sich zusammen aus einer Reihe von frühen Genen (E1-E4), die in der initialen Phase der Infektion wichtig sind, und aus Spät-Genen, die für virale Strukturproteine kodieren und im Verlauf der Infektion erst zu einer späteren Zeit aktiviert werden. Rekombinante adenovirale Vektoren der ersten Generation wurden durch Deletionen der frühen Region 1 (E1) erzeugt, um die Viren replikationsunfähig zu machen und Platz für das Transgen zu schaffen (Abb. 15.1). Die Deletion der Region E3 schuf zusätzlich Platz, um größere Transgene verpacken zu können [18]. Vektoren der zweiten Generation, denen zusätzlich zur E1-Region auch die E4-Region fehlt, wurden vor dem Hintergrund entwickelt, dass die körpereigene Immunantwort eine effiziente langanhaltende Expression des Transgens verhindert [36]. Durch Elimination der E4-Region wird die Expression viraler Spätgene inhibiert. Sowohl zelluläre (zytotoxische T-Lymphozyten) als auch humorale Reaktionen (Immunglobuline, B-Lymphozyten) werden im Lauf einer Infektion mit rekombinanten Adenoviren erzeugt und können sowohl gegen virale Proteine als auch gegen das exprimierte Transgen gerichtet sein [34]. Neben dem adaptiven Immunsystem existieren in den Atemwege noch eine Reihe weiterer Mechanismen, die dem Schutz des Körpers vor Infektionen dienen und die folglich auch einem effizienten Gentransfer entgegenstehen. Als Beispiele seien hier Makrophagen und die mukoziliäre Clearance genannt [32]. Derzeitige Entwicklungen streben nach der Eliminierung weiterer viraler Gene mit dem Ziel, die Immunantwort zu minimieren und die Kapazität der Vektoren zu vergrößern. Sogenannte „gutless" oder delta-adenovirale Vektoren sind in Entwicklung, die keine viralen Gene mehr besitzen (Abb. 15.1) [7, 25]. Eine weitere theoretische Möglichkeit besteht in der Blockade der Immunreaktion während der Vektorgabe, so z.B. durch die Gabe von Cyclophosphamid [16] oder durch Blockade von CD4-Lymphozyten [35].

Eine verbreitete Methode zur Herstellung rekombinanter Adenoviren besteht in der Einschleusung zweier DNA-Fragmente in eine Zell-Linie. Durch homologe Rekombination zwischen identischen Bereichen der beiden DNA-Doppelstränge kommt es zur Bildung einer kompletten viralen DNA, der gegenüber dem Wildtyp verschiedene Regionen fehlen (E1, E2, E3, und/oder E4 oder alle viralen Gene) (Abb. 15.1).

Tabelle 15.2. Übersicht über Viren, die bereits routinemäßig in präklinischen Experimenten oder in klinischen Studien zum Gentransfer der CFTR-cDNA verwendet werden

Virus	Größe des Transgens (kB)	Infektion nichtteilender Zellen	Dauer der Expression	Immunantwort
Adenovirus	7–8	+	vorübergehend	+++
Adenoassoziierter Virus	4,5	+	langzeit	+
Retrovirus (MLV-Typ)	7	–	langzeit	+
Lentiviren	>7	+	langzeit	+

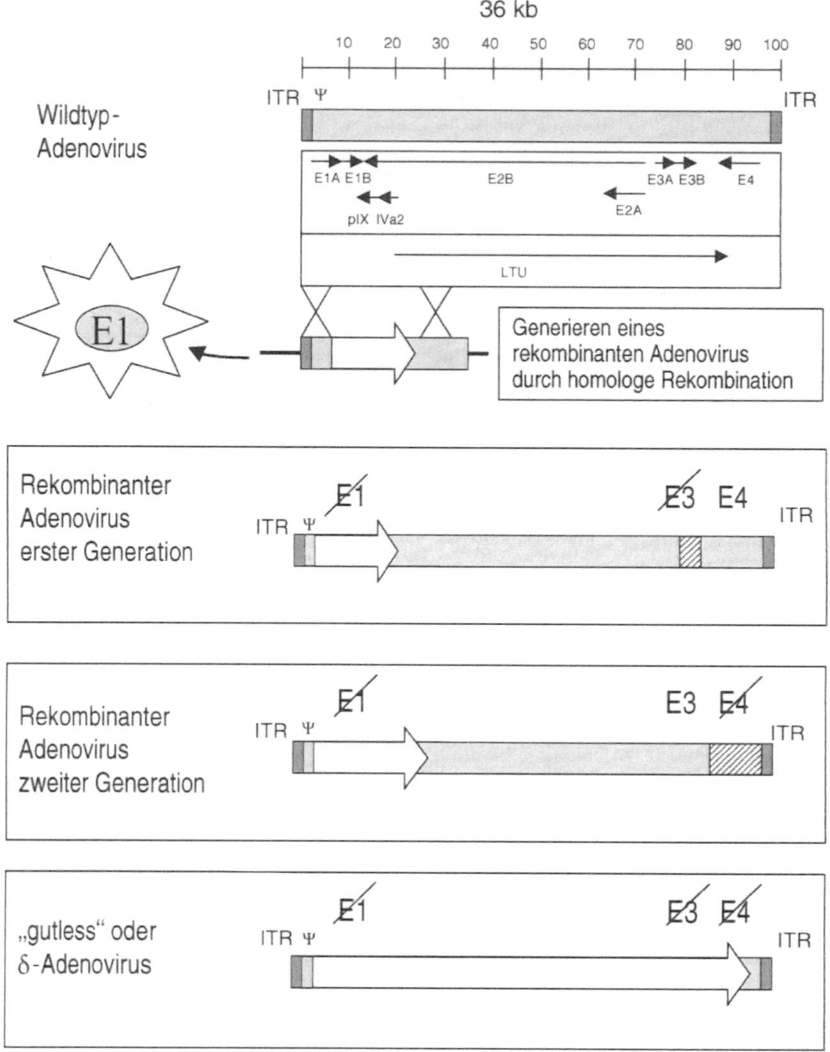

Abb. 15.1. Schematische Darstellung der Produktion und Struktur rekombinanter Adenoviren basierend auf den Serotypen 2 und 5 der Untergruppe C. Wildtyp-Adenoviren bestehen aus einem großen doppelsträngigen Genom, welches sich durch die Anwesenheit von *„terminal repeats"* auszeichnet. Am 5′-Ende des Genoms findet sich auch ein Verpackungssignal (Ψ), welches für den Transfer der viralen DNA in die Proteinhülle verantwortlich ist. Über das Genom verteilt finden sich Gene, die in frühen (E1, E2, E3, E4) oder in späten Phasen (LTU) der Infektion exprimiert werden. Rekombinante Viren werden hergestellt, indem ein Plasmid (Transgen umgeben von viralen Sequenzen) zusammen mit viraler DNA, die zum Teil durch Deletionen verändert sein kann, in Zellen transfiziert wird. Durch homologe Rekombination kommt es zur Ausbildung der DNA rekombinanter Adenoviren. Die fehlenden Gen-Funktionen dieser Viren werden durch die Zellinie zur Verfügung gestellt (z.B. E1). Diese Zellen werden dann auch verwendet, um größere Mengen an Viren zu erzeugen. Die Reinigung der rekombinanten Viren erfolgt dann schließlich durch Dichtegradientenzentrifugation. Verschiedene Generationen von rAd wurden erzeugt, die sich in der Art der deletierten Gene unterscheiden. Viren der ersten Generation zeichnen sich durch Deletion der E1 und z.T. auch der E3-Region aus. Bei Viren der zweiten Generation fehlt auch die E4-Region, was zum einen mehr Platz für das Transgen schafft, zum anderen auch die immunologischen Eigenschaften des Vektors verändert. Um Gutless- oder Delta-Adenoviren zu generieren, wurden alle viralen Gene deletiert, vom viralen Genom bleiben nur noch terminale Abschnitte und das Verpackungssignal übrig

Die Funktion fehlender viraler Proteine wird durch die Zellinie zur Verfügung gestellt um die Produktion der rekombinanten Viren zu gewährleisten.

Adenovirale Vektoren infizieren Zielzellen durch Bindung an Rezeptoren („*coxsackie and adenovirus receptor*", CAR; $\alpha_v\beta_5$-Integrine) und werden durch Rezeptor-vermittelte Endozytose aufgenommen. Diese Rezeptoren kommen nur in geringer Dichte auf der apikalen Seite respiratorischer Epithelzellen vor [13, 38]. Nach Freisetzung der Vektoren aus dem lysosomalen Kompartiment erfolgt die Einschleusung der viralen DNA in den Zellkern und die Expression des Transgens. Da virale DNA vor allem episomal verbleibt, also nur zu einem sehr geringen Anteil in chromosomale DNA der Wirtszelle eingebaut wird, ist die Expression zeitbegrenzt. Eine erneute Applikation des Virus wird durch die Entwicklung neutralisierender Antikörper gehemmt. Adenovirale Vektoren infizieren auch Zellen, die sich nicht in Zellteilung befinden, was für einen Großteil der respiratorischen Epithelzellen zutrifft. Sie besitzen eine relativ große Effizienz bei der Transduktion respiratorischer Epithelzellen unter Bedingungen, in denen die Immunantwort des Körpers ausgeschaltet ist, z. B. bei immuninkompetenten Mäusen. Falls das Immunsystem des Empfängers intakt ist, werden infizierte Zellen nach wenigen Tagen eliminiert. Obwohl im Bereich klinischer Versuche ein Wechsel von adenoviralen Vektoren früher Generationen zu anderen Vektorsystemen stattfindet, sind die Ergebnisse dieser initialen Studien (z. B. [3]) wichtig für die Entwicklung grundlegender Konzepte der klinischen Gentherapie und für deren Weiterentwicklung.

15.1.2 Adenoassoziierte Viren

Adenoassoziierte Viren (AAV) gehören der Familie *Parvoviridae* an und besitzen ein einzelsträngiges 4,7 Kilobasen großes DNA-Genom (Abb. 15.2) [11]. AAV benötigt zur Replikation oder für eine lytische Infektion die Hilfe anderer Viren, z. B. von Adenoviren (daher der Name) [23]. In Abwesenheit eines Helfervirus integriert Wildtyp-AAV in das Genom der Wirtszelle in Chromosom 19, um dann nach Infektion der Zelle durch einen Helfervirus wieder aus der chromosomalen DNA herausgelöst zu werden [24]. Das Genom von AAV besteht aus:

- „inverted terminal repeats" (ITR) am 5'- und 3'-Ende der DNA, die für Integration, Exzision und Replikation wichtig sind;
- viralen Genen, wobei das von *rep* kodierte Protein für Replikation und Integration wichtig ist, *cap* für Capsidproteine kodiert (Abb. 15.2). Rekombinante

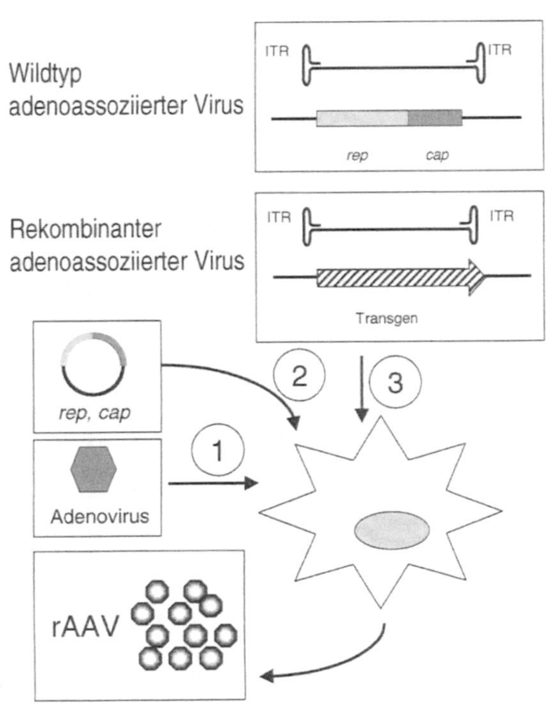

Abb. 15.2. Schematische Darstellung der Produktion und Struktur rekombinanter adenoassoziierter Viren. Wildtyp-AAV besitzen ein relativ kleines einzelsträngiges DNA-Genom und zeichnen sich durch Anwesenheit zweier terminaler Repeats („inverted terminal repeat", ITR) aus. Das Genom besteht nur aus zwei Genen, rep und cap. Rekombinante AAV (rAAV) werden durch Einsetzen der Transgen-Kassette zwischen die beiden ITR generiert. Folgend wird dieses cis-Plasmid (3) zusammen mit anderen essentiellen Faktoren in eine Zell-Linie transfiziert: Das trans-plasmid (2) enthält die Gene rep und cap, die dem cis-Konstrukt fehlen. Daneben ist noch die Infektion mit Adenovirus (1) notwendig, welcher die Helferfunktion zur Verfügung stellt, um die Replikation des rAAV zu gewährleisten. Entzwischen wurden diese Methoden weiter entwickelt, so kann z. B. Adenovirus durch ein Plasmid ersetzt werden, welches alle essentiellen Gene trägt. Schließlich werden die Zellen lysiert und rAAV mittels Dichtgradientenzentrifugation oder chromatographischen Methoden gereinigt. Die Produktion von rAAV ist im allgemeinen relativ arbeitsaufwendig

adenoassozierte Viren (rAAV) werden generiert, indem das Transgen zwischen beide ITRs kloniert wird und damit die viralen DNA-Abschnitte *rep* und *cap* ersetzt werden. Rekombinante Viren werden in Zellinien erzeugt, in denen die viralen Gene *rep* und *cap*, die dem rekombinanten Virus fehlen, zur Verfügung gestellt werden (Abb. 15.2). Weiterhin ist die Anwesenheit von Helferviren für die Replikation notwendig. Rekombinante AAV stellen attraktive Vektoren da, da das Transgen langanhaltend exprimiert wird, u. U. durch Integration in das Genom der Wirtszelle. Im Gegensatz zu adenoviralen Vektoren kommt es bei der Gabe von rAAV nur zu einer geringen Immunantwort, was wesentlich zu einer stabilen Expression des Transgens beiträgt [15]. Eine Einschränkung ist allerdings die beschränkte Kapazität dieses Vektorsystems. So passt die cDNA für CFTR gerade zwischen die viralen ITRs, was ohne starken Promoter nur zu einer geringen Expression führt [10]. Die CFTR-cDNA kann in verschiedenen Bereichen deletiert werden, um eine effiziente Expression und eine ausreichende Produktion rekombinanter Viren zu gewährleisten [39]. Wogegen rAAV beispielsweise Muskelzellen oder Neurone effizient und langanhaltend transduziert [9, 33], ist die Effizienz des Gentransfers in Atemwegsepithel nur gering und muß durch zusätzliche Maßnahmen gesteigert werden. Dies kann zum einen durch Schwierigkeiten des Virus verursacht werden, in die Zielzellen zu gelangen, Resultat des effizienten Abwehrapparates der Atemwege [2]. Zum anderen sind respiratorische Epithelzellen nicht in der Lage, eine optimale Expression von Genen zu gewährleisten, die mittels rAAV eingeschleust wurden. Die Ursache dafür kann zum Teil darin liegen, dass das einzelsträngige Virusgenom initial in doppelsträngige DNA umgesetzt werden muß, bevor das Transgen exprimiert werden kann. Dieser Schritt kann sich limitierend auf die Transduktionseffizienz auswirken [6, 8]. Schließlich sind potentielle Rezeptoren für das Binden von AAV an Zielzellen (Glykosaminoglykane, Integrine, „fibroblast growth factor receptor 1") [20, 26, 27] nicht auf apikalen Epithelzellen exprimiert. Mehrere klinische Studien zeigten allerdings, dass dieses Vektorsystem trotz der genannten Limitationen zu einer teilweisen Korrektur der elektrophysiologischen Störungen bei CF-Patienten führte (z. B. [28]).

15.1.3 Retrovirale Vektoren

Das Genom von Retroviren besteht aus zwei *„long terminal repeats"*, die für die Integration in das Wirtsgenom wichtig sind, und aus Strukturgenen, wie *gag*, *pol* und *env* (Abb. 15.3) [14]. Diese Gene kodieren für Kapsidproteine, Protease, reverse Transkriptase, Integrase und verschiedene Glykoproteine. Deletionen verschiedener Gene (*gag*, *pol*, *env*) schaffen Platz für das Transgen und werden zur Generierung rekombinanter Viren von Produktionszellinnien bereitsgestellt (Abb. 15.3). Die Hüllglykoproteine von Retroviren binden an spezifische Rezeptoren auf Oberflächen von Zellen und vermitteln die Aufnahme des Virus. Im Zytoplasma erfolgt die reverse Transkription der viralen RNA in DNA, welche dann in den Zellkern transportiert wird. Dort erfolgt nach Integration in das Wirtsgenom die Transkription viraler Gene oder im Fall von rekombinanten Viren die Expression des Transgens.

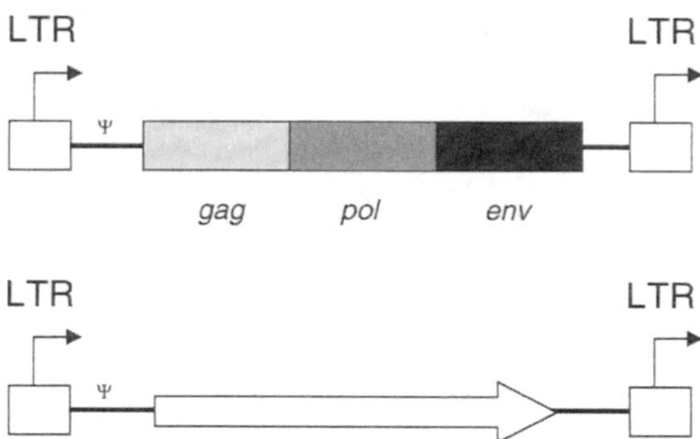

Abb. 15.3. Schematische Darstellung der Produktion und Struktur rekombinanter Retroviren. Rekombinante Retroviren besitzen ein RNA-Genom, welches aus „long terminal repeats" (LTR) am 3'- und 5'-Ende, aus einem Verpackungssignal (Ψ) und aus verschiedenen Genen besteht. Das Transgen kann durch Deletion viraler Gene in ein Plasmid kloniert werden. Die Funktion dieser deletierten Gene wird durch die Produktionszellinie übernommen. Wesentliche Bestrebungen in der Produktion lentiviraler Vektoren bestehen in dem Versuch durch entsprechende Konstruktionen die Sicherheit dieser rekombinanten Viren zu erhöhen und Rückmutationen unmöglich zu machen

Initial wurden Retroviren basierend auf „Moloney murine leukemia virus" (MLV) verwendet, um zu zeigen, dass die Einschleusung einer korrekten CFTR-cDNA zur Korrektur des Defektes von CF-Zellen führt [5]. Diese Vektorsysteme sind für den Bereich der CF-Gentherapie nicht in größerem Rahmen weiter verfolgt worden [29], insbesondere weil ihre Produktion nicht in hoher Titern möglich ist und die rekombinanten Viren nur Zellen infizieren, die sich in Teilung befinden. In anderen Gebieten der Gentherapie, so z. B. in der Tumor-Gentherapie, fand dieses Vektorsystem jedoch breite Verwendung. Derzeit sind rekombinante lentivirale Vektoren auf der Basis des „human immunodeficiency virus" (HIV) und anderer Lentiviren in Entwicklung [12]. Vorteile dieser Systeme sind die Integration in das Wirtsgenom und die damit verbundene langanhaltende Expression des Transgens und die Infektion nicht replizierender Zellen. Nachteile sind die allgemein niedrige Transduktionsrate von Atemwegsepithel, sowie Sicherheitsbedenken durch die Möglichkeit von spontanen Rückmutationen zum Wildtyp (insbesondere bei Vektoren basierend auf HIV).

15.1.4 Andere Vektoren

Viele andere Virusspezies können genetisch modifiziert werden und als rekombinante Vektoren zur Gen-

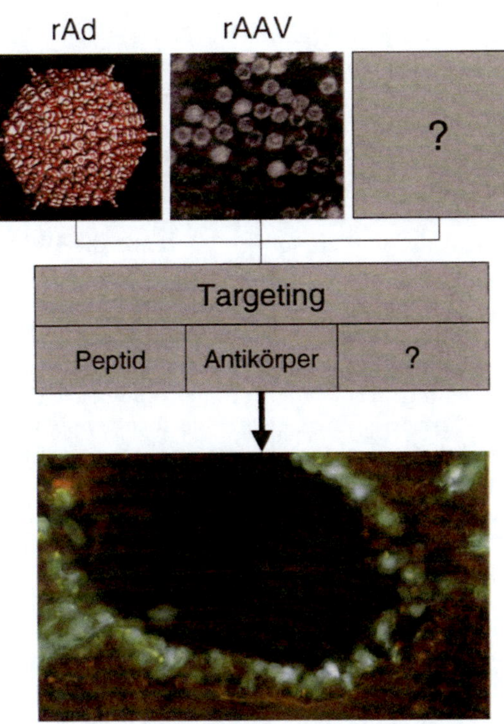

Abb. 15.4. Zukünftige Entwicklungen mit dem Ziel des Gentransfers in Atemwegsepithel bedürfen der Weiterentwicklung auf verschiedenen Gebieten. Bis heute wurde in präklinischen und klinischen Bereichen am meisten Erfahrung mit rekombinanten Adenoviren (rAd) und adenoassoziierten Viren (rAAV) gesammelt. Eine der Hauptaufgaben ist es, neue Vektoren zu entwickeln, die bessere Eigenschaften aufweisen. So sollen „gute" Gentherapievektoren keine Immunantwort auslösen, ein großes Transgen aufnehmen können, eine hohe Effizienz aufweisen und eine langanhaltende Expression gewährleisten. Um dieses Endziel zu erreichen kann es auch notwendig sein Eigenschaften von viralen und künstlichen Systemen in Hybridkonstrukten zu kombinieren. Ein weiterer Punkt ist die Entwicklung von Strategien, den Gentransfer für einzelne Zelltypen spezifisch zu machen („targeting"). Damit kann zum einen die Aufnahme in die Zielzelle verbessert werden, zum anderen wird auch eine geringere Dosis verwendet, was zu reduzierter Toxizität führt. „Targeting" kann durch Modifikation von viralen Rezeptoren erreicht werden oder durch die Anheftung von Peptiden oder Antikörper, die an Oberflächenmoleküle der Zielzelle binden. Schließlich ist es wesentlich, mehr über die Biologie des Wechselverhältnisses Vektor-Zielzelle zu lernen und dieses Wissen in der Zukunft einzusetzen. Das Bild oben links zeigt das rekonstruierte Kapsid eines Adenovirus ([40] zur Verfügung gestellt von Dr. R.M. Burnett, Wistar Institut, Philadelphia), das Bild in der Mitte eine elektronenmikroskopische Aufnahmen rekombinanter AAV. (Nach [41]). Das Bild am unteren Ende der Abbildung zeigt Atemwegsepithel eines Rhesusaffen, der bronchoskopisch eine Dosis rekombinanten Adenovirus erhielt. Das Transgen ist „green fluorescent protein"

Tabelle 15.3. Übersicht über Viren, die potentielle Kandidaten für Gentransfer in Atemwegsepithel darstellen

DNA-Viren	RNA-Viren
Zytomegalievirus	Influenzaviren
Herpesviren	Tollwutvirus
Baculovirus	„vesicular stomatitis virus"
-	„respiratory syncytial virus"
-	Sendai-Virus

expression in Zielzellen verwendet werden [19]. Tabelle 15.3 fasst wichtige Kandidaten zusammen. Die Entwicklungen in diesem Bereich befinden sich in frühen Phasen oder die entsprechender Vektoren wurden bislang nicht auf ihre Verwendbarkeit zum Gentransfer in Atemwegsepithel getestet.

15.1.5 Zusammenfassung

Es ist sehr wahrscheinlich, dass gentherapeutische Strategien die Therapiemöglichkeiten vieler Krankheiten revolutionieren werden, möglicherweise auch die Behandlung von cystischer Fibrose. Die Prävention der Entwicklung der Lungenerkrankung bei CF-Patienten durch Korrektur des genetischen Defekts stellt das Ziel gentherapeutischer Strategien dar. Damit ergibt sich das Problem, wie eine schließlich erfolgreiche (Gen-) Therapie in vorklinischen oder klinischen Studien zu identifizieren ist. Der Parameter „Lebensdauer des Patienten" oder u. U. auch Lungenfunktionswerte kommen kaum als Endpunkte in Frage, da Auswirkungen auf diese Messgrößen nur nach Jahren oder Jahrzehnten zu erwarten sind. Vielmehr sind schnell reagierende Surrogatparameter, wie die Korrektur elektrophysiologischer Messwerte, die Wiederherstellung der Expression des CFTR oder die Korrektur des Abwehrdefekts bei CF, notwendig. Ein wichtiger Schritt in der Entwicklung neuer (gen-) therapeutischer Ansätze ist daher die Evaluierung dieser Surrogatparameter. Weiter steht auch fest, dass im Bereich des viralen Gentransfers noch viel zu bewerkstelligen ist, bevor an eine reale therapeutische Anwendung gedacht werden kann. Insbesondere bedarf es der Entwicklung effektiver und sicherer Vektoren (Abb. 15.4). Dazu werden alte Systeme modifiziert werden müssen, z. B. durch weitere Deletion viraler Gene, um Immunreaktionen zu vermeiden. Auch werden weitere rekombinante Virusspezies hinsichtlich ihrer Verwendbarkeit für Gentransfer in die Lunge evaluiert werden müssen. Mit Fortschreiten des Wissens um die Biologie viraler Vektoren können diese mehr und mehr an die Bedürfnisse eines klinischen Einsatzes angepasst werden. Es bedarf der weiteren Entwicklung von Strategien, Vektoren spezifisch für Atemwegszellen zu machen („targeting"). Dies dient zum einen der effizienten Einschleusung der Vektoren in die Zielzelle, zum anderen der Reduktion der verwendeten Dosis. Schließlich ist ein tieferes Verständnis der Wechselwirkung zwischen Zielorgan und viralem Vektor notwendig. Eine der wesentlichen Aufgaben des respiratorischen Epithels ist ja gerade die Abwehr von viralen Pathogenen.

15.2 Nichtvirale Genvektoren

J. ROSENECKER, R. BALS, D. REINHARDT

Die Beschreibung des CFTR-Gens im Jahre 1989 hat zu intensiver Forschung im Bereich der molekularen Genetik der CF geführt. Nach Entdeckung der häufigsten CFTR-Mutation ΔF508 und einer Vielzahl weiterer Mutationen wird verstärkt an der Entwicklung eines gentherapeutischen Ansatzes zur kausalen Behandlung der CF gearbeitet. Ziel ist es, das mutierte CFTR-Gen durch ein „gesundes" Wildtyp-CFTR-Gen in den Atemwegsepithelzellen der CF-Patienten zu ersetzen, um somit eine Korrektur des für CF-Epithelzellen typischen Chloridionensekretionsdefekts zu erreichen.

15.2.1 Einleitung

Prinzip der somatischen Gentherapie der CF mittels nichtviraler Vektoren

Grundsätzlich bieten sich theoretisch drei verschiedene Verfahren an, um der betroffenen Körperzelle, die nur über das mutierte CFTR-Gen im Genom verfügt, ein „gesundes" CFTR-Gen zur Verfügung zu stellen: Im ersten Verfahren der somatischen Gentherapie wird CFTR-cDNA in ein Expressionsplasmid kloniert und über einen viralen Promoter reguliert. CFTR-cDNA wird als Expressionsplasmid mittels Lipofektion in die Zielzellen eingeschleust und verbleibt zumeist epichromosomal. Der virale Promoter reguliert die Expression der cDNA, somit unterliegt die Expression des CFTR-Gens nicht der Regulation durch die Zelle. Dies birgt die Risiken der Überexpression des so eingeschleusten Gens mit sich. Da das Plasmid extrachromosomal verbleibt, wird nach Teilung der so transfizierten Zelle das Transgen nicht an die Tochterzellen weitergegeben. Somit sind wiederholte Transfektionen notwendig [3]. Das zweite Verfahren greift auf die Möglichkeit der homologen Rekombination zurück. Ziel dieses Ansatzes ist es, nur den mutierten Abschnitt des CFTR-Gens durch die normale Sequenz zu ersetzen. Dabei kommen kurze DNA-Fragmente zum Einsatz, die in großen Mengen in die Zellen und den Zellkern mittels Lipofektion eingeschleust werden sollen, um somit die Wahrscheinlichkeit für ein Rekombinationsereignis zu erhöhen. Kommt es zu einem Rekombinationsereignis, so würde die Zelle zumindest über ein „gesundes" CFTR-Gen verfügen, das durch den zellspezifischen Promoter reguliert würde. Bei einer Teilung der Zelle würde das korrigierte Gen an eine Tochterzelle weitergegeben werden. Die Arbeiten zur homologen Rekombination sind über das Stadium der Anwendung in der Zellkultur noch nicht hinausgekommen [10]. Das dritte Verfahren der somatischen Gentherapie mittels nichtviraler Vektoren basiert auf der Anwendung genomischer Vektoren. Grundsatz dieses Verfahrens ist die Entwicklung künstlicher Chromosomen, sog. „human artificial chromosomes" (HAC). Der Vorteil dieses zukunftweisenden Verfahrens basiert auf der Beobachtung, dass auf den nicht sequenzierenden Abschnitten von Genen (Introns) regulatorische Elemente sind, über die die Zelle die Expression des Gens mitreguliert [20]. Diese Arbeiten zur Entwicklung künstlicher Chromosomen sind erst in der Anfangsphase. Von den drei aufgezeigten Verfahren zur somatischen Gentherapie wurde bisher nur das erste Verfahren bis zur klinischen Anwendung weiterentwickelt.

Nachdem in Zellkulturmodellen der Nachweis erbracht werden konnte, dass durch den Transfer des Wildtyp-CFTR-Gens die für CF typische Störung des Chloridionen-Austausches an Atemwegsepithelien normalisiert werden kann [19], mußte in ersten klinischen Studien mit viralen, wie auch mit nichtviralen Vektoren, allerdings festgestellt werden, dass nur ein sehr geringer Prozentsatz von Atemwegsepithelien transfiziert werden konnte. Bei den effektivsten Genvektoren wurde nur etwa 1% der Zielzellen erreicht. Nach 30 Tagen war keine mRNA des Transgens mehr nachweisbar. Nichtvirale Genvektoren zeigten eine deutlich geringere Gentransfer-Effizienz. Die Lebensdauer pulmonaler Epithelzellen wird auf etwa 120 Tage geschätzt. Als Folge ergibt sich die Notwendigkeit eines wiederholten Gentransfers [6].

Zielorgan für Gentherapie der CF

90–95% der CF-Patienten versterben an den pulmonalen Komplikationen der CF. Entsprechend ist die Lunge das Zielorgan für eine somatische Gentherapie der CF [1]. Auf zellulärer Ebene werden neben den

Zilien tragenden Epithelzellen der Atemwege auch die serösen Zellen der submukösen Drüsen als die Zellen angesehen, in die das „gesunde" Wildtyp-CFTR-Gen eingeschleust werden soll, um eine funktionelle Korrektur der Elektrolytstörung und somit eine kausale Therapie der CF zu erreichen (Abb. 15.5). Den serösen Zellen der submukösen Drüsen scheint in der Pathogenese der Lungenerkrankung eine besondere Rolle zuzukommen. Dafür spricht, dass die Hypertrophie der submukösen Drüsen zu den frühesten strukturellen Veränderungen in den Atemwegen zählt [23]. Weiterhin wurde gezeigt, dass von allen Atemwegszellen CFTR am stärksten in den serösen Zellen der submukösen Drüsen exprimiert wird (Abb. 15.6) [7, 18]. Des Weiteren konnte nachgewiesen werden, dass der Ionentransport der submukösen Drüsen bei CF gestört ist [26]. Dem kommt eine um so größere Bedeutung zu, als in der menschlichen Trachea das Volumen der Mukus produzierenden Zellen in den submukösen Drüsen 40-mal größer ist als das der Becherzellen an der Epitheloberfläche [14]. Die purulente Bronchitis, welche charakteristisch für CF-Patienten ist, wurde in dem Tiermodell für CF, transgene Mäuse mit fehlender Funktion des murinen CFTR, nicht beobachtet [5, 21]. Da Mäuse generell nur sehr wenige submuköse Drüsen in der Trachea, und keine submukösen Drüsen in den Bronchien haben, ist dies ein weiterer Hinweis dafür, dass die submukösen Drüsen eine zentrale Rolle in der Pathophysiologie der Lungenkrankheit bei CF spielen. Dies könnte darauf beruhen, dass CFTR in den serösen Zellen der submukösen Drüsen für einen erhöhten Wasser- und Elektrolytgehalt sorgt, und somit zu einem ungestörten Transport des Mukus an die Oberfläche des Atemwegsepithels führt. Aus diesen Studien lässt sich zusammenfassen, dass die Funktion der submukösen Drüsen gestört ist, und dass für die somatische Gentherapie der pulmonalen Manifestation der CF neben dem Atemwegsepithel auch die submukösen Drüsen Zielzellen für Gentransfer sind.

Applikation der Genvektoren und mögliche Barrieren für den erfolgreichen Gentransfer

Um das Transgen in die Zielzellen einzuschleusen bieten sich grundsätzlich zwei verschiedene Applikationswege an. Die erste Form der Applikation ist die direkte topische Applikation. Dabei werden die DNA-Genvektor-Komplexe intranasal oder intratracheal mittels Bronchoskop oder über einen Vernebler appliziert. Vorarbeiten haben die Stabilität der Liposom-DNA-Komplexe nach Düsen-Verneblung gezeigt. Auf diesem Weg können grundsätzlich die Zilien tragenden Epithelzellen der Atemwege erreicht werden, damit eine Interaktion zwischen Zielzelle und DNA-Gentransfer-Komplex ermöglicht werden kann. Mögliche Barrieren für den erfolgreichen Transfer der DNA-Genvektor-Komplexe sind die

Abb. 15.5. Schnittpräparat eines CF-Bronchus. Dargestellt sind das Atemwegsepithel und eine große submuköse Drüse. In menschlichen Bronchien wird pro mm^2 etwa eine submuköse Drüse gefunden. Bei CF-Patienten beobachtet man eine Hypertrophie der submukösen Drüsen. Die Hypertrophie der submukösen Drüsen zählt zu den frühesten funktionellen Veränderungen in der CF-Lunge. In der Pathogenese der CF-Lungenerkrankung spielen die submukösen Drüsen vermutlich eine zentrale Rolle, weshalb neben den Epithelzellen der Atemwege auch die submukösen Drüsen Zielzellen für die Gentherapie sind

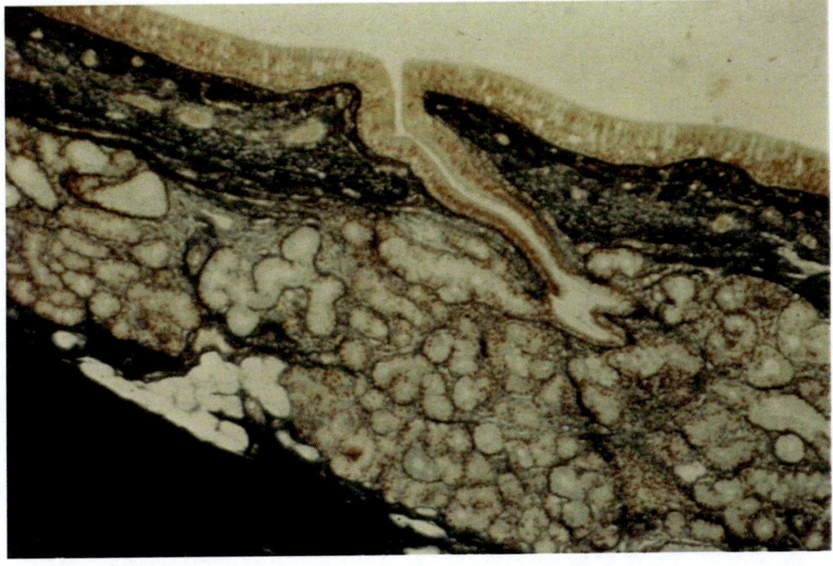

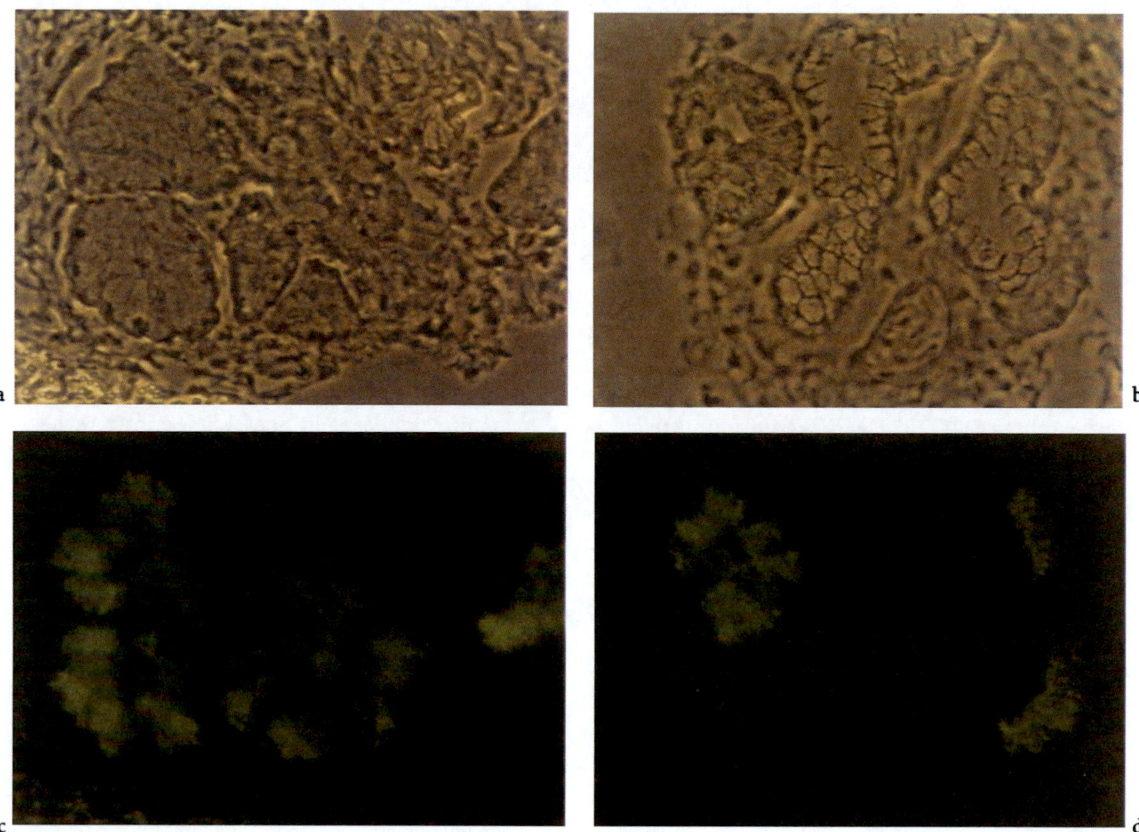

Abb. 15.6a-d. Schnittpräparat einer submukösen Drüse. Immunzytochemischer Nachweis von CFTR in den serösen Zellen der submukösen Drüsen. **a, b** Durchlicht-Aufnahme. **c, d** Dunkelfeld-Darstellung. CFTR wurde mittels polyklonalem Antikörper dargestellt. CFTR wird überwiegend in den serösen Zellen gefunden. Im Durchlicht-Präparat erscheinen die serösen Drüsen dunkler. Spezifische Lysosom-Färbung identifiziert die serösen Zellen (nicht dargestellt)

Atemwegssekrete. Bei einer purulenten Entzündung der Atemwege mit nachfolgender Hypersekretion sind diese Sekrete ein erhebliches Hindernis, damit überhaupt eine Interaktion zwischen Genvektor-Komplexen und den Zielzellen erfolgen kann. Weiterhin konnte gezeigt werden, daß Surfactant-Bestandteile Liposom-DNA-Komplexe inaktivieren können, indem negativ geladene Phospholipide eine elektrostatische Wechselwirkung mit den kationischen Liposomen eingehen können. Während das Oberflächenepithel der Atemwege nach luminaler, topischer Applikation von DNA-Gentransfer-Komplexen transfiziert werden kann, ist es nur zu einem sehr geringen Prozentsatz möglich, durch diese Form der Applikation die submukösen Drüsen zu erreichen.

Eine zweite Form der Appliktion von DNA-Gentransfer-Komplexen ist theoretisch über die Blutbahn möglich. Als mögliche Barrieren für den erfolgreichen Transfer sind das Blut mit seinen Bestandteilen und möglichen Interaktionen mit diesen Bestandteilen anzusehen. Als zweites müssen die DNA-Gentransfer-Komplexe nach intravenöser Applikation das Gefäßendothel, extrazelluläre Matrix und die Basalmembran überwinden, um an die Zielzellen zu gelangen (Abb. 15.7). Es konnte tierexperimentell gezeigt werden, dass durch Applikation von Entzündungsmediatoren das Gefäßendothel für Liposom-DNA-Komplexe durchlässig wird [15]. Diese Beobachtung lässt vermuten, dass in den entzündeten Bereichen der Lunge somit eine Anreicherung der DNA-Gentransfer-Komplexe erfolgen könnte. Um eine ausreichend hohe Transfektion der submukösen Drüsen zu erreichen ist aber ein Rezeptor-vermittelter Gentransfer notwendig. Einen Schwerpunkt der augenblicklichen Forschung stellt deshalb die Suche nach geeigneten Rezeptor-Liganden für die submukösen Drüsen dar. In all den bisher durchgeführten klinischen Studien mit viralen oder nichtviralen Vektoren wurde eine topische Applikation der DNA-Gentransfer-Komplexe vorgenommen [17].

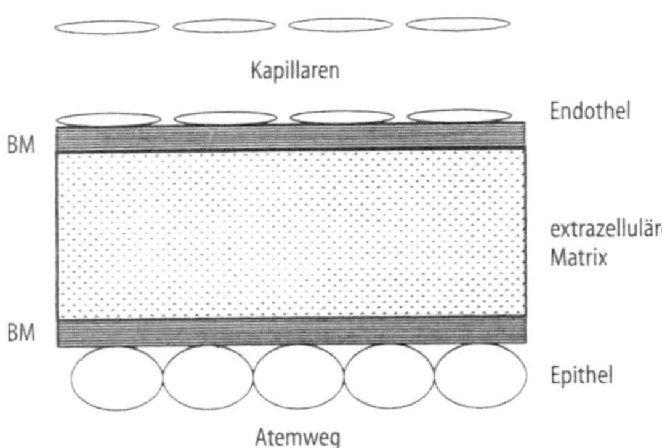

Abb. 15.7. Schematische Darstellung der möglichen Barrieren für den Transfer von Vektor-DNA-Komplexen nach intravenöser Applikation. Zunächst müssen die Komplexe durch z.B. Extravasation das Endothel der Kapillaren und die Basalmembran überwunden werden. Bis die Zielzellen, hier das Atemwegsepithel dargestellt, erreicht werden, muss der extrazelluläre Raum und nochmals die Basalmembran des Atemwegsepithels überwunden werden. Damit die Gen-Vektor-Komplexe an die Zielzellen gelangen, müssen unspezifische Interaktionen mit z.B. der extrazellulären Matrix geblockt werden. Andererseits sollte eine spezifische Interaktion mit den Zielzellen z.B. durch rezeptor-vermittelten Transfer optimert werden

15.2.2 Kationische Liposomen als Vektoren

Von den nichtviralen Genvektoren werden zur Zeit am häufigsten kationische Liposomen für den Gentransfer eingesetzt. Liposomen eignen sich zum Gentransfer in prokaryontische wie auch eukaryontische Zellen. Vorteile dieser Lipidvesikel sind ihre geringe Toxizität und ihre hohe Variabilität. Liposomen sind relativ einfach synthetisierbar, ihre Größe kann von 30 nm bis 10000 nm im Durchmesser variiert werden und ihre Zusammensetzung kann sehr unterschiedlich gestaltet werden, wodurch ihre Eigenschaften wie Oberflächenladung oder Hydrophobizität angepasst werden können [8, 9]. Der ursprüngliche Ansatz war es, DNA in Liposomen einzukapseln. Diese Arbeiten waren jedoch nur von geringem Erfolg [12]. DNA ist ein polyanionisches Molekül, seine negative Ladung behindert den Eintritt in die Zelle. Abbildung 15.8 zeigt eine elektronenmikroskopische Aufnahe eines Plasmids. Die DNA ist nicht kondensiert und für einen Abbau mit DNase zugänglich. Für Plasmid-DNA, welche nicht mit Vektorsystemen komplexiert ist, wurde der Ausdruck nackte Plasmid-DNA gewählt. Interesssant ist die Beobachtung verschiedener Arbeitsgruppen, dass auch mittels nackter Plasmid-DNA Gentransfer erfolgt. Die Effizienz ist aber etwa 100-1000-fach geringer als mit Plasmid-DNA, welche elektrostatisch an kationische Komplexe gebunden ist. Zum Ausgleich der negativen Ladung der DNA bieten sich sog. kationische Liposomen an. Die Verwendung von Lipiden mit kationischen Seitenarmen ermöglichte es DNA direkt an das Lipidmolekül anzulagern. Dadurch konnten Partikel hergestellt werden, die die Größe von Viren haben [9]. In Abb. 15.9 ist eine elektronenmikroskopische Aufnahme eines Plasmids gezeigt, welches alpha1-Antitrypsin exprimiert und mit Lipofectin komplexiert ist. Die Liposomen, die als kleine runde Strukturen erkennbar sind, haben sich aufgrund elektrostatischer Ladung an die negativ geladenen DNA angelagert. Die so entstandenen Komplexe sind heterogen. Im zeitlichen Verlauf ändert sich die Struktur dieser Komplexe. Ein Überschuss an positiven Ladungen von DNA-Lipid-Komplexen ermöglicht es diesen

Abb. 15.8. Elektronenmikroskopische Aufnahme eines Plasmids. Die DNA ist nicht kondensiert und für einen Abbau mit DNase zugänglich. Für Plasmid-DNA, welche nicht mit Vektorsystemen komplexiert ist, wurde der Ausdruck nackte Plasmid-DNA gewählt. Interessant ist die Beobachtung verschiedener Arbeitsgruppen, dass auch mittels nackter Plasmid-DNA Gentransfer erfolgt. Die Effizienz ist aber etwa 100-1000-fach geringer als mit Plasmid-DNA, welche elektrostatisch an kationische Komplexe gebunden ist

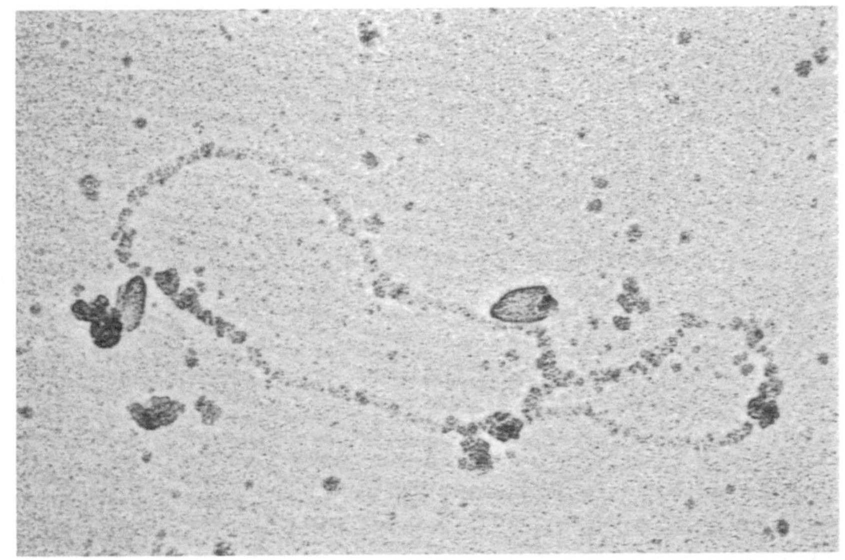

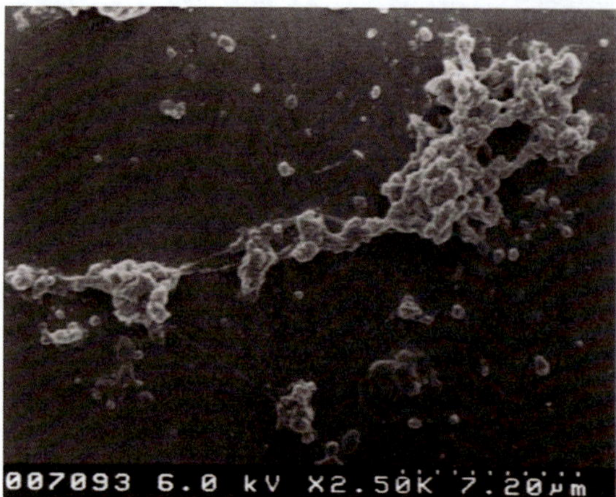

Abb. 15.9. Elektronenmikroskopische Aufnahme eines alpha1-Antitrypsin exprimierenden Plasmids, welches mit Lipofectin komplexiert ist. Die Liposomen, als kleine runde Strukturen erkennbar, haben sich aufgrund elektrostatischer Ladung an die negativ geladenen DNA angelagert. Die so entstandenen Komplexe sind heterogen. Im zeitlichen Verlauf ändert sich die Struktur dieser Komplexe. Ein Überschuss an positiven Ladungen von DNA-Lipid-Komplexen ermöglicht es diesen Komplexen (unspezifisch) an die Zelloberfläche zu binden

Komplexen (unspezifisch) an die Zelloberfläche zu binden. Durch eine Interaktion der negativ geladenen endosomalen membranständigen Lipide mit den kationischen Lipiden der Lipid-DNA-Komplexe kommt es zu einer noch nicht näher charakterisierten Freisetzung der DNA im Zytoplasma [25]. Kationische Lipid-DNA-Komplexe stellen das am weitesten fortgeschrittene Gentransfersystem aus der Gruppe der nichtviralen Vektoren dar. Eine große Anzahl von Arbeiten haben die Brauchbarkeit dieser Vektoren belegt [4, 22]. Der wesentliche Nachteil liposomaler Vektoren ist ihre geringe Transfereffizienz. Liposomen werden durch Endozytose in die Zelle aufgenommen. Daraufhin erfolgt im Zytoplasma eine Verschmelzung mit lysosomalen Vesikeln. Transferierte DNA wird in diesen lysosomalen Vesikeln zum größten Teil degradiert. Nur ein geringer Teil, der im Promillebereich anzusiedeln ist, gelangt zum eigentlichen Ziel, dem Zellkern. Die Expression liposomal transferierter DNA erfolgt nur vorübergehend, da sie nicht stabil in die chromosomale-DNA integriert wird, sie verbleibt epichromosomal. Zwar wird die eingeschleuste DNA zu Messenger-RNA transkribiert, die am Ribosom zu Protein umgeschrieben wird, doch bleibt dieser Effekt nur für einige Tage messbar. Klinische CF-Gentherapieversuche mit liposomalen Vektoren erfolgten bisher nur auf topischem Weg, als Aerosol oder durch direkte bronchoskopische Applikation, bzw. durch direktes Auftragen auf die Nasenschleimhaut. Ein wesentlicher Vorteil von Liposomen besteht in ihrer geringen Antigenizität im Vergleich zu viralen Vektoren.

15.2.3 Kationische Polymere als Genvektoren

Der zweite Ansatz für nicht-viralen Gentransfer ist es DNA mit verzweigten Polymeren, wie z.B Polyamidoamine Dendrimere [11] oder Polyethyleneimine zu modifizieren [2]. Wie bei kationischen Lipiden erlaubt der Überschuss an positiver Ladung eine Interaktion mit der Zellmembran. Die nicht protonierten Aminogruppen der Polymere führen vermutlich zur osmotischen Schwellung und zerstören die Endosomen [2] dadurch wird die DNA im Zytoplasma freigesetzt. Diese Form des Gentransfers erzielt eine hohe Transfektion in Zellkulturversuchen. Eigene Arbeiten haben gezeigt, dass Polymer-DNA-Komplexe auch in der Anwesenheit von Surfactant stabil bleiben und im Gegensatz zu Liposom-DNA-Komplexen ungehindert gute Transfektionen zeigen. Erste eigene In-vivo-Versuche zeigen auch eine hohe Gentransfer-Effizienz in die Lunge nach intratrachealer Anwendung.

15.2.4 Rezeptorvermittelter Gentransfer

Der dritte Ansatz ist der sog. Rezeptor-vermittelte Gentransfer. Dieser Ansatz ahmt den Rezeptor-vermittelten Zelleintritt von Viren nach. Dieses Verfahren wurde von Wu u. Wu entwickelt [24]. Das Prinzip ist, dass ein Polykation, z. B. Polylysin, verwendet wird, das DNA kondensieren kann. Eine Reihe von Rezeptor-Liganden wurden an Polylysine gekoppelt. DNA, die an solche Konjugate gebunden ist, kann spezifisch an Zellen binden, für die der jeweilige Rezeptor vorhanden ist. Es erfolgt eine Rezeptor-vermittelte Endozytose. Der Abbau der eingekapselten DNA kann vermindert werden, wenn Endosom zerstörende Moleküle von inaktivierten Viren oder Membran destabilisierenden Peptiden in den DNA bindenden Komplex integriert werden. [13]. Genexpression in der Lunge nach Rezeptor-vermittelter Aufnahme wurde bislang nur im Tierversuch durchgeführt.

15.2.5 Zusammenfassung

Vergleich viraler mit nichtviralen Gentransfersystemen

Nichtvirale Gentransfersysteme haben zwar eine deutlich geringere Gentransfer-Effizienz als virale Vektoren, trotzdem haben nichtvirale Systeme Vorteile gegenüber viralen Vektoren:

Liposomen sind nicht immunogen, das Risiko eines Rekombinationsereignisses mit gleichzeitig stattfindender Wildtyp-Adenovirus-Infektion ist nicht gegeben [16]. Die Größe der zu transferierenden DNA ist mit nichtviralen Vektorsystemen nicht begrenzt. Dies wird zukünftig von größerer Bedeutung sein, da gezeigt werden konnte, dass auf Introns des CFTR-Gens regulatorische Elemente liegen. Dies hat zur Konsequenz, dass durch das alleinige Einschleusen der cDNA der Zelle Regulationsmechanismen genommen sind, wodurch sie die Expression von CFTR steuern kann. Des Weiteren wäre es nicht wünschenswert, virale Promotoren wie CMV einzusetzen, sondern den CFTR-Promotor mit dem kompletten CFTR-Gen einzuschleusen. Dabei ist aber die augenblickliche Verpackungskapazität viraler Vektoren überschritten. Es gibt bereits erste Untersuchungen mit künstlichen Chromosomen, wie z. B. YACs („yeast artificial chromosomes") oder BACs („bacterial artificial chromosomes") und eine neue Technologie zur Herstellung menschlicher künstlicher Chromosomen, sog. HACs („human artificial chromosome") ist in Entstehung [20]. Damit soll die stabile Weitergabe des CFTR-Gens in seiner natürlichen, genomischen Form erreicht werden. Für den Transfer solcher künstlicher Chromosomen können nur nichtvirale Vektorsysteme verwendet werden. Zukünftig werden möglicherweise Vektoren entwickelt, die die positive Seite der viralen Vektoren - hohe Gentransfer-Effizienz - mit den positiven Eigenschaften der nichtviralen Vektoren vereinen. In diesem Zusammenhang wurde der Begriff des „Virosoms" geprägt. Das Virosom ist vollständig aus synthetischen Komponenten aufgebaut, welches aber nach dem Bauprinzip von Viren aufgebaut ist.

15.3 Molekulare Pharmakotherapie

C. Randak, D. Reinhardt

Die „molekulare Pharmakotherapie" der cystischen Fibrose ist eine sehr junge Forschungsrichtung, die nach Verbindungen sucht, die in der Lage sind, den „Basisdefekt" der CF, nämlich die gestörte cAMP-abhängige Chloridsekretion, zu modulieren. Auf der Grundlage der Kenntnis solcher Verbindungen sollen in der Zukunft Pharmaka für den Einsatz in der Therapie der cystischen Fibrose entwickelt werden. Der folgende Abschnitt fasst die bisherigen Kenntnisse über die Pharmakologie des Cystic-fibrosis-transmembrane-conductance-regulator- (CFTR) Chloridkanals zusammen. Es folgt eine Besprechung der Stoffgruppen, die in der Lage sind, die Effekte einiger krankheitsassoziierter Mutationen auf die Translation von CFTR und auf dessen Prozessierung zur Plasmamembran zu kompensieren.

15.3.1 Molekulare Pharmakologie des CFTR-Cl^--Kanals

Im Folgenden werden verschiedene Stoffklassen behandelt, die in der Lage sind, transmembrane CFTR-Chloridströme zu aktivieren oder zu hemmen (Abb. 15.10). Eine umfangreiche Übersicht mit vielen Literaturverweisen stellt [54] dar.

Aktivatoren von CFTR

Xanthinderivate

Vertreter der Familie der Xanthin-Verbindungen können sehr verschiedene zelluläre Effekte auslösen, wie die Mobilisation von intrazellulärem Ca^{2+} [20], der Hemmung von Phosphodiesterasen [4] und von Phosphatasen [15] sowie die Blockade von Adenosin-Rezeptoren [34].

3-isobutyl-1-methylxanthin (IBMX, Abb. 15.11) stimuliert in Kombination mit dem Adenylatzyklase-Aktivator Forskolin transmembrane CFTR und ΔF508-CFTR-Chloridströme [19]. Die für die Stimulation nötigen IBMX-Konzentrationen liegen im millimolaren Bereich und übersteigen damit die zur Hemmung der Phosphodiesterase nötigen Konzentrationen [66] um ein Vielfaches. Die Stimulation von ΔF508-CFTR erfordert signifikant höhere IBMX-Konzentrationen als die Stimulation von Wildtyp-CFTR [19], ohne dass in diesem Konzentrationsbereich höhere IBMX-Konzentrationen noch zu höheren cAMP-Spiegeln führen. Der Effekt von IBMX auf CFTR im millimolaren Konzentrationsbereich wird heute als cAMP-unabhängig angesehen [2]. Es wurde vorgeschlagen, dass IBMX CFTR-Chloridströme durch Hemmung der CFTR-Dephosphorylierung vergrößert [5]. Möglicherweise spielt jedoch auch eine direkte Interaktion von IBMX und CFTR eine Rolle bei der Generierung verlängerter Kanalöffnungen [54].

8-cyclopentyl-1,3-dipropylxanthin (CPX, Abb. 15.10) ist eine Xanthin-Verbindung, von der die Arbeitsgruppe von Pollard zeigte, dass sie sowohl die Prozessierung von ΔF508-CFTR zur Plasmamembran fördert als auch die CFTR-Kanalaktivität stimuliert. Dabei bindet die Substanz wahrscheinlich an die erste nukleotidbindende Domäne (NBD1) von CFTR [3, 14, 24]. Diese Substanz befindet sich bereits in klinischer Evaluation. Zur Zeit wird in einer klinischen Studie mit erwachsenen CF-Patienten die

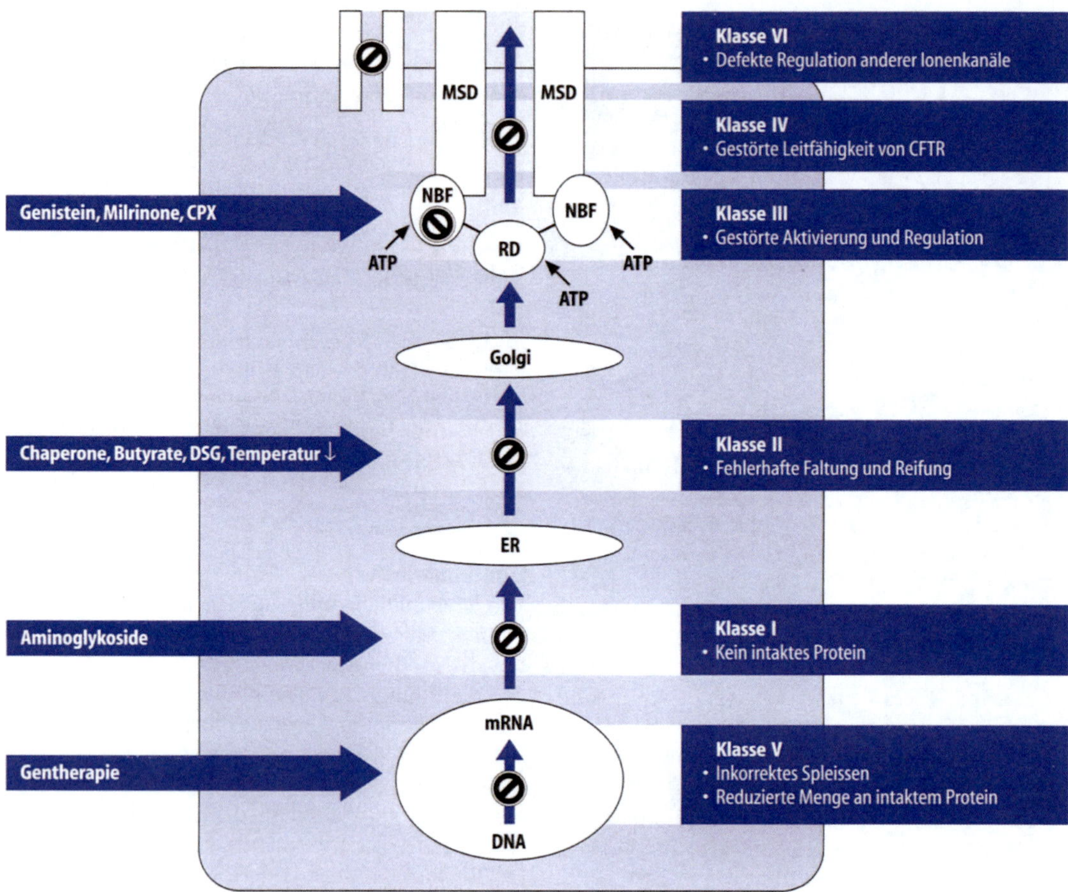

Abb. 15.10. Angriffspunkte von Pharmaka, die in den Transportmechanismus für CFTB eingreifen

Pharmakokinetik sowie der Effekt von CPX auf die Chloridsekretion der Nasenschleimhaut und die Schweiß-Chloridkonzentration untersucht.

Bipyridinone

Milrinon und Amrinon sind Klasse-III-Phosphodiesterase-Inhibitoren, die durch Erhöhung intrazellulärer cAMP-Spiegel CFTR-Chloridionenströme in Atemwegsepithelzellen stimulieren können [37]. Durch Kombination des Adenylatzyklase-Aktivators Forskolin und Milrinon gelang es auch in einer menschlichen Nasenpolypzell-Linie, die homozygot für ΔF508-CFTR ist (CF-T43), und primären CF-Nasenpolypzellen CFTR-Chloridströme zu induzieren [38]. Die Kombination aus Forskolin und Milrinon konnte auch bei ΔF508-homozygoten CF-Mäusen eine Hyperpolarisation des Nasenschleimhautepithels bewirken, die offensichtlich auf einer Chloridsekretion durch den vorhandenen Anteil an korrekt zur Plasmamembran prozessierten ΔF508-CFTR beruhte [39].

Milrinon ist eine Substanz, die bei Herzinsuffizienz kurzfristig intravenös verabreicht positiv inotrop und vasodilatatorisch wirkt. Diese Substanz steht daher im Zusammenhang mit der molekularen Pharmakotherapie bei CF eher für ein Wirkprinzip, für das ähnliche Pharmaka entwickelt werden müssen, die für den Einsatz in der Therapie der CF geeigneter sind.

Isoflavonoide und Flavonderivate

Das Isoflavonoid Genistein (4′,5,7-trihydroxyisoflavon, Abb. 15.11) ist eine natürlicherweise in Hülsenfrüchten enthaltene Substanz, die auf einige ATP bindende Enzyme, wie Tyrosinkinasen [1], DNA Topoisomerase II [42] und Protein-Histidinkinase [26], hemmend wirkt. Mitte der Neunzigerjahre fand man, dass diese Substanz in der Lage ist, CFTR-Chloridströme in einer Vielzahl von Zellsystemen einschließlich menschlichem Atemwegsepithel zu stimulieren [13, 29–32, 40, 55, 58]. Darüber hinaus zeigte sich Genistein auch zur Stimulation von ΔF508-CFTR [28] und G551D-CFTR [33]-Chloridströmen in der Lage. Die ersten Studien über den Effekt von Genistein auf CFTR-Chloridströme gingen davon aus, dass diese Substanz eine oder mehrere intrazelluläre

Tyrosinkinasen hemmt, die normalerweise als Glieder einer unbekannten Signalkette eine hemmende Wirkung auf den CFTR-Kanal vermitteln [30,40,55]. Nachdem ein solcher hemmender Signalweg bislang nicht identifiziert werden konnte, wurde in jüngeren Studien die Hypothese vertreten, dass Genistein die Dephosphorylierung von CFTR hemmt und auf diese Weise eine Stimulation des Chloridionenflusses bewirkt [31, 49, 67]. Für diese Theorie sprach, dass Genistein-Behandlung CFTR exprimierender Zellen in der Tat zu einer höheren durchschnittlichen Phosphorylierung von CFTR führte [49], ohne die intrazellulären cAMP-Spiegel [30, 40, 55] oder die Aktivität der Proteinkinase A [49] zu erhöhen. Weitere Argumente waren, dass Genistein in CFTR exprimierenden Zellen eine basale CFTR-Aktivität stimulieren [30,40,55] bzw. eine durch cAMP-Erhöhung hervorgerufene Aktivität potenzieren [28,67], die cAMP-Stimulation aber nicht ersetzen konnte [31, 67]. Außerdem konnte im Einklang mit diesem Modell beobachtet werden, dass Genistein-Behandlung die Deaktivierung von CFTR nach Entzug von cAMP-Agonisten verzögerte [31,67]. Gegen die Vorstellung, der Genistein-Effekt auf CFTR beruhe in erster Linie auf einer Hemmung der Dephosphorylierung von CFTR, spricht jedoch, dass bislang keine Protein-Phosphatase identifiziert werden konnte, deren Aktivität von Genistein gehemmt wird. Außerdem kann Genistein die CFTR-Deaktivierung nach Unterbrechung der Phosphorylierung lediglich hinauszögern, nicht jedoch, wie der Protein-Phosphatase Inhibitor Calyculin A, verhindern. Die jüngsten Studien gehen schließlich davon aus, dass einer direkten Interaktion von Genistein und CFTR die größte Bedeutung bei der Stimulation der CFTR-Chloridionenströme zukommt. Es konnte nämlich nachgewiesen werden, dass Genistein die Aktivität von CFTR unabhängig vom Grad der Phosphorylierung erhöhen kann [28]. Einzelkanalableitungen mittels Patch Clamp-Technik von CFTR und ΔF508-CFTR in An- und Abwesenheit von zytoplasmatischem Genistein zeigten, dass Genistein die mittlere Kanalöffnungszeit und damit die „Offen"-Wahrscheinlichkeit individueller Kanäle erhöht, indem es die mittlere Dauer sogenannter Burst-Phasen verlängert [21, 28, 62]. Diese Effekte setzen die gleichzeitige Anwesenheit von hydrolysierbarem ATP [62, 64] oder GTP [21] voraus. Da die Verlängerung von Burst-Phasen einzelner CFTR-Kanäle auch bei CFTR-Varianten mit Mutationen in ihrer zweiten nukleotidbindenden Domäne (NBD2) beobachtet wird, von denen angenommen wird, dass sie die ATPase-Aktivität dieser Untereinheit vermindern, nicht jedoch bei CFTR-Varianten mit entsprechenden Mutationen der ersten nukleotidbindenden Domäne (NBD1) [11], wurde angenommen, dass Genistein direkt mit NBD2 interagiert und auf diese Weise mit der Beendigung einer Burst-Phase interferiert. Im Einklang mit diesem Modell konnte kürzlich gezeigt werden, dass Genistein an ein rekombinant hergestelltes NBD2-Polypeptid binden konnte, das gentechnisch an das Maltose bindende Protein aus Escherichia coli gekoppelt worden war, und die enzymatischen Aktivitäten dieses NBD2-Polypeptides hemmte. Es handelte sich um eine partielle Hemmung mit in Bezug auf ATP bzw. GTP kompetitiven und nichtkompetitiven Anteilen. Die Bindungsstellen für Genistein und ATP/GTP erwiesen sich in dieser Untersuchung als unterschiedlich, jedoch beeinflusste gebundenes Genistein die Affinität des Polypeptids für ATP/GTP und umgekehrt. Für die Bindung an das NBD2-Polypeptid erschien die Hydroxylgruppe am C-5 Atom von Genistein von großer Bedeutung [48].

Kürzlich wurde zusätzlich zum stimulierenden Effekt von Genistein auf die CFTR-Aktivität von einigen Untersuchern ein hemmender Effekt höherer Genistein-Konzentrationen gefunden und daher eine weitere Bindungsstelle mit geringerer Affinität vermutet [62]. Bislang gibt es allerdings keine Daten über die Position bzw. den assoziierten Mechanismus einer solchen zweiten Bindungsstelle.

Neben Genistein sind auch die Flavonderivate Apigenin, Kaempferol und Quercetin in der Lage, Dosisabhängig transepitheliale Chloridleitfähigkeiten sowohl in der Zellkultur (Calu-3 Zellen) als auch in vivo an menschlichem Nasenschleimhautepithel zu aktivieren [29].

Benzo[c]quinolizinium-Verbindungen

Die chemisch synthetisierten Moleküle 6-Hydroxy-10-chlorobenzo[c]quinolizinium (MBP-07) und 6-Hydroxy-7-chlorobenzo[c]quinolizinium (MPB-27) (Abb. 15.11) sind Vertreter einer neuen Familie selektiver, potenter CFTR-Aktivatoren, die eine sehr geringe zelluläre Toxizität zeigen. Diese Verbindungen aktivieren durch Glibenclamid hemmbare CFTR-Chloridströme sowohl in CFTR exprimierenden Zellkulturen als auch in tierischem respiratorischen Epithel und in menschlichem Nasenschleimhautepithel. Sie haben keinen Einfluß auf die intrazellulären cAMP- und ATP-Konzentrationen. Für MBP-07 konnte ferner gezeigt werden, dass diese Substanz keinen Einfluss auf die Proteinphosphatasen PP1, PP2A, PP2B, PP2C und die alkalische Phosphatase hat. Es wird daher vermutet, dass der Wirkmechanismus dieser Substanzen auf einer direkten Interaktion mit CFTR beruht [6].

Benzimidazolone

Die Benzimidazolone wurden ursprünglich als Modulatoren der Aktivität diverser Kaliumkanäle bekannt. Ein Vertreter dieser Familie, 5-trifluoromethyl-(5-chloro-2-hydroxyphenyl)-1,3-dihydro-2Hbenzimidazol-2-on (NS004, Abb. 15.11) war 1994 der erste beschriebene pharmakologische CFTR-Aktivator [23]. NS004 konnte die Aktivität von rekombinant in *Xenopus* Oozyten exprimiertem Wildtyp-CFTR und ΔF508 CFTR stimulieren, wenn diese zuvor cAMP-abhängig phosphoryliert wurden. In ausgeschnittenen „inside-out" orientierten Membran-Patches wird CFTR durch NS004 nur selten bzw. nicht stimuliert. Es könnte daher sein, dass NS004 nicht direkt mit phosphoryliertem CFTR interagiert oder dass der für den Effekt von NS004 kritische Phosphorylierungsstatus infolge exogener Phosphorylierung mit Proteinkinase A und ATP anders ist als nach intrazellulärer Phosphorylierung.

Die Wirksamkeit von NS004 auf die transepitheliale Chloridsekretion ist abhängig vom Epithelzelltyp. Während NS004 die transepitheliale Chloridsekretion von Primärkulturen von humanen Bronchialepithelzellen stimuliert, gelingt dies nicht bei Primärkulturen muriner Trachealepithelzellen oder bei der humanen Kolonkarzinom-Zellinie T84. Dies wird mit unterschiedlichen, zellspezifischen Effekten dieser Substanz auf basolaterale Kaliumkanäle erklärt, deren Aktivität für die Aufrechterhaltung einer transepithelialen Chloridsekretion essentiell ist [54].

Eine weitere Verbindung dieser Substanzfamilie, 1-ethyl-2-benzimidazolinon (1-EBIO), ist in der Lage, in relativ hohen Konzentrationen (EC_{50} = 490 µM) eine transepitheliale Chloridsekretion bei T84-Zellen hervorzurufen, wobei der Aktivierung eines basolateralen Ca^{2+}-abhängigen Kaliumkanals eine entscheidende Bedeutung zukommt [16, 17, 54].

Phosphatase-Inhibitoren

Bei der Regulation der CFTR-Aktivität spielt Phosphorylierung und Dephosphorylierung eine zentrale Rolle. Die Bedeutung verschiedener zellulärer Proteinphosphatasen bei der Deaktivierung variiert zellspezifisch. Becq et al. konnten in einer Studie zeigen, dass Hemmstoffe der alkalischen Phosphatase, nämlich Bromotetramisol, 3-isobutyl-1-methylxanthin (IBMX), Theophyllin und Vanadat, in der Lage sind, die spontane Deaktivierung von CFTR hinauszuzögern und die Dephosphorylierung von CFTR zu verringern. Außerdem konnten diese Phosphatase-Inhibitoren ohne zusätzliche cAMP-Agonisten sowohl in Wildtyp-CFTR exprimierenden Zellen als auch in Zellen, die CFTR mit den Mutationen R117H, G551D oder ΔF508 exprimierten, Chloridströme aktivieren [5].

Benzoxazol-Verbindungen

Die zentralen Muskelrelaxanzien Chlorzoxazon und Zoxazolamin sind sowohl bei der Kolonkarzinoma-Zellinie T84 als auch bei Primärkulturen humaner Bronchialepithelzellen in der Lage, eine transepitheliale Chloridsekretion zu stimulieren. Großen ursächlichen Anteil an dieser Chloridsekretion hat nach dem derzeitigen Wissensstand die Aktivierung eines basolateralen Ca^{2+}-abhängigen Kaliumkanals durch diese Substanzen (eine Zusammenfassung der bisherigen Erkenntnisse und Literaturstellen zu dieser Substanzgruppe findet sich in [54]).

Psoralene

8-Methoxypsoralen (8-MOP) ist eine natürlich vorkommende, photoreaktive Substanz, von der kürzlich gezeigt werden konnte, dass sie in Säuger-Zellkulturen in der Lage ist, CFTR-Chloridströme zu aktivieren [18]. Allerdings gelang es bislang nicht, mit 8-MOP CFTR in ausgeschnittenen „inside-out" orientierten Membran-"Patches" in Gegenwart von ATP zu aktivieren. Ebenso konnte 8-MOP nicht Wildtyp-CFTR, das in Xenopus-Oozyten rekombinant exprimiert wurde, aktivieren [54].

Inhibitoren von CFTR

Spezifische Inhibitoren des CFTR-Chloridkanals sind in der Forschung wichtig, da es durch sie gelingt, zelluläre Chloridionenströme CFTR zuzuordnen. Ohne das Wissen um spezifische CFTR-Inhibitoren ist die Entwicklung von CFTR-Aktivatoren undenkbar. Außerdem ist es für die Zukunft denkbar, dass die Entwicklung von CFTR-Inhibitoren für die Behandlung bestimmter Krankheiten, wie polyzystische Nierenerkrankung [59] oder sekretorische Diarrhön [22], von Nutzen sein könnte.

CFTR-Inhibitoren gehören verschiedenen Stoffgruppen an. Folgende Charakteristika lassen sich beobachten: CFTR-Kanalblocker sind alle Anionen, sie sind meistens lipophil und stellen oft recht große Moleküle dar [27].

Sulfonylharnstoffe

Glibenclamid (Abb. 15.10) und Tolbutamid hemmen in nanomolaren Konzentrationen ATP-sensitive Kaliumkanäle [45]. In deutlich höheren Konzentrationen, nämlich mit K_i-Werten von 20 µM (Glibenclamid) bzw. 150 µM (Tolbutamid), hemmen beide Stoffe CFTR-Chloridströme [57]. Obwohl es Hinweise darauf gibt, dass auch andere Chloridkanäle durch Glibenclamid gehemmt werden [47], wird diese Substanz heute in der Forschung von vielen Untersuchern zur Inhibition von CFTR benutzt.

Die Daten von Sheppard u. Robinson legen nahe, dass Glibenclamid CFTR von intrazellulär aus in anionischer Form im „Offen"-Zustand blockiert. Die Hemmbarkeit von CFTR-Kanälen durch Glibenclamid hängt von der Richtung des über die Membran angelegten elektrischen Feldes ab. Es wird angenommen, dass Glibenclamid in anionischer Form an eine Stelle innerhalb der Kanalpore bindet [56].

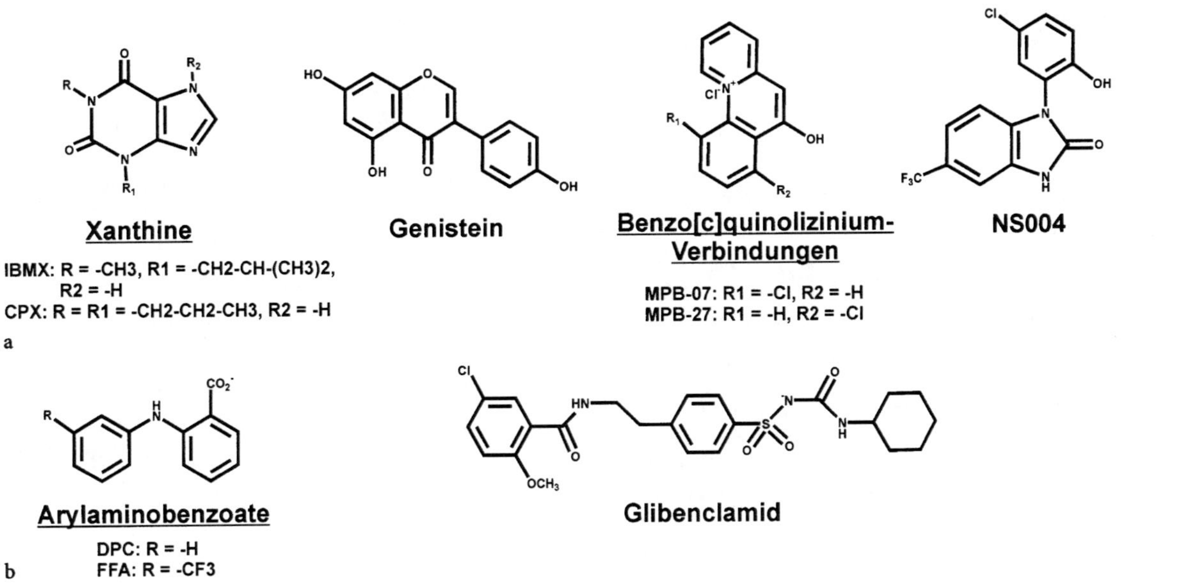

Xanthine

IBMX: R = -CH3, R1 = -CH2-CH-(CH3)2, R2 = -H
CPX: R = R1 = -CH2-CH2-CH3, R2 = -H

Genistein

Benzo[c]quinolizinium-Verbindungen

MPB-07: R1 = -Cl, R2 = -H
MPB-27: R1 = -H, R2 = -Cl

NS004

a

Arylaminobenzoate

DPC: R = -H
FFA: R = -CF3

Glibenclamid

b

Abb. 15.11 a, b. Chemische Struktur der wichtigsten Verbindungen, die die CFTR-Kanalaktivität modulieren können. **a** Aktivatoren der CFTR-Kanalaktivität, **b** Inhibitoren der CFTR-Kanalaktivität

Arylaminobenzoate

Diphenylamin-2-carboxylat (DPC) und die verwandte Flufenaminsäure (FFA) (Abb. 15.11) hemmen CFTR-Chloridionenflüsse bei negativem Membranpotential, d.h. ins Zellinnere gerichtete Ströme [43]. DPC blockiert die Kanalpore im „Offen"-Zustand des Kanals und zwar in erster Linie durch Bindung an Serin 341 im transmembranen Segment M6 des CFTR-Proteins. Darüber hinaus gibt es Daten, die für einen zusätzlichen Kontakt zum Segment M12 sprechen [44]. Am Beispiel der Hemmung von CFTR durch 5-nitro-2-(3-phenylpropylamino)-benzoat (NPPB) zeigten Walsh et al., dass in erster Linie der Benzoat-Ring und nicht der Phenyl-Ring der Arylaminobenzoate für die Hemmung des CFTR-Kanals ausschlaggebend ist [61]. Diese Autoren fanden ferner, dass es bis zu einem gewissen Grad eine positive Korrelation gibt zwischen der Länge der Kohlenstoffkette, die sich zwischen Benzoat-Ring und Phenyl-Ring befindet, und der hemmenden Wirkung der Arylaminobenzoat-Verbindung auf CFTR [60].

Stilbene

CFTR ist einer der wenigen Chloridkanäle, der nicht durch extrazelluläre 4,4′-diisothiocyanotostilben-2,2′-disulfonsäure (DIDS) bzw. 4,4′-dinitrostilben-2,2′-disulphonsäure (DNDS) inhibiert wird. Von der intrazellulären Seite der Plasmamembran können diese Anionen – abhängig von der Richtung des transmembranen elektrischen Feldes – die Kanalpore blockieren. Es wird angenommen, dass die Bindung an Arginin 347 dabei eine wichtige Rolle spielt [41].

15.3.2 Pharmakologische Beeinflussung von CFTR-Translation und -Prozessierung

Im Folgenden werden Stoffe besprochen, die nicht auf die Chloridkanal-Eigenschaften von CFTR wirken, sondern Translation, Proteinfaltung und Prozessierung von mutantem CFTR-Protein zur Plasmamembran beeinflussen. Die Bedeutung der Entwicklung solcher Substanzen für die molekulare Pharmakotherapie der cystischen Fibrose liegt darin, dass eine Reihe CF-assoziierter Mutationen, nämlich Klasse-I- und -II-Mutationen nach [65], diese Prozesse betreffen. Zusammenfassende Darstellungen dieser Verbindungen mit vielen Literaturverweisen finden sich in [9, 69].

Aminoglykoside

Bestimmte CF-assoziierte Mutationen, wie G542X, R553X oder W1282X, führen zum Einbau vorzeitiger Stop-Kodons in die CFTR-mRNA und infolgedessen zum Fehlen des CFTR-Proteins. Sowohl in einem heterologen Expressionssystem [25] als auch in einer CF-Bronchialepithelzellinie [7] konnte gezeigt werden, dass bestimmte Aminoglykoside, wie G-418 und Gentamicin, in der Lage sind, das Translations-Stop-Signal dieser Mutationen zu unterdrücken, so dass es zur Ausbildung von CFTR-Chloridkanälen in der Plasmambran kommt. Gegenstand aktueller Untersuchungen ist, inwieweit Gentamicin in verschiedenen Applikationsformen bei CF-Patienten mit Stop-Kodon-Mutationen in der Lage ist, cAMP-abhängige transmembrane Chloridströme wiederherzustellen.

Deoxyspergualin

Deoxyspergualin (DSG) ist ein potentes Immunsuppressivum, das mit Proteinfaltungsintermediaten um die Bindung an die Heat-shock-Proteine Hsp70 und Hsp90 konkurriert. ΔF508-CFTR wird in heterologen Expressionssystemen bei 37 °C normalerweise nicht zur Plasmamembran prozessiert. Dabei wird einer Komplexbildung mit Hsp70 eine besondere Bedeutung beigemessen [68]. Unter der Vorstellung, dass DSG die Wechselwirkung zwischen ΔF508-CFTR und Hsp70 beeinflussen kann, haben Jiang et al. die Wirkung von DSG auf ΔF508-Zell-Linien untersucht und bei DSG-Konzentrationen zwischen 10 und 100 µg/ml das Auftreten von cAMP-stimulierbaren CFTR-Chloridströmen beobachtet [36].

Butyrate

Butyratverbindungen, wie Natriumbutyrat und 4-Phenylbutyrat, sind kurzkettige Fettsäuren, die die Transkription verschiedener Gene beeinflussen können. Sie induzieren beispielsweise die Expression von fetalem Hämoglobin und können bei mehreren soliden Tumoren Apoptosevorgänge und andere zytotoxische Effekte auslösen [10, 46]. Butyrate sind in der Lage, CFTR-Expression und CFTR-Prozessierung zur Plasmamembran zu induzieren. Sie können in millimolaren Konzentrationen bei 37 °C die in der Zellkultur gestörte Prozessierung von ΔF508-CFTR, das normalerweise vorzeitig im Proteasom noch vor Erreichen des Golgi-Kompartiments abgebaut wird [35, 63], soweit korrigieren, dass ein Teil des mutierten CFTR die Plasmamembran in voll glykosyliertem Zustand erreicht und eine cAMP-abhängige Chloridleitfähigkeit ausbilden kann [12, 51]. Möglicherweise beeinflussen die Butyrate die Interaktionen des CFTR-Proteins mit zellulären Chaperonen oder sie beeinflussen direkt die Faltung des mutanten Proteins. Sie beeinflussen nach heutigen Erkenntnissen nicht die Eigenschaften einzelner CFTR-Kanäle [51]. In einer randomisierten, doppelblind angelegten und placebokontrollierten Pilotstudie stellten Rubenstein et al. eine geringe aber signifikante Induktion von Chloridtransport durch Nasenschleimhaut-Potenzialdifferenzmessungen bei ΔF508-homozygoten CF-Patienten fest, nachdem diese eine Woche lang mit Phenylbutyrat 19 g/Tag behandelt wurden. Die Behandlung wirkte sich nicht auf die Schweißelektrolytkonzentrationen der Probanden aus [50]. Zur Zeit werden höhere Dosierungen sowie die Pharmakokinetik dieser Substanzen bei erwachsenen CF-Patienten untersucht.

Chemische Chaperone

Unter chemischen Chaperonen versteht man niedermolekulare Verbindungen, die Proteine vor denaturierenden Einflüssen und Aggregation schützen können [53]. Einige dieser Substanzen sind auch in der Lage, in vivo Faltung und Stabilität von Proteinen zu beeinflussen. In heterologen Expressionssystemen konnte gezeigt werden, dass die Prozessierung von ΔF508-CFTR zur voll glykosylierten, membranständigen Form durch die Anwesenheit von Glycerol [52], Trimethylamin-N-oxid (TMAO) und D_2O [8] induziert werden kann. Es wird vermutet, dass relativ hohe Konzentrationen der genannten Stoffe die intrazelluläre „Faltungsumgebung" des entstehenden CFTR-Polypeptids beeinflussen, wodurch Proteinfaltungsvorgänge verändert ablaufen.

15.3.3 Zusammenfassung

In den letzten Jahren wurden zahlreiche Substanzen identifiziert, die die Kanalaktivität von CFTR beeinflussen sowie den Effekt von CFTR-Mutationen auf die Translation und die Prozessierung von mutiertem CFTR kompensieren können. Die wichtigsten CFTR-Kanalaktivatoren sind Xanthinderivate, wie IBMX, Isoflavonoide, wie Genistein, Benzo[c]quinolizinium-Verbindungen, wie MPB-07 und MPB-27, sowie Benzimidazolone, wie NS004. Charakteristische Hemmstoffe des CFTR-Kanals sind Sulfonylharnstoffe, wie Glibenclamid, sowie Arylaminobenzoate, wie DPC und NPPB. Zu den derzeit meist diskutierten Substanzen, die den Effekt von CFTR-Mutationen auf die Proteinfaltung und die intrazelluläre Prozessierung zur Plasmamembran kompensieren können, gehören CPX und Butyrat-Verbindungen. Der Effekt bestimmter vorzeitiger Stop-Kodons, die einen kleinen Teil der CF-assoziierten Mutationen darstellen, auf die Translation der CFTR-mRNA kann zumindest in der Zellkultur durch Aminoglykoside, wie Gentamicin, kompensiert werden. Eine über die Darstellung in diesem Abschnitt hinausgehende Forschungsrichtung beschäftigt sich mit der Aktivierung alternativer Chloridkanäle beispielsweise über Purinrezeptoren oder durch intrazellulären Einstrom von Ca^{2+}-Ionen. Zu der Frage, inwieweit andere Chloridkanäle beim Menschen die Funktionen von CFTR kompensieren können, kann bislang allerdings nur spekulativ Stellung genommen werden.

Eine „molekulare Pharmakotherapie" spielt in der heutigen Therapie der CF noch keine Rolle.

Die bisherigen Erkenntnisse, die in diesem Kapitel besprochen wurden, geben jedoch zur Hoffnung Anlass, dass in Zukunft neue Pharmaka, deren Wirkmechanismus auf einer Kompensation des „Basisdefekts" der cystischen Fibrose beruht, die bisherige symptomatische Therapie der Mukoviszidose sinnvoll ergänzen können.

Literatur

Literatur zu 15.1

1. Anderson W (1998) Human gene therapy. Nature 392 (Suppl):25–30
2. Bals R, Xiao W, Weiner D, Sang N, Meegalla R, Wilson J (1999) Transduction of well-differentiated airway epithelium by adeno-associated viral vectors is limited by entry. J Virol 73:6085–6088.
3. Crystal RG, McElvaney NG, Rosenfeld MA, Chu CS, Mastrangeli A, Hay JG, Brody SL, Jaffe HA, Eissa NT, Danel C (1994) Administration of an adenovirus containing the human CFTR cDNA to the respiratory tract of individuals with cystic fibrosis. Nat Genet 8:42–51
4. Davis PB, Drumm M, Konstan MW (1996) Cystic fibrosis. Am J Respir Crit Care Med 154:1229–1256
5. Drumm M, Pope H, Cliff W, Rommens J, Marvin S, Tsui L, Collins F, Frizzell R, Wilson J (1990) Correction of the cystic fibrosis defect in vitro by retrovirus-mediated gene transfer. Cell 62:1227–1233
6. Ferrari FK, Samulski T, Shenk T, Samulski RJ (1996) Second-strand synthesis is a rate-limiting step for efficient transduction by recombinant adeno-associated virus vectors. J Virol 70:3227–3234
7. Fisher K, Burda J, Chen S-J, Wilson J (1996) Recombinant adenovirus deleted of aII viral genes for gene therapy of cystic fibrosis. Virology 217:11–22
8. Fisher KJ, Gao GP, Weitzman MD, DeMatteo R, Burda JF, Wilson JM (1996) Transduction with recombinant adeno-associated virus for gene therapy is limited by leading-strand synthesis. J Virol 70:520–532
9. Fisher KJ, Jooss K, Alston J, Yang Y, Haecker SE, High K, Pathak R, Raper SE, Wilson JM (1997) Recombinant adeno-associated virus for muscle directed gene therapy. Nat Med 3:306–312
10. Flotte T, Afione S, Solow R, Drumm M, Markakis D, Guggino W, Zeitlin P, Carter B (1993) Expression of the cystic fibrosis transmembane conductance regulator from a novel adeno-associated virus promoter. J Biol Chem 268: 3781–3790
11. Flotte T, Carter B (1998) Adeno-associated virus vectors for gene therapy of cystic fibrosis. Methods Enzymol 292
12. Goldman MJ, Lee PS, Yang JS, Wilson JM (1997) Lentiviral vectors for gene therapy of cystic fibrosis. Hum Gene Ther 8:2261–2268
13. Goldman MJ, Wilson JM (1995) Expression of alpha v beta 5 integrin is necessary for efficient adenovirus-mediated gene transfer in the human airway. J Virol 69:5951–59588
14. Gunzburg W, Fleuchaus A, Saller R, Salmons B (1996) Retroviral vector targeting for gene therapy. Cytokine Mol Ther 2:177–184
15. Jooss K, Yang Y, Fisher KJ, Wilson JM (1998) Transduction of dendritic cells by DNA viral vectors directs the immune response to transgene products in muscle fibers. J Virol 72: 4212–1423
16. Jooss K, Yang Y, Wilson JM (1996) Cyclophosphamide diminishes inflammation and prolongs transgene expression following delivery of adenoviral vectors to mouse liver and lung. Hum Gene Ther 7:1555–1566
17. Kerem B, Rommens JM, Buchanan JA, Markiewicz D, Cox TK, Chakravarti A, Buchwald M, Tsui L-C (1989) Identification of the cystic fibrosis gene: genetic analysis. Science 245:1073–1080
18. Lusky M, Christ M, Dieterle A, Dreyer D, Mourot B, Schultz H, Stoeckel F, Pavirani A, Mehtali M (1998) In vitro and in vivo biology of recombinant adenovirus vectors with E1, E1/E2A, or E1/E4 deleted. J Virol 72:2022–2032
19. Palese P (1998) RNA virus vectors: where are we and where do we need to go? Proc Natl Acad Sci USA 95:12750–12752
20. Qing K, Mah C, Hansen J, Zhou S, Dwarki V, Srivastava A (1999) Human fibroblast growth factor receptor 1 is a co-receptor for infection by adeno-associated virus 2. Nat Med 5:71–77
21. Riordan J, Rommens J, Kerem B, Alon N, Rozmahel R, Grzelczak Z, Zielenski J, Lok S, Plavsic N, Chou J-L, Drumm M, Iannuzzi M, Collins F, Tsui L-C (1989) Identification of the cystic fibrosis gene: cloning and characterization of complementary DNA. Science 245:1066–1073
22. Rommens J, Iannuzzi M, Kerem B, Drumm M, Melmer G, Dean M, Rozmahel R, Cole J, Kennedy D, Hidaka N, Zsiga M, Buchwald M, Riordan J, Tsui L-C, Collins F (1989) Identification of the cystic fibrosis gene: chromosome walking and jumping. Science 245:1059–1065
23. Samulski R (1993) Adeno-associated virus: integration at a specific chromosomal locus. Curr Opin Genet Div 3: 74–80
24. Samulski R, Srivastava A, Berns K, Muzyczka N (1983) Rescue of adeno-associated virus from recombinant plasmids: gene correction within the terminal repeats of AAV. Cell 33:135–143
25. Schiedner G, Morral N, Parks R, Wu Y, Koopmans S, Langston C, Graham F, Beaudet A, Kochanek S (1998) Genomic DNA transfer with a high-capacity adenovirus vector results in improved in vivo gene expression and decreased toxicity. Nat Genet 18:180–183
26. Summerford C, Bartlett J, Samulski R (1999) $\alpha_v\beta_5$ integrin: a co-receptor for adeno-associated virus type 2 infection. Nat Med 5
27. Summerford C, Samulski RJ (1998) Membrane-associated heparan sulfate proteoglycan is a receptor for adeno-associated virus type 2 virions. J Virol 72:1438–1445
28. Wagner JA, Reynolds T, Moran ML, Moss RB, Wine JJ, Flotte TR, Gardner P (1998) Efficient and persistent gene transfer of AAV-CFTR in maxillary sinus. Lancet 351
29. Wang G, Davidson BL, Melchert P, Slepushkin AV, Van Es HH, Bodner M, Jolly DJ, McCary JPB (1998) Influence of cell polarity on retrovirus-mediated gene transfer to differentiated human airway epithelia. J Virol 72:9818–9826
30. Welsh MJ, Ramsey BW (1998) Research on cystic fibrosis. Am J Respir Crit Care Med 157:S148–S154
31. Wilson JM (1996) Adenoviruses as gene-delivery vehicles. N Engl J Med 334:1185–1187
32. Worgall S, Wolff G, Falck-Pedersen E, Crystal R (1997) Innate immune mechanisms dominate elimination of adenoviral vectors following in vivo administration. Hum Gene Ther 8:13–44
33. Xiao X, Li J, Samulski RJ (1996) Efficient long-term gene transfer into muscle tissue of immunocompetent mice by adeno-associated virus vector. J Virol 70:8098–8108
34. Yang Y, Ertl HC, Wilson JM (1994) MHC class I-restricted cytotoxic T lymphocytes to viral antigens destroy hepatocytes in mice infected with E1-deleted recombinant adenoviruses. Immunity 1:433–442

35. Yang Y, Greenough K, Wilson JM (1996) Transient immune blockade prevents formation of neutralizing antibody to recombinant adenovirus and allows repeated gene transfer to mouse liver. Gene Ther 3:412–420
36. Yang Y, Su Q, Wilson JM (1996) Role of viral antigens in destructive cellular immune responses to adenovirus vector-transduced cells in mouse lungs. J Virol 70:7209–7212
37. Yeh P, Perricaudet M (1997) Advances in adenoviral vectors: from genetic engeneering to their biology. FASEB J 11
38. Zabner J, Freimuth P, Puga A, Fabrega A, Welsh M (1997) Lack of high affinity fiber receptor activity explains the resistance of ciliated airway epithelia to adenovirus infection. J Clin Invest 100:1144–1149
39. Zhang L, Wang D, Fischer H, Fan PD, Widdicombe J, Kan Y, Dong JY (1998) Efficient expression of CFTR function with adeno-associated virus vectors that carry shortened CFTR genes. Proc Natl Acad Sci USA 95:10158–10163
40. Stewart et al. (1991) Cell 67:145–154
41. Clark et al. (1995) Hum Gene Ther 6:1329–1341

Literatur zu 15.2

1. Boat TF, Boucher RC (1993) Cystic Fibrosis. In: Murray JF, Nadel JA (eds) Respiratory medicine. W. B. Saunders, Philadelphia, pp 1418–1450
2. Boussif O, Lezoualć HF, Zanta MA, Mergny MD, Scherman D, Demeneix B, and Behr J-P (1995) A versatile vector for gene and oligonucleotide transfer into cells in culture and in vivo: Polyethyleneimine. Proc Natl Acad Sci 92: 7297–7301
3. Caplen NJ, Alton EWFW, Middleton PG, Dorin JR, Stevenson BJ, Gao X, Durham SR, Jeffrey PK, Hodson ME, Coutelle C, Huang L, Porteous DJ, Williamson R, Geddes DM (1995) Liposome-mediated CFTR gene transfer to the nasal epithelium of patients with cystic fibrosis. Nat Med 1:39–46
4. Cheng SH, Marshall J, Scheule RK, Smith AE (1998) Cationic lipid formulations for intracellular gene delivery of cystic fibrosis transmembrane conductance regulator to airway epithelia. Methods Enzymol 292:697–717
5. Clarke LL, Grubb BR, Gabriel SE, Smithies O, Koller BH, and Boucher RC (1992) Defective epithelial chloride transport in a gene-targeted mouse model of cystic fibrosis. Science 257:1125–1128
6. Crystal RG (1995) The gene as the drug. Nat Med 1: 15–17
7. Engelhardt JF, Yankaskas JR, Ernst SA, Yang Y, Marino CR, Boucher RC, Cohn JA, Wilson JM (1992) Submucosal glands are the predominant site of CFTR expression in human bronchus. Nat Genet 2:240–248
8. Felgner PL, Gadek TR, Holm M, Roman R, Chan HW, Wenz M, Northrop JP Ringold GM, and Danielsen M (1987) Lipofection: a highly efficient lipid-mediated DNA transfection procedure. Proc Natl Acad Sci USA 84:7413–7417
9. Felgner PL, Ringold GM (1989) Cationic liposome-mediated transfection. Nature 337:387–388
10. Goncz KK, Kunzelmann K, Xu Z, Gruenert DC (1998) Targeted replacement of normal and mutant CFTR sequences in human airway epithelial cells using DNA fragments. Hum Mol Genet 12:1913–1919
11. Haensler J, Szoka FC (1993) Polyamidoamine cascade polymers mediate efficient transfection of cells in culture. Bioconjug Chem 4:372–379
12. Nicolau C, Cudd A (1989) Liposomes as carriers of DNA. Crit Rev Ther Drug Carrier Syst 6 (3):239–271
13. Plank C, Oberhauser B, Mechtler K, Koch C, Wagner E (1994) The influence of endosome-disruptive peptides on the gene transfer using synthetic virus-like gene transfer systems. J Biol Chem 269:12918–12924
14. Reid L (1960) Measurement of the bronchial mucous gland layer: a diagnostic yardstick in chronic bronchitis. Thorax 15:132–141
15. Rosenecker J, Zhang W, Hong K, Lausier J, Geppetti P, Yoshihara S, Papahadjopoulos D, Nadel J (1996) Increased liposome extravasation in selected tissues: effect of substance P. Proc Natl Acad Sci USA 14:7236–7241
16. Rosenecker J, Harms KH, Bertele RM, Pohl-Koppe A, Mutius EV, Nicolai T (1996) Adenovirus infection in cystic fibrosis patients: implications for the use of adenoviral vectors for gene transfer. Infection 24:5–8
17. Rosenecker J, Schmalix WA, Schindelhauer D, Plank C, Reinhardt D (1998) Towards gene therapy of cystic fibrosis. Eur J Med Res 3:149–156
18. Rosenecker J (eigene Vorarbeiten)
19. Rosenfeld MA, Yoshimura K, Trapnell BC, Yoneyama K, Rosenthal ER, Dalemans W, Fukayama M, Bargon J, Stier LE, Stratford-Pericaudet M, Guggino WB, Pavirani A, Lecocq JP, Crystal RG (1992) In vivo transfer of the human cystic fibrosis transmembrane conductance regulator gene to the airway epithelium. Cell 68:143–155
20. Schindelhauer D (1999) Construction of mammalian artificial chromosomes: prospects for defining an optimal centromere. Bioessays 21:76–83
21. Snouwaert JN, Brigman KK, Latour AM, Malouf NN, Boucher RC, Smithies O, and Koller BH (1992) An animal model for cystic fibrosis made by gene targeting. Science 257: 1083–1088
22. Stribling R, Brunette E, Liggitt D, Gaensler K, Debs R (1992) Aerosol gene delivery in vivo. Proc Natl Acad Sci USA 89:11277–11281
23. Sturgess J, Imrie J (1982) Quantitative evaluation of the development of tracheal submucosal glands in infants with cystic fibrosis. Am J Pathol 106:303–311
24. Wu GY and Wu CH (1988) Receptor-mediated gene delivery and expression in vivo. J Biol Chem 263:14621–14624
25. Xu Y, Szoka FC, Jr. (1996) Mechanism of DNA release from cationic liposome/DNA complexes used in cell transfection. Biochemistry 35:5616–5623
26. Yamaya M, Finkbeiner WE, and Widdicombe JH (1991) Ion transport by cultures of human tracheobronchial submucosal glands. Am J Physiol 261:L485–L490

Literatur zu 15.3

1. Akiyama T, Ishida J, Nakagawa S, Ogawara H, Watanabe S, Itoh N, Shibuya M, Fukami Y (1987) Genistein, a specific inhibitor of tyrosine-specific protein kinases. J Biol Chem 262:5592–5595
2. Al-Nakkash L, Hwang TC (1999) Activation of wild-type and deltaF508-CFTR by phosphodiesterase inhibitors through cAMP-dependent and -independent mechanisms. Pflügers Arch 437:553–561
3. Arispe N, Ma J, Jacobson KA, Pollard HB (1998) Direct activation of cystic fibrosis transmembrane conductance regulator channels by 8-cyclopentyl-1,3-dipropylxanthine (CPX) and 1,3-diallyl-8-cyclohexylxanthine (DAX). J Biol Chem 273:5727–5734
4. Beavo JA (1995) Cyclic nucleotide phosphodiesterases: functional implications of multiple isoforms. Physiol Rev 75:725–748
5. Becq F, Jensen TJ, Chang XB, Savoia A, Rommens JM, Tsui LC, Buchwald M, Riordan JR, Hanrahan JW (1994) Phosphatase inhibitors activate normal and defective CFTR chloride channels. Proc Natl Acad Sci USA 91: 9160–9164

6. Becq F, Mettey Y, Gray MA, Galietta LJ, Dormer RL, Merten M, Métayé T, Chappe V, Marvingt-Mounir C, Zegarra-Moran O, Tarran R, Bulteau L, Dérand R, Pereira MM, McPherson MA, Rogier C, Joffre M, Argent BE, Sarrouilhe D, Kammouni W, Figarella C, Verrier B, Gola M, Vierfond JM (1999) Development of substituted benzo[c]quinolizinium compounds as novel activators of the cystic fibrosis chloride channel. J Biol Chem 274:27415-27425
7. Bedwell DM, Kaenjak A, Benos DJ, Bebok Z, Bubien JK, Hong J, Tousson A, Clancy JP, Sorscher EJ (1997) Suppression of a CFTR premature stop mutation in a bronchial epithelial cell line. Nat Med 3:1280-1284
8. Brown CR, Hong-Brown LQ, Biwersi J, Verkman AS, Welch WJ (1996) Chemical chaperones correct the mutant phenotype of the delta F508 cystic fibrosis transmembrane conductance regulator protein. Cell Stress Chaperones 1: 117-125
9. Brown CR, Hong-Brown LQ, Welch WJ (1997) Strategies for correcting the delta F508 CFTR protein-folding defect. J Bioenerg Biomembr 29:491-502
10. Carducci MA, Nelson JB, Chan-Tack KM, Ayyagari SR, Sweatt WH, Campbell PA, Nelson WG, Simons JW (1996) Phenylbutyrate induces apoptosis in human prostate cancer and is more potent than phenylacetate. Clin Cancer Res 2:379-387
11. Carson MR, Travis SM, Welsh MJ (1995) The two nucleotide-binding domains of cystic fibrosis transmembrane conductance regulator (CFTR) have distinct functions in controlling channel activity. J Biol Chem 270:1711-1717
12. Cheng SH, Fang SL, Zabner J, Marshall J, Piraino S, Schiavi SC, Jefferson DM, Welsh MJ, Smith AE (1995) Functional activation of the cystic fibrosis trafficking mutant delta F508-CFTR by overexpression. Am J Physiol 268: L615-624
13. Chiang CE, Chen SA, Chang MS, Lin CI, Luk HN (1997) Genistein directly induces cardiac CFTR chloride current by a tyrosine kinase-independent and protein kinase A-independent pathway in guinea pig ventricular myocytes. Biochem Biophys Res Commun 235:74-78
14. Cohen BE, Lee G, Jacobson KA, Kim YC, Huang Z, Sorscher EJ, Pollard HB (1997) 8-cyclopentyl-1,3-dipropylxanthine and other xanthines differentially bind to the wild-type and delta F508 first nucleotide binding fold (NBF-1) domains of the cystic fibrosis transmembrane conductance regulator. Biochemistry 36:6455-6461
15. Croce MA, Kramer GL, Garbers DL (1979) Inhibition of alkaline phosphatase by substituted xanthines. Biochem Pharmacol 28:1227-1231
16. Devor DC, Singh AK, Bridges RJ, Frizzell RA (1996) Modulation of Cl-secretion by benzimidazolones. II. Coordinate regulation of apical GCl and basolateral GK. Am J Physiol 271:L785-795
17. Devor DC, Singh AK, Frizzell RA, Bridges RJ (1996) Modulation of Cl-secretion by benzimidazolones. I. Direct activation of a Ca(2+)-dependent K+ channel. Am J Physiol 271:L775-784
18. Devor DC, Singh AK, Bridges RJ, Frizzell RA (1997) Psoralens: novel modulators of Cl-secretion. Am J Physiol 272: C976-988
19. Drumm ML, Wilkinson DJ, Smit LS, Worrell RT, Strong TV, Frizzell RA, Dawson DC, Collins FS (1991) Chloride conductance expressed by delta F508 and other mutant CFTRs in Xenopus oocytes. Science 254:1797-1799
20. Endo M (1977) Calcium release from the sarcoplasmic reticulum. Physiol Rev 57:71-108
21. French PJ, Bijman J, Bot AG, Boomaars WE, Scholte BJ, de Jonge HR (1997) Genistein activates CFTR Cl-channels via a tyrosine kinase- and protein phosphatase-independent mechanism. Am J Physiol 273:C747-753
22. Gabriel SE, Brigman KN, Koller BH, Boucher RC, Stutts MJ (1994) Cystic fibrosis heterozygote resistance to cholera toxin in the cystic fibrosis mouse model. Science 266: 107-109
23. Gribkoff VK, Champigny G, Barbry P, Dworetzky SI, Meanwell NA, Lazdunski M (1994) The substituted benzimidazolone NS004 is an opener of the cystic fibrosis chloride channel. J Biol Chem 269:10983-10986
24. Guay-Broder C, Jacobson KA, Barnoy S, Cabantchik ZI, Guggino WB, Zeitlin PL, Turner RJ, Vergara L, Eidelman O, Pollard HB (1995) A1 receptor antagonist 8-cyclopentyl-1,3-dipropylxanthine selectively activates chloride efflux from human epithelial and mouse fibroblast cell lines expressing the cystic fibrosis transmembrane regulator delta F508 mutation. Biochemistry 34:9079-9087
25. Howard M, Frizzell RA, Bedwell DM (1996) Aminoglycoside antibiotics restore CFTR function by overcoming premature stop mutations. Nat Med 2:467-469
26. Huang J, Nasr M, Kim Y, Matthews HR (1992) Genistein inhibits protein histidine kinase. J Biol Chem 267: 15511-15515
27. Hwang TC, Sheppard DN (1999) Molecular pharmacology of the CFTR Cl-channel. Trends Pharmacol Sci 20: 448-453
28. Hwang TC, Wang F, Yang IC, Reenstra WW (1997) Genistein potentiates wild-type and delta F508-CFTR channel activity. Am J Physiol 273:C988-998
29. Illek B, Fischer H (1998) Flavonoids stimulate Cl conductance of human airway epithelium in vitro and in vivo. Am J Physiol 275:L902-910
30. Illek B, Fischer H, Santos GF, Widdicombe JH, Machen TE, Reenstra WW (1995) cAMP-independent activation of CFTR Cl channels by the tyrosine kinase inhibitor genistein. Am J Physiol 268:C886-893
31. Illek B, Fischer H, Machen TE (1996) Alternate stimulation of apical CFTR by genistein in epithelia. Am J Physiol 270: C265-275
32. Illek B, Yankaskas JR, Machen TE (1997) cAMP and genistein stimulate HCO3- conductance through CFTR in human airway epithelia. Am J Physiol 272:L752-761
33. Illek B, Zhang L, Lewis NC, Moss RB, Dong JY, Fischer H (1999) Defective function of the cystic fibrosis-causing missense mutation G551D is recovered by genistein. Am J Physiol 277:C833-839
34. Jacobson KA, Guay-Broder C, van Galen PJ, Gallo-Rodriguez C, Melman N, Jacobson MA, Eidelman O, Pollard HB (1995) Stimulation by alkylxanthines of chloride efflux in CFPAC-1 cells does not involve A1 adenosine receptors. Biochemistry 34:9088-9094
35. Jensen TJ, Loo MA, Pind S, Williams DB, Goldberg AL, Riordan JR (1995) Multiple proteolytic systems, including the proteasome, contribute to CFTR processing. Cell 83: 129-135
36. Jiang C, Fang SL, Xiao YF, O'Connor SP, Nadler SG, Lee DW, Jefferson DM, Kaplan JM, Smith AE, Cheng SH (1998) Partial restoration of cAMP-stimulated CFTR chloride channel activity in DeltaF508 cells by deoxyspergualin. Am J Physiol 275:C171-178
37. Kelley TJ, Al-Nakkash L, Drumm ML (1995) CFTR-mediated chloride permeability is regulated by type III phosphodiesterases in airway epithelial cells. Am J Respir Cell Mol Biol 13:657-664
38. Kelley TJ, Al-Nakkash L, Cotton CU, Drumm ML (1996) Activation of endogenous deltaF508 cystic fibrosis transmembrane conductance regulator by phosphodiesterase inhibition. J Clin Invest 98:513-520
39. Kelley TJ, Thomas K, Milgram LJ, Drumm ML (1997) In vivo activation of the cystic fibrosis transmembrane con-

ductance regulator mutant deltaF508 in murine nasal epithelium. Proc Natl Acad Sci USA 94:2604-2608

40. Lehrich RW, Forrest JN, Jr. (1995) Tyrosine phosphorylation is a novel pathway for regulation of chloride secretion in shark rectal gland. Am J Physiol 269:F594-600
41. Linsdell P, Hanrahan JW (1996) Disulphonic stilbene block of cystic fibrosis transmembrane conductance regulator Cl-channels expressed in a mammalian cell line and its regulation by a critical pore residue. J Physiol (Lond) 496:687-693
42. Markovits J, Linassier C, Fosse P, Couprie J, Pierre J, Jacquemin-Sablon A, Saucier JM, Le Pecq JB, Larsen AK (1989) Inhibitory effects of the tyrosine kinase inhibitor genistein on mammalian DNA topoisomerase II. Cancer Res 49:5111-5117
43. McCarty NA, McDonough S, Cohen BN, Riordan JR, Davidson N, Lester HA (1993) Voltage-dependent block of the cystic fibrosis transmembrane conductance regulator Cl-channel by two closely related arylaminobenzoates. J Gen Physiol 102:1-23
44. McDonough S, Davidson N, Lester HA, McCarty NA (1994) Novel pore-lining residues in CFTR that govern permeation and open-channel block. Neuron 13:623-634
45. Panten U, Schwanstecher M, Schwanstecher C (1996) Sulfonylurea receptors and mechanism of sulfonylurea action. Exp Clin Endocrinol Diabetes 104:1-9
46. Pelidis MA, Carducci MA, Simons JW (1998) Cytotoxic effects of sodium phenylbutyrate on human neuroblastoma cell lines. Int J Oncol 12:889-893
47. Rabe A, Disser J, Fromter E (1995) Cl-channel inhibition by glibenclamide is not specific for the CFTR-type Cl-channel. Pflügers Arch 429:659-662
48. Randak C, Auerswald EA, Assfalg-Machleidt I, Reenstra WW, Machleidt W (1999) Inhibition of ATPase, GTPase and adenylate kinase activities of the second nucleotide-binding fold of the cystic fibrosis transmembrane conductance regulator by genistein. Biochem J 340:227-235
49. Reenstra WW, Yurko-Mauro K, Dam A, Raman S, Shorten S (1996) CFTR chloride channel activation by genistein: the role of serine/threonine protein phosphatases. Am J Physiol 271:C650-657
50. Rubenstein RC, Zeitlin PL (1998) A pilot clinical trial of oral sodium 4-phenylbutyrate (Buphenyl) in deltaF508-homozygous cystic fibrosis patients: partial restoration of nasal epithelial CFTR function. Am J Respir Crit Care Med 157:484-490
51. Rubenstein RC, Egan ME, Zeitlin PL (1997) In vitro pharmacologic restoration of CFTR-mediated chloride transport with sodium 4-phenylbutyrate in cystic fibrosis epithelial cells containing delta F508-CFTR. J Clin Invest 100:2457-2465
52. Sato S, Ward CL, Krouse ME, Wine JJ, Kopito RR (1996) Glycerol reverses the misfolding phenotype of the most common cystic fibrosis mutation. J Biol Chem 271: 635-638
53. Schein CH (1990) Solubility as a function of protein structure and solvent components. Biotechnology 8: 308-317
54. Schultz BD, Singh AK, Devor DC, Bridges RJ (1999) Pharmacology of CFTR chloride channel activity. Physiol Rev 79:S109-144
55. Sears CL, Firoozmand F, Mellander A, Chambers FG, Eromar IG, Bot AG, Scholte B, De Jonge HR, Donowitz M (1995) Genistein and tyrphostin 47 stimulate CFTR-mediated Cl-secretion in T84 cell monolayers. Am J Physiol 269:G874-882
56. Sheppard DN, Robinson KA (1997) Mechanism of glibenclamide inhibition of cystic fibrosis transmembrane conductance regulator Cl-channels expressed in a murine cell line. J Physiol (Lond) 503:333-346
57. Sheppard DN, Welsh MJ (1992) Effect of ATP-sensitive K+ channel regulators on cystic fibrosis transmembrane conductance regulator chloride currents. J Gen Physiol 100: 573-591
58. Shuba LM, Asai T, Pelzer S, McDonald TF (1996) Activation of cardiac chloride conductance by the tyrosine kinase inhibitor, genistein. Br J Pharmacol 119:335-345
59. Sullivan LP, Wallace DP, Grantham JJ (1998) Epithelial transport in polycystic kidney disease. Physiol Rev 78: 1165-1191
60. Walsh KB, Wang C (1998) Arylaminobenzoate block of the cardiac cyclic AMP-dependent chloride current. Mol Pharmacol 53:539-546
61. Walsh KB, Long KJ, Shen X (1999) Structural and ionic determinants of 5-nitro-2-(3-phenylprophyl-amino)-benzoic acid block of the CFTR chloride channel. Br J Pharmacol 127:369-376
62. Wang F, Zeltwanger S, Yang IC, Nairn AC, Hwang TC (1998) Actions of genistein on cystic fibrosis transmembrane conductance regulator channel gating. Evidence for two binding sites with opposite effects. J Gen Physiol 111: 477-490
63. Ward CL, Omura S, Kopito RR (1995) Degradation of CFTR by the ubiquitin-proteasome pathway. Cell 83:121-127
64. Weinreich F, Wood PG, Riordan JR, Nagel G (1997) Direct action of genistein on CFTR. Pflügers Arch 434:484-491
65. Welsh MJ, Smith AE (1993) Molecular mechanisms of CFTR chloride channel dysfunction in cystic fibrosis. Cell 73:1251-1254
66. Yamamoto T, Yamamoto S, Osborne JC, Manganiello VC, Vaughan M, Hidaka H (1983) Complex effects of inhibitors on cyclic GMP-stimulated cyclic nucleotide phosphodiesterase. J Biol Chem 258:14173-14177
67. Yang IC, Cheng TH, Wang F, Price EM, Hwang TC (1997) Modulation of CFTR chloride channels by calyculin A and genistein. Am J Physiol 272:C142-155
68. Yang Y, Janich S, Cohn JA, Wilson JM (1993) The common variant of cystic fibrosis transmembrane conductance regulator is recognized by hsp70 and degraded in a pre-Golgi nonlysosomal compartment. Proc Natl Acad Sci USA 90: 9480-9484
69. Zeitlin PL (1999) Novel pharmacologic therapies for cystic fibrosis. J Clin Invest 103:447-452

Kapitel 16

Andere Maßnahmen

16

M. Götz, M. H. Schöni

INHALT

16.1 Heiltherapeutische Maßnahmen

M. H. Schöni

Sucht man in Medline unter dem Stichwort „Rehabilitation and cystic fibrosis“ so finden sich in den letzten 5 Jahren 91 Artikel, die aber beim näheren Hinsehen vor allem Probleme der Physiotherapie, der sportlichen Aktivität, der Selbsttherapie („self management“), der Selbstperzeption der Krankheit, der Therapiecompliance und der Lebensqualität behandeln.

Der moderne Rehabilitationsbegriff, manchmal auch Kur genannt, ist heute mit dem historischen Begriff des „Kuren“ nicht mehr zu vergleichen. Die moderne Kinderheilkunde unterteilt Heilverfahren für Kinder heute in therapeutische Interventionen, die entweder im Krankenhaus, im Sonderkrankenhaus, oder in der Fach- bzw. Spezialklinik abgeleistet werden. Heilverfahren in Rehabilitationskliniken oder Kurkliniken enthalten nicht nur den Auftrag der Diagnostik und Therapie sondern auch den Auftrag einer Leistungsbereitschaft im Bereich der Vorsorge. Dafür werden auch entsprechende Qualitätskriterien definiert [1]. Für solche Kliniken wird eine ärztliche Besetzung durch Spezialisten heute gefordert. Daher entwickeln sich je nach Bedürfnissen, lokalen und geographischen Gegebenheiten die früheren Kurkliniken zu spezifischen Rehabilitationskliniken mit eigener pädiatrischer oder jugendmedizinischer Spezialität. Zu finden sind Kliniken mit Schwerpunktbildung in Pneumologie und Allergologie, Dermatologie, Neurologie, und pädiatrischer Rheumatologie. Kliniken eigens für Patienten mit cystischer Fibrose sind bisher nicht ausgewiesen, wohl aber Kliniken, die neben anderen Patienten schwerpunktmässig auch Stationen für Patienten mit cystischer Fibrose führen (so. z.B. Amrum, Berchtesgaden, Davos und andere).

16.1.1 Anforderungen an Rehabilitationskliniken

Dem Problem der Therapie und der (Gesundheits)-Prophylaxe wird in solchen Spezialkliniken besonderer Wert zugemessen. Dazu bedarf es auch einer erweiterten spezialärztlichen Ausbildung für die leitenden Ärzte. Die Erfahrung zeigt, dass neben der klassischen medizinischen Versorgung ein tiefergreifendes sozialpädiatrisches Engagement und ein differenziertes Prophylaxeprogramm mit Ausbildung des Kindes, des Jugendlichen und der Eltern unabdingbar notwendig sind. Dies ist auch daraus ersichtlich, dass sich z. B. der Arbeitskreis Kinderkuren der Deutschen Gesellschaft für Sozialpädiatrie e.V. ausgesprochen mit der Problematik der Heilbehandlung von Kindern beschäftigt. Die Forderungen an die Kliniken beeinhalten die Aufstellung eines verbindlichen Indikationenkatalogs, einer Programmaufzeichnung der Angebote während der Behandlung und die Garantie leistungsfähiger personeller und sachlicher Ausstattung, um den hohen Anforderungen gerecht zu werden. Die integrative, ganzheitliche Betreuung des Kindes in seiner Umgebung mit der Mutter oder dem Vater wird unabdingbar gefordert. Der Gefahr des Abgleitens von spezialmedizinischer Diagnostik und Therapie im Sinne rehabilitativer Versorgung in einen „Kinderkurheimcharakter“ oder in eine „Urlaubsbetreuung“ ist entgegenzuwirken. Die Notwendigkeit und Wirksamkeit eines Rehabilitationsangebots wird besonders von Universitätskinderkliniken angezweifelt und von Kostenträgern oftmals abgelehnt.

Wissenschaftliche Beweise der Wirksamkeit einer Maßnahme in diesem Gebiet anzutreten sind schwierig [2]. Die Anforderung an eine Rehabilitationsklinik ist daher außerordentlich hoch anzusetzen. Wen mag es in dieser Situation wundern, wenn die Kosten eines Aufenthaltes in Rehabilitationseinrichtungen denjenigen von Universitätskliniken ähnlich sind. Die 24-h-Betreuung eines 2-jährigen Kindes in der Rehabilitation erfordert denselben Personalbedarf und erzeugt ähnliche Personalkosten wie die 24-h-Betreuung in einer Neonatologie. Da Klinikaufenthalte im Rehabilitationsbereich erfahrungsgemäß länger dauern als Akutaufenthalte, sind zusätzliche personalintensive Angebote wie z. B. Kindergarten, Kleinkinderbetreuung, Sporttherapie, spezielle Physiotherapie, etc. zu finanzieren (Abb. 16.1, 16.2) [3].

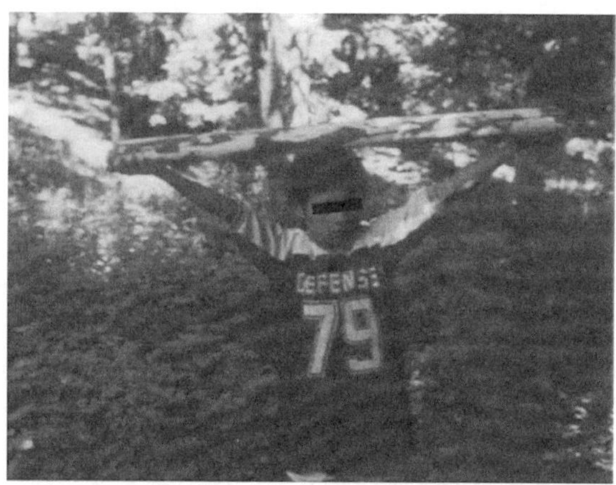

Abb. 16.1

16.1.2 Rehabilitation bei cystischer Fibrose

Rehabilitation bei CF wird meist mit den Schlagworten intensivierte Physiotherapie, Gymnastik, Sporttherapie, Erhöhung der Lebensqualität, psychohygienische Integration etc. umschrieben. Ein einheitliches und ganzheitliches Konzept fehlt aber weitgehend. Eine vom Autor in Davos durchgeführte Stärken-Schwächenanalyse eines Rehabilitationsaufenthaltes bei adoleszenten Patienten mit cystischer Fibrose (1993, n = 96, Alter 17 ± 9 Jahre) zeigte die in Tabelle 16.1 aufgeführten Ergebnisse.

Interessant ist dabei die Feststellung der befragten Patienten und Eltern, dass der Milieuwechsel sowohl bei den einen als Stärke als auch bei den anderen als Schwäche beurteilt wird. Auch wird die Gefahr der Pseudomonasübertragung als sehr hoch angesehen, insbesondere in denjenigen Rehabilitationskliniken, in denen Gruppentherapien und Gruppenveranstaltungen stattfinden. Als Stärke wird die besondere Logistik, d. h. das breit gefächerte Angebot für Physiotherapie, Sporttherapie, Sportmöglichkeiten im Innen- und Außenbereich und die kontrollierte Medikamenteneinnahme und Inhalationstherapie angegeben. Auch scheint die Auswirkung auf die Selbsteinschätzung für die Patienten wichtig zu sein.

Als Entscheidungshilfen für die Verordnung oder die Indikation eines rehabilitativen Aufenthalts sind die strenge Indikationsstellung, das Krankheitsstadium, das psychosoziale Umfeld und die Schul-Familienabsenz von Bedeutung. Es ist mit Nachdruck darauf hinzuweisen, dass schwergewichtige Ferienaktivitäten nicht als rehabilitatives Programm fehlinterpretiert werden dürfen; dies sowohl vom Patienten als auch vom Arzt nicht.

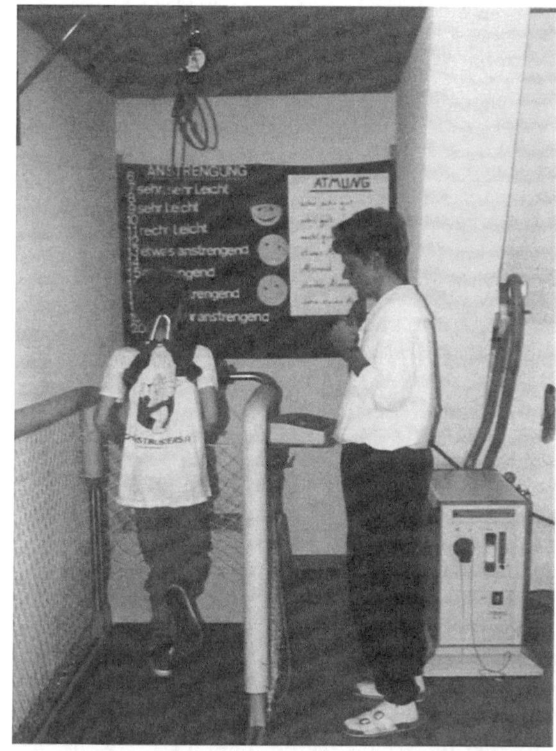

Abb. 16.1 – 16.2. Sporttherapie und leistungsphysiologische Abklärungen sind beliebte Maßnahmen, die sich während eines rehabilitativen Aufenthaltes anbieten

Die Vorteile, die aus Sicht des Spezialisten durch einen Rehabilitationsaufenthalt z. B. im Hochgebirge erwartet werden können, gehen aus der folgenden Auflistung hervor. Ähnliche Aussagen gelten in entsprechender Form auch für Aufenthalte am Meer.

Tabelle 16.1. Stärken und Schwächen eines rehabilitativen Aufenthalts

Stärken	Schwächen
Aufenthaltsdauer (4 Wochen)	Schulabsenz
Milieuwechsel	Milieuwechsel
Spezielle Logistik (Physio)	Pseudomonas-Übertragungsgefahr
Medikamentencompliance	Höhe bei O_2-Problemen
Informationswert (Aufklärung)	„Urlaubseinstellung" des Patienten
Behandlung von CF und Asthma (30-60%)	Erwartungen des Patienten
Finanzen (oft günstiger als Uniklinik)	-
Festigung körperlicher Fitness	-
Festigung der Selbsteinschätzung	-

■ Vorteile eines Rehabilitationsaufenthalts im Hochgebirge oder an der See

- Medikamenteneinsparung
- Verschnaufpause für die kranke Kinderlunge
- Allergenferien für die Lunge
- z. B. Cortisonferien für die Ekzemhaut
- professionelle Physiotherapie mit entsprechender Compliance
- anhaltende Langzeiteffekte und damit später Fehltagverminderung in Schule und Lehre
- Präventionsvermittlung (Eltern-, Patientenschulung, Risikofaktoren, Verschärfung des Gesundheitswissens)
- Stärkung des Selbstvertrauens
- Kosten-Nutzen-Analyse (Rentenversicherungen und KK haben eindeutige Beweise, dass bestimmte Aufenthalte später Kosten sparen)

16.1.3 Zusammenfassung

Heiltherapeutische Maßnahmen haben in der Behandlung der cystischen Fibrose insbesondere einen speziellen Stellenwert, weil anekdotische Fallberichte oder unkontrollierte Studien immer wieder über zum Teil spektakuläre therapeutische Erfolge berichten. Leider ist in der internationalen Literatur zu wenig über rehabilitative Konzepte bei Patienten mit cystischer Fibrose publiziert worden. In diesem Gebiet ist ein entsprechender Nachholbedarf unverkennbar.

16.2 Alternative Therapieansätze

M. Götz

Die komplementäre und alternative Medizin (KAM) hat neben der westlichen allopathischen (pharmakotherapeutischen) Medizin deutlich zugenommen, so dass bereits 1990 in den USA mehr als ein Drittel der Bevölkerung „unkonventionelle" Therapien in Anspruch nahm und die Zahl der Besuche bei derartigen „Therapeuten" höher lag als bei Allgemeinmedizinern [5]. Ähnliches fand sich 1995 in Großbritannien, wo 25% der Befragten alternative Therapeuten konsultieren und eine 75%ige Erfolgsrate angaben [11].

Für respiratorische Erkrankungen und Einsatz der KAM liegen einige Daten vor, für die CF finden sich trotz breiterer (?) Anwendung in den letzten Jahren keine wesentlichen Informationen. Dieser Beitrag versucht eine Positionierung der KAM im allgemeinen Behandlungskonzept der CF, wenngleich Aussagen einer „evidence based medicine" dafür fehlen. Alternativ und komplementär werden hier synonym verwendet.

16.2.1 Definition der komplementären und alternativen Medizin (KAM)

Unter komplementärer Medizin werden therapeutische und diagnostische Disziplinen verstanden, die weitgehend außerhalb von Institutionen existieren, in denen konventionelle Gesundheitswerte gelehrt und angeboten werden [20]. Neben der Behandlung von Erkrankungen ist vor allem der Gedanke der Prävention und der Erhaltung von Gesundheit und Wohlbefinden von Bedeutung. KAM hat im Gesundheitsangebot zunehmend Eingang gefunden, wobei unklar bleibt, was KAM genau ist und welche Stellung die unter KAM angebotenen Disziplinen im Verhältnis zur konventionellen Medizin einnehmen sollen.

Die Bezeichnung „komplementäre" Medizin weist auf die parallele Existenz neben der konventionellen Medizin hin und impliziert den ergänzenden „komplementären" Charakter. Dass die Praxis der KAM eine beträchtliche Erweiterung des Einkommens von Ärzten nach sich ziehen kann (und soll), wird – zumindest in den USA – freimütig diskutiert [8].

Die Liste der unter komplementärer Medizin angebotenen Therapien ist umfangreich und sehr heterogen. Sie reicht von Akupunktur bzw. -pressur über anthroposophische Medizin, Aromatherapie, Ayurveda, chinesische Medizin, Heiltherapie, Homöopathie, Hypnose, Meditation, Naturheilkunde und viele andere bis Yoga. Derzeit werden etwa 25 verschiedene Methoden gezählt [20], aber neue Therapieformen entstehen laufend und die Grenzen zwischen den einzelnen Therapien und zwischen der KAM und der konventionellen Medizin sind nicht immer scharf. Charakteristisch sind vielfach sprachliche Metaphern, Exotismen und der mythische „orientalische" Beiklang, der sich einer Übersetzung in die westliche Tradition entzieht. Therapieziele und Erfolgskriterien werden diffus kommentiert. In zunehmendem Maße sind auch religiöse Überzeugungen und das Gebet für einen Einfluss auf Morbidität und Mortalität herangezogen worden [6]. In Abhängigkeit vom jeweiligen Gesundheitssystem haben einzelne andernorts noch als komplementär gewertete Methoden wie die Osteopathie Eingang in moderne wissenschaftliche Ausbildungssysteme gefunden.

Die für chronisch kranke Menschen durchaus attraktiven allgemeinen Behandlungsstrategien der KAM umfassen den „holistischen" Behandlungsansatz, der physische, psychische, soziale und spirituelle Dimensionen berücksichtigt und quasi die zelluläre *und* die seelische Ebene ansprechen soll. Dieser Ansatz sollte natürlich auch in der konventionellen Medizin integriert sein und zur Qualitätsverbesserung beitragen [9].

So wurde in einer Metaanalyse 89 homöopathischer Studien bei verschiedenen Diagnosen mehr als ein Placeboeffekt nachgewiesen, ohne dass eine Überlegenheit bei einzelnen Diagnosen nachgewiesen werden konnte [12]. Nicht überraschenderweise werden weitere systematische Studien empfohlen. Allerdings ist die unpräzise und unbefriedigende Art der vorliegenden Studien vielen Kommentatoren suspekt [18].

In der Pädiatrie werden KAM-Methoden gerne angewendet und sind mit der Gefahr der Verkennung ernster Erkrankungen oder der Unterlassung präventiver Maßnahmen wie empfohlener Impfungen behaftet [10]. Bei verschiedenen akuten pädiatrischen Erkrankungen konnte kein signifkanter Einfluss einer komplementären Behandlung auf das klinische Ergebnis nachgewiesen werden [1].

16.2.2
Anwendung der KAM in der Pneumologie

Komplementäre Therapien mit Akupunktur, Homöopathie, Vitamin- und Spurenelement-Supplementierungen, Körper-Geist-Therapien wie Yoga und Hypnose sowie Phytotherapie werden bei Asthma, COPD und tumorbedingter Atemnot verwendet und wurden kritisch evaluiert [11]. Die Ergebnisse zeigen, dass derzeit auf Basis einer evidence based Beurteilung die Integration der KAM in die konventionelle Therapie nicht berechtigt ist, da kein Beweis für eine Wirksamkeit geliefert werden kann. Einzelne Studien zeigen interessante und möglicherweise relevante Ergebnisse etwa in der Behandlung von COPD mit Akupunktur, wo Lungenfunktion und Lebensqualität verbessert werden konnten [14].

Während Geist-Körper-Therapien sowie die Akupunktur als sicher zu betrachten sind, zeigen andere Methoden wie die Phytotherapie potentiell unerwünschte Wirkungen durch Verstärkung der Nebenwirkungen auf konventionelle Therapeutika. Gerade im Bereich der Asthma- und Allergie-Behandlung steht eine Vielfalt von pflanzlichen Substanzen zur Verfügung, die bei guter Wirksamkeit weniger Nebenwirkungen als medizinale Pharmaka aufweisen. Eine hilfreiche Übersicht dazu findet sich bei Bielory [3].

16.2.3
Ungewöhnliche sowie komplementäre und alternative Medizin bei CF

Anerkannte, wenn auch noch wenig intensiv eingesetzte Methoden wie Biofeedback – welches nicht der Komplementärmedizin zugerechnet wird – zur Atemerziehung zeigen bei Personen mit CF eine erfolgreiche Rekrutierung der Zwerchfellaktivität und der Lippenbremse sowie signifikante Verbesserungen der Atemvolumina und -flusswerte [4]. Auch Selbsthypnose zeigte bei Kindern mit CF eine Verbesserung der Peakfluss-Werte und des Kontroll-Lokus für die Erkrankung [2]. Entsprechende Kontrolluntersuchungen an größeren Probandengruppen stehen aus.

Eine der komplementären Therapie zugeordnete Behandlungsform ist die Massagetherapie [20], für die bei 20 Kindern mit CF nach einer einmonatigen 20-minütigen Massage vor dem Schlafengehen eine Verminderung von Angstgefühlen, Besserung der Stimmungslage und Besserung der Peakflow-Werte nachgewiesen werden konnte [7]. Auch die Eltern profitierten von dieser Behandlung. Das Beispiel der Massagetherapie zeigt gut die fließenden Grenzen zu konventioneller Begleitbehandlung, die bei CF meist mit Bindegewebsmassage kombiniert und bei Rehabilitationsaufenthalten eingesetzt wird. Die sich ergebende Erleichterung der Atmung neben und/oder durch Besserung der Befindlichkeit sind Therapieansätze, die zu vertiefen es sich möglicherweise lohnen würde.

Daten zur Verwendung anderer alternativer Therapien bei CF sind sehr spärlich. An der Clevelander CF-Klinik wurden 1992 bei allen 402 Patienten diesbezügliche Erhebungen durchgeführt. Dabei bedienten sich 66% nichtmedizinischer Therapien (religiöse, physikalische oder andere Methoden), von denen $^{2}/_{3}$ religiöser Natur waren [17]. Eine günstige Wirkung wurde in bis zu 95 % etwa beim Gemeinschaftsgebet erfahren, 69 % gaben z. B. auf Chiropraktik einen günstigen Effekt an. Die finanziellen Aufwendungen waren recht gering, das Vorgehen interferierte auch kaum mit der medizinischen Behandlung. Die Empfehlung einer offenen und möglichst emotionsfreien Diskussion über diese Behandlungen kann den Zugang zu den Patienten generell vertiefen.

Allgemeine Therapieziele werden bei CF wohl in erster Linie Verbesserung von Atmung, Schlaf, Stimmung, Verdauung, und Energie sein. Dagegen kann es keine wesentlichen Bedenken geben. Eine schroff ablehnende Haltung kann kontraproduktiv sein und die Gesprächsbasis belasten oder die Compliance für die engere medizinische Therapie verringern. Das Gespräch erlaubt auch eine rechtzeitige Warnung anzubringen, sollten Bedenken und Gefahren abzuschätzen sein.

In einer rezenten Studie in Wisconsin/USA konnte bei Auswertung von 201 Antworten auf einen Fragebogen gezeigt werden, dass 43% der Patienten im letzten Jahr alternative Medizin betrieben hatten, und daß 86% davon – meist Erwachsene – auch weiterhin dieser Methode anhängen [13]. Besonders haufig betrieben wurden Übungen („exercise“) (53%), Relaxation (36%), spirituelle Heilung (32%), Diäten (28%), Phytotherapie (21%) und Chiropraxis (22%). Allerdings erscheint schwer zu verstehen, warum Sport (53%) und Relaxationtechniken (36%) zur Alternativmedizin gezählt werden.

Die konventionelle Medizin wurde in 95%, die alternative in 87% als hilfreich bis sehr hilfreich bewertet. Immerhin 61% gaben die Verwendung der KAM gegenüber ihren Ärzten an. Besonders bemerkenswert erscheint, dass Anhänger der KAM signifikant schlechtere Lungenfunktions- und Ernährungswerte aufwiesen. Personen mit schlechterer Lungenfunktion und schlechterem Ernährungszustand scheinen sich verstärkt der KAM zuzuwenden; diese Daten sprechen für eine weiter fortgeschrittene Erkrankung und weniger für eine inadäquat durchgeführten Standard-Therapie.

Interessante, wenn auch ganz vorläufige, Ansätze scheinen sich aus der Verwendung von grünem Tee ergeben zu können, wo durch Tannine eine Hemmung der Neutrophilenelastase und damit ein Schutz vor Zerstörung der extrazellulären Matrix sowie eine additive Verstärkung der Aktivität von exogenem alpha-1-Protease Inhibitor (α1AT) nachgewiesen wurde. Die Relevanz dieser In-vitro-Daten für die Behandlung der CF ist gänzlich offen; vor allem könnten zur therapeutischen Wirkung unerreichbar hohe Mengen von grünem Tee erforderlich sein [15].

Alternative Ernährungstrategien aus dem Bereich der KAM umfassen einseitige und in der Nährstoffzusammensetzung nicht adäquate Konzepte, die vermieden werden müssen, da Ernährungsstörungen verstärkt werden können und ein Gewichtsverlust droht. Die Gabe von Megadosen von Vitaminen als Antioxidanzien wie etwa Vitamin C oder E ist abzulehnen bzw. nicht gerechtfertigt.

16.2.4 Zusammenfassung

An der zunehmenden Verbreitung der komplementären/alternativen Medizin besteht kein Zweifel. Welchen Schluss soll man aus den vorliegenden Daten (oder dem Fehlen derselben) für respiratorische Erkrankungen generell und für CF im besonderen ziehen? Die Analysen ergeben mit wissenschaftlichen Methoden keine nachweisbaren Effekte [19]. Trotzdem zeigen einzelne Doppelblindstudien mit Homöopathie oder Akupunktur für Asthma möglicherweise sinnvolle Vorteile. Die Phytotherapie ist umstritten und weist meist nur einen unspezifischen expektorierenden Effekt auf.

Für CF sind die Daten sehr spärlich, die bisherigen Erhebungen lassen keine echten Nachteile erkennen. Interferenzen mit der allopathischen Medizin dürften die Ausnahme sein, müssen aber stets bedacht werden. Seriöse Naturheilpraktiker und Homöopathen dürften sich nur zu einem geringen Teil in der CF versuchen und stehen nicht an, die Behandlungsfortschritte auf die Schulmedizin zurückzuführen [16].

Verhaltensmaßnahmen und psychologische Führung sind anerkannte Therapieformen und sollten nach Bedarf begleitend eingesetzt werden. Diese Unterstützung kann oft zum Verzicht auf alternative Therapieformen heran gezogen werden. Wenn auch die meisten KAM-Ansätze harmlos sind, so soll der fehlende Nachweis einer Wirksamkeit und die mögliche Gefährdung eindeutig und unmissverständlich, aber vernünftig und moderat angesprochen werden. Einer Störung oder Vernachlässigung der konventionellen Medizin muss energisch entgegengetreten werden. „Heilungs"ansprüchen für CF von selbsternannten Experten und Therapeuten ist mit größtem Misstrauen zu begegnen, da es sich möglicherweise von vornherein um Scharlatane handelt. Aufgrund der (umfangreichen) notwendigen Medizin ist es abzulehnen, Zeit und Energie in Methoden zu stecken, die im besten Fall nicht schaden, aber auch zu Nebenwirkungen wie Gewichtsverlust und Schmerzen führen können [16].

Unter der Voraussetzung einer ungestörten konventionellen Therapie und der Wahrung der Sicherheit der komplementären Methoden erscheint der Einsatz der KAM auf einer individuellen empirischen Basis derzeit nicht prinzipiell abzulehnen zu sein. Damit kann den Wünschen mancher Patienten Rechnung getragen werden. Zu bedenken ist allerdings, dass angesichts der oft nötigen Pharmakopolypragmasie der CF zusätzliche Medikamente und Therapien die Patienten überfordern und somit einen Verlust an Therapieadhärenz zu Lasten gesicherter Therapien nach sich ziehen könnten. Zusätzliche Daten zu Wirkung und Wirksamkeit der KAM auf dem Boden der medizinischen Forschung und schlüssigen Beweisführung durch korrekte Untersuchungsansätze sind höchst wünschenswert und sollten in entsprechenden Untersuchungsprogrammen erhoben werden.

Literatur

Literatur zu 16.1

1. Stern M, Sens B, Wiedemann B (1998) Mukoviszidose Qualitätssicherung. Probleme, Erfolg und Zukunft 1995-1998. Z Arztl Fortbild Qualitätssich 92:513-519
2. Simon HU, Grotzer M, Nikolaizik WH, Blaser K, Schöni MH (1994) High altitude climate therapy reduces peripheral blood T lymphocyte activation, eosinophilia and bronchial obstruction in children with house-dust mite allergic asthma. Pediatric Pulmonol 17:304-311
3. Horak E, Schöni MH (1992) Stationäres Mutter-Kind-Projekt. Informations- und Therapiekonzept für Lungenerkrankungen des Kleinkindesalters. Der Kinderarzt 23: 1827-1830

Literatur zu 16.2

1. Armishaw J, Grant CC (1999) Use of complementary treatment by those hospitalised with acute illness. Arch Dis Child 81:133-137
2. Belsky J, Khanna P (1994) The effect of self-hypnosis for children with cystic fibrosis: a pilot study. Am J Clin Hypn 36:282-292
3. Bielory L, Lupoli K (1999) Herbal interventions in asthma and allergy. J Asthma 36:1-65
4. Delk KK, Gevirtz R, Hicks DA, Carden F, Rucker R (1994) The effects of biofeedback assisted breathing retraining on lung functions in patients with cystic fibrosis. Chest 105: 23-28
5. Eisenberg DM, Kessler RC, Foster C, Norlock FE, Calkins DR, Delbanco TL (1993) Unconventional medicine in the United States. N Engl J Med 328:246-252
6. Gundersen L (2000) Faith and Healing. Ann Intern Med 132:169-172
7. Hernandez-Reif M, Field T, Krasnegor J, Martinez E, Schwartzman M, Mavunda K (1999) Children with cystic fibrosis benefit from massage therapy. J Pediatr Psychol 24:175-181
8. Hofgard MW, Zipin ML (1999) Complementary and alternative medicine - a business opportunity? Med Group Manage J 46:16-24
9. Kemper KJ (2000) Holistic pediatrics = good medicine. Pediatrics 105:214-218
10. Lee ACC, Kemper KJ (2000) Homeopathy and naturopathy: Practice characteristics and pediatric care. Arch Pediatr Adolesc Med 154:75-80
11. Lewith GT (1998) Respiratory illness: a complementary perspective. Thorax 53:898-904
12. Linde K, Clausius N, Ramirez G, Melchart D, Eitel F, Hedges LV, Jonas WB (1997) Are the clinical effects of homeopathy placebo effects? A meta-analysis of placebo-controlled trials. Lancet 1997:834-843
13. Marcus MS, Lai HC, Lee SK, Radtke A, Green CG (1998) Alternative medicine usage in people with cystic fibrosis. Pediatr Pulmonol Suppl, abstract 691, p 405
14. Neumeister W, Kuhlemann H, Bauer T, Krause S, Schultze-Werninghaus G, Rasche K (1999) Wirkung von Akupunktur auf Lebensqualität, Mundverschlußdruck und Lungenfunktion bei COPD. Med Klin 94:106-109
15. Ren CL, Lau G, Roemer L, Simon SR, (1998) Green tea inhibits neutrophil elastase activity and augments exogenous alpha-1-protease-inhibitor activity in CF sputum. Pediatr Pulmonol Suppl, abstract 692, p 405
16. Schwerpunkt: Alternativmedizin (1996) Mukoviszidose 3: 12-19
17. Stern RC, Canda ER, Doershuk CF (1992) Use of nonmedical treatment by cystic fibrosis patients. J Adolesc Health 13:612-615
18. Vandenbroucke JP (1997) Homeopathy trials: going nowhere. Lancet 350:824
19. Ziment I (2000) Recent advances in alternative therapies. Curr Opin Pulm Med 6:71-78
20. Zollman C, Vickers V (1999) What is complementary medicine? Br Med J 319:693-696

Psychosoziale Aspekte

Kapitel 17

Psychosoziale Entwicklung und Betreuung des CF-Kranken 17

U. Bühlmann, I. Götz

INHALT

17.1 Psychosoziale Betreuung und Erstdiagnose

I. Götz

Die Geburt eines Kindes – vor allem des ersten – ändert sehr viel im Leben von Erwachsenen. (Ehe-) Partner sollen sich zu Eltern und Erziehern entwickeln, Wohnraum, Zeit, Energie und Finanzen müssen auf einen weiteren Menschen ausgerichtet werden, der bisherige Aktionsradius erfährt eine Einschränkung. Auf einige Veränderungen sind die Eltern vorbereitet, so manche nötige Umstellungen lernen sie aber erst durch das Zusammenleben mit dem Kind. In diese Umstellungsphase hinein kommt nun ein weiteres, das Leben der Eltern in allen Bereichen vollkommen veränderndes Ereignis dazu: bei ihrem Kind wird die Krankheit cystische Fibrose festgestellt. Eine Krankheit, die man zwar von Beginn an behandeln kann, die aber trotzdem bestehen bleiben wird. Viele Kinder und Eltern trifft die Diagnose CF völlig unerwartet. Je jünger das Kind, desto weniger denken medizinische Laien an die Möglichkeit des Auftretens einer chronischen, manchmal bis dahin völlig unbekannten, Krankheit. Da gegenwärtig der Großteil der von CF Betroffenen im Säuglings- bzw. Kleinkindalter diagnostiziert wird, konzentriert sich dieser Abschnitt auf die Auswirkungen auf die Eltern und die Arbeit mit ihnen.

17.1.1 Leben lernen mit der chronischen Krankheit CF

Üblicherweise haben werdende Eltern Hoffnungen und Erwartungen in Bezug auf das kommende Kind. Sie erhoffen sich ein gesundes Kind, rechnen mit einem kurzen Krankenhausaufenthalt und freuen sich darauf, allen ihnen wichtigen Menschen den Nachwuchs vorstellen zu können. Häufig erfüllen die ersten Wochen nach der Geburt auch diese Erwartungen, da viele Kinder erst nach einiger Zeit klinisch auffällig werden bzw. die Laborauswertung eines Screening-Tests auch Zeit beansprucht. Das bedeutet, dass sich die Eltern für wenige Wochen über ein vermeintlich gesundes Kind freuen konnten, dann aber das Vorhandensein einer chronischen Krankheit zur Kenntnis nehmen müssen. Häufige Reaktionen auf die Diagnose CF sind Schock, Verleugnung und starke Emotionen. Die Krankheit des Kindes kann als Kränkung erlebt werden und Enttäuschung und Zorn über das nicht den Erwartungen entsprechende Kind auslösen. Die Tatsache der Vererbung führt – oft über Generationen hinweg – zur Suche nach Schuldigen, die ursprüngliche Familienplanung wird in Frage gestellt. In der Phase der Diagnoseverarbeitung, die Wochen, Monate aber auch Jahre dauern kann, brauchen die Betroffenen nicht nur viel Information sondern auch intensive emotionale Unterstützung durch eine Gruppe von Behandlern. In den letzten Jahren wurde diesen Bedürfnissen in vielen CF-Zentren durch den Aufbau multidisziplinärer Teams Rechnung getragen. Im Wesentlichen sind es heute Mitarbeiter aus den Bereichen Psychologie, Sozialarbeit, Sozialpädagogik, Ernährungsberatung und Physiotherapie, die als psychosoziales Team mit Ärzten und Krankenpflegepersonen zusammen Patienten und Angehörige betreuen.

17.1.2 Die Mitteilung der Diagnose

Unabhängig davon, wie einfühlsam und kompetent das Diagnosegespräch geführt wird, beinhaltet es eine Reihe von Informationen, die von Eltern als erschreckend und bedrohlich erlebt werden können. Reduziert auf den Sachgehalt werden die Eltern mit folgenden Fakten konfrontiert: CF ist vererbt und unheilbar; es ist eine lebenslange intensive Behandlung nötig, der Verlauf ist schwer vorhersehbar und die Lebenserwartung niedriger als die der Gesamtbevölkerung. Es ist naheliegend, dass Eltern, die als Erwachsene – im Gegensatz zu den betroffenen Kindern – die volle Tragweite dieser Information erfassen, geschockt und verzweifelt sind. Aus diesem Grund wird sowohl unter Fachleuten wie auch unter Betroffenen manchmal die Frage aufgeworfen, ob man die Information nicht dosieren sollte und zum Beispiel den Aspekt der niedrigeren Lebenserwartung erst zu einem späteren Zeitpunkt ins Gespräch bringt. Es mag zutreffen, dass in wenigen Fällen eine schrittweise Informationsvermittlung ein adäquates Vorgehen ist. Die Erfahrung in der täglichen Praxis zeigt hingegen, dass die meisten Eltern von sich aus schon jene Fragen stellen, deren Beantwortung einzelne Behandler vielleicht gerne verzögert hätten. Zwischen Verdachtsdiagnose und Sicherung der Diagnose liegen meist einige Wochen. In dieser Zeit suchen Eltern üblicherweise bereits Informationen, die sie heute auf die vielfältigste Weise auch bekommen können. Spätestens nach dem Diagnosegespräch versorgen die meisten CF-Zentren selbst die Eltern mit reichhaltigem Informationsmaterial, so dass der Zugang zu allen Fakten, auch den bedrohlichsten, gegeben ist. Das erst aufzubauende Vertrauensverhältnis zwischen Behandlern und Betroffenen könnte schon im Ansatz leiden, wenn die Behandler z. B. nur von einer intensiven Therapie sprechen, die Betroffenen aber dann zu Hause im entsprechenden Buch über die Unheilbarkeit der Krankheit lesen. Auch wenn ein anfängliches Zurückhalten einzelner Informationen unter bestimmten Umständen sinnvoll sein mag, die prinzipielle Strategie der Behandler sollte Offenheit und Ehrlichkeit in den Vordergrund stellen. Die Fakten über CF können, müssen aber nicht, als bedrohlich und ängstigend erlebt werden. Es liegt in den Möglichkeiten der Behandler, den Eltern durch eine auf Realität und gerechtfertigte Hoffnung basierende Informationsvermittlung und durch entsprechende emotionale Unterstützung bei der Bewältigung des ersten Schocks wesentliche Hilfestellung zu geben.

17.1.3 Reaktionen auf die Diagnose

Die Mitteilung einer unheilbaren Krankheit löst mit großer Regelmäßigkeit bestimmte, fast vorhersehbare emotionale und kognitive Reaktionen aus. Im Folgenden werden in Anlehnung an eine Untersuchung von Drotar et al. [1] im Rahmen eines hypothetischen Modells einzelne Phasen, die nach der Diagnose von vielen Eltern durchschritten werden, in ihrer Bedeutung für Betroffene und Behandler dargelegt. Detaillierte Ergebnisse zum Thema, wie Eltern von Kindern mit CF das Diagnosegespräch erlebt haben, bietet eine Arbeit von Jedlicka-Köhler et al. [3].

Die in Abb. 17.1 angeführten Phasen von Schock, Verleugnung, Emotionen, Anpassung sowie Reorganisation sind als normales, verstehbares Verhalten von Eltern auf eine kurz- oder längerfristige, zumindest subjektiv bedrohliche Situation zu sehen. Die Phasen können von unterschiedlicher Dauer und Intensität sein, einander überschneiden oder auch parallel laufen. Sie müssen nicht unbedingt in dieser Reihenfolge ablaufen und nicht jede einzelne Phase muss von jedem Menschen durchlaufen werden. Intensität und Dauer variieren von Mensch zu Mensch,

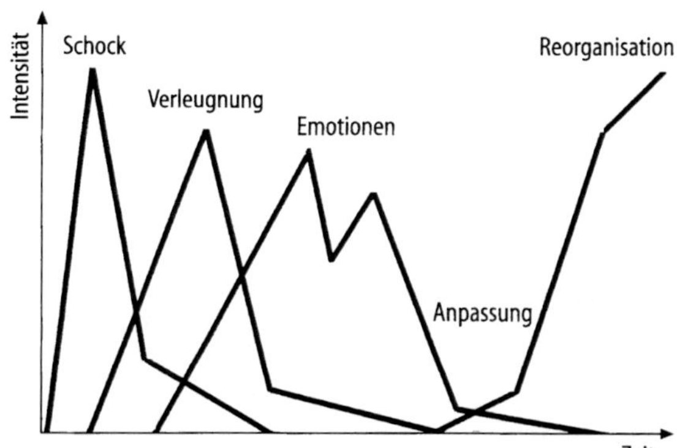

Abb. 17.1. Reaktionen von Eltern auf die Diagnose einer chronischen Krankheit ihres Kindes

sind daher auch bei Mutter und Vater unterschiedlich, und hängen von persönlichen wie auch krankheitsspezifischen Faktoren ab. Zu den persönlichen Faktoren gehören individuelle Belastbarkeit, Bewältigungsstrategien und Verfügbarkeit von Ressourcen. Bei den krankheitsspezifischen Faktoren sind Art, Schwere, Sichtbarkeit und Prognose der Krankheit bedeutsam sowie die Belastungen und Erfolgschancen der Therapie.

Schock ist häufig die erste Antwort auf die Diagnose CF. Wenn Eltern sich überhaupt bisher mit möglichen zukünftigen Krankheiten des Kindes auseinandergesetzt haben, dann üblicherweise mit normalen Kinderkrankheiten. Die Information über eine chronische Krankheit aber ist wie ein Schlag ins Gesicht und kann vorübergehend das psychische Gleichgewicht gefährden und die Anpassungsfähigkeit überfordern. Im Schock kommt es zu einem emotionalen und kognitiven Ausnahmezustand und zu einer Herabsetzung der intellektuellen Leistungen. Manche Menschen weinen, andere sind sprachlos und wie gelähmt. Es ist damit zu rechnen, dass Wahrnehmungs-, Denk- und Gedächtnisfähigkeit im Schockzustand herabgesetzt sind und daher nur ein Teil der von den Behandlern gegebenen Information tatsächlich aufgenommen und im Gedächtnis behalten wird. Im Speziellen führen Informationen, die besonders bedrohlich sind (Unheilbarkeit, Lebenserwartung) häufig zu einer retrograden und anterograden Amnesie. Eltern, die von sich aus keine Fragen stellen, können es zu diesem Zeitpunkt meistens nicht, weil sie psychisch zu irritiert sind. Aus diesem Grund sollte man sie nicht fälschlicherweise für ausreichend informiert halten. In gleicher Weise ist vor einer solchen Fehlinterpretation bei aktiv fragenden Eltern zu warnen: durch den Schock wird ein Teil des vermittelten Wissens verlorengehen und erst durch mehrmalige Gespräche die im Erstgespräch gegebene Information gemerkt werden.

Verleugnung meint die Tendenz, einen unangenehmen oder unerwünschten Teil der äußeren Realität nicht wahrzunehmen. Verleugnen bedeutet Abwenden von der Realität, das Nichtwahrhabenwollen von Ereignissen bzw. das bewusste oder unbewusste Zurückweisen der Bedeutung eines Ereignisses, um Furcht, Angst oder andere unangenehme Affekte zu lindern. Verleugnung wird häufig als Ungläubigkeit ausgedrückt („das kann einfach nicht sein"), Zweifel an der Richtigkeit der Diagnose werden geäußert und die Kompetenz der Behandler mitunter in Frage gestellt. Für Eltern, die sich mit der Diagnose einer schwerwiegenden Krankheit auseinandersetzen müssen, kann Verleugnung auch dabei helfen, diese schwierige Situation zu bewältigen. Entscheidend ist in jedem Fall das Ausmaß der Verleugnung. Wenn Eltern eines Kindes mit Hirntumor die reale Todesgefahr verleugnen, so mag ihnen das helfen, die nächsten Monate der Behandlung mit all ihren Nebenwirkungen durchzustehen. Problematisch ist es, wenn die Verleugnung so stark ist, dass eine Kooperation mit den Eltern scheitert, ein Behandlungsbeginn verzögert oder eine essentielle Therapie abgebrochen wird. In der Phase der Verleugnung tendieren Eltern dazu, andere Experten zu konsultieren und eine zweite Meinung einzuholen in der Hoffnung, dass diese die erhoffte Fehldiagnose erkennen würden. Hilfreiche Behandler akzeptieren die Zweifel der Eltern und bieten die Namen anderer kompetenter Fachleute an um zu verhindern, dass sie in den Armen unqualifizierter Helfer oder bloß selbsternannter Experten landen. Es ist mitunter schwierig für die Behandler – und manchmal löst es auch Aggressionen aus – wenn sie ihre Kompetenz in Frage gestellt sehen. Trotzdem sollten sie mit viel Geduld und sachkundiger Information der Familie bei der Orientierung in eine neue Realität helfen.

Die Tatsache einer Erkrankung löst üblicherweise starke Emotionen aus. Die Phase der Emotionen im vorliegenden Modell bezieht sich primär auf solche, deren Ausdruck in der Öffentlichkeit prinzipiell nicht besonders erwünscht ist und die man dann noch weniger zu äußern wagt, wenn sie gegen das eigene Kind gerichtet sind. Es handelt sich um Gefühle wie Traurigkeit, Zorn, Angst, und Enttäuschung. Eltern sehen Kinder oft als Teil der eigenen Selbstverwirklichung, als Beweis für eigene Fähigkeiten. Die Krankheit des Kindes kann als narzisstische Kränkung erlebt werden und Trauer um den Verlust eines gesunden oder idealen Kindes auslösen. Enttäuschung, dass das Kind nicht die erhofften Erwartungen erfüllt und Wut über die nun auf die Eltern zukommenden Schwierigkeiten können ebenso auftreten wie aggressive Gefühle. Der Großteil der Eltern erlebt starke Ängste, die sich sowohl auf die Gegenwart wie auf die ferne Zukunft beziehen: Angst vor einer zu starken Bindung an das Kind, die den möglichen Verlust dann nicht bewältigbar erscheinen lässt, vor Stigmatisierung, vor Erziehungsfehlern, vor subjektiv erlebter Benachteilung des Kindes mit CF gegenüber dem gesunden Geschwisterkind, vor Verlust des eigenen Freiraums etc. Die Tatsache, dass die Eltern selbst gesund sind, ihrem Kind aber eine Krankheit vererbt haben, ist häufig mit Schuldgefühlen und Selbstvorwürfen verbunden, aber auch mit Anklagen an das Gesundheitssystem, das durch fehlende Öffentlichkeitsarbeit präkonzeptionelle Aufklärung nicht ermöglicht hat. Auch für die Behandler ist die Auseinandersetzung mit den starken Emotionen der Eltern eine schwierige Phase, schon deshalb, weil so manche Reaktionen, wie zum Beispiel Aggressionen, auf sie verschoben, das heißt an ihnen abreagiert werden. Die Unterstützung, die Behandler in dieser Phase geben können, hat viel mit zuhören und Zeit nehmen zu tun. Es sollte ein Gesprächsklima angestrebt werden, das es Eltern ermöglicht, all ihren Gefühlen, vor allem den von der Gesellschaft schlecht tolerierten, ungestraft Ausdruck geben zu können.

Wenn der erste Schock und die Verleugnungstendenzen abgeklungen und die stärksten Emotionen ausgelebt sind, ist zugleich auch ein Zeitraum verstrichen, in dem sich die Eltern auf vielfältige Weise mit der Krankheit auseinandergesetzt haben. Es ist mehr von den Hoffnung machenden Aspekten ins Bewusstsein vorgedrungen, es haben schon wiederholte Gespräche mit den Behandlern stattgefunden und Kontakte mit Patienten mit der gleichen und vielleicht auch mit anderen (schwereren) Krankheiten haben die Bedrohlichkeit der CF relativiert bzw. die individuelle Sichtweise verändert. Der Prozess der graduellen Abnahme der schmerzhaften Gefühle bei gleichzeitigem Zuwachs an Information und Erfahrung führt in die Phase der Anpassung über. Die Anpassung an die gegebenen Umstände und die Tatsache, dass es keine Alternative gibt, ist die Basis für das Erreichen der Phase der Reorganisation. Häufig kann erst in dieser Phase die nötige Energie für den Aufbau von Bewältigungsstrategien, die Reorganisation des Alltagslebens und die Neubewertung – bisher oft unhinterfragter – subjektiver Weltbilder aufgebracht werden.

17.1.4 Rahmenbedingungen des Diagnosegespräches

Das Diagnosegespräch verlangt Feingefühl, Einfühlsamkeit und fachliche Kompetenz und soll daher nur von erfahrenen Fachleuten geführt werden. Der Termin sollte abseits des Routinebetriebs angesetzt und so geplant sein, dass ausreichend Zeit in einem geeigneten Raum zur Verfügung steht (Erfahrungswert: 1–2 Stunden). Mögliche Störungsquellen wie Telefon und Pager gehören ausgeschaltet. Zum Diagnosegespräch sind ausdrücklich beide Eltern einzuladen. Andernfalls leistet man der Unmöglichkeit Vorschub, dass ein Laie, der nur einen Teil der gegebenen Information verstehen und behalten wird, einem anderen Laien das von einem Experten präsentierte Wissen vermitteln kann. Den Eltern soll empfohlen werden, einen Fragenkatalog anzulegen. Nach dem Diagnosegespräch werden weitere Fragen auftauchen und es spart Zeit, wenn die Eltern sie beim nächsten Termin schon zusammengestellt haben. Informationsmaterial in Form von Broschüren, Büchern und Videos soll den Eltern angeboten werden, damit sie zu Hause in Ruhe sich wiederholt einzelnen Themen widmen können. Es ist sinnvoll, einen zweiten Termin in ein bis zwei Wochen sofort festzusetzen, damit kurzfristig weitere Beratung und emotionale Unterstützung gewährleistet ist. Das Diagnosegespräch ist nur der Anfang eines kontinuierlichen Lern- und Beratungsprozesses, aber Weichen stellend für die zukünftige Beziehung zwischen Behandlern und Betroffenen.

17.1.5 Psychosoziale Betreuung

Die CF ist eine Multiorganerkrankung und die medizinische Behandlung ist jener Pfeiler, der über Lebensqualität und Lebenszeit entscheidet. Aber wie man die Krankheit bewältigt, wie man das Leben trotz aller Belastungen zu meistern versucht und ob man die Therapien mitmacht, sind Beispiele für die zutiefst mit psychischen und sozialen Aspekten verknüpften Prozesse. Die Studien, die auf die Wechselwirkungen zwischen Körper, Psyche und sozialem Umfeld hinweisen sind so zahlreich, dass jeder erkenntniswillige Behandler sich einer biopsychosozialen Denkweise verpflichtet fühlen darf. Das bedeutet, nicht eine Krankheit zu behandeln, sondern den von einer Krankheit betroffenen Menschen in seiner Gesamtheit. Die psychosoziale Versorgung von Menschen mit CF und ihren Angehörigen gehört daher, wie das Lungenfunktionsgerät im medizinischen Bereich, zur Grundausstattung eines CF-Zentrums. Psychosoziale Betreuung beinhaltet die kontinuierliche Einbeziehung entsprechender Experten in die tägliche Arbeit. Welche Experten das jeweilige CF-Zentrum integrieren möchte, kann individuelle Ansichten und spezielle Bedürfnisse widerspiegeln. Grundsätzlich stellen Mitarbeiter aus den Bereichen Psychologie, Sozialarbeit, Sozialpädagogik, Ernährungswissenschaften und Physiotherapie gemeinsam mit Ärzten und Pflegepersonen den Kern eines multidisziplinären Teams dar. Von Ullrich [4] liegt eine umfangreiche Studie aus Deutschland vor, die Aufbau, Implementierung und Evaluierung psychosozialer Versorgung bei CF detailliert beschreibt und eine Fülle von kritischen Überlegungen und Anregungen anbietet.

17.1.6 Psychosoziale Interventionen, die von Beginn an in die Behandlung einfließen können

Es ist offensichtlich, dass die CF mit psychosozialen Belastungen verbunden ist und daher das Leben von Patienten und ihren Familien in allen Bereichen verändert. Den Betroffenen bleibt keine andere Wahl als zu versuchen, sich den geänderten Lebensbedingungen mit erprobten oder neu zu findenden Bewältigungsstrategien anzupassen. Die Behandler, im günstigsten Fall ein multidisziplinäres Team, haben die Möglichkeit, ohne großen zusätzlichen Zeitaufwand hilfreiche Sichtweisen und Strategien in die ambulante und stationäre Betreuung einzubauen. Einige davon werden in den nächsten Abschnitten ausgeführt.

Die Heterogenität respektieren

Ist ein Mensch, der an einem Hirntumor leidet, ein Hirntumorler? Sind Kinder, Jugendliche und Erwachsene mit cystischer Fibrose wirklich CFler? Von manchen (oder vielen?) Menschen mit deutscher Muttersprache wird dieser Ausdruck verwendet. Eine vorsichtige Interpretation könnte so lauten: ein Mensch wird über eine Krankheit definiert, nicht über sein Menschsein. Dagegen steht, dass das Einzige, was Menschen mit CF und ihre Angehörigen tatsächlich gemeinsam haben, die Notwendigkeit ist, sich mit der speziellen Krankheit CF auseinanderzusetzen. Es wird manchmal übersehen, dass die Unterschiede zwischen den Patienten und ihren Angehörigen wesentlicher größer sind als ihre Gemeinsamkeiten. Es handelt sich nicht um eine homogene, sondern um eine höchst heterogene Gruppe von Menschen. Allein aus medizinischer Sicht sind Schweregrad der Erkrankung, Verlauf und Therapieausmaß bei jedem Patienten anders. Aus psychosozialer Sicht sehen wir unterschiedlich belastbare Menschen mit unterschiedlichen persönlichen, sozialen und finanziellen Ressourcen. Die Qualität der Partnerbeziehung der Eltern, die familiäre Situation insgesamt und die subjektiven Krankheitskonzepte aller Beteiligten sind weitere Beispiel für diese Heterogenität. All diese Unterschiede sind dazu angetan, zur Kenntnis genommen und individuell beantwortet zu werden. Jeder Patient und jede Familie brauchen eine für sie maßgeschneiderte Betreuung. Für die Behandler stellt dies eine Herausforderung an ihre Fähigkeit zur Flexibilität und an ihre Bereitschaft zur Weiterentwicklung dar.

Prävention statt Krisenintervention

Im Verlauf der Krankheit gibt es für die Behandler vorhersehbare Problembereiche und damit die Möglichkeit, ein aufkeimendes Problem im Vorhinein oder im Ansatz erkennen und bekämpfen zu können. Eine Aufzählung aller möglichen Komplikationen wäre lang und trotzdem nicht vollständig, einige Beispiele aber sollen mögliche Interventionsbereiche veranschaulichen: die Angst anderer Eltern vor dem Kontakt ihres Kindes mit dem hustenden und womöglich ansteckenden Kind mit CF; Verzögerung des Kindergartenbesuchs aus der Angst heraus, Medikamenteneinnahme und ausreichende Mahlzeiten wären nicht gewährleistet; Bedenken gegen die Teilnahme an Schulschikursen, weil niemand die Durchführung der Therapie garantiert; Selbstwertprobleme bei Kleinwüchsigkeit. Weiterhin gibt es eine Reihe von antizipierbaren Fragen der Eltern. Wie erklärt man anderen Menschen die Krankheit CF? Wann wird das Kind Fragen stellen und wie antwortet man darauf? Wie bringt man selbst die nötige Kraft auf, der Zukunft mit Optimismus entgegenzusehen? Den wachsamen und erfahrenen Behandlern bietet sich hier ein großes Betätigungsfeld für präventives Arbeiten. Es macht Sinn, im Rahmen der regulären Betreuung absehbare Schwierigkeiten und Fragen zu antizipieren. Es gibt nicht auf alle Fragen eine Antwort und nicht für alle Sorgen eine Lösung. Aber es gibt viele Möglichkeiten, in Einzel- und Familiengesprächen präventiv absehbaren Schwierigkeiten entgegenzuarbeiten bzw. Hilfestellung bei der Bewältigung aktueller Fragen und Probleme zu geben. Wenn die Familien in ihren psychischen und sozialen Bedürfnissen nicht allein gelassen werden sondern frühzeitig Unterstützung angeboten bekommen, wird so manches Problem gar nicht die befürchtete Dimension annehmen.

Mutter und Vater in die Behandlung einbeziehen

Im günstigen Fall haben Kinder eine präsente Mutter und einen präsenten Vater. Trotzdem ist die Einbeziehung der Väter keine Selbstverständlichkeit. Es liegt manchmal an der Gedankenlosigkeit oder den unreflektierten Rollenklischees der Behandler und nicht an einer Unwilligkeit der Väter, wenn Letztere nicht in die Verantwortung um die Betreuung des Kindes mit CF eingebunden werden. Es geht dabei nicht um eine prozentuelle Aufteilung von Aufgaben sondern darum, dass beide Eltern von den Experten geschult und informiert werden, und dass sie einander bei der Therapie ergänzen und emotional unterstützen können. Die Anregung zur kontinuierlichen Mitarbeit von Mutter und Vater können die Behandler von Diagnosestellung an vermitteln und lässt sich bei einem Großteil der Eltern erreichen. Das Kind mit CF wird dadurch gestärkt werden, weil es erlebt, dass beide Eltern um seine Gesundheit und alle damit in Zusammenhang stehenden Maßnahmen bemüht sind.

Heute, jetzt und morgen – was trotzdem alles möglich ist

Eltern mit geringer Erfahrung mit CF haben häufig angstbesetzte Phantasien über die Zukunft und manchmal ein viel zu pessimistisches Bild über die Entwicklungmöglichkeiten des Kindes und seine Lebensqualität. Häufig stellen Eltern bereits in den ersten Lebensmonaten des Kindes Fragen, die in die weite Zukunft gehen. Solche Fragen kreisen um die soziale Eingliederung, Schulbesuch, Ausbildungsmöglichkeiten, Berufsausübung, Partnerschaft und eigene Kinder des jetzigen Säuglings. Hier können die Behandler wesentliche Hilfestellung geben, indem sie aus ihrer jahrelangen Erfahrung und auf Grund ihrer Kenntnis der Fachliteratur einige Aspekte der zu erwartenden erfreulichen Entwicklung aufzeigen. Eltern brauchen Information über die mögliche gesunde psychische, soziale, intellektuelle und motorische Entwicklung. Kinder mit CF unterscheiden sich in diesen Bereichen nicht prinzipiell von anderen Kindern. Sie haben die gleichen Bedürfnisse und machen die gleichen Entwicklungsphasen durch. Sie nehmen mit gleicher Freude und Neugierde an der Welt teil, wollen lernen, gefordert und gefördert werden, wobei mit zunehmendem Alter ihr Streben nach Selbständigkeit und Selbstentfaltung – wie das eben für die meisten Kinder zutrifft – ausgeprägter wird. Walker et al. [5] konnten zeigen, dass in denjenigen Lebensbereichen, die nicht unmittelbar durch die Krankheit berührt wurden, keine prinzipiellen Unterschiede in Bezug auf Belastungen zwischen Familien mit einem CF-Kind und Familien mit einem gesunden Kind bestanden. Unterschiede fanden sie jedoch hinsichtlich krankheitsspezifischer Belastungen wie zum Beispiel die Belastung durch das Wissen, dass CF nicht heilbar ist.

Die vielleicht schwierigste Gratwanderung stellen Gespräche über die verkürzte Lebenserwartung dar. Auch wenn die prognostizierten medianen 40 Lebensjahre eines heutigen Säuglings noch eine Ewigkeit entfernt sind, die Möglichkeit des früheren Sterbens zerschlägt die vielen Menschen eigene Illusion, dass der Tod erst im Alter eintritt. Die Gratwanderung besteht darin, Information auf dem Boden der Realität und gleichzeitig Hoffnung zu vermitteln. Nicht immer sind die Fragen der Eltern nach der Lebenserwartung direkt gestellt, manchmal gehen sie Umwege, wie zum Beispiel über die Frage nach dem Alter des ältesten Patienten. Aber fast alle Eltern wollen darüber sprechen und es ist wichtig, diesbezüglich hellhörig und ehrlich zu sein. Eine mediane Lebenserwartung von 40 Jahren bedeutet, dass 50% der Kinder 40 Jahre und älter werden. Es bedeutet aber zugleich, dass 50% der Kinder vor Erreichen dieses Alters sterben werden. Das ist die Realität, die zu vermitteln ist, andernfalls sich die Betroffenen in einer moralisch nicht vertretbaren Sicherheit wiegen würden. Die Hoffnung, die sich gleichzeitig ableiten lässt, beruht einerseits auf der seit Jahrzehnten steigenden Lebenserwartung und andererseits auf der Differenzierung von Gruppenergebnis und Einzelschicksal. Die Eltern müssen darüber informiert werden, dass die mediane Lebenserwartung einer Gruppe keine Vorhersage über die Lebenserwartung des Einzelnen zuläßt. Viele Eltern können daraus Hoffnung für einen individuell günstigen Verlauf ihres Kindes schöpfen. Für die betroffenen Kinder ist die reduzierte Lebenserwartung selten ein bedrohliches Thema, weil sie sich generell wenig mit solchen Fragen beschäftigen und die Bedeutung des Alters in Zahlen eine sich ständig verschiebende Größe ist. Aus der Perspektive des Kindes wird ein 30-jähriger Mensch bisweilen als alt erlebt, ähnlich wie auch manch 60-jähriger sich selbst als jung und erst einen 80-jährigen als alt erlebt. Ängste bezüglich der Lebensspanne treten meist erst im Jugend- und Erwachsenenalter auf und stehen in engem Zusammenhang mit dem tatsächlichen Gesundheitszustand, der persönlichen Sinnfindung im Leben und dem Ausmaß an gelungener Eingliederung in die relevanten Lebensbereiche.

Anerkennung geben

Angesichts der Überlegung, dass der Therapiebedarf von Patienten mit CF zwischen täglichem Inhalieren und der Notwendigkeit einer Transplantation liegt und die Konsequenzen unregelmäßiger oder auch fehlender Therapie nicht unmittelbar spürbar sein müssen, sind die in der Literatur zitierten, oft erschreckend niedrigen Compliance-Raten aus psychologischer Sicht nicht zu verwundern. Das Anstreben größtmöglicher Compliance ist aus ärztlicher Sicht ein notwendiges Ziel, das Betroffene aber nur selten erreichen. Allein die Übersicht über die Medikamente, die richtige Dosierung und die adäquate Applikation zum entsprechenden Zeitpunkt zu behalten und in einen vorgegebenen Tagesplan einzubauen, erfordert Organisations- und Überredungstalent. In Kombination mit dem Beachten der Empfehlungen zu Ernährung, Sport und Physiotherapie breitet sich über die Betroffenen ein Netz von zu erfüllenden Aufgaben aus. Innerhalb dieses Netzes wird täglich mit den CF-Therapien und den Alltagsaufgaben jongliert und eine Balance zwischen Anforderungen und Möglichkeiten gesucht. Die Behandler sollen sich der Tatsache bewusst sein, dass sich viele Familien nach besten Kräften bemühen, den ärztlichen Empfehlungen annähernd nachzukommen. Der zeitliche Aufwand für die Therapie ist enorm und die nötige Energie, um sich oder das Kind zu motivieren, muss täglich neu aufgebracht werden. Daher sollte den Betroffenen, wann immer sich ein – und sei es noch so kleiner – Anlass bietet, Anerkennung für ihre Bemühungen gegeben und Respekt vor dem Geleisteten ausgedrückt werden. In diesem Zusammenhang soll noch auf die nicht so seltenen Zweiterkrankungen hingewiesen werden. In einer Untersuchung an einer Zentrumspopulation (162 Familien mit 179 Patienten mit CF) litten 15% der Kinder, Jugendlichen und Erwachsenen an einer zweiten chronischen (behandlungsbedürftigen) Erkrankung, in der Hälfte der Fälle handelte es sich um Diabetes mellitus [2]. Die Bedeutung dieser Zahlen liegt darin, dass ein Teil der Patienten, in dieser Untersuchung jeder Siebente, zusätzlich zum ohnehin aufwendigen CF-Management die volle Therapie einer weiteren Erkrankung auf sich nehmen und in sein tägliches Leben einbauen muss.

17.1.7 Zusammenfassung

Die Mitteilung, dass das Kind die vererbte, progrediente und unheilbare Krankheit cystische Fibrose hat, bedeutet eine einschneidende Veränderung für die gesamte Familie in allen Lebensbereichen. Dem Diagnosegespräch folgen verschiedene, fast vorhersagbare Stadien, die mit großen Belastungen für alle Betroffenen verbunden sind. In der Anfangsphase dominiert der Schock, im weiteren Verlauf prägen Verleugnungstendenzen und intensive schmerzliche Gefühle die psychische Befindlichkeit. Wenn diese normalen und verstehbaren Reaktionen auf ein außergewöhnlich belastendes Ereignis schwächer geworden sind, erfolgt ein graduelles Anpassen an die Realität und neue Strategien zur Reorganisation des Lebens werden gesucht. Eine psychosoziale Betreuung soll ab dem Zeitpunkt der Diagnosemitteilung einsetzen und die ganze Familie mit einbeziehen. Durch den Einsatz verschiedener Fachleute kann psychische Unterstützung ebenso angeboten werden wie Beratung und Hilfestellung beim Erwerb von CF-spezifischer Kompetenz.

17.2 Die Bedeutung der Familie

I. Götz

Kinder, Jugendliche und Erwachsene, die mit CF leben müssen, und die Betonung liegt auf müssen, haben ein reales somatisches Problem. Aber wie sie mit der Krankheit umgehen und leben lernen ist ganz wesentlich von psychischen und sozialen Faktoren beeinflusst. Chronisch krank zu sein bedeutet, keine absehbare Chance auf Gesundung zu haben. Trotz dieses Wissens müssen die meisten Betroffenen eine Dauertherapie einhalten und jeden Tag aufs Neue ein erhebliches Maß an Motivation, Zeit und Energie aufbringen, um eine zufriedenstellende Lebensqualität zu erreichen oder einer Verschlechterung des Gesundheitszustandes vorzubeugen. Alle diese Prozesse spielen sich üblicherweise im Rahmen einer Familie ab, die, im günstigen Fall, ein großes Potential an Unterstützungsmöglichkeiten hat und die gesundheitliche Entwicklung der CF positiv beeinflussen kann [5]. Nur wenige Untersuchungen von Familien mit einem Kind mit CF haben sich mit den gesunden Geschwistern beschäftigt. Eine dieser Untersuchungen wurde von Bluebond-Langner [2] durchgeführt. Sie enthält umfassende Information darüber, wie gesunde Geschwister die Krankheit CF erleben und zeigt, wie sich ihre Sichtweise in Abhängigkeit vom Gesundheitszustand des betroffenen Geschwisterkindes verändert. Einen guten Überblick über die Probleme von Familien mit chronisch kranken Kindern im Allgemeinen und über die Bewältigungsstrategien der Eltern im Speziellen vermittelt die Arbeit von Beresford [1].

17.2.1 „Eine Krankheit haben" vs. „krank sein"

Damit sich ein Kind mit CF gut entwickeln kann, braucht es eine Umgebung, die das Kind als solches und nicht seine Krankheit in den Mittelpunkt des Interesses rückt. Die Umgebung, das sind für die ersten Jahre vor allem die Eltern, der Verwandten- und Freundeskreis der Familie, später dann Kindergarten, Schule, Sportverein, Jugendgruppe usw. So manches beginnt schon beim Umgang mit der Sprache. Es ist ratsam, eine sprachliche Differenzierung zwischen den Ausdrucksformen „eine Krankheit haben" und „krank sein" zu machen. In der Umgangssprache meint man mit einem kranken Kind eines das leidet, bettlägerig ist oder Schmerzen hat. Eine chronische Krankheit zu haben bedeutet aber nicht automatisch, ständig krank zu sein. Man sollte daher bei Kindern mit CF nicht von kranken Kindern sprechen, sondern von solchen, die eine Krankheit haben, die CF heißt. Mit dieser Krankheit kann man über weite Zeiträume relativ gesund sein (ärztliche Sicht) oder sich sogar sehr gesund, fit und unternehmungslustig fühlen (subjektive Sicht). Die obige sprachliche Unterscheidung soll Eltern und Mitmenschen davon abhalten sich anzugewöhnen, von einem „kranken" oder „armen" oder „armen, kranken" Kind zu sprechen. Eine solche Formulierung entspricht oft nicht dem realen Gesundheitszustand, prägt systematisch das betroffene Kind in Richtung Traurigkeit, Hilflosigkeit und sozialer Rückzug, und verleitet die Erwachsenen zu einer Erziehungshaltung, die durch Überängstlichkeit und Überbehütung gekennzeichnet ist.

Ähnliches gilt auch für die Erziehung. Eltern sollten das Kind mit CF so erziehen, wie sie ein anderes

Kind auch erziehen würden. Die Kinder sollen weder unter einen Glassturz gestellt noch übermäßig verwöhnt werden und sie sollen auch nicht durch unangebrachte übermäßige Rücksichtnahme ständig eine Sonderstellung erfahren. Chronische Überbehütung und chronische Unterforderung sind nicht angebracht. Das Ziel sollte darin zu sehen sein, dass die Kinder mit der Krankheit leben lernen und dass sie auf Grund ihres Wesens, ihres Charakters und ihrer Leistungen die Wertschätzung und Anerkennung anderer Menschen finden. Es geht darum sich nicht einzuengen auf das, was auf Grund der CF nicht möglich ist, sondern seine ganze Energie darauf zu konzentrieren, was alles, trotz CF, möglich und erreichbar ist.

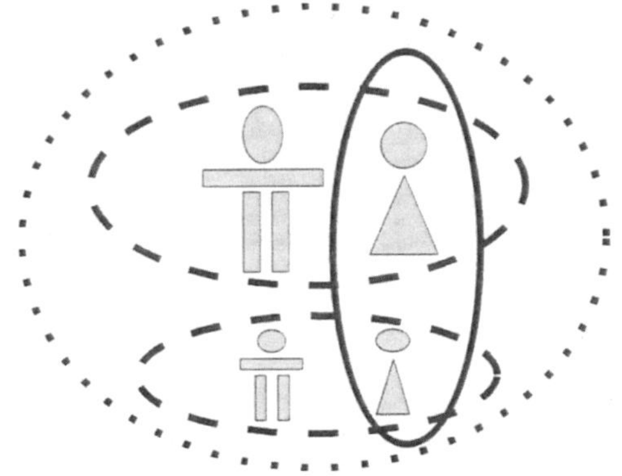

Abb. 17.2. Beispiele für Subsysteme mit klarer, diffuser und starrer Grenze

17.2.2 Die Familie aus systemischer Sicht

Die Systemtheorie versteht den Menschen, die Gesellschaft bzw. soziale Gruppen als eine Ganzheit, die mehr und etwas anderes ist als die Summe ihrer Teile. Der wesentliche Punkt dabei ist die Interdependenz der verschiedenen Teile eines solchen Ganzen. Auch eine Familie ist ein System, nach Minuchin [4] ein offenes, soziales System. Wenn ein Kind eine Krankheit hat, dann betrifft das das ganze System Familie, das heißt also auch Geschwister, Großeltern und andere in das Familienleben einbezogene Menschen. Wünschenswert ist es, dass alle am Familienleben Beteiligten die Behandler kennen lernen und auch eine Vorstellung davon bekommen, welche Untersuchungen bei den ambulanten Kontrollen gemacht und welche Therapien vorgeschlagen werden. Das Geschwisterkind, das die Blutabnahme und den Rachenabstrich einmal mit angesehen hat, wird in Zukunft vielleicht neidlos akzeptieren, dass sich der kleine Bruder nach der Ambulanzvorstellung eine Belohnung für seine Tapferkeit verdient hat. Und der Vater, dem der Arzt direkt die Wichtigkeit der Physiotherapie erklären kann, wird vielleicht gerne am Abend, trotz eines anstrengenden Arbeitstages, mit seinem Kind die entsprechenden Übungen machen.

17.2.3 Veränderungen in der Familie durch die Krankheit CF

Es ist unvermeidbar, dass jedes Familienmitglied durch die Auswirkungen der CF Veränderungen ausgesetzt ist. Neben möglichen positiv erlebten Veränderungen (z.B. Dankbarkeit für die bis jetzt als Selbstverständlichkeit angesehene eigene Gesundheit) gibt es auch solche, die eine Gefährdung für das Funktionieren der Familie darstellen können. Die Überlegungen in den folgenden Abschnitten greifen einige wenige, aber häufig zu beobachtende Veränderungen auf. Es wird versucht, diese Vorgänge mit Hilfe der Begriffe Grenzen und Subsysteme in Anlehnung an die strukturelle Familientherapie von Minuchin (1979) anschaulich zu machen. Die angeführten Beispiele zu verschiedenen Verhaltensweisen sollen exemplarisch für ein weit größeres Repertoire an möglichen Denk- und Handlungsmustern gesehen werden.

Grenzen und Subsysteme

Eine Familie ist sowohl als ein Ganzes zu sehen als auch als eine Gruppe von Individuen, die verschiedenen Subsystemen angehören (Abb. 17.2). Übliche Subsysteme sind das der Eltern und das der Kinder, aber auch viele andere Faktoren (z.B. Geschlecht, Hobbys, Interessen) können die Bildung eines Subsystems bestimmen. Die Grenzen eines Subsystems sind die Regeln, die ausschlaggebend dafür sind, wer an welchem Subsystem beteiligt ist und wie diese Beteiligung aussieht. Damit eine Familie angemessen funktionieren kann, müssen die Grenzen der Subsysteme klar und Kontakte mit den außerhalb des Subsystems Stehenden möglich sein. Eine klare Grenze (- - - - durchbrochene Linie) um das elterliche Subsystem wird beispielsweise dadurch definiert, dass eine Mutter zu ihrem älteren Kind sagt: „Du bist doch nicht die Mutter deiner Schwester. Wenn sie wirklich die Pankreasenzyme in den Papierkorb wirft, brauchst du sie nicht zu tadeln. Sag es mir, und ich werde dafür sorgen, dass sie die Kapseln einnimmt." Wenn Mutter und Tochter ein Instrument spielen, bilden sie das Subsystem der aktiv Musizierenden. Für den Fall, dass es ausschließlich diese beiden tun und niemanden zuhören, teilhaben oder mitspielen lassen, bilden sie eine starre Grenze (—— durchgezogene Linie) um dieses Subsystem. Eine diffuse Grenze

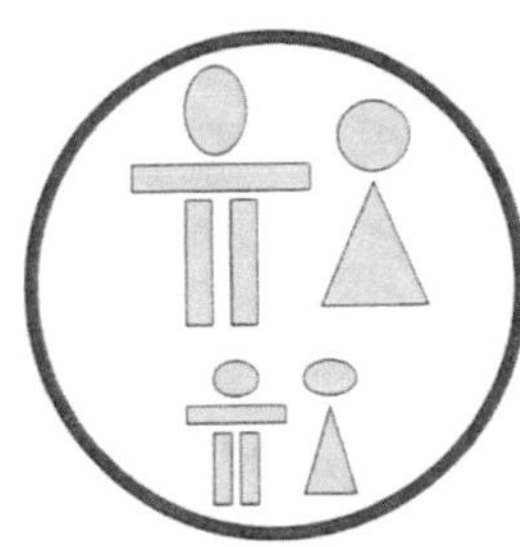

Abb. 17.3. Die abgekapselte Familie hinter einer starren Grenze

(··· gepunktete Linie) liegt beispielsweise dann vor, wenn Eltern es nicht schaffen, ihre Kernfamilie vor der Einmischung der Großeltern in Erziehungsfragen oder vor unerwünschten Besuchen zu schützen.

Verheimlichen, Isolierung, sozialer Rückzug

Das Thema „Verheimlichen vs. Offenlegen" zieht sich manchmal durch das ganze Leben hindurch. Das grundsätzliche Problem dahinter heißt: wem sage ich wann, was und wieviel über die Krankheit? Vor allem in den ersten Monaten nach Diagnosestellung beschäftigt dieses Problem viele Familien. Die Kernfamilie rückt dann enger zusammen, zieht eine starre Grenze wie einen Schutzwall um sich und isoliert sich von der Umgebung (Abb. 17.3). Die Kommunikation innerhalb der Familie wird möglicherweise intensiver, die mit Menschen außerhalb wird jedenfalls einschneidend reduziert. Häufig handelt es sich nur um ein vorübergehendes Abkapseln, das für die jeweilige Familie das Anpassen an eine schwierige Situation erleichtert. Manche Eltern genieren sich für die Krankheit ihres Kindes, fürchten die Fragen anderer Menschen und wissen noch nicht, wie sie die Krankheit anderen Laien erklären sollen. Familien aus kleinen Gemeinden besorgen die Medikamente oft in der nächst größeren Stadt um zu vermeiden, dass die in der Ortsapotheke anwesenden Nachbarn einen Verdacht schöpfen. Die Krankheit wird gelegentlich auch vor den engsten Angehörigen verheimlicht, aus Angst vor Schuldzuweisungen oder auch aus der Angst heraus, zusätzlich zu den eigenen emotionalen Problemen auch noch die anderer Nahestehender aufgebürdet zu bekommen. In Einzelfällen wird Therapie deshalb nicht (ausreichend) durchgeführt, damit bestimmte Familienmitglieder nichts von der CF erfahren oder ihnen die Illusion eines gesunden Kindes erhalten bleibt. Es gibt keine allgemeingültige Regel oder Empfehlung, in welcher Weise die Kommunikation über die CF erfolgen soll. Man kann aber annehmen, dass das Verheimlichen sehr viel Energie kostet, die in anderen Bereichen abgeht, weil ein für verschiedene Menschen unterschiedlich gestaltetes Erklärungs- oder Verschleierungsgebäude aufgebaut werden muss. Zu einem ernsten Problem werden Verheimlichen und sozialer Rückzug vor allem dann, wenn sie essentielle Therapien verhindern. Die Befürchtungen von Eltern und Patienten in Bezug auf das Verheimlichen sind ernst zu nehmen und zu respektieren, auch deshalb, weil tatsächlich viele Menschen ihr Verhalten ändern, wenn sie von einer Krankheit erfahren. Behandler können auf vielfältige Weise Unterstützungsangebote machen. Interventionen, die Eltern helfen, sich über die zugrundeliegenden Ängste klar zu werden, die Strategien zur Kommunikation über die CF anbieten, können ebenso helfen wie das Angebot, wichtige Bezugspersonen in das CF-Zentrum mitzunehmen, damit die Behandler den Eltern in der Auseinandersetzung mit ihnen zur Seite stehen können.

Das Subsystem der Therapeuten

Sofern beide Eltern präsent sind, sollten die Behandler die Strategie verfolgen, Mütter und Väter vom ersten Tag an in das CF-Management einzubeziehen. Sie betonen damit die Wichtigkeit beider Eltern und drücken die Erwartung an die gemeinsame Verantwortung für die psychische und physische Gesundheit des Kindes aus. Es ist wichtig, dass beide Eltern – wünschenswerterweise auch andere relevante Familienmitglieder – alle behandelnden Fachleute und die Vorgänge im Krankenhaus kennen lernen, dass sie zu Experten der CF werden und einander emotional stützen sowie CF-spezifisch ergänzen können. Wenn dies nicht geschieht, besteht die Gefahr, dass das CF-Management eine ausschließliche Angelegenheit von Mutter und Kind wird (Abb. 17.4). Für die Mutter bedeutet das enorme Arbeit und Verantwortung und gleichzeitig das Gefühl, im Stich gelassen zu werden. Väter bekommen [zu] wenig vom Verlauf der Krankheit, dem zu leistenden Aufwand aber auch den Erfolgserlebnissen mit. In ähnlicher Weise werden den Geschwistern diese Erfahrungen vorenthalten und die subjektive Sicht des Kindes, vernachlässigt und zurückgesetzt zu werden, wird verstärkt. Das unzureichende Eingebundensein des Vaters kann auf

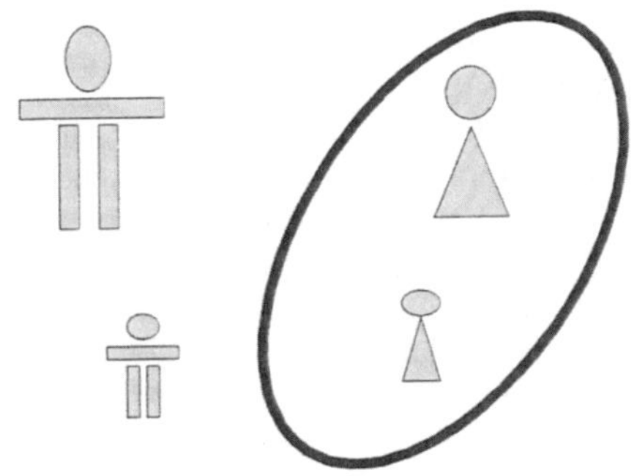

Abb. 17.4. Das Subsystem der Therapeuten

Grund der daraus resultierenden Unwissenheit zu geringem Verständnis für eine kontinuierlich nötige Therapie bzw. zu einer Abwertung derselben führen, weil das Kind entweder trotz aller „Quälereien" nicht gesund wird oder aber bereits gesund genug erscheint. Im Extremfall wird ein „Contra-Therapeut" im Hintergrund wirken, der als solcher von den Fachleuten oft nicht erkannt wird, für die nötige Behandlung des Kindes aber ein großes Problem darstellt.

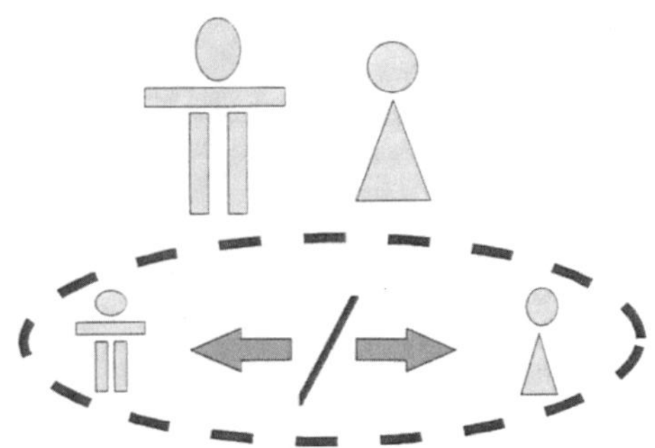

Abb. 17.5. Das Subsystem der Geschwister

Die Geschwisterebene

Geschwister verbringen üblicherweise viel Zeit miteinander. Sie sind daran gewöhnt, dass der andere da ist, haben vielleicht ein gemeinsames Zimmer, spielen, wetteifern, lernen und streiten miteinander. Neid und Eifersucht sind weitverbreitete Probleme in vielen Familien, durch die CF kommen aber noch andere Facetten hinzu. Das Kind mit CF beneidet den gesunden Bruder, weil er nicht jeden Tag um eine Stunde früher aufstehen und nicht täglich lästigen Therapien nachkommen muss. Umgekehrt ist das gesunde Kind eifersüchtig auf die Schwester mit CF, weil diese mehr Aufmerksamkeit und Zeit von den Eltern bekommt, die mitunter wochenlang überhaupt weitgehend unerreichbar sind („rooming-in"). Zusätzlich endet meist jede ambulante Kontrolle mit einem extra Besuch in der Pizzeria. Das geschwisterliche Subsystem erfährt Trennungen (Abb. 17.5), die einander vertrauten Spielpartner werden zeitweise auseinandergerissen, und nicht selten fühlt sich das gesunde Kind vernachlässigt und benachteiligt. Es muss anderen Menschen überantwortet werden, im besten Fall zumindest vertrauten Angehörigen, im ungünstigen Fall fremden Helfern bzw. Institutionen. Angesichts aktueller Komplikationen durch die CF werden die emotionalen Probleme des gesunden Geschwisterkindes manchmal übersehen, Informationen über die Krankheit aus Rücksichtnahme zurückgehalten und häufig traut sich das gesunde Kind auch nicht mehr zu fragen, um seinerseits die Eltern zu schonen. Um falschen Vorstellungen über die Bevorzugung des Geschwisters mit CF, Neid und Eifersucht entgegen zu arbeiten ist es hilfreich, das gesunde Kind, vor allem in der Anfangsphase, in das Krankenhaus mitzunehmen. Es kann dadurch selbst Eindrücke sammeln und erleben, dass das Geschwisterkind auch mühsamen und unangenehmen Prozeduren (Wartezeiten, Rachenabstrich, Blutabnahme, Lungenfunktionsprüfung) ausgesetzt ist, sodass das Verständnis für die Belohnung danach aus diesen Erfahrungen heraus größer wird. In einigen Bereichen ist es auch möglich, dass Geschwister und Eltern gemeinsam „Therapie" machen, die als Spiel und Vergnügen erlebt werden kann. Hier bieten sich vor allem physiotherapeutische Übungen, Gymnastik und Sport an. Was für das Kind mit CF essentiell ist, kann mit fachlicher Anregung auch so aufbereitet werden, dass Gesundheit und Fitness der Angehörigen profitieren.

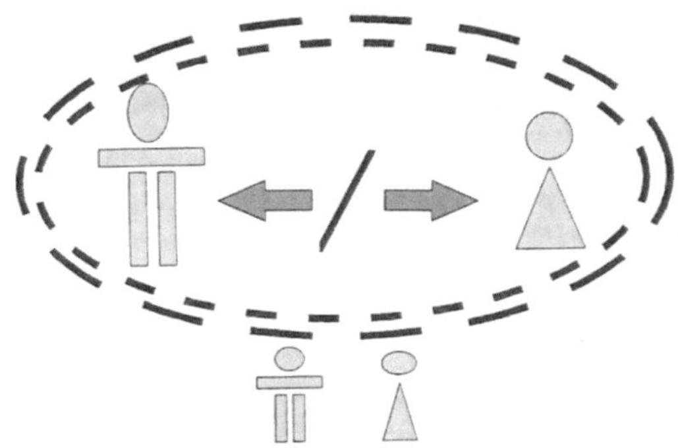

Abb. 17.6. Mutter und Vater in den zwei Subsystemen Partner und Eltern

Paarebene und Elternebene

Eltern gehören zumindest zwei Subsystemen an. Am Anfang der Beziehung standen zwei Erwachsene, die auf der Basis von Zuneigung, Liebe oder aus anderen Gründen ein erstes Subsystem auf der Paarebene gegründet haben. Durch das hinzu kommende Kind übernimmt das Paar nun weitere Funktionen als Ernährer und Erzieher. Dadurch entsteht ein zweites Subsystem auf der Elternebene. Selbst wenn um beide Subsysteme herum klare Grenzen gezogen sind (Abb. 17.6), können trotzdem innerhalb eines Subsystems Risiken auftreten. Diese Risiken betreffen bei Vorhandensein einer chronischen Krankheit vor allem die Paarebene. Schon Eltern eines gesunden Kindes müssen darauf achten, sich als Paar nicht zu vernachlässigen. Wenn das Kind CF hat, muss zusätzlich viel Zeit und Energie für die Behandlung des Kindes aufgewendet werden. Ein hoher Energieaufwand auf der Elternebene zieht aber Energie für die Gestaltung der Beziehung auf der Paarebene ab.

Diese Situation birgt die Gefahr in sich, dass die Partner sich voneinander entfernen und auseinander leben und ihre Bedürfnisse auf der Paarebene nicht ausreichend wahrnehmen. Schwankungen des Gesundheitszustandes können zeitweise zusätzlich zu Angst, Sorge und Anspannung führen. Gelegentlich verlieren Eltern die Lust an der Zärtlichkeit und Freude auf der Paarebene, manche, weil ihre Emotionen ganz auf das Kind gerichtet sind, manche, weil sie meinen, sich solche Vergnügungen angesichts der Krankheit ihres Kindes nicht erlauben zu dürfen. Zu berücksichtigen ist allerdings, dass nicht alle Eltern, unabhängig von der Krankheit des Kindes, als Paar eine zufriedenstellende Beziehung hatten oder haben. Die CF ist nur in seltenen Fällen die Ursache für eine konfliktreiche Beziehung, viel häufiger ist sie eine zusätzliche Erschwernis, die sich auf bereits vorhanden gewesene Probleme aufpfropft. Solche Konstellationen erfordern andere Interventionen (z. B. Paartherapie) als jene, wo die Probleme des Paares in engem Zusammenhang mit der Bewältigung CF-bedingter Belastungen stehen. In letzerem Fall kann es hilfreich sein die Eltern zu ermutigen, ihre Paarbeziehung ohne Selbstvorwürfe zu gestalten und ihnen die Möglichkeit aufzuzeigen, aus der Freude einer gelebten Partnerschaft Kraft für die Aufgaben als Eltern zu schöpfen.

Die erweiterte Familie

Wenn die Behandlung der Krankheit eines Kindes mit großem Zeitaufwand, häufigen ambulanten Vorstellungen oder Spitalsaufenthalten verbunden ist kann es zu einer Überforderung der vorhandenen Ressourcen kommen. Die Kernfamilie allein kann die an sie gestellten Aufgaben nicht mehr erfüllen, die persönlichen, sozialen und finanziellen Mittel reichen nicht mehr aus. Zusätzliche Helfer sind nötig, Verwandte oder fremde Menschen müssen engagiert werden. Diese Situation kann dazu führen, dass die Grenze um die Familie diffus wird (Abb. 17.7) und andere Menschen in die Familie eindringen. Zugleich mit den anderen Menschen werden aber auch deren Lebensansichten in die Familie einfließen, unter anderem solche, die sich auf die Erziehung und den Umgang mit Krankheit beziehen. Die bisher primär von den Eltern bestimmten Familienregeln werden durch die Regeln anderer Menschen erweitert, was Spannungen und Abgrenzungsprobleme hervorrufen kann. Das familiäre Gefüge erfährt (unerwünschte) Veränderungen, gegen die sich die Eltern nur schwer wehren können, weil sie von den Helfern abhängig und ihnen oft noch zu Dank verpflichtet sind. Viele junge Erwachsene müssen sich die Ablösung vom Elternhaus und die Abgrenzung der eigenen Kernfamilie von der Herkunftsfamilie mühsam erarbeiten. Diese Bemühungen um Autonomie werden vor allem dann auf die Probe gestellt, wenn verwandte Helfer gegensätzliche Erziehungskonzepte und Weltanschauungen in die Familie einbringen. Die unterschiedlichen Einstellungen zwischen den Generationen in Bezug auf erwünschtes Essverhalten und Disziplin bei Kindern sind nur zwei Beispiele für scheinbar banale, tatsächlich aber oft kontrovers gesehene Themen mit hohem Konfliktpotential. Die Behandler können die Eltern in Bezug auf auszuschöpfende Ressourcen beraten und mit ihnen Strategien entwickeln, wie die Inanspruchnahme von Hilfe bei gleichzeitigem Erhalt der Autonomie der Familie bewältigt werden kann.

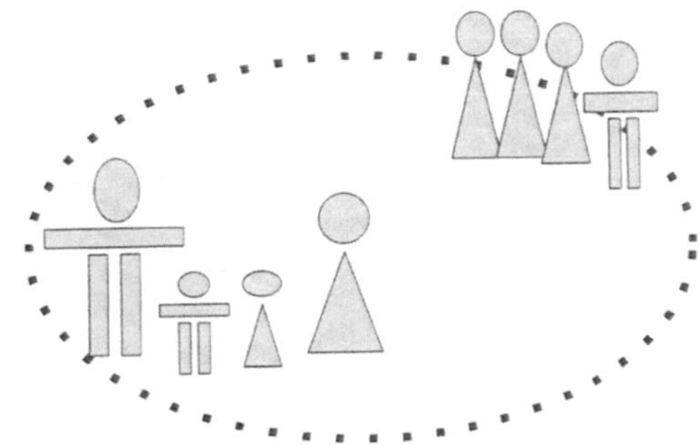

Abb. 17.7. Die erweiterte Familie

17.2.4 Die Bedeutung von „life events"

Man sollte nicht von vornherein davon ausgehen, dass die CF für eine Familie das einzige Problem darstellt. Unabhängig von der CF warten im Laufe des Lebens auf jeden Menschen und jede Familie die unterschiedlichsten Ereignisse („life events"). Solche erfreulicher Art, aber auch solche, die Belastungen bringen. Dazu gehören beispielsweise familiäre Konflikte, Perioden von Arbeitslosigkeit oder der Tod einer relevanten Bezugsperson. Familien mit CF sind also genauso vulnerabel für belastende Lebensereignisse wie andere Familien auch, nur müssen sie die dadurch entstehenden Probleme zusätzlich zu den durch die Krankheit verursachten Problemen bewältigen. Analog zur chronischen somatischen Krankheit können die Lebensbedingungen eines Kindes auch so schwierig sein, dass man von einer chronischen psychosozialen Krankheit sprechen muss. Die Kenntnis des familiären Hintergrundes kann den Behandlern schon frühzeitig Hinweise dafür geben, ob die persönlichen, familiären, sozialen und finanziellen Ressourcen der jeweiligen Familie für eine anzustrebende Adaption an die Krankheit ausreichend erscheinen oder unterstützende Maßnahmen angezeigt sind. In einer Untersuchung an einer Zentrumspopulation (162 Familien mit 179 Kindern, Jugendlichen und Erwachsenen mit CF) zeigte sich, dass allein im Bereich Familienleben 28% der Kinder von „life events“ betroffen waren [3]. 5% der Kinder lernten ihren Vater nie kennen, 15% erlebten - meist in der frühen Kindheit - die Scheidung ihrer Eltern, 5% leben in Familien, die durch chronische Ehekonflikte und häufige Trennungsperioden gekennzeichnet sind und 3% wachsen in Heimen oder bei Pflegeeltern auf. Diese Zahlen weisen auf die Wichtigkeit einer psychosozialen Anamnese hin, die nicht nur zu Beginn der Behandlung erhoben sondern auch im weiteren Verlauf kontinuierlich ergänzt werden soll. In ähnlicher Weise, wie der Arzt bei jeder ambulanten Kontrolle Fragen nach dem Gesundheitszustand stellt, können sich die jeweils dafür zuständigen Mitarbeiter nach Schule, Familie, Arbeitssituation und anderen wichtigen Bereichen erkundigen. Durch dieses aktive Fragen werden nicht nur sonst vielleicht unerwähnt gebliebene Belastungen erhoben, sondern überhaupt erst Voraussetzungen für das Angebot von Hilfestellungen geschaffen.

17.2.5 Epidemiologischer Ansatz

Behandler wie Laien hängen manchmal dem Mythos nach, kranke Kinder hätten stets liebende, besorgte, physisch und psychisch vitale Eltern hinter sich, die in der Lage sind, das Leben als solches und das Leben mit einem Kind mit CF im Speziellen bewältigen zu können. Die Prävalenz ungeplanter Schwangerschaften (50%) mag zum Verständnis dafür beitragen, dass es nicht allen Eltern gelingt, die Existenz ihres Kind prinzipiell willkommen zu heißen. Eine chronische Krankheit kann unter solchen Umständen noch erschwerend auf den Aufbau von Liebe der Eltern zum Kind wirken. Aus epidemiologischen Studien kann man Rückschlüsse auf weitere mögliche Probleme im familiären Umfeld des Patienten gewinnen. So ist bekannt, dass 15-30% der Menschen irgendwann im Leben - passager oder chronisch - unter einer psychischen Störung leiden. Es ist daher zu erwarten, dass auch gelegentlich Eltern eines Kindes mit CF psychisch krank sind und dieser Umstand in der Behandlung berücksichtigt werden muss. Die Alkoholabhängigkeit mit einer Prävalenz von 3-5% ist ein Beispiel für eine psychische Störung, mit der wahrscheinlich die meisten Behandler schon konfrontiert waren. In der o.a. Untersuchung an einer Zentrumspopulation [3] litten 9% der Eltern an einer chronischen psychischen Krankheit, weitere 9% unter leichten depressiven Episoden; in etwa jeder achten Familie (12%) war zusätzlich zu dem Kind mit CF ein Elternteil chronisch somatisch krank. Für die Behandler langfristig zu betreuender Patienten können epidemiologische Studien wertvolle Informationen enthalten. Was in großen Bevölkerungsgruppen Gültigkeit hat, kann auch für eine Zufallsstichprobe, wie eine Patientengruppe das ist, von Wichtigkeit sein. Epidemiologische Studien geben Hinweise auf Phänomene, die sonst vielleicht unberücksichtigt geblieben wären, für eine die psychischen und sozialen Aspekte einschließende Behandlung aber von Bedeutung sein können.

17.2.6 Zusammenfassung

Das Leben mit der Krankheit CF ist kein auf den Patienten beschränkter Prozess, sondern ein Geschehen, das die ganze Familie betrifft. Durch die Krankheit erfahren die einzelnen Familienmitglieder, aber auch die Subsysteme in der Familie Veränderungen, die mit Risiken verbunden sind und ständige neue Anpassungsstrategien erfordern. Für die Familie als Ganzes stehen nach der Diagnose häufig Kommunikations- und Rückzugsprobleme im Vordergrund, im weiteren Verlauf können durch das Hinzukommen notwendiger Helfer Abgrenzungsschwierigkeiten entstehen. Trennungen durch Ambulanzbesuche und Krankenhausaufenthalte sowie Eifersucht auf die ungleiche Zuwendung durch die Eltern belasten die Geschwister. Die Beziehung der Eltern kann durch die intensive Beschäftigung mit und die Sorge um das Kind in den Hintergrund treten und ihr Verhältnis auf der Paarebene gefährden. Die CF ist nicht immer die einzige Sorge in einer Familie. Belastende Lebensereignisse sowie psychische und physische Krankheiten anderer Familienmitglieder müssen zusätzlich zur CF bewältigt werden.

17.3 Pubertät und Adoleszenz

U. BÜHLMANN

Damit die CF-spezifischen Aspekte während der Pubertät korrekt aufgegriffen und diskutiert werden können, müssen einige grundlegende Punkte, die für alle Jugendlichen in diesem Altersabschnitt gelten, bekannt sein. Nur ein solides Verständnis der normalen Vorgänge während der Adoleszenz ermöglicht es dem betreuenden Team, die psychosozialen Begleitfaktoren, die sich im Rahmen einer chronischen Krankheit ergeben, rechtzeitig

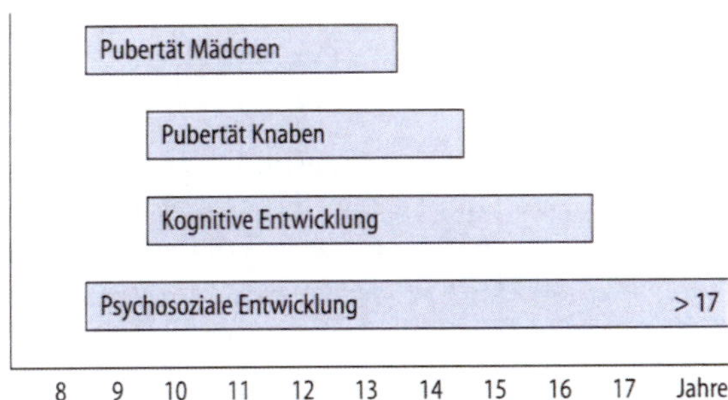

Abb. 17.8. Pubertät, Adoleszenz, Vergleich der zeitlichen Abläufe

zu erfassen und mit den adäquaten therapeutischen Mitteln anzugehen.

Zunächst müssen die Begriffe „Pubertät" und „Adoleszenz" für diesen Kontext definiert werden, da gerade in der deutschsprachigen Literatur oft keine genügende Trennung vorgenommen wird. *„Pubertät"* fasst alle körperlichen Vorgänge zusammen, die im Rahmen der geschlechtlichen Reifung auf somatischer Ebene zu beobachten sind. Der kindliche Körper erfährt während dieser Phase verschiedene wesentliche Veränderungen (Wachstumsschub, Vermehrung der Muskelmasse, Zunahme und Umverteilung des Fettgewebes, Ausbildung der sekundären Geschlechtsmerkmale, sekundäre Behaarung etc.), die am Ende zur erwachsenen Statur führen. Eine Differenzierung dieser wichtigen körperlichen Entwicklungsphase erfolgt mittels der Einteilung nach Tanner, die sich bei den Mädchen auf die beiden Aspekte des Brustwachstums und der Pubesbehaarung stützt, und bei den Knaben auf Hodenwachstum und Pubesbehaarung. Diese klassische Stadieneinteilung kann in jedem Lehrbuch der Kinder- und Jugendheilkunde nachgeschlagen werden und hat sich international breit durchgesetzt.

Diesen klar somatisch definierten Vorgängen der Pubertät wird im Rahmen eines biopsychosozialen Modells der Begriff der Adoleszenz beigefügt. Dabei beschreibt *Adoleszenz* alle psychosozialen Entwicklungsaufgaben, die auf dem Weg aus der Kindheit bis zum Erreichen des Erwachsenenalters durchlaufen werden. Als Beginn der Adoleszenz wird das Einsetzen der pubertären körperlichen Veränderungen angenommen, das Ende ist gegen oben offen und wird oft erst deutlich nach dem Ende der Pubertät erreicht (Abb. 17.8).

17.3.1 Pubertät

Grundsätzlich laufen die pubertären Veränderungen bei CF-Betroffenen mit den gleichen Schritten ab wie bei anderen Jugendlichen. Wesentliche Unterschiede können dagegen beim chronologischen Ablauf auftreten. Die breite interindividuelle Streuung der CF-spezifischen Symptome, sowohl von pulmonaler wie auch von abdominaler Seite her, wird sich im Hinblick auf den Beginn und den Ablauf der Pubertät auswirken. So kann von einem Beginn in durchschnittlichem Alter, vergleichbar mit jeder gesunden Population, bis zu einer Verzögerung von mehreren Jahren praktisch jede Variante beobachtet werden. Gleich wie bei der Diskussion um die durchschnittliche Lebenserwartung, die für ein betroffenes Individuum je nach CF-Symptomatik kaum hilfreich herangezogen werden kann (vgl. auch Abschn. 17.5), so hilft es dem behandelnden Team wenig, über die durchschnittlichen Verzögerungen der pubertären Schritte detaillierte Informationen weiterzugeben. Entscheidend ist die Überzeugung, dass es keine Gründe für eine ausbleibende Pubertät gibt, es sei denn, entsprechende endokrinologische Untersuchungen würden entsprechende Resultate ergeben. In diesen Fällen ist es jedoch ohnehin zwingend, einen endokrinologischen Spezialisten beizuziehen.

Es ist klar, dass sich der allgemeine körperliche Zustand, insbesondere das Gewicht, auf den Verlauf der pubertären Schritte auswirken wird. Berücksichtigt man den erhöhten Energiebedarf, der bei allen Jugendlichen während der Pubertät beobachtet wird, so kann bei CF-Betroffenen während dieser Entwicklungsphase nicht oft genug auf die adäquate Ernährung hingewiesen werden (vgl. Kap. 13). Zusätzlich zu diesen allgemein gültigen Aspekten kommen zwei geschlechtsspezifische Probleme hinzu:

- die Tatsache der weitgehenden Infertilität bei männlichen Individuen,
- die Fragen von Fertilität und Antikonzeption bei weiblichen Jugendlichen.

Wie eingangs in diesem Kapitel erwähnt, ist das Ziel der pubertären Entwicklung das Erreichen der Geschlechtsreife. Diese beiden Themen werden im Abschnitt „Sexualität" noch eingehender erläutert.

17.3.2 Adoleszenz

Wie bereits in der Einleitung kurz erwähnt, ist für ein CF-Behandlungsteam die Kenntnis über die normalen Abläufe in der Adoleszenz unabdingbar. Die Adoleszenz ist auch für CF-Betroffene eine Zeit des Aufbruchs. Die aus der Literaturgeschichte bekannte „Sturm und Drang"-Periode umschreibt am ehesten die Dynamik, die in diesem Lebensabschnitt liegt. Bei soviel Emotionalität und scheinbarer Irrationalität ist es oft schwierig, klar definierte medizinische Themen zu diskutieren. Eine größtmögliche Flexibilität der Ärztin oder des Arztes in der Adaptation der klassischen Therapiepläne wird gefordert, vom Jugendlichen oft auch durch bessere Kooperation honoriert.

Paradoxerweise ist ein solches Maß an Flexibilität umso besser zu erreichen, je klarer das ärztliche Konzept aussieht. Das heißt, dass man – in Anlehnung an die „Meilensteine" der kleinkindlichen psychomotorischen Entwicklung – auch für die Zeitspanne der Adoleszenz ein gutes Wissen über die zentralen Entwicklungsthemen haben muss. Die Hauptkategorien dieser Entwicklungsphase müssen dabei ebenso bekannt sein wie die Schritte, in denen neue Abschnitte erreicht werden.

Das in der Folge dargestellte Modell, das die Adoleszenz in sogenannte Entwicklungs*aufgaben* gliedert, bewährt sich in der Praxis sehr gut. Dabei werden die folgenden Kapitel abgegrenzt:

- Selbständigkeit,
- Beziehungen,
- Körperwahrnehmung („body image"),
- Sexualität,
- kognitive Entwicklung,
- Berufsplanung.

Zusätzlich wird die fast 10 Jahre umspannende Zeit der Adoleszenz in eine *frühe*, eine *mittlere* und eine *späte* Phase unterteilt. Daraus lässt sich eine handliche Übersichtstabelle erstellen, die auch im praktischen Alltag als Stütze jederzeit herangezogen werden kann (Tabelle 17.1).

Nach den folgenden Erläuterungen zu diesen Entwicklungsaufgaben wird jeweils abschnittsweise auf die besondere Bedeutung im Kontext der CF eingegangen, wobei die Ausführungen an grundsätzliche Gedanken zu Adoleszenz und chronischer Krankheit angelehnt werden.

17.3.3 Selbständigkeit

Ziel aller Jugendlichen – ob gesund oder chronisch krank – muss es sein, sich aus ihrem angestammten familiären Rahmen zu lösen und selbständig zu werden. Betrachtet man in diesem Zusammenhang verschiedene Gesellschaftsstrukturen und unterschiedliche Kulturen, so wird bald ersichtlich, dass sich der Weg zur Selbständigkeit in großen Variationen darstellen kann. Chronische Krankheiten und die oft damit verbundenen Faktoren wie verlängerte Schulzeit, Berufswahl und -ausbildung, Schwierigkeiten bei der Arbeitsuche sind Faktoren, die Jugendliche während langer Zeit materiell an ihre Familien binden. Zur lang anhaltenden finanziellen Abhängigkeit gesellt sich vielfach eine Wohnsituation, in der Jugendliche lange in oft engen räumlichen Verhältnissen mit ihren Familien zusammenleben.

Dennoch läuft im Rahmen dieser sozialen und familiären Bedingungen auf der individuellen Ebene der Weg in Richtung Autonomie. Für viele Eltern oft allzu abrupt kommt es, meist während der ersten pubertätsbedingten Veränderungen, zu einer emotionalen Auflehnung gegen die eingebürgerten Werte der Eltern und der Familie. In dieser *frühen Phase* der Adoleszenz kommt es zu entsprechend grossen emotionalen Schwankungen auf der individuellen Ebene, unter Umständen aber auch heftigen Auseinandersetzungen innerhalb der Familie. Immer neue Grenzen werden gesucht, Grenzen, die die Eltern vor schwierige Probleme stellen können. Den richtigen Rahmen in einer Gesellschaft zu finden, die Jugendlichen täglich die grenzenlosen Möglichkeiten anpreist, erweist sich als entsprechend schwierig. Dennoch sind es gerade die durch die Eltern gesetzten Grenzen, an denen die individuelle emotionale Entwicklung entlang schreiten muss.

Tabelle 17.1. Entwicklungsaufgaben in der Adoleszenz

Aufgaben	Frühe Phase (10–13 Jahre)	Mittlere Phase (13–16 Jahre)	Späte Phase (17 + Jahre)
Selbständigkeit	Emotionaler Bruch mit den Eltern	Ambivalenz familiären Werten gegenüber	Autonomie, Eltern als erwachsene Partner
Beziehungen	Gleichgeschlechtliche Gruppe	Gegengeschlechtliche Gruppe	Einzelbeziehung wichtiger als Gruppe
Körperschema („body image")	Anpassung an pubertäre Veränderungen	Ausprobieren verschiedener Modellbilder	Erscheinung in Persönlichkeit integriert
Sexualität	Sexuelle Neugier	Experimentieren	Intimität und Vertrauen
Kognitive Entwicklung	Konkretes Denken	Erstes Erfassen abstrakter Denkweisen	Abstraktes Denken, eigene Identität
Berufspläne	Vage, idealistisch	Konkretisierung der Vorstellungen	Umsetzen: Berufsausbildung/ weitere Schule

Dies gilt auch in der *mittleren Adoleszenzphase*, in der sich nach der Zeit der Auflehnung wieder eine gewisse Beruhigung im Sinne einer Ambivalenz ergibt. In diesem Abschnitt sind die wesentlichen pubertären Veränderungen abgeschlossen, es gilt, den Körper im Rahmen meist verschiedener Modellbilder annehmen zu lernen. In einer solch vulnerablen Phase wird die Meinung auch der Eltern wieder vermehrt gefragt sein. Gleichzeitig schreitet der Prozess der Autonomie weiter.

Ziel des Individuums muss es sein, nicht nur im sozialen Kontext (Beruf, Finanzen etc.) selbständig zu werden, sondern auch im emotionalen Kontext. In einer möglichst einfachen Form ausgedrückt bedeutet dies, dass Jugendliche mit der Übernahme von zunehmend erwachsenen Funktionen in ihrem Alltag auch den Eltern gegenüber ein Verhältnis von Erwachsenem zu Erwachsenem aufbauen und erreichen müssen. Obwohl dabei die besondere und einzigartige Grundlage der innerfamilialen Beziehung bestehen bleibt, so ändert sich der Rahmen des Verhältnisses dennoch wesentlich.

■ **Bedeutung im Kontext der CF.** Die Entwicklung zur *Selbständigkeit* hängt wesentlich von der Verhaltensweise der Eltern ab. Deren Fähigkeit „loszulassen" beeinflusst die zuvor beschriebenen Schritte im Ablösungsprozess, wobei sich die Sorge um die Gesundheit der heranwachsenden Kinder als mehr oder weniger großes Hindernis auswirken kann. In diesem Zusammenhang wird die Krankheit das dominierende Element, das Auswirkungen auf die psychosozialen Adaptationsvorgänge der Adoleszenz nach sich ziehen wird.

Im Fall einer cystischen Fibrose mit ihrem chronischem Verlauf werden die Eltern oft schon im Säuglingsalter mit der Tatsache konfrontiert, dass ihr Kind ein Leben mit zusätzlichen Risiken und Einschränkungen, evtl. sogar mit einer verkürzten Lebenserwartung erwartet. Damit wird a priori die elterliche Sorge erhöht. Der Einbezug in tägliche Therapien (z.B. Inhalations- und Physiotherapie, besondere Ernährung, Konfrontation mit Ess-Schwierigkeiten), die einen erheblichen zeitlichen Aufwand bedeuten können, Verschlechterungen und/oder Rückschläge führen schließlich im Verlauf der Zeit zu einer intensiven Eltern-Kind-Bindung. In einer Phase, in der das Erlangen von Autonomie ins Zentrum rückt, kann sich dies als zusätzliche Belastung auswirken. Die normalen Autonomiebestrebungen während der Adoleszenz treffen damit auf eine elterliche Haltung, die aus Sorge um den weiteren Verlauf der Krankheit restriktiv bestimmt ist. Daraus resultiert eine Art der Überbehütung, der „overprotection", die eine demonstrative Konfrontation durch den jugendlichen Patienten provoziert. Daraus kann ein Teufelskreis entstehen, der in der Regel zu einer zusätzlichen Belastung auf der Symptomenebene führt.

Ein gezielt frühzeitiges Einbeziehen des chronisch kranken Kindes in diagnostische und therapeutische Verfahren und damit verbunden eine frühe Mitentscheidung bringt für Patienten bzw. Patientinnen *und* Eltern den Vorteil, dass Selbständigkeit auf der Ebene der Krankheit nicht erst in der Adoleszenz zum Thema wird. Durch frühes Delegieren von therapeutischen Aufgaben an die PatientInnen kann die Selbstverantwortung gefördert und die Selbständigkeit in krankheitsbezogenen Gebieten schon vor der frühen Adoleszenz und den damit verbundenen emotionalen Spannungen erreicht werden. Je mehr eine Haltung der „overprotection" bei den Eltern vermindert und gleichzeitig die Eigenverantwortung der Patienten und Patientinnen gefördert werden kann, desto mehr wird den Jugendlichen Raum gelassen, um ihre psychosozialen Entwicklungsaufgaben analog der Gleichaltrigengruppe („peer group") zu realisieren. Langfristig geht es darum, mit einer solchen Arbeitsweise die Grundlage zu einem normalen, so wenig wie möglich invalidisierten Leben in der Erwachsenenwelt zu legen. Ziel des behandelnden CF-Teams muss es sein, dem Adoleszenten zu helfen, das größtmögliche Maß an Autonomie in seiner Entwicklung zu erreichen.

17.3.4 Beziehungen

Jugendliche machen ihren soeben beschriebenen Weg zur Selbständigkeit nicht als Weg in eine zunehmende Isolation. Je mehr deshalb der innerfamiliäre Zusammenhalt an Gewicht verliert, desto mehr gewinnen Kontakte außerhalb, im erweiterten sozialen Rahmen von Schule, Arbeitsplatz und Freizeitangeboten, an Bedeutung. Dabei ist es über weite Strecken die *Gruppe* der Gleichaltrigen („peer group"), die das Zentrum aller Aktivitäten darstellt.

Die Entwicklung von Beziehungen gegen außen beginnt selbstverständlich schon vor der Adoleszenz. Mit Beginn dieses Entwicklungsabschnitts erhält zunächst die gleichgeschlechtliche Gruppe einen größeren Stellenwert. So sehr die elterlichen Maßstäbe abgelehnt werden, so gewichtig sind nun die Argumente des Freundeskreises. Die Erweiterung der Gruppe um das „andere Geschlecht" geschieht zwischen früher und mittlerer Adoleszenz fließend. Die Gruppe erhält somit eine große Bedeutung als Ort für Ressourcen. Im Idealfall ist sie für Jugendliche eine Möglichkeit, wesentliche Neuerungen zu erproben.

Erst relativ spät erfolgt der Schritt zur soliden individuellen Beziehungsfähigkeit. Die Ebene des gegenseitigen Vertrauens setzt voraus, dass auch in ganz anderen Belangen Reifungsprozesse stattgefunden haben. Dies heißt durchaus nicht, dass sich engere Einzelfreundschaften nicht schon vorher entwickeln können, doch ist dabei der Experimentiercharakter meist noch relativ groß. Eine Ausnahme bildet „meine beste Freundin" oder „mein bester Freund", enge Beziehungspersonen, die während der ganzen Adoleszenz eine tragende Funktion haben.

■ **Bedeutung im Kontext der CF.** Die Gruppe der Gleichaltrigen („peer group") setzt wichtige Maßstäbe, auch oder gerade bei Jugendlichen mit einer chronischen Krankheit. Wie bereits zuvor erwähnt, ist das Streben nach „Normalität" im Sinne von „gleich wie die anderen sein" bei allen Jugendlichen ein zentrales Thema. Je nach Ausprägung der Symptomatik bereitet gerade die cystische Fibrose in dieser Hinsicht verschiedene Probleme: der chronische Husten und die damit verbundenen Fragen, die mögliche Gedeihstörung, eine verzögert eintretende Pubertät, aber auch die möglichen Einschränkungen bei sportlichen Aktivitäten sind Beispiel für Hindernisse, die im Kontakt mit Gleichaltrigen auftreten können.

Dennoch: die Frage der Normalität, trotz einer angeborenen chronischen Krankheit und den damit verbundenen Symptomen und Einschränkungen, stellt sich für die CF-Betroffenen intensiv und muss deshalb aktiv durch das Behandlungsteam angesprochen werden. In der Gleichaltrigengruppe akzeptiert zu werden, stellt einen wichtigen Beweis für diese Normalität dar, und fördert dadurch Selbstbewusstsein und Selbstvertrauen. Das Gegenteil tritt ein, wenn diese Integration unter Peers nicht erfolgt, mit einem zwangsläufig negativen Effekt auf die adoleszente Entwicklung. Folgen einer solch ungenügenden Integration im erweiterten sozialen Netz sind in Abb. 17.9 zusammengestellt.

Es ist klar, dass Autonomiebestrebungen und Anlehnungen an die „peer group" aus der Optik der Eltern als Risiko beurteilt werden. Klassische Beispiele dafür sind die Angst vor dem Rauchen, das trotz der bestehenden Lungenkrankheit durch den Druck der Gleichaltrigengruppe auch für CF-Betroffene zum Thema werden kann, oder Befürchtungen, dass durch die anderen Prioritäten im Jugendlichen-Alltag die über Jahre mühsam erarbeiteten Therapien vernachlässigt werden.

Die Beratung für Jugendliche und ihre Eltern zu diesen Fragen ist immer eine Gratwanderung. Auf der einen Seite gilt es, die in Abb. 17.9 beschriebenen Risiken der Desintegration innerhalb der Peer Group möglichst weitgehend zu vermeiden, gleichzeitig jedoch den optimalen somatischen Verlauf durch eine adäquate Therapie sicher zu stellen. Solide Kenntnisse der familiären Ressourcen sowie derjenigen des Freundeskreises der PatientInnen sind dazu unabdingbare Vorssetzungen.

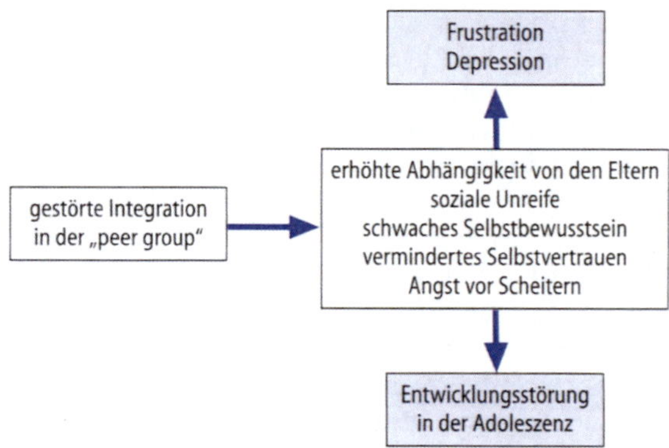

Abb. 17.9. Risiken bei gestörter Integration in der „peer group"

17.3.5 Körperwahrnehmung („body image")

Wie bereits wiederholt erwähnt, finden während der Pubertät entscheidende Veränderungen am Körper der Jugendlichen statt. Wachstumsspurt und Entwicklung der für die beiden Geschlechter spezifischen Merkmale finden innerhalb einer relativ kurzen Zeitspanne statt. Es ist deshalb nicht weiter erstaunlich, dass die Adaptation an diesen veränderten Körper eine wesentliche Aufgabe der Adoleszenz darstellt. Dabei gilt es, die Veränderungen überhaupt zu erfassen, sie zu akzeptieren und schließlich in ein gesamtes neues Körperbild zu integrieren. Die in den folgenden Abschnitten beschriebenen Fakten gelten auch bei verzögert eintretender Pubertät, sind also unabhängig vom chronologischen Alter zu verstehen. Dies ist deshalb besonders wichtig, weil eine gegenüber der Norm später auftretende Pubertät bei CF häufig zu beobachten ist.

In der *frühen Phase* der Adoleszenz erfolgt die Konfrontation mit den körperlichen Veränderungen am intensivsten. Meist geht ein rascher werdendes Längenwachstum den ersten Zeichen sekundärer Geschlechtsmerkmale voraus. Damit verbunden tauchen die Fragen nach dem endgültigen Körperbild („wie groß werde ich", „meine Brüste sind nicht gleich groß" etc.) zwangsläufig ebenfalls auf. Das Bild wird geprägt durch Vorstellungen eines Ideals, das meistens in der Gleichaltrigengruppe entwickelt wird.

Während der *mittleren Phase* der Adoleszenz werden die körperlichen Veränderungen abgeschlossen, die Endlänge ist mit einer Reserve von ganz wenigen Zentimetern ebenfalls erreicht. Damit verschiebt sich die Problematik weg von den Ideen, ein gewisses Idealbild zu erreichen, hin zu einem Experimentieren, was mit dem „neuen Körper" anzufangen ist. Beeinflussungen sind von verschiedener Seite her möglich: Ernährungs-/Diätverhalten lassen eine starke Veränderung des Aussehens zu, intensives körperliches Krafttraining (aber auch Anabolika!) werden ihrerseits zu einem veränderten Erscheinungsbild führen. Dass gerade in einer solchen Zeit die „peer pressure" besonders groß wird, und auch einen entsprechend fruchtbaren Boden findet, versteht sich von selbst.

Den Körper schließlich so zu akzeptieren wie er ist, gehört wohl zu den schwierigsten Aufgaben, die in der *späten Adoleszenz* zu lösen sind. Die Integration des Körpers in die Gesamtpersönlichkeit, im Wissen darum, dass gewisse Vorstellungen bezüglich Länge, Formen und Aussehen nie erreicht werden können, verlangt ein hohes Maß an Toleranz sich selber gegenüber.

■ **Bedeutung im Kontext der CF.** Neben einer normalen hormonellen Steuerung spielt der körperliche Allgemeinzustand, besonders aber der Ernährungszustand, für die sichtbaren somatischen Veränderungen eine wesentliche Rolle. Bei der cystischen Fibrose kann aus einer bereits fortgeschrittenen pulmonalen Symptomatik eine deutliche Reduktion des Allgemeinzustands resultieren, oder aber chronische Ernährungs- und Gewichtsprobleme beeinträchtigen die normale Entwicklung auf der Ebene der Energiezufuhr. Der Zusammenhang zwischen körperlichem Zustand, daraus resultierenden verspäteten pubertären Veränderungen und entsprechenden Adoleszenzproblemen sind ein klassisches Beispiel dafür, dass das CF-Team immer von einem konsequenten biopsychosozialen Krankheitsmodell ausgehen muss.

Die Fragen zum (möglicherweise verspäteten) Beginn der Pubertät werden von den Patienten nicht immer selber gestellt. Dennoch muss man immer davon ausgehen, dass gerade beim Aspekt des Aussehens der Vergleich mit der „peer group", und damit die Suche nach der Normalität, ausgesprochen groß ist. Das bedeutet, dass die Thematik eventuell vom behandelnden CF-Team direkt angesprochen werden muss. Voraussetzung für eine gute Beratung in dieser Situation sind einerseits solide Kenntnisse über die physiologischen Vorgänge während der Pubertät, andererseits aber auch ein Gespür für realistische und unrealistische Vorstellungen der jugendlichen Patienten. Die Breite der Normvarianten ist auch in der allgemeinen Jugendlichen-Population weit, eine Realität, die von CF-Betroffenen als gewisse Beruhigung empfunden werden kann.

Alle Jugendlichen sind bei der Wahrnehmung ihres Körpers sehr verletzlich. Es genügt die beste psychologische Beratung wenig, wenn parallel dazu nicht alles unternommen wird mitzuhelfen, das „Sichtbare" zu beeinflussen. Konkrete Beispiele dafür sind eine Optimierung des Ernährungszustandes (allenfalls ist dies der Zeitpunkt zur Diskussion einer PEG-Sonde), oder das Ermöglichen einer medizinischen Trainingstherapie unter entsprechender professioneller Anleitung. Die Bestimmung des Knochenalters kann für die Beratung zentral sein: anstelle eines allgemein gehaltenen und von Jugendlichen schlecht akzeptierten „Vertröstens", die Pubertät trete bei chronischen Erkrankungen eben später ein, kann über die Entwicklung des Skeletts Genaueres, und für die adoleszenten CF-Betroffenen damit Fassbareres ausgesagt werden.

17.3.6 Sexualität

Obwohl die Sexualität bereits ihren Platz in der frühkindlichen und kindlichen Entwicklung hat, so bringen doch erst die pubertären Veränderungen des Körpers hin zur Geschlechtsreife die Thematik ins Bewusstsein, und damit auf der psychosozialen Ebene den entscheidenden Schritt vorwärts. Die damit verbundenen Aspekte in der medizinischen Beratung gehen weit (z. B. weitgehende Fertilität, Schwangerschaft und deren Verhütung, aber auch Fragen zum ersten Geschlechtsverkehr, zu sexuell übertragenen Krankheiten und deren Prävention etc.), so dass darauf noch in einem gesonderten Abschnitt eingegangen wird. An dieser Stelle sollen lediglich die grundlegenden Aspekte im Zusammenhang mit den anderen Entwicklungsaufgaben diskutiert werden.

In der *frühen Adoleszenz* tauchen mit dem beginnenden Heranwachsen der sekundären Geschlechtsmerkmale (beginnende Brustentwicklung beim Mädchen, Zunahme der Hoden- und Penisgröße beim Knaben) auch die ersten sexuellen Gefühle auf. Damit beginnt eine Zeit des Experimentierens, wobei zunächst einmal der eigene Körper im Zentrum steht. Dass in dieser Phase die ersten Erfahrungen mit Masturbation gemacht werden, ist durchaus normal. Entsprechend dem Beziehungsnetz werden sexuelle Fragen und Themen auch primär in der gleichgeschlechtlichen Gruppe gesucht.

Das Experimentieren setzt sich auch in der *mittleren Phase* der Adoleszenz fort, wobei das gegengeschlechtliche Element vermehrt in den Vordergrund rückt. In dieser Phase klaffen die Vorstellungen von Eltern und Jugendlichen wohl am weitesten auseinander: während die Eltern aus Sorge um die Risiken von wechselnden sexuellen Beziehungen eher dazu tendieren, eine gewisse Stabilität in den Beziehungen vor dem sexuellen Kontakt zu erwarten, entspricht die Haltung der Adoleszenten häufiger dem Ausprobieren, auch wenn dies mit wechselnden Partnerschaften verbunden ist.

Es gehört erst in die Zeit der *späten Adoleszenz*, dass langfristige individuelle Partnerschaften als Grundlage für die Intimität gesucht werden. Bezieht man die in diesem Abschnitt diskutierten Aspekte der Persönlichkeitsentwicklung auf der Selbständigkeits- und Beziehungsebene in die Überlegungen zum Sexualverhalten ein, so wird klar, dass eine enge partnerschaftliche Beziehung ein hohes Maß an Reife voraussetzt.

■ **Bedeutung im Kontext der CF.** Allzu lange Zeit wurden sexuelle Themen im Zusammenhang mit chronischen Krankheiten oder Behinderungen kaum oder wenig diskutiert. Dabei muss davon ausgegangen werden, dass wie bei den anderen adoleszenten Entwicklungsaufgaben der Drang zur „Normalität" bei CF-Betroffenen genauso besteht wie bei den nichtkranken „peers". Erst wer diese Tatsache als Selbstverständlichkeit akzeptiert, wird eine adäquate Beraterrolle einnehmen können. Da, in Analogie zu den im Abschnitt über „body image" diskutierten Überlegungen, die Beratung bei sexuellen Fragestellungen auch in somatische Details gehen muss, wird es sich in vielen Fällen bewähren, das CF-Team um eine jugendgynäkologische Fachperson zu erweitern, oder den Kontakt mit einem in CF-Belangen besonders interessierten Gynäkologen zu suchen.

Ein besonders schwieriges Problem stellt die weitgehende Infertilität der männlichen CF-Betroffenen dar. Auch wenn Jugendliche ihre ersten sexuellen Vorstellungen nicht in erster Linie mit den Möglichkeiten der Fortpflanzung kombinieren, so stellt das Fehlen der Möglichkeit eigene Kinder zu zeugen für die Betroffenen einen massiven Einschnitt dar. Zu allen anderen Symptomen der CF, die eine ständige Belastung darstellen, kommt eine weitere Einschränkung dazu, die die Andersartigkeit ins Bewusstsein rückt. Auch wenn sich heute Dank moderner In-vitro-Fertilisationsmethoden die Situation bezüglich der Familienplanung gewandelt hat, so ist die Verarbeitung einer Einschränkung in einem biologischen urtümlichen Gebiet dennoch eine belastende Aufgabe für adoleszente Betroffene.

Neben den CF-spezifischen Aspekten müssen jedoch auch die generellen Grundkenntnisse der Sexualberatung bei Jugendlichen vorhanden sein. In diesem Zusammenhang ist es für behandelnde und beratende Ärzte wichtig, durch sorgfältige Studien eine eigene solide Basis als Maßstab zu erarbeiten. Im Vordergrund wird dabei stehen, dass moralistische und fundamentalistische Haltungen zugunsten einer entwicklungsorientierten Anschauungsweise aufgegeben werden. Dabei wird auch im Kontext der Sexualität die Professionalität der beratenden Person für die adoleszenten Patienten und Patientinnen im Vordergrund stehen.

17.3.7 Kognitive Entwicklung

Es ist das Verdienst von Entwicklungspsychologen wie Piaget oder Erikson, dass heute die Wichtigkeit der kognitiven Entwicklung während der Adoleszenz als sehr spezielle, entsprechend auch besonders wichtige Etappe anerkannt ist. Eine Unterteilung in verschiedene Phasen ist hier weniger opportun. Vielmehr sind die Entwicklungsschritte fließend, auch wenn gewisse Änderungen als markante Eckpfeiler auffallen.

Ohne auf die komplexe Entwicklungspsychologie der Adoleszenz im Detail einzugehen, seien an dieser Stelle zwei wesentliche Inhalte erwähnt, da sie sich im Alltag der Jugendlichen und ihrer Familien besonders auswirken werden. Zunächst geht es um die Fähigkeit zur Abstraktion. Diese Form des Denkens ist eine Voraussetzung für die eigene Beurteilung von Fakten und daraus zu ziehender Schlussfolgerungen. Gleichzeitig ist die Fähigkeit zur Abstraktion auch Grundlage für ein zukunftsgerichtetes Denken.

Die neue, erweiterte Fähigkeit des Denkens bildet die Basis für eigene Wertmaßstäbe. Sind für Kinder, die im konkreten Denken verwurzelt leben, die Informationen der Erwachsenen, allen voran der Eltern, als Realität gegeben, so beginnt mit der erweiterten kognitiven Entwicklung auch das Hinterfragen der Wertmaßstäbe in der Erwachsenenwelt. Es ist denn auch nicht erstaunlich, dass während der Adoleszenz auch in noch so harmonischen familiären Verhältnissen über alltägliche Ereignisse plötzlich Divergenzen auftauchen.

■ **Bedeutung im Kontext der CF.** Die beratenden Ärzte müssen sich bewusst sein, dass auch ihre Aussagen, und damit verbunden sämtliche Therapieempfehlungen, durch das erwachte neue Denken jugendlicher Patienten hinterfragt wird. Die Schwierigkeit in der Beratung liegt darin, dass gerade bei der kognitiven Entwicklung *keine* Korrelation zum chronologischen Alter besteht. Die Einschätzung, wieweit die/der jugendliche Patient bereits in der Lage ist zu abstrahieren, gehört deshalb bei jeder Konsultation neu dazu. Bereits im Abschnitt „Selbständigkeit" wurde auf die Wichtigkeit der frühen Anatomie in diagnostischen, besonders aber in therapeutischen Belangen hingewiesen. An dieser Stelle soll nun vertieft auf den Aspekt der Bereitschaft, eine Therapie konsequent zu verfolgen (früher mit dem Begriff „Compliance" heute eher mit „Adherence" umschrieben), eingegangen werden.

Einer der belastendsten Faktoren einer chronischen Erkrankung stellt deren täglich zu absolvierendes Therapieprogramm dar. Dabei spielt sicher generell der quantitative Aufwand, die zeitliche Belastung durch die Therapie (z. B. Diät, mehrere Blutzuckerbestimmungen und Anpassen der Insulindosis beim Diabetes mellitus, Inhalationen und Physiotherapie mehrmals täglich, Enzymsubstitution, hoch kalorische Ernährung bei der cystischen Fibrose) eine wichtige Rolle. Es wäre jedoch falsch davon auszugehen, dass eine bessere oder schlechtere Adherence nur durch den Therapieaufwand zu erklären sei.

Wie im Abschnitt über die Wichtigkeit der Peer-Gruppe bereits ausgeführt, steht für die Jugendlichen mit chronischen Krankheiten der Drang zur Normalität, gleich wie die anderen zu sein und Gleiches tun zu können, im Mittelpunkt des Interesses. Diese Tatsache, gekoppelt mit einer noch nicht ausgereiften kognitiven Entwicklung, muss in der Beratung von CF-Jugendlichen mit entsprechend hoher Priorität gewichtet werden. Dies bedeutet, dass auch bei guter Intelligenz der Patienten ein Therapieplan nicht in erster Linie rational argumentierend, ausgerichtet auf eine Langzeitperspektive mit besserem Verlauf der Krankheit bei vermehrtem Aufwand, diskutiert werden soll, sondern dass vielmehr Möglichkeiten erarbeitet werden müssen, die ein normal funktionierendes Leben im Umfeld der Gleichaltrigen ermöglichen. Oft ist deshalb nicht die medizinisch optimale Therapievariante die beste Lösung, sondern ein gemeinsam erarbeiteter Kompromiss, der durch den adoleszenten Patienten akzeptiert und mitgetragen wird, und somit eine größere Chance zur Umsetzung besitzt.

Betrachtet man das in vorderen Abschnitten diskutierte Schema der Entwicklungsaufgaben aus der Perspektive der Therapieadherence, so wird klar, dass erneut Themen wie Eigenverantwortung (im Rahmen der zunehmenden Selbständigkeit), Bestimmung über den eigenen, in diesem Falle durch eine chronische Krankheit evtl. beeinträchtigten Körper (im Rahmen der Entwicklung des eigenen „body image"), und die Normalität innerhalb der Peer-Gruppe (im Rahmen des eigenen Beziehungsnetzes) im Vordergrund stehen. Es kann deshalb nicht genügend betont werden, dass auch in diesem Kontext für die sorgfältige Beurteilung des Entwicklungsstandes adoleszenter Patienten viel Zeit eingeräumt werden muss.

Die im Rahmen der Stärkung der Autonomie notwendigen Kompromisse, die im Therapieprogramm von CF-Adoleszenten möglicherweise eingegangen werden müssen, sind in den meisten Fällen für die Eltern sehr schwer zu akzeptieren. Nach jahrelangem großem Aufwand, verbunden mit der Vorstellung, dass nur das Beste, allenfalls zeitlich Aufwendigste, für das kranke Kind gut genug sei, muss akzeptiert werden, dass dasselbe CF-Team nun plötzlich für gewisse Erleichterungen bereit sein wird. Zusätzlich zu den Schwierigkeiten, denen alle Eltern während der Autonomiebestrebungen ihrer Kinder begegnen, muss eine weitere Sorge, nämlich die Angst vor einer akuten Verschlechterung durch eine ungenügende Therapie, verarbeitet werden. Es bewährt sich, den Eltern in gesonderten Gesprächen die eingeleiteten Schritte ausführlich zu erklären und dabei zu versichern, dass das CF-Team in der direkten Zusammenarbeit mit den jugendlichen Patienten vermehrt Verantwortung übernehmen, die Eltern damit entlasten wolle, eine Verschlechterung jedoch keineswegs hinnehme.

17.3.8 Berufsplanung

Die berufliche Zukunft ist ein klassisches Beispiel für eine langfristige Planung, die ein entsprechendes Maß an Abstrahierung voraussetzt. Wie im vorausgehenden Abschnitt besprochen, kann ein solides abstraktes Denken in der Mehrheit der Fälle erst in der späten Phase der Adoleszenz erwartet und/oder vorausgesetzt werden. Aus dieser Perspektive heraus ist erstaunlich, zu welchem Zeitpunkt Jugendliche in den meisten Ländern ihre Berufswahl treffen müssen. In der Schweiz ist dieser Entscheid für die große Mehrheit, die nicht eine Mittelschule besuchen wird, mittlerweile in das Alter von ca. 14 Jahren gerückt, ein Alter, in dem viele Adoleszente gerade erst ihre ersten Autonomieschritte unternehmen.

Es würde den Rahmen dieses Abschnitts sprengen, die breitgefächerte Palette der Berufsberatung in der Gruppe der Früh- bis Mitteladoleszenten zu besprechen. Im Vordergrund der antizipierenden Beratung wird stehen, das Gespräch mit den Patienten und ihren Eltern gemeinsam zu suchen. Ursprung für Probleme in dieser Sparte ist oft das fehlende Übereinstimmen der elterlichen Erwartungshaltung einerseits und der noch unrealistischen Pläne der Jugendlichen andererseits.

Auf der anderen Seite wird eine zufriedenstellende berufliche Ausbildung und damit das Realisieren eigener Pläne dazu beitragen, den Adoleszenten auf ihrem Weg in die Selbständigkeit nicht nur eine finanzielle Unabhängigkeit, sondern auch eine zusätzliche Sicherheit in der Phase der *späten Adoleszenz* zu geben. Dass es gelingt, das langjährige soziale Netz der Schule durch ein sicheres berufliches Umfeld zu ersetzen, muss ein klares Ziel der beruflichen Planung darstellen.

■ **Bedeutung im Kontext der CF.** Aus dem hier vorgestellten Entwicklungsmodell, das sowohl die Autonomie sowie die Normalität in bezug auf die „peer group" ins Zentrum stellt, geht klar hervor, dass auch für die Berufswahl die Ideen und Vorstellungen der direkt betroffenen Jugendlichen im Mittelpunkt stehen. Dabei können diese Berufswünsche weit von dem abweichen, was den Eltern und vielleicht auch dem Behandlungsteam als der Krankheit angepasste Realität vorschwebt. Wenn sich das beratende Team jedoch nur auf die CF-spezifischen Aspekte, d.h. auf ein rein somatisch orientiertes Behandlungskonzept, ausrichtet, sind Konflikte häufig vorgegeben. Selbst wenn die Argumentation medizinisch noch so zwingend ist, so wird sie durch Jugendliche, die im Rahmen ihrer kognitiven Entwicklung noch nicht genügend in Richtung abstrahierendes Denken und damit klares, zukunftsorientiertes Planen fortgeschritten sind, nicht richtig wahrgenommen.

Die Suche nach Lösungen bei wenig realistischen Berufswünschen verlangt viel Zeit. Die Familie muss ebenso einbezogen werden wie eine kompetente fachliche Beratungsstelle. Sowohl die Eltern wie auch die beratenden Fachpersonen werden jedoch auch die Unterstützung des CF-Teams brauchen, das neben der somatischen Beurteilung auch kompetent auf Fragen der psychosozialen Ebene eingehen kann.

17.3.9 Zusammenfassung

Die Pubertät mit ihren körperlichen Veränderungen zwingt alle Jugendlichen, sich während einer unterschiedlich langen Phase mit Anpassungsvorgängen auseinander zu setzen. Adoleszente mit einer chronischen Krankheit unterscheiden sich auf dieser Ebene nicht von ihren nicht betroffenen gleichaltrigen „peers". Dagegen bringen die Beeinträchtigung des Gesundheitszustands mit entsprechenden körperlichen Limitierungen, das tägliche Therapieprogramm mit einer Einschränkung der Freizeit und die Schwierigkeiten einer längerfristigen Planung für Familie und Beruf zusätzliche Stressfaktoren in einen an sich schon stark belasteten Entwicklungsabschnitt.

Nur das konsequente Anwenden eines umfassenden, biopsychosozialen Behandlungs- und Beratungskonzepts, das den Drang zur „Normalität" des Adoleszenten stets berücksichtigt, wird in dieser Phase den Ansprüchen aller beteiligter Personen gerecht. Das behandelnde CF-Team muss sich dabei stets überlegen, welches Teammitglied, welche Berufsgruppe dabei Fragen in erster Linie angeht.

17.4 Sexualität und Partnerschaft

U. Bühlmann

Auf die einzelnen Entwicklungsabschnitte wurde bereits in der Diskussion der Entwicklungsaufgaben eingegangen. Obwohl in einer allgemeinen Jugendsprechstunde der Themenkreis der Sexualität einen breiten Raum einnimmt, so besteht in den Beratungen von CF-Betroffenen das Risiko, dass neben allen somatischen Fragestellungen (Lungenfunktion, Ernährung, evtl. Diabetes etc.) dieses für alle Menschen gleichermaßen grundlegende Thema ungenügend behandelt wird.

Diese Tatsache lässt sich wohl am ehesten dadurch erklären, dass die Veränderungen in der Altersverteilung der CF-Population, wie sie in den letzten zwei Jahrzehnten beobachtet werden können, überhaupt erst den Raum dazu geöffnet haben. Leider hat jedoch die Anpassung des Angebots an den CF-Zentren diesen Veränderungen nicht überall gleichermaßen Schritt gehalten. Das konsiliarische Beziehen eines gynäkologischen Kollegen, nicht integriert in die Diskussionen des CF-Teams, vermag längst nicht alle Probleme zu lösen.

Dabei lassen sich die Fragestellungen klar fassen:

- **Umgang mit der eigenen Sexualität während der Adoleszenz, Antikonzeption,**
- **Familienplanung, Fertilität - Infertilität.**

Die Ausführungen in diesem Abschnitt beschränken sich bewusst auf psychosoziale Überlegungen, die im Zusammenhang mit Themen der Sexualität angestellt werden müssen. Als Grundlage dient das Entwicklungsmodell, wie es in Abschn. 17.3 dargestellt wurde.

17.4.1 Umgang mit der eigenen Sexualität während der Adoleszenz

Bevor auf die CF-spezifischen Aspekte eingegangen werden kann, müssen einige allgemeine Punkte geklärt werden. Die breite Medienpräsenz ließe eigentlich erwarten, dass der Wissensstand über sexuelle Themen bei Jugendlichen groß sein sollte. Die Arbeit mit Adoleszenten in der Praxis beweist jedoch immer wieder das Gegenteil: die Wissenslücken sind groß, selbst die scheinbar so klaren Themen wie die Menstruation und die dabei auftretenden Symptome sind für jugendliche Mädchen vielfach völlig unklar. Diese Tatsache wird dann weniger erstaunlich, wenn man sich Rechenschaft darüber abgibt, wo Jugendliche ihr

Wissen zu sexuellen Themen herholen: verschiedene Studien haben gezeigt, dass dafür die Schule, Freundinnen und Freunde sowie Bücher und Medien wichtigste Informationsquellen sind, die Ärzte und Ärztinnen dagegen nur selten gefragt werden.

Dass dabei viele Unklarheiten entstehen können, lässt sich somit gut erklären. Daneben werden auf der Ebene der „peer group" aber auch wichtige Wertmaßstäbe festgelegt. Ein zentrales Thema stellt die Frage nach dem Alter dar, in dem Jugendliche ihren ersten Geschlechtsverkehr haben sollen. Eine große Umfrage bei Schweizer Jugendlichen hat gezeigt, dass in der Altersgruppe der 17- bis 18-Jährigen 50% der Befragten Jugendlichen mindestens einmal Geschlechtsverkehr gehabt hatten, dass der Prozentsatz bei den 20-Jährigen auf 80% ansteigt. Zahlen aus den USA geben durchschnittlich etwas tiefere Altersgrenzen für die entsprechenden Prozentangaben, doch lässt sich insgesamt festhalten, dass es die Phase der Adoleszenz ist, in der die meisten Ersterfahrungen in intimen sexuellen Aktivitäten gemacht werden.

Interpretationen dieser Daten sind auf verschiedene Weisen möglich: sind es nun *schon 50%* der 17-Jährigen mit ersten Erfahrungen in Geschlechtsverkehr, und bezeichnet man dies eher mit *erst 50%*? Je nachdem werden sich Jugendliche mehr oder weniger unter Druck gesetzt fühlen, ihre ersten sexuellen Erfahrungen sammeln *zu müssen*. Dies wird in einer Gesellschaft, in der es immer mehr zu Vermischungen verschiedener kultureller und religiöser Gruppen kommt, zu Schwierigkeiten im Umgang mit dem Thema Sexualität führen. Ländliche oder städtische Umgebung sowie das intellektuelle Niveau sind weitere Faktoren, die den Schritt zum ersten intimen Verkehr beeinflussen. Entsprechend schwierig ist es, generelle Empfehlungen für die Beratung der Adoleszenten in dieser Frage zu geben. Entscheidend ist in jedem Fall, dass sich der behandelnde Arzt darüber im Klaren ist, welche Normen unter Jugendlichen gelten, und wie er vor dem Hintergrund eigener Wertvorstellungen damit umgehen kann und will.

Auch wenn CF-Betroffene sich bezüglich ihres sexuellen Verhaltens vielleicht anders zeigen könnten (aussagekräftige Studien dazu fehlen dazu weitgehend), so empfiehlt es sich dennoch, diese allgemeinen Tatsachen im Maßstab 1:1 zu übernehmen. Nur wer als behandelnde Ärztin oder als behandelnder Arzt bereit ist, Sexualität auf der Basis zu diskutieren, die auch für alle nicht betroffenen Gleichaltrigen gilt, wird von CF-Adoleszenten als Gesprächspartner akzeptiert. Nur wer die Thematik auf eine Weise aufgearbeitet hat, die ein offenes und kompetentes Gespräch ermöglicht, wird die Rolle des Beraters während der Adoleszenz weiterführen können. Das CF-Team muss sich dieser Tatsache bewusst sein und überlegen, wer die darin führende Aufgabe übernehmen will.

Einige wesentliche Fragestellungen, die für CF-Jugendliche ebenso wie für ihre „peers" eine große Wichtigkeit haben, seien hier kurz erwähnt. Die für die Praxis wohl wichtigste Frage, die von Jugendlichen an den behandelnden Arzt gestellt wird, ist diejenige nach einer adäquaten Antikonzeption. Tatsache ist, dass heute mehr als drei Viertel aller Jugendlichen in der Schweiz eine Verhütungsmethode bereits beim ersten Geschlechtsverkehr anwenden, ein Verhalten, das von medizinischer Seite volle Unterstützung verdient und unbedingt auf das restliche Viertel ausgedehnt werden müsste, das sich nicht schützt. Gerade in diesem Punkt ist es entscheidend, dass der Präventionsgedanke über die eigenen Wertmaßstäbe gestellt wird. Es ist Jugendlichen im Alter von 14 Jahren wenig damit gedient zu hören, dass sie mit dem ersten sexuellen Experimentieren noch zuwarten sollten, ärztlich entscheidend wird es sein, eine Methode zu finden, die dann auch tatsächlich angewandt wird. Auch bei der Frage der Verhütung kursieren unter Jugendlichen nämlich trotz intensiverer Aufklärungsarbeit im Zusammenhang mit der Aids-Prävention noch viele Gerüchte, mit denen es im Beratungsgespräch zunächst aufzuräumen gilt! Jugendliche mit einer chronischen Krankheit sollten von der Tatsache profitieren können, dass sie in regelmässigem Kontakt mit medizinischen Experten stehen, und sollten deshalb wenigstens hier gegenüber ihren nichtbetroffenen Gleichaltrigen einen Vorteil haben!

Obwohl bekannt ist, dass bei den männlichen CF-Betroffenen eine Infertilität vorliegt, und dass auch bei den Frauen verminderte Chancen (oder Risiken) für eine Schwangerschaft besteht, soll mit Jugendlichen die Antikonzeption dennoch diskutiert werden. Dies erneut vor dem Hintergrund, dass alles vermieden werden soll, was Gefühle des Anders-Seins bekräftigen könnte. Gleichzeitig besteht schließlich auch bei CF-Betroffenen das allgemein bekannte Risiko sexuell übertragener Infektionen wie Hepatitis B oder HIV, was nach einer adäquaten Prävention mittels Präservativen ruft.

17.4.2 Familienplanung, Fertilität – Infertilität

Wie in der Einleitung erwähnt, ist die Thematik der Familienplanung relativ neu und wurde erst durch die veränderte Lebenserwartung für CF-Betroffene ermöglicht. Dabei ist der größte Teil der ersten „Generation" CF-Erwachsener unter Bedingungen aufgewachsen, in denen aus medizinischen Gründen meist nicht an die Möglichkeit eines normalen Erwachsenenlebens gedacht wurde. Damit wurden wesentliche Aufgaben, die normalerweise während der Adoleszenz erfüllt werden müssen (vgl. Abschn. 17.3) nur ungenügend erledigt. CF-Erwachsene sahen sich somit plötzlich mit der Realität konfrontiert, dass ihr Freundeskreis Familien gründete, wogegen sie selbst sich noch mit zentralen Fragen möglicher Partnerschaften beschäftigten mussten. Eine Beratung am angestammten CF-Zentrum konnte kaum erwartet werden, fehlten doch auch hier die entsprechenden Erfahrungen.

Die rasche zahlenmäßige Zunahme der erwachsenen CF-Betroffenen sowie Berichte über erste erfolgreiche Schwangerschaften haben dazu geführt, dass mehr und mehr Fragen zum Thema Familienplanung auftauchten und eine breite Diskussion auslösten. Als jüngster Schritt in dieser Entwicklung sind die Berichte über erste In-vitro-Fertilisationen zu sehen, bei denen eine Befruchtung nach erfolgreicher Hodenbiopsie und Spermienentnahme CF-betroffener Männer schließlich zur Zeugung eigener leiblicher Kinder führten.

Die technisch-somatischen Probleme dieser speziellen gynäkologisch-geburtshilflichen Maßnahmen sollen hier nicht besprochen werden. Doch verdienen die mit diesen Methoden verbundenen neuen Perspektiven CF-betroffener Menschen einige Überlegungen, die in der familienplanerischen Beratung einbezogen werden müssen. Aus nahe liegenden Gründen können die nachfolgenden Ausführungen nicht auf ausführliche Studien basiert werden, sondern stützen sich in erster Linie auf anekdotische Mitteilungen oder persönliche Erfahrungen. Entsprechend vorsichtig muss die Verarbeitung und Umsetzung erfolgen, denn auch hier gilt es, zunächst eine Klärung der allgemeinen Haltung des behandelnden Teams vorzunehmen.

Unbestritten ist sicher das Recht eines jeden Individuums, Partnerschaften einzugehen und diese intensiv, auch sexuell, zu leben. Auf dieser Ebene drängt sich lediglich eine gute und vollständige fachliche Information des nichtbetroffenen Lebenspartners auf. Ist es während der verschiedenen Phasen der Adoleszenz gelungen, eine tragfähige Beziehung zu den Patienten aufzubauen oder weiter zu führen, so wird es meist auf Initiative der Patienten zu entsprechenden gemeinsamen Gesprächen kommen.

In den meisten Beziehungen und Partnerschaften wird jedoch früher oder später der Wunsch nach eigenen Kindern auftauchen. Dabei sind es meist die folgenden Fragen, mit denen die/der beratende Ärztin/Arzt konfrontiert wird:

- Ist es überhaupt medizinisch möglich, eigene Kinder zu haben?
- Bei Frauen: welches sind die Risiken einer Schwangerschaft in Bezug auf die CF?
- Welche Haltung soll in Bezug auf die Tatsache, dass der CF-betroffene Elternteil frühzeitig sterben könnte, eingenommen werden?

Die erste Frage wurde bereits weiter vorn diskutiert: man kann davon ausgehen, dass bei einem genügenden körperlichen Zustand sowohl bei Frauen wie neuerdings auch bei Männern eine Möglichkeit für eigene Kinder besteht. Zur zweiten Frage besteht mittlerweile genügende medizinische Evidenz, damit ein entsprechend spezialisiertes gynäkologisches Zentrum die Risikoberatung korrekt machen kann. Es soll auf diese beiden Fragen deshalb nicht mehr weiter eingegangen werden.

Die Geschichte der cystischen Fibrose hat auf eindrückliche Weise gelehrt, wie schlecht Prognosen zu machen sind, wie rasch noch so gut dokumentierte Tatsachen durch Veränderungen in der Therapie überholt werden können. Die ständig sich verändernde Lebenserwartung bei gleichzeitig sich verbessernder Lebensqualität ist dafür ein eindrückliches Beispiel. Es gibt keine Evidenz dafür, dass sich diese Wandlungsprozesse auch in Zukunft nicht günstig auf das Leben von CF-Betroffenen auswirken könnten.

Auf dieser Basis, die sich eher auf ständig bessere Verhältnisse hin zu bewegen scheint, ist eine prognostische Aussage nicht zu rechtfertigen. Damit ist auch ausgedrückt, dass sich die Frage nach den Risiken eines frühzeitigen Todes eines CF-betroffenen Elternteils nicht beantworten lässt. Wohl mag es komplexere, durch einen schwereren Krankheitsverlauf geprägte Verläufe geben, doch lässt sich auch in diesen Fällen nicht das Recht ableiten, quasi medizinisch begründet gegen die Planung einer Familie zu opponieren. Somit erlaubt die schwierigste der möglichen Fragen in diesem Kontext eigentlich nur eine Antwort: die Partner müssen den Entscheid für oder gegen eine Schwangerschaft nach ausführlicher medizinischer Beratung, die nur die auf Evidenz gestützten Risiken beinhalten soll, selber treffen. Aufgabe des behandelnden Teams wird es sein, diesen Entscheid vollumfänglich zu akzeptieren und die entsprechenden medizinischen Maßnahmen einzuleiten.

In der Schweiz laufen zur Zeit Bestrebungen, die Möglichkeiten zur In-vitro-Fertilisation bei Vorliegen einer Erbkrankheit einzuschränken. Dies im Sinne, dass eine „Garantie" vorliegen müsste, wonach der durch Krankheit betroffene Elternteil mindestens bis zum Erreichen des Erwachsenenalters des Kindes am Leben bleiben und damit die Elternfunktion erfüllen können müsse. Die CF-Betroffenen und die behandelnden Zentren werden sich dieser Frage stellen müssen, doch zeigen die zuvor gemachten Ausführungen, welch komplexer Natur diese Diskussion sein wird!

17.4.3 Zusammenfassung

Der Fortschritt in der Geschichte der CF hat dazu geführt, dass CF-Betroffene nun bis ins Erwachsenenalter mit denselben Fragen konfrontiert werden, wie sie sich für Nichtbetroffene stellen. Im Rahmen von partnerschaftlichen Beziehungen tauchen dabei nicht nur Fragen zur Sexualität auf, sondern auch die weit gehenden Probleme der Familienplanung. Die vorliegende Evidenz erlaubt es einem behandelnden Team zwar, auf besondere Risiken hinzuweisen, die Entscheidung für oder gegen eine Familie werden die betroffenen Lebenspartner jedoch selber treffen müssen.

17.5 Sterbebegleitung

U. Bühlmann

Trotz stetigem Anstieg der durchschnittlichen Lebenserwartung, und trotz neuer therapeutischer Möglichkeiten wie der Transplantationschirurgie kommt es auch heute noch zu terminalen Verläufen, die schließlich zum Tod führen. Zu groß ist die Anzahl betroffener erwachsener CF-Patienten, die zusammen mit ihren Eltern eine Kindheit mit der Bedrohung durchlebt haben, frühzeitig an ihrer chronischen Krankheit sterben zu müssen. Die Tatsache, dass bisher keine Therapiemethode einen wirklichen Heilungsansatz bieten kann, belässt der cystischen Fibrose das Etikett einer lebensbedrohlichen, ja tödlichen Krankheit. Zwar muss dieser Aspekt heute nicht mehr stark im Vordergrund gesehen werden, doch muss sich dennoch jedes Behandlungsteam der Realität eines möglichen Todes seiner Patienten bewusst sein und sich deshalb aktiv mit dem Sterben und der Begleitung während dieser Zeit auseinandersetzen. In einer Zeit, in der das Thema des Sterbens in unserer Gesellschaft fast zum Tabu geworden ist, wird der Umgang mit dieser Realität auch im Rahmen chronischer Krankheiten schwieriger.

Auch die modernen molekulargenetischen Untersuchungsresultate haben nicht dazu geführt, dass sichere prognostische Vorhersagen des individuellen Verlaufs der Krankheit gemacht werden können. Das heißt, dass trotz des deutlichen Anstiegs der durchschnittlichen Lebenserwartung bis weit ins Erwachsenenalter hinein ein terminaler Verlauf nach wie vor in jedem Lebensabschnitt möglich ist. Dadurch werden auch weiterhin Pädiater und Erwachsenenmediziner gleichermaßen mit dieser Tatsache konfrontiert sein, und es bleiben die seit jeher bekannten drei Ebenen der durch das Sterben Betroffenen erhalten:

- die Ebene des sterbenden Individuums,
- die Ebene der Eltern (evtl. Partner),
- die Ebene des betreuenden Teams, das eine Bindegliedfunktion zwischen Patient und Eltern einnimmt.

Bei den folgenden Ausführungen muss beachtet werden, dass zur Sterbethematik wohl keine allzu stark verallgemeinernden Aussagen gemacht werden können, dass in der Lebensphase zwischen Leben und Tod individuelle Beziehungen zwischen Betroffenen und Behandlungsteam sehr viel mehr zum Tragen kommen. Es versteht sich von selbst, dass die an anderer Stelle bereits erwähnten inneren Wertvorstellungen des Teams in der Sterbesituation noch von ausgeprägterer Bedeutung sind als in irgend einer anderen Phase des Krankheitsverlaufs. Aus dieser Optik heraus muss sicher auch eine fallbezogene Team-Supervision in Erwägung gezogen werden.

Die folgenden Ausführungen beschränken sich auf die Sterbegleitung im Spital. Es ist absolut klar, dass wo immer möglich bezüglich des Sterbeortes auf die Wünsche der Betroffenen und ihrer Angehörigen eingegangen werden muss. Die in der Folge erläuterten Schritte sind sinngemäß auch in einem Setting, das gute Zusammenarbeit zwischen Familie, Hausarzt und Zentrum voraussetzt, anwendbar.

17.5.1 Sterben im Zeitalter der Lungentransplantation

Die Lungentransplantation ist heute als mögliche Behandlungsmethode bei weit fortgeschrittener Krankheit etabliert. Längst ist das Stadium überschritten, wo über diese Methode nur unter dem Aspekt einzelner ausgewählter experimenteller Fälle diskutiert wird. Sie hat sich im Rahmen der modernen Behandlung einen Platz als Hoffnung für viele, vor allem durch ausgeprägte pulmonale Symptome Betroffene verschafft.

Die cystische Fibrose hat durch die Möglichkeit der Lungentransplantation ein Stück ihres zwingend tödlichen Charakters verloren, was nicht hoch genug eingestuft werden kann. Dennoch darf nicht neben einigen Tatsachen vorbei gesehen werden, die sich dadurch in der Langzeitbetreuung kompliziert haben. Moderne Medien und die Art und Weise, wie darin über medizinischen Fortschritt berichtet wird, haben dazu geführt, dass auch die Lungentransplantation in gewissen Kreisen schon fast als eine „Standard“-Therapie betrachtet wird. Dies ist in einer Zeit, in der auch in anderen Gebeten der modernen Gesellschaft alles machbar erscheint, nicht weiter erstaunlich.

Für ein Team, das sich mit einer nach wie vor lebensbedrohenden Krankheit beschäftigt und das weiß, dass in der Realität lange nicht alle Patienten transplantiert werden können, stellt sich heute das Problem, gleichzeitig auf verschiedenen Ebenen funktionieren zu müssen. Auf der einen Seite erfordert die Vorbereitung auf eine Transplantation eine grundsätzlich positive und optimistische Haltung, die dem wartenden Patienten neben den optimal angewandten und ausgedehnten medizinischen Behandlungsmaßnahmen die ständige Hoffnung auf einen erfolgreichen Eingriff vermittelt. Auf der anderen Seite muss jederzeit damit gerechnet werden, dass ein Patient sein angestrebtes Ziel nicht erreichen wird, und dass entsprechende begleitende Maßnahmen für den Sterbeprozess eingeleitet werden müssten.

Generelle Empfehlungen, wie mit dieser Dualität einer Betreuung umgegangen werden soll, gibt es keine. Es gibt lediglich einige Punkte im Evaluationsprozess für und während des Wartens auf eine Lungentransplantation:

- Das Team muss vollständig von der Entscheidung des Patienten für einen Eingriff überzeugt sein und sich entsprechend dahinter stellen können.
- Das Team muss sich eine einheitliche Meinung zur Sterbebegleitung erarbeitet haben.
- Das Team muss bereit sein, in einem regelmäßigen Evaluationsprozess, eventuell mit Hilfe einer fallbezogenen Supervision, die Haltung des Patienten zu überprüfen.
- Das Team muss bereit sein, jederzeit gewünschte Wechsel der Zielsetzungen wahrzunehmen und den Patienten entsprechend zu begleiten.

Es ist klar, dass in solch komplexen Verläufen eine enge Zusammenarbeit zwischen dem behandelnden Team und der Transplantationsequipe bestehen muss.

Obwohl die hier angesprochene Situation einer Realität im modernen CF-Alltag entspricht, sollen in der Folge die Ausführungen auf Situationen beschränkt sein, bei denen keine Alternative zum nahen oder mittelfristigen Tod besteht.

17.5.2 Die individuelle Ebene

Zwar wird immer wieder postuliert, dass die lebenslängliche Belastung durch eine Krankheit mit dem Potential eines vorzeitigen Todes zu einem rascheren Reifeprozess führe, dass bereits Kinder und Jugendliche früh an die Realität des Sterbens denken. Dagegen zeigt die tägliche Arbeit im CF-Zentrum, dass der Tod, mit Ausnahme der initialen Fragen bei den ersten Informationsgesprächen bei Diagnosestellung, kaum aktiv von Patientenseite her thematisiert wird. Der behandelnde Arzt sieht sich deshalb plötzlich mit der Frage konfrontiert, wie er das Gespräch darüber aufnehmen kann.

Die Literatur, die Laien zur Information über die Krankheit CF zur Verfügung steht, verschweigt im allgemeinen die Tatsache nicht, dass ein frühzeitiger Tod zum Verlauf gehört. Aus nahe liegenden Gründen ist es jedoch nicht möglich, in einem Kapitel die verschiedenen medizinischen Aspekte einer terminalen Phase abzuhandeln, umso mehr, als kein Interesse besteht, die Angst der Betroffenen ungerechtfertigt zu schüren. Dies hat jedoch zur Folge, dass bei den Patienten viel Raum für angstvolle Phantasien und Vorstellungen über das Sterben bleibt.

Erachtet der behandelnde Arzt oder das ganze Team den Zeitpunkt zum Ansprechen eines möglichen nahenden Todes für gekommen, so muss in einem ersten Schritt eine Information über die denkbaren Probleme erfolgen. Ein solches Gespräch, das wohl zum schwierigsten in der langzeitigen Betreuung und Beratung von CF-Betroffenen gehört, erfordert ein hohes Maß an Einfühlungsvermögen und die Bereitschaft, auf jegliche Fragen offen einzugehen. Der Patient muss spüren, dass alle Ängste angesprochen werden dürfen, und dass der Arzt sich hinter keinen ausweichenden Antworten versteckt. Aus einer solchen Optik heraus ist es kaum anders denkbar, als dass das Gespräch durch eine Ärztin/Arzt geführt wird, die/der eigene Erfahrung in der Sterbebegleitung von CF-Betroffenen mit sich bringt. Unabhängig davon, welche Fragen von Patientenseite her gestellt werden, müssen mindestens folgende Inhalte angesprochen werden:

- In keinem Fall wird das Team zulassen, dass der Patient leidet.
- Auch wenn der Tod nicht aufgehalten werden kann, so gibt es viele Möglichkeiten, um das damit verbundene, denkbare Leiden zu verhindern.
- Es kann jederzeit, d.h. rund um die Uhr eine Person die Begleitung übernehmen.
- Ängste gehören zu dieser Phase, es ist besser, sie zu äußern, damit nach Lösungen zur Verminderung gesucht werden kann.
- Auf Wünsche wird, sofern dies möglich ist, immer eingegangen.

Ziel eines solchen Gesprächs ist es, in einem ersten Schritt die Ungewissheit über das weitere Geschehen zu durchbrechen, und dem Sterbenden die Sicherheit zu vermitteln, nicht allein durch eine unberechenbare, bedrohliche Zeit gehen zu müssen. Gleichzeitig soll er erfahren, dass er eine aktive Haltung einnehmen muss: die Dinge geschehen nicht einfach um ihn herum, sondern sie sind auch in dieser Phase der Krankheit zu beeinflussen. In einer Zeit, in der die Menschen durch aktives Handeln geprägt werden, ist dieser Aspekt äußerst wichtig. Und schließlich muss das Behandlungsteam die Gewissheit haben, dass der Patient bereit ist, die oft schon längere Zeit zuvor verspürte Verschlechterung seines Zustandes als Realität zu erkennen, mit der Möglichkeit, die Krankheit nicht weiter zu überleben.

Die therapeutischen Maßnahmen während der Phase des Sterbens müssen ständig evaluiert und angepasst werden. Auf der einen Seite darf nicht der Eindruck entstehen, durch Weglassen einer lebenslänglich angewöhnten Maßnahme (Inhalation, Physiotherapie etc.) habe das Behandlungsteam den Patienten aufgegeben. Andererseits sollen die therapeutischen Verrichtungen eine schon genügend belastende Situation nicht weiter erschweren. Besser als rein anxiolytische Medikamente helfen in dieser Phase Opiate, vor allem auch im Einsatz von gewissen Therapien (z. B. vor Physiotherapie).

Die Einigkeit des Teams ist in diesem Abschnitt schon wiederholt erwähnt worden. Nirgends ist ein Konsens so wichtig, wie bei dem Anpassen, evtl. der Reduktion gewisser Schritte des Therapieprogramms. In keiner Situation darf ein Teammitglied den Eindruck erhalten, dass dem Patienten eine mögliche Hilfe vorenthalten werde!

17.5.3 Die Ebene der Eltern

Auf der individuellen Ebene kann das Behandlungsteam in den allermeisten Fällen davon ausgehen, dass der Patient die extreme Verschlechterung seines Zustandes schon längere Zeit verspürt hat und darauf wartet, auf die bedrohliche Situation angesprochen zu werden. Je nach Alter und je nach emotionaler Bindung an die Eltern versuchen Kinder und Jugendliche oft, den Eltern gegenüber ihre Ängste zurückzuhalten. So kann es sein, dass erst eine notfallmäßige Hospitalisation bei akuter massiver Verschlechterung des Krankheitszustandes dazu führt, dass auch die Eltern ihre lebenslang gehegte, aber ständig verborgene Angst vor dem Tod ihres Kindes in die Realität umgesetzt sehen.

Gleich wie Kinder ihre Eltern vor der Realität des Todes „schützen“ wollen, so wollen die Eltern alles tun, um dem Kind diese Belastung zu ersparen. Es ist deshalb von zentraler Bedeutung, dass raschestmöglich eine gemeinsame Basis zwischen Patienten, Eltern und Behandlungsteam erreicht wird. Ein erstes Gespräch mit den Eltern allein muss dieselben Elemente beinhalten, wie zuvor beim einzelnen Individuum besprochen. In einem nachfolgenden gemeinsamen Gespräch, bei dem neben den Eltern auch die Mitarbeitern des behandelnden Teams (mit ihren entsprechenden Bezugspersonen) anwesend sein sollen, müssen die weiteren Schritte geklärt werden:

- Welches sind die Wünsche des Kindes?
- Was sollen die Eltern tun?
- Was ist die Rolle der Pflege, der Ärzte?

Ein solches Gespräch muss sich auf konkrete Dinge konzentrieren mit dem Ziel, Ungewissheiten zu vermeiden und damit bestehende Ängste des Kindes oder seiner Eltern zu mindern. Gleichzeitig soll erreicht werden, dass sich die Eltern ganz auf die emotionale Begleitung einstellen können, und dass die alltäglichen Aufgaben vom Pflegeteam übernommen werden. Durch die Klarstellung des Settings um den sterbenden Patienten herum wird häufig eine deutliche Entspannung erreicht, was ein besseres Eingehen auf die Bedürfnisse der betroffenen Familie ermöglicht.

Auf derselben praktischen Ebene ist ein Ablöseplan zu verstehen, der den Sterbenden in keiner Weise allein lässt. Da auch unter schwersten Umständen der Todeseintritt häufig nicht vorauszusehen ist, braucht der Patient diese Sicherheit. Gleichzeitig müssen die Angehörigen die Gewissheit haben, jederzeit rechtzeitig avisiert zu werden. Da sich eine Sterbephase häufig über Wochen hinziehen kann, muss den Eltern in einem solchen Plan auch genügend Zeit zur Ruhe, evtl. in der Nähe des Spitals, angeboten werden.

Die Zeit unmittelbar nach dem Tod gehört den Angehörigen mit ihrem Kind. Wenn immer möglich soll schon im Voraus bekannt sein, wie sie sich diese Zeit wünschen, und welche Hilfe sie sich vom Behandlungsteam erwarten. In einem ersten Gespräch müssen die Eltern im Wissen bestärkt werden, dass es zusammen mit ihrer Hilfe möglich war, ihrem Kind unnötiges Leiden zu ersparen. Auch der terminale Verlauf wird häufig nochmals angesprochen, mit dem Ziel, für Eltern schwierige, vielleicht im Nachhinein unklare Ereignisse nochmals zu erläutern. Immer muss auch ein Angebot gemacht werden, aus einer gewissen Distanz, mit einem von den Eltern bestimmten zeitlichen Abstand, nochmals die terminale Phase durchzusprechen.

17.5.4 Zusammenfassung

Auch wenn der Tod durch neue Therapiemöglichkeiten seltener geworden ist, muss sich ein CF-Team dennoch eine gemeinsame Strategie zum Vorgehen bei terminalem Verlauf zurecht legen.

Entscheidend dabei ist der Konsens, wobei in jedem Fall eine individuelle Anpassung nötig wird. In den Vordergrund der therapeutischen Maßnahmen tritt alles, was das Leiden des Patienten verhindert. Dazu gehört in erster Linie der Abbau von Angst durch gute Information, die sich auch auf die Angehörigen ausdehnen muss. Je besser und ruhiger die Atmosphäre um den Sterbenden koordiniert und gestaltet werden kann, desto weniger wird es zu belastenden Situationen kommen.

Literatur

Literatur zu 17.1

1. Drotar D, Baskiewicz A, Irvin N, Kennell J, Klaus M (1975) The adaptation of parents to the birth of an infant with a congenital malformation: a hypothetical model. Pediatrics 56:710-717
2. Götz I (1996) Psychosocial background of families with a child with cystic fibrosis. Israel J Med Sci 32 (suppl):66-67
3. Jedlicka-Köhler I, Götz M, Eichler I (1996) Parents' recollection of the initial communication of the diagnosis of cystic fibrosis. Pediatrics 97:204-209
4. Ullrich G (1993) Psychosoziale Versorgung bei Mukoviszidose. Lang, Frankfurt
5. Walker LS, Van Slyke D, Newbrough DR (1992) Family resources and stress: A comparison of families of children with cystic fibrosis, diabetes, and mental retardation. J Pediatr Psychol 17:327-343

Literatur zu 17.2

1. Beresford BA (1994) Resources and strategies: how parents cope with the care of a disabled child. J Child Psychol Psychiatry 35:171-209
2. Bluebond-Langner M (1991) Living with cystic fibrosis: The well sibling's perspective. Med Anthropol Q 5: 133-152
3. Götz I (1996) Psychosocial background of families with a child with cystic fibrosis. Israel J Med Sci 32 (Suppl):66-67
4. Minuchin S (1979) Familie und Familientheorie. Theorie und Praxis struktureller Familientherapie. Lambertus, Freiburg
5. Patterson JM, Budd J, Goetz D, Warwick WJ (1993) Family correlates of a 10-year pulmonary health trend in cystic fibrosis. Pediatrics 91:383-389

Literatur zu 17.3

Boyle IR, di-Sant'Agnese PA, Sack S, Millican F, Kulczycki LL (1976) Emotional adjustment of adolescents and young adults with cystic fibrosis. J Pediatr 88:318-326

Bühlmann U (1992) Chronische Krankheit und Adoleszenz. Schweiz Med Wochenschr 122:88-93

Cappelli M, McGrath PJ, MacDonald NE, Katsanis J, Lascelles M (1989) Parenteral care and overprotection of children with cystic fibrosis. Br J Med Psychol 62:281-289

Cappelli M, McGrath PJ, Heick CE, MacDonald NE, Feldmann W, Rowe P (1989) Chronic disease and ist impact. The adolescent's perspective. J Adolesc Health Care 10: 283-288

Carr K (1995) Using Orem's model in the care of adolescents. Nurs Times 91:36-37

Conway SP (1998) Transition from paediatric to adult-orientated care for adolescents with cystic fibrosis. Disabil Rehabil Jun-Jul 20:209-216

Fanos JH (1997) Developmental tasks of childhood and adolescence: implications for genetic testing Am J Med Genet 71:22-28

Fitzaptrick SB, Rosenstein BJ, Langaum TS (1986) Diagnosis of cystic fibrosis during adolescence. J Adoles Health Care 7: 38-43

Goldberg B (1990) Children, sports, and chronic disease. Phys Sportsmed 18:45-50, 53-54, 56

Hames A, Beesley J, Nelson R (1991) Cystic fibrosis: What do patients know, and what else would they like to know? Respir Med 85:389-392

Sinnema G, Bonarius HC, Van der Laag H, Stoop JW (1988) The development of independence in adolescents with cystic fibrosis. J Adolesc Health Care 9:61-66

Literatur zu 17.4

Boyle IR, di-Sant'Agnese PA, Sack S, Millican F, Kulczyki LL(1976) Emotional adjustment of adolescents and young adults with cystic fibrosis J Pediatr 88:318-326

Cromer BA, Enrile B, McCoy K, Gerhardstein MJ, Fitzpatrick M, Judis J (1990) Knowledge, attitudes and behaviour related to sexuality in adolscents with chronic disability. Dev Med Child Neurol 32:602-610

Johannesson M, Carlson M, Brucefors AB, Hjelte L (1998) Cystic fibrosis through a female perspective: psychosocial issues and information concerning puberty and motherhood. Patient Educ Couns 34:115-123

Lester LA, Lemke A, Levinson D, Mahowald MB (1995) The Human Genome Project and women cystic fibrosis: A case study. J Womens Health 4:623-635

Okada H, Yoshimura K, Fujioka H, Tatsumi N, Gotoh A, Fujisawa M, Gohji K, Arakawa S, Kato H, Kbayashi SI, Isojima S, Koshida M, Kamidono S (1999) Assisted reproduction technology for patients with congenital bilateral absence of vas deferens. J Urol 161: 1157-1162

Pieters M, Govaerts L, Halley D, In-'t-Veld P (1998) Cystic fibrosis and reproduction. Tijdschr Fertil 12:30-33

Sawyer SM, Phelan PD, Bowes G (1995) Reproductive health in young women with cystic fibrosis: Knowledge, behaviour and attitudes J Adolesc Health 17:46-50

Sawyer SM, Tully M-AM, Dovey ME, Colin AA (1998) Reproductive health in males with cystic fibrosis: Knowledge, attitudes, and experiences of patients and parents. Pediatr Pulmonol 25:226-230

Zeltzer L, Kellerma J, Ellenberg L, Dash J, Rigler D (1980) Psychologic effects of illness in adolescence. II. Impact of illness in adolescents - crucial issues and coping styles. J Pediatr 97:132-138

Literatur zu 17.5

Robinson WM, Ravilly S, Berde C, Wohl ME (1997) End-of-life care in cystic fibrosis. Pediatrics 100:205-209

Tonelli MR (1998) End-of-life care in cystic fibrosis. Curr Opin Pulm Med 4:332-336

Warner JO (1991) Heart-lung transplantation: all the facts. Arch Dis Child 66:1013-1017

Westwood AT (1998) Terminal care in cystic fibrosis: hospital versus home? Pediatrics 102:436-437

Kapitel 18

Bedeutung der Patientenselbsthilfegruppen und der CF-Elterninitiativen

18

H. Diekmann, M. Götz, M. H. Schöni

INHALT

18.1 Mukoviszidose e. V., Deutsche Gesellschaft zur Bekämpfung der Mukoviszidose, gem. Verein

H. Diekmann

Der Mukoviszidose e. V. ist die größte und älteste bundesweite Interessenvertretung der CF-Patienten. Seit 1965 vertritt er die Anliegen der Betroffenen und ihrer Familien. Der Verband wurde von Kinderärzten (Prof. Dr. A. Windorfer) als Deutsche Gesellschaft zur Bekämpfung der Mukoviszidose e. V. gegründet. Heute zählt er rund 4300 Mitglieder. Zu ihnen gehören Patienten, Familienangehörige, Mediziner, Krankengymnasten, Ernährungsberater, psychosoziale Mitarbeiter, Krankenpflegekräfte und engagierte Mitbürger.

18.1.1 Strukturdaten

- Ca. 4.300 Mitglieder (Stand 2/2000), davon ca. 420 Ärzte und Wissenschaftler,
- 650 erwachsene Patienten,
- 300 Krankengymnasten,
- ca. 2000 Eltern, Familienangehörige,
- sowie ehrenamtliche Helfer, Pflegekräfte und andere,
- über 50 Regional- und Ortsgruppen/2 Landesverbände,
- Bundesgeschäftsstelle in Bonn mit 18 Mitarbeitern.

18.1.2 Aufgabenschwerpunkte

Förderung der Forschung

Die Förderung der Forschung und die Koordination von Forschungsprojekten obliegt der „Forschungsgemeinschaft Mukoviszidose", dem wissenschaftlichen Beratungsgremium des Mukoviszidose e. V. Der Schwerpunkt der Förderung liegt auf Forschungsprojekten, die nach Möglichkeiten suchen, die CF kausal zu behandeln. Darüber hinaus werden jedoch auch zahlreiche andere Projekte aus Grundlagen- und klinischer Forschung gefördert. Zur Zeit liegt der Förderungsetat des Mukoviszidose e.V. bei rund 2,8 Mio. DM jährlich.

1995 wurde das Projekt „Qualitätssicherung Mukoviszidose" des Mukoviszidose e.V. in Zusammenarbeit mit der Niedersächsischen Landesärztekammer initiiert. Es soll helfen, die Qualität der Behandlung in allen CF-Spezialambulanzen auf einem gleichbleibend hohen Stand zu halten. Außerdem soll aus den Daten des Projekts der zukünftige Bedarf an Behandlungseinrichtungen für erwachsene Patienten abgeleitet werden. Schon heute zeigt sich, dass das Projekt dazu beiträgt, die Lebenserwartung und den Gesundheitszustand der Patienten zu verbessern.

Der Mukoviszidose e.V. fördert durch Auslandsstipendien und Hospitationen junge Wissenschaftler, die sich in der CF-Forschung engagieren. Mit Reisekostenbeihilfen zu internationalen und europäischen Kongressen soll das Interesse an der Mukoviszidose weiter gefördert werden. Alle zwei Jahre schreibt die Gesellschaft den Adolf-Windorfer-Preis aus. Mit dem Preisgeld in Höhe von DM 10000 würdigt er die jeweils beste wissenschaftliche Arbeit auf dem Gebiet der CF.

18.1.3 Mitgliederbetreuung, Beratung der Patienten und Angehörigen in medizinischen, psychosozialen und sozialrechtlichen Fragen

Der Mukoviszidose e.V. bietet Mitgliedern, Patienten und Familienangehörigen eine persönliche und qualifizierte Beratung, unterstützt durch Informationsunterlagen wie etwa die Broschüre „Das Kind mit Mukoviszidose in Kindergarten und Schule", den „Leitfaden zur psychosozialen Betreuung", eine Sozialrechtsfibel, die Loseblattsammlung „Hundert Fragen zur Mukoviszidose", das Verzeichnis der Mukoviszidose-Spezialambulanzen oder verschiedene Ernährungsbroschüren.

Besonderen Raum nimmt die psychosoziale Betreuung der Mitglieder ein. Angeboten werden Seminare sowohl für die Eltern der kleinen Patienten als auch für Erwachsene mit Mukoviszidose. Auch für Eltern neudiagnostizierter Patienten und für die verwaisten Angehörigen gibt es soziale Hilfen.

Mit Hilfe der viermal jährlich erscheinenden Zeitschrift „Mukoviszidose aktuell" informiert der Mukoviszidose e.V. seine Mitglieder über Fortschritte in der Therapie und bietet Unterstützung bei der Bewältigung der schwierigen Lebenssituation.

18.1.4 Zusammenarbeit mit Parlament, Landesregierungen, Kommunen sowie anderen Behindertenverbänden

Der Mukoviszidose e.V. engagiert sich zum Wohle der Patienten in der Sozialpolitik. Im November 1997 gelang dies durch die besondere Berücksichtigung der Mukoviszidose-Patienten bei der 5. Änderung der Krankenhauspflegesatzverordnung. 1999 war die Einflussnahme im Rahmen der Beratungen zum Gesundheitsstrukturreformgesetz erfolgreich, die neben geringfügigen strukturellen Verbesserungen im medizinischen Bereich vor allem für die finanzielle Absicherung der Selbsthilfeförderung deutliche Verbesserungen erzielten.

18.1.5 Aus- und Aufbau von Spezialambulanzen, Sicherung der Versorgung der Patienten

Im Bundesgebiet gibt es derzeit etwa 100 Spezialambulanzen für Kinder mit Mukoviszidose, aber nur etwa zehn Behandlungseinrichtungen für Erwachsene. Der Mukoviszidose e.V. und seine Regionalgruppen fördern den Auf- und Ausbau dieser Ambulanzen durch Ausstattung mit Geräten, wo die staatliche oder öffentliche Fürsorge nicht ausreicht.

Ferner bildet der Verband alle Therapeutengruppen der CF-Patienten regelmäßig fort. Auf der jährlichen Deutschen Mukoviszidose-Tagung in Fulda erfahren die Mitglieder des Behandlerteams das neueste aus Forschung und Therapie und tauschen sich untereinander aus.

Ein Netz krankengymnastischer Betreuung existiert mit einigen Ausnahmen bundesweit, zunehmend finanziert der Mukoviszidose e.V. auch mobile Krankengymnasten.

Der „Physiotherapie-Leitfaden" ist ein international anerkanntes Lehr- und Anleitungsbuch für Krankengymnasten, die sich auf die Behandlung der CF spezialisieren wollen.

Der Mukoviszidose e.V. dokumentiert seine Fortbildungsveranstaltungen für die Therapeuten durch Ergebnisberichte der Tagungen und Symposien.

18.1.6 Information der Bevölkerung

Mit gezielten Aktionen wird die Öffentlichkeit über die CF und die Probleme der betroffenen Familien aufgeklärt. Darüber hinaus soll mit solchen Kampagnen Verständnis und Solidarität in der breiten Bevölkerung erzielt und das Spendenaufkommen erhöht werden. Als Mittel hierzu dient die gezielte Ansprache von Redakteuren und Journalisten in Rundfunk, Fernsehen und Printmedienbereich. Dazu zählen auch eigene öffentlichkeitswirksame Veranstaltungen wie Benefizkonzerte sowie vielfältige Aktionen der Regionalgruppen vor Ort.

18.1.7 Kontaktadresse

Mukoviszidose e.V.
Bendenweg 101
53121 Bonn
Tel: (0228) 987800
E-Mail: info@mukoviszidose-eV.de

18.2 Weitere CF-Verbände und Stiftungen in Deutschland

Der CF-Selbsthilfe Bundesverband e.V

Der CF-Selbsthilfe Bundesverband e.V., Hilfe bei Mukoviszidose versteht sich als eine Interessenvertretung und Selbsthilfegruppe der Eltern und Mukoviszidose-Betroffenen. Er hat derzeit etwa 3600 Mitglieder. Dem Bundesverband gehören mittlerweile mehr als 20 regionale Selbsthilfe- und Fördervereine an, die die Mukoviszidose-Ambulanzen aktiv unterstützen. Ein besonderes Anliegen ist uns die enge Zusammenarbeit mit Behandlern sowie mit der Christiane Herzog-Stiftung. Aufgabenschwerpunkte des CF-Selbsthilfe Bundesverbandes e.V. sind: Förderung der Mukoviszidose-Forschung und der Physiotherapie, Öffentlichkeitsarbeit, Gesundheitspolitik, Sozialrechtsberatung, Selbsthilfe von Eltern und Muko-Erwachsenen, Herausgabe der Zeitschrift Klopfzeichen und diverser Ratgeber. Schirmherrin ist Regina Schmidt-Zadel, Mitglied im Deutschen Bundestag und im Gesundheitsausschuss.
CF-Selbsthilfe Bundesverband e.V., Hilfe bei Mukoviszidose, Meyerholz 3, 28832 Achim, Tel.: 04202/82280, Fax: 04202/6073, eMail: CF-Selbsthilfe-BV@t-online.de, Internet: www.klopfzeichen.de, Literaturliste: www.cf-bv.de

Christiane Herzog-Stiftung

Die Christiane Herzog-Stiftung führt auch nach dem Tod von Frau Herzog im Juni 2000 ihr Engagement ohne Einschränkung fort. Sie fühlt sich dabei dem Motto von Frau Christiane Herzog „Mit Taten helfen" weiter verpflichtet.

In der Christiane Herzog-Stiftung hatte Frau Herzog 1997 ihre Aktivitäten für Muko-Betroffene gebündelt, „um dem Leben Jahre zu geben".

Schwerpunkte des Engagements der Stiftung werden auch in Zukunft sein:

- die Förderung der Forschung,
- die Einrichtung von Arztstellen,
- die Verbesserung der krankengymnastischen Versorgung durch Aus- und Fortbildung der Therapeuten,
- die Einrichtung und Ausstattung mobiler Krankengymnastikstellen,
- der Ausbau der Versorgung erwachsener Patienten in Zusammenarbeit mit der Deutschen Lungenstiftung e.V. (Deutscher Lungentag),
- die Durchführung von Klimatherapiekuren auf Fuerteventura und Gran Canaria.

Neben den Stiftungsräten, die die Arbeit der Christiane Herzog-Stiftung koordinieren, unterstützen ehrenamtliche Helfer und Förderer in ganz Deutschland die Aktivitäten der Christiane Herzog-Stiftung.
Vorstand: Dipl.Kfm. Rolf Hacker, Christiane Herzog-Stiftung, Geißstr. 4, 70173 Stuttgart, Tel.: 0711/246346, Fax: 0711/242631, Internet: www.christianeherzog-stiftung.de, Dr. Markus Herzog, Dr. Hans-Georg Herzog, Joseph Schmidt.

18.3 CF-Verbände und Selbsthilfegruppen in Österreich

M. Götz

18.3.1 Cystische Fibrose Hilfe Österreich

Die Cystische Fibrose Hilfe Österreich wurde 1989 als bundesweite Selbsthilfeorganisation gegründet. Sie ist gemeinsame Dachorganisation und Plattform der Elternvereine in den Bundesländern, der CF-Ärzte, Therapeuten, Diätassistenten, Krankenschwestern und anderer Betreuer. Die Cystische Fibrose Hilfe Österreich ist ein gemeinnütziger Verein, die Finanzierung erfolgt über Mitgliedsbeiträge, Spenden und Erlöse von Benefizveranstaltungen. Die Cystische Fibrose Hilfe Österreich ist Mitglied der internationalen CF-Organisationen IACFA und ICF(M)A.

18.3.2 Probleme der Arbeit

Obwohl cystische Fibrose die häufigste Erbkrankheit der weißen Bevölkerung ist, betrifft sie nur eine relativ kleine Gruppe und ist daher in der Öffentlichkeit ein Randthema. Da der Verein keine öffentlichen Förderungen erhält, muss sich die Cystische Fibrose Hilfe Österreich aus privaten Spenden erhalten. Primär lastet die Vereinsarbeit auf einigen betroffenen Eltern und erwachsenen CF-Patienten, die sich neben den eigenen Sorgen mit der Krankheit auch für andere engagieren.

18.3.3 Ziele der Cystischen Fibrose Hilfe Österreich

- Lebensqualität und medizinische Betreuung der CF-Betroffenen verbessern und die Forschung vorantreiben mit dem Ziel, CF heilbar zu machen.
- Betroffene über die Vielfalt an Behandlungsmethoden informieren und ihnen nationale und internationale Forschungsergebnisse zugänglich machen.
- Österreichweite Chancengleichheit in der Betreuung unabhängig vom Wohnort, durch die Einrichtung von Erwachsenenstationen, mobiler Therapie und Krankenpflege und flächendeckender psychosozialer Betreuung.
- Mehr Akzeptanz und Verständnis für Betroffene im Alltag durch die Information der Öffentlichkeit über die Krankheit.

18.3.4 Konkrete Aktivitäten

Information und Kommunikation

- Informationsdrehscheibe für CF-Betrofffene, deren Betreuer und für die Öffentlichkeit in Zusammenarbeit mit den regionalen Selbsthilfegruppen.
- Information über medizinische, therapeutische und soziale Angebote. Informationsmedien sind die periodisch erscheinende CF-Zeitung, Folder, Broschüren, Homepage und Videos, ergänzt durch laufende informationsveranstaltungen in der Öffentlichkeit.
- Rasche und unbürokratische Unterstützung in Not geratener CF-Betroffener und von deren Familien.

Beratung

- Beratung bei Alltagsproblemen,
- Anlaufstelle für Rat Suchende,
- Hilfe bei individuellen Problemen mit Behörden.

Motivation

- Motivation von Betroffenen und deren Familien, sich zu informieren und zu engagieren, um zu mündigen Patienten im Umgang mit der Krankheit zu werden.

Mut und Rückenstärkung

- Mut machen für die Bewältigung des Alltags und Rückenstärkung für Betroffene und deren Familien.

CF-Interessenvertretung

- Interessenvertretung der betroffenen Kinder und Erwachsenen gegenüber Behörden, Sozialversicherungsträgern und Gesundheitspolitik.

Service

- Servicestelle für Mitglieder und Betreuer, aber auch für nationale und internationale Organisationen und CF-Interessenvertretungen.

Förderung der medizinischen Betreuung und der Forschung

- Finanzierung der Erweiterung vorhandener Therapieeinrichtungen und Förderung der Sonderausbildung von CF-Therapeuten und medizinischer Forschungsprojekte.

Vermittlung und Koordination

- Vermittlung zwischen regionalen CF-Zentren mit unterstützung der Vertreter des medizinischen Beirates.
- Bindeglied zwischen den Betroffenen, deren Angehörigen, Ärzten, Therapeuten und Krankenpflegepersonal.
- Unterstützung der Regionalvereine und Koordinationsstelle zwischen den einzelnen Selbsthilfegruppen.

Veranstaltungen

- Fortbildungen, Seminare, Vorträge.

18.3.5 Kontaktadressen: alle CF-Vereine in Österreich

Dachverband

Cystische Fibrose Hilfe Österreich
Höhenstraße 56
A-6020 Innsbruck
Tel./Fax: 0512/277219
E-Mail: cf.austria@tirol.com

Regionalvereine

Cystische Fibrose Hilfe Wien, NÖ, Nord-Burgenland
Anneliese Lang
Obere Augartenstraße 26–28
A-1020 Wien
Tel./Fax: 01/3326376
E-Mail: cf-aktiv@netway.at

Cystische Fibrose Hilfe Oberösterreich
Elisabeth Jodelbauer-Riegler
Golfplatzstraße 34/34
A-4048 Puchenau/Linz
Tel./Fax: 0732/222658
E-Mail: j.jodlbauer@eduhi.at

CF-Hilfe Kärnten
Maximilian Ausim
Brateläckerstraße 14
A-9020 Klagenfurt
Tel./Fax: 0463/419802, 0676/5960367
E-Mail: CF-Hilfe.Kärnten@aon.at

Cystische Fibrose Hilfe Steiermark
Peter List
A-8142 Wundschuh 184/2
Tel.: 0664/3845509
Fax: 03135/51420

Cystische Fibrose Hilfe Salzburg
Waltraud Aichhorn
Guritzerstraße 27
A-5020 Salzburg
Tel.: 0662/429437

CF-Team
Tiroler Eltern Arbeit Mukoviszidose
Maria-Theresia Kiederer
Am Salvenberg 27a
A-6363 Westendorf
Tel./Fax: 05334/2294

18.4 CF-Verbände und Selbsthilfegruppen in der Schweiz

M. H. Schöni

18.4.1 Schweizerische Gesellschaft für cystische Fibrose (Mukoviszidose)

Im Sinne eines Vereins besteht in der Schweiz eine Gesellschaft für cystische Fibrose, die als Vereinsorganisation Rechte von Patienten gegenüber Sozialversicherung, Krankenkassen und Kostenträgern wahrnimmt. Der Beitritt ist den Eltern und Patienten freigestellt. Zur Zeit werden rund 600 Patienten in verschiedensten Belangen beraten und betreut. Die Aktivitäten eines Sekretariats mit vollzeitlich angestelltem Personal erstrecken sich über alle Belange um die Krankheit der cystischen Fibrose. Das Sekretariat unterstützt die Aktivitäten regionaler Selbsthilfegruppen in verschiedenen geographischen Regionen der Schweiz. Die Gesellschaft finanziert sich aus Geldern des Bundes, der Kantone, der Invalidenversicherung und durch Spenden. Sie organisiert auch regelmäßig Therapielager und Informationsveranstaltungen und ist in PR und im Spendenwesen tätig. Ein periodisch erscheinendes Informationsmagazin (CF-Bulletin) orientiert über die aktuellen Probleme und Angebote.

Da die cystische Fibrose eine angeborene, genetisch bedingte Erkrankung ist, werden in der Schweiz alle Kosten für die Behandlung und Betreuung der CF-Patienten von Geburt bis zum 20. Lebensjahr durch die so genannte Schweizerische Invalidenversicherung getragen. Diese Versicherung ist für den Patienten ohne finanzielle Belastung und wird durch den Bund über obligatorische Lohnprozente der ganzen arbeitenden schweizerischen Bevölkerung finanziert. Der Umfang der Maßnahmen umfasst alle medizinischen Maßnahmen, die ärztlich verordneten Arzneien und die Behandlungsgeräte. Es besteht ein Anspruch auf angemessene Beiträge für die Hauspflege, die Berufsberatung und die berufliche Ausbildung. Tagegelder und Renten werden dann ausgerichtet, wenn Eingliederungsmaßnahmen und Berufsausübung nicht den nötigen Lebensunterhalt nach dem vollendeten 18. Lebensjahr garantieren. Medizinische Leistungen müssen nach dem 20. Lebensjahr durch die obligatorische Krankenversicherung übernommen werden. Damit keine Vorbehalte gegenüber diesen Pflichtleistungen durch den Kostenträger gemacht werden können, werden die Eltern von CF-Kindern angehalten, ab dem 1. Lebensjahr eine Krankenkassendeckung für ihr Kind zu bezahlen. Bei Engpässen kann der Sozialdienst der Schweizerischen CF-Gesellschaft Beihilfebeiträge gewähren.

18.4.2 Ärztekommission der Schweizerischen Gesellschaft für Cystische Fibrose

Spezialisten und praktizierende Pädiater und Internisten mit Schwerpunkt cystische Fibrose haben sich in einer freiwilligen Vereinigung als Ärztekommission der Schweizerischen Cystische-Fibrose-Gesellschaft zusammengeschlossen. Diese Ärztekommission umfasst zur Zeit rund 45 Ärzte aus der Schweiz, die sich regelmäßig zum Informationsaustausch und zur Ausarbeitung von Therapie- und Pflegestandards treffen. Der Präsident ist zugleich Mitglied des Vorstandes der Schweizerischen CF-Gesellschaft.

Innerhalb der Ärztekommission besteht eine Forschungskommission, die Forschungsgesuche aus der Schweiz bearbeitet und die Finanzierung mit der Schweizerischen CF-Gesellschaft regelt. Letztere unterhält einen Forschungsfonds, der jährlich durch Spendengelder gespeist wird.

18.4.3 Kontaktadressen

Zentralsekretariat der Schweizerischen Gesellschaft für Cystische Fibrose (Mukoviszidose)
Bellevuestrasse 166
CH-3095 Spiegel (Bern)
Sekretariat der Ärztekommission der Schweizerischen Gesellschaft für Cystische Fibrose (Mukoviszidose)
Prof. M. H. Schöni
Universitäts Kinderklinik Bern
CH-3010 Bern

18.5 International Association of Cystic Fibrosis Adults (IACFA)

M. GÖTZ

Die Internationale Vereinigung der Erwachsenen mit Cystischer Fibrose IACFA wurde 1982 gegründet und ist allen Personen mit CF ab einem Alter von 18 Jahren offen. In ihren Satzungen legt sie folgende Hauptaufgaben fest:

- **Verbesserung der Lebensqualität durch Identifizierung gemeinsamer Probleme mit dem Bemühen, Lösungsansätze zu erarbeiten, sowie den Austausch von Informationen in der weltweiten CF-Gemeinschaft zu fördern.**
- **Zusammenarbeit mit der CF-Gemeinschaft auf jeder Ebene bei der Definition neuer Anforderungen in der Behandlung von Erwachsenen mit CF und der Verstärkung des Bewußtseins der Ärzteschaft für Erwachsene mit CF als einer neuen Herausforderung mit spezifischen Bedürfnissen.**

Die IACFA geht davon aus, dass international auftretende Probleme zum Vorteil von Betroffenen und der medizinischen Welt angegangen werden sollen und sich durch Lösungsfindungen für beide Gruppen ein Nutzen ergeben kann. Deshalb arbeitet die IACFA auch mit den nationalen Gruppierungen von Erwachsenen mit CF sehr eng zusammen und pflegt einen regelmäßigen international orientierten Erfahrungs- und Wissensaustausch. Die IACFA hält alle zwei Jahre ein international besetztes größeres Treffen ab (in 2000, 2002 etc.), an dem Teilnehmer mit CF und Gäste willkommen sind und das immer ein medizinisches Programm (Transplantation, Ernährung, Sexualität, Berufsfindung etc waren Themen der letzten Jahre) enthält. Diese Tagungen sind immer an internationale wissenschaftliche CF-Kongresse angebunden. In den letzten Jahren ist aufgrund der Infektiosität von Burkholderia cepacia ein Rückgang der aktiven Tagungsteilnehmer zu bemerken, da recht strikte Vermeidungsmaßnahmen gegen die Akquisition von Burkholderia cepacia eingeführt wurden und allen Personen mit CF das Infektionsrisiko deutlich gemacht wurde.

Auch die Weltgesundheitsorganisation WHO hat sich verstärkt mit den Problemen erwachsener Menschen mit CF befasst und in Zusammenarbeit mit der International Cystic Fibrosis Association ICF(M)A ein eigenes Dokument über spezielle Fragen der CF bei Erwachsenen ausgearbeitet [1]. Darüber hinaus hat die IACFA auch einen Beobachterstatus bei der ICF(M)A, der demnächst in einer wesentlich engeren Zusammenarbeit münden soll.

Die IACFA produziert vierteljährlich einen sehr lesenswerten Newsletter, der erwachsenenspezifische Probleme anspricht (erreichbar über subscription@iacfa.org) und unterhält auch eine nützliche Homepage mit internationalen CF Kontakten und medizinischen Versorgungsstellen (http://www.iacfa.org). Die derzeitige Vorsitzende (2000) ist Barbara Palys, USA, die sich auch auf einen medizinischen Beirat stützen kann.

Als gute zusätzliche Informationsquelle für Erwachsenenfragen sei auch auf die diesbezügliche britische Gesellschaft ACFA hingewiesen, deren Website www.acfa.org.uk und deren e-mail acfa@capethorn.net sind. Wie erwähnt unterhalten die CF-Organisationen der deutschsprachigen Länder eigene Erwachsenenbeauftragte.

Literatur

Literatur zu 18.5

1. Report of a joint WHO/ICF(M)A/IACFA meeting on services for adults with cystic fibrosis (1999) WHO, Geneva

Kapitel 19

Qualitätssicherung Mukoviszidose

19

F. Friedrichs

INHALT

Im Jahr 2005 sollen alle CF-Patienten das 18. Lebensjahr erreichen. Alle Patienten sollen eine abgeschlossene Berufsausbildung aufweisen können. Das Längensollgewicht im 18. Lebensjahr soll 95% nicht unterschreiten. Die Vitalkapazität soll mindestens 80% des Sollwerts betragen. 30% der Patienten sollen frei von Infektionen mit Pseudomonas aeruginosa und Burkholderia cepacia sein. Bis zu diesem Alter haben die Patienten keine Massivkomplikationen (Pneumothorax, Hämoptoe, Globalinsuffizienz) erlitten. Die Lebensqualität der Patienten soll steigen und auch in der Qualitätssicherung neben den sogenannten „harten Daten" erfasst werden. Diese Ziele, formuliert vom Wissenschaftlichen Beirat „Qualitätssicherung Mukoviszidose", gelten für alle deutschen Behandler von CF-Patienten. Zur Erreichung dieser Ziele bedarf es einer Qualitätssteigerung in der Versorgung der Patienten. Hierzu gehören die Erfassung aller Bereiche der Qualitätssicherung: Strukturqualität, Prozessqualität und Ergebnisqualität. Die Vertreter der deutschen CF-Ambulanzen haben Vorschläge erarbeitet, die die Struktur eines CF-Behandlungszentrums definieren. Der Wissenschaftliche Beirat „Qualitätssicherung Mukoviszidose" gibt seit 1995 einen jährlichen Bericht über den Gesundheitszustand von in fast 100 CF-Ambulanzen betreuten 4690 CF-Patienten heraus (s. Tabelle 19.1). Der Verein „Muko e.V." in Bonn finanziert die Entwicklung eines CF-Ambulanz-Systems (CFAS), das den Ambulanzen kostenlos zur Verfügung gestellt wird. Das europäische CF-Register (ERCF) besteht seit Januar 1994 und enthält Daten von 12447 Patienten aus Österreich, Belgien, Dänemark, Frankreich, Deutschland, Irland, den Niederlanden, Schweden und Großbritannien (Abb. 19.2–19.5).

19.1 Strukturqualität

CF-Patienten werden in Deutschland in 110 Einrichtungen betreut (niedergelassene Ärzte, Krankenhausambulanzen, Universitätsklinikambulanzen). In diesen Einrichtungen wurde mit Stand 31.08.1999 der Krankheitsverlauf von 4690 Patienten im Alter von 0–59 Jahren dokumentiert. Zum Vergleich: In den USA wurden im selben Zeitraum über 20000 CF-Patienten in 113 akkreditierten CF-Care Centers betreut [2] (s. Tabelle 19.2). Ähnlich sieht die zentralisierte Versorgungssituation in anderen Ländern (Dänemark, Kanada) aus. Der Jahresbericht Qualitätssicherung Mukoviszidose 1998 zeigt für Deutschland folgende Betreuungssituation: 9% aller Patienten werden in Ambulanzen mit der Größe 1–20 Patienten, 55% der Patienten in Ambulanzen mit der Größe 21–100 und 36% in Einrichtungen gesehen, die regelmäßig über 100 Patienten pro Jahr betreuen. Alle Patienten, die an einer chronischen Krankheit leiden, benötigen eine vom Wohnort erreichbare, fachlich qualifizierte und kontinuierliche Betreuung. Hierzu gehören neben dem in der Behandlung der Krankheit weitergebildeten Ambulanzarzt auch die nichtärztlichen Mitarbeiter (Diätassistent(in), Krankengymnast(in), psychosoziale Betreuer(in), spezialisierte (Kinder-) Krankenschwester (bzw. -pfleger) als sogenannte „CF-Nurse", EDV-Mitarbeiter etc.). Zur Einrichtung entsprechender Stellen für diese Mitarbeiter bedarf es besonders in Zeiten großer Sparzwänge im Gesundheitswesen einer gewissen Größe einer Einrichtung. Die Diskussion über die Struktur(-qualität) einer CF-Ambulanz wird in Deutschland und anderen europäischen Ländern seit einigen Jahren intensiv geführt (siehe „Entwurf der vorläufigen Strukturkommission der Mukoviszidoseambulanzen Deutschland in Kooperation mit dem Mukoviszidose e.V."). Aus England liegen seit 1996 Empfehlungen zur Versorgung von Mukoviszidosepatienten vor (Clinical Guidelines for Cystic Fibrosis Care) [1]. Ebenfalls aus England stammt eine Studie, die den Gesundheitszustand von Patienten untersuchte, die in unterschiedlich großen und erfahrenen CF-Be-

Tabelle 19.1. „Highlights" der Ergebnisse 1995–1998 in Deutschland

Parameter	Deutschland 1.9.–31.12.1995[a]	Deutschland 1.1.–31.12.1996[a]	Deutschland 1.1.–31.12.1997[a]	Deutschland 1.1.–31.12.1998
Patientenzahl	2296	3645	4306	4690
Neu diagnostiziert	159	173	190	136
Anteil neu diagnostizierter Patienten	6,9%	4,7%	4,4%	2,9%
Mittleres Alter bei Diagnose	3,5 Jahre	3,5 Jahre	3,3 Jahre	4,0 Jahre
Median des Alters bei Diagnose	1,3 Jahre	1,2 Jahre	0,5 Jahre	0,6 Jahre
Sterbefälle	32	38	47	40
Mortalitätsrate (bezogen auf in dem Jahr beobachtete Fälle)	1,3 pro 100	1,3 pro 100	1,4 pro 100	1,3 pro 100
Median des Überlebens	–	–	29,3 Jahre	29,6 Jahre
Mittleres Alter[b]	14,6 Jahre	15,3 Jahre	15,7 Jahre	15,8 Jahre
Median des Alters[b]	13,6 Jahre	14 Jahre	14,4 Jahre	14,5 Jahre
Anteil Patienten 18 Jahre[b]	31,7%	34,1%	35,7%	39,0%
Zahl der Patienten 18 Jahre[b]	715	1224	1493	1777
Geschlecht (männlich)	51,8%	52,5%	53,1%	52,5%
Mittleres LSG für Patienten < 18 Jahre	96,9	97	97,2	97,7
Mittlerer BMI für Patienten 18 Jahre	19,6	19,8	19,8	19,9
Mittleres VC in % der Norm	78%	78,1%	79,4%	79,6
Mittleres FEV_1 in % der Norm	70,6%	69,1%	71,4%	74,0
Mittleres MEF_{25} in % der Norm	51,8%	49,4%	49,8%	49,2
Mikrobiologie				
Pseudomonas aeruginosa positiv	58%	57,5%	55%	52,4%
Burkholderia cepacia positiv	2,3%	2,8%	2,1%	2,2%
Genotyp bestimmt	76,2%	70,5%	73,6%	74,5%
Pankreasenzyme	93%	93,8%	93,2%	83,8%
Teilnehmende Einrichtungen	62	90	97	87

[a] Eventuelle Abweichungen zu den jährlichen Berichten von 1995 [26] ,1996 [27] und 1997 [28] resultieren aus dem unterschiedlichen Datenstand. Die Daten dieser Tabelle entsprechen dem Datenstand vom 31.08.1999.
[b] Am 31.12. des jeweiligen Jahres.

handlungszentren betreut wurden. Die BMI- (Body Mass Index) Werte und der allgemein verwendete Lungenfunktionswert FEV1% vom Soll waren in den spezialisierten Einrichtungen deutlich höher, d.h. besser. Zum ersten Mal konnte mit dieser Studie gezeigt werden, dass eine Betreuung in einem spezialisierten Zentrum zum frühestmöglichen Zeitpunkt zu einem klinisch besseren Ergebnis führt [3]. Auch aus den Daten der „Qualitätssicherung Mukoviszidose" in Deutschland lässt sich erkennen, dass die Lungenfunktionswerte der Patienten im Vergleich zur Zentrumsgröße zuungunsten der kleineren Einrichtungen (mit weniger als 20 betreuten Patienten) abweichen. Dieser Unterschied bleibt auch bestehen, wenn eine Korrektur nach Patientenalter erfolgt [5]. (s. Abb. 19.1)

19.2 Prozess- und Ergebnisqualität

Die den Krankheitszustand des Patienten charakterisierenden Daten sind u.a. der Ernährungszustand, die Lungenfunktionswerte und mikrobiologische Befunde. Diese Daten werden von den Mitarbeitern der Mukoviszidoseambulanzen auf den „Jährlichen Verlaufsbögen" (s. Abb. 19.6) dokumentiert, nachdem der Patienten in anonymisierter Form einmalig auf dem „Basisbogen" (s. Abb. 19.7) gemeldet wurde. Nur etwa 3% der betreuten Patienten gaben kein Einverständnis zur Erfassung ihrer Daten in anonymisierter Form. Die erste Erhebung des Wissenschaftlichen Beirats „Qualitätssicherung Mukoviszidose" (Vorsitz: Prof. Dr. M. Stern, Tübingen) über den Berichtszeitraum 1995/96 wurde mit dem „Richard-Merten-Preis für Qualitätssicherung im Gesundheitswesen" ausgezeichnet. Die Datenerfassung und -auswertung erfolgt im Zentrum für Qualitätsmanagement im

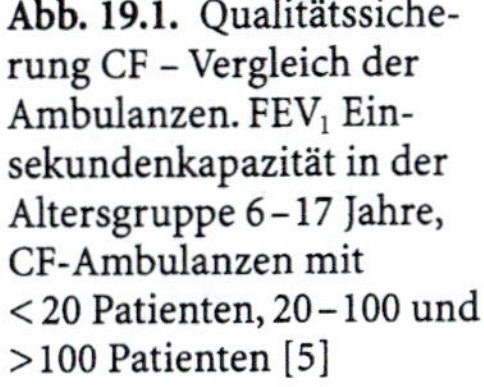

Abb. 19.1. Qualitätssicherung CF – Vergleich der Ambulanzen. FEV_1 Einsekundenkapazität in der Altersgruppe 6–17 Jahre, CF-Ambulanzen mit < 20 Patienten, 20–100 und >100 Patienten [5]

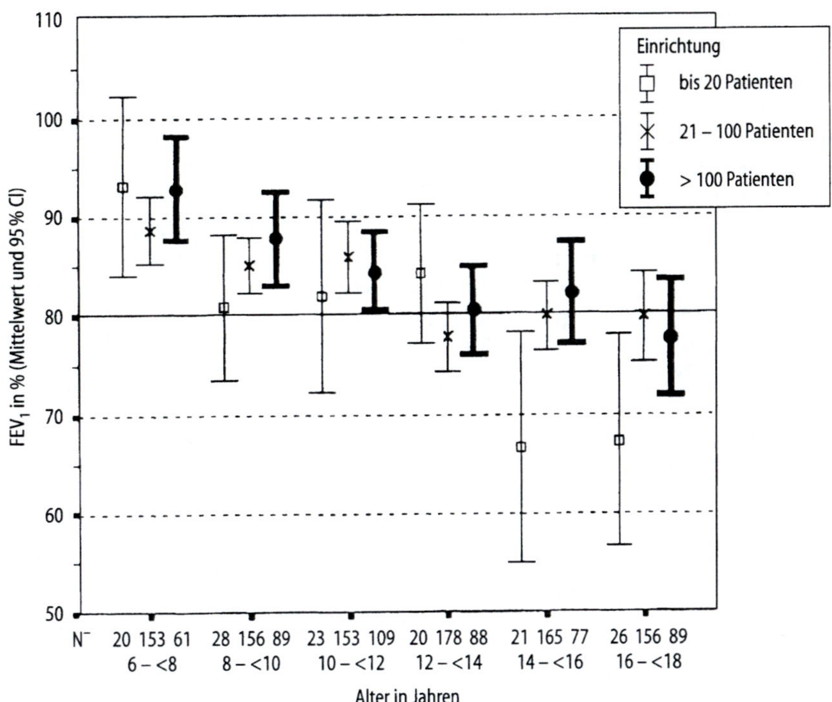

Tabelle 19.2. „Highlights" der Ergebnisse 1998 in Deutschland im Vergleich mit früheren der jährlichen Datenreports aus den USA [7] und Frankreich [9]

Parameter	Deutschland 1.1.–31.12.1998	USA 1.1.–31.12.1997	Frankreich 1.1.–31.12.1997
Patientenzahl	4690	20999	2937
Neu diagnostiziert	136	918	-
Anteil neu diagnostizierter	2,9%	4,4%	3,8%
Mittleres Alter bei Diagnose	4,0 Jahre	3,0 Jahre	2,8 Jahre
Median des Alters bei Diagnose	0,6 Jahre	0,5 Jahre	0,4 Jahre
Sterbefälle	40	408	-
Mortalitätsrate (bezogen auf in dem Jahr beobachtete Fälle)	1,3 pro 100	1,9 pro 100	2,6 pro 100
Median des Überlebens	29,6 Jahre	30,6 Jahre	-
mittleres Alter	15,8 Jahre	16,2 Jahre	13,9 Jahre
Median des Alters	14,5 Jahre	14,1 Jahre	12 Jahre
Anteil Patienten 18 Jahre	39,0%	36,2%	30,1%
Zahl der Patienten 18 Jahre	1777	7591	-
Geschlecht (männlich)	52,5%	53,4%	51,9%
Mittleres LSG für Patienten < 18 Jahre	97,7	-	-
Mittlerer BMI für Patienten 18 Jahre	19,9	-	-
Mittleres VC in% der Norm	79,6	85,3%	80,4%
Mittleres FEV_1 in % der Norm	74,0	73,2%	69,2%
Mittleres MEF_{25} in % der Norm	49,2	-	-
Mikrobiologie			
Pseudomonas aeruginosa positiv	52,4%	60,9%	44,6%
Burkholderia cepacia positiv	2,2%	3,5%	2,8%
Genotyp bestimmt	74,5%	59,6%	-
Pankreasenzyme	83,8%	93,0%	91,4%
Teilnehmende Einrichtungen	87	113	72

Gesundheitswesen der Ärztekammer Niedersachsen und dem Institut für Medizinische Informatik und Biometrie, Dresden. In beiden Teilen Deutschlands gab es vor der Wiedervereinigung Patientenregister, die aus verschiedenen Gründen in den vergangenen Jahren bis zur Vorlage des Jahresberichts 1995 nicht weitergeführt wurden. Die seit 1995 erhobenen Daten zeigen einen jährlichen Anstieg der mittleren Überlebenswahrscheinlichkeit in Deutschland auf 29,3 Jahre. Diese Zahl liegt in der Nähe anderer europäischer Erhebungen. Sie zeigt nur einen geringen Abstand zu den Registerdaten der USA und Kanadas. Deutlicher ist aber der Unterschied zu den dänischen Ergebnissen [4]. Neben der jährlichen Datenerhebung, an der alle CF-Ambulanzen teilnehmen (sollen), wird derzeit in einer Stufe II der Qualitätssicherung Mukoviszidose der Versuch unternommen, die Prozessqualität zu verbessern (s. Abb. 19.8, 19.9). In der Pilotphase nehmen nur einige Ambulanzen hieran teil. Die Dokumentation jedes Patientenkontaktes erfordert einen großen Aufwand und Engagement der Behandler in den Ambulanzen. Daher wurde ein EDV-Programm konzipiert, das den Ambulanzen in Zukunft die Dokumentationsarbeit erleichtern soll.

19.3 CFAS

Die Entwicklung einer Software zur Unterstützung der täglichen Arbeit in den Mukoviszidose-Ambulanzen nahm mehrere Jahre in Anspruch. Durch die Unterstützung des Mukoviszidose e.V., Bonn, war die Herstellung des CFAS (CF-Ambulanz-System) möglich. Alle an der Qualitätssicherung Mukoviszidose teilnehmenden Ambulanzen erhalten die Basisversion und regelmäßige Updates kostenlos zur Verfügung gestellt. Die Einbindung des europäischen Registers (ERCF) war ebenfalls möglich. Die an diesem Register teilnehmenden Ambulanzen erhalten den Zugang zu einem ERCF-Modul aufgrund ihrer Vereinbarung mit der Firma Hoffmann La Roche, Grenzach. Das CFAS-Programm bietet in der Vollnutzung die Möglichkeit der papierlosen Dokumentation aller Patientenkontakte in einer Mukoviszidoseambulanz. Für Einsteiger erleichtert es die papierlose Dokumentation der Basis- und jährlichen Verlaufsbögen, der Stufe II- und der ERCF-Bögen. Die Daten werden per Datenträger übermittelt. Weiterhin gibt es Funktionen, die der Patientenbesprechung dienen (CF-Team-Modul) und vom Anwender ausgewählte Parameter (z. B. Abweichung vom Längensollgewicht, Lungenfunktion, CF-typische Komplikationen) in tabellarischer und grafischer Form darstellen. Einzelne Module zu den Bereichen körperlicher Befund, Mikrobiologie, Lungenfunktion, Allergiediagnostik, Laboruntersuchungen, apparative Untersuchungen, Impfungen, usw. stehen zur Verfügung. Der Im- und Export der Patientendaten, z. B. bei Ambulanzwechsel oder Vorstellung zur Transplantation ist möglich. Durch die Berufung einer Arbeitsgruppe, die für Erweiterungen des Programms zuständig ist („Update-Kommission"), soll die ständige Verbesserung des CFAS entsprechend den Bedürfnissen der Anwender in den CF-Ambulanzen erreicht werden.

19.4 Zusammenfassung

„Learning from the best" ist ein weltweites Motto, wenn es um die Verbesserung sportlicher, technischer, aber auch medizinischer Leistungen geht. Dass es Unterschiede in der erreichten Lebensqualität und Lebenserwartung von CF-Patienten in verschiedenen Ländern dieser Erde gibt, ist jedem Teilnehmer eines internationalen CF-Kongresses bewusst. Aber nicht nur in den Ländern der ehemaligen Sowjetunion, die unter erheblichen wirtschaftlichen Problemen leiden, gibt es Versorgungsengpässe, die sich negativ auf den Krankheitsverlauf der CF-Patienten auswirken. Auch der Vergleich der westeuropäischen Länder untereinander (ERCF) und sogar der Ambulanzen in einem einzelnen Land (z. B. England) zeigen, dass die medizinische Versorgung von CF-Patienten von drei Qualitätskriterien (Struktur-, Prozess- und Ergebnisqualität) bestimmt wird. Die bundesdeutschen CF-Behandlungszentren nehmen seit 1995 an einem gemeinsamen Projekt zur „Qualitätssicherung Mukoviszidose" teil. Inzwischen sind über 4400 Patienten mit jährlichen Verlaufsberichten dort erfasst. Zur Erleichterung der Dokumentation wurde ein Software-Programm (CFAS) entwickelt, das allen CF-Behandlungszentren durch Unterstützung des Mukoviszidose e.V. (Bonn) kostenlos zur Verfügung gestellt wird. Neben dem Mukoviszidose e.V. hat vor allem die Christiane-Herzog-Stiftung erhebliche Mittel zur Realisierung der „Qualitätssicherung Mukoviszidose" zur Verfügung gestellt.

Literatur

1. Cystic Fibrosis Trust (1996) Clinical guidelines for cystic fibrosis care. Recommendations of a working group. Royal College of Physicians of London Publication Unit, pp 1–16
2. FitzSimmons SC (1998) Cystic Fibrosis Foundation, Patient Registry 1997 Annual Data Report, Bethesda, Maryland, September 1998
3. Mahadeva R, Webb K, Westerbeek RC, Carroll NR, Dodd ME, Bilton D, Lomas DA (1998) Clinical outcome in relation to

care in centres specialising in cystic fibrosis: cross sectional study. BMJ 316:1771-1775
4. Nir M, Lanng S, Johansen HK, Koch C (1996) Long-term survival and nutrional data in patients with cystic fibrosis treated in a Danish centre. Thorax 51:1023-1027
5. Stern M, Sens B, Wiedemann B (1998) Qualitätssicherung Mukoviszidose: Probleme, Erfolge und Perspektiven 1995-1998. Z ärztl Fortbild Qualität 92:513-519

CF-Versorgung in Deutschland

Entwurf der vorläufigen Strukturkommission der Mukoviszidoseambulanzen Deutschland in Kooperation mit dem Mukoviszidose e.V.

1 Zielvorstellung der CF-Patientenversorgung

1.1 Versorgung in CF-Zentren

Mukoviszidosezentren
Mittelfristiges Ziel ist eine flächendeckende, wohnortnahe (Entfernung zum nächsten CF-Zentrum ca. 70-100 km), qualifizierte CF-Behandlung entsprechend allgemein akzeptierter Leitlinien durch Zentren (CF-Zentren), die aufgrund ihrer Größe, Ausstattung und Kompetenz eine optimale Patientenversorgung sicherstellen.

Zentren in diesem Sinne sind Einrichtungen mit einer Maximalgröße von 20 kontinuierlich betreuten Patienten. Für derzeit existierende kleinere Einrichtungen ist eine Übergangsregelung geplant (siehe unten).

Durch eine vierjährige Übergangsregelung soll sichergestellt werden, dass bis zum Ende des Jahres 2003 alle CF-Patienten in Deutschland in solchen Zentren versorgt werden. Eine leistungsentsprechende Entgeltregelung für die CF-spezifische Patientenbetreuung ist an die derart qualitätsgesicherte Versorgung in solchen Mukoviszidosezentren zu knüpfen.

1.2 Aufgaben und Pflichten der CF-Zentren

Sicherstellung einer qualifizierten ambulanten und stationären Versorgung der CF-Patienten im multidisziplinären Team.

- Kooperation mit Haus- und Gebietsärzten sowie anderen Fachdisziplinen.
- Teilnahme an der Qualitätssicherung der CF-Versorgung.
- Sicherstellung der eigenen Fortbildung und/oder Angebot der regionalen und überregionalen Fortbildung sowie Teilnahme an der regionalen Öffentlichkeitsarbeit.
- Wissenschaftliche Tätigkeiten eigenständig und/oder im Rahmen multizentrischer Studien.
- Zusammenarbeit mit Selbsthilfeverbänden und Regionalgruppen.

1.3 Personelle Ausstattung

Mukoviszidose-Zentren müssen mit einem multidisziplinären Team die Patientenversorgung sicherstellen. Diese umfasst folgende Bereiche:

- Medizinischer Dienst mit einem/einer Facharzt/Fachärztin (Pädiater/Pädiaterin oder Internist/Internistin) – in langfristiger personeller Kontinuität (Qualifikation s. u.)
- Psychosozialer Dienst: z. B. Sozialarbeiter, Psychologe und/oder Sozialpädagoge
- Physiotherapeut/Physiotherapeutin
- Diätassistent/Diätassistentin oder Oecotrophologe/Oecotrophologin
- Spezialisierter Pflegedienst
- EDV-Mitarbeiter/EDV-Mitarbeiterin

Als Orientierungsgröße für die Personalausstattung können die Zahlen des Leistungskomplexes Mukoviszidose (Entwurf) herangezogen werden.

1.4 Medizinisch-technische Ausstattung

Die Mukoviszidose-Zentren müssen folgende diagnostische und therapeutische Ausstattung vorhalten oder jederzeit zu diesen Bereichen Zugang haben:

Pneumologische Diagnostik:
Spirometrie
Bodyplethysmographie und Fahrradergometrie
Pulsoxymetrie
Bronchoskopie
Blutgasanalyse
Sonographie
Radiologie

Hämatologisches und biochemisches Labor:
Mikrobiologie
Schweißtest-Diagnostik
Physiotherapie
Diätetik
Psychosoziale Betreuung
Gastroenterologische Diagnostik
Intensivmedizinische und thoraxchirurgische Versorgung
Kardiologische Diagnostik

1.5 Aus- und Weiterbildungsverpflichtung

1.5.1 Medizinischer Dienst

Der Zentrumsleiter/die Zentrumsleiterin muss Gebietsarzt/Gebietsärztin für Pädiatrie (pädiatrische Zentren) oder Innere Medizin mit Teilgebiet Pneumologie (Erwachsenenzentren) sein und – je nach Größe des Zentrums – ganztägig oder zeitlich begrenzt – für das CF-Zentrum langfristig zur Verfügung stehen. Seine/ihre Qualifikation erwirbt der/die Zentrumsleiter/Zentrumsleiterin durch eine mindestens 3-monatige Hospitation in einem Großzentrum („Ausbildungszentrum") und/oder durch längerzeitige Mitbetreuung von CF-Patienten im eigenen Behandlungszentrum. Ausbildungszentren sind Erwachsenenzentren mit >80 oder pädiatrische Zentren mit >150 Patienten. Eine „Therapie-Erfahrung" von 100 Patientenjahren (Produkt aus Zahl der selbst betreuten Patienten und der Dauer der Betreuung in Jahren) ist Grundvoraussetzung für den Status eines Zentrumsleiters/einer Zentrumsleiterin, worüber ein Nachweis vorliegen muss (Übergangsregelung siehe unten).

1.5.2 Kooperierende Dienstgruppen

Die Mitarbeiter des psychologischen Dienstes, die Physiotherapeuten sowie die Diätassistenten bzw. Oecotrophologen erwerben ihre Qualifikation durch Hospitation an einem größeren CF-Behandlungszentrum. Die aktive Mitarbeit in den fachspezifischen Arbeitskreisen des Mukoviszidose e.V. ist wünschenswert. Die Physiotherapeuten sollten zusätzlich den Qualifikationsnachweis durch Teilnahme an der Fortbildung des „Arbeitskreises Physiotherapie bei CF" erbringen. Die Teilnahme an Weiterbildungsveranstaltungen für alle beteiligten Berufsgruppen ist eine selbstverständliche Pflicht.

1.6 Ambulantes Versorgungsangebot der CF-Zentren

Sicherstellung der regelmäßigen Patientenversorgung entsprechend allgemein akzeptierter Leitlinien, wozu eine regelmäßige Patientenvorstellung mindestens alle 3 Monate gehört.
Wünschenswert sind:

- Ambulanzangebot vormittags und nachmittags.
- Notfalltermine zu jeder Zeit.
- Sicherstellung einer telefonischen Beratung durch Ärzte aus einem CF-Behandlungszentrum.
- Komplettes Diagnostik-Profil (inkl. Pneumologie, Radiologie, Sonographie und Labor) täglich verfügbar.
- Separate Ambulanzräume des CF-Behandlungszentrums mit Sonderausstattung: Ruheraum, Sauerstoffversorgung, besonderer Hygienestandard; Trennung Pseudomonas-positiver und Pseudomonas-negativer Patienten.
- Spezialisiertes Pflegeteam für ambulante I.V.-Therapie und Versorgung von PEG (perkutane endoskopische Gastrostomie) und Portsystemen etc.
- Terminangebot bei jeder Kontrolle durch alle Spezialisten innerhalb des Behandlungsteams: Ärzte, psychologischer Dienst, Physiotherapeuten, Diäthetik und Pflegedienst.

2 Zeitvorstellung zur Realisierung der flächendeckenden CF-Versorgung durch spezialisierte Zentren

Ausgehend von den gewachsenen Strukturen der CF-Versorgung in der Pädiatrie erfolgt eine Analyse des Ist-Zustandes betreffend Zentrumsgröße, Zentrumsausstattung und Ausbildungszustand bzw. Erfahrung des Zentrumsleiters/der Zentrumsleiterin.

Ambulanzen, die der zukünftigen Sollgröße nicht entsprechen, und/oder deren Leiter/in nicht die geforderte Erfahrung in der CF-Versorgung nachweisen können, wird eine Übergangszeit von vier Jahren (beginnend am 01. Januar 1999) eingeräumt. In dieser Zeit müssen die geforderten Soll-Werte erreicht werden.

Im Hinblick auf die Zentrumsgröße kann dies durch folgende Maßnahmen erreicht werden:

- Fusion mit anderen Ambulanzen der Region.
- Zeitlich begrenzte Kooperation mit einem regionalen Großzentrum im Rahmen eines Qualitätszirkels (z. B. 3 Kontrollen quartalsweise in der Ambulanz, ein Kontrolltermin im größeren Mukoviszidosezentrum).

Ziel bleibt für alle Ambulanzen das Erreichen eines Zentrumsstatus nach Ablauf der Vierjahresfrist (31.12.2003).

Für den Aufbau von CF-Zentren für Erwachsene gelten allgemein die gleichen Zielgrößen wie für pädiatrische Einrichtungen. Pädiatrische Zentren werden nach der Zahl der Patienten im Alter unter 18 Jahren, Erwachsenenzentren nach der Zahl der Patienten im Alter über 18 Jahren berechnet. Der Strukturkommission obliegt eine beratende und lenkende Funktion bei dem Aufbau einer flächendeckenden Zentrumsversorgung.

Leistungskomplex CF

Alle Beteiligten sind sich einig, dass leistungsgerechte Bezahlung der nach den hier spezifizierten Grundsätzen sichergestellten qualifizierten Versorgung erforderlich ist, wozu die Entwicklung und Abrechnung eines Regelleistungskomplexes „Mukoviszidose-Versorgung an einem spezialisierten Zentrum" ein geeignetes Mittel darstellen kann.

3 Zentrumstatus

Der Zentrumstatus wird erstmals ab dem 01. Januar 1999 auf Antrag nach Vorlage der relevanten Daten (Patientenzahlen, Darstellung der Ambulanzausstattung, Qualifikation des/der Zentrumsleiters/Zentrumsleiterin) durch die Strukturkommission dem Zentrumsleiter bzw. der Zentrumsleiterin zuerkannt.

Dr. H.-G. Posselt (Sprecher)

PD Dr. H. Skopnik (stellvertretender Sprecher)

Dr. P. Tinschmann

Prof. Dr. T.O.F. Wagner

Epidemiologisches Mukoviszidose-Register (ERCF)
DOKUMENTATIONSBOGEN 1 A - BASIS-ERHEBUNG

Datum der Erhebung: ☐☐ ☐☐ ☐☐ (Tag Monat Jahr) Zentrums-Nr. ☐☐☐☐ Patienten-Nr. ☐☐☐☐-☐☐☐☐

Arzt: ☐

DEMOGRAPHISCHE ANGABEN

Geschlecht:
☐ Männlich
☐ Weiblich

Geburtsdatum: ☐☐ ☐☐ ☐☐ (Tag Monat Jahr)

Abstammung/Hautfarbe (*alles Zutreffende ankreuzen*):

☐ Weiß ☐ Afrikanisch

☐ Andere (*bitte angeben*): ____

DIAGNOSE DER MUKOVISZIDOSE

Jahr der Diagnosestellung: ☐☐☐☐

Diagnose vermutet durch (*alles Zutreffende ankreuzen*):

☐ Klinische Symptome: ☐ Mekoniumileus
☐ Ernährungsstörung/Malabsorption
☐ Pulmonale Infektion

☐ Screening
☐ Familienanamnese

Positiver Schweißtest: ☐ Ja ☐ Nein ☐ Unbekannt oder nie untersucht

Ist der Genotyp des Patienten festgestellt worden?

☐ Ja → *Falls ja, Mutation ankreuzen:*
☐ Nein

	Chromosom #1	Chromosom #2
ΔF508	☐	☐
Andere (*bitte angeben*): ____	☐	☐
Andere (*bitte angeben*): ____	☐	☐
Unbekannt:	☐	☐

ROUTINEMÄSSIGE THERAPIEN ☐ Ankreuzen, falls keine

Kreuzen Sie bitte alle regelmäßig verabreichten Medikamente und Therapien an (außer Antibiotika zur Behandlung von Atemwegsinfektionen), die der Patient gegenwärtig erhält oder die ihm zum Zeitpunkt der Basis-Erhebung verordnet wurden:

☐ Atemweg-Clearance-Techniken/ Thorax-Physiotherapie
☐ Regelmäßige sportliche Betätigung
☐ Bronchodilatator (oral)
☐ Bronchodilatator (per inhalationem)
☐ Kontrazeptivum (oral/implantiert)
☐ Kortikoid (oral)
☐ Kortikoid (per inhalationem)
☐ Andere antiallergische Therapie
☐ Diuretikum
☐ Insulin
☐ Orales Antidiabetikum

☐ Mukolytikum/Expektorans
☐ Nichtsteroidales Antirheumatikum

Ernährung:
☐ Orale Ergänzungsnahrung
☐ Sondenernährung
☐ Parenterale Ernährung

☐ Sauerstoff
☐ Beatmung
☐ Pankreasenzyme
☐ Andere (*angeben*): ____
____

KLINISCHER BEFUND

Erhebung zum Zeitpunkt einer: ☐ Ambulanten Vorstellung ☐ Hospitalisierung (ggf. Dokumentationsbogen 4 ausfüllen)

Grund der Vorstellung (*ein Kästchen ankreuzen*):
☐ Routine ☐ Exazerbation ☐ Klinische Prüfung
☐ Neuer Patient

Körpergröße ☐☐☐ cm Körpergewicht ☐☐☐,☐ kg

Häufigkeit des Hustens zum Zeitpunkt der Basis-Erhebung (*ein Kästchen ankreuzen*):
☐ Keiner ☐ Gelegentlich ☐ Täglich

Sputumproduktivität zum Zeitpunkt der Basis-Erhebung (*ein Kästchen ankreuzen*):
☐ Keine ☐ Gelegentlich ☐ Täglich

Falls täglich, Schätzung des Auswurfvolumens:
☐ < 1 Eßlöffel/minimal ☐ 1 Eßlöffel - 2 Becher/mäßig ☐ > 2 Becher/reichlich

Farbe des Auswurfs: ☐ Klar ☐ Gelb ☐ Grün

Körperlicher Befund zum Zeitpunkt der Basis-Erhebung (*alles Zutreffende ankreuzen*):
☐ Rasselgeräusche ☐ Pfeifen und Giemen ☐ Trommelschlegelfinger ☐ Thoraxüberblähung

Sauerstoffsättigung: ☐☐☐ % ☐ Raumluft ☐ O_2 ☐ Ankreuzen, falls Oxymetrie nicht durchgeführt wurde

pCO_2: ☐☐ mm Hg (Torr)

ANAMNESE ☐ Ankreuzen, falls keine

Bitte alle medizinischen Befunde/Erkrankungen (abgesehen von bronchopulmonalen Exazerbationen) der letzten 6 Monate ankreuzen:

Lunge:
☐ Grippale Infekte (Anzahl: ☐☐)
☐ Bronchiale Hyperreaktivität
☐ Allergische bronchopulmonale Aspergillose
☐ Mykobakterielle Erkrankung (behandelt)
☐ Pneumothorax
Hämoptoe:
☐ Gering (spurenweise)
☐ Submassiv (< 1 Becher in 24h)
☐ Massiv (≥ 1 Becher in 24h)

Leber/Magen-Darm-Trakt:
☐ Distales intestinales Obstruktionssyndrom
☐ Gastroösophagealer Reflux
☐ Gallenblasenerkrankung
☐ Portale Hypertension
☐ Erhöhte Leberfunktionswerte (Bilirubin, Enzyme)

Hals, Nasen, Ohren:
☐ Nasenpolypen
☐ Sinusitis (mit klinischer Symptomatik)

Andere:
☐ Herzinsuffizienz
☐ Andere (*angeben*): ____

Ist der Patient einer Organtransplantation unterzogen worden? ☐ Ja ☐ Nein

Falls ja, im Jahr 1 9 ☐☐

Transplantiertes Organ (*angeben*): ____

Abb. 19.2. Epidemiologisches CF-Register (ERCF), Dokumentationsbogen 1a Basiserhebung

Epidemiologisches Mukoviszidose-Register (ERCF)
DOKUMENTATIONSBOGEN 1 B - BASIS-ERHEBUNG

Datum der Erhebung: ☐☐ Tag ☐☐ Monat ☐☐ Jahr   Zentrums-Nr. ☐☐☐☐   Patienten-Nr. ☐☐☐☐-☐☐☐☐

Arzt: ____________________

THERAPIE MIT DORNASE ALFA
☐ Ankreuzen, falls nicht verordnet

Beginn der Therapie mit Dornase alfa: ☐☐ Tag ☐☐ Monat ☐☐ Jahr

Dosierungsschema für Dornase alfa:

Dosis: ☐☐,☐ mg (1 Ampulle Dornase alfa = 2,5 mg)

Anzahl Verabreichungen pro Tag: ☐

Falls eine Verabreichung täglich: ☐ Vormittags ☐ Nachmittags

Anwendung: ☐ Täglich ☐ Andere (*angeben*): ____________

MIKROBIOLOGIE
☐ Ankreuzen, falls nicht durchgeführt

Bitte **alle** Mikroorganismen ankreuzen, die in den letzten 12 Monaten aus irgendeiner Atemwegskultur isoliert wurden:

- ☐ Keine/Normale Flora
- ☐ P. aeruginosa (nichtschleimbildend)
- ☐ P. aeruginosa (schleimbildend)
- ☐ P. aeruginosa (mehrfachresistent)
- ☐ P. cepacia
- ☐ Andere Pseudomonas
- ☐ Staphylococcus aureus
- ☐ H. influenzae
- ☐ Xanthomonas
- ☐ Candida
- ☐ Aspergillus
- ☐ M. tuberculosis
- ☐ Andere (*angeben*): ____________

SPIROMETRIE
☐ Ankreuzen, falls nie durchgeführt

Datum der letzten Spirometrie: ☐☐ Tag ☐☐ Monat ☐☐ Jahr

FVC ☐,☐☐ l (Istwert) $MEF_{25\text{-}75\%}$ ☐,☐☐ l/sec (Istwert)

FEV_1 ☐,☐☐ l (Istwert)

Abschnitt ausfüllen, falls dem Patienten Dornase alfa vor der o. a. letzten Spirometrie verordnet wurde:

Datum der letzten Spirometrie vor Beginn der Therapie mit Dornase alfa: ☐☐ Tag ☐☐ Monat ☐☐ Jahr ☐ Ankreuzen, falls gleich wie oben

FVC ☐,☐☐ l (Istwert) $MEF_{25\text{-}75\%}$ ☐,☐☐ l/sec (Istwert)

FEV_1 ☐,☐☐ l (Istwert)

MESSUNG DER LUNGENVOLUMINA
☐ Ankreuzen, falls nie durchgeführt

Datum der letzten Lungenvolumenmessung: ☐☐ Tag ☐☐ Monat ☐☐ Jahr

RV ☐,☐☐ l (Istwert)

TLC ☐,☐☐ l (Istwert)

Abschnitt ausfüllen, falls dem Patienten Dornase alfa vor der o. a. letzten Messung verordnet wurde:

Datum der letzten Lungenvolumenmessung vor Beginn der Therapie mit Dornase alfa: ☐☐ Tag ☐☐ Monat ☐☐ Jahr ☐ Ankreuzen, falls gleich wie oben

RV ☐,☐☐ l (Istwert)

TLC ☐,☐☐ l (Istwert)

ANTIBIOTIKA
☐ Ankreuzen, falls keine

Abschnitt nur ausfüllen, falls Patient zur Zeit **Antibiotika i.v., per inhalationem oder oral** zur Behandlung von Atemwegsinfektionen erhält oder falls diese Antibiotika zum Zeitpunkt der Basis-Erhebung verordnet wurden.

KODIERUNGS-HINWEISE

Indikation: 1 = Prophylaxe, kontinuierliche Anwendung; 2 = Prophylaxe, intermittierende Anwendung; 3 = Exazerbation einer Atemwegsinfektion

Verabreichungsart: 1 = i.v. stationär; 2 = i.v. zu Hause; 3 = Per inhalationem; 4 = Oral

	Antibiotikum *(Generischer Name)*	Indikation Code	Verabreichungsart Code	Therapiebeginn *Ankreuzen, falls Therapiebeginn unbekannt* ↓ ✓	Tag	Monat	Jahr	Therapiebeendigung *Ankreuzen, falls noch andauernd* ↓ ✓	Tag	Monat	Jahr
1.				☐				☐			
2.				☐				☐			
3.				☐				☐			
4.				☐				☐			
5.				☐				☐			
6.				☐				☐			

Koordinator: ____________ Datum: ________

Mitarbeiter von Roche/ Genentech: ____________ Datum: ________

Abb. 19.3. Epidemiologisches CF-Register (ERCF), Dokumentationsbogen 1b Basiserhebung

Version II

Epidemiologisches Mukoviszidose-Register (ERCF)

DOKUMENTATIONSBOGEN 2 - KLINIKBESUCH

Datum der Vorstellung: ☐☐ ☐☐ ☐☐ (Tag Monat Jahr) Zentrums-Nr.: ☐☐☐☐ Patienten-Nr.: ☐☐☐☐ - ☐☐☐☐

Arzt: ______

KLINISCHER BEFUND

Grund der Vorstellung *(ein Kästchen ankreuzen)*:

☐ Routine ☐ Exazerbation ☐ Klinische Prüfung

☐ Neuer Patient ☐ Hospitalisierung, geplant (für ☐☐ Tage)

☐ Hospitalisierung, nicht routinemäßig (Dokumentationsbogen 4 ausfüllen)

Körpergröße ☐☐☐ cm (Falls Patient < 18 Jahre) **Körpergewicht** ☐☐☐,☐ kg

Häufigkeit des Hustens seit letzter Vorstellung *(ein Kästchen ankreuzen)*:

☐ Keiner ☐ Gelegentlich ☐ Täglich

Sputumproduktivität seit letzter Vorstellung *(ein Kästchen ankreuzen)*:

☐ Keine ☐ Gelegentlich ☐ Täglich

Falls täglich, geschätztes Auswurfvolumen:

☐ minimal ☐ mäßig ☐ reichlich

Farbe des Auswurfs: ☐ Klar ☐ Gelb ☐ Grün ☐ Nicht gesehen

Körperlicher Befund (*alles Zutreffende ankreuzen*):

☐ Rasselgeräusche ☐ Pfeifen und Giemen ☐ Trommelschlegelfinger ☐ Thoraxüberblähung

Sauerstoffsättigung: ☐☐☐ % ☐ Raumluft ☐ O_2 ☐ Ankreuzen, falls Oxymetrie nicht durchgeführt wurde

pCO_2: ☐☐ mm Hg (Torr) pO_2: ☐☐ mm Hg (Torr)

ZWISCHENANAMNESE

☐ Ankreuzen, falls keine

Bitte alle medizinischen Befunde/Erkrankungen (abgesehen von bronchopulmonalen Exazerbationen) ankreuzen, die seit der letzten Vorstellung aufgetreten sind.

Lunge:

☐ Grippale Infekte (Anzahl: ☐☐)
☐ Asthmatoide Symptome
☐ Allergische bronchopulmonale Aspergillose
☐ Pseudomonaskolonisierung
☐ Mykobakterielle Erkrankung (behandelt)
☐ Pneumothorax
☐ Hämoptoe:
  ☐ Gering (spurenweise)
  ☐ Submassiv (<1 Becher in 24h)
  ☐ Massiv (≥1 Becher in 24h)

Leber/Magen-Darm-Trakt:

☐ Distales intestinales Obstruktionssyndrom
☐ Gastroösophagealer Reflux
☐ Gallenblasenerkrankung:
  ☐ mit Steinen ☐ ohne Steine
☐ Cholelithiasis
☐ Portale Hypertension
☐ Erhöhte Leberfunktionswerte (Bilirubin, Enzyme)
☐ Diabetes mellitus

Hals, Nasen, Ohren:

☐ Nasenpolypen
☐ Sinusitis (mit klinischer Symptomatik)

Andere:

☐ Herzinsuffizienz
☐ Organtransplantation *(angeben)*: ______
☐ Andere *(angeben)*: ______

THERAPIE MIT DORNASE ALFA

Hat der Patient seit dem letzten Besuch Dornase alfa erhalten? ☐ Ja ☐ Nein **Wenn ja, bitte den nachfolgenden Abschnitt ausfüllen.**

Ankreuzen, wenn seit letztem Besuch fortgesetzt ↓	Therapiebeginn Tag	Monat	Jahr	Ankreuzen, falls andauernd ↓	Therapieende* Tag	Monat	Jahr	Einzeldosis (mg)	Anzahl der Dosen/Tag	Anwendungszeit vorm.	nachm.	Ankreuzen, falls täglich ↓	Anwendungsweise Falls anders, bitte erläutern	Dornase alfa vor PT	nach PT	Anzahl der in den letzten 7 Tagen ausgelassenen Dosen
☐	☐☐	☐☐	☐☐	☐	☐☐	☐☐	☐☐	☐,☐		☐	☐	☐		☐	☐	☐☐
☐	☐☐	☐☐	☐☐	☐	☐☐	☐☐	☐☐	☐,☐		☐	☐	☐		☐	☐	☐☐
☐	☐☐	☐☐	☐☐	☐	☐☐	☐☐	☐☐	☐,☐		☐	☐	☐		☐	☐	☐☐

* Grund der Beendigung: ______ Vernebler/Kompressor: ______ / ______

ROUTINEMÄSSIGE THERAPIEN

☐ Ankreuzen, falls keine

Kreuzen Sie bitte alle regelmäßig verabreichten Medikamente und Therapien an (außer Antibiotika zur Behandlung von Atemwegsinfektionen), die der Patient gegenwärtig erhält oder die ihm zum Zeitpunkt dieser Vorstellung verordnet wurden:

☐ Atemweg-Clearance-Techniken/Thorax-Physiotherapie
☐ Regelmäßige sportliche Betätigung
☐ Bronchodilatator (oral)
☐ Bronchodilatator (per inhalationem)
☐ Kontrazeptivum (oral/implantiert)
☐ Kortikoid (oral)
☐ Kortikoid (per inhalationem)
☐ Andere antiallergische Therapie
☐ Diuretikum
☐ Insulin
☐ Orales Antidiabetikum
☐ Mukolytikum/Expektorans
☐ Nichtsteroidales Antirheumatikum
☐ Ursodeoxycholsäure

Ernährung:

☐ Orale Ergänzungsnahrung
☐ Sondenernährung:
  ☐ Gastrostomie
  ☐ Nasensonde
☐ Parenterale Ernährung

☐ Sauerstoff
☐ Beatmung
☐ Pankreasenzyme
☐ Vitamine
☐ Andere (*angeben*): ______

ZUSÄTZLICHE DOKUMENTATIONSBÖGEN

Ist seit der letzten Vorstellung eine Spirometrie oder eine vollständige Lungenfunktionsprüfung durchgeführt worden?

☐ Ja → ***Dokumentationsbogen 3, Abschnitt A, ausfüllen*** (die zwei besten Ergebnisse seit der letzten Vorstellung)
☐ Nein

Ist seit der letzten Vorstellung vom Patienten eine Atemwegskultur angelegt worden?

☐ Ja → ***Dokumentationsbogen 3, Abschnitt B, ausfüllen*** (zuletzt oder bei der gegenwärtigen Vorstellung angelegte Kultur)
☐ Nein

Hat der Patient seit der letzten Vorstellung Antibiotika i.v., per inhalationem oder oral zur Behandlung von Atemwegsinfektionen erhalten?

☐ Ja → ***Dokumentationsbogen 3, Abschnitt C, ausfüllen***
☐ Nein

Ist seit der letzten Vorstellung beim Patienten eine Leukozytenzählung und/oder eine Serum-IgG-Bestimmung vorgenommen worden?

☐ Ja → ***Dokumentationsbogen 3, Abschnitt D, ausfüllen*** (letzte Werte oder bei der gegenwärtigen Vorstellung ermittelte Werte)
☐ Nein

Trat bei dem Patienten seit der letzten Vorstellung ein schwerwiegendes unerwünschtes Ereignis auf oder mußte er nichtroutinemäßig hospitalisiert werden?

☐ Ja → ***Dokumentationsbogen 4 ausfüllen***
☐ Nein

Koordinator: ______ Datum: ______

Mitarbeiter von Roche: ______ Datum: ______

Abb. 19.4. Epidemiologisches CF-Register (ERCF), Dokumentationsbogen 2 Klinikbesuch

Version II

Epidemiologisches Mukoviszidose-Register (ERCF)

DOKUMENTATIONSBOGEN 3 - LUNGENFUNKTIONSPRÜFUNG, MIKROBIOLOGIE, ANTIBIOTIKA, LEUKOZYTENZAHL, IgG

Datum der Vorstellung: Tag Monat Jahr   Zentrums-Nr.:   Patienten-Nr.: -

Arzt:

A. LUNGENFUNKTIONSPRÜFUNG (Istwerte)

Ankreuzen, falls keine

	Untersuchungsdatum			Körpergröße (cm)	FVC (l)	FEV_1 (l)	$MEF_{25-75\%}$ (l/sec)	RV (l)	TLC (l)
	Tag	Monat	Jahr						
1.					,	,	,	,	,
2.					,	,	,	,	,

B. MIKROBIOLOGIE

Ankreuzen, falls keine

Datum der Probengewinnung			Art der Kultur	Isolierte Mikroorganismen	
				Code* (alle Zutreffenden einkreisen)	Andere
Tag	Monat	Jahr			
			☐ Sputum ☐ Rachen ☐ BAL	0 1 2 3 4 5 6 7 8 9 10 11 12 ⟶ angeben: ______	

* Hinweis:
0. Keine/Normale Flora
1. P. aeruginosa (nicht differenziert)
2. P. aeruginosa (nichtschleimbildend)
3. P. aeruginosa (schleimbildend)
4. P. aeruginosa (mehrfachresistent)
5. P. cepacia (B. cepacia)
6. Staph. aureus
7. H. influenzae
8. Xanthomonas
9. Candida
10. Aspergillus
11. M. tuberculosis
12. Andere (*bitte oben auf Linie angeben*)

C. ANTIBIOTIKA

Ankreuzen, falls keine

Abschnitt ausfüllen, falls Patient zur Zeit (einschließlich Verordnungen bei dieser Vorstellung) **Antibiotika i.v., per inhalationem oder oral** zur Behandlung von Atemwegsinfektionen erhält oder falls diese Antibiotika seit der letzten Vorstellung verordnet wurden.

KODIERUNGS-HINWEISE

Indikation: 1 = Prophylaxe, kontinuierliche Anwendung; 2 = Prophylaxe, intermittierende Anwendung; 3 = Exazerbation einer Atemwegsinfektion

Verabreichungsart: 1 = i.v. stationär; 2 = i.v. zu Hause; 3 = Per inhalationem; 4 = Oral

	Antibiotikum (*Generischer Name. Nur bei Kombinationspräparaten Angabe des Handelsnamens.*)	Indikation Code	Verabreichungsart Code	Therapiebeginn (*Ankreuzen, falls Therapiebeginn unbekannt*) ✓	Tag	Monat	Jahr	Therapiebeendigung (*Ankreuzen, falls noch andauernd*) ✓	Tag	Monat	Jahr
1.				☐				☐			
2.				☐				☐			
3.				☐				☐			
4.				☐				☐			
5.				☐				☐			
6.				☐				☐			

D. LEUKOZYTENZAHL UND SERUM-IgG

Ankreuzen, falls keine

Untersuchungsdatum			Leukozytenzahl (10^9/l)	Untersuchungsdatum			IgG (g/l)
Tag	Monat	Jahr		Tag	Monat	Jahr	
			,				,

Koordinator: ______ Datum: ______

Mitarbeiter von Roche: ______ Datum: ______

Abb. 19.5. Epidemiologisches CF-Register (ERCF), Dokumentationsbogen 3 Lungenfunktionsprüfung

Qualitätssicherung Mukoviszidose
Epidemiologische Erhebung

JÄHRLICHER VERLAUFSBOGEN

Behandelnde Ambulanz ☐☐☐ Dok.-Datum ☐☐.☐☐.☐☐

Bitte Zutreffendes ankreuzen; weitere Erläuterungen auf der Rückseite!

Patienten-ID ☐☐☐ **1. Ambulanz** ☐☐☐☐☐☐ Geburtsdatum Patient ☐ Sex ☐ GR ☐☐☐☐☐☐ Geburtsdatum Mutter

Name, Vorname ____________

Sex: 1 = männlich, 2 = weiblich
Geburtsrang **GR** mit Indexpatient **ohne** Stiefgeschwister
Adoptivmutter = Mutter
Datumsangaben: TT.MM.JJ

1. **Familienstand**
   - ledig ... ①
   - verheiratet ... ②
   - geschieden ... ③
   - verwitwet ... ④

2. **Wohnsituation**
   - bei den Eltern ... ①
   - allein in eigener Wohnung ... ②
   - Partnerschaft ... ③
   - Heim u. a. ... ④

3. **Geschwister, seit letzter Meldung geboren**
   - Anzahl (ohne Stiefgeschwister) ... ☐
   - davon CF - Betroffene ... ☐

4. **Schule / Ausbildung / Beruf**
   - Schüler ... ①
   - Berufsausbildung ... ②
   - Berufstätigkeit ... ③
   - arbeitslos ... ④
   - Rentner ... ⑤
   - keine Angabe ... ⑥

5. **Komplikationen, Sonderprobleme**
   - keine ... ⓪
   - Pneumothorax ... ①
   - ABPA ... ②
   - Massive Hämoptoe ... ③
   - Tuberkulose ... ④
   - Pankreasinsuffizienz ... ⑤
   - Hepatobiliäre Komplikationen ... ⑥
   - Distale intestinale Obstruktion ... ⑦
   - Diabetes mellitus ... ⑧
   - Nasenpolypen-OP ... ⑨
   - Begleitende Erkrankungen ... ⑩

   ↓
   ICD-9/10 ____________ ☐☐☐.☐

   Schwangerschaft / Geburt ... ⑪

Klinische Messungen Datum ☐☐.☐☐.☐☐

6. Klinischer Score (Shwachman ohne Röntgen) ☐☐
7. Gewicht [kg] ... ☐☐☐,☐
8. Länge [cm] ... ☐☐☐

Lungenfunktion Datum ☐☐.☐☐.☐☐

9. Vitalkapazität (FVC_{ex} oder IVC) [l] ☐,☐☐
10. Einsekundenkapazität (FEV_1) [l] ☐,☐☐
11. MEF_{25} [l/s] ... ☐,☐☐

IgG Datum ☐☐.☐☐.☐☐

12. IgG [g/l] ... ☐☐,☐☐

Mikrobiologische Befunde

13. Pseudomonas aeruginosa
    - ja ... ①
    - nein ... ②
    - unbekannt ... ⓪
14. Burkholderia cepacia
    - ja ... ①
    - nein ... ②
    - unbekannt ... ⓪

Therapie

15. **Antibiotika**
    - keine ... ⓪
    - > 3mal, < 250 d im Jahr ... ③
    - oral > 250 d im Jahr ... ①
    - inhalativ ganzjährig ... ②

    Anzahl iv-Therapien ... ☐☐

16. **weitere relevante Therapien**
    - keine ... ⓪
    - Pankreaslipase: ≤ 10.000 E/kg ... ①
    - > 10.000 E/kg ... ②
    - Ursodesoxycholsäure ... ③
    - PEG ... ④
    - Insulintherapie ... ⑤
    - orale Antidiabetika ... ⑥
    - DNase ... ⑦
    - Antiphlogistika ... ⑧
    - O_2-Therapie ... ⑨
    - assistierte Beatmung ... ⑩
    - sonstiges ... ⑪

Status der Behandlung

17. regelmäßige Behandlung hier ... ①
    zur Konsultation vorgestellt ... ②

Abb. 19.6. Qualitätssicherung CF – Jährlicher Verlaufsbogen

Qualitätssicherung Mukoviszidose — **BASISBOGEN**

Epidemiologische Erhebung

Behandelnde Ambulanz ☐☐☐ Dok.-Datum ☐☐.☐☐.☐☐

Bitte Zutreffendes ankreuzen; weitere Erläuterungen auf der Rückseite!

Patienten-ID ☐☐☐ **1. Ambulanz** ☐☐☐☐☐☐ Geburtsdatum Patient ☐ Sex ☐ GR ☐☐☐☐☐☐ Geburtsdatum Mutter

Name, Vorname ____________

Sex: 1 = männlich, 2 = weiblich
Geburtsrang **GR** mit Indexpatient **ohne** Stiefgeschwister
Adoptivmutter ≡ Mutter
Datumsangaben: TT.MM.JJ

Demografisches

1. ethnische Zugehörigkeit

kaukasisch .... ①
türkisch .... ②
asisiatisch .... ③
afrikanisch .... ④
andere .... ⑤

CF-Diagnose

2. Datum CF-Diagnose ☐☐.☐☐.☐☐
unbekannt .... ⓪

3. **Symptome zur CF-Diagnose**

Screeningtest .... ①
gastro-intestinale Probleme .... ②
pulmonale Probleme .... ③
Mekoniumileus .... ④
Analprolaps .... ⑤
Geschwisterkind .... ⑥
andere ____________ ⑦

4. **Kriterium zur CF-Diagnose**

Schweißtest Natrium [mmol/l] .... ☐☐☐

Schweißtest Chlorid [mmol/l] .... ☐☐☐

Potentialdifferenz positiv .... ①
andere ____________

5. **Genom-Typ**

	Mutation 1	**Mutation 2**
nicht durchgeführt	⓪	
dF508	①	①
G551D	②	②
G542X	③	③
R553X	④	④
W1282X	⑤	⑤
R345P	⑥	⑥
N1303K	⑦	⑦
R560T	⑧	⑧
d1507	⑨	⑨
171-IG	⑩	⑩
A455E	⑪	⑪
S459N	⑫	⑫
621+1G	⑬	⑬
R117H	⑭	⑭
R711+1T	⑮	⑮
R1162X	⑯	⑯
andere	⑰ ____	⑰ ____
nicht identifiziert	99	99

Soziales

6. Geschwister

Anzahl (ohne Stiefgeschwister) .... ☐

davon CF - Betroffene .... ☐

Einwilligung zur Dokumentation

7. ja .... ①
nein .... ②

Ende der Behandlung

8. Behandlungsende am ☐☐.☐☐.☐☐
Grund:
Diagnose widerrufen .... ①
Transplantation .... ②
abgegeben an andere CF-Ambulanz .... ③

Ambulanz .... ☐☐☐

abgegeben an andere Einrichtung .... ④
aus Kontrolle verloren .... ⑤
Tod - nicht CF-relevant .... ⑥
- kardiopulmonal .... ⑦
- hepato-intestinal .... ⑧
- CF-Relevant-anderes .... ⑨

↓

ICD-9 ____________ ☐☐☐.☐

Abb. 19.7. Qualitätssicherung CF – Basisbogen

Qualitätssicherung Mukoviszidose Stufe II

Dok.-Datum
(ggf. Befunde ± 1 Woche dokumentieren!)

Behandelnde Ambulanz

Patienten-ID — 1. Ambulanz | Geburtsdatum Patient | Sex | GR | Geburtsdatum Mutter

Sex: 1 = männlich, 2 = weiblich
Geburtsrang **GR** mit Indexpatient **ohne** Stiefgeschwister
Adoptivmutter = Mutter
Datumsangaben: TT.MM.JJ

Name, Vorname

DOKUMENTATION aller Merkmale bei jedem ambulanten Patientenkontakt! *
Bitte Zutreffendes ankreuzen, nicht ausgefüllte Felder gelten als nicht erhobene Befunde!

Anlaß regulärer Besuch ① Konsil ② Notfall ③ anderer Anlaß ④

Epikritischer Bericht

1. Komplikationen/Sonderprobleme (seit letztem epikritischen Bericht)

				keine	⓪
Pneumothorax	①	ABPA	②	Massive Hämoptoe	③
Hepatobiliäre Kompl.	⑥	Distale intestinale Obstruktion	⑦		
Nasenpolypen-OP	⑨	Begleitende Erkrankungen	⑩	ICD-9	

2. Klinische Messungen

Größe ___ cm Gewicht ___,_ kg Anzahl CF-Hospitalisationen ___ mit insgesamt ___ Tagen (seit letztem epikritischen Bericht)

Raum für eigene Notizen (nicht durchschreibend), Zwischenanamnese, körperlicher Befund, Therapieänderungen:

Therapie

3. Physiotherapie	ja	①	nein	②	unregelmäßig	③
4. Sport	ja	①	nein	②	unregelmäßig	③

5. Medikation

Präparat	**Behandlungsform**		**Dosis/Präparatename (Klartext)**
Hochkalorisches Nährstoffkonzentrat	① oral ② Sonde	③ PEG	
Pankreasenzyme	ja ①	nein ②	
Vitamine	ja ①	nein ②	
Insulin	ja ①	nein ②	
orale Kontrazeption	ja ①	nein ②	
Sauerstoff	ja ①	nein ②	
Ursodeoxycholsäure	ja ①	nein ②	
weitere:	ja ①		
	ja ①		
	ja ①		
	ja ①		
Antibiotika	Dauertherapie	intermittierend	
oral:	①	②	
	①	②	
	①	②	
inhalativ:	①	②	
	①	②	
i.v. (intermittierend):	stationär	häuslich	
	①	②	
	①	②	
	①	②	
	①	②	

* ACHTUNG: Jährlicher Verlaufsbogen muß von diesem Patienten vorliegen!

Version 1.0

Abb. 19.8. Qualitätssicherung CF - Stufe II (Bogen 1)

Qualitätssicherung Mukoviszidose Stufe II

Dok.-Datum
(ggf. Befunde ± 1 Woche dokumentieren!)

Behandelnde Ambulanz

Patienten-ID — 1. Ambulanz | Geburtsdatum Patient | Sex | GR | Geburtsdatum Mutter

Name, Vorname

Sex: 1 = männlich, 2 = weiblich
Geburtsrang **GR** mit Indexpatient **ohne** Stiefgeschwister
Adoptivmutter = Mutter
Datumsangaben: TT.MM.JJ

Laborbefunde und sonstige Untersuchungen

6. Lungenfunktion

	Einheit
Vitalkapazität (FVCex oder IVC, Max. wert)	l
FEV 1	l
MEF 25-75	l/s
MEF 25	l/s
TGV (body)	l
RAW	kPa*s/l

7. Klinisches Labor

	Einheit
Leukozyten	* 1000/µl
C-reaktives Protein	mg/100ml
Immunglobulin G	g/l
Eosinophile	%
Immunglobulin E	kU/l
SGOT	U/l
gamma-GT	U/l
Cholinesterase	U/l
Quick	%
Unter Raumluft:	
PO_2 (nur hyperämisiert)	torr
PCO_2 (nur hyperämisiert)	torr
SaO_2 (Pulsoxymetrie)	%

8. Röntgen (Thorax) durchgeführt:

aktuell ①
seit letztem epikritischen Bericht ②

9. Sonographie

hiesige Klinik ①
Fremduntersuchung ②

Leber normal	ja ①	nein ②
Galle/Choledochus normal	ja ①	nein ②
→ wenn **nein**, Cholelithiasis	ja ①	nein ②
Milz normal	ja ①	nein ②

10. Ergänzende Untersuchungen durchgeführt:
(ankreuzen ja/nein, wenn ja: normaler Befund?)

	ja	nein	normaler Befund
OGTT	①	②	①
PA-Antikörper	①	②	①
Stuhlfett	①	②	①
Ergometrie	①	②	①
BAL	①	②	①
EKG/ECHO	①	②	①
Ernährungsprotokoll	①	②	①
Hörprüfung	①	②	①

11. Mikrobiologische Befunde

Kulturtyp (nur eine Angabe):
Sputum ①
Rachenabstrich ②
Bronchialsekret ③
BAL ④

Keime ⓪ keine

Pseudomonas aeruginosa	ja ①	nein ②	unbekannt ⓪
Burkholderia cepacia	ja ①	nein ②	unbekannt ⓪
Xanthomonas maltophilia	ja ①	nein ②	unbekannt ⓪
Hämophil. influenzae	ja ①	nein ②	unbekannt ⓪
Staph. aureus	ja ①	nein ②	unbekannt ⓪
andere Keime	ja ①	nein ②	unbekannt ⓪

welche Keime? ________________

Pilze

Aspergillus fumigatus	ja ①	nein ②	unbekannt ⓪
andere Pilze	ja ①	nein ②	unbekannt ⓪

welche Pilze? ________________

Multiresistenz (≥ 3 Antibiotika-Klassen)
ja ① nein ② nicht geprüft ⓪

Wenn ja:

Pseudomonas aeruginosa		Burkholderia cepacia	
Tobramycin	①	Tobramycin	①
Ceftazidim	①	Ceftazidim	①
Azlocillin	①	Azlocillin	①
Gyrasehemmer	①	Gyrasehemmer	①
Carbapeneme	①	Carbapeneme	①
Colistin	①	Colistin	①

Bemerkungen: (nicht durchschreibend)

Abb. 19.9. Qualitätssicherung CF – Stufe II (Bogen 2)

Sachverzeichnis

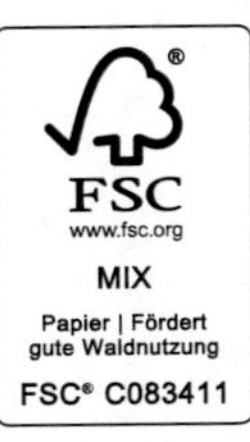

Zeitfracht Medien GmbH
Ferdinand-Jühlke-Straße 7
99095 Erfurt, Deutschland
produktsicherheit@kolibri360.de